J. Luxem, K. Runggaldier (Hrsg.)

Rettungssanitäter Heute

Jürgen Luxem, Klaus Runggaldier (Hrsg.)

Rettungssanitäter Heute

6. Auflage

Mit Beiträgen von:
Frank Flake, Oldenburg; Andreas Fromm, Hamburg; Johannes Gottschalk, Regensburg; Dennis Lentz, Potsdam; Benjamin Lorenz, Sachsenheim; Jürgen Luxem, Aschaffenburg; Galina Pägel, Münster; Philipp Rocker, Münster; Tobias Sambale, Hamburg

Autor der Vorauflage:
Alexander Stötefalke, Hildesheim

ELSEVIER

Elsevier GmbH, Bernhard-Wicki-Str. 5, 80636 München, Deutschland
Wir freuen uns über Ihr Feedback und Ihre Anregungen an kundendienst@elsevier.com

ISBN 978-3-437-48257-1 eISBN 978-3-437-06491-3

Aus Gründen der Barrierefreiheit sind die Bilder in elektronischen Ausgaben dieses Buches mit Alt-Text-Beschreibungen (Alternativ-Text) versehen, die von Elsevier bereitgestellt werden. Mehr Informationen erhalten Sie unter https://www.elsevier.com/about/accessibility.

Bücher und Zeitschriften, die von Elsevier veröffentlicht werden, entsprechen den geltenden Produktsicherheitsanforderungen. Für etwaige Bedenken oder Fragen zur Produktsicherheit wenden Sie sich bitte an unseren autorisierten Vertreter, Elsevier B.V., product-safety@elsevier.com.

Elsevier nimmt eine neutrale Position in Bezug auf territoriale Meinungsverschiedenheiten oder Zuständigkeitsansprüche in seinen veröffentlichten Inhalten ein, einschließlich Landkarten und institutionellen Zugehörigkeiten.

Dieses Buch enthält Links zu externen Videos, für deren Inhalte und dauerhafte Verfügbarkeit Elsevier keine Haftung übernimmt.

6. Auflage 2026 Die 1.–4. Auflage erschien unter dem Titel "Rettungsdienst RS/RH"

Wichtiger Hinweis: Die medizinischen Wissenschaften unterliegen einem sehr schnellen Wissenszuwachs. Der stetige Wandel von Methoden, Wirkstoffen und Erkenntnissen ist allen an diesem Werk Beteiligten bewusst. Sowohl der Verlag als auch die Autorinnen und Autoren und alle, die an der Entstehung dieses Werkes beteiligt waren, haben große Sorgfalt darauf verwandt, dass die Angaben zu Methoden, Anweisungen, Produkten, Anwendungen oder Konzepten dem aktuellen Wissensstand zum Zeitpunkt der Fertigstellung des Werkes entsprechen.
Der Verlag kann jedoch keine Gewähr für Angaben zu Dosierung und Applikationsformen übernehmen. Es sollte stets eine unabhängige und sorgfältige Überprüfung von Diagnosen und Arzneimitteldosierungen sowie möglicher Kontraindikationen erfolgen. Jede Dosierung oder Applikation liegt in der Verantwortung der Anwenderin oder des Anwenders. Die Elsevier GmbH, die Autorinnen und Autoren und alle, die an der Entstehung des Werkes mitgewirkt haben, können keinerlei Haftung in Bezug auf jegliche Verletzung und/oder Schäden an Personen oder Eigentum, im Rahmen von Produkthaftung, Fahrlässigkeit oder anderweitig übernehmen.

Für die Vollständigkeit und Auswahl der aufgeführten Medikamente übernimmt der Verlag keine Gewähr.
Geschützte Warennamen (Warenzeichen) werden in der Regel besonders kenntlich gemacht (®). Aus dem Fehlen eines solchen Hinweises kann jedoch nicht automatisch geschlossen werden, dass es sich um einen freien Warennamen handelt.

Bibliografische Information der Deutschen Nationalbibliothek
Die Deutsche Nationalbibliothek verzeichnet diese Publikation in der Deutschen Nationalbibliografie; detaillierte bibliografische Daten sind im Internet über https://www.dnb.de abrufbar.

26 27 28 29 30 5 4 3 2 1

In ihren Veröffentlichungen verfolgt die Elsevier GmbH das Ziel, genderneutrale Formulierungen für Personengruppen zu verwenden. Um jedoch den Textfluss nicht zu stören sowie die gestalterische Freiheit nicht einzuschränken, wurden bisweilen Kompromisse eingegangen. Selbstverständlich sind **immer alle Geschlechter** gemeint.

Planung: Anna-Marie Salaja, Katharina Frank; Projektmanagement: Birgit Pietzsch, Karin Kühnel
Redaktion: Dr. Nikola Schmidt, Berlin
Rechteklärung: Katja Sieger-Schauer
Herstellung: Hildegard Graf, Germering
Satz: STRAIVE, Puducherry/Indien
Druck und Bindung: EGEDSA, Sabadell (Barcelona)/Spanien
Umschlaggestaltung: FAVORITBUERO, München; Umschlagabbildung: Collage von FAVORITBUERO unter Verwendung lizenzierter Motive von Shutterstock; Umschlagbearbeitung: SpieszDesign, Neu-Ulm

Aktuelle Informationen finden Sie im Internet unter **www.elsevier.de**

GELEITWORT

Rettungssanitäter und im weiteren auch alle Ausbildungsstufen unterhalb dieser Qualifikation sind wichtige Mitglieder des Rettungsteams. Regelhaft bestehen Besatzungen auf Rettungswagen aus einem Rettungssanitäter und einem Notfallsanitäter. In den in vielen Bundesländern neu entstehenden oder bereits existierenden Notfall- oder Akutkrankenwagen werden Rettungssanitäter verantwortlich tätig. Insofern kommt diesem Teammitglied eine hohe Bedeutung zu. Aufgrund der vielfältigen Aufgaben, ist entsprechend auch die Ausbildung fundiert zu gestalten.

Mittlerweile wünschen sich viele Stimmen eine einjährige Rettungssanitäterausbildung. Das mag Sinn machen, wenn dadurch die Qualifikation erhöht wird. Auf der anderen Seite würde es vermutlich den jetzt schon bestehenden Fachkräftemangel sicher verstärken. Insgesamt gibt es sicher genug Argumente für eine Ausbildungserweiterung und ebenso viele dagegen. Wir sind gespannt, wie sich diese Diskussion entwickelt.

Obwohl Rettungssanitäter die weitaus größte Gruppe innerhalb des Rettungsfachpersonals stellen, scheint es insgesamt, als ob ihnen dafür viel zu wenig Beachtung geschenkt wird. Auch hier gilt es, zukünftig anzusetzen und bei allen Diskussionen um den Notfallsanitäter diese wichtige Gruppe nicht zu vergessen sowie sie bei ihrer Entwicklung zu begleiten und abzusichern. Dabei übernimmt der Rettungssanitäter in der Notfallrettung nicht nur einfach die Funktion des Fahrers. Neben dem Notfallsanitäter muss auch er über das geeignete Wissen verfügen, um Patienten sach- und fachgerecht zu versorgen und das zunehmend auch eigenverantwortlich. Ausdrücklich gehört dazu auch die Anwendung ausgewählter invasiver Maßnahmen. Um dem gerecht zu werden, sind in diesem Jahr im DBRD spezielle Algorithmen für Rettungssanitäter erschienen. Neben diesem Buch stehen die Algorithmen für die Erweiterung der Rettungssanitäter-Tätigkeiten.

Diese Neuauflage des „Rettungssanitäter heute" wurde dem heutzutage notwendigen Wissen angepasst. Es trägt ebenso den neuen Ausbildungs- und Prüfungsverordnungen der Länder Rechnung. Die Kapitel wurden neu geordnet und gestaltet und leisten somit einen wichtigen Beitrag zur Entwicklung diese Berufsbildes, auch wenn wir zumindest derzeit weiterhin nur eine Ausbildungsdauer von gut 3 Monaten (520h) haben.

Um sicherzustellen, dass der Rettungssanitäter und alle Qualifikationen unterhalb dieser Ausbildungsstufe diesen Anforderungen gewachsen sind, bedarf es einer fundierten Ausbildung. Insgesamt sind 520 Stunden nicht viel. Sie müssen deshalb gut genutzt und mit sinnvollen Inhalten untermauert werden. Diese Inhalte liefert das vorliegende Buch bereits seit vielen Jahren erfolgreich.

Ihnen, liebe Leserinnen und Leser, wünschen wir, dass es Ihnen ein treuer Begleiter auf Ihrem Weg in den Rettungsdienst ist.

Und so wünschen wir der Neuauflage dieses Buches wieder einmal eine weite Verbreitung und dem Rettungsdienst viele neue Mitarbeiterinnen und Mitarbeiter, die uns in die Zukunft begleiten, unterstützen und helfen, das System zu optimieren. Dabei wünschen wir viel Spaß und Freude in diesem schönen Tätigkeitsfeld.

Lübeck, im November 2025

Für den Vorstand des Deutschen Berufsverbands Rettungsdienst (DBRD e.V.)

Frank Flake, 1. Vorsitzender

Martin Grossmann, 2. Vorsitzender

Michael Stanley, 3. Vorsitzender

VORWORT ZUR 6. AUFLAGE

Liebe angehende Rettungssanitäterin,
lieber angehender Rettungssanitäter,
Sie haben sich für einen Beruf entschieden, der nicht nur fachliche Kompetenz, sondern auch ein hohes Maß an Verantwortung, Teamgeist und persönlicher Resilienz erfordert. Die Arbeit im Rettungsdienst ist dynamisch und wird Sie täglich vor neue Herausforderungen stellen. Der Schlüssel zum Erfolg Ihrer zukünftigen Tätigkeit liegt dabei nicht nur in Ihrem Wissen, sondern auch in der Fähigkeit, flexibel auf unvorhergesehene Situationen zu reagieren, Veränderungen proaktiv zu gestalten und im Team vertrauensvoll zusammenzuarbeiten. Gerade die transparente Kommunikation und das reibungslose Zusammenspiel mit Notfallsanitäterinnen und Notfallsanitätern sowie Notärztinnen und Notärzten sind entscheidend, um die bestmögliche Versorgung der uns anvertrauten Menschen zu gewährleisten.

Ein Sektor im Wandel

Die Rettungsdienstlandschaft in Deutschland befindet sich in einem stetigen Wandel. Die Anforderungen an das Rettungsfachpersonal wachsen, und damit auch die Notwendigkeit einer modernen, praxisnahen und kompetenzorientierten Ausbildung. In zahlreichen Bundesländern wurden die Ausbildungsvorgaben für Rettungssanitäter in den letzten Jahren überarbeitet oder neu strukturiert. Ein zentraler Meilenstein dieser Entwicklung ist die bundesweite Umsetzung der neuen Empfehlungen des Ausschusses Rettungswesen. Mit einer Gesamtdauer von 520 Stunden und einem klaren Fokus auf handlungsorientierten Unterricht rückt die praktische Befähigung noch stärker in den Mittelpunkt. Die Gliederung des Rahmenlehrplans in vier zentrale Themenbereiche – von allgemeinen Handlungsfeldern über die Versorgung nach dem ABCDE-Schema bis hin zu speziellen Notfällen und psychosozialen Aspekten – spiegelt diesen zukunftsorientierten Ansatz wider.

Auch die 6. Auflage: Ihr verlässlicher Partner für Ausbildung und Praxis

Genau an diesem Punkt setzt die nun vorliegende, vollständig überarbeitete 6. Auflage von „Rettungssanitäter Heute“ an. Unser Ziel ist es, mehr als nur ein Lehrbuch zu schaffen – wir wollen Ihnen das modernste und aktuellste Standardwerk an die Hand geben, das Sie optimal durch Ihre Ausbildung begleitet und darüber hinaus auch ein stetiges und zuverlässiges Hilfsmittel in Ihrem beruflichen Alltag ist.

Was macht diese Auflage einzigartig?

- **Stringente Lehrplanausrichtung:** Die Gliederung des Buches orientiert sich konsequent an der neuen Struktur und den Inhalten des Rahmenlehrplans. Dies erleichtert Ihnen das strukturierte Lernen und die direkte Verknüpfung der Inhalte mit dem Unterricht.
- **Innovativer didaktischer Ansatz:** Um den Lernfeldgedanken zu stärken, haben wir Anatomie und Physiologie direkt in die jeweiligen Notfall-Kapitel integriert. So lernen Sie das „Warum“ immer im direkten klinischen Kontext hinter den Maßnahmen.
- **Digitale Vernetzung:** Mithilfe von QR-Codes haben Sie Zugriff auf exklusive audiovisuelle Elemente, die komplexe Sachverhalte veranschaulichen und das Gelernte vertiefen.
- **Fokus auf die Zielgruppe:** Alle Inhalte sind präzise auf die Kompetenzen von Rettungssanitätern zugeschnitten, leicht verständlich formuliert und durch zahlreiche Grafiken und Abbildungen visualisiert.
- **Kompetenzförderung:** Didaktische Elemente wie Lernziele, praxisnahe Fallbeispiele und Wiederholungsfragen unterstützen Sie aktiv bei der Vorbereitung auf Prüfungen und Ihren späteren Einsatz in der Praxis.

Dieses Buch wird Ihnen nicht nur in der Schule, beim Selbststudium und in der Prüfungsvorbereitung ein unverzichtbarer Begleiter sein. Auch nach Abschluss Ihrer Ausbildung wird es Ihnen als verlässliches Nachschlagewerk im beruflichen Alltag dienen und Sie bestmöglich unterstützen. Danke, dass Sie hierfür „Rettungssanitäter Heute“ gewählt haben.

Bedanken möchten wir uns auch bei unseren langjährigen und den neuen Autorinnen und Autoren, dass sie uns so tatkräftig, kompetent und termingerecht bei der Bearbeitung und Erstellung dieser Neuauflage unterstützt haben. Ohne dieses keineswegs selbstverständliche Engagement aller beteiligten Autorinnen und Autoren wäre dieses Buch nicht das geworden, was es ist.

Unser besonderer Dank gilt unseren Lektorinnen, Frau Dr. Nikola Schmidt, Karin Kühnel, Birgit Pietzsch und Anna-Marie Salaja für die, wie immer, sachkundige und vorzügliche Betreuung und Begleitung.

Danken möchten wir zudem auch Tobias Sambale, der uns nicht nur als neuer Autor, sondern auch bei der Erstellung der Fallbeispiele, der Abstimmung der Lernziele sowie bei diversen anderen Themen und Arbeiten tatkräftig und mit großer fachlicher sowie methodischer Kompetenz unterstützt hat.

Den Leserinnen und Lesern wünschen wir viel Erfolg bei ihrer Aus-, Fort- oder Weiterbildung und vor allen Dingen bei der praktischen Anwendung des Wissens im Alltag des Rettungsdienstes, Krankentransports und Sanitätsdienstes.

Aschaffenburg, Herne im April 2026
Jürgen Luxem
Klaus Runggaldier

HERAUSGEBER

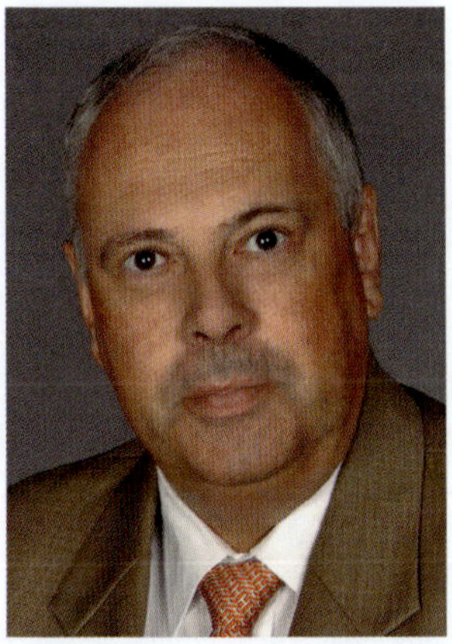

Dr. Dr. med. Jürgen Luxem (Autor und Herausgeber)
Vertragsarzt und Belegarzt/Chefarzt an der Hofgartenklinik Aschaffenburg i. R. Ärztlicher Leiter Rettungsdienst des ZRF Bayerischer Untermain a. D. Autor und Herausgeber zahlreicher einschlägiger Buchveröffentlichungen

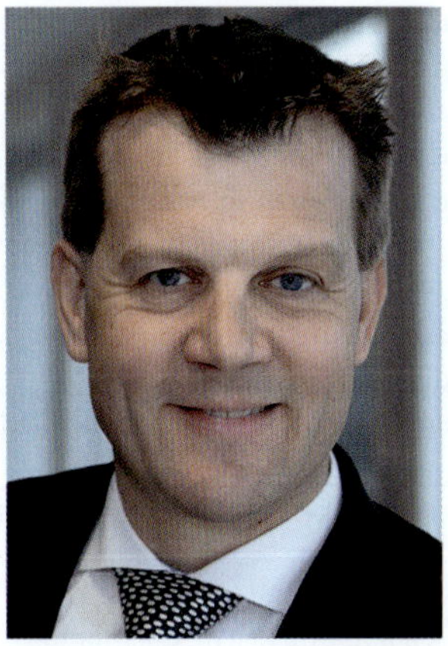

Prof. Dr. phil. Klaus Runggaldier (Herausgeber)
Notfallsanitäter, Berufs- und Wirtschaftspädagoge, Diplom-Gesundheitslehrer, Dekan und Professor für Medizinpädagogik an der Medical School Hamburg, University of Applied Sciences and Medical University, Geschäftsführer der Falck Notfallrettung und Katastrophenschutz gGmbH, Fachzeitschriftenautor und Herausgeber zahlreicher Buchveröffentlichungen, Lehraufträge an nationalen und internationalen Hochschulen

AUTOREN

Frank Flake
Kaufmann und Notfallsanitäter; Praxisleiter, Dozent im Rettungsdienst, Leiter Rettungsdienst beim Landkreis Oldenburg, 1. Vorsitzender Deutscher Berufsverband Rettungsdienst e.V. (DBRD), ERC-ALS-Instruktor und Kursdirektor, EFQM-Assessor, externer Auditor, Organisatorischer Leiter Rettungsdienst, Mitarbeiter verschiedener Fachzeitschriften sowie Autor und Herausgeber zahlreicher einschlägiger Buchveröffentlichungen

Andreas Fromm
Notfallsanitäter, Medizinpädagoge (M.A.), Praxisanleiter, AHA-Instructor, Trainer für medizinische Simulation, Hochschullehrbeauftragter, Geschäftsführer SKILLQUBE Training GmbH, Hamburg

Johannes Gottschalk
Notfallsanitäter, Management im Gesundheitswesen (MSc), Master of Business Administration (MBA), Praxisanleiter, Dozent in der Erwachsenenbildung, Referatsleiter Bildung Bayerisches Rotes Kreuz, Kreisverband Regensburg, Geschäftsführer Bayerisches Rotes Kreuz – Regensburger Rot-Kreuz-Stiftung

Dennis Lentz
Rechtsanwalt, Fachanwalt für Medizinrecht, Leiter & Governance bei der Labor Berlin - Charité Vivantes GmbH, Rettungssanitäter, Fachdozent und Fachautor für Rettungsdienstrecht, Arbeiter-Samariter-Bund Regionalverband Heilbronn Franken, Potsdam

Benjamin Lorenz
Notfallsanitäter, Dipl.-Rettungssanitäter (Niveau HF)

Galina Pägel
Rettungsassistentin, M. Ed. (Gesundheitswissenschaft/Pflege, Pädagogik und Bildungswissenschaft)

Philipp Rocker
Notfallsanitäter; Praxisleiter, Medizinpädagoge (B.A.), Bildungsbereichsleiter Rettung an der Johanniter-Akademie NRW, Redaktionsmitglied Fachzeitschrift RETTUNGSDIENST sowie Autor zahlreicher Publikationen

Tobias Sambale
Arzt, Dozent und Fachredakteur, ACLS- und PALS-Instruktor, Bremen

AUTOREN DER VORAUFLAGE

5. Auflage: Alexander Stötefalke, Bremen. **4. Auflage:** Jens Glatzel, Tobias Gruber, Andreas Lobmüller, Sinan Özmen, Thomas Ringel

BENUTZERHINWEISE

„Rettungssanitäter Heute" ist das bewährte Lehr- und Lernbuch für die Rettungssanitäterausbildung und umfasst alle für Ausbildung und Beruf erforderlichen Inhalte.

Da es derzeit keine bundesweit einheitlichen Regelungen oder Gesetze für die Rettungssanitäterausbildung gibt, basiert dieses Buch auf den vier Themenbereichen der Empfehlung des Ausschuss Rettungswesen von 2019, die in den meisten Bundesländern in Ausbildungsvorgaben oder Lehrplänen verankert sind und den Stundenplan begleiten. Diese vier zentralen Themenbereiche werden im Kapitel 1 ausführlich erläutert:

- **Themenbereich A:**
  Handlungsfeld Krankentransport und Rettungsdienst
  (60 UE)
- **Themenbereich B:**
  Versorgung nach dem ABCDE-Schema
  (120 UE)
- **Themenbereich C:**
  Spezielle Versorgung
  (40 UE)
- **Themenbereich D:**
  Psychosoziale Aspekte
  (20 UE)

Um sich schnell in *Rettungssanitäter Heute* zurechtzufinden, sind folgende Besonderheiten dieses Lehr- und Lernbuches zu berücksichtigen:

Gliederung des Buches Zur leichten und schnellen Orientierung ist der Inhalt in *Rettungssanitäter Heute* in vier Abschnitte untergliedert, die sich an die obenstehenden **Themenbereiche** anlehnen.

Entsprechend der modernen Lernfelddidaktik werden die Lesenden im Buch zunächst an den Beruf und das Berufsbild des Rettungssanitäters herangeführt und anschließend mit den komplexen Handlungsfeldern im Rettungsdienst vertraut gemacht.

Im Vordergrund steht die Ausbildung **beruflicher Handlungskompetenz.** Rettungssanitäterinnen und Rettungssanitäter sollen befähigt werden, im Krankentransport die Gesamtsituation zu überblicken und im Notfalleinsatz die Notfallsanitäterinnen/Notfallsanitäter und Notärztinnen/Notärzte adäquat zu unterstützen. Neben der Vermittlung **medizinischer Fachkompetenz** legt das Buch daher großen Wert auf Inhalte, die der Entwicklung von **Sozial-, Personal- und Methodenkompetenz** dienen. Zentrale Zielsetzungen sind dabei die konsequente **Lernfeldorientierung** und eine enge und praxisnahe **Vernetzung von theoretischem Wissen und praktischer Anwendung**, um nachhaltiges und handlungsorientiertes Lernen zu ermöglichen.

Farbleitsystem Die Teile A bis D sind mit verschiedenen Farben gekennzeichnet.

Struktur der Kapitel Der Aufbau der einzelnen Kapitel folgt einer einheitlichen Struktur:

- Fallbeispiel/Szenario
- Inhaltsübersicht
- Inhalte des Kapitels
- Wiederholungsfragen

Dieses durchgängige Konzept unterstützt den Lernprozess und das fallorientierte Denken.

Kästen Im Text sind wichtige Informationen besonders gekennzeichnet, für sie wird ein durchgängiges Farbleitsystem genutzt:

DEFINITION

Kurzbeschreibung wichtiger Begriffe o. ä.

MERKE

Sehr wichtige Informationen zu einem Thema.

! ACHTUNG

Warnhinweise, häufig vermeidbare Fehler im Rettungsdienst sowie Hinweise auf besonders zu beachtende Umstände.

PRAXISTIPP

Praxisrelevante Informationen für die Arbeit im Rettungsdienst.

IM FOKUS

Stichwortartige Zusammenfassung, z. B. zu Ursachen, Symptome, Maßnahmen und Therapie eines typischen Krankheitsbilde, zum Vorgehen bei einem Notfall oder um Überblick über Systeme oder Theorien im Rettungsdienst u. ä.

GESETZESTEXTE

Wichtige Auszüge aus Gesetzestexten

FALLBEISPIEL

Die Fallbeispiele geben Einsicht in authentische Situationen und schlagen eine Brücke zwischen der im Kapitel vermittelten Theorie und ihrer Umsetzung in der Praxis.

VIDEO

Hier sind Links zu Videos oder anderen Medien, die das tiefere Verständnis der dargestellten Inhalte fördern, hinterlegt.

LERNZIELE

Die Lernziele führen im Sinne einer Zusammenfassung des Kapitels in das Thema ein und geben eine erste inhaltliche Orientierung. Darüber hinaus weisen sie gezielt auf wichtige Inhalte, zentrale Begriffe und grundlegende Zusammenhänge hin, die nach Studium des Kapitels als bekannt vorausgesetzt werden.

WIEDERHOLUNGSFRAGEN

Die Wiederholungsfragen am Kapitelende bieten Gelegenheit, den gelernten Inhalt zu reflektieren und Verweise auf die entsprechenden Textstellen ermöglichen eine selbstständige Lernkontrolle.

Fehler gefunden?

An unsere Inhalte haben wir sehr hohe Ansprüche. Trotz aller Sorgfalt kann es jedoch passieren, dass sich ein Fehler einschleicht oder fachlich-inhaltliche Aktualisierungen notwendig geworden sind.
https://else4.de/9783437482571

Sobald ein relevanter Fehler entdeckt wird, stellen wir eine Korrektur zur Verfügung. Mit diesem QR-Code gelingt der schnelle Zugriff.

Wir sind dankbar für jeden Hinweis, der uns hilft, dieses Werk zu verbessern. Bitte richten Sie Ihre Anregungen, Lob und Kritik an folgende E-Mail-Adresse: kundendienst@elsevier.com

INHALTSVERZEICHNIS

FALLBEISPIEL

Sie kommen zum Dienstbeginn Ihres ersten Praktikumstags auf eine Rettungswache, an der zwei Rettungswagen und ein Notarzteinsatzfahrzeug stationiert sind. Gerade als Sie sich den anwesenden Teams vorstellen möchten, wird ein Alarm ausgelöst. RTW und NEF werden zu einer Person mit Bewusstseinsstörung gerufen. Die Kollegen nicken Ihnen freundlich zu, einer stellt sich im Vorbeigehen kurz vor. Sie merken aber, dass es Ihnen schwerfällt, all die Eindrücke auf einmal zu verarbeiten, sodass Sie sich schon kurz darauf nicht mehr an den Namen erinnern. Ein Kollege des anderen RTWs stellt sich Ihnen in Ruhe vor und berichtet, dass Ihre Einsatzkleidung bereits in Ihren Spind gelegt wurde. Sie sollten aber nochmal schauen, ob alles passe. Nachdem Sie sich umgezogen haben, bietet er Ihnen einen Kaffee an und fasst ein wenig zusammen, was nun auf Sie zukommt. Zunächst würden Sie gemeinsam das Fahrzeug checken, danach würden ein paar Reinigungsaufgaben anstehen. Auch übergibt er Ihnen einen Melder mit der Bitte, sich sofort zum Fahrzeug zu begeben, wenn der Alarm ausgelöst wird. Er gibt Ihnen noch den Rat, auch weiterhin zu versuchen, sich bei jedem einzelnen Kollegen vorzustellen, möglichst kontinuierlich Fragen zu stellen und stets Lerneifer an den Tag zu legen. Da die Zeit im Wachenpraktikum nur begrenzt ist, müsse jeder Auszubildende möglichst viel Eigenantrieb mitbringen, um sich anständig auf die Prüfung und das Berufsleben vorbereiten zu können.

LERNZIELE

- Die Struktur der Rettungssanitäterausbildung beschreiben
- Themenfelder und Lernziele der Rettungssanitäterausbildung nennen
- Die verschiedenen Ausbildungsorte der Ausbildung erläutern
- Arbeitsbedingungen im Rettungsdienst untersuchen
- Die Strukturen des Lernens erläutern
- Fortbildung von Weiterbildung unterscheiden
- Die zentrale Bedeutung von Wissen und Qualifikation erläutern
- Effektiv mit dem Buch „Rettungssanitäter Heute" lernen
- Die SQ3R-Methode kennen und anwenden
- Die Feymann-Methode kennen und anwenden

Rettungssanitäter stellen eine zentrale Säule des Rettungsdienstes in Deutschland dar. Sie können in unterschiedlichen Bereichen eingesetzt werden und tragen so zum Gelingen des Krankentransports und der Notfallversorgung bei. Neben den Rettungsdiensten sind Rettungssanitäter aber auch in vielen anderen Arbeitsbereichen einsetzbar. In Relation zum Umfang der Ausbildung tragen sie schnell eine große Verantwortung für Patienten, Kollegen und Angehörige. Hierfür braucht es eine hochwertige und zeitgemäße Ausbildung.

1.1 Ablauf der Rettungssanitäterausbildung

Die Ausbildung zum **Rettungssanitäter (RettSan)** ist in Deutschland nicht bundeseinheitlich geregelt. Ein allgemein gültiges Ausbildungsgesetz, wie z. B. das Notfallsanitätergesetz (NotSanG) für die Notfallsanitäterausbildung, gibt es für die Rettungssanitäter somit nicht. Die Vorgaben zu Ablauf und Umfang der RettSan-Ausbildung finden sich in den **Ausbildungs- und Prüfungsverordnungen** der einzelnen Bundesländer oder in den entsprechenden Vorgaben der Hilfsorganisationen. Der „**Ausschuss Rettungswesen**" (früher: „Bund-Länder-Ausschuss Rettungswesen") ist ein Gremium, in dem Vertreter aller Bundesländer sowie wichtiger Fachverbände zusammenkommen. Der Ausschuss verfolgt unter anderem das Ziel, in den „Grundsätzen zur Ausbildung des Personals im Rettungsdienst" **(„520-Stunden-Programm")** seit 1977 einen Standard für die RettSan-Ausbildung sowie einen einheitlichen Lernzielkatalog zu schaffen. Im Februar 2019 hat der Ausschuss Rettungswesen eine neue **„Empfehlung für eine Verordnung über die Ausbildung und Prüfung von Rettungssanitäterinnen und Rettungssanitätern (RettSan-APrV)"** beschlossen. Die Anpassung war erforderlich geworden, um eine fachlich wie pädagogisch zeitgemäße RettSan-Ausbildung zu ermöglichen. Die Beschlüsse des Ausschusses Rettungswesen sind Empfehlungen und somit rechtlich nicht bindend. Die aktualisierte Empfehlung von 2019 ist aktuell (Stand 2025) jedoch bereits in einigen Bundesländern umgesetzt worden. Mancherorts kann es aber sein, dass noch ältere Ausbildungs- und Prüfungsverordnungen Anwendung finden.

Die Ausbildungszeit für Rettungssanitäter beträgt insgesamt mindestens 520 Stunden und setzt sich in der aktuellen Fassung aus den folgenden Abschnitten zusammen:

- 240 Stunden theoretische und praktische Ausbildung (Grundlehrgang)
- 80 Stunden praktische Ausbildung in einer geeigneten Einrichtung der Patientenversorgung (z. B. in der Notaufnahme eines Krankenhauses)
- 160 Stunden praktische Ausbildung im Rettungsdienst an einer anerkannten Lehrrettungswache
- 40 Stunden Abschlusslehrgang
- Staatliche Abschlussprüfung

Ziel ist es, die Auszubildenden bestmöglich auf ihre späteren Aufgaben im Rettungsdienst vorzubereiten. Hierzu setzt sich theoretisch/praktische Ausbildung von Rettungssanitätern aus vier verschiedenen **Themenbereichen** zusammen:

- Themenbereich A: Handlungsfeld Krankentransport und Rettungsdienst (60 UE)
- Themenbereich B: Versorgung nach dem X-ABCDE-Schema (120 UE)
- Themenbereich C: spezielle Versorgung (40 UE)
- Themenbereich D: psychosoziale Aspekte (20 UE)

MERKE

Die theoretisch/praktische Rettungssanitäterausbildung gliedert sich in vier Handlungsfelder. Dies ermöglicht einen fächerübergreifenden Unterricht mit starkem Fokus auf die tatsächlichen Anforderungen in der Berufspraxis.

Aus diesen Ausbildungsvorschriften und aus der Möglichkeit, Rettungssanitäter in den meisten Bundesländern als Fahrer in der Notfallrettung oder als Transportführer im qualifizierten Krankentransport einzusetzen (→ 2.1), ergeben sich die **Ausbildungsziele** und **Aufgaben** eines Rettungssanitäters:

- Gewährleistung einer fachgerechten Betreuung im qualifizierten Krankentransport
- Unterstützung des Notarztes und des Notfallsanitäters bzw. Rettungsassistenten bei der Durchführung lebensrettender Maßnahmen und bei der Herstellung der Transportfähigkeit von Notfallpatienten
- Bis zur Übernahme der Behandlung durch einen Notarzt oder bis zum Tätigwerden eines Notfallsanitäters bzw. Rettungsassistenten selbstständige Durchführung von lebensrettenden Maßnahmen (z. B. Reanimation)

Die **Zugangsvoraussetzungen** für die RettSan-Ausbildung sind:

- Nachweis der Identität
- Nachweis der gesundheitlichen Eignung
- Nachweis der eigenen Zuverlässigkeit (z. B. Führungszeugnis)
- Hauptschulabschluss oder einen gleichwertigen Schulabschluss oder eine abgeschlossene Berufsausbildung
- Nachweis ausreichender Kenntnisse deutscher Sprache

1.1.1 Ausbildungsorte

Die theoretisch/praktische Ausbildung (Grundausbildung) findet an zugelassenen Ausbildungsstätten statt. Das sind meistens Berufsfachschulen für den Rettungsdienst. Ein erfolgreicher Abschluss der Grundausbildung ist Voraussetzung für die Teilnahme an den folgenden praktischen Abschnitten an der Lehrrettungswache bzw. im Krankenhaus. Während der schulischen Ausbildung lernen Rettungssanitäter die **Funktionsweise des menschlichen Körpers,** wichtige **Notfallbilder** sowie **lebensrettende Maßnahmen** kennen. Zudem liegt ein Schwerpunkt auf der richtigen **Kommunikation, Teamarbeit** und **Einsatzorganisation.**

Während der praktischen Ausbildung in einem Bereich einer geeigneten Einrichtung der Patientenversorgung (z. B. Notaufnahme in einem Krankenhaus) trainieren Auszubildende die **Einschätzung von Notfallpatienten,** die **Durchführung von Maßnahmen der Erstversorgung** sowie die fachgerechte **Kommunikation** und die **Betreuung** von Patienten. Zur praktischen Ausbildung an einer Lehrrettungswache **begleiten** die Auszubildenden **Einsätze** im Bereich des Krankentransportes sowie der Notfallrettung und lernen den Wachalltag kennen.

Zur Vorbereitung auf die staatliche Prüfung nehmen die Auszubildenden an einem **40-stündigen Lehrgang** teil. Hier werden die Inhalte der bisherigen Ausbildungsabschnitte wiederholt und vertieft.

Die **staatliche Prüfung** zum Rettungssanitäter umfasst einen theoretischen und einen praktischen Teil. Die schriftliche Prüfung dauert 120 Min. und umfasst alle Themenbereiche der theoretischen Ausbildung. Der praktische Teil der Prüfung wird in Form **praktischer Fallbeispiele** durchgeführt. Dort, wo die neue Ausbildungsstruktur von 2019 noch nicht umgesetzt wurde, kann zudem auch eine mündliche Prüfung vorgesehen sein.

Die Prüfungskommission setzt sich aus den folgenden Personen zusammen:

- Vertreter der Rettungsdienstschule (z. B. Lehrkräfte)
- Arzt mit Erfahrung in der Notfallmedizin
- Vertreter der Lehrrettungswache (z. B. Praxisanleiter)

Für die **Bewertung der Prüfungsleistungen** gelten die sechs Notenstufen „sehr gut“ (1), „gut“ (2), „befriedigend“ (3), „ausreichend“ (4), „mangelhaft“ (5) und „ungenügend“ (6). Zum Bestehen der Abschlussprüfung ist für jeden der drei Prüfungsteile (schriftlich, mündlich und praktisch) mindestens die Note „ausreichend“ erforderlich. Nicht bestandene Prüfungsteile dürfen einmal wiederholt werden.

Nach dem Bestehen der Prüfung erhalten die Teilnehmer ein **Zeugnis** und dürfen dann auch die Bezeichnung „Rettungssanitäter“ führen.

1.1.2 Besondere Ausbildungskonzepte

In Schleswig-Holstein müssen Rettungssanitäter nach erfolgter Ausbildung noch mindestens 100 Notfalleinsätze als Mitfahrer absolvieren, bevor sie verantwortlich als Fahrer auf dem Rettungswagen eingesetzt werden dürfen. Dieses Konzept wird als **„Rettungssanitäter mit Einsatzerfahrung“** bzw. **„RS-100“** bezeichnet. 50 der geforderten 100 Einsätze können im Rahmen von Simulationstrainings in geeigneten Kurskonzepten erworben werden.

Einige Bundesländer haben zudem besondere Regelungen für das eingesetzte Personal auf Notfall-Krankenwagen (N-KTW). Hier wird gefordert, dass Rettungssanitäter, die als Einsatzleiter auf einem Notfall-KTW eingesetzt werden, über eine 40- bis 80-stündige Weiterbildung zum **„RettSan-PLUS“** verfügen. Dieser Kurs vertieft alle wichtigen Kompetenzen, die Rettungssanitäter für die Abwicklung von Notfalleinsätzen benötigen.

Die Ausbildung zum **„Technischen Rettungssanitäter“** ist ein Projekt des „Bayrischen Roten Kreuzes“. In einer einjährigen, bezahlten Ausbildung erwirbt der Auszubildende während des Lehrgangs in vier Modulen (→ Tab. 1.1) die Qualifikation des Rettungssanitäters, den Führerschein sowie eine Fahrsicherheitsausbildung. Die Praxisausbildung auf der Rettungswache und ein Modul „Technik, Organisation und Einweisung“ runden diese Ausbildung ab. Ziel dieses Projekts ist es, Rettungssanitäter

Qualifikation	Hinweise/Aufgaben
Rettungshelfer NRW	Keine Berufsbezeichnung, sondern eine Qualifikation, i. d. R. als Fahrer eines Krankentransportwagens (nur NRW)
Rettungshelfer Bund	Keine Berufsbezeichnung, sondern eine → Qualifikation, i. d. R. als Fahrer eines Krankentransportwagens
Rettungssanitäter/Technischer Rettungssanitäter	Keine Berufsbezeichnung, sondern eine Qualifikation als Fahrer in der Notfallrettung, für die Übernahme von Assistenzaufgaben in der Notfallrettung sowie die Übernahme der Transportführerfunktion im qualifizierten Krankentransport
Rettungsassistent	Gesundheitsfachberuf, Einsatz als Transportführer (§ 3 RettAssG) in der Notfallrettung, als Fahrer von Notarzteinsatzfahrzeugen sowie als Besatzungsmitglied von Rettungs- und Intensivhubschraubern (HEMS-Funktion)
Notfallsanitäter	Berufsbezeichnung, Einsatz als Transportführer (§ 4 NotSanG) in der Notfallrettung, als Fahrer von Notarzteinsatzfahrzeugen sowie als Besatzungsmitglied von Rettungs- und Intensivtransporthubschraubern (HEMS-Funktion)

Tab. 1.1 Übersicht der Qualifikationen im Rettungsdienst und deren primäre Aufgaben

zu besonders verantwortungsbewussten und kompetenten Führern von Einsatzfahrzeugen auszubilden.

Einige Bundesländer sehen in ihren Ausbildungs- und Prüfungsordnungen für den (mittleren) feuerwehrtechnischen Dienst vor, dass angehende **Feuerwehrbeamte** auch eine Ausbildung zum Rettungssanitäter absolvieren müssen.

Bei der **Bundeswehr** wurde 2006 die Ausbildung zum Einsatzsanitäter (**„Einsatzsanitäter BW"**) neu eingeführt. Sie dauert insgesamt 17 Wochen und beinhaltet die zivile Rettungssanitäterausbildung nach dem 520-Stunden-Programm. In den zusätzlichen 4 Wochen erlernen die angehenden Einsatzsanitäter der Bundeswehr bundeswehrspezifische Inhalte, z. B. Rettungs- und Bergemaßnahmen im Gelände.

1.1.3 Bundesfreiwilligendienst (BFD) und Freiwilliges Soziales Jahr (FSJ)

Ein großer Teil des beruflichen Nachwuchses im Rettungsdienst generiert sich aus den Absolventen des **Bundesfreiwilligendienstes (BFD)** sowie des **Freiwilligen Sozialen Jahres (FSJ).** Denn im Rahmen dieser Dienste, z. B. bei Hilfsorganisationen, erfolgt häufig auch eine Ausbildung zum Rettungssanitäter. Die Freiwilligen können dann im Krankentransport oder in anderen Bereichen der rettungsdienstlichen Arbeit eingesetzt werden. Der Bundesfreiwilligendienst wurde in Deutschland im Jahr 2011 eingeführt, um die möglichen Auswirkungen durch den **Wegfall des Zivildienstes** im sozialen Bereich zu kompensieren. Ein BFD dauert regulär 12 Monate, mindestens jedoch 6 Monate und höchstens 18 Monate. Der BFD kann an zugelassenen Einsatzstellen erfolgen. Alle Orte, an denen zuvor Zivildienst geleistet werden konnte, wurden unmittelbar hierfür anerkannt. Ein BFD kann mit einer Vollzeitanstellung verglichen werden. Hierfür erhalten die Freiwilligen ein Taschengeld und haben Anspruch auf die kostenlose Stellung von Unterkunft, Verpflegung, Arbeitskleidung oder entsprechende Geldersatzleistungen. Das FSJ wird in Deutschland seit über 15 Jahren angeboten und dauert regulär 12 Monate. Es kann um weitere 6 Monate verlängert werden. Die Freiwilligen erhalten auch hier ein angemessenes Taschengeld für ihre Tätigkeit und haben Anspruch auf die kostenlose Stellung von Unterkunft, Verpflegung, Arbeitskleidung oder entsprechende Geldersatzleistungen.

BFD und FSJ eignen sich gut, um die Arbeit im Rettungsdienst umfassend kennenzulernen. Viele der Freiwilligen entscheiden sich deshalb nach der Dienstzeit als Rettungssanitäter im Rettungsdienst zu bleiben oder die Ausbildung zum Notfallsanitäter zu beginnen.

VIDEO

Überblick zur Rettungssanitäterausbildung
https://www.youtube.com/watch?v=RtOw3dH1hw8

IM FOKUS

Ablauf der Rettungssanitäterausbildung

- Die Rettungssanitäterausbildung ist **nicht bundeseinheitlich geregelt:**
  - Die meisten Bundesländer orientieren sich jedoch an den Empfehlungen des „Ausschuss Rettungswesen".
  - Mitunter wird die Ausbildung im Rahmen von Freiwilligendiensten, im Ehrenamt oder während einer Laufbahnausbildung absolviert.
- Diese sehen aktuell eine **520-stündige Ausbildungszeit** vor:
  - 240 Stunden theoretische und praktische Ausbildung (Grundlehrgang)
  - 80 Stunden praktische Ausbildung in einer geeigneten Einrichtung der Patientenversorgung (z. B. in der Notaufnahme eines Krankenhauses)
  - 160 Stunden praktische Ausbildung im Rettungsdienst an einer anerkannten Lehrrettungswache
  - 40 Stunden Abschlusslehrgang
  - Staatliche Abschlussprüfung
- Zudem wird die Untergliederung in **vier Themenbereiche** empfohlen:
  - Themenbereich A: Handlungsfeld Krankentransport und Rettungsdienst (60 UE)
  - Themenbereich B: Versorgung nach dem X-ABCDE-Schema (120 UE)
  - Themenbereich C: spezielle Versorgung (40 UE)
  - Themenbereich D: psychosoziale Aspekte (20 UE)
- Rettungssanitäter werden entweder als **Transportführer im Krankentransport** oder als **Fahrer in der Notfallrettung.** Daraus ergeben sich folgende Ausbildungsziele:
  - Gewährleistung einer fachgerechten Betreuung im qualifizierten Krankentransport
  - Assistenz bei der Durchführung lebensrettender Maßnahmen und bei der Herstellung der Transportfähigkeit von Notfallpatienten
  - Selbstständige Durchführung von lebensrettenden Maßnahmen (z. B. Reanimation) bis zur Übernahme durch höher qualifizierte Einsatzkräfte
- Neben der klassischen Rettungssanitäterausbildung existieren noch **weitere Konzepte:**
  - **Rettungssanitäter mit Einsatzerfahrung (RS-100):** Rettungssanitäter mit mindestens 100 Notfalleinsätzen als dritte Person auf einem RTW, wobei 50 davon in Form eines Simulationstrainings absolviert werden können. Bedingung, um in Schleswig-Holstein als Rettungssanitäter auf einem RTW eingesetzt zu werden.
  - **RettSan-PLUS:** spezielles Ausbildungskonzept zur notfallmedizinischen Qualifizierung für Rettungssanitäter, die auf einem N-KTW eingesetzt werden
  - **Einsatzsanitäter:** 17-wöchiges Ausbildungskonzept der Bundeswehr, das neben der Rettungssanitäterausbildung auch Unterricht in militärisch relevanter Patientenversorgung umfasst
  - **Technischer Rettungssanitäter:** einjähriges Ausbildungskonzept des BRK, in dem neben der Rettungssanitäterausbildung verstärkt Wert auf fahrerische Kompetenzen und technischen Sachverstand gelegt wird

1.2 Arbeitsbedingungen im Rettungsdienst

Rettungssanitäter haben im Einsatzdienst keine im Vorfeld klar bestimmbare Arbeitsumgebung. Die Arbeit kann im Frei-

en, in Räumen oder im jeweiligen Rettungsmittel stattfinden. Rettungssanitäter können somit in **allen erdenklichen Umgebungen** tätig werden: Autobahn, Sauna, Arztpraxis, Baggersee, Luxusvilla, Pflegeheim, im öffentlichen Raum etc. (→ Abb. 1.1). Das ist gleichermaßen reizvoll und herausfordernd. Medizinische Notfälle ereignen sich in allen sozialen Schichten. Hier ist ein besonderes **Fingerspitzengefühl** im Umgang mit bestimmten Patientengruppen gefragt. Rettungssanitäter erhalten so **Einblicke in das Leben von Patienten,** welche oft **unvorbereitet** mit einer medizinischen Notfallsituation oder einer Krise konfrontiert sind. Menschen in Notfallsituationen unter Zeitdruck und den Augen der Öffentlichkeit die erforderliche Hilfe zu leisten, kann als sehr erfüllend empfunden werden.

Im Rettungsdienst fehlt die Vorhersagbarkeit der Ereignisse. Rettungssanitäter wissen nicht, wann und wo sie zu welchem Einsatz alarmiert werden. Um erfolgreich im Rettungsdienst zu sein, müssen Rettungssanitäter lernen, mit dieser **permanenten Ungewissheit** umzugehen.

Ein Risiko der Arbeit im Rettungsdienst besteht in den **typischen Berufskrankheiten.** Hierzu zählen Wirbelsäulenerkrankungen durch schweres Heben und Tragen und die Ansteckung durch Infektionen. In Einsätzen können Rettungssanitäter auf vielfältige Gefahrensituationen treffen:

- Infektionskrankheiten (die erst nach dem Einsatz bekannt werden)
- Gefährliche Verkehrssituationen
- Sich irrational verhaltende Patienten
- Angriffe auf Rettungsfachpersonal
- Wetterlagen aller Art
- Feuer, gefährliche Stoffe, Explosionen, Strom
- Körperausscheidungen von Patienten
- Aggressive Desinfektionsmittel

Darüber hinaus kann die Arbeit im **Schichtdienst** das Auftreten von familiären Problemen, Ess- oder Schlafstörungen und Alkoholismus begünstigen. **Belastende Einsatzsituationen** können zu psychischen Problemen führen.

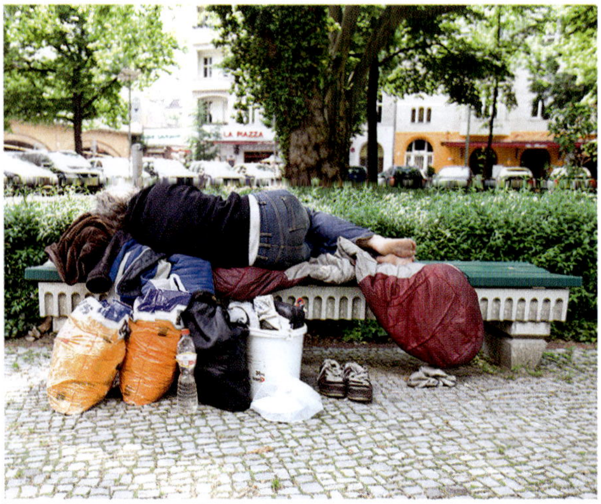

Abb. 1.1 Auch der Einsatz und die Arbeit im öffentlichen Raum, z. B. bei der Versorgung von Menschen ohne festen Wohnsitz, gehört zu den Aufgaben des Rettungsdienstes. [J787]

MERKE

Wer lange glücklich und gesund im Rettungsdienst arbeiten will, achtet auf ausgewogene Ernährung und sportlichen Ausgleich, um die (Rücken-)Muskulatur und die Kondition zu stärken und für mentale und emotionale Entspannung zu sorgen (→ Abb. 1.2). Nach belastenden Einsatzsituationen gibt es immer Angebote zur professionellen Aufarbeitung.

Chancen zur **persönlichen Weiterentwicklung** bestehen für Rettungssanitäter einerseits **„horizontal"**, also durch Qualifikation für die verschiedenen Arbeitsbereiche. Andererseits kann auch eine **„vertikale"** Weiterentwicklung angestrebt werden. Hier sind vor allem die (verkürzte) Ausbildung zum **Notfallsanitäter** und das Angebot an speziellen **Studiengängen** in den Bereichen **Notfallmedizin, (Gesundheits-)Management** oder **Medizinpädagogik** zu nennen.

WEBSITE

„Sicherer Rettungsdienst": Portal für Sicherheit und Gesundheit. Onlinequelle mit zahlreichen Tipps, Hinweisen und Checklisten.
https://www.bgw-online.de/bgw-online-de/-sicherer-rettungsdienst-portal-fuer-sicherheit-und-gesundheit-91746

Die Arbeit im Rettungsdienst bringt aber auch zahlreiche erfüllende Aspekte mit sich. So bekommen Rettungskräfte **einmalige Einblicke in fremde Lebenswelten,** können **autonom arbeiten** und erleben hierbei ein **starkes Gemeinschafts- und Teamgefühl.**

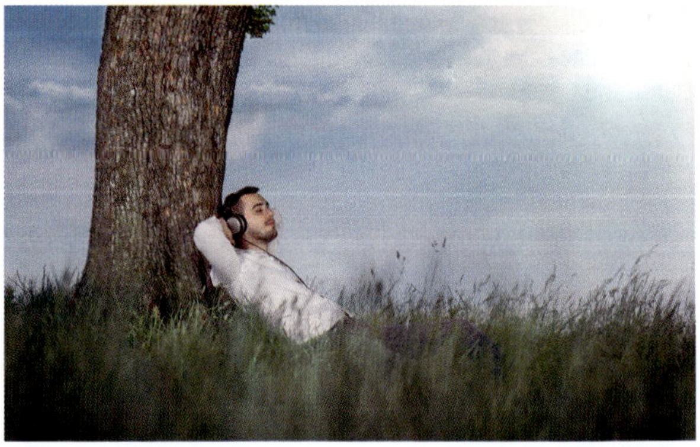

Abb. 1.2 Ein Freizeitausgleich mit ausreichenden Erholungsphasen ist im Rettungsdienst besonders wichtig. [J787]

IM FOKUS

Arbeitsbedingungen

Die Arbeitsbedingungen im Rettungsdienst bringen **Besonderheiten** mit sich:

- Die Arbeitsbedingungen im Rettungsdienst sind **sehr speziell.** Sie werden teilweise als **belastend** und teilweise als **erfüllend** empfunden.
- **Belastende Aspekte können sein:**
  - Keine klar umrissene Arbeitsumgebung
  - Zeitdruck und Schichtarbeit
  - Spezielle Gefährdungen (z. B. Infektionsgefahren)

- **Erfüllende Aspekte können sein:**
  - Sehr autonomes Arbeiten
  - Einmalige Einblicke in fremde Lebenswelten
  - Gemeinschaftsgefühl und Teamarbeit

1.3 Grundlagen des Lernens

Tatsächlich ist **Lernen** ein alltäglicher Vorgang, sogar eine unvermeidliche Folge von **Wahrnehmung,** deren Verarbeitung im Gehirn stattfindet. Das Gehirn ist aber kein Computer, wo sich auf Tastendruck Informationen abrufen lassen. Man muss sich erinnern, wo die Information steht. Dafür benötigt es ein **Gedächtnis,** in dem die frühere Wahrnehmung abrufbar ist. Das **Gedächtnis** trennt dabei wichtige von unwichtigen Informationen, speichert sie an unterschiedlichen Orten im Gehirn und ruft sie wieder auf, wenn man sie dringend benötigt. Erst dann ist **Wissen** entstanden.

MERKE

Lernen basiert auf Wahrnehmung und Gedächtnis und führt zur Entstehung neuen Wissens. Aber Lernen ist nicht nur Aneignung von Wissen, sondern auch ein ständiger Kampf gegen das Vergessen.

1.3.1 Was ist Lernen?

Definition

Die Frage, was genau eigentlich unter dem Begriff „Lernen" zu verstehen ist, lässt sich nicht leicht beantworten. Es kursieren annähernd so viele verschiedene Begriffsdefinitionen wie Lehrbücher. Eine sehr allgemein gehaltene und dadurch brauchbare Definition lautet:

DEFINITION

Lernen ist eine Verhaltensänderung infolge zuvor gemachter Erfahrungen.

Diese Definition beschreibt allgemein, was bei jeder Art von Lernen passiert: Ein Mensch macht eine Erfahrung, das heißt eine Wahrnehmung in einer bestimmten Situation (etwas Bestimmtes hören, sehen, fühlen). Etwas gelernt wurde genau dann, wenn sich der Betreffende danach in bestimmten Situationen anders verhält als vorher.

Ein einfaches Beispiel kann dies erläutern: Sie sind nicht in der Lage, das Beatmungsgerät aus der neuen Wandhalterung zu lösen, da Sie den Mechanismus der Verriegelung nicht kennen. Nun sehen Sie einem kundigen Kollegen bei der Entnahme des Geräts zu. Ab jetzt verhalten Sie sich anders: Sie führen die Handgriffe so aus, wie Sie es soeben erfahren haben (und entnehmen erfolgreich und sicher das Gerät). Sie haben etwas gelernt.

Das Gedächtnis

Lernen kann nur funktionieren, wenn Informationen im Gehirn gespeichert werden können. Diese Funktion des Gehirns wird als Gedächtnis bezeichnet und verfügt über drei Gedächtnisebenen:

- Sensorisches Gedächtnis
- Kurzzeitgedächtnis
- Langzeitgedächtnis

Über die Sinne (Sehen, Hören, Riechen, Tasten, Schmecken) nimmt der Mensch in jeder Sekunde bis zu mehrere Millionen Bit an Information auf. Als Schutz vor Überforderung durch diese Reizflut werden ganz gezielt unwichtige Informationen vergessen und nur die wichtigen in das Gedächtnis aufgenommen.

Die erste Gedächtnisebene ist das **sensorische Gedächtnis** mit einer Speicherdauer von maximal 20 Sek. Das sensorische Gedächtnis ist für jede Sinneswahrnehmung spezifisch und wird in eine visuelle Wahrnehmung **(ikonisches Gedächtnis)** und eine auditive Wahrnehmung **(echoisches Gedächtnis)** unterteilt.

In diesen Speicher gelangen zunächst alle Informationen, die der Mensch bewusst wahrnimmt. Wenige Sekunden nach der Betrachtung können noch sehr viele Details wiedergegeben werden. Nach mehreren Minuten sind nur noch solche Wahrnehmungen erinnerlich, die besonders aufgefallen sind und daher in die nächste Gedächtnisebene übergegangen sind.

Das **Kurzzeitgedächtnis** ist der „Arbeitsspeicher" des menschlichen Gehirns. Hier werden bis zu einer Dauer von etwa 20 Min. die neuen Informationen gespeichert, die für die aktuellen Denkprozesse benötigt werden. Die Kapazität des Kurzzeitgedächtnisses ist genau bekannt. Sie beträgt zwischen fünf und neun Einzelinformationen („7 ± 2"). Nach wissenschaftlicher Erkenntnis ist es daher nicht sinnvoll, z. B. mehr als zehn Nummern oder Namen in einem Anlauf lernen zu wollen.

Das kann so aussehen: Der Lernstoff wird in Gruppen von maximal sieben Hauptpunkten aufgeteilt, die miteinander in Verbindung stehen und gemeinsam behandelt werden können. So können z. B. 40 verschiedene Notfallmedikamente oder 15 Dinge, die für eine Intubation benötigt werden, gemerkt werden, indem man diese in fünf Lerneinheiten aufteilt. Die fünf Lerneinheiten werden zunächst getrennt voneinander gelernt und anschließend wird erarbeitet, welche der Lerneinheiten wie zusammengehören.

BEISPIEL

Die Vorbereitung für die Intubation wird in folgende fünf **Lerneinheiten** aufgeteilt:

1. Herstellen der Absaugbereitschaft
2. Vorbereiten der Beatmung
3. Vorbereitung eines Tubus
4. Material für die Tubusfixierung
5. Durchführung der Tubuslagekontrolle

Die dauerhafte Gedächtnisebene ist das **Langzeitgedächtnis**. Informationen, die hier gespeichert werden, bleiben für sehr lange Zeit – in vielen Fällen sogar ein Leben lang – vorhanden und mit mehr oder weniger großem Aufwand abrufbar. Die Kapazität des Langzeitgedächtnisses ist nahezu unbegrenzt. Entscheidend für ein dauerhaftes Behalten von Informationen ist der Übergang aus dem Kurz- in das Langzeitgedächtnis, d. h., die Information muss über das Kurzzeitgedächtnis gelaufen und als wichtig eingestuft worden sein. Ist die Information interessant, bekannt, wichtig, durchschaubar, logisch, ästhetisch und motivierend? Je mehr dieser Fragen mit „Ja" beantwortet werden, desto schneller und dauerhafter geht die Information in das Langzeitgedächtnis über.

Aufnehmende Lerntätigkeiten	Ausdrückende Lerntätigkeiten
Betrachten Beobachten Lesen Zuhören Abzeichnen Auswendiglernen	Anwenden Vortragen Diskutieren Erklären Rollen spielen Aufgaben lösen

Tab. 1.2 Lerntätigkeiten und Lernphasen

Dabei ist die Aufbereitung der Information für den Lernprozess entscheidend. Die Information wird wieder vergessen werden, wenn man sich nicht erneut an sie erinnert und sie wiederholt. Deshalb besteht das Lernen hauptsächlich aus dem Wiederholen, denn so prägen sich die Dinge am besten ein und werden nicht wieder vergessen.

Lernphasen

Ein Lernprozess benötigt zwei Formen von Lerntätigkeiten, um erfolgreich und dauerhaft etwas im Gehirn des Lernenden zu bewirken: aufnehmende und ausdrückende Lerntätigkeiten. Es lassen sich daher zwei Phasen des Lernens unterscheiden (→ Tab. 1.2), sozusagen das „Einatmen" und das „Ausatmen". Die beiden Phasen des aufnehmenden und ausdrückenden Lernens sollen sich immer wieder abwechseln, um einen optimalen Lernerfolg zu garantieren.

1.3.2 Probleme im Lernprozess/Lernhilfen

Lernen erfolgt in **Lernprozessen,** d.h. in einer strukturierten Abfolge von Lernaktivitäten, durch die neues Wissen, Fähigkeiten oder Verhaltensweisen erworben wird.

Lernkanäle

Psychologische Untersuchungen haben gezeigt, dass der Lernerfolg stark davon abhängt, auf welchem Weg der Lernstoff wahrgenommen wird, denn wer lernt, der sieht, hört, denkt nach, probiert aus, macht Fehler, überlegt und hat im besten Fall Erfolg. Die Lernkanäle sind in → Abb. 1.3 dargestellt.

So ist es wesentlich effektiver, im Unterricht nicht nur zu hören und zu sehen, was durch die Lehrkraft dargeboten wird, sondern auch darüber zu sprechen. Es kann außerdem sehr hilfreich sein, sich nach dem Lesen eines Kapitels des Lehrbuchs Notizen zu den wichtigsten bzw. neuen Inhalten zu machen, um zusätzlich eine ausdrückende Lernphase zu durchlaufen.

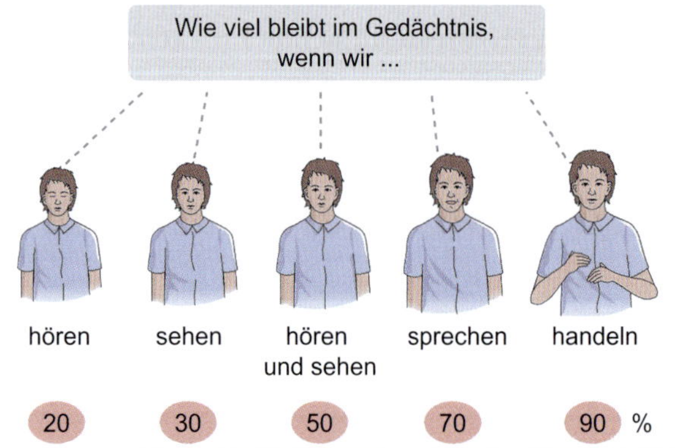

Abb. 1.3 Lernkanäle [L157]

Lernhemmungen

Wenn der Lernerfolg ausbleibt, kann dies an einer der folgenden Lernhemmungen liegen:

- Folgen ähnliche Lerngegenstände **zeitlich** zu dicht aufeinander, hemmen sie sich gegenseitig.
  Tipp: Pausen und Wiederholungen rechtzeitig und dosiert einsetzen, das Thema wechseln!
- Werden dem Gedächtnis mehr als 7 ± 2 Informationen auf einmal angeboten, kommt es zur **Mengenhemmung** (siehe Kurzzeitgedächtnis).
  Tipp: Muss eine größere Anzahl von gleichartigen Dingen gelernt werden, sollten diese zunächst in wenige voneinander getrennte Lerneinheiten aufgeteilt und später zusammengeführt werden.
- Wenn Aufnahme und Wiedergabe von Gelerntem zu dicht aufeinander folgen, kann eine **Erinnerungshemmung** auftreten.
  Tipp: Unmittelbar vor einer Prüfung hastig Erlerntes (z.B. eine „Lern-Nachtschicht" einzulegen) kann den Zugriff auf andere Informationen blockieren. In der Prüfung kann das zuletzt Gelernte erinnert werden, aber die schon vorher solide gelernten Informationen fehlen. Dies führt dann zum „Blackout".
- **„Umlernen"** fällt uns äußerst schwer. Man sollte daher einen Handlungsablauf von vornherein in der Ausbildung so durchführen, wie man ihn später in der Praxis korrekt ausführen muss!
  Tipp und Beispiel: Werfen Sie auch beim Training in der Ausbildung scharfe Gegenstände in den sicheren Abwurfbehälter, anstatt sie auf den Boden zu legen und dazu zu sagen: „Im realen Einsatz würde ich das natürlich anders machen!"

Tagesleistungskurve

Die Leistungsfähigkeit eines durchschnittlichen Menschen unterliegt tageszeitlichen Schwankungen (→ Abb. 1.4). Das gilt

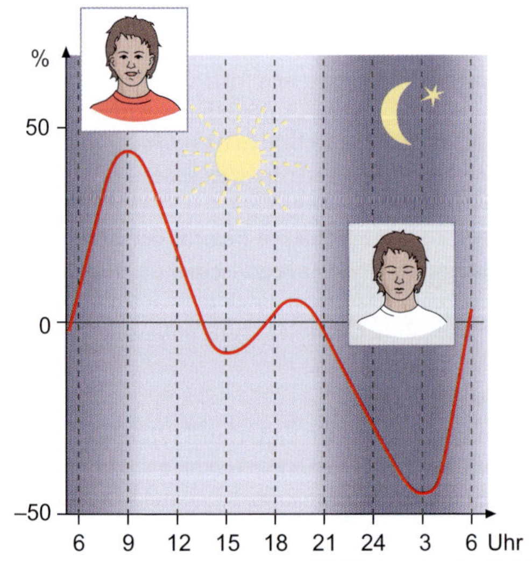

Abb. 1.4 Tagesleistungskurve [L157]

besonders für das Lernen, denn dafür braucht man ein hohes Maß an Ausdauer und Konzentrationsfähigkeit. Welche Zeiten des Tages eignen sich besonders gut zum Lernen und welche nicht? Der Zeitraum mit der höchsten (Lern-)Leistungsfähigkeit liegt etwa zwischen 6 und 12 Uhr morgens. Daher findet in dieser Zeit normalerweise der größte Teil des Schul- und Berufsschulunterrichts statt. Leider ist dies nicht die Zeit, in der im Rettungsdienst die höchste Einsatzdichte zu verzeichnen ist. Im Rettungsdienst wird über 24 Std. ein hohes Maß an Leistungsfähigkeit gefordert.

In der Zeit von ca. 13 bis 15 Uhr bricht die Leistungskurve etwas ein („Mittagsmüdigkeit") und zwischen 18 und 21 Uhr steigt die Leistungsfähigkeit noch einmal deutlich an. In den frühen Abendstunden können daher besonders selbst organisiertes Lernen und Wiederholen sinnvoll durchgeführt werden. Auch eignet sich diese Zeit für Fortbildungskurse, Abendschule etc.

In der Nacht sinkt die Leistungsfähigkeit enorm ab, sodass es sehr schwer ist, z. B. während einer Nachtschicht anspruchsvollen Stoff zu lernen.

Pausen

Lernen erfordert Konzentration. Kaum ein Mensch ist in der Lage, sich länger als etwa 20 Min. beständig zu konzentrieren. In allen Lernprozessen, die länger als 20 Min. andauern, müssen daher in gewissen Abständen Pausen von geeigneter Länge vorgesehen werden, um die Konzentrationsfähigkeit zu erhalten.

Als Richtwerte, die sowohl im Unterricht als auch beim selbst organisierten Lernen berücksichtigt werden sollten, gelten folgende Pausenzeiten:

Nach spätestens 20 Min. sollte man sich eine **individuelle Lernpause** von wenigen Sekunden Dauer gönnen. In dieser Zeit sollte man z. B. kurz aufstehen, eine kleine Gymnastikübung machen, kurz die Augen schließen oder aus dem Fenster blicken. Im Unterricht nehmen Lehrkräfte durch Methodenwechsel auf dieses Bedürfnis Rücksicht. Geht man z. B. von einem Unterrichtsgespräch zur Vorführung eines Films über, erhalten die Teilnehmer in dieser Übergangsphase die Möglichkeit zu einer kurzen Ablenkungstätigkeit (Wortwechsel mit dem Nachbarn, Hervorholen von Schreibutensilien o. Ä.) und können sich danach wieder konzentrieren.

Nach ca. 45 Min. sollte eine **Minipause** von 5 Min. erfolgen. In dieser Zeit empfehlen sich außer der Erledigung dringender Bedürfnisse etwas Bewegung und frische Luft.

Nach ca. 90 Min. ist eine **Auffrischungspause** („Kaffeepause") von 15–20 Min. erforderlich. In dieser Pause sollte man ggf. den Raum wechseln oder nach draußen gehen und etwas trinken bzw. essen (Kekse, Pausenbrot).

Nach etwa 3 Std. Lerntätigkeit braucht der Körper eine längere **Erholungspause;** in der Regel ist dies die Mittagspause des Tages. Die optimale Dauer der Erholungspause beträgt 1½ Std. und sollte Essen, Ruhen und Bewegung umfassen.

Wiederholungen

Um Informationen dauerhaft und schnell verfügbar im Gedächtnis abzuspeichern oder erlernte Handlungsabläufe sicher zu beherrschen, reicht ein einmaliger Lerndurchgang in den meisten Fällen nicht aus; der Lernstoff muss in geeigneten Abständen wiederholt werden. Dabei wurde ein Wiederholungsrhythmus mit sechs Wiederholungen innerhalb von 2 Wochen entwickelt:

1. Nach 15 Min.
2. Nach 2 Std.
3. Nach 12 Std.
4. Nach 2 Tagen
5. Nach 1 Woche
6. Nach 2 Wochen

Übertragen auf das Lernen in den Lehrgängen heißt dies, dass der Unterrichtsstoff jeweils am Abend eines Tages (z. B. zwischen 18 und 20 Uhr, → Abb. 1.4) und am Ende einer Woche kurz wiederholt werden sollte. Zur Wiederholung von theoretischem Lernstoff eignen sich z. B. das Lesen eines entsprechenden Lehrbuchkapitels oder das Durcharbeiten der eigenen Aufzeichnungen (lesen, farbig markieren, ergänzen).

1.3.3 Prüfungen und Prüfungsangst

Eine **Prüfung** testet das Wissen eines Lernenden mit einer Reihe von Fragen, die abschließend benotet werden, um ein Ergebnis zu erhalten. Das Ergebnis entscheidet darüber, ob die Prüfung bestanden oder nicht bestanden wurde. Vor dieser Entscheidung (Bestanden oder nicht) fürchten sich manche Menschen, da diese zu konkreten negativen Konsequenzen führen kann. Diese Befürchtung nennt man **Prüfungsangst**. Prüfungsangst zu haben, bedeutet also nicht ein ängstlicher Mensch zu sein, die Angst bezieht sich auf die konkrete Situation der anstehenden Prüfung. Die kritische Bedingung ist somit die anstehende Bewertung.

Ein **Test** dagegen ist weniger formell, dient der Überprüfung eines aktuellen Kenntnisstands und nicht der Bewertung über ein „Bestehen" eines Lehrgangs. Entsprechend den Ergebnissen eines Tests kann ein Lehrgang in der Folge an die Bedürfnisse der Kursteilnehmer angepasst werden; dient also der Verbesserung des Einzelnen, wie auch des gesamten Kurses.

Lernzielkontrollen

Lernzielkontrollen sind Tests, die im Rahmen eines Lehrgangs etwa wöchentlich durchgeführt werden. In erster Linie sollen die Lernzielkontrollen dem Lernenden eine Rückmeldung darüber geben, in welchem Maß er die Lernziele des bisherigen Unterrichts erreicht hat. Gleichzeitig sollen sie auch zeigen, wie der Erwartungshorizont aussieht, also was man bis jetzt überhaupt alles können sollte und worauf es besonders ankommt. Damit bekommt der Lernende Hinweise, in welchen Bereichen er noch weiteren Lern- bzw. Übungsbedarf hat. Die Ergebnisse einer Lernzielkontrolle können auch dabei helfen, sich von der Lehrkraft beraten zu lassen, wie man seinen Lernerfolg verbessern kann.

Daher werden Lernzielkontrollen häufig nicht benotet, sondern nur korrigiert und dann den Lernenden wieder zurückgegeben. In jedem Fall wertet die Lehrkraft die Ergebnisse der gesamten Lerngruppe aus, um zu erfahren, welche Inhalte bisher gut und welche weniger gut erlernt wurden. Das Ergebnis kann dann Ausgangspunkt für die weitere Unterrichtsplanung sein.

(Abschluss-)Prüfungen

An das Ergebnis einer Abschlussprüfung werden höhere Anforderungen gestellt. Im Rettungsdienst steht die Forderung der Qualitätssicherung an erster Stelle. Mit dem Bestehen der

Abschlussprüfung bürgt die Prüfungskommission dafür, dass der Teilnehmer in der Lage ist, Notfallpatienten fachgerecht Hilfe zu leisten.

Umgang mit Prüfungsangst

Anspannung und Aufregung vor einem wichtigen Ereignis sind normal, denn sie führen zu positivem Stress **(Eustress)** und steigern damit die Leistungsfähigkeit des Menschen. Prüfungsangst dagegen ist eine Form der Stressreaktion und einige bleiben von ihr nicht verschont. Prüfungsangst ist allerdings kontraproduktiv, denn sie ist eine **Disstressreaktion,** die zu Beeinträchtigung der Handlungsfähigkeit führt.

Prüfungsangst muss im Interesse aller Beteiligten vermieden werden. Dazu einige Tipps:

- Sortieren Sie den gesamten Lehrstoff (Skripte, Arbeitsblätter, Notizen, Bücher) auf zwei Stapeln: einen mit Dingen, die Sie erledigt haben, und einen mit den Dingen, die Sie noch bearbeiten müssen. Sie wissen dann immer, wo Sie gerade stehen und wie viel Sie noch vor sich haben.
- Machen Sie sich im Voraus mit den Bedingungen, die Sie am Prüfungstag erwarten, vertraut: Wo findet die Prüfung statt? Wie werden der Tag und die Prüfung ablaufen? Wie ist die Prüfung organisiert? Wie viele Prüfer gibt es und wer sind sie? So vermeiden Sie unnötige zusätzliche Unsicherheiten; denn welche Aufgabe Sie gestellt bekommen, sollte das Einzige sein, was Sie am Morgen der Prüfung noch nicht wissen.
- Üben Sie Prüfungssituationen! Nehmen Sie im Unterricht an Prüfungssimulationen teil, prüfen Sie sich ggf. gegenseitig oder schauen Sie sich – sofern möglich – Prüfungen anderer Lehrgänge an.
- Vermeiden Sie Lernhemmungen! Das gelingt Ihnen am besten, indem Sie die oben genannten Ratschläge zu Pausen und Wiederholungen befolgen.
- Zur Zeitplanung: In den Wochen und Tagen vor einer Prüfung müssen Sie sich ordentlich anstrengen. Am Prüfungstag selbst sollten Sie jedoch die Bücher und Skripte nicht mehr aufschlagen und auch nicht versuchen, im Gespräch mit anderen schnell noch weitere Details zu erlernen. Dieses krampfhafte „Lernen auf den letzten Drücker" fördert nämlich die Gefahr eines „Blackouts" in der Prüfung (→ 1.3.2).
- Am Abend vor der Prüfung sollten Sie spätestens um 20 Uhr mit dem Lernen aufhören. Essen Sie etwas Leichtes zu Abend, gehen Sie spazieren und legen Sie sich frühzeitig schlafen. Stehen Sie am Prüfungstag rechtzeitig auf, frühstücken Sie ausreichend und in Ruhe und verbringen Sie die Zeit bis zur Prüfung mit Zeitunglesen oder anderen Dingen, die Sie entspannend finden. Wenn Sie zu Prüfungsangst neigen, vermeiden Sie längeres Warten in der Gruppe und vor dem Prüfungsraum, denn Prüflinge tendieren dazu, sich mit ihrer Aufregung gegenseitig anzustecken.
- Machen Sie sich selbst Mut! Reden Sie sich nicht selbst ein, Ihr Wissen sei schlecht und Ihre Vorbereitungsarbeit zu gering. Dann kommt es nämlich zur „selbsterfüllenden Prophezeiung", d. h., Sie können sich in der Prüfung nicht gut darstellen. Sagen Sie sich stattdessen: „Ich habe mich vorbereitet und jetzt schaffe ich das auch!"
- Wenden Sie Entspannungstechniken und Atemübungen an.

IM FOKUS

Lernen

- Was ist **Lernen?**
  - Lernen ist eine Verhaltensänderung infolge zuvor gemachter Erfahrungen.
- Das **Gedächtnis**
  - Es gibt **drei Gedächtnisebenen:**
    - Sensorisches Gedächtnis
    - Kurzzeitgedächtnis
    - Langzeitgedächtnis
  - Das sensorische, also das „wahrnehmende", Gedächtnis filtert alle Einflüsse aus der Umgebung und sortiert sie vor.
  - Ein weiterer Filter liegt im Kurzzeitgedächtnis, dessen Kapazität zwischen fünf und neun Einzelinformationen („7 ± 2") beträgt.
  - Erst im Langzeitgedächtnis ist die Information dauerhaft, jedoch nicht immer automatisch abrufbar, gespeichert.
  - Das Geheimnis des guten Merkens ist es, die Information möglichst effektiv von der ersten Wahrnehmung über die Zwischenspeicherung zur endgültigen Speicherung ins Langzeitgedächtnis zu überführen.
    - Dies gelingt mit einer möglichst guten Aufbereitung des Lernstoffs.
- Es kann zwischen **zwei Lernphasen** unterschieden werden, die sich, wie „das Einatmen und das Ausatmen" immer wieder abwechseln sollten.
  - **Aufnehmende Lerntätigkeiten:**
    - Betrachten, Beobachten, Lesen, Zuhören, Abzeichnen, Auswendiglernen
  - **Ausdrückende Lerntätigkeiten:**
    - Anwenden, Vortragen, Diskutieren, Erklären, Rollen spielen, Aufgaben lösen
- Mit **Lernkanälen** sind die verschiedenen Wahrnehmungskanäle gemeint:
  - Hören, Sehen etc.
- **Lernhemmungen** können sehr frustrierend sein. Sie können mit bestimmten Techniken reduziert werden.
  - **Folgen bestimmte ähnliche Themen zu dicht aufeinander,** können sie sich gegenseitig hemmen. Hier helfen regelmäßige Pausen und dosierte Wiederholungen.
  - **Mengenhemmungen** entstehen, wenn zu viele Informationen auf einmal vorliegen. Hier hilft die Bündelung von Informationen zu sog. Chunks, um sie miteinander zu verknüpfen und so die Menge verschiedener Elemente zu reduzieren.
  - **Erinnerungshemmungen** können auftreten, wenn kurzfristig neue Informationen aufgenommen werden, um sie z. B. für eine Prüfung parat zu haben.
  - Lernen funktioniert am besten, wenn es kontinuierlich und nicht erst „auf den letzten Drücker" erfolgt.
  - **Umlernen** fällt schwer. Gewöhnen Sie sich von vornherein die richtigen Vorgehensweisen an.
- **Strukturierung des Lernens:**
  - Jeder Mensch hat verschiedene Momente am Tag, an denen er gut lernen kann.
    - Die meisten Menschen folgen dabei der typischen Tagesleistungskurve.
    - Daher sollte man den Tag entsprechend seiner persönlichen Leistungskurve strukturieren.
  - Über einen **Lerntag** sollten verschiedene **Pausen** eingeplant werden:
    - Kurze individuelle Lernpause nach 20 Min. (einige Sekunden lang)

    - Minipause (5 Min.) nach 45 Min. Lerndauer
    - Auffrischungspause (15–20 Min.) nach 90 Min. Lerndauer
    - Erholungspause (1,5 Std.) z. B. am Mittag
  - Auch **Wiederholungen** sind wichtig. Hier sollten Lernende sich bestimmte Wiederholungszyklen angewöhnen.
    - Nach 15 Min.
    - Nach 2 Std.
    - Nach 12 Std.
    - Nach 2 Tagen
    - Nach 1 Woche
    - Nach 2 Wochen
- Auch für **Prüfungsangst** stehen verschiedene Techniken zur Verfügung:
  - Sortieren Sie den gesamten Lernstoff im Vorfeld.
  - Machen Sie sich im Vorfeld mit den Bedingungen am Prüfungstag, etwa dem konkreten Prüfungsablauf, vertraut.
  - Üben Sie die Prüfungssituationen gezielt.
  - Vermeiden Sie Lernhemmungen mit den oben genannten Tricks.
  - Machen Sie im Vorfeld eine realistische Zeitplanung für die Prüfungsvorbereitung.
  - Hören Sie am Abend vor der Prüfung spätestens um 20 Uhr mit dem Lernen auf und tun Sie etwas, das Ihnen gut tut.
  - Machen Sie sich selbst Mut durch positive Gedanken oder motivierende Sätze.

1.3.4 Fortbildung und Weiterbildung

Fortbildung und Weiterbildung werden immer wieder synonym verwendet. Doch die Begriffe haben unterschiedliche Bedeutungen und sind keinesfalls austauschbar. Der wesentliche Unterschied zwischen Fort- und Weiterbildung liegt im Zweck der Bildungsmaßnahme. Während sich die **Fortbildung** auf konkrete Anforderungen im Rahmen der aktuellen beruflichen Tätigkeiten bezieht, z. B. Krankheitsbilder im Arbeitsalltag als Rettungssanitäter, dient die **Weiterbildung** dazu, zusätzliche Qualifikationen, z. B. als Desinfektor, zu erwerben. Damit ist eine Weiterbildung in der Regel umfangreicher und zeitintensiver als eine Fortbildung und wird eingesetzt, um Beschäftigte für höherwertige Arbeitspositionen zu qualifizieren.

Fortbildung

Die vielfältigen Anforderungen an Rettungssanitäter machen eine gezielte und nach Möglichkeit einheitliche und regelmäßige Fortbildung des Rettungsfachpersonals erforderlich. Die Landesgesetzgeber schreiben eine jährliche Fortbildung im Rettungsdienst vor, wobei die regelmäßige Fortbildungsdauer zwischen den einzelnen Bundesländern variiert. Die Plicht zur Fortbildung des Rettungsfachpersonals ergibt sich aber nicht nur aus den Rettungsdienstvorschriften der meisten Bundesländer, sondern auch aus den jeweiligen Dienstverhältnissen, z. B. für haupt- und nebenberufliche Mitarbeiter aus dem Arbeitsvertrag und für Ehrenamtliche aus dem ehrenamtlichen Dienstverhältnis.

Die **jährliche Fortbildung** kann innerhalb des Betriebs oder als Fernunterricht durchgeführt werden. Je nach gesetzlicher Regelung muss ein Rettungssanitäter jährlich mindestens 30 Stunden Fortbildung im Rettungsdienst nachweisen. In einigen Bundesländern wurde die Fortbildungspflicht auf 40 Stunden pro Jahr ausgedehnt, damit das Rettungsfachpersonal weiterhin im Rettungsdienst bzw. Krankentransport eingesetzt werden darf. Wird die Fortbildungspflicht missachtet, kann dies straf-, haftungs- und arbeitsrechtliche Konsequenzen nach sich ziehen.

MERKE

Die berufliche Fortbildung dient der Anpassung des Wissenstands an die medizinischen und technischen Erfordernisse der rettungsdienstlichen Tätigkeit.

Einen qualitativ hohen Standard bieten hier international zertifizierte Kurssysteme, die eine strukturierte und zeiteinsparende Patientenversorgung durch das gesamte Rettungsteam gewährleisten und zur Qualitätssicherung beitragen.

Weiterbildung

Wie oben aufgezeigt, dient die berufliche Fortbildung der Anpassung an Erfordernisse in der Arbeitssituation als Rettungssanitäter. Die Weiterbildung geht darüber hinaus. Die berufliche Vorbildung wird vertieft oder erweitert, um neue Berufsfelder kennenzulernen oder vollkommen unbekannte Tätigkeiten zu erlernen. Die Weiterbildung wird zumeist mit einem Abschluss oder mit einem Zertifikat beendet.

Eine Weiterbildungsmöglichkeit für Rettungssanitäter im Beruf besteht jedoch nicht, da die Tätigkeit als Rettungssanitäter kein anerkannter Beruf ist. Jedoch können Rettungssanitäter durch Ausbildung oder Umschulung den Beruf des Notfallsanitäters erlernen.

Weiterbildungsangebote an Rettungsfachpersonal richten sich daher vornehmlich an Notfallsanitäter, z. B. die Weiterbildung zum Praxisanleiter. Im Rettungsdienst übernehmen sie die Ausbildung am Lernort Lehrrettungswache und sind das Bindeglied zwischen schulischer Ausbildung und praktischer Tätigkeit. Notfallsanitäter können auch eine berufliche Weiterentwicklung im wirtschaftlichen Bereich anstreben, indem sie die Weiterbildung zum Betriebswirt für Management im Gesundheitswesen absolvieren.

MERKE

Die berufliche Weiterbildung dient der weiterführenden Qualifizierungen im oder neben dem ausgeübten Beruf

Lebenslanges Lernen

Wissen und **Qualifikationen** sind von zentraler Bedeutung, vor allem wenn es um die berufliche Bildung geht. Durch lebenslanges Lernen bzw. lebensbegleitendes Lernen soll der Mensch in einer Wissens- und Informationsgesellschaft dazu befähigt werden, eigenständig über seine ganze Lebensspanne zu lernen, um sich durch die Lernstrategien (→ Abb. 1.5) den permanenten Entwicklungs- und Veränderungsprozessen in der Gesellschaft und im Beruf anzupassen. Das Konzept des „lebenslangen Lernens“ kam bereits in den1970er-Jahren auf und wird heute unter anderem von der UNESCO und der OECD beworben. Die Welt wird komplexer und der technische Fortschritt schreitet immer schneller voran, insofern sind gerade in Gesundheitsberufen Fort- und Weiterbildung von zentraler Bedeutung.

MERKE

Alles Lernen während des gesamten Lebens dient der Verbesserung von Wissen, Qualifikationen und Kompetenzen.

IM FOKUS

Fortbildung und Weiterbildung

- **Fortbildung:**
  - Mitarbeiter des Rettungsdienstes haben eine Fortbildungspflicht, die in der Regel 30–40 Stunden pro Jahr beträgt.
  - Die Fortbildungen werden entweder vom Arbeitgeber durchgeführt oder im Rahmen freier Fortbildungsveranstaltungen bzw. Kursformaten besucht.
- **Weiterbildung:**
  - Für Rettungssanitäter existieren keine direkten Weiterbildungsmöglichkeiten im eigentlichen Sinne des Begriffs.
  - Allerdings können sie Zusatzqualifikationen, Ausbildungen und Umschulungen, etwa zum Notfallsanitäter, absolvieren.
- **Lebenslanges Lernen:**
  - Gerade in medizinischen Berufen geschehen so viele Veränderungen, dass kontinuierlich weitergelernt werden muss.
  - Lernen während des gesamten Lebens dient der Verbesserung von Wissen, Qualifikationen und Kompetenzen.

1.4 Lernen mit Rettungssanitäter Heute

Rettungssanitäter Heute ist als Lehr- und Lernbuch für die Rettungssanitäterausbildung konzipiert und enthält sowohl ein gedrucktes Buch als auch ein E-Book. Einerseits umfasst es alle Inhalte, die für die Ausbildung und den Beruf als Rettungssanitäterin oder Rettungssanitäter erforderlich sind. Anderseits bietet es über den Buchinhalt hinaus zahlreiche Möglichkeiten, die das Lernen erleichtern und verschiedene Lerntypen unterstützen.

1.4.1 Lernen mit dem Lehrbuch

Erster Kontakt: Was bietet das Buch?

Um sich schnell in *Rettungssanitäter Heute* zurechtzufinden, hilft es, die Struktur und die Besonderheiten des Buches zu verstehen.

Gliederung des Buches

Zur schnellen Orientierung ist der Buchinhalt in **vier Abschnitte** untergliedert. Diese sind identisch mit den vier Themenbereichen der Empfehlung des Ausschuss Rettungswesen von 2019. In den meisten Bundesländern ist diese Struktur in den Ausbildungsvorgaben oder Lehrplänen verankert und begleitet den Stundenplan der Rettungssanitäterausbildung.

- Themenbereich A: Handlungsfeld Krankentransport und Rettungsdienst
- Themenbereich B: Versorgung nach dem ABCDE-Schema
- Themenbereich C: Spezielle Versorgung
- Themenbereich D: Psychosoziale Aspekte

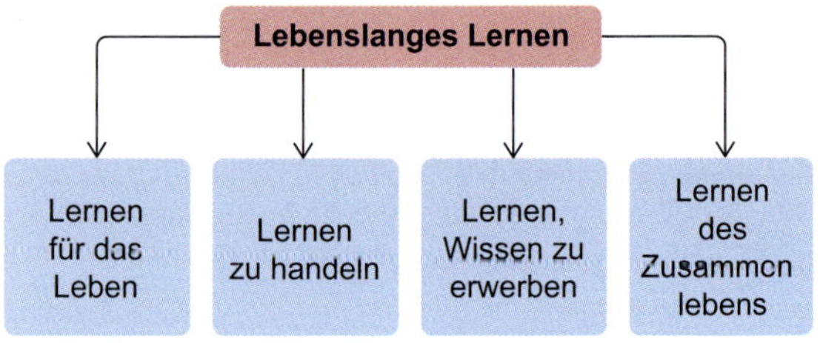

Abb. 1.5 Lebenslanges Lernen [M842, L231]

Das **Farbleitsystem** des Buches kennzeichnet die Themenbereiche A bis D mit verschiedenen Farben und hilft, sich einfach im Buch zurechtzufinden.

Das Buch ist weiter in **31 Kapitel** untergliedert. Eine Übersicht dazu befindet sich auf der ersten Klappenseite. Ein detailliertes Inhaltsverzeichnis befindet sich im vorderen Teil des Buches (Titelei). So können einzelne Themen leicht gefunden werden.

Besonders schnell lassen sich gesuchte Informationen und Stichwörter über das detaillierte **Register** am Ende des Buches finden (Register).

Aufbau der Kapitel

Der **Aufbau der einzelnen Kapitel** folgt einer einheitlichen Struktur:

- Mindmap
- Fallbeispiel/Szenario
- Inhaltsübersicht
- Inhalte des Kapitels
- Wiederholungsfragen

Dieses durchgängige Konzept unterstützt den Lernprozess und das fallorientierte Denken.

Kästen

Verschiedene **Kästen** kennzeichnen wichtige Informationen im Text. Dabei wird ein durchgängiges Farbleitsystem genutzt:

DEFINITION

Kurzbeschreibung wichtiger Begriffe o. ä.

MERKE

Sehr wichtige Informationen zu einem Thema.

! ACHTUNG

Warnhinweise, häufig vermeidbare Fehler bei der Arbeit im Rettungsdienst und Hinweise auf besonders zu beachtende Umstände.

PRAXISTIPP

Praxisrelevante Informationen für die Arbeit im Rettungsdienst.

IM FOKUS

Stichwortartige Zusammenfassung, z. B. der Ursachen, Symptome, Maßnahmen und Therapie eines typischen Krankheitsbildes **oder** das Vorgehen bei einem Notfall oder Überblick über Systeme **oder** Theorien im Rettungsdienst u. ä.

GESETZESTEXT

Wichtige Auszüge aus Gesetzestexten

FALLBEISPIEL

Die Fallbeispiele geben Einsicht in authentische Situationen. Hiermit wird eine Brücke geschlagen zwischen der im Kapitel vermittelten Theorie und ihrer Ausgestaltung in der Realität.

VIDEO

Hier sind Links zu Videos, die das tiefere Verständnis der dargestellten Inhalte fördern, hinterlegt.

LERNZIELE

Die Lernziele führen im Sinne einer Zusammenfassung des Kapitels in das Thema ein. Darüber hinaus weisen sie auf wichtige Inhalte hin, die nach Studium des Kapitels als bekannt vorausgesetzt werden.

WIEDERHOLUNGSFRAGEN

Die Wiederholungsfragen am Ende des Kapitels geben Gelegenheit, den gelesenen bzw. gelernten Inhalt zu reflektieren. Verweise auf die entsprechenden Textstellen, in denen die Antworten zu finden sind, ermöglichen eine selbstständige Lernkontrolle.

Abbildungen und Tabellen

Abbildungen und Tabellen unterstützen das visuelle Lernen.

Abbildungen im Buch veranschaulichen z. B. medizinische oder rettungsdienstliche Gegebenheiten, zeigen wichtige Zusammenhänge oder typische Situationen aus dem praktischen Berufsalltag des Rettungsdienstes.

Infografiken stellen komplexe Zusammenhänge grafisch dar und erleichtern das Merken und Verstehen. **Mindmaps,** die am Beginn jedes Kapitels stehen, geben einen visuellen Überblick über das Kapitel und unterstützen bei der Strukturierung des Lerninhalts. Zahlreiche **Tabellen** fassen bestimmte Sachverhalte überschaubar zusammen und erleichtern dadurch das Lernen.

Die Abbildungen und Tabellen sind jeweils kapitelweise nummeriert. An den entsprechenden Textstellen wird auf die dazugehörige Abbildung oder Tabelle verwiesen.

Abkürzungen und Querverweise

Wiederkehrende Begriffe im Text werden abgekürzt und im Rettungsdienst gängige **Abkürzungen** verwendet. Im Anhang findet sich ein ausführliches Verzeichnis der verwendeten Abkürzungen (→ Abkürzungsverzeichnis).

Querverweise vernetzen den Text der verschiedenen Kapitel miteinander. Diese sind mit einem kleinen Pfeil und der entsprechenden Kapitelnummer gekennzeichnet: → Kap. 1.1. Hintergrund ist, dass viele Themen während der Ausbildung von verschiedenen Seiten beleuchtet werden. Jede Disziplin hat ihre eigene Sicht und betont andere Schwerpunkte bei ein und demselben Thema. Um Wiederholungen zu vermeiden, beziehen sich die entsprechenden Textstellen der einzelnen Kapitel aufeinander, indem sie durch Verweise miteinander vernetzt sind.

Lernstrategie: Wie lerne ich effektiv mit dem Buch?

In der Rettungssanitäterausbildung muss umfangreiches Wissen in kurzer Zeit erlernt werden. Besonders effektiv lernt es sich mit der Kombination aus gezielten Markierungen im Buch, selbst erstellten Notizen und guten Lerntechniken. Das hilft dabei, das Wissen langfristig zu behalten und in der Praxis sicher anzuwenden.

Markierungen im Buch

Das Markieren von Textstellen hilft, auf ausgewählte Informationen aufmerksam zu machen. Dazu können **verschiedene Farben für eine klare Struktur** sorgen, um spezifische Aussagen schneller wiederfinden zu können. **Sparsame Markierungen** helfen dabei, den Fokus auf wesentliche Inhalte zu beschränken und nur das Wichtigste hervorzuheben. Das Einfügen von **Symbolen und Abkürzungen** am Rand unterstützt ebenfalls, beispielsweise ein Ausrufezeichen für „wichtig" oder ein Stern für einen Merksatz.

Lerntechniken mit dem Buch

Um Notizen noch effektiver zu gestalten und das Wissen zu festigen, können zwei bewährte Lerntechniken miteinander verbunden werden.

Das **SQ3R-Prinzip** ist eine Methode, um Inhalte gründlich zu verstehen und sie langfristig im Gedächtnis zu behalten.

- **S**urvey: Überblick verschaffen
- **Q**uestion: Fragen zum Thema entwickeln
- **R**ead: Kapitel lesen, Inhalt erfassen und Fragen mit Notizen beantworten
- **R**ecite: Fragen mit eigenen Worten beantworten und Inhalt zusammenfassen
- **R**eview: Wiederholen der Inhalte

Für die Arbeit mit *Rettungssanitäter Heute* bedeutet das konkret: Zuerst einen Überblick verschaffen, indem das Kapitel überflogen wird – Inhaltsübersicht und Kästen wie „MERKE" oder „IM FOKUS" werden kurz gelesen. So entsteht ein erster Eindruck für das Thema. Im zweiten Schritt werden Fragen aufgelistet, die im Kapitel behandelt werden. Zum Beispiel: „Welche Schritte umfasst die Erstversorgung in einem Notfall?", „Wie erkenne ich einen Schlaganfall?", „Was sind die rechtlichen Rahmenbedingungen im Rettungsdienst?". Diese Fragen lenken den Fokus auf die relevanten Informationen und vermeiden das passive Lesen. Danach wird das Kapitel gründlich gelesen und die Fragen wer-

den mithilfe von Notizen beantwortet. Später sollen die Fragen in eigenen Worten ohne Notizen beantwortet werden können. So wird deutlich, welche Informationen sicher verstanden worden sind und welche Bereiche weiter vertieft werden müssen. Abschließend sollten die Inhalte in regelmäßigen Abständen wiederholt werden. Die erstellten Notizen oder Mind-Maps unterstützen dabei. Das Wiederholen hilft, das Wissen vom Kurzzeit- ins Langzeitgedächtnis zu transferieren.

Die **Feynman-Methode** folgt dem Prinzip, ein Thema so einfach wie möglich zu erklären.

1. **Erster Schritt:** Ein Krankheitsbild, medizinisches Verfahren oder ein rechtliches Konzept wird ausgewählt. Das Thema wird nun so erklärt, dass eine Person ohne Vorkenntnisse den Sachverhalt verstehen kann. Ziel ist es, die Erklärung so einfach wie möglich zu halten, komplexe Details werden auf ein Wesentliches reduziert und ein grundlegendes Verständnis geschaffen.
2. **Zweiter Schritt:** Es werden Wissenslücken aufgedeckt und notiert, um später gezielt nachzulesen und die fehlenden Informationen zu ergänzen.
3. **Dritter Schritt:** Die Wissenslücken werden geschlossen, indem die offenen Punkte nachgeschlagen werden.
4. **Schritt:** Die Erklärung wird neu formuliert und verbessert.

In diesem Prozess des Erklärens und Vereinfachens wird das Wissen nicht nur oberflächlich verstanden, sondern auch tief verinnerlicht. Ein Thema kann damit verständlich vermittelt werden, so dass auch eine Person ohne Vorwissen den Inhalt versteht.

1.4.2 Lernen mit dem E-Book

Rettungssanitäter Heute umfasst sowohl ein gedrucktes Buch als auch ein E-Book. Der Zugriff auf das E-Book erfolgt mit dem Pincode auf der hinteren Buchklappe.

Das **E-Book** ist perfekt geeignet für das Lernen und Lesen unterwegs, an der Rettungswache und immer dann, wenn das gedruckte Buch nicht mit dabei ist. Über eine App erfolgt der Zugriff an Smartphone, Tablet oder Computer. Das E-Book bietet zahlreiche wertvolle Funktionalitäten, die beim Lernen unterstützen. Auch die oben beschriebenen Lerntechniken für das gedruckte Buch sind hier bestens anwendbar.

- Farbliche Markierungen setzen
- Notizen einfügen
- Erstellen eigener Lernkarten
- Markierungen und Notizen teilen
- Vorlesefunktion
- Separate Bildergalerie
- Abbildungen und Textteile in eigene Notizen und Skripte übernehmen
- Online- und Offline-Nutzung
- Download auf mehreren Geräten möglich

1.4.3 Lernen mit digitalen Zusatzinhalten

Rettungssanitäter Heute vernetzt den Text mit digitalen Zusatzinhalten, die das Lehren und Lernen unterstützen. Die digitale Zusatzinhalte machen das Lernen abwechslungsreicher und helfen beim Verständnis der Inhalte aus dem Buch.

QR-Codes im Buch und E-Book

Zahlreiche **QR-Codes** verbinden die Buchinhalte mit Animationsvideos oder Filmmaterial aus der Rettungsdienstpraxis. Sie sind eine visuelle Ergänzung zu den Inhalten des Buchs und veranschaulichen komplexe Prozesse, praktische Handlungsabläufe und anatomische Strukturen. Durch die Videos können schwierige Abläufe besser verstanden werden. Die bewegten Darstellungen helfen, ein klares Bild von den verschiedenen Schritten und Handgriffen zu erlangen und die Umsetzung in die Praxis zu erleichtern. Das Videomaterial ist im Buch gekennzeichnet.

Onlinematerial

Das **Onlinematerial** zum Lernen, ergänzend zum Buch, befindet sich auf https://ebooks.health.elsevier.com. Alle Materialien sind speziell dafür konzipiert, das Lernen interaktiv und praxisnah zu gestalten. Für Auszubildende und Lehrende stehen folgende Materialien kostenlos zum Download zur Verfügung:

- 31 Arbeitsblätter mit Lösungen
- 20 anatomische Abbildungen
- 2 Fallbeispiele zur Prüfungssimulation inkl. Lösungen
- Lehrplansynopse zur Gegenüberstellung der Inhalte entsprechend der verschiedenen Ländercurricula
- Vergleich zur Wiederauffindbarkeit der Inhalte aus der Vorauflage
- 26 Videos

Der Zugriff auf das Onlinematerial erfolgt mit dem Pincode auf der hinteren Buchklappe.

Die **Videos über QR-Codes** können vor, während oder nach der Bearbeitung eines Kapitels oder Themas angesehen werden und helfen beim tieferen Verständnis der Inhalte.

Die **Arbeitsblätter mit Lösungen** enthalten gezielte Übungsaufgaben zu den Kapiteln und können am besten nach dem Lernen zur Überprüfung und Wiederholung eingesetzt werden. Sie eignen sich auch zur Prüfungsvorbereitung. Mit der Musterlösung kann selbstständig kontrolliert werden, was richtig und was falsch war bzw. welche Inhalte noch einmal gelernt und vertieft werden müssen.

Anatomische Abbildungen helfen, sich visuell mit der Anatomie und die Funktionen des Körpers vertraut zu machen. Diese Darstellungen sind ideal, um sich etwa die Lage und Funktion der Atemwege, die Herz-Kreislauf-Struktur oder die Muskulatur besser vorzustellen und so ein besseres Verständnis zu erhalten. Durch die Downloadfunktion können die Abbildungen parallel zum Bearbeiten des dazugehörigen Kapitels genutzt werden, sowie in eigene Skripte oder Notizen eingebaut werden.

Die **Fallbeispiele zur Prüfungssimulation** können Unterricht und praktisches Üben ergänzen und sind eine Vorbereitung auf die Einsätze im Rettungsdienst. Sie sollen realistische Notfallsituationen simulieren und die Möglichkeit geben, theoretisches Wissen in praxisnahen Aufgabenstellungen direkt anzuwenden. Am besten können diese Fallbeispiel zur Vorbereitung auf die Abschlussprüfung der Rettungssanitäterausbildung verwendet werden. Mithilfe der Lösungen kann man sich im Anschluss selbst überprüfen.

Lernstrategie: Wie binde ich digitale Zusatzinhalte in den Lernprozess ein?

Um das Potenzial der digitalen Materialien vollständig auszuschöpfen und mit dem Buch zu verbinden, ist es hilfreich, diese gezielt in den Lernprozess zu integrieren. Dabei können einige Strategien helfen:

Integriertes Lernen

Die digitalen Ressourcen sind Teil des regulären Lernplans und werden in Kombination mit den Kapiteln des Buches verwendet. Zum Beispiel indem man nach dem Lesen eines Kapitels die dazugehörigen Videos anschaut oder das Kapitel mit der Bearbeitung eines passenden Arbeitsblatts vertieft. Die Kombination aus Lesen, Üben und Wiederholen unterstützt das ganzheitliche Verständnis.

Wiederholungen einplanen

Die digitalen Materialien eignen sich für regelmäßige Wiederholungen, um das Wissen langfristig im Gedächtnis zu behalten.

Simulationen und Selbsttests

Die Fallbeispiele zur Prüfungssimulation und die Arbeitsblätter eignen sich für die Selbstüberprüfung beim Lernen für die Abschussprüfung.

WIEDERHOLUNGSFRAGEN

1. Beschreiben Sie den Verlauf der Rettungssanitäterausbildung? (→ 1.1)
2. Welche besonderen Ausbildungskonzepte gibt es für Rettungssanitäter? (→ 1.1)
3. Welche Berufskrankheiten können im Rettungsdienst auftreten? (→ 1.2)
4. Nennen Sie drei erfüllende und drei belastende Aspekte der Arbeit im Rettungsdienst? (→ 1.2)
5. Was ist Lernen? (→ 1.3.1)
6. Nenne Sie die drei Gedächtnisebenen. (→ 1.3.1)
7. Welche Lernphasen kennen Sie? (→ 1.3.1)
8. Welche Lernkanäle kenne Sie? (→ 1.3.2)
9. Beschreiben Sie die Tagesleistungskurve. (→ 1.3.2)
10. Benennen Sie den Unterschied zwischen Test und Prüfung. (→ 1.3.3)
11. Wie kann man mit Prüfungsangst umgehen? (→ 1.3.3)
12. Wodurch unterscheidet sich Fortbildung von Weiterbildung? (→ 1.3.4)
13. Was ist die SQ3R-Methode und aus welchen Schritten besteht sie? (→ 1.4.1)
14. Was ist Feymann-Methode und wie funktioniert sie? (→ 1.4.1)

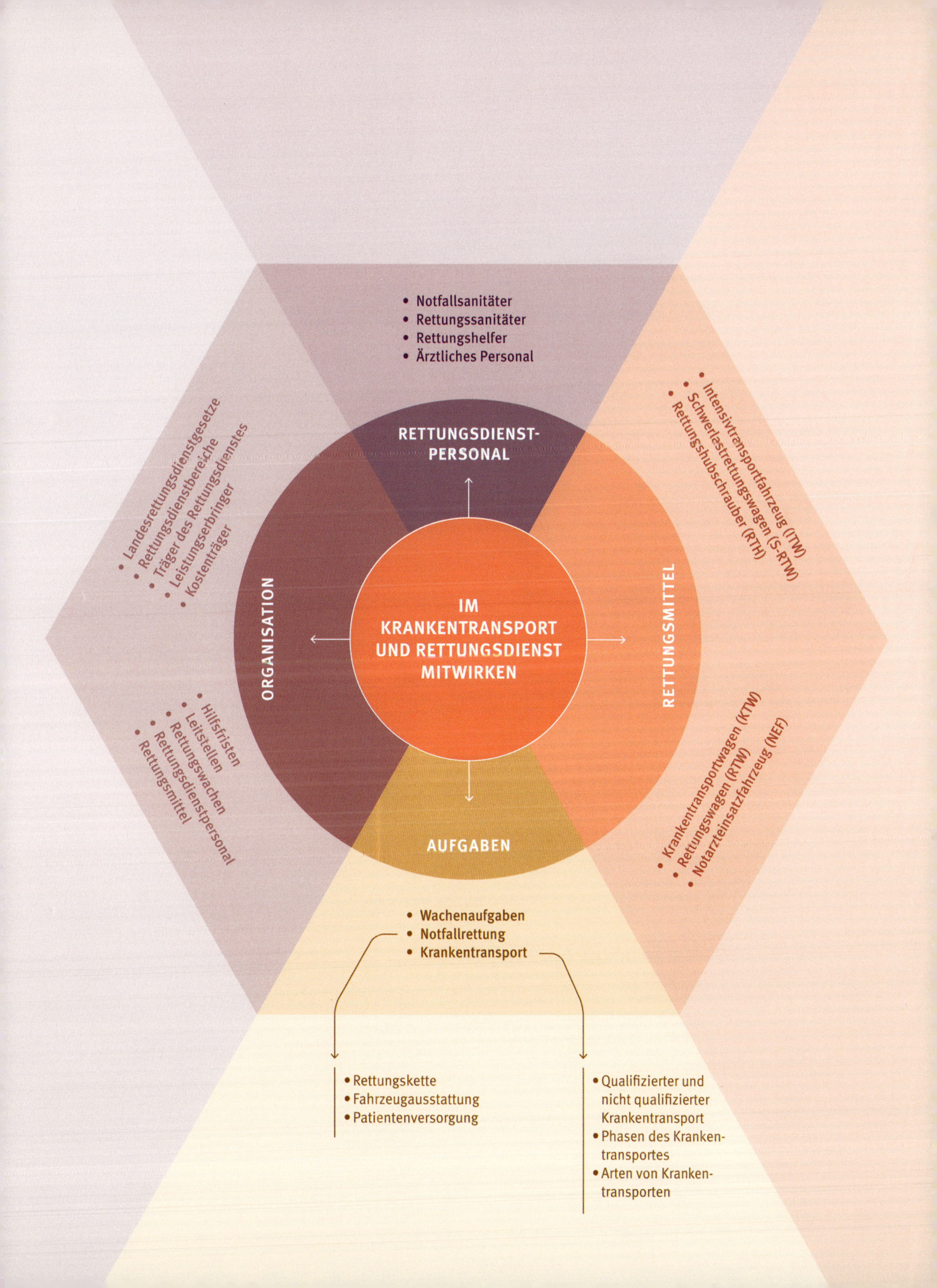
IM KRANKENTRANSPORT UND RETTUNGSDIENST MITWIRKEN
RETTUNGSDIENST-PERSONAL
• Notfallsanitäter
• Rettungssanitäter
• Rettungshelfer
• Ärztliches Personal
RETTUNGSMITTEL
• Intensivtransportfahrzeug (ITW)
• Schwerlastrettungswagen (S-RTW)
• Rettungshubschrauber (RTH)
• Krankentransportwagen (KTW)
• Rettungswagen (RTW)
• Notarzteinsatzfahrzeug (NEF)
ORGANISATION
• Landesrettungsdienstgesetze
• Rettungsdienstbereiche
• Träger des Rettungsdienstes
• Leistungserbringer
• Kostenträger
• Hilfsfristen
• Leitstellen
• Rettungswachen
• Rettungsdienstpersonal
• Rettungsmittel
AUFGABEN
• Wachenaufgaben
• Notfallrettung
• Krankentransport
• Rettungskette
• Fahrzeugausstattung
• Patientenversorgung
• Qualifizierter und nicht qualifizierter Krankentransport
• Phasen des Krankentransportes
• Arten von Krankentransporten

2

IM KRANKENTRANSPORT UND RETTUNGSDIENST MITWIRKEN

Andreas Fromm (2.1), Tobias Sambale (2.2), Dennis Lentz, (2.3, 2.4, 2.6, 2.7), Jürgen Luxem (2.5)

FALLBEISPIEL

Kurz nachdem Sie den gemeinsamen Fahrzeugcheck an Ihrem ersten Tag im Rettungswachenpraktikum mit Ihrem Team durchgeführt haben, werden Sie zu einem Einsatz gerufen. Eine Bewohnerin einer Pflegeeinrichtung ist offenbar gestürzt. Damit hat die Rettungskette bei den Pflegekräften vor Ort begonnen, die bereits Erste Hilfe leisten. Das Team, mit dem Sie eingeteilt sind, besteht aus einer Notfallsanitäterin und einem Rettungssanitäter. Die Teamführung liegt bei der Notfallsanitäterin, die an der Einsatzstelle die Erstuntersuchung der Patientin durchführt. Sie stellt neben Schmerzen in der Hüfte auch eine Kopfplatzwunde, eine zunehmende Bewusstseinsstörung und eine Pupillendifferenz fest, sodass sie ihren Kollegen bittet, einen Notarzt nachzufordern. Da die nächste Neurochirurgie fast 100 km entfernt liegt, wird nach Rücksprache mit der Leitstelle ein Rettungshubschrauber nachgefordert. Parallel dazu beginnt Ihr Team die Versorgung der Patientin. Ihre Aufgabe ist zunächst das aufmerksame Zuschauen und bei Bedarf auch das Zuarbeiten. Helfen können Sie zum Beispiel, indem Sie nach einer Aufforderung der behandelnden Notfallsanitäterin das Monitoring anbringen. Das Team des Helikopters trifft 10 Min. später ein. Es besteht aus einem speziell hierfür ausgebildeten Notfallsanitäter und einer Notärztin. Der Zustand der Patientin wird besprochen und ein gemeinsames Vorgehen wird verabredet. Da sie Zeichen eines zunehmenden Hirndrucks aufweist, wird eine präklinische Narkose vorbereitet.

LERNZIELE

- Die Begriffe Notfallrettung, qualifizierter Krankentransport und nichtqualifizierter Krankentransport unterscheiden
- Einen Überblick über verschiedene Einsatzarten im Rettungsdienst gewinnen
- Die Aufgaben im Alltag einer Rettungswache erläutern
- Weitere Einsatzbereiche von Rettungssanitätern nennen
- Die Bedeutung und wesentliche Inhalte von Landesrettungsdienstgesetzen kennen
- Der Aufgaben von Trägern, Kostenträgern und Leistungserbringern erklären
- Glieder der Rettungskette nennen
- Die unterschiedlichen Ausbildungen im Rettungsdienst und deren Tätigkeitsschwerpunkte kennen und beschreiben
- Die unterschiedlichen Rettungsdienstfahrzeuge unterscheiden
- Die fünf Hauptaufgaben der Luftrettung erklären
- Die Finanzierung des Rettungsdienstes beschreiben

Rettungssanitäter arbeiten in der Notfallrettung und im Krankentransport. In der Notfallrettung versorgen sie lebensbedrohlich erkrankte oder verletzte Patienten. Bei Krankentransporten betreuen sie Patienten, bei denen keine akute Lebensgefahr besteht, aber medizinische Betreuung benötigt wird. In diesem Kapitel werden die wesentlichen Tätigkeitsfelder und Aufgaben im Rettungsdienst, d. h. in Notfallrettung und Krankentransport, dargestellt. Es werden außerdem die relevanten Rechtsgrundlagen sowie die wichtigsten Ausbildungen und Berufe im Rettungsdienst vorgestellt. Darüber hinaus enthält das Kapitel eine Beschreibung der unterschiedlichen Rettungsmittel und erklärt, wie der Rettungsdienst finanziert wird.

2.1 Tätigkeitsfelder und Aufgaben im Rettungsdienst

Rettungssanitäter werden in unterschiedlichen Bereichen eingesetzt. Im Folgenden werden die verschiedenen Tätigkeitsfelder und Aufgaben vorgestellt. Zudem werden auch weitere Einsatzbereiche für Rettungssanitäter außerhalb des Rettungsdienstes aufgezeigt.

2.1.1 Notfallrettung und Krankentransport

Rettungsdienste sind für die Notfallrettung und für Krankentransporte zuständig. Diese Einsätze werden von einer Rettungsleitstelle angenommen und koordiniert.

Notfallrettung

In der Notfallrettung werden Notfallpatienten versorgt. Das sind Patienten, die sich aufgrund einer Verletzung oder einer Erkrankung aktuell in einem lebensbedrohlichen Zustand befinden oder deren Zustand sich innerhalb kürzester Zeit verschlechtern kann.

Zu den Aufgaben des Rettungsdienstes während eines Notfalleinsatzes gehören (→ Abb. 2.1):

- Beurteilung der Einsatzstelle, Eigenschutz und Kommunikation mit der Leitstelle
- Untersuchung, Beurteilung und Überwachung des Patientenzustands

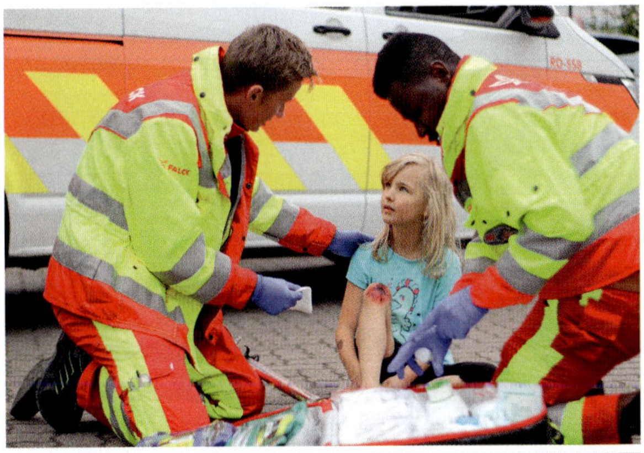

Abb. 2.1 Rettungsdienstmitarbeiter im Einsatz: Anamnese, Diagnostik und daraus abgeleitete Behandlung an der Einsatzstelle [W925]

- Durchführung von einfachen und erweiterten Behandlungsmaßnahmen
- Ggf. Nachforderung weiterer Einsatzkräfte
- Betreuung und Beratung von Patienten, Angehörigen und Passanten
- Auswahl einer geeigneten Zielklinik und fachgerechter Transport
- Übergabe an das Krankenhaus und Dokumentation des Einsatzes
- Herstellen der Einsatzbereitschaft

Bei bestimmten Notfalleinsätzen entsendet die Rettungsleitstelle zusätzlich auch einen **Notarzt** an die Einsatzstelle. Das ist i. d. R. dann erforderlich, wenn eine akute Lebensgefahr vorliegt (z. B. akute Atemnot). Sollte sich der Zustand des Patienten an der Einsatzstelle bedrohlicher darstellen, als es die initiale Alarmierung andeutete, können Rettungssanitäter immer auch einen Notarzt nachfordern. Notärzte werden meist „bodengebunden" mit einem **Notarzteinsatzfahrzeug** (NEF) oder einem **Notarztwagen** (NAW) an die Einsatzstelle gebracht. In bestimmten Fällen kann der Notarzt aber auch „luftgebunden" mit einem **Rettungshubschrauber** (RTH) an die Einsatzstelle gebracht werden. Je nach Patientenzustand nimmt der Notarzt an der Einsatzstelle nur eine Behandlung vor oder er begleitet den Patienten bis ins Krankenhaus.

Der Begriff **Notfalleinsatz** lässt denken, dass hier immer um „Leben und Tod" geht. Tatsächlich befindet sich aber nur ein kleiner Teil der Patienten in einem lebensbedrohlichen Zustand. Ein relevanter Teil der Notfalleinsätze des Rettungsdienstes entpuppen sich vor Ort als psychosoziale Notlagen, bei denen keine akute Erkrankung oder Verletzung im Mittelpunkt steht, sondern vielmehr die akute Hilflosigkeit des Anrufenden. Bei Einsätzen dieser Art sind vor allem eine einfühlsame Betreuung und eine umfassende Beratung des Patienten und der Angehörigen wichtig. Oftmals ist hier dann auch kein Transport in ein Krankenhaus erforderlich. Darüber hinaus kommt es immer wieder zu Fehleinsätzen durch Telefonstreiche, oder wenn sich der Patient vor Eintreffen des Rettungsdienstes bereits von der Einsatzstelle entfernt hat.

Krankentransport

Krankentransporte werden in qualifizierte und nicht qualifizierte Krankentransporte unterschieden. Bei einem **qualifizierten Krankentransport** werden Patienten transportiert, die sich absehbar nicht in Lebensgefahr befinden, aber eine Betreuung durch medizinisches Fachpersonal benötigen. Den rechtlichen Rahmen für die qualifizierten Krankentransporte bilden die Rettungsdienstgesetze der 16 Bundesländer.

Nichtqualifizierte Krankentransporte (auch Krankenfahrten oder Liegendfahrten genannt), werden nicht durch die Rettungsdienstgesetze der Länder, sondern das bundesweit gültige Personenbeförderungsgesetz geregelt. Bei nichtqualifizierten Krankentransporten ist keine Betreuung durch medizinisch qualifiziertes Fachpersonal erforderlich. Solche Transporte werden von Unternehmen der Fahrgastbeförderung bzw. Taxi- und Mietwagenunternehmen durchgeführt.

! ACHTUNG

Auch während eines Krankentransports kann sich der Zustand von Patienten plötzlich verschlechtern. Rettungssanitäter müssen während des gesamten Transports wachsam sein, um auf plötzliche Verschlechterungen reagieren zu können.

Weitere Transportarten und Aufgabenbereiche

Neben der Notfallrettung und dem Krankentransport gibt es einige besondere Transportarten sowie Aufgabenbereiche. Eine davon ist der **Intensivtransport**. Dabei handelt es sich um Transporte von Patienten, die auf einer Intensivstation überwacht und behandelt werden. Der häufigste Anlass für einen Intensivtransport ist die Verlegung in eine Spezialklinik. Intensivtransporte werden in der Regel von einem (Not-)Arzt begleitet. Überwachung und Behandlung müssen auch während des Transports lückenlos fortgesetzt werden, weshalb für diese Transporte meist besonders ausgestattete Fahrzeuge **(Intensivtransportwagen)** mit intensivmedizinisch geschultem Rettungsdienstpersonal eingesetzt werden. Rettungssanitäter übernehmen hier die Aufgabe des Fahrers.

Sowohl bei Notfalleinsätzen als auch bei Krankentransporten können die Patienten ansteckende Erkrankungen haben. In diesen Fällen werden die Einsätze zusätzlich als **Infektionstransporte** gekennzeichnet. Das Rettungsdienstpersonal legt hier zusätzliche Schutzkleidung (z. B. Infektionsschutzoverall) an und führt nach dem Einsatz geeignete Desinfektionsmaßnahmen durch. Jeder Rettungsdienst verfügt über einen **Desinfektor.** Dabei handelt es sich um einen speziell weitergebildeten Mitarbeiter, der das Hygienekonzept verfasst und die Einhaltung der Desinfektionsmaßnahmen kontrolliert. Rettungssanitäter können, nach erfolgreicher Teilnahme an der Weiterbildung, für diese Aufgabe eingesetzt werden.

In Deutschland wird zudem flächendeckend ein **Luftrettungssystem** vorgehalten. Hier kommen **Rettungshubschrauber** (RTH) und **Intensivtransporthubschrauber** (ITH) zum Einsatz (→ Abb. 2.2). Die Besatzung dieser Einsatzmittel setzt sich aus Pilot, Notarzt und Notfallsanitäter zusammen. Gründe für den Einsatz eines Hubschraubers sind vor allem:

- Schneller Transport über große Distanzen
- Schonender Transport (z. B. bei Wirbelsäulenverletzungen)
- Schnelle Zuführung des Notarztes im ländlichen Raum

MERKE

Die meisten Rettungs- und Intensivtrabsporthubschrauber fliegen nur tagsüber, also von Sonnenaufgang bis Sonnenuntergang. Nachtflüge können in manchen Regionen nur mit längerer Vorlaufzeit organisiert werden.

Erkrankt oder verletzt sich ein Patient **im Ausland** oder an seinem **Urlaubsort,** kann es erforderlich werden, ihn in seine Heimat zu verlegen. Diese Art von Transporten wird auch als **Rückholtransport** bezeichnet. Rückholtransporte können boden- oder luftgebunden erfolgen.

Einsatzstellen mit einer Vielzahl verletzter Menschen werden auch als **Massenanfall von Verletzen (MANV)** bezeichnet (→ 4.6.6). Hier kommt den zuerst eintreffenden Einsatzkräften eine besondere Bedeutung zu. So schnell wie möglich muss die Anzahl der verletzten Personen bestimmt werden. Durch das Prinzip der **Vorsichtung** bestimmen Rettungsdienstmitarbeiter den Schweregrad der Verletzungen. Das wird jeweils durch eine Farbe gekennzeichnet. Durch eine präzise **Rückmeldung** an die Leitstelle kann die erforderliche Menge an Einsatzkräften alarmiert werden. Die Einsatzleitung übernehmen in diesen Fällen der **Leitende Notarzt** (LNA) und der **Organisatorische Leiter**

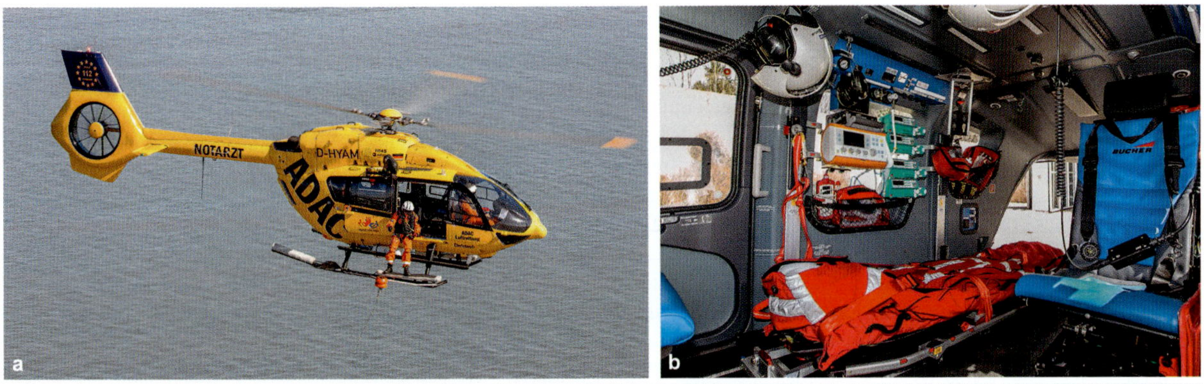

Abb. 2.2 Moderner RTH des Typs H145 (Airbus Helicopter). a) Von außen, b) Innenansicht. [W161-001]

Rettungsdienst (OrgL-Rett). Der OrgL-Rett ist ein erfahrener Mitarbeiter des Rettungsdienstes mit einer entsprechenden Weiterbildung, der zusammen mit dem LNA die Maßnahmen bei solchen Großschadenslagen koordiniert.

Bestimmte Einsatzstellen erfordern Fachleute für die Beurteilung von Gefahren, die Eigensicherung und die Rettung des Patienten. Für die **Berg-, Wasser- und Höhlenrettung** gibt es deshalb speziell ausgebildete Einheiten, die den Rettungsdienst unterstützen. Die Einsatzkräfte dieser Spezialeinheiten verfügen oftmals auch über eine medizinische Qualifikation, z. B. zum Rettungssanitäter.

2.1.2 Wachaufgaben

Um den reibungslosen Dienstablauf an einer Rettungswache sicherzustellen, erledigt das Rettungsdienstpersonal in der einsatzfreien Zeit anfallende **Wachaufgaben.** Je nach Größe und Einsatzaufkommen eines Rettungsdienstes werden einige dieser Aufgaben nicht von den im Dienst befindlichen Besatzungen, sondern von eigens dafür freigestellten Mitarbeitern ausgeführt.

IM FOKUS

Aufgaben im Einsatz und an der Rettungswache

- Regelmäßige Überprüfung, Pflege und Instandhaltung von Fahrzeugen und Gerätschaften
- Routinedesinfektion und Reinigung
- Dienstplanung und Annahme von Krankmeldungen
- Materialbestellung und Lagerwirtschaft
- Praxisanleitung von Auszubildenden
- Teilnahme an Fort- und Weiterbildungen

Überall, wo Medizinprodukte vorgehalten und eingesetzt werden (z. B. Beatmungsgeräte), muss eine beauftrage Person **(MPG-Beauftragter)** bestimmt werden. MPG-Beauftragte sind insbesondere für die **regelmäßige Wartung** der Medizingeräte und die **Einweisung** der Kollegen in deren Benutzung zuständig. Rettungssanitäter können, nach erfolgreicher Teilnahme an der Weiterbildung, für diese Aufgabe eingesetzt werden.

2.1.3 Weitere Einsatzbereiche

Weitere Einsatzbereiche von Rettungssanitätern sind **Hausnotruf-** und **medizinische Transportdienste.** Rettungssanitäter sind hier als Disponenten in den entsprechenden Leitstellen oder als Fahrer und Einsatzkraft gefragt. Hausnotrufdienste rücken aus, wenn hilfebedürftige Menschen in ihrer Wohnung einen Alarm ausgelöst haben (z. B. nach einem Sturz). Medizinische Transportdienste befördern Blutkonserven, medizinisches Probenmaterial oder Organe für eine Transplantation.

Für den Einsatz in **Rettungsleitstellen** ist meist noch eine weitergehende Ausbildung (z. B. eine feuerwehrtechnische Ausbildung) erforderlich.

Krankenhäuser beschäftigen Rettungssanitäter in zahlreichen Bereichen, wie den **Zentralen Notaufnahmen** (ZNA) oder dem **Patiententransportdienst.**

Über die genannten Einsatzbereiche hinaus werden Rettungssanitäter von privaten Unternehmen auch als **Betriebssanitäter** bei **Großbaustellen** beschäftigt. Neben der Versorgung von Notfällen sind Rettungssanitäter hier oft auch für den allgemeinen Gesundheitsschutz der Mitarbeiter zuständig.

Die **Industrie** sucht zudem im Bereich der Medizinprodukte vielfach Praktiker, welche im Vertrieb oder in der Kundenberatung ihre Praxiserfahrungen einbringen können.

IM FOKUS

Tätigkeitsfeld und Arbeitsbedingungen

- Tätigkeitsfelder sind konkrete fachliche Gebiete, in denen Menschen arbeiten. Sie unterscheiden sich von Berufsfeldern, die etwas allgemeiner gehalten sind.
- **Einsatzbereiche bzw. Tätigkeitsfelder für Rettungssanitäter sind:**
  - **Notfallrettung und Krankentransport:**
    - Originärer Einsatzbereich im Rahmen der Berufsausbildung
  - **Hausnotruf- und medizinischer Transportdienst:**
    - Tätigkeit als Disponent in den entsprechenden Leitstellen
    - Transport von Blutkonserven, Transplantaten etc.
  - **Großbetriebe:**
    - Als Betriebssanitäter (Weiterbildung i. d. R. notwendig)
  - **Krankenhäuser:**
    - z. B. in der Zentralen Notaufnahme oder im Patiententransportdienst
  - **Medizintechnikindustrie:**
    - z. B. im Vertrieb oder für Beratungsaufgaben
- Jedes Tätigkeitsfeld hat verschiedene Arbeitsbedingungen, Abläufe und ganz spezifische Vor- und Nachteile.
- Das Tätigkeitsfeld, in dem Rettungssanitäter am häufigsten arbeiten, sind Notfallrettung und Krankentransport.

2.2 Krankentransport

2.2.1 Grundlagen des Krankentransports

Neben der Notfallrettung bildet der qualifizierte Krankentransport den zweiten und gleichzeitig größten Aufgabenbereich des Rettungsdienstes. Etwa **60 % aller Einsätze** des öffentlichen Rettungsdienstes sind qualifizierte Krankentransporte. Hinzu kommen noch qualifizierte Krankentransporte, die i. d. R. von gewerblichen Unternehmen außerhalb des öffentlichen Rettungsdienstes auf Konzessions- oder Genehmigungsbasis, aber ebenfalls auf Grundlage der Landesrettungsdienstgesetze durchgeführt werden (→ 2.1.1). Zusätzlich zu den qualifizierten Krankentransporten gibt es wie zuvor erwähnt noch zahlreiche Personentransporte, die als nichtqualifizierte Krankentransporte, auch Krankenfahrten oder Liegendfahrten genannt, auf Grundlage des Personenbeförderungsgesetzes von Taxi- und Liegemietwagenunternehmen erbracht werden (→ 2.1.1).

Synonym zum Begriff „Krankentransport" wird gelegentlich auch der Begriff **„Krankenbeförderung (KBF)"** verwendet. Daneben existieren noch weitere Unterteilungen, die sich nach den jeweiligen Abfahrts- bzw. Zielorten richten (→ Tab. 2.1).

Transportart	Erläuterung
Einweisung	Transport von Patienten zu einer stationären klinischen Behandlung, die von einem Arzt angeordnet worden ist
Entlassung	Transport von einem Krankenhaus zum Wohnort des Patienten
Konsilfahrt	Transport von einem Krankenhaus zur ambulanten Vorstellung in einer Spezialabteilung einer anderen Klinik bzw. bei einem niedergelassenen Arzt
Verlegung	Transport von Patienten von einer Klinik in eine andere Klinik während einer stationären Behandlung
Hospizfahrt	Transport von Patienten ohne Heilungschancen in eine Hospizeinrichtung. Aufgrund der besonderen Situation sollte dieser Transport mit gründlicher Vorbereitung und viel Ruhe durchgeführt werden.

Tab. 2.1 Formen von Krankentransporten

Transportverordnungen und Transportanlässe

Krankentransporte bedürfen in der Regel einer schriftlichen Genehmigung und Verordnung durch einen Arzt. Eine solche Genehmigung bzw. Verordnung von Krankenfahrten, Krankentransportleistungen und Rettungsfahrten nach § 92 Abs. 1 Satz 2 Nr. 12 SGB V (auch: Krankentransport-Richtlinie). Diese regelt die gesetzlichen Rahmenbedingungen für die Transportanordnungen und die Transportdurchführung. So kann eine Transportverordnung erfolgen, *„wenn der Versicherte während der Fahrt einer fachlichen Betreuung oder der besonderen Einrichtungen des Krankentransportwagens (KTW) bedarf oder deren Erforderlichkeit aufgrund seines Zustands zu erwarten ist"*. → Abb. 2.3 zeigt mögliche Anlässe für einen Transport.

Für die Abrechnung des Transportes wird ein Transportschein benötigt, der vom behandelnden Arzt unterschrieben werden muss (→ Abb. 2.4).

Technische Ausstattung

Üblicherweise werden qualifizierte Krankentransporte in Krankentransportwagen oder Notfallkrankenwagen durchgeführt (→ Kap. 2.5; → Abb. 2.5). Dabei kann der Transport **sitzend oder liegend** erfolgen. Beide Fahrzeugtypen enthalten regelhaft eine Krankentrage und einen Tragestuhl. Daneben verfügen die Fahrzeuge mindestens über ein tragbares Sauerstoffgerät, ein mobiles Absauggerät und einen Defibrillator, zumeist in Form eines AED.

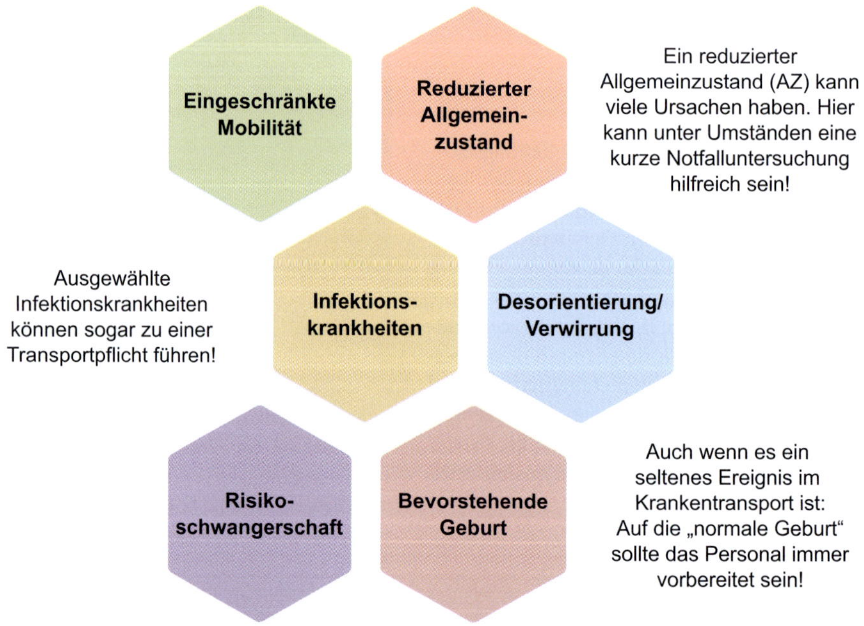

Abb. 2.3 Mögliche Transportanlässe [L143]

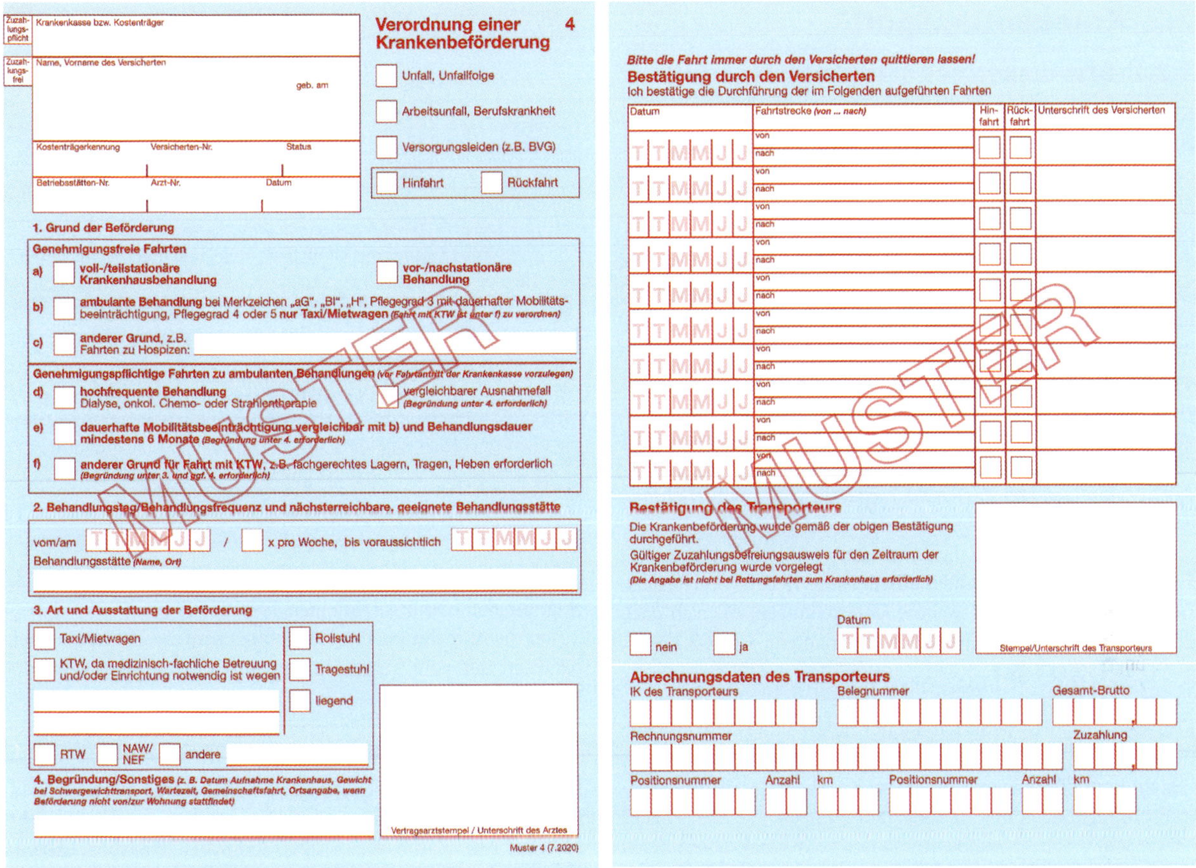

Zuzahlungspflicht | Krankenkasse bzw. Kostenträger
Zuzahlungsfrei | Name, Vorname des Versicherten | geb. am
Kostenträgerkennung | Versicherten-Nr. | Status
Betriebsstätten-Nr. | Arzt-Nr. | Datum

Verordnung einer Krankenbeförderung 4

☐ Unfall, Unfallfolge
☐ Arbeitsunfall, Berufskrankheit
☐ Versorgungsleiden (z.B. BVG)
☐ Hinfahrt ☐ Rückfahrt

1. Grund der Beförderung

Genehmigungsfreie Fahrten

a) ☐ **voll-/teilstationäre Krankenhausbehandlung** ☐ **vor-/nachstationäre Behandlung**

b) ☐ **ambulante Behandlung** bei Merkzeichen „aG", „Bl", „H", Pflegegrad 3 mit dauerhafter Mobilitätsbeeinträchtigung, Pflegegrad 4 oder 5 **nur Taxi/Mietwagen** *(Fahrt mit KTW ist unter f) zu verordnen)*

c) ☐ **anderer Grund**, z.B. Fahrten zu Hospizen:

Genehmigungspflichtige Fahrten zu ambulanten Behandlungen *(vor Fahrtantritt der Krankenkasse vorzulegen)*

d) ☐ **hochfrequente Behandlung** Dialyse, onkol. Chemo- oder Strahlentherapie ☐ vergleichbarer Ausnahmefall *(Begründung unter 4. erforderlich)*

e) ☐ **dauerhafte Mobilitätsbeeinträchtigung vergleichbar mit b) und Behandlungsdauer mindestens 6 Monate** *(Begründung unter 4. erforderlich)*

f) ☐ **anderer Grund für Fahrt mit KTW**, z.B. fachgerechtes Lagern, Tragen, Heben erforderlich *(Begründung unter 3. und ggf. 4. erforderlich)*

2. Behandlungstag/Behandlungsfrequenz und nächsterreichbare, geeignete Behandlungsstätte

vom/am T T M M J J / ☐ x pro Woche, bis voraussichtlich T T M M J J
Behandlungsstätte *(Name, Ort)*

3. Art und Ausstattung der Beförderung

☐ Taxi/Mietwagen ☐ Rollstuhl
☐ KTW, da medizinisch-fachliche Betreuung und/oder Einrichtung notwendig ist wegen ☐ Tragestuhl
☐ liegend
☐ RTW ☐ NAW/NEF ☐ andere

4. Begründung/Sonstiges *(z. B. Datum Aufnahme Krankenhaus, Gewicht bei Schwergewichttransport, Wartezeit, Gemeinschaftsfahrt, Ortsangabe, wenn Beförderung nicht von/zur Wohnung stattfindet)*

Vertragsarztstempel / Unterschrift des Arztes

Muster 4 (7.2020)

Bitte die Fahrt immer durch den Versicherten quittieren lassen!

Bestätigung durch den Versicherten
Ich bestätige die Durchführung der im Folgenden aufgeführten Fahrten

Datum	Fahrtstrecke *(von … nach)*	Hinfahrt	Rückfahrt	Unterschrift des Versicherten
T T M M J J	von / nach	☐	☐	
T T M M J J	von / nach	☐	☐	
T T M M J J	von / nach	☐	☐	
T T M M J J	von / nach	☐	☐	
T T M M J J	von / nach	☐	☐	
T T M M J J	von / nach	☐	☐	
T T M M J J	von / nach	☐	☐	
T T M M J J	von / nach	☐	☐	
T T M M J J	von / nach	☐	☐	
T T M M J J	von / nach	☐	☐	

Bestätigung des Transporteurs
Die Krankenbeförderung wurde gemäß der obigen Bestätigung durchgeführt.
Gültiger Zuzahlungsbefreiungsausweis für den Zeitraum der Krankenbeförderung wurde vorgelegt
(Die Angabe ist nicht bei Rettungsfahrten zum Krankenhaus erforderlich)
☐ nein ☐ ja Datum T T M M J J
Stempel/Unterschrift des Transporteurs

Abrechnungsdaten des Transporteurs
IK des Transporteurs | Belegnummer | Gesamt-Brutto
Rechnungsnummer | Zuzahlung
Positionsnummer | Anzahl | km | Positionsnummer | Anzahl | km

MUSTER

Abb. 2.4 Muster eines Transportscheins [W181]

2.2.2 Phasen des Krankentransports

Ähnlich dem Notfalleinsatz lassen sich Krankentransporte in **einzelne Phasen** aufteilen (→ Abb. 2.6):

1. Transportvorbereitung
2. Patientenübernahme
3. Transportdurchführung
4. Patientenübergabe
5. Transportabschluss

Die Kenntnis dieser Phasen ermöglicht es dem Rettungsfachpersonal, das eigene Handeln anhaltend kritisch zu reflektieren und den Einsatz auf diese Weise bewusst zu lenken. Allerdings ist es wichtig zu wissen, dass die einzelnen Phasen **nicht immer trennscharf** sind. Im realen Einsatz laufen bestimmte Prozesse häufig parallel. Bei vielen Handlungen bieten sich jedoch feste Abläufe an (→ Abb. 2.7). So wird es z. B. von den meisten Patienten als unhöflich empfunden, wenn sie erst nach dem Übergabegespräch mit einer Pflegekraft vom Rettungsfachpersonal persönlich begrüßt werden. Dem kann entgegengewirkt werden, wenn darauf geachtet wird, dass immer zuerst der Patient begrüßt und erst dann auf die Notwendigkeit einer qualifizierten Übergabe hingewiesen wird.

Transportvorbereitung

Diese Phase beginnt mit der Übernahme des Einsatzes, der durch die Leitstelle zugeteilt wird. Dabei ist zu unterscheiden, ob es sich um einen dringlichen bzw. termingebundenen

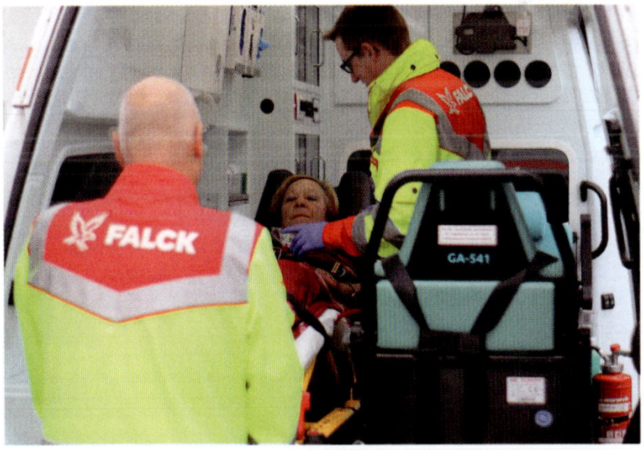

Abb. 2.5 Ausladen eines Patienten aus einem KTW in Heckansicht [W925]

oder einen regulären Krankentransport handelt. So sind viele Patienten auf die Einhaltung von Terminen, z. B. für eine Dialysebehandlung, angewiesen. Zudem sollte überlegt werden, ob alle für den Einsatz **erforderlichen Ausrüstungsgegenstände** vorhanden sind. Dies bezieht sich insbesondere auf das Bereithalten von Infektionsschutzbekleidung. Eine weitere Rolle spielt die **Kenntnis von Einsatz- und Zielort.** Diese sollten ggf. mit einem Navigationssystem oder einer Karte herausgesucht werden.

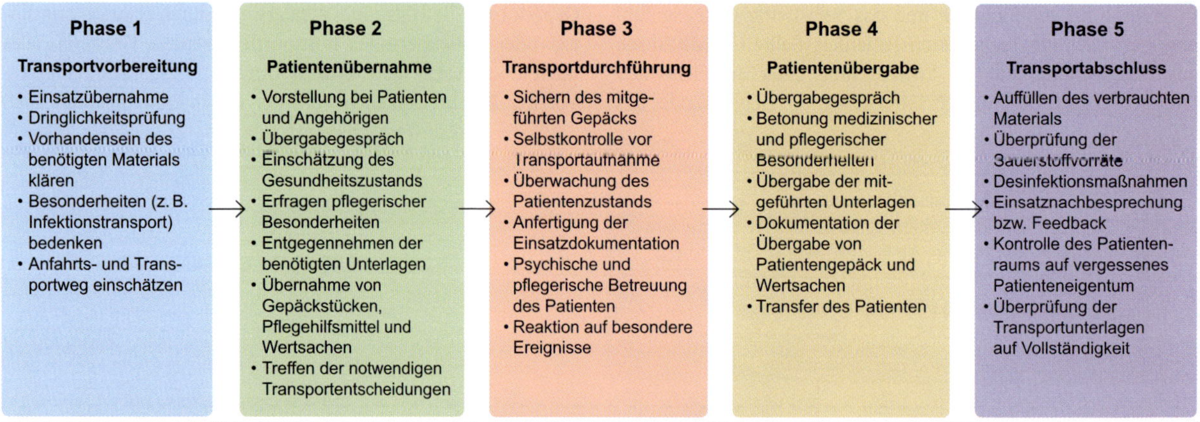

Abb. 2.6 Phasen des Krankentransports [L143]

MERKE

Auch bei nicht dringlichen Krankentransporten sollte der Transport ohne größere Verzögerungen aufgenommen werden, damit es zu möglichst wenig Wartezeiten oder Störungen der Ablaufplanung oder Verspätungen kommt.

Patientenübernahme

Die Patientenübernahme stellt einen entscheidenden Zeitpunkt im Ablauf eines Krankentransports dar. Verschiedene Aspekte müssen hier berücksichtigt werden. In Pflegeeinrichtungen, Krankenhäusern oder Arztpraxen sollte eine **strukturierte Übergabe** durch die betreuenden Personen erfolgen. Anhand dieser kann ein erster Einblick in den Patientenzustand und den Hintergrund des anstehenden Krankentransports erhalten werden. **Notwendige Unterlagen,** z. B. der Transportschein, ein Pflege- oder Arztbericht oder die Versichertenkarte, sollten entgegengenommen werden. Das Übergabegespräch ersetzt jedoch keinesfalls den **persönlichen Kontakt** zum Patienten und dessen Angehörigen. So sollte auch hier eine angemessene Form der Übergabe und Übernahme etabliert werden. Nach einer persönlichen Vorstellung und der Frage nach dem Transportanlass sollte hier eine kurze Einschätzung des **Gesundheitszustands** erfolgen. Wichtigster Aspekt ist hier, ob ein Notfallereignis vorliegt, auf das reagiert werden muss.

Daneben sollten die **pflegerischen Bedürfnisse** des Patienten aktiv erfragt werden. So sind etwa die persönliche Belastungsfähigkeit, die Möglichkeiten zur Mobilisation, das Hautbild in Bezug auf das Verletzungsrisiko oder das Vorhandensein chronischer Wunden für das Rettungsfachpersonal von Bedeutung. Anhand dieser Informationen können die entsprechenden **Transfer- und Transportentscheidungen** getroffen werden.

PRAXISTIPP

Beispiele für Transfer- und Transportentscheidungen sind:

- Entscheidung zur Nachforderung weiterer Kräfte bei Vorliegen eines Notfalls
- Entscheidung für die richtige Transfertechnik
- Entscheidung, ob ein Infektionsschutz für das Personal notwendig ist
- Entscheidung, ob Sauerstoff benötigt wird
- Entscheidung, welche Pflegehilfsmittel (z. B. CPAP-Gerät, Rollator etc.) mitgenommen werden sollten
- Entscheidung, ob eine besondere Lagerung (z. B. Fersenfreilagerung) benötigt wird

Die geplante **Transferart** sollte dem Patienten zunächst erläutert werden. Dies ermöglicht eine bessere Mithilfe durch ihn und baut Ängste (z. B. vor einem Sturz) ab. Im Rahmen des rückenschonenden Arbeitens sollten alle zur Verfügung stehenden Personen eingesetzt werden. So gelingt eine Umlagerung mit vier Personen deutlich leichter, als wenn sie nur von zweien durchgeführt werden würde. Unerfahrene Helfer (z. B. Angehörige) sollten instruiert werden, welche Bewegungen sie dabei ausführen müssen. Man muss jedoch bedenken, dass Angehörige, insbesondere im höheren Alter, oft ebenfalls unter Beeinträchtigungen ihres Gesundheitszustands leiden und von daher nicht immer zur Unterstützung herangezogen werden können. Besondere Lagerungen der Patienten oder die Anwendung von speziellen Lagerungstechniken sollten immer vor Transport- bzw. Fahrtbeginn durchgeführt und abgeschlossen werden.

Auch von Bedeutung ist die Überprüfung, ob die **Transportunterlagen** den formellen Ansprüchen genügen. Insbesondere eine korrekt ausgefüllte Transportverordnung ist wichtig, um nachträgliche Arbeit für das abrechnende Personal zu vermeiden.

Transportdurchführung

Das **Gepäck** des Patienten sollte – soweit möglich – direkt mitgenommen werden. Allerdings muss das Gepäck oder die mitzunehmenden Gegenstände immer auch ordentlich verstaut und gegen das Umherfliegen (insbesondere im Falle eines Bremsmanövers oder gar eines Unfalls) gesichert werden. Auch die Fahrtrage darf nicht überladen oder die Beine des Patienten dürfen nicht als Ablagefläche für Gepäckstücke genutzt werden. Nötigenfalls muss das Gepäck durch den Fahrer des Krankentransportwagens abgeholt werden, wenn Patient und Patientenbetreuer im Fahrzeug sind. Die Mitnahme von **Pflegehilfsmitteln** sollte, soweit möglich, ebenfalls erfolgen. So ist z. B. eine Gehhilfe von entscheidender

Bedeutung für die Mobilität und das Selbstwirksamkeitsgefühl von körperlich eingeschränkten Patienten. Sollte ein Mitführen aus Platzgründen oder in Ermangelung einer ausreichenden Ladesicherung nicht möglich sein, sollten die Gegenstände, das Gepäck bzw. die Hilfsmittel idealerweise durch etwaige Angehörige oder Begleitpersonen transportiert werden. Wenn das alles nicht möglich sein sollte, sind die Dinge am Abholort zu belassen. Vor der Abfahrt sollten sowohl der Patientenbetreuer als auch

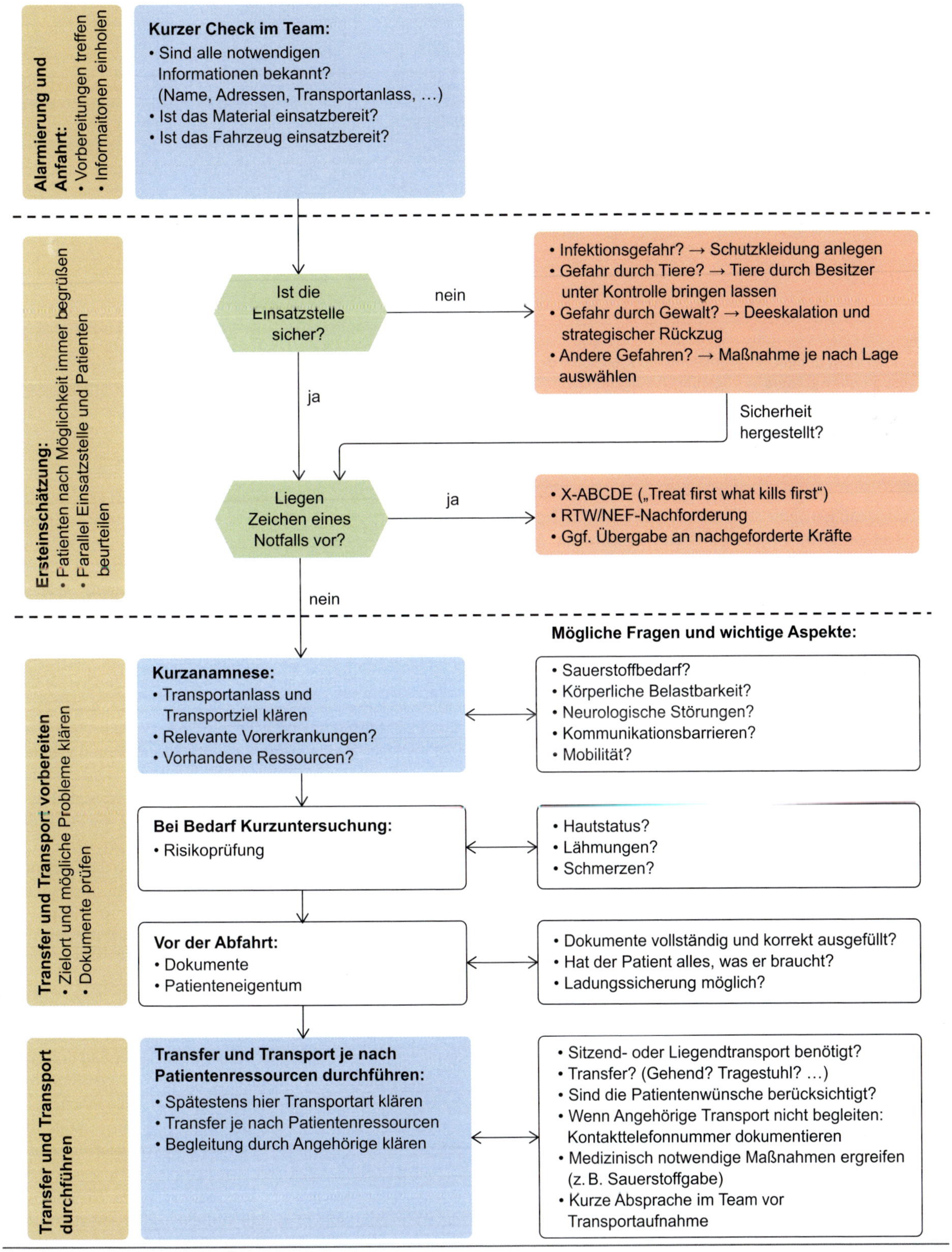

Abb. 2.7 Standardisierte Vorgehensweise beim Krankentransport [P284, L143]

der Fahrzeugführer den **bisherigen Einsatzablauf überprüfen.** Auf diesem Wege kann verhindert werden, dass wichtige Arbeitsschritte vergessen werden.

MERKE

Zur Selbstüberprüfung eignen sich feste Vorgehensweisen in Form von Checklisten oder Ablaufschemata.

Auf dem Transport ist i. d. R. mehr Zeit vorhanden als bei Notfalleinsätzen. Diese kann für ein Gespräch mit dem Patienten genutzt werden. Oftmals baut dies Ängste und Unsicherheiten, etwa vor einer Krankenhausbehandlung, ab. Auch sollte an dieser Stelle die **Einsatzdokumentation** angefertigt werden. Neben den relevanten Daten und Befunden des Patienten muss darauf geachtet werden, die übernommenen **Gepäckstücke, Wertgegenstände** und **Dokumente** zu notieren und diese für die Übergabe am Zielort bereitzuhalten.

Des Weiteren ist eine ständige **Überprüfung des Patientenzustands** notwendig. Zumeist reicht hier eine kontinuierliche Beobachtung. Im Zweifel sollte eine strukturierte Patientenbeurteilung (z. B. mithilfe des ABCDE-Schemas) durchgeführt werden. Daneben muss auf **transportbedingte Störungen,** wie Schwindel oder Übelkeit, geachtet werden. Diesen kann man oft schon durch eine Anpassung der Fahrweise und eine angemessene Betreuung entgegenwirken.

Patientenübergabe

Der **Übergabe** des Patienten kommt eine ähnlich große Bedeutung zu wie der Patientenübernahme. Sie muss den Erfordernissen der Zieleinrichtung angepasst werden und sollte neben den relevanten Vorbefunden in jedem Fall auch den Transportverlauf sowie mögliche medizinische und pflegerische Besonderheiten enthalten. Bei der Übergabe persönlicher Informationen ist im Vorfeld stets das Einverständnis des Patienten einzuholen. Dies gilt insbesondere, wenn sich der Patient dem Rettungsfachpersonal gegenüber vertraulich zu privaten Angelegenheiten geäußert hat. Bei Patienten, die häufiger in die Zieleinrichtungen transportiert werden (z. B. zur Dialysebehandlung oder zur Tagesklinik), kann die Übergabe auf die nötigsten Eckdaten und aktuelle Besonderheiten verkürzt werden, um die Abläufe der entgegennehmenden Einrichtung nicht zu verzögern.

Außerdem werden die **Patientenunterlagen,** die angefertigte **Dokumentation,** verwahrte **Wertsachen** und weiteres **Gepäck** übergeben. Die Übergabe von Patienteneigentum sollte per Unterschrift durch die übernehmende Person bestätigt werden. Der geplante **Patiententransfer** kann auch hier mit dem Patienten abgesprochen und ggf. mit Unterstützung anderer Personen durchgeführt werden.

! ACHTUNG

Keinesfalls darf ein Patient ohne Vergewisserung, dass das anwesende Personal entsprechend über seine Ankunft informiert ist, transferiert und zurückgelassen werden.

Transportabschluss

Die Länge des Transportabschlusses ist abhängig vom Aufwand des Transports. Das **verbrauchte Material** sollte nachgerüstet bzw. dessen Fehlen für die Aufrüstung an der Wache notiert werden. Wurde Sauerstoff appliziert, muss der **Restvorrat** überprüft werden. Die Patiententrage bzw. der Tragestuhl sollten **desinfiziert** und neu bezogen werden. Im Falle eines Infektionstransports ist nach den Vorgaben im Desinfektionshandbuch (Hygiene- bzw. Desinfektionsplan) vorzugehen. Eine gegenseitige **Feedbackkultur** im Team hilft dabei, aus Unklarheiten im Einsatz zu lernen und diese zukünftig zu vermeiden. Auch sollte überprüft werden, ob die **Transportunterlagen** für die Einsatzabrechnung vollständig und korrekt ausgefüllt sind. Erst danach kann der Leitstelle die Einsatzbereitschaft gemeldet werden.

PRAXISTIPP

Insbesondere die Krankenversichertenkarte, Uhren oder Brillen gehen aufgrund ihrer geringen Größe leicht verloren. Bevor man den Zielort verlässt, sollte immer eine Kontrolle des Patientenraums auf zurückgelassenes Patienteneigentum erfolgen.

IM FOKUS

Phasen des Krankentransports

- Der Krankentransport kann in **fünf Phasen** unterteilt werden:
  - Transportvorbereitung
  - Patientenübernahme
  - Transportdurchführung
  - Patientenübergabe
  - Transportabschluss
- In allen Phasen ist es wichtig, auf ganz spezifische Aspekte und Fallstricke zu achten:
  - Bei der **Transportvorbereitung** muss z. B. sichergestellt werden, dass genügend Sauerstoff verlastet ist.
    Bei der **Patientenübernahme** müssen z. B. alle notwendigen Unterlagen mitgenommen werden.
  - Bei der **Transportdurchführung** muss z. B. das Gepäck angemessen gesichert sein.
  - Bei der **Patientenübergabe** muss z. B. sichergestellt werden, dass der Patient auch vom aufnehmenden Personal bemerkt wird.
  - Beim **Transportabschluss** muss z. B. eine Desinfektion der Kontaktflächen durchgeführt werden.

2.3 Organisationsstrukturen

Zentraler Leitgedanke des deutschen Rettungsdienstes ist die Forderung des Heidelberger Professors für Chirurgie Kirschner aus dem Jahre 1938, dass in medizinischen Notfällen nicht der Patient schnellstmöglich zum Arzt, sondern der Arzt schnellstmöglich zum Patienten kommen soll. Anhand dieses Leitgedankens entwickelte sich der Rettungsdienst in Deutschland. Er ist heute eine **öffentliche Aufgabe der Gesundheitsvorsorge und Gefahrenabwehr** und bildet einen wesentlichen Bestandteil des Gesundheitswesens. Der Rettungsdienst gliedert sich in Notfallrettung und qualifizierten Krankentransport. Die Bundesländer regeln die Organisation des Rettungsdienstes in **Rettungsdienstgesetzen** (→ Tab. 2.2).

Bundesland	Genaue Gesetzesbezeichnung
Baden-Württemberg	Gesetz über den Rettungsdienst (Rettungsdienstgesetz – RDG) vom 25.07.2024
Bayern	Bayerisches Rettungsdienstgesetz (BayRDG) vom 22.07.2008, zuletzt geändert durch Verordnung vom 23.12.2024
Berlin	Gesetz über den Rettungsdienst für das Land Berlin (Rettungsdienstgesetz – RDG) vom 08.07.1993, zuletzt geändert durch Gesetz vom 03.05.2025
Brandenburg	Gesetz über den Rettungsdienst im Land Brandenburg (Brandenburgisches Rettungsdienstgesetz – BbgRettG) vom 14.07.2008, zuletzt geändert durch Gesetz vom 20.06.2024
Bremen	Bremisches Hilfeleistungsgesetz (BremHilfeG), vom 01.04.2025
Hamburg	Hamburgisches Rettungsdienstgesetz (HmbRDG) vom 30. Oktober 2019, zuletzt geändert durch Gesetz vom 13.12.2023
Hessen	Hessisches Rettungsdienstgesetz (HRDG) vom 16.12.2010, zuletzt geändert durch Gesetz vom 09.12.2022
Mecklenburg-Vorpommern	Rettungsdienstgesetz Mecklenburg-Vorpommern (RDG M-V) vom 09.02.2015, zuletzt geändert durch Gesetz vom 16.05.2018
Niedersachsen	Niedersächsisches Rettungsdienstgesetz (NRettDG) in der Fassung vom 02.10.2007, zuletzt geändert durch Gesetz vom 15.05.2024
Nordrhein-Westfalen	Gesetz über den Rettungsdienst sowie die Notfallrettung und den Krankentransport durch Unternehmer (Rettungsgesetz NRW – RettG NRW) vom 24.11.1992, zuletzt geändert durch Gesetz vom 17.12.2015
Rheinland-Pfalz	Landesgesetz über den Rettungsdienst sowie den Notfall- und Krankentransport (Rettungsdienstgesetz – RettDG) in der Fassung vom 22.04.1991, zuletzt geändert durch Gesetz vom 17.06.2025
Saarland	Saarländisches Rettungsdienstgesetz (SRettG) vom 11.11.2020
Sachsen	Sächsisches Gesetz über den Brandschutz, Rettungsdienst und Katastrophenschutz (SächsBRKG) in der am 04.03.2024 bekannt gemachten Neufassung
Sachsen-Anhalt	Rettungsdienstgesetz des Landes Sachsen-Anhalt (RettDG LSA) vom 18.12.2012, zuletzt geändert durch Gesetz vom 15.12.2021
Schleswig-Holstein	Schleswig-Holsteinisches Rettungsdienstgesetz (SHRDG) vom 28.03.2017, zuletzt geändert durch Gesetz vom 06.11.2020
Thüringen	Thüringer Rettungsdienstgesetz (ThürRettG) vom 16.07.2008, zuletzt geändert durch Gesetz vom 02.07.2024

Tab. 2.2 Rettungsdienstgesetze der Bundesländer

Definitionen

Der Begriff **Rettungsdienst** umfasst die beiden Bereiche Notfallrettung und qualifizierter Krankentransport.

DEFINITION

Gegenstand der Notfallrettung ist es, bei Notfallpatienten am Einsatzort Maßnahmen zur Lebensrettung und zur Verhinderung von weiteren schweren gesundheitlichen Schäden durchzuführen, ihre Transportfähigkeit herzustellen und sie unter fachgerechter Betreuung in ein für die weitere medizinische Versorgung geeignetes Krankenhaus zu befördern. **Notfallpatienten** sind Kranke oder Verletzte, die sich in unmittelbarer Lebensgefahr befinden oder bei denen schwere gesundheitliche Schäden zu befürchten sind, wenn sie nicht unverzüglich medizinische Hilfe erhalten.

DEFINITION

Gegenstand des qualifizierten Krankentransports ist es, Kranken, Verletzten oder sonstigen hilfsbedürftigen Personen, die **keine** Notfallpatienten sind, sofern erforderlich, professionelle Erste Hilfe zu leisten und sie unter fachgerechter Betreuung zu befördern, wenn sie während der Fahrt einer medizinisch-fachlichen Betreuung oder der besonderen Einrichtungen eines Krankentransportwagens (→ 2.5.1) bedürfen oder dies aufgrund ihres Zustands zu erwarten ist. Es wird dabei zwischen dringlichen und zeitlich disponiblen Krankentransporten unterschieden. Im Rahmen qualifizierter Krankentransporte sind auch Patienten mit schweren, ansteckenden Krankheiten zu befördern, wenn dadurch die Übertragung vermieden werden kann.

Zu den Aufgaben des Rettungsdienstes gehört ebenfalls die medizinisch notwendige Verlegung von Patienten in spezialisierte weiterbehandelnde Einrichtungen, falls erforderlich, unter intensivmedizinischen Bedingungen **(Intensivtransporte)**, sowie in Notfällen auch der Transport von Arzneimitteln, Blutkonserven, Organen für Transplantationen, medizinischen Geräten und die Beförderung von medizinischem Personal (z. B. Explantationsteams).

Dagegen gehört die Beförderung von Kranken, Verletzten oder sonst hilfsbedürftigen Personen, z. B. von körperlich Behinderten oder Rollstuhlfahrern, die während der Fahrt weder eine medizinisch-fachliche Betreuung noch die besonderen Einrichtungen eines Krankentransportwagens benötigen und bei denen dies aufgrund ihres Zustands auch nicht zu erwarten ist **(unqualifizierter Krankentransport bzw. Krankenfahrten), nicht** zu den Aufgaben des Rettungsdienstes. Diese **Krankenfahrten,** die auch als **Liegendtaxifahrten** bezeichnet werden, unterliegen nicht den strengeren Vorgaben der Landesrettungsdienstgesetze, sondern allein denen des **Personenbeförderungsgesetzes (PBefG).** Daher muss das hierfür eingesetzte Personal keinerlei rettungsdienstliche Qualifikation aufweisen und die hierfür eingesetzten Fahrzeuge müssen nicht (notfall-)medizinisch ausgestattet sein.

2.3.1 Organisation

Der öffentliche Rettungsdienst ist in Deutschland ein wesentlicher Bestandteil des Gesundheitssystems. Als Teil der durch den Staat zu gewährleistenden Daseinsvorsorge stellt er eine **öffentliche Aufgabe der Gesundheitsvorsorge und (gesundheitlichen) Gefahrenabwehr** dar.

Aus dem Grundgesetz ergibt sich, dass die Bundesländer die **Gesetzgebungskompetenz** für die Organisation des Rettungsdienstes haben. Diese erlassen (Landes-)Rettungsdienstgesetze (→ Tab. 2.2), Verordnungen, Landesrettungsdienstpläne und Verwaltungsvorschriften, sog. (Rund-)Erlasse.

Die Umsetzung dieser landesrechtlichen Rettungsdienstvorschriften ist mit Ausnahme der Luftrettung (→ 2.5.2) eine Aufgabe der **kommunalen Selbstverwaltung. Träger des Rettungsdienstes** sind daher – außer in Baden-Württemberg – Landkreise, kreisfreie Städte oder Zweckverbände, die mehrere Gebietskörperschaften umfassen. Die Rettungsdienstträger sind verpflichtet, die flächendeckende, bedarfs- und fachgerechte Versorgung der Bevölkerung mit Leistungen der Notfallrettung einschließlich einer notärztlichen Versorgung und des qualifizierten Krankentransports sicherzustellen. In der Notfallrettung sind bei einem festgelegten Teil aller Einsätze (z. B. bei 95 %) vorgegebene **Hilfsfristen** einzuhalten, die je nach Bundesland 8–15 Min. betragen. Teilweise wird zwischen der Hilfsfrist für das erste eintreffende, geeignete Rettungsmittel und für den Notarzt unterschieden. In manchen Bundesländern ist auch für den qualifizierten Krankentransport eine maximale **Wartezeit** vorgegeben, z. B. in Rheinland-Pfalz von maximal 40 Min. für dringliche Krankentransporte.

Für die einzelnen **Rettungsdienstbereiche,** die das Gebiet eines oder mehrerer Rettungsdienstträger umfassen, werden in **Rettungsdienstbereichsplänen** die Anzahl und Standorte der **Rettungswachen** sowie die Art und Anzahl der dort jeweils vorzuhaltenden, einsatzbereiten **Rettungsdienstfahrzeuge** (→ 2.5) festgelegt. Dabei sind die voraussichtlichen Eintreffzeiten, Bevölkerungsdichte und -entwicklung, vorhandene Verkehrserschließung, Einsatzschwerpunkte und insbesondere die Einsatzzahlen der Vergangenheit so zu berücksichtigen, dass die vorgegebenen Hilfsfristen beim festgelegten Teil der Einsätze eingehalten werden.

Die Rettungsdienstträger müssen die Rettungsdienstbereichspläne kontinuierlich überprüfen und, falls erforderlich, an veränderte Gegebenheiten anpassen, insbesondere wenn die vorgegebene Hilfsfrist nicht mehr eingehalten werden kann. Aufgrund stetig steigender Einsatzzahlen gibt es in einigen Bundesländern bzw. Rettungsdienstbereichen seit Jahren massive Probleme bei der Einhaltung der Hilfsfristen, z. B. in Berlin und Hamburg. Hauptsächlich aus Kostengründen werden die Rettungsdienstkapazitäten dennoch nicht überall in dem Umfang und mit der zeitlichen Dringlichkeit erweitert, wie es zur Erfüllung der gesetzlich vorgegebenen Hilfsfristen erforderlich wäre. Zur Reduzierung von unnötigen Notfallrettungseinsätzen und Krankenhauseinweisungen wird derzeit in zwei Bundesländern der Einsatz von Gemeindenotfallsanitätern erprobt (→ 2.4.1, im Abschnitt „Notfallsanitäterausbildung").

Für jeden Rettungsdienstbereich oder für mehrere Rettungsdienstbereiche zusammen richten die Rettungsdienstträger **Rettungsleitstellen** (→ 3.1.2) oder gemeinsam mit der Feuerwehr **Integrierte Leitstellen** ein. Aus Kostengründen geht der Trend dabei zur Einrichtung von sog. **Integrierten Regionalleitstellen,** die jeweils für eine ganze Region, also für mehrere Rettungsdienstbereiche, zuständig sind.

Zusätzlich zu Notärzten (→ 2.4.2), die bei entsprechender Indikation zum Einsatzort kommen, sind in einzelnen Rettungsdienstbereichen der ersten Bundesländer (z. B. Niedersachsen und Mecklenburg-Vorpommern) **Telenotarzt-Systeme (TNA-Systeme)** bereits Bestandteil des Regelrettungsdienstes und sämtliche Rettungsmittel und die Leitstellen entsprechend technisch ausgestattet. **Aufgabe der zu Telenotärzten (TNA)** weitergebildeten Notärzten ist es, die rettungsdienstliche Versorgung anhand von übermittelten Bild-/Video- und Tondaten telemedizinisch zu begleiten. Sie unterstützen das ärztliche und nichtärztliche Rettungsdienstpersonal am Notfallort durch fachliche Beratungen sowie bei der Einsatzdokumentation und Kontaktaufnahme mit der für die weitere Versorgung geeigneten Behandlungseinrichtung. Neben ihrer Stellung als ärztliche Berater sind Telenotärzte befugt, im konkreten Einzelfall dem Rettungsfachpersonal bis zum Eintreffendes Notarztes oder bis zum Beginn einer weiteren ärztlichen Versorgung fachliche Weisungen zur Durchführung heilkundlicher Maßnahmen zu erteilen.

Während weitere Bundesländer derzeit mitten im Aufbau von **einheitlichen flächendeckenden** TNA-Systemen sind, haben andere Bundesländer noch nicht einmal konkrete Pläne (z. B. Hamburg, Sachsen und Thüringen), befassen sich noch mit Pilotprojekten (z. B. Brandenburg und Sachsen-Anhalt) oder verlassen sich auf die Initiative der Rettungsdienstträger der einzelnen Rettungsdienstbereiche (z. B. Hessen und Sachsen). Daher ist schon jetzt absehbar, dass es in einigen Bundesländern keine einheitlichen TNA-Systeme geben wird, sondern einen Flickenteppich mit unterschiedlicher technischer Ausstattung.

Die **Durchführung des Rettungsdienstes** können die Rettungsdienstträger übertragen. Nach dem Zweiten Weltkrieg wurde das Krankentransportwesen innerhalb der britischen Besatzungszone an die (Berufs-)Feuerwehren delegiert. Innerhalb der amerikanischen und französischen Besatzungszone wurde das Deutsche Rote Kreuz mit der Durchführung der Krankentransporte beauftragt. Beim Aufbau der flächendeckenden Notfallrettung ab den 1960er-Jahren wurde diese Aufgabenzuweisung beibehalten. Bis heute hat sich diese historisch gewachsene Struktur kaum geändert: So betreiben die **Rettungsdienstträger** selbst Rettungswachen (Berufsfeuerwehren, städtische bzw. kommunale Rettungsdienste) oder beziehen **Leistungserbringer** – z. B. gemeinnützige Hilfsorganisationen wie ASB, DRK, JUH und MHD und/oder privatwirtschaftliche Unternehmen wie die Falck-Unternehmensgruppe, Promedica Rettungsdienst, oder MKT – ein (→ Tab. 2.3).

Falls erforderlich, wird der reguläre Rettungsdienst (Regel-Rettungsdienst) durch – meist ehrenamtlich tätige – Spezialisten für **Wasser-, Höhen- und Bergrettung** sowie **Rettungshundestaffeln** (→ Tab. 2.3) unterstützt. Die **(technische) Hilfeleistung** zur Personenrettung bei Not- und Unglücksfällen, z. B. bei Verkehrsunfällen, brennenden Gebäuden, Austritt von giftigen Gasen oder Flüssigkeiten sowie Wohnungsöffnungen, fällt in den Aufgabenbereich der Feuerwehren und des THW, die hierfür speziell ausgebildet und ausgestattet sind.

Zur Unterstützung des regulär vorgehaltenen Rettungsdienstes bei einem Massenanfall von Verletzten oder Erkrankten (MANV) (→ 10.5) werden von den gemeinnützigen Hilfsorganisationen ASB, DRK, JUH und MHD sowie von privatwirtschaftlichen Leistungserbringern wie Falck oder MHW ehrenamtliche **Schnelleinsatzgruppen (SEGen)** vorgehalten (→ 2.4.3), die bei Bedarf

Organisation	Aufgaben
ADAC Luftrettung (ADAC)	Luftrettung (Maschine und Pilot), weltweite Patientenrückholung
Arbeiter-Samariter-Bund (ASB)	Bodengebundene Notfallrettung und qualifizierter Krankentransport, Luftrettung (medizinisches Personal), Schnelleinsatzgruppen, Wasser-, Höhen- und Bergrettung, Rettungshundestaffeln, weltweite Patientenrückholung
Bergwacht	Bergrettung
Bundespolizei (BPol)	Luftrettung (Maschine und Pilot)
Bundesverband Rettungshunde (BRH)	Rettungshundestaffeln (RHS) zur Flächen-, Trümmer- und Lawinensuche sowie zum Mantrailing und zur Wasserortung
Bundeswehr (BW)	Luftrettung (medizinisches Personal), „Search and Rescue" (SAR), bodengebundene Notfallrettung
Deutsche Gesellschaft zur Rettung Schiffbrüchiger (DGzRS)	Seenotrettung an der deutschen Nord- und Ostseeküste
Deutsche Lebensrettungs-Gesellschaft (DLRG)	Wasserrettung an Binnengewässern, Rettungstauchen
DRF Luftrettung (DRF)	Luftrettung (gesamte Crew), weltweite Patientenrückholung
Deutsches Rotes Kreuz (DRK)	Bodengebundene Notfallrettung und qualifizierter Krankentransport, Luftrettung (medizinisches Personal), Schnelleinsatzgruppen, Wasser-, Höhen- und Bergrettung, Rettungshundestaffeln, weltweite Patientenrückholung
Feuerwehren	„Retten, Löschen, Bergen, Schützen", u. a.: Brand- und Feuerbekämpfung, Bekämpfung von und Schutz vor chemischen, biologischen und atomaren Gefahren, Personenrettung aus Gefahrenzonen, technische Hilfeleistungen, bodengebundene Notfallrettung und qualifizierter Krankentransport, Luftrettung (medizinisches Personal), Wasser- und Höhenrettung, Rettungstauchen
Johanniter-Unfall-Hilfe (JUH)	Bodengebundene Notfallrettung und qualifizierter Krankentransport, Luftrettung (medizinisches Personal), Schnelleinsatzgruppen, Wasser- und Höhenrettung, Rettungshundestaffeln, weltweite Patientenrückholung
Malteser Hilfsdienst (MHD)	Bodengebundene Notfallrettung und qualifizierter Krankentransport, Luftrettung (medizinisches Personal), Schnelleinsatzgruppen, Rettungshundestaffeln, weltweite Patientenrückholung
Privatwirtschaftliche Leistungserbringer (z. B. Falck-Unternehmensgruppe, Aicher Ambulanz, Arnsberger Bund, DIG, MedCareProfessionell und MKT)	Bodengebundene Notfallrettung und qualifizierter Krankentransport, gewerblicher Rettungsdienst und Krankentransport, Offshore-Rettung, rettungsdienstliche Aus-, Fort- und Weiterbildung, „Rettung, Löschen, Bergen, Schützen" im Bereich von Werk- und Industriefeuerwehren, Feuerwehr- und Safetytraining, weltweite Patientenrückholung, Notarztdienst, Telenotarzt
Technisches Hilfswerk (THW)	Technische Hilfeleistungen

Tab. 2.3 Beteiligte Organisationen (Auswahl) im deutschen Rettungsdienst und ihre Aufgaben

alarmiert werden können. Denn die Bewältigung von MANV bzw. Großschadensereignissen unterhalb der Katastrophenschwelle gehört ebenfalls zu den Aufgaben des Rettungsdienstes.

Schon lange spielen im Rettungsdienst wirtschaftliche Aspekte und eine effektive Leistungserbringung eine große Rolle. Die **Sparmaßnahmen** im deutschen Gesundheitswesen nehmen den Rettungsdienst nicht aus. Soweit es einzelne Bundesländer durch entsprechende Gesetzesregelungen im Zusammenhang mit der Organisation des Rettungsdienstes zulassen, versuchen Rettungsdienstträger und Krankenkassen, die Kosten des Rettungsdienstes durch **Ausschreibungen** niedrig zu halten und die Qualität zu steigern. Zunehmend spielen bei solchen Ausschreibungen neben den Kosten und Qualitätskriterien auch Aspekte der Verzahnung des Regelrettungsdienstes mit dem erweiterten Rettungsdienst (z. B. Spitzen- und Sonderbedarfsfahrzeuge, SEGen) und dem Katastrophenschutz eine wichtige Rolle, um entsprechende Aufwuchs- und Spezialkapazitäten, beispielsweise für die Bewältigung von Massenanfällen von Verletzten (MANV), besser und zuverlässiger sicherstellen zu können. Aufgrund vielfältiger Diskussionen über die Vor- und Nachteile solcher Ausschreibungen und der damit gegebenenfalls verbundenen Wechsel der Leistungserbringer gibt es bei einigen Rettungsdienstträgern den deutlichen Trend zur (Re-)Kommunalisierung, d. h. zur vollständigen (Rück-)Verstaatlichung der zwischenzeitlich an private Leistungserbringer vergebenen Notfallrettung. Dagegen sind Städte, in denen die Notfallrettung über Jahrzehnte rein kommunal durch die Berufsfeuerwehren organisiert war, z. B. Berlin und Potsdam, inzwischen auf die Unterstützung von Hilfsorganisationen und/oder privatwirtschaftliche Rettungsdienstunternehmen angewiesen, um den steigenden Bedarf an Rettungsdienstkapazitäten zumindest teilweise decken zu können.

Seit einigen Jahren macht sich auch im Rettungsdienst der Fachkräftemangel bemerkbar: Selbst wenn die relevanten Stellen eine Erweiterung der Notfallrettungskapazitäten beschlossen haben, lassen sich diese daher immer öfter nicht so schnell ausbauen, wie zur Erfüllung der Hilfsfristen erforderlich.

Die **rettungsdienstlichen Organisationseinheiten** Notfallrettung und qualifizierter Krankentransport absolvieren jährlich ca. 13,2 Millionen Einsätze (→ Abb. 2.8).

Eine Hauptforderung an den Rettungsdienst ist die **Ergebnisorientierung.** Durch die frühzeitige Abwendung der unmittelbaren und mittelbaren Lebensgefahr noch am Einsatzort sollen

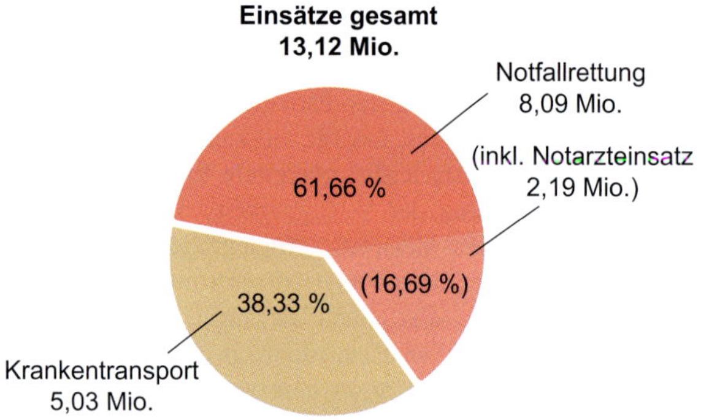

Abb. 2.8 Verteilung der Rettungsdiensteinsätze nach Einsatzart. Angaben in Prozent und absoluter Anzahl in Millione (nach Zahlen von BASt-Bericht M345 (Analyse des Leistungsniveaus im Rettungsdienst für die Jahre 2020 und 2021), Bundesanstalt für Straßen- und Verkehrswesen) [L311]

insgesamt mehr Patienten überleben, die stationäre Behandlungsdauer gesenkt, die Invalidität bzw. gesundheitlichen Folgeschäden reduziert und letztlich die Lebensqualität der Patienten gesteigert werden.

IM FOKUS

Organisation von Rettungsdienst und Krankentransport

- Der Rettungsdienst ist **öffentliche Aufgabe der Gesundheitsvorsorge und Gefahrenabwehr.**
- Geregelt wird die Organisation des Rettungsdienstes in den **Rettungsdienstgesetzen der Bundesländer.**
  - Damit sind die Länder bzw. Kommunen auch für den Erlass von **Verordnungen** und **Richtlinien** zuständig.
  - Auf diese Weise werden die Arbeit der Leitstellen, die Anzahl der Rettungsmittel, die Standorte der Rettungswachen und die Ausstattung des Rettungsdienstes geregelt.
- Der Begriff Rettungsdienst umfasst die beiden Bereiche **Notfallrettung** und **qualifizierter Krankentransport.**
  - Zudem umfasst der Aufgabenbereich den Transport von **intensivpflichtigen** Patienten und in Ausnahmefällen ggf. auch den Transport von medizinischen Geräten, Blutkonserven, Organen und Expertenteams (z. B. Explantationsteams).
  - Abgegrenzt davon werden die „Krankenfahrten". Sie werden im Rahmen des **unqualifizierten Krankentransports** nach den Vorgaben des Personenbeförderungsgesetzes durchgeführt.
- Zusätzlich können je nach regionaler Beschaffenheit auch **spezielle Kräfte** hinzugezogen werden, z. B.
  - Schnelleinsatzgruppen bei größeren Schadenslagen
  - Rettungshunde zur Personensuche
  - Bergretter für die Rettung aus unwegsamem Gelände

2.3.2 Rettungskette

Die erstmals von Prof. Friedrich W. Ahnefeld beschriebene **Rettungskette** (→ Abb. 2.9) veranschaulicht den Ablauf einer optimalen Rettung. Der Rettungsdienst wirkt dabei als ein Glied dieser Kette mit. Die Rettungskette verdeutlicht, dass eine bestmögliche Notfallversorgung das harmonische Zusammenwirken aller an der Rettungskette beteiligten Glieder erfordert. Denn wie jede Kette ist auch die Rettungskette nur so stark wie ihr schwächstes Glied.

Absichern und Eigenschutz

Am Anfang der Rettungskette steht der **Laien- oder Ersthelfer.** Dies sind Personen, die in unmittelbarer Nähe zum Notfallort und Notfallpatienten bereit sind, Erste Hilfe zu leisten, häufig unter großem persönlichem Einsatz. Sie sind während ihrer Hilfeleistung hinsichtlich Gesundheitsschäden und Tod über die gesetzliche Unfallversicherung abgesichert.

Der Laien- oder Ersthelfer muss erkennen, dass ein Notfallereignis und welches Notfallereignis vorliegt. Weiterhin muss er überlegen, welche Gefahren für ihn als Helfer und für den Patienten bestehen oder drohen (z. B. Straßen- oder Schienenverkehr, Explosionsgefahr, giftige Gase oder Dämpfe, Einsturzgefahr). Gegebenenfalls muss er erforderliche Maßnahmen zum **Eigenschutz** ergreifen. Hierbei geht der Eigenschutz immer vor!

MERKE

Nur ein unverletzter Helfer ist ein guter Helfer! Eigenschutz geht daher stets vor!

Falls erforderlich, ist eine **Notfallstelle abzusichern,** z. B. ein Verkehrsunfall durch Aufstellen eines Warndreiecks in ausreichender Entfernung,

Notruf und lebensrettende Sofortmaßnahmen

An das Absichern einer Notfallstelle und sonstige Maßnahmen zum Eigenschutz schließen sich die **lebensrettenden Sofortmaßnahmen** an. Die Sofortmaßnahmen sollen die lebenswichtigen Funktionen des Verletzten oder Erkrankten aufrechterhalten oder wiederherstellen sowie zusätzliche Gesundheitsschäden vermeiden. Zu den Sofortmaßnahmen gehören:

- Retten des Verletzten aus einer Gefahrenzone (z. B. Verkehrsweg, Brand- oder Explosionsgefahr)
- Stillung lebensbedrohlicher Blutungen
- Atemwegssicherung, stabile Seitenlage
- Reanimation

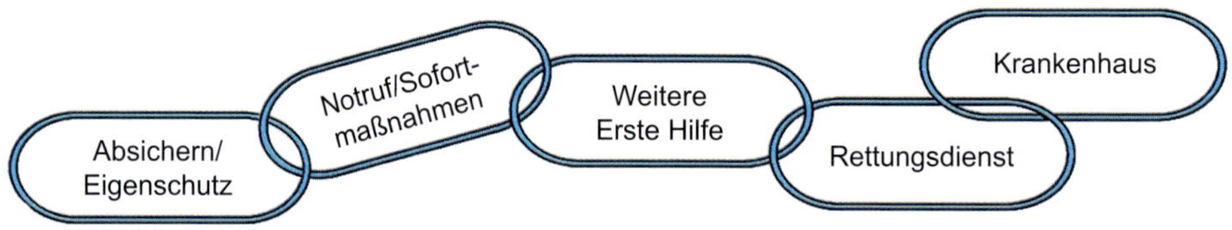

Abb. 2.9 Rettungskette [L108]

Ein frühzeitiger Notruf ist stets anzustreben, z. B. per Handy während des Aufstellens eines Warndreiecks. Der **Notruf** ist das Hilfeersuchen des Laien- oder Ersthelfers, das bei der Leitstelle (→ 3.1.2) eingeht. Auf seiner Grundlage trifft der Disponent in der **Leitstelle** eine Entscheidung über die erforderlichen Rettungsmittel (→ 2.5). Damit er die notwendigen Rettungsmittel entsenden kann, muss ein Notruf folgende **Informationen** enthalten (die fünf „Ws"):

- **Wo** ist es passiert (z. B. Ort, Straße, Hausnummer oder km-Angabe, Fahrtrichtung)?
- **Was** ist passiert (z. B. Verkehrsunfall, Sturz von Leiter, Feuer, Explosion)?
- **Wie viele** Verletzte oder Erkrankte?
- **Welche** Art der Verletzung oder Erkrankung?
- **Wer** ruft an (Namen und evtl. Rückrufnummer)?
- **Warten** auf Rückfragen der Leitstelle!
  „Warten auf Rückfragen" bedeutet, dass das Gespräch grundsätzlich von der Leitstelle beendet wird und nicht vom Anrufer. Die Leitstelle organisiert und leitet anschließend den Rettungsdiensteinsatz.

Inzwischen sind der Rettungsdienst und die Feuerwehr in allen EU-Ländern über die **einheitliche Notrufnummer 112** zu erreichen.

Weitere Erste Hilfe

An den Notruf schließen sich weitere Maßnahmen der **Ersten Hilfe** an, die einer Verschlimmerung der Situation vorbeugen bzw. diese verbessern sollen, z. B. das Fortsetzen einer Reanimation oder Verbinden nicht lebensbedrohlicher Wunden und Ruhigstellen von Frakturen. Eine zentrale Stellung nimmt bei ansprechbaren Patienten das beruhigende Gespräch mit diesen ein.

Soweit es sich um einen lebensbedrohlichen Notfall handelt, können in diesem Glied der Rettungskette auf Veranlassung der Leitstelle **organisierte Ersthelfer** (→ 2.4.4) zum Einsatz kommen, um die Zeit bis zum Eintreffen des Rettungsdienstes mit Maßnahmen der erweiterten Ersten Hilfe, insbesondere mit Reanimationsmaßnahmen einschließlich einer Frühdefibrillation, zu überbrücken.

Rettungsdienst

Die Leitstelle muss grundsätzlich das am schnellsten am jeweiligen Einsatzort verfügbare geeignete Rettungsmittel alarmieren. Die alarmierten Einsatzkräfte suchen den Einsatzort – je nach Notfallmeldung – mit oder ohne den Gebrauch von blauem Blinklicht und Einsatzhorn (→ 4.5.2 und → 4.5.3) auf.

Nach Eintreffen des Rettungsdienstes übernimmt dieser die Verantwortung für den Patienten. Ohne jeden zeitlichen Verzug werden lebensrettende Maßnahmen eingeleitet oder fortgeführt. **Ziele** sind die Herstellung der Transportfähigkeit und der Transport des Patienten in das nächstgelegene geeignete Krankenhaus durch rettungsdienstliche Maßnahmen, z. B.:

- Rettung aus Gefahrenzonen (z. B. Feuer, Strom) unter strenger Beachtung des Eigenschutzes, ggf. mit Unterstützung der Feuerwehr, des THW oder spezialisierter Kräfte wie Wasserrettung, Bergrettung, Höhen- oder Höhlenrettung
- Schnellstmögliche notfallmedizinische Untersuchung und Versorgung
- Psychische Betreuung

Krankenhaus

Krankenhäuser dienen der weiterführenden und endgültigen medizinischen Behandlung der Patienten. Dabei ist es Aufgabe des Rettungsdienstes, das für die konkrete Erkrankung bzw. Verletzung nächstgelegene **geeignete** Krankenhaus auszuwählen, z. B. anhand der Verfügbarkeit von einsatzbereitem CT, Herzkatheter-Messplatz, Angiografie, Stroke Unit, Kinderintensivstation, Brandverletztenzentrum oder/und von spezialisierten Facharztdisziplinen wie Augen, HNO, Urologie oder Gynäkologie und Geburtsmedizin. In Abhängigkeit von den örtlichen Gegebenheiten ist eine vorherige Anmeldung sämtlicher Notfallpatienten oder jedenfalls von Patienten mit schweren Erkrankungen oder Verletzungen durch die Leitstelle erforderlich. Die Notaufnahmen und Schockräume der Krankenhäuser stellen die **Schnittstelle** zwischen präklinischer und klinischer notfallmedizinischer Versorgung dar (zur Übergabe von Patienten an weiterbehandelnde Einrichtungen ausführlich → 9.6.2.

IM FOKUS

Rettungskette

- Die Rettungskette umfasst **mehrere Glieder** mit dem Ziel, einen Notfallpatienten zeitgerecht und mit angemessenem Ressourceneinsatz einer Versorgung zuzuführen.
  - **Laien-/Ersthelfer** (Notruf, lebensrettende Sofortmaßnahmen und weitere Erste-Hilfe), im Rahmen des Notrufes werden sie unter anderem mit folgenden Fragen konfrontiert:
    - **Wo** ist es passiert (z. B. Ort, Straße, Hausnummer oder km-Angabe, Fahrtrichtung)?
    - **Was** ist passiert (z. B. Verkehrsunfall, Sturz von Leiter, Feuer, Explosion)?
    - **Wie viele** Verletzte oder Erkrankte?
    - **Welche** Art der Verletzung oder Erkrankung?
    - **Wer** ruft an (Namen und evtl. Rückrufnummer)?
    - **Warten** auf Rückfragen der Leitstelle!
  - **Rettungsdienst** (Stabilisierung, Symptomlinderung und Transport)
    - **Ohne jeden zeitlichen Verzug** werden lebensrettende Maßnahmen eingeleitet oder fortgeführt.
    - Ziele sind die **Herstellung der Transportfähigkeit** und der Transport des Patienten in das nächstgelegene geeignete Krankenhaus.
  - **Krankenhaus** (Versorgung je nach Erkrankungs-/Verletzungsbild)
    - **Diagnostik,** z. B. mittels Laborblutentnahme, Röntgen, EKG, Computertomografie etc.
    - **Therapie,** z. B. im Herzkatheterlabor, durch Gipsruhigstellung, durch Medikamente, durch eine Operation etc.

2.4 Ausbildungen und Berufe

Das Personal im Rettungsdienst wird in **ärztliches Rettungsdienstpersonal** (Notärzte) und nichtärztliches Rettungsdienstpersonal, das **Rettungsfachpersonal,** unterteilt. Letzteres übernimmt dabei die tragende Rolle im Rettungsdienst, da Notärzte nur an weniger als 20 % aller Einsätze beteiligt sind.

2.4.1 Rettungsfachpersonal

Ausführungen zur rechtlichen Stellung des Rettungsfachpersonals finden sich in → 4.2.1, speziell zu den Kompetenzen des Rettungsfachpersonals in → 4.2.3.

Die Tätigkeit des Fachpersonals im Rettungsdienst kann haupt- oder nebenberuflich, ehrenamtlich oder als Freiwilliger im Rahmen eines sozialen Jahres oder des Bundesfreiwilligendienstes stattfinden. Der Einsatz kann auf allen boden- und luftgebundenen Rettungsdienstfahrzeugen erfolgen und ist ausschließlich von der erworbenen Qualifikation abhängig.

Die **Ausbildung des Rettungsfachpersonals** umfasst folgende Qualifikationsstufen:

- Rettungshelfer (RettHelf)
- Rettungssanitäter (RettSan)
- Rettungsassistent (RettAss)
- Notfallsanitäter (NotSan)

MERKE

Rettungshelfer, Rettungssanitäter, Rettungsassistenten und Notfallsanitäter sind Rettungsfachpersonal.

Für die Ausbildung zum Rettungshelfer und Rettungssanitäter haben die Hilfsorganisationen **Ausbildungsrichtlinien** und einige Bundesländer **Ausbildungsvorschriften** erlassen. Nur die Ausbildung zum Notfallsanitäter ist bundesgesetzlich geregelt; die Ausbildung zum Rettungsassistenten war bis Ende 2014 bundesgesetzlich geregelt.

Personal mit einer Ausbildung unterhalb der Qualifikationsstufe Rettungshelfer bezeichnet man nicht als Rettungsfachpersonal, sondern als **Sanitätspersonal.** Gleichwohl werden im Folgenden auch die Sanitätsausbildungen dargestellt, da es zahlreiche Berührungspunkte zwischen Rettungsfach- und Sanitätspersonal gibt. Auch die Ausbildung zum Betriebssanitäter ist eine Sanitätsausbildung. Aufgrund der besonderen Vorschriften für Betriebssanitäter wird diese in einem gesonderten Abschnitt behandelt.

Sanitätsausbildungen

Für die **Sanitätsausbildungen,** die auch als sanitätsdienstliche Fachausbildungen bezeichnet werden, gibt es weder gesetzliche Regelungen auf Bundes- oder Länderebene noch gemeinsame Vereinbarungen der Hilfsorganisationen über einheitliche Qualifikationsbezeichnungen, Ausbildungsdauer, -inhalte sowie Lernzielkataloge. Daher unterscheiden sich die Ausbildungen der Hilfsorganisationen in den genannten Punkten (→ Tab. 2.4). Für die verschiedenen organisationsspezifischen Qualifikationsstufen unterhalb des Rettungshelfers sind u. a. die Bezeichnungen **Sanitätsersthelfer, Sanitätshelfer (SanHelf), Notfallhelfer, Sanitäter** und **Einsatzsanitäter** gebräuchlich (→ Tab. 2.4).

Bei allen diesen Qualifikationsstufen handelt es sich um erweiterte Erste-Hilfe-Ausbildungen, die auf einem abgeschlossenen Erste-Hilfe-Lehrgang aufbauen. Ihr Ausbildungsumfang reicht von 15 Stunden bis 80 Stunden, wobei eine Unterrichtseinheit in der Regel 45 Min. dauert.

Organisation	Lehrgangsbezeichnung	Qualifikationsbezeichnung	Ausbildungsumfang
ASB	Erste-Hilfe-Aufbaulehrgang (EHA)	–	24 UE
	Sanitätshelferlehrgang (SHL)	Sanitätsersthelfer	22 UE
	Sanitätsdienstlehrgang (SDL)	Sanitätshelfer (SanHelf)	32 UE
DRK	Sanitätsdienstausbildung[1]	Sanitäter	48 UE
JUH	Integrierte Basisausbildung Sanität/Betreuung	Sanitätshelfer der JUH	48 UE
	Einführung in den Sanitätsdienst	–	33 UE
	Spezielle medizinische Gerätekunde	Sanitätshelfer der JUH im KatS	20 UE
MHD	Modul Sanitätshelfer	Sanitätshelfer (SanHelf)	24 UE
	Modul Frühdefibrillation	Notfallhelfer	10 UE
	Allgemeine Fachausbildung Sanität[2]	Einsatzsanitäter	80 UE
DLRG	Sanitätsausbildung A	Sanitätshelfer (SanHelf)	24 UE
	Sanitätsausbildung B	Sanitäter	24 UE
Bundeswehr	Einsatzersthelfer A	Einsatzersthelfer A	30 Std.
	Einsatzersthelfer B	Einsatzersthelfer Bravo	50 Std.
	Sanitätsgrundlagenausbildung	–	4 Wochen

Die Sanitätsausbildungen aller Hilfsorganisationen bauen auf einer abgeschlossenen Erste-Hilfe-Ausbildung auf. Soweit nicht anders kenntlich gemacht, bauen die innerhalb einer Hilfsorganisation genannten Sanitätslehrgänge jeweils aufeinander auf. UE = Unterrichtseinheit; eine UE dauert bei allen Hilfsorganisationen 45 Min.

[1] Diese Sanitätsdienstausbildung ersetzt seit 2009 die zuvor in die Abschnitte SAN A (24 UE, Sanitätshelfer, SanHelf), SAN B (24 UE) und SAN C (14 UE) aufgeteilte Sanitätsausbildung. Die Inhalte entsprechen denen des bisherigen SAN A und B mit Elementen des bisherigen SAN C.

[2] Dieser Lehrgang baut nicht auf den vorgenannten Modulen auf. Er entspricht dem Theorieteil des „Rettungshelfer NRW" und umfasst die Grundausbildung zum Betriebssanitäter. Die abgeschlossene Ausbildung als Einsatzsanitäter beinhaltet zusätzlich zu den 80 UE Lehrgang ein 20-stündiges Praktikum in der Notfallrettung, ersatzweise im Sanitätsdienst.

Tab. 2.4 Organisationsspezifische Qualifikationsbezeichnungen des Sanitätspersonals

Neben sanitätsdienstlichen Kenntnissen und Fertigkeiten werden zwar auch notfallmedizinische Grundkenntnisse, u. a. in Frühdefibrillation, vermittelt. Üblicherweise beinhaltet eine Sanitätsausbildung jedoch keinerlei Klinik- oder Rettungswachenpraktika. In einem solchen Rahmen ist es daher nicht möglich, den heutigen Stand der Notfallmedizin theoretisch und praktisch in dem Umfang zu erlernen, der für die anspruchsvolle Tätigkeit im Rettungsdienst erforderlich ist. Daher zählen die Qualifikationsstufen unterhalb des Rettungshelfers nicht zum Rettungsfachpersonal, sondern werden als **Sanitätspersonal** bezeichnet. Sanitätspersonal darf nur noch in wenigen Bundesländern als zweites Besatzungsmitglied in der Notfallrettung oder im qualifizierten Krankentransport eingesetzt werden (→ Tab. 2.6).

Sanitätspersonal übernimmt mit der Versorgung und Betreuung von Nichtnotfallpatienten sowie der Erstversorgung von Notfallpatienten, z. B. im Sanitätsdienst bei (Groß-)Veranstaltungen (→ 4.6.8), in Ersthelfergruppen (→ 2.4.4), in Schnelleinsatzgruppen (→ 2.4.3) oder im Katastrophenschutz (→ 2.4.5), wichtige Aufgaben. Es unterstützt und entlastet so das Rettungsfachpersonal. In der Regel arbeitet Sanitätspersonal eng mit Rettungsfachpersonal zusammen.

In manchen Bundesländern können die Sanitätsausbildungen im Umfang ihrer Gleichwertigkeit auf die Ausbildung zum Rettungshelfer oder -sanitäter angerechnet werden, soweit sie nicht zu lange zurückliegen.

Betriebssanitäterausbildung

Betriebssanitäter ist eine Qualifikation aus dem betrieblichen Sanitätswesen, jedoch kein Ausbildungsberuf. Es handelt sich ebenfalls um eine Sanitätsausbildung. Sie ist in § 27 der DGUV Vorschrift 1 (früher: BGV A1) „Unfallverhütungsvorschrift Grundsätze der Prävention" in Grundzügen geregelt und in dem DGUV Grundsatz 304–002 (früher: BG-Grundsatz 949, BGG/GUV-G 949) „Aus- und Fortbildung für den betrieblichen Sanitätsdienst" präzisiert. Sie umfasst:

- 63 Unterrichtseinheiten Grundausbildung für den betrieblichen Sanitätsdienst
- 32 Unterrichtseinheiten Aufbaulehrgang für den betrieblichen Sanitätsdienst

Mindestens ein Betriebssanitäter muss vor Ort sein (§ 27 Abs. 1 DGUV Vorschrift 1), wenn

- in einer Betriebsstätte mehr als 1.500 Mitarbeiter anwesend sind,
- in einer Betriebsstätte 1.500 oder weniger, aber mehr als 250 Mitarbeiter anwesend sind und Art, Schwere und Zahl der Unfälle den Einsatz von Sanitätspersonal erfordern,
- auf einer Baustelle mehr als 100 arbeitende Personen anwesend sind.

Hierdurch soll bei Arbeitsunfällen eine effektive Erstversorgung der Verletzten durch Maßnahmen der erweiterten Ersten Hilfe sichergestellt werden. Kleinere Verletzungen können Betriebssanitäter eigenverantwortlich versorgen.

Aktive Betriebssanitäter sind verpflichtet, mindestens alle 3 Jahre einen 16 Unterrichtseinheiten umfassenden Fortbildungslehrgang zu besuchen (§ 27 Abs. 6 DGUV Vorschrift 1).

Eine Unterrichtseinheit dauert 45 Min. Examinierte Krankenpflegekräfte mit dreijähriger Ausbildung, Notfallsanitäter, Rettungsassistenten, Rettungssanitäter sowie Sanitätspersonal der Bundeswehr mit sanitätsdienstlicher Fachausbildung benötigen keine Grundausbildung und können sofort mit dem Aufbaulehrgang starten.

Rettungshelferausbildung

Rettungshelfer (RettHelf) ist keine Berufsbezeichnung, sondern eine Qualifikationsbezeichnung. Mangels gesetzlicher Regelung haben die Hilfsorganisationen ASB, DRK, JUH und MHD im August 1995 gemeinsame Grundsätze für eine Mindestausbildung von Rettungshelfern festgelegt („Grundsätze der Hilfsorganisationen zur Ausbildung von Rettungshelfern"). Hiernach umfasst die Ausbildung zum Rettungshelfer mindestens 320 Stunden **(„320-Stunden-Programm"):**

- 160 Stunden theoretische und praktische Ausbildung (Lehrgang) mit schriftlicher und praktischer Abschlussprüfung
- 80 Stunden klinisch-praktische Ausbildung (z. B. Notaufnahme, Anästhesie/Operationsbereich, Intensivstation, Kreißsaal)
- 80 Stunden praktische Ausbildung in der Notfallrettung (RTW/NAW/NEF) an einer anerkannten Lehrrettungswache

Lediglich in drei Bundesländern ist die Rettungshelferausbildung landesrechtlich geregelt:

Seit 01.01.2021 wird in **Rheinland-Pfalz** die erfolgreiche Teilnahme an der theoretisch-praktischen Ausbildung an einer staatlich anerkannten Ausbildungsstätte für Rettungssanitäterinnen und Rettungssanitäter (schulische Ausbildungsstätte) im Umfang von 240 Stunden einschließlich Erfolgskontrolle sowie die Teilnahme an der praktischen Ausbildung im Rettungsdienst im Umfang von 80 Stunden als Ausbildung zum Rettungshelfer anerkannt (§ 5 APORettSan Rheinland-Pfalz, → Tab. 2.5). Bis Ende 2020 wurde in Rheinland-Pfalz nach der früheren Richtlinie für Rettungssanitäterausbildung eine Ausbildung von 260 Stunden (80 Stunden Theorie, 80 Stunden klinisch-praktische Ausbildung und 100 Stunden Rettungswachenpraktikum) als Rettungshelferausbildung anerkannt.

Bundesland	Bezeichnung der Ausbildungsvorschrift
Hessen	Die Rettungshelferausbildung ist nicht ausdrücklich geregelt, jedoch werden die Mindestausbildungsvoraussetzungen in Ziffer 3.1.4 des ab 01.01.2025 geltenden Rettungsdienstplans des Landes Hessen genannt.
Nordrhein-Westfalen	Ausbildungs- und Prüfungsverordnung für Rettungssanitäterinnen und Rettungssanitäter sowie Rettungshelferinnen und Rettungshelfer (RettAPrVO NRW) vom 25.04.2022
Rheinland-Pfalz	Landesverordnung über die Ausbildung und Prüfung von Rettungssanitäterinnen und Rettungssanitätern (APORettSan) vom 10.12.2020

Tab. 2.5 Bundesländer, in denen die Rettungshelferausbildung landesrechtlich geregelt ist

ÜBERSICHT RETTUNGSDIENST

RETTUNGSDIENSTE

Deutsches Rotes Kreuz

JOHANNITER

ASB Arbeiter-Samariter-Bund

Malteser

FALCK · AICHER AMBULANZ UNION · RETTUNGSDIENST MKT KRANKENTRANSPORT

Private Unternehmen, z.B. Falck, MKT Rettungsdienst und Krankentransport, Aicher Ambulanz Union, Hagelstein Rettungsdienst

Kommunale Rettungsdienste, z.B. Feuerwehren, Städte, Landkreise und kommunale Eigenbetriebe

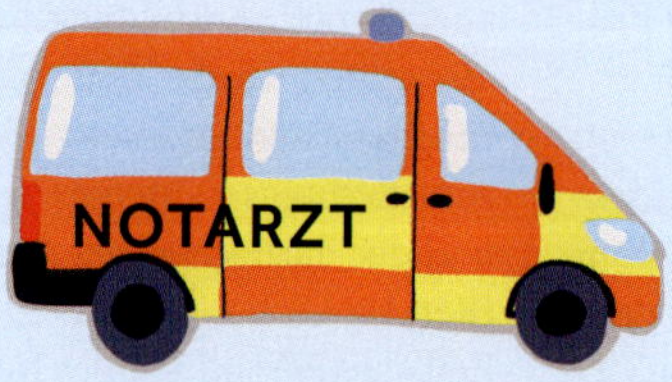

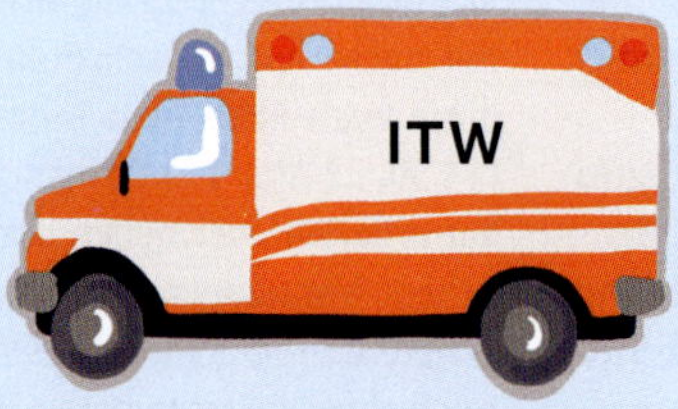

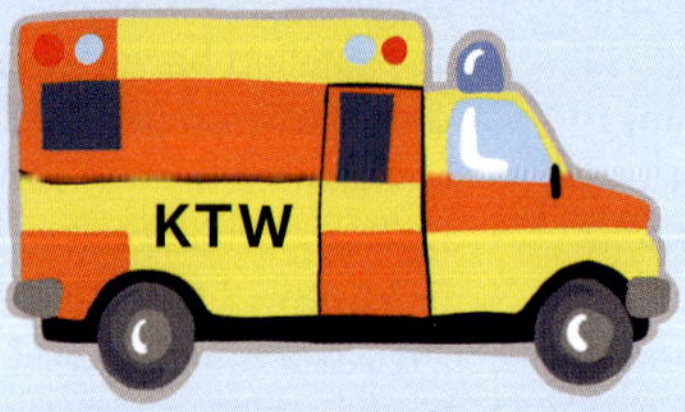

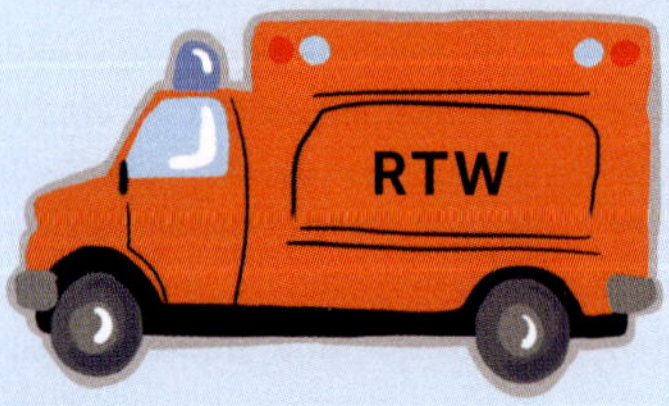

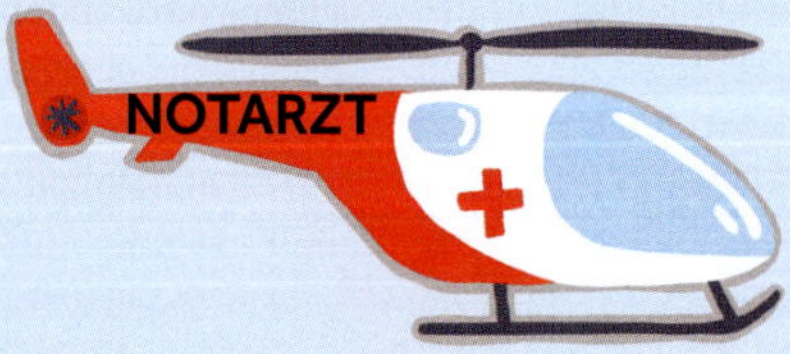

QUALIFIZIERUNGEN IM RETTUNGSDIENST

Rettungshelfer
- 320 h Programm
- 160 UE* theoretisch-praktisch
- 80 h klinisch-praktisch
- 80 h praktische Notfallrettung

Rettungssanitäter
- 520 h Programm
- 240 UE* theoretisch-praktisch
- 80 h praktische Patientenversorgung
- 160 h praktische Notfallrettung
- 40 h Abschlusslehrgang mit Prüfung

Rettungsassistent (Ausbildung eingestellt)
- 2 Jahre = 2.800 h Programm
- 1 Jahr = 1.200 UE* theoretisch-praktisch
- Davon 420 klinisch-praktisch
- 1 Jahr = 1.600 h praktische Notfallrettung

Notfallsanitäter
- 3 Jahre = 4.600 h Programm
- 1.920 UE* theoretisch-praktisch
- 1.720 h klinisch-praktisch
- 1.960 h praktische Notfallrettung

* UE = Unterrichtseinheit (45 Minuten)

In **Nordrhein-Westfalen** ist die Rettungshelferausbildung in der **Ausbildungs- und Prüfungsordnung für Rettungssanitäterinnen und Rettungssanitäter und Rettungshelferinnen und Rettungshelfer** (§ 2 Abs. 2 **RettAPO NRW,** → Tab. 2.5) geregelt. Allerdings umfasst diese Ausbildung insgesamt nur 160 Ausbildungsstunden, davon 80 Unterrichtsstunden zu je 45 Min. theoretische-praktische Ausbildung einschließlich Prüfung und 80 Ausbildungsstunden zu je 60 Min. praktische Ausbildung an einer Lehrrettungswache („160-Stunden-Programm").

In Hessen wird eine Ausbildung von 6 Wochen (4 Wochen theoretische Ausbildung und 2 Wochen klinisch-praktische Ausbildung) entsprechend der Hessischen Ausbildung- und Prüfungsordnung für Rettungssanitäterinnen und Rettungssanitäter (APORettSan) oder einer vergleichbaren Ausbildungs- und Prüfungsordnung als Rettungshelferausbildung anerkannt.

Wegen der jeweils deutlich kürzeren Ausbildungsdauer im Vergleich zur Rettungshelferausbildung nach dem 320-Stunden-Programm werden diese Ausbildungen in allen anderen Bundesländern jedoch nicht als Rettungshelferausbildung, sondern nur als Sanitätsausbildung anerkannt. Zur Verdeutlichung des Qualifikationsunterschieds werden sie in den anderen Bundesländern als **„Rettungshelfer Hessen"**, **„Rettungshelfer NRW"** und die frühere Rettungshelferausbildung im Umfang von 260 Stunden in Rheinland-Pfalz als **„Rettungshelfer Rheinland-Pfalz"** bezeichnet.

In den **anderen Bundesländern** erfolgt die **Ausbildung zum Rettungshelfer** nach dem **320-Stunden-Programm** in Anlehnung an den Lernzielkatalog der Rettungssanitäterausbildung von 1977 bzw. 2008 oder 2019. Dabei erhält ein Rettungshelfer die theoretische und praktische Ausbildung, die ein Rettungssanitäter im Rahmen des früheren, 160 Stunden umfassenden Rettungssanitäter-Grundlehrgangs vermittelt bekam. In einzelnen Bundesländern, z. B. in Rheinland-Pfalz, wurde der Umfang der theoretisch-praktischen Rettungshelfer-Ausbildung in Anlehnung an die Empfehlungen des Ausschusses „Rettungswesen" zur Rettungssanitäter-Ausbildung von 2019 inzwischen von 160 auf 240 Stunden erhöht und die klinisch-praktische Ausbildung gestrichen.

Die Rettungshelferausbildung muss die fachlichen Voraussetzungen und praktischen Fertigkeiten vermitteln, die für eine notfallmedizinische Tätigkeit unter Aufsicht und Anleitung von höher qualifiziertem Rettungsdienstpersonal (Rettungssanitäter, Rettungsassistenten, Notfallsanitäter oder Notärzte) erforderlich sind. Es besteht Einigkeit, dass ein Rettungshelfer insbesondere wegen der kürzeren praktischen Ausbildung nicht eigenverantwortlich notfallmedizinisch tätig werden kann (→ 4.2.3). Daher sollte ein Rettungshelfer – abgesehen von einer Frühdefibrillation mit einem AED – aus straf- und haftungsrechtlichen Gründen (Übernahmeverschulden, → 4.3.1 und → 4.4.2) keine invasiven Maßnahmen an Patienten durchführen.

Rettungshelfer ist die unterste Qualifikationsstufe des Rettungsfachpersonals. Die Ausbildung richtet sich heute hauptsächlich an Freiwillige im Rahmen eines sozialen Jahres und des Bundesfreiwilligendienstes. Zudem ermöglicht sie ehrenamtlich Engagierten den Einstieg in den Rettungsdienst. Nach den landesrechtlichen Vorschriften können Rettungshelfer in zehn Bundesländern als Fahrer im qualifizierten Krankentransport tätig sein, als Fahrer in der Notfallrettung nur noch in Niedersachsen (→ Tab. 2.6).

Eine abgeschlossene Ausbildung zum Rettungshelfer ermöglicht eine Weiterbildung zum Rettungssanitäter. Sie kann dabei grundsätzlich in vollem Umfang angerechnet werden.

Rettungssanitäterausbildung

Die Ausbildung zum Rettungssanitäter ist bereits in Kapitel → 1.1 dargestellt. Daher wird hier auf eine nochmalige Darstellung verzichtet. Ergänzend sind in → Tab. 2.7 die Bundesländer aufgeführt, in denen die Ausbildung zum Rettungssanitäter verbindlich durch landesrechtliche Rechtsverordnungen geregelt ist.

Rettungsassistentenausbildung

Rettungsassistent (RettAss) ist ein als **Gesundheitsfachberuf** anerkannter Ausbildungsberuf. Das Berufsbild des Rettungsassistenten wurde 1989 vom Bundesgesetzgeber durch das **Rettungsassistentengesetz** (RettAssG) geschaffen. Die Ausbildung zum Rettungsassistenten war bis zum 31.12.2014 im RettAssG und der dazugehörigen Ausbildungs- und Prüfungsverordnung (RettAssAPrV) geregelt. Allerdings sind das RettAssG und die RettAssAPrV infolge des Notfallsanitätergesetzes (NotSanG) mit Ablauf des 31.12.2014 außer Kraft getreten.

Die **Berufsbezeichnung „Rettungsassistent/in"** darf nur mit behördlicher Erlaubnis geführt werden. Wer diese Erlaubnis nach den Vorschriften des RettAssG erworben hat, darf diese auch nach dem Inkrafttreten des NotSanG weiterführen (§§ 30, 32 Abs. 1 S. 2 NotSanG), hat also **Bestandsschutz.** Diese hat erhalten, wer neben der Erfüllung von bestimmten persönlichen Voraussetzungen (z. B. gesundheitliche Eignung und grundsätzlich keine Vorstrafen) die Regelausbildung erfolgreich abgeschlossen hatte. Die **Regelausbildung** dauerte 2 Jahre (2.800 Stunden).

Die Ausbildung soll Rettungsassistenten insbesondere dazu befähigen (§ 3 RettAssG),

- am Notfallort bis zur Übernahme der Behandlung durch den Notarzt lebensrettende Maßnahmen bei Notfallpatienten durchzuführen,
- die Transportfähigkeit solcher Patienten herzustellen,
- die lebenswichtigen Vitalfunktionen während des Transports zum Krankenhaus zu beobachten und aufrechtzuerhalten sowie
- kranke, verletzte und sonst hilfsbedürftige Personen, auch wenn sie nicht Notfallpatienten sind, unter sachgerechter Betreuung zu befördern.

Aus diesen **Ausbildungszielen** und aus der derzeitigen, in einigen Bundesländern für einen Übergangszeitraum weiterhin vorgesehenen **Funktion** des Rettungsassistenten als Transportführer in der Notfallrettung (RTW/NAW/ITW), als Fahrer von Notarzteinsatzfahrzeugen (→ Tab. 2.6), als Besatzungsmitglied von Rettungs- und Intensivtransporthubschraubern sowie als Leitstellendisponent ergeben sich dessen Aufgaben. Die Übergangsvorschriften, nach deren Ablauf Rettungsassistenten nicht mehr die vorgenannten Funktionen wahrnehmen dürfen, sondern nur noch Notfallsanitäter, sind in den einzelnen Bundesländern unterschiedlich lang und in ungefähr der Hälfte der Bundesländer bereits abgelaufen (→ Tab. 2.6, siehe dort insbesondere die Fußnoten).

Die notfallmedizinischen Befugnisse der Rettungsassistenten sind bis zum Außerkrafttreten des RettAssG nie ausdrücklich gesetzlich geregelt worden (zu den Kompetenzen des Rettungsfachpersonals → 4.2.3)

Bundesland	Krankentransport (KTW)		Notfallrettung (RTW/NAW)		NEF
	Fahrer	Patientenbetreuer	Fahrer	Patientenbetreuer	Fahrer
Baden-Württemberg	RettHelf	RettSan	RettSan	NotSan[1]	RettAss/NotSan
Bayern	g. P.	RettSan	RettSan[2]	NotSan[3]	RettSan
Berlin	San60[4]	RettSan[5]	RettSan	RettAss[6]/NotSan	RettAss
Brandenburg	RettSan	RettSan	RettSan	NotSan[7]	RettAss/NotSan
Bremen	RettHelf	RettSan	RettSan	RettAss/NotSan/ NotSan i. A.[8]	RettAss
Hamburg	RettSan	RettSan[9]	RettSan	RettAss[10]/NotSan	RettAss[10]/NotSan
Hessen	San48[11]	RettSan	RettSan/NotSan i. A.[12]	RettAss[13]/NotSan/ NotSan i. A.[14]	RettAss/RettSan[15]
Mecklenburg-Vorpommern	RettSan	RettSan	RettSan/NotSan i. A.[16]	RettAss[17]/NotSan	RettAss/NotSan
Niedersachsen	g. P.	RettSan[18]	g. P.	RettAss[19]/NotSan	g. P.
Nordrhein-Westfalen	RettHelf NRW[20]	RettSan	RettSan/RettAss i. P.	RettAss[21]/NotSan	RettAss[21]/NotSan
Rheinland-Pfalz	RettHelf[22]	RettSan	RettSan	RettAss[23]/NotSan	RettAss[23]/NotSan
Saarland	San[24]	RettSan	RettSan	NotSan[25]	RettAss/NotSan
Sachsen	RettHelf[26]	RettSan[26]	RettSan	NotSan[27]	RettAss/NotSan
Sachsen-Anhalt	RettSan	RettAss[28]/NotSan	RettSan	RettAss[28]/NotSan	RettAss[28]/NotSan[29]
Schleswig-Holstein	RettSan/NotSan i. A.[30]	RettSan-E[31]/RettAss	RettSan-E[31]/NotSan i. A.[30]	NotSan[32]	RettAss/NotSan
Thüringen	RettSan	RettSan/RettAss[33]	RettSan/RettAss	NotSan[34]	RettAss[35]/NotSan

g. P. = geeignete Person: Die landesrechtlichen Vorschriften enthalten keine konkreten Vorgaben zur Qualifikation.
i. A. = in Ausbildung; soweit nicht anders angegeben, mindestens gleichwertiger Ausbildungsstand wie RettSan.
i. P. = im Praktikum.

[1] RettAss befristet bis 31.12.2020, bei Vorliegen besonderer Gründe im Einzelfall bis spätestens 31.12.2025.
[2] Andere geeignete Personen (z. B. RettHelf) befristet bis 31.12.2025.
[3] RettAss durften befristet bis 31.12.2023 eingesetzt werden.
[4] Sanitätsausbildung mit mindestens 60 Stunden.
[5] Bei einem Notfalltransport mit mindestens einem RettSan, der in den letzten 2 Jahren regelmäßig im Rettungsdienst eingesetzt war oder zweitausend Stunden praktische Einsatzerfahrung vorweisen kann und eine Zusatzqualifikation nach Maßgabe der Ärztlichen Leitung Rettungsdienst abgelegt hat, sowie ein Fahrer mit der Qualifikation als RettSan.
[6] RettAss befristet bis 31.12.2029. Darüber hinaus können – zeitlich unbefristet (!) – in medizinisch vertretbaren Fällen nach Vorgaben der Ärztlichen Leitung Rettungsdienst zur Patientenbetreuung RettSan eingesetzt werden, die in den letzten zwei Jahren regelmäßig im Rettungsdienst eingesetzt waren oder 2.000 Stunden praktische Einsatzerfahrung vorweisen können und eine Zusatzqualifikation nach Maßgabe der Ärztlichen Leitung Rettungsdienst abgelegt haben.
[7] RettAss befristet bis 31.12.2025.
[8] Ab dem 18. Monat der Vollzeitausbildung zum NotSan bei entsprechender persönlicher und fachlicher Eignung, wobei dadurch das Ausbildungsziel nicht gefährdet werden darf.
[9] Notfalltransportwagen sind als Beifahrer mit einem RettSan zu besetzen, der mindestens 100 Notfalleinsätze absolviert hat.
[10] RettAss befristet bis 31.12.2029.
[11] Sanitätsausbildung mit mindestens 48 Stunden (Lehrgangsinhalt ist im Einzelnen vorgegeben).
[12] Mindestens im zweiten Ausbildungsjahr, sofern das Fahrzeug daneben mit einem NotSan besetzt ist.
[13] RettAss befristet bis 31.12.2028, wenn sie im Rahmen der jährlichen Fortbildung gezeigt haben, dass sie in der Lage sind, eigenständig erweiterte Versorgungsmaßnahmen nach Weisung der Ärztlichen Leitung Rettungsdienst durchzuführen.
[14] Im dritten Ausbildungsjahr, sofern das Fahrzeug daneben mit einem NotSan besetzt ist.
[15] Nur RettSan mit mindestens 2 Jahren Berufserfahrung in Vollzeit in der Notfallversorgung.
[16] NotSan i. A., die über einen gleichwertigen Ausbildungsstand wie RettSan verfügen, der zuvor vom Ärztlichen Leiter Rettungsdienst festgestellt wurde.
[17] RettAss befristet bis 30.04.2025.
[18] Notfallkrankenwagen sind mit mindestens einem RettSan zu besetzen, der mindestens 100 Notfallrettungseinsätze absolviert hat.
[19] RettAss befristet bis 31.12.2026.
[20] „Rettungshelfer Nordrhein-Westfalen": 80 Stunden theoretische Ausbildung und 80 Stunden Rettungswachenpraktikum (keine klinisch-praktische Ausbildung).
[21] RettAss befristet bis 31.12.2026.
[22] 240 Stunden theoretisch-praktische Ausbildung an einer schulischen Ausbildungsstätte und 80 Stunden praktische Ausbildung im Rettungsdienst.
[23] RettAss durften befristet bis 31.12.2023 eingesetzt werden.
[24] Zumindest eine abgeschlossene Ausbildung als „Sanitäter" (ohne nähere Stundenangaben).
[25] RettAss durften befristet bis 31.12.2023 eingesetzt werden.
[26] Notfallkrankenwagen sind wie RTW zu besetzen, d. h. mit eiem RettSan und einem NotSan.
[27] RettAss auf RTW befristet bis 31.12.2023, auf NAW auch darüber hinaus.
[28] RettAss befristet bis 13.05.2029.
[29] Das NEF soll mit einer Person, die die Ausbildung zum Notfallsanitäter abgeschlossen hat, besetzt werden.
[30] Die ersten 18 Monate der Ausbildung in Vollzeitform müssen bereits absolviert sein.
[31] RettSan mit Einsatzerfahrung (RettSan-E), d. h. mit nach Abschluss der Ausbildung mindestens 100 in der Notfallrettung absolvierten Einsätzen.
[32] RettAss durften befristet bis 31.12.2023 eingesetzt werden.
[33] Bis 30.6.2009 „sollte" nach dem früheren Thüringer Rettungsdienstgesetz (ThürRettG) mindestens ein RettAss den Patienten betreuen! Die aktuelle Regelung ist daher im Vergleich zur früheren eine qualitative Verschlechterung.
[34] RettAss durften befristet bis 31.12.2023 eingesetzt werden.
[35] RettAss befristet bis 31.12.2028.

Tab. 2.6 Mindestqualifikation der Fahrzeugbesatzungen

Bayern	Bayerische Rettungssanitäterverordnung (BayRettSanV) vom 23.04.2015, geändert durch Verordnung vom 26.03.2019
Hamburg	Hamburgische Ausbildungs- und Prüfungsordnung für Rettungssanitäterinnen und Rettungssanitäter (HmbAPORettSan) vom 27.06.2023
Hessen	Hessische Ausbildungs- und Prüfungsordnung für Rettungssanitäterinnen und Rettungssanitäter (APORettSan) vom 01.10.2021, zuletzt geändert durch Verordnung vom 12.07.2023
Mecklenburg-Vorpommern	Verordnung zur Ausbildung und Prüfung von Rettungssanitäterinnen und Rettungssanitätern (RettSanAPrV M-V) vom 11.02.2025
Niedersachsen	Verordnung über die Ausbildung und Prüfung für Rettungssanitäterinnen und Rettungssanitäter (APVO-RettSan) vom 22.06.2021, geändert durch Verordnung vom 15.02.2023
Nordrhein-Westfalen	Ausbildungs- und Prüfungsverordnung für Rettungssanitäterinnen und Rettungssanitäter sowie Rettungshelferinnen und Rettungshelfer (RettAPrVO NRW) vom 25.04.2022
Rheinland-Pfalz	Landesverordnung über die Ausbildung und Prüfung von Rettungssanitäterinnen und Rettungssanitätern (APORettSan) vom 10.12.2020
Saarland	Verordnung über die Ausbildung und Prüfung von Rettungssanitäterinnen und Rettungssanitätern vom 30.05.2023
Sachsen	In § 7 Abs. 1 der Sächsischen Landesrettungsdienstplanverordnung vom 05.12.2006, zuletzt geändert durch Verordnung vom 06.02.2025, wird für die Ausbildung von Rettungssanitäterinnen und Rettungssanitätern auf die Empfehlung des Ausschusses Rettungswesens vom Februar 2019 verwiesen.
Sachsen-Anhalt	Ausbildungs- und Prüfungsordnung für Rettungssanitäterinnen und Rettungssanitäter im Land Sachsen-Anhalt (APORettSan LSA) vom 14.06.2014
Schleswig-Holstein	Landesverordnung über die Ausbildung und Prüfung von Rettungssanitäterinnen und Rettungssanitäter (RettSan-APrVO) vom 19.10.2020, zuletzt geändert durch Verordnung vom 01.04.2024

Tab. 2.7 Bundesländer, in denen die Rettungssanitäterausbildung landesrechtlich geregelt ist

Notfallsanitäterausbildung

Aufgrund der nicht geregelten notfallmedizinischen Befugnisse der Rettungsassistenten und zahlreicher Defizite bei der Rettungsassistentenausbildung war man sich in Fachkreisen seit Mitte der 1990er-Jahre einig, dass die Ausbildung dringend reformiert werden muss. Es wurde gefordert, diese auf 3 Jahre auszudehnen und eigene Fachkompetenzen der Rettungsassistenten zu schaffen.

Im Jahr 2013 wurde dann das neue **Gesetz über den Beruf der Notfallsanitäterin und des Notfallsanitäters** (Notfallsanitätergesetz – NotSanG) durch den Bundesgesetzgeber beschlossen. Das NotSanG trat zum 1.1.2014 in Kraft. Mit diesem Gesetz wurde das neue Berufsbild des Notfallsanitäters geschaffen. Zuletzt wurde das NotSanG mit Gesetz vom 19.07.2023 geringfügig geändert.

Die **Berufsbezeichnung „Notfallsanitäter/in" (NotSan)** darf nur mit behördlicher Erlaubnis geführt werden (§ 1 Abs. 1 NotSanG). Diese Erlaubnis erhält, wer neben der Erfüllung von bestimmten persönlichen Voraussetzungen (z. B. gesundheitliche Eignung zur Ausübung des Berufs, grundsätzlich keine Vorstrafen, zur Berufsausübung erforderliche Deutschkenntnisse) die vorgeschriebene Ausbildungszeit abgeleistet und die staatliche Prüfung bestanden hat (§ 2 Abs. 1 NotSanG).

Für die Ausbildung gelten folgende Eckpunkte:

- Die Ausbildung zum Notfallsanitäter dauert in Vollzeit 3 Jahre, in Teilzeit höchstens 5 Jahre (§ 5 Abs. 1 NotSanG).
- Zugangsvoraussetzung zur Ausbildung ist ein mittlerer Schulabschluss oder eine nach einem Hauptschulabschluss erfolgreich abgeschlossene Berufsausbildung von mindestens zweijähriger Dauer (§ 8 NotSanG).
- Es gibt kein Mindestzugangsalter.
- Zwischen dem Träger der Ausbildung (Hilfsorganisation, Feuerwehr, privates Rettungsdienstunternehmen) und dem Notfallsanitäterschüler muss ein schriftlicher Ausbildungsvertrag mit gesetzlich vorgeschriebenem Mindestinhalt geschlossen werden (§ 12 NotSanG).
- Notfallsanitäterschüler müssen vom Ausbildungsträger eine angemessene Ausbildungsvergütung erhalten und Ausbildungsmittel (z. B. Fachbücher, Instrumente, Apparate) kostenlos zur Verfügung gestellt bekommen (§§ 13 Abs. 1 Nr. 2, 15 NotSanG).
- Die Ausbildung besteht aus theoretischem und praktischem Unterricht und einer praktischen Ausbildung. Sie schließt mit einer staatlichen Prüfung ab (§ 5 Abs. 1 NotSanG).
- Der theoretische und praktische Unterricht wird in staatlich anerkannten Schulen durchgeführt (§ 5 Abs. 2 NotSanG).
- Die Qualitätsanforderungen an Notfallsanitäterschulen sind deutlich strenger als früher an Rettungsassistentenschulen (vgl. § 6 Abs. 2 NotSanG).
- Die Gesamtverantwortung für die Organisation und Koordination des theoretischen und praktischen Unterrichts und der praktischen Ausbildung entsprechend dem Ausbildungsziel tragen die Notfallsanitäterschulen (§ 5 Abs. 3 NotSanG).
- Die praktische Ausbildung wird an genehmigten Lehrrettungswachen und in geeigneten Krankenhäusern durchgeführt (§ 5 Abs. 2 S. 3 NotSanG).
- Die Ausbildungsziele sind sehr ausführlich in § 4 NotSanG geregelt (siehe → Kasten). Hierbei wird u. a. ausdrücklich unterschieden zwischen (invasiven) medizinischen Maßnahmen, die Notfallsanitäter im Rahmen der Erstversorgung bis zur Verfügbarkeit eines (Not-)Arztes durchführen (§ 4 Abs. 2 Nr. 1 c NotSanG), und heilkundlichen Maßnahmen, die Notfallsanitäter im Rahmen der Mitwirkung unter bestimmten weiteren Voraussetzungen nach einer ärztlichen Vorab-Delegation eigenständig durchführen (vgl. § 4 Abs. 2 Nr. 2 c NotSanG).

GESETZESTEXT

§ 4 NotSanG Ausbildungsziel

(1) Die Ausbildung zur Notfallsanitäterin oder zum Notfallsanitäter soll entsprechend dem allgemein anerkannten Stand rettungsdienstlicher, medizinischer und weiterer bezugswissenschaftlicher Erkenntnisse fachliche, personale, soziale und methodische Kompetenzen zur eigenverantwortlichen Durchführung und teamorientierten Mitwirkung insbeson-

dere bei der notfallmedizinischen Versorgung und dem Transport von Patientinnen und Patienten vermitteln. Dabei sind die unterschiedlichen situativen Einsatzbedingungen zu berücksichtigen. Die Ausbildung soll die Notfallsanitäterinnen und Notfallsanitäter außerdem in die Lage versetzen, die Lebenssituation und die jeweilige Lebensphase der Erkrankten und Verletzten und sonstigen Beteiligten sowie deren Selbstständigkeit und Selbstbestimmung in ihr Handeln mit einzubeziehen.

(2) Die Ausbildung nach Absatz 1 soll insbesondere dazu befähigen,

1. die folgenden Aufgaben eigenverantwortlich auszuführen:
   a) Feststellen und Erfassen der Lage am Einsatzort und unverzügliche Einleitung notwendiger allgemeiner Maßnahmen zur Gefahrenabwehr,
   b) Beurteilen des Gesundheitszustands von erkrankten und verletzten Personen, insbesondere Erkennen einer vitalen Bedrohung, Entscheiden über die Notwendigkeit, eine Notärztin oder einen Notarzt, weiteres Personal, weitere Rettungsmittel oder sonstige ärztliche Hilfe nachzufordern, sowie Umsetzen der erforderlichen Maßnahmen,
   c) Durchführen medizinischer Maßnahmen der Erstversorgung bei Patientinnen und Patienten im Notfalleinsatz und dabei Anwenden von in der Ausbildung erlernten und beherrschten, auch invasiven oder medikamentösen Maßnahmen, um einer Verschlechterung der Situation der Patientinnen und Patienten bis zum Eintreffen der Notärztin oder des Notarztes oder dem Beginn einer weiteren ärztlichen Versorgung vorzubeugen, wenn ein lebensgefährlicher Zustand vorliegt oder wesentliche Folgeschäden zu erwarten sind,
   d) angemessenes Umgehen mit Menschen in Notfall- und Krisensituationen,
   e) Herstellen und Sichern der Transportfähigkeit der Patientinnen und Patienten im Notfalleinsatz,
   f) Auswählen des geeigneten Transportzielortes sowie Überwachen des medizinischen Zustands der Patientinnen und Patienten und seiner Entwicklung während des Transports,
   g) sachgerechtes Übergeben der Patientinnen und Patienten in die ärztliche Weiterbehandlung einschließlich Beschreiben und Dokumentieren ihres medizinischen Zustands und seiner Entwicklung,
   h) Kommunizieren mit am Einsatz beteiligten oder zu beteiligenden Personen, Institutionen oder Behörden,
   i) Durchführen von qualitätssichernden und organisatorischen Maßnahmen im Rettungsdienst sowie Dokumentieren der angewendeten notfallmedizinischen und einsatztaktischen Maßnahmen und
   j) Sicherstellen der Einsatz- und Betriebsfähigkeit der Rettungsmittel einschließlich Beachten sowie Einhalten der Hygienevorschriften und rechtlichen Arbeits- und Unfallschutzvorschriften,
2. die folgenden Aufgaben im Rahmen der Mitwirkung auszuführen:
   a) Assistieren bei der ärztlichen Notfall- und Akutversorgung von Patientinnen und Patienten im Notfalleinsatz,
   b) eigenständiges Durchführen ärztlich veranlasster Maßnahmen bei Patientinnen und Patienten im Notfalleinsatz und
   c) eigenständiges Durchführen von heilkundlichen Maßnahmen, die vom Ärztlichen Leiter Rettungsdienst oder entsprechend verantwortlichen Ärztinnen oder Ärzten bei bestimmten notfallmedizinischen Zustandsbildern und -situationen standardmäßig vorgegeben, überprüft und verantwortet werden,
3. mit anderen Berufsgruppen und Menschen am Einsatzort, beim Transport und bei der Übergabe unter angemessener Berücksichtigung der Gesamtlage vom individual-medizinischen Einzelfall bis zum Großschadens- und Katastrophenfall patientenorientiert zusammenzuarbeiten.

Weitere Einzelheiten zur Notfallsanitäterausbildung und -prüfung sind in der **Ausbildungs- und Prüfungsverordnung für Notfallsanitäterinnen und Notfallsanitäter (NotSan-APrV)** geregelt, die ebenfalls zum 1.1.2014 in Kraft getreten und zuletzt durch Verordnung vom 07.06.2023 geändert worden ist. Hier ist auch die zeitliche Gliederung der Ausbildung im Einzelnen festgelegt (§ 1 Abs. 1 NotSan-APrV sowie Anlagen 1 bis 3). Zur Umsetzung dieser bundesrechtlichen Vorgaben gibt es auf Länderebene weitere Regelungen wie Ausführungsbestimmungen, (Rahmen-)Lehrpläne, Curricula etc. Diese unterscheiden sich von Bundesland zu Bundesland.

Aus den Ausbildungszielen und den landesrechtlichen Vorgaben zur Fahrzeugbesetzung (→ Tab. 2.6) ergeben sich die Aufgaben der Notfallsanitäter:

Nach Ablauf der in den einzelnen Bundesländern unterschiedlich langen Übergangszeiträumen (→ Tab. 2.6) haben Notfallsanitäter Rettungsassistenten bereits als Transportführer in der Notfallrettung (RTW/NAW/ITW/RTH) und teilweise auch als NEF-Fahrer und als Leitstellendisponenten ersetzt bzw. werden diese ersetzen.

Auch langjährig tätige Rettungsassistenten wurden nicht automatisch als Notfallsanitäter anerkannt. Vielmehr konnten Rettungsassistenten bis Ende des Jahres 2023 eine staatliche Ergänzungsprüfung ablegen (§ 32 Abs. 2 NotSanG). In Abhängigkeit vom Umfang ihrer Berufserfahrung war dafür ggf. zusätzlich eine Vorbereitungsausbildung von 480 bzw. 960 Stunden erforderlich.

Für Rettungssanitäter und/oder Gesundheits- und Krankenpfleger ist keine verkürzte Ausbildung zum Notfallsanitäter möglich.

Die Kompetenzen von Notfallsanitätern werden in → 4.2.3 dargestellt.

In zwei Bundesländern (Niedersachsen und Sachsen-Anhalt) gibt es im Rahmen des Rettungsdienstes derzeit Erprobungen von sog. **Gemeindenotfallsanitätern**. Hierbei handelt es sich um erfahrene Notfallsanitäter, die sich nach einem festgelegten Curriculum umfangreich weitergebildet haben. In Niedersachsen umfasst diese Weiterbildung 480 Stunden, in Sachsen-Anhalt immerhin 100 Stunden. Diese Gemeindenotfallsanitäter werden über die Leitstelle alarmiert, wenn kein Notfalleinsatz und keine Krankenhauseinweisung indiziert scheint, der Patient jedoch dennoch medizinische Hilfe benötigt. Zielsetzung ist es, den stetig steigenden Einsatzzahlen der Notfallrettung, die nach Analysen u. a. dadurch bedingt sind, dass keine echten Rettungsdienstnotfälle vorliegen, aber dennoch immer öfter die Leitstelle kontaktiert wird, weil niedergelassene Ärzte und der ärztliche Bereitschaftsdienst nicht (zeitnah) verfügbar bzw. überlastet sind, entgegenzuwirken. Erste Zwischenauswertungen in beiden Bundesländern zeigen eine deutliche Reduzierung von unnötigen Notfalleinsätzen und damit erfolgsversprechende Zwischenergebnisse dieser Erprobungen. Es bleibt daher zu hoffen, dass

das große Engagement Einzelner bei der Konzeption und Erprobung belohnt und der Gemeindenotfallsanitäter als Ergänzung in die Regelstrukturen des Rettungsdienstes aufgenommen wird.

Fachliche Mindestqualifikation der Fahrzeugbesatzungen

Von besonderer Bedeutung für das Rettungsfachpersonal sind die landesrechtlichen Regelungen, welche die **fachliche Mindestqualifikation der Fahrzeugbesatzungen** vorschreiben. Inzwischen ist in den meisten Bundesländern vorgeschrieben, dass bodengebundene Rettungsdienstfahrzeuge in der Notfallrettung (RTW/NAW/ITW) mit mindestens je einem Notfallsanitäter und einem Rettungssanitäter, im qualifizierten Krankentransport mit mindestens je einem Rettungssanitäter und Rettungshelfer besetzt sein müssen (→ Tab. 2.6).

In einigen Bundesländern durften bzw. dürfen Rettungsassistenten während unterschiedlich langen **Übergangszeiträumen** (→ Tab. 2.6) noch als Transportführer in der Notfallrettung (RTW/NAW/ITW) tätig sein. In ungefähr der Hälfte der Bundesländer endeten die Übergangszeiträume bereits. Die längsten Übergangszeiträume gehen derzeit bis zum Jahr 2029 (Berlin, Hamburg und Sachsen-Anhalt). In mehreren Bundesländern wurden die ursprünglichen Übergangszeiträume aufgrund des bestehenden Fachkräftemangels verlängert, teilweise bereits mehrfach. In Bremen ist als einzigem Bundesland bisher noch kein Übergangszeitraum geregelt. Rettungshelfer können in zehn Bundesländern als Fahrer im qualifizierten Krankentransport tätig sein, als Fahrer in der Notfallrettung nur noch in Niedersachsen.

Soweit der Beifahrer, der sog. **Transportführer** bzw. **Patientenbetreuer,** höher qualifiziert sein muss als der Fahrer, sind die Patienten während des Transports grundsätzlich vom Transportführer zu betreuen.

2.4.2 Ärztliches Rettungsdienstpersonal

Wesentlicher Bestandteil des deutschen Rettungsdienstsystems ist die Einbeziehung von Ärzten in die Notfallrettung bei vitaler Bedrohung. Dies ermöglicht eine frühzeitige differenzierte Diagnostik und Therapie. Die im Rettungsdienst eingesetzten Ärzte bezeichnet man als **Notärzte.** Um als solche tätig sein zu dürfen, müssen Ärzte je nach Bundesland den Fachkundenachweis „Rettungsdienst" oder die weiterqualifizierende Zusatz- bzw. Bereichsbezeichnung „Notfallmedizin" vorweisen. Um die Qualifikation der eingesetzten Notärzte zu erhöhen, reicht mittlerweile in manchen Bundesländern der bisherige Fachkundenachweis „Rettungsdienst" nicht mehr aus.

MERKE

Die notärztliche Versorgung im Rettungsdienst ist fester Bestandteil des medizinischen Gesamtversorgungskonzepts.

Für die Einbindung der Notärzte in die Notfallrettung gibt es zwei Systeme:

- **Rendezvous-System:** Ein Notarzteinsatzfahrzeug (NEF) transportiert den Notarzt zur Einsatzstelle (Notarztzubringerfunktion). Rettungswagen (RTW) und NEF treffen sich am Notfallort. Dort erfolgt gemeinsam die medizinische Versorgung. Gegebenenfalls kann der Notarzt den Patienten im RTW begleiten. Sollte keine Transportbegleitung erforderlich sein, steht das NEF sofort für einen neuen Einsatz zur Verfügung.
- **Kompakt-System/Stationssystem/NAW-System:** Der Notarzt ist einem RTW fest zugeordnet; Notarzt und Rettungswagen bilden somit eine organisatorische Einheit **(Notarztwagen, NAW).** Zusätzliche Unterhaltungskosten für ein NEF entfallen, jedoch ist der Notarzt immer an dieses Fahrzeug gebunden und damit wenig flexibel einsetzbar. Zudem ist der räumliche Einsatzbereich, den ein NAW innerhalb der Hilfsfrist abdecken kann, geringer als bei einem NEF, da ein NAW nicht so dynamische Fahreigenschaften hat.

Welches Notarztsystem in den einzelnen Rettungsdienstbereichen eingerichtet ist, hängt von verschiedenen Gründen ab. Es existieren auch Mischformen innerhalb eines Rettungsdienstbereichs. Aufgrund der größeren Flexibilität und der damit verbundenen Vorteile überwiegt das Rendezvous-System (ca. 99,9 %) deutlich gegenüber dem Kompakt-System. Insbesondere aus Effizienz- und Kostengründen haben in den letzten 25 Jahren einige jahrzehntelange Anhänger des Stationssystems auf das Rendezvous-System umgestellt, z. B. Düsseldorf, Frankfurt a. M., Hamburg und Berlin.

Bei Ereignissen mit einer Vielzahl oder einem Massenanfall von Verletzten oder Erkrankten (MANV bzw. Großschadensereignis, → 10.5) wird die rettungsdienstliche Versorgung durch einen **Leitenden Notarzt (LNA)** – je nach landesrechtlichen Vorschriften in Zusammenarbeit mit einem **Organisatorischen Leiter Rettungsdienst (OrgL RD)** – geleitet und koordiniert. Im Einsatz ist ein LNA allen eingesetzten rettungsdienstlichen Kräften weisungsbefugt.

Zur Qualitätssicherung sehen die meisten Rettungsdienstgesetze einen **Ärztlichen Leiter Rettungsdienst (ÄLRD)** vor. Dies ist ein langjährig erfahrener Notarzt mit spezieller Weiterbildung. Er führt im jeweiligen Rettungsdienstbereich die medizinische Aufsicht über die Notärzte und das Rettungsfachpersonal. In manchen Bundesländern ist der ÄLRD diesen in medizinischen Angelegenheiten weisungsbefugt und kann insbesondere einheitliche Behandlungsleitlinien bzw. sog. **Standard Operation Procedures** (**SOPs**) aufstellen (siehe auch § 4 Abs. 2 Nr. 2 c NotSanG).

Zum Betrieb von **Telenotarztsystemen (TNA-Systemen)** (→ 2.3.1) werden speziell weitergebildete Notärzte benötigt. Hierzu hat die Bundesärztekammer im November 2023 ein „Curriculum **Telenotärztin/Telenotarzt**" verabschiedet, das von den ersten Landesärztekammern als verbindliche Weiterbildungsvorschrift übernommen wurde. Als Telenotarzt weiterqualifizieren kann sich nur, wer zuvor mind. 2 Jahre als Notarzt tätig gewesen und mind. 500 Notfalleinsätze eigenständig absolviert hat.

IM FOKUS

Ausbildungen und Berufe

- Die Ausbildung des Rettungsfachpersonals umfasst(e) **folgende Qualifikationsstufen:**
  - **Rettungshelfer** (RettHelf)
    - In den meisten Bundesländern ist diese Ausbildung nicht geregelt, oftmals handelt es sich um eine

    - **320-stündige Ausbildung** („Grundsätze der Hilfsorganisationen zur Ausbildung von Rettungshelfern“).
    - Hauptsächlich Einsatz im qualifizierten Krankentransport
  - **Rettungssanitäter** (RettSan)
    - **520-stündige Ausbildung**
    - Schulischer, klinischer und praktischer Anteil
  - **Rettungsassistent** (RettAss)
    - Rettungsassistenten werden nicht mehr ausgebildet. Das Notfallsanitätergesetz hat das Rettungsassistentengesetz abgelöst.
    - **2-jährige Ausbildung** (2.800 Stunden) mit einem schulischen, einem klinischen und einem praktischen Anteil
  - **Notfallsanitäter** (NotSan)
    - **3-jährige Ausbildung** (4.600 Stunden) mit einem schulischen, einem klinischen und einem praktischen Anteil
    - Qualifiziert zu umfangreichen medizinischen Maßnahmen in der Notfallversorgung
- Daneben wird, vor allem durch die Hilfsorganisationen, auch **Sanitätspersonal** ausgebildet.
  - Die **Qualifikationsbezeichnungen** sind unterschiedlich (z. B. Sanitätshelfer, Einsatzsanitäter, Sanitäter).
  - Die Kurse umfassen je nach Qualifikation im Regelfall **24–80 Unterrichtseinheiten (UE).**
  - Eine sanitätsdienstliche Ausbildung qualifiziert nicht zur Arbeit im Rettungsdienst.
- Eine Sonderform stellen **Betriebssanitäter** dar.
  - Sie werden in Betrieben mit einer gewissen Personalgröße eingesetzt und übernehmen die Erstversorgung bei Erkrankungen und Unfällen bis der Regelrettungsdienst eintrifft.
  - Ihre Ausbildung wird über die **Deutsche Gesetzliche Unfallversicherung** geregelt.
    - 63 Unterrichtseinheiten Grundausbildung für den betrieblichen Sanitätsdienst
    - 32 Unterrichtseinheiten Aufbaulehrgang für den betrieblichen Sanitätsdienst
- **Notärzte**
  - Ärzte im Rettungsdienst müssen je nach Bundesland neben ihrer Approbation und einer bestimmten Berufserfahrung den **Fachkundenachweis „Rettungsdienst“** oder die weiterqualifizierende **Zusatz- bzw. Bereichsbezeichnung „Notfallmedizin“** vorweisen.
  - Sie werden im **Rendezvous-System** auf einem NEF oder im **NAW-System** eingesetzt.
  - Sie können sich auf verschiedenen Wegen fort- und weiterbilden:
    - Leitender Notarzt
    - Ärztlicher Leiter Rettungsdienst
    - Telenotarzt

2.4.3 Schnelleinsatzgruppen

Zu den Aufgaben des Rettungsdienstes gehört auch die Bewältigung von Notfallereignissen unterhalb der Katastrophenschwelle mit einer größeren Anzahl von Verletzten oder Erkrankten (z. B. Bus- oder Zugunfälle). Man spricht auch von einem **Massenanfall von Verletzten bzw. Erkrankten (MANV)** bzw. einem **Großschadensereignis** (→ 10.5).

Da ein MANV nicht allein von den regulär vorgehaltenen Rettungskräften und -mitteln bewältigt werden kann, müssen die Rettungsdienstträger entsprechende Planungen und Vorkehrungen zur Bewältigung eines solchen treffen. Hierfür werden zur Unterstützung des Regelrettungsdienstes im Auftrag der Rettungsdienstträger von den gemeinnützigen Hilfsorganisationen sowie den privatwirtschaftlichen Rettungsdienstunternehmen wie Falck oder MKT üblicherweise ehrenamtliche Kräfte und zusätzliche Rettungsmittel vorgehalten. Diese können ähnlich den Helfern der Freiwilligen Feuerwehren im Bedarfsfall zu Hause oder bei der Arbeit alarmiert werden und bilden sog. **Schnelleinsatzgruppen (SEGen).**

Anhand der Aufgaben kann man u. a. Schnelleinsatzgruppen unterscheiden, die

- primär auf die Behandlung und Versorgung von Patienten oder
- primär auf den Transport von Patienten oder
- primär auf die Betreuung und Verpflegung von Leicht- und Unverletzten

spezialisiert und entsprechend ausgebildet und ausgestattet sind.

Je nach Ausbildungsstand kann man u. a. **rettungsdienstliche** (alle Mitglieder haben eine rettungsdienstliche Ausbildung, also mindestens eine Rettungshelferausbildung) und **sanitätsdienstliche Schnelleinsatzgruppen** (alle Helfer haben mindestens eine sanitätsdienstliche Ausbildung) unterscheiden. Die Bezeichnung, Qualifikation, Ausstattung, Spezialisierung sowie Größe der Schnelleinsatzgruppen variieren dabei teilweise von Rettungsdienstbereich zu Rettungsdienstbereich und erst recht von Bundesland zu Bundesland. Manche Schnelleinsatzgruppen bestehen aus Teileinheiten des Katastrophenschutzes.

2.4.4 Ersthelfergruppen

Ersthelfergruppen sind örtliche Einrichtungen organisierter Erster Hilfe. Für deren Mitglieder sind auch die Bezeichnungen **Helfer vor Ort (HvO), Voraus-Helfer, Notfallhelfer, Sanitäter vor Ort (SavO)** oder **First Responder (FR)** gebräuchlich.

Ersthelfergruppen dienen besonders in ländlichen Gegenden dazu, nach der Alarmierung von ein oder zwei ihrer Mitglieder durch die Leitstelle als notfallortnahe Ersthelfer in akut lebensbedrohlichen Situationen das sog. therapiefreie Intervall zwischen dem Notfallereignis und dem Eintreffen des Rettungsdienstes durch Maßnahmen der **erweiterten Ersten Hilfe** zu verkürzen. Durch das außergewöhnliche Engagement organisierter Ersthelfer konnten in den vergangenen Jahren zahlreiche Menschenleben gerettet werden, insbesondere durch erfolgreiche Reanimationen.

Erste Vorläufer von Ersthelfergruppen gab es in Deutschland Mitte der 1980er-Jahre. Der Großteil der heute existierenden Ersthelfergruppen wurde seit Anfang der 2000er-Jahre aufgebaut. In manchen Rettungsdienstbereichen existieren inzwischen nahezu flächendeckende Ersthelfersysteme.

Die Einrichtung von Ersthelfersystemen erfolgt in der Regel auf freiwilliger, meist ehrenamtlicher Basis durch die Hilfsorganisationen oder (Freiwilligen) Feuerwehren. Ihre Einrichtung zählt **nicht zu den Pflichten der Rettungsdienstträger. Ersthelfersysteme sind weder organisatorisch noch rechtlich Bestandteil des Rettungsdienstes.** Sie haben keinen Einfluss auf die vom Rettungsdienst einzuhaltenden Hilfsfristen. Daher stehen organisierten Ersthelfern (abgesehen von Ausnahmeregelungen in Baden-Württemberg und Bayern) auch keine Sonderrechte zu (→ 4.5.2).

Die Empfehlungen des Ausschusses „Rettungswesen" halten für organisierte Ersthelfer **als Mindeststandard** eine **Ausbildung** von 48 Unterrichtsstunden, einschließlich einer Ausbildung in der Durchführung der **Frühdefibrillation** mit automatisierten externen Defibrillatoren (AED), zwingend für erforderlich; mindestens 80 Unterrichtsstunden werden empfohlen. Eine **regelmäßige Fortbildung** mit Praxistraining von mindestens 4 Stunden pro Halbjahr sollte gewährleistet sein.

Baden-Württemberg ist als Vorreiter das erste Bundesland, das in der **Verordnung des Innenministeriums über die Mitwirkung von Helfer-vor-Ort-Systemen in Ergänzung zur Notfallrettung (Ersthelferverordnung – VOHvO)** vom 12.02.2018 zahlreiche Detailfragen im Zusammenhang mit Ersthelfergruppen verbindlich geregelt hat. In Hessen gibt es zumindest Empfehlungen, in Bayern einen Leitfaden des jeweils zuständigen Ministeriums.

Rechtsfragen, die speziell organisierte Ersthelfer betreffen, werden in → 4.6.9 behandelt.

2.4.5 Katastrophenschutz

Der **Katastrophenschutz (KatS)** ist nicht Teil des Rettungsdienstes, sondern für die Bewältigung eines **Katastrophenfalls** zuständig (siehe → Kasten).

DEFINITION

Unter einer **Katastrophe** in diesem Sinne versteht man ein Geschehen, das Leben oder Gesundheit zahlreicher Menschen oder Tiere, die Umwelt, erhebliche Sachwerte oder die lebensnotwendige Versorgung der Bevölkerung in so ungewöhnlichem Maße gefährdet oder schädigt, dass es geboten erscheint, ein zu seiner Abwehr und Bekämpfung erforderliches Zusammenwirken von Behörden, Stellen und Organisationen unter die einheitliche Leitung der Katastrophenschutzbehörde zu stellen.

Die Gesetzgebungszuständigkeit für den Katastrophenschutz liegt bei den Bundesländern (Art. 70 Abs. 1 GG). Daher gibt es auch hier eine Vielzahl von unterschiedlichen gesetzlichen Regelungen. Der Katastrophenschutz ist teilweise im selben Gesetz wie die Feuerwehr (z. B. Brandenburg, Hessen, Nordrhein-Westfalen, Rheinland-Pfalz, Thüringen) oder die Feuerwehr und der Rettungsdienst (z. B. Bremen und Sachsen) oder in gesonderten Katastrophenschutzgesetzen (in den restlichen Bundesländern) geregelt.

IM FOKUS

Schnelleinsatzgruppen, Ersthelfergruppen und Katastrophenschutz

- **Schnelleinsatzgruppen (SEG):**
  - Werden zur Bewältigung von **größeren Schadensereignissen,** wie einem Massenanfall von Verletzten (MANV) eingesetzt.
  - Die Helfer sind im Regelfall **ehrenamtliche Kräfte,** die über ein Funkmeldesystem alarmiert werden.
  - Anhand der Aufgaben kann man Schnelleinsatzgruppen unterscheiden:
    - Behandlung und Versorgung von Patienten
    - Transport von Patienten
    - Betreuung und Verpflegung von Leicht- und Unverletzten
- **Ersthelfergruppen:**
  - Auch: Bezeichnungen Helfer vor Ort (HvO), Voraus-Helfer, Notfallhelfer, Sanitäter vor Ort (SavO) oder First Responder (FR)
  - Ehrenamtliche Kräfte, oftmals nur mit einer Kurzausbildung, manchmal aber auch mit rettungsdienstlichem Hintergrund
  - Ziel ist die **Überbrückung des therapiefreien Intervalls,** insbesondere in abgelegenen Gebieten bei bedrohlichen Notfallbildern (z. B. Herz-Kreislaufstillstand)
- **Katastrophenschutz (KatS):**
  - Aufgabe der Länder
  - Einsatz nur im Katastrophenfall
    - **Definition „Katastrophe":** ein Geschehen, das Leben oder Gesundheit zahlreicher Menschen oder Tiere, die Umwelt, erhebliche Sachwerte oder die lebensnotwendige Versorgung der Bevölkerung in so ungewöhnlichem Maße gefährdet oder schädigt, dass es geboten erscheint, ein zu seiner Abwehr und Bekämpfung erforderliches Zusammenwirken von Behörden, Stellen und Organisationen unter die einheitliche Leitung der Katastrophenschutzbehörde zu stellen.

2.5 Rettungsdienstfahrzeuge

DEFINITION

Rettungsmittel sind die im Rettungsdienst eingesetzten Verkehrsmittel zu Land, zu Wasser und in der Luft. Sie dienen primär dem Transport von Rettungsfachpersonal und Material, um eine medizinische Versorgung am Notfallort durchzuführen. Erst sekundär dienen einige der Rettungsmittel, unter gleichzeitiger Aufrechterhaltung der medizinischen Versorgung, dem Transport der Patienten (→ Abb. 2.10 und → Abb. 2.11).

Im Rettungsdienst sind gemäß den Landesrettungsdienstgesetzen Rettungsmittel einzusetzen. Unter **Rettungsmittel** werden Rettungsdienstfahrzeuge einschließlich aller Rettungs- und Transportgeräte sowie des Rettungsmaterials verstanden. Dabei

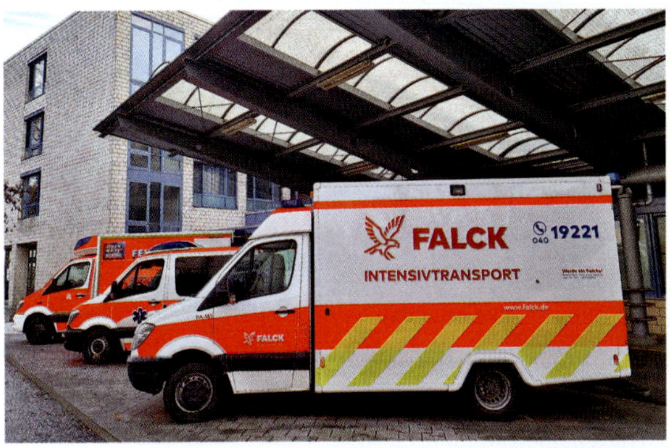

Abb. 2.10 Rettungsdienstfahrzeuge an der Liegendanfahrt eines Krankenhauses [W925]

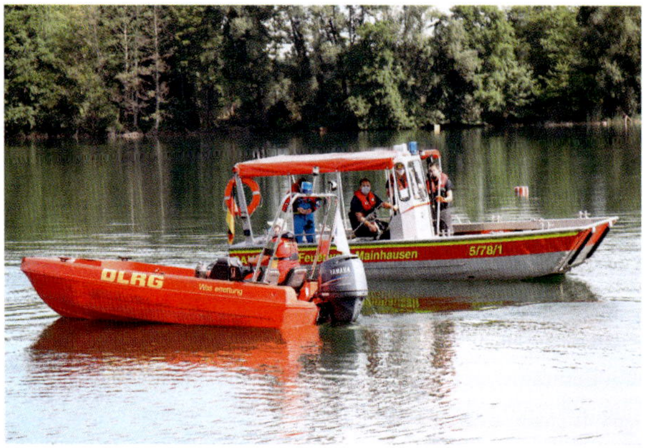

Abb. 2.11 Wasserrettungsboot im Einsatz [O429]

müssen die Rettungsmittel für ihre Aufgabe dem Stand der Wissenschaft und Technik entsprechen.
Im **bodengebundenen Rettungsdienst** werden

- Krankentransportwagen (KTW),
- Rettungswagen (RTW),
- Notarztwagen (NAW),
- Intensivtransportwagen (ITW) und
- Notarzteinsatzfahrzeuge (NEF)

eingesetzt. Auf Binnengewässern (Seen und Flüsse) werden Wasser- bzw. Motorrettungsboote, auf hoher See Seenotrettungsboote (SRB) sowie Seenot(rettungs)kreuzer (SRK bzw. SK) verwendet. Im **Luftrettungsdienst** gibt es Rettungshubschrauber (RTH), Intensivtransporthubschrauber (ITH) und Dual-Use-Hubschrauber.

Sämtliche Rettungsdienstfahrzeuge sind mit Rettungsgeräten und Rettungsmaterial ausgestattet, die meisten auch mit Transportgeräten:

- **Rettungsgeräte,** wie etwa Schaufeltrage, Spineboard oder KED®-System, dienen der Durchführung der technischen Rettung (→ 18.6)
- **Transportgeräte,** z. B. Fahrgestell für Krankentragen, Krankentrage und Tragesessel (→ 9.3.3), ermöglichen die Lagerung und den Transport von Verletzten oder Erkrankten.
- **Rettungsmaterial** ist die Gesamtheit aller Ge- und Verbrauchsmaterialien, die für die Rettung, die Erste Hilfe und die Herstellung der Transportfähigkeit erforderlich sind, z. B. medizinisches Gerät (→ 5.3), Arzneimittel (→ 7.5) und Verbandmittel.

Für deutsche Rettungsmittel werden die Mindestanforderungen an Konstruktion, Prüfmethoden, Betriebsverhalten und Ausrüstungen in **DIN-Normen** des Deutschen Instituts für Normung e. V. **(DIN-NARK)** zusammengefasst. Die Kennzeichnung als **DIN EN** (z. B. DIN EN 1789) bezeichnet die Deutsche Umsetzung einer europäischen Norm (EN).

Entgegen einem weitverbreiteten Irrtum sind DIN-Normen jedoch nicht per se verbindlich, sondern nur unverbindliche Empfehlungen. Sie werden erst dann unmittelbar verbindlich, wenn der Gesetzgeber ausdrücklich auf sie verweist. Wenn die Erstellung einer DIN-Norm noch nicht zu lange her ist, gibt diese aber in der Regel den aktuellen, **allgemein anerkannten Stand der Technik und Notfallmedizin** wieder. Soweit die eingesetzten Rettungsmittel – je nach den unterschiedlichen Qualitätsanforderungen in den landesrechtlichen Rettungsdienstvorschriften – jederzeit oder jedenfalls zum Zeitpunkt ihrer Anschaffung dem aktuellen Stand der allgemein anerkannten Regeln der Technik und der medizinischen Wissenschaft entsprechen müssen, sind daher die Vorgaben der einschlägigen DIN-Normen **als Mindeststandard** einzuhalten. Somit gelten DIN-Normen im Rettungsdienst zwar nicht unmittelbar, aber – abgesehen von einzelnen Ausnahmen – zumindest mittelbar und geben so den einzuhaltenden Mindeststandard vor.

MERKE

An jedes Rettungsmittel werden hohe Anforderungen in den Sicherheits- und Qualitätsstandards sowie deren Ausstattungen und Überprüfungen gestellt, welche in Normen wie ISO-Norm (internationale Normung), DIN EN (europäische Normung) und DIN NARK (nationale, deutsche Normung) geregelt werden.

2.5.1 Bodengebundene Rettungsdienstfahrzeuge

Die EN 1789 ist eine europaweit gültige Norm, die Referenzstandards zur Vereinheitlichung des Rettungsdienstes in den europäischen Ländern festlegt. Die **DIN EN 1789** „Rettungsdienstfahrzeuge und deren Ausrüstung – Krankenkraftwagen" unterscheidet drei Kategorien von Krankenkraftwagen, deren Anforderungen sich in aufsteigender Ordnung auf den Umfang der Behandlung im Fahrzeug beziehen:

- **Typ A** (Patient Transport Ambulance, PTA): **Krankentransportwagen (KTW)** sind ausschließlich für den Transport und nicht für die notfallmedizinische Erstversorgung von Patienten konstruiert und ausgerüstet:
  - Krankentransportwagen vom Typ A1 entsprechen im Gegensatz zum deutschen KTW eher einem einfachen Kombi oder einer Großraumlimousine und sind für einen Patienten geeignet. Sie verfügen über eine sehr geringe medizinische Ausstattung.
  - Krankentransportwagen vom Typ A2 dienen dem Transport eines oder mehrerer Patienten auf Trage(n) oder Sessel(n). Sie verfügen ebenfalls über eine sehr geringe medizinische Ausstattung.
- **Typ B** (Emergency Ambulance, EA): **Notfallkrankenwagen** sind zur Erstversorgung, zum Transport und zur Überwachung eines Patienten konstruiert und ausgerüstet. Sie verfügen über eine für Notfallpatienten erforderliche medizinische Mindestausstattung, wobei das Mitführen von Medikamenten nicht verpflichtend ist. Die Mindestanforderungen des Notfallkrankenwagens erlauben, da die Vorgaben für den Innenraum kleiner als im RTW ausfallen, auch ein Fahrzeug mit den Abmessungen eines KTW „hoch-lang" und eines KTW „Sprinter" ohne Hochdach.
- **Typ C** (Mobile Intensive Care Unit, MICU): **Rettungswagen (RTW)** sind für die erweiterte Behandlung, den Transport und die Überwachung von Patienten konstruiert und ausgerüstet. Dabei dienen RTW neben dem Heranführen von medizinischem Material und Personal zur Wiederherstellung und Aufrechterhaltung der Vitalfunktionen, der Herstellung und Aufrechterhaltung der Transportfähigkeit von Notfallpatienten vor und während der Beförderung.

Bei allen Normungskriterien der DIN EN 1789 haben seit ihrer Einführung im Jahre 1999 die Eigenschaften von

Verbrennungsmotoren die Anforderungen bestimmt. Die Energiequellen für Kraftfahrzeuge befinden sich jedoch im Umbruch. Daher wurden die Anforderungen der Krankenkraftwagen-Norm (DIN EN 1789) 2024 angepasst, um Krankenkraftwagen mit Elektromotor eine Konformität mit der DIN EN zu ermöglichen. Die aufwändige Batterietechnik macht sich jedoch im Fahrzeuggewicht bemerkbar.

Krankentransportwagen (KTW)

Ein Krankentransportwagen, auch Krankenwagen genannt, ist für **nicht dringliche Transporte** von verletzten oder erkrankten Personen mit medizinischer Betreuung durch qualifiziertes Personal vorgesehen (→ Abb. 2.12). Der Zugang zum Patienten ist während des Transports oder einer Behandlung auf der Trage nur von einer Seite möglich. Der KTW ist mit einem Rettungssanitäter und einem Rettungshelfer als Fahrer besetzt.

MERKE

Ein Krankenwagen wird hauptsächlich zum Durchführen von qualifizierten Krankentransporten verwendet.

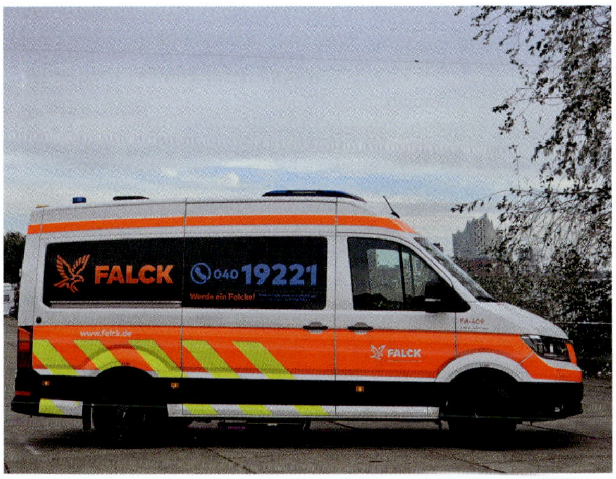

Abb. 2.12 Krankentransportwagen (KTW) [W925]

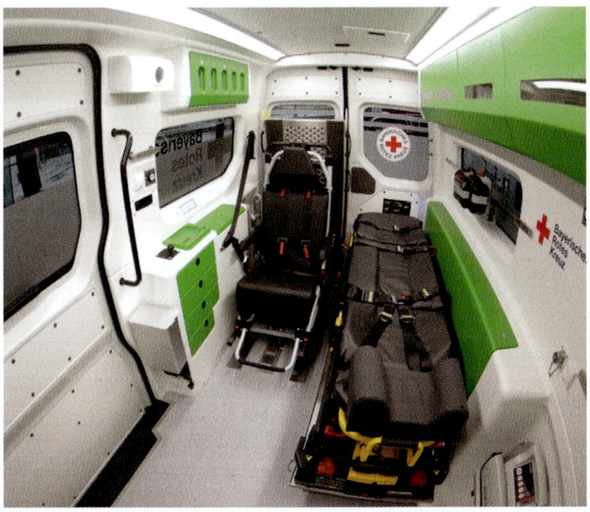

Abb. 2.13 Krankentransportwagen (KTW) Innenausstattung [M235]

Nach der DIN EN 1789 muss ein **Krankentransportwagen (KTW)** an medizinischen Geräten (→ 5.3) eine Sauerstoffeinheit, ein Absauggerät und einen halbautomatischen Defibrillator (AED) als Mindestausstattung haben (→ Abb. 2.13). Qualitätsbewusste Leistungserbringer statten ihre KTW darüber hinaus u. a. zusätzlich mit Notgeburt Set, Pulsoxymeter, Blutzuckermessgerät, Schaufeltrage, Vakuummatratze sowie Schienungsmaterial zur Ruhigstellung von Frakturen und Halswirbelsäule aus.

Rettungswagen (RTW)

Ein Rettungswagen ist für **dringliche Transporte** von verletzten oder erkrankten Personen vorgesehen, die vor und während des Transports zusätzlich medizinische Maßnahmen benötigen, die geeignet sind, die vitalen Funktionen aufrechtzuerhalten oder wiederherzustellen (→ Abb. 2.14). Der Zugang zum Patienten ist während des Transports oder einer Behandlung auf der Trage für das Rettungsfachpersonal von drei Seiten möglich. Der RTW ist mit einem Notfallsanitäter und einem Rettungssanitäter als Fahrer besetzt.

Rettungswagen (RTW) müssen über die Pflichtausstattung eines KTW hinaus an medizinischen Geräten u. a. ein EKG-Gerät, einen externen Herzschrittmacher, ein automatisches Notfall-Beatmungsgerät, ein Kapnometer, ein Pulsoxymeter, eine Spritzenpumpe, ein Thermometer und eine elektrisch betriebene Absaugeinheit aufweisen (→ Abb. 2.15). Zudem müssen Rettungswagen zwingend mit Schaufeltrage, Vakuummatratze sowie Schienungsmaterial zur Ruhigstellung von Frakturen und Halswirbelsäule ausgerüstet sein. Ein umfangreiches Sortiment an Notfallmedikamenten und Verbandmaterial gehört ebenso selbstverständlich zur zeitgemäßen Ausstattung eines RTW, wie ein Notgeburt-Set, ein Notfallkoffer für Säuglinge und Kleinkinder sowie ein chirurgisches Set (Thorax-Drainagen, Notkoniotomie-Set, Notamputationsset etc.).

MERKE

Rettungswagen sind zur Erstversorgung und zum Transport von Notfallpatienten vorgesehen.

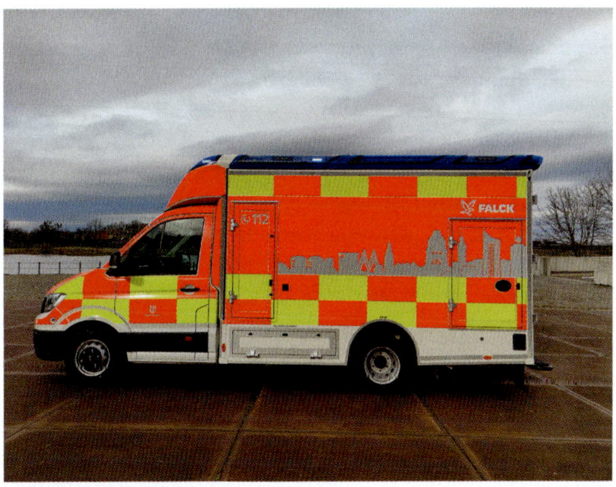

Abb. 2.14 Rettungswagen (RTW) [W925]

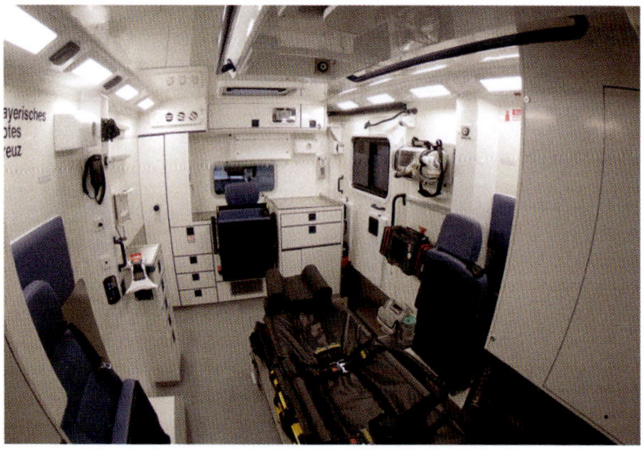

Abb. 2.15 Rettungswagen (RTW) Innenausstattung [M235]

Notarzteinsatzfahrzeug (NEF)

Für Notarzteinsatzfahrzeuge (NEF) gibt es keine spezifische europäische Norm. Die Anforderungen an ein NEF und dessen Mindestausstattung sind in der DIN 75079 „Notarzt-Einsatzfahrzeuge (NEF) – Begriffe, Anforderungen, Prüfung" zusammengefasst. Mit einem NEF kann kein Patiententransport vorgenommen werden; es handelt sich bei diesen Fahrzeugen um speziell ausgerüstete Pkws, SUVs oder Kleintransporter. Mit Rettungsmaterial ist ein NEF nahezu identisch ausgestattet wie ein RTW.

Notarzteinsatzfahrzeuge werden im „Rendez-vous-System" eingesetzt. Dabei wird der Notarzt parallel zum RTW oder nachträglich (Anforderung des RTW) zum Notfallort transportiert. Das „Rendez-vous-System" hat den Vorteil, dass das NEF nach der Versorgung des Patienten wieder für einen weiteren Einsatz zur Verfügung steht.

MERKE

Ein **Notarzteinsatzfahrzeug (NEF)** dient der schnellen Heranführung des Notarztes und der medizinisch-technischen Ausrüstung an den Einsatzort.

Intensivtransportwagen (ITW)

Intensivtransportwagen (ITW) sind Krankenkraftwagen zur Durchführung von Patiententransporten unter intensivmedizinischen Bedingungen. Die Ausstattung eines ITW geht noch einmal deutlich über die eines Rettungswagens hinaus. Ein ITW hat u. a. zusätzlich ein Intensivbeatmungsgerät, zahlreiche Spritzenpumpen, eine Infusionspumpe, eine spezielle Intensivtransporttrage und einen deutlich größeren Vorrat an medizinischem Sauerstoff an Bord. ITW sind meist geräumiger als RTW und haben mit einer zulässigen Gesamtmasse von – je nach Modell – bis zu 7,5 t eine höhere Zulade Möglichkeit. Mit manchen ITW können sogar Intensivbetten transportiert werden, sodass keine Umlagerung der Patienten erforderlich ist.

Schwerlastrettungswagen (S-RTW)

Aufgrund des in den letzten Jahren überproportional gestiegenen Bedarfs werden zunehmend **Spezialfahrzeuge für den Transport von schwergewichtigen Patienten** vorgehalten. Dadurch lassen sich die menschenunwürdigen, sonst für schwergewichtige Patienten erforderlichen Transporte auf Lkw-Ladeflächen vermeiden. Die Spezialfahrzeuge sind im Unterschied zu normalen RTW insbesondere mit speziellen Fahrtragen, Tragetüchern und Schleifkorbtragen für schwergewichtige Patienten ausgestattet.

Notarztwagen für Kindernotfälle

In einigen Rettungsdienstbereichen gibt es spezielle **Baby-Notarztwagen (Baby-NAW)** oder **Kinder-Notarzteinsatzfahrzeuge (Kinder-NEF).** Das sind Rettungsdienstfahrzeuge, die speziell für Frühgeborenen-, Baby- und (Klein-)Kindernotfälle sowie -transporte deutlich umfangreicher ausgestattet sind als die regulären Rettungsmittel. Üblicherweise sind Kinder-NEF mit einem früh- und neugeborenen, intensivmedizinisch (neonatologisch) erfahrenen Kinderfacharzt und einer erfahrenen Fachkraft besetzt, Baby-NAW zusätzlich mit einer intensivmedizinisch erfahrenen Kinderkrankenschwester.

2.5.2 Luftfahrzeuge und Luftrettung

Deutschland verfügt über ein beinahe flächendeckendes Luftrettungsnetz. **Ziele** und **Aufgaben** der Luftrettung sind:

- Ermöglichung schneller notärztlicher Versorgung bei allen Notfällen (schneller Notarztzubringer)
- Primärtransport des Patienten in das nächste geeignete Krankenhaus
- Dringliche Sekundärtransporte (qualifizierte und dringliche Intensivtransporte)
- Dringender Transport von Blutkonserven, Medikamenten und Transplantaten
- Suchflüge und ggf. Rettung mit spezieller Ausrüstung

In der **Primärluftrettung,** für Notfalleinsätze, werden heute (Stand: 2024) 56 **Rettungshubschrauber (RTH)** eingesetzt. Diese unterstützen und ergänzen den bodengebundenen Rettungsdienst (→ Abb. 2.2). **Luftrettungsstützpunkte** (→ Abb. 2.16) liegen meist an leistungsfähigen Kliniken und werden von unterschiedlichen Organisationen betrieben.

Die beiden größten Leistungserbringer sind die ADAC-Luftrettung und die DRF-Luftrettung. RTH sind mit einem Piloten, einem Notfallsanitäter, der zusätzlich eine spezielle flugtechnische und -medizinische Ausbildung (HEMS Technical Crew Member) vorweisen muss, und einem erfahrenen Notarzt besetzt. Mit Rettungsmaterial sind RTH ähnlich ausgestattet wie ein RTW/NAW.

Rettungshubschrauber sind in der Regel von sieben Uhr morgens bzw. Sonnenaufgang bis Sonnenuntergang einsatzbereit. Der reguläre Einsatzradius eines RTH beträgt etwa 50–70 km. Heutige Rettungshubschrauber haben eine Reisegeschwindigkeit von ca. 240 km/h.

Für die **Sekundärluftrettung,** für dringliche intensivmedizinische Transporte in spezialisierte weiterbehandelnde Kliniken, stehen **Intensivtransporthubschrauber (ITH)** zur Verfügung. Derzeit (Stand: 2024) sind über das Bundesgebiet 15 Intensivhubschrauber verteilt. Ein Teil dieser Maschinen ist nachtflugtauglich. ITH sind meist größer als RTH. Über die Ausstattung eines Rettungshubschraubers hinaus verfügen sie u. a. über ein Intensivbeatmungsgerät, zahlreiche Spritzenpumpen und zunehmend über Laborgeräte zur fortlaufenden Analyse von Blut(gas)werten.

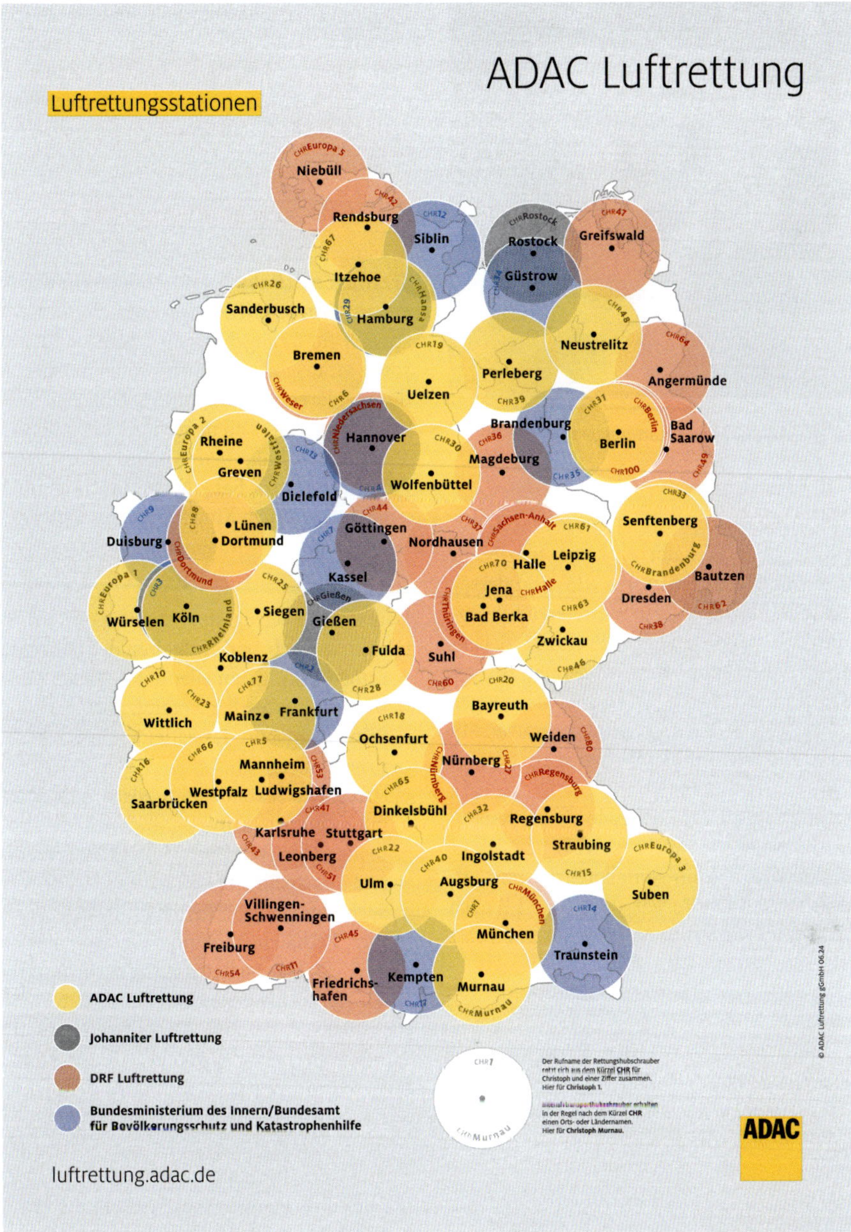

Abb. 2.16 Stützpunkte der Luftrettung in Deutschland [W161-001]

Seit Ende der 1990er-Jahre werden intensivmedizinisch ausgestattete Hubschrauber regulär je nach Bedarf als RTH oder ITH eingesetzt **(Dual-Use-Hubschrauber).** Seit 2004 verfügen auch erste Dual-Use-Hubschrauber über Nachtfluggenehmigungen. Derzeit (Stand: 2024) sind über das Bundesgebiet 13 Dual-Use-Hubschrauber verteilt.

IM FOKUS

Transportmittel

- **DIN-Regelungen:**
  - **Die EN 1789** ist eine europaweit gültige Norm, die Referenzstandards zur Vereinheitlichung des Rettungsdienstes in den europäischen Ländern festlegt.
  - **Kategorien:**
    - **Typ A** (Patient Transport Ambulance, PTA): Krankentransportwagen (KTW), wird noch in **Typ A1** (entsprechend deutschem KTW) und **Typ A2** (dienen dem Transport eines oder mehrerer Patienten auf Trage oder Sessel) untergliedert.
    - **Typ B** (Emergency Ambulance, EA): Notfallkrankenwagen sind zur Erstversorgung, zum Transport und zur Überwachung eines Patienten konstruiert und ausgerüstet.
    - **Typ C** (Mobile Intensive Care Unit, MICU): Rettungswagen (RTW)
  - Die DIN regelt unter anderem die **Ausstattung** mit:
    - **Rettungsgeräten** (z. B. Schaufeltrage, Spineboard oder KED-System)

  - **Transportgeräten** (z. B. Fahrgestell für Krankentragen, Krankentrage und Tragesessel)
  - **Rettungsmaterial** (Gesamtheit aller Ge- und Verbrauchsmaterialien)
- **Bodengebundener Rettungsdienst:**
  - **Krankentransportwagen** (KTW), im Regelfall besetzt durch Rettungssanitäter und Rettungssanitäter/Rettungshelfer
  - **Rettungswagen** (RTW), im Regelfall besetzt durch Notfallsanitäter und Notfallsanitäter/Rettungssanitäter
  - **Notarztwagen** (NAW), besetzt wie ein RTW in Notarztbegleitung
  - **Intensivtransportwagen** (ITW), immer arztbesetzt, (Rettungsfach-)Personal speziell fortgebildet
  - **Notarzteinsatzfahrzeug** (NEF), im Regelfall besetzt durch Notfallsanitäter/Rettungssanitäter und Notarzt
  - **Sonderfahrzeuge:** Baby-/Kinder-NEF, Schwerlastrettungswagen etc.
- **Luftrettungsdienst:**
  - **Rettungshubschrauber** (RTH)
  - **Intensivtransporthubschrauber** (ITH)
  - Besetzt mit einem **Piloten,** einem erfahrenen **Notarzt** und einem **Notfallsanitäter,** der zusätzlich eine spezielle flugtechnische und -medizinische Ausbildung **(HEMS Technical Crew Member)** absolviert hat.
  - Auch als **„Dual-Use"-Variante** verfügbar, um sowohl in der Notfallrettung als auch im Intensivtransport einsetzbar zu sein.

2.6 Berufsrechtliche Regelungen

Berufsrechtliche Regelungen des Rettungsdienstes sind alle Vorschriften, die die **Berufsausbildung** und die **Berufsausübung** im Rettungsdienst regeln. Dies können (Parlaments-)Gesetze, Rechtsverordnungen und Verwaltungsvorschriften (sog. Erlasse) sein sowie rechtlich unverbindliche Empfehlungen verschiedenster Gremien und Festlegungen der Hilfsorganisation, wie z. B. organisationsinterne Ausbildungsrichtlinien.

- Die **Ausbildung zum Notfallsanitäter** ist bundesrechtlich im **Notfallsanitätergesetz** (NotSanG) geregelt. Weitere Details finden sich in der bundesrechtlichen **Ausbildungs- und Prüfungsverordnung für Notfallsanitäterinnen und Notfallsanitäter** (NotSan-APrV). Die Berufsbezeichnung „Notfallsanitäterin" oder „Notfallsanitäter" darf nur führen, wer die Ausbildung nach den vorgenannten Vorschriften erfolgreich abgeschlossen hat.
- Die **Ausbildung zum Rettungssanitäter** ist zwischenzeitlich über zwei Drittel der Bundesländer verbindlich durch Rechtsverordnung geregelt (→ 2.4.1 und → Tab. 2.7). In den anderen Bundesländern werden Rettungssanitäter nach den rechtlich unverbindlichen Empfehlungen des Ausschusses Rettungswesens ausgebildet (→ 2.4.1), die durch interne Ausbildungsrichtlinien der Hilfsorganisationen weiter konkretisiert werden.
- Die **Ausbildung zum Rettungshelfer** ist lediglich in zwei Bundesländern gesetzlich geregelt, in Nordrhein-Westphalen und Rheinland-Pfalz (→ 2.4.1 und→ Tab. 2.5). In den anderen Bundesländern werden Rettungshelfer nach den rechtlich unverbindlichen „Grundsätze[n] der Hilfsorganisationen zur Ausbildung von Rettungshelfern", ggf. unter Berücksichtigung der Empfehlungen des Ausschusses „Rettungswesen" zur Rettungssanitäter-Ausbildung von 2008 bzw. 2019, ausgebildet (→ 2.4.1).

Die Leitplanken der **Berufsausübung** sind die Rettungsdienstvorschriften der einzelnen Bundesländer zur Organisation des Rettungsdienstes (→ 2.3), das Strafrecht (→ 4.3) und das Schadensersatzrecht (→ 4.4). Daneben sind für eine Tätigkeit im Rettungsdienst auch straßenverkehrsrechtliche Vorschriften (→ 4.5), insbesondere die Regelungen zu Sonderrechten und Wegerechten (→ 4.5.2 und → 4.5.3) sowie zur Verabreichung von Arzneimitteln und zur Verwendung von Medizinprodukten (→ 4.7) relevant.

2.7 Finanzierung

Der Rettungsdienst in Deutschland kostete 2025 ca. 10 Milliarden Euro. Diese Summe umfasst alle Fahrtkosten, inklusive Notfallrettung, Krankentransport etc. Somit entfielen weniger als 2 % der Gesamt-Gesundheitsausgaben von rund 500 Milliarden Euro auf den Rettungsdienst.

Den Großteil dieser Rettungsdienstkosten tragen die üblichen Kostenträger des deutschen Gesundheitswesens: Gesetzliche und private Krankenversicherungen sowie gesetzliche Unfallversicherungen (Unfallkassen und Berufsgenossenschaften). Im Recht der gesetzlichen Krankenkassen ist festgelegt, dass die Kosten der Notfallrettung und des qualifizierten Krankentransports bei gesetzlich Versicherten als **Fahrtkosten** (§ 60 SGB V) übernommen werden. Voraussetzung ist, dass die einzelnen Fahrten **zwingend medizinisch notwendig** sind.

Weitere Einzelheiten sind für die gesetzlich Versicherten in der vom Gemeinsamen Bundesausschuss erlassenen **Richtlinie über die Verordnung von Krankenfahrten, Krankentransportleistungen und Rettungsfahrten nach § 92 Absatz 1 Satz 2 Nummer 12 SGB V (Krankentransport-Richtlinie/KT-RL)** vom 22.01.2004, zuletzt geändert am 19.09.2024, in Kraft getreten am 17.12.2024, festgelegt (abrufbar mit der dortigen Suchfunktion unter www.g-ba.de). Unter anderem sind hiernach nur Fahrten zur **nächsten erreichbaren geeigneten Behandlungsmöglichkeit** medizinisch notwendig, also z. B. zum nächstgelegenen Krankenhaus mit Kreißsaal und nicht zum weiter entfernten Wunschkrankenhaus mit Unterwassergeburtmöglichkeit. In der KT-RL wird für Notfalleinsätze von RTW, NAW, NEF und RTH der Begriff **„Rettungsfahrt"** und für qualifizierte Krankentransporte der Begriff **„Krankentransport"** verwendet.

Rettungsfahrten und Krankentransporte müssen – abgesehen von Notfällen – von einem Vertragsarzt **vor der Beförderung** verordnet werden, d. h., dieser muss prüfen und durch die Verordnung bestätigen, dass die konkrete Fahrt zwingend medizinisch notwendig ist. Dass dies in Notfällen statt eines niedergelassenen Vertragsarztes ein Krankenhausarzt oder ein Notarzt bestätigt, ist in der Richtlinie nicht vorgesehen, wird von den Kostenträgern aber seit Jahren so toleriert. Seit einer Änderung Ende 2024 ist es zulässig, dass Vertragsärzte für ihnen bereits persönlich bekannte Patienten Krankenbeförderungen per Videosprechstunde verordnen. Krankentransporte zur ambulanten Behandlung bedürfen – abgesehen von konkret geregelten Ausnahmen -- der vorherigen Genehmigung der Krankenkasse des konkreten Patienten. Krankenhausärzte dürfen – bei Vorliegen weiterer

Voraussetzungen – Krankentransporte im Rahmen des Entlassmanagements verordnen.

Für privat Versicherte übernehmen die privaten Krankenversicherungen die Kosten für medizinisch notwendige Notfallrettungseinsätze und qualifizierte Krankentransporte, wenn dies im entsprechenden Versicherungstarif vereinbart ist. Regelmäßig ist dies bei sog. Volltarifen der Fall. Andernfalls müssen privat Versicherte die Rettungsdienstkosten privat tragen.

Während der Gesetzeswortlaut „Fahrtkosten" nahelegt, dass nur die eigentlichen Fahrtkosten im engeren Sinne bezahlt werden, ist es tatsächlich so, dass sämtliche Kosten eines Notfalleinsatzes, also insbesondere auch die Kosten der medizinischen Versorgung übernommen werden. Im Einzelnen handelt es sich um folgende Kostenpositionen:

- Investive Kosten für den Auf- und Ausbau sowie die Aufrechterhaltung der Rettungsdienstinfrastruktur (z. B. Rettungswachen und Leitstelle)
- Betriebskosten der Rettungswachen, Notarztstandorte, integrierten Regionalleitstellen, zentralen Koordinierungsstelle und
- Rettungsmittel
- Personalkosten des medizinischen Personals, das in den Rettungswachen, den integrierten Regionalleitstellen, der zentralen Koordinierungsstelle und an den Notarztstandorten eingesetzt wird
- Kosten der Ärztlichen Leitung des Rettungsdienstes
- Kosten erforderlicher Aus- und Fortbildungen des medizinischen Personals, das in den Rettungswachen, den integrierten Regionalleitstellen und an den Notarztstandorten eingesetzt wird
- Kosten für Qualitätssicherung und Qualitätsmanagement
- Kosten für Unfall- und Haftpflichtversicherung des Personals
- Kosten für Fehlfahrten und Fehleinsätze
- Verwaltungs- und Querschnittskosten
- Kosten Dritter, sofern sie den Rettungsdienst durchführen
- Kosten Dritter, sofern sie den Rettungsdienst bei seiner Aufgabenerfüllung unterstützen

Während früher nach der Idee der dualen Finanzierung die Bundesländer noch die Investitionskosten (z. B. für die Gebäude der Rettungswachen und Leitstellen) vollständig oder zumindest zu großen Teilen getragen haben, haben sich die meisten Bundesländer inzwischen fast vollständig von der Finanzierung der rettungsdienstlichen Infrastruktur (Rettungswachen und Leitstellen) zurückgezogen. Nur noch in wenigen Bundesländern, z. B. in Baden-Württemberg und Bayern, gibt es Zuschüsse für Investitionsmaßnahmen, z. B. zum Neubau von Rettungswachen oder Luftrettungszentren.

Somit besteht die Besonderheit, dass die Bundesländer die Vorgaben zur Organisation und Struktur des Rettungsdienstes machen, dagegen die Kostenträger den Rettungsdienst bezahlen müssen, jedoch in den meisten Bundesländern kaum Mitspracherechte bei der Organisation und Struktur des Rettungsdienstes haben.

Bei der **Vergütung** des Rettungsdienstes für die einzelnen Einsätze gibt es zwei Grundvarianten:

- Der Rettungsdienst (Leistungserbringer) erhält die Vergütung als (Benutzungs-)**Entgelt** für ausgeführte Transporte direkt vom jeweils für den einzelnen Patienten zuständigen Kostenträger. Die Vergütungshöhe wird vom Rettungsdienstträger direkt mit den Krankenkassen verhandelt (z. B. in Baden-Württemberg) und zwar in der Regel für die Dauer von mindestens einem Jahr und als Durchschnittswert einheitlich für den gesamten Rettungsdienstbereich. Auch wird ein Jahresgesamtbudget festgelegt.
- Der Rettungsdienst erhält die Vergütung vom Rettungsdienstträger, der diese dann wiederum vom jeweils für den einzelnen Patienten zuständigen Kostenträger erhält. Bei dieser Variante legen die Rettungsdienstträger die Vergütung als (Benutzungs-)**Gebühren** einseitig fest, in der Regel in Gebührensatzungen. Die Kostenträger müssen diese grundsätzlich in der festgelegten Höhe bezahlen, können jedoch nicht (mit-)entscheiden, wieviel Rettungsmittel in den einzelnen Rettungsdienstbereichen vorgehalten werden.

Der Großteil der Rettungsdienstkosten sind einsatz**un**abhängige Fixkosten. Hiervon bilden die Personalkosten einschließlich der Kosten für Aus-, Fort- und Weiterbildung den größten Kostenblock. Weitere einsatz**un**abhängige fixe Positionen sind z. B. Kosten für die Anschaffung, Ersatzbeschaffung und den Unterhalt der Rettungsdienstfahrzeuge, der Transport- und Rettungsgeräte, der medizinischen Geräte, Einsatzkleidung sowie deren Wartung, Instandhaltung und Instandsetzung, außerdem die Raumkosten für Rettungswachen und Leitstelle.

Einsatzabhängige Kosten sind z. B. Kosten für Treibstoff der Rettungsdienstfahrzeuge sowie für Verbrauchsmaterialien (z. B. Handschuhe, Verbandmaterial, Arzneimittel, Infusionen, Desinfektionsmittel etc.). Im Verhältnis zu den einsatzunabhängigen Kosten fallen die einsatzanzahlabhängigen Kosten aber nur untergeordnet ins Gewicht.

Die **einsatzunabhängigen Kosten** für die Bereithaltung eines einsatzfähigen Rettungsdienstfahrzeuges einschließlich Personal (sog. **Vorhaltekosten**) fallen pro Tag unabhängig davon an, ob und ggf. wie oft dieses Rettungsdienstfahrzeug an einem Tag zu einem Einsatz ausrückt. Hierdurch erklärt sich, warum die durchschnittlichen Kosten, die für einen Rettungsdiensteinsatz pro Rettungsmittel (z. B. RTW, NEF) anfallen, zwischen den einzelnen Rettungsdienstbereichen sehr unterschiedlich sind. Bei einem Rettungswagen in einer dünnbesiedelten Gegend, der im Durchschnitt nur dreimal pro Tag ausrückt, müssen die pro Tag anfallenden Vorhaltekosten – vereinfacht ausgedrückt – auf drei Einsätze umgelegt werden. Dagegen können in einem dichter besiedelten Rettungsdienstbereich mit höheren Einsatzzahlen die kaum höheren Vorhaltekosten auf deutlich mehr Einsätze pro Tag umgelegt werden. Dies ist der Grund, warum ein Rettungswageneinsatz oder ein Notarzteinsatz in verschiedenen Rettungsdienstbereichen unterschiedlich teuer ist. Für einen RTW-Einsatz liegt die aktuelle Spanne zwischen knapp 300 und ca. 1.200 Euro pro Einsatz, für einen zusätzlichen NEF-Einsatz zwischen knapp 300 und ca. 700 Euro.

Die Einzelheiten der Rettungsdienstvergütung sind in den Vorschriften der einzelnen Bundesländer festgelegt. Diese weichen teilweise erheblich voneinander ab.

IM FOKUS

Finanzierung

- Im Recht der **gesetzlichen Krankenkassen** („Kostenträger") ist festgelegt, dass die Kosten der Notfallrettung und des qualifizierten Krankentransports bei gesetzlich Versicherten als Fahrtkosten (§ 60 SGB V) übernommen werden.
  - Voraussetzung ist, dass die einzelnen Fahrten **zwingend medizinisch notwendig** sind.
- Auch die Kosten von **Krankentransporten** werden von den Krankenkassen getragen.
  - **Richtlinie über die Verordnung von Krankenfahrten, Krankentransportleistungen und Rettungsfahrten** nach § 92 Absatz 1 Satz 2 Nummer 12 SGB V (Krankentransport-Richtlinie/KT-RL)
- Die meisten **Bundesländer beteiligen sich nicht mehr an den Investitionskosten** des Rettungsdienstes (z. B. Rettungswachen, Leitstellen etc.).
  - Auch diese Kosten und die **Kosten für die organisationalen Maßnahmen** (Qualitätsmanagement, Rettungsmittel, Versicherungen etc.) werden von den Kostenträgern übernommen.
  - Es werden **einsatzabhängige** (Treibstoff, Verbrauchsmaterial etc.) von **einsatzunabhängigen Kosten** (Fahrzeuge, Personal etc.) unterschieden.
- Bei der **Vergütung** des Rettungsdienstes für die einzelnen Einsätze gibt es **zwei Grundvarianten:**
  - Der Rettungsdienst (Leistungserbringer) erhält die Vergütung als (Benutzungs-)**Entgelt** für ausgeführte Transporte direkt vom jeweils für den einzelnen Patienten zuständigen Kostenträger.
  - Der Rettungsdienst erhält die Vergütung vom Rettungsdienstträger, der diese dann wiederum vom jeweils für den einzelnen Patienten zuständigen Kostenträger erhält. Bei dieser Variante legen die Rettungsdienstträger die Vergütung als (Benutzungs-)**Gebühren** einseitig fest.

WIEDERHOLUNGSFRAGEN

1. Benennen Sie verschiedene Tätigkeitsfelder des Rettungssanitäters. (→ 2.1.1)
2. Was ist der Unterschied zwischen einem Krankentransport und einem Notfalleinsatz? (→ 2.1.1)
3. Benennen und erläutern Sie die unterschiedlichen Formen von Krankentransporten. (→ 2.1)
4. Welche Aufgaben haben Rettungssanitäter im Wachalltag? (→ 2.1.2)
5. Nennen Sie weitere Einsatzbereiche für Rettungssanitäter. (→ 2.1.3)
6. Nennen Sie die möglichen Formen des Krankentransports. (→ 2.2)
7. Beschreiben Sie, auf welcher Grundlage die Verordnung von Krankentransporten erfolgt. (→ 2.2.1)
8. Beschreiben Sie den Ablauf eines Krankentransports anhand der einzelnen Einsatzphasen. (→ 2.2.2)
9. Bitte erläutern Sie den Unterschied zwischen Notfallrettung, qualifiziertem Krankentransport und Krankenfahrten. (→ 2.3)
10. Welche Rolle haben die Bundesländer bei der Organisation des Rettungsdienstes? (→ 2.3)
11. Wer sind Träger des Rettungsdienstes und welche Aufgaben haben sie? (→ 2.3)
12. Wer sind die Leistungserbringer im Rettungsdienst? (→ 2.3.1)
13. Nennen Sie die fünf Glieder der Rettungskette. (→ 2.3.2)
14. Was sind Laienhelfer und welche Aufgaben haben sie? (→ 2.3.2)
15. Woraus besteht ein strukturierter Notruf und welchem Hauptzweck dient er? (→ 2.3.2)
16. Nennen Sie die Aufgaben des Rettungsdienstes im Rahmen der Rettungskette. (→ 2.3.2)
17. Beschreiben Sie die Ausbildung zum Rettungshelfer. Welche Tätigkeitsschwerpunkte haben Rettungshelfer? (→ 2.4.1)
18. Beschreiben Sie die Ausbildung zum Notfallsanitäter. Welche Tätigkeitsschwerpunkte haben Notfallsanitäter? (→ 2.4.1)
19. Nennen Sie die vorgeschriebenen fachlichen Mindestqualifikationen der Fahrzeugbesatzungen für Notfallrettung, Krankentransport und NEF in Ihrem Bundesland. (→ 2.4.1)
20. Was sind örtliche Einrichtungen organisierter Erster Hilfe? (→ 2.4.4)
21. Welche Rettungsdienstfahrzeuge können unterschieden werden? (→ 2.5)
22. Wie unterscheiden sich Krankentransportwagen und Rettungswagen in ihrer Ausstattung? (→ 2.5.1)
23. Beschreiben Sie das System der Luftrettung in Deutschland. (→ 2.5.2)
24. Nennen Sie die fünf Hauptaufgaben der Luftrettung. (→ 2.5.2)
25. Welche Vorschriften gehören zu den berufsrechtlichen Regelungen? (→ 2.6)
26. Wie wird der Rettungsdienst finanziert? (→ 2.7)

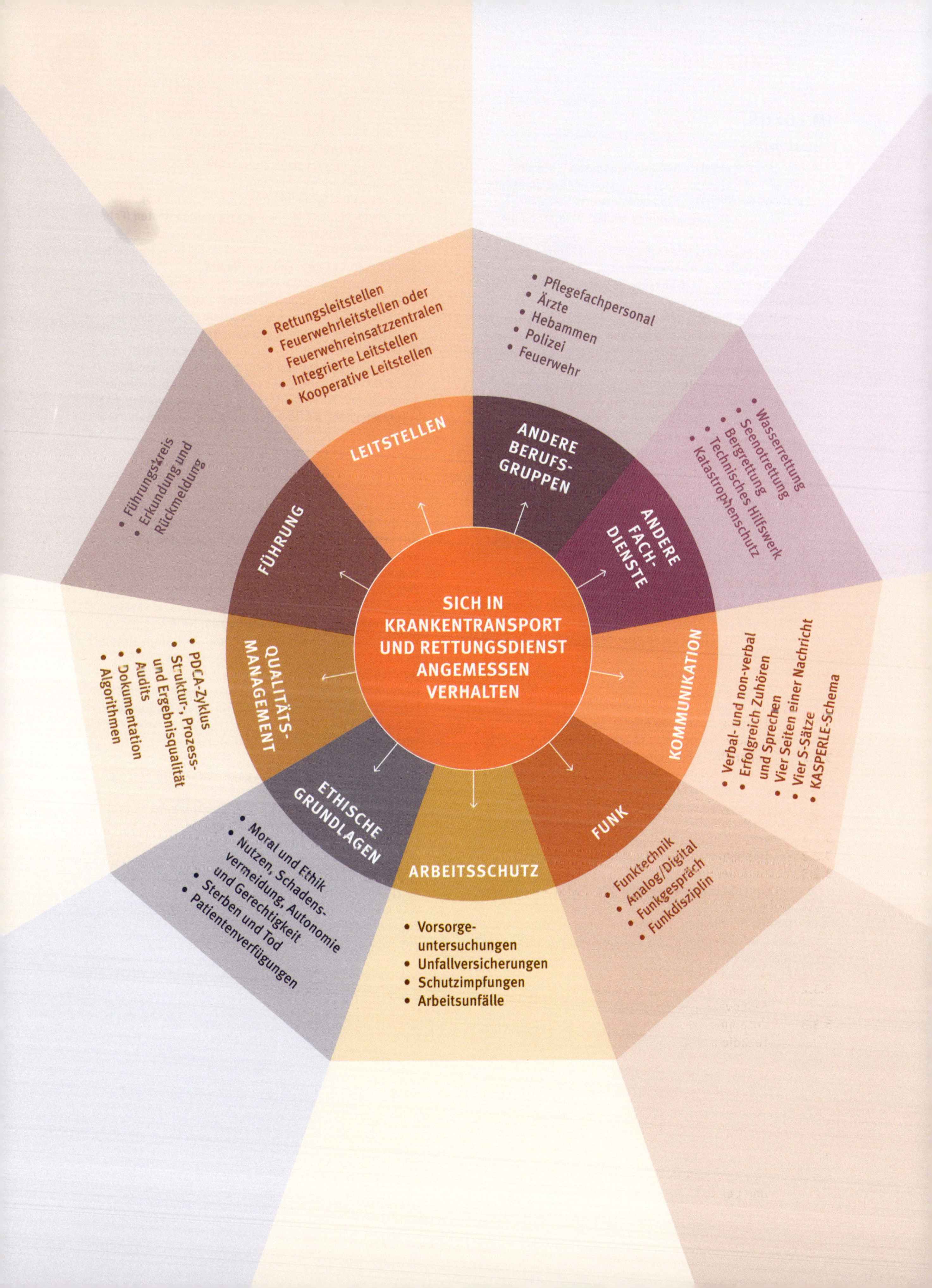
SICH IN KRANKENTRANSPORT UND RETTUNGSDIENST ANGEMESSEN VERHALTEN
LEITSTELLEN
• Rettungsleitstellen
• Feuerwehrleitstellen oder Feuerwehreinsatzzentralen
• Integrierte Leitstellen
• Kooperative Leitstellen
ANDERE BERUFSGRUPPEN
• Pflegefachpersonal
• Ärzte
• Hebammen
• Polizei
• Feuerwehr
ANDERE FACHDIENSTE
• Wasserrettung
• Seenotrettung
• Bergrettung
• Technisches Hilfswerk
• Katastrophenschutz
KOMMUNIKATION
• Verbal- und non-verbal
• Erfolgreich Zuhören und Sprechen
• Vier Seiten einer Nachricht
• Vier S-Sätze
• KASPERLE-Schema
FUNK
• Funktechnik
• Analog/Digital
• Funkgespräch
• Funkdisziplin
ARBEITSSCHUTZ
• Vorsorgeuntersuchungen
• Unfallversicherungen
• Schutzimpfungen
• Arbeitsunfälle
ETHISCHE GRUNDLAGEN
• Moral und Ethik
• Nutzen, Schadensvermeidung, Autonomie und Gerechtigkeit
• Sterben und Tod
• Patientenverfügungen
QUALITÄTSMANAGEMENT
• PDCA-Zyklus
• Struktur-, Prozess- und Ergebnisqualität
• Audits
• Dokumentation
• Algorithmen
FÜHRUNG
• Führungskreis
• Erkundung und Rückmeldung

3

SICH IN KRANKENTRANSPORT UND RETTUNGSDIENST ANGEMESSEN VERHALTEN

Tobias Sambale (3.1, 3.3, 3.5, 3.7.3, 3.8), Andreas Fromm, (3.2, 3.4, 3.7.4, 3.7.5), Jürgen Luxem (3.6, 3.7.1, 3.7.2, 3.7.6)

FALLBEISPIEL

Sie werden zu einem Brand in einer Seniorenwohnanlage gerufen. Als ersteintreffendes Rettungsmittel müssen Ihr Kollege und Sie die Einsatzleitung übernehmen, bis weitere Kräfte nachgerückt sind. Vor Ort verschaffen Sie sich einen kurzen Überblick. Vom Dach des Gebäudes steigt Rauch auf, Flammen sind nicht zu erkennen. Sie werden von der Pflegedienstleitung empfangen, die Ihnen mitteilt, dass sie bereits die Evakuierung des Gebäudes angeordnet habe. Viele Bewohner und Mitarbeitende befänden sich vor dem Gebäude an den dafür vorgesehenen Sammelpunkten. Es sei derzeit allerdings noch nicht klar, wie viele Personen noch im Gebäude seien. Verletzte gebe es bisher keine. Sie melden diese Informationen umgehend an die Leitstelle zurück und fordern weitere Kräfte nach. Zudem wird die Schnelleinsatzgruppe informiert. Insbesondere der Betreuungszug hat für diese Einsatzlage eine wichtige Bedeutung. Kurz nach Ihrer Rückmeldung trifft das erste NEF ein, sodass Ihr Team die Einsatzleitung an die Kollegen übergeben kann. Sie fassen hier die wichtigsten Eckpunkte zusammen und werden nach der Übergabe beauftragt, nochmal mit der Pflegedienstleitung zu sprechen, ob inzwischen absehbar ist, wie viele Personen bereits evakuiert worden sind. Diese Information habe oberste Priorität.

LERNZIELE

Führung im rettungsdienstlichen Einsatz

- Führungsstrukturen im rettungsdienstlichen Einsatz beschreiben
- Den Führungskreis analysieren und anwenden
- Erkundungen der Einsatzstelle strukturieren
- Rückmeldungen nach dem MELDEN-Schema durchführen

Leitstelle

- Verschiedene Leitstellentypen beschreiben
- Die Aufgaben von Leitstellen nennen

Teamarbeit

- Die zentrale Bedeutung von Teamarbeit für die die Bewältigung komplexer (Einsatz-)Situationen erkennen
- Die Phasen der Teamentwicklung verstehen
- Mögliche Auswirkungen schlechter Teamarbeit auf die Qualität der Notfallversorgung abschätzen
- Konfliktsituationen in Teams erkennen und vermeiden

Zusammenarbeit mit Dritten

- Verschiedene Berufe im Gesundheitswesen kennen und ihre Aufgaben unterscheiden
- Einen Überblick über die Ausbildung von Pflegefachpersonal und Ärzten gewinnen
- Verschiedene Fachdienste unterscheiden
- Verschiedenen Fachdiensten die jeweiligen Aufgaben zuordnen
- Schnittstellen mit anderen Fachdiensten benennen
- Schnittstellenprobleme mit anderen Fachdiensten erläutern
- Lösungsstrategien für Schnittstellenprobleme anwenden

Kommunikation und Interaktion mit Patienten und weiteren Einsatzbeteiligten

- Die Einflussfaktoren erfolgreicher Kommunikation im Rettungsdienst kennen
- Grundlegende Regeln erfolgreicher Gesprächsführung nennen
- Wesentliche Bestandteile verbaler Kommunikation anhand des Vier-Seiten-einer-Nachricht-Schemas erläutern
- Mit Patienten und deren Angehörigen professionell kommunizieren
- Die Besonderheiten der Kommunikation mit spezifischen Personengruppen im Krankentransport sowie bei Notfalleinsätzen beschreiben

Funk

- Die Bedeutung von Funk und technischer Kommunikation im Einsatz erläutern
- Die wichtigsten Unterschiede zwischen analogem und digitalem Funk nennen
- Die verschiedenen Betriebsmodi im Digitalfunk beschreiben
- Die Buchstabiertafel kennen und anwenden
- Den regelhaften Ablauf eines Funkgesprächs erläutern

Arbeitsschutz

- Die arbeitsmedizinische Vorsorge und ihre Organisation nennen
- Den Wert und Sinn von Schutzimpfungen verstehen
- Die Aufgaben der gesetzlichen Unfallversicherung nennen

Ethische Grundlagen

- Ethische Fragestellungen im Rettungsdienst benennen
- Die Begriffe Ethik und Moral erläutern
- Die Prinzipien der Autonomie, des Nichtschadens, der Fürsorge, der Gerechtigkeit, der Achtung der Menschenwürde und der Wahrhaftigkeit erläutern
- Lösungswege für ethische Fragestellungen im Rettungsdienst aufzeigen

Qualitätsmanagement

- Qualität definieren
- Tätigkeiten und Prozesse unterscheiden
- Verschiedene Prozessarten nennen
- Struktur-, Prozess- und Ergebnisqualität unterscheiden und erläutern
- Die Funktion von Leitbildern erörtern
- Verschiedene Qualitätsmanagementsysteme erklären und unterscheiden
- Den kontinuierlichen Verbesserungsprozess in der täglichen Arbeit einordnen

Die Arbeitsumgebung von Rettungsfachpersonal ist sehr vielfältig. Um Ihre Aufgabe, eine zielgerichtete und effektive Patientenversorgung durchzuführen, müssen Sie auch zahlreiche taktische, kommunikative und organisatorische Aspekte ihres Tätigkeitsfeldes kennen. Sie müssen mit wechselnden Teams arbeiten, in Krisensituationen kommunizieren, sich per Funk verständigen, sich und andere Kollegen im Einsatz und an der Rettungswache schützen, sich mit ethischen Fragen auseinandersetzen und

ihr Handeln an Qualitätskriterien ausrichten. Dies macht die Arbeitsumgebung von Rettungssanitätern nicht nur vielfältig, sondern auch sehr spannend und abwechslungsreich.

3.1 Einsatztaktik und Einsatzorganisation

Die Tätigkeit im Rettungsdienst verlangt ein hohes Maß an medizinischem Fachwissen und die Fähigkeit, komplexe Einsatzsituationen unter hohem Entscheidungs- und Handlungsdruck zu erfassen. Aus dieser ersten Situationserfassung muss eine sinnvolle Vorgehensweise abgeleitet werden. Dazu sind Kenntnisse in Einsatztaktik und Einsatzorganisation, vor allem in besonderen Einsatzlagen, z. B. Großschadensereignisse oder Massenanfall von Verletzten, unerlässlich.

Im alltäglichen Einsatzgeschehen sind insbesondere bei der **Fahrzeugaufstellung** an der Einsatzstelle grundlegende Punkte zu beachten. Das Rettungsmittel müssen so positioniert werden, dass es nachrückenden Kräften möglich ist, die Einsatzstelle ebenfalls zu erreichen oder zu passieren. Die Fahrzeugaufstellung muss so durchgeführt werden, dass die Einsatzkräfte in Gefahrensituationen den Einsatzort schnellstmöglich verlassen können.

Bei Einsätzen mit der Feuerwehr, z. B. bei Wohnungsbränden, muss darauf geachtet werden, dass ausreichend Fläche für den Löschzug vorhanden ist. Insbesondere bei der Rettung von Menschen über Hubrettungsfahrzeuge (z. B. Drehleiter) muss eine ausreichende Stellfläche vorhanden sein. Bei Einsätzen, bei denen Patienten durch die Feuerwehr mit hydraulischem Rettungsgerät aus dem Fahrzeug befreit werden müssen, muss ausreichend Raum um das verunfallte Fahrzeug verfügbar sein, da dort die Gerätschaften der Feuerwehr direkt zum Einsatz gebracht werden und der Brandschutz sichergestellt werden muss.

VIDEO

Mögliche Fahrzeugaufstellung beim Verkehrsunfall
https://www.youtube.com/watch?v=5tiCk-h8Mes

3.1.1 Führung im rettungsdienstlichen Einsatz

Die sinnvolle, speziell auf die Lage im rettungsdienstlichen Einsatz abgestimmte Vorgehensweise im Rahmen eines Gesamtkonzepts zur Einsatzabwicklung wird in der Führungslehre als **Taktik** bezeichnet.

DEFINITION

Rettungstaktik ist der zielgerichtete Einsatz von Menschen und Material in einem Rettungsdiensteinsatz, wobei Aufwand und Nutzen in einem vernünftigen Verhältnis zueinander stehen müssen.

Taktisches Ziel jedes Rettungsdiensteinsatzes ist die Abwendung einer Lebensgefahr von den Betroffenen, wobei die **Einsatzführung** häufig unter Zeit- und Öffentlichkeitsdruck in einer ungeklärten Situation stattfinden muss. Viele unterschiedliche Einflussgrößen erschweren die Entscheidungsfindung und damit die Führung der Einsatzkräfte. **Entscheidungsfindung** unter Stress ist nur möglich, wenn die Einflussgrößen, wie in → Abb. 3.1 dargestellt, systematisch analysiert und verarbeitet werden.

Der Führende muss **umgehend** und **absolut** entscheiden. Die Entscheidung kann im Verlauf des Einsatzes angepasst werden. Sofern sich die Lage verändert oder eine Fehlentscheidung getroffen wurde, muss eine andere Vorgehensweise gewählt werden. Wichtig ist es allerdings, die eigenen Entscheidungen klar und umsetzbar zu vertreten. Nur so kann das Team den Entscheidungen folgen. Dies verlangt konkrete **Regeln** und für jeden am Einsatz Beteiligten nachvollziehbare **Führungsmechanismen.** Da Führung im Einsatz trotz unterschiedlicher Einsatzsituationen wiederkehrenden Gesetzmäßigkeiten unterliegt, kann man diese in einem **Algorithmus** bzw. einem Regelkreis darstellen. Der Algorithmus zur taktischen Einsatzführung wird als **Führungskreis** (→ Abb. 3.2) bezeichnet.

Führungskreis

Der Führungskreis macht Einsatzabläufe vergleichbar und vereinfacht die Informationsbeschaffung, Informationsbeurteilung und Entscheidungsfindung. Durch seine Anwendung wird verhindert, dass Entschlüsse vorschnell in die Tat bzw. in einen

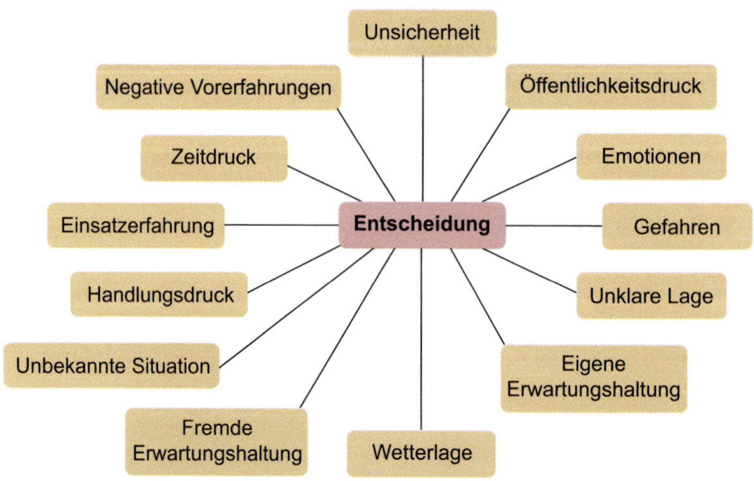

Abb. 3.1 Entscheidungsfindung [L157]

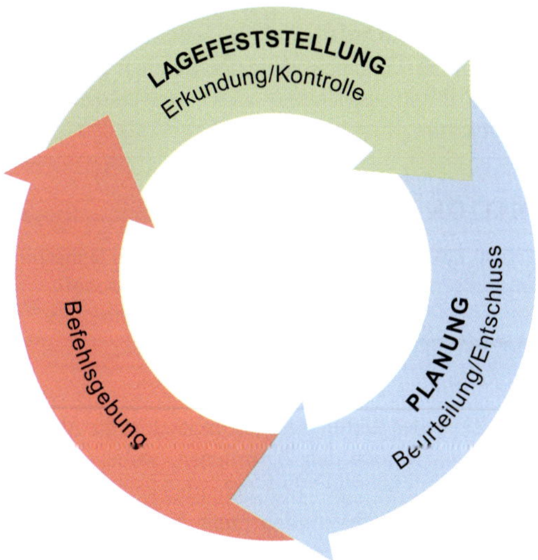

Abb. 3.2 Führungskreis [L231]

Befehl oder eine Anweisung umgesetzt werden. Bei systematischer Vorgehensweise anhand des Führungskreises werden z. B. im Rahmen der **Lagefeststellung** ausschließlich Informationen zur Schadenslage gesammelt.

Die **eigene Lage,** als Bestandteil der Lagefeststellung, ergibt sich u. a.

- aus der momentan zur Verfügung stehenden Menge an Rettungsmitteln,
- aus der Anzahl und Qualifikation des Rettungsfachpersonals und
- den zur Verfügung stehenden Ressourcen im Einsatzbereich.

Erkundung, Beurteilung, Befehlsgebung und Kontrolle sind **kontinuierliche Aufgaben** des Führenden. Nur so können rettungsdienstliche Lagen in ihrer gesamten Dynamik und Komplexität erfasst und beherrscht werden.

Vor allem bei sehr komplexen Einsatzlagen ist es notwendig, den Führungskreislauf immer wieder neu zu durchlaufen, um Befehle und daraus folgende Maßnahmen zielgerichtet beurteilen und im Einsatzverlauf anpassen zu können.

Erkundung

Das Mittel zur systematischen und umfassenden **Informationssammlung,** die der Entscheidungsfindung dient, ist die Erkundung.

MERKE

Aus rettungsdienstlicher Sicht erforderliche Informationen zur Erkundung:

- Art und Umfang des Geschehens
- Besondere Gefahren
- Anzahl der Verletzten
- Schweregrad der Verletzungen
- Zugänglichkeit der Verletzten

Ist die Lageerkundung abgeschlossen, werden die Erkundungsergebnisse beurteilt. Mit in die **Lagebeurteilung** sollen das Wetter an der Einsatzstelle, der Einsatzort und die Einsatzzeit einfließen.

Aus der Beurteilung der Lage resultiert die **Entscheidung** für oder gegen eine oder mehrere Maßnahmen. So könnte z. B. eine Entscheidung sein, den Patienten zunächst nicht zu behandeln, sondern mit dem Feuerlöscher des RTW den Entstehungsbrand eines Pkws zu bekämpfen. Eine weitere Entscheidung könnte sich auf die Ordnung des Einsatzraums, also auf die Fahrzeugaufstellung, und den Einsatz weiterer Rettungskräfte beziehen.

Rückmeldung

Spätestens nach Beurteilung der Lage muss eine Rückmeldung an die **Leitstelle** erfolgen. Dem **Disponenten** in der Leitstelle ist es oftmals bis zu dieser ersten Rückmeldung nicht möglich, die Lage vor Ort klar einzuschätzen.

MERKE

Die Rückmeldung an die Leitstelle enthält mindestens folgende Informationen:

- Funkkennung und Einsatzort
- Art und Umfang des Geschehens
- Besondere Gefahren
- Anzahl schwer verletzter und leicht verletzter Patienten
- Zugänglichkeit der Patienten
- Nachforderung
- Bereitstellungsraum Rettungsmittel

Um dies etwas zu sortieren, kann das **MELDEN-Schema** als Merkhilfe eingesetzt werden:

- **M**eldende Person
- **E**insatzstelle
- **L**age
- **D**urchgeführte Maßnahmen
- **E**inheiten, die eingesetzt wurden
- **N**achforderungen

Die **Einsatzentscheidung** wird in eine Anweisung oder einen Befehl umgesetzt und an die Einsatzkräfte weitergegeben. Grundsätzlich ist der Führungskreis in jedem Rettungsdiensteinsatz nutzbar und sollte vor jeder Entscheidungsfindung durchlaufen werden. Die Rückmeldung ist eine der wichtigsten ersten Aufgaben an der Einsatzstelle. Die Leitstelle und nachrückende Kräfte brauchen unbedingt einen überblickenden Eindruck von der Einsatzstelle. Auch können nur weitergehende Planungen gemacht werden, wenn frühzeitig entsprechende Ressourcen nachgefordert werden. Erfolgt keine oder eine sehr unvollständige Rückmeldung, ist der Einsatzerfolg gefährdet.

! ACHTUNG

Führung als Ganzes, aber auch einzelne Führungsaufgaben brauchen **Training.** Führt man seine erste Rückmeldung in einem stressigen Einsatz durch, ist die Gefahr des Scheiterns hoch.

Tipp: Machen Sie sich eine Liste mit allen relevanten Aspekten (zum Beispiel dem Führungskreis und dem MELDEN-Schema) und üben Sie Ihr Vorgehen anhand von Fallbeschreibungen mit einem Kollegen.

IM FOKUS

Führung im rettungsdienstlichen Einsatz

- **Rettungstaktik** ist der zielgerichtete Einsatz von Menschen und Material in einem Rettungsdiensteinsatz.
  - **Aufwand und Nutzen** müssen in einem vernünftigen Verhältnis zueinander stehen.
  - Die Einsatzführung geschieht meist unter **Zeit- und Öffentlichkeitsdruck.**
  - Es müssen bedachte und systematische Entscheidungen getroffen werden.
- Um dies zu ermöglichen, ist der **„Führungskreis"** eine große Hilfe.
  - Er besteht aus den Abschnitten **Lagefeststellung, Planung, Befehlsgebung.**
  - Nach der Befehlsgebung erfolgt eine **Neuevaluation** der Lage.
- Die **Erkundung** ist ein wesentlicher Pfeiler der Lagefeststellung.
  - Sie besteht aus der **Betrachtung** von:
    - Art und Umfang des Geschehens
    - Besonderen Gefahren
    - Anzahl der Verletzten
    - Schweregrad der Verletzungen
    - Zugänglichkeit der Verletzten
- Auch die **Rückmeldung an die Leitstelle** muss systematisch erfolgen.
  - Sie kann mit dem **MELDEN-Schema** verinnerlicht werden.
    - **M**eldende Person
    - **E**insatzstelle
    - **L**age
    - **D**urchgeführte Maßnahmen
    - **E**inheiten, die eingesetzt wurden
    - **N**achforderungen

3.1.2 Leitstelle

Nicht nur im Rahmen eines Massenanfalls von Verletzten oder Erkrankten, sondern auch im täglichen Rettungsdienst- und Krankentransporteinsatz obliegt die Führung aller Rettungsmittel der Leitstelle eines Landkreises oder einer kreisfreien Stadt.

VIDEO

Vorstellung der PSAP G ONE Studie, in der erstmalig in Deutschland eine wissenschaftliche Bestandsaufnahme der Leitstellen durchgeführt wurde
https://www.youtube.com/watch?v=uodgRZmaePY&t=674s

Leitstellentypen

Aufgrund unterschiedlicher geschichtlicher Entwicklungen und politischer Entscheidungen haben sich in den Bundesländern verschiedene **Leitstellenformen** mit unterschiedlichen Aufgaben etabliert:

- Rettungsleitstellen
- Feuerwehrleitstellen oder Feuerwehreinsatzzentralen
- Integrierte Leitstellen
- Kooperative Leitstellen

Rettungsleitstellen, die ausschließlich im Rahmen der rettungsdienstlichen Gesetzgebung tätig werden, koordinieren die Einsätze des Rettungsdienstes und Krankentransporteinsätze. Unter Umständen nehmen sie über die **Notrufnummer 112** auch Einsatzlagen der Feuerwehr an und geben diese nach Alarmierung der Feuerwehr an die zuständige Feuerwehreinsatzzentrale oder Feuerwehrleitstelle weiter.

Da durch die Auftrennung der Leitstellen für Rettungsdienst und Feuerwehr viele Synergieeffekte verloren gehen, werden in den **Integrierten Leitstellen** beide Dienste zusammengefasst. Die Mitarbeiter der Integrierten Leitstellen verfügen im Regelfall sowohl über eine feuerwehrtechnische als auch eine rettungsdienstliche Ausbildung. Diese wird durch eine leitstellenspezifische Weiterbildung ergänzt.

Seit einigen Jahren gibt es in Deutschland zudem **Kooperative Leitstellen**. Diese sind für alle Notrufe von Rettungsdienst, Feuerwehr und Polizei zuständig. Entsprechend sind Feuerwehr, Rettungsdienst und Polizei auch gemeinsam in einer Leitstelle tätig. Formal und technisch sind die Bereiche von polizeilicher und nichtpolizeilicher Gefahrenabwehr getrennt, durch räumliche und organisatorische Maßnahmen (z. B. „Tisch an Tisch" bzw. Glaswände mit Verbindungstüren) ist aber ein gemeinsames und engeres Zusammenarbeiten möglich. Dies ermöglicht eine bessere Bearbeitung von Hilfeersuchen und eine gezieltere Einsatzabwicklung. Aufgrund der unterschiedlichen Farben von Polizei, Feuerwehr und Rettungsdienst spricht man auch von „bunten" Leitstellen.

Aufgaben der Leitstelle

Das Personal der Leitstelle nimmt die Notrufe entgegen, bewertet die Notrufmeldung und alarmiert geeignete Einsatzkräfte. Im Rettungsdienst ist die Leitstelle den eingesetzten Rettungskräften in bestimmten Aspekten **weisungsbefugt;** ausgenommen davon sind unter anderem medizinische Entscheidungen.

Neben den typischen Leitstellenaufgaben, wie Notrufabfrage, Alarmierung der Einsatzkräfte, Heranführung der Kräfte an die Einsatzstelle, Durchführung der Nachalarmierungen und Verständigung anderer Dienststellen, werden von den einigen Leitstellen auch **„sonstige Leitstellenaufgaben"** wahrgenommen, wie:

- Entgegennahme Hausnotruf
- Bereitschaftsdienst Ärzte und Apotheken
- Handwerkernotdienste

Eine weitere Aufgabe der Disponenten in der Leitstelle ist die Anleitung einer Reanimation über das Telefon. Stellt sich im Rahmen des strukturierten Abfrageschemas in einem Notrufgespräch heraus, dass es sich am Einsatzort um eine reanimationspflichtige Person handelt, wird neben der Disponierung der Rettungsmittel parallel die **Telefonreanimation** angeleitet. Dabei erklärt der Disponent dem Anrufer genau, welche Schritte dieser einzuleiten hat, und ist dabei ein durchgehender Ansprechpartner. Die Telefonreanimation wird fortgeführt, bis die alarmierten Rettungsmittel am Einsatzort eintreffen und die Reanimation übernehmen.

VIDEO

Ablauf einer Telefonreanimation
https://www.youtube.com/watch?v=yAflHO_pNvY

Ausstattung der Leitstelle

Die Leitstelle ist 24 Std. an 365 Tagen im Jahr besetzt und über verschiedene Kommunikationswege an die Außenwelt angebunden. Zunächst finden sich die drahtgebundenen **Kommunikationsmittel** wie Telefon und Fax, darüber hinaus das drahtlose Kommunikationsmittel Funk. Beinahe alle Leitstellen in Rettungsdienst und Feuerwehr arbeiten EDV-gestützt mit einem **Einsatzleitrechner.** Über diesen werden alle Alarmierungen durchgeführt. Datenbanken unterstützen den Disponenten bei der Zuordnung der Rettungsmittel zu den Einsätzen mithilfe einer **Alarm- und Ausrückordnung.** Hierin wird über ein **Einsatzstichwort,** z. B. „Hausunfall", eine bereits im Vorfeld festgelegte **Rettungsmittelkette** zur Alarmierung, z. B. auch in Abhängigkeit vom Einsatzort und der Tageszeit, vorgeschlagen. Die letztendliche Entscheidung zur Alarmierung trifft jedoch immer der Disponent.

IM FOKUS

Leitstelle

- Die konkreten Aufgaben von Leitstellen sind verschieden. Die Kernaufgaben sind jedoch immer die Entsendung einer angemessenen Hilfe, in Form von z. B. Rettungsdienst, Feuerwehr oder Polizei, innerhalb einer vertretbaren Zeit und die weitere Koordinierung der Einsatzkräfte.
- Es gibt verschiedene **Leitstellentypen:**
  - **Rettungsleitstellen**
  - **Feuerwehrleitstellen** oder **Feuerwehreinsatzzentralen**
  - **Integrierte Leitstellen** (Feuerwehr und Rettungsdienst)
  - **Kooperative Leitstellen** (Integrierte Leitstelle und sehr enge Zusammenarbeit mit der Polizeileitstelle)
- Manchmal nehmen Leitstellen noch **andere Aufgaben** wahr, z. B.:
  - Entgegennahme Hausnotruf
  - Disposition Bereitschaftsdienst Ärzte und Apotheken
  - Vermittlung an Handwerkernotdienste
  - Anleitung zur Telefonreanimation
- Leistellen verfügen im Regelfall über einen **Einsatzleitrechner** und arbeiten stichwortbasiert anhand einer Alarm- und Ausrückordnung.

3.2 Teamarbeit

FALLBEISPIEL

Sie besetzen heute gemeinsam mit einer Kollegin, die Sie noch nicht gut kennen, einen RTW im Tagdienst. Bis zum Nachmittag sind Sie durchgängig in verschiedenen Einsätzen gebunden. Sie spüren, dass der zunehmende Hunger und eine aufkommende Müdigkeit an Ihren Kräften zerren. Kurz vor Erreichen der Rettungswache werden Sie zu einem weiteren Einsatz gerufen. Ein Pflegeheimbewohner sei gestürzt und habe nun eine leichte Kopfplatzwunde. Sie nehmen im Einsatz lediglich den Rucksack und die Trage mit. Beim Eintreffen im Patientenzimmer stellt Ihr Team fest, dass der Patient offenbar einen Krampfanfall hat. In den nachfolgenden Minuten verläuft der Einsatz ziemlich chaotisch. Sie holen das fehlende Material, ziehen aber zunächst das falsche Medikament auf, nachdem es zu einem Missverständnis zwischen Ihnen und Ihrer Teampartnerin gekommen ist. Als das nachgeforderte NEF eintrifft, bemerken die Kollegen die schlechte Stimmung, schaffen es aber nicht, zu ihrer Auflösung beizutragen. Nachdem Sie den Patienten im Krankenhaus übergeben haben, sind Sie alle sehr unzufrieden mit dem Einsatzverlauf. Sie machen Sie den Vorschlag, den Einsatz gemeinsam nachzubesprechen.

Die Arbeit im Rettungsdienst ist **Teamarbeit.** Das betrifft nicht nur die Zusammenarbeit in den Einsätzen, sondern auch die kollegiale Zusammenarbeit im Wachalltag. Notfallsituationen bedeuten für Einsatzkräfte oft unklare Ausgangslagen, Zeitdruck, schlechte Planbarkeit und komplexe Aufgaben. Mit der Bewältigung dieser Aufgaben wäre eine Einzelperson schnell überfordert und es würde zu Fehlern kommen. Deshalb müssen Einsatzkräfte immer **Teamplayer** sein. Gemeinsam lassen sich **schwierige Einsatzsituationen leichter bewältigen** und folgenschwere **Fehler vermeiden.**

3.2.1 Teamentwicklung

DEFINITION

Ein Team ist eine Gruppe von zwei oder mehr Personen, die mit unterschiedlichen Fähigkeiten ein gemeinsames Ziel verfolgen und/oder eine gemeinsame Aufgabe erledigen.

Die Arbeit in Teams bringt zahlreiche **Vorteile** mit sich:

- Effizientere Arbeit durch Aufgabenteilung
- Gebündelte Kompetenz zur Lösung komplexer Probleme
- Rücksichtnahme auf Stärken und Schwächen der Teammitglieder
- Gegenseitige Unterstützung und Motivation
- Gegenseitige Kontrolle zur Vermeidung von Fehlern
- Gegenseitiges Lernen durch regelmäßige und enge Zusammenarbeit

Wenn Teams über einen längeren Zeitraum zusammenarbeiten, läuft die Teamarbeit meist in fünf definierten **Phasen** ab:

- **Phase 1:** In einer Einstiegs- und Findungsphase **(Forming)** kommt es zu einem ersten Kontaktaufbau der Teammitglieder untereinander. Sie zeigen an, zum Team gehören zu wollen.
- **Phase 2:** Im Anschluss folgt eine Phase der Auseinandersetzung und des Streits **(Storming).** Hier werden Konflikte untereinander und Machtkämpfe um den Status im Team ausgetragen. Die Klärung dieser Konflikte ist wichtig für die weitere Entwicklung des Teams.
- **Phase 3:** In der dritten Phase organisieren die Teammitglieder ihre weitere Zusammenarbeit **(Norming).** Die Aufmerksamkeit liegt nun auf der bevorstehenden Bewältigung der gemeinsamen Aufgabe.
- **Phase 4:** Dies erfolgt schließlich in einer Arbeits- und Leistungsphase **(Performing).** Die Teammitglieder arbeiten effektiv und zielgerichtet zusammen.
- **Phase 5:** Nachdem die gemeinsame Aufgabe bewältigt ist, löst sich das Team wieder auf **(Adjourning).**

MERKE

Wenn Mitglieder ein Team verlassen (z. B. durch die Kündigung eines Kollegen) oder neue Mitglieder in das Team aufgenommen werden, durchläuft das Team die Phasen der Teamentwicklung erneut, bevor es wieder effektiv zusammenarbeiten kann.

An Einsatzstellen kann es aber auch vorkommen, dass Einsatzkräfte aufeinandertreffen, die sich gar nicht kennen. Durch den Zeitdruck einer Notfallsituation ist es in diesen Fällen natürlich nicht möglich, im Vorfeld eine geordnete Teambildung abzuhalten. Hier spricht man von einem **Ad-hoc-Team**. In dieser Konstellation müssen Einsatzkräfte ganz besonders auf eine gute Zusammenarbeit achten, um Missverständnisse oder Konflikte im Team zu vermeiden. **Standardisierte Arbeitsabläufe** (→ 3.2.2) erleichtern die Zusammenarbeit in diesen Situationen erheblich. Die Elemente des **Crew-Resource-Managements** (→ 31.1) helfen Rettungskräften dabei, auch unter schwierigen Bedingungen eine gute Teamarbeit sicherzustellen.

3.2.2 Gestaltung der Zusammenarbeit

Menschen nutzen als Grundlage ihres Handelns ein **mentales Modell,** also eine Vorstellung über den gegenwärtigen und zukünftigen Zustand ihres Umfelds. Dieses mentale Modell wird auf Grundlage der **eigenen Wahrnehmungen, eigener Erfahrungen** und des **vorhandenen Wissens** erstellt. Dieselbe Situation kann also von verschiedenen Personen auch unterschiedlich wahrgenommen werden (→ Abb. 3.3). Wenn alle Teammitglieder über ein gemeinsames (identisches) mentales Modell verfügen, kann eine gute Patientenversorgung gelingen.

PRAXISTIPP

Nur wenn alle Teammitglieder laut denken und sich so über ihre Gedanken im Einsatz austauschen, haben die Kollegen die Chance, das gleiche mentale Modell zu entwickeln. So können sie im Einsatz mitdenken und sich sinnvoll an der Teamarbeit beteiligen.

Hat das menschliche Gehirn einmal ein mentales Modell einer Situation entwickelt, kann es **schwerfallen,** dieses **nachträglich zu verändern.** Das kann erforderlich werden, wenn sich neue Erkenntnisse (z. B. neue Untersuchungsbefunde) ergeben. Es kann vorkommen, dass unser Gehirn diese neuen Fakten ausblendet oder derart umdeutet, dass das mentale Modell nicht erneuert werden muss. Das bezeichnet man als **Fixierungsfehler.** Die Folge können falsche Diagnosen oder nicht erkannte Gefahrensituationen sein. Durch lautes Denken und die Prinzipien des CRM (→ 31.1) können Rettungsteams Fixierungsfehler vermeiden.

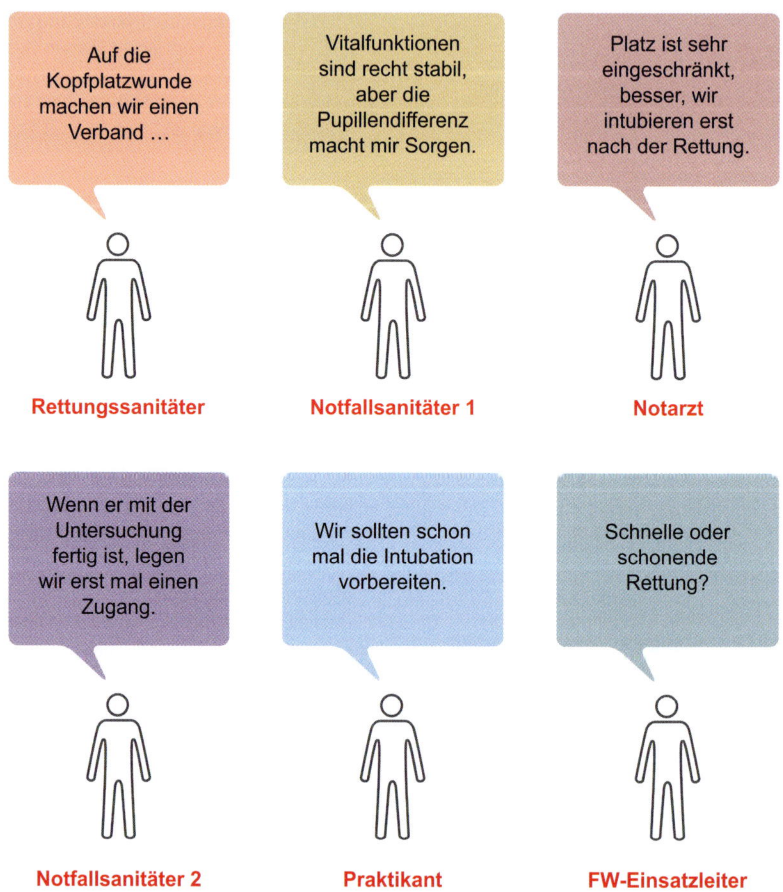

Abb. 3.3 Teammitglieder haben unterschiedliche mentale Modelle. [L231]

Die Wahrnehmung des Umfelds sowie die körperliche und mentale Leistungsfähigkeit werden von **psychologischen** und **physiologischen Faktoren** beeinflusst. Die Merkregel **I'M SAFE** beinhaltet die wichtigsten Faktoren, die zu einer **Einschränkung der Wahrnehmungs- und Leistungsfähigkeit** führen können. Es gehört zu guter Teamarbeit, bei sich selbst und den Kollegen auf Anzeichen eingeschränkter Leistungsfähigkeit zu achten und darüber zu sprechen. In Notfalleinsätzen ist es wichtig, dass sich die Teammitglieder aufeinander verlassen können.

MERKE

I'M SAFE – Ursachen für eingeschränkte Wahrnehmung
Illness (Krankheiten)
Medication (Medikamente)
Stress (beruflich, privat, finanziell etc.)
Alocohol (Alkohol/Drogen)
Fatigue (Übermüdung/Schlafstörungen)
Eating (Hunger)

Je nach Einsatz können Rettungssanitäter als **Teamführer** oder als **Teammitglied** eingesetzt werden. Beide Rollen erfordern entsprechende Fähigkeiten. Welche Aufgabe ein Rettungssanitäter im Dienst übernimmt, wird entweder bereits im **Dienstplan** festgelegt oder zu Beginn der Schicht mit den Kollegen besprochen.

MERKE

Jedes Teammitglied sollte sich seinen Fähigkeiten und Fertigkeiten entsprechend in die Teamarbeit einbringen können.

Zu den Aufgaben des Teamführers gehört auch das **Schaffen eines positiven Arbeitsklimas.** Dazu gehört ein **respektvoller** und **wertschätzender Umgang** miteinander. Es muss deutlich werden, dass ein **„Mitdenken"** aller Teammitglieder ausdrücklich erwünscht ist. Eine **flache Hierarchie** zwischen Teamführer und Teammitgliedern begünstigt, dass **Bedenken** oder **Ideen offen** im Einsatz **geäußert werden.**

MERKE

Die Zusammenarbeit im Team sollte von gegenseitigem Respekt und Wertschätzung geprägt sein.

IM FOKUS

Teamentwicklung und Gestaltung der Zusammenarbeit

- **Definition:**
  - Ein Team ist eine Gruppe von zwei oder mehr Personen, die mit unterschiedlichen Fähigkeiten ein gemeinsames Ziel verfolgen und/oder eine gemeinsame Aufgabe erledigen.
- **Ausgewählte Vorteile von Teamarbeit:**
  - Effizientere Arbeit durch Aufgabenteilung
  - Rücksichtnahme auf Stärken und Schwächen der Teammitglieder
  - Gegenseitige Unterstützung und Motivation
  - Gegenseitiges Lernen durch regelmäßige und enge Zusammenarbeit
- **Phasen der Teambildung:**
  - **Forming:** Der erste Kontaktaufbau findet statt.
  - **Storming:** Es kommen Konflikte und Machtkämpfe auf.
  - **Norming:** Das Team überwindet die wesentlichen Konflikte im Sinne des gemeinsamen Zieles.
  - **Performing:** Das Team arbeitet zielgerichtet zusammen.
  - **Adjourning:** Das Team löst sich nach Bewältigung der Aufgabe wieder auf.
- Eine Herausforderung im Rettungsdienst ist das häufige Arbeiten in Ad-hoc-Teams.
  - Standardisierte Arbeitsabläufe können hier sehr gut unterstützen.
  - Zudem ist der regelmäßige Abgleich der verschiedenen Wahrnehmungen und Bewertungen im Sinne eines gemeinsamen „mentalen Modells" wichtig.
- Verschiedene **Techniken** können dabei helfen, die Teamarbeit zu harmonisieren.
  - Lautes Denken, um andere an den eigenen Gedanken teilhaben zu lassen
  - Einbeziehung von Wahrnehmungshemmern **(I'M-SAFE-Konzept):**
    - **I**llness (Krankheiten)
    - **M**edication (Medikamente)
    - **S**tress (beruflich, privat, finanziell ...)
    - **A**locohol (Alkohol/Drogen)
    - **F**atigue (Übermüdung/Schlafstörungen)
    - **E**ating (Hunger)
  - Die **Rollenverteilung** sollte klar sein.
    - Von einem guten **Teamführer** wird anderes erwartet als von einem guten **Teammitglied.**
    - Eine zielgerichtete Zusammenarbeit ist nur möglich, wenn der gegenseitige Umgang wertschätzend und respektvoll ist.

3.2.3 Gefühle, Spannungen und Konflikte

Schwierigkeiten und Konflikte

Teamarbeit ist wichtig, um komplexe Einsatzsituationen zu bewältigen. Jedoch kann es innerhalb eines Teams auch zu Schwierigkeiten oder Konflikten kommen:

- Es kann schwerfallen, Ideen einzelner Mitglieder eine Chance zu geben, was diese dann frustrieren kann.
- Der zeitliche Aufwand für die Informationsweitergabe oder für Besprechungen kann groß sein und Teamsitzungen können einen Selbstzweck annehmen.
- Es kann zum Gruppenzwang kommen, der individuelle Lösungen unmöglich macht und sich schädlich auf die Motivation auswirkt.
- Entscheidungsprozesse können sich weit hinauszögern, weil sich niemand durchsetzt. Diese Schwierigkeit betrifft gerade sehr homogene Teams oder solche, in denen die gleichberechtigte Entscheidung einen hohen Stellenwert hat.
- Es kann zu Konkurrenzdenken kommen oder zum Gefühl, die Schwächeren immer unterstützen bzw. für diese mitarbeiten zu müssen.
- Unmotivierte Mitarbeiter können sich auf Kosten der Leistungsträger zur Ruhe setzen und so für dauerhafte Verstimmung sorgen.

Konflikte während der Teamarbeit können sich grundsätzlich auf der **Sachebene** oder auf der **Beziehungsebene** abbilden:

- Während die Sachebene Fakten, Daten oder andere sachliche Informationen umfasst, beschreibt die Beziehungsebene zwischenmenschliche Beziehung der Kommunikationspartner durch z. B. Mimik, Gestik oder Tonfall.
- Bei Konflikten auf der **Sachebene** ist ein Begründen der eigenen Entscheidungen hilfreich; bei Bedenken aus dem Team sollte die eigene Entscheidung erneut kritisch überdacht werden.
- Konflikte auf der **Beziehungsebene** sollten nicht „vor dem Patienten", sondern nach dem Einsatz besprochen und geklärt werden.

Problematische Verhaltensweisen

Teamarbeit basiert auf den individuellen **Fähigkeiten, Persönlichkeitsmerkmalen** und **Verhaltensweisen** der einzelnen Teammitglieder. Problematische Merkmale können sein:

- Perfektionismus
- Ungeduld, Hektik, Aktionismus („wir müssen irgendwas machen")
- Reaktanz („Der hat mir gar nix zu sagen")
- Introversion („ich halte lieber meinen Mund")
- Desinteresse/blindes Vertrauen („Der wird schon wissen, was er da macht")
- Gering ausgeprägte psychosoziale Kompetenten (z. B. unangemessener Humor)

! ACHTUNG

Probleme in der Teamarbeit können im Rettungsdienst schnell zu schwerwiegenden Fehlern bei der Patientenversorgung führen. Patienten können dadurch schwere Schäden davontragen oder sogar versterben. Rettungskräfte sollten deshalb viel Wert auf eine gute Teamarbeit legen und etwaige Konflikte mit den Kollegen nicht in die Einsätze tragen.

Überforderung

Teamführer sollten insbesondere wachsam für Anzeichen von **Überforderung** bei einzelnen Teammitgliedern sein. Anzeichen für eine Überforderung können sein:

- Zunehmende Fehlgriffe und Flüchtigkeitsfehler
- Vergessen von Aufträgen, Namen oder Zahlen
- Konzentration auf Irrelevantes
- Schnelles Sprechen, hohe Stimme, Stottern
- Unnötige, hektische Bewegungen
- Über die eigene Belastung, Aufträge und Technik schimpfen („Hier funktioniert ja aber auch gar nix!")
- Zeitliche Verzögerung bei gleichzeitiger Ausführung (Sprechen und Handeln)
- Keine Reaktion auf Ansprache

Macht ein Teammitglied den Anschein, **überfordert** zu sein, sollten Teamführer das ernst nehmen und ansprechen. Zunächst kann der Arbeitsumfang des betroffenen Kollegen reduziert werden. In schweren Fällen kann es erforderlich werden, das Teammitglied für den Einsatz auszutauschen. In diesem Fall sollte aber eine weitere Betreuung des Kollegen sichergestellt werden.

Umgang mit Fehlern

Trotz guter Teamarbeit und Crew Resource Management (→ 31.1) kann es an Einsatzstellen zu (folgenschweren) **Fehlern** kommen. Je komplexer eine Einsatzsituation und je höher der Zeitdruck ist, umso mehr Fehler passieren. Wichtig ist, dass Rettungsdienstpersonal einen konstruktiven Umgang mit Fehlern hat. Fehler sollten keinesfalls „unter den Teppich gekehrt werden". Nur, wenn etwaige Fehler offen im Team nachbesprochen werden, kann daraus gelernt werden. Auf keinen Fall darf „hinter dem Rücken" des Kollegen über Fehler gesprochen oder gespottet werden („hast du schon gehört, was dem passiert ist?"). Einige Rettungsdienste verfügen zudem über ein **Critical Incident Reporting System** (CIRS). Dabei handelt es sich um ein anonymes Meldesystem für kritische Situationen und Fehler. Durch die Anonymisierung ist es deutlich wahrscheinlicher, dass kritische Situationen und Fehler den Verantwortlichen gemeldet werden. Die **strukturierten Auswertungen** von kritischen Situationen oder Fehlern kann so zur **Qualitätsverbesserung** genutzt werden. Mögliche Lösungsansätze zur Vermeidung von Komplikationen oder Fehlern können sein:

- Thematisierung in Fortbildungsveranstaltungen
- Optimierung von Aufbau und Ausstattung der Rettungsfahrzeuge
- Anpassung von Einsatzkonzepten
- Einführung von speziellen Merkhilfen

IM FOKUS

Gefühle, Konflikte und Spannungen

- **Mögliche Probleme innerhalb von Teams:**
  - Einzelnen Mitgliedern wird keine Chance gegeben.
  - Teamsitzungen können ineffizient und fruchtlos verlaufen.
  - Gruppenzwang wirkt sich mitunter schädlich auf die Motivation aus.
  - Langes Hinauszögern von Entscheidungsprozessen
  - Konkurrenzdenken
  - Unmotivierte Teammitglieder
- **Konfliktebenen:**
  - **Sachebene:** Es geht um die Konfliktinhalt.
  - **Beziehungsebene:** Es geht um die Beziehungen der Teammitglieder untereinander.
- **Ausgewählte problematische Verhaltensweisen**
  - Ungeduld
  - Perfektionismus
  - Reaktanz
  - Desinteresse
- **Ausgewählte Anzeichen für Überforderung**
  - Flüchtigkeitsfehler
  - Vergesslichkeit
  - Fixierungsfehler
  - Hektik
  - Wut und Ärger
- **Strategien,** mit denen mit Fehlern umgegangen oder diese vermieden werden können:
  - Thematisierung in Fortbildungsveranstaltungen
  - Optimierung von Aufbau und Ausstattung der Rettungsfahrzeuge
  - Anpassung von Einsatzkonzepten
  - Einführung von speziellen Merkhilfen

3.3 Zusammenarbeit mit Dritten

FALLBEISPIEL

Sie werden an einen Badesee gerufen. Ein Kind sei leblos im Wasser gefunden worden. Als Sie mit Ihrem Team vor Ort eintreffen, werden durch die Wasserrettung bereits Wiederbelebungsmaßnahmen durchgeführt. Der gleichzeitig eingetroffene Notarzt des NEF entscheidet sich direkt dafür, einen Rettungshubschrauber nachzufordern. Sollte eine Wiederbelebung gelingen, muss der Transport in eine geeignete Kinderklink zügig vonstattengehen. Da der Helikopter nicht in unmittelbarer Nähe landen kann, wird auch ein Streifenwagen der Polizei mitalarmiert, der die Kollegen an die Einsatzstelle bringen soll. Die Einsatzkräfte der Wasserrettung geben Ihrem Team eine Übergabe. Das 5-jährige Kind sei wohl für etwa 5 Min. unter Wasser gewesen, bevor es gefunden wurde. Dann sei es ohne Verzögerung aus dem Wasser geholt worden. Seither werde eine Reanimation nach dem 15:2-Schema durchgeführt. Eine Defibrillation sei bisher nicht notwendig gewesen. Der Vorfall sei nicht beobachtet worden und es sei nicht auszuschließen, dass das Kind sich im Wasser verletzt haben könnte. Im verzweigten Badesee würden auch kleine Kanus fahren. Bereits in der Vergangenheit wäre es schon zu Verletzungen von Schwimmern gekommen. Ihr Team sichert nach Übernahme des Patienten deren Atemweg und legt einen Venenzugang.
Die Basisreanimation wird dabei kontinuierlich und effizient durchgeführt.

Die Zusammenarbeit mit Dritten, z. B. mit anderen Fachdiensten oder Berufen, ist im rettungsdienstlichen Alltag häufig. Je nach Einsatzlage kommen **verschiedene Akteure** zusammen. Darüber hinaus kann sich die **Arbeitsweise** eines Fachdienstes oder einer Berufsgruppe, z. B. niedergelassene Ärzte, Feuerwehr oder Polizei, je nach Einsatzlage auch während des Einsatzes verändern.

Das Rettungsfachpersonal steht vor der Herausforderung, die jeweiligen anderen Fachdienste und Akteure im Gesundheitswesen sowie ihre Aufgaben, Verantwortlichkeiten, Arbeitsweisen zu kennen und zu verstehen und im Einsatz in Notfallrettung und Krankentransport mit ihnen umgehen und zusammenarbeiten zu können. Die Zusammenarbeit am und für die Patienten geschieht dabei immer mit dem **gemeinsamen Ziel,** einer bestmöglichen Vorgehensweise, Versorgung, Betreuung und Begleitung zum Wohle der Patienten. Die Prioritäten und Schwerpunkte sind je nach Einsatzgeschehen unterschiedlich, z. B. bei einer eingeklemmten Person in einem verunfallten Pkw, einem medizinischen Notfall im Rahmen einer Drogenrazzia oder dem Wechsel eines Blasenkatheters eines pflegebedürftigen, hochbetagten Patienten mit Demenz in der Praxis eines niedergelassenen Urologen. Diese **interprofessionelle** und **interdisziplinäre Zusammenarbeit** erfordert von allen Beteiligten ein hohes Maß an Verständnis und gegenseitiger Akzeptanz der jeweiligen Kompetenzen, Verantwortung und Zuständigkeiten.

Denn diese **unterschiedlichen Perspektiven** sorgen für mögliche Konflikte. Einsatzkräfte der Polizei haben zum Beispiel den Auftrag, Strafverfolgung und Gefahrenabwehr zu betreiben. Im Falle eines alkoholisierten Autofahrers, der in einen Unfall verwickelt war, gehört dazu auch die Feststellung der Alkoholisierung. Dies kann mitunter zu einem Zielkonflikt mit den Einsatzkräften des Rettungsdienstes führen, die zum Schutze der Patientenrechte keinerlei Auskünfte über eine mögliche Alkoholisierung gegenüber den Einsatzkräften der Polizei geben dürfen.

Aufgelöst werden solche Konflikte am besten durch eine klare eigene **Rollenabgrenzung** bei einem gleichzeitig auch **wertschätzenden kollegialen Umgang** miteinander.

3.3.1 Umgang mit anderen Berufen des Gesundheitswesens

Das Gesundheitswesen ist eines der **größten Arbeitsfelder** in Deutschland. Insgesamt arbeiteten nach Zahlen des Bundesministeriums für Wirtschaft und Klimaschutz (BMWK) 2023 etwa 8,3 Millionen Menschen in der Gesundheitswirtschaft, dies entspricht etwa jedem 6. Erwerbstätigen. Zudem wächst die Beschäftigtenzahl weiterhin kontinuierlich an. Neben den Berufen und Qualifikationen im Gesundheitswesen, die nur durch ein Studium erreicht werden können, wie z. B. Arzt und Apotheker, kommt der größte Teil der Beschäftigten aus den Heil- und Gesundheitsfachberufen, die eine i. d. R. dreijährige Berufsausbildung absolviert haben, wie Pflegefachpersonal, Physiotherapeuten, Logopäden, Ergotherapeuten, Hebammen und natürlich auch die Notfallsanitäter.

Pflegefachpersonal

Das Pflegefachpersonal stellt in Deutschland zahlenmäßig die **größte Berufsgruppe** im Gesundheitswesen dar. Die Zahl wird auf etwa 1,8 Millionen Personen geschätzt, wobei diese Schätzung aufgrund zahlreicher Faktoren, etwa der nicht vorhandenen Registrierungspflicht für Pflegefachpersonal, sehr grob ist. So arbeiten Rettungsfachpersonal und Pflegefachpersonal auch an vielfältigen Schnittstellen zusammen.

Bisher wurde das Pflegefachpersonal in Deutschland unterschiedlich ausgebildet. Der früher klassisch bekannte Beruf der „Krankenschwester" hat sich in den letzten Jahrzehnten zu dem der Gesundheits- und Krankenpflege verändert. Seit dem Jahr 2020 werden im Rahmen der **„generalistischen Pflegeausbildung"** Gesundheits- und Krankenpfleger, Altenpfleger und Gesundheits- und Kinderkrankenpfleger gemeinsam zu **Pflegefachpersonen** (Pflegefachfrau, Pflegefachmann, Pflegefachperson) ausgebildet, die Kompetenzen in allen Versorgungsbereichen erwerben und sich erst später spezialisieren sollen. Nach der Ausbildung können verschiedene Fachweiterbildungen, zum Beispiel in der Intensivpflege, absolviert werden.

Schnittstellen

Im Rahmen von häuslichen Notfalleinsätzen finden sich nicht selten Pflegeberichte von ambulanten Pflegediensten, die wertvolle Informationen zu Lebenssituation und medizinischer Vorgeschichte enthalten können. Auch ist es möglich, dass das verantwortliche Pflegefachpersonal noch vor Ort ist und bereits Maßnahmen der Ersten Hilfe eingeleitet hat. Ähnliches gilt in stationären Pflegeeinrichtungen. Wird ein Patient in ein Krankenhaus transportiert, ist das Pflegefachpersonal der ZNA oftmals **die ersten Ansprechpartner** im Rahmen der **Patientenübergabe.** Auch eine Zusammenarbeit mit Pflegefachpersonal von Funktionsbereichen (z. B. Herzkatheterlabor) oder einer Intensivstation ist möglich. Durch diese zahlreichen Schnittstellen mit

unterschiedlich qualifiziertem Pflegefachpersonal wird schnell klar, dass es nicht möglich ist, einheitliche Erwartungen an alle zu richten. Pflegende in der ambulanten Pflege haben nicht notwendigerweise dieselbe **Notfallkompetenz** wie Pflegende in Intensivstationen und Pflegende, die in einer ZNA arbeiten, sind nicht unbedingt so gut mit Herzrhythmusstörungen vertraut wie Pflegende, die in einem Herzkatheterlabor tätig sind. Für Rettungsfachpersonal bedeutet dies, dass ein **fairer und kollegialer Umgang** miteinander selbstverständlich sein muss. Zudem müssen Fähigkeiten und Bereitschaft vorliegen, die eigene Einschätzung, zum Beispiel im Rahmen einer Übergabe, verständlich darlegen zu können (→ 9.6.2).

Ärzte

In Deutschland gab es im Jahr 2024 nach Einschätzung der Bundesärztekammer etwa 437.000 berufstätige Ärzte. Etwa zwei Drittel davon sind Fachärzte. Um Facharzt zu werden, muss zunächst ein **6-jähriges Medizinstudium** absolviert werden, auf das eine 5–6-jährige **Assistenzarztzeit** folgt. Die Ausbildung dauert somit rund 12 Jahre. Darüber hinaus können sich Assistenz- und Fachärzte noch weiter spezialisieren. Um notärztlich tätig zu sein, muss im Regelfall die „Zusatzweiterbildung Notfallmedizin" erworben werden, wobei aus historischen Gründen gegebenenfalls auch andere **Zusatzbezeichnungen** vorliegen können, z. B. „Fachkunde Rettungsdienst". Ärzte arbeiten im Regelfall entweder im ambulanten Sektor, zum Beispiel als niedergelassener oder angestellter Facharzt oder im klinischen Bereich.

Schnittstellen

Für Rettungsfachpersonal ist es wichtig, das eigene Verhältnis zu bestimmten **Arztgruppen** und die gegenseitigen Rollenerwartungen zu kennen. Ein Arzt, der einen Krankentransport anordnet, weil ein Patient in seiner Praxis nicht weiterbehandelt werden kann, hat andere Erwartungen als ein Arzt, der als Notarzt oder Schockraum-Leader eine Übergabe entgegennimmt.

Gerade bei seltenen Kontakten, so zum Beispiel zu einem niedergelassenen Kardiologen, ist es ratsam, um eine freundliche und **zielführende Übergabe** zu bitten und die gegenseitigen Erwartungen zu klären („Danke für die Übergabe. Für uns wäre es wichtig, wenn Sie auf dem Transportschein noch den Liegendtransport angeben könnten. Das hilft bei der Abrechnung.").

Ähnliches gilt für die Zusammenarbeit mit dem **„Kassenärztlichen Notdienst"**, dessen Aufgabe die niedrigschwellige und eher allgemeinmedizinisch ausgerichtete Notfall- und Akutversorgung ist. Im Gegensatz dazu ist es bei der Arbeit mit häufigen Schnittstellen ratsam, schon im Vorfeld genau zu wissen, welche Erwartungen aneinandergestellt werden. Dabei helfen zum einen der regelmäßige Austausch und zum anderen die Nutzung fester Übergabeschemata, wie **SBAR oder ATMIST** (→ 9.6.2).

Andere Gesundheitsfachberufe

Neben Pflegefachpersonal und Ärzten gibt es, wie oben erwähnt, **zahlreiche weitere Gesundheitsfachberufe**. Die Vielzahl und Vielfalt dieser Berufe zeigt, wie weit entwickelt und differenziert die moderne Gesundheitsversorgung ist. In den kommenden Jahren werden vermutlich noch einige weitere Berufe oder Spezialisierungen hinzukommen, um dem **steigenden Bedarf an Gesundheitsleistungen** gerecht werden zu können.

Schnittstellen

Neben den Schnittstellen mit dem Pflegefachpersonal und den Ärzten gibt es bei der Tätigkeit in Notfallrettung und Krankentransport sehr häufig eine **Zusammenarbeit** mit Pflegefachpersonal aus der **Heilerziehungspflege** im Rahmen von Einsätzen in Wohneinrichtungen für Menschen mit Behinderungen, mit **Hebammen** im Rahmen geburtshilflicher Notfälle oder Krankentransporte und mit dem **Personal der sozialpsychiatrischen Notdienste,** etwa im Rahmen von Zwangseinweisungen. All diese Berufsgruppen achten auf unterschiedliche Aspekte und setzen individuelle Schwerpunkte. Es lohnt sich, ihrer **Expertise** zu vertrauen und die eigene Perspektive konstruktiv in die gemeinsame Arbeit einzubringen. Dabei können vor allem einige **gezielte Fragen** helfen:

- „Ist das eine Situation, die für Ihre Arbeit typisch ist? Wenn ja, was machen Sie normalerweise?"
- „Was unterscheidet diese Situation von Ihrem normalen Arbeitsalltag?"
- „Was brauchen Sie noch an Informationen von mir?"

IM FOKUS

Grundlagen und Zusammenarbeit mit anderen Berufen des Gesundheitswesens

- **Grundlagen:**
  - Jede Zusammenarbeit mit anderen Einsatzkräften lebt von der Verfolgung gemeinsamer Ziele.
  - Daher gilt immer die Pflicht zur vertrauensvollen und wertschätzenden Zusammenarbeit.
  - Es kann durch die unterschiedlichen Aufgabenbereiche zu Zielkonflikten kommen. Diese müssen immer konstruktiv und professionell aufgelöst werden.
- **Zusammenarbeit mit Pflegefachpersonal:**
  - Das Pflegefachpersonal stellt die größte Berufsgruppe im Gesundheitswesen dar.
  - Dementsprechend sind sie unterschiedlich qualifiziert und spezialisiert.
  - Rettungsfachpersonal arbeitet oft mit dem Pflegefachpersonal der ambulanten Pflege, der stationären Langzeitversorgung und der klinischen Pflege zusammen.
  - Im Rahmen dessen kommt es zu zahlreichen Übergaben:
    - Diese sollten zielorientiert, partnerschaftlich und strukturiert erfolgen.
    - Bei der Strukturierung können Schemata wie **SBAR** und **ATMIST** helfen.
- **Zusammenarbeit mit Ärzten:**
  - Fachärzte haben im Regelfall eine etwa 12-jährige Ausbildung durchlaufen.
  - Rettungsfachpersonal arbeitet sowohl mit niedergelassenen als auch mit klinisch tätigen Ärzten zusammen.
  - Hinzu kommt die gemeinsame Arbeit mit Notärzten und Kräften des „Kassenärztlichen Notdienstes".
  - Auch hier können Übergabeschemata helfen.
- **Zusammenarbeit mit anderen Heil- und Gesundheitsfachberufen:**
  - Es gibt zahlreiche andere Heil- und Gesundheitsfachberufe, z. B. Logopäden, Ergotherapeuten, Physiotherapeuten, Medizinische Fachangestellte, Medizinische Technologen (vor 2023 als Medizinisch-Technische-Angestellte, auch: MTAs, bezeichnet).

- Neben Ärzten und Pflegefachpersonal arbeitet das Rettungsfachpersonal am häufigsten mit Pflegefachpersonal der Heilerziehungspflege, Hebammen und Kräften der psychosozialen (Not-)Dienste zusammen.
- Die Expertise und Handlungskompetenz anderer Gesundheitsfachberufe sollte stets ernst genommen werden.
- Mit gezielten Leitfragen kann die gemeinsame Vorgehensweise effizient besprochen werden.

3.3.2 Zusammenarbeit mit Polizei, Feuerwehr und Luftrettung

Die Zusammenarbeit von Rettungsdienst, Polizei, Feuerwehr und Luftrettung kommt regelmäßig vor. Sie gehören nach Pflegefachpersonal und Ärzten zu den **häufigsten Einsatzpartnern** von Rettungsfachpersonal. Vor allem an Unfallstellen kommt es oft zu einer Zusammenarbeit aller vier genannten Dienste. Gerade hier besteht aufgrund der Bedrohlichkeit der Situation, der knappen Zeit und den komplexen Einsatzlagen viel Potenzial für Missverständnisse.

Polizei

Polizeikräfte haben in Deutschland vielfältige Aufgaben. Sie tragen Sorge für die **Gefahrenabwehr** und führen Hilfeleistungen durch. Auch sind sie für die Strafverfolgung und die Verfolgung von Ordnungswidrigkeiten verantwortlich. Zudem haben sie zahlreiche **Sonderaufgaben,** wie die Verkehrsregelung bei Gefahr im Verzug, etwa an Unfallstellen, oder die Begleitung und den Schutz von Staatsgästen. Auch verwaltungsrechtliche Aufgaben fallen ihnen zu. Darunter fällt unter anderem die Erhebung der Daten von Unfallbeteiligten.

Geregelt werden **Rechte und Pflichten** von Polizeikräften sowohl im Rahmen des **Bundesrechtes** für die Kräfte von Bundespolizei und BKA und in den jeweiligen **Landespolizeigesetzen.** Zudem spielen weitere Gesetze, etwa die **Strafprozessordnung (StPO),** eine tragende Rolle für die polizeiliche Tätigkeit.

Schnittstellen

Bei der rettungsdienstlichen Tätigkeit gibt es mehrere Schnittstellen mit der Polizei. Im Rahmen von Verkehrs- und Arbeitsunfällen ist die Polizei für die Sicherung **der Unfallstelle** im Rahmen der Verkehrsregelung, für die **Aufnahme der Unfalldaten** und die **Klärung des Unfallhergangs** verantwortlich.

Im Rahmen von **Gefahrenlagen,** etwa bei Gewaltverbrechen oder in risikoträchtigen Situationen, haben Polizeikräfte die Aufgabe, Rettungskräfte und andere Personen zu schützen. Auch **Zwangsmaßnahmen,** bei Fremd- oder Eigengefährdung, werden im Rahmen der polizeilichen Arbeit durchgeführt.

Auch wenn Rettungs- und Polizeikräfte kollegial und wertschätzend zusammenarbeiten müssen, haben sie nicht immer dieselben Ziele. Der Auftrag des Rettungsdienstes ist die medizinische Versorgung verletzter oder erkrankter Personen und der Schutz ihres höchstpersönlichen Lebensbereichs, also ihrer Würde und ihrer personenbezogenen Daten. Es kann daher mitunter zum Konflikt zwischen diesen beiden Aufgabenbereichen, also der Aufrechterhaltung der öffentlichen Ordnung und der individuellen Versorgung eines Patienten, kommen.

ACHTUNG

Im Rahmen von **Gefährdungslagen,** etwa durch bewaffnete Personen, liegt die Einsatzleitung bei den Polizeikräften. Aus diesem Grund müssen **enge Absprachen,** ggf. unter Nennung klarer Grenzen, zwischen den Einsatzkräften von Rettungsdienst und Polizei getroffen werden.

Feuerwehr

Feuerwehren sind **beruflich oder freiwillig** organisierte Institutionen, deren vier Kernaufgaben das **Retten, Löschen, Bergen und Schützen** sind. Sie decken damit einen breiten Aufgabenbereich ab, der von Brandeinsätzen, über Personenrettungen in Gefahrensituationen bis hin zu Hilfeleistungen bei Umweltschäden reicht. Auch **präventive Aufgaben,** wie der vorbeugende Brandschutz oder Aufklärungsarbeit, fallen in ihren Aufgabenbereich. Zudem organisieren Sie in manchen Teilen Deutschlands die rettungsdienstliche Versorgung der Bevölkerung.

Spezielle Aufgabenbereiche sind etwa die Höhenrettung, die Unterwassersuche nach vermissten Personen oder die Dekontamination im Rahmen von Gefahrgutunfällen.

In Deutschland ist die Feuerwehr **staatlich organisiert.** Ihre Rechte und Pflichten werden in den Feuerwehr- bzw. Brandschutzgesetzen der Länder organisiert. Daneben unterhalten große Betriebe, wie etwa Flughäfen oder Chemiefabriken auch Werkfeuerwehren. In größeren Städten sind Feuerwehrleute im Regelfall Beamte. In ländlichen Regionen und kleinen Städten wird die Arbeit der Feuerwehr zumeist ehrenamtlich organisiert.

Schnittstellen

Einsatzkräfte des Rettungsdienstes und der Feuerwehr arbeiten immer dann zusammen, wenn sowohl medizinische als auch technische Kompetenzen an einer Einsatzstelle benötigt werden. Dies kann im Rahmen von **Brandeinsätzen** sein, bei denen die Einsatzkräfte der Feuerwehr ein hohes persönliches Risiko eingehen und daher ein Rettungsteam zur Absicherung der Löscharbeiten benötigen, aber auch bei Verkehrsunfällen oder aber bei **Türöffnungen,** wenn hilflose Personen in verschlossenen Wohnungen vermutet werden.

Ähnlich, wie bei der Zusammenarbeit mit der Polizei ist eine **enge Absprache** zwischen Rettungs- und Feuerwehrkräften nötig, um zu jeder Situation sicher und im Sinne eines Patienten handeln und Missverständnisse bei Rettungsarbeiten vermeiden zu können. Bei technisch aufwändigen Einsätzen liegt die **Einsatzleitung** immer bei der **Feuerwehr.** Die Feuerwehrkräfte können aber im Regelfall keine Beurteilung des medizinischen Zustands von erkrankten oder verletzten Personen abgeben und sind hier auf eine fachkundige Beratung durch die Einsatzkräfte des Rettungsdienstes angewiesen (→ Abb. 3.4).

VIDEO

Einblicke in die Arbeit der Feuerwehren
https://www.youtube.com/watch?v=j-tDkEAI4mo&t=69s

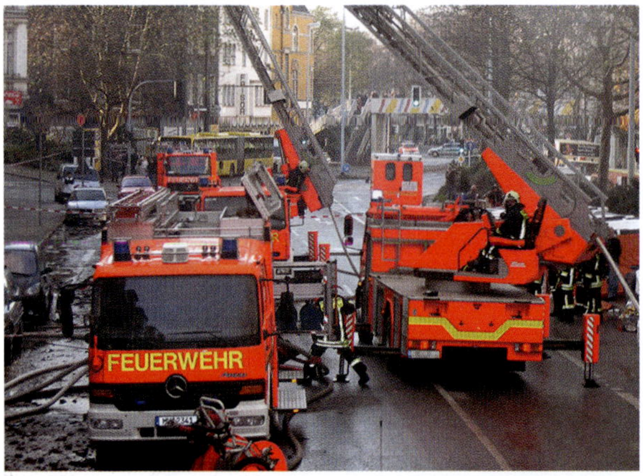

Abb. 3.4 Komplexe Einsatzlagen sind oftmals unübersichtlich. [W932]

Luftrettung

In Deutschland werden jährlich rund 100.000 Einsätze durch die Luftrettung geleistet. In den letzten Jahrzehnten wurde das Luftrettungsnetz hierfür umfangreich ausgebaut.

Unterschieden werden kann in **Rettungshubschrauber (RTH)** und **Intensivtransporthubschrauber (ITH),** die von unterschiedlichen Betreibern vorgehalten werden und die in das öffentlich-rechtliche System des Rettungsdienstes integriert sind. Die einzelnen Stationen sind so verteilt, dass die eingesetzten RTH jeden Einsatzort innerhalb ihres Bereichs in **15 Min.** erreichen können (→ Abb. 2.2). Die Träger der Luftrettung sind die Länder, die die Standorte zumeist im Rahmen von Ausschreibungsverfahren vergeben.

Rettungshubschrauber sind im Regelfall mit einem Piloten, einem Notarzt und einem speziell ausgebildeten Notfallsanitäter, einem „Helicopter Emergency Medical Services Technical Crew Member **(HEMS-TC)**", besetzt.

Die meisten Rettungs- und Intensivtransporthubschrauber sind von **Sonnenauf- bis Sonnenuntergang** im Einsatz. Einige modernere Hubschraubertypen sind auch **nachtflugtauglich.** RTH haben verschiedene, spezifische Vor- und Nachteile, die jedem Rettungsdienstmitarbeiter bekannt sein sollten (→ Tab. 3.1).

Neben den hier vorgestellten Luftrettungsmitteln werden bei internationalen Verlegungen auch Ambulanzflugzeuge eingesetzt. Zu diesen können Rettungsdienstmitarbeiter ab und zu Kontakt im Rahmen des bodengebundenen Weitertransports vom Flughafen haben.

	Notarztwagen (NAW)	Rettungshubschrauber (RTH)
Vorteile	• Räumlich-technische Voraussetzungen • Lagerungsmöglichkeiten • Wetterunabhängigkeit	• Geschwindigkeit bei Zuführung von Notärzten, Spezialisten und Transport • Schonender Transport
Nachteile	• Mitunter längere Transportzeiten • Mitunter wenig schonender Transport	• Während des Fluges nur eingeschränkte Behandlungsmöglichkeiten • Mitunter keine Nachtflugtauglichkeit

Tab. 3.1 Vor- und Nachteile von NAW und RTH

Schnittstellen

Boden- und luftgebundene Rettungsmittel arbeiten verhältnismäßig häufig zusammen. Allerdings sind die gemeinsamen Einsätze insgesamt zu selten, sodass sich keine echte Routine einstellen kann. Insofern ist auch hier die wichtigste Maßnahme die Gestaltung von **gelungenen Absprachen** untereinander. Dabei sollte vor allem auf mögliche Konfliktfelder geachtet werden. So kann es zu fachlichen Uneinigkeiten zwischen dem Notarzt eines NEF, das sich bereits vor Ort befunden hat, und dem Notarzt des RTH kommen. Strittige Punkte müssen immer möglichst objektiv besprochen und im Sinne des Patienten bearbeitet werden. Auch muss stets klar sein, wer der patientenverantwortliche Arzt ist. Im Regelfall stellt dabei die **Übergabe** des Patienten auch die Abgabe der Verantwortung an den weiterbehandelnden Arzt dar. Weitere wichtige Regeln bei der Zusammenarbeit zwischen Boden- und Luftrettung finden sich in → Abb. 3.5.

IM FOKUS

Zusammenarbeit mit Polizei, Feuerwehr und Luftrettung

- **Polizei:**
  - Die Aufgaben der Polizei liegen in der **Gefahrenabwehr** und der **Strafverfolgung.**
  - Bei Rettungsdiensteinsätzen kommt es oft zur Zusammenarbeit mit Polizeikräften, wenn Patienten selbst- oder fremdgefährdend sind.
    - Zudem kommt es zur Zusammenarbeit bei Feuern, Verkehrsunfällen und Großschadenslagen.
  - Im Rahmen der Zusammenarbeit kann es zu **Zielkonflikten** kommen.
    - Mitunter müssen die Rechte des Patienten (z. B. durch die medizinische Schweigepflicht) auch gegenüber Polizeikräften geschützt werden.
    - Bei akuten Gefahrensituationen liegt die Einsatzleitung mitunter bei den Polizeikräften.
- **Feuerwehr:**
  - Die Aufgaben der Feuerwehr liegen ebenfalls in der **Gefahrenabwehr.**
    - Sie umfasst vor allem die **Brandbekämpfung,** die **Befreiung von Unfallopfern** und bestimmte **Hilfeleistungen.**
  - Im Rettungsdiensteinsatz kommt es zum Beispiel im Rahmen von Bränden, Türöffnungen oder bei Verkehrsunfällen zur Zusammenarbeit.
  - Im Rahmen von **technisch aufwändigen Einsätzen** liegt die Einsatzleitung bei der Feuerwehr.
- **Luftrettung:**
  - Die Luftrettung wird auf **Landesebene** organisiert.
  - Luftrettungsteams haben eine **spezielle Ausbildung (HEMS-TC)** durchlaufen.
  - Es stehen verschiedene Luftrettungsmittel, z. B. RTH, ITH oder Ambulanzflugzeug, zur Verfügung.
    - Viele Luftrettungsmittel sind nur tagsüber verfügbar. Dies ändert sich aber zunehmend.
    - Die Vorteile von Luftrettungsmitteln liegen in der kurzen Transportzeit und dem schonenden Transport.
    - Die Nachteile von Luftrettungsmitteln liegen in der eingeschränkten Behandlungsmöglichkeit während des Fluges.
  - Im Rahmen der Zusammenarbeit muss eine **strukturierte Übergabe** des Patienten erfolgen, um Kompetenz- und Zielkonflikte zu vermeiden.

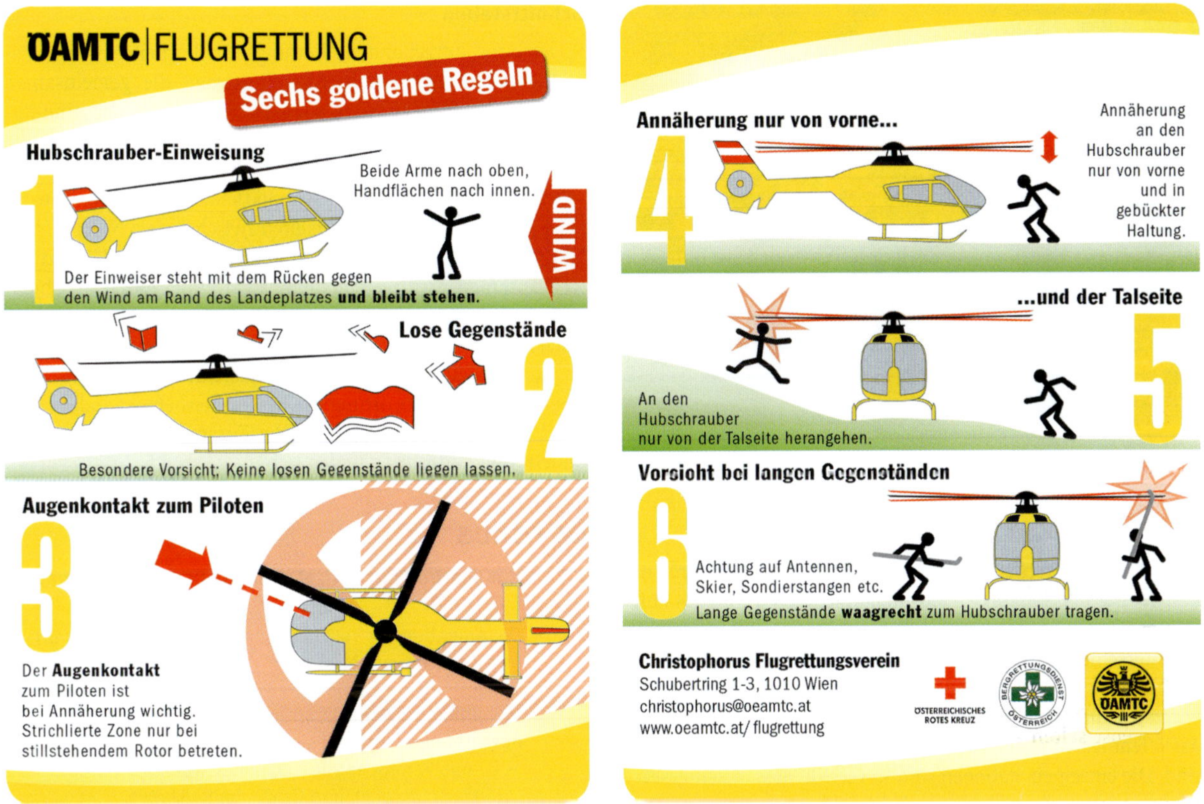

Abb. 3.5 6 goldene Regeln der Flugrettung [W947]

3.3.3 Zusammenarbeit mit weiteren Fachdiensten

Neben der Arbeit mit Polizei, Feuerwehr und Luftrettung kommt es gelegentlich auch zu einer Zusammenarbeit mit weiteren, speziellen Fachdiensten, wie dem **THW,** der **Wasserrettung,** der **Bergrettung** und dem **Katastrophenschutz.** Jede dieser Dienste oder Organisationen hat teilweise sehr spezielle Aufgaben, die man als Rettungsfachpersonal überblicken können sollte. Durch den seltenen Kontakt zueinander ist oft ein hoher Bedarf an Koordination und Abstimmung nötig. Nicht immer steht dafür die notwendige Zeit im ausreichenden Maße zur Verfügung. Aus diesem Grunde müssen schon früh tragfähige und verlässliche Führungsstrukturen aufgebaut werden.

Technisches Hilfswerk (THW)

Das Technische Hilfswerk ist die **deutsche Zivil- und Katastrophenschutzeinheit des Bundes,** in der 2022/2023 etwa 2.100 haupt- und 86.117 ehrenamtliche Helfer tätig waren. Ihre Aufgaben und Strukturen werden im **THW-Gesetz,** sowie im **Zivilschutz- und Katastrophenhilfegesetz** geregelt. Das THW ist dem Bundeministerium des Inneren, für Bau und Heimat unterstellt. Sein Hauptsitz liegt in Bonn.

Die Aufgaben, die das THW im **In- und Ausland** wahrnimmt, sind vielfältig. Im Rahmen von größeren Schadenslagen oder Katastrophen kommt es immer wieder zu einem erhöhten Bedarf **technischer Hilfe** und **Infrastrukturmaßnahmen,** etwa Einsatzstellenausleuchtung, Wasserpumpeneinsatz, Räumarbeiten oder Materiallogistik. So unterstützte das THW die regionalen Einheiten von Feuerwehr und Katastrophenschutz beim Elbhochwasser im Jahr 2002, bei dem insgesamt 24.000 THW-Einsatzkräfte ihren Dienst taten. Auch im Rahmen der Geflüchtetenversorgung von 2014–2016 oder während der Coronavirus-Pandemie war das THW im Einsatz.

Schnittstellen

Die Zusammenarbeit von THW und Rettungsdienst ist **sehr selten.** Manchmal führt das THW technische Hilfeleistungen zur Unterstützung der Feuerwehr, etwa das Beseitigen von Ölspuren nach Verkehrsunfällen, durch. In solchen Fällen gelten dieselben Grundsätze, wie bei der Zusammenarbeit mit der Feuerwehr. Im Rahmen von Katastrophenfällen kann es ebenfalls zur Zusammenarbeit kommen. Hier gelten die jeweils regional gültigen Vorgaben zu Führungsorganisation.

VIDEO

Einblicke in die Arbeit des Technischen Hilfswerks (THW)
https://www.youtube.com/watch?v=GWDg2jzf-tw

Wasserrettung

Die Wasserrettung wird in Deutschland von verschiedenen Organisationen, wie der Wasserwacht, der DLRG oder im Falle von Notfällen auf See durch die DGzRS, durchgeführt. Je nach Einsatzgebiet der Rettungskräfte spielen **unterschiedliche Notfallbilder** eine Rolle. An Stränden der Nordsee muss eher mit

tidebedingten Notfällen gerechnet werden, an einigen Baggerseen kommt es häufiger zu Tauchnotfällen und auf hoher See müssen mitunter auch internistische Erkrankungen behandelt werden können.

Schnittstellen

Da sich die Aufgaben der Wasserrettung stark darin unterscheiden, in welchen Einsatzgebieten die Rettungskräfte tätig sind, sollten Kräfte des Regelrettungsdienstes mögliche Schnittstellen in ihrem Einsatzgebiet gut kennen, gängige Notfallereignisse, wie Ertrinkungsunfälle, überblicken können und durch **gemeinsame Übungen** mit den Kollegen der Wasserrettung mögliche Einsatzszenarien trainieren.

Bergrettung

In Deutschland wird die Bergrettung durch die Bergwacht durchgeführt. Ähnlich wie die Wasserrettung werden in der Bergrettung vor allem spezialisierte Einsatzkräfte eingesetzt, die eine oft mehrjährige Ausbildung durchlaufen. Dabei werden sie auf die verschiedenen Einsatzlagen, die sie im Gebirge erwarten können, geschult. Dies umfasst unter anderem Sommer- und Winterrettung und zudem ggf. Lawinenrettung, Canyonrettung, Seilbahnrettung oder Baumrettung.

Auch müssen Sie dabei verschiedene im allgemeinen Rettungsdienst **selten anzutreffende Notfallbilder,** wie die massive Unterkühlung, das Hängetrauma oder die Höhenkrankheit sicher beherrscht werden.

Neben der organisierten Bergrettung gilt unter Bergsteigern die **Kameradenrettung,** bei der sich Bergsportler untereinander helfen, als gemeinschaftliche Pflicht. Bergretter müssen also sowohl mit Ersthelfern als auch mit den bodengebundenen und Luftrettungsdiensten zusammenarbeiten können. Dabei werden die Patienten nicht selten über unwegsames Gelände transportiert und mehrfach umgelagert. Einen Überblick zur Vorgehensweise im Bergrettungseinsatz gibt → Abb. 3.6.

Schnittstellen

Da die Bergrettung nur in ganz bestimmten Teilen Deutschlands notwendig ist, haben die meisten Rettungsdienstmitarbeiter keinen Kontakt zu deren Arbeit. Unter Umständen, etwa in Hafenstädten oder in Orten mit entsprechenden Gegebenheiten, spielt jedoch die Höhenrettung eine Rolle. Im Rahmen ihrer Aufgaben sollten diese Kollegen immer als **Experten** betrachtet werden, denen gegebenenfalls zugearbeitet werden kann. Im Idealfall sollten regionale Rettungsdienste und spezialisierte Einheiten **gemeinsame Übungen** abhalten.

Katastrophenschutz

Übergeordnet zuständig für den Katastrophenschutz in Deutschland ist das **Bundesamt für Bevölkerungsschutz und Katastrophenhilfe,** das vom Bundesinnenministerium beaufsichtigt wird. Allerdings sind die **Länder im Katastrophenfall** nach den Vorgaben des Grundgesetzes die Verantwortlichen für die Katastrophenbewältigung. Die Innenminister der Länder haben sich daher auf ein **„Integriertes Gefahrenabwehrsystem" geeinigt,** um die Bund-Länder-Zusammenarbeit im Katastrophenfall zu verbessern. Der Katastrophenfall wird im Regelfall durch den Landrat eines Kreises oder den Oberbürgermeister einer Stadt ausgerufen. Ab diesem Zeitpunkt gelten die Regelungen des jeweiligen Landeskatastrophenschutzgesetzes.

Je nach Bundesland variiert die Gliederung des Katastrophenschutzes. Allerdings lassen sich zumeist mindestens folgende Bereiche vorfinden:

- Sanitätswesen
- Betreuung
- Brandschutz
- Technische Hilfe
- ABC-Schutz
- Information und Kommunikation
- Psychosoziale Notfallversorgung (PSNV)

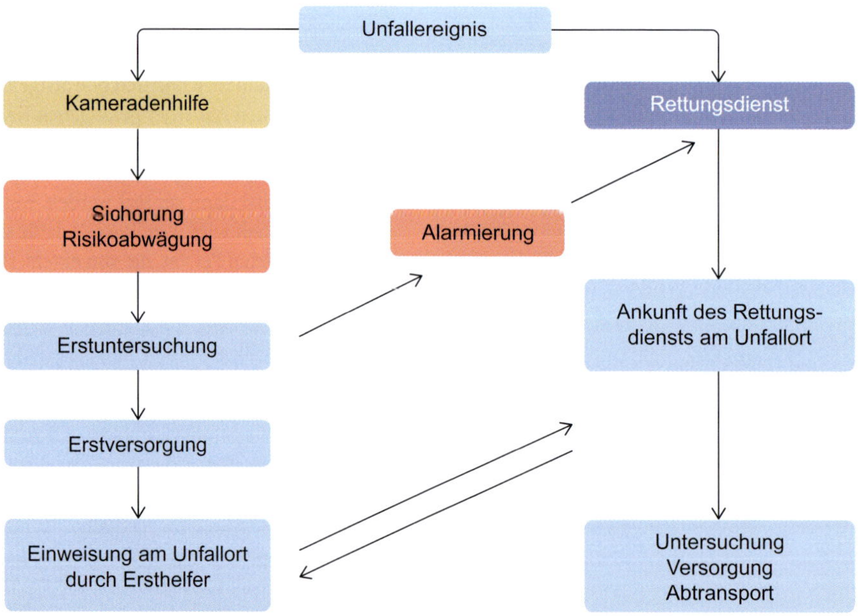

Abb. 3.6 Ablauf eines Bergrettungseinsatzes [P096, L231]

Schnittstellen

Je nach Einsatzlage kann es zahlreiche Schnittstellen zu Einheiten des Katastrophenschutzes geben. Rettungskräfte sollten sich insbesondere mit **den Abläufen der „patientennahen" Einheiten,** wie etwa dem Sanitätswesen, der Betreuung oder der psychosozialen Notfallversorgung vertraut machen, um im Einsatzfall effektiv zusammenarbeiten zu können. Auch die Ausrichtung von größeren **Katastrophenschutzübungen** ist eine sinnvolle Möglichkeit, voneinander zu lernen.

IM FOKUS

Zusammenarbeit mit speziellen Fachdiensten

- **Technisches Hilfswerk:**
  - Das technische Hilfswerk ist die deutsche Zivil- und Katastrophenschutzeinheit des Bundes.
  - Die Einsatzkräfte haben zahlreiche Aufgaben, die von Logistik über Bergungsarbeiten bis hin zum Wasserpumpeneinsatz reichen.
  - Es kommt nur selten zu einer Zusammenarbeit mit dem Rettungsdienst. Gerade deshalb sind gründliche Absprachen und klare Führungsstrukturen wichtig.
- **Wasserrettung:**
  - Die Wasserrettung wird in Deutschland von verschiedenen Organisationen, wie der Wasserwacht, der DLRG oder im Falle von Notfällen auf See durch die DGzRS, durchgeführt.
  - Einsatzkräfte des Rettungsdienstes sollten die Kräfte der Wasserrettung und die spezifischen Wassergefahren ihres Einsatzgebiets kennen.
  - Zudem sollten sie die wichtigsten Wassernotfälle kennen und die notwendigen rettungsdienstlichen Maßnahmen sicher beherrschen.
- **Bergrettung:**
  - In Deutschland wird die Bergrettung durch die Bergwacht durchgeführt.
  - Ähnlich wie die Wasserrettung werden in der Bergrettung vor allem spezialisierte Einsatzkräfte eingesetzt.
  - Für die meisten Rettungsdienstkräfte ist eine Zusammenarbeit mit der Bergwacht unwahrscheinlich.
  - Sind allerdings Einheiten der Bergwacht im eigenen Einsatzgebiet stationiert, sollte ein stetiger Austausch mit regelmäßigen gemeinsamen Übungen erfolgen.
  - Zudem sollten die entsprechenden Notfallbilder bekannt sein und beherrscht werden.
- **Katastrophenschutz:**
  - Übergeordnet zuständig für den Katastrophenschutz in Deutschland ist das Bundesamt für Bevölkerungsschutz und Katastrophenhilfe.
  - Die Ausrufung des Katastrophenfalls und die Organisation des Katastrophenschutzes sind jedoch im Landesrecht geregelt.
  - Die Aufgaben sind vielfältig und reichen vom Sanitätswesen bis zum ABC-Schutz.
  - Bei einer Zusammenarbeit gelten die Vorgaben der jeweiligen Einsatzleitung.
- Dennoch sollten sich Rettungskräfte im Vorfeld mit den Abläufen der Katastrophenschutzeinheiten befassen, zu denen sie die meisten Schnittstellen haben.

3.4 Kommunikation und Interaktion mit Patienten und weiteren Einsatzbeteiligten

FALLBEISPIEL

Sie werden zu einer Patientin mit Bewusstseinsstörung gerufen. Als Sie mit dem RTW eintreffen, ist das NEF bereits vor Ort. Als Sie die Wohnung betreten, fallen Ihnen die vielen Personen auf, die im Flur stehen und lautstark miteinander diskutieren. Ein freundlicher junger Mann begrüßt Sie und bahnt Ihnen einen Weg durch die wartenden Angehörigen ins Wohnzimmer. Eine ältere Frau liegt bewusstlos am Boden. Während der Notarzt einen Venenzugang anlegt, bereitet die NEF-Fahrerin eine Intubation vor. Als die Kollegin Sie bemerkt, ruft sie Ihnen zu, dass die Patientin eine Hirnblutung habe und dass Sie schon alles vorbereiten sollen. Sie und ihr Teampartner schauen sich zunächst etwas ratlos an, kommen aber schnell zu dem Schluss, dass die Kollegen, bedingt durch den Zustand der Patientin und die zunächst unübersichtliche Einsatzstelle, bereits ziemlich hart gearbeitet haben müssen und daher keine mentalen Kapazitäten mehr für eine strukturierte Besprechung haben. Ihr Kollege bittet um ein kurzes 10-für-10, damit alle denselben Informationsstand haben. Dem NEF-Team gefällt die Idee. Der Notarzt schließt die Anlage des Venenzugangs ab und positioniert sich absaugbereit am Kopf der Patientin, sodass er einen besseren Überblick hat. Er fasst die Lage und die Situation der Patientin zusammen und verteilt im Anschluss gezielt einzelne Aufgaben, an die jeweiligen Teammitglieder.

3.4.1 Erfolgreich kommunizieren

Kommunikation dient der Übertragung von Informationen von einer Person an eine andere Person oder an eine Gruppe von Menschen. Insbesondere dient eine Kommunikation dem Ziel, einzelne Personen so miteinander zu in Verbindung zu bringen, dass sie Situationen und Probleme, die für den Einzelnen nicht lösbar wären, **gemeinschaftlich bewältigen** können. Um dies zu erreichen, können mit einer gelungenen Kommunikation somit drei unterschiedliche Ziele verfolgt werden:

1. **Gemeinsames Wissen schaffen:** Das Wissen einer Person kann meist erst dann genutzt werden, wenn es mit weiteren Personen geteilt wird. Ein Beispiel dafür sind die Vitalwerte einer erkrankten Person, die von einem Teammitglied erhoben werden. Die anderen Teammitglieder müssen dann über diese Werte informiert werden, um die weitere Versorgung des Patienten zu planen.
2. **Verhaltenssteuerung und Koordination:** Kommunikation dient auch dazu, das Verhalten von Personen in eine gewünschte Richtung zu steuern und zu koordinieren. Beispielhaft dafür stehen die Aufgaben, die ein Notfallsanitäter an seine Teammitglieder verteilt, um die Notfallversorgung einzuleiten.
3. **Beziehungsgestaltung und soziale Organisation:** Begriffe wie Patient, Notarzt, Rettungssanitäter, Anweisung oder Teamarbeit beschreiben auch die Beziehung, die Menschen untereinander wahrnehmen. Nur wenn klar ist, in welcher

Beziehung die einzelnen Teammitglieder zueinander stehen, kann gute Teamarbeit gelingen.

MERKE

- Kommunikation dient der Übertragung von Informationen von einer Person an mindestens eine weitere Person.
- Kommunikation dient dem Erreichen von Zielen, wie gemeinsamem Wissen, sozialer Koordination, Verhaltenssteuerung und Beziehungsgestaltung.
- Somit ist eine erfolgreiche Kommunikation eine wichtige Grundlage für eine funktionierende Notfallversorgung.

Kommunikationsarten

Um in Notfallsituationen erfolgreich zu kommunizieren, können verschiedene Arten der Kommunikation unterschieden werden:

- **Verbale Kommunikation** übermittelt Informationen mithilfe von Wörtern. Wörter können stimmlich, schriftlich oder per Gebärde geäußert werden.
- **Nonverbale Kommunikation** übermittelt Informationen ohne Wörter, etwa durch Gesten, Mimik oder Körperhaltungen.
- **Paraverbale Kommunikation** variiert die Bedeutung der verbalen Kommunikation durch Faktoren wie Lautstärke, Klangfarbe, Wortmelodie, Sprechtempo oder Silbenbetonung.

Die Unterscheidung zwischen diesen drei Kommunikationsarten ist relevant, da unterschiedliche Botschaften bevorzugt mithilfe einzelner Kommunikationsarten übermittelt werden. Der emotionale Zustand einer Person wird beispielsweise häufiger paraverbal als verbal kommuniziert. Fakten über eine Situation, deren Wichtigkeit oder die daraus entstehenden notwendigen Handlungsschritte werden dagegen eher verbal als nonverbal kommuniziert.

Vier-Seiten-einer-Nachricht-Schema

Ein stark vereinfachendes, aber eingängiges Kommunikationsschema stellt das Vier-Seiten-einer-Nachricht-Schema (VSN) nach Schulz von Thun dar. Ähnlich dem X-ABCDE-Schema in der präklinischen Versorgung ist das VSN-Schema eine starke Vereinfachung der Situation. Es hilft aber dabei, in Notfallsituationen nichts Wichtiges zu übersehen.

Wie der Name nahelegt, beschreibt das VSN-Schema vier Komponenten, die in jeder verbalen Kommunikation zwischen Menschen vorhanden sind (→ Abb. 3.7). Es ist dabei die Regel, dass einzelne Komponenten stärker oder schwächer betont und eben auch stärker oder schwächer wahrgenommen werden können.

1. **Die Sachkomponente:** Diese Komponente trifft Aussagen über den Gegenstand der Kommunikation und zeichnet sich durch drei Eigenschaften aus:
   - Die Aussage kann wahr oder falsch sein.
   - Die Aussage kann im Kontext des laufenden Gesprächs relevant oder irrelevant sein.
   - Die Aussage kann für die Ziele der am Gespräch teilnehmenden Personen hinreichend oder unzulänglich sein.
2. **Die Selbstoffenbarungskomponente:** Jede Botschaft ist immer auch eine Botschaft über die sprechende Person. Diese berichtet immer auch darüber, wie sie die Welt und sich selbst sieht, was ihre Ziele und Wünsche sind und in welchem Zustand sie sich befindet, während die Kommunikation stattfindet. Diese Selbstoffenbarungen können sowohl beabsichtigt als auch unbeabsichtigt sein.
3. **Beziehungskomponente:** Hier wird eines der drei Ziele erfolgreicher Kommunikation, die Gestaltung von Beziehung und sozialer Organisation, direkt angesteuert. Jeder kommunikative Akt beschreibt immer auch, wie die an der Kommunikation teilnehmenden Personen zueinanderstehen. Diese Komponente wird eher indirekt und eher paraverbal als verbal vermittelt.
4. **Appellkomponente:** Gemäß dem VSN-Schema beinhaltet jede Botschaft immer auch eine Aufforderung, sich auf eine bestimmte Art und Weise zu verhalten oder bestimmtes Verhalten zu unterlassen. Diese Appelle können sowohl versteckt als auch ausdrücklich und sowohl verbal als auch nonverbal stattfinden.

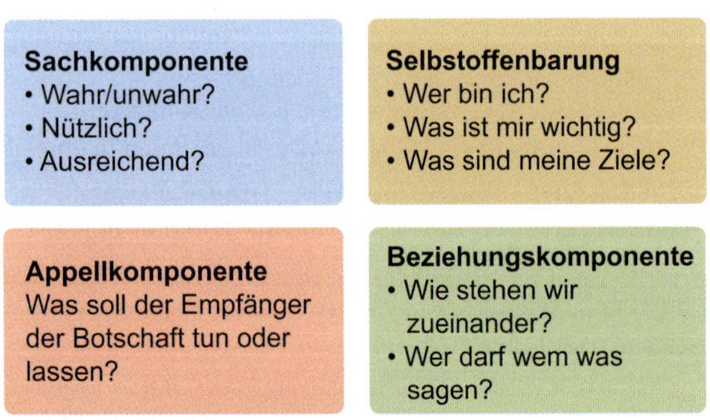

Abb. 3.7 VSN-Schema [P1083, L143]

VIDEO

Ein Einblick in die 4 Seiten einer Nachricht
https://www.youtube.com/watch?v=FHoso4h3kCY

IM FOKUS

Grundlagen von Kommunikation

- **Grundlagen:**
  - Kommunikation dient dazu, Information von einer Person an mindestens eine weitere Person zu übermitteln.
  - Kommunikation dient Zielen wie der Erzeugung von gemeinsamem Wissen, sozialer Koordination, Verhaltenssteuerung und Beziehungsgestaltung.
- **Kommunikationsarten:**
  - Verbal (Sprache)
  - Nonverbal (Gestik, Mimik oder Posen)
  - Paraverbal (Stimmfärbung, Tonfall etc.)
- **Vier-Seiten-einer-Nachricht-Schema:**
  - Sachkomponente
  - Selbstoffenbarungskomponente
  - Beziehungskomponente
  - Appellkomponente

3.4.2 Kommunikation im Krankentransport und bei Notfalleinsätzen

Im Rahmen von Krankentransporten ist eine gelungene Kommunikation von ebenso entscheidender Bedeutung, wie sie es im Rahmen von Notfalleinsätzen ist. Dabei sind die Gespräche während eines Krankentransports jedoch häufig deutlich persönlicher und weniger zweckorientiert als in einem Notfallgeschehen. Nicht selten kommt es zu Gesprächen, die dem Fachpersonal Einblicke in private Gedanken, Erlebnisse und Gefühle des Patienten bieten (→ Abb. 3.8). Neben Erlebnissen des Alltags stehen dabei gelegentlich auch angst- oder wutbesetzte Themen wie Krankheit oder Behinderung im Fokus. Welche kommunikativen Bedürfnisse die Patienten haben, ist zum einen von den jeweiligen Patientenbiografien sowie dem Alter des Patienten abhängig.

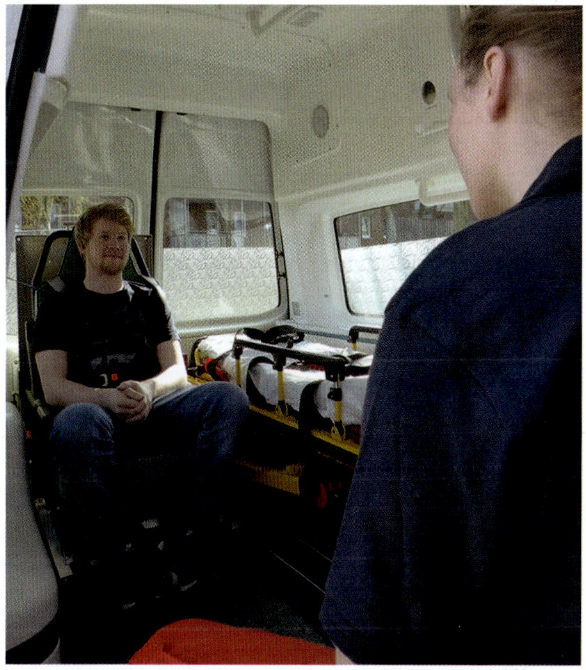

Abb. 3.8 Krankentransporte bieten oftmals eine Vielzahl an Gesprächsanlässen. [P284]

Kommunikation mit Patienten und Angehörigen

Die **vier S-Sätze** von **Lasogga** und **Gasch** geben Rettungssanitätern eine gute Orientierung, worauf es im Umgang mit Patienten in Notfallsituationen ankommt:

- **Sage, dass du da bist und was nun geschieht!**
- **Schirme den Verletzten ab!**
- **Suche vorsichtigen Körperkontakt!**
- **Sprich und höre zu!**

> **! ACHTUNG**
>
> Wenn sich Patienten nicht unterhalten möchten, ist es ratsam, dies zu akzeptieren. Schweigen oder Einsilbigkeit sollten vom Rettungsfachpersonal nicht pauschal als Angriff oder Beleidigung verstanden werden. Oftmals benötigen Erkrankte oder Verletzte auch Phasen, in denen sie ungestört sein können. Eine solche Situation auszuhalten, ist eine große Herausforderung, zeichnet allerdings den professionellen Umgang mit diesem Bedürfnis des Patienten aus.

Erfolgreich zuhörende Einsatzkräfte …

- **… hören aktiv zu.** Sie geben der Person gegenüber immer wieder verbale und nonverbale Signale, dass sie dem Gespräch aufmerksam folgen.
  - **Positivbeispiel:** Blickkontakt halten, körperlich zugewandt sein, bestätigendes Nicken, verbales „Ah, ok"
- **… fassen zusammen.** Besonders im Rahmen der Anamnese und in der Diagnostikphase des Einsatzes, aber auch beim Gespräch über wichtige persönliche Anliegen, fasst die Einsatzkraft das Gesagte immer wieder zusammen und signalisiert so, dass sie zuhört und mitdenkt. Außerdem kann sie so den Informationsstrom für sich selbst ordnen und sortieren.
  - **Positivbeispiel:** „Wenn ich Sie richtig verstanden habe, dann …" oder „Danke, ich fasse mal kurz für meine Gedanken zusammen …"
- **… stellen offene Fragen.** Offene Fragen sind solche, die mit einer Erklärung und nicht nur mit „Ja" oder „Nein" beantwortet werden können. Offene Fragen liefern mehr und detailliertere Informationen über das Innenleben von Personen, regen zur Selbstoffenbarung an und vertiefen den Eindruck ehrlichen Interesses am Gegenüber.
  - **Positivbeispiel:** „Wie kam es dazu, dass Sie …?" oder „Wie ging es dann weiter, nachdem Sie …?"
- **… verstärken das Gegenüber.** Verstärkung sind verbale, non- und paraverbale positive Signale, wie Lob, Komplimente oder Bestätigung für das gewünschte Beziehungs- und Gesprächsverhalten.
  - **Positivbeispiel:** „Danke, dass Sie uns das erklärt haben." oder „Sie haben alles richtig gemacht, jetzt sind wir da und helfen weiter."
- **… geben emotionales Feedback.** Zuhören ist kein passiver Akt, sondern beinhaltet auch eine professionell maßvolle Rückmeldung darüber, was eine Person gerade gesagt hat, welche Emotionen man darin vermutet und welche auch in einem selbst ausgelöst wurden.
  - **Positivbeispiel:** „Ich habe den Eindruck, dass das alles gerade sehr schwer für Sie sein muss, richtig?" „Wenn Sie das so erzählen, kann ich verstehen, warum Sie …"

Erfolgreich sprechende Einsatzkräfte …

- **… sprechen in ICH-Sätzen.** Sie sprechen nicht darüber, wie das Gegenüber ist oder was es tun oder lassen sollte, sondern, wie sie selbst etwas erleben und was für einen erfolgreichen Einsatzverlauf benötigt wird.
  - **Positivbeispiel:** „Ich würde Ihnen gerne bei der Verletzung helfen. Sie können mich dabei unterstützen, indem Sie den Arm etwas ruhiger halten."
- **… reden über konkrete Situationen und Verhalten.** Statt globale Urteile über die Person und die Situation zu fällen, reden erfolgreich sprechende Einsatzkräfte über die konkrete Situation und konkretes Verhalten, das sie entweder verstärken oder reduzieren wollen.
  - **Negativbeispiel:** „Sie sind total aggressiv, hören Sie jetzt auf, mich anzuschreien!"

  - **Positivbeispiel:** „Herr/Frau B., Sie sprechen gerade sehr laut und aufgebracht, das macht mich ehrlich gesagt etwas nervös."
- **... bleiben beim Thema.** Gerade bei Gesprächen über problematisches Verhalten besteht die Gefahr, schnell vom ursprünglichen Thema weg, hin zu Nebenthemen zu geraten.
  - **Negativbeispiel:** „Es ist auch immer das Gleiche mit Ihnen. Jedes Mal, wenn wir zu Ihnen fahren, ist es am Ende kein Notfall! Ich sage Ihnen, bald kommt niemand mehr, wenn sie anrufen!"
  - **Positivbeispiel:** „Herr/Frau B., wie schaffen wir es gemeinsam, Ihnen bei Ihren wiederkehrenden Schmerzen zu helfen?"
- **... äußern Bitten, Wünsche und Vorschläge.** Einsatzkräfte haben keine Befehlsgewalt über hilfebedürftige Menschen oder deren Angehörige, sondern tun das Allermeiste ihrer Tätigkeit unter der Duldung dieser Personen. Um Kooperation zu erreichen, ist es nützlicher, um bestimmte Dinge zu bitten und Vorschläge anzubieten, als Tatsachen festzustellen und Anweisungen zu verteilen.
  - **Negativbeispiel:** „Wir legen Ihnen jetzt einen Zugang. Durch den geben wir dann Flüssigkeit und ein Medikament, dann geht es Ihnen bald besser."
  - **Positivbeispiel:** „Unser Vorschlag wäre: Wir legen Ihnen jetzt einen Zugang, durch den können wir Flüssigkeit und ein Medikament geben und dann sollte es Ihnen bald besser geben. Wäre das okay für Sie?"

Gespräche mit Patienten geschehen stets **kontextabhängig.** Ein unheilbar erkrankter Palliativpatient hat andere Bedürfnisse und Sorgen als ein junger Mensch, der nach einer Sportverletzung eine Operation am Unterschenkel erhalten hat. Gleichzeitig aber sollte vermieden werden, in **stereotype Denkmuster** zu verfallen. So ist es möglich, dass der Palliativpatient seinen anstehenden Tod bereits akzeptiert hat, dankbar für ein langes erfülltes Leben ist und sich darauf freut, nach Hause zu seiner Familie entlassen zu werden, während sich der junge Sportler möglicherweise mit dem Ende seiner Karriere konfrontiert sieht. Das Vermeiden von stereotypen Denkmustern und der situative Kontext spielen daher eine bedeutende Rolle in der Patientenkommunikation. Hierfür gilt es, ein sensibles **Gespür** zu entwickeln.

Kommunikation und Interaktion mit fähigkeitseingeschränkten Personen

Innerhalb der Bevölkerung gibt es eine große und bedeutsame Gruppe von Menschen, die mit angeborenen oder erworbenen **Einschränkungen** ihrer **körperlichen** oder **geistigen Fähigkeiten** leben. Diese Einschränkungen sind größtenteils durch Krankheiten bedingt, können aber auch durch Unfälle oder Entwicklungsstörungen verursacht sein. Ein Großteil dieser Menschen befindet sich in einem fortgeschrittenen Lebensalter. Der Kontakt mit dem Rettungsdienst kann dabei entweder durch eine bereits bestehende Erkrankung oder einen akut auftretenden Notfall entstehen.

Die Einschränkung von Alltagsfähigkeiten ist sehr individuell. So gibt es etwa zahlreiche Formen des Verlusts von Sehkraft, wie etwa Einschränkungen des Sehfeldes, den Verlust der Fähigkeit, Kontraste oder Details zu erkennen, bis hin zu neuropsychologischen Sehproblemen, wie der Unfähigkeit Gesichter unterscheiden oder Bildbedeutungen erkennen zu können.

Altersbedingte Einschränkungen sind ebenso vielfältig und individuell, wie es die betroffenen Personen sind. Chronische Erkrankungen, körperlicher Verschleiß durch Arbeit oder Stressbelastung, altersbedingte längere Erholungszeiten nach Belastungen oder Folgeschäden von Erkrankungen, wie Schlaganfälle oder Herzinfarkte, zeichnen ein vielfältiges Bild, das es notwendig macht, die jeweilige Person mit ihren **individuellen Kompetenzen und Einschränkungen** innerhalb ihres **Lebensumfelds** zu betrachten.

PRAXISTIPP

Kommunikation mit fähigkeitseingeschränkten Personen

- Gehen Sie davon aus, eine **mündige** und **selbstbestimmte Person** vor sich zu haben.
- Gehen Sie weiter davon aus, dass diese Person über ein hohes Maß an **Lebenserfahrung** und **Alltagskompetenz** verfügt.
- Beobachten Sie, wie die Person Aufgaben und Probleme löst, um das Maß an Hilfe abzuschätzen, das tatsächlich notwendig ist.
- Fragen Sie nach, welche **Hilfen angemessen** und **erwünscht** sind.
- Vermeiden Sie stereotypisches Denken „Der wird das bestimmt nicht können ..."
- Hilfsmittel (z. B. Gehhilfen), wenn möglich, mitnehmen.

Kommunikation und Interaktion mit Kindern

Kinder benötigen in Notfallsituationen eine besondere Zuwendung durch den Rettungsdienst. Wie Kinder kommunizieren und mit belastenden Situationen umgehen können, hängt insbesondere von deren Alter und deren Vorerfahrungen ab. So tritt etwa ein 15 Monate altes **Kleinkind** im Kontakt anders auf als ein 9 oder 13 Jahre altes **Schulkind** (→ Abb. 3.9). Rettungskräfte sollten jedoch grundsätzlich die folgenden Besonderheiten beachten:

- **Fehlende Vorerfahrung/Wissenslücken:** Kinder haben Notfallsituationen vorher meist noch nie erlebt und ihnen fehlt unter Umständen auch das Wissen, um das Erlebte korrekt zu deuten.

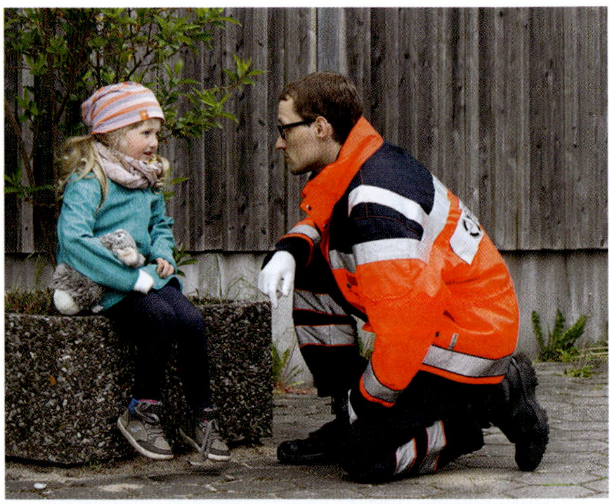

Abb. 3.9 Kontaktaufnahme zu einem Kind als Notfallpatient [O997]

- **Sprachentwicklung:** Kinder können ihre Symptome (z. B. Schmerzen) unter Umständen (noch) nicht äußern.
- **Ängste:** z. B. von den Eltern getrennt oder verlassen zu werden. Auch das Auftreten der „fremden“ Einsatzkräfte in Uniform kann Ängste triggern.
- **Schuldgefühle:** Kinder beziehen Erlebtes häufig auf sich selbst, was starke Schuldgefühle auslösen kann.

Kinder können in unterschiedlichen Rollen an einer Einsatzsituation beteiligt sein:

- **Patient:** Kinder sind aufgrund einer Verletzung oder Krankheit Anlass des Einsatzes.
- **Beteiligte:** Kinder sind am Notfallgeschehen zwar beteiligt, allerdings nicht verletzt oder erkrankt.
- **Notfallzeuge:** Kinder haben die Notfallsituation zwar miterlebt, sind aber keine Patienten oder Beteiligte.
- **Zuschauende:** Kinder sind nach dem Notfallereignis häufig zusammen mit ihren Eltern an der Einsatzstelle und schauen etwa bei Rettungs- oder Bergungsmaßnahmen zu.

Zur erfolgreichen Kommunikation mit Kindern in Notfallsituationen können Rettungssanitäter das **KASPERLE-Schema** (Karutz, 1999) anwenden:

- Kontakt aufnehmen und vorsichtig Körperkontakt herstellen.
- Ablenkung behutsam versuchen.
- Situation und Maßnahmen kindgerecht erklären.
- Personen einbeziehen, die dem Kind nahestehen (z. B. Eltern).
- Entscheidungsfreiheit lassen.
- Ruhe bewahren und im Umfeld für Ruhe sorgen.
- Lieblingsstofftier beziehungsweise einen Ersatz besorgen.
- Ehrlich sein und kindlichen Patienten ernst nehmen.

Insbesondere bei chronisch erkrankten Kindern sollte nicht vergessen werden, dass diese teilweise zu „kleinen Experten“ für ihre Erkrankung geworden sind und entsprechend ernst genommen werden sollten.

Interkulturelle Kommunikation und Interaktion

In Deutschland haben rund 24,9 Millionen Menschen einen Migrationshintergrund. Das sind etwa 29,7 % der Gesamtbevölkerung. Die kulturelle Prägung eines Menschen hat einen erheblichen Einfluss auf den Umgang mit Gesundheit und Krankheit und damit auch auf die Notfallversorgung. Wichtige kulturelle Besonderheiten für den Rettungsdienst können sein:

- **Unterschiedlicher Umgang mit Krankheit:** z. B. Schmerzäußerungen („jammern“ vs. „aushalten“)
- **Sprachbarrieren:** Symptome können unter Umständen aufgrund von Sprachbarrieren nicht oder nur eingeschränkt kommuniziert werden.
- **Rollenverteilung innerhalb der Familie:** „Wer ist der Entscheidungsträger in Gesundheitsfragen?“
- **Verhalten gegenüber dem Rettungsdienst:** Uniformierten Personen wird unter Umständen zunächst mit großer Skepsis begegnet.

Rettungssanitäter sollten deshalb die folgenden Aspekte für eine erfolgreiche interkulturelle Kommunikation beachten:

- **Notfälle sind besondere Situationen:** Kulturelle Regeln sind in Notfällen häufig erst in zweiter Instanz wichtig.
- **Toleranz:** Rettungskräfte sollten die Verhaltensweisen ihrer Patienten und der Angehörigen wertungsfrei akzeptieren.
- **Körperkontakt:** Wenn noch unklar ist, ob der direkte Körperkontakt (z. B. für Untersuchungen) erwünscht ist, sollten Rettungskräfte hier vorsichtig vorgehen und um Erlaubnis bitten.
- **Gestik:** Einsatzkräfte sollten besonders ihre Gestik beachten. Manche Gesten haben in fremden Kulturen eine komplett andere Bedeutung und können zu Konflikten führen. In Notfallsituationen wird eine neutrale bzw. zurückhaltende Gestik empfohlen.
- **Sprache:** Mit Patienten und Angehörigen sollte grammatikalisch korrekt gesprochen werden. Sätze wie „Du haben Aua?“ sollten unbedingt vermieden werden.
  - Sprachbarrieren sollten durch Übersetzer oder Apps überbrückt werden.
  - Der Kontakt sollte stets freundlich sein, Missverständnisse lassen sich mit gegenseitiger Wertschätzung oftmals schnell klären.

IM FOKUS

Kommunikation im Krankentransport und bei Notfalleinsätzen

- Bei der erfolgreichen **Gesprächsführung** helfen die **„Regeln des Zuhörens“** sowie die **„Regeln des Sprechens“**.
  - **Erfolgreich zuhörende Einsatzkräfte ...**
    - hören aufnehmend zu.
    - fassen zusammen.
    - stellen offene Fragen.
    - verstärken das Gegenüber.
    - geben emotionales Feedback.
  - **Erfolgreich sprechende Einsatzkräfte ...**
    - sprechen in Ich-Sätzen.
    - reden über konkrete Situationen und Verhalten.
    - bleiben beim Thema.
    - äußern Bitten, Wünsche und Vorschläge.
- **Geschlossene Fragen** sollten vermieden werden, um den Patienten Raum für ihre Themen zu geben.
- Bei der Kommunikation mit Kindern kann das **KASPLERE-Schema** helfen:
  - Kontakt aufnehmen und vorsichtig Körperkontakt herstellen.
  - Ablenkung behutsam versuchen.
  - Situation und Maßnahmen kindgerecht erklären.
  - Personen einbeziehen, die dem Kind nahestehen.
  - Entscheidungsfreiheit lassen.
  - Ruhe bewahren und im Umfeld für Ruhe sorgen.
  - Lieblingsstofftier bzw. einen Ersatz besorgen.
  - Ehrlich sein und kindlichen Patienten ernst nehmen.
- **Interkulturelle Kommunikation**
  - Viele Menschen mit Migrationshintergrund sind in Deutschland sozialisiert.
  - In einigen Fällen sollten aber ein paar kommunikative Regeln bedacht werden:
    - Sprachbarrieren sollten durch Übersetzer oder Apps überbrückt werden.
    - Der Kontakt sollte stets freundlich sein, Missverständnisse lassen sich mit gegenseitiger Wertschätzung oftmals schnell klären.
    - Vor Körperkontakt sollte um Erlaubnis gefragt werden.

3.5 Funk

FALLBEISPIEL

Sie werden zu einem Einsatz in eine Wohnsiedlung, die derzeit neu gebaut wird, gerufen. Ihre Navigationssystem kennt noch nicht alle neuen Straßennamen, sodass die Leitstelle sich über Funk bei Ihnen meldet und Ihnen eine Wegbeschreibung gibt. Zudem werden Ihnen weitere Informationen über den Einsatz durchgegeben. Es handele sich um eine englischsprachige Familie, deren Kind Atemprobleme habe. Es sei derzeit nicht klar, wie schwer die Erkrankung ist. Sie werden gebeten, eine kurze Rückmeldung zu geben, wenn Sie eingetroffen sind. Vor Ort senden Sie den Status 4 (Ankunft am Einsatzort) zur Leitstelle und betreten die Wohnung. Sie treffen auf ein besorgtes Elternpaar und ein Kind mit Atemnot und Zyanose. Sie fordern über Ihr Handfunkgerät ein NEF nach und beginnen mit der Versorgung des Kindes. Nachdem das NEF eingetroffen ist und Sie eine kurze Übergabe gemacht haben, bei dem der Patientenzustand und die bisher ergriffenen Maßnahmen beschrieben wurden, erfolgt die weitere Versorgung gemeinsam mit dem Notarzt. Er verabreicht Medikamente und bittet darum, den Patienten in einer Kinderklinik voranzumelden. Hierzu nehmen Sie erneut Kontakt zur Leitstelle über Ihr Handfunkgerät auf. Zudem fällt beim EKG auf, dass der Herzrhythmus ungewöhnlich ist. Das Team entscheidet sich, die Monitordaten via Telemetrie an das Krankenhaus zu senden, damit die Spezialisten vor Ort einen ersten Einblick in die Patientensituation erhalten. Sie nehmen die Fahrt ins Krankenhaus auf, nachdem Ihnen die Aufnahmebereitschaft gemeldet wurde. Dazu senden Sie den Status 7 (Patient aufgenommen) an die Leitstelle.

Der Rettungsdienst, die Polizei und die Feuerwehr müssen mobil und flexibel einsetzbar sein. Als Kommunikationsmittel kommen daher nur drahtlose Technologien infrage. Seit Langem finden Einsatzführung und Einsatzlenkung aus diesem Grund fast ausschließlich über das Medium „Funk" statt. Unter dem Begriff **„BOS-Funk"** versteht man den nichtöffentlichen Landfunkdienst der polizeilichen und nichtpolizeilichen **B**ehörden und **O**rganisationen mit **S**icherheitsaufgaben.

„Funk" besteht aus elektromagnetischen Wellen, wie sie aus Natur und Technik bekannt sind, z. B. der öffentliche Rundfunk, der Mobilfunk oder das Licht (→ Abb. 3.10, → Abb. 3.11). Funkwellen unterscheiden sich von Schallwellen dadurch, dass sie sich nicht in einem Medium fortbewegen müssen. Dies liegt daran, dass Schallwellen keine elektromagnetischen Wellen sind. Während der Schall z. B. Luft oder Wasser benötigt, um am anderen Ende eines Raumes anzukommen, ist mit Funk auch eine Kommunikation in einem Vakuum möglich. Man denke hier etwa an die Funksprüche bzw. Datenverbindungen zwischen Erde und der internationalen Raumstation ISS.

Einzelne Wellen, ganz unabhängig davon, ob es sich um Schallwellen oder um elektromagnetische Wellen handelt, variieren in ihrer Form und Größe. Mal sind sie flacher, mal sind sie höher. Betrachtet man mehrere Wellen, lassen sich Muster finden. Kennt man diese Muster, können sie in Zahlen ausgedrückt werden und funktionieren dann wie eine Art Code, der dafür genutzt werden kann, um eine Nachricht zu übermitteln.

Wenn Sie beispielsweise diesen Abschnitt laut vorlesen, werden zunächst neuronale Signalketten in Ihrem Gehirn in Gang gesetzt. Im Zuge dessen wird Ihre Atem-, Kehlkopf und Mundmuskulatur aktiviert, um bestimmte Wellen zu bilden und durch die Luft zu übertragen. Sie treffen auf das Ohr ihres Gegenübers und werden nur deswegen als Sprache verstanden, weil sie durch sein Innenohr wieder in neuronale Signale übersetzt werden.

Genau auf diese Weise funktioniert auch der im Rettungsdienst genutzte Sprechfunk. Ein Funkgerät übersetzt den eigentlichen Funkspruch in elektromagnetische Wellen, die kabellos übermittelt werden. Das Funkgerät des Empfängers übersetzt die Wellen wieder in Sprache. Der Grund, weshalb der

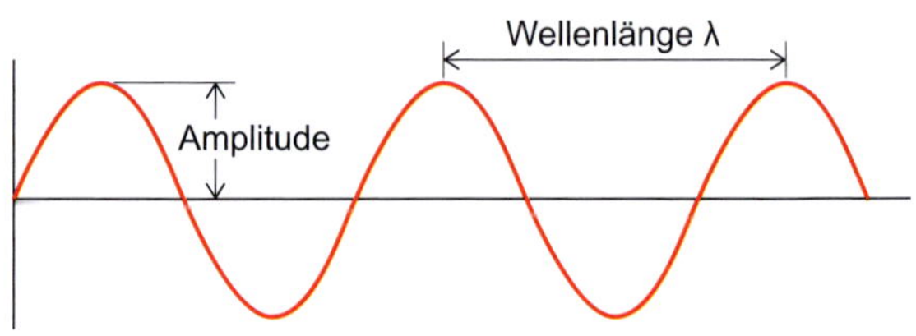

Abb. 3.10 Zwei wichtige physikalische Größen von Wellen: Amplitude (Wie hoch ist der Ausschlag einer einzelnen Welle?) und Wellenlänge (Wie viel Strecke benötigt die Ausbreitung einer einzelnen Welle?). Nicht zu sehen ist die Frequenz. Sie kann man errechnen, wenn man weiß, wie schnell sich die Wellen bewegen. Sie wird in Hertz (Hz) ausgedrückt, wobei 1 Hz einer Schwingung pro Sekunde entspricht. 1.000 Hz (= 1 kHz) sind also 1.000 Schwingungen pro Sekunde. [L143]

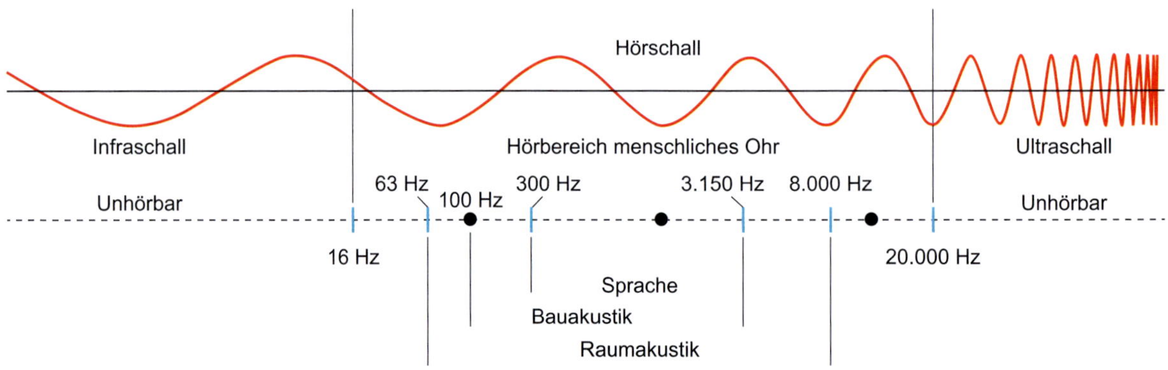

Abb. 3.11 Frequenzbereich von Schall. Die für das menschliche Ohr hörbare Frequenz liegt zwischen 16 und 20.000 Hz. [L143]

menschliche Organismus die Funkwellen nicht direkt wahrnimmt, ist schlichtweg der Mangel eines passenden Organs für Empfang und Übersetzung. Vögel beispielsweise können das Magnetfeld der Erde wahrnehmen und nutzen es zur Orientierung. Offenbar tragen sie ein Organ in ihrem Schnabel, das eisenhaltige Partikel enthält, die wie Kompassnadeln funktionieren könnten. Ganz genau verstanden wird dieser Mechanismus allerdings noch nicht.

3.5.1 Funkarten

Im Rettungsdienst wird zwischen dem lange Zeit genutzten **analogen** und dem **digitalen Funk,** der die analoge Technik inzwischen fast vollständig abgelöst hat, unterschieden.

Ein wesentlicher Unterschied in der Funktionsweise beider Funkarten ist, dass der analoge Funk mit immer gleichförmigen (aber nicht immer gleichen) Wellen arbeitet, ähnlich einem stetig hellen Licht. Dahingegen schickt der digitale Funk gepulste Wellen, vergleichbar mit dem Blitzlicht eines Fotoapparats oder dem Pulsieren des Herzrhythmus.

Funkwellen begegnen uns auch ständig in unserem Alltag, z. B. beim Mobilfunk (Handy), bei Schnurlostelefonen, beim Babyfon, im Falle von WLAN oder Bluetooth, beim Radar von Flugzeugen, bei Satelliten, Fernsehtürmen oder dem Radio.

Um sich über diese, fast immer ungefährliche, Strahlung zu informieren, kann die Website des Bundesamts für Strahlenschutz ein wertvoller Anlaufpunkt sein: https://www.bfs.de/.

3.5.2 Analoges Funkmeldesystem

Bedingt durch die stetig steigende Belegung der Funkkanäle aufgrund ständig wiederkehrender Routinemeldungen, wurde Anfang der 1980er-Jahre für die BOS-Dienste das **Funkmeldesystem** (FMS) entwickelt. Ziel war es, Standardmeldungen wie z. B. „Am Einsatzort eingetroffen" oder „Einsatzbereit über Funk" in einer komprimierteren und damit schnelleren Form zu übertragen. Gleichzeitig sollten aber auch Informationen zur BOS-Zugehörigkeit der Funkstelle (DRK, Feuerwehr etc.), der Funkverkehrskreis, der Funkrufname und sonstige fahrzeug- oder besatzungsrelevante Daten übertragen werden.

Mittels eines **digitalen Kurztelegramms** wurde nun eine **achtstellige Ziffernkombination** an das FMS-Gerät der Leitstelle übermittelt. Diese Ziffern enthalten alle Routineinformationen, die zur Identifizierung einer Funkstelle (Fahrzeug) nötig sind (Kennung). Gleichzeitig kann hier auch eine **Standardmeldung** in Form einer Zahl abgegeben werden. FMS-Datentelegramme werden durch Drücken der entsprechenden Zifferntaste am FMS-Fahrzeuggerät abgeschickt. Die Übermittlung eines solchen Kurztelegramms dauert zwischen 80 und 160 Millisekunden.

MERKE

Statusziffern und ihre Bedeutung

- **0:** Privilegierter Sprechwunsch (Digitalfunk), im analogen Funk wurde mit dem Status 0 ein Notruf ausgelöst. Im Digitalfunk ist dies mit einer separaten Taste möglich.
- **1:** Einsatzbereit über Funk
- **2:** Einsatzbereit an Wache
- **3:** Auftrag übernommen, unterwegs zum Einsatzort
- **4:** Am Einsatzort eingetroffen
- **5:** Sprechwunschanmeldung
- **6:** Nicht einsatzbereit; außer Dienst
- **7:** Abfahrt vom Einsatzort zum Zielort (mit Patienten)
- **8:** Am Zielort eingetroffen (z. B. Krankenhaus)
- **9:** Frei durch Leitstelle belegbar, z. B. „Notarzt an Klinik aufgenommen"

3.5.3 TETRA

Das Netz, mit dem alle Behörden und Organisationen mit Sicherheitsaufgaben (BOS) heute und zukünftig arbeiten sollen, ist das digitale Funknetz **TETRA.** TETRA steht für **„Terrestrial Trunked Radio“,** sinngemäß übersetzt „erdgebundener Bündelfunk".

Das Gegenteil von Bündelfunk wäre der einfache Betriebsfunk, der in Deutschland auch **„nichtöffentlicher mobiler Landfunk“** (nömL) genannt wird. Nutzer eines nömL sind z. B. Taxiunternehmen, die eine eigene fest zugeteilte Funkfrequenz nutzen, oder Kurierdienste.

Der Bündelfunk (TETRA) dagegen funktioniert wie ein Handynetz. Funkfrequenzen werden geteilt. Wenn ein Gesprächswunsch besteht, wird eine Frequenz von einem Server zugeteilt, die nur für die Zeit besteht, in der real gesprochen wird. Nach der Nutzung wird die Frequenz wieder einem Pool mit vielen anderen Frequenzen zugefügt und steht erneut zur freien Verfügung. Während des Rufaufbaus wählt sich das sendende Gerät also in eine Verbindung ein, deren Frequenz nach dem Auflegen von jedem anderen Nutzer wieder verwendet werden kann.

Die **TETRA-Netzstruktur** ähnelt der Infrastruktur des Handynetzes, da beide Systeme in den 1990er-Jahren mit ähnlichen Zielen entwickelt wurden. Die Netzinfrastruktur besteht aus **Funkzellen** und **Vermittlungsstellen,** die wie Bienenwaben in einem Bienenstock über das ganze Land verteilt sind (→ Abb. 3.12). Jede Zelle besitzt eine Basisstation (Funkmast). Je nach Topografie (Höhenunterschiede durch Berge und Täler) und vorliegender Gebäudestruktur kann der Radius der Reichweite einer Zelle 5–30 km betragen.

Für die Umsetzung der Netzinfrastruktur sind die Länder verantwortlich. Beispielsweise hat es sich die aufsichtführende Behörde des Bundeslandes Bayern zum Ziel gemacht, dass in

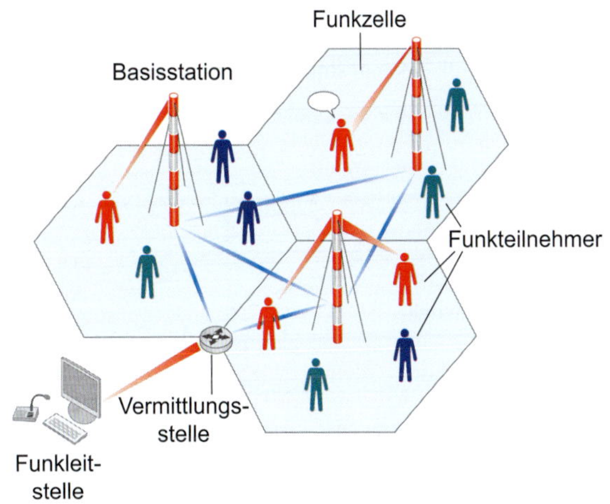

Abb. 3.12 Darstellung der Beziehung zwischen Funkleitstelle, Vermittlungsstellen und den einzelnen Funkzellen. Letztere sind in der Realität unterschiedlich groß. [P095, L231]

jedem Keller eines Familienhaushalts ein digitales Handfunkgerät betrieben werden kann. Hamburger Rettungskräfte kommunizieren bereits seit 2015 uneingeschränkt digital im gesamten U-Bahn-Netz der Stadt. Dies bedeutet, dass Funkmasten und Verbindungsstellen entsprechend engmaschig und koordiniert aufgestellt werden müssen, um eine möglichst gute Verbindungsqualität gewährleisten zu können.

Jedes der Endgeräte wird mit einer eigenen **Code-Nummer** (einer Art Handynummer) versehen, durch die es identifiziert und angefunkt („angerufen") werden kann. Dies ist ein entscheidender Vorteil von TETRA, da so nicht ganze Einheiten von Rettungskräften auf einer einzigen Frequenz kommunizieren müssen wie im Analogfunk. Im analogen Funkverkehr konnte jedes Gespräch daher von fremden Mithörern mitverfolgt werden. Wenn zeitgleich viele Einsätze stattfanden, entstanden zudem teilweise Gesprächsstaus.

Mit dem heute verfügbaren digitalen Netz ist es theoretisch möglich, dass ein Rettungsfahrzeug aus Stuttgart mittels TETRA-Funks ein anderes BOS-Fahrzeug aus Flensburg anfunken kann. Dies zeigt die Souveränität und Stabilität des digitalen Funks gut auf.

Auch eine Datenübertragung ähnlich dem bekannten SMS (Short Message Service) am Handy gibt es im digitalen Funksystem – den **SDS (Short Data Service).** Einzelne Einsatzgruppen können auf diesem Wege einsatzrelevante Informationen empfangen und versenden, ohne die direkte verbale Kommunikation aufzunehmen. Der Empfänger kann diese Informationen im Verlauf beliebig oft abrufen. Zum Beispiel kann die Einsatzzentrale via SDS-Rettungsmittel über die Sperrung einer Notaufnahme im Einsatzgebiet informieren.

Sicherheit

Datenschutz spielt nicht erst seit Einführung der DSGVO (Datenschutzgrundverordnung) in allen Bereichen unseres Lebens eine Rolle. Insbesondere aber in der Medizin hat er seit jeher einen hohen Stellenwert. Rettungskräfte müssen regelmäßig überlegen, welche Informationen sie an wen weitergeben dürfen. Auch im Rahmen von Funkgesprächen ist es sehr wichtig, dass sensible Daten nicht in fremde Hände geraten oder öffentlich bekannt werden. Daher gibt es eine Reihe von Sicherheitsbarrieren, die das digitale Funken sicherer machen als das analoge Modell:

- **Abhörsicherheit:** Im Standard-TETRA-Netz wurde eine Funkschnittstellenverschlüsselung installiert. Dazu werden gebündelte Datenpakete nach einem komplizierten Algorithmus verschlüsselt, die der Empfänger wieder dekodiert. Diese Methode nennt sich **Ende-zu-Ende-Verschlüsselung.** Bedacht werden muss jedoch, dass auch hiermit eine 100-prozentige Abhörsicherheit nicht gewährleistet werden kann.
- Endgeräte sind nur mit einer SIM-Karten-ähnlichen **Sicherheitskarte** bedienbar, welche die Bundesanstalt für den Digitalfunk der Behörden und Organisationen mit Sicherheitsaufgaben gesondert auf Antrag und nach sorgfältiger Prüfung ausgibt.
- Zudem gilt, sowohl analog als auch digital, das Prinzip der Datensparsamkeit. Es sollten stets lediglich so viele Informationen wie nötig, aber so wenige wie möglich übermittelt werden.

Endgerätenutzung

Einige Endgeräte im Digitalfunk sehen ein wenig aus wie eine Mischung aus älteren Handys und Handfunkgeräten. Als Beispiel kann hier das Handfunkgeräte des Anbieters Sepura (→ Abb. 3.13) dienen. Sie sind entsprechend einfach und intuitiv zu bedienen. Natürlich gibt es auch weiterhin fest verbaute Funkgeräte, die teilweise mit großen VGA-Farbdisplays ausgestattet sind.

Jedes Endgerät, unabhängig davon, ob es verbaut ist oder als Handfunkgerät mitgeführt wird, verfügt über eine eigene Endgeräte-Adresse (sozusagen eine „Telefonnummer"), die als **operativ taktische Adresse (OPTA)** bezeichnet wird. Sie besteht aus 24 Zeichen, ist auf der Gerätekarte gespeichert und ist immer nach einem festen Schema aufgebaut (→ Abb. 3.14).

Betriebsmodus DMO und TMO

Im analogen Funksystem gab es zwei Betriebsverfahren, das 4-m-Band und das 2-m-Band. Auch im digitalen Funksystem wird zwischen zwei Hauptmodi unterschieden, dem TMO-Betrieb und dem DMO-Betrieb.

TMO (Trunked Mode Operation) stellt eine Verbindung zwischen zwei oder mehreren Teilnehmern über eine Basisstation her. Es wird hierbei unterschieden zwischen dem **„Direct Call"** (→ Abb. 3.15), der vergleichbar mit der Telefonie eines Handys zu einem Handy ist, und dem **„Group Call"** (→ Abb. 3.16). Dieser ist im Einsatzdienst der geläufigste. Eine Gruppe von Einsatzkräften kann einem einzelnen Einsatz, in dem sie kommunizieren muss, organisationsübergreifend direkt zugeordnet werden. Endgeräte können einer statischen und einer dynamischen Rufgruppe zugeordnet werden, vergleichbar mit einer Telefonkonferenz im Mobilfunknetz.

DMO (Direct Mode Operation) Neben der Kommunikation über die Sendemasten ist mit digitalen Funkgeräten auch der direkte Kontakt zu Einsatzkräften möglich. Im analogen Bereich nannte sich diese Art der Funkkommunikation „2-m-Band". Im DMO kann wie mit einem Walkie-Talkie von Gerät zu Gerät gesprochen werden, ohne die Netzinfrastruktur über Basisstationen und Sendemasten zu nutzen, z. B. in Gegenden, in denen das

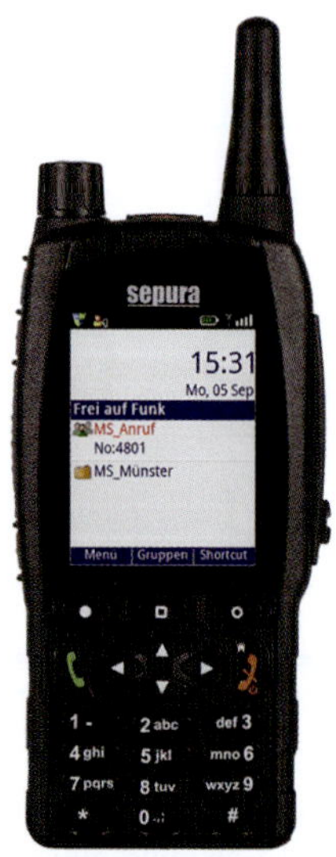

Abb. 3.13 Digitales Handfunkgerät (Sepura SC21) [V661]

Zeichen																							
01	02	03	04	05	06	07	08	09	10	11	12	13	14	15	16	17	18	19	20	21	22	23	24

Blöcke						
1	2	3	4.1	4.2	4.3	5
Bundesland	Behörden- und Organisationskennzeichnung	regionale Zuordnung	örtliche Zuordnung	Funktionszuordnung	Ordnungskennung	Ergänzung

Abb. 3.14 Operativ taktische Adresse (OPTA; Endgeräteadresse – „Telefonnummer") [L143]

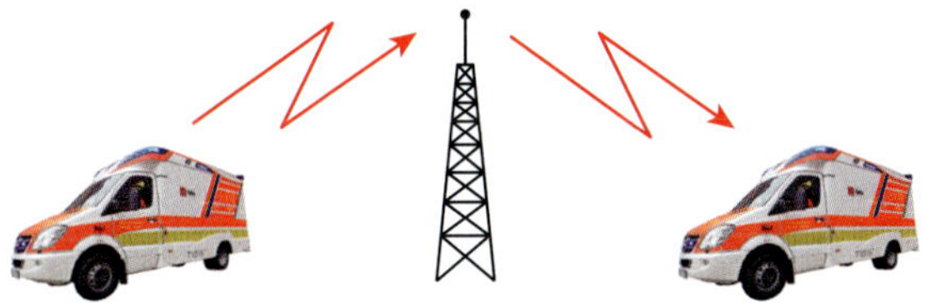

Abb. 3.15 Direct Call im TMO-Betrieb [W925, L143]

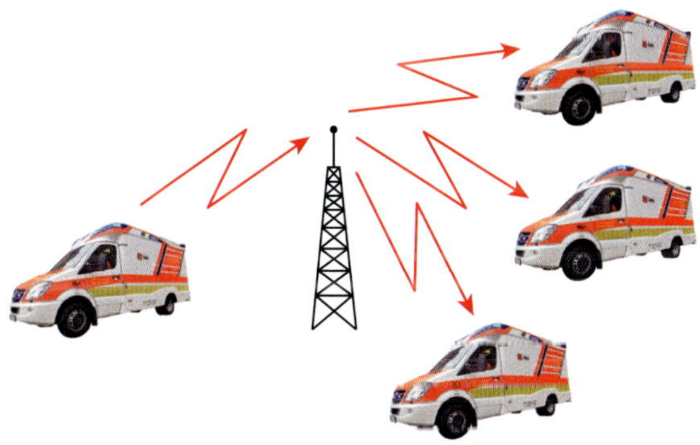

Abb. 3.16 Group Call im TMO-Betrieb [W925, L143]

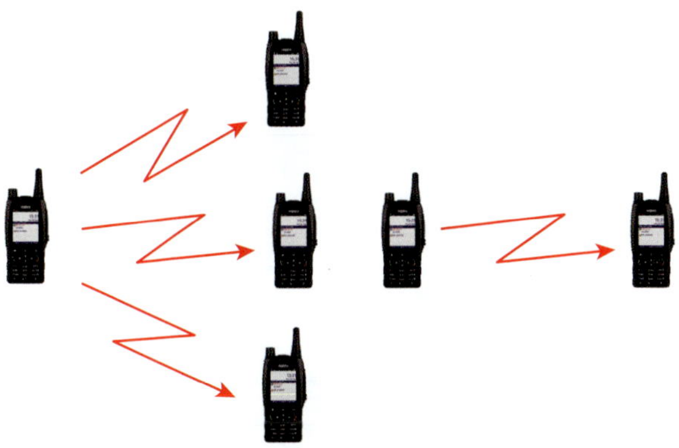

Abb. 3.17 Group Call und Direct Call im DMO-Betrieb [V661, L143]

Netz schwach ist oder gar nicht gebraucht wird. Auch hier wird zwischen einem „Direct Call" und einem „Group Call" unterschieden, wie bereits oben beschrieben (→ Abb. 3.17).

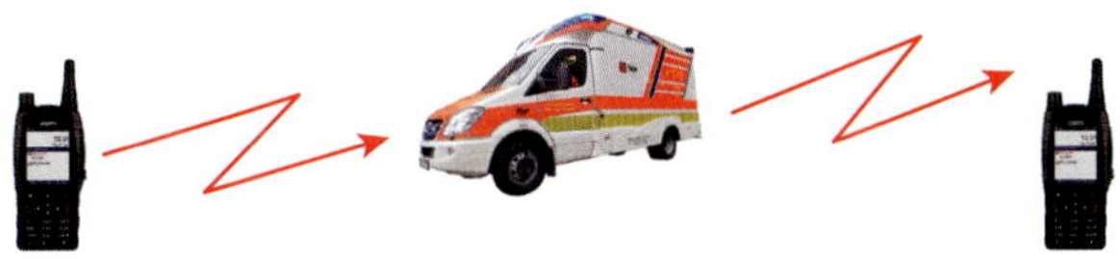

Abb. 3.18 Direct Mode Repeater [W925, V661, L143]

Es gibt einzelne Funkgeräte, mit denen gleichzeitig über TMO der Kontakt mit der Leitstelle aufrechterhalten und über DMO mit lokalen Einsatzkräften kommuniziert werden kann. Um mit einem Kommunikationspartner außerhalb der Reichweite in Kontakt zu treten, wird ein weiteres Funkgerät als **„Direct Mode Repeater"** eingesetzt (→ Abb. 3.18). Es ist überdies möglich, aus dem DMO-Betrieb über einen Verstärker (Repeater) mit einem TMO-Betrieb Kontakt aufzunehmen. Über die Einsatzzentrale kann sogar eine Verbindung in ein Telefonnetz aufgebaut werden.

IM FOKUS

Funkarten

- Es wird zwischen dem **„analogen"** und dem **„digitalen Funk"** unterschieden.
  - Der analoge Funk ist fast vollständig abgelöst worden.
- **Analoger Funk:**
  - **Analoges Funkmeldesystem (FMS):**
    - Das FMS wurde Anfang der 1990er-Jahre entwickelt und sollte unnötigen Funkverkehr durch vorprogrammierte Botschaften (Statusziffern) reduzieren.
    - Zudem waren nun Fernanweisungen (z. B. H: Standort anfahren) möglich.
- **Digitalfunk:**
  - Als Digitalfunkkonzept hat sich **TETRA** („Terrestrial Trunked Radio") durchgesetzt.
  - Die **Netzinfrastruktur** ähnelt der Infrastruktur des Mobilfunknetzes. Sie besteht aus Funkzellen und Vermittlungsstellen.
    - Für **die** Netzinfrastruktur sind die Länder verantwortlich.
  - Jedes Endgerät verfügt über eine **Codenummer,** die eine ähnliche Funktion wie eine Handynummer hat.
  - Die **operativ taktische Adresse (OPTA)** besteht aus 24 Zeichen und ist auf der Gerätekarte gespeichert.
  - Es können sowohl Sprache als auch Daten übertragen werden.

- **Sicherheit:**
  - Im TETRA-Netz wird eine Ende-zu-Ende-Verschlüsselung genutzt.
  - Die Endgeräte verfügen über eine Sicherheitskarte, die von der Bundesanstalt für den Digitalfunk zugelassen sein muss.
  - Zudem gilt auch im Digitalfunk das Prinzip der **Datensparsamkeit.** Übermittelt werden sollen nur so viele Informationen wie nötig.
- **Betriebsmodus DMO und TMO:**
  - **TMO** (Trunked Mode Operation) stellt eine Verbindung zwischen zwei oder mehreren Teilnehmern über eine Basisstation her und ist der Standard des Bündelfunks.
  - Neben der bekannten Kommunikation über die Sendemasten ist mit digitalen Funkgeräten auch der direkte Kontakt zu Einsatzkräften möglich, auch DMO (Direct Mode Operation).
  - In beiden Fällen kann zwischen **Direct Call** und **Group Call** unterschieden werden.

3.5.4 Gesprächsabwicklung

Das Funkgespräch ist ein definierter, unmittelbarer Informationsaustausch. Alle Vorgaben zum Funksprechverkehr stehen in der Feuerwehrdienstvorschrift 810.3 (FwDV 810.3). Diese regelt, dass jeder Teilnehmer am Sprechfunkverkehr entsprechend unterwiesen werden muss und gemäß den rechtlichen Bestimmungen auf seine Verschwiegenheitspflicht hingewiesen wird. Die Unterweisung muss dokumentiert und nachweisbar archiviert werden.

Sprechfunkverkehr sollte nur so lange wie nötig und so aussagekräftig wie möglich durchgeführt werden. Kurze präzise Informationen, die für den Teilnehmer zwingend notwendig sind, müssen deutlich und nicht zu schnell gesprochen werden, um unnötige Rückfragen zu vermeiden. Übermäßig lautes Sprechen kann die Sprechqualität beeinflussen, deshalb sollte mit normal lauter Stimme gesprochen werden. Abkürzungen sollten ebenfalls vermieden werden, da diese unter Umständen zu Missverständnissen führen könnten. Zahlen sind unverwechselbar auszusprechen, d. h., die Ziffern null bis neun werden deutlich betont (→ Tab. 3.2).

Die Teilnehmer eines Funkgesprächs reden einander förmlich mit „Sie“ an. Personennamen oder Amtsbezeichnungen etc. dürfen nur in begründeten Ausnahmefällen genannt werden. Schwer verständliche Wörter und Eigennamen (z. B. Medikamente oder Chemikalien) sollten bei Bedarf buchstabiert werden (→ Tab. 3.3).

Ziffer	Aussprache
1	einss
2	zwoh
3	dreiii
4	fieärr
5	fünneff
6	sechss
7	siebähnn
8	achtt
9	noihn
0	null

Tab. 3.2 Zifferntafel (Aussprache)

Buchstabe	Deutschland (traditionell)	Deutschland (seit 2022)	Schweiz	Österreich	International
A	Albert	Aachen	Anna	Anton	Alfa
Ä	Änderung	Umlaut Aachen	Äsch (Aesch)	Ärger	Alfa-Echo
B	Bernhard	Berlin	Berta	Berta	Bravo
C	Cäsar	Chemnitz	Cäsar	Cäsar	Charlie
Ch	Charlotte	–	Chiasso	Christine (amtlich)	–
D	David	Düsseldorf	Daniel	Dora	Delta
E	Emil	Essen	Emil	Emil	Echo
F	Friedrich	Frankfurt	Friedrich	Friedrich	Foxtrott
G	Gustav	Goslar	Gustav	Gustav	Golf
H	Heinrich	Hamburg	Heinrich	Heinrich	Hotel
I	Ida	Ingelheim	Ida	Ida	India
J	Jakob	Jena	Jakob	Julius	Juliett
K	Katharina	Köln	Kaiser	Konrad	Kilo
L	Ludwig	Leipzig	Leopold	Ludwig	Lima
M	Marie	München	Marie	Martha	Mike
N	Nathan	Nürnberg	Niklaus	Nordpol	November
O	Otto	Offenbach	Otto	Otto	Oscar
Ö	Ökonom	Umlaut Offenbach	Örlikon (Oerlikon)	Österreich	Oscar-Echo

Tab. 3.3 Aktuelle Buchstabiertafel

Buchstabe	Deutschland (traditionell)	Deutschland (seit 2022)	Schweiz	Österreich	International
P	Paula	Potsdam	Peter	Paula	Papa
Q	Quelle	Quickborn	Quasi	ku	Quebec
R	Richard	Rostock	Rosa	Richard	Romeo
S	Samuel	Salzwedel	Sophie	Siegfried	Sierra
Sch	Schule	–	–	Schule	–
ß	Eszett	Eszett	–	Scharfes S	–
T	Theodor	Tübingen	Theodor	Theodor	Tango
U	Ulrich	Unna	Ulrich	Ulrich	Uniform
Ü	Überfluss	Umlaut Unna	Übermut	Übel	Uniform-Echo
V	Viktor	Völklingen	Viktor	Viktor	Victor
W	Wilhelm	Wuppertal	Wilhelm	Wilhelm	Whiskey
X	Xanthippe	Xanten	Xaver	Xaver (früher: Xanthippe)	X-Ray
Y	Ypsilon	Ypsilon	Yverdon	Ypsilon	Yankee
Z	Zacharias	Zwickau	Zürich	Zürich (früher: Zeppelin)	Zulu

Tab. 3.3 Aktuelle Buchstabiertafel *(Forts.)*

Im Funkverkehr muss jede Frage mit dem Wort „Frage" und jede Wiederholung mit den Worten „Ich wiederhole" angekündigt werden.

Das Funkgespräch beinhaltet **feste Gesprächsbestandteile,** die im Wortlaut immer gleich sind und im Rahmen der DV 810.3 genau definiert wurden. Anruf (das Ansprechen) und Anrufantwort (die Reaktion) gehören zur Gesprächseröffnung. Durch den Anruf wird ein Funkgespräch eröffnet. Im zum Teil heute noch verwendeten analogen Funk wurden den einzelnen Institutionen Funkrufnamen bzw. Grundrufnamen (Organisationskennwörter) zugeordnet, die im digitalen Funk aufgrund der oben beschriebenen operativ taktischen Adresse zwar entfallen könnten, oft jedoch weiter genutzt werden (→ Tab. 3.4).

Organisation	Grundrufname	Rufnamen (2-m-Band)
Feuerwehr und Rettungsdienst der Feuerwehren	Florian	FW
Johanniter-Unfallhilfe (JUH)	Akkon	JUH
Deutsches Rotes Kreuz (DRK)	Rotkreuz	DRK
Malteser Hilfsdienst (MHD)	Johannes	MHD
Arbeiter-Samariter-Bund (ASB)	Sama	ASB
Technisches Hilfswerk (THW)	Heros	THW
Deutsche Lebensrettungs-Gesellschaft (DLRG)	Pelikan	DLR
Rettungshubschrauber (RTH)	Christoph	CHR
Führungsorganisation des Katastrophenschutzes	Kater	Katharina
Deutsche Gesellschaft zur Rettung Schiffbrüchiger (DGzRS)	Triton	DGS
Kreiseigener Rettungsdienst	Rettung	RD
Privater Rettungsdienst	Ambulanz	RD
Falck	Sophus	Sophus

Tab. 3.4 Beispielhafte Grundrufnamen und OPTA-Bezeichnung

Die **Gesprächseröffnung** findet wie folgt statt: Der Anruf nennt die Zieladresse der Gegenseite, z. B. den Rufnamen, dann das Wort „von …"; es folgen der eigene Rufname und die Aufforderung zur Antwort „kommen".

FALLBEISPIEL

Zieladresse bzw. Rufname | von | eigener Rufname | Aufforderung zur Antwort
„Leitstelle Kamshorn | von | Rettung Strahlfeld 1/83/1 | kommen."

Hierauf folgt in der Regel die Anrufantwort. Inhaltlich enthält die Antwort das Wort „Hier …", den eigenen Rufnamen und „kommen" als Aufforderung zur Antwort.

FALLBEISPIEL

Hier | eigener Rufname | Aufforderung zur Antwort
„Hier | Leitstelle Kamshorn | kommen."

Jetzt ist die Gesprächseröffnung beendet. Nun kann die Übermittlung der Nachricht beginnen. Hier folgen z. B. Einsatzinformationen, Lagemeldungen, Nachforderungen und Auftragsübernahme.

FALLBEISPIEL

„Rückmeldung von Northeimer Landstraße, VU, eine Person eingeklemmt, zwei Personen leicht verletzt, Feuerwehr und weitere Rettungsmittel erforderlich – kommen."

Wichtig ist, dass jede übermittelte Nachricht mit dem Wort „kommen“ abgeschlossen wird. Alle Informationen müssen unmissverständlich formuliert werden.

Negierungen wie „Wir brauchen **keine** Drehleiter“ müssen nach Möglichkeit vermieden werden, da auch verstanden werden könnte: „Wir brauchen **eine** Drehleiter.“ Unwichtige Informationen sollten weggelassen werden. Nach Beendigung des Informationsaustauschs wird das Funkgespräch mit dem Wort „Ende“ unmissverständlich beendet.

FALLBEISPIEL

Leitstelle Kamshorn: „Eine Person eingeklemmt, zwei Personen leicht verletzt, Feuerwehr und weitere Rettungsmittel erforderlich, verstanden.“
Rettung Strahlfeld 1/83/1: „Verstanden, Ende.“

In Deutschland wird für jede Funkstelle eine eindeutige und unverwechselbare **Funkrufkennung** empfohlen (→ Tab. 3.5). Sie besteht aus drei Teilkennzahlen. Im Rettungsdienst bezeichnet die erste Teilkennzahl den Standort der jeweiligen Funkstelle (Fahrzeug), die zweite die Art des Fahrzeugs und die dritte Teilkennzahl gibt die laufende Nummer der Fahrzeuge gleichen Typs an einer Wache (an einem Standort) an.

MERKE

Fahrzeugkennungen (am Beispiel Schleswig-Holstein)

Fahrzeug	Kürzel	Zahl
Intensivtransportwagen	ITW	80
Notarztwagen/Baby-Notarztwagen	NAW/Baby-NAW	81
Notarzteinsatzfahrzeug	NEF	82
Rettungswagen	RTW	83
Krankentransportwagen	KTW	85
Großraum-Rettungs/-Krankenwagen	G-RTW/G-KTW	86
Schwerlast-Rettungs/-Krankenwagen	S-RTW/S-KTW	87
Infektions-Rettungs/-Krankenwagen	I-RTW/I-KTW	88

In → Tab. 3.5 werden einige Fahrzeuge eines Beispiellandkreises aufgeführt. Die Benutzung der zugelassenen Funkrufnamen hat neben der Eindeutigkeit des Fahrzeugs auch eine taktische Bedeutung für den Einsatzleiter vor Ort.

Kennung	Standort	Rettungsmittelart	Nummer
1/82/1	Rudolphstadt	NEF	1
1/83/1	Rudolphstadt	RTW	1
1/83/2	Rudolphstadt	RTW	2
2/83/1	Strahlfeld	RTW	1
2/85/1	Strahlfeld	KTW	1
2/85/2	Strahlfeld	KTW	2
2/85/3	Strahlfeld	KTW	3

Tab. 3.5 Funkrufkennungen eines Musterlandkreises

3.5.5 Alarmierung per Funk

Die digitale Alarmierung benötigt eine eigene technologische Infrastruktur, bestehend aus einem digitalen Alarmgeber **(DAG)**, mehreren digitalen Alarmumsetzern **(DAU)** und den digitalen **Meldeempfängern** als Alarmierungsgeräte. Die digitale Alarmierung hat die analoge Variante abgelöst, da sie wesentlich übertragungssicherer ist, die Sprechfunkkanäle im 4-m-Band nicht belastet und weitreichendere Funktionalitäten bietet. Neben dem Signalton können auch **Textinformationen** auf das Display des Meldeempfängers übertragen werden. So ist eine umfassende und sichere Information der Einsatzkräfte schon in der Alarmierungsphase möglich.

IM FOKUS

Gesprächsabwicklung und Alarmierung per Funk

- Die **Gesprächsabwicklung** beim Funk folgt klaren Prinzipien.
  - Die Gesprächsteilnehmer reden einander mit „Sie“ an.
  - **Zahlen** müssen unverwechselbar ausgesprochen und deutlich betont werden, z. B.
    - Einss, Zwoh, Dreii
  - Zum **Buchstabieren** wird eine gültige Buchstabiertafel benutzt, z. B.
    - F – Frankfurt, U – Unna, N – Nürnberg, K – Köln
  - Alle Organisationen haben unverwechselbare **Organisationsrufnamen,** z. B.
    - Feuerwehr – Florian, ASB – Sama, THW – Heros
- **Gesprächsführung:**
  - Ein Gespräch wird nach folgendem Schema eröffnet:
    - Zieladresse bzw. Rufname | von | eigener Rufname | kommen.
  - Am Ende eines jeden Funkspruchs, auf den eine Antwort erwartet wird, wird das Wort „kommen“ genutzt.
  - Während die Hauptnachricht übermittelt wird, muss klar und unverwechselbar gesprochen werden. Verneinungen sollten vermieden werden.
  - Am Ende des Informationsaustauschs wird das Gespräch mit dem Wort „Ende“ abgeschlossen.
- **Fahrzeugkennungen:**
  - Die Kennungen setzen sich aus mehreren Elementen zusammen, die nach folgendem Schema aufgebaut sind: 1/83/1
    1. Standort (z. B. Rudolphstadt, 1)
    2. Rettungsmittelart (z. B. RTW, 83)
    3. Fahrzeugnummer (z. B. 1)
  - Alle Fahrzeuge des Rettungsdienstes haben typische Kennungen, z. B.
    - Notarzteinsatzfahrzeug – NEF – 82
    - Rettungswagen – RTW – 83
    - Krankentransportwagen – KTW – 85
  - Den Kennungen wird manchmal noch der Name des Einsatzgebiets oder der jeweiligen Organisation vorangestellt.
- **Digitale Alarmierung:**
  - Diese Alarmierungsform benötigt eine eigene technologische Infrastruktur.
    - Digitaler Alarmgeber (DAG)
    - Digitale Alarmumsetzer (DAU)
    - Digitale Meldeempfänger

- Mit der digitalen Alarmierung wird das 4-m-Band nicht belastet.
- Neben dem Signalton können auch Textinformationen versendet werden

3.6 Arbeitsschutz

FALLBEISPIEL

Sie beginnen ihren Frühdienst auf der Rettungswache um 6 Uhr morgens und betreten die Rettungswache eine Viertelstunde früher. Sie begeben sich in die Umkleideräume und entnehmen dem Wäschefach Dienstkleidung/Schutzkleidung ihrer Größe für den heutigen Frühdienst. Ihre persönlichen Sicherheitsschuhe wurden Ihnen zur persönlichen Verwendung von Ihrem Arbeitsgeber gestellt und befinden sich in Ihrem Spind. Die Sicherheitsschuhe sind durchtrittsfest, über knöchelhoch und besitzen eine Sicherheitskappe für den Vorfußbereich. Nachdem Sie sich für den Dienst eingekleidet haben, begeben Sie sich ins Bad, waschen Ihre Hände und desinfizieren diese abschließend, bevor Sie den Wachraum betreten. Dort angekommen, informieren Sie sich über das heute zu besetzende Rettungsfahrzeug. Sie erhalten von der abzulösenden Schicht den Hinweis, dass das Trittbrett der Seitentür des RTWs nicht richtig ausfährt. Beim Aussteigen soll darauf Acht gegeben werden, nicht ins Leere zu treten und zu stürzen. Sie legen Wert darauf, dass die Kollegin noch eine Mängelkarte schreibt, sodass ab 8 Uhr, wenn die RDL anwesend ist, entschieden werden kann, ob der RTW zur Reparatur aus dem Dienst genommen wird oder weiter im Dienstbetrieb verbleiben kann.
Noch vor einer Tasse Kaffee inspizieren Sie den RTW und gehen die Checkliste durch. Ihnen fällt auf, dass kein Desinfektionsmittel mehr im RTW vorhanden ist und die Handschuhe ihrer Größe aufgebraucht sind. Auf Nachfrage erklärt die Kollegin des Nachtdienstes, dass bereits während der Nacht in einem Einsatz mit einem stark blutenden Patienten die Handschuhe ausgegangen seien, sie selbst aber eine andere Handschuhgröße benutze. Im Krankenhaus hätte man übrigens erfahren, dass der blutende Patient früher an einer Hepatis B erkrankt gewesen sei. Gut, dass man gegen diese Erkrankung geimpft sei.

DEFINITION

Als Arbeitsschutz werden die Maßnahmen, Mittel und Methoden zum Schutz der Beschäftigten vor arbeitsbedingten Sicherheits- und Gesundheitsgefährdungen verstanden.

Dem betrieblichen Arbeitsschutz unterliegen sämtliche Arbeitgeber und Arbeitnehmer der privaten Wirtschaft, des öffentlichen Dienstes, der Landwirtschaft sowie der freien Berufe. Das wichtigste Grundlagengesetz für den betrieblichen Arbeitsschutz ist das Arbeitsschutzgesetz (ArbSchG). Es regelt neben zahlreichen Rechtsvorschriften den **Arbeitsschutz** in der Bundesrepublik Deutschland. Dazu zählen die staatlichen Arbeitsschutzvorschriften und die Vorschriften der gesetzlichen

Quelle der Vorschriften	Name der Vorschriften
Staatliche Arbeitsschutzvorschriften	• Arbeitsschutzgesetz (§ 4 und 15 ArbSchG) • Arbeitssicherheitsgesetz • Arbeitsstättenverordnung • Betriebssicherheitsverordnung • Biostoffverordnung • Gefahrstoffverordnung
Vorschriften der gesetzlichen Unfallversicherungsträger	• Arbeitsmedizinische Grundsätze (z. B. G 42 „Tätigkeiten mit Infektionsgefährdung") • Unfallverhütungsvorschriften (z. B. BGR 250/TRBA 250) • Merkblätter (z. B. Bildschirmarbeitsplätze) • Sicherheitsregeln (z. B. DGUV R 105-003 „Persönliche Schutzausrüstung im Rettungsdienst")

Tab. 3.6 Auswahl wichtiger Arbeitsschutzvorschriften

Unfallversicherungsträger (→ Tab. 3.6). Das angestrebte Ziel der Vorgaben und Vorschriften ist die Verhütung von Unfällen bei der Arbeit und arbeitsbedingten Gesundheitsgefahren.

3.6.1 Organisation von Arbeitsschutz

Das **Arbeitsschutzgesetz** (ArbSchG) legt die Grundpflichten des Arbeitgebers für den Arbeitsschutz der Beschäftigten in seinem Betrieb fest. Es fordert vom Arbeitgeber die Einrichtung einer effektiven innerbetrieblichen Arbeitsschutzorganisation. Für die Organisation des Arbeitsschutzes gelten allgemeine Regeln, die in Vorschriften der gesetzlichen Unfallversicherungsträger oder staatlichen Arbeitsschutzvorschriften verankert sind (→ Tab. 3.6). Die wichtigsten Vorschriften sind:

- In Rettungswachen mit regelmäßig mehr als 20 Beschäftigten muss ein **Sicherheitsbeauftragter** (SiB) benannt werden, der aus den Reihen der Belegschaft stammt und keine Personalgewalt besitzen darf.
- Für den Gesamtbetrieb muss ein **Arbeitsschutzausschuss** (ASA) gegründet werden. Dieser muss mindestens vierteljährlich tagen.
- In den Rettungswachen müssen die Arbeitsschutzgesetze vorhanden und für jeden Mitarbeiter zugänglich sein. Ebenso müssen die relevanten Unfallverhütungsvorschriften vorhanden sein.
- Der zuständige Unfallversicherungsträger muss allen Beschäftigten per **Aushang** bekannt gemacht werden.
- In der Rettungswache muss ein **Prüfbuch** nach § 4 Arbeitsstättenverordnung (ArbStättV) und § 11 Betriebssicherheitsverordnung (BetrSichV) vorhanden sein. Zu prüfen sind insbesondere: elektrische Betriebsmittel und Anlagen, kraftbetätigte Türen und Tore, Leitern und Tritte, Feuerlöscher, Notaggregate und Notschalter etc.
- Der Arbeitgeber muss **Arbeitsmediziner** und **Fachkräfte für Arbeitssicherheit** verpflichten.

Das Arbeitsschutzgesetz legt jedoch auch die Rechte und Pflichten der Arbeitnehmer fest. Sie werden angehalten, in Fragen des Arbeits- und Gesundheitsschutzes aktiv mitzuwirken (z. B. festgestellte Gefahren melden und eigene Vorschläge unterbreiten) und sich sicher zu verhalten. Ferner wird die Überwachung und Beratung der Betriebe durch die Arbeitsschutzbehörden geregelt.

IM FOKUS

Arbeitsschutzgesetz

- Das **Arbeitsschutzgesetz (ArbSchG)** ist ein Gesetz, das Arbeitnehmer im Rahmen ihrer Tätigkeit vor Gefahren schützen soll.
  - Ab einer gewissen Betriebsgröße muss es einen Arbeitssicherheitsbeauftragten geben.
  - Der Arbeitgeber muss arbeitsmedizinische Untersuchungen durchführen lassen.
  - Die Sicherheitseinrichtungen an der Arbeitsstätte (z. B. Feuerlöscher) müssen regelmäßig überprüft werden.
- Neben dem Arbeitsschutzgesetz existieren noch weitere Gesetze und Verordnungen (Gefahrstoffverordnung, Arbeitszeitgesetz etc.), die beachtet werden müssen.

3.6.2 Arbeitsmedizinische Vorsorge

MERKE

Ziel der arbeitsmedizinischen Vorsorge ist es, arbeitsbedingte Erkrankungen frühzeitig zu erkennen und zu verhüten.

Eine richtige und individuell passende Gesundheitsvorsorge ist besonders wichtig. Viele Menschen beherzigen diesen Grundsatz und beschäftigen sich mit ausgewogener Ernährung, treiben Sport und benutzen Fitness-Apps. Sie schauen also sehr genau hin, wo und wie sie ihren persönlichen Fokus in der Gesundheitsvorsorge legen.

Die arbeitsmedizinische Vorsorge ist eine individuelle Arbeitsschutzmaßnahme. Nicht für alle dasselbe, sondern für jeden das Richtige – diese einfache Formel gilt auch für die betriebliche Gesundheitsvorsorge bzw. die **arbeitsmedizinische Vorsorge**. Sie darf technische und organisatorische Arbeitsschutzmaßnahmen nicht ersetzen, kann diese aber wirksam ergänzen.

Die arbeitsmedizinische Vorsorge ist ein in der Arbeitsschutzrahmenrichtlinie der Europäischen Union festgeschriebenes Recht der Beschäftigten. Seit 2008 ist dieses Anrecht in der Verordnung zur arbeitsmedizinischen Vorsorge (ArbMedVV) geregelt. Die Verordnung fasst seitdem die arbeitsmedizinischen Regelungen zum Schutz der Beschäftigten vor gesundheitsschädlichen Einwirkungen zusammen, die früher in den einzelnen Fachverordnungen enthalten waren. Sie stärkt die sprechende und hörende Medizin und hat für mehr Klarheit bei der Umsetzung der Maßnahmen gesorgt. Sie ist demnach Teil der Prävention in einem Betrieb und so auch im Rettungsdienst. Eine regelmäßige arbeitsmedizinische Untersuchung der Beschäftigten nach berufsgenossenschaftlichen Grundsätzen (s. u.) muss gewährleistet sein. Die **arbeitsmedizinische Vorsorge** sieht hierfür verpflichtende Vorsorgeuntersuchungen vor und unterscheidet nach

- Pflichtvorsorge,
- Angebotsvorsorge und
- Wunschvorsorge.

Die für Pflicht-, Angebots- und Wunschvorsorge gleichermaßen gültige **Vorsorgebescheinigung** ist eine schriftliche Mitteilung an den Arbeitgeber sowie den Beschäftigten. Der Arbeitgeber muss hierzu eine Vorsorgekartei führen. In der Vorsorgebescheinigung gibt der Betriebsarzt an, wann und aus welchem Anlass ein Vorsorgetermin stattgefunden hat und wann ein weiterer Vorsorgetermin ansteht. Die Vorsorgebescheinigung enthält keine Aussage dazu, ob gesundheitliche Bedenken bestehen, dass die betreffende Person ihre Tätigkeit ausübt.

MERKE

„Gesundheit ist nicht alles, aber ohne Gesundheit ist alles nichts."

(Arthur Schopenhauer, 1788–1860)

Pflichtvorsorge

Pflichtvorsorge ist arbeitsmedizinische Vorsorge, die der Arbeitgeber bei bestimmten besonders gefährdenden Tätigkeiten zu veranlassen hat. Der Arbeitgeber darf eine Tätigkeit nur ausüben lassen, wenn zuvor eine Pflichtvorsorge durchgeführt worden ist. Dies führt dazu, dass Beschäftigte faktisch verpflichtet sind, an dem Vorsorgetermin teilzunehmen. Die **Vorsorgeuntersuchungen** müssen vor Beschäftigungsantritt und als Nachfolgeuntersuchungen in regelmäßigen Abständen während der Beschäftigung (z. B. alle 36 Monate) durch den Betriebsarzt erfolgen. Nach Beendigung der Tätigkeit kann der Versicherte eine nachgehende Untersuchung verlangen.

Im Rettungsdienst unterziehen sich die Beschäftigten in der Regel folgenden Vorsorgeuntersuchungen:

- G 24 „Hauterkrankungen"
- G 25 „Fahr-, Steuer- und Überwachungstätigkeiten"
- G 26 „Atemschutzgeräte"
- G 37 „Bildschirmarbeitsplätze" (z. B. für Leitstellenpersonal)
- G 42 „Tätigkeiten mit Infektionsgefährdung"

Die organisierte Höhenrettung und Bergrettungsdienste sind keine Einsatzgebiete der Höhenarbeiten und unterliegen daher nicht der Pflicht zur G-41-Untersuchung (Arbeiten mit Absturzgefahr).

Angebotsvorsorge

Angebotsvorsorge ist arbeitsmedizinische Vorsorge, die bei bestimmten gefährdenden Tätigkeiten angeboten werden muss. Diese Tätigkeiten sind im Anhang der Verordnung zur arbeitsmedizinischen Vorsorge konkret aufgeführt. Hierzu zählt z. B. Bildschirmarbeit (G-37), die eine angemessene Untersuchung der Augen und des Sehvermögens beinhaltet, und Tätigkeiten, die das Tragen von Atemschutzgeräten der Gruppe 1 erfordern (z. B. partikelfiltrierende Halbmasken, FFP1, FFP2 oder FFP3)

Wunschvorsorge

Wunschvorsorge ist arbeitsmedizinische Vorsorge, die bei Tätigkeiten, bei denen ein Gesundheitsschaden nicht ausgeschlossen werden kann, auf Wunsch des Beschäftigten ermöglicht werden muss. Dieser Anspruch besteht nur dann nicht, wenn nicht mit einem Gesundheitsschaden zu rechnen ist. Im Streitfall muss der Arbeitgeber dies darlegen und beweisen. Wunschvorsorge kommt beispielsweise in Betracht, wenn Beschäftigte einen Zusammenhang zwischen einer psychischen Störung und ihrer Arbeit vermuten.

3.6.3 Schutzimpfungen

Schutzimpfungen sind die wichtigste und wirksamste **Präventionsmaßnahme,** die der Medizin zur Verfügung stehen. Sie sollen Immunität gegen ansteckende Krankheitserreger

und deren Gifte ausbilden und den Ausbruch einer Infektionskrankheit verhindern. Die Schutzimpfung kann bei einer Pflicht-, Angebots- oder Wunschvorsorge als Präventionsmaßnahme angeboten werden. Der Beschäftigte muss dafür in die Impfung einwilligen.

Das Impfangebot und damit die Impfung beschränkt sich auf Fälle, in denen das Infektionsrisiko des Rettungsfachpersonals tätigkeitsbedingt und im Vergleich zur Allgemeinbevölkerung erhöht ist. Es bedarf also eines unmittelbaren Bezugs zur Tätigkeit als Rettungsfachpersonal.

MERKE

Im Arbeitsschutz selbst gibt es keine Impfpflicht.

Schutzimpfungen haben nicht nur eine Wirkung auf die geimpften Personen **(Individualschutz),** sondern können indirekt auch nicht geimpfte Menschen vor einer Erkrankung schützen, da sie die weitere Verbreitung einer Infektionskrankheit stoppen oder verringern **(Gemeinschaftsschutz).** Durch eine Schutzimpfung kann eine sog. medizinische Immunität erworben werden.

Immunität ist dabei die erworbene Fähigkeit des Immunsystems, eingedrungene Mikroorganismen zu erkennen und wirkungsvoll zu bekämpfen, ohne dass Krankheitssymptome auftreten. Einige, vor allem virusbedingte, systemische Infektionskrankheiten hinterlassen eine lang andauernde Immunität. Die Auseinandersetzung mit den Erregern aktiviert die Bildung von erregerspezifischen Antikörpern. Diese garantieren Schutz vor einer erneuten Erkrankung durch den gleichen Erreger.

MERKE

Schutzimpfungen sind Bestandteil der arbeitsmedizinischen Vorsorge. Sie sind den Beschäftigten anzubieten, soweit das Risiko einer Infektion tätigkeitsbedingt und im Vergleich zur Allgemeinbevölkerung erhöht ist und der oder die betroffene Beschäftigte nicht bereits über einen ausreichenden Immunschutz verfügt. Das Impfangebot erfolgt im Rahmen der arbeitsmedizinischen Vorsorge.

Impfungen für Rettungsfachpersonal

Wie die gesamte Bevölkerung sollte auch das Rettungsfachpersonal einen wirkungsvollen **Impfschutz** besitzen gegen:
- SARS-CoV-2 (COVID-19)
- Tetanus (Wundstarrkrampf)
- Polio (Kinderlähmung)
- Diphtherie
- Mumps (Ziegenpeter)
- Röteln
- Pertussis (Keuchhusten)
- *Haemophilus influenzae* Typ B (HIB)
- Masern

Das Rettungsfachpersonal in Deutschland unterlag bis Ende 2022 einer speziellen einrichtungsbezogenen Corona-Impflicht, die jedoch nicht mehr gilt. Die Regelung lief zum 31.12.2022 aus und wurde nicht verlängert. Seitdem ist keine Corona Impfpflicht für das Rettungsfachpersonal mehr wirksam. Allerdings gilt weiterhin eine Masern-Impfpflicht im Gesundheitsbereich (inklusive Rettungsdienst) gemäß Masernschutzgesetz seit März 2020.

Darüber hinaus werden für das Rettungsfachpersonal zusätzlich folgende Impfungen **empfohlen,** da sie als medizinisches Personal einem erhöhten Infektionsrisiko ausgesetzt sind:
- Hepatitis A und B als Kombinationsimpfung (muss vom Arbeitgeber kostenfrei angeboten werden)
- Influenza (Grippeschutz)

3.6.4 Gesetzliche Unfallversicherungsträger

Die gesetzliche Unfallversicherung zählt zum **Sozialversicherungssystem** der Bundesrepublik Deutschland. Jeder Betrieb ist Mitglied in einer für ihn fachlich zuständigen gesetzlichen Unfallversicherung (**Berufsgenossenschaft,** BG). Die Arbeitgeber versichern in den Berufsgenossenschaften ihre Beschäftigten und zahlen für sie die Beiträge. Unternehmen und Arbeitnehmer sind Pflichtmitglieder ihrer zuständigen Unfallversicherung.

Der Gesetzgeber **verpflichtet** die Berufsgenossenschaften
- zur Unfallverhütung und
- zur Entschädigung von Arbeits- und Wegeunfällen sowie Berufskrankheiten.

Die Berufsgenossenschaft erlässt hierzu Regeln (ehemals BGR, heute sog. DGUV-Regeln), berät ihre Mitgliedsbetriebe und wendet sich mit gezielten Maßnahmen, z. B. Seminaren, Broschüren, Plakaten, Filmen etc., an die Beschäftigten ihrer Mitgliedsbetriebe. Sie vermittelt so neue Erkenntnisse, gibt Anregungen und hilft, Unfälle zu vermeiden.

Die **Vorschriften der Unfallversicherungsträger** haben Rechtsnormcharakter und sind für die versicherten Unternehmen und Arbeitnehmer bindend. Die Vorschriften (seit 2014: **Deutsche Gesetzliche Unfallversicherung [DGUV] – Vorschriften)** sind die von den deutschen Berufsgenossenschaften erlassenen Unfallverhütungsvorschriften. Gesetzliche **Unfallversicherungsträger** im Gesundheitswesen sind:
- Berufsgenossenschaft für Gesundheitsdienst und Wohlfahrtspflege (BGW)
- Landesunfallkassen (LUK) und Unfallversicherung Bund und Bahn

MERKE

Eine der wichtigsten Aufgaben der gesetzlichen Unfallversicherung ist es Arbeitsunfälle, Berufskrankheiten und arbeitsbedingte Gesundheitsgefahren zu verhüten.

Kommt es doch zu einem Arbeitsunfall, sind die betroffenen Beschäftigten durch ein komplettes Betreuungs- und Entschädigungssystem der Unfallversicherungsträger abgesichert, denn die gesetzliche Unfallversicherung tritt bei einem Arbeitsunfall, Wegeunfall oder einer Berufskrankheit für den Betrieb ein und übernimmt die Entschädigung verletzter Beschäftigter.

MERKE

Arbeitsunfälle sind meldepflichtig und müssen dokumentiert werden.

Arbeits- und Wegeunfall

DEFINITION

Ein Unfall ist ein zeitlich begrenztes, von außen auf den Körper einwirkendes Ereignis, das zu einem Gesundheitsschaden führt.

Ein **Arbeitsunfall** ist ein Unfall, den ein Versicherter bei einer versicherten Tätigkeit erleidet (z. B. Nadelstichverletzungen des Rettungsfachpersonals beim Herrichten von Injektionen). Kein Versicherungsschutz besteht, wenn Verletzungen oder Gesundheitsschäden ohne Einwirkung von außen zufällig während der versicherten Tätigkeit auftreten, z. B. wenn ein Beschäftigter am Schreibtisch einen Herzinfarkt oder einen Krampfanfall erleidet.

Ein **Wegeunfall** entsteht auf dem direkten Weg zur Arbeitsstätte oder von der Arbeitsstätte nach Hause. Hierfür gelten ebenfalls klare Kriterien, die es einzuhalten gilt. Versichert sind auch bestimmte Umwege, um z. B. Kinder zur Betreuung zu bringen oder Wege zu fremden Arbeitsorten im Rahmen von Fahrgemeinschaften.

Arbeits- und Wegeunfälle sind bei der zuständigen Unfallversicherung über eine **Unfallanzeige** meldepflichtig. Nach Arbeits- und Wegeunfällen, die einer ärztlichen Behandlung bedürfen, muss der versicherte Arbeitnehmer zeitnah einen von der Unfallversicherung zugelassenen **Durchgangsarzt** (z. B. im Krankenhaus) aufsuchen. Für die Heilbehandlung und die Folgekosten von Arbeits- und Wegeunfällen kommt nicht die Krankenversicherung, sondern der gesetzliche Unfallversicherungsträger auf.

Jede Verletzung und jede Erste-Hilfe-Leistung in einem Betrieb müssen schriftlich festgehalten werden - zum Beispiel in einer Kartei, als Computerdatei oder in einem **Verbandbuch.** Die Angaben müssen vertraulich behandelt werden und sind mindestens 5 Jahre nach der letzten Eintragung aufzubewahren.

Berufskrankheit

Eine Berufskrankheit ist eine durch **Einwirkungen am Arbeitsplatz** hervorgerufene Erkrankung, die durch bestimmte und für den Beruf typische Arbeitsweisen und Herstellungsverfahren auftritt (z. B. Rückenleiden durch Heben und Tragen sowie Hautreizungen durch Latex im Rettungsdienst). Grundsätzlich müssen Berufskrankheiten als solche anerkannt sein, damit der Versicherte Förderungen und Rehabilitationsmöglichkeiten über den gesetzlichen Unfallversicherungsträger erhält.

Als Berufskrankheit kommen nur Erkrankungen infrage, die nach den Erkenntnissen der medizinischen Wissenschaft durch besondere Einwirkungen verursacht werden und in der sog. **Berufskrankheitenliste** der Unfallversicherungsträger gelistet sind. Insbesondere Beschäftigte in stationären oder ambulanten medizinischen Einrichtungen und in Laboratorien können die Voraussetzungen einer Berufskrankheit erfüllen. Das trifft auf Arbeitnehmer, aber auch auf ehrenamtliche Helfer zu. So kann z. B. die COVID-19-Erkrankung als Berufskrankheit anerkannt werden. Grundsätzlich müssen drei Voraussetzungen vorliegen:

- Kontakt mit SARS-CoV-2-infizierten Personen im Rahmen der beruflichen Tätigkeit im Gesundheitswesen und
- relevante Krankheitserscheinungen, z. B. Fieber oder Husten, und
- positiver Nachweis des Virus durch einen PCR-Test.

Ist die Erkrankung als Berufskrankheit anerkannt, übernimmt die gesetzliche Unfallversicherung die Kosten der anstehenden Heilbehandlung sowie der medizinischen, beruflichen und sozialen Rehabilitation. Bei einer bleibenden Minderung der Erwerbsfähigkeit kann sie auch eine Rente zahlen.

IM FOKUS

Medizinischer Arbeitsschutz

- Der **medizinische Arbeitsschutz** besteht aus verschiedenen Bereichen.
  - Bei der arbeitsmedizinischen Untersuchung kann zwischen verschiedenen **Vorsorgetypen** unterschieden werden:
    - Pflichtvorsorge
    - Angebotsvorsorge
    - Wunschvorsorge
  - Zur **Pflichtvorsorge** gehören, je nach Tätigkeitsbereich:
    - G 24 „Hauterkrankungen“
    - G 25 „Fahr-, Steuer- und Überwachungstätigkeiten“
    - G 26 „Atemschutzgeräte“
    - G 37 „Bildschirmarbeitsplätze“ (z. B. für Leitstellenpersonal)
    - G 42 „Tätigkeiten mit Infektionsgefährdung“
  - Eine der wichtigsten und wirksamsten Präventionsmaßnahmen sind **Schutzimpfungen.**
    - Sie bieten auf der einen Seite einen Individual- und auf der anderen Seite einen Gemeinschaftsschutz.
    - Das Ziel ist im Idealfall die Immunität der geimpften Person.
    - Beispiele für rettungsdienstrelevante Impfungen sind SARS-CoV-2, Masern oder Hepatitis B.
- Die **gesetzliche Unfallversicherung** ist ein Teil des Sozialversicherungssystems.
  - Jeder Betrieb ist Mitglied in einer für ihn zuständigen Berufsgenossenschaft.
  - Der Gesetzgeber verpflichtet die Berufsgenossenschaften zur Unfallverhütung und zur Entschädigung von Arbeits- und Wegeunfällen sowie von Berufskrankheiten.
    - Daher sind Arbeits- und Wegeunfälle auch meldepflichtig und müssen entsprechend dokumentiert werden.
    - Wegeunfälle beziehen sich immer nur auf den direkten Weg zur oder von der Arbeit zum Wohnort, ohne dass Umwege gemacht werden.
    - Kommt es zur Anerkennung von Berufskrankheiten, erhalten die Versicherten Förderungen und Rehabilitationsmöglichkeiten.

3.7 Ethische Grundlagen

FALLBEISPIEL

Sie werden zu einem Einsatz mit dem Stichwort „Atemnot“ gerufen. Vor Ort werden sie von der Ehefrau des Patienten empfangen, die ihren krebskranken Ehemann zu Hause versorgt. Vor einer Stunde habe ihr Ehemann angefangen zu röcheln und sei nicht mehr ansprechbar. Sie habe Angst, dass ihr Mann ersticken würde und habe sich nicht anders zu helfen gewusst, als den Rettungsdienst zu alarmieren. Das Rettungsfachpersonal untersucht den Patienten, stellt einen sehr niedrigen

Blutdruck, eine fahlgraue Haut, kalten Schweiß auf der Stirn und ein rasselndes Atmen fest, den sie als „Death Rattle“ einordnen. Das rasselnde Atmen, ist der häufigste Vorbote des Todes und das Rettungsfachpersonal erkennt, dass der Prozess des Sterbens des Patienten auch für die Ehefrau sehr belastend ist. Sie schätzen die Gesamtsituation als palliativ ein und teilen der Ehefrau ihre Überlegungen mit. Sie bieten an einen Notarzt hinzuzuziehen, um ihrem Mann Erleichterung im Sterbeprozess zu gewähren. Die Ehefrau stimmt dem zu, besteht aber darauf, dass ihr Mann ins Krankenhaus komme, damit alles für ihn getan werde. Die Frage nach einer vorliegenden Patientenverfügung wischt sie unwirsch zur Seite und verlangt auch von dem hinzugezogenen Notarzt eine Krankenhauseinweisung für ihren Mann, da sie sich nicht vorwerfen lassen möchte, nicht alles für ihren Mann getan zu haben.

Ethische Grundlagen umfassen grundlegende Prinzipien und Überzeugungen, die menschliches Verhalten und Entscheidungen beeinflussen. Diese Grundlagen helfen, Entscheidungen zu treffen, die ehrlich, gerecht und respektvoll gegenüber anderen sind.

3.7.1 Moral und Ethik

DEFINITION

Die **Moral** umfasst Werte und Normen, auf deren Grundlage bestimmte Personengruppen ihr Handeln begründen.
Die **Ethik** stellt die jeweiligen Werte und Normen auf den Prüfstand und sucht nach gutem, gerechtem und menschenwürdigem Handeln.

Die Begriffe Moral und Ethik sind eng miteinander verknüpft. Die **Moral** beschreibt das System der Werte und Normen, nach denen verschiedene Gruppen (z. B. Familien, Berufsgruppen, aber auch Gesellschaften) – handeln und zusammenleben. **Ethik** ist hingegen eine übergeordnete philosophische Disziplin und kann demnach als Wissenschaft der Moral verstanden werden. Sie setzt sich systematisch und theoretisch fundiert mit den moralischen Prinzipien einer Gruppe auseinander und stellt diese immer wieder auf den Prüfstand. Ethische Fragestellungen beschäftigten sich immer mit schwierigen Entscheidungsprozessen und können nicht mit **„ja“** oder **„nein“** bzw. **„richtig“** oder **„falsch“** beantwortet werden. So stellen sich z. B. folgende alltägliche Fragen im Rettungsdienst, wie:

- Soll bei einem alten, schwer kranken Patienten mit Herz-Kreislauf-Stillstand überhaupt (noch) eine Reanimation eingeleitet werden?
- Soll ein solcher Patient (noch) zur weiteren Behandlung in eine Klinik transportiert werden?
- Wem soll bei einem Einsatz mit mehreren Patienten, bei dem zunächst nicht ausreichend Rettungskräfte verfügbar sind, zuerst geholfen werden?
- Soll bei Auffinden eines Patienten mit sicheren Todeszeichen mit einer Wiederbelebung begonnen werden, um den Eindruck zu erwecken, immerhin „noch alles getan“ zu haben?
- Dürfen Rettungskräfte Maßnahmen ergreifen, zu denen sie sich befähigt fühlen und die dem Patientenwohl dienlich, die aber nicht freigegeben sind?

Auf diese und weitere Fragen gibt es mindestens zwei Antwortmöglichkeiten, die sich letztlich immer im **Handlungsspektrum von „Tun“ oder „Lassen“** bewegen. Sich für das eine zu entscheiden, bedeutet z. B. immer auch, eine etwaige Alternative abzulehnen. Wichtig ist die **Begründung,** die den Einzelnen zu seiner Entscheidung geführt hat.

3.7.2 Medizinethische Prinzipien

Das Rettungsfachpersonal sollte seine Antworten auf die gestellten Fragen, und damit seine Arbeit, an den **Prinzipien der medizinischen Ethik** ausrichten. Diese Prinzipien dienen dazu

- das Verhalten,
- die Entscheidungen und
- angemessenes Handeln

von medizinischen Fachkräften sicherzustellen und so zu leiten, dass die Behandlung von Patienten moralisch und professionell erfolgt, d. h., die Interessen des Patienten (z. B. Würde und Schutz) stehen im Mittelpunkt und gleichzeitig bleibt das Wesen medizinischer Handlungen gewahrt, also den Patienten vor Krankheiten zu bewahren, von Krankheiten zu befreien, Schmerzen und Leiden zu lindern, sein Leben in Gesundheit zu verlängern oder ihn auf seinem letzten Weg barmherzig zu begleiten.

MERKE

Ethik bewertet menschliches Handeln aufgrund moralischer Wertvorstellungen.

Die Prinzipien der medizinischen Ethik dienen als grundlegende Richtschnur für ethisch angemessenes Handeln (→ Abb. 3.19). Auch in der Notfallmedizin kann mit den nachfolgenden vier

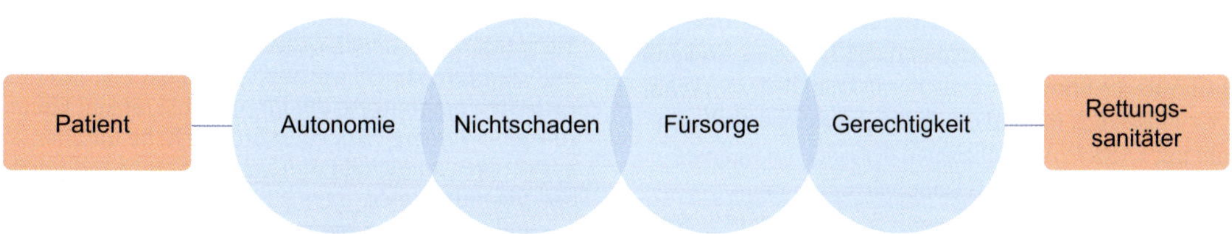

Abb. 3.19 Medizinethische Prinzipien als handlungsleitende Grundlage in der Beziehung zwischen Patienten und Rettungssanitäter (nach Beauchamp & Childress 2013) [P104, L231]

Prinzipien der Medizinethik (nach Beauchamp und Childress) gearbeitet werden: den Prinzipien

- der Autonomie,
- des Nichtschadens,
- der Fürsorge,
- der Gerechtigkeit.

Prinzip der Autonomie

Das Prinzip der **Autonomie** beschreibt die Freiheit des Patienten, sich für oder gegen eine Behandlung entscheiden zu können. Wenn Patienten sich gegen eine medizinisch erforderliche Behandlung oder einen Transport aussprechen, müssen sie **über die Risiken** dieser Entscheidung hinreichend **aufgeklärt werden.** Das kann die Nachforderung eines Notarztes erforderlich machen. Rettungskräfte müssen es aber auch aushalten können, dass Patienten sich nach einer umfangreichen Aufklärung gegen eine erforderliche Maßnahme aussprechen.

Prinzip des Nichtschadens

Das **Prinzip des Nichtschadens** beschreibt, dass eine Behandlung dem Patienten nutzen und keinen weiteren Schaden herbeiführen soll, was gleichzeitig bedeuten kann, dass Eingriffe am Patienten zu unterlassen sind. Doch was ist ein Schaden? Während sich bei objektiver Betrachtung ein Schaden auf die Beeinträchtigung körperlicher Funktionen, auf physische Verletzungen und auf die bewusste Missachtung von Interessen bezieht, heben subjektive Sichtweisen auf individuellen Schmerz oder die Nichterfüllung von persönlichen Wünschen und Rechten ab. Wird ein Patient also gegen seinen klar formulierten Willen behandelt, ist damit nicht nur das Prinzip der Autonomie, sondern eventuell auch das Prinzip des Nichtschadens betroffen, besonders wenn das Ergebnis lebensverlängernder Maßnahmen eine subjektiv wahrgenommene Verschlechterung der individuellen Lebensqualität nach sich zieht.

Prinzip der Fürsorge

Das Rettungsfachpersonal sollte seine Arbeit zudem so ausrichten, dass der Wille, dem Patienten helfen zu wollen, im Mittelpunkt steht. Diese Haltung beschreibt das **Prinzip der Fürsorge.** Aber dieses zentrale Selbstverständnis, Menschen helfen zu wollen, führt in der Praxis oft zu Konflikten mit den Prinzipien der Autonomie und des Nichtschadens. Gerade bei Medikamentengabe oder Bluttransfusionen, ohne oder gegen den Willen des Patienten oder dessen Angehörigen, steht das Prinzip der Fürsorge den Prinzipien der Autonomie und des Nichtschadens entgegen.

Prinzip der Gerechtigkeit

Zudem sollte das **Prinzip der Gerechtigkeit** berücksichtigt werden. Es bedeutet, dass es keine Unterschiede im Umgang mit Patienten geben darf und jedes (Be-)Handeln unabhängig von persönlichen, kulturellen oder religiösen Hintergründen oder auch von Vorerkrankungen geschehen sollte, im Sinne einer gleichen Behandlung für alle Patienten.

Weitere Prinzipien

Zusätzlich zu den vier Kernprinzipien von Beauchamp und Childress haben sich in der Medizin noch weitere Prinzipien durchgesetzt. Das **Prinzip der Achtung der Menschenwürde** ist eng mit den Prinzipien der Autonomie und der Gerechtigkeit verknüpft. Der Mensch wird dabei als selbstbestimmtes und eigenständiges Wesen betrachtet, das über Rechte verfügt. So kann es vorkommen, dass in Notfallsituationen Patienten die Kontrolle über Teile ihres Körpers verlieren. Rettungssanitäter sollten dem Prinzip der Menschenwürde folgen und mit einem angemessenen Verhalten die Würde des Patienten wahren. So werden entkleidete Patienten möglichst zugedeckt und nicht entblößt gelagert.

Das **Prinzip der Wahrhaftigkeit** beschreibt, dass Rettungssanitäter mit ihren Patienten bedingungslos ehrlich und aufrichtig umgehen sollten. Nur wer ehrlich und angemessen auftritt, kann auch schwierige Entscheidungen gegenüber Patienten und Angehörigen vermitteln.

Ethisch schwierige Einsätze

Um Fragestellungen nach dem „richtigen" Handeln innerhalb des Handlungsspektrums von „Tun" oder „Lassen" zu begegnen, haben sich in der Praxis zwei Ansätze etabliert. Im **strukturell-institutionellen Ansatz** spielen dabei die Patientenverfügungen (→ 3.7.3) eine zentrale Rolle. Hier ergeben sich jedoch oft praktische Umsetzungsprobleme. Diese resultieren zumeist daraus, dass in Notfallsituationen die Einholung der Informationen über den Patientenwillen zu lange dauert oder die festgehaltenen Wünsche nicht der Behandlungssituation entsprechen. Für solche Fälle ist die Annahme rechtlich legitimiert, dass es der mutmaßliche Wille des Patienten ist, den aus medizinischer Sicht indizierten Maßnahmen zuzustimmen.

Im **individuell-personenbezogenen Ansatz** ist die berufliche Positionierung und die individuelle Auseinandersetzung mit bestimmten Aspekten der eigenen Arbeit, in Reflexion zu den theoretischen Grundlagen der Ethik, Voraussetzung für die Klärung ethischer Fragestellungen. Sie ist ungleich schwieriger und findet im besten Fall im Team statt.

IM FOKUS

Moral, Ethik und ethisch schwierige Einsätze

- **Definitionen:**
  - Die **Moral** umfasst Werte und Normen, auf deren Grundlage bestimmte Personengruppen ihr Handeln begründen.
  - Die **Ethik** stellt die jeweiligen Werte und Normen auf den Prüfstand und sucht nach gutem, gerechtem und menschenwürdigem Handeln.
- **Medizinethische Prinzipien**
  - **Ziele:**
    - Beeinflussung von Verhalten, Entscheidungen und angemessenem Handeln der Fachkräfte.
  - **Die vier Prinzipien nach nach Beauchamp und Childress:**
    - Prinzip der **Autonomie:** Respekt gegenüber dem Willen des Patienten
    - Prinzip des **Nichtschadens:** Behandlung darf Patienten nicht weiter schaden
    - Prinzip der **Fürsorge:** Selbstverständnis, Menschen helfen zu wollen
    - Prinzip der **Gerechtigkeit:** gleiche Behandlung aller Patienten

- Weitere Prinzipien:
  - Prinzip der Achtung der **Menschenwürde:** z. B. bei Kontrollverlust über den Körper
  - Prinzip der **Wahrhaftigkeit:** ehrliches und angemessenes Auftreten
- **Schwierige Einsatzsituationen:**
  - Die ethischen Grundsätze in der Medizin müssen gegeneinander abgewogen werden. Dies kann zu ethisch herausfordernden Situationen im Einsatz führen.
  - Es haben sich **zwei Herangehensweisen** etabliert:
    - **Strukturell-institutioneller Ansatz:** Hier spielen die Patientenverfügungen eine zentrale Rolle. Dieser Ansatz ist pragmatisch, setzt aber sowohl das Vorliegen aller Information als auch deren schnelle Verfügbarkeit voraus.
    - **Individuell-personenbezogener Ansatz:** Hier steht die individuelle Auseinandersetzung mit dem Fall im Vordergrund. Dieser Ansatz ist komplex und oft nur multiprofessionell zufriedenstellend zu bewerkstelligen.

3.7.3 Patientenverfügungen

In einer **Patientenverfügung** haben Patienten die Möglichkeit, vorsorglich ihren Willen hinsichtlich bestimmter Therapiemaßnahmen zu formulieren, falls sie selbst nicht mehr entscheidungsfähig sind. Ebenso kann eine **Vorsorgevollmacht** für Vertrauenspersonen festgelegt werden. Ärzte sind verpflichtet, den **Willen des Patienten** bei der Entscheidung über eine Behandlung zu berücksichtigen und zu respektieren.

Patientenverfügungen sollten die Wünsche der Patienten für die Behandelnden konkret und nachvollziehbar darstellen. So reicht die Aussage, dass man „keine lebensverlängernden Maßnahmen" wünscht, zumeist nicht aus, um eine wirkliche Entscheidung im Sinne des Patienten treffen zu können. So macht es beispielsweise einen Unterschied, ob bei einem Patienten in ansonsten guten Allgemeinzustand ein spontanes Kammerflimmern bei einer Myokarditis durch eine Defibrillation behandelt wird oder ob ein Patient mit einer weit fortgeschrittenen Tumorerkrankung in Narkose versetzt wird. Daher müssen Patienten genau formulieren, welche Wünsche sie haben, und Fachkräfte benötigen die Zeit, um sich in diese Wünsche einzudenken und ihre Therapie entsprechend auszurichten.

MERKE

Patientenverfügungen

- Eine Patientenverfügung drückt den Willen eines Patienten für den Fall, dass er diesen nicht mehr frei äußern kann, aus.
- Eine Vorsorgevollmacht regelt, wer den Patienten in bestimmten Aspekten der Lebensführung rechtlich vertreten soll.
- Liegt keine Patientenverfügung vor, ist der mutmaßliche Wille entscheidend.

Der enorme Zeitdruck in Notfallsituationen ist ein großes Problem bei der praktischen Umsetzung von Patientenverfügungen im Rettungsdienst. Die inhaltliche und formale Prüfung einer Verfügung durch den Notarzt nimmt einige Zeit in Anspruch. Verzögerungen bei der Patientenversorgung können erhebliche Auswirkungen haben. Deshalb gelten hier zunächst die folgenden Grundsätze:

- Im Zweifel für das Leben
- Fragen werden später gestellt.
- Ein Irrtum im Hinblick auf das Leben ist erträglicher als ein Irrtum im Hinblick auf den Tod.
- Eingeleitete Maßnahmen können auch später noch, nach kritischer Prüfung, wieder beendet werden.

MERKE

Rettungssanitäter können in Notfallsituationen zunächst lebensrettende Maßnahmen durchführen, auch wenn eine Patientenverfügung vorliegt. Dieses Vorgehen ist ethisch und rechtlich legitimiert.

WEBSITE

Infoseite des Bundesgesundheitsministeriums zu Patientenverfügungen
https://www.bundesgesundheitsministerium.de/patientenverfuegung.html

3.7.4 Umgang mit sterbenden Patienten

Vital bedrohte Patienten werden durch den Rettungsdienst normalerweise akutmedizinisch erstversorgt und dann schnell in eine geeignete Klinik zur Weiterbehandlung transportiert. Doch bei unheilbar erkrankten oder verletzten Menschen ist dieses Vorgehen unter Umständen nicht angezeigt. Hier kann es erforderlich werden, den sterbenden Patienten an der Einsatzstelle auf seinem letzten Weg zu begleiten.

DEFINITION

Als **Sterbebegleitung** wird die Unterstützung todkranker Menschen während ihrer letzten Lebensphase, dem Terminalstadium, bezeichnet.

Sollten Rettungsteams eine Sterbebegleitung durchführen, ist es wichtig, die häufigsten Bedürfnisse sterbender Personen zu kennen, um diese auch erfüllen zu können:

- **Schmerzfreiheit:** Ohne körperliche Schmerzen zu sterben, hat sich als das wichtigste Anliegen sterbender Personen gezeigt. Eine angemessene und ausreichende Schmerztherapie ist folglich die erste Intervention, mit der das Team dem Sterbenden dienen kann.
- **Würde wahren:** Würde ist das Gegenteil von Scham und damit ein Zustand, in dem sich die sterbende Person geachtet und zugehörig fühlt sowie Selbstachtung erlebt. Einsatzkräfte sollten aufmerksam für Elemente in der Situation sein, die Schamgefühle auslösen können, um diese dann zu mildern.
- **Autonomie gewährleisten:** Autonomie beschreibt den Wunsch, wesentliche Lebensfragen selbst entscheiden zu können. In der Sterbesituation sind das etwa Fragen nach den Menschen, Tieren oder Gegenständen, die in den letzten Momenten anwesend sein sollen oder auch die

Ablehnung lebensverlängernder Maßnahmen. Die Frage nach philosophischem oder religiösem Beistand ist für westlich-modern sozialisierte Menschen eine zutiefst autonomieorientierte Frage. Einem gläubigen Menschen religiösen Beistand vorzuenthalten, ist genauso übergriffig, wie diesen einem nichtreligiösen Menschen ungefragt zur Seite zu stellen.

- **Zuwendung erhalten:** Das Bedürfnis, freundlichen und zugewandten Kontakt mit anderen Menschen zu halten, begleitet uns vom ersten bis zum letzten Moment unseres Lebens. Im besten Fall sind es Freunde oder die Familie, die dieses Gefühl bis zuletzt geben. Eine Einsatzkraft, die einen Menschen in den letzten Momenten seines Lebens begleitet, sollte ebenfalls in der Lage sein, einen warmen, freundlichen Kontakt mit der Person aufzunehmen. Wenn ihr das in dieser Situation nicht möglich scheint, ist es in Ordnung, diese Aufgabe an einen anderen Kollegen weiterzugeben. Um diese Aufgabe zu erfüllen, reicht es meistens aus, einfache und ehrliche Gespräche anzubieten, sowie einen zugewandten Kontakt, etwa in Form von beruhigendem Körperkontakt, zu halten.

Unheilbar erkrankte Menschen befinden sich meist in **palliativmedizinischer Versorgung.** Diese kann stationär in **Hospizen** erfolgen. Über 90 % der Betroffenen wünschen sich jedoch, zu Hause im Kreise ihrer Angehörigen versterben zu können. Hierfür gibt es **ambulante Palliativ-Teams (SAPV).** Diese bereiten die Patienten und ihre Angehörigen umfangreich auf die Terminalphase im häuslichen Umfeld vor. Die Alarmierung des Rettungsdienstes oder ein Transport in ein Krankenhaus sollen vermieden werden. Dennoch kann es sein, dass Angehörige in der letzten Lebensphase **Unsicherheit oder Angst** verspüren und dann einen Notruf absetzen. Rettungskräfte sollten in diesen Situationen erwägen, den ambulanten Palliativdienst zu kontaktieren und die anstehende Sterbebegleitung gemeinsam abzustimmen. Die Nachforderung eines (Not)-arztes kann erforderlich werden, um z. B. eine ausreichende Schmerztherapie durchzuführen.

Wenn ein Einsatzteam die Herausforderung einer akuten Sterbebegleitung bewältigen musste, sind die beteiligten Teammitglieder im Nachgang häufig selbst aufgewühlt, traurig oder verunsichert. Ergänzend zu einer fachlichen Nachbesprechung eines derart anspruchsvollen Einsatzes, sowie für die persönliche Psychohygiene, kann es hilfreich sein, ein geeignetes Nachsorgeangebot anzunehmen (→ 30).

MERKE

Sterbebegleitungen werden im Rettungsdienst selten durchgeführt. Wenn es jedoch dazu kommt, können sich die Rettungssanitäter an den zentralen Bedürfnissen sterbender Menschen, **Schmerzfreiheit, Würde, Autonomie** sowie **soziale Zuwendung,** orientieren. Im Nachgang solcher Einsätze kann es entlastend sein, das Gespräch mit einer geschulten Person zu suchen.

3.7.5 Umgang mit trauernden Patienten

Im Rahmen rettungsdienstlicher Einsätze übernehmen Rettungskräfte auch die **Erstbetreuung von Hinterbliebenen,** wie etwa Familie, Freunde, Kollegen, aber auch des Pflegefachpersonals eines verstorbenen Menschen. Grundlegende Kompetenzen der psychischen Ersten Hilfe im Trauerfall sind deswegen eine notwendige Kompetenz von Einsatzkräften.

Trauer ist die übliche emotionale Reaktion von Menschen auf den Verlust von für sie wichtigen Menschen und Beziehungen. Trauer an sich ist keine pathologische Reaktion. Sie bereitet aber, insbesondere wenn sie langanhaltend und unbewältigt verläuft, den Boden für zahlreiche körperliche und psychische Folgeprobleme, wie etwa Depressionen, ein erhöhtes Suizidrisiko sowie zahlreiche Gefäß-, Infektions- und Stoffwechselerkrankungen.

MERKE

Nicht bewältigte seelische Belastungen können zu gravierenden psychischen und körperlichen Symptomen führen

Entgegen früheren Annahmen, dass es so etwas wie typische Trauerphasen gebe, zeigen trauernde Menschen eine Vielzahl emotionaler Reaktionen und nehmen sehr individuelle Trauerverläufe. Tatsächlich haben sich Trauerphasenmodelle als problematisch erwiesen. Inzwischen weiß man, dass die Phasen nicht hintereinander abgegrenzt ablaufen, sondern sich meist überlappen und in unterschiedlicher Reihenfolge auftreten und sich auch wiederholen können. Zudem gehen Trauerphasenmodelle von einem regelhaften Verlauf der Trauer aus. Verstirbt ein Angehöriger nach langer Krankheit, so beginnt der Trauerprozess jedoch meist lange vor dem Sterben. Dem gegenüber erleben Angehörige einen plötzlichen, unvorhersehbaren Tod als schweres Trauma, da sie keine Chance hatten, sich darauf vorzubereiten und adäquat Abschied zu nehmen. Auch die Art des Todes hat einen enormen Einfluss auf den Verlauf des Trauerprozess.

MERKE

Die Art zu trauern wird beeinflusst von:
- Alter
- Geschlecht
- Religion
- Kultur
- Erziehung
- Art des Todes

Die mit Abstand häufigste spontane Reaktion auf den Tod einer nahestehenden Person ist **Traurigkeit.** Diese Traurigkeit kann von sehr ruhiger und gefasster Traurigkeit bis hin zu lautem Wehklagen geäußert werden. Die von anderen Personen wahrgenommene Intensität der Traurigkeit sagt dabei wenig über den individuellen Schmerz aus, sondern ist eher Ausdruck kultureller Regeln der Emotionsdarbietung. Daneben gibt es zahlreiche weitere Trauerreaktionen, wie etwa Ärger und Zorn, Verwirrung, Schuldgefühle, aber auch Erleichterung und Befreiungsgefühle (→ Abb. 3.20). Alle emotionalen Äußerungen stellen den Versuch dar, eine nicht alltägliche und in vielen Fällen extrem belastende Situation zu bewältigen. Es steht einer anwesenden Einsatzkraft nicht zu, Qualität, Angemessenheit oder gar Rechtschaffenheit einer Trauerreaktion, zu beurteilen. Die Aufgabe einer Einsatzkraft kann es allerdings sein, die betroffene Person bestmöglich und angemessen in den ersten Minuten oder Stunden ihrer Trauerreaktion zu begleiten und zu unterstützen.

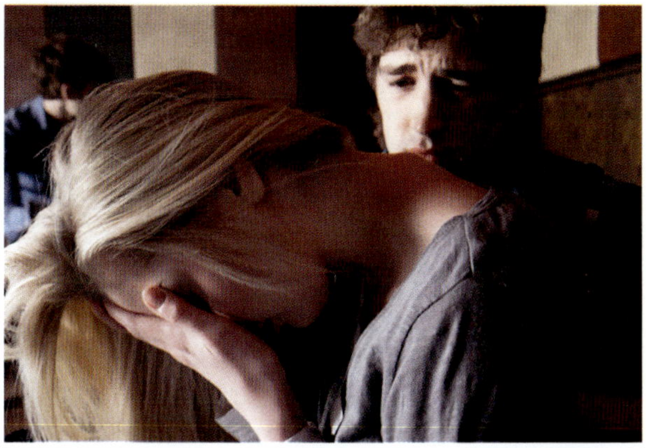

Abb. 3.20 Die sichtbaren Trauerreaktionen können unterschiedlich ausfallen. [J787]

MERKE

Sichtbare Trauerreaktionen sind:
- Weinen
- Aggressionen
- Sich zurückziehen
- Körperliche Reaktionen
- Depression
- Keine Reaktion!

Bei der Begleitung trauernder Personen können Rettungskräfte als Orientierung das Merkwort **TRAUER** nutzen:

T – Den Tod begreifen helfen Etwa durch klare und eindeutige Überbringung der Todesnachricht oder durch die Möglichkeit eines würdigen Abschieds vom Leichnam der verstorbenen Person, bevor dieser vom Bestatter abtransportiert wird.

R – Reaktionen Raum geben Spontane emotionale Reaktionen sind in den allermeisten Fällen angemessen und verständlich. Der trauernden Person sollten der Raum und Sicherheit geboten werden, diese Reaktionen auch zeigen zu dürfen. In den allermeisten Fällen sind auch intensive Trauerreaktionen funktional und nachvollziehbar. Hilfe benötigt eine trauernde Person üblicherweise erst dann, wenn sie ihre Trauerreaktion nicht mehr selbstständig regulieren kann, sie also von ihren Emotionen überwältigt wird und auch nach angemessener Zeit nicht situativ angepasst handeln kann.

A – Anerkennung des Verlusts Im Regelfall ist es Einsatzkräften verständlich, warum eine Person den Tod des verstorbenen Menschen betrauert. Gelegentlich, etwa im Fall von Pflegefachpersonal oder bei belasteten Familienverhältnissen, kann die Trauer spontan allerdings nur schwer nachvollziehbar sein. Es gilt trotzdem, die individuellen Trauergründe zu akzeptieren und ernst zu nehmen.

U – Übergänge unterstützen In den meisten psychosozialen Notlagen wirkt die Orientierung in Richtung einer konkreten Handlung entlastend. Um der trauernden Person Selbstwirksamkeit und Hoffnung zu ermöglichen, sollten mit ihr erste, der individuellen Verfassung angemessenen Entscheidungen abgesprochen werden. Hierzu gehört der Kontakt zu weiteren Angehörigen oder Freunden oder die Frage, wo die verstorbene Person in den nächsten Stunden aufgebahrt werden soll. Hier sollte es die Möglichkeit geben, von der verstorbenen Person Abschied zu nehmen.

E – Erzählen und Erinnern Der Prozess der Trauer ist auch einer, in dem die Geschichte der verstorbenen Person als abgeschlossen gilt, aber weiterhin wirksam erzählt wird. Mitunter beginnen trauernde Menschen bereits sehr früh, diese Geschichte, etwa in Form gemeinsamer Erlebnisse oder bedeutsamer Details aus dem Leben der verstorbenen Person zu erzählen. Es gilt, diese Geschichten als wichtigen Teil der Trauer zu erkennen und ihnen angemessen Raum und Zeit einzuräumen.

R – Risiken und Ressourcen einschätzen Eine zentrale Frage bei psychosozialen Notlagen ist immer: „Wer hilft weiter, wenn wir gehen müssen?" Diese Frage gilt es auch bei trauernden Personen zu stellen. Neben Freunden und Verwandten, stehen hier auch Hilfsangebote, wie etwa die lokale Psychosoziale Notfallversorgung (PSNV; → 28) oder bei ausdrücklichem Wunsch auch religiöser Beistand zur Verfügung. Üblicherweise gibt es kein erhöhtes Suizidrisiko direkt nach dem betrauerten Todesfall, allerdings gilt es auch, dieses Risiko zumindest zu bedenken.

MERKE

Trauernden Personen psychische Erste Hilfe zu leisten, ist eine häufige Aufgabe des Rettungsdienstes. Die spontanen Reaktionen trauernder Menschen sind breit gefächert und individuell. Aufgabe der betreuenden Einsatzkraft ist es, der ersten Trauer einen sicheren und wertschätzenden Rahmen zu geben und es der trauernden Person so zu ermöglichen, durch selbstbestimmtes Handeln erste Schritte im Trauerprozess zu gehen.

IM FOKUS

Patientenverfügungen und Umgang mit Sterben, Tod und Trauer

- **Patientenverfügungen:**
  - Eine Patientenverfügung drückt den Willen eines Patienten für den Fall, dass er diesen nicht mehr frei äußern kann, aus.
  - Eine Vorsorgevollmacht regelt, wer den Patienten in bestimmten Aspekten der Lebensführung rechtlich vertreten soll.
  - Liegt keine Patientenverfügung vor, ist der mutmaßliche Wille entscheidend.
- **Sterbende Patienten begleiten:**
  - **Definition:** *„Als Sterbebegleitung wird die Unterstützung todkranker Menschen während ihrer letzten Lebensphase, dem Terminalstadium, bezeichnet."*
  - **Das eigene Handeln** sollte folgende Aspekte umfassen:
    - Schmerzfreiheit
    - Würde wahren
    - Autonomie gewährleisten
    - Zuwendung erhalten
- **Umgang mit Tod und Trauer:**
  - **Definition:** *„Trauer ist die übliche emotionale Reaktion von Menschen auf den Verlust von für sie wichtigen Menschen und Beziehungen."*
  - Die Art zu trauern wird **beeinflusst von:**
    - Alter
    - Geschlecht

  - Religion
  - Kultur
  - Erziehung
  - Art des Todes
- Bei der Begleitung trauernder Personen können Rettungskräfte als Orientierung das Merkwort **TRAUER** nutzen:
  - **T** – Den Tod begreifen helfen
  - **R** – Reaktionen Raum geben
  - **A** – Anerkennung des Verlusts
  - **U** – Übergänge unterstützen
  - **E** – Erzählen und Erinnern
  - **R** – Risiken und Ressourcen einschätzen

3.7.6 Sterben und Tod im Rettungsdienst

DEFINITION

Der Tod ist das Ende **aller** Lebensvorgänge eines Lebewesens.

In der Medizin ist der Tod das Ende einer Abfolge unumkehrbarer Funktionsverluste von Atmung, Herz-Kreislauf-Tätigkeit und Zentralnervensystem. Sind alle lebensnotwendigen Funktionen eines Menschen vollständig erloschen, ist der Mensch nicht mehr am Leben – er ist verstorben und dieser Zustand (Tod) muss festgestellt werden. Grundsätzlich ist jeder approbierte Arzt berechtigt, den Tod festzustellen. Hierzu ist eine Leichenschau durchzuführen, in der hinsichtlich des Todeseintritts und der Todesumstände vom untersuchenden Arzt Feststellung zu treffen und zu bescheinigen sind (Todesbescheinigung). Aber was genau versteht man unter den Begriffen klinischer Tod, Hirntod und biologischer Tod?

Klinischer Tod

DEFINITION

Der klinische Tod ist der **reversible** Ausfall des Herz-Kreislauf-Systems.

Der **klinische Tod** ist definiert als der Ausfall von Bewusstsein, Atmung und Herz-Kreislauf-Tätigkeit mit einem noch erhaltenen, aber zeitlich eng begrenzten Überleben von Gehirnzellen, deren Funktion (Hirntätigkeit) größtenteils bereits ausgefallen ist. Dieser Zustand wird als **Herz-Kreislauf-Stillstand** (→ 13.4.1) bezeichnet. Er umfasst das

- Fehlen der Atmung,
- Fehlen der Herztätigkeit,
- Fehlen des Karotispuls,
- Fehlen der Pupillenreaktion,
- Blässe bis Blaufärbung der Haut und Schleimhäute,
- Abnahme der Körpertemperatur

und kann durch die Maßnahmen der kardiopulmonalen Reanimation (→ 13.4) **umkehrbar** sein – es besteht also noch Hoffnung auf Wiederbelebung!

Entscheidend für den Erfolg von Maßnahmen zur Wiederbelebung ist ein möglich kurzes Zeitintervall zwischen dem Herz-Kreislauf-Stillstand und dem Eintritt irreversibler Organschädigungen. Von allen Organen weist das Gehirn mit 3–5 Min. die kürzeste Wiederbelebungszeit infolge des Sauerstoffmangels auf.

Hirntod

DEFINITION

Der Hirntod ist der **irreversible** Ausfall aller Hirnfunktionen.

Der Begriff **Hirntod** wurde etabliert, um im Rahmen der Transplantationsmedizin eindeutig zu bestimmen, wann ein Mensch im irreversiblen Koma liegt. Erst das **irreversible Koma** sollte den Zeitpunkt markieren, an dem lebenserhaltende Maßnahmen abgebrochen und Organe zur Transplantation entnommen werden dürfen. Denn während bei diesen Patienten alle Hirnfunktionen unwiederbringlich ausgefallen waren, konnte die Kreislauffunktion noch aufrechterhalten oder künstlich bewahrt werden. Dabei war der Patient nach der damals gültigen Definition des Todes als „Versagen von eigenständiger Herz- und Kreislauftätigkeit" eigentlich tot. Dieser Widerspruch wurde aufgelöst, indem der Hirntod als neues **Todeskriterium** festgelegt wurde. Inzwischen gilt ein Mensch laut Transplantationsgesetz (TPG) schon dann als verstorben, wenn die Ärzte keine Hirnaktivität mehr feststellen können und wenn die Schäden im gesamten Gehirn irreparabel sind, sodass ausgeschlossen wird, dass dieser Mensch je wieder ohne Maschinen wird leben können.

Biologischer Tod

DEFINITION

Der biologische Tod ist der **irreversible** Funktionsausfall aller Organe.

Alle Organ- und Zellfunktionen sind für immer erloschen. Der biologische Tod ist durch die sicheren Todeszeichen gekennzeichnet, die in zeitlicher Abfolge auftreten:

- Totenflecke nach 15–30 Min.
- Totenstarre nach 15–180 Min.

Fäulnis nach 1–2 Tagen (stark temperaturabhängig). Auch alle nicht mit dem Leben zu vereinbarenden Verletzungen entsprechen dem biologischen Tod. Hierzu zählen z. B. Enthauptung, Durchtrennung und/oder Fragmentierung des Körpers.

Das Auftreten der sicheren Todeszeichen und der biologische Tod müssen von einem Arzt im Rahmen einer Leichenschau festgestellt werden. Die Ergebnisse aus der Leichenschau trägt der Arzt in eine Todesbescheinigung ein.

Todeszeichen

Die Feststellung des Todes ist ausschließlich einem Arzt vorbehalten. Aber auch das nichtärztliche Personal im Rettungsdienst muss die Todeszeichen kennen. Davon hängt die Entscheidung über den Beginn von Reanimationsmaßnahmen bei leblosen Personen ab.

Unsichere Todeszeichen

Unsichere Todeszeichen treten nach dem Tod zwangsläufig auf. Sie beweisen aber einen sicheren Tod weder für sich allein noch in Summe der unsicheren Todeszeichen und gelten daher als

unsicher, weil sie schon **vor** einem endgültigen Herzstillstand auftreten können. Zu den unsicheren Todeszeichen gehören:

- Blässe der Haut
- Abkühlen des Körpers (besonders der Extremitäten)
- Reflexlosigkeit
- Keine erkennbare Atmung
- Kein tastbarer Puls
- Keine wahrnehmbaren Herztöne bei der Auskultation

Die unsicheren Todeszeichen sind nicht nur bei toten Patienten, sondern auch bei noch lebenden Patienten feststellbar, die sich in einem Zustand tiefster Bewusstlosigkeit befinden und deren Lebenszeichen nur sehr schwach wahrnehmbar sind. Die Lebenszeichen sind so gering, dass sie bei oberflächlicher Untersuchung übersehen werden.

Dieser Zustand wird als **Scheintod** (lat.: vita reducta, vita minima) bezeichnet. Der Scheintod kann durch eine Reihe von Faktoren ausgelöst werden, sodass die Lebensfunktionen äußerlich nicht mehr wahrnehmbar sind. Er tritt nach hohen Blutverlusten, Alkohol- und Opiatvergiftung, Schlaganfall oder starker Unterkühlung auf. Der Stoffwechsel wird dabei bis zu einem gewissen Grad aufrechterhalten, sodass der Patient nach dem Erwachen keine bleibenden Schäden davonträgt.

! ACHTUNG

Der Scheintote lebt und benötigt ärztliche Hilfe. Herz und Atmung sind noch in Funktion.

MERKE

Die **Vokal-Regel** nach Bahrmann fasst die Ursachen eines Scheintodes zusammen:

- **A:** Alkoholintoxikation, Anämie, Anoxie
- **E:** Epilepsie, Elektrizität
- **I:** Injury (Schädel-Hirn-Trauma)
- **O:** Opium (Betäubungsmittel, Schlafmittel, Barbiturate)
- **U:** Unterkühlung, Urämie

Diese Krankheitsbilder können unsichere Todeszeichen vortäuschen, obwohl Wiederbelebungschancen bestehen. Bei erkennbar sicheren Todeszeichen kann auf eine Reanimation verzichtet werden. Sobald jedoch die kleinste Unsicherheit besteht oder nur unsichere Todeszeichen (→ Tab. 3.7) vorliegen, muss immer mit **Wiederbelebungsmaßnahmen** begonnen werden. Im Falle einer **Unterkühlung** gilt, dass die Reanimation so lange durchgeführt wird, bis die Zieltemperatur einer milden Hypothermie (34–36 °C) durch Wiedererwärmungsverfahren erreicht ist.

Befund	Zeitlicher Verlauf nach Herzstillstand
Puls- und Reflexlosigkeit (Areflexie)	Sofort
Bewusstlosigkeit	5–15 Sek.
Atemstillstand und Zyanose	15–30 Sek.
Weite, entrundete und lichtstarre Pupillen	45–90 Sek.

Tab. 3.7 Unsichere Todeszeichen (Agoniebefunde)

Sichere Todeszeichen

MERKE

Zur Todesfeststellung muss mindestens ein sicheres Todeszeichen nachweisbar sein.

Die sicheren Zeichen sind nach einer Zeitspanne von 20 Min. bis zu 2 Std. nach dem eigentlichen Tod zu beobachten. Eindeutig sichere Todeszeichen sind:

- Leichenflecke
- Leichenstarre
- Fäulnis
- Mit dem Leben nicht vereinbare Verletzungen (z. B. Abtrennung des Kopfes)
- Mumifizierung, Skelettierung als Formen einer späten Leichenveränderung

Die sicheren Todeszeichen können auch, in Abhängigkeit vom Todeszeitpunkt, einzeln auftreten.

Leichenflecke (Livores)

Leichenflecke **(Livores)** treten 20–30 Min. nach dem Kreislaufstillstand auf. Sie entstehen durch das Absinken des stillstehenden Blutes in tiefer gelegene Körperregionen. Innerhalb der ersten 6–8 Std. sind Leichenflecke noch wegdrück- und umlagerbar. Danach tritt das Blut durch die Gefäßwand in das Gewebe, sodass die Leichenflecke nicht mehr entfernbar sind. Leichenflecke besitzen ein blau bis grauviolettes Aussehen. An den Aufliegestellen des Körpers entstehen wegen der Druckbelastung keine Leichenflecke.

Leichenstarre (Rigor mortis)

Die Leichenstarre **(Rigor mortis)** tritt etwa 90–120 Min. nach dem Kreislaufstillstand aus Mangel an Energieträgern (ATP) ein. Sie beginnt meist am Unterkiefer oder im Bereich der Nackenmuskulatur, weil hier Muskeln mit hoher Aktivität angesiedelt sind. Nach 6–8 Std. ist die Leichenstarre vollständig ausgebildet und löst sich 1–2 Tage nach dem Tod, in Abhängigkeit von der Umgebungstemperatur, durch beginnende Autolyse der Muskulatur von selbst.

Fäulnis

Der Beginn der Fäulnis ist stark temperaturabhängig. Sie entsteht durch bakterielle oder enzymatische Zersetzung, meist zuerst im Darm.

Leichenschau

Die Leichenschau wird durch die Bestattungsgesetze der Länder geregelt, die sich z. T. stark unterscheiden. Da die Feststellung des Todes eine ärztliche Aufgabe ist, muss das nichtärztliche Personal einen Arzt (es muss nicht der Notarzt sein) alarmieren. Zur Leichenschau sind in der Regel die niedergelassenen Ärzte und die im ärztlichen Notfalldienst tätigen Ärzte verpflichtet. Bei Sterbefällen in Krankenhäusern sind die dort arbeitenden Ärzte zuständig. Die Todesfeststellung wird in einem amtlichen Formular, das im Rettungsdienst stets mitgeführt wird, sorgfältig dokumentiert (→ Abb. 3.21).

Mit den **Angehörigen** muss ein pietätvoller Umgang gepflegt werden. Bei Bedarf kann ihnen die Notfallseelsorge angeboten werden.

Blatt 1: An das zuständige Standesamt | **Todesbescheinigung** – Nicht-vertraulicher Teil – (grau)

Personalangaben BITTE FORMULAR LESERLICH IN DRUCKBUCHSTABEN AUSFÜLLEN UND DABEI FEST AUFDRÜCKEN

Name, ggf. Geburtsname, Vorname	Wird vom Standesamt ausgefüllt	Standesamt
Straße, Hausnummer		Sterbefall beurkundet, Sterberegisternummer
PLZ, Wohnort		Beurkundung zurückgestellt, Nummer

Geburtsdatum (Tag, Monat, Jahr) | Geburtsort

Geschlecht ☐ männlich ☐ weiblich ☐ divers ☐ unbekannt

Sterbezeitpunkt (Tag, Monat, Jahr) Uhrzeit (Stunden, Minuten) ☐ Nach eigenen Feststellungen ☐ Nach Angaben von Angehörigen/Dritten

Falls Sterbezeitpunkt nicht bestimmbar: Auffindungszeitpunkt (Tag, Monat, Jahr, Uhr…, Stunden, Minuten); Noch gelebt/zuletzt lebend gesehen (Tag, Monat, Jahr, Stunden, Minuten)

Kategorie Sterbeort ☐ Wohnung ☐ Stat. Pflegeeinrichtung ☐ Stat. Hospiz ☐ Einrichtung der Eingliederungshilfe ☐ Amtl. Gewahrsam ☐ Krankenhaus Angabe Station: ☐ Sonstiges

Todesart ☐ Natürlicher Tod ☐ Todesart ungeklärt ☐ Anhaltspunkte für einen nicht natürlichen Tod

ACHTUNG! VOR WEITEREM AUSFÜLLEN BITTE DIESE UND DIE NÄ… ABTRENNEN!
(BLATT 1 UND 2 NICHT-VERTRAULICHER TE…)

Identifikation

☐ Auf Grund eigener Kenntnis ☐ Nach Einsicht in den Personalausweis / Reisepass ☐ Nach A… Angehörigen /… ☐ Nicht möglich

Ort des Versterbens

☐ Sterbeort ☐ Auffindungsort (falls Sterbeort unbeka…)

Straße, Hausnummer (Name des Krankenhauses o.ä.)

PLZ, Ort

☐ Wohnanschrift (siehe oben)

Warnhinweise

☐ Herzschrittmacher

☐ Infektionsgefahr – infektiöse Leiche

- ☐ Schutzmaßnahmen nach § 7 Abs. 1 Satz … Bestattungsverordnung (COVID-19 oder ähnlich) erforderlich
- ☐ Schutzmaßna… nach § 7 Abs. 1 Satz 4 Bay…scher Bestattungsverordnung (HIV, Hepatitis B und C oder ähnlich) erforderlich
- ☐ Schutzmaßn… 7 Abs. 1 Satz 5 Bayerischer Bestattungsverordnung (Cholera, Typhus, Diphtherie, spongiforme Enzephalopathien ohne hereditär… myelitis, offene Tuberkulose, Scabies crustosa oder ähnlich) erforderlich

☐ Infektio… – hoch… (Schutzmaßnahmen nach § 7 Abs. 2 Bayerischer Bestattungsverordnung erforderlich)

☐ Chem… ergiftu… gem. § 16 e ChemG ☐ Radionuklide ☐ Sonstiges:

Zusatzangaben be… borenen
(Totgeborene oder in der Ge… storbene Leibesfrüchte von mindestens 500 g)

☐ Als tote Leibesfrucht geboren ☐ In der Geburt verstorben Schwangerschaftswoche: Gewicht der Leibesfrucht in g:

Ärztliche Bescheinigung

Auf Grund der von mir sorgfältig und an der unbekleideten Leiche durchgeführten Untersuchung bescheinige ich hiermit den Tod und die oben genannten Angaben.

Ort, Datum und Zeitpunkt der Leichenschau | Unterschrift, Name und Telefonnummer (Stempel) der Ärztin/des Arztes

Muster

Abb. 3.21 Leichenschauformular Bayern (Todesbescheinigung – nicht vertraulicher Teil) [H247-001]

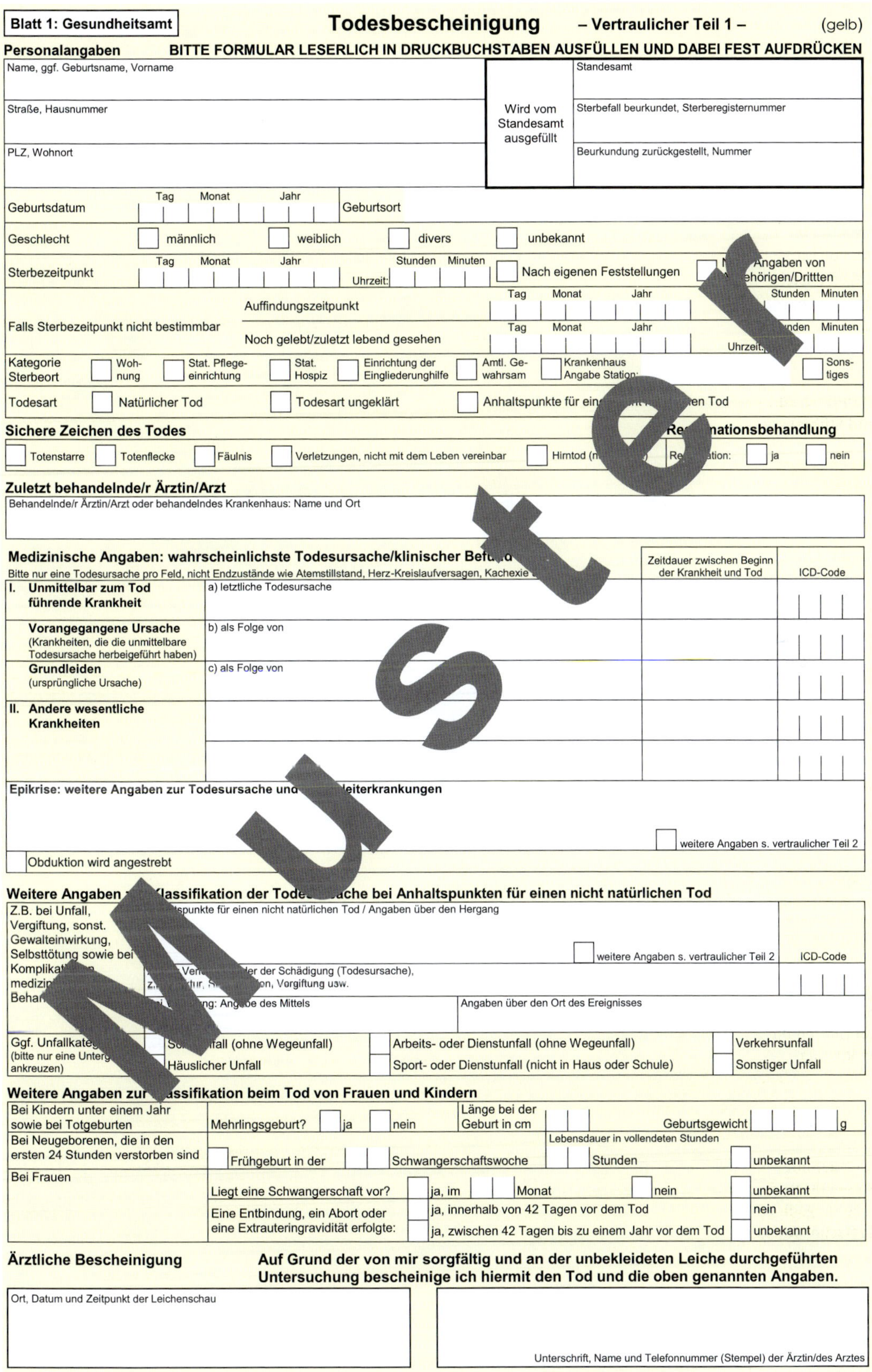

Blatt 1: Gesundheitsamt

Todesbescheinigung – Vertraulicher Teil 1 – (gelb)

Personalangaben BITTE FORMULAR LESERLICH IN DRUCKBUCHSTABEN AUSFÜLLEN UND DABEI FEST AUFDRÜCKEN

Name, ggf. Geburtsname, Vorname	Wird vom Standesamt ausgefüllt	Standesamt
Straße, Hausnummer		Sterbefall beurkundet, Sterberegisternummer
PLZ, Wohnort		Beurkundung zurückgestellt, Nummer

Geburtsdatum (Tag, Monat, Jahr) – Geburtsort

Geschlecht: ☐ männlich ☐ weiblich ☐ divers ☐ unbekannt

Sterbezeitpunkt (Tag, Monat, Jahr, Uhrzeit: Stunden, Minuten) ☐ Nach eigenen Feststellungen ☐ N… Angaben von …ehörigen/Dritten

Falls Sterbezeitpunkt nicht bestimmbar: Auffindungszeitpunkt (Tag, Monat, Jahr, Stunden, Minuten); Noch gelebt/zuletzt lebend gesehen (Tag, Monat, Jahr, Uhrzeit: …nden, Minuten)

Kategorie Sterbeort: ☐ Wohnung ☐ Stat. Pflegeeinrichtung ☐ Stat. Hospiz ☐ Einrichtung der Eingliederunghilfe ☐ Amtl. Gewahrsam ☐ Krankenhaus Angabe Station: ☐ Sonstiges

Todesart: ☐ Natürlicher Tod ☐ Todesart ungeklärt ☐ Anhaltspunkte für ein… …en Tod

Sichere Zeichen des Todes – **Re…nationsbehandlung**

☐ Totenstarre ☐ Totenflecke ☐ Fäulnis ☐ Verletzungen, nicht mit dem Leben vereinbar ☐ Hirntod (n…) Re…ation: ☐ ja ☐ nein

Zuletzt behandelnde/r Ärztin/Arzt

Behandelnde/r Ärztin/Arzt oder behandelndes Krankenhaus: Name und Ort

Medizinische Angaben: wahrscheinlichste Todesursache/klinischer Befu…d

Bitte nur eine Todesursache pro Feld, nicht Endzustände wie Atemstillstand, Herz-Kreislaufversagen, Kachexie …

		Zeitdauer zwischen Beginn der Krankheit und Tod	ICD-Code
I. **Unmittelbar zum Tod führende Krankheit**	a) letztliche Todesursache		
Vorangegangene Ursache (Krankheiten, die die unmittelbare Todesursache herbeigeführt haben)	b) als Folge von		
Grundleiden (ursprüngliche Ursache)	c) als Folge von		
II. **Andere wesentliche Krankheiten**			

Epikrise: weitere Angaben zur Todesursache und …eiterkrankungen

☐ weitere Angaben s. vertraulicher Teil 2

☐ Obduktion wird angestrebt

Weitere Angaben … Klassifikation der Tode…ache bei Anhaltspunkten für einen nicht natürlichen Tod

Z.B. bei Unfall, Vergiftung, sonst. Gewalteinwirkung, Selbsttötung sowie bei Komplika… medizi… Behan…

…spunkte für einen nicht natürlichen Tod / Angaben über den Hergang

☐ weitere Angaben s. vertraulicher Teil 2 – ICD-Code

Ver… …er Schädigung (Todesursache), z.… …tur, … …on, Vergiftung usw.

…ng: Ang…e des Mittels – Angaben über den Ort des Ereignisses

Ggf. Unfallkate… (bitte nur eine Unter… ankreuzen): ☐ S…fall (ohne Wegeunfall) ☐ Häuslicher Unfall ☐ Arbeits- oder Dienstunfall (ohne Wegeunfall) ☐ Sport- oder Dienstunfall (nicht in Haus oder Schule) ☐ Verkehrsunfall ☐ Sonstiger Unfall

Weitere Angaben zur …ssifikation beim Tod von Frauen und Kindern

Bei Kindern unter einem Jahr sowie bei Totgeburten: Mehrlingsgeburt? ☐ ja ☐ nein – Länge bei der Geburt in cm – Geburtsgewicht g

Bei Neugeborenen, die in den ersten 24 Stunden verstorben sind: ☐ Frühgeburt in der Schwangerschaftswoche – Lebensdauer in vollendeten Stunden: Stunden ☐ unbekannt

Bei Frauen: Liegt eine Schwangerschaft vor? ☐ ja, im Monat ☐ nein ☐ unbekannt

Eine Entbindung, ein Abort oder eine Extrauteringravidität erfolgte: ☐ ja, innerhalb von 42 Tagen vor dem Tod ☐ nein ☐ ja, zwischen 42 Tagen bis zu einem Jahr vor dem Tod ☐ unbekannt

Ärztliche Bescheinigung **Auf Grund der von mir sorgfältig und an der unbekleideten Leiche durchgeführten Untersuchung bescheinige ich hiermit den Tod und die oben genannten Angaben.**

Ort, Datum und Zeitpunkt der Leichenschau

Unterschrift, Name und Telefonnummer (Stempel) der Ärztin/des Arztes

Muster

Abb. 3.21 Leichenschauformular Bayern (Todesbescheinigung – vertraulicher Teil) [H247-001]

Die Leichenschau dient der **Feststellung** der Identität des Toten sowie
- der Todesart (→ Tab. 3.8),
- der Todesursache und
- der Todeszeit.

Weiterhin müssen Hinweise auf übertragbare Erkrankungen im Sinne des Infektionsschutzgesetzes dem Gesundheitsamt zur Kenntnis gebracht werden. Das nichtärztliche Personal unterstützt den Notarzt bei seiner Aufgabe.

Bei **ungeklärter Todesart** oder **nicht natürlichem Tod** wird die Polizei zur Einsatzstelle hinzugezogen, die ihrerseits weitere Ermittlungen anstellt. Bestehen Hinweise auf ein Tötungsdelikt, muss für die Spurensicherung der Polizei alles unverändert belassen werden. Alle im Rahmen des Einsatzes getroffenen Maßnahmen und Veränderungen am Leichnam (z. B. Reanimationsmaßnahmen, Bolus Entfernung, Veränderung der Leichenposition) und Veränderungen in der Umgebung (z. B. verrückte Tische und Stühle) sind genau festzuhalten.

Todesart	Definition	Beispiel
Natürlicher Tod	Ein krankheitsbedingter Einfluss, ohne Anzeichen für eine Gewalteinwirkung oder Vergiftung, ist todesursächlich.	Krebsleiden, Herzinsuffizienz, Schlaganfall
Nicht natürlicher Tod	Der Tod wurde durch eigene oder fremde Hand von außen verursacht, ausgelöst oder beeinflusst.	Unfall, Tötungsdelikt, Berufskrankheit, Vergiftung, Suizid, Behandlungsfehler
Todesart ungeklärt	Es ist keine eindeutige Zuordnung möglich.	–

Tab. 3.8 Todesarten und ihre Definition

IM FOKUS

Todesfeststellung und Leichenschau
- **Klinischer Tod:**
  - Der klinische Tod umfasst das Erlöschen von Atmung und Kreislauf.
  - Der Patient würde ohne Notfallmaßnahmen endgültig versterben, kann jedoch noch wiederbelebt werden.
- **Hirntod:**
  - Der Hirntod umfasst den irreversiblen Ausfall aller Hirnfunktionen.
  - Es ist möglich, klinisch und biologisch lebendig, aber dennoch hirntot zu sein.
  - Um den Hirntod festzustellen, müssen zahlreiche Regeln eingehalten und spezielle Untersuchungen durchgeführt werden.
    - Eine **Hirntodfeststellung** erfolgt daher nicht im Rettungsdiensteinsatz.
- **Biologischer Tod:**
  - Der biologische Tod ist der irreversible Funktionsausfall aller Organe.
- **Todeszeichen:**
  - Es wird in „sichere“ und „unsichere Todeszeichen“ unterschieden.
  - **Unsichere Todeszeichen** sind:
    - Blässe der Haut
    - Abkühlen des Körpers
    - Reflexlosigkeit
    - Keine erkennbare Atmung
    - Kein tastbarer Puls
    - Keine wahrnehmbaren Herztöne bei der Auskultation
  - **Sichere Todeszeichen** sind:
    - Totenflecke (Livores) nach 15–30 Min.
    - Totenstarre (Rigor mortis) nach 15–180 Min.
    - Fäulnis nach 1–2 Tagen (stark temperaturabhängig)
  - Als **Scheintod** wird ein Zustand bezeichnet, in dem Lebenzeichen vorhanden, aber nicht ausreichend wahrnehmbar sind.
  - Ursachen für das Vorliegen eines Scheintods werden mit der **AEIOU-Regel** zusammengefasst.
    - **A** = Alkoholintoxikation, Anämie, Anoxie
    - **E** = Epilepsie, Elektrizität
    - **I** = Injury (Schädel-Hirn-Trauma)
    - **O** = Opium (Betäubungsmittel, Schlafmittel, Barbiturate)
    - **U** = Unterkühlung, Urämie
- **Leichenschau:**
  - Die Leichenschau ist eine ärztliche, aber nicht unbedingt eine notärztliche, Aufgabe.
    - Die konkreten Regelungen sind bundeslandabhängig.
  - Die Leichenschau dient der Feststellung der Identität des Toten und zudem der **Feststellung von:**
    - Todesart
    - Todesursache
    - Todeszeit
  - Die Leichenschau ist ein formalisierter Prozess, bei dem eine genaue Untersuchung des Leichnams vorgeschrieben ist und bei der eine detaillierte Dokumentation auf einem amtlichen Formular erfolgen muss.
  - Es wird zwischen **„natürlicher“**, **„nicht natürlicher“** und **„ungeklärter Todesart“** unterschieden.
    - Bei ungeklärter Todesart oder nicht natürlichem Tod wird die Polizei zur Einsatzstelle hinzugezogen, die ihrerseits weitere Ermittlungen anstellt.
  - In jedem Falle muss pietätvoll mit den Angehörigen umgegangen werden.

3.8 Qualitätsmanagement

FALLBEISPIEL

Sie kommen zu Ihrem ersten Tag als Rettungssanitäter auf einer neuen Rettungswache. Zwar haben Sie viele Fragen, einige davon konnten aber durch eine Vorbesprechung mit der Wachleitung sowie die entsprechenden Einweisungen in die Medizinprodukte und die Wachabläufe bereits im Vorfeld geklärt werden. Ihnen steht eine Einarbeitungsmappe für neue Mitarbeiter zu Verfügung, mit deren Hilfe Sie die verschiedenen Arbeitsfelder und Vorgehensweisen kennenlernen können. Nach einem kurzen Kennenlernen mit den anwesenden Kollegen gehen Sie gemeinsam zum Rettungswagen. Für Ihre ersten Dienste sind Sie als zusätzliche Kraft eingeteilt, sodass Sie in Ruhe alle Abläufe kennenlernen und einüben können. Den Fahrzeugcheck führen Sie mit einer speziellen Checkliste durch. Auf diese Weise gewinnen Sie zum einen sehr schnell einen Überblick über die eingesetzten Materialien. Zum anderen können Sie auf diese Weise gewährleisten, dass keine wichtigen Arbeitsmittel im Einsatz fehlen. Nach dem Fahrzeugcheck wird die Tagesaufgabe durchgeführt. Da Monatsende ist,

werden alle Medikamente auf ihre Haltbarkeit überprüft. Da Sie anhand der Dokumentation der letzten Prüfung und einer Farbmarkierung wissen, auf welche Medikamente Sie besonders achten müssen, ist auch diese Aufgabe schnell erledigt. Sie haben Glück, da bisher noch kein Einsatz ausgelöst wurde. So können Sie Ihre zukünftigen Kollegen beim gemeinsamen Frühstück noch etwas besser kennenlernen.

In sämtlichen Bereichen der Industrie und im Dienstleistungssegment wurden in den vergangenen Jahren Qualitätsmanagementsysteme installiert. Seit einigen Jahren existieren diese auch im Pflegebereich, in Krankenhäusern und im Rettungsdienst. Dies wird nicht zuletzt durch die **Notfallsanitäterausbildung** nochmals verstärkt, in der Qualitätsmanagement als umfassender Ausbildungsbestandteil fest verankert ist.

3.8.1 Grundbegriffe des Qualitätsmanagements

Qualität und Qualitätsmanagement

Der Begriff **Qualität** wird in einer Vielzahl von schwer verständlichen Definitionen mehr oder weniger klar definiert. Während sich der Begriff bei einem Kleidungsstück am ehesten mit „Beschaffenheit" übersetzen lässt, wird in Bezug auf unseren Arbeitsbereich eine Erklärung nötig, die sich eher am **Ziel** von Qualität orientiert. Unternehmen und Organisationen, also auch Anbieter von Rettungsdienst- und Krankentransportleistungen, haben in der heutigen Zeit einen erhöhten **Konkurrenzdruck,** da viele Mitbewerber auf dem Markt verfügbar sind. Ein unzufriedener Kunde kann sich somit leicht für einen anderen Anbieter entscheiden. Unternehmen können einen Kunden daher nur dann dauerhaft an das Unternehmen binden, wenn es gelingt, eine hohe Kundenorientierung und -zufriedenheit zu erzielen. Daraus ergibt sich eine stark vereinfachte, aber ausreichende Definition von Qualität, die eine wichtige Gemeinsamkeit aller bekannten Definitionen darstellt.

Neben der Konkurrenz bei der Vergabe von Rettungsdienstverträgen und -aufträgen kommt es auch zur Konkurrenz um ausreichend qualifizierter Mitarbeiter.

DEFINITION

Qualitätsbegriff, festgelegt in der DIN EN ISO 8402

„Qualität ist die Gesamtheit der Merkmale einer Einheit bezüglich ihrer Eignung, festgelegte und vorausgesetzte Erfordernisse zu erfüllen."

Einfacher formuliert, erfüllt eine qualitative Dienstleistung die Anforderungen, die an sie gestellt werden.

DEFINITION

Qualitätsmanagement bezeichnet grundsätzlich alle organisierten und systemischen Maßnahmen, die der Verbesserung von Produkten, Prozessen oder Leistungen jeglicher Art dienen (→ 3.8.2).

Tätigkeiten und Prozesse

Eine **Tätigkeit** ist eine Handlung, die entweder von Menschen oder von Maschinen erbracht wird. Ein System von Tätigkeiten wird allgemein als **Prozess** bezeichnet.

In der rettungsdienstlichen Arbeit wären z. B. die morgendliche Kontrolle der technischen Geräte, des Verbrauchsmaterials und des Medikamentenbestands jeweils einzelne Tätigkeiten. Alle genannten Tätigkeiten können zum Prozess „Check des Fahrzeugs" zusammengefasst werden.

Die „Deutsche Gesellschaft für Qualität" untergliedert Prozesse aus praktischen Erwägungen noch weiter:

- **Managementprozesse:** Welche Rahmenbedingungen zur Erfüllung bestimmter Ziele werden im Unternehmen geschaffen?
- **Kernprozesse:** Was sind die wesentlichen Prozesse zur Erfüllung der Ziele?
- **Unterstützende Prozesse:** Welche Prozesse helfen bei der Erreichung der Ziele?

Kunden

Alle Personen, die mit dem Unternehmen direkt zu tun haben, werden als **Kunden** bezeichnet. Anders als in der klassischen Definition des Marketings beinhaltet der Begriff „Kunde" z. B. im **Innenverhältnis** manchmal auch den Mitarbeiter. Somit sollen die mit dem Qualitätsmanagement verbundenen Anstrengungen beispielsweise auch die Mitarbeiterzufriedenheit erhöhen. Dies zeigt, dass nach innen gerichtete Strategien, wie z. B. Arbeitsschutz oder Mitarbeiterqualifizierung, ebenfalls eine wichtige Rolle im Qualitätsmanagement spielen.

Gerade auch im Gesundheitswesen ist der **Kundenbegriff** im **Außenverhältnis** bzw. der Begriff der Kundenzufriedenheit schwierig. Patienten können sich, im Gegensatz zu Kunden, die ein bestimmtes Produkt kaufen oder eine Dienstleistung in Anspruch nehmen, oftmals nicht ausreichend informieren, welche Behandlung die sinnvollste oder vielversprechendste ist. Dieser **Wissensvorsprung** medizinischer Fachkräfte ist zumeist nicht gut überbrückbar, sodass Patienten im Gegensatz zu gut informierten Kunden dem Gesundheitssystem Vertrauen müssen, damit ihre Behandlung gelingt.

Aus diesem Grund ist eine wertschätzende, gründliche und patientenzentrierte Versorgung auch im Rahmen einer angemessenen Prozessqualität eine gute Möglichkeit, mit dieser Problematik umzugehen.

Produkt und Dienstleistung

Ein **Produkt** ist definitionsgemäß das Ergebnis von Tätigkeiten, die zu Prozessen verknüpft sind. Im Krankentransport und Rettungsdienst ist der Produktbegriff nicht sinnvoll. Hier spricht man von einer **Dienstleistung,** die durch eine Interaktion zwischen dem Kunden und dem Unternehmen erbracht wird. Die Besonderheit ist die fehlende Möglichkeit, Fehler im Herstellungsprozess (wie es bei Waren möglich wäre, die u. a. gelagert und ausgeliefert werden) zu korrigieren, da die Dienstleistung unmittelbar am einzelnen Kunden erbracht wird.

Qualitätsstandards

Qualitätsstandards beziehen sich auf die jeweiligen Voraussetzungen und Anforderungen in Unternehmen oder Organisationen. Diese Standards werden kleinschrittig definiert, eingeführt

und überwacht. Dabei können sie sich immer auf verschiedene Ebenen beziehen:

- Die **Prozessqualität** bezieht sich auf die einzelnen Prozesse. Zum Beispiel: „Wie kann ein Patient rückenschonend umgelagert werden?"
- Die **Strukturqualität** bezieht sich auf den organisationalen Rahmen, in dem die Prozesse ablaufen. Zum Beispiel: „Welche technischen Hilfsmittel zur Umlagerung stehen zur Verfügung?"
- Die **Ergebnisqualität** bezieht sich auf die letztendlichen Ergebnisse bestimmter Prozesse. Zum Beispiel: „Ist zu einer Reduktion von Krankheitsausfällen durch Rückenschmerzen gekommen?"

Oftmals hat die Strukturqualität einen wesentlichen Einfluss auf die Prozessqualität: Ein gutes technisches Hilfsmittel zur Umlagerung erleichtert das rückenschonende Arbeiten. Die Prozessqualität hat zumeist einen Einfluss auf die Ergebnisqualität: Mehr rückenschonende Prozesse gehen vermutlich mit geringeren Krankenständen einher.

Allerdings können sich die verschiedenen Ebenen auch gegenseitig beeinflussen: So können regelmäßige Fahrzeugschäden (Ergebnisqualität) durch unvorsichtige Fahrweise (Prozessqualität) zu einer Erhöhung der Versicherungsprämien und damit zu Budgetumverteilungen führen, durch die für eine bestimmte Zeit keine neue Technik angeschafft werden kann (Strukturqualität).

Leitbild

DEFINITION

Ein Leitbild ist eine schriftlich festgehaltene Erklärung eines Unternehmens oder einer Organisation über ihr **Selbstverständnis** und ihre **Prinzipien** (→ Abb. 3.22).

Die Aufgabe von Leitbildern ist zum einen die Vermittlung der Unternehmenswerte nach außen. Zum anderen können Leitbilder den Mitarbeitern als Orientierung dienen.

Leitbilder sind mitunter sehr hilfreiche Mittel, um Organisationen zu stärken. Gleichzeitig können aber einige **Probleme** auftreten:

- Leitbilder sind oftmals idealistisch formuliert, sollten aber dennoch realistisch umsetzbar bleiben, um die selbst gewählten Ziele erreichbar zu halten.
- Leitbilder können bewusst sehr allgemein gehalten sein, sodass sie zwar attraktiv wirken, aber keinen richtigen Halt in der täglichen Arbeit bieten.
- Leitbilder müssen Teil eines Gesamtkonzepts sein. Ist zum Beispiel die Strukturqualität unzureichend, kann eine hohe Erwartung an die Ergebnisqualität in einem Leitbild zur Demotivierung von Mitarbeitern oder unzufriedenen Kunden führen.

Fügt sich das Leitbild aber in die Struktur und die Prozesse eines Unternehmens ein oder sorgt durch seinen **motivierenden Charakter** selbst für Qualitätsverbesserungen, hat dies im besten Fall unmittelbare Auswirkungen auf die Kundenzufriedenheit und die Mitarbeitermotivation.

IM FOKUS

Grundlagen des Qualitätsmanagements

- **Definitionen:**
  - „Qualität ist die Gesamtheit der Merkmale einer Einheit bezüglich ihrer Eignung, festgelegte und vorausgesetzte Erfordernisse zu erfüllen."
  - Eine **Tätigkeit** ist eine Handlung, die entweder von Menschen oder Maschinen erbracht wird.
  - Ein System von Tätigkeiten wird allgemein als **Prozess** bezeichnet.
  - Alle Personen, die mit dem Unternehmen direkt zu tun haben, werden als **Kunden** bezeichnet.
    - Dies kann nach bestimmten Definitionen auch **Mitarbeiter** umfassen.
  - Ein **Produkt** ist das Ergebnis von Tätigkeiten, die zu Prozessen verknüpft sind.
  - Eine **Dienstleistung** ist das (nicht materielle) Produkt einer Interaktion zwischen Unternehmen und Kunden.
- **Qualitätsstandards:**
  - Qualitätsstandards beziehen sich auf die jeweiligen Voraussetzungen und Anforderungen in Unternehmen oder Organisationen.
  - Qualität kann auf verschiedenen **Ebenen** betrachtet werden:
    - **Prozessqualität**
    - **Strukturqualität**
    - **Ergebnisqualität**

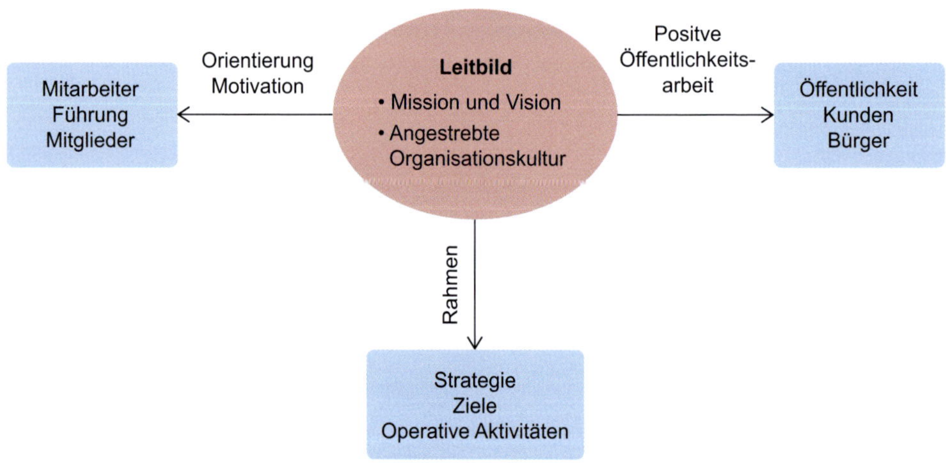

Abb. 3.22 Ein Leitbild hat immer mehrere Funktionen. [V964, L143]

- **Leitbild:**
  - Ein Leitbild ist eine schriftlich festgehaltene Erklärung eines Unternehmens oder einer Organisation über ihr Selbstverständnis und ihre Prinzipien.
  - Leitbilder haben einige Vorteile. Allerdings gibt es bei ihrer Erstellung auch einige Fallstricke.

3.8.2 Qualitätsmanagementsysteme

In Anzeigen von Unternehmen findet man oftmals Aussagen wie „Wir sind zertifiziert!" oder „Wir bieten Qualität!". Da allerdings alleine der Kunde entscheiden kann, was Qualität im Sinne von Kundenzufriedenheit ist, hat die bloße Angabe einer **Zertifizierung** (als eine Art „Gütesiegel") keine ausreichende Aussagekraft. Qualitätsnormen zielen eher auf eine Verbesserung der Betriebsabläufe ab als auf die bloße, messbare Erhöhung der Ergebnisqualität. Mit der erfolgten Zertifizierung bringt das Unternehmen seine Bemühung zum Ausdruck, die interne Organisation und die Prozesse zu verbessern. Durch **standardisierte Qualitätsmanagementsysteme** soll also nicht nur die Zertifizierung erreicht, sondern vor allem ein Leitfaden für betriebliche Abläufe geschaffen werden (→ Abb. 3.23).

Qualitätsnormen der DIN-EN-ISO-9000-Reihe

Aufbau

Die Qualitätsnormen der Reihe DIN EN ISO 9000 ff. enthalten allgemeine, nicht branchenspezifische Erfordernisse des Qualitätsmanagementsystems. Um die Qualitätsbemühungen zu strukturieren, wird die **Normenreihe ISO (Internationale Standardisierungsorganisation) 9000** genutzt. Am weitesten verbreitet ist die Norm ISO 9001. Ziel dieser Norm ist die Entwicklung eines auf die Bedürfnisse aller Beteiligten (Kunden, Patienten, Kostenträger, Mitarbeiter und Management) zugeschnittenen Qualitätsmanagementsystems.

Normenabschnitte der ISO 9001:2015

Die genannte Norm beinhaltet seit 2015 **zehn Abschnitte,** die integriert zusammenwirken müssen:

- Anwendungsbereich
- Normative Verweisungen
- Begriffe
- Kontext der Organisation
- Führung (u. a. Kundenorientierung, Qualitätspolitik etc.)
- Planung (u. a. Qualitätsziele und Planung von Änderungen etc.)
- Unterstützung (u. a. Personen, Infrastruktur, Kompetenz etc.)
- Betrieb (u. a. Anforderungen an Produkte und Dienstleistungen etc.)
- Bewertung der Leistung (u. a. Kundenzufriedenheit, Auditplanung etc.)
- Verbesserung (u. a. Korrekturmaßnahmen bei Nichtkonformität etc.)

Die verschiedenen Abschnitte klingen sehr theoretisch und schwer in die Praxis umsetzbar. Bei näherer Betrachtung sind die Abschnitte praxisnäher, als es zunächst scheint. Wichtig ist jedoch, dass von Anfang an Mitarbeiter aller Ebenen miteinbezogen werden.

KTQ® im Rettungsdienst

Etwas andere Qualitätsnormen bietet das KTQ®-Verfahren, das für **„Kooperation für Transparenz und Qualität im Gesundheitswesen"** steht und das seit 2011 auch in einer Version für den Rettungsdienst vorliegt.

Bei den Urhebern dieses Systems handelt es sich um praxiserfahrende Personen aus dem gesamten Gesundheitswesen. Das Verfahren soll die Patienten in den Mittelpunkt der Qualitätsprozesse stellen. KTQ® unterscheidet sich zwar vom bekannten ISO-System, eine Umstellung ist allerdings relativ einfach möglich. Das KTQ®-System setzt sich aus sechs Beurteilungsdimensionen zusammen:

- Patientenorientierung
- Mitarbeiterorientierung
- Sicherheit
- Informations- und Kommunikationswesen
- Führung
- Qualitätsmanagement

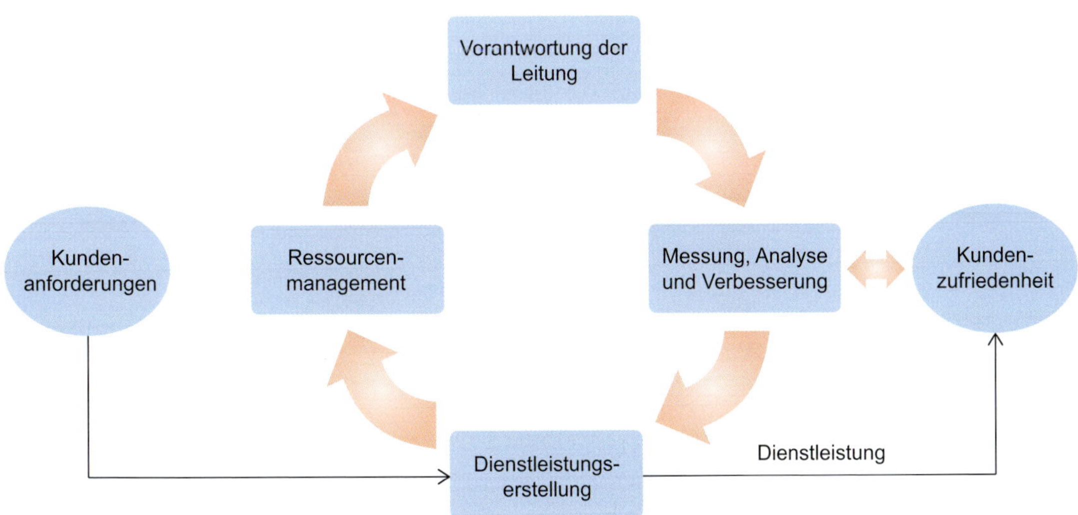

Abb. 3.23 Qualitätsmanagementsystem (vereinfacht) [L143]

Dokumentation der Qualitätsanforderungen

Die Qualitätsanforderungen werden in drei Ebenen dokumentiert, die für eine Zertifizierung zunächst ausgearbeitet und nachfolgend ständig überarbeitet werden müssen (→ Abb. 3.24). Das **Qualitätsmanagement-Handbuch** bildet die wichtigste Schrift und beinhaltet die gesamte Qualitätspolitik, eine Verantwortungserklärung der Unternehmensleitung und die allgemeinen Leitlinien des Qualitätsmanagementsystems. Weitere Dokumente sind **Verfahrensanweisungen,** die eher auf abstrakter Ebene formuliert sind und allgemein gelten. Demgegenüber formulieren **Arbeitsanweisungen** konkrete Handlungsanweisungen für einen Einzelvorgang.

Audit

DEFINITION

Unter einem Audit (lat. audire = anhören) versteht man eine systematische und unabhängige Untersuchung, in der festgestellt wird, ob alle qualitätsbezogenen Tätigkeiten und die damit verbundenen Ergebnisse den geplanten Vorgaben entsprechen.

Das Audit wird durch einen speziell geschulten Mitarbeiter, den **Auditor,** durchgeführt. Häufig werden aus Gründen der Objektivität mindestens zwei Auditoren für ein Audit eingesetzt. Man unterscheidet dabei, abhängig vom Status des Auditors, ein internes von einem externen Audit. Bei einem **internen Audit** sind die Auditoren Mitarbeiter des Unternehmens, in dem das Audit stattfindet, während das **externe Audit** durch einen oder mehrere externe Mitarbeiter, z. B. professionellen Auditoren einer unabhängigen Prüforganisation, durchgeführt wird.

Alle Feststellungen während des Audits werden in einem Abschlussgespräch besprochen und in einem Bericht präzise und objektiv zusammengefasst. Der Bericht enthält i. d. R. keine konkreten Verbesserungsvorschläge, sondern ausschließlich Feststellungen. Das Management des Unternehmens muss nun geeignete Maßnahmen zur Beseitigung eventuell vorhandener Qualitätshemmnisse (**„Nonkonformitäten"**) erarbeiten.

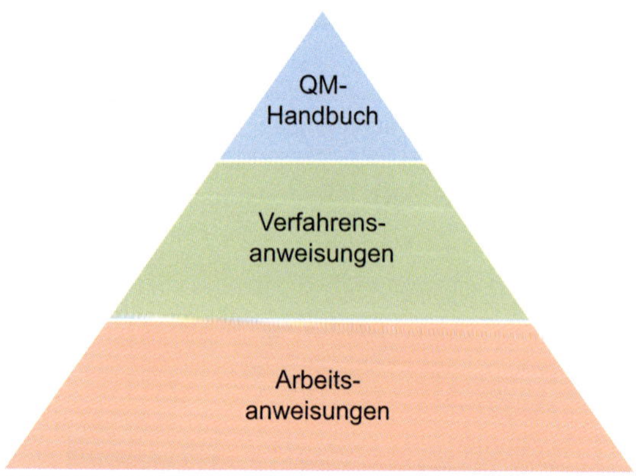

Abb. 3.24 Ebenenmodell der Qualitätsaufzeichnungen [L143]

Zertifizierung

Um den Beleg der Qualitätsbemühungen (das Zertifikat) zu erhalten, ist ein **Zertifizierungsaudit** erforderlich, bei dem das Qualitätsmanagementsystem des Unternehmens von einer unabhängigen Zertifizierungsstelle überprüft und bestätigt wird. Wenn die Beobachtungen vor Ort eine vollständige Übereinstimmung mit der Norm ergeben, wird dem Unternehmen ein zeitlich befristetes **Zertifikat** verliehen, sofern zusätzlich ein regelmäßiges Überwachungsaudit mit positivem Ergebnis abgeschlossen wird (→ Abb. 3.25).

IM FOKUS

Qualitätsmanagementsysteme

- Durch standardisierte Qualitätsmanagementsysteme soll ein **Leitfaden** für betriebliche Abläufe geschaffen werden.
  - Dies wird im Rahmen eines Zertifizierungsverfahrens überprüft und durch das Zertifikat sichtbar gemacht.
- **Qualitätsnormen der DIN-EN-ISO-9000-Reihe:**
  - Die Qualitätsnormen der Reihe DIN EN ISO 9000 ff. enthalten allgemeine, nicht branchenspezifische Erfordernisse des Qualitätsmanagementsystems.
  - Diese beziehen sich unter anderem auf Führung, Planung und Verbesserungsprozesse.
- **KTQ® im Rettungsdienst:**
  - Das KTQ®-System ist rettungsdienstspezifisch.
  - Es setzt sich aus sechs **Beurteilungsdimensionen** zusammen:
    - Patientenorientierung
    - Mitarbeiterorientierung
    - Sicherheit
    - Informations- und Kommunikationswesen

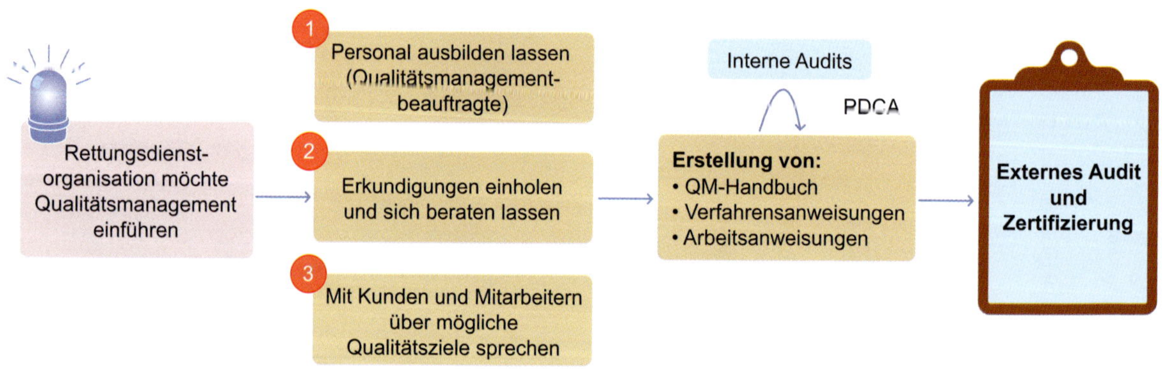

Abb. 3.25 Von der Idee zur Zertifizierung [P284, L143]

- Führung
- Qualitätsmanagement
- Die **Dokumentation** von Qualitätsmanagementvorgaben befindet sich im **Qualitätsmanagementhandbuch.**
- Im Rahmen von **Audits** wird geprüft, ob die Vorgaben des jeweiligen Qualitätsmanagementsystems eingehalten werden.
- Ist dies der Fall, kann ein Betrieb zertifiziert werden.

3.8.3 Qualitätsmanagement im Rettungsdienst

Qualitätsziele im Rettungsdienst

Während die Qualität eines Produkts relativ einfach definiert und überprüft werden kann, ist dies bei einer Dienstleistung wie dem Krankentransport und der Notfallrettung viel schwieriger zu realisieren. Dabei ist die **Zufriedenheit mit der Dienstleistung** (Qualität) im Rettungsdienst abhängig von der Perspektive des Beteiligten: Während Qualität für den Rettungs- oder Notfallsanitäter bedeutet, dass die Dienstpläne angemessene Erholungszeiten zulassen, die Einsätze problemlos ablaufen, das innerbetriebliche Klima gut und die Fahrzeugausstattung modern ist, definiert der Geschäftsführer Qualität vielleicht über steigende Unternehmensgewinne oder geringe Personalausfälle durch Krankheit (→ Abb. 3.26). Die Patienten haben ein Interesse an einer bestmöglichen medizinischen, sozialen und psychologischen Versorgung und der zuständige Kostenträger hingegen ist eher an einer kurzen Aufenthaltsdauer des Patienten im Krankenhaus interessiert und möchte die entstehenden Kosten so gering wie möglich halten.

Vorteile des Qualitätsmanagements im Rettungsdienst

Ein Qualitätsmanagementsystem im Rettungsdienst sorgt neben den bereits dargestellten Vorteilen (z. B. einer Steigerung der Wettbewerbsfähigkeit) für eine **Verbesserung der Kundenzufriedenheit.** Die externen Kunden des Rettungsdienstes sind neben den Patienten auch Ärzte, Krankenhäuser und sonstige Auftraggeber. Bedenkt man, dass im Rettungsdienst etwa 200 rechtsverbindliche Vorschriften (z. B. Landesrettungsdienstgesetze, Medizinproduktegesetz, Betäubungsmittelgesetz, Arzneimittelgesetz u. v. m.) berücksichtigt werden müssen, kann man mit einem gut funktionierenden Qualitätsmanagementsystem durch Festlegung von Zuständigkeiten, Prozessabläufen und Materialien viele Aspekte der Tätigkeit weitgehend standardisieren. Dies ist insbesondere von Bedeutung, wenn ein Unternehmen an allen Standorten dieselbe Qualität anbieten möchte.

Durch klare **Qualitätsrichtlinien** hat der Mitarbeiter eine Qualitätsvorgabe, in deren Rahmen er tätig werden darf. So reduzieren sich z. B. nicht nur für ihn, sondern auch für die Geschäftsführung dauerhaft die Haftungsrisiken. Ein weiterer Vorteil ist die Standardisierung von Versorgungsstrategien in einem Ablaufschema – einem **Algorithmus.** Unabhängig davon, welcher Rettungsdienstmitarbeiter an welchem Tag Dienst hat – der Notfallpatient wird immer nach einem standardisierten Ablaufschema versorgt. Dieses System vereint eine hohe Versorgungsqualität, bezogen auf den Patienten, und gibt dem Rettungsdienstpersonal mehr Sicherheit. Insbesondere wird dies auch so angewendet, wenn bestimmte heilkundliche Maßnahmen vom Ärztlichen Leiter für Notfallsanitäter entsprechend standardmäßig vorgegeben, überprüft und verantwortet werden.

Eine wichtige Eigenschaft des Qualitätsmanagementsystems stellt die **Einbeziehung** aller im Unternehmen beschäftigten Personen dar. Nicht nur der Vorgesetzte denkt über Verbesserungen im Unternehmen nach, sondern auch der Auszubildende. Nur wenn es gelingt, sämtliche Mitarbeiter für das System zu motivieren, kann Qualitätsmanagement dauerhaft funktionieren. Durch die bessere **Transparenz** der Prozesse wird die Kommunikation zwischen allen Beteiligten innerhalb des Unternehmens nachhaltig verbessert (→ Abb. 3.27). Dazu gehört z. B. auch, dass ein Mitarbeiter aufgrund der Kenntnis der Unternehmensziele jederzeit im Sinne des Unternehmens entscheiden kann.

Qualitätsmanagement im Rettungsdienst ist also nichts anderes als ein **gültiger Mindeststandard,** der in allen

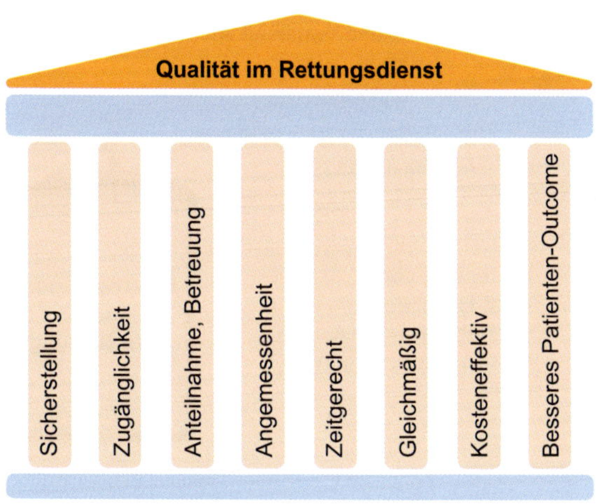

Abb. 3.26 Qualitätsmerkmale im Rettungsdienst [P098, L143]

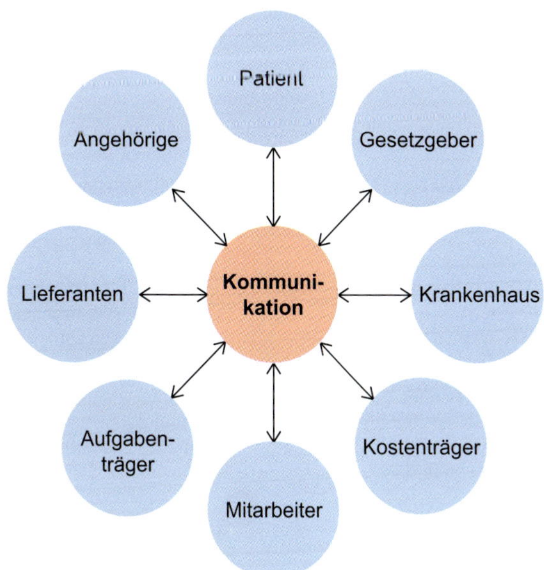

Abb. 3.27 Verbesserte Kommunikation durch Transparenz des Qualitätsmanagementsystems [L143]

Rettungswachen, auf allen Rettungsmitteln und von Mitarbeitern auf allen Ebenen zu erfüllen ist. Der Arbeitsaufwand, der notwendig ist, um dieses Ziel dauerhaft zu erreichen, ist sehr unterschiedlich und hängt davon ab, ob Qualitätsmanagement ständig oder eben nur vor konkreten Kontrollsituationen (Audits) eine wichtige Rolle spielt.

MERKE

Qualität muss „gelebt" werden – und zwar von allen Mitarbeitern eines Unternehmens, vom langjährigen Rettungsdienstmitarbeiter bis hin zum Auszubildenden.

Das Qualitätsmanagement-Handbuch für den Rettungsdienst

Im Qualitätsmanagement-Handbuch werden **sämtliche die Arbeit betreffende Themenbereiche** abgehandelt. Dies kann nur sinnvoll realisiert werden, indem sich aus der Mitarbeiterschaft Vertreter unterschiedlicher „Hierarchiestufen" an einen Tisch setzen. Neben grundlegenden Festlegungen zur Abarbeitung von Einsätzen in der Notfallrettung, im Krankentransport und in der Patientenbeförderung gehören entsprechende Dokumente und Handlungsanweisungen zur Bearbeitung eines Defekts an einem Medizinprodukt zum Qualitätsmanagement-Handbuch. Beschaffung, Arbeitssicherheit und Verantwortungen werden ebenso dokumentiert und erläutert.

Die Personalentwicklung spielt ebenfalls eine wichtige Rolle: Von der standardisierten und dokumentierten Einarbeitung des Mitarbeiters über Funktionsbeschreibungen bis hin zur Dokumentation und Kontrolle der Fortbildungspflicht des einzelnen Mitarbeiters findet sich eine Vielzahl weiterer Abschnitte, z. B. Mitarbeiterqualifizierung oder Zuständigkeiten.

Wie bereits in vorherigen Abschnitten dieses Kapitels erwähnt, spielen die Messung und Auswertung z. B. der Kunden- und Mitarbeiterzufriedenheit eine herausragende Rolle im Qualitätsmanagement. Ein **Kapitel „Fehler- und Beschwerdemanagement"** ist ebenfalls enthalten und die Beschwerdestatistik gibt indirekt Auskunft über die aktuelle Kundenzufriedenheit.

Prozessorientiertes Handeln/ Verbesserungsprozess

Qualitätsmanagement endet nicht mit der Verleihung eines Zertifikats. Der Begriff kontinuierlicher oder ständiger **Verbesserungsprozess** deutet darauf hin, dass Qualitätsmanagement nicht endlich ist (→ Abb. 3.28).

Wichtige **Eckpunkte des kontinuierlichen Verbesserungsprozesses** sind z. B.:

- Aktive Fehlersuche (z. B. durch Kundenbefragungen, Beschwerdestatistik)
- Fehleranalyse und Fehlervermeidung
- Vorschlagswesen (Wissen und Ideen der Mitarbeiter verbessern die Betriebsabläufe)
- Effizientes Management (Verbesserungen müssen zeitnah umgesetzt werden)

Wenn dem Mitarbeiter ein Fehler unterläuft, soll er im Idealfall nicht als „Schuldiger" vorgeführt werden, sondern es sollen gemeinsam mit Wachleitung, Kollegen oder Geschäftsführung Fehlerursachen erforscht und künftig vermieden werden (→ 3.2.3).

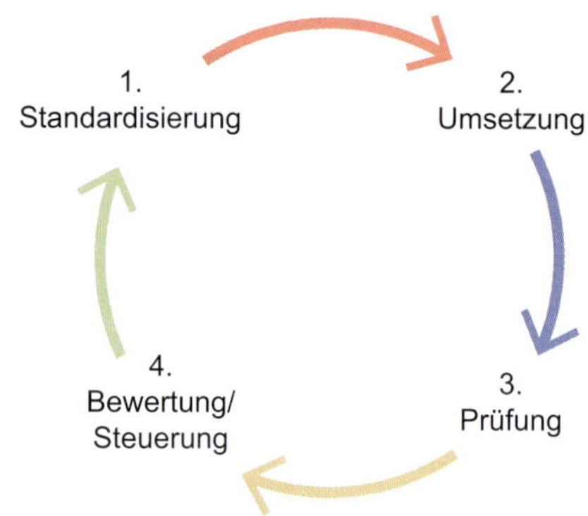

Abb. 3.28 Der endlose Prozess: Regelkreis des Qualitätsmanagements [L143]

Zunächst gilt es, in einem ersten Schritt, der **Standardisierung,** einen Standard durch Projektgruppen mit Mitarbeitern aller Ebenen zu entwickeln. Dieser Mindeststandard muss in Form eines verbindlichen Qualitätsmanagement-Handbuchs beschrieben werden.

Im zweiten Schritt steht die **Umsetzung** der Regelungen im Vordergrund. Die Regelungen müssen transparent und nachvollziehbar formuliert werden. So können z. B. eine gesetzliche Grundlage oder der praktische Nutzen diesen Schritt unterstützen. Zu diesem Zeitpunkt sind die Erstellung von Dokumentationen und wiederkehrende Schulungen sehr wichtig, damit sämtliche Mitarbeiter über die Regelungen informiert sind.

Im dritten Schritt, der **Prüfung,** wird z. B. im Rahmen eines Audits (objektiver, transparenter Soll-Ist-Vergleich) kontrolliert, ob die im Qualitätsmanagement-Handbuch formulierten Sachverhalte auch eingehalten werden.

Im vierten und letzten Schritt werden die **Bewertung** und Auswertung der Prüfergebnisse vorgenommen, es werden Schwachstellen erkannt, Verbesserungspotenziale erarbeitet und Maßnahmen eingeleitet **(Steuerung),** um eine Neudefinition des Standards vorzunehmen oder neue Standards zu definieren.

Um kontinuierlich Verbesserungen implementieren zu können, ist eine Systematik unter dem Stichwort **PDCA-Zyklus** bekannt, wobei die Schritte mit „Plan, Do, Check, Act" übersetzt werden:

- **Plan:** Verbesserungspotenziale erkennen → Zustandsanalyse → Konzeptentwicklung
- **Do:** Umsetzung des Konzepts
- **Check:** Überprüfung während der Anwendung
- **Act** (Adjust): Anpassung, wenn Verbesserungspotenzial

MERKE

Qualitätsmanagement ist ein von allen Mitarbeitenden getragener, ständiger Verbesserungsprozess.

Transparenz der Betriebsabläufe

Im Rahmen dieser kontinuierlichen Verbesserungsprozesse werden die Betriebsabläufe definiert und strukturiert. Auf diese Weise wissen Mitarbeiter, welche Anforderungen an sie gestellt werden, und Vorgesetzte haben die Möglichkeit, die Abläufe zu überwachen.

Dies führt zu einer relativ **umfassenden Transparenz der einzelnen Abläufe.** Allerdings ist eine zunehmende Transparenz immer auch mit einem Überangebot an Informationen verknüpft. Wenn ein Mitarbeiter Einblick in zahlreiche Prozesse hat, kann dies für zusätzliche Verwirrung sorgen.

Ein angemessenes **Sortiersystem,** zum Beispiel in Form von Prozesslandkarten oder einer klaren und nicht zu verschachtelten Ordnerstruktur, kann hier Abhilfe schaffen. Zudem kommt dem richtigen Umgang mit Dokumenten und Nachweisen eine entscheidende Bedeutung zu.

Umgang mit Dokumenten und Nachweisen

Qualitätsmanagement funktioniert vor allem deshalb, **weil Daten systematisch erhoben, gesichtet, sortiert und ausgewertet** werden können. Jeder dieser Schritte benötigt Standardisierungen. Mitarbeiter müssen wissen, welche Daten sie zum Beispiel auf Einsatzprotokollen oder bei der Fahrzeugdokumentation angeben müssen. Hierzu benötigen sie stets Zugriff auf die jeweils aktuellen betriebsinternen Dokumente.

Aus diesem Grund werden die **Dokumente „gelenkt“.** Sie erhalten eine **Fußzeile,** aus der hervorgeht, wer das Dokument erstellt hat, wer an der Freigabe beteiligt war, wann das Dokument erstellt wurde und zu welchem Arbeitsfeld es gehört.

Einsatzkräften könnten in ihrem Alltag also zum Beispiel Desinfektionsprotokolle begegnen, die von den Desinfektoren erstellt bzw. freigegeben wurden und auf denen die jeweils aktuell genutzten Desinfektionsmittel zum Ankreuzen aufgeführt sind. Kommt es nun zu Änderungen, etwa im Rahmen neu entdeckter Infektionserkrankungen, werden die Desinfektionsmittel und damit am Ende auch die Protokolle überprüft und ggf. angepasst.

Die Dokumente sind im Regelfall digital in einer **Datenbank** abgelegt, sodass immer das aktuellste Dokument genutzt wird. Die Dokumente stehen also nie für sich selbst, sondern sind Teil eines Prozesses, der immer wieder durchlaufen und schrittweise angepasst und verbessert wird.

Ähnliche Prinzipien gelten für Nachweise, die von außen in ein Qualitätsmanagementsystem eingebracht werden, zum Beispiel Zertifikate über abgeleisteten Fortbildungsstunden eines Mitarbeiters. Die Dokumente müssen bestimmte Kriterien erfüllen, etwa die Angabe der behandelten Themen und der abgeleisteten Fortbildungsstunden. Sie werden geprüft, kopiert bzw. digitalisiert und entsprechend archiviert. Ein Fortbildungsbeauftragter kann auf diese Weise einen Überblick über den Fortbildungsstand der Mitarbeiter gewinnen, neue Fortbildungsmaßnahmen planen oder gezielte Absprachen mit einzelnen Mitarbeitern treffen.

Gesetzliche Vorschriften

Organisationen und Institutionen des Gesundheitswesens sind gesetzlich zur Qualitätssicherung verpflichtet. Diese Regelungen finden sich zum Beispiel in **§ 135a SGB V – Verpflichtung der Leistungserbringer zur Qualitätssicherung.**

Da die Sozialgesetzgebung in Deutschland sehr komplex ist, wird der Rettungsdienst, dessen Vorgaben nicht im SGB V, sondern im SGB XI geregelt werden, streng genommen bisher nicht von diesen Regelungen erfasst.

Dennoch haben sich vielerorts ähnlich ausgearbeitete Qualitätssicherungssysteme entwickelt, wie sie in klinischen Einrichtungen üblich sind. Vor allem für Organisationen, die über mehrere Standorte verfügen oder gar bundeslandübergreifend zusammenarbeiten müssen, zeigen sich hier klare Vorteile.

Auch haben sich erste bundeslandspezifische übergeordnete Systeme, wie die **Stelle zur trägerübergreifenden Qualitätssicherung im Rettungsdienst Baden-Württemberg (SQR-BW),** entwickelt, die Einsatzdaten auswerten und damit einen wertvollen Beitrag zur medizinischen Qualitätssicherung und durch die Kommunikation der Ergebnisse und Einleitung von Maßnahmen auch zur Qualitätsverbesserung leisten.

IM FOKUS

Qualitätsmanagement im Rettungsdienst

- Ein gutes **Qualitätsmanagement** bietet für rettungsdienstliche Organisationen zahlreiche Vorteile, z. B.:
  - Erhöhung von Mitarbeiter- und Patientenzufriedenheit
  - Medizinische Qualitätssicherung
  - Transparenz der Betriebsabläufe
- Mitarbeiter können im **Qualitätsmanagement-Handbuch** nachschauen, welche Vorgaben es für ihre Arbeitsprozesse gibt.
- Die **Prozesse** unterliegen einer kontinuierlichen Verbesserung durch eine kleinschrittige Analyse und entsprechende Anpassungen.
  - Dies wird mit dem Regelkreis des Qualitätsmanagements (PDCA-Zyklus) beschrieben.
- Eine **zunehmende Transparenz** wirkt sich positiv auf Patienten- und Mitarbeiterzufriedenheit aus.
  - Allerdings steigt mit zunehmender Transparenz auch die Anzahl verfügbarer Informationen, sodass die Übersicht verlorengehen kann.
  - Ein angemessenes **Sortiersystem** wird benötigt.
- Der **Umgang mit Dokumenten und Nachweisen** muss zum einen gut organisiert und zum anderen in die tägliche Arbeitspraxis integriert werden.
- Medizinische Einrichtungen sind gesetzlich verpflichtet, **Qualitätssicherung** zu betreiben.
  - Rettungsdienste sind formal von dieser Vorgabe nicht umfasst. Dennoch gibt es viele Gründe für die Einführung eines sinnvollen Qualitätsmanagementsystems.

WIEDERHOLUNGSFRAGEN

1. Was verstehen Sie unter dem Begriff „Taktik?“ (→ 3.1)
2. Wozu dient der Führungskreis und welche Stationen beinhaltet er? (→ 3.1.1)
3. Wofür steht das MELDEN-Schema? (→ 3.1.1)
4. Was verstehen Sie unter einer Integrierten Leitstelle? (→ 3.1.2)
5. Was versteht man unter einer Kooperative Leitstelle? (→ 3.1.2)
6. Was ist ein Einsatzleitrechner? (→ 3.1.2)
7. Warum ist Teamarbeit im Rettungsdienst und Krankentransport besonders wichtig? (→ 3.2)
8. Was verstehen Sie unter einem Fixierungsfehler und wie kann dieser vermieden werden? (→ 3.2.2)
9. Welche Bedeutung hat das „I'M SAFE“-Schema für die Arbeit im Rettungsdienst? (→ 3.2.2)
10. Welche Konflikte können in einem Team auftreten und wie lassen sich diese vermeiden? (→ 3.2.3)
11. In welchen Situationen kommt es zu einer Zusammenarbeit mit Pflegefachpersonal? (→ 3.3.1)
12. Was bedeutet der Begriff „Fachweiterbildung“ in der Pflege? (→ 3.3.1)
13. Wieviel Zeit nimmt die ärztliche Ausbildung in Anspruch? (→ 3.3.1)
14. Welche anderen Gesundheitsfachberufe gibt es? (→ 3.3.1)
15. Welche Aufgaben haben Einsatzkräfte der Polizei? (→ 3.3.2)
16. In welchen Einsatzlagen arbeiten Einsatzkräfte von Rettungsdienst und Feuerwehr regelmäßig zusammen? (→ 3.3.2)
17. Welche Schnittstellenkonflikte können bei der Zusammenarbeit von NAW und RTH auftreten? (→ 3.3.2)
18. Was ist das THW? (→ 3.3.3)
19. Was sind typische Notfallbilder in der Wasserrettung? (→ 3.3.3)
20. Was sind typische Notfallbilder in der Bergrettung? (→ 3.3.3)
21. Welche Aufgaben hat der Katastrophenschutz? (→ 3.3.3)
22. Finden Sie für die Ziele der Kommunikation (gemeinsames Wissen schaffen, Verhaltenssteuerung, Koordination und Beziehungsgestaltung sowie soziale Organisation) jeweils ein dienstliches Beispiel. (→ 3.4.1)
23. Erinnern Sie sich an eine dienstliche Situation, in der es zu Störungen der Kommunikation kam, und analysieren Sie diese Situation anhand des VSN-Schemas. (→ 3.4.1)
24. Erklären Sie einem Kollegen die Regeln erfolgreichen Sprechens und Zuhörens mithilfe eines Beispielpatienten. (→ 3.4.1)
25. Versetzen Sie sich in die Lage einer fähigkeitseingeschränkten Person, einer ausländischen Person mit fremdem kulturellen Hintergrund oder eines Kindes. Wie würden Sie während eines Notfalls gerne behandelt und wahrgenommen werden? Gleichen Sie diese Ideen mit den Empfehlungen aus den jeweiligen Abschnitten ab. (→ 3.4.2)
26. Welches Schema kann bei der Kommunikation mit Kindern helfen? (→ 3.4.2)
27. Was ist Funk? (→ 3.5)
28. Wo begegnen uns im Alltag sonst noch Funkwellen? (→ 3.5)
29. Was sind wichtige physikalische Eigenschaften von Wellen? (→ 3.5.1)
30. Was macht das digitale System sicher? (→ 3.5.3)
31. Welche Vorteile bietet der digitale Sprech- und Datenfunk allgemein? (→ 3.5.3)
32. Mit welcher Technik ist das TETRA-Netz vergleichbar und weshalb? (→ 3.5.3)
33. Was bedeutet die Abkürzung „TMO“ und welche Funktion wird ausgeübt? (Was macht das digitale System sicher? (→ 3.5.3)
34. Wie wird ein Funkgespräch eröffnet? (→ 3.5.4)
35. Nennen Sie die verschiedenen Fahrzeugkennungen im Rettungsdienst. (→ 3.5.4)
36. Wofür steht die Kennung „Sama Rudolphstadt 12/85/2“? (→ 3.5.4)
37. Auf wen treffen die Anforderungen des Arbeitsschutzes zu? (→ 3.6)
38. Wie muss der Arbeitsschutz im Betrieb organisiert werden? (→ 3.6.1)
39. Was ist sind Vorsorgeuntersuchungen im Sinne des Arbeitsschutzes und welche kennen Sie? (→ 3.6.2)
40. Welche Aufgaben übernehmen Rettungssanitäter im Wachalltag? Worin unterscheiden sich Ethik und Moral? (→ 3.7.1)
41. Nennen Sie Beispiele für ethisch schwierige Entscheidungen im Rettungsdienst. (→ 3.7.2)
42. Wo liegen die Probleme von Patientenverfügungen im Rettungsdienst? (→ 3.7.3)
43. Warum ist ethisches Problembewusstsein im Rettungsdienst wesentlich? (→ 3.7.2)
44. Was bedeutet Qualität? (→ 3.8.1)
45. Wer ist für die Aufrechterhaltung von Qualität in einem Unternehmen verantwortlich? (→ 3.8.1)
46. Welche Abschnitte eines Qualitätsmanagementsystems müssen nach DIN EN ISO 9000 ff. zusammenwirken? (→ 3.8.2)
47. Was versteht man unter einem internen und externen Audit? (→ 3.8.2)
48. Wer führt die Zertifizierung zur Erlangung eines Qualitätsmanagement-Zertifikats durch? (→ 3.8.2)
49. Nennen Sie mindestens drei Vorteile der Einführung eines Qualitätsmanagementsystems im Rettungsdienst. (→ 3.8.3)
50. Welche Gruppen von Personen beschreibt der Kundenbegriff des Qualitätsmanagements, bezogen auf den Rettungsdienst? (→ 3.8.3)
51. Nennen Sie mindestens vier Schwerpunkte oder Bereiche, die in einem Qualitätsmanagement-Handbuch für den Rettungsdienst Berücksichtigung finden. (→ 3.8.3)
52. Was ist der PDCA-Zyklus? (→ 3.8.3)
53. Was bedeutet es, wenn Dokumente „gelenkt“ werden? (→ 3.8.3)
54. Gibt es gesetzliche Vorgaben für die Einführung von Qualitätsmanagementsystemen im Rettungsdienst? (→ 3.8.3)

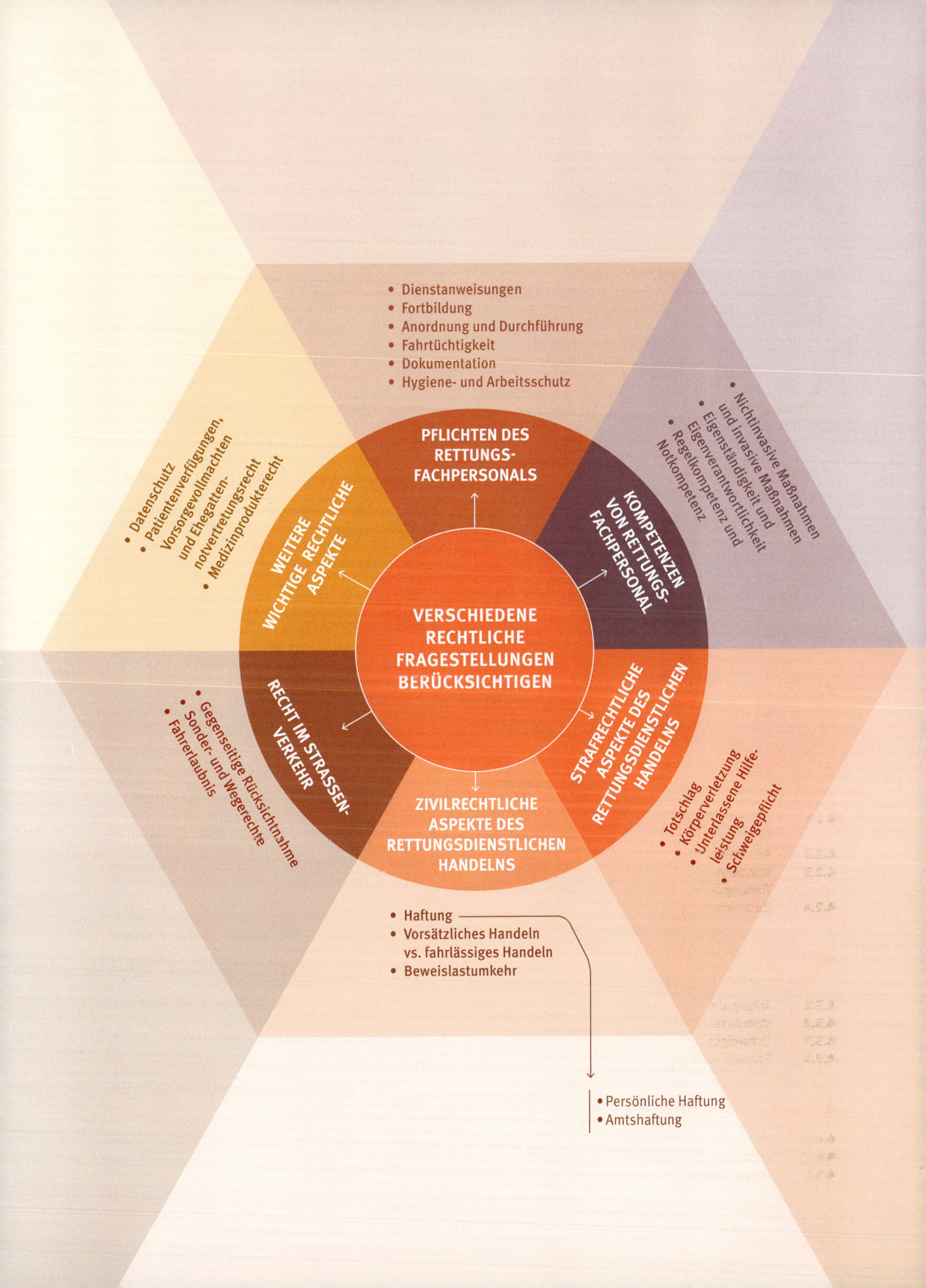

VERSCHIEDENE RECHTLICHE FRAGESTELLUNGEN BERÜCKSICHTIGEN
PFLICHTEN DES RETTUNGS-FACHPERSONALS
• Dienstanweisungen
• Fortbildung
• Anordnung und Durchführung
• Fahrtüchtigkeit
• Dokumentation
• Hygiene- und Arbeitsschutz
KOMPETENZEN VON RETTUNGS-FACHPERSONAL
• Nichtinvasive Maßnahmen und invasive Maßnahmen
• Eigenständigkeit und Eigenverantwortlichkeit
• Regelkompetenz und Notkompetenz
STRAFRECHTLICHE ASPEKTE DES RETTUNGSDIENSTLICHEN HANDELNS
• Totschlag
• Körperverletzung
• Unterlassene Hilfeleistung
• Schweigepflicht
ZIVILRECHTLICHE ASPEKTE DES RETTUNGSDIENSTLICHEN HANDELNS
• Haftung
• Vorsätzliches Handeln vs. fahrlässiges Handeln
• Beweislastumkehr
• Persönliche Haftung
• Amtshaftung
RECHT IM STRASSEN-VERKEHR
• Gegenseitige Rücksichtnahme
• Sonder- und Wegerechte
• Fahrerlaubnis
WEITERE WICHTIGE RECHTLICHE ASPEKTE
• Datenschutz
• Patientenverfügungen, Vorsorgevollmachten und Ehegatten-notvertretungsrecht
• Medizinprodukterecht

4

VERSCHIEDENE RECHTLICHE FRAGESTELLUNGEN BERÜCKSICHTIGEN

Dennis Lentz

FALLBEISPIEL

Sie werden zu einem Einsatz mit dem Stichwort „Sportunfall, V. a. Sprunggelenksfraktur" gerufen. Die Anfahrt erfolgt mit Sonder- und Wegerechten. Sie überfahren daher mehrere rote Ampeln, um schneller am Einsatzort zu sein. Vor Ort erwartet Sie bereits eine Gruppe von Fußballern. Bei einem Zweikampf sei es zu einem Sturz gekommen, ein Beteiligter sei dabei umgeknickt und habe nun Schmerzen im rechten Fußgelenk. Den Schuh habe er sich ausziehen können, aber die engen Socken würde er nicht abstreifen können. Der behandelnde Notfallsanitäter bietet an, die Socke aufzuschneiden und der Patient willigt in diese Maßnahme ein. Nach einer kurzen Untersuchung des Fußes, der sichtlich fehlgestellt und geschwollen ist, ist die Diagnose einer Fraktur gesichert. Dem Patienten wird eine Schmerzstillung mit Ketamin und Midazolam angeboten, da der Fuß achsengerecht immobilisiert werden muss. Sie legen ein Monitoring an und bereiten die Medikamente vor. Ihnen ist bewusst, dass in diesem Einsatz gleich mehrere Rechtsbereiche berührt sind. Neben den Regelungen des Verkehrsrechts, geht es auch um die Pflichten und Kompetenzen von Rettungsfachpersonal sowie Sachbeschädigung, Körperverletzung und um die Einwilligungsfähigkeit des Patienten. Zudem ist auch der Umgang mit Medizinprodukten und Arzneimitteln gesetzlich geregelt.

LERNZIELE

- Unterschiedliche rechtliche Stellungen der Rettungsdienstmitarbeiter nennen
- Berufliche Pflichten des Rettungsfachpersonals wiedergeben
- Kompetenzen des Rettungsfachpersonals, allgemein und in Notkompetenzsituationen erläutern
- Voraussetzungen für eine unterlassene Hilfeleistung benennen
- Umfang der Schweigepflicht beschreiben
- Grundlagen für Schadensersatzansprüche nennen
- Voraussetzungen für Sonderrechte und Wegerecht bei Einsatzfahrten erläutern
- Voraussetzungen für eine rechtswirksame Behandlungs- oder Transportverweigerung wiedergeben
- Pflichten als Anwender eines Medizinprodukts beschreiben
- Bedeutung des Infektionsschutzgesetzes für den Rettungsdienst erläutern

Zur Vermeidung von straf-, haftungs-, berufs- und arbeitsrechtlichen Risiken kommt das Rettungsfachpersonal nicht umhin, die rechtlichen Grundlagen des Rettungsdienstes zu kennen. Diese werden als **„Rettungsdienstrecht"** bezeichnet. Das Rettungsdienstrecht umfasst alle Rechtsvorschriften, die für Organisation, Durchführung und Finanzierung des Rettungsdienstes, für die Aus- und Fortbildung sowie für die Tätigkeit des Rettungsfachpersonals wichtig sind. Dieses Kapitel beschränkt sich auf die für Rettungssanitäter und Rettungshelfer wesentlichen Aspekte.

Auf den Abdruck von Gesetzesvorschriften wird in diesem Kapitel weitgehend verzichtet, da diese heute stets mit aktuellem Stand im Internet abgerufen werden können. Bundesrechtliche Gesetze sind unter www.gesetze-im-internet.de kostenfrei abrufbar. Auch sämtliche Bundesländer haben inzwischen ähnliche Internet-Gesetzesportale.

4.1 Rechtssystem in Deutschland

Unter **Rechtsystem** versteht man die Gesamtheit des gültigen objektiven Rechts in einem Staat. Das in Deutschland geltende Recht lässt sich in vier Bereiche einteilen:

- Verfassungsrecht
- Öffentliches Recht
- Strafrecht
- Zivilrecht

Das **Verfassungsrecht** regelt die Verfassung des Staates, also insbesondere die Organisation eines Staates. Kern des deutschen Verfassungsrechts ist das **Grundgesetz (GG).** Im Grundgesetz sind die Grundrechte geregelt, die jedem Menschen zustehen, wie z. B. Menschenwürde, Freiheitsrechte, Recht auf körperliche Unversehrtheit, Recht auf Gleichbehandlung, Recht auf Religionsfreiheit, Recht auf freie Meinungsäußerung, Versammlungsfreiheit, Berufsfreiheit, Reisefreiheit.

Außerdem sind im Grundgesetz die Prinzipien geregelt, die die Grundlagen für staatliches Handeln sind und an denen sich die Verfassungsorgane orientieren müssen. Hiernach ist die Bundesrepublik Deutschland

- eine Demokratie,
- eine Republik,
- ein Rechtsstaat,
- ein Bundesstaat und
- ein Sozialstaat.

Weiterhin sind im Grundgesetz die **Verfassungsorgane** der Bundesrepublik Deutschland und deren Aufgaben und Kompetenzen geregelt:

- Bundestag
- Bundesrat
- Bundesregierung
- Bundespräsident
- Bundesverfassungsgericht

Der **Bundestag** ist zusammen mit dem **Bundesrat** das oberste Gesetzgebungsorgan **(Legislative).** Der Bundesrat ist das Verfassungsorgan, durch das die Bundesländer bei der Gesetzgebung und Verwaltung des Bundes und in Angelegenheiten der Europäischen Union mitwirken. Hierbei gibt es Gesetze, die der Bundestag allein beschließen, und andere, denen zusätzlich der Bundesrat zustimmen muss. Die **Bundesregierung** ist das oberste Bundesorgan der vollziehenden, d. h. gesetzesausführend Gewalt **(Exekutive),** führt die Geschäfte des Staates und diejenigen Gesetze aus, die die Legislative beschließt. Der **Bundespräsident** ist das Staatsoberhaupt der Bundesrepublik

Deutschland. Seine Aufgabe ist es, die Bundesrepublik Deutschland nach innen und außen zu repräsentieren, das Grundgesetz zu schützen und durch seine Überparteilichkeit Gesamtdeutschland zu einen. Das **Bundesverfassungsgericht** ist das oberste deutsche Gericht. Es kümmert sich darum, dass in Deutschland das Grundgesetz eingehalten wird und die von der Legislative erlassenen Gesetze den Regeln des Grundgesetzes entsprechen.

In den einzelnen **Bundesländern** gibt es ebenfalls einen **Landtag** bzw. ein **Abgeordnetenhaus** (Berlin) oder eine **Bürgschaft** (Bremen und Hamburg), das die Landesgesetze beschließt. Auch gibt es eine **Landesregierung** bzw. **ein Senat** (Berlin, Bremen, Hamburg), die auf Landesebene das oberste Organ der vollziehenden Gewalt darstellen sowie jeweils ein Landesverfassungsgericht.

Im Grundgesetz ist festgelegt, für welche Themen der Bundestag und ggf. der Bundesrat und für welche Themen die Bundesländer die **Gesetzgebungskompetenz** haben: Der Bund hat die Gesetzgebungskompetenz u. a. für das Privatrecht, für das Recht der gesetzlichen und privaten Kranken-, Unfall und Pflegeversicherung, für das Strafrecht sowie für die Zulassung zu ärztlichen und anderen Gesundheitsfachberufen wie z. B. Arzt, Zahnarzt, Tierarzt, Pflegefachkraft, Hebamme, Notfallsanitäter. Dagegen habe die Bundesländer u. a. die Gesetzgebungskompetenz für das Schulwesen, die Polizei, Feuerwehr sowie für die Organisation, Tätigkeit und Finanzierung des Rettungsdienstes und des Katastrophenschutzes.

Die Bundesrepublik Deutschland hat ein Teil ihrer Rechtsetzungskompetenz durch den Abschluss des Vertrags über die Europäische Union und des Vertrags über die Arbeitsweise der Europäischen Union freiwillig auf die **Europäische Union (EU)** übertragen. Diese ist ein weltweit einzigartiger Staatenverbund, der derzeit aus 27 Staaten besteht. Von diesen bilden 20 Staaten eine Wirtschafts- und Währungsunion, die heute den Euro als gemeinsame Währung haben. Die EU hat ebenfalls verschiedene Organe, u. a. den Europäischen Rat, das Europäische Parlament, die Europäische Kommission und den Gerichtshof der Europäischen Union. Die Übertragung der Gesetzgebungskompetenz auf die Europäische Union erklärt, warum für uns z. B. im Datenschutzrecht (→ 4.6.1) oder im Medizinprodukterecht (→ 4.7) Rechtsvorschriften der EU maßgeblich sind.

Das öffentliche Recht regelt die Beziehungen des einzelnen Bürgers zum Staat und den übrigen Trägern öffentlicher Gewalt sowie das Verhältnis der Träger öffentlicher Gewalt (z. B. verschiedener Behörden) zueinander. Wenn es dabei um das Verhältnis gleichberechtigter Staaten untereinander geht, spricht man vom **Völkerrecht.** Ein wichtiges Teilgebiet des öffentlichen Rechts ist das **Verwaltungsrecht** mit vielen Untergebieten wie z. B. dem Sozialrecht, Steuerrecht, Baurecht, Umweltrecht, Polizeirecht, Feuerwehrrecht, Krankenhausrecht sowie den Regelungen zur Organisation des Rettungsdienstes und des Katastrophenschutzes. Im öffentlichen Recht ist der Einzelne dem Staat untergeordnet, traditionell wird auch von einem Über-/Unterordnungsverhältnis gesprochen.

Das **Strafrecht** umfasst im Rechtssystem eines Landes diejenigen Regelungen, durch die bestimmte Verhaltensweisen (z. B. aktives Tun, Dulden oder Unterlassen) verboten und als Straftaten mit einer Strafe sanktioniert werden. Als Straftaten werden also Handlungen bezeichnet, die strafbewehrt sind.

Das **Zivilrecht,** das auch **Privatrecht** genannt wird, regelt die Rechtsverhältnisse zwischen einzelnen Rechtssubjekten. Es bestimmt damit die Beziehungen natürlicher und juristischer Personen untereinander und zueinander und darüber hinaus deren Beziehungen zu Sachen sowie die Beziehungen der Sachen zueinander. Im Zivilrecht stehen sich der einzelne Bürger und andere Rechtsträger (Bürger oder juristische Personen) gleichberechtigt gegenüber. Kernbereich des Zivilrechts ist das Vertragsrecht, das im Bürgerlichen Gesetzbuch geregelt ist. Weiterhin gehören u. a. das Schadensersatzrecht, Vereinsrecht, Sachenrecht, Familienrecht, Erbrecht, Arbeitsrecht sowie das Handelsrecht zum Zivilrecht. Unter einer juristischen Person versteht man eine rechtlich verselbstständigte und wie eine natürliche Person mit eigener Rechtsfähigkeit ausgestattete Organisation, wie z. B. ein Verein oder eine Aktiengesellschaft.

VIDEO

Einblicke in die Arbeit des Bundestags
https://www.youtube.com/watch?v=oVcT4d3YQdo&list=PLfRDp3S7rLdv_ssZ8ygvo_RgSt5i9kuNj

4.2 Tätigkeit des Rettungsfachpersonals

4.2.1 Rechtsstellung der Mitarbeiter im Rettungsdienst

Rettungsfachpersonal kann **hauptberuflich, nebenberuflich, ehrenamtlich** oder **freiwillig** im Rahmen eines **freiwilligen sozialen Jahres** oder des **Bundesfreiwilligendienstes** tätig sein. Bis zum Jahr 2011 gab es im Rettungsdienst auch **Zivildienstleistende.** Die rechtliche Stellung des Rettungsfachpersonals ist für dienstliche Pflichten sowie straf- und haftungsrechtliche Konsequenzen grundsätzlich unerheblich. Einzelne Ausnahmen bestehen bei Beamten und Ehrenamtlichen. In den folgenden Abschnitten wird stellvertretend für die unterschiedlichen Stellungen des Rettungsfachpersonals von Mitarbeitern, Dienstverhältnissen und Dienstpflichten gesprochen.

Haupt- und nebenberufliche Mitarbeiter

Die Rechte und Pflichten von haupt- und nebenberuflichen Mitarbeitern ergeben sich aus den einschlägigen Rechtsvorschriften, dem jeweiligen **Arbeitsvertrag** und, soweit vorhanden, aus **tarifvertraglichen und/oder betrieblichen Vereinbarungen** sowie aus **Dienstanweisungen.** Verstoßen haupt- oder nebenberufliche Mitarbeiter gegen gesetzliche oder vertragliche Dienstpflichten, können sie – je nach Einzelfall – abgemahnt oder sofort aus wichtigem Grund außerordentlich (fristlos) gekündigt werden.

Ist die **Berufsfeuerwehr** im Rettungsdienst tätig, kommen in der Regel Beamte zum Einsatz. Für sie gilt das **Beamtenrecht** ihres jeweiligen Bundeslandes. Dienstvergehen können mit Disziplinarmaßnahmen, in schwerwiegenden Fällen mit der Entlassung aus dem Beamtenverhältnis geahndet werden.

Auf allgemeine arbeits- und beamtenrechtliche Fragen wird in diesem Kapitel nicht näher eingegangen.

Ehrenamtliche Mitarbeiter

Die rechtliche Stellung von Ehrenamtlichen ergibt sich aus den einschlägigen Rechtsvorschriften, der **Satzung** der jeweiligen Hilfsorganisation bzw. des jeweiligen Vereins, in der das Mitgliedschaftsverhältnis geregelt ist, und aus **Dienstanweisungen.** Verstoßen ehrenamtliche Mitarbeiter gegen die Satzung, dienstliche Weisungen oder gesetzliche Bestimmungen, können sie von der Rettungsdiensttätigkeit oder in schwerwiegenden Fällen aus der Hilfsorganisation bzw. dem Verein ausgeschlossen werden.

Leistende eines freiwilligen sozialen Jahres

Seit ca. 25 Jahren bieten die Hilfsorganisationen auch im Rettungsdienst Stellen für **Freiwillige** zur Leistung eines **Freiwilligen Sozialen Jahres (FSJ)** an. Die rechtliche Stellung der Freiwilligen ergibt sich aus dem **Gesetz zur Förderung von Jugendfreiwilligendiensten (Jugendfreiwilligendienstegesetz – JFDG).**

Vor Beginn des Freiwilligen Sozialen Jahres ist zwischen dem Freiwilligen und dem Träger des Freiwilligen Sozialen Jahres eine schriftliche Vereinbarung zu schließen, die u. a. nähere Angaben über den konkreten Freiwilligendienst enthalten muss (§ 11 Abs. 1 JFDG). Das Freiwillige Soziale Jahr dauert im Inland normalerweise 12 Monate und kann um bis zu 6 Monate verlängert werden (§ 5 Abs. 1 JFDG). Die Freiwilligen erhalten ein angemessenes Taschengeld sowie unentgeltliche Unterkunft, Verpflegung und Arbeitskleidung oder entsprechende Geldersatzleistungen (§ 2 Abs. 1 Nr. 4 und § 11 Abs. 1 Nr. 6 JFDG). Das Freiwillige Soziale Jahr muss zwingend pädagogisch begleitet werden (§ 5 Abs. 2 JFDG), u. a. durch Seminare – zusätzlich zur rettungsdienstlichen Ausbildung. Möglich ist, einen Jugendfreiwilligendienst auch kombiniert im In- und Ausland zu leisten (§ 7 JFDG), z. B. 12 Monate im deutschen Rettungsdienst und anschließend 3–6 Monate in der (medizinischen) Entwicklungshilfe.

Bei Missachtung von dienstlichen Pflichten kann das Dienstverhältnis vom Träger unter denselben Voraussetzungen wie ein Arbeitsverhältnis aus wichtigem Grund außerordentlich (fristlos) beendet werden.

Freiwillige können sich nach Beendigung ihres Dienstes ein **qualifiziertes Zeugnis** über Art und Dauer ihres Dienstes sowie über ihre Leistungen und Führung im Dienst erteilen lassen (§ 11 Abs. 4 JFDG). In dieses sind berufsqualifizierende Merkmale des Freiwilligendienstes aufzunehmen. In Anbetracht der verantwortungsvollen Tätigkeit im Rettungsdienst ist es jedem Freiwilligen zu empfehlen, von dieser Möglichkeit Gebrauch zu machen, um im weiteren Berufsleben ggf. davon zu profitieren.

Leistende eines Bundesfreiwilligendienstes

Der **Bundesfreiwilligendienst (BFD)** wurde im Juli 2011 eingeführt. Dieser soll die bestehenden Freiwilligendienste (Freiwilliges Soziales Jahr, Freiwilliges Ökologisches Jahr) ergänzen und die Folgen der kurzfristigen Abschaffung des Zivildienstes zumindest teilweise kompensieren.

Die Einzelheiten des Bundesfreiwilligendienstes sind im **Gesetz über den Bundesfreiwilligendienst (Bundesfreiwilligendienstgesetz – BFDG)** geregelt. Von staatlicher Seite ist das „Bundesamt für Familie und zivilgesellschaftliche Aufgaben" (BAFzA) für die Verwaltung des Bundesfreiwilligendienstes zuständig.

Der Bundesfreiwilligendienst kann nur in **anerkannten Einsatzstellen** geleistet werden (§ 6 Abs. 1 und 2 BFDG).

Der Bundesfreiwilligendienst dauert in der Regel 12 Monate, mindestens jedoch 6 und höchstens 18 Monate, in Ausnahmefällen 24 Monate (§ 3 Abs. 2 BFDG). Einer der Unterschiede zum Freiwilligen Sozialen Jahr ist, dass es für den Bundesfreiwilligendienst keine Altersgrenze nach oben gibt. Der Bundesfreiwilligendienst ist grundsätzlich **vergleichbar einer Vollzeitbeschäftigung** zu leisten (§ 2 Nr. 2 BFDG). Bei Freiwilligen, die älter als 27 Jahre sind, ist auch eine Ableistung in Teilzeit von mehr als 20 Wochenstunden möglich.

Vor Beginn des Dienstes ist zwischen der Bundesrepublik Deutschland und dem Freiwilligen auf gemeinsamen Vorschlag des Freiwilligen und der Einsatzstelle eine schriftliche Vereinbarung abzuschließen, deren Mindestbestandteile gesetzlich vorgegeben sind (§ 8 Abs. 1 BFDG). Die gegenseitigen Rechte und Pflichten der Einsatzstelle und des Freiwilligen ergeben sich aus dem BFDG, den allgemeinen Gesetzen und aus dieser Vereinbarung.

In der Regel wird eine **Probezeit** von 6 Wochen vereinbart. Bei Verstoß gegen dienstliche Pflichten kann das Freiwilligendienstverhältnis unter denselben Voraussetzungen aus wichtigem Grund außerordentlich (fristlos) gekündigt werden wie ein Arbeitsverhältnis.

Der Bundesfreiwilligendienst ist als freiwilliges Engagement ein unentgeltlicher Dienst. Freiwillige erhalten ein angemessenes Taschengeld sowie ggf., je nach Einsatzstelle, unentgeltliche Unterkunft, Verpflegung und Arbeitskleidung oder entsprechende Geldersatzleistungen (§ 2 Nr. 4 u. § 8 Abs. 1 Nr. 5 BFDG).

Der Bundesfreiwilligendienst ist zwingend pädagogisch zu begleiten (§ 4 BFDG).

Nach dem Abschluss des Dienstes stellt die Einsatzstelle dem Freiwilligen eine **Bescheinigung** über den geleisteten Dienst aus (§ 11 Abs. 1 BFDG). Außerdem hat der Freiwillige ein **qualifiziertes Zeugnis** über Art und Dauer des Dienstes sowie über seine Leistungen und Führung während des Dienstes zu erhalten, in das auch die berufsqualifizierenden Merkmale des Dienstes aufzunehmen sind (§ 11 Abs. 2 BFDG).

Weitere Informationen zum Bundesfreiwilligendienst finden sich u. a. auf der offiziellen Webseite des Bundes (www.bundesfreiwilligendienst.de) und auf den Webseiten der Hilfsorganisationen.

4.2.2 Pflichten des Rettungsfachpersonals

Alle Rettungsdienstmitarbeiter sind verpflichtet, Patienten entsprechend ihrer jeweiligen **Qualifikation** nach aktuellen rettungsdienstlichen und (notfall-)medizinischen Standards und Erkenntnissen, ggf. in Zusammenarbeit mit einem Notarzt, bestmöglich zu untersuchen, zu versorgen, zu betreuen und zu transportieren. Dabei haben sie sämtliche gesetzlichen, vertraglichen und dienstlichen Vorgaben zu beachten.

Rettungsdienstmitarbeiter müssen alle generellen und individuellen **Dienstanweisungen** befolgen. **Generell weisungsbefugt** ist der Vorgesetzte, z. B. für Schichteinteilung, Reinigungspläne, Desinfektionsvorgaben u. Ä. Im Einsatzfall ist die Leitstelle für die Einsatzdisposition **organisatorisch** und der Notarzt **medizinisch weisungsbefugt.** Ist kein Notarzt zugegen, ist der am höchsten qualifizierte Mitarbeiter des Rettungsfachpersonals, der sich am Einsatzort befindet, den anderen Rettungsdienstmitarbeitern medizinisch weisungsbefugt.

WESENTLICHE BESTANDTEILE DES RETTUNGSDIENSTRECHTS

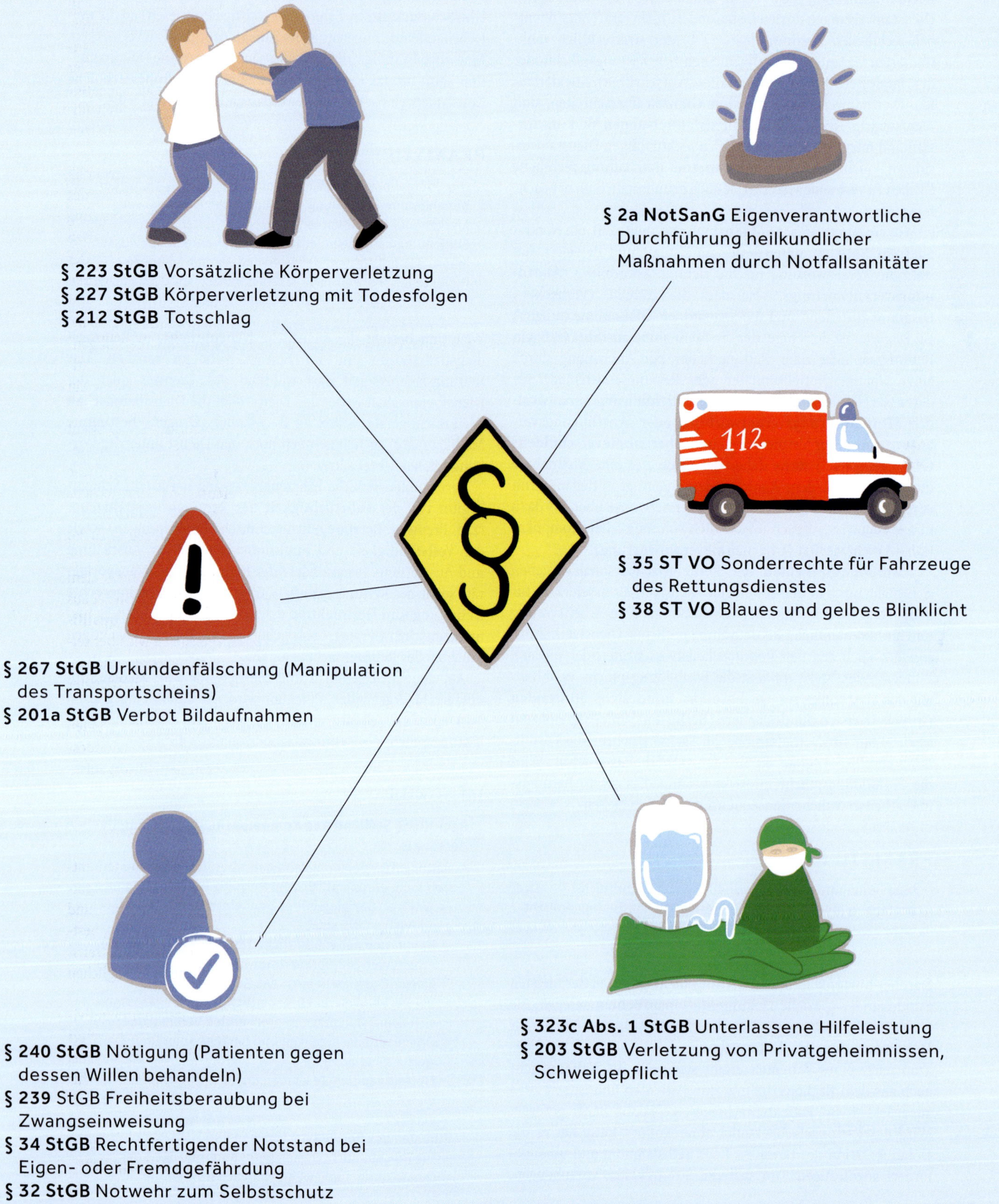

112
§ 223 StGB Vorsätzliche Körperverletzung
§ 227 StGB Körperverletzung mit Todesfolgen
§ 212 StGB Totschlag
§ 2a NotSanG Eigenverantwortliche Durchführung heilkundlicher Maßnahmen durch Notfallsanitäter
§
§ 35 ST VO Sonderrechte für Fahrzeuge des Rettungsdienstes
§ 38 ST VO Blaues und gelbes Blinklicht
§ 267 StGB Urkundenfälschung (Manipulation des Transportscheins)
§ 201a StGB Verbot Bildaufnahmen
§ 240 StGB Nötigung (Patienten gegen dessen Willen behandeln)
§ 239 StGB Freiheitsberaubung bei Zwangseinweisung
§ 34 StGB Rechtfertigender Notstand bei Eigen- oder Fremdgefährdung
§ 32 StGB Notwehr zum Selbstschutz
§ 323c Abs. 1 StGB Unterlassene Hilfeleistung
§ 203 StGB Verletzung von Privatgeheimnissen, Schweigepflicht

Allerdings bestehen diese Weisungsbefugnisse nur in den Grenzen des jeweiligen Dienstverhältnisses (z. B. des Arbeitsvertrags) und des höherrangigen Rechts (Gesetze, sonstige Rechtsvorschriften, Tarifvertrag und Betriebsvereinbarungen). Dienstanweisungen dürfen insbesondere nicht straf- oder öffentlich-rechtlichen Bestimmungen (z. B. der strafrechtlich sanktionierten Garanten- und allgemeinen Hilfeleistungspflicht oder den landesrechtlichen Rettungsdienstvorschriften) zuwiderlaufen. Dienstanweisungen, die diese Grenzen überschreiten, sind rechtswidrig. **Rechtswidrige Dienstanweisungen** sind unwirksam und müssen – im Gegensatz zu rechtmäßigen Dienstanweisungen – nicht befolgt werden. Um straf- und haftungsrechtliche Risiken zu vermeiden, sollten sie auch grundsätzlich nicht beachtet werden.

Wer eine medizinische Maßnahme anordnet (z. B. ein Notarzt oder ein Notfallsanitäter/Rettungsassistent) und delegiert, hat stets die Verantwortung für die richtige Anordnung **(Anordnungsverantwortung),** also dass die gestellte (Verdachts-) Diagnose zutreffend und die angeordnete Maßnahme indiziert ist. Dagegen ist derjenige, der die Maßnahme ausführt (z. B. ein Rettungssanitäter oder Rettungshelfer bei Anordnung durch einen Notarzt, Notfallsanitäter oder Rettungsassistenten), für deren sorgfältige und fachgerechte Durchführung verantwortlich **(Durchführungsverantwortung oder Ausführungsverantwortung).** Zur Vermeidung eines **Übernahmeverschuldens** (→ 4.3.1, → 4.4.2) muss daher derjenige, der eine Maßnahme durchführen soll, dem Anordnenden ungefragt mitteilen, wenn er die Durchführung nicht sicher beherrscht oder über das dazu nötige Fachwissen (auch hinsichtlich von möglichen Komplikationen) nicht verfügt **(Übernahmeverantwortung).**

Fortbildungspflichten des Rettungsfachpersonals ergeben sich nicht nur aus den jeweiligen Dienstverhältnissen, z. B. für haupt- und nebenberufliche Mitarbeiter aus dem Arbeitsvertrag und für Ehrenamtliche aus dem ehrenamtlichen Dienstverhältnis, sondern auch aus den Rettungsdienstvorschriften der meisten Bundesländer. Meist umfasst die Fortbildungspflicht, unabhängig von der konkreten Qualifikation, **mindestens 30 Stunden** jährlich. In ersten Bundesländern (Berlin und Schleswig-Holstein sowie – nur für Notfallsanitäter in Sachsen) wurde die Fortbildungsverpflichtung auf 40 Stunden pro Jahr ausgedehnt. Wird die Fortbildungspflicht missachtet, kann dies straf-, haftungs- und arbeitsrechtliche Konsequenzen nach sich ziehen.

PRAXISTIPP

Jede Teilnahme an einer Fortbildung stets schriftlich bestätigen lassen, um die Einhaltung der Fortbildungspflicht lückenlos belegen zu können.

Darüber hinaus sind in den Rettungsdienstgesetzen der meisten Bundesländer spezielle **Dokumentationspflichten** geregelt, die vom Rettungsfachpersonal zu beachten sind. Die Pflicht zur **Dokumentation** der Untersuchung, der Versorgung und des Transports eines Patienten ergibt sich auch als **Nebenpflicht** auch aus dem Rechtsverhältnis zum Patienten und ist seit 2013 ausdrücklich im Patientenrechtegesetz (§ 630 f BGB) geregelt. Wird das Rettungsfachpersonal ohne Notarzt tätig, hat es die Dokumentation des Einsatzes (→ 8) selbstständig und unaufgefordert anzufertigen. Um späteren Streitigkeiten vorzubeugen, empfiehlt sich, insbesondere bei bewusstlosen, alkoholisierten, dementen und sonst hilflosen Patienten, zusätzlich die Übergabe von Wertsachen der Patienten (z. B. Geldbeutel, Ausweise, Krankenversicherungskarte/elektronische Gesundheitskarte [eGK], Uhr/Schmuck, Brille, Zahn- oder sonstige Prothesen) an die weiterbehandelnde Einrichtung im **Einsatzprotokoll** zu vermerken. Eine unvollständige, mangelhafte oder unterlassene Dokumentation kann für das Rettungsfachpersonal u. a. haftungsrechtliche Konsequenzen bis hin zur Beweislastumkehr haben (→ 4.4.3).

PRAXISTIPP

Die Übergabe von Wertsachen des Patienten an die weiterbehandelnde Einrichtung stets im Einsatzprotokoll vermerken und von einem Mitarbeiter der weiterbehandelnden Einrichtung bestätigen lassen, insbesondere bei bewusstlosen, alkoholisierten, dementen oder sonst hilflosen Patienten.

Weiterhin besteht die dienstliche **Nebenpflicht,** in Rettungsdienstfahrzeugen und im Einsatz nicht zu rauchen. Das Rettungsfachpersonal darf während des Dienstes oder der Dienstbereitschaft weder den Dienst oder die Dienstbereitschaft beeinträchtigende Mittel (z. B. Alkohol, Drogen, bestimmte Medikamente) zu sich nehmen noch den Dienst unter der Wirkung solcher Mittel antreten.

Ferner muss sich die Fahrzeugbesatzung bei jedem Schichtbeginn von der **Fahrtüchtigkeit** des Rettungsdienstfahrzeugs (z. B. Bremsen, Bereifung, lichttechnische Einrichtungen) sowie der **Vollständigkeit** und **Funktionsfähigkeit** der Ausrüstung und Ausstattung, insbesondere der Rettungs- und Transportgeräte sowie des Rettungsmaterials, überzeugen. Die **fachgerechte Reinigung und Desinfektion** der Rettungsdienstfahrzeuge und medizinischen Geräte (→ 6.4) gehört ebenfalls zu den wichtigen Pflichten des Rettungsfachpersonals.

Auf die Schweigepflicht und die sich aus dem Medizinprodukterecht ergebenden Pflichten wird gesondert eingegangen (→ 4.4.3, → 4.6), ebenso auf die Garanten- und allgemeine Hilfeleistungspflicht des Rettungsfachpersonals (→ 4.3.1, → 4.3.2).

IM FOKUS

Rechtliche Stellung und Kompetenzen des Rettungsfachpersonals

- Rettungsfachpersonal kann hauptberuflich, nebenberuflich, ehrenamtlich oder freiwillig im Rahmen eines Freiwilligen Sozialen Jahres oder eines Bundesfreiwilligendienstes tätig sein.
  - **Haupt- und nebenberufliche Tätigkeiten** werden über Arbeitsverträge, Tarifverträge und Dienstanweisungen geregelt, ggf. greift auch das Beamtenrecht.
  - Die Regelungen für **ehrenamtliche Mitarbeiter** lassen sich zumeist in den entsprechenden Vereins- oder Organisationssatzungen und bestehenden Dienstanweisungen finden.
  - **Freiwilligendienste** werden im Jugendfreiwilligendienstgesetz und im Bundesfreiwilligendienstgesetz geregelt.
- **Pflichten des Rettungsfachpersonals:**
  - Die Pflichten richten sich unter anderem nach der Qualifikation der jeweiligen Beschäftigten.

- Generell müssen Arbeits- und Dienstanweisungen beachtet werden, sofern diese nicht rechtswidrig sind.
- Im Rahmen der Einsatzdisposition ist die Leitstelle weisungsbefugt.
- Im Rahmen der medizinischen Patientenversorgung ist der Notarzt weisungsbefugt.
- Eine Person, die eine medizinische Maßnahme anordnet, trägt die **Anordnungsverantwortung,** während die Person, die die Maßnahme durchführt, die **Durchführungsverantwortung** trägt.
  - Ein **Übernahmeverschulden** kann dann vorliegen, wenn eine Maßnahme übernommen wird, die offensichtlich falsch ist oder die nicht sicher beherrscht wird.
- Mitarbeitende des Rettungsdienstes haben eine **Fortbildungspflicht.** Zumeist werden hier 30 Stunden pro Jahr gefordert.
- Zudem bestehen **Dokumentationspflichten** sowie **Pflichten zum sorgsamen Umgang mit Daten** und mit dem **Arbeitsmaterial.**

4.2.3 Kompetenzen des Rettungsfachpersonals

In der täglichen Einsatzpraxis, insbesondere in ländlichen Gebieten, kommt es regelmäßig – in den Einsatzbereichen mancher Rettungswachen aufgrund der Entfernung zum nächstgelegenen Notarztstandort immer – vor, dass das Rettungsfachpersonal deutlich früher am Einsatzort ist als ein Notarzt. Daher ist es wichtig zu wissen, welche medizinischen Maßnahmen das Rettungsfachpersonal ohne Anwesenheit eines Arztes und ohne konkrete Anordnung durch einen Arzt **eigenverantwortlich** und **eigenständig** durchführen darf, d. h., welche Befugnisse bzw. Kompetenzen das Rettungsfachpersonal hat.

Kompetenzen des gesamten Rettungsfachpersonals

Heute ist allgemein anerkannt, dass das Rettungsfachpersonal sämtliche medizinischen Maßnahmen eigenständig durchführen darf, die **nichtinvasiv** sind, d. h. nicht in die Körperintegrität des Patienten eingreifen. Hierzu zählen z. B. die fachgerechte Lagerung des Patienten, die Wundversorgung, die Ruhigstellung von Frakturen, die Durchführung von Basismaßnahmen der Reanimation (Herzdruckmassage, Beatmung mit Beatmungsbeutel, O_2-Gabe), die (nichtinvasive) Erhebung und Überwachung der Vitalparameter sowie das nur minimalinvasive Stechen zur Blutzuckermessung. Darüber hinaus darf das Rettungsfachpersonal – ebenso wie Laien, organisierte Ersthelfer und Sanitätspersonal – auch die Defibrillation mit automatisierten externen Defibrillatoren (AED) durchführen. Denn bei AED entscheiden nicht die anwendenden Personen, sondern eine vorprogrammierte Elektronik eigenständig über die Indikation zur Defibrillation.

Allgemeine Voraussetzungen heilkundlicher Maßnahmen

Die Durchführung invasiver medizinischer Maßnahmen (hierunter fallen z. B. die Venenpunktion, – unabhängig vom Applikationsweg – die Medikamentenapplikation, die Intubation, aber auch die Koniotomie, das Legen einer Thoraxdrainage oder eines zentralen Venenkatheters) ist auch bei Durchführung durch Rettungsfachpersonal oder (Not-)Ärzte grundsätzlich als **Körperverletzung** strafbar (hierzu noch ausführlicher → 4.3.1). Diese Strafbarkeit entfällt bei Vorliegen folgender allgemeiner Voraussetzungen (§ 228 StGB, siehe auch §§ 630d und 630e BGB):

- Die konkrete Maßnahme ist medizinisch indiziert.
- Der Patient wurde, soweit er ansprechbar ist, über die konkrete Maßnahme situationsangemessen aufgeklärt.
- Eine ausdrückliche oder mutmaßliche Einwilligung des Patienten in die konkrete Maßnahme liegt vor.
- Die konkrete Maßnahme wird fachgerecht durchgeführt.

Das Vorliegen einer **mutmaßlichen Einwilligung** (hierzu noch ausführlicher → 4.3.1) kann bei bewusstlosen Patienten in Lebensgefahr, insbesondere bei reanimationspflichtigen oder polytraumatisierten Patienten, unproblematisch angenommen werden, soweit es keine konkreten Anhaltspunkte gibt, die dagegensprechen (zum Sonderfall einer Patientenverfügung → 3.7.3). Dagegen ist bei ansprechbaren Patienten für eine wirksame Einwilligung grundsätzlich eine **situationsangemessene Aufklärung** (hierzu noch ausführlicher → 4.3.1) über die geplante Maßnahme (z. B. bei Venenpunktion oder Schmerzmittelgabe) erforderlich, zumindest jedoch deren Ankündigung einschließlich des Hinweises, dass man kein Arzt ist.

Eigenverantwortliche Durchführung heilkundlicher Maßnahmen der Erstversorgung durch Notfallsanitäter

Nach kontroversen Diskussionen wurde der neue § 2a NotSanG als Minimalkonsens am 28.01.2021 im Deutschen Bundestag beschlossen und ist am 24.02.2021 in Kraft getreten:

GESETZESTEXT

§ 2a NotSanG

Eigenverantwortliche Durchführung heilkundlicher Maßnahmen durch Notfallsanitäterinnen und Notfallsanitäter

Bis zum Eintreffen der Notärztin oder des Notarztes oder bis zum Beginn einer weiteren ärztlichen, auch teleärztlichen, Versorgung dürfen Notfallsanitäterinnen und Notfallsanitäter heilkundliche Maßnahmen, einschließlich heilkundlicher Maßnahmen invasiver oder medikamentöser Art, dann eigenverantwortlich durchführen, wenn

1. sie diese Maßnahmen in ihrer Ausbildung erlernt haben und beherrschen und
2. die Maßnahmen jeweils erforderlich sind, um Lebensgefahr oder wesentliche Folgeschäden von der Patientin oder dem Patienten abzuwenden.

Mit dem neuen **§ 2a NotSanG** regelt der Gesetzgeber endlich ausdrücklich, dass keine unerlaubte Ausübung der Heilkunde und damit kein Verstoß gegen die Strafvorschrift des **§ 5 Heilpraktikergesetz (HeilprG)** vorliegt, wenn Notfallsanitäter bei Vorliegen der genannten Voraussetzungen **invasive oder medikamentöse heilkundliche Maßnahmen** durchführen. Durch diese Ausnahme vom Heilpraktikergesetz soll für Notfallsanitäter **Rechtssicherheit** geschaffen werden und ein Rückgriff auf den rechtfertigenden Notstand nach **§ 34 StGB** nicht mehr erforderlich sein. Nach dieser neuen Regelung ist Notfallsanitätern bis zum Eintreffen des Notarztes oder bis zum Beginn einer weiteren ärztlichen, auch teleärztlichen, Versorgung nun die **eigenverantwortliche Durchführung**

heilkundlicher Maßnahmen, auch invasiver oder medikamentöser Art, ausdrücklich gestattet, wenn folgende **Voraussetzungen** vorliegen:

- Die Maßnahmen wurden in der Ausbildung erlernt.
- Die Maßnahmen werden beherrscht.
- Die Maßnahmen sind jeweils erforderlich, um Lebensgefahr oder wesentliche Folgeschäden von der Patientin oder dem Patienten abzuwenden.

Außerdem ist seit Sommer 2023 in **§ 13 Abs. 1b Betäubungsmittelgesetz (BtMG)** ausdrücklich geregelt, dass Notfallsanitäter Patienten ohne vorherige ärztliche Anordnung –gemeint ist damit ohne vorherige ärztliche Delegation im konkreten Einzelfall – dem BtMG unterliegende Schmerzmittel im Rahmen einer heilkundlichen Maßnahme verabreichen dürfen. Dafür müssen im jeweiligen Einzelfall die in § 13 Abs. 1b BtMG aufgeführten Voraussetzungen erfüllt sein:

- Die Notfallsanitäter müssen nach standardisierten ärztlichen Vorgaben (z. B. sog. SOPs) handeln,
- ein Eintreffen eines Arztes kann nicht abgewartet werden und
- die Verabreichung ist zur Abwendung von Gefahren für die Gesundheit oder zur Beseitigung oder Linderung erheblicher Beschwerden erforderlich.

Notkompetenz von Rettungssanitätern und Rettungsassistenten

Für Rettungshelfer, Rettungssanitäter und Rettungsassistenten ändert sich durch den neuen § 2a NotSanG nichts, da dieser nur für Notfallsanitäter gilt:

Bis heute ist **nicht ausdrücklich** gesetzlich geregelt, zu welchen **invasiven** medizinischen Maßnahmen Rettungssanitäter und Rettungsassistenten befugt sind. Für Rettungsassistenten ergibt sich diesbezüglich nichts Konkretes aus dem Rettungsassistentengesetz (RettAssG). Denn im RettAssG waren lediglich die Ausbildungsziele angehender Rettungsassistenten ausdrücklich geregelt (§ 3 RettAssG).

Deshalb könnte man annehmen, dass die eigenverantwortliche Durchführung invasiver medizinischer Maßnahmen durch Rettungssanitäter und Rettungsassistenten grundsätzlich als unerlaubte Ausübung der Heilkunde strafbar wäre (§ 5 Heilpraktikergesetz). Doch bereits vor dem Inkrafttreten des NotSanG überwog unter den auf Rettungsdienstrecht spezialisierten Juristen bei Weitem die Auffassung, dass das **Heilpraktikergesetz (HeilprG)** aus den verschiedensten Gründen keine Anwendung findet, **wenn** Rettungsfachpersonal bis zum Eintreffen eines (Not-)Arztes (oder, falls im Einzelfall in absehbarer Zeit kein Notarzt verfügbar ist, bis zum Erreichen eines Krankenhauses) **überbrückend** invasive Maßnahmen durchführt, die ohne das konkrete Risiko einer Verschlechterung des Patientenzustands nicht aufschiebbar sind.

Jedoch gibt es zur Unanwendbarkeit des HeilprG auf die Tätigkeit des Rettungsfachpersonals noch keine (höchst-)richterliche, strafrechtliche Rechtsprechung. Daher sollte Rettungsfachpersonal – abgesehen von der neuen Regelung des § 2a NotSanG für Notfallsanitäter – sicherheitshalber von der grundsätzlichen Anwendbarkeit des HeilprG ausgehen, bis diese Frage (höchst-)richterlich entschieden oder **eindeutig** gesetzlich geregelt ist.

Im Falle der Anwendbarkeit wäre die eigenverantwortliche Durchführung invasiver Maßnahmen durch Rettungssanitäter und Rettungsassistenten zwar grundsätzlich wegen unerlaubter Ausübung der Heilkunde strafbar (§ 5 HeilprG), jedoch **bei Vorliegen der nachfolgend genannten Voraussetzungen** aufgrund **rechtfertigenden Notstandes** (§ 34 StGB) gerechtfertigt und damit im Ergebnis ebenfalls **straffrei.** Diese Rechtsauffassung findet sich auch in der Gesetzesbegründung zum Notfallsanitätergesetz (Bundestagsdrucksache 17/11689, S. 21, zu § 4 Abs. 2 Nr. 1 c) NotSanG).

Daher besteht – unabhängig von der rechtlichen Begründung im Detail – Einigkeit, dass **Rettungssanitäter und Rettungsassistenten** unter den folgenden Voraussetzungen bestimmte invasive medizinische, d. h. heilkundliche Maßnahmen eigenverantwortlich und eigenständig durchführen dürfen (sogenannte **„Notkompetenz“**):

- (Not-)Ärztliche Hilfe ist trotz An- oder Nachforderung nicht oder nicht rechtzeitig verfügbar oder erreichbar.
- Die konkrete Maßnahme ist zur unmittelbaren Abwehr von Gefahren für das Leben des Patienten oder von wesentlichen Folgeschäden dringend erforderlich.
- Das gleiche Ziel kann allein durch weniger invasive Maßnahmen, z. B. Basismaßnahmen, nicht ebenso sicher erreicht werden.
- Die Durchführung der konkreten Maßnahme, die damit verbundenen Gefahren und möglicherweise auftretenden Komplikationen werden grundsätzlich sicher beherrscht.

Liegen die genannten Voraussetzungen vor, sind Rettungsassistenten (wegen der deutlich kürzeren Ausbildungsdauer jedoch nicht Rettungssanitäter und Rettungshelfer) aufgrund ihrer Garanten- und allgemeinen Hilfeleistungspflicht (→ 4.3.1, → 4.3.2) sogar dazu verpflichtet, die indizierten invasiven Maßnahmen zu ergreifen.

Hinsichtlich der **Dringlichkeit** einer invasiven Maßnahme ist es wichtig, zwischen akuter Lebensgefahr und „bloßer“ Gesundheitsgefahr/latenter Lebensgefahr zu unterscheiden. So ist die algorithmengerechte Gabe von Medikamenten im Rahmen einer Reanimation, die Gabe von Glukose bei Hypoglykämie mit Bewusstseinsstörung die Gabe von Medikamenten bei einem anaphylaktischen Schock sowie die Gabe von Antikonvulsiva bei einem anhaltenden Krampfanfall im Regelfall weit dringlicher als die Gabe von Schmerzmitteln bei einem (isolierten) Extremitätentrauma.

Als **Notkompetenzmaßnahmen** kommen für **Rettungsassistenten** z. B. die Intubation ohne Relaxanzien, die Venenpunktion, die Applikation kristalloider Infusionen und ausgewählter Medikamente sowie die Frühdefibrillation (auch ohne AED) in Betracht.

Rettungssanitäter haben im Vergleich zu Rettungsassistenten und Notfallsanitätern eine deutlich kürzere Ausbildungsdauer (→ 2.4.1). Daher kommen als Notkompetenzmaßnahmen für Rettungssanitäter in der Regel nur das Legen eines peripherevenösen Zugangs, die Verabreichung von kristalloiden Infusionen und **im Einzelfall** die Applikation von Medikamenten-Sprays (z. B. Nitroglyzerin-, β_2-Sympathomimetikum- und Kortikoid-Spray; **Achtung: Nitroglyzerin ist arzneimittelrechtlich nicht zur Blutdrucksenkung bei einer hypertensiven Krise zugelassen!**) in Betracht. Bei Rettungssanitätern kann grundsätzlich nicht davon ausgegangen werden, dass sie die Intubation und die intravenöse Applikation von Medikamenten **hinreichend sicher** in Theorie und Praxis beherrschen. Dies gilt insbesondere für Rettungssanitäter, die nach den Inhalten der neuen „Empfehlung für eine Verordnung über die Ausbildung und Prüfung von Ret-

tungssanitäterinnen und Rettungssanitätern (RettSan-APrV)" des Ausschusses Rettungswesen vom Februar 2019 (→ 1.1) ausgebildet werden, also im Vergleich zu früher oder zu in anderen Bundesländern aktuell ausgebildeten Rettungssanitätern eine um 80 Stunden gekürzte klinisch-praktische Ausbildung haben.

Hierbei wird oft übersehen, dass keinesfalls allein die Beherrschung einer Maßnahme unter klinischen Idealbedingungen ausreicht. Vielmehr sind für die sichere Beherrschung einer Maßnahme auch die Kenntnis und mögliche Bewältigung der mit dieser Maßnahme verbundenen, notfallmedizinisch relevanten Gefahren und Komplikationen (bei Medikamentengabe: Kontraindikationen, Wechselwirkungen, Nebenwirkungen, insbesondere anaphylaktische Reaktionen bis hin zum anaphylaktischen Schock!) **zwingend erforderlich.** Hierfür reicht der Umfang der Rettungssanitäterausbildung hinsichtlich der Intubation und intravenösen Verabreichung von Medikamenten kaum aus, sodass diesbezüglich durch Rettungssanitäter allergrößte Zurückhaltung geboten ist. Anders mag dies im Einzelfall bei sehr erfahrenen und überdurchschnittlich fortgebildeten Rettungssanitätern sein, die langjährig in der Notfallrettung tätig sind.

Für **Rettungshelfer** wird aufgrund der noch einmal deutlich kürzeren Ausbildungsdauer im Vergleich zu Rettungssanitätern (→ 2.4) eine hinreichend sichere Beherrschung aller invasiven medizinischen Maßnahmen in Theorie und Praxis grundsätzlich verneint. Somit sollten Rettungshelfer (erst recht Rettungshelfer Hessen, NRW und – mit Ausbildungsbeginn vor Anfang 2022 – Rheinland-Pfalz, die nicht nach dem 320-Stunden-Programm ausgebildet sind, sondern eine noch deutlich kürzere Ausbildung haben) auch in Notsituationen **grundsätzlich keine** invasiven medizinischen Maßnahmen eigenverantwortlich an Patienten durchführen (Ausnahme: Defibrillation mit AED und ggf. Anwendung von Larynxtuben). Da in allen Bundesländern Krankentransportwagen mit mindestens einem Rettungssanitäter besetzt sein müssen, stellt dies in der täglichen Einsatzpraxis kein Problem dar.

Das Rettungsfachpersonal trägt die **straf- und haftungsrechtliche Verantwortung** für die Indikation und fachgerechte Durchführung von Notkompetenzmaßnahmen. Deren Durchführung ist stets zu dokumentieren. Werden durch das Rettungsfachpersonal medizinische invasive Maßnahmen vorgenommen, ohne dass die genannten Voraussetzungen vorliegen, können straf- und haftungsrechtliche sowie arbeitsrechtliche Konsequenzen bis hin zur Kündigung drohen.

Eigenständiges Durchführen heilkundlicher Maßnahmen durch Notfallsanitäter im Rahmen der Mitwirkung nach Vorab-Delegation

Unabhängig von einem Fall der §§ 2a, 4 Abs. 2 Nr. 1 c) NotSanG und einer Notkompetenzsituation sieht das NotSanG vor, dass Notfallsanitäter bestimmte **heilkundliche Maßnahmen,** die vom jeweils örtlich zuständigen Ärztlichen Leiter Rettungsdienst oder – in den Bundesländern, in denen es einen solchen nicht gibt – von entsprechend verantwortlichen Ärzten bei bestimmten notfallmedizinischen Zustandsbildern und -situationen standardmäßig vorgegeben, überprüft und verantwortet werden (§ 4 Abs. 2 Nr. 2 c) NotSanG), **im Rahmen der Mitwirkung** (ohne Anwesenheit eines Arztes) eigenständig durchführen. In diesem Zusammenhang wird auch von einer ärztlichen **Vorab-Delegation** der konkreten heilkundlichen Maßnahmen gesprochen.

Diese Regelung führt dazu, dass Notfallsanitäter in einem Rettungsdienstbereich bestimmte heilkundliche Maßnahmen eigenständig im Rahmen der Mitwirkung **nach Vorab-Delegation** durchführen dürfen, während diese Maßnahmen in anderen Rettungsdienstbereichen als Maßnahmen i. S. d. §§ 2a und 4 Abs. 2 Nr. 1 c) NotSanG angesehen werden oder auch als solche nicht vorgesehen sind.

4.2.4 Zusammenarbeit mit Ärzten

Die Zusammenarbeit des Rettungsfachpersonals mit (Not-)Ärzten kann sich bei Anwesenheit eines (Not-)Arztes im **Assistieren** bei der ärztlichen Notfall- und Akutversorgung von Patienten, also im Helfen nach ärztlicher Anweisung, erschöpfen.

Im Rahmen der **Delegation,** also der Übertragung der Durchführung, kann Rettungsfachpersonal – im Beisein eines (Not-)Arztes – ärztlich angeordnete Maßnahmen eigenständig durchführen, z. B. die Gabe eines Medikaments. Im Fall von Komplikationen bei der Durchführung einer solchen Maßnahme durch das Rettungsfachpersonal kann der anwesende Arzt jederzeit eingreifen. Dies ändert nichts daran, dass der Arzt für eine solche Maßnahme zwar die Anordnungsverantwortung hat, das Rettungsfachpersonal aber die Durchführungsverantwortung (→ 4.2.2).

Soweit ein Arzt anwesend ist, ist dieser dem Rettungsfachpersonal grundsätzlich in medizinischen Fragen weisungsbefugt. Unabhängig hiervon wird ein Hausarzt oder ein spezialisierter Facharzt (z. B. HNO-Arzt oder Dermatologe) kaum fachlich in der Lage sein, dem Rettungsfachpersonal fachlich adäquate Weisungen nach den neuesten rettungsdienstlichen und notfallmedizinischen Erkenntnissen zu erteilen, sondern allein ein Notarzt.

VIDEO

Expertendiskussion nach Einführung des § 2a im Notfallsanitätergesetz
https://www.youtube.com/watch?v=sGYVrD3gNfk&t=328s

IM FOKUS

Rechtliche Stellung und Kompetenzen des Rettungsfachpersonals

- **Kompetenzen des Rettungsfachpersonals:**
  - Allgemeine, über alle Berufsgruppen gültige, Kompetenzen des Rettungsfachpersonals betreffen vor allem nichtinvasive Maßnahmen.
  - Für Rettungssanitäter ist die Übernahme von invasiven Maßnahmen nicht ausdrücklich geregelt.
  - Es kann jedoch unter Umständen von einer **Notkompetenz** ausgegangen werden, wenn ...
    - die konkrete Maßnahme medizinisch indiziert ist.
    - eine ausdrückliche oder mutmaßliche Einwilligung des Patienten in die konkrete Maßnahme vorliegt.
    - die konkrete Maßnahme fachgerecht durchgeführt wird.
    - (not-)ärztliche Hilfe bzw. Hilfe durch Notfallsanitäter trotz An- oder Nachforderung nicht oder nicht rechtzeitig verfügbar oder erreichbar ist.

- die konkrete Maßnahme zur unmittelbaren Abwehr von Gefahren für das Leben des Patienten oder von wesentlichen Folgeschäden dringend erforderlich ist.
- das gleiche Ziel allein durch weniger invasive Maßnahmen, z. B. Basismaßnahmen, nicht ebenso sicher erreicht werden kann.
- die Durchführung der konkreten Maßnahme, die damit verbundenen Gefahren und möglicherweise auftretenden Komplikationen grundsätzlich sicher beherrscht werden.

– Für **Rettungshelfer** kommen keine Notkompetenzmaßnahmen in Betracht.
– **Notfallsanitätern** ist es gestattet, eigenverantwortlich heilkundliche Maßnahmen zur Abwendung von Lebensgefahr oder wesentlichen Folgeschäden durchzuführen.

- **Durchführung von Maßnahmen im Rahmen der Mitwirkung:**
  - Notfallsanitäter dürfen im Rahmen von vorgegebenen Verfahrensanweisungen heilkundliche Maßnahmen durchführen.
  - Eigenverantwortliche Maßnahmen durch Notfallsanitäter nach **§ 2a NotSanG** dürfen dann durchgeführt werden, wenn
    - „sie diese Maßnahmen in ihrer Ausbildung erlernt haben und beherrschen und
    - die Maßnahmen jeweils erforderlich sind, um Lebensgefahr oder wesentliche Folgeschäden von der Patientin oder dem Patienten abzuwenden."
  - Im Rahmen der Zusammenarbeit mit Notärzten kommt dem Rettungsfachpersonal eine Assistenzfunktion zu.

4.3 Strafrechtliche Verantwortung

Unter **Strafrecht** versteht man diejenigen Rechtsnormen, durch die bestimmte Handlungen verboten und in Straftatbeständen als Straftaten mit einer Strafe sanktioniert werden (→ Abb. 4.1). Die wichtigsten Strafarten in Deutschland sind Geldstrafen und Freiheitsstrafen.

Voraussetzung für eine Strafbarkeit ist, dass

- **ein Straftatbestand**
- **rechtswidrig und**
- **schuldhaft**

erfüllt wurde.

Rechtswidrigkeit in diesem Sinne liegt vor, wenn kein Rechtfertigungsgrund, wie z. B. Notwehr (§ 32 StGB), Rechtfertigender Notstand (§ 34 StGB) oder eine Einwilligung (z. B. in eine Körperverletzung durch Legen eines Venenzugangs), vorliegt.

Die für Rettungsfachpersonal und Notärzte wichtigsten Strafvorschriften finden sich im **Strafgesetzbuch (StGB).** Daneben gibt es spezielle, im Rettungsdienst relevante Strafvorschriften, die z. B. im **Medizinprodukterecht-Durchführungsgesetz (MPDG), Arzneimittelgesetz (AMG), Betäubungsmittelgesetz (BtMG)** und **Infektionsschutzgesetz (IfSG)** enthalten sind.

4.3.1 Tötung und Körperverletzung

Vorsätzliche Tötung und Körperverletzung

Die Tötung eines anderen Menschen durch aktives Tun ist als **Totschlag** strafbar (§ 212 StGB).

Bedeutung für das Rettungsfachpersonal hat die **vorsätzliche Körperverletzung,** die mit Freiheitsstrafe bis zu 5 Jahren geahndet wird (§ 223 StGB).

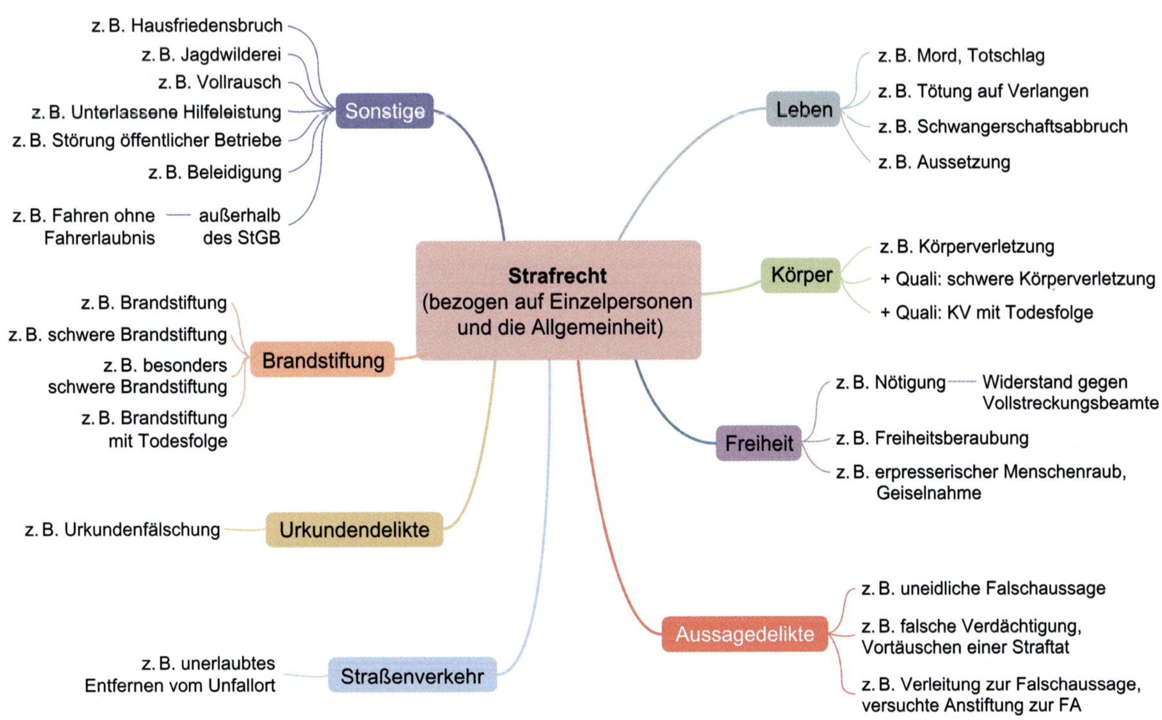

Abb. 4.1 Überblick über das Strafrecht [V492]

Körperverletzung bedeutet die körperliche Misshandlung oder Gesundheitsschädigung einer anderen Person. Hierunter fällt etwa das Ohrfeigen eines Alkoholisierten zur Feststellung der Bewusstseinslage.

Auch jede **invasive,** d.h. in die Körperintegrität des Patienten eingreifende, **medizinische Maßnahme** fällt darunter, und zwar auch dann, wenn sie in diagnostischer und/oder therapeutischer Absicht durchgeführt wird. Somit erfüllen z.B. das Stechen mit einer Lanzette zur Blutzuckerbestimmung, die Venenpunktion, die Verabreichung von Medikamenten – unabhängig vom Applikationsweg –, die Intubation und Defibrillation den Straftatbestand der Körperverletzung. Für die **Strafbarkeit** als Körperverletzung spielt es keine Rolle, ob die Maßnahme von einem Arzt oder von Rettungsfachpersonal vorgenommen wurde. Ebenfalls unerheblich ist, ob die Maßnahme medizinisch indiziert war, zur Linderung oder Heilung beigetragen hat oder fachgerecht (lege artis), d.h. nach den anerkannten Regeln der ärztlichen Kunst, ausgeführt wurde.

Jedoch entfällt die Strafbarkeit, wenn ein Patient **ausdrücklich in die konkrete Maßnahme einwilligt** oder sich eine **Einwilligung aus den Umständen** (z.B. wortloses Hinstrecken eines Armes zum Legen eines venösen Zugangs) ergibt. Straffreiheit ist auch gegeben, wenn mangels anderer Anhaltspunkte davon ausgegangen werden kann, dass der bewusstlose oder sonst einwilligungs**un**fähige Patient (z.B. durch Alkohol, Drogen oder Demenz) in die entsprechende Maßnahme einwilligen würde, wenn er dazu in der Lage wäre **(mutmaßliche Einwilligung).**

Beim **einwilligungsfähigen Patienten** setzt eine wirksame Einwilligung grundsätzlich die Erläuterung der Maßnahme, der damit verbundenen Risiken und ggf. das Aufzeigen möglicher Behandlungsalternativen voraus **(Aufklärung).** Selbstverständlich darf die Aufklärung umso geringer ausfallen, je dringlicher die Maßnahme ist. So reicht beim Notfallpatienten in der Regel eine pauschale Aufklärung – ohne das Eingehen auf alternative Behandlungsmethoden – aus, bei akuter Lebensgefahr kann eine Aufklärung ausnahmsweise komplett entfallen. Doch sollte eine bevorstehende Maßnahme bei einem nicht bewusstlosen Patienten zumindest kurz angekündigt werden. **Einwilligungsfähig** ist ein Patient, wenn er die Bedeutung und Tragweite seiner Entscheidung vollständig erfassen kann und entsprechende Verstandesreife und Urteilsfähigkeit hat. Dies kann auch bei Jugendlichen ab ca. 14–16 Jahren der Fall sein. Ein Patient muss also nicht zwingend geschäftsfähig, d.h. mindestens 18 Jahre alt sein, um einwilligungsfähig zu sein.

Diese von der straf- und zivilrechtlichen Rechtsprechung entwickelten Grundsätze zu Aufklärung und Einwilligung bei invasiven medizinischen Maßnahmen sind mit dem zivilrechtlichen Patientenrechtegesetz (§§ 630d und 630e BGB) gesetzlich festgeschrieben worden.

MERKE

Die Durchführung einer invasiven medizinischen Maßnahme, die nicht indiziert ist, nicht fachgerecht oder ohne (mutmaßliche) Einwilligung vorgenommen wird, ist stets als Körperverletzung strafbar!

Körperverletzung mit Todesfolge

Körperverletzung mit Todesfolge wird mit Freiheitsstrafe nicht unter 3 Jahren geahndet (§ 227 StGB).

FALLBEISPIEL

Ein Patient stirbt an den Folgen einer Körperverletzung, z.B. an einem anaphylaktischen Schock oder an einer nicht beherrschbaren Herzrhythmusstörung nach der Applikation eines **nicht indizierten** Medikaments. Da die Applikation eines nicht indizierten Medikaments – unabhängig von der Einwilligung des Patienten – immer eine Körperverletzung darstellt, ist dies als Körperverletzung mit Todesfolge (§ 227 StGB) strafbar.

Fahrlässige Körperverletzung und Tötung

Fahrlässige Körperverletzung ist mit Freiheitsstrafe bis zu 3 Jahren (§ 229 StGB) und **fahrlässige Tötung** mit Freiheitsstrafe bis zu 5 Jahren (§ 222 StGB) strafbar.

Rettungsfachpersonal handelt fahrlässig, wenn es die **Sorgfalt** außer Acht lässt, zu der es nach den Umständen und seinen persönlichen Verhältnissen verpflichtet und fähig ist (subjektiver Sorgfaltsmaßstab). Paradebeispiele hierfür sind Unachtsamkeit und Nachlässigkeit.

FALLBEISPIEL

- Eine Rettungssanitäterin bemerkt aus Unachtsamkeit bei Schichtbeginn nicht, dass im Rettungsdienstfahrzeug Medikamente, medizinische Geräte oder sonstige Medizinprodukte fehlen bzw. nicht einsatzbereit sind. Bei einem Einsatz verstirbt infolgedessen ein Patient. Die Rettungssanitäterin hat sich einer fahrlässigen Tötung (§ 222 StGB) strafbar gemacht.
- Eine nicht fachgerecht auf der Trage im RTW gesicherte Patientin rutscht bei einem plötzlichen, nicht vermeidbaren Bremsmanöver von der Trage und schlägt mit dem Kopf so unglücklich gegen die eingebaute Schrankwand, dass sie verstirbt. Die RTW-Besatzung hat sich wegen der nicht ordnungsgemäßen Sicherung der Patientin einer fahrlässigen Tötung (§ 222 StGB) strafbar gemacht.

Körperverletzung und Tötung durch Unterlassen

Ferner kann sich Rettungsfachpersonal durch eine unzureichende oder unterlassene Versorgung eines Patienten einer **Tötung oder Körperverletzung durch Unterlassen** (§ 212 bzw. § 223 i.V.m. § 13 StGB) strafbar machen.

Eine Strafbarkeit durch Unterlassen erfordert (§ 13 StGB), dass eine Pflicht besteht, gesundheitliche Schäden oder den Tod des Patienten durch aktives Tun abzuwenden **(Garantenpflicht).** Eine solche Garantenpflicht des Rettungsfachpersonals ergibt sich gegenüber den einzelnen Patienten aus der Übernahme der konkreten Einsätze, außerdem aus den Rettungsdienstgesetzen **(Garantenstellung).** Das Rettungsfachpersonal ist daher im Rahmen seiner Möglichkeiten verpflichtet, sämtliche geeigneten, erforderlichen und zumutbaren Maßnahmen vorzunehmen, um eine drohende Gefahr für die Gesundheit oder das Leben des Patienten abzuwenden sowie weitere (Gesundheits-)Schäden zu verhindern.

FALLBEISPIEL

Eine KTW-Besatzung, die trotz starker Schmerzen des Patienten keinen Notarzt zur Analgesie nachfordert,

macht sich einer Körperverletzung durch Unterlassen strafbar (§ 223 i. V. m. § 13 StGB).

Übernahmeverschulden

Hat jemand die für Notfallrettung, Krankentransport, Sanitätsdienst oder Durchführung einer einzelnen medizinischen Maßnahme erforderlichen Kenntnisse, Fähigkeiten und Erfahrungen **nicht,** übernimmt aber dennoch die entsprechende Tätigkeit oder die Durchführung der entsprechenden Maßnahme, kommt eine Strafbarkeit wegen (fahrlässiger) Körperverletzung bzw. Tötung aufgrund eines **Übernahmeverschuldens** in Betracht.

! ACHTUNG

Zur Vermeidung einer Strafbarkeit wegen Übernahmeverschuldens darf man Tätigkeiten in Notfallrettung, Krankentransport oder Sanitätsdienst sowie die Durchführung von einzelnen Maßnahmen nur übernehmen, wenn man über die dafür erforderlichen Kenntnisse, Fähigkeiten und Erfahrungen verfügt.

4.3.2 Unterlassene Hilfeleistung

Unterlassene Hilfeleistung ist nach § 323c Abs. 1 StGB (→ Kasten) für jedermann strafbar (**Allgemeine Hilfeleistungspflicht**).

GESETZESTEXT

§ 323c Abs. 1 StGB Unterlassene Hilfeleistung

(Hervorhebungen vom Autor)

Wer bei **Unglücksfällen** oder gemeiner Gefahr oder Not nicht Hilfe leistet, obwohl dies **erforderlich** und ihm den Umständen nach **zuzumuten** ist, insbesondere ohne erhebliche eigene Gefahr und ohne Verletzung anderer wichtiger Pflichten möglich ist, wird mit Freiheitsstrafe bis zu einem Jahr oder mit Geldstrafe bestraft.

Unglücksfälle im Sinne des § 323c Abs. 1 StGB sind **plötzlich** eintretende Ereignisse, die erhebliche Gefahren für Menschen oder Sachen mit sich bringen oder mit sich zu bringen drohen. Hierunter fallen sowohl Unfall- als auch Krankheitsereignisse. Allerdings stellt nicht jede Erkrankung einen Unglücksfall dar, sondern nur eine plötzlich eingetretene oder sich akut verschlimmernde Erkrankung (z. B. plötzliche Schmerzen, plötzliche Atemnot, plötzliche Bewusstlosigkeit). Auch jede durch einen Suizidversuch verursachte Gefahr für Gesundheit oder Leben stellt nach der Rechtsprechung grundsätzlich einen solchen Unglücksfall dar.

Erforderlich ist eine Hilfeleistung, wenn ohne sie möglicherweise weiterer (gesundheitlicher) Schaden entsteht. Für die Erforderlichkeit kommt es weder auf die Erfolgsaussichten der Hilfeleistung noch auf die Folgen des Unterlassens an.

Zumutbar ist eine Hilfeleistung, wenn sich die hilfeleistende Person **nicht** in erhebliche eigene Gefahr (Eigenschutz!), insbesondere für ihre Gesundheit oder ihr Leben, begibt. Das Rettungsfachpersonal muss also keine viel befahrene Autobahn zu Fuß überqueren, nicht in brennende Gebäude stürmen oder einem psychisch Kranken auf Bahngleise folgen, solange der Bahnverkehr nicht ruht. Aufgrund der beruflichen Stellung des Rettungsfachpersonals und der Möglichkeit von planbaren Schutzmaßnahmen gegen Infektionsgefahren entfällt die Zumutbarkeit einer Hilfeleistung durch Rettungsfachpersonal jedoch nicht bei infizierten oder ansteckenden Patienten (z. B. Hepatitis, HIV, „offene" Tuberkulose, MRSA, ESBL, Ebola-Virus).

Besteht eine Hilfeleistungspflicht, richten sich **Art und Umfang** der zu leistenden Hilfe nach den **Fähigkeiten und Möglichkeiten** der hilfeleistenden Person. **Jede Person** muss – im Rahmen ihrer Möglichkeiten – sofort und auf die wirksamste Weise helfen. Jede Person, die über **keine** Erste-Hilfe-Kenntnisse verfügt, ist daher – im Rahmen des Zumutbaren (Eigenschutz!) – zumindest zur Absicherung einer Notfallstelle, zum Notruf und zur Betreuung eines Verletzten bzw. Erkrankten verpflichtet.

Dagegen macht sich **Rettungsfachpersonal** bereits strafbar, wenn es sich nicht unverzüglich nach Erhalt eines Einsatzauftrags zum Einsatzort begibt. Von Rettungsfachpersonal wird erwartet, dass es seine **besondere Fach- und Sachkunde** sowie zur Verfügung stehende **Hilfsmittel** (Werkzeug, Rettungs-, Transportgeräte und/oder Rettungsmaterial einschließlich medizinischer Geräte) einsetzt.

Leitstellendisponenten haben in der Notfallrettung stets das am schnellsten am jeweiligen Einsatzort verfügbare geeignete Rettungsmittel zu alarmieren, und zwar unabhängig von den Gebietsgrenzen der einzelnen Rettungsdienst- und/oder Leitstellenbereiche. In akut lebensbedrohlichen Situationen, z. B. bei (vermutlich) reanimationspflichtigen oder polytraumatisierten Patienten, sind, soweit standortnäher und verfügbar, zur Erstversorgung stets zusätzlich ein Krankentransportwagen und/oder verfügbare organisierte Ersthelfer zu alarmieren. Es spricht vieles dafür, dass zwischenzeitlich auch in Deutschland, insbesondere bei reanimationspflichtigen Patienten, die telefonische Aufforderung und Anleitung von sich am Notfallort befindenden Laienhelfern zu suffizienten Ersthelfermaßnahmen zu den Hilfeleistungspflichten der Leitstellendisponenten gehören.

4.3.3 Schweigepflicht

Zweck der Schweigepflicht ist es, den **persönlichen Lebens- und Geheimbereich des Einzelnen zu schützen.** Durch die Schweigepflicht soll ein besonderes Vertrauensverhältnis zwischen Patienten einerseits sowie (Not-)Ärzten und/oder Rettungsfachpersonal andererseits geschaffen werden. Patienten sollen keine Bedenken haben, auch persönlichste Dinge, über die keiner gerne spricht (z. B. Suchterkrankungen, psychiatrische oder infektiöse Erkrankungen, berufliche oder private Probleme), deren Kenntnis zu einer effektiven Behandlung jedoch oftmals unabdingbar ist, den sie behandelnden Personen anzuvertrauen.

Die Schweigepflicht ergibt sich als **Nebenpflicht** aus dem jeweiligen Dienstverhältnis, für Beamte aus dem Beamtenrecht. Daneben ist sie in den Rettungsdienstgesetzen mancher Bundesländer festgeschrieben, für (Not-)Ärzte zusätzlich im ärztlichen Berufsrecht. Die Verletzung der Schweigepflicht wird als Verletzung von Privatgeheimnissen nach § 203 Abs. 1 bzw. 4 StGB mit Freiheitsstrafe bis zu einem Jahr bestraft, unter den besonderen Voraussetzungen des § 203 Abs. 6 StGB mit Freiheitsstrafe bis zu 2 Jahren (→ Kasten).

GESETZESTEXT

§ 203 StGB Verletzung von Privatgeheimnissen
(Hervorhebungen vom Autor)
(1) Wer unbefugt ein fremdes Geheimnis, namentlich ein zum persönlichen Lebensbereich gehörendes Geheimnis oder ein Betriebs- oder Geschäftsgeheimnis, offenbart, das ihm als [...] Arzt, Zahnarzt, Tierarzt, Apotheker **oder Angehörigen eines anderen Heilberufs, der für die Berufsausübung oder die Führung der Berufsbezeichnung eine staatlich geregelte Ausbildung erfordert,** [...] anvertraut worden oder sonst bekannt geworden ist, wird mit Freiheitsstrafe bis zu einem Jahr oder mit Geldstrafe bestraft.
(2) [...]
(3) [...]
(4) Mit Freiheitsstrafe bis zu einem Jahr oder Geldstrafe wird bestraft, wer unbefugt ein fremdes Geheimnis offenbart, das ihm bei der Ausübung oder bei Gelegenheit seiner Tätigkeit als mitwirkende Person [...] bekannt geworden ist. [...]
(5) Die Absätze 1 bis 4 sind auch anzuwenden, wenn der Täter das fremde Geheimnis nach dem Tod des Betroffenen unbefugt offenbart.
(6) Handelt der Täter gegen Entgelt oder in der Absicht, sich oder einen anderen zu bereichern oder einen anderen zu schädigen, so ist die Strafe Freiheitsstrafe bis zu zwei Jahren oder Geldstrafe.

Der Schweigepflicht im Rettungsdienst unterliegen nicht nur Ärzte, Notfallsanitäter und Rettungsassistenten, die zur Führung einer Berufsbezeichnung berechtigt sind (§ 203 Abs. 1 StGB), sondern, unabhängig von ihrer Qualifikation oder ihrem rechtlichen Status, **alle im Rettungs- oder Sanitätsdienst tätigen Personen,** auch Auszubildende und Praktikanten. Für die persönliche Anwendbarkeit der Schweigepflicht kommt es nicht darauf an, ob gerade ein Arzt zugegen ist, sondern nur, ob die im Rettungsdienst tätigen Personen, die nicht als Notfallsanitäter oder Rettungsassistent qualifiziert sind, sog. **mitwirkende Person** (bis 2018: berufsmäßig tätige Gehilfen) sind (§ 203 Abs. 4 StGB). Mitwirkende Person in diesem Sinne ist, wer bei der eigentlichen Berufsausübung schweigepflichtiger Personen (z. B. Ärzte, Notfallsanitäter, Rettungsassistenten) hilft, ohne dass dies der Erwerbs- oder Hauptberuf sein muss. Das trifft grundsätzlich auf alle notfallmedizinisch oder sanitätsdienstlich ausgebildeten Personen zu, die in dieser Eigenschaft tätig werden, auch auf organisierte Ersthelfer.

Unter den Begriff des **fremden Geheimnisses** fallen die Inanspruchnahme des Rettungsdienstes durch den Patienten, alle Informationen über dessen Gesundheitszustand (z. B. Vorerkrankungen, Symptome, Diagnose, Therapie, Prognose), seine personenbezogenen Daten (z. B. Name, Anschrift, Geburtsdatum, Krankenversicherung) und das Transportziel, darüber hinaus sämtliche Informationen aus dem Lebensbereich des Patienten, etwa über dessen persönliche, familiäre, finanzielle und berufliche Angelegenheiten. Unbedeutend ist, ob das Rettungsfachpersonal von diesen Informationen durch ausdrückliche Mitteilung des Patienten oder anderweitig, etwa durch Umschauen in der Wohnung oder am Arbeitsplatz des Patienten, Kenntnis erlangt hat.

MERKE

Sämtliche personenbezogenen Daten des Patienten, Informationen über dessen Gesundheitszustand und alle sonstigen, im Einsatz erlangten Informationen fallen unter die Schweigepflicht, auch bereits die Inanspruchnahme des Rettungsdienstes!

Ausnahmsweise fallen Anlass, Ort und Zeit eines Einsatzes nicht unter die Schweigepflicht, wenn dieser im **öffentlichen Bereich** stattgefunden hat (z. B. bei Verkehrsunfällen) und daher ohnehin bekannt ist.

Die Schweigepflicht besteht über den Tod der Patienten hinaus (§ 203 Abs. 5 StGB). Sie gilt gegenüber jedermann, grundsätzlich auch gegenüber Angehörigen (Ausnahme: gesetzliche Vertreter/ Erziehungsberechtigte, solange ein Kind oder Jugendlicher noch nicht selbst einwilligungsfähig ist (→ 4.3.1) oder Betreuer von einwilligungsunfähigen Patienten), Polizei, Staatsanwaltschaft und nicht am konkreten Einsatz beteiligten Kollegen und Ärzten.

FALLBEISPIEL

Ein Rettungssanitäter wird von seiner Großmutter gefragt, ob die Gerüchte stimmen, dass Frau Maier ins Krankenhaus eingeliefert wurde. Der Rettungssanitäter, der an dem entsprechenden Einsatz beteiligt war, bejaht dies durch Kopfnicken. Allein dadurch hat er sich einer Verletzung der Schweigepflicht strafbar gemacht (§ 203 Abs. 4 StGB).

Die Weitergabe eines fremden Geheimnisses ist nicht strafbar, wenn sie mit der ausdrücklichen, sich aus den Umständen ergebenden oder mutmaßlichen **Einwilligung** eines Patienten geschieht oder wenn eine gesetzliche Pflicht zur Weitergabe (z. B. nach dem Infektionsschutzgesetz [IfSG] (→ 4.8) oder nach § 138 StGB, Anzeige bevorstehender Verbrechen) besteht. Eine Einwilligung des Patienten aus den Umständen ergibt sich z. B., wenn er der für ihn offensichtlichen Weitergabe seiner persönlichen Daten zu Weiterbehandlungs- oder Abrechnungszwecken nicht widerspricht. Sofern es keine gegenteiligen Anhaltspunkte gibt, kann bei **bewusstlosen Patienten** eine **mutmaßliche Einwilligung** zur Benachrichtigung von nahen Angehörigen angenommen werden. Dasselbe gilt für die Hinzuziehung der **Polizei,** wenn dies im Interesse des Patienten als Geschädigten eines Unfalls oder einer Straftat geschieht.

Eine Weitergabe von erlangten Informationen kann außerdem wegen **rechtfertigenden Notstandes** (§ 34 StGB) straffrei sein, wenn das Interesse an einer Weitergabe das Geheimhaltungsinteresse des Patienten wesentlich überwiegt. Dies ist z. B. der Fall, wenn die Informationsweitergabe zur Abwendung von ernstlichen Gefahren für Gesundheit oder Leben anderer Personen erfolgt, etwa bei (Verdacht auf) **Kindesmisshandlung,** auf Misshandlung von sonstigen schutzbedürftigen Personen, **häusliche Gewalt** oder gesundheitlicher Ungeeignetheit zum Führen eines Kraftfahrzeuges (z. B. nach einem durch einen Krampfanfall verursachten Verkehrsunfall). Auch ist dies der Fall bei Hinzuziehung der Polizei oder sonstiger Dritter (z. B. Feuerwehr) zu einem Einsatz zum Schutz des Rettungsdienstpersonals.

4.3.4 Sonstige relevante Strafvorschriften

Nötigung und Freiheitsberaubung

Wenn das Rettungsdienstpersonal einen Patienten gegen seinen Willen festhält, transportiert und/oder fixiert, macht es sich einer **Nötigung** (§ 240 StGB), möglicherweise einer **Freiheitsberaubung** (§ 239 StGB) strafbar. Die gewaltsame Durchsetzung einer **Zwangseinweisung** (→ 25.6) und die **Gewahrsamnahme** (→ 4.6.5) zum Schutz eines Patienten oder der Allgemeinheit sind der **Polizei** vorbehalten.

Ausnahmsweise ist eine Gewaltanwendung zur Abwendung einer akuten Gesundheits- oder Lebensgefahr durch das Rettungsfachpersonal wegen **rechtfertigenden Notstandes** (§ 34 StGB) straffrei, z. B. wenn ein alkoholisierter Patient auf eine befahrene Straße oder ein Suizidgefährdeter im Winter mit leichter Bekleidung in den Wald laufen will. In diesen Fällen ist das Rettungsfachpersonal aufgrund seiner Garantenpflicht (→ 4.3.1) und der allgemeinen Hilfeleistungspflicht (→ 4.2.2) – soweit zumutbar (Eigenschutz!) – sogar zum Eingreifen verpflichtet. Ist ein Eingreifen nicht zumutbar, muss zumindest die Polizei informiert werden.

Notwehr durch Rettungsdienstpersonal

Wird Rettungsdienstpersonal von Patienten oder Dritten tätlich angegriffen, darf es stets **Notwehr** üben (§ 32 StGB), soweit die konkrete Ausübung im Einzelfall verhältnismäßig ist.

Verletzung des höchstpersönlichen Lebensbereichs und von Persönlichkeitsrechten durch Foto- oder Videoaufnahmen

Wer den höchstpersönlichen Lebensbereich einer anderen Person, z. B. eines Patienten, durch das unbefugte Herstellen, Übertragen, Gebrauchen oder Zugänglichmachen von **Foto- oder Videoaufnahmen** verletzt, haftet nicht nur auf Schadensersatz, sondern macht sich auch strafbar (§ 201a Abs. 1 Nr. 1 StGB). Gleiches gilt, wer die Hilflosigkeit einer anderen Person fotografiert oder filmt und dadurch deren Lebensbereich verletzt (§ 201a Abs. 1 Nr. 2 StGB). Dies gilt grundsätzlich auch für Foto- und Videoaufnahmen, die zu (vorgeschobenen) Ausbildungszwecken gefertigt werden.

Verletzung des Briefgeheimnisses

Wer einen verschlossenen Brief oder ein anderes verschlossenes Schriftstück, das nicht zu seiner Kenntnis bestimmt ist, öffnet, oder sich vom Inhalt eines solchen Schriftstücks ohne Öffnung des Verschlusses unter Anwendung technischer Mittel Kenntnis verschafft, wird wegen **Verletzung des Briefgeheimnisses** mit Freiheitsstrafe bis zu einem Jahr bestraft (§ 202 StGB).

Urkundenfälschung

Das Unterschreiben von **Transportscheinen** (offizielle Bezeichnung: „Verordnung einer Krankenbeförderung“) ist – wie bei allen ärztlichen Verordnungen – ausschließlich Ärzten vorbehalten. Bei Manipulationen an Transportscheinen ohne oder gegen den Willen des zuständigen Arztes, etwa wenn Rettungsfachpersonal diese selbst mit Stempel oder Unterschrift versieht oder nachträglich ein anderes Beförderungsmittel ankreuzt, kann wegen **Urkundenfälschung** eine Freiheitsstrafe bis zu 5 Jahren verhängt werden (§ 267 StGB).

! ACHTUNG

Manipulationen an Transportscheinen sind als Urkundenfälschung strafbar.

IM FOKUS

Strafrechtliche Verantwortung

- Voraussetzung für eine **Strafbarkeit** sind:
  - Straftatbestand
  - Rechtswidrigkeit
  - Schuldhaftigkeit
- Geldstrafen und Freiheitsstrafen sind die wichtigsten Strafarten.
- Eine **vorsätzliche Körperverletzung** wird mit Freiheitsstrafe von bis zu 5 Jahren geahndet (§ 223 StGB).
  - Jede invasive Maßnahme ist eine vorsätzliche Körperverletzung, daher müssen Patienten ihre (mutmaßliche) Einwilligung geben.
  - Eine Einwilligung ist dann wirksam, wenn die Maßnahme angemessen erläutert wurde und der Patient einwilligungsfähig ist.
- **Körperverletzung mit Todesfolge** wird mit Freiheitsstrafe nicht unter 3 Jahren geahndet (§ 227 StGB).
- Die Tötung eines anderen Menschen durch aktives Tun ist als **Totschlag** strafbar (§ 212 StGB).
- Voraussetzung für eine **Körperverletzung und Tötung durch** Unterlassen ist das Bestehen einer Garantenpflicht. Eine solche hat Rettungsdienstpersonal kraft seiner gesetzlichen Aufgabe inne.
  - **Unterlassene Hilfeleistung** ist nach § 323c Abs. 1 StGB für jedermann strafbar (Allgemeine Hilfeleistungspflicht).
  - Besteht eine Hilfeleistungspflicht, richten sich Art und Umfang der zu leistenden Hilfe nach den Fähigkeiten und Möglichkeiten der hilfeleistenden Person. Fachpersonal muss also seine Fachkenntnisse einsetzen.
- Die **Schweigepflicht** ist in § 203 StGB (Verletzung von Privatgeheimnissen) geregelt.
- **Sonstige relevante Strafvorschriften:**
  - Nötigung (§ 240 StGB)
  - Freiheitsberaubung (§ 239 StGB)
  - Rechtfertigender Notstand (§ 34 StGB)
  - Notwehr (§ 32 StGB)
  - Urkundenfälschung (§ 267 StGB)

4.4 Schadensersatzhaftung

Unter Schadensersatzhaftung versteht man das finanzielle Einstehen müssen für einen entstandenen Schaden, z. B. für einen vorübergehenden oder dauerhaften Gesundheitsschaden oder/und einen Folgeschaden wie Einkommenseinbußen.

4.4.1 Haftungsrechtliche Grundlagen

Haftung des rettungsdienstlichen Leistungserbringers

Wenn Rettungsfachpersonal fahrlässig oder vorsätzlich seine dienstlichen Pflichten (z. B. durch unzureichende, fehlerhafte oder unterlassene Untersuchung oder Versorgung des Patienten, Missachtung von oder Verstöße gegen Dienstanweisungen oder

Gesetze) verletzt und dem Patienten dadurch ein (gesundheitlicher) (Folge-)Schaden entsteht, muss hierfür grundsätzlich der **rettungsdienstliche Leistungserbringer** (z. B. eine Hilfsorganisation oder ein gewerbliches Rettungsdienstunternehmen) aufkommen, für den das Rettungsfachpersonal tätig ist. Grundlage dieser Haftung ist das Rechtsverhältnis, das mit der Übernahme der Versorgung und des Transports eines Patienten durch das Rettungsfachpersonal zwischen dem Leistungserbringer und dem Patienten entsteht – unerheblich, ob der Patient geschäftsfähig ist oder nicht.

Der **Schadensersatz** besteht regelmäßig in einer Geldleistung als finanzielle Kompensation für die entstandenen Schäden, bei erlittenen Schmerzen oder erheblicher Beeinträchtigungen des Wohlbefindens zusätzlich in einem Schmerzensgeld. Er kann heute – in Abhängigkeit vom Einzelfall – durchaus einen sechs- bis siebenstelligen Betrag erreichen.

Nach den **Grundsätzen der Arbeitnehmerhaftung** kann die Hilfsorganisation bzw. das Rettungsdienstunternehmen ihren Mitarbeiter, der den Schaden verursacht hat, bei Vorsatz und grober Fahrlässigkeit im Regelfall vollständig und bei mittlerer Fahrlässigkeit – je nach den Umständen des Einzelfalls – teilweise in Regress nehmen (zu Fahrlässigkeit und Vorsatz noch ausführlich im nachfolgenden → 4.4.2). In einigen Tarifverträgen ist die Regressmöglichkeit des Arbeitgebers auf grobe Fahrlässigkeit beschränkt.

Persönliche Haftung des Rettungsdienstmitarbeiters

Daneben kommt eine **unmittelbare persönliche Haftung des Rettungsdienstmitarbeiters** gegenüber dem Patienten wegen unerlaubter Handlung (§§ 823 ff. BGB) in Betracht, insbesondere wenn er den Patienten vorsätzlich oder fahrlässig an Leben, Gesundheit, Freiheit oder Eigentum geschädigt hat. Da das Rettungsfachpersonal gegenüber den Patienten eine **Garantenpflicht** (→ 4.3.1, Abschnitt „Körperverletzung und Tötung durch Unterlassen“) innehat, kann die schädigende Handlung auch durch Unterlassen geschehen, z. B. durch unzureichende oder unterlassene Untersuchung, Versorgung oder Überwachung eines Patienten.

Hat der Mitarbeiter den Schaden mit leichtester Fahrlässigkeit verursacht, kann er nach den Grundsätzen der **Arbeitnehmerhaftung** von der Hilfsorganisation bzw. dem Rettungsdienstunternehmen eine vollständige Freistellung von seiner unmittelbaren Haftung gegenüber dem Patienten verlangen, bei normaler Fahrlässigkeit – je nach den Umständen des Einzelfalls – eine teilweise. Hat der Mitarbeiter grob fahrlässig oder vorsätzlich gehandelt, muss er im Regelfall den vollständigen Schadensersatz selbst leisten, ohne Freistellung verlangen zu können.

Eine **Berufshaftpflichtversicherung** schützt vor fahrlässig ausgelösten Schadensersatzansprüchen. Daher ist ein solcher Versicherungsschutz – im Idealfall kombiniert mit einer Strafrechtsschutzversicherung – dringend zu empfehlen.

Verletzt sich Rettungsdienstpersonal untereinander (z. B. Nadelstich beim Kollegen oder Verletzung des Beifahrers bei einem Verkehrsunfall), sind gegenseitige Schadensersatzansprüche nach den Vorschriften der gesetzlichen Unfallversicherung (SGB VII) ausgeschlossen. Stattdessen hat der Geschädigte Ansprüche gegenüber der gesetzlichen Unfallversicherung.

Besonderheiten für Beamte und Ehrenamtliche

Für Beamte und ehrenamtliche Mitarbeiter bestehen haftungsrechtliche Besonderheiten:

Beamte, etwa einer im Rettungsdienst tätigen Berufsfeuerwehr, sind haftungsrechtlich privilegiert; denn für (gesundheitliche) Schäden, die sie bei Dritten verursachen, haftet den Dritten gegenüber nur ihr Dienstherr unmittelbar (Amtshaftung gemäß § 839 BGB i. V. m. Art. 34 GG). Bei Vorsatz und grober Fahrlässigkeit können Beamte jedoch von ihrem Dienstherrn in Regress genommen werden (Art. 34 S. 2 GG).

Ehrenamtliche erhalten für ihre Rettungsdiensttätigkeit keine Arbeitsvergütung, sondern allenfalls eine Aufwandsentschädigung. Daher erscheint es nach der hier vertretenen Auffassung sachgerecht, ihre Schadensersatzhaftung – im Unterschied zu der von angestellten Mitarbeitern – auf grobe Fahrlässigkeit zu beschränken: Im Fall einer unmittelbaren persönlichen Inanspruchnahme durch einen Geschädigten haben Ehrenamtliche bei mittlerer Fahrlässigkeit einen vollständigen Freistellungsanspruch gegenüber ihrer Hilfsorganisation. Die Hilfsorganisation kann im Fall einer unmittelbaren Inanspruchnahme durch einen Geschädigten ehrenamtliche Mitarbeiter nicht bereits bei mittlerer, sondern erst bei grober Fahrlässigkeit in Regress nehmen.

Im Unterschied zu Beamten und Ehrenamtlichen haben **Freiwillige im Rahmen eines Sozialen Jahres oder des Bundesfreiwilligendienstes** kein solches Haftungsprivileg. Für Schäden, die Freiwillige im Rahmen ihres Sozialen Jahres oder des Bundesfreiwilligendienstes durch Verletzung dienstlicher Pflichten bei ihrer Einsatzstelle oder bei Dritten, etwa Patienten, verursachen, haften sie wie haupt- oder nebenberufliche Mitarbeiter unmittelbar persönlich gegenüber den Geschädigten (§ 13 S. 2 JFDG bzw. § 9 Abs. 2 BFDG).

Amtshaftung

Inzwischen hat die haftungsrechtliche Rechtsprechung für Bayern, Berlin, Niedersachsen, Nordrhein-Westfalen, Mecklenburg-Vorpommern, Rheinland-Pfalz, Sachsen, Schleswig-Holstein und Thüringen entschieden, dass wegen der öffentlich-rechtlichen Trägerschaft des Rettungsdienstes in diesen Bundesländern (in Bayern die Rettungszweckverbände, in den anderen Bundesländern grundsätzlich die Kreise und kreisfreien Städte, in Thüringen für den Notarztdienst die Kassenärztliche Vereinigung) zumindest in der Notfallrettung **keine unmittelbare persönliche Schadensersatzhaftung des einzelnen Mitarbeiters** gegenüber Patienten oder Dritten besteht. Dies gilt unabhängig vom rechtlichen Status des einzelnen Mitarbeiters (z. B. haupt-, ehrenamtlich oder Freiwilliger im Rahmen eines sozialen Jahres oder des Bundesfreiwilligendienstes). Vielmehr haftet nur der Träger des Rettungsdienstes dem Patienten oder Dritten gegenüber nach **Amtshaftungsgrundsätzen** unmittelbar (§ 839 BGB i. V. m. Art. 34 GG). Dies gilt auch dann, wenn der Rettungsdienstträger mit der Durchführung der Notfallrettung eine Hilfsorganisation oder ein gewerbliches Rettungsdienstunternehmen beauftragt hat. Das Rettungsdienstpersonal kann jedoch in Regress genommen werden, wenn es grob fahrlässig oder vorsätzlich gehandelt hat (Art. 34 S. 2 GG).

In der juristischen Literatur wird diese **Amtshaftung in der Notfallrettung** inzwischen als **Regelfall** angesehen. Allerdings ist dies für die anderen Bundesländern noch nicht höchstrichterlich entschieden. So wurde dies für Baden-Württemberg vom

Bundesgerichtshof hinsichtlich der Notfallrettung noch ausdrücklich offengelassen, dagegen für die Lenkungstätigkeit der Rettungsleitstelle bejaht.

4.4.2 Vorsatz und Fahrlässigkeit

Vorsätzlich handelt nicht nur, wer mit Absicht seine Pflichten bzw. das Leben, die Gesundheit oder sonstigen Rechtsgüter (z. B. Eigentum, Ehre, Geheimbereich) des Patienten verletzt, sondern auch, wer deren Verletzung im Rahmen einer Handlung oder eines Unterlassens für möglich hält und billigend in Kauf nimmt.

Normale bzw. mittlere Fahrlässigkeit liegt vor, wenn die für die konkrete Tätigkeit erforderliche Sorgfalt außer Acht gelassen wird, ohne dass ein besonders schwerer Vorwurf zu machen ist.

Leichteste Fahrlässigkeit ist gegeben, wenn kleinere Unachtsamkeiten oder Nachlässigkeiten geschehen, die wegen der menschlichen Unzulänglichkeit jedem noch so aufmerksamen und sorgfältigen Mitarbeiter passieren können.

Dagegen handelt **grob fahrlässig,** wer die für die konkrete Tätigkeit erforderliche Sorgfalt in besonders schwerem Maße verletzt, schon einfachste, ganz naheliegende Überlegungen nicht anstellt und das außer Acht lässt, was unter den gegebenen Umständen jedem hätte einleuchten müssen.

FALLBEISPIEL

Beispiele für grobe Fahrlässigkeit

- Betreuung und Überwachung der Patientin während der Fahrt durch den weniger qualifizierten Mitarbeiter
- Benutzung von medizinischen Geräten ohne die erforderliche Ausbildung oder ohne die erforderliche zusätzliche Einweisung
- Fortbildungspflichten seit Jahren nicht oder nur unzureichend erfüllt
- Verstöße gegen Hygiene-/Desinfektionsvorschriften oder sonstige Dienstanweisungen
- Rückwärtsfahren ohne Einweiser mit Krankenkraftwagen, die nicht mit einer Rückfahrkamera ausgestattet sind

Hinweis: Zur Beurteilung des Fahrlässigkeitsgrades kommt es immer auf den konkreten Einzelfall an.

Für die Schadensersatzhaftung gilt grundsätzlich ein **objektiver Sorgfaltsmaßstab.** Die **erforderliche Sorgfalt** richtet sich also **nicht** nach den individuellen Kenntnissen und Fähigkeiten des einzelnen Rettungsdienstmitarbeiters, sondern nach den Kenntnissen und Fähigkeiten, die ein Mitarbeiter der jeweiligen **Qualifikationsstufe** (z. B. Rettungssanitäter oder Rettungshelfer) mit aktueller Fortbildung aufweisen muss. Sie ergibt sich aus den aktuellen rettungsdienstlichen und (notfall-)medizinischen Standards (z. B. Leitlinien, Empfehlungen, SOPs, Algorithmen) und Erkenntnissen, aus Dienstanweisungen und gesetzlichen Vorschriften. Erforderlich ist das Maß an Umsicht und Sorgfalt, das nach der Beurteilung eines besonnenen und gewissenhaften Rettungsdienstmitarbeiters der jeweiligen Qualifikationsstufe in der konkreten Situation anzuwenden ist.

Zu den wichtigen Sorgfaltspflichten des Rettungsfachpersonals gehören die **fachgerechte** Untersuchung, Versorgung und Überwachung der Patienten entsprechend den aktuellen notfallmedizinischen Standards und Erkenntnissen, die **fachgerechte** Reinigung und Desinfektion der Rettungsdienstfahrzeuge und medizinischen Geräte (→ 6.4) sowie die Beachtung des Medizinprodukterechts (→ 4.7).

Zudem zählt hierzu die **fachgerechte und ordnungsgemäße** Sicherung der anvertrauten Patienten mit Sicherheitsgurten während des Transports. Dies gilt sowohl für den Transport der Patienten mit Tragestuhl, Tragetuch, Schaufeltrage oder Spineboard durch (enge) Treppenhäuser oder unwegsames Gelände zum Rettungsdienstfahrzeug als auch für den Transport mit dem Fahrzeug. Die Rechtsprechung verlangt hierbei stets **äußerste** Sorgfalt, und zwar auch bei schwierigen Bedingungen, wie z. B. nassem oder unebenem Untergrund oder schwergewichtigen Patienten. Zum fachgerechten Transport eines liegenden Patienten mit einem Tragetuch sind mindestens drei Personen erforderlich (→ Abb. 9.17). Gegebenenfalls muss zur Trageunterstützung ein weiteres Rettungsdienstfahrzeug oder bei zu engem Treppenhaus und/oder schwergewichtigem Patienten die Feuerwehr (Drehleiter) nachgefordert werden.

Selbstverständlich hat das Rettungsdienstpersonal auch alle straßenverkehrsrechtlichen Vorgaben (→ 4.5) zu beachten, um seinen Sorgfaltspflichten zu genügen.

Für die anzuwendende Sorgfalt macht es keinen Unterschied, ob jemand haupt-, nebenberuflich, ehrenamtlich, als Beamter, als Freiwilliger im Rahmen eines Sozialen Jahres oder des Bundesfreiwilligendienstes im Rettungsdienst tätig ist.

Besondere Beachtung verdient das **Übernahmeverschulden.** Wegen Übernahmeverschuldens haftet ein Mitarbeiter für Schäden, wenn er sich für eine Tätigkeit in der Notfallrettung, im Krankentransport oder Sanitätsdienst einteilen lässt oder eine einzelne medizinische Maßnahme durchführt, ohne über die dazu erforderlichen Kenntnisse, Fähigkeiten und Erfahrungen zu verfügen.

4.4.3 Beweisrechtliche Besonderheiten

In Schadensersatzprozessen hat im Normalfall jede Prozesspartei (z. B. ein geschädigter Patient oder dessen Erben) die Umstände (z. B. fehlerhafte Behandlung durch den Rettungsdienst) zu beweisen, aus denen sich zu ihren Gunsten günstige Rechtsfolgen (z. B. Schadensersatzansprüche) ergeben.

Allerdings ist vielen Rettungsdienstmitarbeitern unbekannt, dass es in Prozessen wegen fehlerhafter oder unterlassener Behandlung **Beweiserleichterungen** oder sogar eine **Beweislastumkehr zugunsten des geschädigten Patienten** bzw. dessen Erben geben kann. Dies ist bei unzureichender oder unterlassener Aufklärung der Patienten (→ 4.3.1, → 4.6.2), bei lückenhafter, mangelhafter oder unterbliebener Dokumentation (→ 8), bei Verstößen gegen anerkannte Reinigungs- und Desinfektionsstandards für Rettungsdienstfahrzeuge und medizinische Geräte (6), bei Befunderhebungs- und groben Behandlungsfehlern sowie bei Übernahmeverschulden der Fall. Ein **Befunderhebungsfehler** liegt vor, wenn ein Patient trotz Indikation nicht oder nur unzureichend untersucht wird und nicht alle diagnostischen Möglichkeiten ausgeschöpft werden.

FALLBEISPIEL

Beispiele für Befunderhebungsfehler

- Bei einem bewusstlosen Patienten führt das Rettungsfachpersonal dessen Zustand (allein) auf übermäßigen Alkoholkonsum zurück. Eine – bei jedem bewusstlosen Patienten indizierte – Blutzuckermessung führt es jedoch nicht durch. Deshalb erkennt es eine Hypoglykämie (Unterzucker) und die daraus resultierende Lebensgefahr nicht.
- Eine Notfallpatientin klagt über Rücken- oder/und Bauchschmerzen und allgemeines Unwohlsein. Das Rettungsfachpersonal unterlässt es, differenzialdiagnostisch zum Ausschluss eines Herzinfarkts u. a. ein (12-Kanal-)EKG zu schreiben sowie weitere Infarktdiagnostik zu betreiben, sondern stellt die fehlerhafte Arbeitsdiagnose Rückenbeschwerden bzw. unklare Bauchbeschwerden/Magen-Darm-Infekt. Tatsächlich hat die Patientin jedoch einen Herzinfarkt erlitten.

Ein **grober Behandlungsfehler** wird von der Rechtsprechung angenommen, wenn bei der Patientenversorgung oder der Rettungsmitteldisposition der Leitstelle eindeutig gegen bewährte medizinische Behandlungsregeln bzw. sonstige fachliche Standards (z. B. keine strukturierte Notrufabfrage) oder gesicherte medizinische Erkenntnisse verstoßen wurde und wenn der Fehler aus objektiv medizinischer bzw. fachlicher Sicht nicht mehr verständlich ist, weil er schlechterdings nicht unterlaufen darf.

FALLBEISPIEL

Beispiele für grobe Behandlungsfehler

- Bei einem Verkehrsunfall wurde ein Patient vom Rettungsdienst aus einem schwer beschädigten Fahrzeug ohne Anlegen eines Stifnecks® und ohne Anwendung von KED®-System/Spineboard/Schaufeltrage herausgezerrt sowie ohne Vakuummatratze transportiert, obwohl aufgrund der Fahrzeugbeschädigungen von einer Wirbelsäulenverletzung ausgegangen werden musste und keine Indikation für eine sog. Crashrettung bestand.
- Bei einem Notfallpatienten (im konkreten Urteil nach vorangegangenem Krampfanfall) werden weder unverzüglich noch vor dem Transport die Vitalfunktionen sowie die Reaktionslage sorgfältig überprüft und es wird keine körperliche Untersuchung durchführt.
- Grob fehlerhaft ist es, trotz Notarztindikation (im gerichtlich entschiedenen Fall: Atemnot bei Patienten mit bekanntem Asthma) nur einen RTW (ohne Notarzt) zum Notfallort zu entsenden. Der Patient erlitt massive Gesundheitsschäden und wurde schwerstpflegebedürftig. Für die Einordnung als grober Behandlungsfehler ist es nach dem Gericht unerheblich, dass das standardisierte Abfragesystem der Leitstelle den Fall nicht als Notarztindikation einstufte. Tätigt nicht der Patient, sondern ein Dritter für den Patienten den Notruf, begründet dies laut Gericht jedenfalls regelmäßig den dringenden Verdacht darauf, dass dem Patienten selbst eine entsprechende Notfallmeldung gesundheitlich nicht mehr möglich ist.

Weiterhin kommt es im Falle eines Übernahmeverschuldens (→ 4.3.1 und → 4.4.2) zu einer Beweislastumkehr.

Bei einer **Beweislastumkehr** muss nicht der Patient bzw. dessen Erben beweisen, dass er vom Rettungsdienst aufgrund einer fehlerhaften Versorgung einen (gesundheitlichen) (Folge-)Schaden (z. B. eine Infektion, eine Querschnittslähmung oder einen Hypoxieschaden) erlitten hat, sondern der Rettungsdienstmitarbeiter muss nachweisen, dass der Patient den Schaden **nicht** aufgrund fehlerhafter Behandlung (z. B. nicht aufgrund eines Verstoßes gegen anerkannte Reinigungs- und Desinfektionsstandards für Fahrzeug und medizinische Geräte, siehe auch die Beispiele für Befunderhebungs- und grobe Behandlungsfehler) erlitten hat. Dies wird ihm selten gelingen.

MERKE

Bei unzureichender oder unterlassener Aufklärung, bei lückenhafter, mangelhafter oder unterbliebener Dokumentation, bei Verstößen gegen anerkannte Reinigungs- und Desinfektionsstandards sowie bei Befunderhebungs- und groben Behandlungsfehlern kann es zugunsten des geschädigten Patienten Beweiserleichterungen bis hin zur Beweislastumkehr geben!

An diesen von der Rechtsprechung entwickelten beweisrechtlichen Besonderheiten hat sich durch das sog. **Patientenrechtegesetz** (§§ 630a – 630h BGB) nichts geändert. Vielmehr wurden diese im Patientenrechtegesetz nun erstmals gesetzlich geregelt.

IM FOKUS

Schadensersatzhaftung

- Entsteht im Rettungsdiensteinsatz ein Schaden, z. B. ein Behandlungsfehler, muss dafür der jeweilige Leistungserbringer aufkommen.
- Im Rahmen der **Arbeitnehmerhaftung** kann dieser den verursachenden Mitarbeiter bei Vorsatz und grober Fahrlässigkeit im Regelfall vollständig und bei normaler Fahrlässigkeit teilweise in Regress nehmen.
- Zudem kommt eine **persönliche Haftung des Rettungsdienstmitarbeiters** unmittelbar gegenüber dem Geschädigten wegen unerlaubter Handlung in Betracht.
  - Eine **Berufshaftpflichtversicherung** ist in vielen Fällen sehr sinnvoll.
- **Beamte und Ehrenamtliche** haften erst bei grober Fahrlässigkeit.
  - **Achtung:** Für Freiwillige besteht kein Haftungsprivileg!
- In den meisten Bundesländern besteht nach der Rechtsprechung ein **Amtshaftungsprivileg,** sodass die Rettungsdienstmitarbeiter nicht persönlich gegenüber Geschädigten haften. Sie können aber unter Umständen vom Rettungsdienstträger in Regress genommen werden.
- Schäden können **vorsätzlich** oder **fahrlässig** verursacht werden. Bei der Fahrlässigkeit gibt es verschiedene Stufen.
- Bei Befunderhebungsfehlern und groben Behandlungsfehlern kann es **zugunsten eines geschädigten Patienten Beweiserleichterungen** oder sogar eine **Beweislastumkehr** geben.

4.5 Straßenverkehrsrecht

4.5.1 Grundlagen

Im Normalfall gelten auch für den Rettungsdienst **sämtliche Verkehrsregeln und Verkehrszeichen,** z. B. Geschwindigkeitsbeschränkungen, sowie die Vorschriften zur technisch zulässigen Gesamtmasse, Anschnall- und Ladungssicherungspflichten.

Auch sitzende und liegende Patienten sowie Angehörige sind stets anzuschnallen (Ausnahme: eine Verletzung erlaubt dies nicht). Säuglinge und (Klein-)Kinder dürfen auf einer Trage nur mit speziellen Kinderrückhaltesystemen transportiert werden, da die Sicherheitsgurte der gewöhnlichen Tragen, Tragestühle und Fahrzeugsitze nicht für sie ausgelegt sind.

Medizinische Geräte, Gepäck oder Gehhilfen der Patienten (Ladung) sind so zu verstauen oder zu sichern, dass im Fall einer plötzlichen Bremsung niemand durch umherfliegende Ladung zu Schaden kommen kann. Ist keine ordnungsgemäße Sicherung des Patientengepäcks möglich, so muss das Rettungsfachpersonal dessen Mitnahme verweigern.

Rettungsdienstfahrzeuge dürfen nur von Personen gesteuert werden, die für das jeweilige Fahrzeug über die erforderliche **Fahrerlaubnis** verfügen. Mit Rettungsdienstfahrzeugen dürfen nur so viele Personen befördert werden, wie Sitz- und Liegeplätze in der Zulassungsbescheinigung Teil I (bis 28.2.2007 „Fahrzeugschein“) ausgewiesen sind.

Wer diese straßenverkehrsrechtlichen Vorschriften missachtet, handelt (grob) fahrlässig und haftet für entstandene Schäden. Ein bestehender Versicherungsschutz geht möglicherweise – zumindest zum Teil – verloren.

Im Einsatzfall kann es für den Rettungsdienst erforderlich sein, den Einsatzort oder ein Krankenhaus schneller zu erreichen, als es der normale Verkehrsfluss sowie die Verkehrsregeln und -zeichen ermöglichen. Dem hat der Gesetzgeber durch die Vorschriften zu **Sonderrechten** (→ 4.5.2) und **Wegerecht** (→ 4.5.3) Rechnung getragen. Auch wenn beide Rechte in der Praxis oft gemeinsam gebraucht werden, ist in rechtlicher Hinsicht streng zwischen ihnen zu unterscheiden.

4.5.2 Sonderrechte

Grundlagen

Die **Sonderrechte des Rettungsdienstes** sind in § 35 Abs. 5a und 8, die der Feuerwehr und des Katastrophenschutzes in § 35 Abs. 1 und 8 der **Straßenverkehrsordnung** (StVO) geregelt (Kasten).

GESETZESTEXT

§ 35 StVO Sonderrechte

(Hervorhebungen vom Autor)

(1) Von den Vorschriften dieser Verordnung sind die Bundeswehr, die Bundespolizei, **die Feuerwehr, der Katastrophenschutz,** die Polizei und der Zolldienst befreit, soweit das zur Erfüllung hoheitlicher Aufgaben dringend geboten ist.

[...]

(5a) **Fahrzeuge des Rettungsdienstes** sind von den Vorschriften dieser Verordnung befreit, wenn höchste Eile geboten ist, um Menschenleben zu retten oder schwere gesundheitliche Schäden abzuwenden.

[...]

(8) Die Sonderrechte dürfen nur unter gebührender Berücksichtigung der öffentlichen Sicherheit und Ordnung ausgeübt werden.

Wenn höchste Eile geboten ist, um Menschenleben zu retten oder schwere gesundheitliche Schäden abzuwenden, sind Fahrzeuge des Rettungsdienstes von den Vorschriften der StVO **befreit** (§ 35 Abs. 5a StVO). Diese dürfen dann z. B. die zulässige Höchstgeschwindigkeit überschreiten, trotz roter Ampelzeichen weiterfahren, rechts überholen, links bzw. auf der Gegenfahrbahn fahren, entgegen einem Fahrverbot oder einer Einbahnstraße fahren, Grünflächen, Feld- und Forstwege befahren, im Halte- bzw. Parkverbot halten und parken.

MERKE

Sonderrechte des Rettungsdienstes bestehen im Straßenverkehr nur, wenn höchste Eile geboten ist, um Menschenleben zu retten oder schwere gesundheitliche Schäden abzuwenden!

Allerdings gewährt § 35 Abs. 5a StVO Rettungsdienstfahrzeugen **keine Vorrechte, insbesondere keine Vorfahrt, gegenüber dem restlichen Verkehr.** Der restliche Verkehr ist nach § 35 StVO nicht verpflichtet, freie Bahn zu schaffen. Auch bei **Sonderrechtsfahrten** müssen Zeichen und Weisungen eines Polizeibeamten beachtet werden (§ 36 StVO).

Die Inanspruchnahme von Sonderrechten setzt nicht voraus, dass blaues Blinklicht und Einsatzhorn verwendet werden. Dennoch sollten diese in der Regel (anders z. B. zur Nachtzeit auf freier Straße) gebraucht werden, um anderen Verkehrsteilnehmern die Inanspruchnahme von Sonderrechten anzuzeigen und diese zu erhöhter Vorsicht anzuhalten.

Sonderrechte werden **nur** in den Grenzen des § 35 Abs. 8 StVO (→ Kasten) gewährt. Diese sehr juristisch formulierte Vorschrift besagt, dass Sonderrechte jeweils **nur soweit im Einzelfall erforderlich** und **nur** unter **Beachtung größtmöglicher Sorgfalt** in Anspruch genommen werden dürfen. Daher muss ein Sonderrechtsfahrer auf einer Einsatzfahrt vor **jeder einzelnen** Abweichung von den Vorschriften der StVO prüfen, ob diese erforderlich ist. Je weiter sich ein Sonderrechtsfahrer über die sonst geltenden Verkehrsregeln hinwegsetzt, desto vorsichtiger muss er fahren.

Ein Sonderrechtsfahrer darf nicht darauf vertrauen, sondern **muss sich** davon **überzeugen,** dass ihn alle anderen Verkehrsteilnehmer wahrgenommen und sich auf seine Fahrabsicht eingestellt haben. Er darf **keinesfalls** in eine unübersichtliche Verkehrslage hineinfahren, ohne rechtzeitig anhalten zu können. Insbesondere aus nicht vorfahrtsberechtigten Straßen heraus und über rote Ampeln in Kreuzungen hinein darf ein Sonderrechtsfahrer bei unübersichtlicher Verkehrslage (z. B. bei Sichtbehinderung durch Bebauung, Lkw oder Bus, bei mehrspurigen Fahrbahnen oder bei vielbefahrenen Kreuzungen) nur mit Schrittgeschwindigkeit und jederzeitiger Möglichkeit zum vollständigen Anhalten fahren. Falls erforderlich, muss er das Fahrzeug fast zum Stillstand abbremsen, sich zuerst einen hinreichenden Überblick über die Verkehrslage verschaffen und ggf. vorsichtig in die unübersichtliche Verkehrslage „hineintasten“.

Bei Fahrten mit Sonderrechten dürfen zu keiner Zeit **andere Verkehrsteilnehmer** wie Autofahrer, Fahrradfahrer oder Fußgänger gefährdet oder gar geschädigt werden. Wer diese Grenzen des § 35 Abs. 8 StVO überschreitet, verhält sich (grob) fahrlässig und begeht eine Ordnungswidrigkeit (§ 49 Abs. 4 Nr. 2 StVO). Im Falle eines Unfalls führt dies zumindest zu einer teilweisen Haftung.

Außerdem befreit § 35 Abs. 5a StVO nur von den Vorschriften der StVO, nicht aber von strafrechtlichen Vorschriften. Auch bei Sonderrechtsfahrten kann man sich wegen Sachbeschädigung, Körperverletzung, Tötung, Nötigung oder Straßenverkehrsgefährdung strafbar machen. Eine **Straßenverkehrsgefährdung** (§ 315c StGB) begeht z. B., wer an unübersichtlichen Stellen, an Straßenkreuzungen und Straßeneinmündungen zu schnell fährt und dadurch Gesundheit oder Leben eines anderen Menschen gefährdet. Das Fahren unter dem Einfluss von Stoffen, welche die Fahrtüchtigkeit beeinträchtigen (z. B. Alkohol, Drogen, bestimmte Medikamente), gestattet § 35 StVO nicht.

MERKE

Sonderrechte werden nur in den engen Grenzen des § 35 Abs. 8 StVO gewährt und befreien nicht von strafrechtlichen Vorschriften!

Wer Sonderrechte zu Unrecht ausübt, verstößt nicht gegen § 35 StVO, sondern gegen jede einzelne Verkehrsvorschrift, die missachtet wird. Er begeht entsprechende bußgeldbewehrte Ordnungswidrigkeiten und haftet möglicherweise im Falle eines Unfalls.

Einzelfragen

Sonderrechte werden nach dem Wortlaut des § 35 Abs. 5a StVO nur **Fahrzeugen des Rettungsdienstes** gewährt. Deshalb stehen haupt- oder ehrenamtlichen Mitarbeitern des Rettungsdienstes, die aufgrund einer Alarmierung in der Freizeit mit **Privat**fahrzeugen zur Rettungswache oder zum Fahrzeugstandort einer Schnelleinsatzgruppe (→ 2.4.3) fahren, **keine** Sonderrechte zu. Auch in Ersthelfergruppen organisierten Ersthelfern (→ 2.4.4), die im Rahmen eines Ersthelfersystems zu Erstversorgungen fahren, stehen aus diesem Grund **keine** Sonderrechte zu. Etwas anderes gilt aufgrund des unterschiedlichen Wortlauts in § 35 Abs. 1 StVO („die Feuerwehr" und nicht „Fahrzeuge der Feuerwehr") ausschließlich für Privatfahrzeuge der **Feuerwehrmitglieder.**

Auch Fahrzeuge des Katastrophenschutzes oder sonstige (Sanitäts-)Fahrzeuge der Hilfsorganisationen werden nicht zu „Fahrzeugen des Rettungsdienstes" im Sinne des § 35 Abs. 5a StVO, wenn sie von der Leitstelle ausnahmsweise zu Erstversorgungen bei Notfalleinsätzen eingesetzt werden. Bedienen sich organisierte Ersthelfer bei ihren Erstversorgungen solcher Fahrzeuge, stehen ihnen daher ebenfalls **nie** Sonderrechte gemäß § 35 Abs. 5a StVO zu, selbst wenn diese Fahrzeuge als Bestandteil einer Schnelleinsatzgruppe oder einer Katastrophenschutzeinheit zulässigerweise mit blauem Blinklicht und Sondersignalanlage ausgestattet sind. Denn organisierte Ersthelfer ersetzen weder den Rettungsdienst, noch sind sie Bestandteil desselben (→ 2.4.4).

Vereinzelt wird zwar vertreten, dass auch organisierten Ersthelfern, die keine Feuerwehrmitglieder sind, Sonderrechte zustehen würden. Aufgrund des eindeutigen Gesetzeswortlauts sind diese Äußerungen jedoch sehr bedenklich und kaum haltbar. Es fällt nämlich allein in die Zuständigkeit des Gesetzgebers, im Rahmen einer Gesetzesänderung auch organisierten Ersthelfern der Hilfsorganisationen Sonderrechte einzuräumen. Daher ist diesen aus verkehrs-, haftungs- und versicherungsrechtlichen Gründen derzeit dringend davon abzuraten, auf Anfahrten zu Erstversorgungen Sonderrechte in Anspruch zu nehmen.

Abweichend vom vorangehend Dargestellten stehen **in Bayern** Einsatzfahrzeugen von Ersthelfergruppen der Feuerwehr und der im Rettungsdienst tätigen Hilfsorganisationen bei Vorliegen weiterer, im Einzelnen festgelegter Voraussetzungen dieselben Sonderrechte zu wie Fahrzeugen des Rettungsdienstes. Rechtsgrundlage hierfür ist eine zeitlich befristete, jederzeit widerrufbare Allgemeinverfügung des Bayerischen Staatsministeriums des Innern, für Sport und Integration (vom 02.09.2024, Aktenzeichen C4-3612-26-4), die auf Grundlage des § 46 Abs. 2 S. 1 StVO (Ausnahmegenehmigung) erlassen wurde.

Rechtfertigender Notstand

Im Einzelfall kann das Begehen von Verkehrsordnungswidrigkeiten (z. B. Durchfahren roter Ampeln, Geschwindigkeitsüberschreitungen) trotz nicht zustehender Sonderrechte wegen **rechtfertigenden Notstands** nach § 16 **Ordnungswidrigkeitengesetz** (OWiG) dennoch nicht rechtswidrig sein, z. B. für organisierte Ersthelfer oder Mitglieder von Schnelleinsatzgruppen.

Die Rechtswidrigkeit entfällt jedoch **nur** dann, wenn bereits eine **gegenwärtige, konkrete** Gefahr für Gesundheit oder Leben eines Patienten besteht, die **nicht anders abwendbar** ist. Dies ist z. B. der Fall, wenn ein Rettungsdienstmitarbeiter in der Freizeit alarmiert wird, um ein zusätzliches Rettungsdienstfahrzeug zur Durchführung eines **bereits anliegenden** Notfalleinsatzes zu besetzen, oder wenn organisierte Ersthelfer zu Erstversorgungen bei **akut lebensbedrohlichen** Notfällen (also nur bei einer Notarzt-Indikation, nicht bei einer alleinigen RTW-Indikation) alarmiert werden.

Dagegen entfällt die Rechtswidrigkeit von Verkehrsordnungswidrigkeiten **nicht** bei (vorsorglichen) **Alarmierungen** zur Nachbesetzung von Rettungsmitteln oder zu (Betreuungs-) Einsätzen von Schnelleinsatzgruppen, wenn (noch) keine **gegenwärtigen, konkreten** Gesundheits- oder Lebensgefahren von Patienten bekannt sind.

Damit die Haupt- und/oder Ehrenamtlichen bei einer Alarmierung in der Freizeit unterscheiden können, ob ein Fall des rechtfertigenden Notstandes (§ 16 OWiG) vorliegt oder nicht, muss die Leitstelle sie bei der Alarmierung **zwingend** entsprechend informieren. Dies hat je nach Alarmierungssystem z. B. mit einer entsprechenden Durchsage oder mit einem entsprechenden Alarmierungstext zu geschehen. Erschreckenderweise beachten dies immer noch nicht alle Leitstellendisponenten und setzen sich sowie die alarmierten Haupt- und/oder Ehrenamtlichen dadurch unnötigen rechtlichen Risiken aus. Denn **die Rechtsprechung ist beim Prüfen, ob die Voraussetzungen des rechtfertigenden Notstandes (§ 16 OWiG) tatsächlich vorgelegen haben, insbesondere im Fall von Verkehrsordnungswidrigkeiten und Verkehrsunfällen, sehr streng.**

Weiterhin ist zu beachten, dass die Rechtsprechung für Abweichungen von den Vorschriften der StVO aufgrund eines rechtfertigenden Notstandes (§ 16 OWiG) noch **deutlich strengere Sorgfaltspflichten** aufgestellt hat als bei Sonderrechtsfahrten. Es kommen mit **Privat**fahrzeugen – wenn überhaupt – nur mäßige Geschwindigkeitsüberschreitungen in Betracht. Zudem ist die Zeitersparnis durch Geschwindigkeitsüberschreitungen bei einsatzortnah alarmierten organisierten Ersthelfern meist gering. Daher sind Geschwindigkeitsüberschreitungen dieser häufig nicht erforderlich und stehen dann außer Verhältnis zu den damit verbundenen Gefahren. Mangels Verhältnismäßigkeit sind sie **nicht** gemäß § 16 OWiG zulässig.

Auf keinen Fall dürfen bei der Inanspruchnahme eines rechtfertigenden Notstandes andere Verkehrsteilnehmer gefährdet oder geschädigt werden. Vor Strafverfolgung (z. B. wegen Nötigung, Straßenverkehrsgefährdung, Körperverletzung, Tötung) schützt § 16 OWiG nicht.

4.5.3 Wegerecht

Das **Wegerecht des Rettungsdienstes** ist in § 38 Abs. 1 StVO geregelt (Kasten).

GESETZESTEXT

§ 38 StVO Blaues Blinklicht und gelbes Blinklicht
(Hervorhebungen vom Autor)
(1) **Blaues Blinklicht zusammen mit dem Einsatzhorn** darf nur verwendet werden, **wenn höchste Eile geboten ist, um Menschenleben zu retten oder schwere gesundheitliche Schäden abzuwenden,** eine Gefahr für die öffentliche Sicherheit oder Ordnung abzuwenden, flüchtige Personen zu verfolgen oder bedeutende Sachwerte zu erhalten.
Es ordnet an: „Alle übrigen Verkehrsteilnehmer haben sofort freie Bahn zu schaffen."
(2) **Blaues Blinklicht** allein darf nur von den damit ausgerüsteten Fahrzeugen und nur zur Warnung an Unfall- oder sonstigen Einsatzstellen, bei Einsatzfahrten oder bei der Begleitung von Fahrzeugen oder von geschlossenen Verbänden verwendet werden.
(3) **Gelbes Blinklicht** warnt vor Gefahren. Es kann ortsfest oder von Fahrzeugen aus verwendet werden. Die Verwendung von Fahrzeugen aus ist nur zulässig, um vor Arbeits- oder Unfallstellen, vor ungewöhnlich langsam fahrenden Fahrzeugen oder vor Fahrzeugen mit ungewöhnlicher Breite oder Länge oder mit ungewöhnlich breiter oder langer Ladung zu warnen.

MERKE

Blaues Blinklicht zusammen mit dem Einsatzhorn darf nur verwendet werden, wenn höchste Eile geboten ist, um Menschenleben zu retten oder schwere gesundheitliche Schäden abzuwenden!

Wird blaues Blinklicht zusammen mit dem Einsatzhorn verwendet, haben die übrigen Verkehrsteilnehmer einem Einsatzfahrzeug ohne Rücksicht auf die geltenden Verkehrsregeln **sofort Vorrang zu gewähren** („... *sofort freie Bahn zu schaffen*"). Sie müssen auf ihren eigenen Vorrang verzichten. Allerdings wird dadurch **kein Vorrangrecht** des Einsatzfahrzeugs begründet. Ein Einsatzfahrzeug darf sich über fremden Vorrang daher nur hinwegsetzen, wenn der übrige Verkehr erkennbar auf seinen eigenen Vorrang verzichtet.

MERKE

Das Fahren mit blauem Blinklicht und Einsatzhorn begründet nach § 38 Abs. 1 StVO weder ein Vorrangrecht noch Sonderrechte!

Voraussetzung für das Bestehen eines Wegerechts in einer konkreten Verkehrssituation ist das **rechtzeitige** Einschalten von blauem Blinklicht **und** Einsatzhorn. Was rechtzeitig ist, hängt von der jeweiligen Verkehrssituation ab. Die übrigen Verkehrsteilnehmer müssen stets ausreichend Zeit haben, um wahrzunehmen, aus welcher Richtung das Einsatzfahrzeug kommt, und dann entsprechend reagieren zu können. Nach einem obergerichtlichen Urteil dürfte das Einschalten von blauem Blinklicht **und** Einsatzhorn 10 Sek. vor der Einfahrt in einen Kreuzungsbereich (Überqueren der Haltelinie) trotz roter Ampel jedenfalls in der Regel rechtzeitig sein. Beim Durchfahren von Kreuzungen mussen blaues Blinklicht **und** Einsatzhorn bis zum **vollständigen** Verlassen des Kreuzungsbereichs eingeschaltet bleiben; ansonsten dürfen die übrigen Verkehrsteilnehmer annehmen, dass der Fahrer des Einsatzfahrzeugs kein Wegerecht mehr in Anspruch nehmen will.

Allein das Fahren mit blauem Blinklicht und Einsatzhorn befreit **nicht** von den Vorschriften der StVO, sondern nur die gleichzeitige rechtmäßige Inanspruchnahme von Sonderrechten nach § 35 StVO. Liegen allein die Voraussetzungen des § 38 Abs. 1 StVO, nicht aber die des § 35 Abs. 5a StVO vor (kein Fahrzeug des Rettungsdienstes, sondern z. B. ein Privatfahrzeug eines organisierten Ersthelfers mit behördlich genehmigter Sondersignalanlage oder ein Fahrzeug des Katastrophenschutzes oder einer Hilfsorganisation, das zu einer Erstversorgung eingesetzt wird), bestehen keine Sonderrechte. **Wegerechtsfahrzeuge** bleiben dann an alle Verkehrsregeln gebunden, außer es liegen im Einzelfall die engen Voraussetzungen des rechtfertigenden Notstandes (§ 16 OWiG, → 4.5.2, Abschnitt „Rechtfertigender Notstand") vor.

Die für Sonderrechtsfahrten dargestellten strengen Sorgfaltspflichten gelten ebenso für alleinige Wegerechtsfahrten.

Nach § 38 Abs. 2 StVO (Kasten) darf **blaues Blinklicht allein,** d. h. ohne Einsatzhorn, zur **Absicherung** an Einsatzstellen oder auf Einsatzfahrten verwendet werden. Allerdings besteht auf Einsatzfahrten dann **kein** Wegerecht, auch wenn aufmerksame Verkehrsteilnehmer in der Praxis dennoch häufig freiwillig freie Bahn schaffen. Nach der Rechtsprechung muss der übrige Verkehr bei alleinigem Gebrauch von blauem Blinklicht nicht damit rechnen, dass eine rote Ampel überfahren oder sonst eine Verkehrsregel missachtet wird.

MERKE

Nur blaues Blinklicht **zusammen** mit dem Einsatzhorn gewährt ein Wegerecht!

Wer ohne das Vorliegen der Voraussetzungen des § 38 StVO blaues Blinklicht zusammen mit dem Einsatzhorn oder allein verwendet, begeht eine bußgeldbewehrte **Ordnungswidrigkeit** (§ 49 Abs. 3 Nr. 3 StVO). Dies gilt ebenso für andere Verkehrsteilnehmer, die trotz blauen Blinklichts und Einsatzhorns nicht sofort freie Bahn schaffen.

Blaues Blinklicht und Einsatzhorn **(Sondersignalanlagen)** dürfen an Privatfahrzeugen nur nach behördlicher Genehmigung installiert oder in diesen mitgeführt werden.

Gelbes Blinklicht darf an Privat- oder Vereinsfahrzeugen nur zur Absicherung einer Notfallstelle verwendet werden (§ 38 Abs. 3 StVO; s. → Kasten). Gelbes Blinklicht und/oder Warnblinker dürfen daher auch von organisierten Ersthelfern nicht auf der Anfahrt zu einer Erstversorgung gebraucht werden.

4.5.4 Fahrerlaubnis zur Fahrgastbeförderung

Wer einen Krankenkraftwagen eines **privaten Krankentransport- oder Rettungsdienstunternehmens** führt, bedarf neben der allgemeinen Fahrerlaubnis der zusätzlichen **Fahrerlaubnis zur Fahrgastbeförderung** (§ 48 Abs. 1 FeV), Diese ist zu erteilen, wenn u. a. folgende Voraussetzungen erfüllt sind (§ 48 Abs. 4 FeV):

- Vorliegen der Fahrerlaubnis für die Klasse B seit mindestens einem Jahr
- Vorliegen eines tadellosen Führungszeugnisses
- Vollendung des 19. Lebensjahres
- Geistige und körperliche Eignung
- Ausreichendes Sehvermögen
- Nachweis über Teilnahme an einer Schulung in Erster Hilfe

Die Erlaubnis wird für die Dauer von nicht mehr als 5 Jahren erteilt und auf Antrag jeweils um bis zu 5 Jahre verlängert (§ 48 Abs. 5 FeV).

Dieser zusätzlichen Fahrerlaubnis zur Fahrgastbeförderung bedarf es **nicht** für Krankenkraftwagen der Bundeswehr, Bundespolizei, Polizei, des Katastrophenschutzes – wenn sie für dessen Zweck verwendet werden – sowie für Krankenkraftwagen der Feuerwehren und der nach Landesrecht anerkannten Rettungsdienste (§ 48 Abs. 2 FeV).

4.5.5 Sonderfahrberechtigung für Einsatzfahrzeuge

Seit der Änderung des Fahrerlaubnisrechts im Jahr 1999 dürfen Inhaber einer neuen Pkw-Fahrerlaubnis (Klasse B) nur noch Fahrzeuge mit einer zulässigen Gesamtmasse von bis zu 3,5 t – statt früher von bis zu 7,5 t – fahren. Allerdings weisen zahlreiche Einsatzfahrzeuge der Feuerwehren, der Rettungsdienste, des Technischen Hilfswerks und des Katastrophenschutzes mindestens eine zulässige Gesamtmasse im Bereich zwischen 3,5 und 7,5 t auf, z. B. viele Rettungswagen, Notarztwagen und Intensivtransportwagen. Da der zusätzliche Erwerb einer Lkw-Fahrerlaubnis (Klasse C1 bzw. C) allein für eine ehrenamtliche Tätigkeit unverhältnismäßig hohe Kosten verursachte, gab es bei den vorgenannten Organisationen im ehrenamtlichen Bereich einen Fahrermangel.

Um diesem Missstand zu begegnen, wurde vom Bundesgesetzgeber im Jahr 2009 eine **Sonderfahrberechtigung für Einsatzfahrzeuge** bis zu 4,75 t geschaffen, die sogenannte **„kleine" Sonderfahrberechtigung.** Diese Regelung wurde im Jahr 2011 auf Einsatzfahrzeuge von bis zu 7,5 t ausgedehnt, sogenannte **„große" Sonderfahrberechtigung.** Umgangssprachlich ist für diese Sonderfahrberechtigungen auch die Bezeichnung **„Feuerwehrführerschein"** gebräuchlich.

Heute können Angehörigen der Freiwilligen Feuerwehren, der nach Landesrecht anerkannten Rettungsdienste, des Technischen Hilfswerks und sonstiger Einheiten des Katastrophenschutzes, die ihre Tätigkeit ehrenamtlich ausüben, **für ihre ehrenamtliche Aufgabenerfüllung** Fahrberechtigungen zum Führen von Einsatzfahrzeugen (einschließlich Fahrzeugkombinationen mit Anhänger) bis zu einer zulässigen Gesamtmasse von 4,75 oder 7,5 t erteilt werden (§ 2 Abs. 10a und 16 Straßenverkehrsgesetz – StVG), wenn sie

- mindestens seit 2 Jahren eine Fahrerlaubnis der Klasse B besitzen,
- in das Führen von Einsatzfahrzeugen bis zu einer zulässigen Gesamtmasse von 4,75 oder 7,5 t eingewiesen worden sind und
- in einer praktischen Prüfung ihre Befähigung nachgewiesen haben.

Einweisung und praktische Prüfung können die Organisationen selbst durchführen.

Die Einzelheiten zur Erteilung der Sonderfahrberechtigungen sind von den Bundesländern zu regeln und können sich daher im Detail unterscheiden. Allerdings haben bis heute nicht alle Bundesländer von der Möglichkeit zur Einführung dieser Sonderfahrberechtigungen für Einsatzfahrzeuge Gebrauch gemacht und sich z. T. sogar bewusst dagegen entschieden (z. B. Sachsen-Anhalt).

Die Sonderfahrberechtigungen gelten nur innerhalb der Bundesrepublik Deutschland. Sie **sind ausschließlich auf eine ehrenamtliche,** d. h. auf eine nicht auf Verdiensterzielung gerichtete **Tätigkeit bei den vorgenannten Organisationen** zu Einsatz-, Übungs- und Ausbildungszwecken sowie für Fahrten zur Sicherung der Einsatzbereitschaft **beschränkt** (vgl. § 2 Abs. 10a S. 3 StVG). Privat- und Vereinsfahrten (z. B. Verpflegungseinkäufe während einer Rettungsdienstschicht oder der Transport eines Verkaufsstands für eine Festveranstaltung) oder Fahrten im Rahmen von sanitätsdienstlichen Betreuungen von Veranstaltungen können damit nicht rechtmäßig durchgeführt werden.

IM FOKUS

Straßenverkehrsrecht

- **Allgemeine Regelungen:**
  - Im Normalfall gelten auch für den Rettungsdienst sämtliche **Verkehrsregeln** und **Verkehrszeichen.**
  - Zudem müssen alle Fahrzeugführer eine **gültige Fahrerlaubnis,** zumeist mindestens der Klasse C1, vorweisen können.
  - In den meisten Bundesländern gibt es zur Ausübung ehrenamtlicher Tätigkeiten im Rettungsdienst oder Katastrophenschutz **Sonderfahrberechtigungen für Einsatzfahrzeuge bis zu 4,75 t bzw. 7,5 t.** Hauptvoraussetzung ist ein Führerschein der Klasse B.
  - Mitarbeiter privater Krankentransport- und/oder Rettungsdienstunternehmen benötigen Personenbeförderungsscheine, die als **„Fahrerlaubnis zur Fahrgastbeförderung"** bezeichnet werden.

- **Sonder- und Wegerechte:**
  - Fahrzeuge des Rettungsdienstes dürfen **Sonderrechte nach § 35 StVO** in Anspruch nehmen, *„wenn höchste Eile geboten ist, um Menschenleben zu retten oder schwere gesundheitliche Schäden abzuwenden“*.
  - Die Nutzung von Sonderrechten befreit nicht von der Pflicht zur **Rücksichtnahme** gegenüber anderen Verkehrsteilnehmern.
  - **Wegerechte nach § 38 StVO** können durch Rettungsfachpersonal ebenfalls bei Lebens- oder schweren Gesundheitsgefährdungen in Anspruch genommen werden.
    - Andere Verkehrsteilnehmen müssen sofort freie Bahn schaffen.
    - Voraussetzung ist der kombinierte Einsatz von Signalhorn und blauem Blinklicht.
    - Wegerecht bedeutet kein „Vorrangrecht“, d. h. andere Verkehrsteilnehmer müssen zwar auf ihren Vorrang verzichten, dieser geht aber nicht automatisch auf das Rettungsdienstfahrzeug über.

4.6 Weitere Rechtsfragen

4.6.1 Datenschutz

Unter **Datenschutz** versteht man den Schutz natürlicher Personen bei der Verarbeitung personenbezogener Daten. Konkret wird jeder Einzelne vor unerlaubter Verarbeitung personenbezogener Daten und insbesondere vor Datenmissbrauch durch Dritte geschützt.

Ausgangspunkt ist das **Recht auf informationelle Selbstbestimmung,** also das Recht jeder Person, selbst über die Preisgabe und Verwendung ihrer personenbezogenen Daten zu bestimmen. Dieses Recht ist Teil des Allgemeinen Persönlichkeitsrechts und ergibt sich direkt aus Art. 2 Abs. 2 i. V. m. Art. 1 Abs. 1 Grundgesetz.

Geregelt wird das in Deutschland geltende Datenschutzrecht in der **Datenschutz-Grundverordnung** der Europäischen Union **(DSGVO),** dem **Bundesdatenschutzgesetz (BDSG),** den **Landesdatenschutzgesetzen** sowie in den Landesrettungsdienstgesetzen. Für gesetzlich Krankenversicherte finden sich zusätzliche Regelungen in den Sozialgesetzbüchern, u. a. im SGB V.

Hierbei werden unter **personenbezogene Daten** alle Informationen verstanden, die sich auf eine identifizierte oder identifizierbare natürliche Person beziehen; als identifizierbar wird eine natürliche Person angesehen, die direkt oder indirekt, insbesondere mittels Zuordnung zu einer Kennung wie einem Namen, zu einer Kennnummer (z. B. allein einer Auftragsnummer), zu Standortdaten, zu einer Online-Kennung oder zu einem oder mehreren besonderen Merkmalen, die Ausdruck der physischen, physiologischen, genetischen, psychischen, wirtschaftlichen, kulturellen oder sozialen Identität dieser natürlichen Person sind, identifiziert werden kann (Art. 4 Nr. 1 DSGVO).

Unter **Datenverarbeitung** wird jeder mit oder ohne Hilfe automatisierter Verfahren ausgeführter Vorgang oder jede solche Vorgangsreihe im Zusammenhang mit personenbezogenen Daten wie das Erheben, das Erfassen, die Organisation, das Ordnen, die Speicherung, die Anpassung oder Veränderung, das Auslesen, das Abfragen, die Verwendung, die Offenlegung durch Übermittlung, Verbreitung oder eine andere Form der Bereitstellung, den Abgleich oder die Verknüpfung, die Einschränkung, das Löschen oder die Vernichtung verstanden (Art. 4 Nr. 2 DSGVO).

Die **wichtigste Grundregel des Datenschutzrechts** ist, dass personenbezogene Daten nur verarbeitet werden dürfen, wenn die von der Verarbeitung betroffene Person in die Verarbeitung zu dem konkreten Zweck eingewilligt hat oder wenn es für die Verarbeitung eine gesetzliche Grundlage gibt. Solche finden sich u. a. direkt in der DSGVO, im BDSG und in den Landesrettungsdienstgesetzen. Hiernach ist die Verarbeitung u. a. zur Erfüllung eines Vertrags (z. B. eines Rettungsdienst- bzw. Krankentransportvertrags, also beim Einsatzgeschehen, bei der Patientenübergabe, Einsatzdokumentation und Abrechnung) erlaubt (Art. 6 Abs. 1 b) DSGVO), wenn die Verarbeitung zur Erfüllung einer rechtlichen Verpflichtung erforderlich ist (z. B. zur Erfüllung einer Garantenpflicht, in dem zum Schutz des Patienten, die Polizei gerufen wird (→ 4.6.5 und → 25.6) oder zur Erfüllung einer Meldepflicht nach dem Infektionsschutzgesetz (→ 4.8) oder zum Schutz von lebenswichtigen Interessen der von der Datenverarbeitung betroffenen Person oder von Dritten (Art. 6 Abs. 1 c) DSGVO) zulässig.

MERKE

Personenbezogene Daten dürfen nur verarbeitet werden, wenn die von der Verarbeitung betroffenen Person in die Verarbeitung eingewilligt hat oder wenn es für die Verarbeitung eine gesetzliche Grundlage gibt.

Rechtskonformer Datenschutz erfordert **organisatorische und technische Maßnahmen** des Rettungsdienstleistungserbringers gegen unerlaubte Verarbeitung personenbezogener Daten. Organisatorische Maßnahmen sind insbesondere die Schulung der Mitarbeiter im korrekten Umgang mit personenbezogenen Daten und Dienstanweisungen, die den Umgang mit personenbezogenen Daten regeln (z. B. die Untersagung der Einsichtnahme in dienstlich Daten aus reiner Neugier oder zu sonstigen privaten Zwecken). Zu den technischen Maßnahmen gehören Berechtigungskonzepte, also dass nur diejenigen Personen auf personenbezogene Daten zugreifen können, die den konkreten Zugriff zur Erfüllung ihrer Arbeitsaufgaben benötigen. Die technischen Maßnahmen schützen insbesondere durch IT-Sicherheitsmaßnahmen gegen das unbefugte Nutzen (Vertraulichkeit), Löschen (Verfügbarkeit) und Verfälschen (Integrität) von Daten, insbesondere durch unberechtigte Dritte, z. B. durch Cyberkriminelle.

Verstöße gegen die Datenschutzvorschriften können mit empfindlichen Bußgeldern geahndet werden, die in Abhängigkeit vom Einzelfall auch gegen die einzelnen Mitarbeiter verhängt werden können.

4.6.2 Behandlungs- oder Transportverweigerung

Will sich ein Patient trotz medizinischer Notwendigkeit (Indikation) vom Rettungsdienst nicht behandeln oder transportieren lassen, ist die Situation einer **Behandlungs- oder Transportverweigerung** gegeben.

Das Selbstbestimmungsrecht der Patienten verbietet grundsätzlich eine zwangsweise Behandlung oder einen zwangsweisen Transport entgegen ihrem Willen (siehe auch → 4.3.4, → 4.6.5, → 25.6). Rettungsfachpersonal und Ärzte müssen den Patientenwillen grundsätzlich akzeptieren, und zwar auch dann, wenn er noch so unvernünftig ist. Doch die bestehende Garanten- und allgemeine Hilfeleistungspflicht des Rettungsfachpersonals (→ 4.3.1, → 4.3.2) und/oder eines (Not-)Arztes entfällt nur, wenn der Patient davon rechtswirksam entbunden hat.

Für eine **rechtswirksame** Behandlungs- oder Transportverweigerung muss ein Patient **entscheidungs- bzw. verweigerungsfähig** sein. Das ist ein Patient nur, wenn er die Bedeutung und Tragweite seiner Entscheidung, sich nicht behandeln und/oder nicht in ein Krankenhaus transportieren zu lassen, vollständig überblicken kann und entsprechende Verstandesreife und Urteilsfähigkeit hat. Wann dies der Fall ist, hängt vom Einzelfall ab. **Keinesfalls reicht allein die Äußerungsfähigkeit aus.** Als Richtschnur lässt sich festhalten, dass ein Patient jedenfalls kaum verweigerungsfähig sein kann, wenn er bereits zur aktuellen Situation (u. a. zur Person, Zeit, Ort), insbesondere zu akuten Verletzungen oder Erkrankungen, nicht orientiert ist. Verweigerungs**un**fähigkeit liegt in der Regel bei Patienten mit starker Alkoholisierung oder sonstigem Drogeneinfluss vor, aber auch bei psychiatrischen Erkrankungen (z. B. Suizidversuch), Demenz, Schock, Kopfverletzungen (Amnesie!), Hypoglykämie (zentralnervöse Reaktion, Verwirrtheit!) oder unmittelbar vorangegangenem Krampfanfall (Desorientierung, Amnesie!).

Entgegen einer weitverbreiteten Praxis reicht für eine **rechtswirksame** Behandlungs- oder Transportverweigerung eines Patienten, auch wenn dieser verweigerungsfähig ist, keineswegs allein das Unterschreiben eines Transportverweigerungsformulars durch diesen und weitere Zeugen, z. B. Angehörige, aus. Denn die Rechtsprechung verlangt zusätzlich zuvor eine **eindringliche** und **schonungslose** Aufklärung des Patienten über die möglichen gesundheitlichen Risiken seiner Behandlungs- bzw. Transportverweigerung. Auf keinen Fall darf das Rettungsfachpersonal den Patienten bei der ersten Äußerung eines Behandlungs- oder Transportverweigerungswillens verlassen. Zusätzlich ist der Patient eindringlich darauf hinzuweisen, dass er umgehend seinen Hausarzt rufen oder aufsuchen sollte. Ist der Patient einverstanden, sollten die Rettungsdienstmitarbeiter den Hausarzt bzw. den ärztlichen Notdienst/Bereitschaftsdienst selbst rufen.

Sodann ist auf dem **Transportverweigerungsformular** neben der eigentlichen Behandlungs- oder Transportverweigerung die Feststellung der Verweigerungsfähigkeit sowie die Aufklärung über die gesundheitlichen Risiken, auf die der Patient hingewiesen wurde, **im Einzelnen zu dokumentieren** (Beispiel: „Patient wurde eindringlich über den Verdacht auf eine Gehirnerschütterung und deren mögliche Risiken wie Gehirnblutung, Bewusstlosigkeit und Tod hingewiesen."). Eine allgemein gehaltene, pauschale Standardformulierung (z. B. „... wurde über die gesundheitlichen Risiken der Transportverweigerung aufgeklärt") reicht dazu keinesfalls aus. Zusätzlich sind stets die erhobenen Untersuchungsbefunde, insbesondere die Vitalparameter, im üblichen Einsatzprotokoll zu dokumentieren (→ 8).

Will ein verweigerungsfähiger Patient nach rechtswirksamer Aufklärung über die Risiken einer Verweigerung das Verweigerungsformular nicht unterschreiben, ist dies durch das Rettungsfachpersonal festzuhalten und, wenn möglich, durch Zeugen, etwa durch Angehörige oder anwesende Polizeibeamte, bestätigen zu lassen. Für eine rechtswirksame Verweigerung ist eine Unterschrift des Patienten nicht erforderlich. Aus Beweisgründen ist es dennoch sehr zu empfehlen, diese einzuholen.

Möchte sich ein verweigerungs**un**fähiger Patient nicht behandeln und/oder transportieren lassen, besteht die Garanten- und allgemeine Hilfeleistungspflicht des Rettungsfachpersonals weiter. Zur Vermeidung von straf- und haftungsrechtlichen Risiken darf das Rettungsfachpersonal daher diesen nicht sich selbst überlassen. Vielmehr hat es einen Arzt (je nach den Umständen des Einzelfalles Notarzt, Hausarzt, Ärztlicher Notdienst/Bereitschaftsdienst) und/oder in offensichtlichen Fällen (z. B. Suizidversuch, Fraktur mit Fehlstellung oder größere Wunde, die genäht werden muss) sofort die Polizei hinzuziehen. In Abhängigkeit vom Einzelfall und unter Einhaltung der Verhältnismäßigkeit kann bzw. muss die Polizei einen verweigerungs**un**fähigen Patienten bei gesundheitlicher Eigengefährdung dann zwangsweise einer medizinischen Behandlung zuführen (siehe auch → 4.6.5). Unterlässt die Polizei dies, fällt es in ihren Verantwortungs- und Risikobereich und nicht mehr in den des Rettungsdienstes.

4.6.3 Patientenverfügung

Unter einer **Patientenverfügung** versteht man *„die schriftliche Festlegung eines einwilligungsfähigen Volljährigen, dass er in bestimmte, zum Zeitpunkt der Festlegung noch nicht unmittelbar bevorstehende Untersuchungen seines Gesundheitszustands, Heilbehandlungen oder ärztliche Eingriffe einwilligt oder diese untersagt"* (§ 1827 Abs. 1 S. 1 BGB), z. B. Reanimationsmaßnahmen.

Die Patientenverfügung ist seit September 2009 gesetzlich geregelt (zuerst in §§ 1901a ff. und seit dem 01.01.2023 in §§ 1827 ff. BGB). Es wurde gesetzlich festgelegt, was zuvor bereits gerichtlich entschieden wurde, nämlich dass eine Patientenverfügung **grundsätzlich verbindlich** ist. Allerdings ist die gesetzliche Regelung wegen der mit einer Patientenverfügung verbundenen, sehr schwierigen tatsächlichen und ethischen Fragen so kompliziert ausgefallen, dass sie für die tägliche Einsatzpraxis des Rettungsdienstes keine Rechtssicherheit bringt (→ 3.7.3).

Ohne an dieser Stelle auf die gesetzliche Regelung im Detail eingehen zu können, gilt daher für den Rettungsdienst im Umgang mit Patientenverfügungen weiterhin, was bereits zuvor gegolten hat: Eine **Patientenverfügung ist zwar auch in der Notfallrettung rechtlich verbindlich, jedoch bei Notfalleinsätzen aus den nachfolgend dargestellten Gründen grundsätzlich unbeachtlich,** sodass stets mit lebensrettenden Maßnahmen, z. B. Reanimationsmaßnahmen, zu beginnen ist. Über einen Behandlungsabbruch ist dann in aller Ruhe mit der erforderlichen Sorgfalt und nach einer rechtlichen Detailprüfung im Krankenhaus (meist auf der Intensivstation) zu entscheiden. Denn ob eine rechtswirksame, den gesetzlichen Anforderungen genügende und den konkreten Einsatzanlass erfassende Patientenverfügung vorliegt, lässt sich in Notsituationen vom Rettungsfachpersonal nicht innerhalb weniger Sekunden oder Minuten überprüfen. So kann das Rettungsfachpersonal in der gebotenen Eile bereits nicht mit der erforderlichen Sorgfalt nachprüfen, ob eine ihm vorgelegte Patientenverfügung tatsächlich

vom Patienten selbst verfasst und dieser beim Verfassen die erforderliche Einwilligungsfähigkeit hatte. Außerdem können schriftliche Patientenverfügungen jederzeit formlos, d. h. auch mündlich, widerrufen werden.

Zudem ist die neue gesetzliche Regelung von vornherein nicht auf Eilentscheidungen bei präklinischen, lebensbedrohlichen Notfällen ausgelegt. Denn es ist vor dem Treffen einer (Behandlungsabbruch-)Entscheidung zusätzlich u. a. zwingend ein ausführliches ärztliches Gespräch mit dem Betreuer des Patienten zur Feststellung des Patientenwillens vorgeschrieben, bei dem auch nahen Angehörigen und sonstigen Vertrauenspersonen hinsichtlich des Patientenwillens Gelegenheit zur Äußerung zu geben ist (§ 1828 Abs. 1 und 2 BGB). Dies ist bei Notfalleinsätzen in der Regel unmöglich.

Selbstverständlich hat das Rettungsfachpersonal eine ihm vorgelegte Patientenverfügung an die weiterbehandelnde Einrichtung zu übergeben bzw. diese über die Existenz einer solchen zu informieren und dies im Einsatzprotokoll entsprechend zu dokumentieren.

4.6.4 Notvertretungsrecht von Ehegatten

Seit dem 1.1.2023 gibt es nach § 1358 BGB das sog. **Notvertretungsrecht von Ehegatten und eingetragenen Lebenspartnern:**

Kann ein Ehegatte aufgrund von Bewusstlosigkeit oder Krankheit seine Angelegenheiten der Gesundheitssorge rechtlich nicht besorgen (vertretener Ehegatte), ist der andere Ehegatte (vertretender Ehegatte) berechtigt, für den vertretenen Ehegatten u. a. in Untersuchungen des Gesundheitszustands, Heilbehandlungen oder ärztliche Eingriffe einzuwilligen oder sie zu untersagen sowie ärztliche Aufklärungen entgegenzunehmen sowie Behandlungsverträge und Krankenhausverträge abzuschließen und durchzusetzen, soweit keiner der gesetzlichen Ausschlussgründe vorliegt.

Dieses Notvertretungsrecht gilt für einen Zeitraum von höchstens 6 Monaten und setzt voraus, dass keine Vorsorgevollmacht oder Patientenverfügung vorliegt, kein Betreuer bestellt ist oder wird und der betroffene Ehegatte eine solche Vertretung nicht früher abgelehnt hat.

Das Verfahren sieht vor, dass der behandelnde Arzt dem vertretenden Ehegatten eine schriftliche Bescheinigung über das Vorliegen der medizinischen Voraussetzungen des Notvertretungsrechts (der betroffene Ehegatte kann aufgrund von Bewusstlosigkeit oder Krankheit seine Angelegenheiten der Gesundheitssorge rechtlich nicht besorgen) zu erstellen hat, nachdem der vertretende Ehegatte dem Arzt zuvor verschiedene Punkte schriftlich versichert hat.

Legt ein vertretender Ehegatte dem Rettungsdienst eine solche ärztliche Bescheinigung vor, hat er für den vertretenen Ehegatten in Angelegenheiten der Gesundheitsvorsorge das Notvertretungsrecht. In solch einem Fall kann der vertretende Ehegatte für den vertretenen Ehegatten in Gesundheitsfragen als Vertreter grundsätzlich rechtsverbindlich mit Bindungswirkung u. a. gegenüber dem Rettungsdienst entscheiden.

Tritt die Bewusstlosigkeit eines Ehegatten jedoch plötzlich neu auf (z. B. aufgrund eines Schlaganfalls) besteht ein solches Notvertretungsrecht des anderen Ehegatten jedoch noch nicht, da die dafür erforderliche ärztliche Bescheinigung des behandelnden Arztes noch fehlt.

IM FOKUS

Behandlungs- und Transportverweigerung, Patientenverfügungen und Notvertretungsrecht von Ehegatten

- **Behandlungs- und Transportverweigerung:**
  - Patienten haben grundsätzlich das Recht, medizinische Behandlungen und/oder einen Transport in ein Krankenhaus abzulehnen.
    - Für eine rechtswirksame Verweigerung muss ein Patient entscheidungs- bzw. verweigerungsfähig sein.
    - Möchte ein Patient nicht transportiert werden, sollte er dies durch eine Unterschrift auf einem **Transportverweigerungsformular** bestätigen.
    - Zudem muss eine eindringliche, vollständige und schonungslose Aufklärung über mögliche Folgen der Transportverweigerung erfolgen.
    - Und es müssen alle relevanten Details des Einsatzes dokumentiert werden.
  - Möchte ein verweigerungsunfähiger Patient einen Transport ablehnen, darf dieser nicht sich selbst überlassen werden.
    - Es besteht eine **Pflicht zur Hilfeleistung.**
    - Für die Durchsetzung eines Transports muss die Polizei und, in Abhängigkeit vom Einzelfall, auch ein Arzt hinzugezogen werden.
- **Patientenverfügung:**
  - Patientenverfügungen sind **schriftliche Willensbekundungen.**
  - Sie sind grundsätzlich **verbindlich.**
  - Allerdings fehlt bei Notfalleinsätzen die Zeit, um die Wirksamkeit und den Umfang einer Patientenverfügung mit der erforderlichen Sorgfalt prüfen zu können. Eine Patientenverfügung ist in der Notfallrettung daher grundsätzlich unbeachtlich, sodass stets mit lebensrettenden Maßnahmen, z. B. Reanimationsmaßnahmen, zu beginnen ist.
  - Eine Patientenverfügung muss aber bei einer Übergabe im Krankenhaus erwähnt und mit übergeben werden. Der Patient verwirkt grundsätzlich nicht sein Recht auf Selbstbestimmung, nur weil es zu einem Notfall gekommen ist.
- **Notvertretungsrecht von Ehegatten:**
  - Das Notvertretungsrecht von Ehegatten für Angelegenheiten der **Gesundheitssorge** besteht unter den gesetzlich geregelten Voraussetzungen für einen Zeitraum von **höchstens 6 Monaten.**
  - Für die Ausübung erhält der vertretende Ehegatte vom behandelnden Arzt eine Bestätigung über das Vorliegen der erforderlichen Voraussetzungen.

4.6.5 Gewahrsamnahme

Nicht der Rettungsdienst, sondern die **Polizei** ist befugt, über die vorläufige Gewahrsamnahme einer Person zum Schutz des Betroffenen oder der Allgemeinheit (Eigen- und/oder Fremdgefährdung) zu entscheiden und diese (zwangsweise) durchzuführen. Will die Polizei jemanden länger als bis zum Ende des Tages nach dem Ergreifen in Gewahrsam halten, muss hierüber ein Richter entscheiden (Art. 104 Abs. 2 S. 3 GG).

Es kommt immer wieder vor, dass der Rettungsdienst zu einem Notfall gerufen wird, eine medizinische Behandlungsindikation jedoch nicht gegeben, sondern aufgrund einer Eigengefährdung eine Gewahrsamnahme durch die Polizei geboten ist, z. B. zur Ausnüchterung einer hilflosen, jedoch nicht behand-

lungsbedürftigen Person. Dann muss das Rettungsfachpersonal aufgrund seiner Garanten- und allgemeinen Hilfeleistungspflicht (→ 4.3.1, → 4.3.2) die Polizei benachrichtigen und grundsätzlich – im Rahmen der Zumutbarkeit (Eigenschutz!) – bis zu deren Eintreffen bei der betroffenen Person verbleiben.

Die Beurteilung der gesundheitlichen Gewahrsams- oder Haftfähigkeit von Personen ist ausschließlich eine ärztliche Aufgabe.

4.6.6 Behinderung des Rettungsdienstes und tätliche Angriffe, Behinderung von hilfeleistenden Personen

Werden Hilfeleistende des Rettungsdienstes, der Feuerwehr, des Katastrophenschutzes, eines ärztlichen Notdienstes oder einer Notaufnahme während ihrer Tätigkeit durch Gewalt oder Drohung mit Gewalt behindert oder tätlich angegriffen, ist dies – über die Strafbarkeit wegen Körperverletzung, Nötigung und Beleidigung hinaus – auch als **Widerstand gegen oder tätlicher Angriff auf Personen, die Vollstreckungsbeamten gleichstehen,** nach § 115 Abs. 3 i. V. m. § 113 bzw. § 114 StGB mit Freiheitsstrafe bis zu 3 Jahren, in besonders schweren Fällen bis zu 5 Jahren ebenso strafbar wie Widerstand gegen Polizeibeamte. Denn insbesondere in großstädtischen Einsatzbereichen haben Gewaltübergriffe auf Rettungsdienst- und Feuerwehrpersonal in den letzten 20 Jahren enorm zugenommen.

Wer bei Unglücksfällen oder gemeiner Gefahr oder Not eine Person behindert, die einem Dritten Hilfe leistet oder leisten will, wird mit Freiheitsstrafe bis zu einem Jahr oder Geldstrafe bestraft (§ 323c Abs. 2 StGB). Dieser im Jahr 2017 neu eingeführte Straftatbestand zielt hauptsächlich darauf ab, das sog. **Gaffen** unter Strafe zu stellen, wenn dadurch die Hilfeleistung erschwert wird. Für die Strafbarkeit spielt es im Unterschied zum vorgenannten Straftatbestand (§ 115 Abs. 3 i. V. m. § 113 StGB) keine Rolle, ob durch den Rettungsdienst oder einen notfallmedizinischen Laien geholfen wird und ob Gewalt angewendet, mit Gewalt gedroht oder der Hilfeleistende tätlich angegriffen wird. Allein die Behinderung einer Hilfeleistung reicht für eine Strafbarkeit aus.

Rettungsdienstpersonal sollte entsprechende Strafanzeigen stets in aller Konsequenz stellen, damit alle derartigen Straftaten statistisch erfasst und geahndet werden. Es dürfte sich anbieten, dafür – in Abstimmung mit der örtlich zuständigen Polizeidienststelle und Staatsanwaltschaft – entsprechende Formulare zu entwickeln.

IM FOKUS

Gewahrsamnahme, Behinderung des Rettungsdienstes und tätliche Angriffe

- **Gewahrsamnahme:**
  - Nur die **Polizei** darf Personen in Gewahrsam nehmen.
  - Eine Gewahrsamnahme kann bei Eigen- oder Fremdgefährdung durch Patienten notwendig werden.
- **Behinderung des Rettungsdienstes und tätliche Angriffe:**
  - Rettungsdienstpersonal ist in Bezug auf Behinderung beim Einsatz und tätliche Angriffe mit Vollstreckungsbeamten gleichgestellt.
  - Dies bedeutet, dass die Strafen höher ausfallen können.
  - Entsprechende Vorfälle sollten konsequent zur Anzeige gebracht werden.

4.6.7 Massenanfall an Verletzten

Zu den Aufgaben des Rettungsdienstes gehört auch die Bewältigung von Notfallereignissen unterhalb der Katastrophenschwelle mit einer größeren Anzahl von Verletzten oder Erkrankten (z. B. Bus- oder Zugunfälle). Man spricht auch von einem **Massenanfall an Verletzten bzw. Erkrankten (MANV)** bzw. einem **Großschadensereignis.** Ein MANV zeichnet sich ebenso wie ein Katastrophenfall dadurch aus, dass es zumindest am Anfang ein Missverhältnis von benötigten und tatsächlich vorhandenen Einsatzkräften und Einsatzmitteln gibt.

Bei einem MANV verlangt die Rechtsordnung – ebenso wie bei einem Katastrophenfall – nichts Unmögliches, d. h., der Rettungsdienst ist selbstverständlich nicht verpflichtet, alle Patienten gleichzeitig bestmöglich zu versorgen. Vielmehr sind die ersteintreffenden Rettungsdienstkräfte im Rahmen eines fachgerechten Vorgehens zunächst nicht zu einer individualmedizinischen Versorgung einzelner Patienten verpflichtet, sondern u. a. dazu, sich zunächst einen Überblick über die Lage zu verschaffen, eine fachlich qualifizierte Rückmeldung an die Leitstelle zu geben, alle Patienten zu sichten sowie vorübergehend die Einsatzleitung zu übernehmen, bis die nach den Regelungen des jeweiligen Bundesland vorgesehene Einsatzleitung eingetroffen ist (→ 10.5). Dies ist in der Regel ein sog. **Leitender Notarzt (LNA)** (→ 2.4.2). In manchen Bundesländern wird dieser durch einen **Organisatorischen Leiter Rettungsdienst (OrgLRD)** unterstützt.

4.6.8 Sanitätsdienst

Sanitätsdienst bei Veranstaltungen ist die in der Regel im Auftrag des Veranstalters erfolgende medizinische Absicherung von Veranstaltungen und die medizinische Betreuung von Patienten am Veranstaltungsort. Für den Sanitätsdienst gilt das in diesem Kapitel Dargestellte weitgehend entsprechend, z. B. hinsichtlich der Sorgfaltspflichten, Schweigepflicht, Garanten- und allgemeinen Hilfeleistungspflicht sowie hinsichtlich des Medizinprodukterechts.

Es ist dringend zu empfehlen, mit dem Auftraggeber eine schriftliche Vereinbarung über die Einzelheiten eines Sanitätsdienstes (z. B. Anzahl und Qualifikation der eingesetzten Kräfte, Ausrüstung, Rettungsmittel, Kosten) zu schließen. Hierbei gehört es zu den Pflichten des Sanitätsdienst-Auftragnehmers (Hilfsorganisation oder privates Unternehmen), den Auftraggeber auf Basis seiner Auskünfte über die Veranstaltung (z. B. Art der Veranstaltung, erwartete Besucherzahl, örtliche Gegebenheiten des Veranstaltungsortes) sorgfältig über die mindestens benötigten Kräfte (z. B. Anzahl, Qualifikation, Ausrüstung, Rettungsmittel) fachkundig zu beraten. Teilweise existieren landesrechtliche Vorgaben zur Planung und Durchführung von Sanitätsdiensten bei (Groß-)Veranstaltungen. Für bestimmte Sportveranstaltungen, z. B. Reitturniere und Motorradsportveranstaltungen, gibt es zusätzlich verbandsinterne Vorgaben der übergeordneten Sportverbände. Auch stellen die Genehmigungsbehörden von (Groß-)Veranstaltungen teilweise konkrete (Mindest-)Vorgaben für den vorzuhaltenden Sanitätsdienst auf.

Bei der Betreuung, Untersuchung, Versorgung oder Behandlung eines konkreten Patienten im Rahmen eines Sanitätsdienstes kommt zwischen dem Sanitätsdienst-Auftragnehmer und dem Patienten ein (unentgeltliches) **Rechtsverhältnis** zustande. Im Fall einer fehlerhaften oder sonst unzureichenden Versorgung oder Behandlung eines Patienten haftet sowohl der

Sanitätsdienst-Auftragnehmer als auch der **einzelne Mitarbeiter.** Bei sämtlichen ambulanten Versorgungen sind die Patienten in Abhängigkeit von ihren konkreten Beschwerden aufzuklären und eindringlich darauf hinzuweisen, dass sie nochmals die Sanitätsstation bzw. (Unfall-)Hilfsstelle oder einen Arzt aufsuchen müssen, wenn sich die entsprechenden Beschwerden nicht bessern oder wenn sich eine versorgte Wunde entzündet. Um straf- und haftungsrechtliche Konsequenzen zu vermeiden, muss im Fall einer rettungsdienstlichen Einsatzindikation und/oder einer fachlichen Überforderung des sanitätsdienstlichen Personals parallel zur Erstversorgung des Patienten sofort der reguläre Rettungsdienst verständigt werden.

Das bei einem Sanitätsdienst eingesetzte Personal ist grundsätzlich nicht für die abschließende Versorgung von Notfallpatienten zuständig. Weiterhin gehört der Transport der Patienten vom Veranstaltungsort in eine weiterbehandelnde Einrichtung **nicht** zu den Aufgaben der bei einem Sanitätsdienst eingesetzten Kräfte, unabhängig von deren Qualifikation. Hierfür ist kraft Gesetzes der öffentliche Rettungsdienst zuständig.

4.6.9 Ersthelfergruppen

Ersthelfergruppen, d. h. **örtliche Einrichtungen organisierter Erster Hilfe/First Responder** (→ 2.4.4), sind weder organisatorisch noch rechtlich Bestandteil des Rettungsdienstes. Organisierten Ersthelfern stehen daher im Straßenverkehr keine Sonderrechte zu (→ 4.5.2).

Zwischen dem Rettungsdienstträger, dem Betreiber der Leitstelle und den Organisationen, die ein Ersthelfersystem betreiben, sind **schriftliche Vereinbarungen** über die Einzelheiten der Organisation des konkreten Ersthelfersystems zu treffen (z. B. über Qualifikation und Ausrüstung der Helfer, Alarmierungskriterien, Dokumentationsstandards, Schweigepflicht, Datenschutz, Haftpflicht- und Unfallversicherung).

Organisierte Ersthelfer sollten sich vergewissern bzw. darauf hinwirken, dass sie über ihre Organisation für die Tätigkeit als Ersthelfer **haftpflicht- und unfallversichert** sind. Die von den Ersthelfern eingesetzten (Privat-)Fahrzeuge sollten für die Tätigkeit als Ersthelfer versichert sein.

Obwohl organisierte Ersthelfer durch die Leitstellen alarmiert werden, haften für deren Fehler nicht die Rettungsdienstträger oder die Betreiber der Rettungsleitstellen, sondern die einzelnen Helfer und deren Organisation. Allerdings kommt organisierten Ersthelfern, soweit sie nur medizinische Maßnahmen durchführen, die ihrem Ausbildungsstand entsprechen, das Haftungsprivileg von Laienhelfern zugute: Sie haften gegenüber Patienten nur für grobe Fahrlässigkeit. Soweit organisierte Ersthelfer mit gesundem Menschenverstand tätig werden, ist ihr Haftungsrisiko wegen fehlerhafter Maßnahmen daher minimal.

IM FOKUS

MANV, Sanitätsdienst und Ersthelfergruppen

- **Massenanfall von Verletzten:**
  - Bei einem MANV wird vom Rettungsdienst nicht verlangt, Unmögliches zu vollbringen.
  - Die **ersteintreffenden Kräfte** sind erstmal **nicht zu einer individualmedizinischen Versorgung verpflichtet,** sondern dazu, sich einen Überblick zu verschaffen und vorläufig die Einsatzleitung zu übernehmen.
  - Die Einsatzleitung wird nach einer Übergangsphase im Regelfall durch **LNA** und **OrgL-RD** übernommen.
- **Sanitätsdienst:**
  - Bei Sanitätsdiensten gelten die üblichen straf- und zivilrechtlichen Vorschriften.
  - Im Idealfall existiert eine **schriftliche Vereinbarung zwischen Sanitätsdienstanbieter und Kunde** über den konkreten Leistungsumfang.
  - Für bestimmte Veranstaltungen werden Mindestvorgaben (etwa zu Personalstärke oder Qualifikationsschlüssel) durch die Genehmigungsbehörden gemacht.
  - Die Einsatzkräfte des Sanitätsdienstes sind nicht für die abschließende Versorgung von Notfallpatienten oder den Transport in eine Klinik zuständig.
- **Ersthelfergruppen:**
  - Ersthelfergruppen sind **nicht Bestandteil des Rettungsdienstes.**
  - Die Ausgestaltung ihrer Arbeit ist zwischen Rettungsdienstträger, Betreiber der Leitstelle und den Organisationen, die ein Ersthelfersystem betreiben, schriftlich zu vereinbaren.
  - Organisierte Ersthelfer sollten prüfen, ob sie über ihre Organisation haftpflicht- und unfallversichert sind.

4.7 Medizinprodukterecht

Das **Medizinprodukterecht** regelt u. a. die rechtlichen Rahmenbedingungen für den Einsatz von medizinischen Geräten und sonstigen medizinischen Produkten und Materialien. Zweck des Medizinprodukterechts ist es, die Sicherheit, Eignung und Leistung der Medizinprodukte sicherzustellen sowie bei der Anwendung von Medizinprodukten für die Gesundheit und den erforderlichen Schutz der Patienten, Anwender und Dritter zu sorgen. Die Teile des Medizinprodukterechts, die für das Rettungsdienstpersonal wichtig sind, finden sich in der in Deutschland unmittelbar geltenden **EU-VERORDNUNG 2017/745** des Europäischen Parlaments und des Rates vom 5. April 2017 **über Medizinprodukte** (Kurzbezeichnung: Medical Device Regulation – MDR bzw. **europäische Medizinprodukteverordnung**), im **Medizinprodukterecht-Durchführungsgesetz** (MPDG), in der **Medizinprodukte-Betreiberverordnung** (MPBetreibV) und in der **Medizinprodukte-Anwendermelde- und Informationsverordnung** (MPAMIV).

Die MDR und die zur Umsetzung neu erlassenen deutschen Rechtsvorschriften, das neue MPDG und die neue MPAMIV sowie die angepasste MPBetreibV sind am 26. Mai 2021 in Kraft getreten. Zuvor galten neben der MPBetreibV das Medizinproduktegesetz (MPG) sowie die Medizinprodukte-Sicherheitsplanverordnung (MPSV).

Medizinprodukte sind, neben allen medizinischen Geräten (z. B. EKG-Gerät, Defibrillator, externer Herzschrittmacher, Beatmungsgerät, Sauerstoffeinheit, Absauggerät, Spritzenpumpe, Säuglingsinkubator, Kapnometer, Pulsoxymeter, Blutzuckermessgerät, Thermometer, Blutdruckmessgerät), sämtliche sonstige Produkte und Materialien, die zur Diagnose, Verhütung, Überwachung, Vorhersage, Prognose, Behandlung oder Linderung von Krankheiten sowie zur Diagnose, Überwachung, Behandlung, Linderung von oder Kompensierung von Verletzungen oder Behinderungen bestimmt sind (z. B. medizinische Verbrauchsmaterialien, Stifneck®, KED®-System, Spineboard,

Schaufeltrage, Vakuummatratze) und keine Arzneimittel sind (vgl. Art. 2 Nr. 1 MDR).

Sämtliche Medizinprodukte dürfen nur von Personen angewendet werden, die dafür die erforderliche Ausbildung oder Kenntnis und Erfahrung haben (§ 4 Abs. 2 MPBetreibV). Hiervon ist bei ausgebildetem Rettungsdienstpersonal in der Regel auszugehen. Vor der ersten Anwendung ist dennoch eine Einweisung in die ordnungsgemäße Handhabung jedes Medizinprodukts erforderlich, sofern das Medizinprodukt nicht selbsterklärend ist oder eine Einweisung nicht bereits in ein baugleiches Medizinprodukt erfolgt ist (§ 4 Abs. 3 MPBetreibV).

Für die rechtmäßige Anwendung bestimmter Medizinprodukte, z. B. für Defibrillator, externe Herzschrittmacher, Beatmungsgerät, Spritzenpumpe und Säuglingsinkubator, ist zusätzlich eine **spezielle Einweisung** in deren sachgerechte Handhabung durch den Hersteller oder durch eine vom Hersteller eingewiesene Person **(Medizinprodukte-Beauftragter)** zwingende Voraussetzung (§ 10 Abs. 2 MPBetreibV). Diese Einweisung hat stets für den konkreten Gerätetyp und die konkrete Softwareversion zu erfolgen. Sie muss in einem Medizinproduktebuch **dokumentiert** werden (§ 12 Abs. 2 Nr. 3 MPBetreibV). Ohne diese zusätzliche Einweisung ist weder das Rettungsfachpersonal noch ein (Not-)Arzt befugt, solche Geräte zu bedienen.

MERKE

Bestimmte medizinische Geräte dürfen nur nach spezieller Einweisung in den konkreten Gerätetyp und die konkrete Softwareversion durch zur Einweisung berechtigte Personen angewendet werden.

Medizinprodukte dürfen nur für ihren eigentlichen, vom Hersteller festgelegten Zweck angewendet werden (§ 4 Abs. 1 MPBetreibV). Bei ihrer Anwendung und Instandhaltung müssen Gebrauchsanweisungen sowie sonstige beigefügte sicherheitsbezogene Informationen und Instandhaltungshinweise, die allgemein anerkannten Regeln der Technik sowie Arbeitsschutz- und Unfallverhütungsvorschriften beachtet werden (vgl. § 4 Abs. 1 und Abs. 6 MPBetreibV).

Es ist verboten, Medizinprodukte (z. B. Venenverweilkanülen oder Spritzen) zu verwenden, die Mängel aufweisen oder deren Verwendungsdatum abgelaufen ist (§ 11 S. 1 und § 12 Nr. 2 MPDG).

MERKE

Der Gebrauch von abgelaufenen oder mangelhaften Medizinprodukten ist verboten!

Soweit es der Zustand des Patienten erlaubt, muss sich das Rettungsfachpersonal vor jedem Gebrauch eines Medizinprodukts, zumindest aber bei jedem Dienstbeginn sowie nach jeder Anwendung und Instandhaltung von dessen **Funktionsfähigkeit** und **ordnungsgemäßem Zustand** überzeugen (§ 4 Abs. 6 MPBetreibV).

Die **Instandhaltung** (Wartung, Inspektion, Instandsetzung) und die Aufbereitung von Medizinprodukten darf nur von Personen durchgeführt werden, die auch speziell hierfür – und nicht nur für die Anwendung – die erforderliche Ausbildung oder Kenntnis und Erfahrung haben (§ 7 Abs. 2 und § 8 Abs. 7 MPBetreibV).

Bei Defibrillatoren, externen Herzschrittmachern, Beatmungsgeräten, Spritzenpumpen, Säuglingsinkubatoren müssen in angemessenen Fristen, spätestens alle 2 Jahre, **sicherheitstechnische Kontrollen (STK)** durchgeführt werden (§ 11 MPBetreibV).

Für bestimmte Medizinprodukte (z. B. für Geräte zur Bestimmung der Körpertemperatur, für nichtinvasive Blutdruckmessgeräte und andere Medizinprodukte, für die es der Hersteller vorgeschrieben hat) sind innerhalb gesetzlich vorgegebener Fristen **messtechnische Kontrollen (MTK)** zu veranlassen (§ 14 MPBetreibV).

Funktionsstörungen oder Ausfälle von Medizinprodukten, sog. Vorkommnisse, müssen **unverzüglich** an das Bundesinstitut für Arzneimittel und Medizinprodukte (BfArM) gemeldet werden, wenn das aufgetretene Problem unmittelbar oder mittelbar zum Tod oder zu einer erheblichen Verschlechterung des Gesundheitszustands eines Patienten, eines Anwenders oder einer anderen Person geführt hat, geführt haben könnte oder führen könnte (§ 3 i. V. m. § 2 MPAMIV). Rettungsdienste mit regelmäßig mehr als 20 Beschäftigten haben als zentralen Ansprechpartner und Koordinator für Themen der Medizinproduktesicherheit eine sachkundige und zuverlässige Person als **Beauftragten für Medizinproduktesicherheit** zu bestellen (§ 6 MPBetreibV). Auf der Internetseite ist eine Funktions-E-Mail-Adresse dieses bekanntzumachen (§ 6 Abs. 4 MPBetreibV).

Verstöße gegen das Medizinprodukterecht werden als Ordnungswidrigkeiten mit Geldbußen oder als Straftaten mit Geldstrafen oder Freiheitsstrafen bis zu 5 Jahren geahndet. Auch können sie zu weiteren straf- und haftungsrechtlichen Konsequenzen führen, wenn dadurch Patienten zu Schaden kommen (→ 4.3 und → 4.4). Aufgrund häufiger Missachtungen des Medizinprodukterechts in der Vergangenheit haben die zuständigen Behörden angekündigt, die Einhaltung des Medizinprodukterechts zukünftig überhaupt bzw. strenger überwachen zu wollen.

Das Medizinprodukterecht unterscheidet zwischen Pflichten, denen die Betreiber, und Pflichten, denen die Anwender eines Medizinprodukts nachkommen müssen.

4.7.1 Betreiberpflichten

Betreiber eines Medizinprodukts ist jede natürliche oder juristische Person, die für den Betrieb der Gesundheitseinrichtung verantwortlich ist, in der das Medizinprodukt durch dessen Beschäftigte betrieben oder angewendet wird (§ 2 Abs. 2 MPBetreibV). Hierbei wird unter **Gesundheitseinrichtung** jede Einrichtung, Stelle oder Institution (also z. B. der Rettungsdienst), einschließlich Rehabilitations- und Pflegeeinrichtungen, verstanden, in der Medizinprodukte durch medizinisches Personal, Personen der Pflegeberufe oder sonstige dazu befugte Personen berufsmäßig betrieben oder angewendet werden (§ 2 Abs. 4 MPBetreibV).

Die Betreiberpflichten werden bei den meisten Rettungsdiensten jedoch nicht vom Betreiber (Inhaber bzw. Geschäftsführer, Vereinsvorstand oder Behördenleiter als gesetzlicher Vertreter des Betreibers) selbst wahrgenommen, sondern im Auftrag des Betreibers von einer durch diesen bestellten und dafür besonders ausgebildeten Person, dem **Medizinprodukte-Beauftragten.**

Die wichtigsten **Betreiberpflichten** sind:

- Mit der **Anwendung** von Medizinprodukten dürfen nur Mitarbeiter beauftragt werden, die für die jeweiligen Medizinprodukte die erforderliche Ausbildung oder Kenntnis und Erfahrung haben sowie in die Anwendung eingewiesen sind (§ 4 Abs. 5 MPBetreibV).
- Einweisung der Anwender in die Medizinprodukte und Dokumentation dieser Einweisungen (vgl. § 4 Abs. 3 MPBetreibV)
- Aufbewahrung der Gebrauchsanweisungen und der dem Gerät beigefügten (Sicherheits-)Hinweise so, dass jeder Anwender diese während seiner Dienstzeit einsehen kann (§ 4 Abs. 7 MPBetreibV)
- Führen von Medizinproduktebüchern für fast alle (es gibt einzelne Ausnahmen) energetisch betriebenen Medizingeräte und für diejenigen, die messtechnischen Kontrollen unterliegen (§ 12 MPBetreibV).
- Führen eines Bestandsverzeichnisses für alle energetisch betriebenen Medizingeräte (§ 13 MPBetreibV)
- Durchführung bzw. Veranlassung der Geräteinspektionen in den vom Hersteller vorgeschriebenen Intervallen
- Durchführung bzw. Veranlassung der sicherheits- oder messtechnischen Kontrollen innerhalb der vorgeschriebenen Fristen
- Mit der **Instandhaltung** (Wartung, Inspektion, Instandsetzung) und Aufbereitung von Medizinprodukten dürfen nur Personen und Betriebe beauftragt werden, die hierfür u. a. die erforderliche Sachkenntnis haben (§ 7 Abs. 2 und § 8 Abs. 7 MPBetreibV).
- **Unverzügliche** Meldung von Funktionsstörungen oder Ausfällen von Medizinprodukten an das Bundesinstitut für Arzneimittel und Medizinprodukte, wenn das aufgetretene Problem unmittelbar oder mittelbar zum Tod oder zu einer erheblichen Verschlechterung des Gesundheitszustands eines Patienten, eines Anwenders oder einer anderen Person geführt hat, geführt haben könnte oder führen könnte (§ 3 i. V. m. § 2 MPAMIV)

4.7.2 Anwenderpflichten

Anwender eines Medizinprodukts ist, wer es am Patienten einsetzt (Art. 2 Nr. 37 MDR, § 2 Abs. 3 MPBetreibV). Im Rettungsdienst sind also das Rettungsfachpersonal und Notärzte Anwender.

Die wichtigsten **Anwenderpflichten** sind:

- Sämtliche Medizinprodukte dürfen nur angewendet werden, wenn die Anwendung sicher beherrscht wird. Falls hierfür erforderlich, muss sich der Anwender um eine (Wiederholungs-)Einweisung kümmern.
- Defibrillatoren, externe Herzschrittmacher, Beatmungsgeräte, Spritzenpumpen und Säuglingsinkubatoren dürfen nur angewendet werden, wenn eine Einweisung in den konkreten Gerätetyp und die konkrete Softwareversion durch eine dazu berechtigte Person (z. B. Medizinprodukte-Beauftragter) erfolgt ist.
- Medizinprodukte sind stets gemäß den Vorschriften der Gebrauchsanweisung, den sonstigen sicherheitsbezogenen Informationen und den Instandhaltungshinweisen anzuwenden und instand zu halten, unter sorgfältiger Beachtung der allgemein anerkannten Regeln der Technik sowie der Arbeitsschutz- und Unfallverhütungsvorschriften.
- Zu jedem Dienstbeginn, vor jeder Anwendung – soweit es der Zustand des Patienten erlaubt –, nach jeder Anwendung und nach jeder Instandhaltung eines medizinischen Geräts sind dessen ordnungsgemäßer Zustand und seine Funktionsfähigkeit zu überprüfen.
- Abgelaufene Medizinprodukte dürfen nicht mehr angewendet werden.
- Ein medizinisches Gerät, dessen Frist für die nächste sicherheits- oder messtechnische Kontrolle abgelaufen ist, darf nicht mehr gebraucht werden!
- Werden Mängel oder Funktionsstörungen festgestellt oder besteht ein Verdacht hierauf, ist das Gerät **sofort** außer Betrieb zu nehmen und deutlich als defekt zu kennzeichnen. Gerät keinesfalls mehr anwenden!
- Mängel und Funktionsstörungen sind umgehend dem Vorgesetzten und dem innerbetrieblichen Geräteverantwortlichen (z. B. Medizinprodukte-Beauftragten) mitzuteilen.
- **Unverzügliche** Meldung von Funktionsstörungen oder Ausfällen von Medizinprodukten an das Bundesinstitut für Arzneimittel und Medizinprodukte, wenn das aufgetretene Problem unmittelbar oder mittelbar zum Tod oder zu einer erheblichen Verschlechterung des Gesundheitszustands eines Patienten, eines Anwenders oder einer anderen Person geführt hat, geführt haben könnte oder führen könnte (diese Pflicht gilt für Betreiber und Anwender).
- Die **Instandhaltung** (Wartung, Inspektion, Instandsetzung) und Aufbereitung von Medizinprodukten darf nur von Anwendern übernommen werden, die vom Betreiber damit beauftragt wurden und auch für die Instandhaltung – und nicht nur für die Anwendung – die erforderliche Ausbildung oder Kenntnis und Erfahrung haben.

IM FOKUS

Medizinprodukterecht

- **Grundlagen:**
  - Das **Medizinprodukterecht** regelt den Umgang mit Medizinprodukten.
  - Das Ziel ist es, Eignung, Sicherheit und Leistung der verwendeten Medizinprodukte sicherzustellen.
  - Geregelt wird das Medizinprodukterecht **in mehreren Gesetzen und Verordnungen:**
    - EU-VERORDNUNG 2017/745 des Europäischen Parlaments und des Rates vom 5. April 2017 über Medizinprodukte
    (Kurzbezeichnung: Medical Device Regulation = MDR bzw. europäische Medizinprodukteverordnung)
    - Medizinprodukterecht-Durchführungsgesetz (MPDG)
    - Medizinprodukte-Betreiberverordnung (MPBetreibV)
    - Medizinprodukte-Anwendermelde- und Informationsverordnung (MPAMIV)
  - Medizinprodukte sind alle medizinischen Geräte, Produkte und Materialien, die zur Diagnose, Verhütung, Überwachung, Vorhersage, Prognose, Behandlung oder Linderung von Krankheiten sowie zur Diagnose, Überwachung, Behandlung, Linderung von oder Kompensierung von Verletzungen oder Behinderungen bestimmt sind.
- **Umgang:**
  - Sämtliche Medizinprodukte dürfen nur von Personen angewendet werden, die dafür die erforderliche Ausbildung oder Kenntnis und Erfahrung haben.

- Zudem ist eine Einweisung in die jeweiligen Geräte erforderlich, die durch eine speziell qualifizierte Person (Medizinproduktebeauftragter) durchgeführt und nachvollziehbar dokumentiert wird.
- Alle Medizinprodukte müssen regelmäßige **sicherheits- oder messtechnische Kontrollen (STK/MTK)** durchlaufen.
- Defekte oder beschädigte Medizinprodukte dürfen nicht weiterverwendet werden.

- **Betreiber und Anwender:**
  - **Betreiber eines Medizinprodukts** ist jede natürliche oder juristische Person, die für den Betrieb der Gesundheitseinrichtung verantwortlich ist, in der das Medizinprodukt durch dessen Beschäftigte betrieben oder angewendet wird.
  - **Anwender eines Medizinprodukts** ist, wer es am Patienten einsetzt. Im Rettungsdienst sind also das Rettungsfachpersonal und Notärzte Anwender.
  - Sowohl Betreiber als auch Anwender haben spezifische Pflichten im Umgang mit Medizinprodukten.

4.8 Infektionsschutzgesetz

Das **Infektionsschutzgesetz** (IfSG) ist am 1. Januar 2001 in Kraft getreten und hat das zuvor geltende Bundesseuchengesetz abgelöst. Durch die COVID-19-Pandemie erlangte das IfSG in der breiten Bevölkerung Bekanntheit. Während der Pandemie wurde es mehrfach geändert.

Das IfSG dient
- der **Vorbeugung** übertragbarer Krankheiten beim Menschen,
- der frühzeitigen **Erkennung** von Infektionen sowie
- der **Verhinderung** einer weiteren Verbreitung von Infektionen (vgl. § 1 Abs. 1 IfSG).

Es **regelt** u. a. die
- Übermittlung von meldepflichtigen Krankheiten (§ 6 IfSG, → Tab. 4.1),
- von meldepflichtigen Nachweisen von Krankheitserregern (§ 7 IfSG) und
- die zur Meldung verpflichteten Personen (§ 8 IfSG, → Tab. 4.2).

Seit einer Änderung im Sommer 2011 legt das IfSG einen Schwerpunkt auf die Verhütung, Erkennung, Erfassung und Bekämpfung von nosokomialen Infektionen und Krankheitserregern mit Resistenzen:
- Die beim Robert Koch-Institut bereits bestehende **„Kommission für Krankenhaushygiene und Infektionsprävention" (KRINKO)** (§ 23 Abs. 1 IfSG) hat zusätzliche Aufgaben erhalten. Diese erstellt Empfehlungen zur Prävention nosokomialer Infektionen sowie zu betrieblich-organisatorischen und baulich-funktionellen Maßnahmen der Hygiene in Krankenhäusern und anderen medizinischen Einrichtungen. Sie erstellt zudem Empfehlungen zu Kriterien und Verfahren

Meldepflicht bei Krankheitsverdacht, Erkrankung, Tod	• Botulismus • Cholera • Diphtherie • Humane spongiforme Enzephalopathie, außer familiär-hereditäre Formen • Akute Virushepatitis • Enteropathisches hämolytisch-urämisches Syndrom (HUS) • Virusbedingtes hämorrhagisches Fieber • Keuchhusten • Masern • Meningokokken-Meningitis oder -Sepsis • Milzbrand • Mumps • Pest • Poliomyelitis • Röteln, einschließlich Rötelnembryopathie • Tollwut • Typhus abdominalis oder Paratyphus • Windpocken • Zoonotische Influenza • Coronavirus-Krankheit-2019 (COVID-19) • durch Orthopockenviren verursachte Krankheiten
Meldepflicht bei Erkrankung und Tod in Bezug auf folgende Krankheiten:	• Behandlungsbedürftige Tuberkulose, auch wenn ein bakteriologischer Nachweis nicht vorliegt, • *Clostridioides-difficile*-Infektion mit klinisch schwerem Verlauf
Meldepflicht bei Verdacht auf und die Erkrankung an …	• einer mikrobiell bedingten Lebensmittelvergiftung oder an einer akuten infektiösen Gastroenteritis, wenn a) eine Person betroffen ist, die eine Tätigkeit im Umgang mit Lebensmitteln ausübt, b) zwei oder mehr gleichartige Erkrankungen auftreten, bei denen ein epidemischer Zusammenhang wahrscheinlich ist oder vermutet wird
Meldepflicht besteht ebenfalls bei:	• Verdacht einer über das übliche Ausmaß einer Impfreaktion hinausgehenden gesundheitlichen Schädigung • Verletzung eines Menschen durch ein tollwutkrankes, -verdächtiges oder -ansteckungsverdächtiges Tier sowie die Berührung eines solchen Tieres oder Tierkörpers • Verdacht einer Erkrankung, die Erkrankung sowie der Tod, in Bezug auf eine bedrohliche übertragbare Krankheit, die nicht bereits nach den vorangehenden Regelungen meldepflichtig ist

Tab. 4.1 Übersicht über die meldepflichtigen Krankheiten nach § 6 IfSG (Auszug)

Wer	Wann
• Feststellender Arzt	Verdacht, Erkrankung und Tod
• Leiter von Medizinaluntersuchungsämtern • Private und öffentliche Untersuchungsstellen • Arztpraxen mit Infektionserregerdiagnostik • Laboratorien	Erregernachweis
Angehörige eines anderen Heil- oder Pflegeberufs, der für die Berufsausübung oder die Führung der Berufsbezeichnung eine staatlich geregelte Ausbildung oder Anerkennung erfordert	Die Meldepflicht besteht nicht für Personen des Not- und Rettungsdienstes, wenn der Patient unverzüglich in eine ärztlich geleitete Einrichtung gebracht wurde. Die Meldepflicht besteht nur, wenn ein Arzt nicht hinzugezogen wurde.

Tab. 4.2 Zur Meldung verpflichtete Personen nach § 8 IfSG

zur Einstufung von Einrichtungen als Einrichtungen für ambulantes Operieren.

- Beim Robert Koch-Institut wurde eine neue **„Kommission Antiinfektiva, Resistenz und Therapie"** eingerichtet (§ 23 Abs. 2 IfSG). Diese erstellt Empfehlungen mit allgemeinen Grundsätzen für Diagnostik und antimikrobielle Therapie, insbesondere bei Infektionen mit resistenten Krankheitserregern.
- Die Leiter von Rettungsdiensten und Einrichtungen des Katastrophenschutzes haben sicherzustellen, dass die nach dem Stand der medizinischen Wissenschaft erforderlichen Maßnahmen getroffen werden, um nosokomiale Infektionen zu verhüten und die Weiterverbreitung von Krankheitserregern, insbesondere solcher mit Resistenzen, zu vermeiden (§ 23 Abs. 3 S. 1 Nr. 11 IfSG). Hierfür wird die Einhaltung des Standes der medizinischen Wissenschaft auf diesem Gebiet vermutet, wenn jeweils die veröffentlichten Empfehlungen der Kommission für Krankenhaushygiene und Infektionsprävention beim Robert Koch-Institut und der Kommission Antiinfektiva, Resistenz und Therapie beim Robert Koch-Institut beachtet worden sind (§ 23 Abs. 3 S. 2 IfSG).
- Weiterhin haben die Leiter von Rettungsdiensten und Einrichtungen des Katastrophenschutzes sicherzustellen, dass innerbetriebliche Verfahrensweisen zur Infektionshygiene in Hygieneplanen festgelegt sind (§ 23 Abs. 5 S. 1 Nr. 8 IfSG).
- Die Landesregierungen der Bundesländer sind ermächtigt, die jeweils erforderlichen Maßnahmen zur Verhütung, Erkennung, Erfassung und Bekämpfung von nosokomialen Infektionen und Krankheitserregern mit Resistenzen u. a. für Rettungsdienste in Rechtsverordnungen landesrechtlich zu regeln (§ 23 Abs. 8 IfSG). Hiervon hat u. a. Bayern Gebrauch gemacht. Die Landesregierungen können diese Ermächtigung durch Rechtsverordnung auch auf andere Stellen, z. B. auf ein einzelnes Landesministerium oder nachgelagerte Behörden, übertragen.

Im Jahr 2020 wurde der sehr ausführliche **§ 28a „Besondere Schutzmaßnahmen zur Verhinderung der Verbreitung der Coronavirus-Krankheit-2019 (COVID-19) bei epidemischer Lage von nationaler Tragweite"** neu in das IfSG eingefügt und danach mehrfach geändert. Hiermit sollte eine verfassungskonforme Rechtsgrundlage für diverse, unsere verfassungsrechtlich garantierten Grundrechte massiv einschränkenden Maßnahmen zur Pandemie-Eindämmung geschaffen werden.Dieser § 28a IfSG ist die Ermächtigungsgrundlage für den Erlass von Rechtsverordnungen durch die einzelnen Bundesländer zur Pandemiebekämpfung.

IM FOKUS

Infektionsschutzgesetz (IFSG)

- Das **Infektionsschutzgesetz (IfSG)** dient
  - der **Vorbeugung** übertragbarer Krankheiten beim Menschen,
  - der frühzeitigen **Erkennung** von Infektionen sowie
  - der **Verhinderung** einer weiteren Verbreitung von Infektionen (vgl. § 1 Abs. 1 IfSG).
- **Meldepflicht:**
  - Die Meldepflicht besteht nicht für Personen des Not- und Rettungsdienstes, wenn der Patient unverzüglich in eine ärztlich geleitete Einrichtung gebracht wurde.
  - Sie Meldepflicht besteht nur, wenn kein Arzt hinzugezogen wurde.
- **Was umfasst das IfSG noch?**
  - Regelungen für die **Kommission für Krankenhaushygiene und Infektionsprävention" (KRINKO)**
  - Regelungen für die **„Kommission Antiinfektiva, Resistenz und Therapie" am Robert Koch-Institut**
  - **Leiter von Rettungsdiensten** und **Einrichtungen des Katastrophenschutzes** müssen sicherstellen, dass Maßnahmen zur Vermeidung nosokomialer Infektionen ergriffen werden und dass Hygienerichtlinien bestehen.
  - Die Landesregierungen sind ermächtigt, **landesrechtliche Regelungen** zu erlassen.
  - Im Rahmen von **„epidemischen Lagen von nationaler Tragweite"** können Maßnahmen zur Infektionseindämmung erlassen werden, die Grundrechte **teilweise massiv einschränken.**

WIEDERHOLUNGSFRAGEN

1. Nennen Sie die dienstlichen Pflichten, die für das Rettungsfachpersonal bestehen. (→ 4.2.2)
2. Nennen Sie die Voraussetzungen für das Ergreifen von Maßnahmen in „Notkompetenz". (→ 4.2.3)
3. Unter welchen Voraussetzungen ist eine invasive medizinische Maßnahme nicht als Körperverletzung strafbar? Welche Arten von Einwilligung unterscheidet man? Unter welchen Umständen kann man eine mutmaßliche Einwilligung annehmen? (→ 4.3.1)
4. Welche Pflicht ergibt sich für das Rettungsfachpersonal aus der Garantenpflicht gegenüber Patienten? (→ 4.3.1)
5. Nennen Sie Beispiele für ein Übernahmeverschulden. (→ 4.3.1, → 4.4.2)
6. Wann liegt eine unterlassene Hilfeleistung vor? Darf Rettungsfachpersonal die Versorgung eines Patienten wegen einer möglichen Infektionsgefahr ablehnen? Welche Anforderungen ergeben sich aus § 323c Abs. 1 StGB für Hilfeleistungen durch Rettungsfachpersonal? (→ 4.3.2)
7. Nennen Sie alle Informationen, die unter die Schweigepflicht fallen. Wann ist die Weitergabe von Informationen nicht strafbar? (→ 4.3.3)
8. Der Arzt in der Notaufnahme weigert sich, einen Transportschein zu unterschreiben. Dürfen Sie als Rettungsfachpersonal diesen selbst unterschreiben? (→ 4.3.4)
9. Kann ein Rettungsdienstmitarbeiter von seiner Hilfsorganisation bzw. seinem Arbeitgeber in Regress genommen werden, wenn diese bzw. dieser einem Patienten wegen seines Fehlers Schadensersatz leisten muss? (→ 4.4.1, → 4.4.2)
10. Ist es zulässig, dass der höher qualifizierte Kollege während eines Patiententransports das Rettungsdienstfahrzeug steuert? (→ 4.4.2)
11. Nennen Sie wichtige Sorgfaltspflichten des Rettungsfachpersonals. (→ 4.4.2)
12. Welche beweisrechtlichen Besonderheiten kann es bei Prozessen wegen unterlassener oder fehlerhafter Behandlung geben? In welchen Fällen greifen diese? (→ 4.4.3)
13. Welche Rechte gewährt die Straßenverkehrsordnung Fahrzeugen des Rettungsdienstes, um einen Einsatzort schneller zu erreichen? Erläutern Sie diese und ihre Unterschiede. Welche Sorgfaltspflichten bestehen bei Fahrten mit Sonderrechten und Wegerecht? (→ 4.5.2, → 4.5.3)
14. Um den Rettungswagen Ihrer Hilfsorganisation mit 5,0 t zulässiger Gesamtmasse fahren zu können, haben Sie als ehrenamtlicher Rettungsdienstmitarbeiter eine Sonderfahrberechtigung für Einsatzfahrzeuge erworben. Dürfen Sie diesen Rettungswagen auch rechtmäßig fahren, wenn Sie, z. B. in den Semesterferien, mit einem befristeten Arbeitsvertrag im Rettungsdienst arbeiten? (→ 4.5.5)
15. Nennen Sie die Voraussetzungen einer rechtswirksamen Transportverweigerung. Wie gehen Sie vor, wenn ein Patient den Transport aufgrund starker Alkoholisierung nicht rechtswirksam verweigern kann? (→ 4.6.2)
16. Wie verhalten Sie sich, wenn bei einer Person zwar keine medizinische Behandlungsindikation gegeben ist, jedoch Anhaltspunkte für eine Eigengefährdung vorliegen? (→ 4.6.5)
17. Was müssen Sie bei der Planung und Durchführung eines Sanitätsdienstes beachten? (→ 4.6.8)
18. Nennen Sie zehn Beispiele für Medizinprodukte. (→ 4.7)
19. Was müssen Sie als Anwender von Medizinprodukten beachten? (→ 4.7 und → 4.7.2)
20. Welche Ziele verfolgt das Infektionsschutzgesetz? (→ 4.8)
21. Unter welchen Voraussetzungen besteht eine Meldepflicht des Rettungsfachpersonals nach dem Infektionsschutzgesetz? (→ 4.8)

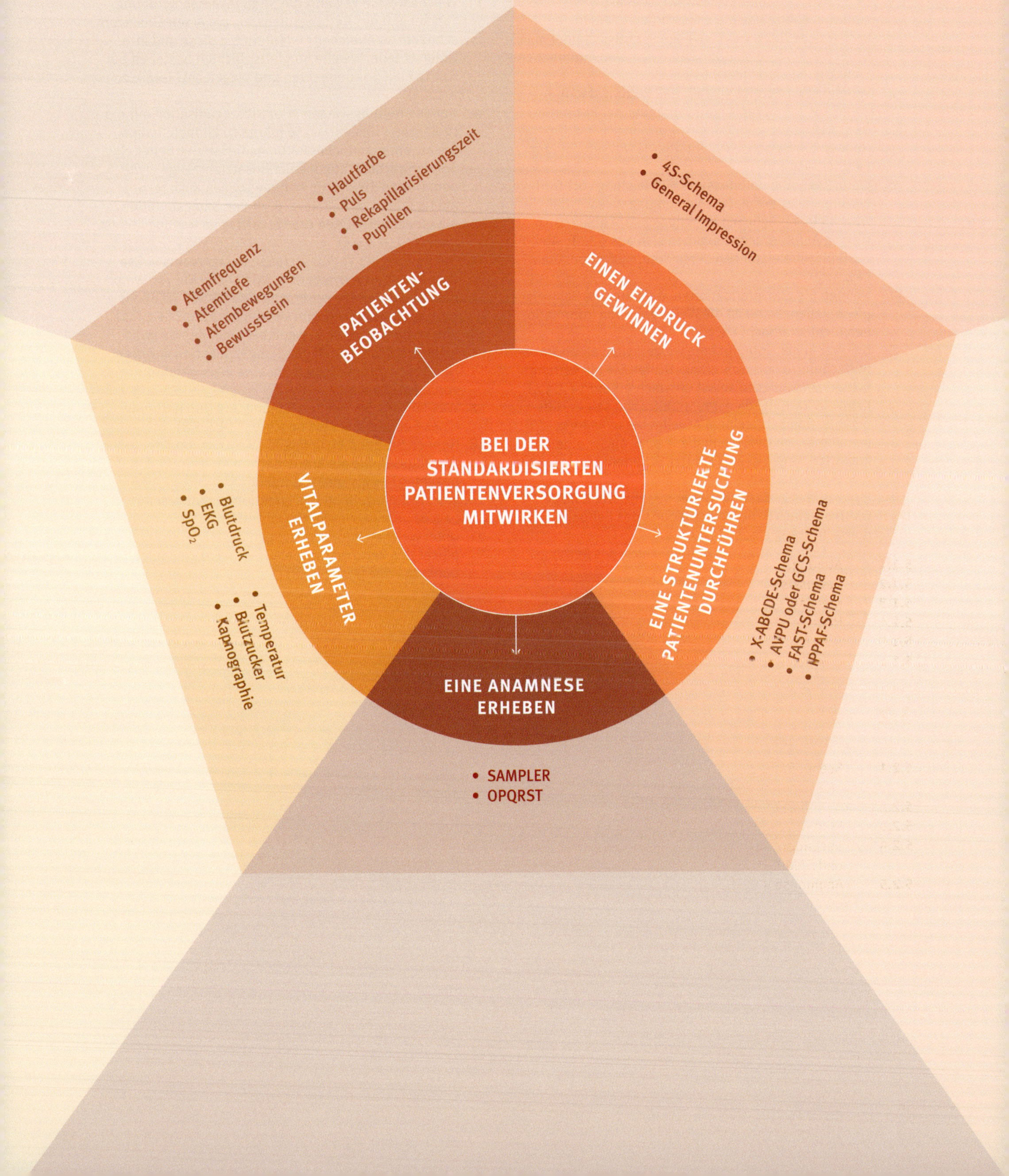
BEI DER STANDARDISIERTEN PATIENTENVERSORGUNG MITWIRKEN
PATIENTEN-BEOBACHTUNG
• Atemfrequenz
• Atemtiefe
• Atembewegungen
• Bewusstsein
• Hautfarbe
• Puls
• Rekapillarisierungszeit
• Pupillen
EINEN EINDRUCK GEWINNEN
• 4S-Schema
• General Impression
EINE STRUKTURIERTE PATIENTENUNTERSUCHUNG DURCHFÜHREN
• X-ABCDE-Schema
• AVPU oder GCS-Schema
• FAST-Schema
• PPAF-Schema
EINE ANAMNESE ERHEBEN
• SAMPLER
• OPQRST
VITALPARAMETER ERHEBEN
• Blutdruck
• EKG
• SpO_2
• Temperatur
• Blutzucker
• Kapnographie

5

BEI DER STANDARDISIERTEN PATIENTENVERSORGUNG MITWIRKEN

Jürgen Luxem

FALLBEISPIEL

Sie werden zu einem Einsatz mit der Meldung „76 Jahre, reduzierter Allgemeinzustand“ gerufen. Vor Ort werden Sie bereits vom Ehemann der Patientin empfangen. Nachdem Sie kurz die Sicherheit der Einsatzstelle überprüft haben, wenden Sie sich der Patientin zu. Sie liegt im Bett, scheint nicht auf Ihr Eintreten zu reagieren und atmet offenbar schwer. Das ABCDE-Schema ergibt einige Auffälligkeiten. Die Atemwege sind frei, jedoch sehr trocken. Bei der Auskultation können über beiden Lungenflügeln Rasselgeräusche gehört werden. Zudem ist die Atemfrequenz beschleunigt. Die Rekapillarisierungszeit beträgt 2 Sek., der Puls liegt bei 110 Schlägen pro Minute. Die Patientin ist bewusstseinsgetrübt und reagiert nur ungezielt auf Schmerzreise. Ihre Pupillen reagieren prompt auf Licht. Die Haut ist warm und schweißig. Die Sauerstoffsättigung liegt unter Raumluft bei 91 %. Die Körpertemperatur beträgt 39,6 °C. Der Blutdruck liegt bei 105/55 mmHg. Es wird Sauerstoff verabreicht, ein NEF nachgefordert und ein Zugang angelegt. Während der Wartezeit wird ein Secondary Survey, bestehend aus einer Anamnese nach dem SAMPLER-Schema und einer körperlichen Untersuchung, durchgeführt.

LERNZIELE

- Einen Notfallpatienten strukturiert untersuchen
- Lebensbedrohliche Situationen erkennen
- Notwendige Maßnahmen koordinieren
- Die Untersuchungsschritte des X-ABCDE-Schemas erläutern
- Die Patientenbefragung nach SAMPLER durchführen
- Die Notfalluntersuchung nach IPPAF anwenden
- Die Anamnese nach OPQRST erheben
- Die Medizingeräte zur Diagnostik bedienen
- Das Messprinzip hinter den Geräten erläutern
- Die Blutdruckmessung auf manuelle Weise und oszillometrisch anwenden
- Die Blutzuckermessung aus Kapillarblut und venösem Blut vornehmen
- Die Grenzen der Anwendbarkeit der Pulsoxymetrie nennen
- Die gewonnenen Informationen der EKG-Anwendung erläutern
- Die Kapnometrie zur Diagnostik und Kontrolle von Maßnahmen anwenden
- Die unterschiedlichen Geräte zur Fiebermessung kennen und deren Möglichkeiten einschätzen
- Die verschiedenen Formen von Geräte- und Beurteilungsfehlern erläutern

Die wichtigsten Lebenszeichen **(Vitalfunktionen)** sind Atmung, Bewusstsein und Herz-Kreislauf-Tätigkeit. Tritt eine plötzliche Störung einer oder mehrerer Vitalfunktionen auf, wird diese Störung als **Notfall** bezeichnet. Die wichtigsten Ursachen für Notfälle sind Erkrankungen, Verletzungen oder Vergiftungen.

In **Notfällen** besteht eine unmittelbare oder zu erwartende bzw. nicht auszuschließende Lebensgefahr für den Patienten. Lebensgefährlich erkrankte oder verletzte Patienten werden als **Notfallpatienten** eingestuft. Notfallpatienten werden in **Rettungswagen** (RTW) transportiert, die aufgrund ihrer Ausstattung und personellen Besetzung für die Versorgung von Notfallpatienten ausgelegt sind. Die → Tab. 5.1 nennt Notfallsituationen, zu denen zusätzlich zum Rettungswagen ein **Notarzt** alarmiert werden sollte. Der **Notarztindikationskatalog (NAIK)** orientiert sich an den international etablierten ABCDE-Algorithmen. Dabei beschränkt er sich bewusst auf reine Indikationen für den Notarzteinsatz, ohne auf die Möglichkeit der Delegation von einzelnen ärztlichen Maßnahmen an Notfallsanitäter oder die Möglichkeiten der Zuschaltung eines Telenotarztes einzugehen.

Nichtnotfallpatienten sind Patienten, die infolge einer Erkrankung oder einer Verletzung Leistungen des Rettungsdienstes benötigen, ohne jedoch vital gefährdet zu sein. Diese Patienten werden in **Krankentransportwagen** (KTW) befördert.

Die medizinische Beurteilung von Notfallpatienten wird mithilfe der **Notfalluntersuchung** durchgeführt. Sie erfolgt problem- und patientenorientiert und umfasst

- einen elementaren **Basischeck,**
- eine optimale **Untersuchung** des Patienten,
- die **Anwendung** ausgewählter **diagnostischer Hilfsmittel,**
- die **Anamneseerhebung** und
- die **Dokumentation** der gewonnenen Informationen.

MERKE

Die Notfalluntersuchung wird bei jedem Notfallpatienten durchgeführt. Sie muss problemorientiert erfolgen, d. h., alle möglichen Ursachen für die Erkrankungen/Verletzungen sollen erfasst werden. Auch das Umfeld des Patienten ist zu beachten.

5.1 Grundlagen der Patientenbeobachtung

DEFINITION

Unter Patientenbeobachtung versteht man das methodische Betrachten und Auswerten des körperlichen und seelischen Zustands eines Patienten. Dazu zählen nicht nur die Vitalfunktionen, sondern auch mögliche Aktivitäten und das soziale Verhalten. Die Patientenbeobachtung ist Voraussetzung für die Planung der Therapie und das möglichst frühe Erkennen von Komplikationen.

Um die strukturierte Patientenuntersuchung (→ 5.2) fachgerecht durchführen zu können, sind Grundkenntnisse zur Norm und von der Norm abweichender Befunde der Vitalfunktionen

- **A** – tmung (→ 5.1.1),
- **B** – ewusstsein (→ 5.1.2) und
- **C** – irculation bzw. Herz-Kreislauf (→ 5.1.3)

	Symptomabfrage Disponent	Beispiele für potenziell vital bedrohliche Störungen
A – Airway (Atemweg)	Atemwege verlegt/verengt Auffällige, ungewöhnliche Atemgeräusche	Aspiration, schwere Mittelgesichtsverletzung, Strangulation Schwellung im Zungen- und Rachenbereich (z. B. Epiglottitis, schwere Anaphylaxie, Inhalationstrauma) Komplikation Tracheostoma
B – Breathing (Atmung/Beatmung)	Atemstillstand Ausgeprägte Atemnot Ausgeprägte Zyanose Auffällig langsame oder schnelle Atmung Atembeschwerden Säugling oder Kleinkind	Akuter Asthmaanfall/Status asthmaticus Thoraxtrauma Lungenödem Schwerer Pseudokrupp-Anfall
C – Circulation (Kreislauf)	Kreislaufstillstand Akuter starker Brustschmerz oder Brustschmerz mit relevanten Begleitsymptomen Auffällig langsamer oder schneller Herzschlag Kreislaufinstabilität (auffällig niedriger Blutdruck) Stark erhöhter Blutdruck mit relevanten Begleitsymptomen	Akutes Koronarsyndrom Hämodynamisch relevante Herzrhythmusstörung (z. B. bei Defibrillator Auslösungen, Stromunfall) Schock Hypertensiver Notfall Schwere Blutungen (z. B. gastrointestinal, Polytrauma, spritzende Extremitäten-Verletzung, Makro-Amputationen) Penetrierende Verletzungen (z. B. Pfählungsverletzung Körperstamm; scharfe Gewalt gegen Kopf Hals Rumpf)
D – Disability (Bewusstsein/ neurologischer bzw. psychischer Status/ neurologisches Defizit)	Bewusstlosigkeit Nicht ansprechbar/nicht erweckbar Akute stärkste Kopfschmerzen mit neurologischen Ausfällen oder Nackensteifigkeit Lang anhaltende, generalisierte Krampfanfälle/auch Fieberkrämpfe Akute Querschnittslähmung Akute Psychose Drohender Suizid	Apoplex/akute neurologische Ausfälle mit Vitalfunktionsstörung Status epilepticus Schädel-Hirn-Trauma (SHT) mit Bewusstseinsstörung Akute Hirnblutung Meningitis Intoxikation, Vergiftung
E – Exposure/ Externals (Umfeld, Umgebung/ besondere Einsatzlagen)	Starker (nicht beherrschbarer) Schmerz Unmittelbar beginnende oder stattgehabte Geburt Abnorme Körpertemperaturen (Hypothermie/Hyperthermie) Schwere thermische Verletzungen Verletzungen der Extremitäten mit grober Fehlstellung und/oder neurologischen Ausfällen und/oder Gefäßverletzung/Pulslosigkeit Unfall mit vermuteten schweren Verletzungen: • Fahrzeuginsasse herausgeschleudert • Fahrzeuginsasse eingeklemmt • Helmverlust von Zweiradaufsassen • Verkehrsteilnehmer mitgeschliffen/überrollt • Unfallfahrzeug neben der Fahrbahn und gegnerisches Fahrzeug mit Frontscheibenbruch Besondere Einsatzlagen/Unfallmechanismen mit Personenschaden: • Thermische, chemische (Explosions-)Unfälle • Brände/Rauchgasentwicklung • Sturz aus > 3 m Höhe • Ertrinkungs-/Tauch-/Eiseinbruch-Unfall • Einklemmung oder Verschüttung • Geisel- oder Amoklage • MANV	

Tab. 5.1 Empfehlungen der Bundesärztekammer für einen Notarztindikationskatalog (NAIK) (Stand 12/2023)

als Basiswissen der **Patientenbeobachtung** notwendig, um im Notfall die gewonnenen Informationen und ihre Relevanz einordnen zu können. Neben den Vitalfunktionen ergeben die Beobachtung der Haut (→ 5.1.4), der Augen (→ 5.1.5) und die Inspektion der Mundhöhle (→ 5.1.6) des Patienten zusätzliche wichtige Informationen.

Als Werkzeuge zur Patientenbeobachtung stehen die **Sinnesfunktionen** Sehen, Hören, Fühlen und Riechen zur Verfügung. Das Rettungsfachpersonal muss lernen, problemorientiert zu hören, zu sehen, zu tasten und zu riechen. Die eigenen Sinne lassen sich gut innerhalb konkreter Einsatzsituationen trainieren. Mit den Augen können Veränderungen der Haut (z. B. eine

Zyanose) wahrgenommen werden. Die Stärke und Frequenz des Pulses lassen sich mit dem Tastsinn erfühlen und können gezählt werden.

MERKE

Die Patientenbeobachtung steht im Zentrum des rettungsdienstlichen Handelns. Die daraus gewonnenen Informationen sind die Grundlage, um die aktuelle Patientensituation und die eigenen Ressourcen im Notfall einzuschätzen sowie das rettungsdienstliche Handeln planen zu können.

5.1.1 Atmung

Die regelrechte Atmung **(Eupnoe)** ist der ungestörte Gasaustausch zwischen Lunge und Blut nach Belüftung der Lunge durch eigenständige Ein- und Ausatmung (Ventilation). Die Vitalfunktion Atmung kann anhand folgender Parameter sicher beurteilt werden:

- Atemfrequenz
- Atemtiefe
- Atembewegungen und Atemmuster

Atemfrequenz

Die Atemfrequenz beträgt bei einem gesunden Erwachsenen in körperlicher Ruhe 12 bis 20 Atemzüge pro Minute **(Normopnoe).** Eine beschleunigte Atemfrequenz über 20 Atemzüge pro Minute wird **Tachypnoe** genannt. Ursachen hierfür sind unter anderem:

- Angst
- Anstrengung
- Aufenthalt in großen Höhen
- Schonatmung (flache Atmung)
- Fieber
- Schock

Sinkt die Atemfrequenz auf unter 10 Atemzüge pro Minute, wird von einer **Bradypnoe** gesprochen. Diese kann unter anderem auftreten bei:

- Schlaf
- Schädel-Hirn-Trauma
- Schnappatmung
- Vergiftungen

Die **Hyperventilation** ist ein eigenständiges Krankheitsbild mit einer übermäßig gesteigerten Atemfrequenz (→ 12.7.5).

Atemtiefe

Bei der Atemtiefe wird die tiefe (großes Atemzugvolumen) von der flachen (kleines Atemzugvolumen) Atmung unterschieden.

Eine **flache Atmung** wird vor allem daran erkannt, dass sich der Brustkorb bei der Ein- und Ausatmung nur eingeschränkt hebt und senkt. Ursachen können Störungen in der Thoraxbeweglichkeit (z. B. Verschüttung) oder Schonatmung (z. B. Rippenfraktur oder Bauchschmerzen) sein. **Tiefe Atemzüge** können auf eine metabolische Azidose (→ 24.4.2) hinweisen.

Atembewegungen und Atemmuster

Die Atembewegungen sind normalerweise gleichzeitig, beidseitig und regelmäßig. Inspiration und Exspiration folgen wechselseitig aufeinander.

Jede Abweichung von dieser Regel ist als Krankheits- oder Verletzungshinweis zu deuten (→ Abb. 5.1).

- Als **Dyspnoe** (Atemnot, Luftnot) wird eine subjektiv erschwerte Atemtätigkeit, unabhängig von der Ursache verstanden.
- Die **Orthopnoe** ist als eine hochgradige Atemnot in aufrechter Haltung unter Einsatz der Atemhilfsmuskulatur definiert.
- Die **Kußmaul-Atmung** (Azidoseatmung) ist eine auffallend tiefe und regelmäßige Atmung. Typisch ist die Kußmaul-Atmung beim diabetischen Koma (→ 24.10.2, ketoazidotisches Koma) mit metabolischer Azidose.
- Die **Cheyne-Stokes-Atmung** (periodische Atmung) ist durch zu- und abnehmende Atemfrequenzen mit an- und absteigenden Atemzugvolumina und Apnoephasen (s. u.) gekennzeichnet. Hauptursache ist eine nicht ausreichende Sauerstoffversorgung des Atemzentrums. Die Cheyne-Stokes-Atmung ist eine zentrale Atemregulationsstörung.

Bezeichnung	Atemmuster	Vorkommen bei …
Normale Ruheatmung	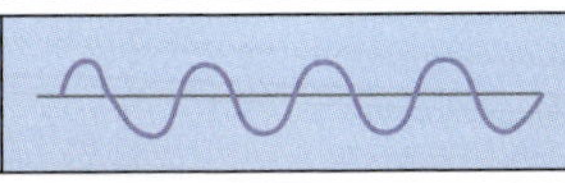	Gesunden
Cheyne-Stokes-Atmung	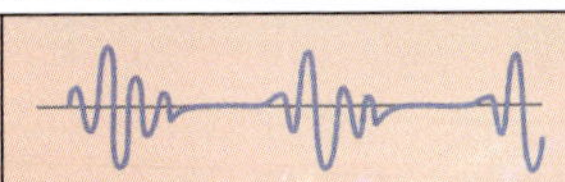	gelegentlich im Schlaf, Enzephalitis, Schlaganfall
Kußmaul-Atmung	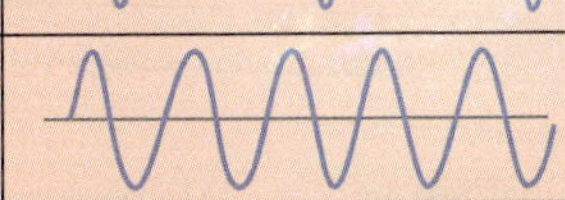	metabol. Azidose (z. B. diabetisches Koma)
Biot-Atmung	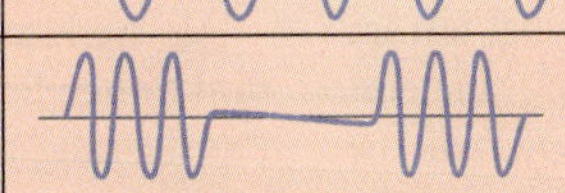	Hirnverletzung, Hirndrucksteigerung
Schnapp-Atmung	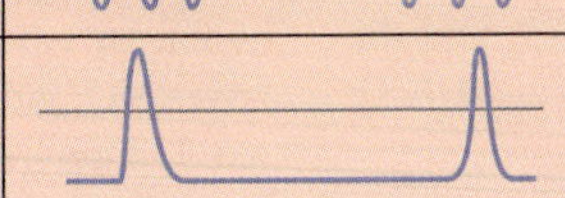	Frühgeborenen, kurz vor Todeseintritt

Abb. 5.1 Pathologische Atemmuster [A400]

STANDARDISIERTE PATIENTENVERSORGUNG

EINSATZORT

4S-Schema
- **S**zene
- **S**icherheit
- **S**ituation
- **S**upport

PATIENTENTRANSPORT

> Kap. 13.3.3

Fünf Bs

Keine Schocklagerung bei Problemen mit
- **B**rust
- **B**irne
- **B**auch
- **B**eine
- **B**uckel

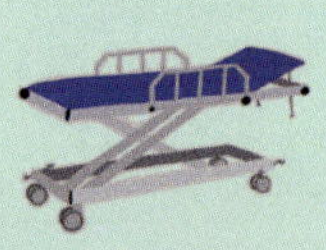

KRANKENHAUSÜBERGABE

> Kap. 9.6.2

ISBAR-Konzept
- **I**dentifikation
- **S**ituation
- **B**ackground
- **A**ssessment
- **R**ecommendation

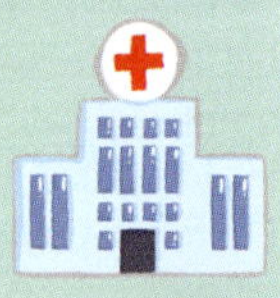

ATMIST-Konzept
- **A**ge
- **T**ime
- **M**echanism
- **I**njury
- **S**ymptoms
- **T**reatment

PATIENTEN-UNTERSUCHUNG/ PRIMARY ASSESSMENT

X-ABCDE-Schema

X = Exsanguination (kritische Blutung)
A = Airway
B = Breathing
C = Circulation
D = Disability
E = Exposure

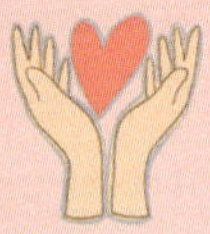

PATIENTENUNTERSUCHUNG/ SECONDARY ASSESSMENT

IPPAF-Schema
- **I**nspektion
- **P**alpation
- **P**erkussion
- **A**uskultation
- **F**unktion
  PDMS periphere Durchblutung, Motorik, Sensibilität

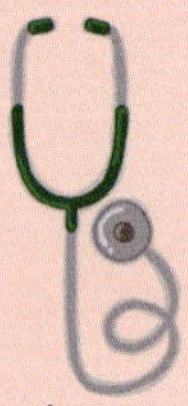

ANAMNESE

SAMPLER
- **S**ymptome
- **A**llergien
- **M**edikation
- **P**rä-Erkrankungen
- **L**etzte Mahlzeit
- **E**reignisse
- **R**isikofaktoren

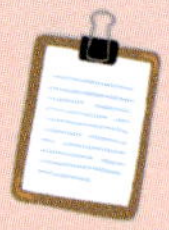

OPQRST
- **O**nset
- **P**rovocation
- **Q**uality
- **R**adiation
- **S**everity
- **T**ime

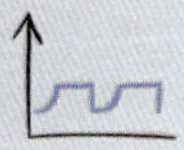

X

X-PROBLEM
- Direkter Druck auf die Wunde
- Druckverband
- Tourniquet

C-PROBLEM
- Puls
- Herzfrequenz
- Pulsqualität
- Rekap-Zeit
- Blutdruck

A
B

Pulsoxymetrie
Kapnometrie $etCO_2$

Normwerte:
- SpO_2 > 94%
- $etCO_2$ 33–43 mmHG

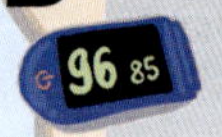

C

EKG
Herzfrequenz
Blutdruck

Normwerte:
- HF 60–80/Min.
- RR 80/120 mmHG

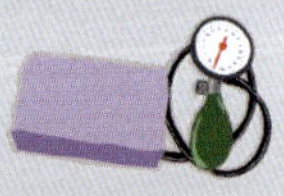

D

Blutzuckermessung
Pupillentestung

Normwerte:
- BZ 70–140 mg/dl (3,8–7,8 mmol/l)

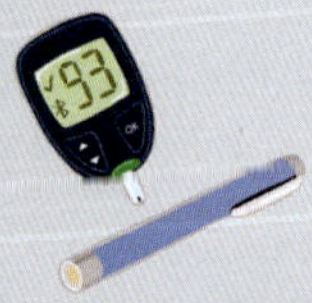

E

Temperaturmessung
- Temp. 36,5–37,4 °C

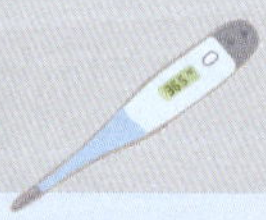

D-PROBLEM

GCS
- Augenöffnung
- Beste Sprachantwort
- Beste motorische Reaktion

AVPU
- **A**lert
- **V**oice
- **P**ain
- **U**nresponsive

BEFAST

bei V. a. Schlaganfall
- **B**alance
- **E**ye
- **F**ace
- **A**rm
- **S**peech
- **T**ime

E-PROBLEM

Fünf-Finger-Regel bei Intoxikation

> Kap. 26.2.2
- Sicherung der Vitalfunktion
- Giftelimination
- Antidot-Therapie
- Asservierung
- Transport

6 W-Fragen bei Intoxikation
- **W**er?
- **W**ann?
- **W**arum?
- **W**elches Gift?
- **W**orüber Aufnahme?

PROBLEMBEHEBUNGEN

5 Hs + HITS

> Kap. 13.4.1

Hypoxie, Hypovolämie, Hyperkaliämie, Hypothermie, Hypoglykämie

Reversible Ursachen eines Herz-Kreislauf-Stillstands:

Herzbeuteltamponade, Intoxikation, Thromboembolie, Spannungspneumothorax

10-für-10-Prinzip

> Kap. 31.1

10Sek. alle 10 Min. Absprache und Zusammengang im Team

FORDEC-Modell

> Kap. 31.2

Facts, options, risks, decision, execution, check

- Die **Biot-Atmung** (periodische Atmung) zeichnet sich durch kräftige, gleichmäßig tiefe Atemzüge aus, die plötzlich von Atempausen unterbrochen werden. Sie findet sich häufig bei Schädel-Hirn-Trauma (→ 18.7), erhöhtem Hirndruck (→ 14.3), Meningitis und Hirntumoren im Bereich der Medulla oblongata (→ 14.1.3).
- Die **Schnappatmung** ist gekennzeichnet durch einzelne schnappende Atemzüge, zwischen denen lange Pausen liegen. Der einzelne Atemzug ist stoßhaft und beim Einatmen durch den Mund wird der Kopf nach hinten gebeugt. Die Schnappatmung ist Zeichen eines unmittelbar bevorstehenden Todeseintritts (präfinal).
- Fehlende Atembewegungen deuten auf einen Atemstillstand **(Apnoe)** hin.

VIDEO

Beispiel für einen Patienten mit Kußmaul-Atmung
https://www.youtube.com/watch?v=raEKXVfuWTo

5.1.2 Bewusstsein

Das Bewusstsein gibt den Wachheitsgrad **(Vigilanz)** eines Menschen an. Bewusstseinsklare Patienten sind ansprechbar, wach, zur eigenen Person, zu Raum und Zeit orientiert und ihre Gedanken folgen formal-logischen Denkabläufen.

Quantitative Bewusstseinsstörungen (→ 14.2) reichen von einer Benommenheit bis zum Koma mit Ausfall der Schutzreflexe. Die Übergänge zwischen den einzelnen Formen der Bewusstlosigkeit sind fließend und oftmals schwer zu unterscheiden. Zudem bestehen Unterschiede in der Einschätzung des Bewusstseinszustands bei verschiedenen Untersuchern. Daher kommt der Verlaufsbeobachtung eine besondere Bedeutung zu.

Die **Wachheit** eines Notfallpatienten wird zunächst durch **Anschauen, Ansprechen** und **Anfassen** überprüft. Erwidert der Patient den Blickkontakt des Untersuchers, antwortet er auf dessen Ansprache oder reagiert er auf das Berühren an seinen Schultern, so gilt er zunächst als nicht bewusstlos. Um den Grad der Bewusstseinsstörung zu ermitteln, ist die **Glasgow Coma Scale** (GCS, → Tab. 5.2 und → Tab. 5.3) entwickelt worden. Sie und das AVPU-Schema (→ Tab. 5.4) dienen der objektiven Beurteilung der Bewusstseinsquantität. Die Beurteilung erfolgt aufgrund der erreichten Summe in den Kontrollfeldern. Maximal können 15, minimal 3 Punkte erreicht werden.

Qualitative Bewusstseinsstörungen (→ 14.2) sind durch eine verminderte Bewusstseinsklarheit (z. B. Halluzinationen, Denk- und Merkstörungen) gekennzeichnet.

Um die **Orientierung** eines ansprechbaren Patienten verfeinert bewerten zu können, werden ihm zusätzlich Fragen zum Ereignis, zur eigenen Person (z. B. Name, Wohnort, Geburtsdatum), zur Auffindesituation (z. B. Ort) und zur Uhrzeit gestellt.

Funktion	Punkte
Augen öffnen	
Spontan	4
Auf Aufforderung	3
Auf Schmerzreize	2
Kein	1
Beste Sprachantwort (verbale Reaktion)	
Orientiert (verständlich)	5
Desorientiert (verständlich, aber verwirrt)	4
Nicht zusammenhängende Äußerungen	3
Laute/Schreie (unverständliche Laute)	2
Keine	1
Beste motorische Reaktion (Bewegungen)	
Befolgt Aufforderung	6
Gezielte Schmerzabwehr	5
Ungezielte Schmerzabwehr (Beugeabwehr)	4
Beugesynergismen	3
Strecksynergismen	2
Keine	1

Tab. 5.2 Glasgow Coma Scale (GCS) [F210-010]

Punkte	Beurteilung	Erforderliche Maßnahmen
15 bis 14	Keine Bewusstseinsstörung	Keine
13 bis 12	Geringe Bewusstseinsstörung	Engmaschige Überwachung
11 bis 9	Schwere Bewusstseinsstörung	Stabile Seitenlage, Notarztruf, engmaschige Überwachung
8 bis 3	Tiefe Bewusstlosigkeit, Ausfall der Schutzreflexe	Narkose, Intubation, Beatmung, Reanimationsbereitschaft

Tab. 5.3 Interpretation der Glasgow Coma Scale

5.1.3 Kreislauf

Die Kreislauffunktion ist abhängig vom Herzschlag und der Zirkulation des Blutes in den Gefäßen. Mithilfe der Pulstastung, der Rekapillarisierungszeit und der Blutdruckmessung kann die Kreislauffunktion kontrolliert werden.

Puls

Der Puls ist die Druckwelle des Blutes in den Arterien (→ 13.1.3), die an oberflächlich gelegenen Arterien ertastet (palpiert) werden kann:

- Zentrale Arterie:
  - Halsarterie **(A. carotis)**
- Periphere Arterien:
  - Oberarmarterie **(A. brachialis)**, vor allem bei Säuglingen und Kleinkindern
  - Handgelenkarterie **(A. radialis)**
  - Fußrückenarterie **(A. dorsalis pedis)**

Am einfachsten kann der Puls am **Handgelenk** ertastet (palpiert) werden. Zeige- und Mittelfinger der palpierenden Hand werden auf der Handgelenkinnenseite an den Übergang der Handwurzelknochen zur Speiche (Daumenseite) gelegt. Der Puls ist an peripheren Arterien von einem ausreichend hohen systolischen Blutdruck von mind. 80–100 mmHg abhängig.

Bei Notfallpatienten mit schlechten Kreislaufverhältnissen wird der Puls am **Hals** ertastet, weil er im Rahmen einer Kreislaufzentralisation am Handgelenk fehlen kann. Am Hals wird der Puls palpiert, indem die untersuchenden Finger auf den Kehlkopf aufgelegt werden. Von dort lässt der Untersucher die palpierenden Finger (Zeige- und Mittelfinger) nach rechts oder links in die Falte zwischen Kopfwendermuskel und Kehlkopf gleiten. Manchmal muss dabei ein sanfter Druck ausgeübt werden. Bei zu starkem Druck kann es jedoch passieren, dass der Puls vom Untersucher abgedrückt wird. Ist der Puls an der A. carotis tastbar, herrscht ein systolischer Blutdruck von mindestens 70 mmHg.

Puls- und Herzfrequenz

Die physiologische Herzfrequenz **(Normfrequenz)** liegt bei einem Erwachsenen in Körperruhe zwischen 60 und 80 Schlägen pro Minute.

Beim Erwachsenen bezeichnet **Tachykardie** eine Herz- oder Pulsfrequenz von über 100 Schlägen/Min., **Bradykardie** eine Herz- oder Pulsfrequenz von unter 60 Schlägen/Min.

Pulsqualität

Mithilfe der Pulstastung können wichtige Aussagen über die Herz-Kreislauf-Funktion getroffen werden:

- Ein **tastbarer** Puls bedeutet immer, dass auch eine Herztätigkeit vorliegt, der es gelingt, einen adäquaten Blutdruck aufzubauen, um die lebenswichtigen Organe zu versorgen. Ist ein Puls nicht tastbar, bedeutet das im Umkehrschluss aber nicht, dass kein Kreislauf vorhanden ist. Erst wenn ein Patient bewusstlos ist und über keine normale Atmung verfügt, darf ein Fehlen des Pulses am Hals als Kreislaufstillstand gewertet werden und Wiederbelebungsmaßnahmen (→ 13.4) müssen begonnen werden.
- Weiterhin gibt die Pulstastung darüber Aufschluss, ob das Herz **regelmäßig** schlägt. Bei einem unregelmäßigen Puls liegen Herzrhythmusstörungen (→ 13.5.5) vor.
- Bei gleichzeitig angelegtem EKG kann beobachtet werden, ob jedem Herzschlag eine Pulswelle folgt. Eine **Differenz** zwischen Herzfrequenz und Pulsfrequenz wird als Pulsdefizit bezeichnet und weist auf eine Herzinsuffizienz (→ 13.6.1) oder auf Herzrhythmusstörungen (→ 13.5.5) hin.
- Ein **Druckpuls** – hoher Blutdruck und niedrige Pulsfrequenz – kommt bei Störungen des Kreislaufzentrums im Gehirn (Schädel-Hirn-Trauma, → 18.7) vor.

Rekapillarisierungszeit

Beim Tasten des Pulses wird neben Frequenz, Qualität und Regelmäßigkeit auch auf die **Rekapillarisierungszeit (Fingernagelprobe)** der Haut geachtet (→ 13.1.2). Bei der Fingernagelprobe wird der Fingernagel für kurze Zeit in das Fingernagelbett gedrückt, sodass es sich weiß verfärbt. Unter normalen Bedingungen färbt sich das Fingernagelbrett nach Aufhebung des Drucks infolge der zurückkehrenden Durchblutung innerhalb von 2 Sek. wieder rosa bis rot. Eine Verlängerung dieser Zeitspanne **kann** auf ein Problem der peripheren Durchblutung hindeuten. Allerdings kann z. B. eine kalte Umgebungstemperatur ebenfalls zu einer Verlängerung der Rekapillarisierungszeit führen.

Blutdruck

Der Blutdruck ist die treibende Kraft für den Blutfluss in den Gefäßen (→ 13.1.3). Ein physiologischer Blutdruck wird als **normoton** bezeichnet und beträgt bei Erwachsenen idealerweise 120/80 mmHg.

Eine **Hypotonie** ist bei Erwachsenen das Absinken des systolischen Blutdrucks unter 100 mmHg. **Hypertonie** (nach WHO-Kriterien; → 13.6.7) bezeichnet bei Erwachsenen einen systolischen Blutdruck über 140 mmHg oder einen diastolischen Blutdruck von mehr als 90 mmHg.

5.1.4 Haut

Die Haut ist mit etwa 1,5–2 m² das größte Organ unseres Körpers (→ 15.1). Veränderungen an der Haut können beim ersten Patientenkontakt sofort wahrgenommen werden.

Hautfarbe

Die **Zyanose** ist eine Blaufärbung der Haut. Sie ist Ausdruck einer zu geringen Beladung des Hämoglobins mit Sauerstoff. Dadurch verfärbt sich das Blut dunkel. Vor allem an der **Schleimhaut,** den Lippen und dem Nagelbett ist eine Zyanose gut zu erkennen, da in diesen Regionen die Durchblutung der Haut besonders kräftig ist.

Blasse Haut entwickelt sich infolge eines Blutverlustes (Anämie), einer Zentralisation des Blutkreislaufs (Schock) oder einer peripheren Durchblutungsstörung in den Arterien (→ 13.6.9).

Hautbeschaffenheit

Durch Ertasten der Haut lassen sich die **Hauttemperatur** und die **Hautfeuchtigkeit** feststellen. Normalerweise fühlt sich die Haut trocken und warm an. Sie sollte sich überall am Körper gleich anfühlen, was auf eine gleichmäßige Durchblutung schließen lässt. Befindet sich der Patient im Schockzustand, wird die Haut kalt und feucht. Durch die Zentralisation des Körperkreislaufs im Schock kommt es zu einer Minderdurchblutung der Kreislaufperipherie und die feuchte Haut wird nicht mehr erwärmt.

Der **Hautturgor** gibt den Spannungszustand der Haut an. Mit zunehmendem Alter nimmt die Hautspannung durch verminderte Flüssigkeitseinlagerung ab. Eine Austrocknung **(Exsikkose)** lässt sich an stehenden Hautfalten, trockener Zunge und eingesunkenen und geränderten Augen erkennen.

5.1.5 Augen

Wichtig für die Beurteilung der Augen (→ 18.14) ist, dass sie immer im **Seitenvergleich** untersucht werden. Für die Untersuchung wird dazu ein Auge abgedeckt. In einem zweiten Untersuchungsgang wird dann das andere Auge vergleichend beurteilt.

Pupillen

Wichtige diagnostische Hinweise liefern die Pupillen, die mit einer Pupillendiagnostikleuchte untersucht werden können. Normalerweise sind die Pupillen gleich weit **(isokor),** kreisrund und verengen sich gleichzeitig auf Lichteinfall **(konsensuelle Reaktion).**

Beidseits enge Pupillen werden als **Miosis** und beidseitig weite Pupillen als **Mydriasis** bezeichnet. Eine unterschiedliche Pupillenweite wird Pupillendifferenz **(Anisokorie)** genannt. Diese spricht für eine Hirndruckentwicklung in der Großhirnhemisphäre auf der Seite des betroffenen Auges (z. B. Schädel-Hirn-Trauma, → 18.7, oder intrazerebrale Blutung, → 14.4.2).

MERKE

Eine nur einseitig erweiterte Pupille spricht bei vollem Bewusstsein des Patienten und ohne Anzeichen für ein Schädel-Hirn-Trauma am ehesten für ein lokales Trauma des Auges. Auch an ein Glasauge muss gedacht werden.

Augapfel und Augenlider

Schädigungen am Auge selbst sind durch die **Symptomtrias**
- Tränenfluss,
- Rötung und
- Sehstörungen

gekennzeichnet. Zusätzlich können Unterblutungen auf Verletzungen hinweisen und Fremdkörper im Auge erkennbar sein. Ein beim Betasten verhärteter Augapfel ist typisch für einen Glaukomanfall. Geschwollene Augenlider können auf eine allergische Reaktion hinweisen.

5.1.6 Mundhöhle

Für die Untersuchung der Mundhöhle sollten möglichst eine Diagnostikleuchte und zusätzlich ein Mundspatel verwendet werden.

Hämatome an der hinteren Rachenwand können eine Verletzung der Halswirbelsäule als Ursache haben (→ 18.8). Schwerwiegende Blutungen im Mund können nach Operationen (z. B. Tonsillektomie) auftreten und die Gefahr einer Aspiration nach sich ziehen. Auch ein **Zungenbiss** – wie er bei einem zerebralen Krampfanfall (→ 14.4.3) meist an den Zungenrändern auftritt – kann eine Blutung in der Mundhöhle zur Folge haben.

Eine verrußte Mundhöhle und **Rußablagerungen** um den Mund herum sprechen für das Einatmen von Rauch- und Reizgasen, die bei Bränden entstehen können (→ 26.3.3).

Der Untersucher kann aber auch Mundgerüche **(Foetor ex ore)** wahrnehmen. Azetongeruch ist ein typisches Merkmal des diabetischen Komas (→ 24.10.2). Alkohol kann ebenfalls als Mundgeruch festgestellt werden (→ 26.3.2).

Ein herabhängender **Mundwinkel** und die Unfähigkeit, die Zunge gerade herausstrecken zu können, sind wichtige Hinweise auf eine Gesichtslähmung beim Schlaganfall (→ 14.4.1).

IM FOKUS

Grundlagen der Patientenbeobachtung
- Die Basis der **Patientenbeobachtung** bilden:
  - **A** – Atmung
  - **B** – Bewusstsein
  - **C** – Kreislauf
- Die wichtigsten Werkzeuge zur Patientenbeobachtung sind die **Sinnesfunktionen** Sehen, Hören, Fühlen und Riechen.
- Die **Vitalfunktion Atmung** kann anhand folgender Parameter sicher beurteilt werden:
  - **Atemfrequenz** (Norm: 12–20/Min.)
  - **Atemtiefe** (nicht zu tief, nicht zu flach)
  - **Atembewegungen** und **Atemmuster** (z. B. Abgrenzung Dyspnoe und Orthopnoe)
- Die **Prüfung des Bewusstseins** wird durch Anschauen, Ansprechen und Anfassen durchgeführt.
  - Das **quantitative Bewusstsein** kann mit AVPU und GCS überprüft werden.
  - Das **qualitative Bewusstsein** kann durch Fragen zu Person, Zeit, Ort und Situation geprüft werden.
- Die **Überprüfung des Kreislaufs** erfolgt durch Sehen und Tasten.
  - **Pulse** können zentral oder peripher geprüft werden.
  - Der Puls wird auf **Stärke, Frequenz und Rhythmus** hin untersucht.
  - Die **Pulsfrequenz** liegt in Körperruhe zwischen 60–80 Schlägen pro Minute.
  - Zur Beurteilung einer **Pulsdifferenz** wird zusätzlich ein EKG benötigt.
- Die **Rekapillarisierungszeit** kann am Nagelbett durchgeführt werden.
  - Sie beschreibt die Geschwindigkeit, mit der sich das Nagelbett wieder mit Blut füllt, nachdem das Blut durch Druck von außen umverteilt wurde.
  - Sie sollte unter 2 Sek. liegen.
- Der **Blutdruck** ist die treibende Kraft für den Blutfluss.
  - Er liegt idealerweise bei 120/80 mmHg.
  - Er steigt bei Belastung physiologischerweise an.
- Die **Haut** wird auf Temperatur, Feuchtigkeit, Spannkraft und Trockenheit hin untersucht.
- Die **Augen** werden auf Auffälligkeiten, wie Verhärtung, Tränenfluss oder Rötung, untersucht.
  - Zudem erfolgt die **Kontrolle der Pupillenreaktion.**
    - **Miosis:** Verengung der Pupillen
    - **Mydriasis:** Erweiterung der Pupillen
- Die **Mundhöhle** wird nach Hämatomen, Blutspuren, Schwellungen, Rußablagerungen abgesucht.
  - Zudem können Ausatemgerüche (Foetor ex ore) und Motorik des Mundes geprüft werden.

5.2 Grundlagen der strukturierten Patientenuntersuchung

DEFINITION

Unter strukturierter Patientenuntersuchung versteht man die Wahrnehmung der körperlichen Erscheinung eines Patienten mit den eigenen Sinnesorganen und die Erfassung von Befunden nach einem vorgegebenen Prioritätenliste, die der raschen Erfassung und Einteilung des Patientenzustands in kritisch oder nicht kritisch dient.

Eine **körperliche Untersuchung** des Notfallpatienten ist unentbehrlich und kann jederzeit ohne besonders aufwendige Hilfsmittel durchgeführt werden. Die körperliche Untersuchung verschafft dabei einen ersten Überblick zum Patientenzustand und gilt als Basistätigkeit. Erst wenn der Patient vollständig untersucht ist, ist es möglich, alle Verletzungen oder spezielle Symptome zu erkennen bzw. auszuschließen.

Die körperliche Untersuchung bei Notfallpatienten benötigt ein strukturiertes Untersuchungskonzept und wird deshalb auf der Basis einer Prioritätenliste (X-ABCDE, → 5.2.3) durchgeführt. Diese **strukturierte Patientenuntersuchung** setzt sich aus:
- professionellen Untersuchungsschritten und
- gezielter Patientenbeobachtung

zusammen, an die sich Sofortmaßnahmen anschließen.

Die Grundidee der **strukturierten Patientenuntersuchung** ist es, die lebensbedrohlichen Erkrankungen oder Verletzungen

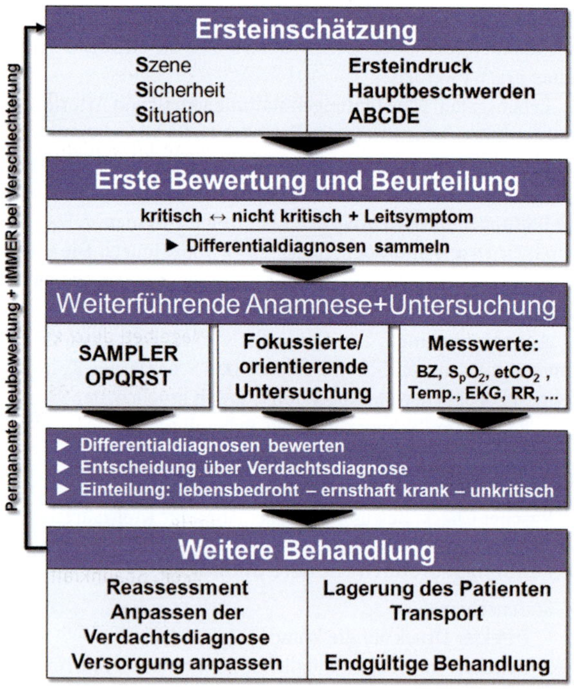

Abb. 5.2 Algorithmus zur strukturierten Patientenuntersuchung (AMLS) [W963]

schnell zu erfassen und zu behandeln (→ Abb. 5.2). Da jeder Notfall eine Ausnahmesituation darstellt, sind oft zeitkritische Entscheidungen notwendig. Hier ist es besonders wichtig, dass das Rettungsfachpersonal die gleiche „Sprache" versteht. Es gilt Kommunikationsfehler zu vermeiden, denn Fehleinschätzungen können zu schwerwiegenden Konsequenzen führen.

MERKE

Die strukturierte Patientenuntersuchung gibt Sicherheit und hilft, Problemen vorzubeugen.

5.2.1 Scene, Safety, Situation and Support (4S-Schema)

Vor dem eigentlichen Einsatz liegen häufig **Informationen** vor, die es zu berücksichtigen gilt. Das Wetter ist ein Aspekt, der eine Rolle spielen kann, aber auch die zur Verfügung stehenden Krankenhäuser und ihre aktuelle Aufnahmekapazität sind von Interesse. Bei schlechtem Wetter und nachts fliegen i. d. R. keine Rettungshubschrauber, was als Hintergrundinformation bei entsprechenden Verletzungsmustern oder Erkrankungen von besonderem Interesse sein kann.

Zunächst aber ist nach dem Eintreffen des Rettungsfachpersonals die Einsatzstelle zu beurteilen. Die „4S" beziehen sich auf die Einsatzstelle und sind eine Erweiterung der 3S-Regel (→ Abb. 5.2)

- **Scene** (engl. für Einsatzort): Beim Erreichen der Einsatzstelle (Szene) muss diese eingeschätzt werden: Entspricht das, was gemeldet bzw. erwartet wurde dem vorgefundenen Einsatzbild? So muss z. B. die Anzahl der Patienten zunächst überprüft werden.
- **Safety** (engl. für Einsatzsicherheit): Hier ist vor allem der Eigenschutz für alle eingesetzten Kräfte zu beachten. Nicht nur muss auf etwaige Gefahrstoffe, Absicherung der Einsatzstelle, den fließenden Verkehr, aggressive Personen und auch eine geeignete Schutzausrüstung geachtet werden. Auch der Patient muss in Sicherheit sein.
- **Situation** (engl. für Einsatzlage): Wie sind die Verletzungen entstanden, welcher Unfallmechanismus hat hier gewirkt (Fahrzeugverformung)? Müssen weitere Hilfskräfte angefordert werden (z. B. Polizei, Feuerwehr, weitere Rettungsdienstfahrzeuge, Rettungshubschrauber)? Ist die augenscheinliche Auffindesituation des Patienten mit dem Erkrankungsbild/Verletzungsbild vereinbar?
- **Support** (engl. für Einsatzunterstützung): Reichen die alarmierten Rettungsmittel, muss ein Notarzt hinzugezogen werden?

5.2.2 General Impression

Der Ersteindruck (engl. **General Impression**) ist wesentlicher Bestandteil jeder Notfallsituation. Er ist **zeitkritisch,** denn jede Zeitverzögerung führt unter Umständen zu schweren Schädigungen oder zum Tod des Patienten. Daher sollte die Patientenuntersuchung immer **strukturiert ablaufen.**

Der Versuch einer Kontaktaufnahme zum Patienten leitet die Patientenuntersuchung ein. Das Rettungsfachpersonal geht auf den Patienten zu und fragt, was geschehen ist. Die Kontaktaufnahme vermittelt einen **Ersteindruck** und lässt eine **zügige Einschätzung** von

- Atmung,
- Kreislauf,
- Neurologie und
- psychischem Zustand

zu.

ACHTUNG

Entweder macht der Patient einen **kritischen** oder **nicht kritischen** Eindruck.

Konkret lässt sich schnell die **Atemsituation des Patienten** erfassen, ob der Patient noch normal sprechen kann, eine ungehinderte Atmung und freie Atemwege hat. Kann der Patient jedoch nur stockend und in kurzen Sätzen antworten, liegt ein Atemproblem vor; und wenn der Patient gar nicht auf Ansprache reagiert, besteht eine kritische Situation.

Während der Ansprache wird zusätzlich die **Kreislaufsituation des Patienten** durch Tasten des Pulses eingeschätzt. Ist der Puls langsam, normal oder schnell? Dabei wird die Pulsfrequenz nicht exakt ausgezählt. Es soll vielmehr nur ein orientierender Eindruck über die Kreislaufsituation gewonnen werden. Dabei kann durch den Tastbefund und die optische Wahrnehmung zusätzlich ein **Eindruck zur Haut** gewonnen werden. Ist die Haut warm oder kalt, schweißig oder trocken und ist die Hautfarbe rosig, blass oder zyanotisch?

ACHTUNG

Der Ersteindruck sollte **innerhalb von 10–15 Sek.** abgeschlossen sein.

Gegebenenfalls sind bereits jetzt wichtige Erstmaßnahmen einzuleiten, um eine Störung der Vitalfunktionen zu beheben (z. B. Beatmung, → 12.3.1, oder Reanimation, → 13.4.4).

5.2.3 Primary Assessment und ABCDE

Die weitere Untersuchung des Patienten nach dem **ABCDE-Schema** wird als **Primary Assessment** (Erste Einschätzung) oder **Primary Survey** (Erste Befunderhebung) bezeichnet. Dieses Schema beschreibt die Strategie zur Untersuchung und Erkennung unmittelbar bedrohlicher Krankheits- und/oder Verletzungszustände, die anhand einer Prioritätenliste (ABCDE) sofort behandelt werden müssen.

MERKE

Häufigste Ursache für vermeidbare Todesfälle sind unzureichend durchgeführte Basismaßnahmen. Deshalb suche und behandle alle unmittelbar lebensbedrohlichen Zustände sofort!

Das Schema folgt dem Grundsatz aus der Traumatologie „treat first what kills first", d. h., die Behandlung einer fehlenden Atmung ist vordringlicher als die Behandlung einer Blutung, da die fehlende Atmung schneller zum Tod des Patienten führen würde als ein Blutverlust.
Das Schema ist aufgebaut nach:

- **A** – Airway (Atemweg)
- **B** – Breathing (Beurteilung der Atmung, Beatmung)
- **C** – Circulation (Kreislauf, Blutungskontrolle)
- **D** – Disability (neurologisches Defizit)
- **E** – Exposure/Environment (Umfeld/Umgebung und Untersuchung)

Wird auf einer Ebene des Schemas (z. B. „A") ein Problem erkannt, muss dieses sofort gelöst bzw. unter Kontrolle gebracht werden, bevor zur nächsten Ebene (z. B. „B") übergegangen wird. Einfache Maßnahmen, wie die schnelle HWS-Immobilisierung („A"), das Freimachen des Atemwegs („A"), die Sauerstoffgabe („B") oder die suffiziente Blutstillung („C"), führen zu einer besseren Überlebensprognose des Patienten und müssen vor der weiteren Diagnostik („D", „E") durchgeführt werden. Das ABCDE-Schema findet Anwendung bei internistischen, neurologischen und traumatologischen Patienten.

MERKE

Jedes Mal, wenn sich eine Zustandsverschlechterung, eine unklare Situation beim Patienten ergeben oder der Untersuchende die Struktur verloren hat, wird das ABCDE-Schema erneut von vorne gestartet.

Traumapatient und X-ABCDE

Die **Herangehensweise** beim Traumapatienten orientiert sich, abweichend vom ABCDE-Schema, am **X-ABCDE-Schema**. Das „X" vor dem ABCDE ist vom englischen Begriff *exsanguinating hemorrhage* abgeleitet und bedeutet „lebensbedrohliches Verbluten".

Vor dem Primary Survey eines schwer verletzten Patienten müssen lebensbedrohliche äußere Blutungen sofort identifiziert und behandelt werden. Dies muss **vor** der Untersuchung der Atemwege („A") geschehen. Nur so lässt sich sicherstellen, dass nichts übersehen oder vergessen wird und die richtigen Prioritäten gesetzt werden.

Lebensgefährliche Blutungen stammen meist von Arterien der Extremitäten, können aber auch am Kopf oder körperstammnah, d. h. an den Übergangszonen vom Körperstamm zum Hals oder zu den Extremitäten, lokalisiert sein. Lebensbedrohliche, massive Blutungen müssen umgehend kontrolliert werden, z. B. durch direkten Druck und/oder Anlage eines Tourniquets. Die unterschiedlichen Vorgehensweisen zur Kontrolle lebensbedrohlicher Blutungen werden in → 13.2 erläutert.

Alle Maßnahmen zur Kontrolle starker Blutungen sollen einem stufenweisen Schema folgen. Das Schema der Kontrolle lebensbedrohlicher Blutungen folgt, soweit möglich, der S3-Leitlinie Polytrauma/Schwerverletzten-Behandlung.

Ersteindruck

- Rascher Check: Bewusstseinslage? Atmung? Kreislauf?

X – Lebensbedrohliche äußere Blutungen

- Stufenschema:
  - Direkter Druck auf die Wunde
  - Druckverband, wenn möglich in Kombination mit Hämostyptikum
  - Tourniquet
- Tourniquet sofort anwenden bei:
  - Lebensgefährliche Blutungen/multiple Blutungsquellen an einer Extremität
  - Keine Erreichbarkeit der Verletzung (z. B. eingeklemmte Person)
  - Versorgung einer Extremitäten Blutung bei Dunkelheit
  - Schwere Extremitäten Blutung bei mehreren Verletzten
  - Schwere Blutung der Extremitäten bei gleichzeitigem kritischen A-, B- oder C-Problem
  - Bei Zeitdruck in Gefahrensituationen

A – Airway

(Siehe auch → 11.2)
Folgende Probleme müssen erkannt werden:

- Sind die oberen Atemwege frei oder sind sie verlegt?
- Besteht ein erhöhtes Risiko für Schwellung oder Verlegung der Atemwege?
- Atemgeräusche?
- Liegt ein Trauma vor? Wenn ja → Anlage einer Zervikalstütze.

Problembeseitigende Maßnahmen:

- Überstrecken des Kopfes
- Fremdkörperentfernung
- Atemwegssicherung (Guedel- oder Wendl-Tubus)
- Sauerstoff
- Stabile Seitenlage
- HWS-Immobilisation

MERKE

Eine unbehandelte Atemwegsverlegung führt zur Hypoxie des Patienten mit dem Risiko der Gehirnschädigung.

Ist der Patient bewusstlos, wird der Kopf mithilfe des lebensrettenden Handgriffs (→ Abb. 5.3) überstreckt und der Mund geöffnet.

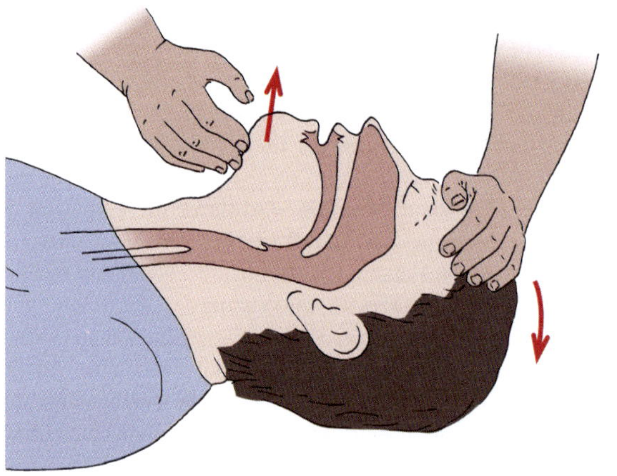

Abb. 5.3 Lebensrettender Handgriff (sog. Kinn-Scheitel-Griff) [L190]

Bei vorhandener Atmung können Thoraxbewegungen gesehen, Atemgeräusche gehört und die Atemluft gespürt werden. Ist die Atmung erhalten, der Patient aber weiterhin bewusstlos, wird er in die stabile Seitenlage gebracht (→ 9.2.1, → Abb. 9.6).

Ist durch Anwendung des lebensrettenden Handgriffs (Überstrecken des Kopfes und Anheben des Kinns, → 11.2.2) keine Atmung innerhalb der ersten 10 Sek. vorhanden, muss umgehend der freie Atemweg hergestellt werden (**Basic Life Support,** → 13.4.4). Der freie Atemweg kann mit einfachen Hilfsmitteln, wie

- dem Überstrecken des Kopfes (→ Abb. 5.3),
- dem manuellen **Ausräumen der Mundhöhle** (→ Abb. 11.5),
- dem **Esmarch-Handgriff** (→ Abb. 11.6),
- dem **Kreuzgriff** (→ Abb. 11.4),
- der **Absaugung** (→ 11.2.2) oder
- dem **Einlegen eines Guedel- oder Wendl-Tubus** (→ Abb. 11.13 und → Abb. 11.14)

hergestellt werden. Ergänzend zur Beurteilung des Atemwegs erfolgt bei Bedarf (z. B. Trauma) eine Stabilisierung der Halswirbelsäule (HWS) durch Anlage einer Zervikalstütze.

VIDEO

Freimachen der Atemwege
https://ebooks.health.elsevier.com

B – Breathing

(Siehe auch → 12.2)

Folgende Probleme müssen erkannt werden:

- Sind Atembewegungen sichtbar?
- Ist die Atmung ausreichend (Frequenz, Atemtiefe)?
- Bestehen pathologische Atemgeräusche?
- Ist die Atemarbeit ausreichend?
- Besteht eine paradoxe Atembewegung?
- Liegt eine Zyanose vor?
- Ist die Sauerstoffsättigung ausreichend?
- Sind die Halsvenen gestaut?
- Liegt ein Hautemphysem vor?

Problembeseitigende Maßnahmen:

- Sauerstoffgabe
- Intubation, kontrollierte Beatmung
- Nadeldekompression

MERKE

Eine unzureichende Atemfunktion führt zu Sauerstoffmangel im Blut mit dem Risiko von Organschäden.

Wenn **Brustkorbbewegungen sichtbar** und **Atemgeräusche hörbar** sind, kann die Beurteilung der Atmung anhand der Atemfrequenz, der Atemtiefe, der Atembewegungen, der Farbe der Haut, der Auskultation des Thorax und der Pulsoxymetrie sicher vorgenommen werden.

Die **Atemfrequenz** ist pathologisch vermindert bei tiefer Bewusstlosigkeit, SHT und Intoxikationen (z. B. mit Opiaten). Bei der Atemtiefe wird die tiefe (großes Atemzugvolumen) von einer flachen (kleines Atemzugvolumen) Atmung unterschieden. Ein Patient mit starken Schmerzen im Bauchraum wird z. B. versuchen, diese nicht noch durch tiefe Atembewegungen zu verstärken, und daher möglichst flach atmen. Das Atemzugvolumen einer **flachen Atmung** ist dabei deutlich verringert. Bei einer **tiefen Atmung** ist das Atemzugvolumen vergrößert; dies ist bei Zuständen der Übersäuerung des Organismus der Fall (→ 24.4.2).

Die **Atembewegungen** werden in Inspirations- und in Exspirationsbewegung unterteilt. Die Atembewegung sollte gleichseitig und gleichzeitig im Vergleich von linker und rechter Thoraxhälfte sein.

Auch die **Farbe von Haut und Schleimhaut** wird als Kriterium der Beurteilung der Atemfunktion herangezogen. Die bläuliche Verfärbung von Lippen und Mundschleimhaut **(Zyanose)** deutet auf eine verminderte Sauerstoffsättigung des Blutes hin.

Komplettiert wird die Beurteilung der Atemfunktion durch ein apparatives Monitoring der **Sauerstoffsättigung.** So ist eine pulsoxymetrisch gemessene Sättigung (SpO_2) von ≥ 94 % anzustreben (→ 5.3.3).

Führt die Beurteilung der Spontanatmung des Patienten zum Ergebnis einer Ateminsuffizienz, so steht die frühzeitige Verabreichung von **Sauerstoff** über eine Inhalationsmaske mit Reservoir und einem Sauerstofffluss von mindestens 9 l/Min. im Vordergrund. Wenn die Spontanatmung des Patienten dagegen unzureichend ist oder fehlt, muss die Atmung des Patienten nach Intubation durch eine assistiert bzw. kontrollierte **künstliche Beatmung** übernommen werden (→ 12.6)

Zur Bewertung der Atmung gehört an dieser Stelle des ABCDE-Schemas das frühzeitige Erkennen eines (Spannungs-) **Pneumothorax** (→ 18.8.2), der neben seinen respiratorischen Problemen schnell zu Kreislaufkomplikationen führen wird.

ACHTUNG

Der Spannungspneumothorax (→ Abb. 18.39) muss bereits im Schritt „B" erkannt und behandelt werden (Nadeldekompression, → 12.4).

Durch den intrathorakalen Druckanstieg ist der Blutrückfluss zum rechten Herzen behindert, die äußeren **Halsvenen sind**

gestaut und ein **Hautemphysem** kann sich entwickeln. Gleichzeitig fällt der arterielle Blutdruck ab und die Herzfrequenz steigt an. Das Atemgeräusch der betroffenen Seite ist abgeschwächt bzw. nicht mehr zu hören. Die Atemfrequenz ist gesteigert und der Patient ringt nach Luft.

Ein **Spannungspneumothorax** kann sich besonders schnell und dramatisch bei intubierten und beatmeten Patienten durch die Überdruckbeatmung entwickeln. Ansteigende und stark erhöhte Atemwegsdrücke sind die Folge. Bei einem Spannungspneumothorax **muss** eine sofortige Druckentlastung im Pleuraspalt durch eine Nadeldekompression erfolgen.

C – Circulation

(Siehe auch → 13.5)

Folgende Probleme müssen erkannt werden:

- Sind Blutungen erkennbar?
- Sind große Knochen (Becken, Oberschenkel) frakturiert?
- Farbe (Zyanose) und Temperatur der Hände (Kälte)?
- Ist der Kreislauf (Puls, Blutdruck, Rekapillarisierungszeit) ausreichend?
- Halsvenenstauung?
- Schock erkennen (z. B. kardiogener Schock).
- Schock einschätzen.

Problembeseitigende Maßnahmen:

- Wenn nicht bereits unter X geschehen, lebensbedrohende Blutung stoppen (Druckverband, Torniquet).
- Beckenschlinge
- Schock behandeln (i. v. Zugang, Infusionstherapie).
- Medikamentöse Therapie
- EKG anschließen.

MERKE

Eine unzureichende Kreislauffunktion führt zu verminderter Organdurchblutung und reduzierter Sauerstoffversorgung des Körpergewebes.

Die Hauptursache für das Ableben nach einem Trauma sind schwere Blutungen. Meist werden schwere Blutungen bereits mit dem ersten Eindruck (General Impression, → 5.2.2) wahrgenommen. Jedoch geschieht die Wahrnehmung der Blutungen nicht immer unmittelbar und so soll die Suche nach äußeren und inneren Blutungen, je nach Unfallereignis, gezielt durchgeführt werden.

Äußere Blutungen müssen unbedingt noch am Unfallort kontrolliert werden (→ 13.2), bei starken äußeren Blutungen auch durch direkten Druck **(z. B. Druckverband, iTClamp®)** und/oder Anlage eines **Tourniquets** (Abbindung). Die Stabilisierung des Beckens erfolgt mittels spezieller Beckengurte **(Beckenschlinge).**

! ACHTUNG

Tachykardie und Hypotonie weisen erst spät auf das Schockgeschehen hin!

Schwere **innere Blutungen,** wie sie bei Thoraxtraumata, abdominalen Traumata sowie bei Frakturen des Beckens bzw. großer Röhrenknochen vorkommen, können ausschließlich im Krankenhaus therapiert werden.

Aber auch beim nicht traumatischen Patienten ist die **Beurteilung der Kreislaufsituation** vordringlich. Die Kreislaufsituation ist abhängig vom Herzschlag und der Zirkulation des Blutes in den Gefäßen.

Die **Herz-Kreislauf-Funktion** wird durch die **Palpation** des Pulses, die Messung der **Herzfrequenz,** die Beurteilung der **Durchblutung** von Haut und Schleimhaut (→ 5.1.3) und die Blutdruckmessung (→ 5.3.1) erfasst. Die Prüfung der Durchblutung von Haut und Schleimhaut erfolgt an den Fingern und Zehen (Akren), der Mundschleimhaut und der Bindehaut des Auges. An den Zehen und Fingern kann die **Nagelbettprobe** durchgeführt werden, die eine Aussage über die kapilläre Füllung und den Blutdruck erlaubt (→ 5.1.3). Der Blutdruck wird nur gemessen, wenn ein Puls tastbar ist. Abschließend gehört die Ableitung eines EKGs (→ 13.5) in den Untersuchungsgang zur Herz-Kreislauf-Funktion. Bei Patienten mit Brustschmerz und/oder vermutetem akutem Koronarsyndrom (ACS, → 13.6.5) muss ein **12-Kanal-EKG** geschrieben werden. Jeder Patient mit Anzeichen einer Kreislaufzentralisation und Tachykardie (z. B. Schock, → 13.3) sollte **balancierte Vollelektrolytlösungen** erhalten, sofern keine kardiale Ursache im Raum steht. An dieser Stelle werden notwendige Medikamente (z. B. Katecholamine, Antiarrhythmika, → 7.6) verabreicht.

Eine schwere Kreislaufdepression kann durch einen Spannungspneumothorax (→ 18.8.2) hervorgerufen werden; jedoch muss dieser schon beim Schritt „B" erkannt und behandelt worden sein.

D – Disability

(Siehe auch → 14.2)

Folgende Probleme müssen erkannt werden:

- Sind Hinweise auf eine beeinträchtigte Bewusstseinslage erkennbar (Pupillen, GCS)?
- Sind Lähmungen feststellbar?
- Sind Hinweise auf Stoffwechselentgleisungen erkennbar (BZ messen)?
- Liegen Hinweise auf Alkohol- oder Drogeneinwirkung vor?

Problembeseitigende Maßnahmen:

- Behandlung der Ursache (Glukose, Antidot)
- Stabile Seitenlage

MERKE

Ein beeinträchtigter neurologischer Zustand ist Hinweis auf Schädigung des Zentralen Nervensystems (ZNS), also von Gehirn und Rückenmark, durch Trauma, Vergiftungen, Stoffwechselentgleisungen oder Schlaganfall.

Ein orientierender neurologischer Status zur **Beurteilung der Bewusstseinslage** und des Verlaufs einer Bewusstseinsstörung wird nach dem AVPU-Schema (→ Tab. 5.4) oder der **Glasgow Coma Scale** (GCS, → Tab. 5.2 und → Tab. 5.3) erhoben. Mit ihrer Hilfe kann eine objektive Beurteilung des Patienten aufgrund der Auffälligkeiten bzw. der erreichten Summe aus den Beurteilungsfeldern Augen öffnen, beste verbale Reaktion und beste motorische Reaktion erfolgen.

Wird eine Auffälligkeit in den Beurteilungsschemata festgestellt, muss immer der **Blutzucker** gemessen werden, um einen

AVPU	Reaktion
Alert (Wach)	Patient ist wach, ansprechbar und orientiert
Voice (Ansprache)	Patient reagiert auf Ansprache
Pain (Schmerzreiz)	Patient reagiert auf Schmerzreiz
Unresponsive (Bewusstlos)	Keine Reaktion auf äußere Reize

Tab. 5.4 AVPU-Schema

metabolischen Notfall als Ursache auszuschließen (→ 24.10.3). Ergänzend wird ein **Pupillenstatus** (Größe, Gleichheit, Lichtreaktion) als Hinweis auf **Verletzungen des zentralen Nervensystems** (→ 14.2, → 18.7) oder als Hinweis auf **Drogen- oder Alkoholvergiftungen** (→ 26.3.2) erhoben.

Die medikamentöse Behandlung mutmaßlicher Ursachen findet zu diesem Zeitpunkt (Glukosegabe, Antidottherapie) statt.

PRAXISTIPP

Nicht jeder Patient mit offenen Augen ist „wach" und eine fehlende Reaktion auf Ansprache kann auch an einem verminderten Hörvermögen liegen.

E – Exposure/Environment

(Siehe auch → 15 und → 18)

Folgende Probleme müssen erkannt werden:

- Ist der Unfallmechanismus hinweisgebend auf Verletzungen?
- Sind begleitende Verletzungen/Erkrankungen feststellbar?
- Droht ein Wärmeverlust?

Problembeseitigende Maßnahmen:

- Untersuchung des entkleideten Patienten
- Auf Wärmeerhalt achten
- Frakturen immobilisieren
- Wundversorgung

MERKE

Die vollständige Entkleidung und Ganzkörperuntersuchung des Patienten vermeidet ein Übersehen von nicht sofort sichtbaren Verletzungen und relevanten Befunden (z. B. Schmerzpflaster, Insulinpumpe).

Die genaue Betrachtung des Verletzungs- bzw. **Unfallmechanismus** kann helfen, die Schäden durch ein Trauma frühzeitig ab- bzw. einzuschätzen und die notwendige Therapie danach auszurichten. Die Kräfte, die auf den Patienten eingewirkt haben, müssen erkannt und analysiert werden. So können bereits frühzeitig verborgene Verletzungen vermutet und kostbare Zeit in der Patientenversorgung gewonnen werden.

Der Patient wird nach Möglichkeit zur **Ganzkörperuntersuchung** vollständig entkleidet. Dabei wird vor allem die Stabilität von Körperregionen überprüft, in denen es infolge des Traumas zu Verletzungen kommen kann. Während der Untersuchung ist auf den **Wärmeerhalt** zu achten.

Frakturen werden durch Lagerung des Patienten auf einer vorgeformten Vakuummatratze (→ 18.4.3) oder durch Anlegen von Immobilisationsgeräten (z. B. Sam-Splint®-Schienen, → 18.5.1) ruhiggestellt. Vordringlichstes Ziel ist die Sicherstellung oder Wiederherstellung der lokalen und peripheren Durchblutung der Extremität. Deshalb ist zu beachten, dass die Durchblutung unterhalb der Fraktur auch nach dem Anlegen einer Schiene erhalten bleibt und durch Pulstasten beurteilt werden kann. Offene Frakturen werden wie offene **Wunden** versorgt und mit Wundverbänden oder Kompressen steril abgedeckt.

IM FOKUS

Grundlagen der strukturierten Patientenuntersuchung

- Direkt nach dem Eintreffen wird die Einsatzstelle nach dem **4S-Schema** analysiert.
  - **S**zene: Wie sieht das Gesamtbild aus?
  - **S**icherheit: Bestehen Gefahren?
  - **S**ituation: Wie sieht die konkrete Situation am Einsatzort aus?
  - **Support:** Ist Unterstützung notwendig?
- Mit dem **Ersteindruck („General Impression")** wird ein erster Überblick über die Patientensituation gewonnen.
  - Eingeschätzt werden **innerhalb von weniger als 15 Sek.:**
    - Atmung
    - Kreislauf
    - Neurologie
    - Psychischer Zustand
- Das **Primary Assessment** dient der ersten Befunderhebung und der Behandlung lebensbedrohlicher Zustände.
  - **X** – Exsanguinating hemorrhage (lebensbedrohliche Blutung)
  - **A** – Airway (Beurteilung des Atemwegs)
  - **B** – Breathing (Beurteilung der Atmung)
  - **C** – Circulation (Beurteilung des Kreislaufs)
  - **D** – Disability (Prüfung der neurologischen Funktionen)
  - **E** – Exposure/Environment (Prüfung des Körpers und der Umgebung)
- Beim **Primary Assessment** wird beim Vorfinden bestimmter Störungen direkt interveniert, z. B. durch:
  - **X** – Druckverband
  - **A** – Esmarch-Handgriff
  - **B** – Beatmung
  - **C** – Anlage eines i. v.-Zugangs
  - **D** – Glukosegabe bei Hypoglykämien
  - **E** – Wärmeerhalt

5.2.4 Secondary Assessment und SAMPLER/IPPAF

Im Anschluss an das Primary Assessment sollten eine gründliche **Patientenbefragung** und eine **vollständige Notfalluntersuchung** zur erweiterten Patientenbeurteilung, dem

- **Secondary Assessment** (Zweite Einschätzung) bzw.
- **Secondary Survey** (Zweite Befunderhebung)

erfolgen – soweit der Zustand des Patienten die Befragung und die vollständige Notfalluntersuchung zu diesem Zeitpunkt zulässt und keine lebensrettenden Maßnahmen dringlicher sind.

Patientenbefragung nach SAMPLER

Im ersten Gespräch mit dem Notfallpatienten sollten, soweit möglich, die persönlichen Daten (Name, Vorname, Alter) des Patienten erfragt werden. Darüber hinaus enthält ein Gesprächsschema medizinische Fragestellungen, wozu sich das **SAMPLER-Schema** (→ Tab. 5.5) bewährt hat:

Beurteilung	Informationen zu
Symptome	Aktuelle Beschwerden
Allergien	Lebensmittel, Medikamente
Medikamente	Dauermedikation, eingenommene Präparate
Präerkrankungen, Persönliche Anamnese	Vorerkrankungen, OPs
Letzte Mahlzeit	Erhöhtes Aspirationsrisiko
Ereignisse	Unfallhergang, Umgebungsinspektion
Risikofaktoren	Ernährungszustand, Schwangerschaft, Genussmittel

Tab. 5.5 SAMPLER-Schema

- **Symptome** (aktuelle Beschwerden): Die aktuellen Beschwerden, die der Patient beschreibt, werden gesammelt. Sie Sammlung umfasst die Haupt- und Begleitbeschwerden, den Beschwerdebeginn, den Beschwerdeverlauf (plötzlich, allmählich, in Phasen) und Schmerzäußerungen (Ort, Qualität, Dauer).
- **Allergien:** Hat der Patient Allergien, z. B. gegen Pflaster, Medikamente, Latex? Dies spielt hinsichtlich der Medikamente, die einsetzt werden, eine wichtige Rolle, z. B. ASS-Gabe beim ACS.
- **Medikamente:** Die Frage zielt auf Medikamente, die der Patient regelmäßig einnimmt (Dauermedikation). Welche? Wie oft? Wann? Dosis? Ein Medikamentenplan oder Verpackungen sollten in die Klinik mitgenommen werden.
- **Präerkrankungen** (Vorerkrankungen): Wesentlich sind frühere Krankenhausaufenthalte, Voroperationen, chronische Erkrankungen (z. B. Hypertonie, Diabetes mellitus, Herzinsuffizienz, koronare Herzkrankheit, psychiatrische Erkrankungen), regelmäßige ärztliche Behandlung (Wer ist der Hausarzt?). Die Patientenvorgeschichte kann hilfreich sein, wenn ein Patient z. B. angibt, dass die Beschwerden genau die gleichen sind, wie er sie von einem früheren Ereignis kennt.
- **Letzte Mahlzeiten und Lebensgewohnheiten:** Fragen nach Flüssigkeitsaufnahme, Risikofaktoren für Erkrankungen, Drogen- und Medikamentenmissbrauch, Alkoholabusus und Tabakkonsum. Die Fragen sind insbesondere von Interesse, wenn eine Narkoseeinleitung vorgesehen ist, weil das Aspirationsrisiko ggf. erhöht ist. Darüber hinaus können bestimmte Krankheitsbilder mit einer Nahrungsaufnahme im Zusammenhang stehen, etwa Gallenkoliken.
- **Ereignisse, die zu den Symptomen geführt haben:** Ereignisse vor dem Notfall (Auslandsaufenthalte, Unfallmechanismus, schwere Arbeit), vorhergehende Symptome oder Warnzeichen (Schweißausbrüche, Angst, Ärger, Stress) sind von Interesse. So ist es ein Unterschied, ob der Patient gestürzt ist, weil er ausgerutscht ist, oder ob er aufgrund einer Synkope stürzte. Unfälle können auch entstehen, wenn der Patient eine Hypoglykämie oder einen epileptischen Anfall hatte.
- **Risikofaktoren:** Fragen nach Nikotin- oder Alkoholabusus, Diabetes mellitus und erhöhtem Blutdruck sowie Beurteilung des Ernährungszustands, z. B. Übergewicht oder Mangelernährung

Wichtige ergänzende, **zusätzliche Informationen,** die zu einem vollständigen Überblick beitragen, sind abhängig von der Gesamtsituation:

- Bei Frauen im gebärfähigen Alter nach einer möglichen oder bestehenden Schwangerschaft fragen.
- Die Raumtemperatur (besonders kalt, besonders warm) und die Umgebungsluft (z. B. Alkoholgeruch) erfassen.
- Herumliegende Medikamente und Verpackungen sicherstellen und mitnehmen (z. B. bei Intoxikationen).
- Tablettenreste, Erbrochenes, Stuhl auch in Ausgüssen und Toiletten suchen (z. B. bei Intoxikationen).
- Abschiedsbrief (z. B. bei Suizidversuchen, → 25.5) einziehen und dem Arzt übergeben.
- Die Körperstellung des Patienten bei Eintreffen an der Einsatzstelle erfassen.

Notfalluntersuchung nach IPPAF

Im Rahmen des Secondary Assessment ist die vollständige Notfalluntersuchung nach dem **IPPAF-Schema** (→ Tab. 5.6) auszuführen. Dieses Untersuchungsschema orientiert sich an den Sinneswahrnehmungen des Untersuchers und soll eine systematische Untersuchung des Patienten nach dem Grundsatz „Von Kopf bis Fuß" ermöglichen:

- **Inspektion** (lat. inspectio = Durchsicht, Prüfung): Die Körperoberfläche wird auf Wunden und Verletzungen in Augenschein genommen. Der Ernährungszustand wie auch der Körperbau, die Körperhaltung und Bewegungsabläufe, Sprache und Bewusstseinslage, Mimik und Gestik werden beurteilt. Die gesonderte Inspektion bestimmter Körperregionen, wie z. B. der Mundhöhle, kann sinnvoll sein.
- **Palpation** (lat. palpare = tasten): Die Körperoberfläche wird mit den Fingern oder Handflächen abgetastet. Dabei wird an den zu untersuchenden Körperstellen ein leichter Druck ausgeübt, um Abwehrspannung, Beweglichkeit und Schmerzempfindlichkeit zu beurteilen. Klassische Untersuchungsgebiete für die Palpation sind der Bauch und der Puls.
- **Perkussion** (lat. percutere = schlagen, klopfen): Die Körperoberfläche und das darunterliegende Gewebe werden mit den Händen abgeklopft. Das Abklopfen erzeugt einen sog. Klopfschall, der Rückschlüsse auf die Beschaffenheit der darunterliegenden Gewebe (z. B. luftgefüllte Hohlorgane) und

Maßnahme	Bedeutung	Befunde
Inspektion	Betrachtung aller Körperregionen	z. B. Zyanose, Faziale Parese, Aphasie, trockene Zunge
Palpation	Abtasten der Körperoberfläche	Knöchelödem, Bauchdeckenspannung, stehende Hautfalten
Perkussion	Abklopfen von Thorax und Abdomen	Klopfschall über der Lunge oder Darm
Auskultation	Abhören mit Stethoskop	Darmgeräusche, Atemgeräusche
Funktion	Neurologische Untersuchung und Überprüfung der Bewegungsfähigkeit	Lähmungen, fehlende Beweglichkeit (Frakturen)

Tab. 5.6 IPPAF-Schema

möglicher Erkrankungen zulässt. Häufige Perkussionsgebiete sind Brustkorb und Bauch.

- **Auskultation** (lat. auscultare = horchen): Unter Auskultation wird das Erfassen von Körpergeräuschen mit dem Stethoskop verstanden. Häufige Perkussionsgebiete sind das Herz (Herzgeräusche und Herztöne) und die Lunge (Atemgeräusche und Atemnebengeräusche).
- **Funktion** (lat. functionare = Aufgabe): Die Überprüfung der Körperfunktionen schließt die Notfalluntersuchung ab. Dabei wird die Funktion von Reflexen, die Beweglichkeit von Gelenken und die Muskelkraft einzelner Muskel überprüft.

MERKE

Rettungssanitäter verwenden vor allem die Inspektion, Palpation, Auskultation und die Funktionsprüfung. Die Perkussion bleibt dem erfahrenen Notfallsanitäter und dem Notarzt vorbehalten.

PRAXISTIPP

In der IPPAF-Notfalluntersuchung sind, von den meisten unbemerkt, bekannte Diagnostiktests, wie z. B. BEFAST (→ 14.4.1, → Abb. 14.10), integriert:

- **B** = Balance = Gleichgewichtsstörung?
- **E** = Eyes = Sehstörung? Sichtfeld beeinträchtigt?
- **F** = Face = Beurteilung der Mimik während der „Inspektion"
- **A** = Arm = Überprüfung der Beweglichkeit von Gelenken und Muskelkraft in „Funktion"
- **S** = Speech = Beurteilung der Sprache während der „Inspektion"
- **T** = Time = Frage nach dem Ereigniszeitpunkt bzw. -beginn

5.2.5 Anamnese nach OPQRST

Das OPQRST-Schema hilft, die Beschwerden des Patienten anhand einer Befragung genauer zu beschreiben. Die Befragung wird anhand der Erhebung von Informationen in strukturierter Reihenfolge (OPQRST) durchgeführt. Die Möglichkeit zur Befragung hängt vom Patientenzustand ab und ist bei Bewusstlosigkeit des Patienten nicht durchführbar.

Anamnese

Mithilfe der **Anamnese** (griech. anamnesis = Erinnerung) sollen möglichst umfassende Informationen über die Vorgeschichte der Beschwerden des Notfallpatienten gewonnen werden. Im Rettungsdienst wird meist nur eine **Kurzanamnese** des aktuellen Geschehens erhoben. Die Notfallanamnese kann um Angaben über frühere soziale, biografische und familiäre Daten erweitert werden. Ziele der Notfallanamnese sind das **Einschätzen der Gesamtsituation** und die Rekonstruktion des Geschehenen (Unfallhergang oder auslösendes Ereignis).

Zwei Formen der Anamnese können grundsätzlich unterschieden werden.

- **Eigenanamnese:** Sie erfolgt im Gespräch mit dem Kranken oder Verletzten selbst. Dabei soll durch gezieltes Nachfragen ein objektiver Eindruck über die aktuellen Beschwerden entstehen. Der Patient soll seine Beschwerden frei und ungefiltert schildern und nur unterbrochen werden, wenn das Gespräch ziellos wird.
- **Fremdanamnese:** Hier werden Angehörige, Augenzeugen, Freunde, Arbeitskollegen, der Hausarzt – also Dritte – über den Patienten befragt. Die Fremdanamnese muss allerdings mit Bedacht vorgenommen werden, weil unter Umständen das Geschehen verzerrt dargestellt wird (z. B. Kindesmisshandlung). Jedoch ist die Fremdanamnese manchmal die einzige Möglichkeit, Informationen über den Patienten zu erhalten.

Bei der Erhebung der Anamnese sollte vom Rettungsfachpersonal auf eine möglichst gezielte Fragetechnik geachtet werden, die dem Patienten keine Möglichkeit lässt, seine Beschwerden ungenau darzustellen.

Fragetechniken

Die Fragen des Untersuchers müssen versuchen, den Patienten in den **Mittelpunkt** zu stellen, seine Persönlichkeit zu berücksichtigen und ein Vertrauensverhältnis zu ihm aufzubauen. Dazu trägt bei, während des Gesprächs den Blickkontakt zum Patienten zu halten und einen dezenten Körperkontakt herzustellen (z. B. Hände halten), wenn es der Patient zulässt.

Die verwendete **Sprache** sollte leicht verständlich und präzise sein. Manchmal kann es helfen, die Sprachgewohnheiten des Patienten anzunehmen. Fachbegriffe sollten, wenn es sich vermeiden lässt, nicht verwendet werden. Unbedingt notwendige Fachausdrücke sind dem Patienten zu erklären.

Grundsätzlich sollen nur die notwendigen Fragen in einer schlüssigen **Reihenfolge** gestellt werden. Häufig berichten die Patienten jedoch bereits von sich aus. Unterbrechungen sollten nur dann erfolgen, wenn der Bericht ziellos wird oder eine zu ungenaue Darstellung präzisiert werden muss. Sinnvolle Zwischenfragen – z. B. in Form einer Zusammenfassung des bisher Gehörten – signalisieren dem Patienten Interesse an seinem Bericht (→ Tab. 5.7).

Beurteilung	Bedeutung	Fragen
Onset	Beginn	Wann setzten die Beschwerden ein? Wie setzten die Beschweren ein? Allmählich oder plötzlich?
Provocation	Linderung oder Verstärkung	Sind die Beschwerden lageabhängig? Nehmen die Beschwerden zu oder ab?
Quality	Charakter	Wie fühlt sich der Schmerz an? Stumpf, spitz, brennend oder stechend?
Radiation	Ausstrahlung Ort	Wo sind die Beschwerden lokalisiert? Strahlen sie aus?
Severity	Stärke	Wie stark ist der Schmerz auf einer Skala (NRS) zwischen 0 und 10?
Time	Verlauf	Haben sich die Beschwerden verändert? Ist der Schmerz dauerhaft oder kommt er wellenförmig?

Tab. 5.7 OPQRST-Schema

- **O – Onset, Symptombeginn:** Die Frage zielt auf den Zeitpunkt, an dem die Beschwerden begonnen haben. Setzten die Beschwerden plötzlich oder schleichend ein? Liegen Begleitsymptome wie Übelkeit, Erbrechen, Schwindel oder Taubheitsgefühl vor? Hatte der Patient die beschriebenen Beschwerden vorher schon einmal? Was hat der Patient getan, als die Beschwerden begonnen haben?
- **P – Provocation, Symptomentwicklung:** Die Frage zielt auf Entwicklung der Beschwerden. Treten die Beschwerden lagerungsabhängig oder durch Körperhaltung bedingt auf? Lassen sie sich dadurch lindern oder verstärken?
- **Q – Quality, Symptomart:** Die Frage zielt auf die Art der Beschwerden. Treten die Beschwerden bei der Aus- oder Einatmung auf? Wie fühlt sich der Schmerz an (Schmerzqualität)? Ist er kolikartig oder dauerhaft?
- **R – Radiation, Symptomort:** Die Frage zielt auf die Schmerzlokalisation. Wo befinden sich die Beschwerden bzw. Schmerzen? In einer bestimmten Region? Sind die Schmerzen/Symptome eher ausstrahlend oder diffus auftretend?
- **S – Severity, Symptomintensität:** Die Frage zielt auf eine subjektive Einschätzung des Patienten. Wie stark sind eine Beschwerden? In der Regel bietet sich eine Skala von 0 bis 10 (0 = nicht vorhanden, 10 = extrem stark) an.
- **T – Timing, Symptomverlauf:** Die letzte Frage zielt auf den Verlauf der Beschwerden. Wie lange bestehen die Beschwerden bereits? Haben sich die Beschwerden im Verlauf verändert? Nimmt der Schmerz zu und ab (Kolikschmerz) oder hat der Schmerz sukzessive zugenommen (Entzündungsschmerz)? Gab es zu Beginn eine Schmerzspitze (Zerreißungsschmerz), gefolgt von einem symptomfreien Intervall?

IM FOKUS

Secondary Survey

- In diesem Schritt erfolgen die **gründliche Anamnese** und die Erhebung einer **vollständigen Notfalluntersuchung.**
  - Die einzelnen Maßnahmen werden nur durchgeführt, wenn es der Patientenzustand zulässt.
- Es wird zwischen **Eigen- und Fremdanamnese** unterschieden.
- Die **Sprache** sollte bei der Anamneseerhebung immer verständlich und präzise sein.
- Für die Anamneseerhebung eignet sich das **SAMPLER-Schema.**
  - **S**ymptome: Welche Beschwerden liegen aktuell vor?
  - **A**llergien: Sind Allergien bekannt?
  - **M**edikamente: Welche Medikamente werden regelmäßig eingenommen? Welche wurden in letzter Zeit eingenommen?
  - **P**räerkrankungen: Bestehen Vorerkrankungen?
  - **L**etzte Mahlzeiten und Lebensgewohnheiten: Dies ist insbesondere dann wichtig, wenn eine Narkoseeinleitung anstehen könnte.
  - **E**reignisse: Welche Ereignisse haben zu den Symptomen geführt?
  - **R**isikofaktoren: Welche Risikofaktoren (z. B. Rauchen) bestehen beim Patienten?
- Die tiefergehende Anamnese kann mit dem **OPQRST-Schema** erfolgen.
  - **O**nset: Seit wann bestehen die Symptome?
  - **P**rovocation/Palliation: Lassen sich die Symptome durch irgendetwas verstärken oder lindern?
  - **Q**uality: Wie fühlen sich die Symptome an?
  - **S**everity: Wie stark sind die Symptome?
  - **T**iming: Wie haben sich die Symptome im Zeitverlauf entwickelt?
- Die Notfalluntersuchung erfolgt nach dem **IPPAF-Schema:**
  - **I**nspektion: Anschauen der zu untersuchenden Körperregion
  - **P**erkussion: Beklopfen der zu untersuchenden Körperregion
  - **P**alpation: Abtasten der zu untersuchenden Körperregion
  - **A**uskultation: Abhören der zu untersuchenden Körperregion
  - **F**unktion: Funktionsprüfung der zu untersuchenden Körperregion

5.3 Apparative Diagnostik und Monitoring

Der Einsatz von Geräten zur Diagnostik soll dem Rettungsfachpersonal helfen, die gewonnenen Erkenntnisse aus der Notfalluntersuchung zu vertiefen und differenzialdiagnostisch abzugrenzen. Sie sind eine sinnvolle und notwendige Ergänzung zur Gesamtbeurteilung des Patientenzustands. Wichtig ist dabei nicht die Anzahl der eingesetzten Geräte, sondern der gezielte Einsatz.

Diagnostische Geräte für ein **Basismonitoring** sind (→ Tab. 5.8):

- Blutdruckmessgerät
- Pulsoxymeter
- Blutzuckermessgerät
- Thermometer
- EKG

MERKE

Die apparative Diagnostik ersetzt niemals die qualifizierte Patientenuntersuchung.

Organsystem	Information	Geräte zur Diagnostik
Atmung	Sauerstoffsättigung im Blut	Pulsoxymetrie
	Kohlendioxid in der Ausatemluft	Kapnometrie
Herz-Kreislauf	Elektrische Herztätigkeit	Elektrokardiogramm (EKG)
	Blutdruckmessung	Nichtinvasive Blutdruckmessung (NIBP)
ZNS	Blutzuckerbestimmung	Blutzuckermessgerät
	Körpertemperaturmessung	Ohrthermometer

Tab. 5.8 Einsatz von Geräten zur Diagnostik

5.3.1 Blutdruckmessung

Die Messung des **Blutdrucks** ist ein risikoloses Verfahren zur Beurteilung der Herz-Kreislauf-Funktion. Mit jedem Herzschlag zieht sich der Herzmuskel zusammen und pumpt Blut in die

Gefäße des Körperkreislaufs (→ 13.1.3). Dabei übt das Blut Druck auf die Gefäßwände aus. Während der Messung des Blutdrucks werden zwei Werte (→ 13.1.1, Herzphasen und Herzmechanik) unterschieden:

- Der **systolische Blutdruck** misst den Druck beim Herzschlag, wenn sich der Herzmuskel zusammenzieht und sauerstoffreiches Blut in die Gefäße pumpt.
- Der **diastolische Blutdruck** misst den Druck auf die Gefäße, wenn der Herzmuskel erschlafft.

Der Blutdruck wird abgekürzt mit BP (engl. „blood pressure") oder mit RR, was auf den italienischen Arzt Riva-Rocci zurückgeht. Zur **manuellen** Blutdruckmessung nach Riva-Rocci (RR) wird eine Luftmanschette um den Oberarm gelegt. Unter Tasten des Pulses an der A. radialis wird die Manschette rasch mit Luft aufgepumpt. Wenn das Gefäß durch den Manschettenluftdruck verschlossen ist, kann kein Blut mehr passieren. Daher ist kein Puls mehr tastbar. Anschließend wird der Luftdruck der Manschette langsam (ca. 5 mmHg/Sek.) mithilfe einer Ablassschraube so weit abgesenkt, bis der **systolische Blutdruck,** also das Blutdruckmaximum, in der Lage ist, für einen kurzen Moment das Gefäß ein wenig gegen den Manschettenluftdruck zu öffnen, sodass Blut hindurchströmt. Mithilfe eines Stethoskops **(akustische oder auskultatorische Blutdruckmessung)** sind die entsprechenden Strömungsgeräusche in der Ellenbogenbeuge zu hören (Korotkow-Geräusche). Der Manschettendruck ist daher in diesem Moment etwa gleich dem systolischen Druck in dem betreffenden Gefäß (→ Abb. 5.4, siehe dort „Ps").

Lässt man den Manschettendruck weiter absinken, dehnt der systolische Blutdruck das Gefäß auf seine ursprüngliche Weite. Nach Beendigung der Systole kollabiert das Gefäß zunächst jedoch wieder. Erniedrigt man den Manschettendruck weiter, ist irgendwann auch der **diastolische Blutdruck** in der Lage, das Gefäß offen zu halten. Dann sind normalerweise keine Geräusche mehr hörbar. Der Punkt, an dem die Strömungsgeräusche verschwinden, entspricht in etwa dem diastolischen Blutdruck (→ Abb. 5.4, siehe dort „Pd").

MERKE

Die wesentlichen Parameter zur Einschätzung der Kreislaufsituation bilden Blutdruck und Puls.

In Situationen, in denen zügig eine grobe Beurteilung der Kreislaufsituation erfolgen soll oder eine laute Umgebung das Arbeiten mit dem Stethoskop unmöglich macht, wird die **palpatorische Blutdruckmessung** durchgeführt. Dabei wird beim langsamen Ablassen des Manschettendrucks nicht die Ellenbeuge abgehorcht (auskultiert), sondern weiterhin der Puls an der A. radialis getastet (palpiert). In dem Moment, in dem erstmals wieder ein Puls gefühlt werden kann, ist der systolische Druck erreicht und die Messung kann beendet werden. Das palpatorische Messverfahren liefert daher nur den systolischen Blutdruckwert.

Viele Rettungswagen verfügen heute über **oszillometrische** Blutdruckmessgeräte (→ Abb. 5.5). Diese Geräte funktionieren **vollautomatisch,** d. h., der Anwender legt lediglich die Druckmanschette (→ Abb. 5.6) am Arm des Patienten an und startet die Messung über das Gerät: Aufblasen der Manschette, Ablassen des Drucks und Registrierung der Pulswelle werden von der Elektronik gesteuert. Das Messergebnis wird auf einem Monitor angezeigt.

Nachteile dieser Technik sind die lange Dauer (ca. 1 Min.) und vor allem die **Störanfälligkeit der Messung.** Da das Gerät die Pulswelle über Druckschwankungen in der Manschette misst, funktioniert die Messung nur bei bewegungs- und erschütterungsfreier Lagerung des Armes, also regelmäßig nicht auf dem

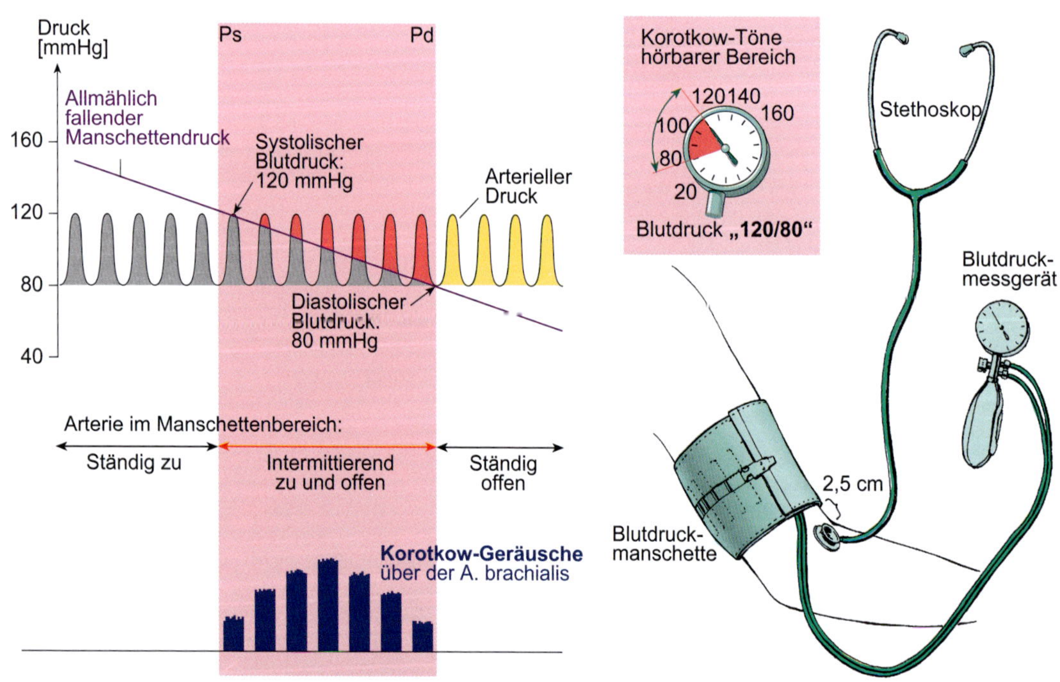

Abb. 5.4 Die manuelle Blutdruckmessung nach Riva-Rocci (Ps = pressure systolic, Pd = pressure diastolic) [L190]

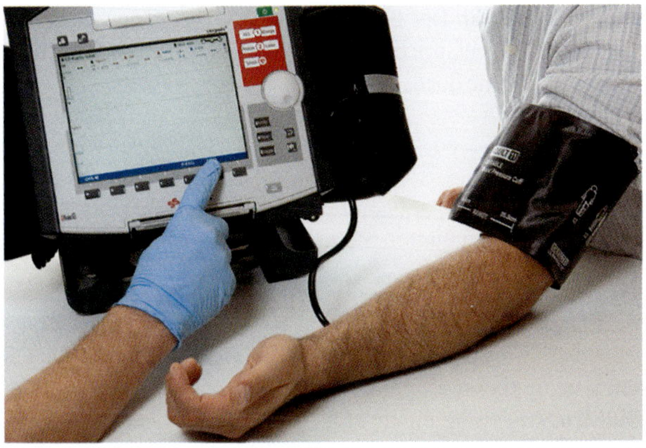

Abb. 5.5 Automatische oszillometrische Blutdruckmessung [J747]

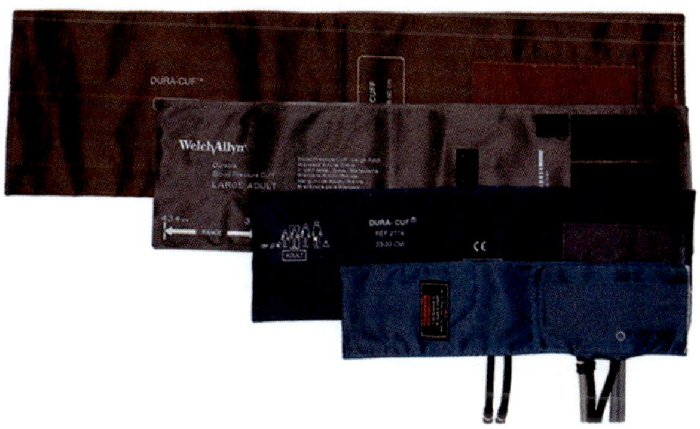

Abb. 5.6 Blutdruckmanschetten in verschiedenen Größen zur oszillometrischen Messung [K115]

Transport und häufig auch nicht bei Herzrhythmusstörungen. Aus diesem Grund lässt sich das Verfahren nicht bei unruhigen Patienten und nur eingeschränkt während der Fahrt einsetzen.

Die gebräuchlichen Blutdruckmessgeräte zeigen den Blutdruck in der Maßeinheit mmHg (Millimeter Quecksilbersäule) an.

IM FOKUS

Blutdruckmessung

- Die **Blutdruckmessung (Abk.: BP oder RR)** dient der Beurteilung der Herz-Kreislauf-Funktion.
  - Gemessen wird der Druck (in mmHg), den das strömende Blut auf die Gefäßwände ausübt.
  - Der **systolische Blutdruck** ist der Druck, der entsteht, wenn sich der Herzmuskel zusammenzieht.
  - Der **diastolische Blutdruck** ist der Druck, der durch die Gefäßwandspannung aufrechterhalten wird, wenn der Herzmuskel erschlafft.
- Es werden die **palpatorische (Tasten des Radialispulses)** und die **auskultatorische Blutdruckmessung** (unter Zuhilfenahme des Stethoskops) unterschieden.
  - Mit der palpatorischen Blutdruckmessung ist nur die Ermittlung des systolischen Blutdruckwerts möglich.
- Daneben kann auch eine **automatische, oszillometrische Blutdruckmessung** erfolgen.
  - Diese Messvariante ist im Regelfall etwas störanfälliger.

5.3.2 Blutzuckermessung

Einerseits muss bei Patienten mit bekanntem Diabetes mellitus darauf geachtet werden, dass der Blutzuckerspiegel weder zu hoch noch zu niedrig ist, da sonst eine gefährliche Über- oder Unterzuckerung (→ 24.10.1) mit Bewusstseinsstörungen droht. Andererseits ist die unklare Bewusstlosigkeit eine der häufigsten Einsatzanforderungen im Rettungsdienst und es ist oft unklar, ob die Bewusstseinseinschränkung nicht auf eine Blutzuckerentgleisung zurückzuführen ist.

Bereits eine einfache Bestimmung des Blutzuckers gibt einen Hinweis darauf, ob bei entsprechenden Symptomen tatsächlich ein Diabetes mellitus vorliegt. Zur schnellen Bestimmung des **Blutzuckergehalts** (BZ-Wert) sind zahlreiche mobile Messgeräte auf dem Markt. Die Bedienung der Geräte richtet sich nach den Angaben des jeweiligen Herstellers.

Üblicherweise wird ein **Blutzuckerteststreifen** in das Gerät eingesteckt und ein Tropfen **Kapillarblut** aufgebracht (Abb. 5.7 b, c). Bei einigen Testgeräten muss der Blutstropfen an die Spitze des eingesteckten Teststreifens gehalten werden, wo der Blutstropfen durch Kapillarkräfte der Teststreifenspitze aufgesogen wird. Auch aus dem Metallmandrin einer Venenverweilkanüle kann genug Blut zur Blutzuckermessung gewonnen werden (der so erhaltene Messwert ist nur unwesentlich niedriger als bei der Messung von Kapillarblut). Hierzu wird der hintere Verschlusskonus abgenommen und einfach wieder aufgesteckt. Dadurch entweicht am vorderen Ende der Nadel ein ausreichend großer Tropfen Blut (→ Abb. 5.7a). Nach ca. 3–5 Sek. zeigt das Gerät den Blutzuckerwert auf einer Digitalanzeige an. Maßeinheit ist in der Regel mg/dl, eher selten mmol/l (einfache Umrechnung: mmol × 18 = mg/dl). Der Messbereich liegt bei den im Rettungsdienst verwendeten Modellen etwa zwischen 20 und 500–800 mg/dl. Liegt der Glukosegehalt außerhalb des Messbereichs, zeigen die Geräte die Unter- oder Überschreitung der Messgrenzen an (z. B. „low/high").

MERKE

Reversible Ursachen von Bewusstseinsstörungen aufgrund einer Blutzuckerentgleisung können mithilfe der Blutzuckerbestimmung rasch festgestellt werden.

IM FOKUS

Blutzuckermessung

- Mit der Blutzuckermessung wird der **Glukosespiegel im Kapillarblut** gemessen.
- Hierzu wird ein Tropfen Kapillarblut auf einen Teststreifen aufgebracht.
- Auch eine **venöse Blutzuckermessung** (etwa aus dem Mandrin des Venenverweilkanüle) ist möglich.
  - Dieser Wert ist etwas niedriger als der kapillär gemessene Wert.
- Die **Maßeinheit ist mg/dl oder mmol/l** (einfache Umrechnung: mmol × 18 = mg/dl).
- Der **Messbereich** der genutzten Geräte liegt meist zwischen **20 und 500–800 mg/dl.**

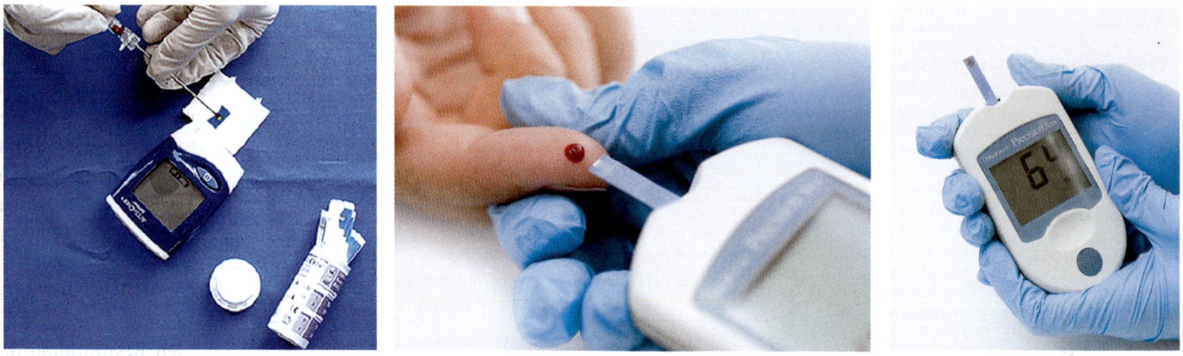

a) Blutgewinnung aus dem Metallmandrin der Venenverweilkanüle für Messung mit dem BZ-Gerät

b) Blutentnahme Fingerbeere für Messung mit BZ-Gerät

c) Anzeige des BZ-Werts im Display des Messgeräts

Abb. 5.7 Blutzuckermessung [a: L241; b, c: J747]

5.3.3 Pulsoxymetrie

Mithilfe der **Pulsoxymetrie** kann der Sauerstoffgehalt im Blut des Patienten überwacht werden. Somit ist neben der Einschätzung von Hautkolorit, Atemfrequenz und Atemgeräuschen eine Beurteilung der respiratorischen Situation des Patienten möglich geworden, da mit bloßem Auge ein Mangel an Sauerstoff erst dann erkannt werden kann, wenn die Haut und die Schleimhäute sich blau verfärben (Zyanose).

Die Pulsoxymetrie nutzt den Umstand, dass Hämoglobin (→ 13.1.4) bei Aufnahme von Sauerstoff seine Farbe von dunkelrot nach hellrot ändert:

- Gesättigtes, mit Sauerstoff beladenes Hämoglobin ist hellrot und absorbiert vor allem rotes Licht.
- Ungesättigtes Hämoglobin erscheint dunkelrot bis bläulich und nimmt vor allem Licht im infraroten Bereich auf.

Daher kann mit einem Sensor die Stärke der Absorption eines Lichtstrahls im Kapillargewebe gemessen und daraus die **Sauerstoffsättigung** (→ 12.1.7) des Blutes berechnet werden. Außerdem ändert sich der Sauerstoffgehalt des Kapillarblutes im Rhythmus des Pulses, sodass mit demselben Messgerät (→ Abb. 5.8) gleichzeitig die **Pulsfrequenz** bestimmt werden kann. Aus diesem Grund bezeichnet man dieses Verfahren als **Pulsoxymetrie,** das Messgerät als **Pulsoxymeter.**

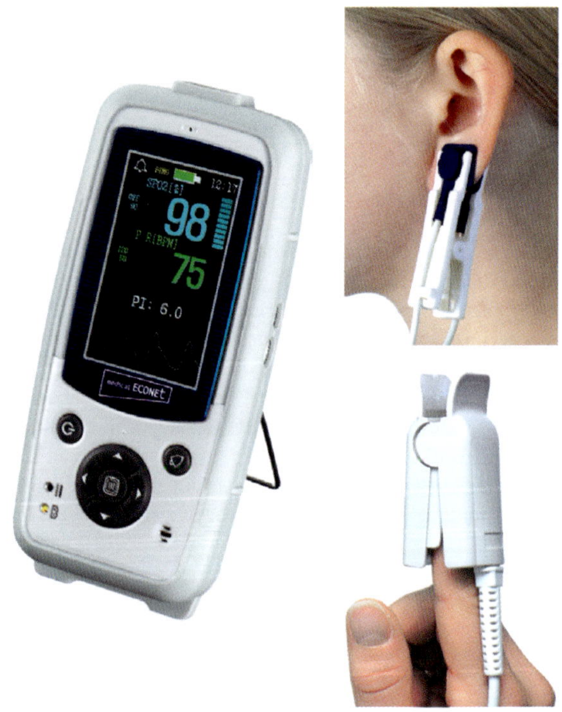

Abb. 5.8 Pulsoxymeter [V792]

ACHTUNG

Die Pulsfrequenz soll die Bestimmung der Herzfrequenz mittels EKG nicht ersetzen.

Die Pulsoxymetrie ist ein einfaches, schnelles und nichtinvasives Messverfahren: Der Sensor muss lediglich an einem schmalen und relativ gut mit Licht durchstrahlbaren Körperteil (Finger, bei Bedarf auch Ohrläppchen, Nasenrücken oder Fußsohle bei Kindern) angebracht werden. Nach wenigen Sekunden können Pulsfrequenz (in Schlägen/min) und Sauerstoffsättigung des Hämoglobins (in % SpO_2) am Gerät abgelesen werden.

Die Aussagekraft der **Sauerstoffsättigungsmessung** kann jedoch durch zahlreiche Faktoren beeinflusst werden. Periphere Durchblutungsstörungen (z. B. Schock), Anämie (Mangel an Erythrozyten), eine Kohlenmonoxidvergiftung, Verunreinigungen der Haut oder lackierte Fingernägel führen zu einer veränderten Lichtabsorption im Gewebe, sodass die angezeigten Werte verfälscht werden.

Spezielle Pulsoxymeter, deren Sensor über mehr als die herkömmlichen zwei Wellenlängen verfügt, sind allerdings in der Lage, durch Kohlenmonoxid (CO) blockiertes Hämoglobin (CO-Hb) von normalem (mit Sauerstoff beladenem) Hämoglobin zu unterscheiden und bei einer CO-Vergiftung sowohl die korrekte Sauerstoffsättigung als auch den **CO-Hb-Wert** anzuzeigen.

MERKE

Die Pulsoxymetrie zielt auf die frühzeitige Aufdeckung einer Hypoxämie. Die Aussagekraft der Messung der Sauerstoffsättigung kann jedoch durch zahlreiche Faktoren vermindert werden.

IM FOKUS

Pulsoxymetrie

- Die **Pulsoxymetrie** dient der Messung des Sauerstoffgehalts im Blut eines Patienten.
  - Dazu macht man sich die Farbänderung des Hämoglobins bei der Beladung mit Sauerstoff zunutze.
  - Gemessen wird mit einem **Sensor,** der Licht mit einem bestimmten Wellenlängenprofil abgibt und die Absorption durch die roten Blutkörperchen misst.
- Zudem kann auch die **Pulsfrequenz** bestimmt werden.
  - Diese ersetzt nicht die **Messung der Herzfrequenz** mittels EKG.
- Die **Sauerstoffsättigung** wird **in Prozent (%),** die **Pulsfrequenz in Schlägen pro Minute** (n/Min.) angegeben.
- Bei verschiedenen Störungen (z. B. einer schlechten Gewebeperfusion im Schock oder einer Vergiftung mit Kohlenstoffmonoxid) kann ein verfälschter Wert entstehen.

5.3.4 EKG-Diagnostik

Das Zusammenziehen des Herzmuskels (Kontraktion) wird von einer elektrischen Erregung ausgelöst, die einem bestimmten Muster folgt, das sich bei jedem Herzschlag wiederholt. Die bei der Erregungsausbreitung und -rückbildung im Herzen entstehenden Spannungsunterschiede (→ 13.1.1) können mit einem EKG-Gerät (→ Abb. 5.9) von der Körperoberfläche abgeleitet werden (→ 13.5.1, → 13.5.2). Das **EKG-Gerät** zeichnet diese Signale auf, verstärkt sie und stellt sie als sichtbare Kurve dar. Dazu werden EKG Elektroden auf die Haut aufgeklebt und mittels eines Verbindungskabels an das EKG-Gerät angeschlossen. Man erhält als Spannungs-Zeit-Kurve eine charakteristische Herzspannungskurve, ein **Elektrokardiogramm (EKG).**

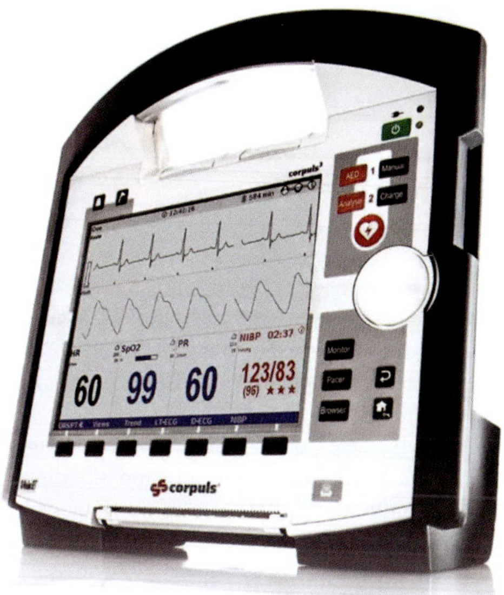

Abb. 5.9 Corpuls C3 [V703]

Einem EKG können Informationen zu

- Herzfrequenz,
- Herzrhythmus,
- Erregungsbildung und Reizleitung,
- Erregungsausbreitung und
- Erregungsrückbildung

gewonnen werden (→ 13.5.3, → 13.5.4, → 13.5.5). Allerdings veranschaulicht ein EKG nur die elektrische Aktivität der Herzfasern, sagt jedoch nichts über die tatsächliche Auswurfleistung des Herzens (→ 13.3.5, pulslose elektrische Aktivität) aus.

MERKE

Das EKG ist ein fast überall durchführbares, nicht invasives Untersuchungsverfahren zur Beurteilung der elektrischen Aktivität des Herzmuskels.

! ACHTUNG

Die im EKG sichtbaren Herzaktionen sagen nichts über die tatsächlichen Herzkontraktionen und das damit verbundene Schlagvolumen aus.

In den meisten Rettungsmitteln finden sich heute leistungsstarke 12-Kanal-EKG-Geräte, die parallel zwölf verschiedene EKG-Ableitungen (→ 13.5.2) ermöglichen und durch ihre modulare Bauweise neben dem üblicherweise integrierten Defibrillator/Schrittmacher über zusätzliche Funktionen, wie Temperaturüberwachung, Pulsoxymetrie und Kapnografie, verfügen. Die Geräte sind zudem mit Drucker, Speicher und teilweise auch mit Telemetrie-Vorrichtungen ausgestattet.

Die durch die EKG-Diagnostik gewonnenen Informationen werden in → 13.1.1 (Funktionsweise des Herzes), in → 13.5.1 (Grundlagen der EKG-Ableitung) und → 13.5.5 (Herzrhythmusstörungen) näher besprochen.

IM FOKUS

EKG-Diagnostik

- Mit dem EKG wird die **elektrische Herzaktivität** mess- und sichtbar gemacht.
- **Das EKG liefert Informationen zu:**
  - Herzfrequenz
  - Herzrhythmus
  - Erregungsbildung und Reizleitung
  - Erregungsausbreitung
  - Erregungsrückbildung
- Gemessen wird das EKG über die Darstellung von **Spannungsunterschieden** auf der Haut, die mittels aufgeklebter Elektroden abgeleitet werden.
- Als präklinischer Standard gilt heute das **12-Kanal-EKG.**

5.3.5 Kapnometrie

Die **Kapnometrie** ist ein Verfahren, um den Kohlendioxidgehalt in der Ausatemluft des Patienten zu messen. Das gemessene Kohlendioxid (CO_2) ist das Stoffwechselendprodukt, das in der

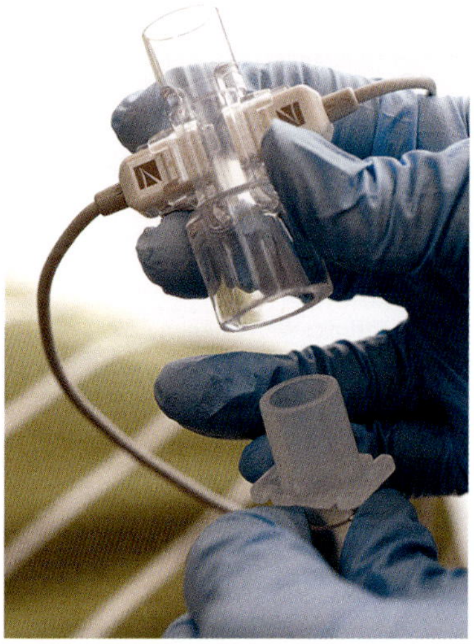

Abb. 5.10 Anschließen des Mess-Sensors für die Kapnometrie [J747]

Lunge die Blutbahn verlässt und über die Atemwege ausgeatmet wird. Der **Kohlendioxidanteil** in der Ausatemluft kann mithilfe eines Photosensors (→ Abb. 5.10) gemessen werden, der beim beatmeten Patienten zwischen Endotrachealtubus und Beatmungsventil eingefügt wird. Dieses Messverfahren wird **Kapnometrie** genannt. Ein **Kapnometer** zeigt die **end**exspiratorische CO_2-Konzentration ($etCO_2$) an, die meisten in der Maßeinheit mmHg, manche in Volumen-Prozent (Vol.-%). Ein **Kapnograf** dagegen stellt die exspiratorische CO_2-Konzentration über die gesamte Atemphase in einer Kurve, einem **Kapnogramm,** dar.

Die Kapnometrie bzw. Kapnografie hilft bei der Beurteilung des Gasaustauschs in den Lungenbläschen (→ 12.1.6). Der Nachweis an- und abschwellender CO_2-Konzentrationen in der Messung beweist den funktionierenden Atemgasaustausch in der Lunge und lässt sicher erkennen, ob sich der Endotrachealtubus in der Trachea oder in der Speiseröhre befindet. Da CO_2 in der Magenluft nicht vorkommt, kann durch Messung von mindestens zwei bis drei Atemzügen unmittelbar nach erfolgter Intubation eine **Fehlintubation** sicher ausgeschlossen werden. Andererseits kann ein plötzlicher, starker Abfall der CO_2-Messwerte frühzeitig auf eine Diskonnektion, eine Tubusverlegung oder die versehentliche Extubation als Ursache hinweisen.

Der weitere Nutzen der Kapnometrie liegt in der Möglichkeit einer kontinuierlichen Überwachung beatmeter Patienten und deren Kontrolle bezüglich einer ausreichenden Lungenbelüftung. Daher ist die Kapnometrie bei intubierten Patienten immer anzuwenden, sowohl im Rahmen der Polytraumaversorgung als auch bei der Reanimation.

Im Rahmen der **Reanimation** liefert die Kapnometrie Informationen über die Effektivität der Wiederbelebungsmaßnahmen. In den Zellen produziertes CO_2 gelangt durch suffiziente Herzdruckmassage wieder in die Ausatemluft und wird dort messbar. Steigt unter den Reanimationsmaßnahmen der CO_2-Wert in der Ausatemluft ($etCO_2$), so ist das ein Hinweis auf eine vorhandene Blutzirkulation infolge effektiver Herzdruckmassage oder wieder einsetzender Herzaktionen.

MERKE

Die Kapnografie bzw. Kapnometrie ist ein Verfahren, das durch Darstellung der CO_2-Konzentration in der Ausatemluft zur unterstützenden Diagnostik (z. B. bei Reanimationen) oder zur Kontrolle von Therapieverfahren (z. B. Intubation) verwendet werden kann.

IM FOKUS

Kapnometrie

- Mit der Kapnometrie soll der **Kohlendioxidanteil in der Ausatemluft** gemessen und im Rahmen einer Kapnografie dargestellt werden.
  - Bei der Kapnografie wird die exspiratorische CO_2-Konzentration über die gesamte Atemphase grafisch dargestellt.
  - Die Maßeinheit ist zumeist **mmHg,** selten **Volumen-Prozent (Vol.-%).**
- Anhand dessen können Aussagen über **Atemgasaustausch** und **Lungendurchblutung** getroffen werden.
- Des Weiteren können Kapnometrie bzw. Kanografie auch zur **Kontrolle der Tubuslage,** zur Bestimmung der **Beatmungsqualität** oder der Effektivität einer **Herzdruckmassage** herangezogen werden.

5.3.6 Fiebermessung

Die normale Körpertemperatur ist das Ergebnis eines komplizierten Zusammenspiels mehrerer Organsysteme zur Aufrechterhaltung einer stabilen Körpertemperatur im Organismus (→ 15.2).

DEFINITION

Eine Abweichung von der normalen Körpertemperatur, verbunden mit einem Temperaturanstieg im Körper, wird als **Fieber** bezeichnet. Fieber kann verschiedene Ursachen haben, aber als **Symptom einer Infektion** ist es Ausdruck einer Abwehrreaktion des Immunsystems gegen einen Krankheitserreger, die bei höheren Temperaturen schneller abläuft. Insofern ist Fieber eine sinnvolle Reaktion des Körpers.

Um die Höhe der Temperaturabweichung im Körper einschätzen zu können, kann diese mit einem Fieberthermometer gemessen werden. Grundsätzlich wird zwischen zentraler Körpertemperatur (Kerntemperatur) und peripherer Körpertemperatur (Schalentemperatur) unterschieden. Im Rettungsdienst wird die Messung der **Körperkerntemperatur** angestrebt, weil von der Kerntemperatur die Funktion der lebenswichtigen Organe entscheidend abhängt. Die normale Körperkerntemperatur des gesunden Menschen schwankt zwischen 36,5 °C und 37,5 °C.

Zur Temperaturmessung stehen im Rettungsdienst mehrere Methoden bzw. Messgeräte zur Verfügung (→ Abb. 5.11):

- **Ohrthermometer** (äußerer Gehörgang, Kerntemperatur über Infrarotstrahlen am Trommelfell)
- **Stirnthermometer** (annähernd Kerntemperatur über Infrarotstrahlen an der Stirn)

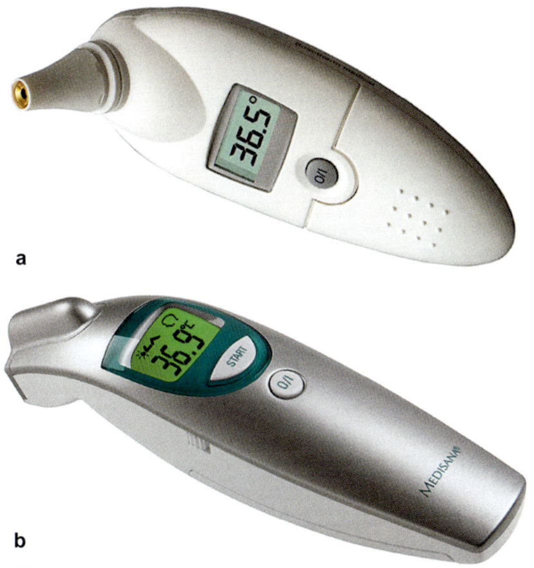

Abb. 5.11 Fieberthermometer: a) Ohrthermometer, b) Stirnthermometer [K115]

- **Digitale Fieberthermometer:**
  - Axillar (unter der Achsel, Schalentemperatur: Axillar gemessene Werte liegen etwa 1 °C unter der Kerntemperatur.)
  - Inguinal (in der Leiste, Schalentemperatur)
  - Sublingual (unter der Zunge, annähernd Kerntemperatur)

Das genaueste Messergebnis lässt sich mit einem digitalen Fieberthermometer bei rektaler Anwendung erzielen. Bei dieser Methode ist die **Messungenauigkeit** zwar am geringsten, aber aus hygienischen Gründen im Rettungsdienst wenig geeignet, unangenehm für den Patienten und wird insbesondere von Kindern nicht toleriert.

Als Standardverfahren hat sich im Rettungsdienst die **digitale Messung der Körpertemperatur im Ohr (tympanal)** durchgesetzt. Sie ist nicht invasiv und kann am Ohr, einer leicht zugänglichen Körperstelle, durchgeführt werden. Aufgrund der kurzen Messdauer von 2 Sek. eignet sie sich auch bei wenig kooperativen Patienten.

MERKE

Fieberthermometer, die im Rettungsdienst Verwendung finden, sollten den Messbereich zwischen 26,0 °C und 42,0 °C abdecken, einfach und schnell anzuwenden sein, sowie vom Patienten toleriert werden.

IM FOKUS

Fiebermessung

- Anhand der Messung der Körpertemperatur erhält man Informationen über ablaufende **Immunreaktionen im Körper.**
  - Diese können z. B. durch Infektionen ausgelöst werden.
  - Im Rettungsdienst wird die Messung der Körperkerntemperatur angestrebt.
    - Diese schwankt im Regelfall zwischen 36,5 °C und 37,5 °C.
- Es stehen mehrere **Messmethoden** bzw. **-orte** zur Verfügung:
  - **Ohrthermometer**
  - **Stirnelektrode** (annähernd Kerntemperatur über Infrarotstrahlen an der Stirn)
  - **Digitale Fieberthermometer:**
    - Inguinal (In der Leiste)
    - Sublingual
    - Axillar (**Achtung:** Werte liegen etwa 1 °C unterhalb der Kerntemperatur!)
    - Rektal (**Achtung:** Aus verschiedenen Gründen wird diese Messmethode im Rettungsdienst nur selten durchgeführt!)

5.3.7 Geräte- und Beurteilungsfehler

Durch die Entwicklung und Einführung der in den Vorkapiteln aufgeführten Überwachungstechnologien, die immer differenzierter, modularer und auch mobil einsatzbar wurden, ist eine intensive medizinische Überwachung im Rettungsdienst erst möglich geworden. Aber das Vertrauen in diese Techniken führt leicht zu einer Sorg- und Kritiklosigkeit gegenüber den ermittelten Messwerten, die den Zustand der Patienten ja scheinbar objektiv zu beschreiben scheinen.

Obwohl durch die Fortschritte in der Medizintechnik die Handhabung einfacher und die Qualitätssicherung immer ausgefeilter wurde, treten immer noch vermeidbare Fehler in der Bedienung der Geräte, wie auch in der Beurteilung der gelieferten Informationen auf. Nur wenn das Rettungsfachpersonal ein Bewusstsein für Fehlermöglichkeiten und deren Vermeidung entwickelt, kann es zu einer Reduzierung von Geräte- und Beurteilungsfehlern beitragen.

In diesem Zusammenhang sind die häufigsten Geräte- und Beurteilungsfehler (→ Tab. 5.9):

- Fehlmessungen
- Methodenfehler
- Fehlinterpretationen
- Fremdeinflüsse

Fehlmessung

Der Umgang mit dem **Pulsoxymeter** ist eine einfache technische Anwendung. Dennoch sind Fehlmessungen bei der Anwendung **(situativ bedingte Fehlmessung)** erstaunlich häufig, die unnötigerweise zu falschen Reaktionen führen können. Störfaktoren, die zu Fehlmessungen führen, sind Umgebungslicht, Temperaturschwankungen, Patientenbewegung, Kreislaufzentralisation oder Blutpulsation. Die Störfaktoren sind die so gering wie möglich zu halten, damit der Fotosensor präzise messen kann. Hierzu zwei Beispiele:

- **Umgebungslicht:** Ein interner Streueffekt bewirkt, dass das von der LED ausgegebene Licht den Finger zum Leuchten bringt. Dieser Effekt streut aber umgekehrt auch das gesamte von der Fingerkuppe „gesehene" Umgebungslicht in Richtung Fotosensor. Das geschieht auch dann, wenn die LED- oder die Sensor-Anordnung mechanisch abgeschirmt ist. Ist das Umgebungslicht zu hell, wird der Fotosensor gesättigt und der optische Kanal ist nutzlos.

Fehlmessung	Methodenfehler	Fehlinterpretation	Fremdeinflüsse
• Situativ bedingte Fehlmessung: – Störfaktoren – Patientenzustand • Methodisch bedingte Fehlmessung: – Blutdruckmanschette über Kleidung • Fehlmessung bei Gerätedefekt: – Abgeknickter Beatmungsschlauch – Nachlassende Aufmerksamkeit durch „Alarmmüdigkeit"	• Methodenbeeinflussung durch rettungsdienst-typische Probleme: – Herzfrequenz aus Pulswelle ableiten • Situationseingeschränkte Methodentauglichkeit – Abweichende Messwerte je nach Methode der Fiebermessung	• Fehlendes Wissen • Fehlerhafte Grundeinstellung (z. B. Kalibrierung)	• Fehlbedienung • Umwelteinflüsse • Elektrische Einflussgrößen

Tab. 5.9 Ursachen für Geräte- und Beurteilungsfehler

- **Blutpulsation:** Der gemessene Blutstrom ist nicht konstant, denn er „pulsiert" im Rhythmus des Herzschlags. In den Messungen der Sauerstoffsättigung stellt dieses Pulsieren normalerweise einen Vorteil dar, da die Algorithmen mit dem Pulsieren neben dem SpO_2-Wert auch die Pulsfrequenz ermitteln können. Allerdings täuscht eine schlechte periphere Perfusion oftmals eine falsche, zu niedrige Sauerstoffsättigung vor und kann in Folge zu einer falschen therapeutischen Reaktion führen.

Hilfreich für die Fehlererkennung durch das Rettungsfachpersonal sind in einem solchen Fall die Beurteilung der sichtbaren Pulsoxymetrie Kurve auf dem Gerätemonitor und der Vergleich der pulsoxymetrisch gemessenen Pulsfrequenz mit der aus dem EKG abgeleiteten Herzfrequenz. Unter Betrachtung beider Zusatzinformationen kann ein Beurteilungsfehler vermieden werden.

Eine weitere Fehlmessung **(methodische Fehlmessung)** findet täglich im Rettungsdienst statt. In jeder **Blutdruckmanschette** eines automatischen Blutdruckmessgeräts ist ein Sensor verbaut. In den meisten Manschetten arbeitet dieser nach dem oszillometrischen Prinzip. Dabei werden die Schwingungen des pulsierenden Blutes gemessen. Der Sensor erkennt die beim Aufpumpen und Ablassen der Manschette entstehenden Schwingungen des pulsierenden Blutes und errechnet hieraus den Blutdruck. Liegen nun zwischen Sensor und Arterie ein dicker Pullover oder eine Jacke, kann der Sensor diese Schwingungen nicht mehr erkennen und es kommt zu Fehlmessungen.

PRAXISTIPP

Um Fehlmessungen des Blutdrucks zu vermeiden, muss der Arm zur Messung freigemacht werden. Lediglich Kleidungsstücke mit dünnen, körpernah geschnittenen Ärmeln können anbehalten werden!

Besonders schwerwiegende Fehlmessungen entstehen, wenn ein **Gerätedefekt** vorliegt und die Medizingeräte Fehlfunktionen aufweisen. Daher muss deren Funktionstauglichkeit immer kritisch hinterfragt und vor Inbetriebnahme überprüft werden. Aber auch der sorgfältigste Gerätecheck zu Dienstbeginn darf nicht darüber hinwegtäuschen, dass die Medizingeräte nicht optimal an die Einsatzbedingungen eines Notfalleinsatzes angepasst sind. So treten im Einsatz immer wieder Probleme mit **Beatmungsgeräten** auf, an denen Schläuche verklemmen oder abrutschen. Dass es dieses spezielle Risiko gibt, wird dem Rettungsfachpersonal beim morgendlichen Gerätecheck aber nicht auffallen können. Das Beatmungsgerät hängt gut befestigt im RTW und die Schläuche sind ordentlich befestigt. Diese idealen Betriebsbedingungen findet das Rettungsfachpersonal am Notfallort aber in der Regel nicht.

! ACHTUNG

Fehlmessungen führen zu fehlerhaften Alarmen und bei ständiger Wiederholung leicht zur „Alarmmüdigkeit" des Rettungsfachpersonals, sodass bedrohliche, korrekt gemessene Messwerte erst verspätet erkannt werden.

MERKE

Alle Alarme müssen immer auf die sie auslösenden Faktoren hin kritisch geprüft werden.

Methodenfehler

Jede Medizingeräteanwendung hat spezifische, methodische Einschränkungen, die bekannt sein und bedacht werden müssen, um technisch richtige, aber methodisch falsche Messungen zu vermeiden. Tückisch ist hier, dass methodisch falsche Messungen im Gegensatz zu reinen Fehlmessungen oft gut reproduzierbar sind und daher leicht zu falschen Schlüssen verleiten.

Ein gutes Beispiel für die **Methodenbeeinflussung durch rettungsdiensttypische Probleme** ist die alleinige Verwendung der Pulsoxymetrie zur „Frequenz"-Überwachung des Patienten. Das Rettungsfachpersonal reduziert das Monitoring auf das Mindestmaß der Pulskontrolle durch das Pulsoxymeter ohne zusätzliche Ableitung eines EKGs zur Herzfrequenzüberwachung. Obwohl der Puls, als die durch den Herzschlag ausgelöste Druckwelle, im Blutgefäß messbar ist, ist die Herzfrequenz trotzdem nicht das Gleiche wie der Puls, obwohl der Begriff oft synonym verwendet wird. Vielmehr sind die Frequenzen von Puls und Herz zwei voneinander getrennte Phänomene, die keineswegs immer synchron auftreten müssen. Die Situation, in der Puls und Herzschlag voneinander abweichen, wird **Extrasystole** genannt und bezeichnet eine Herzrhythmusstörung.

PRAXISTIPP

Beim Menschen sind Herzfrequenz und Puls nahezu gleich, weshalb die Begriffe und ihre Messwerte in der Praxis synonym verwendet werden. Bei einigen Herzrhythmusstörungen (z. B. Vorhofflimmern, Extrasystolen) kann jedoch ein Pulsdefizit entstehen. In diesen Fällen weicht der messbare Puls von der Herzfrequenz ab.

Als gutes Beispiel für die **situationseingeschränkte Methodentauglichkeit** bietet sich die **Fiebermessung** an. Die verschiedenen Geräte zur Temperaturbestimmung wurden in → 5.3.6 vorgestellt. Aber nicht jedes Fieberthermometer ist in jeder Situation gleichwertig einsetzbar. So ist die rektale Methode zwar besonders genau, aber wenig beliebt. Mit dem Stirnthermometer kann die Temperatur an der Schläfe über der Schläfenvene gemessen werden. Das ist zwar bequemer als andere Methoden, aber relativ ungenau und bei hohen Temperaturen können Stirnthermometer falsch niedrige Werte liefern, weil der Kopf kühler sein kann als die inneren Organe. Bei einer Messung mit einem digitalen Fieberthermometer unter der Achsel können Abweichungen von bis zu 2 °C entstehen und bei einer Mittelohrentzündung ist das Ohrthermometer nicht geeignet, weil durch die Entzündung am Trommelfell zu hohe Temperaturwerte gemessen werden.

ACHTUNG

Eine nicht immer offensichtliche Anwendungsbeschränkung der apparativen Diagnostik kann nur durch genaue Kenntnis von Methode und Pathophysiologie erkannt werden.

MERKE

Im Rettungsdienst ist jede Messmethode auf ihre Anwendbarkeit in der speziellen, individuellen Situation hin zu überprüfen.

Fehlinterpretation

Die medizinische Therapie wird auch im Rettungsdienst von Messwerten beeinflusst. Die Gefahr der Fehlinterpretation entsteht dann, wenn nicht klar ist, welche Messwerte wie interpretiert werden müssen, um die jeweils richtige Entscheidung zu treffen.

MERKE

Für eine Interpretation muss klar sein, welche Methode dazu geführt hat, einen Messwert zu erhalten und ob es sich um gemessene, geschätzte oder voreingestellte Werte handelt.

Ein gutes Beispiel hierfür ist die **EKG-Diagnostik.** Bei der Interpretation der EKG-Zacken spielt der **Papiervorschub** eine große Rolle. Im Rettungsdienst sind die meisten EKG-Geräte mit einem Papiervorschub von 25 mm pro Sekunde voreingestellt, den das Rettungsfachpersonal gewöhnt ist. Wird nun ein 12-Kanal-EKG geschrieben oder der Ausdruck eines Fremd-EKGs, z. B. aus einer Arztpraxis, liegt vor, das mit 50 mm pro Sekunde geschrieben wurde, könnte man glauben, dass der Patient bradykard ist, was aber nicht stimmt. Die EKG-Zacken sind bei 50 mm Vorschub nur doppelt so weit auseinandergezogen wie bei 25 mm Vorschub.

PRAXISTIPP

Um diese Fehlinterpretation zu vermeiden, muss auf einem ausgedruckten EKG immer vermerkt sein, wie schnell der Papiervorschub eingestellt wurde!

Ebenfalls nicht einfach ist es, **EKG-Veränderungen** richtig einzuordnen. Es finden sich z. B. bei Sportlern, aufgrund physiologischer Anpassungen im Herzen, recht häufig trainingsbedingte EKG-Veränderungen, die aber keine Gefahr darstellen. Deshalb ist eine Bradykardie bei einem älteren Patienten anders zu bewerten als bei einem jungen Sportler. Auch treten Interpretationsfehler bei Blockbildern im EKG auf. Hier ist die Herzinfarktdiagnostik nicht mehr sicher zu beurteilen, weil die ST-Strecke oft stark verändert ist. Fehlinterpretationen treten auch immer wieder bei der Identifikation pathologischer Q-Wellen und ST-Senkungen auf.

Fehlinterpretationen entstehen weiterhin, wenn das Rettungsfachpersonal nur Teilinformationen, meist auffällige Messwerte, zur Kenntnis nimmt und bereits auf den ersten Blick eine Interpretation erstellt, obwohl nur Teile der vorhandenen Informationen verwertet wurden. Daher gilt es, alle Messwerte in einen Kontext zu stellen, bevor deren Einschätzung erfolgen kann.

MERKE

Messen braucht Wissen.

Fehlbedienung und Fremdeinfluss

Ein wiederkehrendes Problem sind **Fehlbedienungen.** Wer ein Medizingerät noch nie benutzt hat, wird es beim Notfalleinsatz kaum sicher bedienen können. Manche Fehler ließen sich sicher vermeiden, wenn die Geräte einfacher zu bedienen wären, aber für die Sicherheit der Patienten wurde festgelegt, dass nur in die Handhabung eingewiesenes Personal Medizingeräte bedienen darf. Trotzdem finden Fehlbedienungen immer wieder statt. Das mag mit mangelnden Schulungen und Fortbildungen zusammenhängen, bei denen durch reine Teilnahme die formalen Vorgaben erfüllt werden. Das reicht aber nicht aus.

Ein gutes Beispiel hierfür ist die Anwendung der EKG-Diagnostik. Schon in der einfachen Anwendung der Positionierung der EKG-Elektroden können Fehler auftreten. Sie können vertauscht werden. Zumeist erfolgt dies irrtümlich, doch ergeben sich aus dem Tausch der Verkabelung EKG-Veränderungen. So findet eine Vertauschung der Armelektroden häufig statt. Werden Arm- und Beinelektroden vertauscht, kommt es z. B. zu sehr niedrigen Amplituden (manchmal fast zu einer Nulllinie) in Ableitung II.

Wiederkehrende Störungen entstehen durch Umgebungsfaktoren (Kälte, Sonneneinstrahlung, Hitze) und durch von außen wirkende Einflussgrößen, wie Mobiltelefone oder elektrische Geräte (z. B. Heizdecken, elektrische Fernsehsessel).

MERKE

Fremdeinflüsse können niemals ausgeschlossen werden. Bei Auftreten nicht plausibler Messwerte oder unerklärter Artefakte muss auch an externe Störquellen gedacht werden.

IM FOKUS

Geräte- und Beurteilungsfehler

- Grundsätzlich lassen sich vier Arten von **Geräte- und Beurteilungsfehlern** finden:
  - Fehlmessungen
  - Methodenfehler
  - Fehlinterpretationen
  - Fremdeinfluss
- **Fehlmessungen** lassen sich in „situativ bedingte Fehlmessungen" und „methodische Fehlmessungen" unterscheiden:
  - **Situativ bedingte Fehlmessungen** können z. B. bei der Pulsoxymetrie im Rahmen einer schlechten Gewebeperfusion auftreten.
  - **Methodische Fehlmessungen** entstehen dann, wenn Messgeräte fehlerhaft angewendet werden, z. B. bei der oszillometrischen Blutdruckmessung über einem Pullover.
  - Eine weitere Art der Fehlmessung entsteht bei **Gerätedefekten.**
- Im Rahmen von **Methodenfehlern** verlassen sich Rettungsdienstmitarbeiter manchmal auf bestimmte Parameter, ohne diese kritisch zu hinterfragen.
  - Ein Beispiel ist die manchmal sehr ungenaue Fiebermessung.
  - Methodenfehler sind daher stark untersucherabhängig.
- **Fehlinterpretationen** entstehen dann, wenn Messwerte falsch gedeutet werden.
  - Dies hängt oftmals vom individuellen Wissen ab, daher sind auch sie sehr untersucherabhängig.
  - Ein wichtiges Beispiel ist die Fehlinterpretation des EKGs, wenn der Papiervorschub nicht richtig berücksichtigt wird.
- Mit **Fremdeinfluss** sind vor allem Fehlbedienungen von Geräten gemeint.
  - Manche Geräte sind sehr komplex in ihrer Bedienung und gelegentlich fehlt die Erfahrung mit bestimmten Methoden.
  - Aber auch bei relativ alltäglichen Untersuchungen, etwa der Elektrodenpositionierung bei der Anlage eines EKGs, kommt es regelhaft zu Fehlern.

WIEDERHOLUNGSFRAGEN

1. Was ist ein Notfall? Nennen Sie Beispiele. (→ 5)
2. Welche Patienten werden als Notfallpatienten eingestuft? Geben Sie Beispiele. (→ 5)
3. Welche Kriterien führen zur Notarztalarmierung? (→ 5)
4. Welche Fahrzeuge können Notfallpatienten transportieren? (→ 5)
5. Anhand welcher Parameter kann die Atmung kontrolliert werden? (→ 5.1.1)
6. Was bedeuten Tachypnoe und Bradypnoe? (→ 5.1.1)
7. Was bedeuten Dyspnoe und Orthopnoe? Nennen Sie die Unterschiede. (→ 5.1.1)
8. Welche pathologischen Atmungsformen kennen Sie? Beschreiben Sie diese und nennen Sie Beispiele für ihr Vorkommen. (→ 5.1.1)
9. Was ermittelt die Glasgow Coma Scale? Wie werden die Ergebnisse interpretiert? (→ 5.1.2)
10. Wo kann der Puls getastet werden? Welche Pulsqualitäten können beurteilt werden? (→ 5.1.3)
11. Ab welcher Pulsfrequenz wird von einer Tachykardie gesprochen? (→ 5.1.3)
12. Erläutern Sie die Begriffe Hypertonie und Hypotonie. (→ 5.1.3)
13. Was beurteilen Sie bei der Untersuchung der Haut? Nennen Sie Beispiele. (→ 5.1.4)
14. Schildern Sie die Untersuchung der Pupillen und nennen Sie Beispiele für Störungen in der Pupillenmotorik. (→ 5.1.5)
15. Woraus setzt sich eine strukturierte Patientenuntersuchung zusammen? (→ 5.2)
16. Wie wird die Einsatzstelle beurteilt? (→ 5.2.1)
17. Woraus zielt die „General Impression"? (→ 5.2.2)
18. Welchem Ablauf folgt das „Primary Assessment"? (→ 5.2.3)
19. Erläutern Sie die Anamneseerhebung anhand des SAMPLER-Schemas. (→ 5.2.4)
20. Für welche Untersuchungen steht das IPPAF-Schema? (→ 5.2.4)
21. Was beinhaltet die Untersuchung nach OPQRST? (→ 5.2.5)
22. Wie kann der Blutdruck bestimmt werden? (→ 5.3.1)
23. Welche Störanfälligkeiten treten bei der oszillometrischen Messung auf? (→ 5.3.1)
24. Worüber kann die Blutzuckermessung Aussagen treffen? (→ 5.3.2)
25. Welche Kreislaufparameter können Sie mithilfe eines Pulsoxymeters bestimmen? (→ 5.3.3)
26. Was kann man einem EKG entnehmen? (→ 5.3.4)
27. Über was sagt ein EKG nichts aus? (→ 5.3.4)
28. Was misst ein Kapnometer? (→ 5.3.5)
29. Welche Formen der Fiebermessung kennen Sie? (→ 5.3.6)
30. Nennen Sie Ursachen für Geräte- und Beurteilungsfehler. (→ 5.3.7)

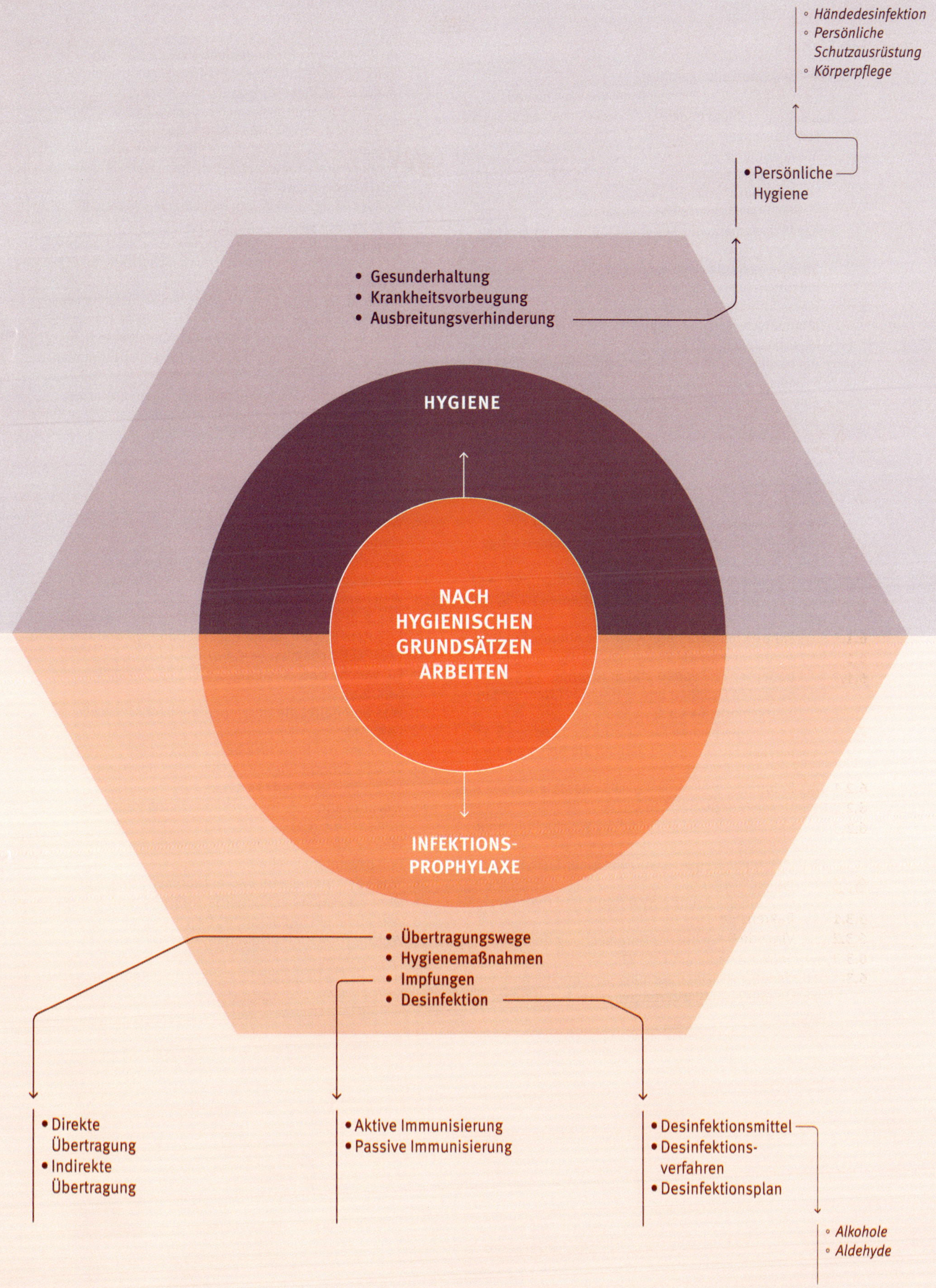
Händedesinfektion
Persönliche Schutzausrüstung
Körperpflege
Persönliche Hygiene
Gesunderhaltung
Krankheitsvorbeugung
Ausbreitungsverhinderung
HYGIENE
NACH HYGIENISCHEN GRUNDSÄTZEN ARBEITEN
INFEKTIONS-PROPHYLAXE
Übertragungswege
Hygienemaßnahmen
Impfungen
Desinfektion
Direkte Übertragung
Indirekte Übertragung
Aktive Immunisierung
Passive Immunisierung
Desinfektionsmittel
Desinfektions-verfahren
Desinfektionsplan
Alkohole
Aldehyde

6

NACH HYGIENISCHEN GRUNDSÄTZEN ARBEITEN

Jürgen Luxem

FALLBEISPIEL

Sie transportieren einen 49-jährigen, alleinlebenden Patienten mit abdominellen Schmerzen in Ihrem RTW. Der Patient hat zu Hause seit gestern massiv erbrochen und leidet zudem unter starker Diarrhö. Seinen Hausarzt hat er nicht erreichen können. Vor Ort hat Ihr Team festgestellt, dass der Patient ein latentes C-Problem hat und Zeichen einer Exsikkose aufweist. Seine Körpertemperatur liegt bei 38,7 °C. Aus diesem Grund erhielt er noch vor Ort eine Infusion und wurde dann sehr vorsichtig für den Transfer in den RTW mobilisiert. Der Patient gibt an, die Symptome seien in den letzten Tagen zunehmend stärker geworden. Er könne sich an kein auslösendes Ereignis erinnern. Insgesamt sei er gesund. Lediglich eine Birkenpollenallergie liege vor. Während des Transports erbricht sich der Patient noch mehrfach. Das Erbrochene ist klar und zeigt keine pathologischen Veränderungen, wie etwa Blutbeimengungen. Ihr RTW wird hierbei kontaminiert. Ihr Team stellt die Arbeitsdiagnose einer Norovirusinfektion und schaut nach dem Einsatz in den Hygieneplan, welche Reinigungs- und Desinfektionsmaßnahmen Sie nun durchführen müssen.

LERNZIELE

- Die Grundlagen der Infektionsprophylaxe beschreiben
- Die Methoden der Keimreduzierung benennen
- Auswahl und Umgang mit Desinfektionsmitteln beherrschen
- Die gängigen Desinfektionsverfahren ausführen
- Die Einsatzbereitschaft eines Rettungsdienstfahrzeugs nach einem Regeleinsatz unter Hygieneaspekten wiederherstellen
- Die persönliche Hygiene anwenden
- Bekleidungsarten unterscheiden und die Schutzkleidung anwenden
- Hygieneplan und Desinfektionsplan unterscheiden

Das Rettungsfachpersonal trägt besondere Verantwortung bei der Verhütung von Infektionskrankheiten. Es muss ihm bewusst sein, dass es selbst Träger und Überträger von Krankheitskeimen sein kann und bei Missachtung hygienischer Grundmaßnahmen, z. B. der Durchführung einer regelmäßigen und sorgfältigen hygienischen Händedesinfektion, die Patienten und sich selbst gefährdet. Somit sind Kenntnisse über eine hygienische Arbeitsweise und über den Schutz der Umwelt vor gefährlichen Keimen eine wesentliche Voraussetzung für den professionellen Umgang mit Notfallpatienten.

DEFINITION

Hygiene ist die wissenschaftliche die Lehre von der Gesunderhaltung des Menschen durch Reinhaltung des Körpers und der Kleidung sowie der Arbeitsumgebung. Dazu zählen insbesondere Maßnahmen, die die ungewollte Vermehrung von Mikroorganismen und so die Ausbreitung von Krankheiten verhindern.

Mit dem Lockdown im Rahmen der SARS-CoV-2-Pandemie und der Etablierung strikter Hygienemaßnahmen im Alltag sank die Zahl verschiedener Virusinfektionen in Deutschland. Möglich war die Reduzierung durch Hygienemaßnahmen, wie Maske tragen, Hände waschen und Kontakte beschränken. Die Maßnahmen wirkten und sie hatten einen erfreulichen Nebeneffekt auf andere ansteckende Krankheiten.

Hygienemaßnahmen können also erwiesenermaßen der **Gesunderhaltung** und der **Verhütung** von Krankheiten dienen. Sie zielen darauf ab:

- Gesundheit zu erhalten,
- Krankheiten vorzubeugen sowie
- Entstehung und Ausbreitung von Krankheitserregern zu verhindern.

DEFINITION

Hygienemaßnahmen sind somit Maßnahmen, welche die Übertragung und die Ausbreitung von Infektionskrankheiten (→ 27) verhindern sollen.

6.1 Infektionsprophylaxe

Als Infektionsprophylaxe bezeichnet man alle gezielten Maßnahmen, die dazu dienen, Infektionen durch Krankheitserreger zu verhindern. Dies kann einerseits geschehen, indem die Patienten vor Krankheitserregern geschützt werden (**Expositionsprophylaxe**) und andererseits, indem Patienten gegenüber Krankheitserregern gestärkt werden (**Dispositionsprophylaxe).**

6.1.1 Expositionsprophylaxe

DEFINITION

Als **Expositionsprophylaxe** werden alle vorbeugenden Maßnahmen bezeichnet, die versuchen, den Kontakt (Exposition) mit krankmachenden Erregern zu vermeiden. Hierzu gehören alle Maßnahmen der Standardhygiene, der persönlichen Hygiene und der Arbeitsplatzhygiene, aber keine medikamentösen Vorbeugemaßnahmen (Prophylaxe).

Bei der **indirekten Übertragung** über Gegenstände werden Krankheitserreger durch den Kontakt mit kontaminierten Gegenständen verbreitet – sog. **Schmierinfektion**. Besonders viele Krankheitserreger finden sich an Flächen, die von vielen Menschen benutzt werden, wie z. B. Türgriffe, Handläufe oder Arbeitsflächen. Krankheitserreger können auf Flächen mehrere Wochen überleben und infektiös bleiben. Besonders bei Durchfallerkrankungen spielt dieser Übertragungsweg eine wichtige Rolle.

Bei der **direkten Übertragung** kommt es zu unmittelbarem Kontakt zwischen Ausscheider und dem Kontaminierten, wodurch Krankheitserreger von Mensch zu Mensch übertragen werden – sog. **Tröpfcheninfektion**. Bei der Tröpfcheninfektion gelangen die Krankheitserreger, die im Rachenraum oder im Atmungstrakt siedeln beim Niesen oder Husten an die Luft und werden anschließend von anderen Menschen eingeatmet.

Bezogen auf die Aufgaben im Rettungsdienst ist die Expositionsprophylaxe die Summe aller Hygienemaßnahmen, welche die Übertragung und damit die Ausbreitung von Infektionskrankheiten durch Unterbrechung der Infektionskette verhindern sollen, sei es

- ausreichende Händehygiene,
- die Verwendung von Schutzkleidung (z. B. Masken),
- die Benutzung von sterilen Verbrauchartikeln sowie
- die Desinfektion von Arbeitsflächen im Rettungswagen.

MERKE

Ziel der Expositionsprophylaxe ist es, Infektionsketten (→ 27.4.2) zu unterbrechen.

6.1.2 Dispositionsprophylaxe

DEFINITION

Als Dispositionsprophylaxe werden alle Maßnahmen bezeichnet, die das persönliche Risiko, an einer Infektion zu erkranken, minimieren, d. h. die Abwehrkräfte bzw. den Organismus so zu stärken, dass das Risiko einer Infektion ausgeschlossen bzw. minimiert werden kann.

Zur Dispositionsprophylaxe zählen alle Maßnahmen zur Steigerung der individuellen Infektabwehr, z. B. durch vorbeugende Einnahme von Antibiotika nach Kontakt mit besonders infektiösen bakteriellen Infektionskrankheiten (z. B. Meningokokken Meningitis) oder Einnahme von Virostatika (z. B. bei Influenza). Die bedeutsamste Maßnahme ist jedoch die vorbeugende Impfung gegen eine Infektionskrankheit (z. B. Masern).

Bezogen auf die Aufgaben im Rettungsdienst zielt die Dispositionsprophylaxe nicht auf eine Vermeidung eines Erregerkontakts, sondern auf die Vermeidung eines Ausbruchs einer Infektionserkrankung oder zumindest auf einen weniger schweren Krankheitsverlauf ab. Klassisches Beispiel hierfür ist die **Impfung** mit dem Ziel eines Infektionsschutzes gegenüber einem bestimmten Krankheitserreger.

Das Prinzip der Schutzimpfung (→ 27.3.3) beruht auf der Fähigkeit, eine Immunität gegen Krankheitserreger und deren Toxine zu bilden. Die Schutzimpfung nutzt diese Fähigkeit, ohne eine Erkrankung zu provozieren. In Abhängigkeit vom verwendeten Impfstoff wird eine **aktive** bzw. eine **passive Immunität** erreicht.

Aktive Immunität

Eine **aktive Immunität** erzielt man durch Impfen mit Impfstoffen, gegen die der menschliche Organismus selbst Antikörper produzieren muss. Der Nachteil dieser Impfung ist, dass der Impfschutz erst nach ca. 2–3 Wochen vollständig erreicht sein wird. Dann allerdings hält der Impfschutz mehrere Jahre.

Passive Immunität

Um eine **passive Immunität** zu erreichen, überträgt man Gammaglobuline (Bluteiweißstoffe, Antikörper). Dabei handelt es sich um bereits fertige Antikörper, die von anderen Organismen hergestellt wurden. Der Vorteil dieser Impfung ist der sofort bestehende Impfschutz. Da die Gammaglobuline vom Körper als Fremdeiweiße erkannt werden, werden sie allmählich abgebaut. Die Wirkung dieser Impfung hält daher nur wenige Wochen an.

MERKE

Ziel der Dispositionsprophylaxe ist es, die individuellen Abwehr- und Widerstandskräfte eines Organismus zu stärken.

VIDEO

Wie funktionieren Schutzimpfungen?
https://www.youtube.com/watch?v=zRs8TMDVHPg

6.1.3 Umgang mit sterilem Material

In den Fahrzeugen des Rettungsdienstes befinden sich zahlreiche **Sterilprodukte,** die – anders als im Krankenhaus, in Pflegeheimen oder in Arztpraxen – einem enormen Lagerungsstress durch Stauchen im Notfallkoffer und großen Temperaturschwankungen ausgesetzt sind. Die meisten Sterilgüter werden als **Einmalprodukte** verwendet, z. B.:

- Spritzen, Kanülen, Venenverweilkanülen
- Endotrachealtuben, Katheter, Drainagen
- Verbandstoffe

Haltbarkeit

Sterilprodukte weisen nur eine **begrenzte** Haltbarkeit auf. Das Verfallsdatum ist der Verpackung aufgedruckt und muss deutlich lesbar sein. Grundsätzlich gilt, dass nur unbeschädigte Sterilprodukte Verwendung finden dürfen. Bei der täglichen Fahrzeugüberprüfung ist auf Haltbarkeit und Unversehrtheit zu achten und der/die Artikel sind ggf. auszutauschen.

MERKE

Vor dem Umgang mit Sterilgutverpackungen sollte immer eine hygienische Händedesinfektion erfolgen. Steril verpacktes Material darf erst kurz vor Gebrauch geöffnet werden. Die Entnahme muss möglichst unter aseptischen Bedingungen erfolgen.

Die Sterilverpackung ist sofort nach der Entnahme zu **kontrollieren:**

- Sie muss unbeschädigt und trocken sein.
- Das Verfallsdatum darf nicht überschritten sein.
- Der Indikatorstreifen zum Nachweis der erfolgten Sterilisation (→ 6.2.3) muss sich verfärbt haben.

6.2 Methoden der Keimreduzierung

Um im Rettungsdienst eine Verschleppung von Krankheitserregern und die Entstehung von Infektionen zu verhindern, ist es erforderlich, Mikroorganismen zu vernichten oder zu reduzieren. Hierzu stehen

- Reinigung,
- Desinfektion und
- Sterilisation

zur Verfügung. Das Ziel der Methoden zur Keimreduzierung ist es Ansteckungen durch Krankheitserreger zu verhindern. Sie sind Teil der Expositionsprophylaxe (→ 6.1.1).

6.2.1 Reinigung

In vielen Fällen ist eine Flächendesinfektion gar nicht notwendig, da eine gründliche **Reinigung** schon ausreichend Keime entfernt. Allerdings verringert eine verbleibende Schmutzschicht über den Mikroorganismen die Wirksamkeit von Desinfektionsmitteln. Daher dient die Reinigung der **Entfernung** von (meist sichtbarem) Schmutz und damit verbundenem organischem Material, um zu verhindern, dass sich Mikroorganismen darin vermehren können. Nach einer Reinigung sind saubere Flächen partikelarm und somit weniger übertragungsgefährdend.

MERKE

Die Kombination von Reinigung und Desinfektion sorgt für Sauberkeit.

6.2.2 Desinfektion

DEFINITION

Desinfektion ist die gezielte Verminderung (Reduktion) von Mikroorganismen durch ihre irreversible chemische oder physikalische Inaktivierung oder durch deren Abtötung.

Das Ziel von **Desinfektions**maßnahmen ist die **Keimreduktion (Antisepsis)** der behandelten Fläche. Durch keimreduzierende Verfahren werden bereits bekannte oder zu erwartende Krankheitserreger, durch den gezielten Einsatz von Desinfektionsmitteln, bekämpft. Je nach Verfahren ist eine Keimreduktion von bis zu 99,99 % möglich. Im Gegensatz zur Sterilisation, bei der alle Keime erfasst werden, stellt die Desinfektion eine selektive Maßnahme dar, die die Anzahl der Keime so reduzieren soll, dass keine Infektion mehr möglich ist.

6.2.3 Sterilisation

DEFINITION

Sterilisation ist die Entkeimung durch Abtötung und Inaktivierung von Mikroorganismen aller Art.

Die **Sterilisation** umfasst Maßnahmen und Verfahren mit dem Ziel der **absoluten Keimfreiheit.** Darunter sind das Abtöten und die **irreversible** Inaktivierung aller vermehrungsfähigen Mikroorganismen zu verstehen. Die Keimfreiheit **(Asepsis)** ist ein angestrebter Zustand, der durch Maßnahmen herbeigeführt werden soll, die eine Kontamination mit Mikroorganismen (vor allem mit Krankheitserregern) von vornherein ausschließen, z. B. durch Verwendung steriler Instrumente.

Ein Gegenstand wird als steril eingestuft, wenn die Wahrscheinlichkeit, dass ein lebender Keim am Objekt vorhanden ist, kleiner als 1:1.000.000 ist.

IM FOKUS

Grundlagen der Hygiene und Methoden der Keimreduzierung

- Hygiene ist die wissenschaftliche die **Lehre von der Gesunderhaltung des Menschen** durch Reinhaltung des Körpers und der Kleidung sowie der Arbeitsumgebung.
- Sie dient dazu, die Gesundheit zu erhalten, Krankheiten vorzubeugen und die Entstehung und Ausbreitung von Krankheitserregern zu verhindern.
  - **Expositionsprophylaxen** sind alle vorbeugenden Maßnahmen, um den Kontakt mit krankmachenden Erregern zu vermeiden.
  - **Dispositionsprophylaxen** sind alle Maßnahmen, die das persönliche Risiko an einer Infektion zu erkranken, minimieren.
    - **Aktive Impfungen/Immunisierung:** Impfen mit Impfstoffen, gegen die der menschliche Organismus selbst Antikörper produzieren muss
    - **Passive Impfungen/Immunisierung:** Impfen von Antikörpern, die zu einer direkten Immunität führen, die allerdings nicht dauerhaft anhält
- Zur **Keimreduzierung** stehen drei grundsätzliche Methoden zur Verfügung:
  - **Reinigung** (Entfernung von Schmutz)
  - **Desinfektion** (Keimreduktion durch antiseptische Verfahren)
  - **Sterilisation** (Ziel ist die Keimfreiheit, die Asepsis)

6.3 Desinfektionsmittel

Viele chemische Stoffe können Mikroorganismen abtöten und desinfizierend wirken. **Chemische Verfahren** werden besonders dann angewendet, wenn die zu desinfizierenden Materialien thermische Verfahren nicht aushalten oder Geräte desinfiziert werden müssen, die für den Autoklaven (Hochdrucksterilisator) zu groß sind. Daher wird im Rettungsdienst meistens die **chemische Desinfektion** durchgeführt.

Für diese Aufgabe stehen im Alltag Präparate mit Wirkstoffen (z. B. Aldehyde, Alkohole und Oxidationsmittel) zur Verfügung, um Erreger zu inaktivieren oder abzutöten. Für die richtige Anwendung ist vor allem deren Wirkungsbereich entscheidend. Man unterscheidet die Wirksamkeit:

- Gegen verschiedene Erregergruppen wie Bakterien **(bakterizid),** Pilze **(fungizid)** oder Viren **(viruzid),**
- gegen deren Subgruppen (z. B. Hefen, Schimmelpilze, **behüllte Viren, unbehüllte Viren**) oder
- gegen einzelne Erreger (z. B. **Mycobacterium** *tuberculosis*).

HYGIENEMASSNAHMEN IM RETTUNGSDIENST

MERKE
Die wichtigste Infektionsquelle ist der Mensch selbst.

1

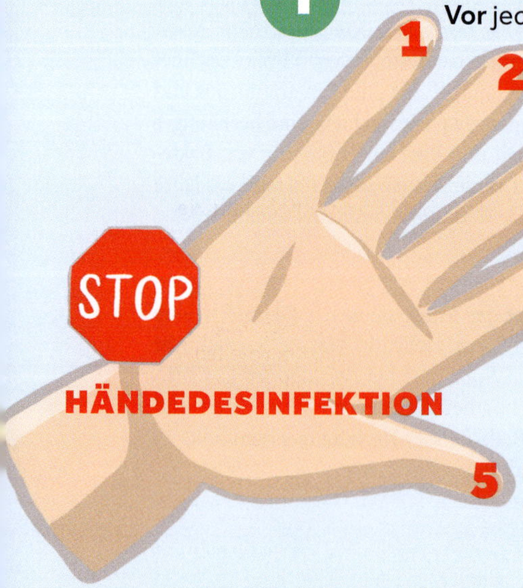

HÄNDEDESINFEKTION

1. **Vor** jedem Patientenkontakt
2. **Vor** aseptischer Tätigkeit
3. **Nach** Kontakt mit potenziell infektiösem Material
4. **Nach** jedem Patientenkontakt
5. **Nach** jedem Kontakt mit der unmittelbaren Patientenumgebung

HÄNDE WASCHEN UND DESINFIZIEREN
- Dienstbeginn
- Vor dem Essen
- Nach jedem Toilettengang
- Nach dem Naseputzen, Niesen, Husten (Niesen/Husten in Ellenbeuge!)
- Bei Verschmutzung

2

Flächendesinfektion:
Erst reinigen, dann desinfizieren

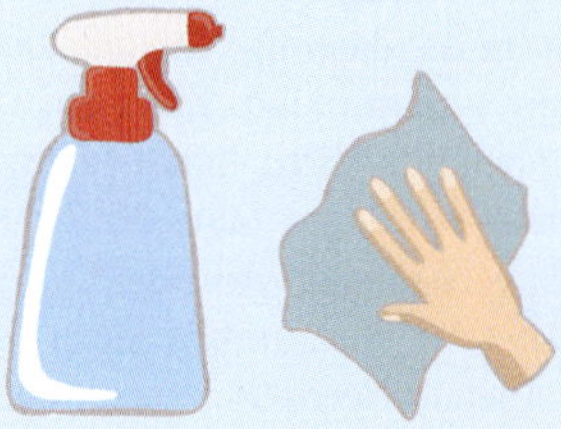

3

Hautdesinfektion vor invasiver Maßnahmen, z.B. i.v.-Zugang
- Einsprühen → 15–30 Sek. Einwirkzeit
- Mit Tupfer abtupfen
- Erneutes Einsprühen → 15–30 Sek. Einwirkzeit
- Punktion

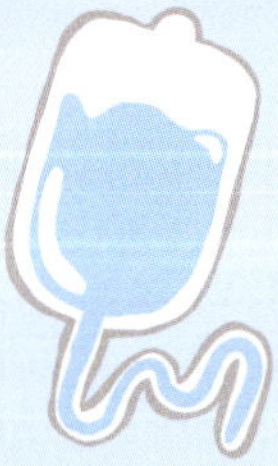

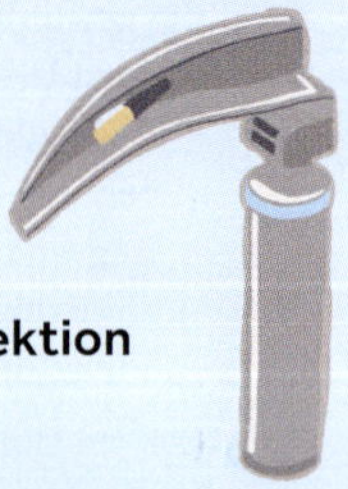

4

Instrumentendesinfektion
- Reinigen
- Zerlegen
- Erneut reinigen, dann desinfizieren
- Spülen
- Trocknen, pflegen
- Funktionsprüfung

5

Wäschedesinfektion
Nach Norm

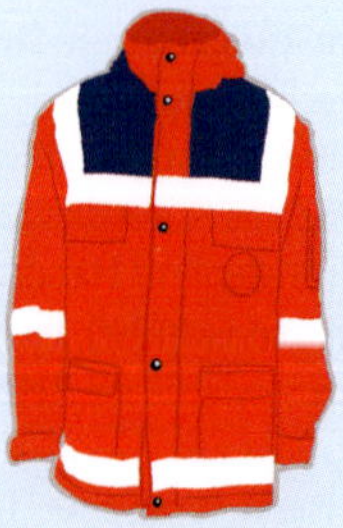

6

Fahrzeugreinigung
- Laufende Desinfektion: während des Transports
- Tägliche Desinfektion: patientennahe Flächen/Griffflächen
- Wöchentliche Desinfektion: Grundreinigung aller Flächen, Koffer, Schubladen
- Schlussreinigung: am Ende jedes Transports

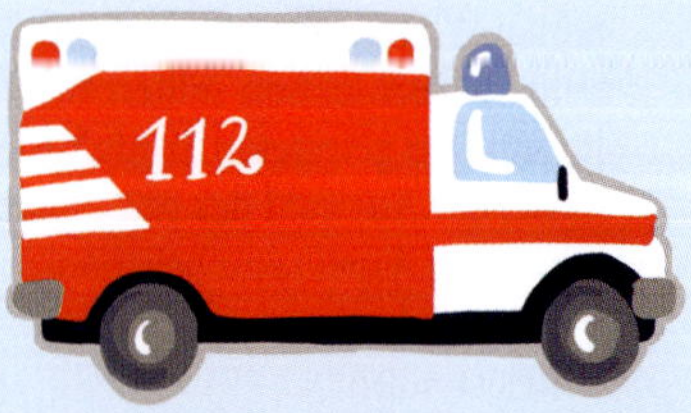

6.3.1 Bakterizide Desinfektionsmittel

Ein Desinfektionsmittel wird als **bakterizid** bezeichnet, wenn es gegen Bakterien wirksam ist. Dazu gehören etwa Alkohole, Phenole oder Chlor. Die Wirksamkeit muss sich auch auf wichtige Erreger wie Meningokokken, Salmonellen, MRSA und *Mycobacterium tuberculosis* erstrecken. Problematisch ist die Wirksamkeit von Desinfektionsmitteln gegen Bakteriensporen. **Sporen** sind widerstandsfähige Dauerformen von Bakterien. Vor allem *Clostridioides difficile,* das zu den häufigsten Verursachern von nosokomialen Infektionen gehört, ist mit seiner Fähigkeit zur Sporenbildung nur schwer zu eliminieren.

Ist ein Mittel **bakteriostatisch,** dann hemmt es nur die Vermehrung von Bakterien, tötet diese aber nicht ab.

MERKE

Alkohole sind gegen Sporen nicht wirksam.

6.3.2 Viruzide Desinfektionsmittel

Die Wirksamkeit eines Desinfektionsmittels gegen Viren wird als **viruzid** bezeichnet, wobei eine wesentliche Unterteilung in die Begriffe „begrenzt viruzid“ oder „viruzid“ vorgenommen werden muss, da einige Desinfektionsmittel nur gegen behüllte Viren wirksam sind. Kann ein Desinfektionsmittel behüllte und unbehüllte Viren inaktivieren, dann ist es viruzid. Diese Einteilung wurde im März 2017 durch das RKI um eine neue Kategorie „begrenzt viruzid PLUS“ erweitert. Diese Kategorie beinhaltet die Wirksamkeit gegen behüllte Viren und zusätzlich gegen Adeno-, Noro- und Rotaviren. Die neue Kategorie war vor allem wegen der Zunahme von Norovirus-Ausbrüchen notwendig geworden und ist auch gegen Corona-Viren wirksam. Daher werden Desinfektionsmittel seither unterteilt in:

- **Begrenzt viruzid:** wirksam gegen behüllte Viren. Dazu gehören etwa Herpes-, Masern- und auch Coronaviren.
- **Begrenzt viruzid PLUS:** wirksam gegen behüllte Viren und zusätzlich Adeno-, Noro- und Rotaviren
- **Viruzid:** wirksam gegen behüllte und unbehüllte Viren, wie etwa Hepatitis-B- oder humane Papilloma-Viren (HPV)

6.3.3 Auswahl der Desinfektionsmittel

Die Wirksamkeit der Desinfektionsmittel wird von der **Deutschen Gesellschaft für Hygiene und Mikrobiologie** (DGHM) einem Prüfverfahren unterzogen. Über die wirksamen und empfehlenswerten Desinfektionsmittel führt die DGHM eine Liste.

Eine weitere Einteilung der entkeimenden (mikrobiziden) Wirkung von Desinfektionsmitteln hat das **Robert Koch-Institut** (RKI) vorgenommen. Die vom RKI gelisteten Produkte werden speziell zur Schlussdesinfektion im Seuchenfall eingesetzt. Ihre längerfristige Verwendung verbietet sich aufgrund ihres hohen Wirkstoffgehalts, z. B. an Aldehyd, Chlor, Phenol. Zur laufenden Desinfektion sollten ausschließlich die nach den DGHM-Richtlinien getesteten Produkte verwendet werden.

Bei der Auswahl des passenden Desinfektionsmittels sind verschiedene Aspekte zu beachten:

- Wirkspektrum
- Resistenzen
- Gesundheitsrisiko für den Anwender und Patienten

Die häufigsten eingesetzten Desinfektionsmittel für die Flächendesinfektion sind Alkohole und Aldehyde.

Alkohol

Reiner **Alkohol** wirkt nicht bakterizid. Um eine Wirkung zu erzielen, benötigt er einen gewissen Wasseranteil. Wirksam sind Konzentrationen von 60–70 %. Der bevorzugte Einsatzbereich von Alkohol liegt in der Hände- und Hautdesinfektion. Alkohol zeichnet sich durch raschen Wirkungseintritt und gute Penetration aus und wirkt auf Dauer nicht allergisierend. Die Nachteile sind bei häufiger Anwendung Hauttrockenheit und dass eine Abtötung von Bakteriensporen nicht stattfindet, diese werden sogar für mehrere Jahre konserviert. Auf Viren ist die Wirkung von Alkohol uneinheitlich.

Aldehyde

Der bedeutendste Vertreter der Aldehyde ist das **Formalin,** eine 37-prozentige Lösung von Formaldehyd in Wasser. Formalin ist wirksam gegen Bakterien, Viren (nur bei verlängerter Einwirkzeit), Pilze und Sporen (nur bei verlängerter Einwirkzeit und höherer Konzentration). Bedeutender Nachteil des Formalins ist seine hohe allergische Wirkung.

MERKE

Nur nach DGHM und RKI gelistete Präparate und Verfahren dürfen auch für Hygiene- und Desinfektionsmaßnahmen verwendet werden.

6.3.4 Umgang mit Desinfektionsmitteln

! ACHTUNG

Neben der toxischen Wirkung geht von Desinfektionsmitteln eine nicht unerhebliche Brand- und Explosionsgefahr aus. Jedoch überwiegt die Desinfektionswirkung bei weitem die Gefahr einer Entzündung während der Anwendung.

Um die Anwender der größtenteils toxisch wirkenden Desinfektionsmittel zu schützen, aber auch zum Schutz der Patienten, müssen im Umgang mit Desinfektionsmitteln einige wichtige **Regeln** beachtet werden.

- Beim Arbeiten ist grundsätzlich geeignete **Schutzkleidung,** bestehend aus Schutzbrille, Schürze und flüssigkeitsfesten (chemoresistenten) Handschuhen (z. B. Haushaltshandschuhe, Nitrilhandschuhe), zu tragen. Einmalschutzhandschuhe aus Latex – wie sie im Rettungseinsatz getragen werden – reichen nicht aus.
- Bei der Herstellung einer Desinfektionsmittellösung werden Konzentrate bestimmter chemischer Zusammensetzungen mit Wasser verdünnt. Dabei ist die **Dosierung** des Wirkstoffkonzentrats genau einzuhalten. Wird zu viel hinzugegeben, erhöht sich neben der Konzentration des Desinfektionsmittels auch die Belastung für das mit der Desinfektionslösung arbeitende Personal; eine zu geringe Konzentration hingegen könnte die Desinfektionsmittellösung unwirksam machen.
- Zur **Verdünnung** wird das Wirkstoffkonzentrat in das Wasser gegeben. Wird umgekehrt verfahren, kann das Konzentrat verspritzen und die erforderliche Konzentration des Lösungs-

mittels wird nicht erzielt. Außerdem entsteht zu viel Schaum. Das verwendete Wasser muss kühl sein und darf nicht oberhalb der Zimmertemperatur aufbewahrt werden. Ansonsten entwickeln sich übelriechende und evtl. sogar gesundheitsschädliche Dämpfe.
- In **Eimern** oder **Wannen** angesetzte Desinfektionsmittellösungen müssen immer mit einem Deckel verschlossen werden. Die Verdunstung des Desinfektionsmittels in die Raumluft wird damit vermieden.

6.4 Desinfektionsverfahren

Die im Rettungsdienst wichtigsten Anwendungsbereiche chemischer Desinfektionsverfahren sind:
- Flächendesinfektion (→ 6.4.1)
- Hygienische Händedesinfektion (→ 6.4.2)
- Hautdesinfektion (→ 6.4.3)
- Instrumentendesinfektion (→ 6.4.4)
- Wäschedesinfektion (→ 6.4.5)

6.4.1 Flächendesinfektion

Die Flächendesinfektion ist notwendig, um die Zahl der Mikroorganismen zu minimieren und pathogene Keime (Krankheitserreger) zu beseitigen. Sie wird mit der normalen **Reinigung** (Putzen) von Flächen verbunden, die dem Erhalt der Sauberkeit dient.

Sichtbare Verunreinigungen mit Blut oder Ausscheidungen sollten vor der Desinfektion mit einem desinfektionsmittelgetränkten Tuch aufgenommen werden. Anschließend erfolgt die Desinfektion der Fläche. Bis auf wenige Ausnahmen gilt:

MERKE

Erst reinigen, dann desinfizieren.

Ein akzeptiertes Verfahren ist die **Scheuer-Wisch-Desinfektion**. Dazu wird ein Tuch oder Wischbezug in Desinfektionslösung getaucht, oder es werden bereits vorgetränkte Tücher benutzt. Wichtig ist, dass das Desinfektionsmittel in ausreichender Menge, aber nicht im Überschuss auf die zu desinfizierende Fläche unter leichtem Druck aufgebracht wird. Besonders gut geeignet sind **Vliestuchspendersysteme,** die eine Kontamination und ein Verdunsten der Desinfektionslösung verhindern helfen. Damit wird die Fläche unter leichtem Druck gewischt, um Verschmutzungen (Nährboden und Verstecke für Keime) von der Fläche zu lösen. Die Fläche wird nicht trockengewischt und auch nicht vor Ablauf der Einwirkzeit nachgespült.

Beim **Zwei-Eimer-Wischverfahren** werden zunächst zwei Eimer mit einer zuvor frisch angesetzten Desinfektionsmittellösung gefüllt. Dann wird das Desinfektionsutensil in den ersten Eimer eingetaucht und die Lösung auf die zu desinfizierenden Flächen aufgetragen. Anschließend wird der benutzte Lappen oder Wischmopp in dem zweiten Eimer ausgewaschen, bevor er erneut in den ersten Eimer eingetaucht wird. Auf diese Weise wird eine grobe Verunreinigung der Lösung im „reinen" Eimer, z. B. mit Schmutz, verhindert.

Während der Desinfektionsarbeiten muss für eine ausreichende **Belüftung** gesorgt werden. Im Anschluss an die Wischdesinfektion wird das Fahrzeug verschlossen. Das Öffnen bzw. Betreten des Fahrzeugs ist bis nach Ablauf der **Einwirkzeit** zu vermeiden (in der Regel bis zum Trocknen der desinfizierten Fläche).

6.4.2 Hygienische Händedesinfektion

Durch die hygienische Händedesinfektion (→ Abb. 6.1) erfolgt eine gezielte Abtötung von Krankheitserregern auf der Haut. Im Gegensatz zur chirurgischen Händedesinfektion zielt die hygienische Händedesinfektion auf eine Elimination der Hautflora, also der Keime, die nur vorübergehend der Haut leben. Die hygienische Händedesinfektion ist die wichtigste Einzelmaßnahme, mit der Infektionsketten unterbrochen werden können und sie ist die bedeutendste Maßnahme zur **Prophylaxe nosokomialer Infektionen** (→ 27.5.3). Mit ihrer konsequenten Durchführung soll sichergestellt werden, dass von den Händen des

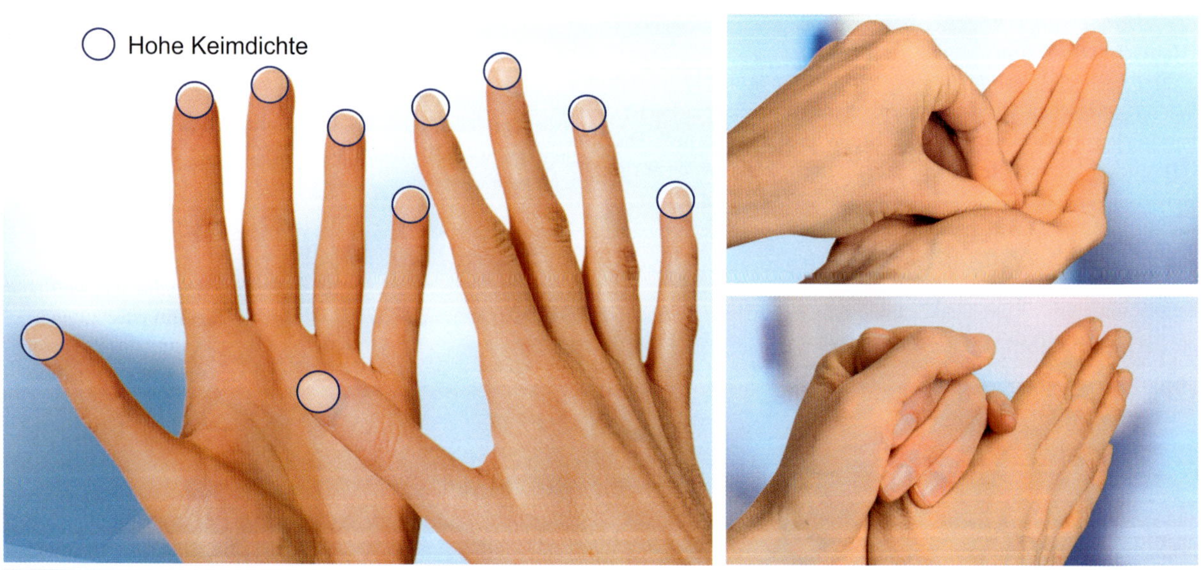

Abb. 6.1 Hygienische Händedesinfektion, Standardeinreibeverfahren nach Euro-Norm 1500 [V220]

Rettungsfachpersonals, die potenziell als die wichtigsten Überträger und Infektionsquellen anzusehen sind, möglichst wenig Infektionen ausgehen.

Die hygienische Händedesinfektion zählt zu den Maßnahmen der **persönlichen Hygiene** und sollte möglichst immer in folgenden Fällen erfolgen:

- Vor Dienstbeginn und nach Dienstschluss
- Vor und nach jedem Patientenkontakt bzw. nach dem Ausziehen der Schutzhandschuhe
- Bei der Vorbereitung von Injektionen und Infusionen
- Unmittelbar nach ungeschütztem Kontakt mit Körperflüssigkeiten, Ausscheidungen, Sekreten, kontaminierten Oberflächen, Materialien und Instrumenten
- Vor Kontakt mit Patienten, die in besonderem Maße vor Infektionen geschützt werden müssen
- Vor einer Wundbehandlung und -versorgung
- Vor dem Umgang mit Sterilgut
- Vor dem Essen, nach jedem Toilettenbesuch, nach dem Niesen bzw. Naseputzen, nach dem Husten

→ Abb. 6.1 zeigt das korrekte Vorgehen bei der hygienischen Händedesinfektion nach Euro-Norm (EN) 1500 **(Standardeinreibeverfahren)**.

Wichtig ist zunächst, dass die Hände vor der Desinfektion absolut **trocken** und **seifenfrei** sind. Dann werden mindestens 3 ml (entsprechend mindestens zwei Hüben) alkoholisches Händedesinfektionsmittel mit der Ellenbogenbedienung aus dem Dosierspender in die hohle Hand gegeben, damit alle Areale der Hände satt mit dem Präparat benetzt werden können. Das Händedesinfektionsmittel wird sorgfältig über 30 Sek. in die Hände eingerieben. Wichtig ist, dass alle Hautpartien erfasst werden. Fingerkuppen und Daumen sind hierbei von besonderer Bedeutung, da sie am häufigsten in direktem Kontakt mit Patienten und potenziell verkeimten Oberflächen kommen. An den Fingerkuppen findet sich im Vergleich zu anderen Handpartien zudem die höchste Keimdichte. Je nach Präparat beträgt die **Einwirkzeit,** die unbedingt einzuhalten ist, 30 Sek. bis 1 Min. Erst dann tritt auch die Wirkung rückfettender Substanzen ein, die vielen Hautdesinfektionsmitteln zugesetzt sind. Die rückfettenden Substanzen tragen dazu bei, dass die Haut trotz der austrocknenden Wirkung des Alkohols geschmeidig bleibt **(Hautschutzfunktion).**

Erst nach der Desinfektion dürfen die Hände mit Seife und Wasser gewaschen werden. Anschließend sind sie mit Papierhandtüchern aus einem Handtuchspender abzutrocknen. Die Handtücher müssen in einem Abfallsammelbehälter entsorgt werden.

Sind die Hände stark verschmutzt, ist vor der Händedesinfektion eine **Reinigung** erforderlich. Sie erfolgt mit einem in Desinfektionsmittel getränkten Papierhandtuch. Bei starker Kontamination ist die hygienische Händedesinfektion zweimal durchzuführen.

MERKE

Zuerst desinfizieren, dann bei Bedarf waschen!

ACHTUNG

Alkohol trocknet die Hände aus. Nach der Händedesinfektion darf die Hautpflege mit einem geeigneten Hautpräparat nicht vergessen werden.

6.4.3 Hautdesinfektion

Bei vielen Behandlungseingriffen, z. B. bei der Anlage peripherer Venenzugänge, muss die **Haut** verletzt werden. Die Gefahr besteht, dass der Haut aufliegende Krankheitserreger durch die so geschaffene Eintrittspforte in den Körper eindringen und eine Infektion hervorrufen. Aus diesem Grund ist vor Verletzungen der Haut die Anzahl der Mikroorganismen zu reduzieren und eine Hautdesinfektion (→ Abb. 6.2) durchzuführen.

Zur Desinfektion mit alkoholischen Präparaten reicht die Mindesteinwirkzeit von 15–30 Sek. aus. Hierbei ist zuerst **Alkohol** auf die entsprechende Hautstelle aufzubringen und die Einwirkzeit abzuwarten. Dann müssen die abgetöteten Keime mit einem Tupfer von der Hautstelle entfernt werden. Schließlich ist nochmals das Hautareal mit Alkohol zu benetzen und die Einwirkzeit einzuhalten. Erst dann kann injiziert oder punktiert werden.

6.4.4 Instrumentendesinfektion

Zur Instrumentendesinfektion werden die Desinfektionsmittel im Rettungsdienst zumeist in einem **Wannenbad** angesetzt. Die Angaben des Herstellers und des Hygiene- und Desinfektionsplans zur Dosierung des Desinfektionsmittels, zur Einwirkzeit und zum regelmäßigen Austausch der Lösung müssen streng eingehalten werden. Aufgrund der meist toxischen Desinfektionsmittelwirkung auf Haut und Schleimhäute sowie der Abgabe reizender Gase muss das Wannenbad nach Einlegen und Entnehmen der Instrumente sofort wieder mit der Abdeckung verschlossen werden.

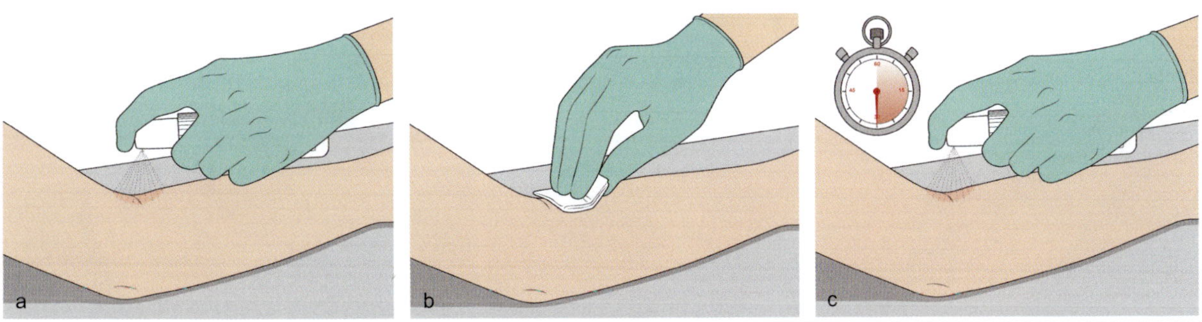

Abb. 6.2 Hautdesinfektion vor Anlage eines peripheren Venenzugangs [L264]

Die Aufbereitung der Instrumente, wie Laryngoskope, Absaugpumpen und Beatmungszubehör, erfolgt in den **Einzelschritten:**

- Reinigen
- Zerlegen, ggf. erneute Reinigung, Desinfizieren
- Spülen, Trocknen, Pflegen
- Funktionsprüfung

Unmittelbar nach Gebrauch eines Instruments sollte es zunächst **gereinigt** werden, damit Verunreinigungen nicht antrocknen können. Nach Einsatzende werden die gesäuberten und zu desinfizierenden Instrumente in ihre Einzelteile zerlegt, sodass das Desinfektionsmittel möglichst alle Geräteteile erreicht. Bei starker Verunreinigung ist in einem zusätzlichen Arbeitsgang die Reinigung mit Desinfektionslösung notwendig. Die durch diese Reinigung verunreinigte Desinfektionslösung ist zu verwerfen, die gesäuberten Instrumente sind in eine neu vorbereitete Desinfektionslösung einzulegen. Es ist darauf zu achten, dass die Instrumente vollständig in das Desinfektionsmittelbad eingetaucht sind. **Hohlkörper** müssen so eingelegt werden, dass die Luft aus den Hohlräumen vollständig entweicht.

Nach Einhaltung der vom Hersteller angegebenen Einwirkzeit sind die desinfizierten Instrumente zu reinigen und abzuspülen. Nach der Trocknung muss eine **Funktionsprüfung** vorgenommen werden.

6.4.5 Wäschedesinfektion

Die Reinigung von Wäsche und Textilien aus dem Rettungsdienst unterliegt strengen **Anforderungskriterien,** die in den „Richtlinien für Krankenhaushygiene und Infektionsprävention“ des Robert Koch-Instituts beschrieben sind. Waschbare Textilien, wie Schutzkleidung, Decken und Bezüge, müssen durch thermische Desinfektionswaschverfahren (z. B. Kochwäsche mit Waschmittel), chemothermische Desinfektionswaschverfahren (z. B. Wäsche mit Desinfektionswaschmittel) oder chemische Verfahren (z. B. Behandlung mit Desinfektionsmittellösungen) gereinigt und desinfiziert werden.

In der Regel erfolgt die Wäschedesinfektion nicht in den Räumlichkeiten der Rettungswache, sondern wird durch Fremdfirmen mit den dazu zulässigen Verfahren durchgeführt.

Beim **Umgang** mit Textilien muss das Rettungsfachpersonal Folgendes beachten:

- Wäsche unmittelbar, d. h. ohne Zwischenablage, in reißfeste, ausreichend keim- und feuchtigkeitsdichte Textil- oder Foliensäcke abwerfen.
- Nasse oder stark mit Körperausscheidungen kontaminierte Wäsche in gesonderten, flüssigkeitsdichten Behältnissen sammeln.

6.4.6 Laufende Desinfektion

Zur laufenden Desinfektion gehören regelmäßig durchzuführende Desinfektionsmaßnahmen, durch welche die Verbreitung von Krankheitserregern in den Fahrzeugen und Einrichtungen des Rettungsdienstes eingeschränkt werden soll. Zu den **Desinfektionsmaßnahmen** der laufenden Desinfektion gehören:

- Desinfektion **während** der Behandlung bzw. des Transports, um z. B. Verunreinigungen mit Blut, Erbrochenem, Stuhl, Urin und anderen Ausscheidungen zu desinfizieren
- **Tägliche** reinigende Desinfektion der patientennahen Flächen des Krankenraums und der Griffflächen in der Fahrgastzelle
- **Wöchentliche** Grunddesinfektion des gesamten Fahrzeugs wie bei der täglichen Desinfektion einschließlich aller Schubladen und Koffer von innen sowie der Decke und der Wände

Schlussdesinfektion Regeltransport

Eine Schlussdesinfektion wird nach Beendigung einer Behandlung oder eines Transports durch das Begleitpersonal durchgeführt.

Handelte es sich bei dem Einsatz um einen **Regeltransport** – also ohne Hinweise auf oder Kenntnisse über eine Infektionskrankheit –, werden dazu Desinfektionsmittel nach der DGHM-Liste verwendet. Desinfiziert werden müssen die patientennahen Flächen, die vom Patienten berührten, Einrichtungsgegenstände und die verwendeten Instrumente.

Desinfektionsbuch

Alle Desinfektionsmaßnahmen müssen im **Desinfektionsbuch** dokumentiert werden. Nur schriftlich dokumentierte Maßnahmen gelten rechtlich auch als durchgeführt. Die **Dokumentation** umfasst folgende Schritte:

- Dokumentation der täglichen Desinfektion
- Dokumentation der wöchentlichen Grunddesinfektion
- Dokumentation jeder Instrumentendesinfektion
- Dokumentation jeder Schlussdesinfektion nach Regeleinsätzen

Es ist sicherzustellen, dass das Fahrzeug anschließend ohne Infektionsgefährdung, aber auch ohne schädigende Wirkung durch das verwendete Desinfektionsmittel benutzt werden kann. Die Schlussdesinfektion nach Infektionstransporten gemäß Infektionsschutzgesetz (IfSG §§ 17 und 18) wird in → 27.6.4 behandelt.

IM FOKUS

Desinfektionsmittel und Desinfektionsverfahren

- Die Desinfektion erfolgt zumeist mit chemischen Mitteln. Diese haben verschiedene Eigenschaften.
  - **Bakterizide Desinfektionsmittel** wirken gegen Bakterien, aber nicht unbedingt gegen Bakteriensporen.
  - **Viruzide Desinfektionsmittel** wirken gegen Viren.
    - Hier muss darauf geachtet werden, ob es sich um **viruzid** oder **begrenzt viruzid** wirkende Mittel handelt.
    - Seit 2017 gibt es auch die Kategorie **„begrenzt viruzid PLUS“.**
- **Auswahl und Umgang:**
  - Nur nach DGHM und RKI gelistete Präparate und Verfahren dürfen auch für Hygiene- und Desinfektionsmaßnahmen verwendet werden.
  - Die wichtigsten Regeln im Umgang mit Desinfektionsmitteln sind das Tragen adäquater Schutzkleidung, die korrekte Dosierung bzw. Verdünnung und die richtige Lagerung, z. B. zur Vermeidung von Verdunstung.
- **Desinfektionsverfahren:**
  - Die **Flächendesinfektion** wird mit der normalen Reinigung verbunden.
    - **Grundregel:** Erst reinigen, dann desinfizieren.
  - Die **hygienische Händedesinfektion** dient vor allem der Verhinderung nosokomialer Infektionen.
    - **Grundregel:** Zuerst desinfizieren, dann bei Bedarf waschen und immer an ausreichende Hautpflege denken.
  - Die **Hautdesinfektion** erfolgt vor Behandlungseingriffen.
    - **Grundregel:** Einwirkzeit beachten und abgetötete Erreger von der Haut abwischen.

- Die **Instrumentendesinfektion** erfolgt zumeist in einem Wannenbad.
  - **Grundregel:** Die Reinigung erfolgt vorher.
- Die **Wäschedesinfektion** unterliegt den Richtlinien des Robert Koch-Instituts.
- Die **laufende Desinfektion** ist die regelmäßige Desinfektion der Arbeitsmittel.
- Die **Schlussdesinfektion** wird nach einem Regeltransport durchgeführt.

6.5 Persönliche Hygiene

Die Hygiene des Personals ist ein wichtiges Glied in der Kette der Hygienemaßnahmen im Rettungsdienst, denn es ist das Personal, das mit den Patienten, deren Mikroorganismen, Sekreten und Ausscheidungen in Kontakt kommt und durch die wechselnden Tätigkeiten schnell Keime verteilt.

Nicht zu unterschätzen ist auch das potenzielle **Infektionsrisiko** des Personals selbst, das aus dem beschriebenen Umgang mit keimbelastetem Material resultiert.

Bei der Personalhygiene sind neben der persönlichen Verantwortung der einzelnen Mitarbeiter die **Hinweise** zur Hygiene in den Unfallverhütungsvorschriften der gesetzlichen Unfallversicherungsträger zu beachten.

Im Regelwerk der Deutschen Gesetzlichen Unfallversicherung (DGUV-R) ist u. a. festgelegt, welche persönliche Schutzausrüstung (DGUV-R 105-003, → 6.6) bei welcher Gefährdungslage zu tragen und wie mit Dienst- und Schutzkleidung umzugehen ist.

Für den Rettungsdienst zusätzlich sind die Vorgaben der „Technische Regeln für Biologische Arbeitsstoffe im Gesundheitswesen und in der Wohlfahrtspflege" (TRBA 250) verbindlich. Die TRBA 250 regelt den Umgang mit biologischen Arbeitsstoffen und enthält technische Regeln zur Umsetzung der Biostoffverordnung, die dem Arbeitsschutz und der Arbeitshygiene dienen. Daraus abgeleitet wird in der TRBA 250 das sichere Vorgehen bei Tätigkeiten im Gesundheitswesen und der Wohlfahrtspflege beschrieben. Sie legt auch persönliche Hygienemaßnahmen fest. So ist laut TRBA 250 z. B. das Tragen von Schmuck an Händen und Unterarmen bei Tätigkeiten untersagt, bei denen eine regelmäßige hygienische Händedesinfektion notwendig ist; ebenso das Auftragen von Nagellack oder künstliche Fingernägel.

Die persönliche Hygiene **(Personalhygiene)** umfasst folgende Punkte:

- Hygienische Händedesinfektion (→ 6.4.2)
- Körperpflege (→ 6.5.1)
- Haarhygiene und Schmuck (→ 6.5.2)
- Persönliche Schutzausrüstung (→ 6.6)
- Schutzimpfungen (→ 6.1.2)

6.5.1 Körperpflege

Die allgemeine Körperpflege ist eine grundsätzliche Maßnahme der Personalhygiene, die sowohl ein sorgfältig gepflegtes äußeres Erscheinungsbild liefert als auch zur Infektionsprophylaxe beiträgt.

Besonders zu **beachten** sind:

- Nur geduscht zum Dienst erscheinen.
- Langes Haar hochstecken oder zusammenbinden.
- Fingernägel kurzhalten, um Patienten nicht zu verletzen, Schutzhandschuhe nicht zu beschädigen und das Ansammeln von Schmutz und Krankheitserregern unter den Nägeln zu vermeiden.
- Mehrmals täglich Hautschutzpflege durchführen, um Allergien gegen Schutzhandschuhe und Desinfektionsmittel vorzubeugen.
- Sichtbare Wunden bzw. kleinere Verletzungen an der Haut abdecken.

6.5.2 Haarhygiene und Schmuck

Die **Haare** jedes Menschen sind auch bei intensiver Pflege ein **Reservoir** für Mikroorganismen. Deshalb müssen lange Haare schon vor Dienstbeginn sicher zusammengebunden werden, um zu verhindern, dass Haare in offene Wunden eingebracht werden.

Schmuck, wie (Ehe-)Ringe, Armbänder, Ketten und Ohrringe, aber auch Uhren sollten während der Arbeit nicht getragen werden. Nach der TRBA 250 dürfen bei Tätigkeiten, die eine hygienische Händedesinfektion erfordern, an Händen und Unterarmen beispielsweise keine

- Schmuckstücke,
- Ringe, einschließlich Eheringe,
- Armbanduhren,
- Piercings,
- künstlichen Fingernägel,
- Freundschaftsbänder

getragen werden.

Schmuckstücke und Uhren bieten wegen ihrer rauen Oberfläche ideale Haftstellen für schmutz- und erregerhaltige Partikel und folglich einen ausgezeichneten Nährboden für Mikroorganismen. Schmuck birgt zusätzlich ein erhebliches Verletzungsrisiko.

Vor allem Schmuck an Handgelenken und Unterarmen sowie lange Ohrringe können sich bei der Versorgung von Patienten verhaken und Wunden setzen. Verletzungsgefahr besteht ebenfalls, wenn sich renitente Patienten an langen Halsketten oder Ohrringen des Rettungsfachpersonals festhalten.

PODCAST

Die Kollegen vom Elsevier Pflege Podcast sprechen über wichtige Aspekte der persönlichen Hygiene
https://www.youtube.com/watch?v=viKaHBW9jg8

6.6 Persönliche Schutzausrüstung

DEFINITION

Persönliche Schutzausrüstung (PSA) ist jede Ausrüstung, die dazu bestimmt ist, von den Rettungsfachpersonal benutzt oder getragen zu werden, um sich gegen eine Gefährdung für seine Sicherheit und Gesundheit zu schützen, sowie jede mit demselben Ziel verwendete und mit der persönlichen Schutzausrüstung verbundene Zusatzausrüstung (z. B. Atemschutz).

Die beruflich zu tragende Bekleidung **(Arbeitskleidung, Berufskleidung, Dienstbekleidung)** ist die Kleidung, die während der Arbeit getragen wird und vor Gefahren bei Einsätzen im öffentlichen Raum, mechanischen und klimatischen Einwirkungen, Verschmutzung und Kontamination mit erregerhaltigem Material schützt. Arbeitshygienisch werden verschiedenen Bekleidungsarten unterschieden:

- **Arbeitskleidung:** Die Arbeitskleidung wird anstelle oder in Ergänzung der Privatkleidung getragen und ist für die Erbringung der Arbeitsleistung erforderlich. Sie hat keine spezifische Schutzfunktion gegen schädigende Einflüsse.
- **Berufskleidung:** Die Berufskleidung (Standes- oder Dienstkleidung) zählt zur Arbeitskleidung und beschreibt eine spezielle Kleidung, die in Dienstleistungsberufen zum Einsatz kommt (z. B. Uniform). Sie hat ebenfalls keine spezifische Schutzfunktion.
- **Schutzkleidung:** Schutzkleidung ist jede Kleidung, die dazu bestimmt ist, Rettungsfachpersonal vor schädigenden Einwirkungen bei der Arbeit oder deren Arbeit- oder Privatkleidung vor der Kontamination durch biologische Stoffe zu schützen (z. B. Einwegoverall).

Der Einsatz von Arbeits- oder Berufskleidung ist nicht gesetzlich vorgeschrieben. Der Arbeitgeber kann also selbst entscheiden, ob er diese einführen will oder nicht. Die **Schutzkleidung** hingegen ist **verpflichtend.**

MERKE

Schutzkleidung zählt zur Persönlichen Schutzausrüstung (PSA) und schützt vor schädigenden Einwirkungen bei der Arbeit.

Die **Schutzkleidung** muss die tragende Person gegen Einwirkung von Nässe, Wind und Kälte schützen. Im Rettungsdienst muss sie insbesondere bewirken, dass keine Krankheitserreger auf die Mitarbeiter einwirken oder unkontrolliert verschleppt werden. Das Personal muss durch die Schutzkleidung gegen leichte mechanische Einwirkungen geschützt werden und zusätzlich geeignet sein, dass das Rettungsfachpersonal beim Einsatz im Verkehrsraum aus ausreichender Entfernung und bei Dunkelheit erkannt werden kann. Zur Schutzkleidung im Rettungsdienst zählen:

- **Kopf-, Augen- und Gesichtsschutz** (Schutzhelm mit Kinnriemen, Visier und Nackenschutz, Schutzbrille mit seitlichem Spritzschutz)
- **Einsatzkleidung** (zur Erkennbarkeit im Verkehrsraum sowie zum Schutz gegen äußere Einwirkungen) sowie spezielle Infektionsschutzkleidung, die bei Gefahr der Kontamination, Infektion oder Keimverschleppung – situationsgerecht zusätzlich zur Einsatzkleidung – zu tragen ist. Sie kommt bei Tätigkeiten zum Einsatz, bei denen der Kontakt mit erregerhaltigem Material (z. B. bei Infektionstransporten) oder aggressiven oder toxischen Substanzen (z. B. bei Desinfektionsarbeiten) möglich bzw. unvermeidbar ist. Falls die Einsatzkleidung mit Krankheitserregern – z. B. durch Blut, Sekrete oder Aerosole – kontaminiert ist, ist sie zu wechseln, zu desinfizieren und zu reinigen.
- **Fußschutz** (Sicherheitsschuhwerk)

Die Schutzkleidung ist dem Rettungsfachpersonal kostenlos vom Arbeitgeber zur Verfügung zu stellen. Seinerseits unterliegt das Rettungsfachpersonal der Verpflichtung, die Schutzkleidung in den oben genannten Situationen zu tragen. Bei der Auswahl der Kleidung sollte auf bequeme Trageeigenschaften und Strapazierfähigkeit geachtet werden. Außerdem muss sie den Verfahren der Wäschedesinfektion genügen. Zum Schutz vor Krankheitserregern darf Schutzleidung nicht zu Hause gewaschen werden (TRB 250).

Die **Auswahl** der Schutzkleidung richtet sich nach den Vorgaben des zuständigen gesetzlichen Unfallversicherungsträgers. Die persönliche Schutzausrüstung im Rettungsdienst und Krankentransport ist im Regelwerk der Deutschen Gesetzlichen Unfallversicherung (DGUV R 105-003) geregelt. Die definierten Schutzziele sind:

- Warnschutz DIN EN 471
- Wetterschutz DIN EN 343
- Hygieneschutz BioStoffV/TRBA 250
- Mechanischer Schutz (Helm/Arbeitshandschuhe)
- Schwere Entflammbarkeit ohne Norm

Zusätzlich zu den übrigen persönlichen Schutzausrüstungen sind dem Rettungsfachpersonal im Fall der Möglichkeit einer aerogenen Übertragung biologischen Arbeitsstoffen (z. B. Viren, Tbc) zum Atemschutz mindestens partikelfilternde Halbmasken FFP2 zur Verfügung zu stellen.

IM FOKUS

Persönliche Hygiene

- Die Hygiene des Personals ist ein wichtiges Glied in der Kette der Hygienemaßnahmen im Rettungsdienst.
- Die **Personalhygiene** umfasst folgende Punkte:
  - **Körperpflege:** an Nagel- und Hautpflege denken.
  - **Haarhygiene und Schmuck:** Haare zusammenbinden und Schmuck ablegen.
  - **Persönliche Schutzausrüstung**
    - Nach DIN
    - Immer Schutzhandschuhe
    - Weitere Ausrüstung je nach Einsatzlage, z. B. Schutzbrille oder Schutzkittel
  - **Hygienische Händedesinfektion**
  - **Schutzimpfungen**

6.7 Hygiene- und Desinfektionsplan

Im Infektionsschutzgesetz (§ 36 IfSG), in den Technischen Regeln (TRBA) und den Unfallverhütungsvorschriften der gesetzlichen Unfallversicherungsträger wird das Aufstellen eines **Hygieneplans** (→ Abb. 6.3) mit dem Ziel, das Personal und die Patienten vor möglichen Infektionsgefahren zu schützen, verbindlich vorgeschrieben.

Der Hygieneplan enthält verbindliche Anweisungen zur Einhaltung und Gewährleistung bestimmter Hygienestandards, sowie zusätzliche Regelungen:

- Händehygiene (→ 6.4.2)
- Desinfektion von Haut und Schleimhaut (Antisepsis) (→ 6.4.3)
- Reinigung und Desinfektion von Flächen sowie medizinischen Geräten (→ 6.4.1)
- Umgang mit Medikamenten (→ 7.5.6 und → 6.1.3)
- Persönliche Schutzmaßnahmen (→ 6.5)
- Aufbereitung von Medizinprodukten (→ 6.4.4 und → 6.2)
- Abfallentsorgung (→ 6.7.1)

HYGIENEPLAN

Rettungsdienst/Krankentransport

	Was	Wann	Womit	Wer	Wie
Allgemein	Grundsatz				In Arbeits- und Behandlungsbereichen ist Essen, Trinken und Rauchen nicht gestattet! Von Händen und Unterarmen Schmuck und Uhren ablegen! Hände erst desinfizieren, dann waschen!
Allgemein	Schutzkleidung	bei grober Verschmutzung, nach Arbeitsende		Ärzte Rettungsdienst-personal	Schutzkleidung im Sinne der TRBA 250 ist jede Kleidung, die dazu bestimmt ist, Beschäftigte vor schädigenden Einwirkungen bei der Arbeit oder deren Arbeits- oder Privatkleidung vor der Kontamination durch biologische Arbeitsstoffe zu schützen und muss dem Personal zur Verfügung gestellt werden. Durch Schutzkleidung (z. B. Überkittel, Handschuhe und Mund-Nasen-Schutz) soll außerdem eine Weiterverbreitung von Krankheitserregern vermieden werden.
Allgemein	Einmalhand-schuhe	bei Infektionsgefahr		Ärzte Rettungsdienst-personal	Handschuhe sind zu tragen: bei allen Tätigkeiten, bei denen ein Kontakt mit Blut, Blutbestandteilen, Körperflüssigkeiten oder Ausscheidungen zu erwarten ist, bei der Durchführung invasiver diagnostischer oder therapeutischer Maßnahmen, bei Berühren der Schleimhaut oder von nässenden oder blutenden Hautveränderungen. Nach Gebrauch die Einmalhandschuhe sofort abwerfen. Das Tragen von Einmalhandschuhen entbindet nicht von der Pflicht zur hyg. Händedesinfektion.
Allgemein	Mundschutz, Augenschutz	bei Spritzgefahr von Blut etc.		Ärzte Rettungsdienst-personal	sind zu tragen, wenn mit Aerosolbildung oder Verspritzen von Blut, Körperflüssigkeiten oder Ausscheidungen zu rechnen ist. Bei Patienten mit offener Tuberkulose der Atemwege generell Feinstaubmasken. Chirurgische Masken schützen nicht vor Inhalation von kontaminiertem Aerosol.
Allgemein	Einmaloverall, Filtermaske	bei bestimmten Infektionskrankheiten		Ärzte Rettungsdienst-personal	Anziehen, anlegen. Anschließend sachgerecht entsorgen.
Allgemein	Putzutensilien	nach Gebrauch		Rettungsdienst-personal	Der Wäscherei zuführen bzw. fachgerecht entsorgen.
Allgemein	Schluss-desinfektion	nach Transport eines Patienten mit einer meldepflichtigen Erkrankung	perform® pro *3 % – 2 Std.* terralin® PAA *8 % – 60 Min.*	Rettungsdienst-personal	Scheuerdesinfektion NUR bei behördlich angeordneter Schlussdesinfektion gem. Infektionsschutzgesetz § 18.
Allgemein	Schluss-desinfektion	nach Transport von Patienten mit infektiösen Erregern	perform® *2 % – 30 Min.* terralin® PAA *2 % – 15 Min.*	Rettungsdienst-personal	Gezielte Flächendesinfektion als Sofortmaßnahme gem. Infektionsschutzgesetz § 17. Mit Flächendendesinfektionsmitteln, deren Wirksamkeit gegen spezifische Infektionserreger gutachterlich belegt ist.
Hände/Haut	Hygienische Hände-desinfektion	vor Arbeitsbeginn, vor und nach Patientenkontakt, nach Kontakt mit kontaminiertem Material, nachToilettenbenutzung, vor aseptischen Tätigkeiten bei Dienstschluss	desderman® *gebrauchsfertig – 30 Sek.* desmanol® care *gebrauchsfertig – 30 Sek.*	Ärzte Rettungsdienst-personal	Entnahme aus Spender. Konzentrat 30 Sek. in die trockenen Hände einreiben. Die Hände müssen während der gesamten Einwirkzeit durch das konzentrierte Präparat feucht gehalten werden. Bei Transport von Infektionspatienten ist die Einwirkzeit auf 1 Min. zu erhöhen.
Hände/Haut	Hautschutz und Hautpflege	mehrmals täglich	sensiva® protective emulsion	Ärzte Rettungsdienst-personal	Hautpflegemittel in die Haut einmassieren. Hautpflegemittel aus einem von allen Beschäftigten gemeinsam benutzten Behälter ohne Dosiereinrichtungen sind ungeeignet. Geeignet sind z. B. Tuben, Direktspender.
Hände/Haut	Hautantiseptik	vor Infektionen, Punktionen etc.	kodan® Tinktur forte farblos *gebrauchsfertig – 15 Sek.*	Ärzte Rettungsdienst-personal	Desinfektionsmittel aufbringen, Hautstelle vollständig benetzen, nicht trocken nachwischen. Einwirkzeit beachten.
Instrumente	Instrumente allgemein	nach Gebrauch	gigasept® instru AF *1,5 % – 60 Min.*	Ärzte Rettungsdienst-personal	Gebrauchte Instrumente vollständig und blasenfrei in geeignete Behälter mit Deckel und Siebeinsatz einlegen, Einwirkzeit und Standzeit der Lösung beachten. Ggf. manuelle Nachreinigung, mit Leitungswasser gründlich abspülen, trocknen, verpacken (Sterilgutverpackung gemäß DIN), sterilisieren, danach trocken lagern.
Instrumente	Ambubeutel	nach Benutzung	terralin® iquid *gebrauchsfertig – 1 Min.* terralin® protect *2 % – 15 Min.*	Rettungsdienst-personal	Ventile und Maske demontieren, in Desinfektionsmittellösung einlegen, reinigen, nach Einwirkzeit mit Leitungswasser gründlich abspülen, trocknen. Ambubeutel von außen desinfizierend reinigen. Staubgeschützte Lagerung.

Abb. 6.3 Beispiel eines kombinierten Hygiene- und Desinfektionsplans für den Rettungsdienst [V519, L143]

HYGIENEPLAN
Rettungsdienst/Krankentransport

	Was	Wann	Womit	Wer	Wie
Instrumente	Magillzange, Einführungsmandrin für Trachealtuben	nach Gebrauch	gigasept® instru AF *1,5 % – 60 Min.*	Rettungsdienstpersonal	Desinfizierend einlegen, Einwirkzeit beachten! Nach der Desinfektion mit Leitungswasser abspülen und trocknen. Trocken und geschützt aufbewahren.
Instrumente	Stethoskop, Blutdruckmanschetten	nach Gebrauch	mikrozid® AF wipes *gebrauchsfertig – 1 Min.* mikrozid® universal p wipes green line oder premium *gebrauchsfertig – 1 Min.*	Rettungsdienstpersonal	Desinfizierend abwischen.
Instrumente	Sekretauffangbehälter, Nierenschalen, Steckbecken, Urinflaschen	nach Gebrauch	terralin® protect	Rettungsdienstpersonal	Entleeren und desinfizierend einlegen.
Fläche	Vakuummatratze, Schaufeltrage, Spineboard, Luftkammer-/Vakuumschienen	nach Gebrauch	terralin® potect *2 % – 15 Min.*	Rettungsdienstpersonal	Desinfizierend abwischen.
Fläche	Patientenraum, Wände, Fußboden, Fahrzeugkabine	mind. täglich 1× nach Verschmutzung, Kontamination sofort wöchentlich 1×	terralin® potect *2 % – 15 Min.*	Rettungsdienstpersonal	Scheuer- bzw. Wischdesinfektion der Griffe, des Fußbodens und der patientennahen Flächen. Komplette Grunddesinfektion des Innenraumes inkl. aller Flächen.
Fläche	Notfallrucksack	mind. täglich 1× nach Verschmutzung, Kontamination sofort wöchentlich 1×	mikrozid® universal p wipes green line oder premium *gebrauchsfertig – 2 Min.*	Rettungsdienstpersonal	Desinfizierend abwischen. Komplette Grunddesinfektion.

Beim Transport von Patienten mit bestimmten Viruserkrankungen kann eine Desinfektion mit Terralin PAA nötig sein! Siehe Infektionskrankheitentabelle.

Abb. 6.3 Beispiel eines kombinierten Hygiene- und Desinfektionsplans für den Rettungsdienst [V519, L143] *(Forts.)*

Als Bestandteil des Hygieneplans und als Auszug der Reinigungs- und Desinfektionsmaßnahmen bietet der **Desinfektionsplan** einen Überblick über wesentliche Vorschriften zur Reinigung und Desinfektion in Einrichtungen des Rettungsdienstes. Der Desinfektionsplan muss alle verpflichtenden Maßnahmen und Vorkehrungen enthalten und eindeutige Aussagen zur Umsetzung des Desinfektionsplans treffen, indem er

- detaillierte Beschreibung aller Verfahren zur Desinfektion und
- definierte Anwendungen, Zeiten und Verantwortlichkeiten

vorgibt.

MERKE

Genaue Angaben zur Dosierung und zur Anwendung der Desinfektionsverfahren werden im Desinfektionsplan festgehalten, der oft integrierter Bestandteil eines Hygieneplans ist.

6.7.1 Abfallentsorgung

MERKE

Der Umgang mit Abfällen muss fachgerecht erfolgen. Es dürfen insbesondere keine Infektionsgefahren für das Rettungsfachpersonal entstehen.

Im Rettungsdienst fallen Abfälle im Einsatzfahrzeug, im öffentlichen Verkehrsraum, in der Wohnung von Patienten oder in der Rettungswache an. Ob die behandelten Patienten Träger gefährlicher Krankheitserreger sind, wird dabei oft erst später im Krankenhaus erkannt. Aus diesem Grunde sind Schutzmaßnahmen im Umgang mit erkrankten Personen und erregerhaltigen Material oder Gegenständen wichtig.

Die alltäglich produzierten Abfälle einer Rettungswache oder eines Rettungswagens werden je nach Art, Beschaffenheit, Zusammensetzung und Menge den Abfallarten des Europäischen Abfallverzeichnisses zugeordnet. Die Zuordnung der Abfälle im Hygieneplan erfolgt nach den Abfallschlüsseln (AS) der Abfallverzeichnis-Verordnung (AVV).

Die entstehenden Abfälle werden gemäß Abfallschlüssel entsorgt:

- **Hausmüll,** ohne infektionspräventive Anforderungen an die Entsorgung (AS 20031): Dazu gehören Papier, Kunststoff oder Glas. Der Abfall ist in reißfesten, feuchtigkeitsbeständigen und dichten Behältnissen (Müllsack) zu sammeln. Beim Einsatz in Wohnungen angefallener patientenbezogenen Müll dieser Kategorie kann im Hausmüllcontainer entsorgt werden.
- **Abfälle,** an deren Entsorgung außerhalb der Einrichtungen bzw. Dienste aus infektionspräventiver Sicht keine besonderen Anforderungen gestellt werden (AS 180104): Dazu gehören mit Blut, Sekreten, Exkreten behaftete Abfälle (wie Wundartikel, Einwegwäsche, Einwegartikel). Die Abfälle sind im Einsatzfahrzeug in undurchsichtigen, flüssigkeitsdichten Kunststoffsäcken und Behältern zu sammeln. Darunter fallen auch Abfälle aus Einsätzen in Wohnungen oder auf der Straße. Entsorgt wird dieser Abfall verschlossen über den Hausmüll der Rettungswache.
- **Abfälle,** an deren Entsorgung aus infektionspräventiver Sicht keine besonderen Anforderungen gestellt werden (AS 180101): Dazu gehören geöffnete Ampullen, Kanülen; scharfe, spitze, zerbrechliche Gegenstände. Die Abfälle sind in bruch- und durchstichsicheren Behältern im Einsatzfahrzeug verschlossen ohne vorherige Behandlung sammeln. Die Abfälle dürfen nicht sortiert oder umgefüllt werden. Um Verletzungen zu vermeiden, sind die Behälter nur zu drei Viertel zu befüllen, dann sind sie zu verschließen und mit dem Abfall der Rettungswache zu entsorgen.
- **Abfälle mit besonderen** infektionspräventiven **Entsorgungsanforderungen** inner- und außerhalb der Einrichtungen bzw. Dienste (AS 180103): Dazu gehören infektiöse, ansteckungsgefährliche Abfälle gemäß Infektionsschutzgesetz. Die Abfälle sind in verschlossenen Einwegbehältern (u. a. Gefahrgutverpackung) zu sammeln und über ein Krankenhaus als infektiösen Sondermüll durch zugelassene Entsorger oder nach thermischer Desinfektion wie AS18 0104 entsorgen.

Tätigkeiten beim Umgang mit Abfällen sind im Allgemeinen der Schutzstufe 2 zuzuordnen. Gesondert zu berücksichtigen sind Tätigkeiten, welche biologische Arbeitsstoffe der Risikogruppe 3 oder 4 enthalten (Kap. 5.6 TRBA 250).

PRAXISTIPP

An der Einsatzstelle dürfen keine Abfälle unversorgt hinterlassen werden.

IM FOKUS

Hygiene- und Desinfektionsplan und Abfallentsorgung

- **Hygieneplan:**
  - Der Hygieneplan enthält **verbindliche Anweisungen** zur Einhaltung und Gewährleistung bestimmter **Hygienestandards** sowie zusätzliche Regelungen.
  - Er umfasst zum Beispiel:
    - Händehygiene
    - Desinfektion von Haut und Schleimhaut (Antisepsis)
    - Reinigung und Desinfektion von Flächen sowie medizinischen Geräten
    - Umgang mit Medikamenten
    - Persönliche Schutzmaßnahmen
    - Aufbereitung von Medizinprodukten
- **Desinfektionsplan:**
  - Der Desinfektionsplan ist **Bestandteil des Hygieneplans.**
  - Er gibt Auskunft über Situationen, in denen **Desinfektionsmaßnahmen** zu ergreifen sind und legt die nötigen Verfahren fest.
  - Ganz konkret regelt er:
    - Detaillierte Beschreibung aller Verfahren zur Desinfektion
    - Definierte Anwendungen, Zeiten und Verantwortlichkeiten
- **Abfallentsorgung:**
  - Im Rettungsdienst fallen zahlreiche Abfälle an, die zum Teil mit potenziellen Gefahren für Mensch und Umwelt einhergehen.
  - Die Zuordnung der Abfälle im Hygieneplan erfolgt nach den Abfallschlüsseln (AS) der Abfallverzeichnis-Verordnung (AVV).

WIEDERHOLUNGSFRAGEN

1. Erklären Sie den Begriff der Expositionsprophylaxe. (→ 6.1.1)
2. Erklären Sie den Begriff der Dispositionsprophylaxe. (→ 6.1.2)
3. Beschreiben Sie den Umgang mit sterilem Material. (→ 6.1.3)
4. Nennen Sie die Methoden der Keimreduzierung (→ 6.2)
5. Definieren Sie den Begriff Desinfektion. (→ 6.2.2)
6. Was bedeuten Asepsis und Sterilität? (→ 6.2.3)
7. Was wird unter einer chemischen Desinfektion verstanden? (→ 6.3)
8. Was ist eine Flächendesinfektion? Welche anderen Desinfektionsarten kennen Sie außerdem? (→ 6.4.1)
9. Beschreiben Sie das Vorgehen bei der hygienischen Händedesinfektion. (→ 6.4.2)
10. Erläutern Sie die Maßnahmen der laufenden Desinfektion. (→ 6.4.6)
11. Welche Formen der Schlussdesinfektion kommen infrage? (→ 6.4.6)
12. Erläutern Sie die Dokumentation zur Hygiene und Desinfektion. (→ 6.4.6)
13. Welche Formen der persönlichen Hygiene kennen Sie? (→ 6.5)
14. Was umfasst der Begriff der Schutzkleidung? (→ 6.6)
15. Begründen Sie, warum Hygiene- und Desinfektionsmaßnahmen für den Rettungsdienst von Bedeutung sind. (→ 6.7)
16. Welche Entsorgungsanforderungen für Abfälle sind in einem Rettungswagen vorzuhalten? (→ 6.7.1)

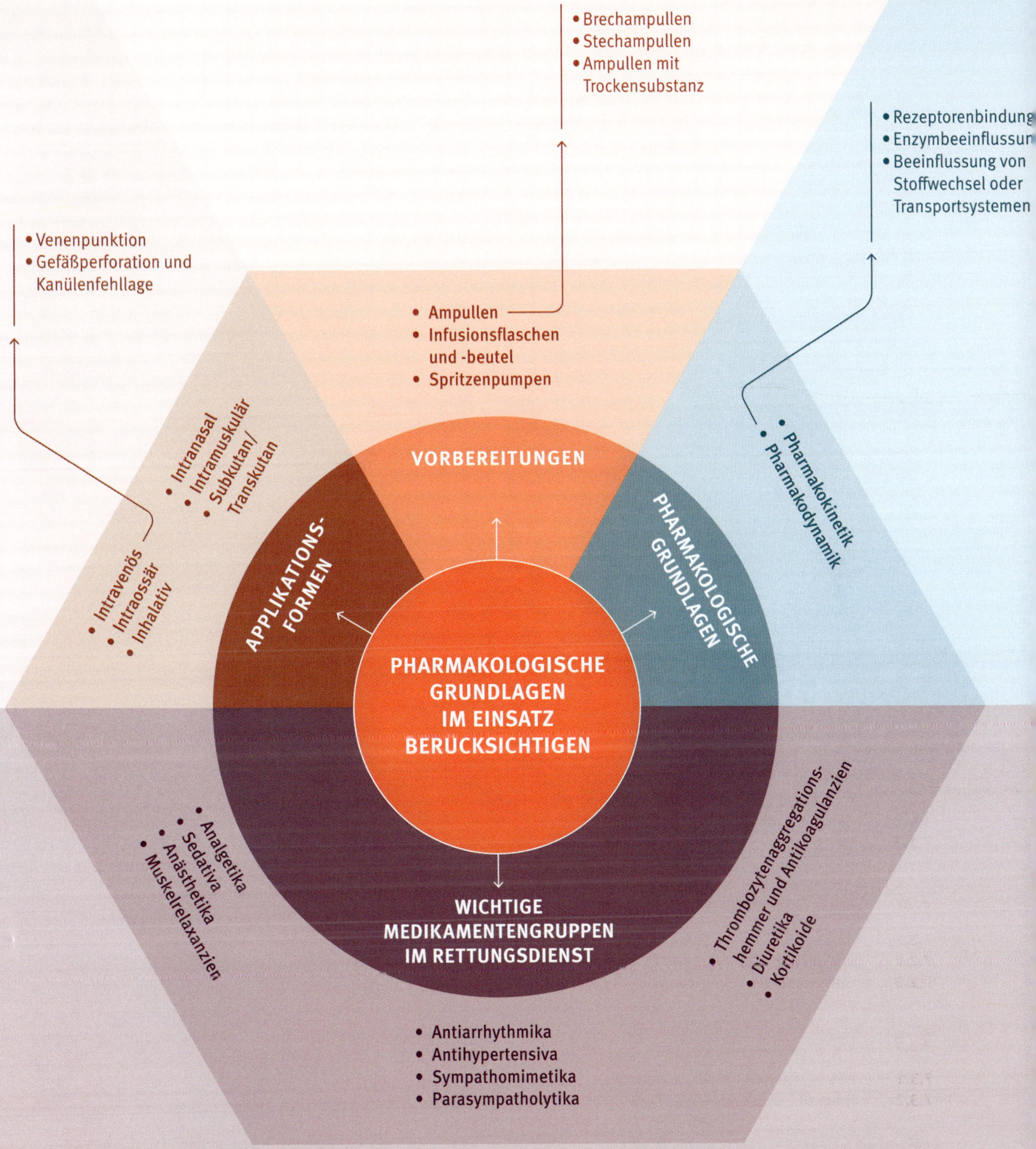
PHARMAKOLOGISCHE GRUNDLAGEN IM EINSATZ BERÜCKSICHTIGEN
VORBEREITUNGEN
• Ampullen
• Infusionsflaschen und -beutel
• Spritzenpumpen
• Brechampullen
• Stechampullen
• Ampullen mit Trockensubstanz
PHARMAKOLOGISCHE GRUNDLAGEN
• Pharmakokinetik
• Pharmakodynamik
• Rezeptorenbindung
• Enzymbeeinflussun
• Beeinflussung von Stoffwechsel oder Transportsystemen
APPLIKATIONSFORMEN
• Intravenös
• Intraossär
• Inhalativ
• Intranasal
• Intramuskulär
• Subkutan/Transkutan
• Venenpunktion
• Gefäßperforation und Kanülenfehllage
WICHTIGE MEDIKAMENTENGRUPPEN IM RETTUNGSDIENST
• Analgetika
• Sedativa
• Anästhetika
• Muskelrelaxanzien
• Antiarrhythmika
• Antihypertensiva
• Sympathomimetika
• Parasympatholytika
• Thrombozytenaggregationshemmer und Antikoagulanzien
• Diuretika
• Kortikoide

7

PHARMAKOLOGISCHE GRUNDLAGEN IM EINSATZ BERÜCKSICHTIGEN

Jürgen Luxem

FALLBEISPIEL

Ihr Team wird zu einem Verkehrsunfall gerufen. Der Fahrer eines Kleinfahrzeugs ist gegen einen Baum gefahren und nun eingeklemmt. Gefahren für die Einsatzkräfte bestehen nicht und es sind keine offensichtlichen Blutungen nach außen vorhanden. Der Patient ist wach, wirkt agitiert und gibt starke Schmerzen an. Der Platz ist relativ begrenzt, sodass Ihr Team vom Beifahrersitz aus behandeln muss. Der behandelnde Notarzt trifft die Entscheidung zur Schmerzstillung und Sedierung, damit der Patient aus dem Fahrzeug befreit werden kann. Zudem kündigt er an, dass er im Anschluss gerne eine Narkose durchführen würde.

Das Team macht sich bereit, die erforderlichen Materialien und Medikamente bereitzulegen. Neben der Durchführung der Sauerstoffgabe wird ein erster intravenöser Zugang angelegt, an den eine Infusion angeschlossen wird. Zudem werden die angeordneten Medikamente für die Sedierung und Analgesie gerichtet. Ihnen wird zudem die Rolle zugewiesen, den RTW vorzuheizen und alle notwendigen Materialien und Medikamente für die Notfallnarkose vorzubereiten, damit nach der Befreiung des Patienten nahtlos weitergearbeitet werden kann.

LERNZIELE

- Die unterschiedlichen Applikationsformen für Medikamente nennen
- Die parenterale Medikamentengabe sowohl nichtinvasiv als auch invasiv anwenden
- Die Vorgehensweise bei der Anlage eines intravenösen Venenzugangs kennen und diesen vorbereiten
- Die Vorgehensweise bei der intraossären Injektion kennen und diese vorbereiten
- Eine Infusion vorbereiten und herrichten
- Die falsche Lage eines Venenzugangs erkennen und angemessen reagieren
- Paradoxe Wirkungen und ungewünschte Reaktionen auf einen Medikamentenapplikation erkennen
- Die Wege der Aufnahme von Arzneimitteln in den Körper beschreiben
- Die Wege der Ausscheidung von Arzneimitteln aus dem Körper beschreiben
- Die Wirkung von Arzneimitteln im Körper erläutern
- Die Besonderheiten der Medikamentenwirkung bei Kindern und Senioren nennen und beachten.
- Mit Medikamenten gesetzeskonform umgehen und ggf. anwenden sowie diese verwahren, auswählen und vorbereiten
- Medizinischen Sauerstoff therapeutisch anwenden
- Die unterschiedlichen Klassen der herzrhythmusstabilisierenden Medikamente kennen und Kardiaka korrekt vorbereiten
- Die Organeffekte der Opioid-Analgetika kennen und erkennen
- Die notwendigen Medikamente für eine Narkoseeinleitung zusammenstellen
- Das Prinzip der balancierten Infusionslösungen erklären

Die Pharmakologie befasst sich als Wissenschaft mit den biologischen Wirkungen von Medikamenten, deren grundsätzliche Aufgabe es ist, Prozesse im Körper zu steuern und krankhafte Prozesse zu beeinflussen. Dazu treten Medikamente, nachdem sie in den Organismus eingebracht werden, in Wechselwirkungen mit dem menschlichen Organismus.

7.1 Medikamentenapplikation

Die Gabe von Medikamenten **(Applikation)** kann auf vielfältige Art und Weise geschehen. Dank vieler Innovationen der letzten Jahre konnte das Spektrum der verschiedenen Applikationsformen durch neue Medizinprodukte erweitert werden, um eine gezielte Wirkung zu erreichen. Unabhängig von der Art der Verabreichung muss die Applikation unter allen Umständen sorgsam und unter Berücksichtigung der Unversehrtheit und des gültigen Verfallsdatums aller Produkte erfolgen. Je nach Applikationsart kann der Körper die Wirkstoffe in unterschiedlichster Geschwindigkeit aufnehmen und verarbeiten.

7.1.1 Enterale Medikamentengabe

Mit der enteralen Medikamentengabe wird die Aufnahme eines Arzneimittels im Körper über den Verdauungstrakt bezeichnet. Die Arznei wird über den Magen-Darm-Trakt vom Körper aufgenommen, gelangt zunächst zur Leber, wird dort verarbeitet und wird dann über die Lebervene in den Blutkreislauf abgegeben.

Orale Applikation (p. o.)

MERKE

Orale Arzneimittel werden geschluckt und über den Verdauungstrakt resorbiert.

Medikamente, die oral eingenommen werden (per os, p. o.), entfalten ihre Wirkung **langsam,** da sie erst den Magen-Darm-Trakt passieren müssen, um an einer geeigneten Stelle im Darm resorbiert werden zu können. Vom Darm gelangen sie über die Pfortader direkt zur Leber und unterliegen dort einer ersten Verstoffwechselung **(First-Pass-Effekt,** → 7.5.2). Diese in der Leber stattfindende Verarbeitung kann Medikamente sowohl inaktivieren oder abbauen als auch aktivieren. Medikamente, die primär inaktiv sind und erst durch eine Verstoffwechselung in der Leber aktiviert werden, nennt man **Prodrugs**. Hierdurch können Nebenwirkungen vermindert werden. Bei Lebererkrankungen können Medikamente aufgrund des fehlenden Abbaus kumulieren und sogar toxisch wirken oder auch durch eine fehlende Aktivierung unwirksam bleiben. Weiterhin besteht die Gefahr einer Aspiration, weshalb oral zuzuführende Medikamente nur bei vollständig erhaltenem Bewusstsein des Patienten verabreicht werden dürfen.

Einige Medikamente sind jedoch nur in oraler Darreichungsform verfügbar, weshalb auch in der Notfallmedizin nicht ganz auf sie verzichtet werden kann. So kann im Notfall beim wachen Patienten in Wasser gelöstes **Aktivkohlepulver** die weitere Resorption von oral aufgenommenen Giften verhindern (→ 26.1.2). Auch Intoxikationen durch schaumbildende Stoffe (z. B. Spülmittel) werden durch die orale Gabe von **Entschäumern** (Sab Simplex®) behandelt (→ 26.1.2).

Rektale Applikation

MERKE

Rektal angewendete Arzneimittel werden über den After verabreicht und über die Schleimhaut im Analkanal direkt in die Blutbahn aufgenommen.

Der Mastdarm (Rektum) bildet den Abschluss des Verdauungstrakts und mündet in den Anus (After), die untere Öffnung des Magen-Darm-Kanals. Der obere Abschnitt des Mastdarms wird als Ampulle, der untere 3–6 cm lange Abschnitt als Analkanal bezeichnet. Das Blut des Analkanals fließt nicht wie das Blut des Magen-Darm-Trakts zur Leber ab, sondern mündet direkt in die untere Hohlvene. Rektal verabreichte Medikamente unterliegen daher nicht dem First-Pass-Effekt der Leber (→ 7.5.2) und erreichen nach Resorption direkt den Systemkreislauf. Dazu dürfen sie nicht zu tief (> 3–6 cm) in den Analkanal eingeführt werden, ansonsten wird das Arzneimittel in die Pfortader aufgenommen und gelangt doch erst zur Leber.

Rektal verabreicht werden Medikamente hauptsächlich bei pädiatrischen Notfällen. Dies sind vornehmlich das Glukokortikoid Rectodelt® und das fiebersenkende Paracetamol (Ben-u-ron®, → 7.6.6), die beide als **Zäpfchen (Suppositorium)** verabreicht werden.

Neben den Zäpfchen kommen auch **Rektaltuben** zur Anwendung. Das Medikament liegt in den Rektaltuben in einer Wirkstofflösung vor. Zur Anwendung wird die Rektaltube aus der Umverpackung entnommen, anschließend die Verschlusskappe entfernt und die Tubenspitze in den Analkanal eingeführt. Der Inhalt der Rektaltube wird durch kräftigen Druck entleert. Die Rektaltube muss anschließend unter aufrechterhaltenem Druck wieder entfernt werden. Wird dieser Druck beim Entfernen nicht aufrechterhalten, kann die Rektallösung unter Umständen wieder zurückgesaugt werden.

PRAXISTIPP

Nach der Entfernung der Rektaltube sollten die Gesäßbacken des Patienten, wie auch bei der Applikation von Suppositorien, für einige Zeit zusammengedrückt werden, um ein Herauslaufen der Lösung zu verhindern. Als Rektaltube kommt hauptsächlich das Benzodiazepin Diazepam (→ 7.6.2) bei Kindern zum Einsatz.

7.1.2 Parenterale Medikamentengabe

MERKE

Parental verabreichte Arzneimittel werden dem Körper unter Umgehung des Verdauungsweges zugeführt.

Werden Medikamente so verabreicht, dass der Magen-Darm-Trakt umgangen wird, spricht man von **parenteraler Applikation**. Diese kann sowohl invasiv als auch nichtinvasiv erfolgen. Beispiele für eine **nichtinvasive** parenterale Applikation sind die Verabreichung über

- die Mundschleimhaut **(bukkal),**
- den Nasen-Rachen-Raum **(nasal),**
- die Haut **(dermal)** oder
- die Lungen **(Inhalation).**

Invasive Methoden der parenteralen Applikation erfordern dagegen immer eine Verletzung der intakten Körperoberfläche durch eine Hohlnadel. Die direkte Injektion von Medikamenten in das Blutgefäßsystem kann sowohl über einen **Venenkatheter** als auch über einen **intraossären Zugang** (s. u.) erfolgen. Außerdem ist es möglich, Medikamente direkt in das Unterhautfettgewebe (subkutan) oder einen Muskel (intramuskulär) zu injizieren. Dadurch entstehen jedoch potenzielle Eintrittspforten für Krankheitserreger wie Bakterien, Viren oder Pilze, die eine mitunter schwere Infektion zur Folge haben können. Daher ist beim Umgang mit Medikamenten stets auf ordentliche und saubere Verhältnisse, beim Aufziehen und Injizieren von sterilen Pharmaka auf die strenge Einhaltung der Sterilität zu achten.

Intravenöse Applikation (i. v.)

Die gebräuchlichste Applikationsform im Rettungsdienst ist die **Injektion** eines aufgelösten Medikaments in eine periphere Vene. Idealerweise erfolgt die Gabe mittels einer **Venenverweilkanüle,** die zumeist in einer großlumigen Vene am Handrücken, Unterarm oder in der Ellenbeuge platziert wird und eine kontinuierliche Darreichung gewährleistet. Der Wirkstoff muss nicht erst resorbiert werden und unterliegt zudem nicht dem First-Pass-Effekt der Leber, sondern steht über den Blutkreislauf sofort zur Verfügung.

Bei schlechten Venenverhältnissen kann die große periphere Halsvene (V. jugularis externa) punktiert werden, da hierdurch die Medikamente schnell und sicher in die Zirkulation gelangen. Theoretisch ist auch die Punktion einer zentralen Vene möglich. **Zentralvenös** bedeutet, dass ein spezieller Venenkatheter (ZVK) über eine große, zentrale Vene (V. jugularis interna oder V. subclavia) direkt bis vor den rechten Vorhof des Herzens geschoben wird. Diese Maßnahme wird im Rettungsdienst nicht empfohlen und bleibt in der Regel der Klinik vorbehalten.

Intraossäre Applikation (i. o.)

Ein sicherer Zugang zum Gefäßsystem des Patienten ist ein wesentlicher Bestandteil jeder Rettungsmaßnahme, jedoch in besonders kritischen Situationen, wie z. B. einer Reanimation, nicht immer möglich. Um zeitraubende Punktionsversuche der kollabierten Venen zu verhindern, wurde bereits vor Jahren die Möglichkeit entdeckt, die **Knochenmarkhöhle** als Zugangsweg zum Kreislauf des Patienten zu nutzen. Medikamente und Infusionslösungen, die hierüber verabreicht werden, gelangen über die abführenden Venengeflechte sicher in das venöse Kreislaufsystem.

Die **Durchführung** eines intraossären Zugangs folgt dabei einem einheitlichen Verfahren. Zunächst werden der geeignete Punktionsort, die passende Nadelgröße und ggf. die Eindringtiefe ausgewählt. Zur Anlage eignen sich Körperstellen, an denen der Knochen direkt unter der Haut gut tastbar ist (→ Abb. 7.1 und → Abb. 7.2). Anschließend wird die Punktionsstelle sorgfältig desinfiziert, um eine Kontamination der Markhöhle mit Keimen zu verhindern. Bei wachen Patienten kann eine lokale Betäubung der Punktionsstelle und des Markraums erforderlich sein. Nun wird die Kanüle in einem Winkel von 90° steril auf die Haut aufgesetzt und die Markhöhle punktiert. Im Anschluss wird der Metallmandrin aus der im Knochen verbliebenen Kanüle entnommen und diese sicher befestigt. Bei wachen Patienten wird empfohlen, anschließend – vor der eigentlichen Medikamentengabe – den Markraum mit einem Lokalanästhetikum (z. B. 20 mg [1 ml] Lidocain 2 %) zu betäuben. Über den Luer-Lock-Anschluss kann nun eine Infusionslösung direkt angeschlossen werden (→ Abb. 7.3). Meist ist nach erfolgreicher Punktion ein Freispülen des Zugangs von Gewebetrümmern notwendig. Hierzu reicht im Normalfall die rasche Injektion (Bolus) von 10 ml 0,9-prozentiger Kochsalzlösung völlig aus.

MERKE

i. v. Dosierung = i. o. Dosierung

PRAXISTIPP

Bei wachen Patienten muss vor der eigentlichen Medikamentengabe **eine Injektion von Lokalanästhetika** in die Markhöhle vorgenommen werden, da die intraossäre Injektion sehr schmerzhaft sein kann.

Wurden die ersten Intraossärnadeln ursprünglich noch von Hand in die Knochenhöhle eingebohrt, sind nun moderne Applikationsvorrichtungen verfügbar, mit deren Hilfe die Nadeln schnell und sicher in die Markhöhle platziert werden können.

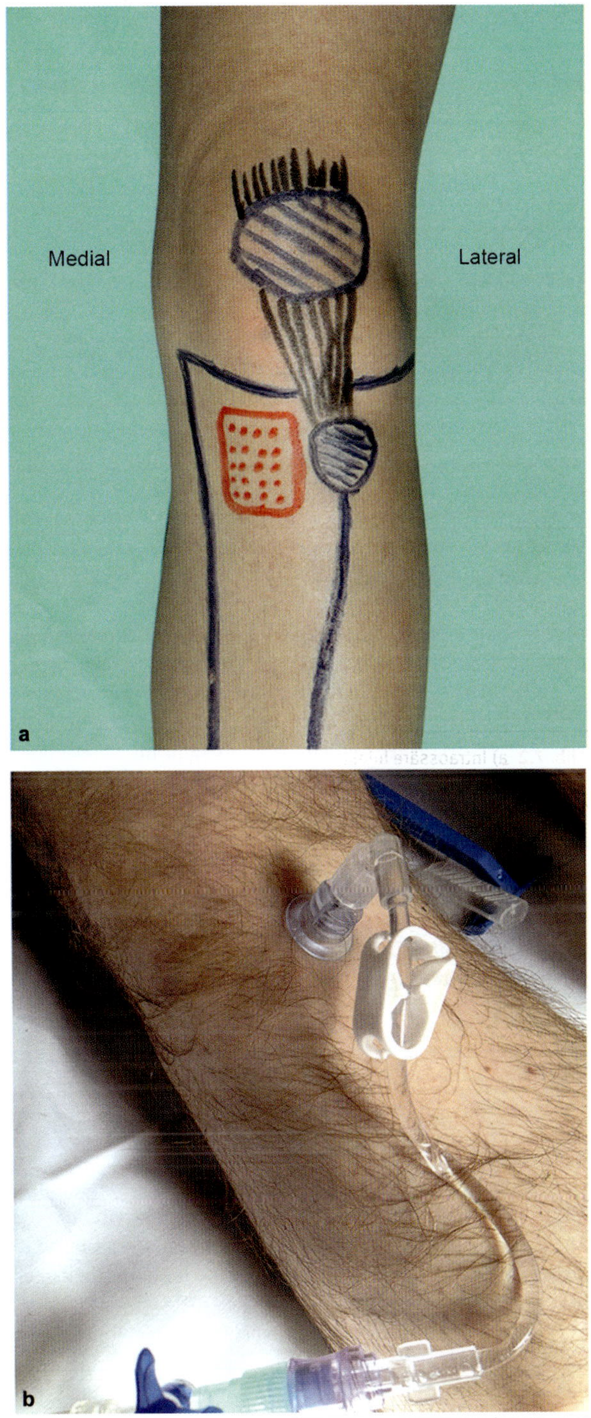

Abb. 7.1 a) Intraossäre Injektion an der proximalen Tibia (blau hervorgehoben ist die Kniescheibe, schwarz das Ligamentum patellae; das Gebiet zur sicheren Punktion wurde rot markiert). b) Intraossärer Zugang in der proximalen Tibia eines Erwachsenen. [a: M302, b: M840]

Eines dieser Instrumente ist die **Bone Injection Gun**™, kurz B. I. G.™ (→ Abb. 7.4). Diese besteht aus einem einfachen Handstück, das im Inneren einen Federmechanismus enthält. An diesem ist eine sterile Punktionskanüle angebracht, die mit hoher Kraft in den Knochen „gefeuert" wird. Hierzu muss der Sicherheitsverschluss an der Rückseite abgezogen werden. Danach ist

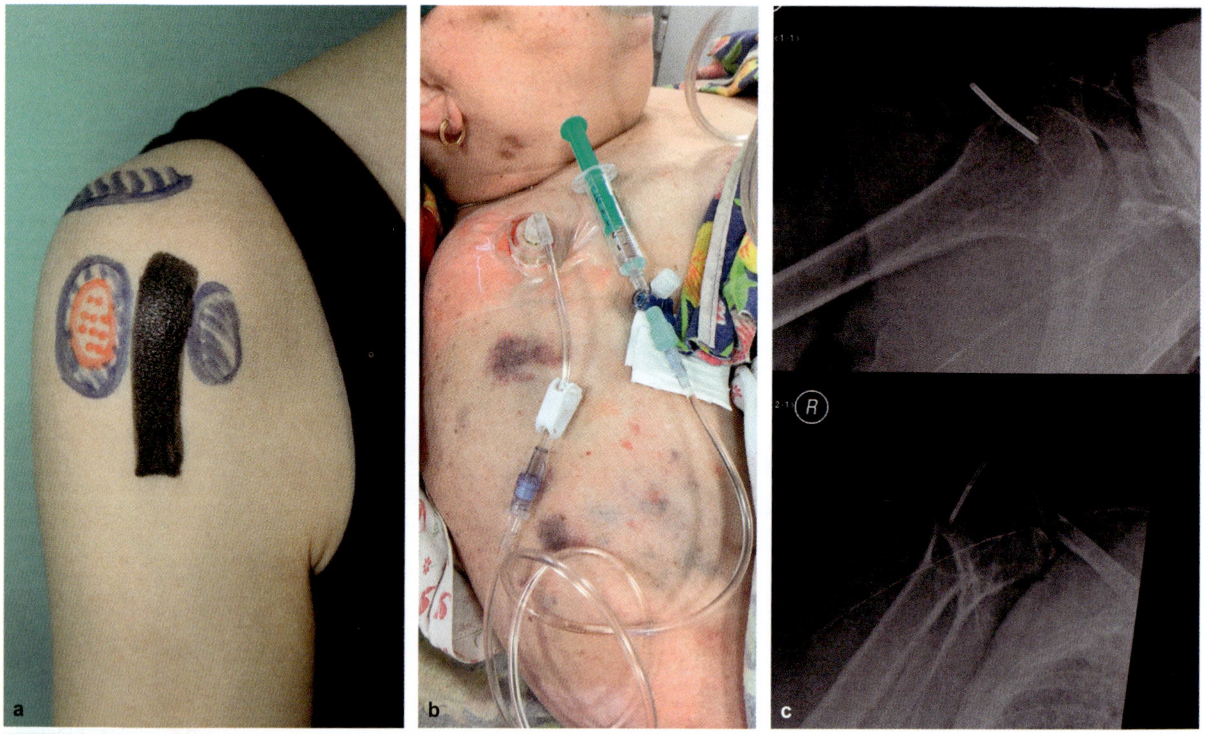

Abb. 7.2 a) Intraossäre Injektion am proximalen Humerus (schwarz hervorgehoben ist der Verlauf der langen Bizepssehne, blau die beiden Knochenhügel [Tuberculum majus vorne, Tuberculum minus hinten]; das Gebiet zur sicheren Punktion wurde rot markiert). b) Intraossärer Zugang am proximalen Humerus einer Erwachsenen. c) Das dazugehörige Röntgenbild. [a: M302; b, c: M235]

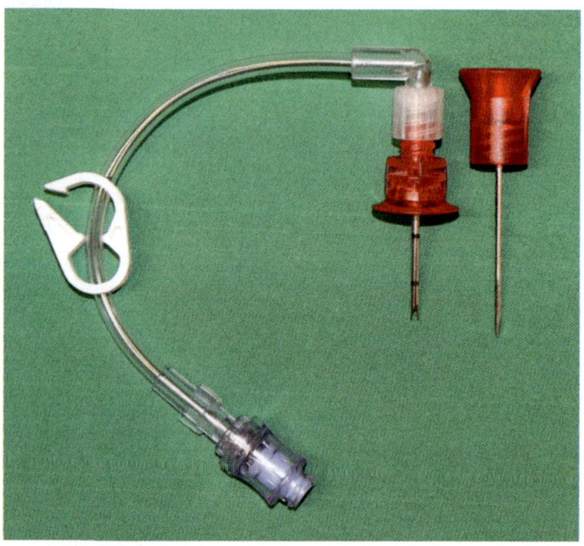

Abb. 7.3 EZ IO™ Kanüle mit Konnektor [M302]

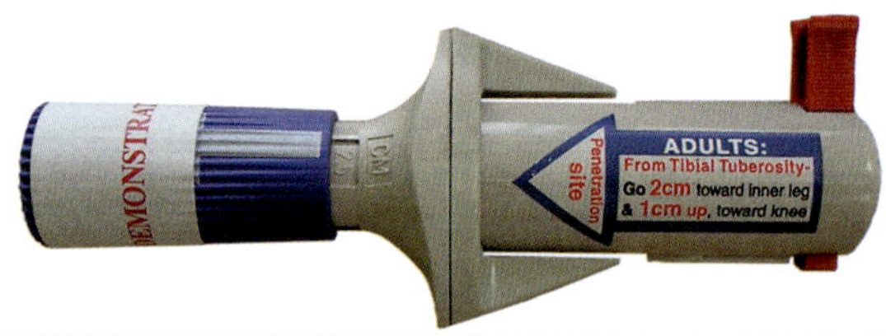

Abb. 7.4 Bone Injektion Gun™ [M302]

das Gerät punktionsbereit und kann durch vorsichtigen Druck auf den hinteren Bereich aktiviert werden. Nachdem das Handstück abgenommen wurde, kann die Kanüle nach dem eingangs beschriebenen Verfahren verwendet werden.

Trotz der einfachen Handhabung konnte sich die B. I. G.™ jedoch nicht flächendeckend durchsetzen. Von großem Nachteil war, neben dem hohen Anschaffungspreis und der nur einmaligen Auslösbarkeit des Mechanismus, die nicht immer hundertprozentige Erfolgsquote. Bei kräftigen oder sportlichen Patienten mit zu festem Knochenmantel (Kortikalis) kann trotz richtiger Anwendung des Geräts der Knochenmarkraum nicht immer erreicht werden.

Aktueller Stand der Technik ist die handliche Knochenbohrmaschine mit dem Namen **EZ-IO**™ (aus dem Englischen für „easy-intraosseous"). Dieses System besteht aus einer kleinen, batteriebetriebenen Handbohrmaschine, einer sterilen Bohrkanüle und einem abgewinkelten Verlängerungsstück (→ Abb. 7.5). Die Bohrkanüle wird zur Anlage direkt auf den Handbohrer aufgesetzt und durch einen kleinen Magneten in Position gehalten. Anders als bei der B. I. G.™ muss die Kanüle hierbei zunächst durch die intakte Haut gestochen werden, bevor sie eingebohrt werden kann. Waren bei der B. I. G.™ noch Fehlpunktionen aufgrund zu geringer Durchdringungskraft möglich, verfügt dieses System bei korrekter Anwendung über eine äußerst hohe Treffsicherheit. Zudem werden die Kanülen sehr fest in den Knochen eingebracht, was eine versehentliche Entfernung durch Zug an der Infusion unwahrscheinlicher macht.

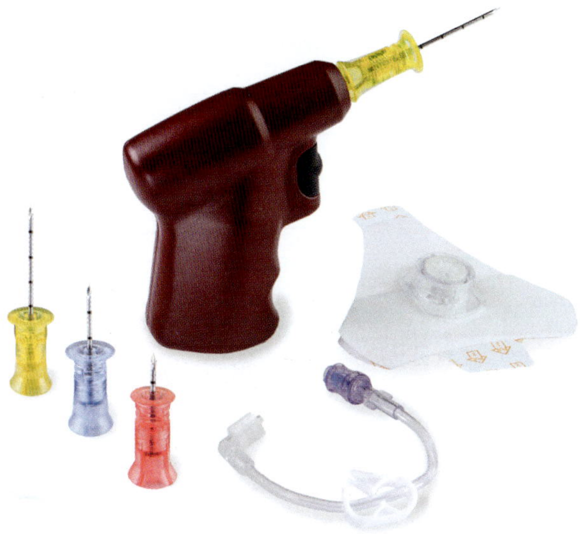

Abb. 7.5 EZ IO™ Set [V814]

Nachdem die EZ-IO™-Nadel sicher in den Knochen gebohrt wurde, kann das Stilett (ähnlich einem Mandrin) entfernt und ein mit Kochsalz befülltes EZ-Connect®-System angeschlossen werden (→ Abb. 7.3). Über eine aufgedrehte Luer-Lock-Spritze kann die EZ-IO™-Bohrkanüle sicher herausgedreht und entfernt werden. Hierbei sollte an der Bohrnadel nicht gerüttelt werden, da diese vom Metalldorn abbrechen kann.

Auffinden der intraossären Punktionsstelle

Eine geeignete Punktionsstelle hängt von Alter, Größe und Körperbau des Patienten ab. Die beiden bevorzugten Punktionsstellen befinden sich an der

- **proximalen Tibia** (→ Abb. 7.1) und am
- **proximalen Humerus** (→ Abb. 7.2).

Die Punktion am **Unterschenkel** erfolgt beim entkleideten und liegenden Patienten, wobei das Knie mit einer Knierolle in leicht gebeugter Haltung gelagert wird. Nun werden der Schienbeinhöcker und der Kniegelenksspalt identifiziert. Anschließend kann medial und leicht distal des Schienbeinhöckers die Punktionsstelle an der medialen Tibia als glatte Fläche auch bei sehr kräftigen Patienten sicher ertastet werden. Es empfiehlt sich immer, den Kniegelenksspalt zu ertasten, um eine Fehlpunktion des Kniegelenks zu verhindern.

Zur Punktion des **proximalen Oberarmknochens** wird der Patient am Oberkörper entkleidet und aufrecht oder halbsitzend gelagert. Anschließend wird der Unterarm um 90° gebeugt und bequem auf den Bauch gelegt. Hierdurch wird der Oberarmknochen nach innen rotiert und der große Knochenhöcker (Tuberculum majus humeri) kann an der Vorderseite getastet werden. Das Auffinden des Tuberculum majus kann bei kräftigen Patienten mit ausgeprägter Muskulatur oder dickem Haut-Weichteil-Mantel erschwert sein und ist nicht immer sicher möglich. Ferner sind Kenntnisse in der Anatomie des Oberarms notwendig, da sich z. B. die lange Bizepssehne in unmittelbarer Nähe befindet.

Das Aufsuchen der Punktionsstellen wird je nach Herstellerangaben der verschiedenen Produkte leicht unterschiedlich angegeben. Unabhängig von kleinen Abweichungen ist jedoch eine sichere und korrekte Platzierung der Knochennadeln unter Schonung wichtiger anatomischer Strukturen vorrangig (Bizepssehne am Humerus, Kniegelenksspalt oder Wachstumsfuge beim Kind am Kniegelenk).

PRAXISTIPP

Die **EZ-IO™** ist für die akut lebensbedrohliche Notfallsituation geeignet, in der eine Venenpunktion nicht möglich ist oder zu viel Zeit in Anspruch nimmt (z. B. Reanimation)!

MERKE

Eine Entzündung der Knochenmarkhöhle ist lebensgefährlich und muss durch die sorgfältige Desinfektion unbedingt vermieden werden!

Endobronchiale Applikation (e. b.)

Die starke Durchblutung der Lunge ermöglicht die Aufnahme von endobronchial verabreichten Medikamenten. Diese Applikationsform wurde noch vor wenigen Jahren standardmäßig im Rahmen der Herz-Lungen-Wiederbelebung angewandt. Konnte ein sicherer Venenzugang nicht rechtzeitig angelegt werden, wurden die Medikamente direkt über den frühzeitig platzierten Endotrachealtubus in die Bronchien appliziert. Die Einführung des intraossären Zugangs hat dieses Verfahren jedoch vollständig verdrängt.

Inhalative Applikation (p. i.)

Im Gegensatz zur endobronchialen Applikation, bei der flüssige Medikamente direkt in das Bronchialsystem verabreicht werden, wird bei der inhalativen Applikation (per inhalationem, p. i.) mithilfe spezieller Sauerstoffmasken mit integrierter Verneblungseinheit ein feiner Nebel erzeugt (→ Abb. 7.6). Dies bietet bei Patienten mit obstruktiven Atemwegserkrankungen viele Vorteile. Hierdurch lassen sich Medikamente verabreichen, die durch einfache Inhalation und ohne invasive Maßnahmen schnell und nebenwirkungsarm zum Ort der gewünschten Wirkung gelangen.

Der zufließende Sauerstoff wird durch eine kleine Flüssigkeitskammer der Atemmaske geleitet, in der sich das gewünschte Medikament befindet. Der hierbei entstehende, angefeuchtete Medikamentennebel kann über die Maske angeboten und direkt eingeatmet werden. Durch den feinen Nebel ist eine falsche Anwendung wie z. B. bei den Aerosolen nahezu ausgeschlossen. Das gelöste Medikament kann, ohne den Umweg über den Systemkreislauf, seine Wirkung direkt in der Lunge entfalten. Als Beispiel ist die Anwendung von β_2-Sympathomimetika und/oder Anticholinergika (→ 7.6.10) bei COPD oder Asthma bronchiale zu nennen.

Auch **Aerosole** werden inhalativ verabreicht. Die Patienten erhalten über fertige Dosieraerosole Wirkstoffe, die sie mit tiefen Atemzügen einatmen und nach Inhalation über kurzes Luftanhalten „einwirken“ lassen. Beispiele hierfür sind **Bronchospasmolytika,** wie das Berotec®-Spray, oder **Kortikoide.** Vor Beginn der Inhalation sollten diese Sprays kräftig geschüttelt werden, um eine gleichmäßige Wirkstoffverteilung zu gewährleisten.

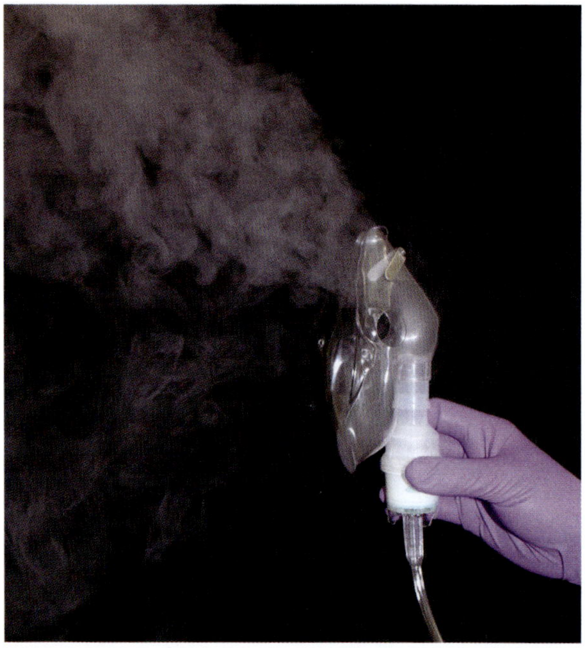

Abb. 7.6 Sauerstoffmaske mit Verneblereinheit im Einsatz [M302]

Sublinguale (s. l.) und bukkale Applikation

Die starke Durchblutung des Zungengrunds und der Zunge ermöglicht die Gabe bestimmter Medikamente direkt **unter die Zunge (sublingual)** oder **auf die Mund- oder Zungenschleimhaut (bukkal).** Diese werden dort schnell resorbiert und unterliegen nicht dem First-Pass-Effekt der Leber, da sie mit dem venösen Blut direkt in die obere Hohlvene geleitet werden und sofort wirken können.

Aufgrund des raschen Wirkungseintritts sind diese Applikationsformen für den Rettungsdienst sehr gut geeignet und spielen in der Behandlung von **Angina-pectoris-Anfällen** (Nitrolingual®-Spray oder als Kapsel, → 7.6.19), beim **akuten Koronarsyndrom** (Zerkauen von ASS gemäß ESC-Leitlinie, → 7.6.6) oder der Therapie von **akutem Bluthochdruck** (Bayotensin®-Phiole, → 7.6.8) eine große Rolle.

Nasale Applikation (i. n.)

Die Nasenhöhlen verfügen über eine große Oberfläche und sind mit einer dünnen und sehr gut durchbluteten Schleimhaut, besetzt von Flimmerepithel, ausgekleidet. Eingesprühte Medikamente werden hierüber ebenfalls rasch resorbiert und weitgehend vom First-Pass-Effekt der Leber verschont.

Im Rettungsdienst gewinnt die nasale Applikation zunehmend an Bedeutung. Hierfür kommen spezielle Zerstäuber, die **MADs (mucosal atomization device;** → Abb. 7.7) zum Einsatz, die auf handelsübliche Luer-Lock Spritzen (Drehgewinde) aufgesetzt werden können und einen feinen Sprühnebel erzeugen (→ Abb. 7.8).

Als typische Beispiele von Medikamenten, die nasal gegeben werden können, sind Ketamin (Ketanest®, → 7.6.7) oder Midazolam (Dormicum®, → 7.6.2) zu nennen. Die Vorteile der nasalen Applikation sind vor allem die geringe Invasivität, die gute Bioverfügbarkeit und der rasche Wirkungseintritt.

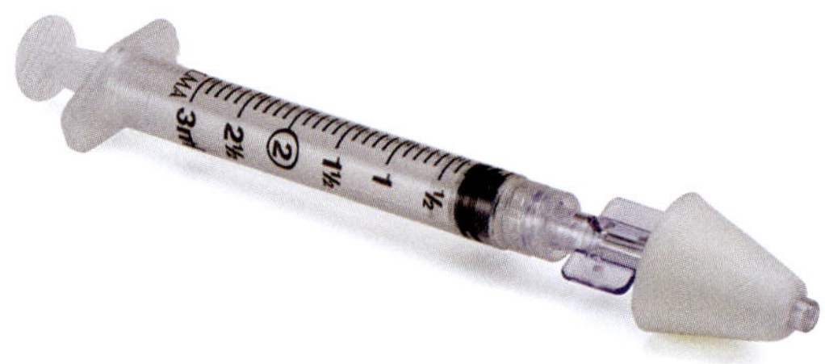

Abb. 7.7 MAD [V814]

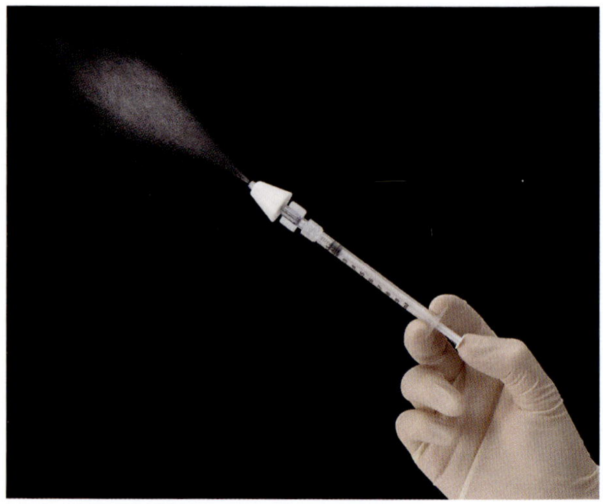

Abb. 7.8 MAD-Sprühnebel [V814]

PRAXISTIPP

Nasal verabreichte Medikamente sollten zu gleichen Teilen auf beide Nasenlöcher verteilt werden. Hierdurch kann die Resorption deutlich verbessert werden.

Intramuskuläre Applikation (i. m.)

Die Injektion in einen großen Muskel, z. B. am Oberarm (M. deltoideus) oder am Gesäß (M. gluteus), dient der langsamen und kontinuierlichen Abgabe des Wirkstoffs **(Wirkstoffdepot).** Die intramuskuläre Medikamentenapplikation wird im Rettungsdienst nur sehr selten angewendet, soll aber dennoch kurz erläutert werden.

Die Injektionsstelle in den M. deltoideus befindet sich wenige Zentimeter unterhalb der knöchernen Schulterhöhe (Akromion), die am proximalen Oberarm seitlich gut zu tasten ist. Zur Punktion wird der Arm entspannt auf dem Bauch gelagert und nach sorgfältiger Desinfektion die i. m.-Kanüle rechtwinklig in die Hauptmasse des M. deltoideus eingestochen. Anschließend muss zunächst aspiriert werden, um eine Gefäßpunktion auszuschließen. Erst dann kann das Medikament langsam injiziert werden. Nach Entfernen der Nadel sollte die Injektionsstelle steril verbunden und noch kurze Zeit komprimiert werden.

ACHTUNG

Keine intramuskulären Injektionen bei:

- V. a. akuten **Myokardinfarkt** oder **Lungenembolie,** da eine anschließende Lyse-Therapie wegen der Gefahr der Hämatombildung ausgeschlossen ist
- **DOAK** (z. B. Eliquis®, Xarelto®)- oder **Marcumar**®-Einnahme wegen der Gefahr der massiven Hämatombildung am Einstichort
- **Heparintherapie** wegen der Gefahr der Nachblutung oder Hämatombildung

VIDEO

Intramuskuläre Injektion
Als Punktionsstelle wird im Rettungsdienst allerdings im Regelfall der laterale Oberschenkel genutzt
https://ebooks.health.elsevier.com

Subkutane Applikation (s. c.)

Das Unterhautfettgewebe verfügt lediglich über eine sehr spärliche Durchblutung. Daher werden Medikamente, die in das subkutane Fettgewebe injiziert werden, nur verzögert vom Körper aufgenommen. Die subkutane Injektion eines Medikaments kann als **Wirkstoffdepot** angesehen werden. Durch die langsame Resorption werden im Gegensatz zur venösen Injektion Spitzenspiegel vermieden und eine nahezu kontinuierliche Wirkstoffabgabe gewährleistet. Als Beispiele können angeführt werden:

- Heparin zur Thromboseprophylaxe nach Operationen
- Insulin und dessen Abkömmlinge zur Behandlung eines insulinpflichtigen Diabetes
- Opioide zur Behandlung chronischer Schmerzen

Als Einstichstelle wird eine mit zwei Fingern abgehobene Falte des vorderen Bauches benutzt. Dort ist das subkutane Fettgewebe leicht zu erreichen. Die subkutane Applikation wird im Rettungsdienst nur selten praktiziert.

VIDEO

Subkutane Injektion
https://ebooks.health.elsevier.com

Transkutane Applikation

Auch über die Haut (transkutan) können Medikamente und Gifte resorbiert werden. So besitzen z. B. **Wirkstoff-Pflaster** die Eigenschaft, Medikamente über mehrere Tage konstant abzugeben, weshalb sie einen festen Stellenwert in der Behandlung von Patienten mit chronischen Schmerzen haben. Trotz der sehr langsamen Resorption der Wirkstoffe (z. B. Opiate) ist eine Überdosierung jedoch nicht selten (→ 26.2.3 und → 26.3.2) und sollte beim bewusstseinsgetrübten Patienten stets differenzialdiagnostisch bedacht werden. Zudem muss bei der Defibrillation darauf geachtet werden, dass im Bereich der Stromabgabe keine Medikamentenpflaster aufgeklebt sind.

IM FOKUS

Applikationsform

- **Enterale Gabe (p. o.):**
  - Im Rettungsdienst eher selten
  - Langsame Wirkungsentfaltung
  - First-Pass-Effekt (erste Verstoffwechselung bei Leberpassage)
  - Prodrugs machen sich diesen Mechanismus zunutze.
  - Bestimmte Medikamente, wie Aktivkohlepulver und Entschäumer, sind nur oral verfügbar.
- **Rektale Applikation:**
  - Umgehung des First-Pass-Effekts (daher nicht zu tief einführen!)
  - **Im Rettungsdienst:**
    - Glukokortikoide (Zäpfchen/Suppositorium)
    - Paracetamol (Zäpfchen/Suppositorium)
    - Diazepam (als Rektaltube)
  - Rektaltuben immer unter aufrechterhaltenem Druck wieder entfernen.
- **Parenterale Gabe:**
  - Nichtinvasiv = bukkal, nasal, dermal, Inhalation
  - Invasiv = intravenös (i. v.), intramuskulär (i. m.), intraossär (i. o.)
- **Intravenöse Applikation:**
  - Fast immer mittels Venenverweilkanüle
  - Zentralvenös mittels zentralem Venenkatheter (ZVK)
  - Schneller Wirkeintritt
  - Kein First-Pass-Effekt
- **Intramuskuläre Applikation:**
  - Punktionsorte: Oberarm (M. deltoideus) oder am Gesäß (M. gluteus)
  - Langsame und kontinuierliche Wirkstoffabgabe (Wirkstoffdepot)
  - Nicht bei gleichzeitiger Gabe von Gerinnungshemmern oder angestrebter Lysetherapie
- **Intraossäre Applikation:**
  - Ziel ist die Punktion der Knochenmarkhöhle, in der die Blutbildung stattfindet.
  - i. v. Dosierung = i. o. Dosierung
  - Es existieren verschiedene Systeme, z. B.:
    - Bone Injektion Gun™
    - EZ IO™
  - Punktionsorte:
    - Proximale Tibia
    - Proximaler Humerus
  - Nach der Punktion muss die Kanüle durchgespült werden, ggf. mit Lokalanästhetikum.
- **Inhalative Applikation (p. i.):**
  - Mithilfe eins Verneblers
  - Oft bei Atemwegserkrankungen
- **Sublinguale (s. l.) und bukkale Applikation:**
  - Aufnahme durch Mundschleimhaut
  - Im Rettungsdienst meistens beim Einsatz von Nitrolingual®-Spray
- **Nasale Applikation (i. n.):**
  - Über MADs (*mucosal atomization device*)
  - Zahlreiche Medikamente können intranasal verabreicht werden.
  - Besonders wichtig sind Ketamin und Midazolam.
- **Subkutane Applikation (s. c.):**
  - Bildung eines Wirkstoffdepots
  - Im Rettungsdienst ggf. bei der Opioidbehandlung von Palliativpatienten

- **Transkutane Applikation:**
  - In der Regel mit Wirkstoffpflaster (z. B. Fentanyl)
  - Aber auch bei Kontaktgiften wichtig

7.1.3 Darreichungsformen

Viele Arzneimittel sind in mehreren Verarbeitungsformen und Darreichungsformen erhältlich. Die **Verarbeitungsform** bezeichnet die Form der Arzneimittelzubereitung (z. B. Tablette, Zäpfchen, Injektionslösung). Die **Darreichungsform** dagegen die Art und Weise, wie das Präparat aufbewahrt und verabreicht wird, um die Wirkung zu entfalten.

Ampullen

Medikamente werden in diversen Darreichungsformen angeboten. Am gängigsten sind die **Glasampullen,** die das Arzneimittel in einem kleinen Glasbehältnis steril verwahren (→ Abb. 7.9). Neben klaren, durchsichtigen Medikamentenlösungen sind oft auch Zubereitungen auf Sojabasis (weiße, milchähnliche Konsistenz) erhältlich, die weniger venenreizende Reaktionen verursachen.

Früher mussten **Glasampullen** mittels einer kleinen Ampullensäge angeritzt werden, um sie aufzubrechen, während heutzutage der Flaschenhals mit einer kleinen **Sollbruchstelle** versehen ist (sog. Brechampullen). Diese Stelle ist durch einen farbigen Ring oder Punkt gekennzeichnet (→ Abb. 7.10) und ermöglicht eine einfache Handhabung (→ Abb. 7.15). Wichtig ist, sich vor dem Aufziehen oder Zubereiten von Medikamenten zu vergewissern, ob das Arzneimittel noch haltbar, die Verpackung einwandfrei, ohne Beschädigungen und die Lösung klar ist (Arznei verwendbar) oder ob sich bereits leichte Flocken in der Ampulle bilden (Arznei nicht verwendbar).

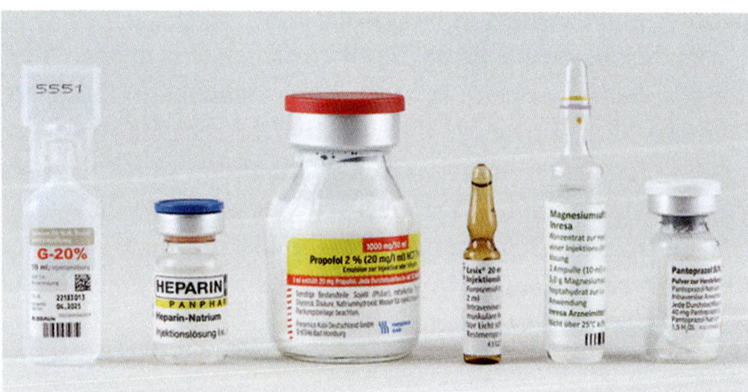

Abb. 7.9 Diverse Ampullen [K115]

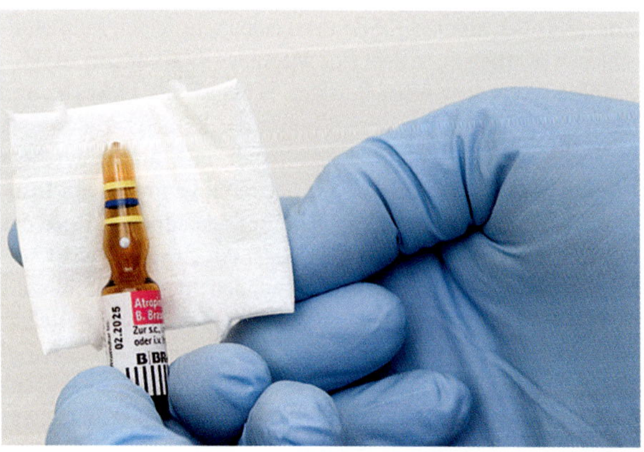

Abb. 7.10 Glasampulle mit Sollbruchstelle [K115]

Stechampullen

Stechampullen bieten meist ein größeres Volumen, sind an ihrer Oberseite mit einem Gummistopfen steril verschlossen und mit einer Kappe abgedeckt. Der Gummistopfen kann nach Abziehen der Ampullenkappe durchstochen werden. Oft sind Stechampullen nur mit einem **Pulver** des Medikaments gefüllt. Dieses ist durch die (Gefrier-)Trocknung in seinen chemischen Eigenschaften viel länger haltbar als in bereits gelöster Form. **Trockensubstanzen** werden in einer **Trägerlösung,** zumeist destilliertes Aqua®, gelöst und vorsichtig geschwenkt. Auch hier sollte die Lösung anschließend klar sein und keinerlei Ausflockungen zeigen. Stechampullen werden in verschiedenen Größen angeboten. Ab einem bestimmten Volumen kann die Entnahme statt mit herkömmlichen Kanülen über einen **Spike** (→ Abb. 7.11) erfolgen, der in die Ampulle/Infusionsflasche gestochen wird und über den mehrmals kleinere Mengen steril entnommen werden können. Große Stechampullen können auch direkt mit einem Infusionssystem an einen periphervenösen Zugang angeschlossen werden.

Gebrauchsfertige Spritzen

Fertigspritzen zur intravenösen Anwendung werden nicht in allen Rettungsdienstbereichen verwendet, da sie zumeist deutlich teurer sind und eine größere Belastung für die Umwelt darstellen. In Notfällen sind sie jedoch äußerst schnell einsetzbar, da sie nur ausgepackt und zusammengeschraubt werden müssen. Anschließend können sie sofort, wie eine normale Spritze benutzt werden.

Subkutan oder intramuskulär anzuwendende Fertigspritzen werden dagegen sehr häufig vorgehalten. Diese werden bevorzugt

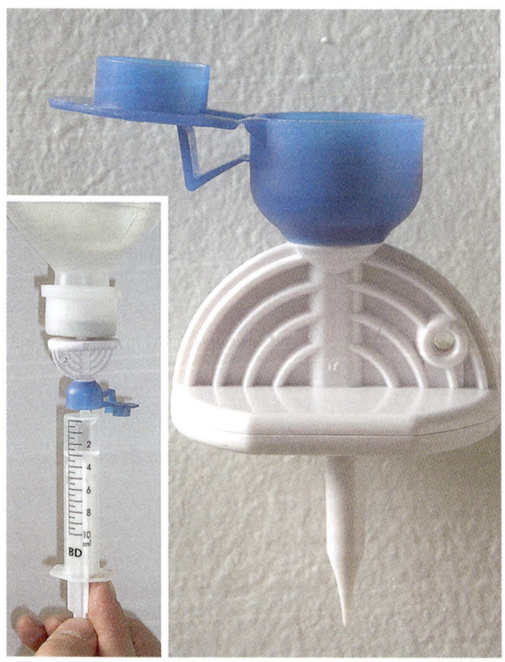

Abb. 7.11 Infusionsflasche mit Spike [M302]

bei akuten Notfällen verwendet, wenn noch kein sicherer Gefäßzugang besteht (z. B. EpiPen® bei Anaphylaxie oder Glucagen-Hypokit® bei Hypoglykämie). Nach dem Öffnen der Packung sind diese Spritzen rasch einsatzbereit und können, bevorzugt intramuskulär, angewendet werden. Auch in der Klinik haben gebrauchsfertige Spritzen, z. B. Heparin-Subkutanspritzen bei der Thromboseprophylaxe, einen festen Stellenwert.

Dosieraerosole

Viele Patienten mit chronischen Atemwegserkrankungen tragen Dosieraerosole mit sich. Hierbei handelt es sich um kleine Druckbehälter, die zumeist mit bronchodilatativen Medikamenten befüllt sind. Werden diese durch Druck aktiviert, wird das entsprechende Medikament über ein Treibgas fein zerstäubt und kann direkt eingeatmet werden.

Dosieraerosole sind bei richtiger Anwendung sehr effektiv; die Anwendung erfordert jedoch ein wenig Übung. Die Patienten werden aufgefordert, stark auszuatmen und das Aerosol mit den Lippen zu umschließen. Anschließend sollen sie tief Luft holen, während der Einatmung einen Sprühstoß **(Hub)** abgeben und danach kurz die Luft anhalten. Zur leichteren Anwendung, insbesondere für Kinder, stehen spezielle Kunststoffreservoirs (Spacer) zur Verfügung. Diese werden auf das Dosieraerosol aufgesetzt und können den Wirkstoff optimal anreichern, bevor sie eingeatmet werden.

Rektiolen/Zäpfchen (Suppositorien)

Rektiolen und Zäpfchen werden im Rettungsdienst vor allem in **pädiatrischen Notfallsituationen** verwendet, da sie einfach zu handhaben sind und eine sichere und schnelle Applikation ermöglichen. Ihr Wirkstoff wird im unteren Enddarm freigesetzt und zeitlich etwas verzögert über den venösen Abfluss, unter Umgehung der Leber, in den Körperkreislauf gebracht.

Kapseln

Handelsübliche Tabletten spielen in der Notfallmedizin eine eher untergeordnete Rolle, da der Wirkungseintritt durch die Magen-Darm-Passage und verzögerte Resorption nur sehr langsam einsetzt. Lediglich spezielle Medikamentenkapseln finden im rettungsdienstlichen Alltag Verwendung. Ein klassisches Beispiel ist das **Nifedipin (Adalat®)** zur Bluthochdrucktherapie, das aufgrund seiner Lichtempfindlichkeit in roten Schutzkapseln aufbewahrt wird. Um den erforderlichen Wirkungseintritt zu beschleunigen, sollten die Kapseln entweder mit einer Kanüle angestochen und unter der Zunge des Patienten ausgedrückt oder vom Patienten direkt zerbissen und erst dann heruntergeschluckt werden.

IM FOKUS

Darreichungsformen

- **Ampullen** sind die wohl häufigste Darreichungsform für injizierbare Medikamente.
  - **Glasampullen** werden oft auch als Brechampullen bezeichnet. Sie verfügen über eine Sollbruchstelle, die oft mit einem farbigen Ring oder Punkt gekennzeichnet ist.
  - **Stechampullen** bieten meist ein größeres Volumen. Verschlossen sind sie mit einem Gummistopfen, der mit einer sterilen Nadel oder einem Spike durchstochen werden muss.
  - **Stechampullen** können Trockensubstanzen enthalten, die mit einer Trägerlösung vermengt werden müssen.
  - In jedem Falle muss bei der Verwendung von Ampullen immer auch auf Farbe und mögliche Ausflockung einer Arznei geachtet werden.
- **Gebrauchsfertige Spritzen** werden eher selten im Rettungsdienst eingesetzt.
  - Sie bieten allerdings grade in der Handhabbarkeit und der Geschwindigkeit, mit der sie vorbereitet werden können, Vorteile.
  - Manchmal haben bestimmte Risikopatienten Spritzen für den Eigenbedarf (z. B. EpiPen® bei Allergikern mit dem Risiko für anaphylaktische Reaktionen).
- **Dosieraerosole** werden zumeist bei Atemwegserkrankten eingesetzt.
  - Sie sind nicht bei allen Patienten gleich gut einsetzbar, da sie eine aktive Mitarbeit erfordern.
  - Insbesondere für Kinder stehen daher „Spacer" zur Verfügung, die die Anwendung erleichtern.
- **Rektiolen** und **Zäpfchen** finden vor allem Anwendung in pädiatrischen Notfallsituationen, etwa bei Krampfanfällen oder bei Atemnot.
- **Kapseln** finden im Rettungsdienst ebenfalls eher selten Anwendung. Gelegentlich werden sie noch bei der Hypertonusbehandlung eingesetzt.

7.2 Infusion und Injektion

Das Rettungsfachpersonal muss sich stets vor der Verwendung steril verpackter medizinischer Produkte zuerst von der noch gültigen **Haltbarkeit** und der absoluten **Unversehrtheit** der Verpackung und des Inhalts überzeugen.

Um Medikamente direkt ins Blutgefäßsystem injizieren zu können, bedarf es eines sicheren **Venenzugangs** (→ 7.3). Um optimale Verhältnisse für die Punktion zu schaffen, wird der venöse Rückstrom mittels eines **Staubandes** durch leichtes Zuziehen unterbunden. Die Gefäße füllen und erweitern sich. Der Zugang zur Vene kann durch die direkte Punktion einer Vene mit einer Kanüle (Hohlnadel, die direkt auf eine Spritze aufgesetzt werden kann) erfolgen.

Bei Notfallpatienten kann es jedoch erforderlich werden, mehrere Medikamente nacheinander oder zeitlich versetzt zu applizieren oder eine Dauertropfinfusion zu infundieren. Hierfür stehen spezielle **Venenverweilkanülen** (→ Abb. 7.19) zur Verfügung, die in eine periphere Vene eingestochen werden und dort längere Zeit verbleiben können. Sie besitzen einen sehr feinen Kunststoffschlauch **(Katheter)**, in dem eine Metallnadel **(Mandrin)** steckt.

Diese dient dem sonst flexiblen Schlauch als Einstich- und Einführungshilfe in die Vene. Kommt der Katheter in der Vene zu liegen, wird der Mandrin aus Metall nach hinten aus dem Venenzugang herausgezogen. An Letzteren kann nun ein **Infusionssystem** angeschlossen werden. Auf den äußeren Anteil des Venenverweilkatheters ist in der Regel ein **Zuspritzventil** aufgesetzt, das mit einer leicht zu öffnenden Kappe verschlossen werden kann. Hier können handelsübliche Spritzen unmittelbar aufgesteckt und Medikamente verabreicht werden.

Durch Vorschriften und Richtlinien der Berufsgenossenschaften (BGR 250/TRBA 250), nach denen sichere Arbeitsgeräte vorgeschrieben sind, wurden in den letzten Jahren spezielle Venenverweilkanülen eingeführt, die mit Sicherheitssystemen

ausgestattet sind. Diese sind äußerlich meist an den farblich gekennzeichneten Befestigungsflügeln zu erkennen. Sie verfügen je nach Hersteller über unterschiedliche Sicherungssysteme, z. B. über einen kleinen Sicherheitsclip aus Metall, der sich um die Spitze der Metallnadel legt, sobald diese aus dem Katheter gezogen wird (→ Abb. 7.12), um Stichverletzungen durch die Metallnadel zu vermeiden.

MERKE

Spritzen, Kanülen, Venenkatheter, Infusionssysteme und andere Medizinprodukte sind sterile Einmalartikel und müssen nach Verwendung sicher entsorgt werden.

7.2.1 Vorbereiten einer Infusion

Für eine Infusion benötigt man neben der **Infusionslösung** selbst noch eine **Zuleitung (Infusionssystem,** → Abb. 7.13), welche direkt an einen Venenkatheter angeschlossen wird und die Infusionslösung sicher und steril in das Blutgefäßsystem leitet.

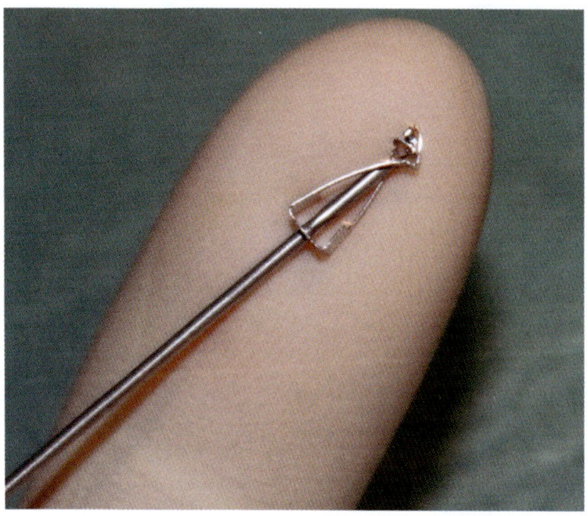

Abb. 7.12 Sicherheitsclip am Ende der Metallnadel einer Venenverweilkanüle [M302]

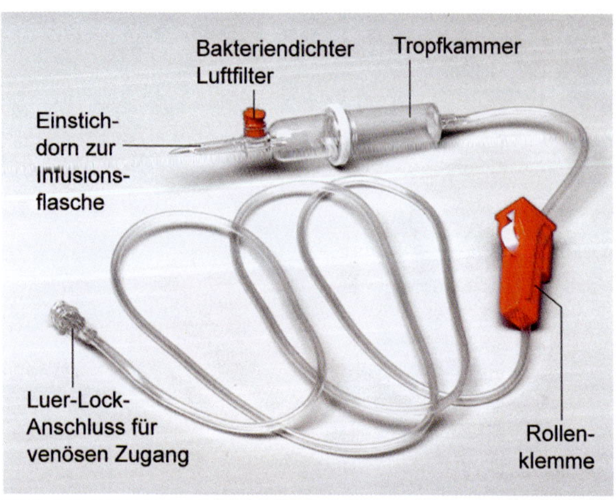

Abb. 7.13 Infusionssystem [K183]

Praktische Vorgehensweise

- Infusionsflasche/-beutel und Infusionssystem auf Unversehrtheit und Haltbarkeit überprüfen (→ Abb. 7.14a).
- Infusion auspacken und die Schutzkappe der Einstichstelle für das Infusionssystem öffnen (→ Abb. 7.14b). Das Infusionssystem vorsichtig auspacken und die Infusionsleitung durch Zudrehen des Verschlussrädchen schließen (→ Abb. 7.14c).
- Die Schutzkappe des Infusionsdorns abnehmen und ihn sofort in die vorgesehene Öffnung einstechen (→ Abb. 7.14d).
- Die Rollenklemme am Infusionsschlauch verschließen (→ Abb. 7.14e).
- Die Tropfkammer zusammendrücken, bis sie zur Hälfte mit Flüssigkeit gefüllt ist (→ Abb. 7.14f).
- Das Verschlussrädchen langsam öffnen, um die noch in der Leitung befindliche Luft vollständig zu entfernen (→ Abb. 7.14g). Bei Glasflaschen (z. B. Natriumbikarbonat) muss das Belüftungsventil geöffnet werden.
- Vorbereitete Infusion im Fahrzeug am Infusionshalter aufhängen. Verschlusskäppchen am unteren Ende des Infusionsschlauchs erst unmittelbar vor Anschluss an den venösen Zugang entfernen (→ Abb. 7.14h).

7.2.2 Vorbereiten von Medikamenten

Für eine Medikamentenzubereitung benötigt man neben der **Injektionslösung** (Medikament) noch einen **Spritzenkörper** und eine **Stahlkanüle** (→ Abb. 7.15a). Die vorbereitete Medikamentenzubereitung kann direkt über die Zuspritzplatte (Abb. 7.19b Mitte) einer Venenverweilkanüle sicher und steril in das Blutgefäßsystem geleitet werden.

Praktische Vorgehensweise bei Glasampullen

- Tupfer, Kanüle, richtiges Medikament und Spritze herrichten (→ Abb. 7.15a).
- Materialien und das Medikament auf Haltbarkeit und Unversehrtheit überprüfen (→ Abb. 7.15a).
- Die Spritze auspacken und die Stahlkanüle aufstecken, ohne die Konnektionsenden zu berühren (→ Abb. 7.15b).
- Flüssigkeit im Ampullenköpfchen durch leichtes Beklopfen entfernen.
- Markierte Sollbruchstelle an der Ampulle aufsuchen; Ampulle von dem Punkt weg aufbrechen. Hierzu empfiehlt sich die Verwendung eines Tupfers (→ Abb. 7.15c), da die Ampullenköpfchen leicht bersten und Schnittverletzungen verursachen können (→ Abb. 7.15d).
- Die Schutzkappe an der Kanüle abziehen und diese vorsichtig in die Glasampulle einstecken.
- Die Flüssigkeit langsam aus der schräg gehaltenen Ampulle absaugen (→ Abb. 7.15f).
- Spritze mit der Nadel nach oben halten (→ Abb. 7.15g) und die eingesaugte Luft durch Klopfen im oberen Teil sammeln.
- Luft durch leichtes Drücken des Spritzenkolbens vollständig entfernen.
- Den mit dem Wirkstoff bestückten Spritzenkörper anreichen und die verwendete Medikamentenampulle vorzeigen, damit sich der Anwender über den Inhalt der Spritze vergewissern kann (→ Abb. 7.15h).
- Stahlnadel verwerfen (→ Abb. 7. 15i).

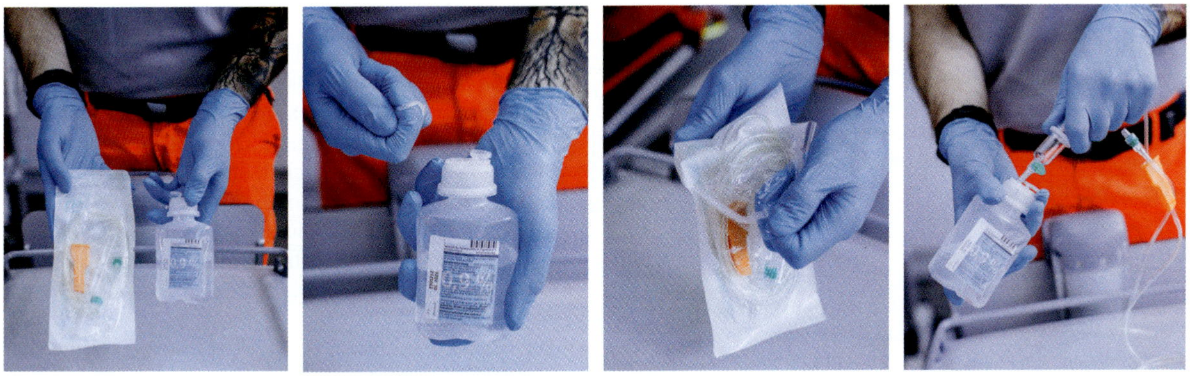

a) Infusion überprüfen und aus der Verpackung nehmen

b) Verschluss von der Infusion entfernen

c) Infusionsgerät aus der Verpackung nehmen

d) Infusion anstechen

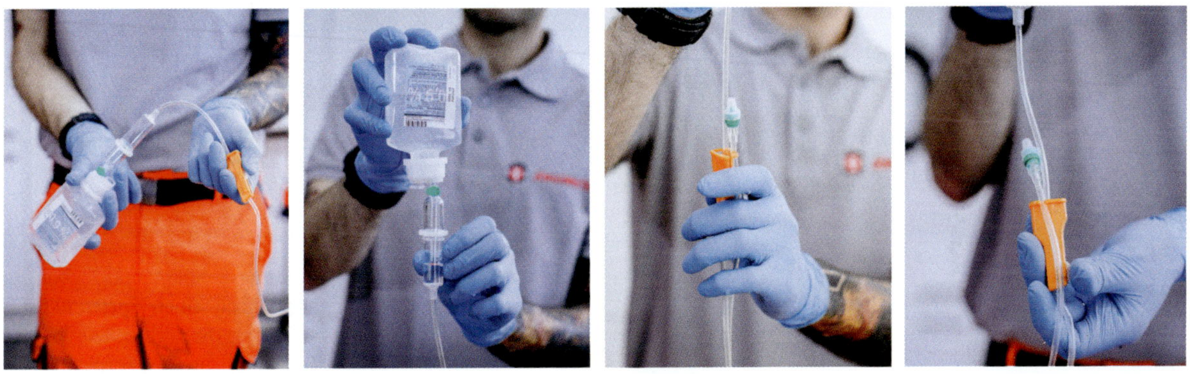

e) Rollenklemme schließen

f) Tropfkammer füllen

g) Infusionssystem entlüften

h) Infusionsschlauch an Haltevorrichtung einhaken

Abb. 7.14 Vorbereiten einer Infusion [W936-002]

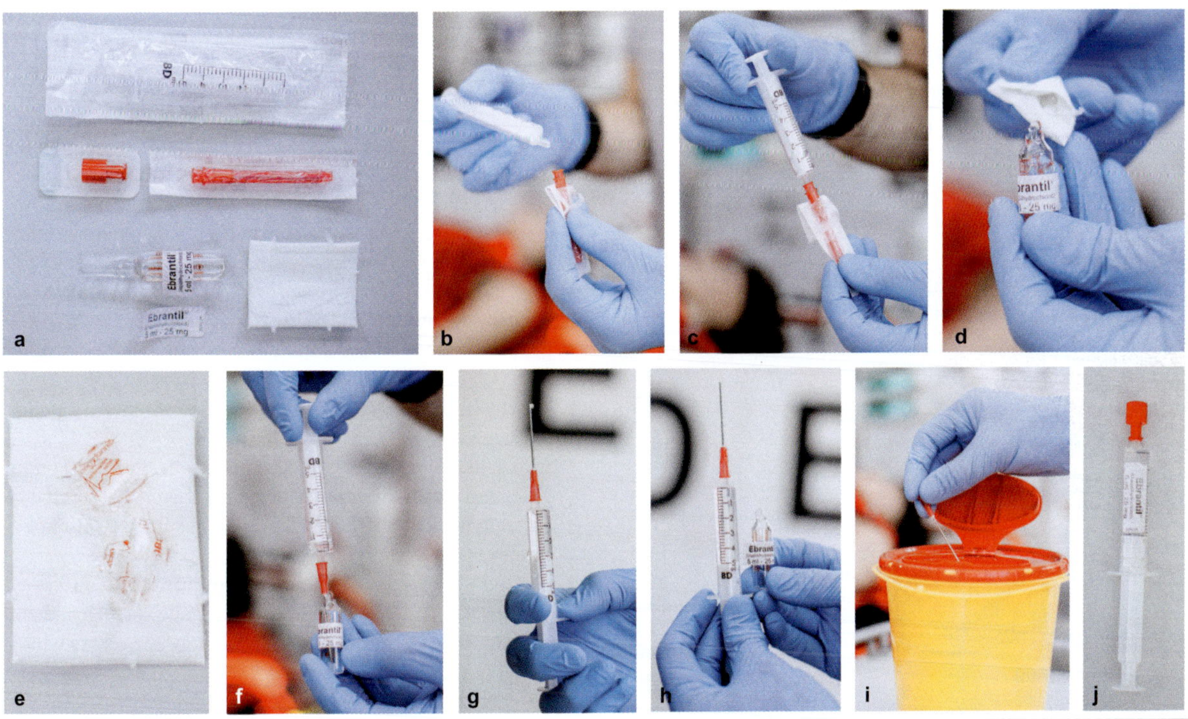

Abb. 7.15 Aufziehen einer Ampulle [W936-002]

- Sofern die Spritze nicht sofort Verwendung findet, muss sie zwingend mit einem Kombistopfen fest verschlossen werden. Der Spritzenkolben muss mit Wirkstoff- bzw. Handelsname beschriftet werden (→ Abb. 7.16).

ACHTUNG

Nie mit der blanken Metallnadel umherlaufen!
Am Notfallort wird der Abwurfbehälter (Taschenabwurf) zur Metallnadel geführt. Im Rettungswagen wird die Spritze dagegen in der Nähe des fest verbauten Spritzenabwurfs aufgezogen.

Unterschiede in der praktischen Vorgehensweise bei Stechampullen

- Vor dem Durchstechen der Gummikappe diese durch Aufsprühen von Hautdesinfektionsmittel desinfizieren und vor dem Einstechen bereits die gleiche Menge an Luft in den Spritzenkörper einsaugen, wie Flüssigkeit aus der Stechampulle entnommen werden soll.
- Gummistopfen mit der Kanüle durchstechen und die zuvor eingesaugte Luft ausdrücken; so kann man ein Vakuum verhindern und die gewünschte Medikamentenmenge leichter entnehmen.

Unterschiede in der praktischen Vorgehensweise bei Ampullen mit Trockensubstanz (Pulver)

- Zuerst das Lösungsmittel wie oben beschrieben vollständig aufziehen und die Kanüle im Anschluss **nicht** verwerfen.
- Vor dem Durchstechen der Gummikappe die Fläche gut desinfizieren.
- Gummistopfen mit der Kanüle durchstechen und einen Teil der zuvor aufgezogenen Lösung einspritzen.
- Die Trockensubstanz durch leichtes Schwenken (wegen Blasenbildung nicht schütteln) auflösen.
- Die klare Lösung durch Umdrehen der Stechampulle durch die noch eingestochene Kanüle langsam wieder in den Spritzenkörper absaugen; anschließend die Spritze dem Anwender entlüftet und unter Vorzeigen der Medikamentenampulle anreichen.

MERKE

Manche Medikamente müssen aufgrund ihrer starken Wirksamkeit oder einer zu hohen Konzentration des Wirkstoffs in der Ampulle vor der Applikation verdünnt werden. Zumeist erfolgt dies im Verhältnis 1:10, d.h., das Medikament selbst nimmt in einer 10-ml-Spritze nur 1 ml Volumen ein und wird zusammen mit weiteren 9 ml Verdünnungslösung (NaCl 0,9 % oder Aqua®) aufgezogen.

ACHTUNG

1 mg Suprarenin® wird in einer 1-ml-Ampulle vorgehalten. Da es jedoch eine sehr starke Wirkung entfaltet, empfiehlt sich die fraktionierte (portionsweise) Medikamentengabe, die aber bei einem Volumen von nur 1 ml kaum möglich ist. Daher wird der Inhalt der 1-ml-Ampulle mit 9 ml NaCl 0,9 %® aufgefüllt (verdünnt). Das nunmehr 10 ml umfassende Gemisch lässt sich anschließend problemlos milliliterweise dosieren.
Bei der Reanimation wird je nach Rettungsdienstbereich auch das pure Aufziehen von Suprarenin® empfohlen, das nach Injektion mittels Infusionsträgerlösungen in den Systemkreislauf eingeschwemmt werden muss.

7.2.3 Spritzenpumpen

Wenn es erforderlich wird, ein Medikament über einen längeren Zeitraum in gleichmäßiger und exakt vorbestimmter Menge zu verabreichen, um so einen konstanten Wirkstoffspiegel im Körperkreislauf zu erzielen und zu erhalten, empfiehlt sich die Verwendung einer Spritzenpumpe (**Perfusor,** → Abb. 7.17). Das Medikament wird auf das Volumen einer Perfusorspritze (50 ml) aufgezogen oder entsprechend verdünnt. Die **Verdünnungen** wechseln von Klinik zu Klinik, im Zweifel nachfragen. Grundsätzlich werden die Verdünnung und der Wirkstoffgehalt des Spritzeninhaltes auf einem Klebestreifen auf der Perfusorspritze vermerkt.

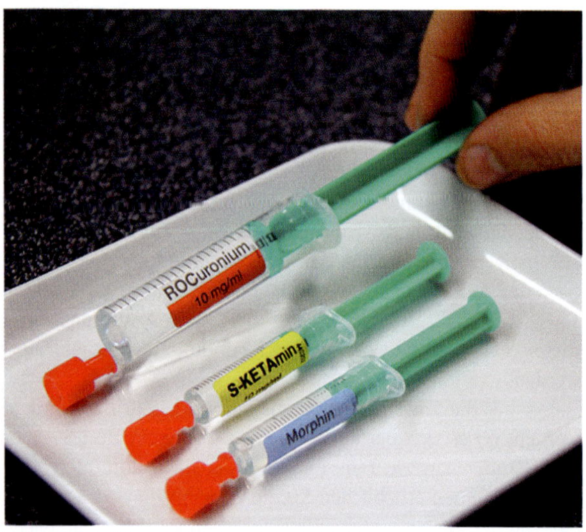

Abb. 7.16 Medikamentenbeschriftung nach DIVI-Standard [P109]

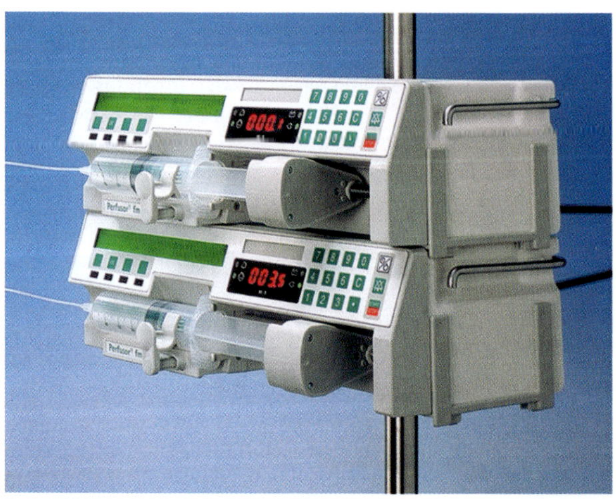

Abb. 7.17 Perfusor und Perfusorspritze [U223]

IM FOKUS

Vorbereiten von Infusionen und Medikamenten

- Ein wichtiger Grundsatz ist hier, dass nur Material verwendet werden darf, das **haltbar und unversehrt** ist.
- Das benötigte Material sollte **vorab zusammengestellt** werden.
- Außerdem müssen ideale Bedingungen (z. B. unmittelbares Bereitstehen eines Abwurfbehälters) geschaffen werden.
- Mit spitzen oder scharfkantigen Gegenständen sollte nicht unnötig viel umhergelaufen werden.
- Zudem ist es wichtig, die jeweilige **praktische Vorgehensweise** bei der Vorbereitung bestimmter Medikamente zu kennen:
  - Besonderheiten beim Vorbereiten von Infusionen
  - Umgang mit dem Zuspritzventil
  - Unterschiede im Umgang mit Brech- und mit Stechampullen
  - Umgang mit Trockensubstanzen
  - Notwendige Verdünnung bestimmter Medikamente in bestimmten Notfallsituationen
- **Spritzenpumpen**
  - Spritzenpumpen, auch **Perfusoren** genannt, werden eingesetzt, um Wirkstoffe kontinuierlich abzugeben.
  - Dies ist beispielsweise bei einer Katecholamintherapie der Fall.
  - Die Medikamente werden in bestimmten **Verdünnungsschemata** in speziellen 50-ml-Spritzen aufgezogen.
  - Perfusorspritzen müssen immer **beschriftet** werden.

7.3 Venenpunktion

Das Einbringen einer Verweilkanüle aus Kunststoff in die Vene bietet eine jederzeit verfügbare Verbindung zum Körperkreislauf. Sie ermöglicht die sichere und schnelle Zufuhr von Medikamenten und Infusionslösungen. Indikationen für einen peripher venösen Zugang sind

- die **intravenöse Applikation** von Medikamenten und Infusionslösungen,
- die Vorsorge (**Offenhalten einer Vene**) und
- die diagnostische **Blutentnahme**.

Der prinzipielle Aufbau der für den Rettungsdienst geeigneten **Venenverweilkanülen** ist bei zahlreichen Marken gleich und wurde in → 7.2 beschrieben. Unterschiedliche **Größen** sind **farblich gekennzeichnet** (→ Abb. 7.18). Entscheidend für die Geschwindigkeit der Volumengabe ist der Innendurchmesser, der die Durchflussrate in ml/Min. bestimmt. Die Verwendung möglichst großlumiger Venenverweilkanülen sollte nur dann erfolgen, wenn große Infusionsvolumina appliziert werden müssen, denn je größer der Außendurchmesser der Kanüle bzw. des Kunststoffverweilkatheters im Verhältnis zum Gefäßlumen ist, desto größer ist die Gefahr der Venenwandreizung und der Thrombosebildung.

Die Anlage eines **Venenkatheters** in den Körper eines Patienten gilt rechtlich als **Körperverletzung** (→ 4.3.1) und darf, abgesehen von gewissen Ausnahmen (→ 7.5.5, Arzneimittel und gesetzliche Grundlagen), nur nach Einwilligung des Patienten von einem **Arzt oder Notfallsanitäter** durchgeführt werden. Zur **Punktion** einer Vene müssen entsprechende Vorbereitungsmaßnahmen erfolgen und ein ruhiges Arbeitsklima im Team herrschen.

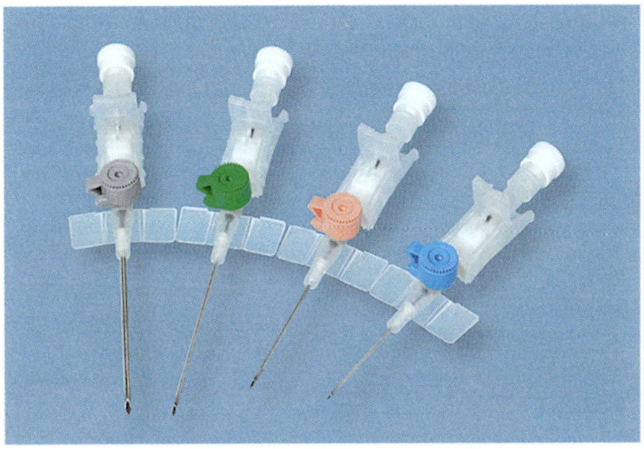

Abb. 7.18 Periphere Venenverweilkatheter in unterschiedlichen Größen farblich gekennzeichnet [K115]

Zunächst müssen alle erforderlichen **Materialien** (Handschuhe, Desinfektionsmittel, Venenkatheter verschiedener Größen, Tupfer, spezielle Pflaster zur Fixierung, Stauband, die vorbereitete Infusionslösung und Klebestreifen) hergerichtet und auf Haltbarkeit und Unversehrtheit überprüft werden (→ Abb. 7.19).

7.3.1 Auswahl des Punktionsorts

Die Auswahl des richtigen **Punktionsorts** (→ Abb. 7.20) sollte unter Beachtung einiger wichtiger Kriterien erfolgen. Der Zustand der Venen, die angedachte therapeutische Maßnahme, die Größe des Venenverweilkatheters und der Patientenkomfort müssen berücksichtigt werden. Bei einer Punktion über Gelenken kann der Patient in seiner Bewegung eingeschränkt werden und es kann zusätzlich zu einer verstärkten Venenreizung durch Bewegungen führen. Auch die Dislokation des Venenverweilkatheters ist so einfacher möglich.

Als ideale Punktionsorte erscheinen die **Venen des Unterarms.** Eine Punktion in diesem Bereich hilft, zusätzlich das Abknicken des Venenverweilkatheters zu verhindern, wie dies bei Punktion eines Gefäßes in der **Ellenbeuge** vorkommen kann. Sollte nur dort eine Venenpunktion möglich sein, sollte der Arm des Patienten anschließend z. B. mittels einer Punktionsschiene immobilisiert werden. Neben der Gefahr des Abknickens besteht bei der Punktion eines Gefäßes in der Ellenbeuge die zusätzliche Gefahr, versehentlich eine Arterie zu punktieren und die daraus folgende **Fehllage des Katheters in einer Arterie** aufgrund des Rückschlagventils im Infusionssystem nicht zu bemerken.

Neben einer Punktion der Gefäße am Unterarm oder in der Ellenbeuge stellt auch das Gefäßnetz des **Handrückens** einen alternativen Punktionsort dar. Allerdings bestehen auch dort nach der Punktion eine Bewegungseinschränkung des Patienten sowie die Gefahr des Abknickens und der Dislokation. Auch in diesem Fall sollte der Unterarm nach der Punktion immobilisiert werden.

Lässt es die Einsatzsituation zu, kann in Erfahrung gebracht werden, ob es sich bei dem Patienten um einen Rechts- oder Linkshänder handelt. Eine Punktion der nicht dominierenden Seite stellt einen erheblichen Komfortgewinn für den Patienten dar. Hat der Patient bestehende Paresen, so sollte der paretische Arm möglichst nicht punktiert werden.

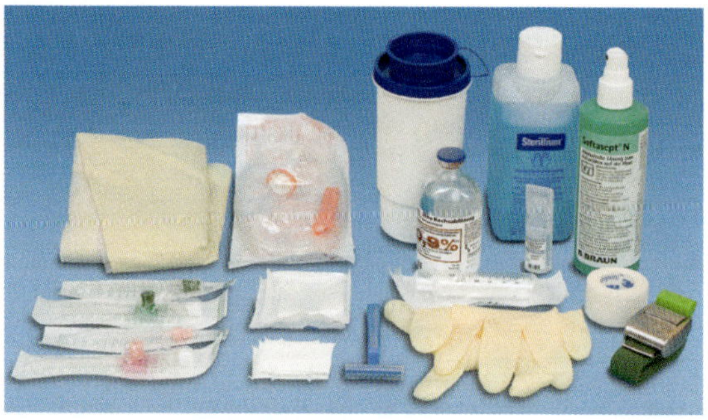

a Set für das Legen eines peripheren venösen Zugangs, hier mit Materialien für das nachfolgende Anhängen einer Infusion.

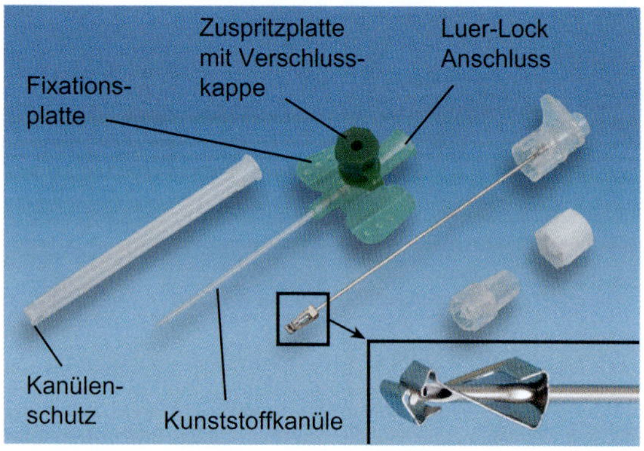

b Sicherheits-Braunüle®, zerlegt in ihre Einzelteile. Beim Legen stört der Sicherheitsmechanismus nicht. Beim Herausziehen der Nadel (nach Benutzung oder durch Zerlegen) umschließt der Safety-Clip automatisch die Nadelspitze (Ausschnitt).

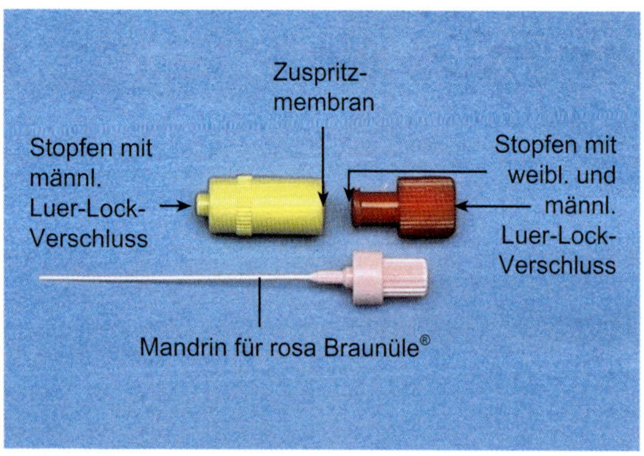

c IN-Stopfen (Sicherheitsverschluss mit Zuspritzmöglichkeit), Kombiverschluss-stopfen und Braunülen®-Mandrin.

Abb. 7.19 Material für das Legen eines intravenösen Zugangs [K115]

7.3.2 Durchführung einer Venenpunktion

- Materialien zusammenstellen und gesammelt in einer Nierenschale zum Patienten bringen, Schutzhandschuhe verwenden.
- Patienten von dem Vorhaben der Venenpunktion unterrichten, die Notwendigkeit (wenn nicht schon geschehen) kurz erklären und die mündliche Einwilligung einholen; in der Folge jeden weiteren Schritt erklären. Aufsuchen einer geeigneten Vene, z. B. am Handrücken (Kontraindikationen: z. B. Dialyse-Shunt oder Lymphschwellung am gleichen Arm).
- Vorsichtiges Anbringen des Staubandes oder die Blutdruckmanschette anlegen und einen venösen Stau erzeugen (die Stauung nicht zu fest oder zu lange anlegen) (→ Abb. 7.21a).
- Aufsuchen einer geeigneten Vene mit möglichst geradem Verlauf in ausreichender Entfernung zum Handgelenk (ansonsten ist eine schmerzhafte Bewegungseinschränkung durch den einliegenden Venenkatheter möglich)
- Vorsichtiges Beklopfen der Vene mit den Fingerkuppen in ihrem Verlauf. Sorgfältige, zweimalige Desinfektion der Einstichstelle (→ Abb. 7.21b).
- **Nach der zweiten Desinfektion sollte die saubere Punktionsstelle nicht mehr berührt oder abgewischt werden** (→ Abb. 7.21c).
- Die „Flügel" des Venenkatheters abklappen und die Schutzkappe abziehen.
- Die Haut spannen, damit sie sich beim Einstechen nicht verschiebt, die geeignete Vene mit der Punktionsspitze aufsuchen und die Vene in einer flüssigen Bewegung punktieren. Hierbei wird die Nadel nur leicht schräg und fast parallel zum Verlauf der Vene gehalten (→ Abb. 7.21d). Wenn sich die hintere Kammer der Venenverweilkanüle mit Blut füllt, sollte diese noch ein kleines Stück weiter vorgeschoben werden, da die Stahlnadel wenige Millimeter länger als der Kunststoffmandrin ist (→ Abb. 7.21d).
- Die Venenverweilkanüle nun nicht weiter vorschieben und auch den Metallmandrin nicht aus der Kanüle ziehen. Festhalten des Metallmandrins (→ Abb. 7.21e) und vorsichtiges, möglichst vollständiges Vorschieben des Plastikverweilsystems entlang des Metallmandrins (dient als Leitschiene) (→ Abb. 7.21f). Diesen nicht wieder in das Plastikverweilsystem einführen (Gefahr der Durchstechung des Plastikverweilsystems).
- Das Stauband öffnen und den Venenkatheter sofort mit einem speziellen Fixierpflaster oder mit Pflasterstreifen und einem Wundpflaster fixieren (zuerst die seitlichen Flügel fixieren, → Abb. 7.21g.
- Anschließend wird der Metallmandrin aus dem Plastikverweilsystem entfernt. Den entfernten Metallmandrin unverzüglich entsorgen. Dazu die Nadel nicht quer durch das Fahrzeug tragen, sondern eine Taschenabwurfbox zur Nadel bringen, um die Gefährdung für das Personal zu minimieren.
- Um den Austritt von Blut zu verhindern, wird der in der Vene liegende Mandrin der Venenverweilkanüle an seiner Spitze durch leichten Druck komprimiert (→ Abb. 7.21h). Nun kann eine vorbereitete Infusion angebracht werden.
- Die vorbereitete, sicher entlüftete Infusion anreichen, die Schutzkappe am unteren Ende des Infusionssystems abziehen und das System vorsichtig an den hinteren Teil des Venenkatheters anschrauben (→ Abb. 7.21i).
- Nun muss die korrekte Lage der Kanüle in der Vene überprüft werden. Hierzu die Infusion aufhängen und langsam aufdrehen. Ein zunehmendes Tropfen in der Tropfkammer weist zwar auf einen Fluss hin, beweist jedoch noch nicht die richtige Lage in der Vene. Hierzu muss die Punktionsstelle aufzunehmende Schwellungen beobachtet werden (paravasale Lage). Werden die Infusionsflasche und das System

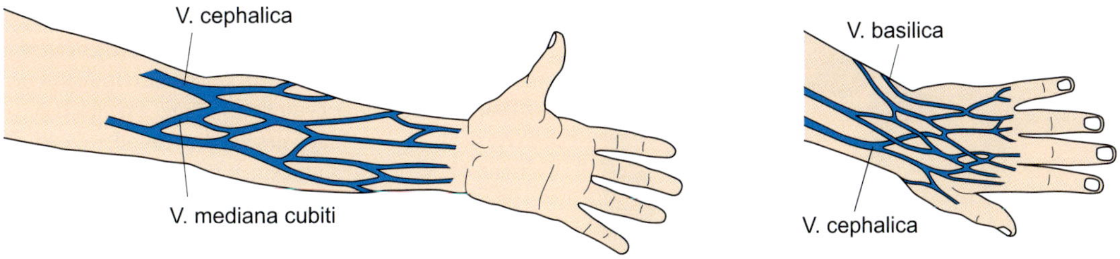

Abb. 7.20 Punktionsorte zur Anlage eines periphervenösen Zugangs [L143]

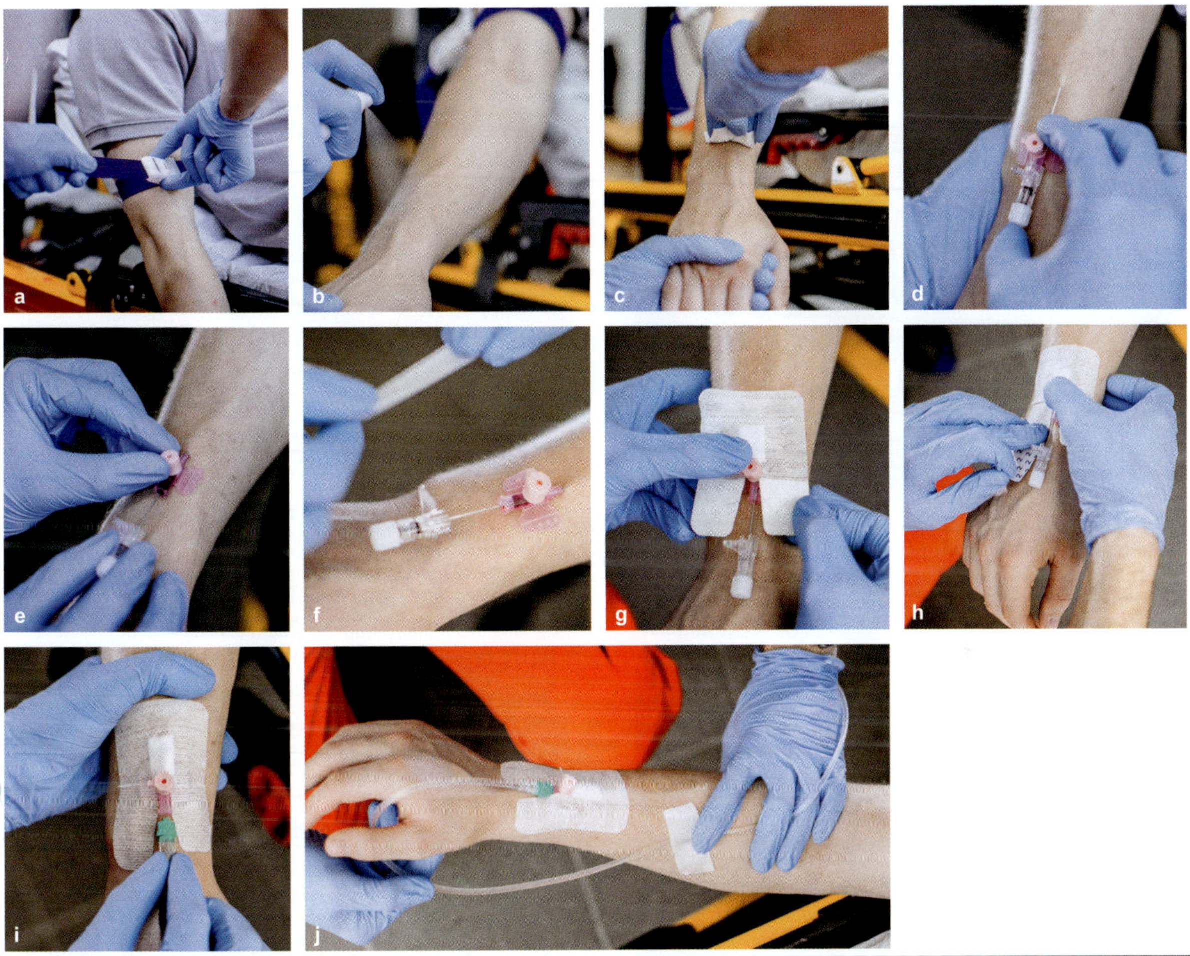

Abb. 7.21 Venenpunktionsschema [W936-002]

während des Eintropfens abgehängt und in einer **tieferen Position als der Infusionsarm** gehalten, kann optimalerweise ein Rückfluss von Blut in das Infusionssystem beobachtet werden. Tropft die Infusion nicht ein, kann dies auf eine Fehlpunktion, ein noch anliegendes Stauband oder die Anlage direkt vor einer Venenklappe hinweisen. Wenn die Infusion auch nach vorsichtigem Zurückziehen des Katheters nicht eintropft, sollte eine erneute Punktion erfolgen.

- Anschließend den Infusionsschlauch in Schlaufe legen und mit einem Pflasterstreifen fixieren (→ Abb. 7.21j).
- Möchte der Anwender Medikamente applizieren, kann ein Spritzenkörper auf den Venenverweilkatheter aufgesteckt werden.

Die oben aufgeführte Liste dient lediglich dazu, den Arbeitsablauf zu erklären und den die Punktion durchführenden Anwender (Arzt, Notfallsanitäter) optimal zu unterstützen.

IM FOKUS

Venenpunktion

- Die Venenpunktion zählt immer als **Körperverletzung.** In diese kann durch den Patienten **eingewilligt** werden.
- Sie sollte von einem Arzt oder einem Notfallsanitäter durchgeführt werden.
- Die notwendigen **Materialien müssen im Vorfeld vollständig bereitgestellt werden.** Gerade bei Punktionen

kann eine mangelnde Vorbereitung schnell Nachteile haben, da die Punktionsdauer möglicherweise verlängert wird oder unerwünschte Ereignisse (Verschmutzung der Patientenkleidung mit Blut etc.) auftreten können.
- Die **praktische Vorgehensweise** sollte genau gekannt und regelmäßig geübt werden.
- Der Patient sollte immer über die Maßnahme **aufgeklärt** werden.
- Eine geeignete Vene hat einen **möglichst geraden Verlauf** und ermöglicht einen Punktionsort, der nicht unmittelbar am Handgelenk liegt.
- Keinesfalls darf ein Shunt punktiert werden.
- Wichtig ist auch hier die Schaffung guter Arbeitsbedingungen (ausreichende Stauung, gute Lichtverhältnisse etc.).

7.4 Komplikationen und Lösungsmöglichkeiten

Schwierigkeiten im Rahmen der Venenpunktion sind gar nicht so selten und treten immer wieder auf. So sind beispielsweise Venen in der Armbeuge nicht auffindbar oder wurden erst kürzlich zur Blutentnahme punktiert. Ältere Menschen haben sehr leicht verletzbare und brüchige Venen, sodass auch bei korrekter Durchführung der Blutentnahme anschließend Hämatome auftreten. Und ist eine Vene nicht ausreichend im umgebenden Bindegewebe fixiert, rollt sie im Unterhautgewebe beim Versuch der Punktion seitlich weg (Rollvene).

7.4.1 Fehllage des Venenzugangs

Während sich also Schwierigkeiten kaum vermeiden lassen, ist es wichtig, **Komplikationen** frühzeitig zu bemerken und zielgerichtet Abhilfe zu schaffen. Zu den Komplikationen, die bei der periphervenösen Punktion auftreten können, zählen:
- **Schmerzen** bei der Punktion
- **Perforation** des punktierten Gefäßes
  - Ausbildung eines **Hämatoms**
  - **Paravasale Applikation**
- **Venenklappenlage**
- **Arterielle Punktion**

Schmerzen

Schmerzen bei der Punktion können entstehen, wenn durch die noch nicht komplett getrocknete Haut nach der Desinfektion punktiert wird. Entstehen während oder nach der Punktion stärkste Schmerzen mit Sensibilitätsstörungen und Lähmungserscheinungen, wurde möglicherweise ein Nerv punktiert. In diesem Fall muss die Punktion sofort unterbrochen und die Kanüle entfernt werden.

Gefäßperforation

Kommt im Rahmen einer Venenpunktion die Punktionsnadel nicht im Inneren der Vene zu liegen und wird die Vene durchstochen, gelangt die infundierte oder injizierte Flüssigkeit dann nicht wie geplant in die Vene, sondern in das sie umgebende Unterhautfett- oder Bindegewebe **(Paravasat).** Dies ist auch der Fall, wenn bei einem Patienten bei einer regelrechten Punktion die Blutgefäßwand platzt, weil das Gefäß vorgeschädigt ist.

Das die Punktionsstelle umgebende Gewebe wird durch einlaufende (Infusion/Medikament) oder austretende Flüssigkeit (Blut) **dick** und färbt sich durch das austretende Blut **blau (Hämatom).** Ist dies der Fall, stellt man die Infusion sofort ab, entfernt den Katheter und komprimiert die Punktionsstelle einige Minuten, um eine Vergrößerung des Hämatoms zu verhindern. Anschließend versorgt man die Wunde mit einem Wundschnellverband.

! ACHTUNG

Bei Patienten, die regelmäßig Medikamente zur Hemmung der Blutgerinnung einnehmen, kann so eine „banale Verletzung" stark bluten und die Blutung schlecht zu stillen sein.

Je nach appliziertem Wirkstoff kann der nicht gewünschte Austritt des Wirkstoffs in das benachbarte Gewebe **(paravasale Applikation)** schwerwiegende Nekrosen nach sich ziehen (→ Abb. 7.22).

Venenklappenlage

Hat es den Anschein, dass der Venenverweilkatheter ordnungsgemäß in der Vene platziert ist, die Infusionsflüssigkeit aber dennoch nicht richtig in die Vene einläuft, ist der Kunststoffschlauch möglicherweise direkt an einer **Venenklappe** zu liegen gekommen. Venenklappen arbeiten wie Rückschlagventile und hindern das venöse Blut am Rückfluss. Trifft der Kunststoffschlauch nun direkt auf eine Venenklappe, führt das dazu, dass die Verweilkanüle in der Vene nicht vorgeschoben werden kann und die Punktion abgebrochen werden müsste. Der Infusionsfluss kann aber durch sachtes Zurückziehen des Venenverweilkatheters um wenige Millimeter verbessert werden. Gelegentlich kann durch vorsichtiges Anspülen des Venenzugangs die Venenklappe umgangen werden und die Entfernung des Venenverweilkatheters erübrigt sich.

Arterielle Punktion

Wird bei der Durchführung der Venenpunktion versehentlich eine **Arterie verletzt,** führt dies zu einer pulsierenden **Blutung.** Die Blutung muss durch sofortiges Aufdrücken einer sterilen Auflage und Anlage eines Druckverbands gestoppt werden, da sich die Punktionswunde durch den höheren Blutdruck in der Arterie im Gegensatz zu einer Vene nicht so schnell verschließt.

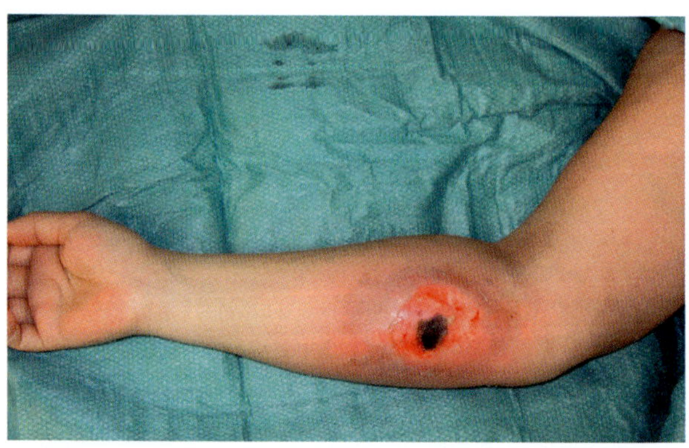

Abb. 7.22 Hautnekrose nach Paravasation [K115]

Werden versehentlich Medikamente in eine **Arterie infundiert,** kommt es zu einer chemischen Reizung der muskelstarken Arterien und nachfolgend zu einer starken **Gefäßverengung.** Der Patient klagt über heftige Schmerzen. Die Gefäßverengung in der Arterie vermindert die Sauerstoffversorgung des entsprechenden Körpergewebes und es kommt im schlimmsten Fall zu einem Gewebeverlust. Als erste Maßnahme muss die weitere Medikamentenapplikation sofort unterbrochen werden, wobei die Venenverweilkanüle in der Arterie belassen wird. Weitere Maßnahmen werden vom Notarzt durchgeführt (Spülen). Eine lückenlose **Dokumentation** der Fehlpunktion ist im Einsatzprotokoll vorzunehmen.

7.4.2 Paradoxe Wirkungen oder unerwünschte Reaktionen

Wird ein Medikament zu schnell appliziert, kann dies außer einer Venenreizung auch gravierendere Auswirkungen zur Folge haben. Neben einem plötzlichen **Blutdruckabfall** oder einer reflektorischen **Tachykardie** können völlig unerwartete, sog. **paradoxe Reaktionen** auftreten (z. B. Blutdruckabfall bei zu schneller Benzodiazepingabe).

Aus diesem Grund dürfen Medikamente nur unter genauer Beobachtung des Patienten in einer angemessenen Geschwindigkeit von Ärzten bzw. – unter besonderen Voraussetzungen – von Notfallsanitätern verabreicht werden.

Vollelektrolytlösungen (z. B. balancierte Elektrolytlösungen, → 7.6.18) werden nur langsam tropfend verabreicht, wenn sie nicht zur Volumentherapie oder zum Einschwemmen venenreizender Medikamente verwendet werden. Die langsam laufende Infusion hält den venösen Zugang frei von Gerinnseln (Koageln) und wird vom Kreislauf problemlos toleriert. Infundiert man dem Patienten unnötigerweise zu viel Flüssigkeit, führt dies zu gefährlichen Wassereinlagerungen **(Ödemen)** im Körper.

Klagt ein Patient während oder kurz nach der Injektion eines Medikaments über plötzlich auftretende und sehr unangenehme Symptome, wie Atemnot (durch Bronchokonstriktion), Schwindel, Hitzegefühle, Bauchschmerzen, Juckreiz, oder zeigen sich rote oder quaddelartige Hautveränderungen, muss von einer **allergischen Reaktion** auf das applizierte Medikament ausgegangen werden (→ 13.3.7). Als erste Maßnahme muss hier ebenfalls die weitere Medikamentengabe sofort eingestellt werden.

IM FOKUS

Komplikationen bei Venenpunktionen

- **Fehllage des Venenzugangs:**
  - Treten **Paravasate** auf (erkennbar durch Schwellungen), muss die Infusion abgestellt und der Katheter entfernt werden.
    - Die nachfolgende Kompression der Injektionsstelle soll der Hämatombildung vorbeugen.
    - Bestimmte Wirkstoffe dürfen unter keinen Umständen ins Gewebe gelangen (z. B. Glukose). Dies kann zu Nekrosen führen.
  - **Venenklappen** können das Vorschieben des Katheters oder das Einlaufen einer Infusionslösung verhindern.
    - Durch vorsichtiges Anspülen kann dieses Problem unter Umständen gelöst werden.
  - Wurde eine **Arterie punktiert** oder verletzt, zeigt sich dies durch eine oft **hellrote und pulsierende Blutung.**
    - Die Nadel muss entfernt werden, um Druck auf das Gewebe aufbauen zu können. Ein Druckverband kann hier helfen.
    - **Achtung:** Sollten bereits Medikamente intraarteriell verabreicht worden sein, muss die Nadel belassen werden! Hier müssen weitergehende Maßnahmen durch einen (Not-)Arzt erfolgen.
    - Außerdem muss der Vorfall genau dokumentiert werden.
- **Unerwünschte Arzneimittelwirkungen** sind häufig, aber nicht immer schwerwiegend. Dennoch stellen sie immer eine potenzielle Gefahr für Patienten dar.
  - Vielen unerwünschten Effekten kann durch eine **sorgfältige Vorgehensweise** (etwa das langsame Spritzen von Medikamenten) vorgebeugt werden.
  - Bei Infusionslösungen sollte eine Überinfusion verhindert werden.
  - Wichtig ist vor allem das Erkennen **allergischer Reaktionen:**
    - Symptome: Hitzegefühl, Quaddelbildung, Juckreiz, Atemnot, Schwindel, etc.
    - Wichtigste Maßnahme ist hier der Abbruch der Medikamentengabe.

7.5 Allgemeine Pharmakologie

FALLBEISPIEL

Ihr Team behandelt eine 86-jährige Patientin in häuslicher Umgebung. Die Patientin ist bewusstseinsklar, leidet aber unter einer leichten Demenz. Sie und ihr 89-jähriger Ehemann versorgen sich noch weitestgehend selbst. Ein Pflegedienst kommt zweimal am Tag und unterstützt sie bei der Alltagsbewältigung. Die Patientin leidet unter Atemnot, die seit 3 Tagen kontinuierlich zunimmt. Der Atemweg ist frei, in den basalen Lungenabschnitten sind grobblasige Rasselgeräusche hörbar. Der Puls ist ausreichend kräftig und normofrequent. Die gemessenen Vitalparameter sind bis auf eine leichte Hypertonie mit 150/85 mmHg unauffällig. Die Patientin leidet anamnestisch unter „Herzproblemen", die Liste mit ihren Vorerkrankungen ist allerdings nicht auffindbar. Der Medikamentenplan weist folgende Präparate aus:

- ASS 100 mg 1-0-0
- Ramipril 5 mg 1-0-0
- Beloc-Zok® Herz 23,75 mg
- Simvastatin 20 mg 0-0-1
- Torasemid 10 mg 1-0-0
- Citalopram 20 mg 0-0-1
- Nitrolingual akut® 1–2 Hübe bei Bedarf
- Ibuprofen 400 mg bis zu 3 × tgl. bei Bedarf
- Pantozol 20 mg 1-0-0 (Bedarfsmedikation, wenn Einnahme von Ibuprofen erfolgt)

DEFINITION

Unter Pharmakologie wird die Lehre von den Wirkungen und dem Zusammenwirken der Arzneimittel an gesunden oder erkrankten Organen verstanden. Die Pharmakologie gliedert sich in die Teilbereiche Pharmakokinetik, Pharmakodynamik und Toxikologie.

Die Pharmakologie (griech. pharmakon = Arzneimittel, logos = Lehre) beschäftigt sich mit den Wirkungen von Arzneimitteln auf ein Lebewesen. Im Körper lösen Arzneimittel je nach Wirkstoff zu bestimmten Zeitpunkten erwünschte und/oder unerwünschte Wirkungen an den Organsystemen aus. Die Pharmakologie gliedert sich in die Teilbereiche:

- **Pharmakokinetik:** Sie untersucht, wie und in welchem Ausmaß ein Wirkstoff zum Wirkort gelangt oder von ihm entfernt wird.
- **Pharmakodynamik:** Sie beschäftigt sich mit der unmittelbaren Wirkung eines Arzneistoffes am Wirkort.
- **Toxikologie:** Sie hat die Wirkung giftiger Substanzen zum Inhalt (→ 26).

7.5.1 Terminologie

Spricht man über Arzneimittelwirkungen, fallen häufig Begriffe, die nicht unbedingt geläufig sind. Einige der Fachbegriffe sind durch das Arzneimittelgesetz (AMG, → 7.5.5) geregelt, andere Begriffe stammen aus der Pharmakologie. Letztere geben spezifische und wichtige Informationen zum Medikament bzw. dessen Wirkstoff und können zumeist der Packungsbeilage (Beipackzettel) entnommen werden.

- **Applikation** (lat. applicare = anlehnen) beschreibt die Verabreichung eines Medikaments.
- **Indikation** (lat. indicare = anzeigen) bezeichnet den Grund für eine medizinische Maßnahme, d. h., warum eine bestimmte medizinische Handlungsweise angezeigt ist.
- **Kontraindikation** (KI) oder Gegenanzeige (lat. contra = gegen und indicare = anzeigen) bezeichnet einen Umstand, der gegen eine medizinische Maßnahme (z. B. Medikamentengabe) spricht, d. h., dass eine bestimmte medizinische Handlungsweise nicht angezeigt ist, weil sie eher schadet als nützt.
- Als **Wirkung** bezeichnet man den gewünschten Effekt, den man durch die Gabe von Medikamenten erzielt.
- Als **Nebenwirkung** bezeichnet man alle unerwünschten Effekte, die der Therapie nicht von Nutzen sind und mitunter sogar schädlich sein können.
- **Wechselwirkung** bedeutet, dass ein appliziertes Medikament mit anderen Medikamenten oder Wirkstoffen, die sich bereits im Körper befinden, reagiert und eine erwünschte Wirkung entweder verstärkt bzw. abgeschwächt wird.
- **Dosierung** (griech. dósis = eine abgemessene Arzneimenge) bedeutet die Menge an Wirkstoff, die dem Patienten zugeführt wird, um eine bestimmte Wirkung zu erzielen. Sie wird meist in Milligramm angegeben.
- Als **Antidot** bezeichnet man ein Gegenmittel, das die Giftwirkung (**Toxizität**) eines Wirkstoffes vermindert, einen Wirkstoff an sich bindet oder ihn vom Wirkort verdrängt (**Antagonismus**) und/oder dessen Verstoffwechselung bzw. Ausscheidung beschleunigt.
- Als **Resorption** (lat. resorbere = aufsaugen) bezeichnet man die Aufnahme eines Wirkstoffs über Haut oder Schleimhaut (z. B. Magen-Darm-Trakt) in die Blut- oder Lymphgefäße.
- **Metabolisierung** (griech. metabolismós = Stoffwechsel) bedeutet, dass ein Wirkstoff chemisch umgewandelt wird (Stoffwechsel) und die Produkte des Stoffwechsels an die Körperumgebung abgegeben oder ausgeschieden werden.
- **Halbwertszeit** ist die Zeitspanne, in der ein Medikament zur Hälfte abgebaut oder ausgeschieden wird.

7.5.2 Pharmakokinetik

DEFINITION

Die Pharmakokinetik beschreibt die Gesamtheit aller Prozesse, denen ein Arzneistoff im Körper unterliegt und befasst sich mit der Frage, wie der Körper mit Arzneimitteln umgeht.

Im Besonderen befasst die Pharmakokinetik sich mit

- der **Aufnahme,**
- der **Resorption,**
- der **Verteilung** und
- der **Elimination**

von Arzneiwirkstoffen im Körper des Patienten (→ Abb. 7.23). Wird ein Medikament oral appliziert, wird es im Magen-Darm-Trakt von der Schleimhaut resorbiert und über das Pfortaderblut zur Leber transportiert. Die **Leber** fungiert hier als **Filter,** den der Wirkstoff überwinden muss **(First-Pass-Effekt),** um seine Wirkung im Körperkreislauf entfalten zu können. Viele Wirkstoffe werden bereits in der Leber inaktiviert oder abgeschwächt und können ihre eigentliche Wirkung nicht entfalten, wohingegen andere Wirkstoffe erst durch Umwandlung in der Leber aktiviert werden (Prodrugs). Injiziert man ein Medikament direkt in

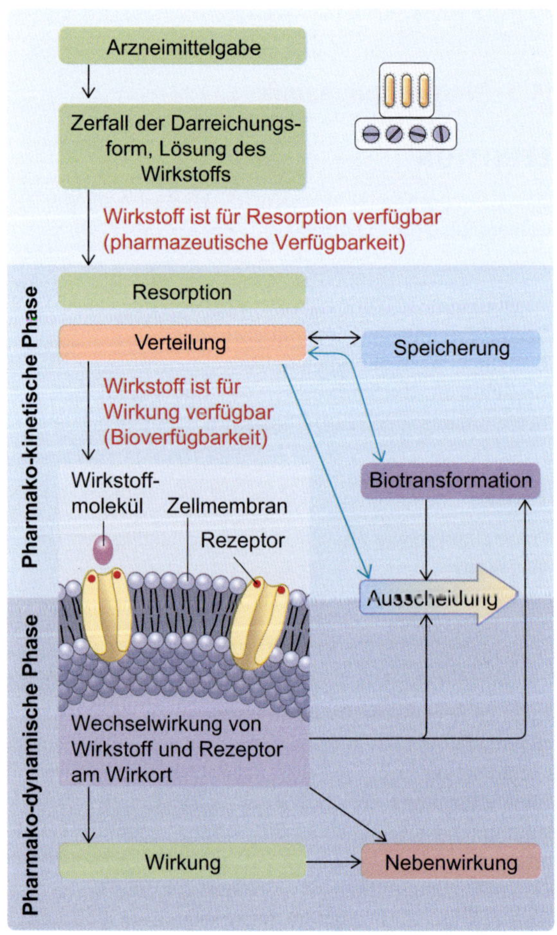

Abb. 7.23 Arzneimittelgabe, Pharmakokinetik und Pharmakodynamik eines Medikaments [A400]

eine Vene **(parenterale Applikation),** wird die Leber umgangen und der Wirkstoff sofort im Blut verteilt.

MERKE

PharmakoKinetik: Was macht der Körper mit dem Medikament?

Nach einer **spezifisch unterschiedlichen Wirkdauer** wird der Arzneiwirkstoff von der Filterfunktion der Leber erfasst und durch Enzyme umgewandelt oder abgebaut. Durch die biochemische Veränderung wird der Wirkstoff abgeschwächt oder wirkungslos gemacht **(Metabolisierung).** Im Anschluss wird das Stoffwechselprodukt entweder über die Galle in den Darm abgegeben oder über den Blutweg zu den Nieren transportiert, wo es abgefiltert und **ausgeschieden** werden kann. Ist eine Metabolisierung aufgrund eines **Leberschadens** nicht oder nur sehr verzögert möglich, kann sich die Wirkungsdauer des Medikaments verlängern.

VIDEO

Der Weg von Medikamenten im Körper
https://ebooks.health.elsevier.com

7.5.3 Pharmakodynamik

DEFINITION

Die Pharmakodynamik beschreibt die Wirkweise eines Arzneiwirkstoffes im Körper

Generell können vier Wirkweisen beschrieben werden (→ Abb. 7.23):
- Rezeptorvermittelte Arzneimittelwirkung
- Beeinflussung der Enzymaktivität
- Beeinflussung des Stoffwechsels von Mikroorganismen
- Beeinflussung von Transportsystemen oder Ionenkanälen

MERKE

PharmakoDynamik: Was macht das Drug (Medikament) mit dem Körper?

Rezeptorvermittelte Arzneimittelwirkung

Arzneimittel wirken in der Regel lediglich an den Stellen im Körper, an denen **spezifische Rezeptoren** vorhanden sind, die den Wirkstoff binden können. Stellt man sich einen Wirkstoff als Schlüssel vor und einen passenden Rezeptor als zugehöriges Schloss, dann kreist der **„Schlüssel"** so lange in der Blutzirkulation umher, bis er das passende **„Schloss"** gefunden hat, dem er eine gewisse Anziehungskraft **(Affinität)** entgegenbringt. Der „Schlüssel" passt perfekt in das „Schloss", d. h., die Bindungsstelle des Rezeptors wird vom Wirkstoff besetzt. Wenn der Wirkstoff eine Reaktion in der Zelle auslöst, bezeichnet man ihn als **Agonisten** (→ Abb. 7.24a). Löst der „Schlüssel" durch die Besetzung keinerlei Wirkung in der Zelle aus, sondern besetzt den Rezeptor nur, um ihn vor dem Einfluss anderer Botenstoffe oder Medikamente zu schützen oder ihn unbrauchbar zu machen, bezeichnet man ihn als **Antagonisten** (→ Abb. 7.24a).

Konkurrieren ein reaktionsauslösender Agonist und ein reaktionshemmender Antagonist um denselben Rezeptor miteinander, nennt man diesen Vorgang einen **kompetitiven Antagonismus** (engl. *competition* = Wettbewerb). Abhängig von der höheren Wirkstoffmenge oder einer besseren Bindungsfähigkeit des Antagonisten gegenüber dem Agonisten, wird die Wirkung des Agonisten vermindert oder aufgehoben (→ Abb. 7.24b).

Als **nichtkompetitiver Antagonismus** wird der Vorgang bezeichnet, wenn ein Stoff in der Lage ist, die Bindung des Agonisten an den Rezeptor zu vermindern oder zu hemmen, ohne von diesem verdrängt werden zu können. Dabei kann der nichtkompetetive Antagonist auch an anderer Stelle des Rezeptors andocken (allosterische Bindungsstelle), um die Wirkung des Agonisten zu beeinflussen (→ Abb. 7.24b).

Beeinflussung der Enzymaktivität

Viele Reaktionen im Körper werden erst dadurch möglich, dass ein Enzym mit einem Wirkstoff einen Komplex bildet und dadurch eine biochemische Wirkung entfalten kann. Wird ein **Enzym** jetzt durch ein Medikament **in seiner Wirkung beeinträchtigt,** z. B. gehemmt, kann die eigentlich beabsichtigte biochemische Wirkung des Körpers nicht stattfinden.

BEISPIEL

Ein Beispiel sind die ACE-Hemmer, die durch Hemmung des AC-Enzyms gefäßerweiternde Effekte und eine Blutdrucksenkung erzielen.

Beeinflussung des Stoffwechsels von Mikroorganismen

Ansatzpunkt für die gewünschte Medikamentenwirkung sind Strukturen oder Mechanismen der Bakterienzellen, die in menschlichen Zellen nicht vorkommen. Somit sind Wechselwirkungen mit menschlichen Zellen nicht zu erwarten und die **Wirkung des Medikaments entfaltet sich ausschließlich im Mikroorganismus,** der den Menschen infiziert hat.

BEISPIEL

Ein Beispiel sind die Beta-Laktam-Antibiotika (Penicilline), die den Zellwandaufbau vieler Bakterien unterdrücken und diese dadurch zerstören.

Beeinflussung von Transportsystemen oder Ionenkanälen

In der Zelle können durch die Rezeptorenbesetzung die unterschiedlichsten Kaskaden beeinflusst werden. So können z. B. **Transportkanäle** für elektrisch geladene Teilchen (Ionen) gehemmt oder aktiviert werden. Manche Antiarrhythmika z. B. hemmen den schnellen Natriumeinstrom in die Zelle durch direkte Blockade der Natriumkanäle. Amiordaron (Cordarex®, → 7.6.5) dagegen beeinflusst die Kaliumkanäle.

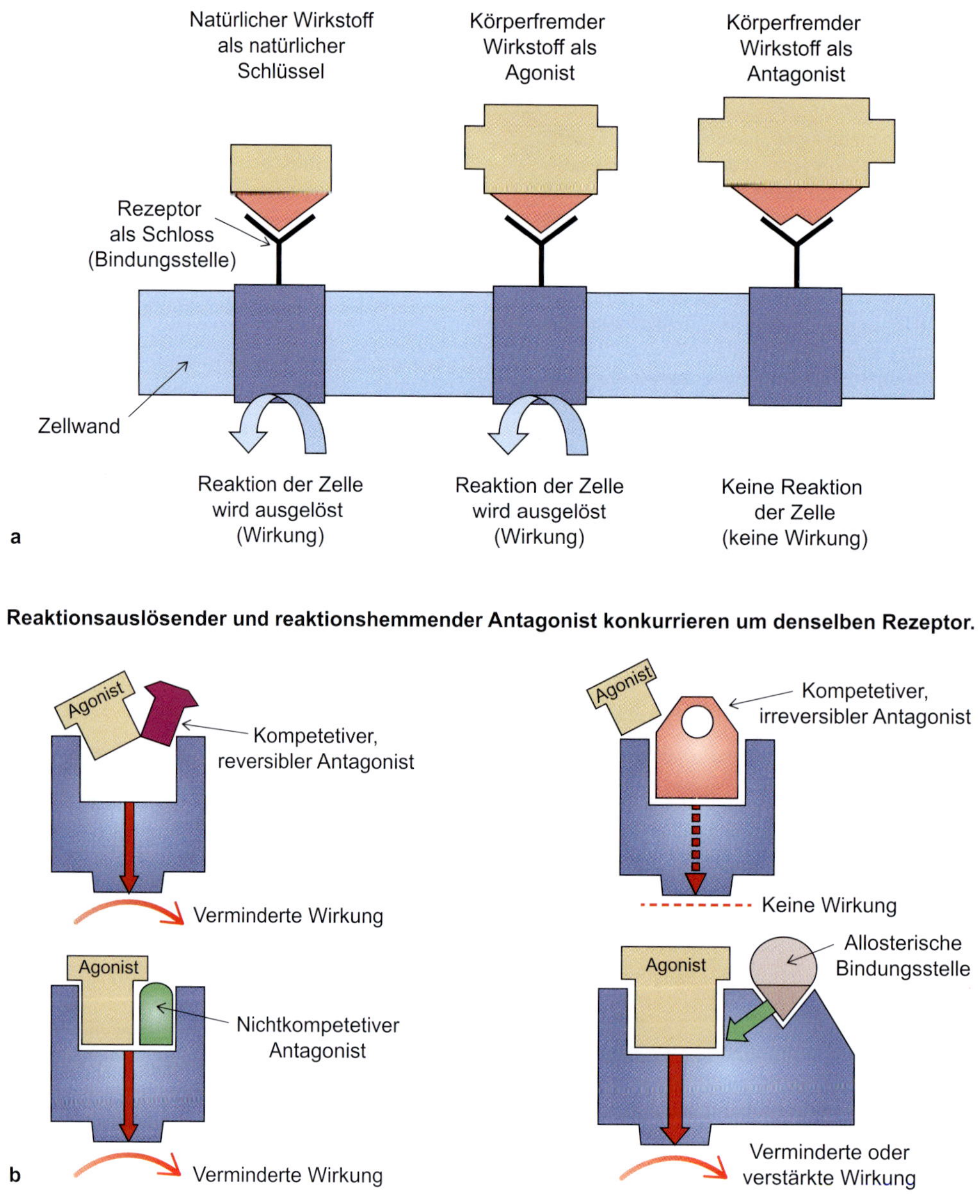

Abb. 7.24 a) Wirkung eines Agonisten und Antagonisten. b) Kompetetiver Antagonismus und nichtkompetetiver Antagonismus. [L143]

BEISPIEL

Ein Beispiel für die Beeinflussung von Transportsystemen ist Furosemid (Lasix®, → 7.6.15), dass die Wiederaufnahme von Kochsalz verhindert und zur erhöhten Ausscheidung von Wasser über die Niere führt.

IM FOKUS

Pharmakokinetik und Pharmakodynamik

- Die **Pharmakokinetik** umfasst Aufnahme, Resorption, Verteilung und Elimination eines Medikaments.
  - Der Fokus liegt also nicht auf der Medikamentenwirkung, sondern auf dem **Körper des Patienten,** der das Medikament in verschiedenen Schritten prozessiert.
  - Hier spielen einige Aspekte, etwa der **First-Pass-Effekt** bei oraler Medikamenteneinnahme oder die **Metabolisierungsgeschwindigkeit,** eine wichtige Rolle.
  - Die wesentlichen beiden Organe, die in Zusammenhang mit der Wirkdauer von Medikamenten stehen, sind **Leber** und **Niere.** Als Faustformel kann gelten, dass Schäden in einem der beiden Organe die Wirkdauer der meisten Medikamente verlängern.
  - Eine Ausnahme bilden hier die **Prodrugs,** die nur dann eine Wirkung entfalten, wenn sie zuvor in der Leber aktiviert wurden. Ein Leberschaden kann hier also auch den Wirkeintritt verzögern oder die Wirkstärke vermindern.
- Die **Pharmakodynamik** bezieht sich auf die eigentliche Medikamentenwirkung.
  - Bei den **rezeptorvermittelten Arzneimittelwirkungen** werden **„Agonisten“ (Aktivatoren)** von **„Antagonisten“**

(Deaktivatoren) unterschieden. Eine Sonderform ist der **kompetitive Antagonismus,** bei dem Antagonist und ein anderer Stoff um die Besetzung des Rezeptors konkurrieren.
- Wenn ein **Enzym** medikamentös beeinflusst wird, wird unmittelbar in den Stoffwechsel des Körpers eingegriffen. Da Enzyme alle Stoffwechselprozesse im menschlichen Körper beeinflussen, sind die Wirkungen hier sehr vielfältig.
- **Mikroorganismen** spielen sowohl im gesunden als auch im kranken Körper eine wichtige Rolle. Wird ihr Stoffwechsel, etwa durch Antibiotika, beeinflusst, kann dies zu zahlreichen möglichen Folgen führen.
- Werden **Transportsysteme** oder **Ionenkanäle** gehemmt, wird unmittelbar in die **Homöostase** eingegriffen. Dies führt z. B. zur Verschiebung von Flüssigkeit entlang osmotischer Gradienten oder zur Veränderung der Reizleitung.

7.5.4 Besonderheiten der medikamentösen Therapie bei Kindern und Senioren

Sowohl bei Kindern als auch bei älteren Menschen müssen bei der medikamentösen Therapie einige Besonderheiten in Bezug auf die Pharmakokinetik und Pharmakodynamik beachtet werden.

Besonderheiten bei Kindern

Kinder sind keine kleinen Erwachsenen. Babys schon gar nicht. Manche Medikamente, die für Erwachsene vollkommen harmlos sind, belasten kleine Kinder enorm.

MERKE

Kinder sind keine kleinen Erwachsenen – Säuglinge sind keine kleinen Kinder.

Die Verabreichung von Medikamenten für Kinder muss daher stets sorgfältig abgewogen werden. So besitzt der kindliche Körper einen anderen Fett- und Wasseranteil als Erwachsene, was die Wirkung von Arzneistoffen beeinflussen kann.

Geringere Muskelmasse, ein höherer Anteil an Körperwasser sowie der sich schnell verändernde Fettgehalt des Körpergewichts beeinflussen die Arzneimittelverteilung im Körper eines **Früh- oder Neugeborenen.** Die so veränderte Arzneimittelverteilung macht eine hohe Initialdosis notwendig, um einen möglichst schnellen Wirkungseintritt zu erzielen.

Die Organe von **Babys und Säuglingen** sind noch nicht vollständig ausgereift und können Medikamente daher nicht so gut verarbeiten wie Erwachsene. Leber und Nieren von Säuglingen beispielsweise bauen Wirkstoffe noch sehr langsam ab, während der Stoffwechsel von Kindern über 2 Jahren viel schneller arbeitet.

Bei **Kleinkindern** kommt es dann zu schnellen Reifungsprozessen von Leber und Nieren. Hierdurch verfügen Kinder ab einem Alter von 2 Jahren über eine hohe Entgiftungsleistung des Körpers. Dies macht u. U. deutlich höhere Dosen und ein kürzeres Dosisintervall der jeweiligen Wirkstoffe notwendig. Darum unterscheidet man auch häufig zwischen Medikamenten für Babys und solchen für Kleinkinder ab 1 oder 2 Jahren.

MERKE

Es reicht längst nicht aus, die Dosis auf das Gewicht abzustimmen – das Alter spielt ebenfalls eine Rolle.

Auch beim **Jugendlichen** kommt es in der Umbauphase der **Pubertät** zu zahlreichen Veränderungen in der Pharmakokinetik und -dynamik. Es werden Veränderungen in der Absorption, der Verteilung, der Metabolisierung sowie der Ausscheidung beobachtet. Andererseits können applizierte Medikamenten Einfluss auf die körperliche Entwicklung in der Pubertät nehmen.

Besonderheiten bei Senioren

Zwar wirken Medikamente bei Senioren nicht grundsätzlich anders als bei Patienten mittleren Alters. Aber etwa 50 % aller Patienten über 65 Jahren nehmen täglich mindestens vier Medikamente ein. Bei jedem dritten ab 75 Jahren sind es sogar mehr als acht, was zu **Wechselwirkungen der Medikamente** untereinander führen kann.

MERKE

Je mehr Arzneien ein Patient benötigt, umso eher beeinflussen sich die Mittel gegenseitig.

Untersuchungen zeigen, dass 80 % der Menschen, die älter als 65 Jahre sind, an mindestens einer chronischen Erkrankung leiden. Sind die Menschen zwischen 70 und 90 Jahre alt, so liegen häufig sogar zwischen 5 und 10 Dauerdiagnosen vor. Bei einer **größeren Zahl von Erkrankungen** ergibt sich aber unweigerlich auch eine größere Zahl medikamentöser Therapien. Wird der Patient leitliniengerecht therapiert, so können in vielen Fällen mehr als zehn gleichzeitig gegebene Arzneiwirkstoffe zum Einsatz kommen.

Doch Wechselwirkungen können bei älteren Menschen noch das kleinere Problem sein. Gravierender ist, dass die Nieren- oder Leberfunktion im Alter deutlich abnimmt, weshalb Arzneimittel, die über die Nieren oder Leber ausgeschieden werden, länger im Körper verbleiben. Das aber wird bei vielen Medikamenten bei der Dosierung oft nicht berücksichtigt.

MERKE

Medikamente werden oft zu hoch dosiert, obwohl ältere Patienten häufig eine eingeschränkte Nieren- oder Leberfunktion haben, was wiederum bei vielen Medikamenten bei der Dosierung berücksichtigt werden muss.

IM FOKUS

Medikamentöse Therapie bei Kindern und Senioren

- **Kinder:**
  - Die wichtigste Regel lautet hier: „Kinder sind keine kleinen Erwachsenen – Säuglinge sind keine kleinen Kinder".
  - Je nach Alter unterscheiden sich **Gewebezusammensetzung** und damit **Medikamentenverteilung** und **Stoffwechselfähigkeit** teilweise drastisch.

  - **Früh- und Neugeborene** brauchen oft eine höhere Initialdosis.
  - **Babys** und **Säuglinge** bauen Medikamente oftmals langsamer ab.
  - **Kleinkinder** hingegen verfügen über eine sehr hohe Entgiftungsleistung. Hier sind unter Umständen höhere Dosierungen notwendig.
  - Bei **Jugendlichen** erschweren körperliche und hormonelle Umstellung sowohl Pharmakokinetik als auch Pharmakodynamik.
- **Senioren:**
  - Ältere Menschen leiden öfter unter **chronischen Erkrankungen,** die zum einen mit **veränderten Stoffwechselprozessen** und zum anderen mit komplexeren **Dauermedikationszusammensetzungen** einhergehen können.
  - Bedingt durch die zunehmende **Leistungsverminderung von Leber und Nieren** werden Medikamente bei älteren Menschen oftmals zu hoch dosiert.

7.5.5 Arzneimittel und gesetzliche Grundlagen

Unerwünschte Arzneimittelwirkungen werden nie hundertprozentig auszuschließen sein. Daher muss der Einsatz von Medikamenten immer Abwägungssache zwischen Nutzen und Risiko sein – eben, weil der Einsatz einer Arznei auch Schaden verursachen kann. Um das Risiko für Patienten zu minimieren, wurden gesetzliche Vorgaben, z. B. Arzneimittgesetz oder Betäubungsmittelgesetz, geschaffen, durch deren restriktive Regelungen das Verhältnis von Nutzen und Risiko verbessert wurde.

Arzneimittelgesetz

Das **Gesetz über den Verkehr mit Arzneimitteln** (Arzneimittelgesetz, AMG) sorgt im Interesse einer ordnungsgemäßen Arzneimittelversorgung der Bevölkerung für die Sicherheit im Umgang mit Arzneimitteln, insbesondere für
- Qualität,
- Wirksamkeit und
- Unbedenklichkeit

der Arzneimittel. Ein Medikament muss nicht nur ordnungsgemäß registriert sein, es braucht nach dem AMG auch ausgiebig getestet sein. Die Hersteller sind verpflichtet, in klinischen Studien nachzuweisen, dass das Medikament wirksam und verträglich ist. Auch muss das Medikament besser abschneiden als wirkstofffreie Scheinmedikamente (Placebos). Der Nutzen muss den Nachteil, also die unerwünschten Nebenwirkungen, dabei klar überwiegen. Auch nach der Zulassung gehen die Kontrollen weiter.

MERKE

Jedes Medikament muss wirksam und sicher sein, und es muss mehr nützen, als es schadet.

Das Arzneimittelgesetz regelt weiterhin Begriffsbestimmungen und die Kennzeichnung von Arzneimitteln. Es macht Vorgaben zur **Packungsbeilage** und zu den **Fachinformationen** des jeweiligen Arzneimittels. Es regelt die Herstellung, die Zulassung und das Inverkehrbringen von Arzneimitteln. Auch die Produkthaftung der Hersteller ist im Arzneimittelgesetz geregelt.

Betäubungsmittelgesetz

Im **Betäubungsmittelgesetz (BtMG)** werden Stoffe und Zubereitungen gelistet, die in Deutschland als Betäubungsmittel gelten und deren
- Herstellung,
- Verbreitung oder
- Besitz

gesetzlich beschränkt sind. Ihnen allen ist gemeinsam, dass sie ein hohes Risiko haben, eine **Sucht** auszulösen. Manche Substanzen (z. B. LSD) sind im Rahmen des Gesetzes komplett verboten, andere sind verschreibungsfähig, darunter viele Opioide (→ 7.6.6). Die Abgabe von Alkohol und Nikotin fällt nicht unter das Betäubungsmittelgesetz, obwohl sie sehr wohl eine Sucht auszulösen können. Seit dem 1. April 2024 fällt medizinischer Cannabis nicht mehr unter das Betäubungsmittelgesetz. Das BtMG gibt jedoch zahlreiche Kontrollen und Einschränkungen, etwa in Bezug auf die Herkunft des Cannabis und die Abgabemengen vor.

Wie im Arzneimittelgesetz sind im BtMG besondere Begriffe geregelt. Weiterhin sind im BtMG die Erlaubnis zum Verkehr mit Betäubungsmitteln, die Sachkenntnis, die Abgabe und der Erwerb, die Verschreibung und die Abgabe auf Verschreibung sowie Sicherungsmaßnahmen, die Vernichtung und Aufzeichnungen geregelt.

Das Betäubungsmittelgesetz umfasst drei Anlagen, in denen die Wirkstoffe aufgelistet sind, die als Betäubungsmittel gelten.
- **Anlage 1** listet alle **nicht verkehrsfähigen Betäubungsmittel.** Hierzu gehören z. B. die Rauschdroge Cathinon, Phencyclidin oder Psilocybin.
- **Anlage 2** listet alle **verkehrs-, aber nicht verschreibungsfähigen Betäubungsmittel.** Das sind z. B. Methamphetamin und LSD.
- **Anlage 3** beinhaltet **alle verkehrsfähigen und verschreibungsfähigen Betäubungsmittel.** Hierin findet man Wirkstoffe wie Fentanyl, Morphin oder Piritramid. Die Anlage 3 enthält aber auch Wirkstoffe, wie Tilidin, Zolpidem, Diazepam und Midazolam. Sie gehören ebenfalls zu den Betäubungsmitteln, sind aber *„von den betäubungsmittelrechtlichen Vorschriften ganz oder teilweise ausgenommen"* (§ 2 Absatz 1 Nr. 3 BtMG)

Details für die Verschreibung, die Abgabe und den Nachweis des Verbleibs von Betäubungsmitteln regelt die **Betäubungsmittel-Verschreibungsverordnung (BtMVV)**. Die **BtMVV** regelt auch die Verschreibung von Betäubungsmitteln für den Rettungsdienst. Danach muss der Träger oder Durchführende des Rettungsdienstes einen Arzt beauftragen, der die benötigten Betäubungsmittel verschreibt. Weiterhin müssen die Belieferung mit Betäubungsmitteln sowie die halbjährliche Überprüfung der Vorräte mit einer Apotheke vereinbart werden. Der Bestand sowie Ab- und Zugänge sind in einem Betäubungsmittelbuch genau zu dokumentieren.

Bei Großschadensfällen dürfen die benötigten Betäubungsmittel durch den zuständigen Leitenden Notarzt (LNA) verschrieben werden.

7.5.6 Umgang mit Arzneimitteln

Arzneimittel können nur dann richtig wirken, wenn sie korrekt angewendet werden. Sie deshalb einige wichtige Regeln zum richtigen Umgang mit Arzneimitteln beachten. In Abwandlung **„8-R-Regel"**, die in der Pflege älterer und kranker Menschen angewandt wird, kann diese Regel bei der richtigen Handhabung von Arzneimitteln helfen.

MERKE

Die acht großen „Rs":
- **R**ichtiger Patient
- **R**ichtiges Medikament
- **R**ichtige Dosierung
- **R**ichtige Applikationsart
- **R**ichtige Verdünnung
- **R**ichtig gelagert
- **R**ichtige Temperatur (des Medikaments)
- **R**ichtig vorbereitet

Im Umgang mit Arzneimitteln sind Verwechslungen zu vermeiden, da diese dem Patienten gefährlich werden können, wenn das falsche Medikament irrtümlich verabreicht wird. Daher ist bei der Zubereitung und der Verabreichung von Medikamenten im Rettungsdienst ist das **Vier-Augen-Prinzip** aus Gründen der Patientensicherheit obligat.

Die Entscheidung, ob ein Patient medikamentös behandelt wird, darf einzig und allein ein **Arzt** treffen. Obwohl das Rettungsdienstfachpersonal tagtäglich mit Arzneimitteln umgeht und Medikamentenkunde auch zum Lehrinhalt der Ausbildung zum **Rettungssanitäter** gehört, ist es ihm rechtlich nicht erlaubt, eigenverantwortlich Arzneistoffe zu applizieren oder zu verordnen.

Arzneimittelauswahl

Arzneimittel müssen bestimmte Voraussetzungen erfüllen, damit sie in der täglichen Praxis angewendet werden können. Da jeder Arzneimittelwirkstoff ab einer bestimmten Dosis giftige **(toxische)** Auswirkungen haben kann, darf eine Arznei nur in **therapeutischer Dosierung** appliziert werden. In therapeutischer Dosierung dürfen Nebenwirkungen nicht auftreten oder müssen sich zumindest in Grenzen halten. Auch darf der Wirkstoff **keine Allergien** auslösen. Neben diesen Voraussetzungen darf die Arznei **keine negativen Auswirkungen** auf das Herz-Kreislauf-System, den Atemapparat oder das ZNS haben.

Da in der **Notfallmedizin** ein Arzneimittel seine Wirkung schnell und ausreichend stark entfalten muss, sind ein **schnelles Anfluten** des Wirkstoffes und eine **kurze Wirkdauer** zur guten Steuerbarkeit der Arznei wünschenswert.

Arzneimittelanamnese

Bei einer gründlichen **Anamnese** darf die **Eigenmedikation** nicht vergessen werden. Viele Patienten nehmen verschiedene Medikamente ein, wobei sich nur die wenigsten Patienten die jeweiligen Namen, die Dosierung und Einnahmezeiten merken können. In einer Notfallsituation muss erfragt werden, ob alle verordneten Medikamente in den vergangenen Tagen auch tatsächlich eingenommen wurden. Eine häufige Ursache für einen frühen Re-Infarkt ist z. B. die vergessene Einnahme die Blutgerinnung hemmender Substanzen (ASS®, Clopidogrel®).

Eine Anamnese kann für den Patienten möglicherweise intime Fragen beinhalten. Patienten kann die Einnahme von potenzfördernden Medikamenten peinlich sein, weshalb die Anwendung oft nur nach expliziter Nachfrage zugegeben wird. Vor einer Anwendung von sublingualen Nitraten (z. B. Nitro-Spray®) bei Hypertonie müssen deshalb die Kontraindikationen (z. B. regelmäßige Einnahme von Viagra®) abgeklärt werden. Eine kurze Aufklärung über die Gefahren der Interaktion von Medikamenten kann **unerwünschten Arzneimittelwirkungen** vorbeugen.

Arzneimittellagerung im Rettungsdienst

Für die Lagerung der Arzneimittel gilt, dass die Lagerungshinweise der Hersteller in jedem Fall zu beachten sind. Diese findet man in der Packungsbeilage bzw. in der jeweiligen Fachinformation. Ansonsten gelten die Prinzipien, wie sie für die stationäre Vorhaltung von Medikamenten gelten, d. h., die Medikamente müssen
- lichtgeschützt,
- trocken,
- bei konstanter Temperatur,
- u. U. gekühlt (Vorhaltung von Kühlschränken auf Rettungswache und im Rettungsmittel) und
- unter Verschluss

gelagert werden. Diese Voraussetzungen sind im Rettungsdienst meistens nicht gegeben, zumal es in den Fahrzeugen und Notfallkoffern/-rucksäcken zu enormen Temperaturschwankungen und mechanischen Einflüssen kommen kann. Man geht davon aus, dass diese Einflüsse die Laufzeiten der Arzneimittel deutlich verkürzen können.

Der Arzneimittelbestand muss regelmäßig **kontrolliert,** jeder Arzneimittelverbrauch muss **dokumentiert** und die fehlenden Medikamente müssen nach einem Einsatz sofort **ersetzt** werden. Für Betäubungsmittel gelten besondere Aufbewahrungspflichten (s. u.). Arzneimittel für den Rettungsdienst sollten in den Einsatzfahrzeugen wie auch im Medikamentenlager auf der Rettungswache nur in **einsatztaktisch sinnvollen Mengen** vorgehalten werden. Die Lagerhaltung kann durch Rettungsdienstpersonal vorgenommen werden; verantwortlich für die Arzneimittelsicherheit, -information und -versorgung ist ein Apotheker. Ein Arzt ist zuständig für die Arzneimittelverordnung.

Arzneimittelkontrolle

Bei Überschreitung des **Verfallsdatums** wird das Medikament zwar nicht toxisch wirken, dennoch wird eine verminderte und nicht ausreichende Wirksamkeit zu verzeichnen sein.

MERKE

Medikamente dürfen nach Ablauf des Verfallsdatums nicht mehr verwendet werden.

Medikamente oder Infusionslösungen, die ungewollt eingefroren waren oder während des Einsatzes nicht verwendet wurden, müssen ebenfalls entsorgt werden.

Lagerung von Betäubungsmitteln

Um einen **Missbrauch** der Medikamente auszuschließen, die ein hohes Abhängigkeitspotenzial besitzen, unterliegen einige von ihnen dem **Betäubungsmittelgesetz** (BtMG, → 7.5.5). Sie

müssen verschlossen und für Dritte unzugänglich gelagert werden. Die dem Betäubungsmittelgesetz unterliegenden Arzneimittel sollten nur in geringen Mengen (wenige Ampullen) und in einbruchsicheren Ampullarien oder in einem eingebauten Tresor mitgeführt werden. Der Medikamentenverbrauch muss in einem **Betäubungsmittelbuch** dokumentiert und von zwei Mitarbeitern gegengezeichnet werden. Selbst die Entsorgung von verfallenen Medikamenten, die dem Betäubungsmittelgesetz unterliegen, muss von zwei Mitarbeitern bezeugt werden.

IM FOKUS

Umgang mit Arzneimitteln

- **Rechtliche Rahmenbedingungen:**
  - **Arzneimittelgesetz:** regelt Qualitätsprozesse für Inverkehrbringen, Verordnung und Verabreichung von Arzneimitteln.
  - **Betäubungsmittelgesetz:** regelt dem Umgang mit verkehrsfähigen und nicht-verkehrsfähigen Betäubungsmitteln.
- **Arzneimittelauswahl:**
  - Idealerweise wirkt ein **Notfallmedikament** sehr **schnell,** dafür aber recht **kurz,** und weist keine bis wenige negative Effekte auf.
  - Die **konkrete Auswahl** richtet sich vor allem nach Krankheitsbild, Vorerkrankungen, Begleitmedikation und Eigenschaften des Notfallmedikaments. Hier spielt die **Arzneimittelanamnese** eine wichtige Rolle.
- **Arzneimittellagerung:**
  - Die Lagerung von Arzneimitteln ist genau geregelt. Geachtet werden muss neben einer Identifizierbarkeit durch die **Chargennummer** auch auf die jeweiligen **Verfallsdaten** und spezielle **Lagerungsbedingungen** (etwa Kühlpflichtigkeit).
  - Nach **Ablauf des Verfallsdatums** dürfen Medikamente nicht mehr verwendet werden. Daher müssen regelmäßige Überprüfungen der Bestände erfolgen.
  - **Gesondert gelagert** werden müssen **Betäubungsmittel.** Sie müssen verschlossen und für Dritte unzugänglich aufbewahrt werden. Daneben muss über ihren Bestand genauestens Buch geführt werden.

7.6 Spezielle Pharmakologie

In → Tab. 7.1 werden Medikamente aufgeführt und beschrieben, die im rettungsdienstlichen Alltag von Bedeutung sind. In diesem Kapitel können nur die wichtigsten Nebenwirkungen und Besonderheiten erwähnt werden.

7.6.1 Sauerstoff (O_2)

Die Energie für den Körper erfolgt zum überwiegenden Teil durch aeroben Stoffwechsel. Nur ca. 3–4 % der normalen Energieausbeute wird über den anaeroben Stoffwechsel (unter Ausschluss von O_2) erzielt – was nur wenig ergiebig für den Körper ist. Daher ist Sauerstoff so lebenswichtig.

Generika	Original-konzentration	Verdünnung	Endkonzen-tration	Applikations-art	Notarzt	Notfall-sanitäter (2a bzw. 2c Maßnahmen)	Info
Acetylsalicylsäure (z. B. ASS)	500 mg	Original-Trockensubstanz + 5 ml Aqua	100 mg/ml	i. v. bzw. i. o.	X		
Cafedrin + Theodrenalin (z. B. Akrinor®)	200 mg + 10 mg/2 ml	2 ml Originalkonz. + 8 ml NaCl 0,9 %	20 mg/0,1 mg/ml	i. v. bzw. i. o.	X		
Epinephrin (z. B. Suprarenin®)	25 mg/25 ml	1 ml Originalkonz. + 9 ml NaCl 0,9 %	0,1 mg/ml	i. v. bzw. i. o.	X	X	Reanimation
Epinephrin (z. B. Suprarenin®)	25 mg/25 ml	1 ml Originalkonz. + 9 ml NaCl 0,9 %	0,1 mg/ml	i. v. bzw. i. o.	X		Anaphylaxie
Epinephrin (z. B. Suprarenin®)	25 mg/25 ml	0,5 ml Originalkonz. in Heparinspritze aufziehen	1 mg/ml	i. m.	X	X	Anaphylaxie
Ketamin S (z. B. Esketamin®)	50 mg/2 ml	2 ml Originalkonz. + 8 ml NaCl 0,9 %	5 mg/ml	i. v. bzw. i. o.	X		
Morphium (z. B. MSI®)	10 mg/ml	1 ml Originalkonz. + 9 ml NaCl 0,9 %	1 mg/ml	i. v.	X	X	
Naloxon (z. B. Narcanti®)	0,4 mg/ml	1 ml Originalkonz. + 3 ml NaCl 0,9 %	0,1 mg/ml	i. v.	X	X	
Norepinephrin (z. B. Aterenol®)	25 mg/25 ml	5 ml Originalkonz. + 45 ml NaCl 0,9 %	0,1 mg/ml	Perfusor	X		Balancierte VEL muss zeitgleich über 3-Wege-Hahn laufen

Tab. 7.1 Medikamentenaufzieh- und Verdünnungshilfe

Generika	Original-konzentration	Verdünnung	Endkonzen-tration	Applikations-art	Notarzt	Notfall-sanitäter (2a bzw. 2c Maßnahmen)	Info
Piritramid (z. B. Dipidolor®)	7,5 mg/ml	1 ml Originalkonz. + 6,5 ml NaCl 0,9 %	1 mg/ml	i. v. bzw. i. o.	X		
Piritramid (z. B. Dipidolor®)	7,5 mg/ml	1 ml Originalkonz. + 100 ml NaCl 0,9 %	0,075 mg/ml	Kurzinfusion	X	X	
Prednison (z. B. Solu-Decortin®)	250 mg	Original-Trocken-substanz + 5 ml Aqua	50 mg/ml		X		
Succinylcholin (z. B. Lystenon®)	500 mg	Original-Trocken-substanz + 25 ml Aqua	20 mg/ml		X		5 ml verwerfen, um auf 20 ml Skalierung zu gelangen
Thiopenthal (z. B. Trapanal®)	500 mg	Original-Trocken-substanz + 20 ml Aqua	25 mg/ml		X		
Aufgrund der ärztlichen Therapiefreiheit kann vom Notarzt auch eine andere als die oben aufgeführte und im Beipackzettel des jeweiligen Medikaments genannte Verdünnung gefordert werden.							

Tab. 7.1 Medikamentenaufzieh- und Verdünnungshilfe *(Forts.)*

Vor dem Hintergrund, dass Sauerstoff (→ Tab. 7.2) das einzige Medikament ist, dass der Rettungssanitäter auch ohne Nachforderung eines höherwertigen Rettungsmittel verabreichen darf, besitzt Sauerstoff als Medikament einen besonderen Stellenwert. Erfolgt eine verminderte Aufnahme von O_2 oder gar eine Unterbrechung, ist die ausreichende Sauerstoffversorgung der lebenswichtigen Organe bedroht. Dem kann auch ein Rettungssanitäter entgegentreten, indem er Sauerstoff verabreicht, um eine Steigerung des Sauerstoffangebots durch Anreicherung der Einatemluft des Patienten mit Sauerstoff zu erreichen. Hierfür stehen ihm technische Hilfsmittel zur Sauerstoffinhalation, wie z. B. eine Nasen- oder Sauerstoffbrille, zur Verfügung (→ 12.2).

MERKE

Sauerstoff ist ein Medikament (→ Tab. 7.2).

Sauerstoff gelangt durch Atmung über die Lungen in den Blutkreislauf und wird dort zu den Körperzellen transportiert (→ 12.1.7). Ist im Körper zu wenig Sauerstoff vorhanden **(Hypoxie)**, ist eine Beurteilung der respiratorischen Situation am besten über die Erhebung der Sauerstoffsättigung im Blut (SpO_2) mittels der Pulsoxymetrie zu erheben (→ 5.3.3). Eine **Zyanose** für sich allein genommen ist **ein unzuverlässiges Symptom** und es bedarf einiger Erfahrung, um eine Sauerstoffunterversorgung des Patienten ohne Hilfsmittel abzuschätzen.

Gängigster Handelsname	Medizinischer Sauerstoff (O_2)
Wirkung	Nach Aufnahme über die Atemwege diffundiert Sauerstoff über die Alveolen ins Blut und wird dort, an Hämoglobin gebunden, zu den Körperzellen (Mitochondrien) transportiert. Dort findet die aerobe Energiegewinnung statt: Traubenzucker + O_2 → H_2O + CO_2 + Energie
Indikation	Vorbeugung und Behandlung von hypoxischen und hypoxämischen Zuständen bei Atemstörungen, Herz-Kreislauf-Erkrankungen und Schockzuständen
Kontraindikation	Keine absoluten Kontraindikationen. Relative Kontraindikation bei Patienten mit einer chronischen Hypoxie wegen Senkung des erhöhten Kohlendioxids im Blut durch Sauerstoffgabe und damit Verminderung des Atemantriebs.
Wirkungseintritt	Soforteintritt bei Einatmung
Wirkungsdauer	Halbwertszeit nur Millisekunden bis Sekunden
Nebenwirkungen	Verminderung des Kohlendioxidanteils im Blut (Hypokapnie) bei Einatmung von reinem Sauerstoff
Wechsel-wirkungen	Sauerstoffflaschen mit dem komprimierten Gas können bei einer Erwärmung explodieren. Sauerstoff besitzt als Oxidationsmittel brandfördernde Eigenschaften bei der Handhabung.
Darreichungs-formen	O_2-Gas in Druckflaschen von 2–10 l Volumen mit 200 bar Fülldruck
Dosierungs-empfehlung	SpO_2 über Nasenbrille oder Maske mit der Zielsättigung SpO_2: 94–98 % • SpO_2 > 90 % 2 4 l/Min. über Nasenbrille • SpO_2 < 90 % 6–15 l/Min. über Maske

Tab. 7.2 Kurzprofil Sauerstoff O_2

MEDIKAMENTE IM RETTUNGSDIENST

A ATEMWEG

- ATEMWEG – Kap. 11.2 und Kap. 11.3

B (BE-)ATMUNG

- **Bronchospasmolytika** – Salbutamol, Ipratropiumbromid
- **Kortikoide** – Prednisolon

C KREISLAUF

- **Kortikoide** – Prednisolon
- **Katecholamine** – Adrenalin, Noradrenalin; Dopamin, Dobutamin
- **Antiarrhythmika** – I Ajmalin; II Metoprolol; III Amiodoron; IV Verapamil
- **Diuretika** – Furosemid
- **Parasympatholytika** – Atropin
- **Antihypertensiva** – Urapidil, Nifedipin
- **Antikoagulanzien** – ASS, Heparin
- **Fibrinolytika** – Alteplase
- **Infusionen** – Ringer, Sterofundin; HAES
- **Nitroglycerin**
- **Antihistamine** – Dimetinden, Clemastin

D ZNS / PNS

- **Antihistamine** – Dimetinden, Clemastin
- **Benzodiazepine** – Diazepam, Midazolam
- **Neuroleptika** – Haloperidol
- **Analgetika** – ASS, Paracetamol, Metamizol, Opiode
  - Opiode – Morphin, Fentanyl, Naloxon
- **Glukose**
- **Anästhetika** – Thiopental, Propofol, Ketamin
- **Antiemetika** – Metoclopramid, Dimenhydrinat, Ondansetron
- **Muskelrelaxanzien** – Rocuronium, Succinylcholin

E ENTGIFTUNG

- **Antidot** – Kap. 26.1.2

Sauerstoff ist aber **kein nebenwirkungsfreies** Medikament. Es zeigen sich Komplikationen, wenn Sauerstoff in hohen Dosen, d. h. mit einer inspiratorischen Konzentration > 60 %, über längere Zeit (mehrere Stunden bis > 24 Std.) verabreicht wird. Dies ist im Notfall jedoch ohne Relevanz und betrifft vornehmlich die klinische oder häusliche Anwendung von Sauerstoff im Rahmen einer Beatmung.

7.6.2 Benzodiazepine (schlaffördernde, angstlösende Beruhigungsmedikamente)

Alle Benzodiazepine verfügen über eine ähnliche chemische Grundstruktur. Aufgrund kleiner Unterschiede in ihrer biochemischen Strukturformel weisen sie unterschiedliche Wirkungen auf. Benzodiazepine wirken, abhängig von der Dosierung,

- **angstlösend** (anxiolytisch),
- **schlaferzwingend** (hypnotisch) und
- **beruhigend** (sedativ).

Ferner sind sie krampflösend **(antikonvulsiv),** weshalb sie für die Durchbrechung eines epileptischen Anfalls geeignet sind.

Eine **Vergiftung** ausschließlich mit Benzodiazepinen ist aufgrund ihrer großen therapeutischen Wirkungsbreite nahezu unmöglich. Lediglich in Kombination mit anderen Wirkstoffen (Alkohol, Medikamente) kann eine **Wirkungsverstärkung** sehr gefährlich werden.

Pharmakokinetik und Wirkmechanismus

Benzodiazepine wirken im zentralen Nervensystem an den Benzodiazepin-Rezeptoren im limbischen System. Werden die Rezeptoren besetzt, reagiert der Körper empfindlicher auf den Botenstoff GABA (Gamma-Aminobuttersäure), was zu einer beruhigenden Wirkung führt.

Benzodiazepine werden in der Leber umgewandelt und über die Niere ausgeschieden. Im Falle einer Leberschädigung können sie folglich langsamer abgebaut werden und somit länger wirksam bleiben. Sie werden aufgrund ihrer **Fettlöslichkeit** allgemein sehr gut aufgenommen. Im zentralen Nervensystem binden sie an **spezielle Rezeptoren** und bewirken eine erhöhte Ausschüttung dämpfender Botenstoffe **(Transmitter).**

! ACHTUNG

Benzodiazepine unterscheiden sich teilweise erheblich in ihrer Wirkdauer.

Diazepam und Midazolam

Die beiden gängigsten Wirkstoffe sind **Diazepam** und **Midazolam**. Sie werden aufgrund ihrer Ähnlichkeiten gemeinsam besprochen (→ Tab. 7.3).

Wirkstoff und gängigster Handelsname	Diazepam (Valium®)	Midazolam (Dormicum®)
Wirkung	Sedierend, antikonvulsiv und angstlösend durch Bindung und Aktivierung des GABAA-Rezeptors im zentralen Nervensystem	
Indikation	Akute Erregungs-, Unruhe- und Angstzustände, zerebrale Krampfanfälle und Status epilepticus, Fieberkrämpfe, Sedierung zur Notintubation	
Kontraindikation	Myasthenia gravis, eine Krankheit der Nervenfasern, die zu schneller Ermüdung der Muskeln führt (Gefahr der Atemlähmung), alkoholisierte Patienten (Wirkungsverstärkung), Schwangerschaft in den ersten 3 Monaten (da ungehinderte Wirkung auf das Kind), akute Atemnot	
Wirkungseintritt	Sofort	Nach ca. 2 Min.
Wirkungsdauer	Zwischen 15 und 200 Min., bei einigen noch aktiven Abbauprodukten bis zu 200 Std.	Ca. 45 Min.
Nebenwirkungen	Störungen des Bewusstseins, Atemdepression, Blutdruckabfall, bei älteren Patienten paradoxe Reaktionen, Auslösung von Erregungszuständen	
Wechselwirkungen	Wirkungsverstärkung durch Alkohol, Muskelrelaxanzien und zentral dämpfende Medikamente	
Darreichungsformen	1 Ampulle zu 2 ml enthält 10 mg, Rektaltuben (Diazepam-Desitin rectal®) enthalten 5 mg oder 10 mg Diazepam.	1 Ampulle zu 1 ml enthält 5 mg, 1 Ampulle zu 3 ml enthält 15 mg, 1 Ampulle zu 5 ml enthält 5 mg Midazolam.
Dosierungsempfehlung	Erwachsene: 10 mg langsam i. v. Säuglinge und Kleinkinder: 5–10 mg rektal	Prämedikation (vor OP): Erwachsene: 2–5 mg i. v.
Besonderheiten	• Nicht mit anderen Medikamenten in einer Spritze mischbar • Nicht kompatibel mit HAES steril® • Venenreizung bei intravenöser Gabe • Intramuskuläre Injektion schmerzhaft • Verabreichung gewebeverträglicher, öliger Zubereitungsform (Diazemuls®) möglich • Intraarterielle Injektion führt zu ausgedehntem Gewebeuntergang (Nekrosen) • Als Rektaltube besonders bei kindlichen Krampfanfällen geeignet	• Leicht wasserlöslich • Kurze Halbwertszeit • Leicht intravenös anzuwenden und gut zu steuern • Mit bestimmten Medikamenten in einer Spritze mischbar • Amnestische (erinnerungslöschende) Wirkung ausgeprägter als bei Diazepam

Tab. 7.3 Kurzprofil Benzodiazepine

MERKE

Diazepam-Rektiolen werden bei Säuglingen nur bis zur Hälfte und bei Kleinkindern bis zum Ende des Applikators eingeführt. Nach dem Ausdrücken des Wirkstoffs muss die Rektiole beim Herausziehen weiterhin zusammengedrückt bleiben, um das Medikament nicht wieder in die Rektiole einzusaugen.

Flumazenil (Antidot)

Flumazenil (→ Tab. 7.4) ist ein Gegenmittel **(Antidot)** zur Therapie von **Benzodiazepin-Überdosierungen.** Es bindet an dieselben Bindungsstellen **(Rezeptoren),** die auch die Benzodiazepine besetzen. Flumazenil besitzt jedoch eine deutlich höhere Bindungskraft **(Affinität)** zu diesen Rezeptoren, sodass es Benzodiazepine vom Rezeptor verdrängen kann, diesen für eine gewisse Zeit besetzt und ihn dadurch blockiert **(kompetitiver Antagonismus).** Die Halbwertszeit von Flumazenil ist jedoch geringer als die der meisten Benzodiazepine. Deshalb muss das Antidot wiederholt verabreicht werden, weil sich die Benzodiazepine aufgrund ihrer zumeist langen Halbwertszeit noch im Kreislauf befinden und erneut den Rezeptor besetzen können, wenn das Antidot bereits abgebaut wurde.

Gängigster Handelsname	Anexate®
Wirkung	Gegenmittel bei Benzodiazepinüberdosierung/-vergiftung durch kompetitiven Antagonismus (Bindung des GABAA-Rezeptors im zentralen Nervensystem ohne dessen Aktivierung)
Indikation	Benzodiazepinvergiftung/-überdosierung, Beendigung einer durch Benzodiazepine eingeleiteten Narkose
Kontraindikation	Epilepsie, die mit Benzodiazepinen eingestellt ist, Hirndruck
Wirkungseintritt	Nach wenigen Sekunden bis Minuten
Wirkungsdauer	Ca. 1–4 Std., Halbwertszeit etwa 50 Min.
Nebenwirkungen	Übelkeit, Erbrechen, Angstgefühle, Herzklopfen
Wechselwirkungen	Keine wesentlichen
Darreichungsformen	1 Ampulle zu 5 ml enthält 0,5 mg, 1 Ampulle zu 10 ml enthält 1 mg Wirkstoff.
Dosierungsempfehlung	Erwachsene: initial 0,2 mg langsam i. v., dann bei Bedarf 0,1 mg i. v./Min., Maximaldosis 1 mg Kinder: 0,1 mg/kg KG langsam i. v., nach 1–2 Min. erneute Gabe

Tab. 7.4 Kurzprofil Flumazenil

7.6.3 Sympathomimetika (Katecholamine oder adrenalinverwandte Medikamente)

Katecholamine sind körpereigene und/oder künstlich hergestellte Wirkstoffe. Die chemische Grundstruktur ist bei allen Katecholaminen gleich; durch Anhängen von kleinen Molekülgruppen werden jedoch Wirkung und Pharmakokinetik beeinflusst. Beispielsweise kann **Dopamin,** das spezifisch auf Rezeptoren und im ZNS auch als Botenstoff wirkt, durch zwei kleinere chemische Umbauprozesse zu Adrenalin umgewandelt werden, das im gesamten Körpersystem wirksam ist.

Pharmakokinetik und Wirkmechanismus

Katecholamine wirken **sympathomimetisch,** d. h., sie entfalten an den sympathischen Alpha- und Beta-Rezeptoren des Herz-Kreislauf-Systems eine anregende Wirkung und führen zu einer **Leistungssteigerung.** Je nach gewünschter Wirkung können Stoffe appliziert werden, die α-, β_1- oder β_2-Rezeptoren aktivieren sollen. Die meisten Sympathomimetika wirken nicht selektiv, d. h., auf einzelne Rezeptortypen beschränkte Wirkstoffe gibt es nicht, sondern es werden immer mehrere Rezeptortypen in unterschiedlichen Verhältnissen besetzt.

Adrenalin

Adrenalin (z. B. Suprarenin®, → Abb. 7.25, → Tab. 7.5) ist ein **körpereigenes Stresshormon,** das α- und β-Rezeptoren **aktiviert.** Da am Herzen die β_1-Rezeptoren überwiegen, erhöht Adrenalin hier hauptsächlich die Herzkraft **(positiv inotrop)** sowie die Herzfrequenz **(positiv chronotrop)** und steigert die Erregungsweiterleitung **(positiv dromotrop).** Die α-Rezeptorenwirkung an den Gefäßen erstreckt sich vornehmlich auf die Arteriolen. Dies führt zu einer Verminderung der Durchblutung der Nieren und des Gastrointestinaltrakts, um in Stresssituationen mehr Blut für die Skelettmuskulatur zur Verfügung zu stellen. Adrenalin erhöht den Blutzuckerspiegel, steigert die Fettspaltung **(Lipolyse)** und hemmt die Sekretion von Histamin.

Adrenalin gilt neben Sauerstoff als das **wichtigste Medikament bei der kardiopulmonalen Reanimation.** Es wirkt herzkraftsteigernd und erhöht den koronaren Perfusionsdruck, d. h., die herzeigenen Gefäße (Koronararterien) werden besser durchblutet. Ferner werden die Bronchien erweitert und insbesondere die intrathorakalen arteriellen Gefäße verengt.

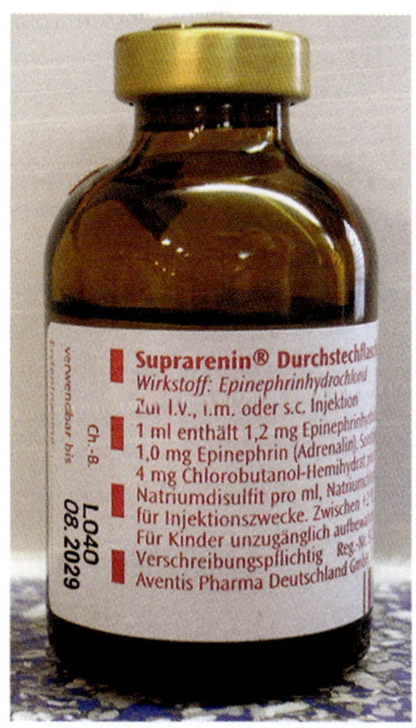

Abb. 7.25 Suprarenin®-Stechampulle [M302]

Gängigster Handelsname	Suprarenin®
Wirkung	Katecholamin, sympathoadrenerge Wirkung durch Aktivierung der α- und β-Rezeptoren (Herzkraftsteigerung und Vasokonstriktion)
Indikation	Reanimation bei Kreislaufstillstand, anaphylaktischer Schock, Bronchospasmus
Kontraindikation	Bei Reanimation: keine; sonst: arterielle Hypertonie, koronare Herzkrankheit, Herzinsuffizienz, Tachykardie und tachykarde Herzrhythmusstörungen, schwere Niereninsuffizienz, schwere Schilddrüsenüberfunktion, Adrenalin-produzierende Tumoren (Phäochromozytom), Glaukomerkrankung der Augen
Wirkungseintritt	Sofort
Wirkungsdauer	1–5 Min.
Nebenwirkungen	Tachykardie, Extrasystolen bis Kammerflimmern, arterielle Hypertonie, weite Pupillen, epileptische Anfälle, Hyperglykämie, Absinken des Kaliumspiegels, Erhöhung des Sauerstoffverbrauchs (!), pektanginöse Beschwerden
Wechselwirkungen	Antidepressiva (Wirkungsverstärkung von Adrenalin), β-Blocker (Wirkungsabschwächung von Adrenalin)
Darreichungsformen	1 Ampulle zu 1 ml enthält 1 mg Adrenalin. 1 Stechampulle enthält 25 ml zur Mehrfachentnahme bei der Reanimation.
Dosierungsempfehlung	1 Ampulle Suprarenin® (1 mg) mit 9 ml 0,9 % NaCl verdünnen und 0,5–1 ml (entspricht 0,05–0,1 mg Wirkstoff) unter Blutdruck- und Pulskontrolle langsam i. v. applizieren bei Reanimation: → 13.4

Tab. 7.5 Kurzprofil Adrenalin

Dopamin

Dopamin ist ein Zwischenprodukt bei der Adrenalinsynthese und spielt eine wichtige Rolle sowohl bei der **Informationsübertragung** im zentralen Nervensystem als auch zur **Steuerung der Durchblutung und der Herzkraft.** Der menschliche Körper besitzt mehrere Rezeptoren, die je nach Lokalisation unterschiedliche Funktionen steuern.

Im zentralen Nervensystem übt Dopamin eine hemmende Wirkung auf die Muskelerregung aus. Es steht mit anderen erregenden Botenstoffen (z. B. Acetylcholin) in engem Gleichgewicht. Kommt es zu einem Untergang von Dopamin-produzierenden Zellen, fehlt die hemmende Wirkung und es kommt zur gesteigerten Erregbarkeit. Dies macht sich durch die drei Hauptmerkmale **Rigor** (Zunahme des Muskeltonus), **Tremor** (rhythmisches Muskelzittern) und **Hypo**- bis **Akinese** (Störungen der willkürlichen Bewegungen) des Parkinson-Krankheitsbildes bemerkbar.

Dopamin-Rezeptoren finden sich auch in den Gefäßen der Bauchorgane, der Nieren und im Gehirn, über welche die Durchblutung reguliert wird. Zusätzlich hat Dopamin eine herzkraftsteigernde Wirkung durch Stimulation von β_1-Rezeptoren am Herzmuskel.
Dopamin wurde in den letzten Jahren jedoch zunehmend von selektiveren Medikamenten wie z. B. Dobutamin oder Noradrenalin ersetzt und findet im Rettungsdienst kaum noch Verwendung.

Dobutamin

Dobutamin (→ Tab. 7.6) ist ein künstlich hergestelltes Katecholamin, das vom Körper selbst nicht produziert wird. Im Unterschied zu Dopamin wirkt Dobutamin vornehmlich auf die β_1-Rezeptoren am Herzmuskel, nur gering auf β_2- und α-Rezeptoren und hat keinen Einfluss auf Dopamin-D-Rezeptoren. Auf den Herzmuskel hat Dobutamin vor allem eine herzkraftsteigernde Wirkung, **wodurch Schlag- und Herzminutenvolumen erhöht werden. Die Herzfrequenz wird hierbei nur gering beeinflusst.** Daher ist Dobutamin bei akuter Herzinsuffizienz (z. B. kardiogener Schock) das geeignete Katecholamin.

Gängigster Handelsname	Dobutrex®, Dobutamin Solvay®
Wirkung	Katecholamin, sympathoadrenerge Wirkung durch Aktivierung der β_1-Rezeptoren (Durchblutungssteuerung)
Indikation	Herzversagen bei Herzmuskelschwäche und zunehmende Dekompensation einer Herzinsuffizienz, kardiogener Schock, Hypotonie
Kontraindikation	Tachykardie und Tachyarrhythmie, mechanische Füllbehinderung des Ventrikels (Perikardtamponade), schwerer Volumenmangel (insbesondere beim Schock), Hypertonie, Allergien gegen Sulfite, obstruktive Erkrankungen des Herzmuskels, Stillzeit
Wirkungseintritt	Sofort
Wirkungsdauer	1–2 Min., Halbwertszeit 2 Min.
Nebenwirkungen	Tachykardie, Arrhythmie, Blutdruckanstieg, pektanginöse Beschwerden, Zunahme von Extrasystolen, Schwindel, Übelkeit, Kopfschmerzen, Allergien (bis zur Anaphylaxie möglich)
Wechselwirkungen	Wirkungsverstärkung bei gleichzeitiger Einnahme von bestimmten Antidepressiva, Verminderung der Herzkraftsteigerung durch β-Blocker, der Insulinbedarf steigt.
Darreichungsformen	Dobutamin Solvay®: 1 Ampulle zu 50 ml enthält 250 mg Dobutaminhydrochlorid.
Dosierungsempfehlung	Initial: 2,5–12 µg/kg KG/Min. (kontinuierliche Applikation mittels Perfusor nötig aufgrund niedriger Halbwertszeit)
Besonderheiten	Nicht mit alkalischen Medikamenten (Natriumbikarbonat) mischen!

Tab. 7.6 Kurzprofil Dobutamin

Noradrenalin

Noradrenalin (→ Tab. 7.7) ist ebenfalls ein Zwischenprodukt bei der Adrenalinsynthese. Es stimuliert insbesondere die α-Rezeptoren, in geringerem Maße auch die β_1-Rezeptoren. In therapeutischer Dosierung führt Noradrenalin zu einer starken **Verengung der peripheren Blutgefäße,** wodurch es zu einem Anstieg des Blutdrucks sowie zu einer reflexartigen Abnahme der Herzfrequenz über den Vagusnerv kommt. Verwendung findet es vor allem bei Schockzuständen (spinaler und allergischer Schock sowie die hypodyname Phase des septischen

Schocks, → 13.3.9), die durch Gefäßerweiterungen in der Peripherie und dem damit verbundenen „Versacken“ des Blutes bedingt sind.

Gängigster Handelsname	Arterenol®
Wirkung	Katecholamin, sympathoadrenerge Wirkung durch Aktivierung der α-Rezeptoren mit Vasokonstriktion
Indikation	Schwere Hypotonie, Schock durch periphere Vasodilatation
Kontraindikation	Arterielle Hypertonie, koronare Herzkrankheit, Herzinsuffizienz, Tachykardien, schwere Schilddrüsenüberfunktion, Adrenalin-produzierende Tumoren (Phäochromozytom), Glaukomerkrankung der Augen
Wirkungseintritt	Sofort
Wirkungsdauer	1–2 Min. bei einer Halbwertszeit von etwa 1–3 Min.
Nebenwirkungen	Pektanginöse Beschwerden, Angstzustände, Hyperglykämie, Herzklopfen, schneller Blutdruckanstieg, Herzrhythmusstörungen
Wechselwirkungen	Wirkungsverlust bei Kombination mit α-Blockern, Steigerung der Wirkung durch Alkohol, bestimmte Antidepressiva
Darreichungsformen	1 Ampulle zu 1 ml enthält 1 mg Noradrenalin. 1 Stechampulle zu 25 ml enthält 25 mg Noradrenalin.
Dosierungsempfehlung	Individuelle Dosierung, ca. 0,2–0,5 mg in verdünnter Form i. v., je nach Wirkung, vorzugsweise kontinuierliche Verabreichung mittels Perfusor

Tab. 7.7 Kurzprofil Noradrenalin

7.6.4 Neuroleptika (nervendämpfende Medikamente)

Als Neuroleptika (auch **Antipsychotika**) werden Medikamente bezeichnet, deren Hauptwirkung in der Bekämpfung der psychotischen Symptome (→ 25.2.2) liegt. Es gibt **schwach wirksame** Neuroleptika, die stark beruhigend und dämpfend, aber gering antipsychotisch wirken. Sie dämpfen Erregungszustände und werden deshalb vor allem bei Erregungs-, Angst- und Spannungszuständen verordnet. **Stark wirkende** Neuroleptika (z. B. Haloperidol) machen weniger müde und dämpfen die durch psychotisch gesteigerten Antrieb entstandene motorische Erregung. Sie vermindern die teils sehr ausgeprägte Aggressivität von Patienten. Darüber hinaus verfügen sie über eine brechreizstillende Komponente. Sie werden vor allem bei Schizophrenie, Halluzinationen und Wahnvorstellungen eingesetzt.

Pharmakokinetik und Wirkmechanismus

Neuroleptika zeichnen sich durch eine sofort einsetzende Wirkung aus. Initial wirken sie psychisch und motorisch dämpfend und verschaffen dem Patienten so mehr Abstand zu seinen Erregungs-, Angst- und Spannungszuständen. Diese Wirkung erfolgt durch eine Blockade der **Dopaminrezeptoren** (D_2) im zentralen Nervensystem.

Der Abbau von Neuroleptika findet in der Leber statt, die endgültige Ausscheidung erfolgt durch die Niere. Für den rettungsdienstlichen Alltag ist hauptsächlich das stark wirksame **Haloperidol** von Bedeutung (→ Tab. 7.8).

Gängigster Handelsname	Haldol®-Janssen
Wirkung	Blockade der Dopamin-D_2-Rezeptoren mit motorischer Dämpfung und Distanzierung
Indikation	Akutes psychotisches Syndrom mit Halluzinationen und Wahnvorstellungen sowie psychomotorischer Erregung, Angstsyndrom
Kontraindikation	Akute Vergiftung mit Alkohol, Schmerzmitteln oder Antidepressiva, Kinder unter 3 Jahren, bekannte Allergie, fortgeschrittene Bewusstseinsstörung (komatöse Zustände), Morbus Parkinson, bekanntes Malignes Neuroleptika-Syndrom
Wirkungseintritt	Rasch
Wirkungsdauer	Die Halbwertszeit liegt bei etwa 20 Std.
Nebenwirkungen	Hypotonie und Orthostase, kardiotoxisch, Mundtrockenheit, allergische Reaktionen, Herzrhythmusstörungen (QT-Verlängerung)
Wechselwirkungen	Mit zentral wirksamen Medikamenten und Alkohol
Darreichungsformen	1 Ampulle zu 1 ml enthält 5 mg Haloperidol.
Dosierungsempfehlung	Akute psychotische Ausnahmezustände: 5–10 mg Haloperidol langsam i. v.

Tab. 7.8 Kurzprofil Haloperidol

7.6.5 Antiarrhythmika (Herzrhythmus-stabilisierende Medikamente)

Antiarrhythmika wirken am **Reizleitungssystem** und an der **Muskulatur** des Herzens. Sie beeinflussen die elektrische Übertragung des Aktionspotenzials je nach Medikament an unterschiedlichen Stellen und Zeitphasen. Antiarrhythmika können sowohl die Bildung als auch die spätere Übertragung des Reizes beeinflussen.

Prinzipiell lassen sich die Antiarrhythmika in **vier Klassen** unterteilen (→ Tab. 7.9):

- Klasse I: Natriumkanalblocker (→ direkte Membranwirkung)
- Klasse II: Betarezeptorenblocker (→ Sympathikolyse)
- Klasse III: Kaliumkanalblocker (→ Zunahme des Repolarisationsphase)
- Klasse IV: Kalziumkanalblocker (→ Verminderung der Schlagkraft)

Neben den so klassifizierten Antiarrhythmika existieren noch weitere Wirkstoffe, die zur Therapie von Herzrhythmusstörungen eingesetzt werden können. Hierzu gehören Digitalispräparate und Adenosin (z. B. Adrekar®).

Klasse	Wirkung	Beispiele
Ia	• Verlängerung des Aktionspotenzials (AP) • Verlängerung der Refraktärzeit (RF)	Ajmalin
Ib	• Verkürzung des AP • Kein Einfluss auf RF	Lidocain
Ic	• Kein Einfluss auf AP • Verlängerung der Refraktärzeit (RF)	Flecainid
II	• Antagonistisch an den β-Rezeptoren	Metoprolol
III	• Hemmung des Kaliumausstroms • Zunahme der Repolisationsphase • Verlängerung des AP • Verlängerung der RF	Amiodaron
IV	• Hemmung des Kalziumeinstroms • Leitungsverzögerung im Sinus- und AV-Knoten	Verapamil

Tab. 7.9 Klassifizierung der Antiarrhythmika

Klasse-I-Antiarrhythmika (Natriumkanalblocker)

Die Medikamente dieser Klasse wirken durch **Blockade der Natriumkanäle.** Sie hemmen die Depolarisation der Zellmembran **(direkte Membranwirkung),** verlangsamen die Repolarisation und verzögern damit die erneute Erregbarkeit. Dies führt zu einer Herabsetzung der Leitungsgeschwindigkeit und einer daraus resultierenden Verminderung der Herzkraft und der Herzfrequenz. Die **Wirkung** wird durch eine Verlängerung des Aktionspotenzials (z. B. **Ajmalin**) durch Blockierung des schnellen Na^+-Einstroms im His-Bündel und in den Herzkammern erzielt (→ Tab. 7.10).

Gängigster Handelsname	Gilurytmal®
Wirkung	Stabilisierung des Herzrhythmus durch Blockade des schnellen Natriumeinstroms mit Verlängerung des Aktionspotenzials
Indikation	Tachykarde supraventrikuläre Arrhythmie, ventrikuläre Tachykardie, WPW-Syndrom
Kontraindikation	AV-Block Grad II und III, Bradykardie, schwere Herzinsuffizienz, Hypotonie
Wirkungseintritt	Nach 1–2 Min.
Wirkungsdauer	30 Min. bei einer Halbwertszeit von ca. 15 Min.
Nebenwirkungen	Bradykardie, Kammerflimmern, Schwindel, Hypotonie, Übelkeit
Wechselwirkungen	Mit anderen Antiarrhythmika, AV-Überleitungshemmung bei gleichzeitiger Gabe von β-Blockern und Ca^{2+}-Antagonisten
Darreichungsformen	1 Ampulle zu 2 oder 10 ml enthält 50 mg Ajmalin.
Dosierungsempfehlung	Akut: 20–50 mg Gilurytmal® langsam (10-mg-weise dosiert) i. v. unter EKG-Monitoring

Tab. 7.10 Kurzprofil Ajmalin

Klasse-II-Antiarrhythmika (β-Rezeptoren-Blocker)

Die Wirkung des **Sympathikus** am Herzen kann durch β-Rezeptoren-Blocker (z. B. **Metoprolol,** → Tab. 7.11) aufgehoben werden **(kompetitive Hemmung).** Arrhythmieformen, die durch einen gesteigerten Sympathikotonus verursacht werden, können hierdurch ursächlich behandelt werden.

Eine **Sympathikolyse** hat eine Verminderung von Schlagvolumen und Herzfrequenz zur Folge. Damit sinken das Herzminutenvolumen, der Druck in der Aorta und der periphere Blutdruck. Das Herz wird in einen Schongang versetzt und pumpt langsamer. Da insgesamt weniger Arbeit geleistet werden muss, verbrauchen die Zellen weniger Sauerstoff und das Sauerstoffangebot steigt. Beim frischen **Myokardinfarkt** kann die Gabe von β-Blockern jedoch gefährlich sein und einen kardiogenen Schock auslösen. Daher unterliegen Betablocker einer strengen Indikationsstellung.

Es gibt rein selektive β_1-Blocker und allgemeine β-Blocker, die sowohl an β_1- als auch β_2-Rezeptoren ihre Wirkung entfalten.

Die β_1-Blockade vermindert die Herzkraft, die Herzfrequenz, die Herzerregbarkeit sowie die Herzrelaxationsgeschwindigkeit. Eine Blockade von β_2-Rezeptoren hat eine Verengung **(Konstriktion)** der glatten Muskulatur zur Folge **(Bronchokonstriktion).**

Gängigster Handelsname	Beloc®
Wirkung	Blockade der β-Rezeptoren mit nachfolgender Sympathikolyse
Indikation	Koronare Herzkrankheit, AP-Beschwerden, supraventrikuläre Tachykardie, Hypertonie, strenge Indikationsstellung beim akuten Myokardinfarkt
Kontraindikation	Bradykardie und ausgeprägte Hypotonie, schwere Herzinsuffizienz, AV-Block > Grad I, schweres Asthma bronchiale
Wirkungseintritt	Rasch
Wirkungsdauer	Bis zu 15 Std. bei einer Eliminationshalbwertszeit von 3–5 Std.
Nebenwirkungen	Bradykardie, Hypotonie, AV-Blockierungen, kardiogener Schock, Bronchokonstriktion
Wechselwirkungen	Starke Wirkungsverstärkung durch Kalziumantagonisten (s. dort)
Darreichungsformen	1 Ampulle zu 5 ml enthält 5 mg Metoprolol.
Dosierungsempfehlung	Angina pectoris, tachykarde Herzrhythmusstörungen: 2–5 mg langsam i. v. unter EKG-Monitoring

Tab. 7.11 Kurzprofil Metoprolol

MERKE

Während der Systole öffnen sich die Herzklappen und verlegen die Abgänge der Koronararterien. In der Diastole entspannt sich das Arbeitsmyokard, die Klappen schließen sich und die Windkesselfunktion der Aorta presst Blut in die Herzkranzgefäße. Bei einer Tachykardie verkürzt sich die Diastole und die Koronardurchblutung wird verschlechtert. Die Therapie der Tachykardie verbessert folglich einerseits die Versorgung des Herzens und senkt andererseits die zu leistende Arbeit.

Klasse-III-Antiarrhythmika (Kaliumkanalblocker)

Durch eine **Blockade der Kaliumkanäle** in den Zellen wird eine Verlängerung des K^+-Auswärtsstroms erzielt. Die Zellen brauchen mehr Zeit zur Repolarisation **(Zunahme der Repola-**

risationsphase). In den Schrittmacherzellen des Sinusknotens verlangsamen die Medikamente dieser Gruppe (z. B. **Amiodaron,** → Tab. 7.12) die Erregung und senken damit die Frequenz. Weiterhin werden im gesamten Herzen die Erholungsphasen (Refraktärphasen) verlängert.

Gängigster Handelsname	Cordarex®, Amiodarex®
Wirkung	Verlängerung des Aktionspotenzials am Herzen durch Blockade der K^+-Kanäle
Indikation	Supraventrikuläre und tachykarde Herzrhythmusstörungen, Flimmern oder Flattern des Vorhofs, „Reentry"-Tachykardie, WPW-Syndrom
Kontraindikation	Schilddrüsenerkrankungen und Allergie gegen Iod (Amiodaron enthält Iod), Bradykardie, „Sick-Sinus"-Syndrom (kranker Sinusknoten), Verdacht einer Schwangerschaft, schwere Ateminsuffizienz bei Erkrankungen der Lunge, AV-Block > Grad I, Hypotonie, Herzinsuffizienz
Wirkungseintritt	Nach wenigen Minuten, maximaler Wirkspiegel nach etwa 15–20 Min.
Wirkungsdauer	Lange Halbwertszeit, individuell unterschiedlich (bis zu mehreren Wochen)
Nebenwirkungen	Bradykardie, AV-Block, Hornhauttrübung und Sehstörungen, Hautveränderungen und Sensibilisierung gegen Licht, Schilddrüsenstörungen, Lungenfibrose (schwere Lungenerkrankung)
Wechselwirkungen	Wirkungsverstärkung durch andere Antiarrhythmika, Herzglykoside, Antikoagulanzien (Marcumar®), Kaliumsenker
Darreichungsformen	1 Ampulle zu 3 ml enthält 150 mg Wirkstoff.
Dosierungsempfehlung	Initial bei akuten Fällen: 5 mg/kg KG langsam i. v. in Glukose 5 % gelöst über 3 Min. (weitere Gaben sollten erst nach 15–20 Min. erfolgen) Alternativ: 300 mg zu 250 ml einer G5 %®-Infusionslösung zugeben und über einen Zeitraum von 20 Min. bis zu 2 Std. infundieren

Tab. 7.12 Kurzprofil Amiodaron

Klasse-IV-Antiarrhythmika (Kalziumkanalblocker)

Die Erregungsbildung in den Schrittmacherzentren und im Reizleitungssystem ist direkt von Kalzium abhängig. Darüber hinaus ist, wie auch am peripheren Muskel, das Kalzium am Herzen für die Kontraktion und die Herzkraft unerlässlich. **Kalziumkanalblocker** (**Kalziumantagonisten,** z. B. **Verapamil,** → Tab. 7.13) hemmen den Einstrom von Ca^{2+} in den Herzmuskel und in die glatte Muskulatur der herzeigenen Blutgefäße (Koronargefäße). Hierdurch wird sowohl die Herzkraft verringert als auch die Durchblutung über eine Erweiterung der Herzkranzgefäße verbessert. Überdies wird die Entstehung von Aktionspotenzialen im Sinus- und AV-Knoten sowie deren Weiterleitung über das Reizleitungssystem gehemmt, wodurch der Sauerstoffverbrauch weiter vermindert wird.

Gängigster Handelsname	Isoptin®
Wirkung	Herzkraftsenkung durch Blockade der Kalziumkanäle im Herzmuskel
Indikation	Plötzlich auftretende supraventrikuläre Tachykardie, Extrasystolen, Vorhoftachykardie, absolute Arrhythmie, arterielle Hypertonie, AP-Beschwerden, KHK
Kontraindikation	Schwere Herzinsuffizienz, AV-Block > Grad I, kardiogener Schock, akuter Herzinfarkt, Vorhofflimmern/-flattern, β-Blocker-Therapie
Wirkungseintritt	Rasch
Wirkungsdauer	Halbwertszeit 4–5 Std.
Nebenwirkungen	Bradykardie, Hypotonie, AV-Blockierungen, Kopfschmerzen
Wechselwirkungen	Mit β-Blockern, Herzglykosiden (Wirkungsverstärkung)
Darreichungsformen	1 Ampulle zu 2 ml enthält 5 mg Verapamil.
Dosierungsempfehlung	Initial bei akuten Fällen: 5 mg langsam i. v., maximal 10 mg pro Stunde

Tab. 7.13 Kurzprofil Verapamil

! ACHTUNG

Intravenös zu applizierendes Verapamil darf nie in Kombination mit β-Blockern gegeben werden. Dies kann zu einer überschießenden Blutdrucksenkung führen!

Sonstige Antiarrhythmika (Adenosin)

Adenosin ist ein körpereigener Stoff mit einer **extrem kurzen Wirkungsdauer.** In manchen Herzrhythmusstörungen läuft die Übertragung des Aktionspotenzials von den Vorhöfen zu den Kammern nicht regelrecht ab. Durch Anomalien kommt es zur gestörten Übertragung. Der Reiz wird nicht nur zu den Kammern geleitet, sondern ebenfalls über andere Bahnen wieder zum Vorhof zurückgeschickt. Diese „kreisende Erregung" (Reentry = Wiedereintritt) kann eine Tachykardie auslösen. Adenosin (→ Tab. 7.14) aktiviert **Kaliumkanäle** in Sinus- und AV-Knoten und führt über eine vermehrte Kaliumfreisetzung zu einer Hemmung der AV-Überleitung. Dabei wird die Reizleitung verlangsamt **(negativ dromotrop),** wobei die Herzkammern völlig unbeeinflusst bleiben. Aufgrund der extrem kurzen Wirkdauer von Adenosin lassen sich Wirkung und Nebenwirkungen sehr gut steuern.

Gängigster Handelsname	Adrekar®
Wirkung	Blockade der AV-Überleitung für wenige Sekunden durch Aktivierung von Kaliumkanälen in Sinus- und AV-Knoten
Indikation	Plötzlich eintretende (paroxysmale) Tachykardie und AV-Knoten-„Reentry"-Tachykardie
Kontraindikation	AV-Block > Grad I, Asthma bronchiale, frischer Myokardinfarkt, verlängerte QT-Zeit

Tab. 7.14 Kurzprofil Adenosin

Wirkungseintritt	Sofortiger Wirkungseintritt (unter 20 Sek.)
Wirkungsdauer	Bis zu 1 Min., sehr kurze Halbwertszeit unter 10 Sek.
Nebenwirkungen	Flush, Dyspnoe (Bronchospasmus), Übelkeit, Schwindel, Bradykardie bis Asystolie, Blutdruckabfall
Wechselwirkungen	Mit Theopyllin und Koffein
Darreichungsformen	1 Ampulle zu 2 ml enthält 6 mg Adenosin.
Dosierungsempfehlung	Initial 6 mg i.v. innerhalb von 2 Sek. als Bolus, bei Nichtansprechen der Therapie im Abstand von 2 Min.: • 2. Bolus mit 12 mg • 3. Bolus mit 12 mg Bolusdosen von 18 mg sollten nicht überschritten werden.

Tab. 7.14 Kurzprofil Adenosin *(Forts.)*

7.6.6 Analgetika (schmerzstillende Medikamente)

Schmerzmittel können in zwei Gruppen eingeteilt werden. Man unterscheidet die **peripher** wirksamen Analgetika von den **zentral** wirksamen Opioid-Analgetika.

Schmerzen

In nahezu allen Geweben des menschlichen Körpers finden sich „Meldestellen" für Schmerzreize **(Nozizeptoren).** Bei einer Gewebeschädigung werden Botenstoffe freigesetzt, welche die Nozizeptoren erregen. Diese Erregung sendet einen **Schmerzimpuls** an das ZNS, wo dieser als bedrohlich erkannt wird. Neben den psychischen Folgen führen Schmerzen zu einer Aktivierung des sympathischen Systems und damit zu einer Ausschüttung von **Stresshormonen** (Katecholamine) und **Endorphinen** (körpereigene Opiate), die den Schmerz lindern. Diese, den Kreislauf antreibende Aktivierung, kann in Notfallsituationen die Leistungsfähigkeit enorm steigern, führt jedoch auch zu einem stark erhöhten Sauerstoffbedarf. Diese Leistungsanpassung kann einen Teufelskreis für den Patienten einleiten. Im Falle eines **Herzinfarkts** führt ein heftiger Vernichtungsschmerz zu einer starken Sympathikusaktivierung und dadurch in der Folge zu einem gesteigerten Herzminutenvolumen und einer Erhöhung der Frequenz. Das Herz benötigt ein Vielfaches an Sauerstoff, wobei der Sauerstoffmangel die eigentliche Ursache für die Schmerzen ist.

Schmerzbekämpfung

Analgesie (griech. algos = Schmerz) bedeutet das Herstellen einer völligen Schmerzfreiheit. Schmerzen können auf unterschiedlichste Art und Weise entstehen und pharmakologisch grundsätzlich auf zwei Wegen bekämpft werden. Zum einen können **peripher wirkende Analgetika** über antientzündliche und fiebersenkende Stoffe die Ausschüttung von Schmerzbotenstoffen (z. B. Prostaglandine) am Ort des Geschehens unterbinden und die Reizung der Schmerzrezeptoren bremsen. Zum anderen können **zentral wirkende Analgetika** die Schmerzleitung zum Gehirn zentral drosseln und die Empfindung und subjektive Einschätzung der Schmerzen modulieren.

Nichtopioid-Analgetika

Schmerzen entstehen zumeist durch eine **Gewebeschädigung.** Aus Grundsubstanzen werden in verschiedenen, enzymkatalysierten **(Zyklooxygenasen)** Schritten Botenstoffe **(Prostaglandine)** gebildet, die im Gewebe eine gesteigerte Schmerzempfindlichkeit auslösen und die Schmerzrezeptoren erregen. Die **peripher wirkenden Analgetika** unterbinden die Produktion von Schmerzbotenstoffen. Dabei werden mehrere Enzyme in ihrer Funktion gehemmt und die Entstehung von Schmerzen gebremst. Diese blockierten Enzyme erfüllen jedoch auch andere wichtige Aufgaben im menschlichen Körper, wodurch mehr oder weniger ausgeprägte Nebenwirkungen auftreten können.

MERKE

Als Beispiele für Nebenwirkungen der peripher wirkenden Analgetika seien die Hemmung der Magenschleimbildung und daraus resultierende Magenulzera oder das „Analgetika-Asthma" aufgrund der verminderten Botenstoffproduktion genannt.

Acetylsalicylsäure (ASS)

Acetylsalicylsäure (**Aspirin®**, → Tab. 7.15) ist eines der bekanntesten nichtopioiden Analgetika. Die irreversible Hemmung des oben beschriebenen Enzyms Zyklooxygenase (COX) hat eine schmerzlindernde **(analgetische)**, fiebersenkende **(antipyretische)** und antientzündliche **(antiphlogistische)** Wirkung. Von verstärktem Interesse für den Rettungsdienst ist jedoch eher die **hämatologische Komponente.** Die für die Blutgerinnung wichtigen Blutplättchen **(Thrombozyten)** enthalten ebenfalls eine Zyklooxygenase, deren Ausschaltung eine irreversible Hemmung der Thrombozytenaggregation zur Folge hat. Beim akuten Myokardinfarkt, bei dem die Lumenverlegung der Koronararterie durch ständige Thrombozytenverklebung an der Gefäßwand verschlimmert wird, ist Acetylsalicylsäure wirksam. Aus diesem Grund erfolgt die Gabe von Aspirin® (→ Abb. 7.26) beim akuten **Myokardinfarkt.**

Gängigster Handelsname	Aspisol®, Aspirin®
Wirkung	Hemmung der Zyklooxygenase mit verminderter Bildung von Prostaglandinen, welche die Blutgerinnung beeinflussen und für die Entstehung von Entzündungen und Schmerzen verantwortlich sind
Indikation	KHK und akutes Koronarsyndrom, Schmerzen, Fieber, Prophylaxe von Thrombosen und Embolien
Kontraindikation	Magen- und Duodenalgeschwüre, schwere Blutungsneigung, Schwangerschaft und Stillzeit (v. a. innerhalb der letzten drei Schwangerschaftsmonate), bekannte Überempfindlichkeit gegen Salicylate (Metabolite der Acetylsalicylsäure), schwere Nierenfunktionsstörung, Kinder mit fieberhaftem Infekt (Entstehung eines Reye-Syndroms möglich)
Wirkungseintritt	Nach 2–3 Min.

Tab. 7.15 Kurzprofil Acetylsalicylsäure

Wirkungsdauer	Unterschiedlich, die Halbwertszeit von Acetylsalicylsäure liegt bei < 10 Min., die Halbwertszeit der Salicylsäure (aktives Abbauprodukt) liegt bei etwa 2–3 Std.; die Thrombozytenaggregationshemmung kann nur durch Neubildung von Blutplättchen aufgehoben werden (7–8 Tage).
Nebenwirkungen	Überempfindlichkeitsreaktionen, Bronchokonstriktion und damit die Gefahr eines Asthmaanfalls, Übelkeit, Magen-/Darmulzera und -blutungen, allergische Reaktionen, Tinnitus, Schäden am Fetus während der Schwangerschaft, Kontraktionshemmung an der Gebärmutter, Nierenschäden
Wechselwirkungen	Wirkungsverstärkung durch andere Medikamente, die in die Blutgerinnung eingreifen (Antikoagulanzien und Fibrinolytika), verstärktes Auftreten von Hypoglykämien bei gleichzeitiger Einnahme bestimmter Antidiabetika (Sulfonylharnstoffe)
Darreichungsformen	1 Ampulle Aspisol® enthält 500 mg Wirkstoff und wird mit 5 ml Wasser für Injektionszwecke (Aqua®) in Lösung gebracht.
Dosierungsempfehlung	• Myokardinfarkt: 300–500 mg langsam i. v. • Schmerzen: 500–1.000 mg i. v.

Tab. 7.15 Kurzprofil Acetylsalicylsäure *(Forts.)*

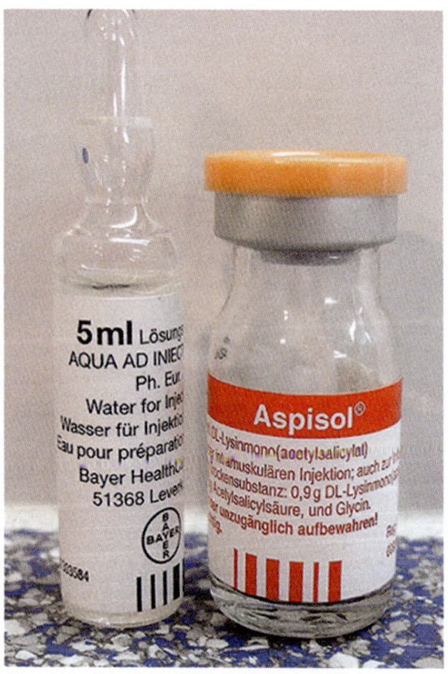

Abb. 7.26 Aqua® und Aspisol® [M302]

Paracetamol

Der genaue Wirkungsmechanismus von Paracetamol (→ Tab. 7.16) ist noch nicht vollständig aufgeklärt, wobei davon ausgegangen wird, dass Paracetamol ebenfalls an der reversiblen Hemmung einer Zyklooxygenase beteiligt ist. In normaler Dosierung wirkt es durch die **Hemmung der Prostaglandinsynthese** gut analgetisch und antipyretisch, jedoch nicht entzündungshemmend. Zur optimalen Therapie können mitunter sehr hohe Wirkstoffmengen erforderlich sein. Allerdings kann die Einnahme von zu hohen Dosen zu **Vergiftungen** führen. Paracetamol wird beim Abbau in der Leber an einen Stoff gebunden, der nur in begrenzter Menge zur Verfügung steht. Bei Überdosierungen kann dieser Stoff aufgebraucht werden und das Paracetamol-Abbauprodukt die Leber schwer schädigen.

Gängigster Handelsname	Ben-u-ron®, Perfalgan®
Wirkung	Hemmung der Zyklooxygenase mit verminderter Bildung von Prostaglandinen mit Schmerzlinderung und Fiebersenkung
Indikation	Schmerzen jeglicher Art, Migräne, hohes Fieber
Kontraindikation	Schwere Nieren- und Leberschäden
Wirkungseintritt	Nach 30–60 Min.
Wirkungsdauer	Mehrere Stunden bei einer Halbwertszeit von 1–4 Std.
Nebenwirkungen	Wenig, bei Überdosierung schwere Leber- und Nierenschäden, selten Allergien
Wechselwirkungen	Wirkungsverstärkung von Antikoagulanzien, mit Alkohol, Barbituraten
Darreichungsformen	Sehr verschieden: als Saft, Tabletten, Suppositorien oder i. v., z. B. Suppositorien (20–35 mg/kg KG): • 75–125 mg für Säuglinge • 250 mg für Kinder von 1–6 Jahren • 500 mg für Kinder ab 6 Jahren
Dosierungsempfehlung	Schmerzen: 500–1.000 mg i. v.

Tab. 7.16 Kurzprofil Paracetamol

Metamizol

Metamizol (→ Tab. 7.17) ist das **stärkste** peripher analgetisch und antipyretisch wirksame Medikament und gehört zur Stoffgruppe der Pyrazolone. Auch die Wirkung von Metamizol kann auf eine reversible Hemmung der Zyklooxygenase zurückgeführt werden. Trotz einer ausreichend großen therapeutischen Sicherheit sollte die Gabe aufgrund von Nebenwirkungen unter sorgfältiger Indikationsstellung erfolgen. Als Besonderheit gegenüber den anderen peripher wirksamen Analgetika bietet Metamizol eine krampflösende **(spasmolytische)** Komponente, weshalb es bei **Koliken** der Harn- und Gallenwege indiziert ist.

Gängigster Handelsname	Novalgin®, Analgin®, Novaminsulfon ratiopharm®
Wirkung	Hemmung der Zyklooxygenase mit verminderter Bildung von Prostaglandinen mit Schmerzlinderung, Spasmolyse und Fiebersenkung
Indikation	Akute, starke Schmerzen, Schmerzen nach operativen Eingriffen, Kolikschmerzen der Harn- und Gallenwege, hohes Fieber
Kontraindikation	Bekannte Allergie, Leberschäden, Säuglinge unter 3 Monaten, Störungen der Blutbildung, in den ersten und letzten drei Monaten der Schwangerschaft, ausgeprägte Hypotonie
Wirkungseintritt	Nach 20–30 Min.
Wirkungsdauer	Etwa 3–5 Std. bei einer Halbwertszeit von 3–10 Std.

Tab. 7.17 Kurzprofil Metamizol

Nebenwirkungen	Überempfindlichkeitsreaktionen (Anaphylaxie, Schock), schwere Schäden der Blutbildung (Agranulozytose) mit Fieber, Schüttelfrost, Halsschmerzen, gelegentlich Hypotonie, Rotfärbung des Urins (harmlos)
Wechselwirkungen	Wirkungsverstärkung durch Alkohol
Darreichungsformen	1 Ampulle Novalgin® zu 1 ml enthält 1 g Metamizol. 1 Ampulle Novalgin® zu 5 ml enthält 2,5 g Metamizol.
Dosierungsempfehlung	Initial: 1–2,5 g Novalgin® langsam i. v.

Tab. 7.17 Kurzprofil Metamizol *(Forts.)*

Opioid-Analgetika

Die **zentral wirkenden Analgetika** (→ Tab. 7.18, → Tab. 7.19) gehören zur Gruppe der **Opiate** (vom Opium abstammend, gewonnen aus der getrockneten Milch des Schlafmohns) (→ Abb. 7.27). Diese Stoffe sind den körpereigenen Endorphinen (endogene Morphine) sehr ähnlich und besetzen spezielle **Opioidrezeptoren** im ZNS. Bekannt sind insgesamt vier verschiedene Opioidrezeptoren, zu denen die Opiate jeweils unterschiedliche Affinität besitzen können.

Schmerzen werden durch die Opiate nicht unmittelbar bekämpft. Vielmehr wird die **subjektive Wahrnehmung** des Patienten gegenüber Schmerzen beeinflusst. Die Schmerzen verlieren ihren bedrohlichen und Angst einflößenden Charakter. Dadurch verschaffen die Opiate eine gewisse Distanz. Der Patient kann nach erfolgter Analgesie den Schmerz genau lokalisieren und beschreiben, empfindet ihn aber nicht mehr als „Schmerz" („tut nicht weh").

Gängigster Handelsname	Morphin Merck®, MST Mundipharma®
Wirkung	Starke Schmerzlinderung durch rein agonistische Wirkung am Opioidrezeptor im ZNS
Indikation	Schwere bis schwerste Schmerzzustände (Herzinfarkt)
Kontraindikation	Bekannte Überempfindlichkeit, akuter Darmverschluss, Schwangerschaft und Stillzeit, Kolikschmerzen im Harntrakt oder in den Gallengängen, Atemlähmung
Wirkungseintritt	Nach 1–2 Min. (i. v.)
Wirkungsdauer	2–4 Std. bei einer Halbwertszeit von etwa 3 Std.
Nebenwirkungen	Atemlähmung, Übelkeit und Erbrechen, Sedierung, Bradykardie, Tonuserhöhung der glatten Muskulatur (Krämpfe), Miosis, Harnverhalt
Wechselwirkungen	Zentral wirksame Medikamente und Alkohol verstärken die Wirkung.
Darreichungsformen	1 Ampulle zu 1 ml enthält 10 oder 20 mg Morphin.
Dosierungsempfehlung	10 mg mit 9 ml H_2O (Aqua®) verdünnen (fertige Lösung mit 1 mg pro ml Flüssigkeit), je nach Schmerzintensität 5–10 mg i. v.

Tab. 7.18 Kurzprofil Morphin

Gängigster Handelsname	Fentanyl® Janssen, Durogesic®, Actiq®
Wirkung	Sehr starke Schmerzlinderung durch rein agonistische Wirkung am Opioidrezeptor im ZNS
Indikation	Schwerste Schmerzzustände, Therapie von Tumorschmerzen
Kontraindikation	Bekannte Überempfindlichkeit, erhöhter Hirndruck, Hypotonie bei Hypovolämie, Schwangerschaft und Stillzeit, Atemlähmung, Alkoholintoxikation
Wirkungseintritt	Nach etwa 20 Sek.
Wirkungsdauer	Bis zu 30 Min. bei einer Halbwertszeit von 3–12 Std.
Nebenwirkungen	Atemlähmung, Blutdruckabfall, Übelkeit und Erbrechen, Bradykardie, Bronchospasmus, Miosis, Harnverhalt
Wechselwirkungen	Blutdrucksenkende, bradykardisierende oder zentral wirksame Medikamente und Alkohol werden in ihrer Wirkung verstärkt.
Darreichungsformen	1 Ampulle zu 2 ml enthält 0,1 mg, 1 Ampulle zu 10 ml enthält 0,5 mg Fentanyl.
Dosierungsempfehlung	Je nach Schmerzzustand 0,05–0,1 mg langsam i. v.

Tab. 7.19 Kurzprofil Fentanyl

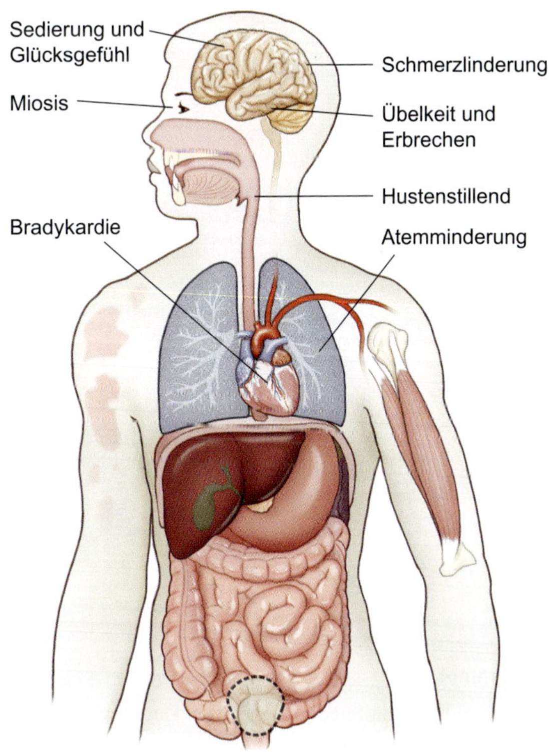

Abb. 7.27 Organeffekte der Opiate [E1508]

MERKE

Gibt man der Wirkstärke von Morphin den Referenzwert 1, besitzt Fentanyl eine bis zu 100-fach stärkere Wirkung als Morphin.

PRAXISTIPP

Die massive Übelkeit ist zwar eine relevante, aber insgesamt doch relativ seltene Komplikation nach einer Opiatgabe und lässt sich zumeist durch langsames Verabreichen des Opiats vermeiden. Eine prophylaktische Antiemese (z. B. Ondansetron, Vomex®, MCP) ist nicht empfohlen.

Naloxon (Antidot)

Die **Überdosierung** von Opiaten führt zu einer zentralen Atemlähmung und Koma unter Ausschaltung aller Schutzreflexe. Naloxon ist ein Arzneimittel, welches dieselben Rezeptoren besetzt wie die Opiate und sie gegen weitere Erregung blockiert (→ Tab. 7.20). Dabei hat Naloxon eine vielfach höhere Affinität zu den Rezeptoren und ist in der Lage, die Opiate **kompetitiv** vom Rezeptor zu verdrängen. Die unerwünschten Nebenwirkungen verschwinden innerhalb von wenigen Minuten. Zu beachten ist jedoch die deutlich kürzere Halbwertszeit von Naloxon im Vergleich zu Fentanyl oder Morphin, sodass ein erneutes Auftreten der zentralen Atemlähmung möglich ist.

Gängigster Handelsname	Narcanti®
Wirkung	Starker Antagonist am Opioidrezeptor ohne aktivierende Wirkung; verdrängt Opioide vom Rezeptor und hebt deren Wirkung auf (Wirkungsdauer meist kürzer als die der Opioide).
Indikation	Opiatintoxikation (Opioide, synthetische Narkotika wie Fentanyl, Methadon, Tilidin oder Pentazosin); als diagnostisches Instrument, um eine Opiatintoxikation auszuschließen
Kontraindikation	Vorsicht bei Opiatentzugssymptomen sowie Schwangerschaft und Stillzeit!
Wirkungseintritt	Innerhalb von 1–2 Min.
Wirkungsdauer	Ca. 1–4 Std. bei einer Halbwertszeit von etwa 1–1,5 Std.
Nebenwirkungen	Akutes Entzugssymptom bei Drogenabhängigen, Folge daraus: Blutdruckanstieg, Tachykardie, Schwitzen, Schwindel, Krämpfe, ausgeprägte Aggressivität
Wechselwirkungen	Nicht nennenswert
Darreichungsformen	1 Ampulle Narcanti® zu 1 ml enthält 0,4 mg, 1 Ampulle Narcanti® neonatal zu 2 ml enthält 0,04 mg Naloxon.
Dosierungsempfehlung	Erwachsene: initial zwischen 1 und 5 Ampullen (0,4–2 mg) i. v., i. m. oder s. c. Kinder: 0,01 mg/kg KG

Tab. 7.20 Kurzprofil Naloxon

7.6.7 Anästhetika (Narkosemedikamente)

Krankheitszustände, die eine Intubation des wachen Patienten erforderlich machen, setzen voraus, dass der Patient dazu in einen kontrollierten Zustand einer **Narkose** überführt wird. Die Gabe eines Narkotikums führt auf unterschiedliche Weisen zu einer schlaferzwingenden Wirkung und zur Ausschaltung des Bewusstseins. Da **Narkotika** nicht zwangsläufig auch analgetisch wirken, ist darüber hinaus eine **adäquate Schmerztherapie** notwendig (→ 12.5.2). Zur Narkose können Anästhetika verschiedener Gruppen verwendet werden, die aufgrund ihrer leichten Fettlöslichkeit schnell ins ZNS gelangen.

Hypnotika

Hypnotika sind schlaferzwingende Medikamente. Es werden **Barbiturathypnotika** von **Nichtbarbiturathypnotika** unterschieden. Der genaue Wirkmechanismus der Hypnotika ist bisher nicht vollständig geklärt.

Barbiturate

Barbiturate (z. B. **Thiopental,** → Abb. 7.28, → Tab. 7.21) erhöhen in bestimmten Teilen des ZNS die hemmenden Impulse und vermindern die Erregbarkeit der Nervenzellen durch Botenstoffe. Dies führt zwangsweise zu einer **hypnotischen Wirkung.** Barbiturate wirken jedoch **nicht schmerzlindernd,** sondern erhöhen vielmehr die Empfindlichkeit für Schmerz, weshalb eine ausreichende **Analgesie erforderlich** ist.

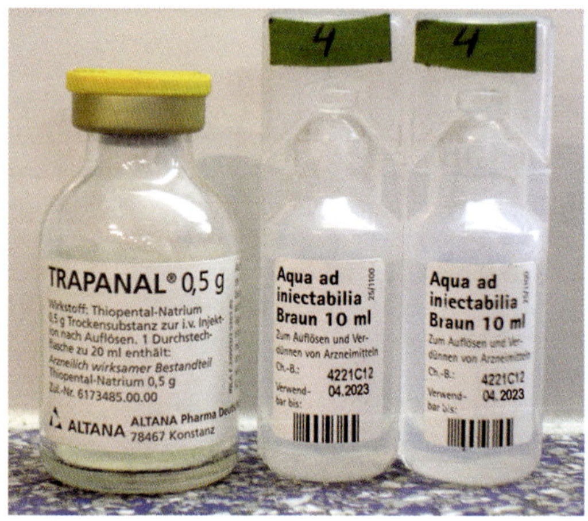

Abb. 7.28 Trapanal® und Aqua® [M302]

Gängigster Handelsname	Trapanal®
Wirkung	Dosisabhängige Schlaferzwingung/Narkoseeinleitung wahrscheinlich durch agonistische Wirkung am GABAA-Rezeptor
Indikation	Einleitung einer Kurznarkose, Durchbrechung eines Status epilepticus
Kontraindikation	Vergiftung mit zentral wirksamen Pharmaka oder Alkohol, Ateminsuffizienz, Schock, Leber- und Nierenschäden, bekannte Barbituratallergie bei Asthmatikern, lebensbedrohlicher Asthmaanfall, Herzinfarkt und Herzinsuffizienz
Wirkungseintritt	Nach 20–60 Sek.
Wirkungsdauer	5–15 Min., bei häufiger Nachinjektion verlängert sich die Wirkungsdauer enorm, die Eliminationshalbwertszeit beträgt etwa 11 Std.

Tab. 7.21 Kurzprofil Thiopental

Nebenwirkungen	Atemdepression, Abnahme des Herzminutenvolumens mit Blutdrucksenkung, Herzrhythmusstörungen, Laryngo- und Bronchospasmus aufgrund Histaminfreisetzung, Erhöhung des kardialen Sauerstoffbedarfs, Thoraxrigidität
Wechselwirkungen	Wirkungsverstärkung: zentral wirksame Pharmaka und Alkohol, ASS Wirkungsabschwächung: Antikoagulanzien, Kortikosteroide, Kontrazeptiva
Darreichungsformen	1 Stechampulle mit 20 ml enthält 0,5 g Trockensubstanz und ist mit Wasser für Injektionszwecke zuzubereiten.
Dosierungsempfehlung	Narkoseeinleitung: 200–500 mg i. v. (5 mg/kg KG) Status epilepticus: 100–250 mg i. v.

Tab. 7.21 Kurzprofil Thiopental *(Forts.)*

MERKE

Patienten mit Schädel-Hirn-Trauma profitieren von der hirndrucksenkenden Komponente des Thiopentals.

Propofol

Propofol (→ Tab. 7.22) ist eines der gängigsten Medikamente zur Narkoseeinleitung in deutschen Krankenhäusern. Die Wirkung setzt bereits nach 30 Sek. ein, wobei die Wirkdauer einer einmaligen Injektion aufgrund der raschen Verstoffwechselung bereits nach 4–6 Min. endet. **Propofol verfügt über keinerlei analgetische Effekte** und führt zu einem deutlichen Blutdruckabfall. Propofol ist auch für die Aufrechterhaltung einer Narkose über einen Perfusor geeignet.

Gängigster Handelsname	Propofol-Lipuro®, Disoprivan®
Wirkung	Dosisabhängige Schlaferzwingung/Narkoseeinleitung wahrscheinlich durch Wirkung am GABAA-Rezeptor
Indikation	Einleitung und Aufrechterhaltung einer Narkose, Intubation (auch bei Risikopatienten, **Cave:** Blutdruck!)
Kontraindikation	Zur Kardioversion, bei ausgeprägter Hypotonie, bei Neugeborenen, während der Schwangerschaft strengste Risikoabwägung, bekannte Allergien gegen Propofol selbst, Soja oder auch Erdnüsse
Wirkungseintritt	Nach etwa 30 Sek.
Wirkungsdauer	4–6 Min. bei einer Halbwertszeit von etwa 30–60 Min.
Nebenwirkungen	Injektionsschmerz, deutlicher Abfall des Blutdrucks, Anaphylaxie, Myoklonien (Muskelzuckungen), Atemdepression, Husten, Schluckauf, Hitzewallungen
Wechselwirkungen	Wirkungsverlängerung durch Benzodiazepine, Sedativa oder Alkohol, Wirkungsverstärkung durch Opiate oder Narkotika, mögliche Wirkungsverstärkung durch zentral wirksame Pharmaka
Darreichungsformen	1 Ampulle zu 20 ml enthält 200 mg Propofol. 1 Glasdurchstechfläschchen zu 50 ml enthält 500 mg Propofol.
Dosierungsempfehlung	Je nach Körpergröße, Gewicht und körperlicher Verfassung (z. B. schwere kardiale Vorerkrankungen) ca. 1,0–2,5 mg/kg KG langsam i. v. zur Einleitung Zur Aufrechterhaltung der Narkose Bolusgaben von 25–50 mg oder mittels Perfusor mit ca. 3–4 mg/kg KG/Std.

Tab. 7.22 Kurzprofil Propofol

Tab. 7.22 Kurzprofil Propofol *(Forts.)*

Ketamin

Im ZNS erfolgt nach Applikation von Ketamin (→ Tab. 7.23) eine komplexe Wirkung an einer bestimmten Rezeptorenklasse. Dies führt zu einer **„dissoziativen Anästhesie"**, einem Zustand, in dem der Patient bewusstlos, aber mit offenen Augen verweilt und Halluzinationen ausgesetzt ist. Die Unterscheidung zwischen realer Welt und der erlebten (Alb-)Traumwelt ist für den Patienten nicht mehr möglich. Trotz normaler Körperfunktionen kann sich der Patient nicht bewegen **(Katalepsie).** Die Halluzinationen oder (Alb-)Träume können mitunter sehr beängstigend erscheinen und zu einer Ausschüttung von Stress-

Gängigster Handelsname	Ketamin (Ketanest®), Esketamin (Ketanest S®)
Wirkung	Verlust des Bewusstseins durch komplexe Wirkung im ZNS an mehreren Rezeptoren (z. B. NMDA-Rezeptor)
Indikation	Einleitung einer Narkose und deren Aufrechterhaltung, starke Schmerzzustände, therapieresistenter und lebensbedrohlicher Asthmaanfall
Kontraindikation	Schwere KHK und akuter Herzinfarkt, arterielle Hypertonie, Schlaganfall, Hirnblutung mit Hirndruckzeichen, perforierende Augapfelverletzung, Glaukom, Schwangerschaft in den ersten 3 Monaten
Wirkungseintritt	Nach ca. 20–30 Sek.
Wirkungsdauer	Ca. 10–15 Min. bei einer Eliminationshalbwertszeit von etwa 80–180 Min.
Nebenwirkungen	Hypertonie, Tachykardie (höherer Sauerstoffverbrauch am Herzen!), Zunahme des Muskeltonus, Hirndruckerhöhung, Zunahme des Augeninnendrucks, Erregung, Halluzinationen, Albträume, Bronchodilatation, Atemdepression bei zu rascher Injektion
Wechselwirkungen	Wirkungsverlängerung von Benzodiazepinen und Neuroleptika, Wirkungsverstärkung von Pharmaka, die den Blutdruck und die Frequenz erhöhen
Darreichungsformen	1 Ampulle Ketanest S® zu 5 ml enthält 25 mg Esketamin (5 mg/ml). 1 Ampulle Ketanest S® zu 2 ml enthält 50 mg Esketamin (25 mg/ml).
Dosierungsempfehlung	Analgesie (Esketamin): 0,125–0,25 mg/kg KG i. v. Narkose (Esketamin): initial 0,5–1 mg/kg KG langsam i. v.

Tab. 7.23 Kurzprofil Ketamin

hormonen führen, wodurch Herzfrequenz und Blutdruck ansteigen. Darüber hinaus besitzt das Ketamin eine **stark analgetische Wirkung.**

MERKE

Ketanest® enthält das Ketaminmolekül in zwei verschiedenen chemischen Strukturen. Diese Mischung beider Formen **(Enantiomere)** bezeichnet man als **Racemat.**
Im **Esketamin** ist ausschließlich das aktivere Enantiomer in reiner Form enthalten, weswegen Ketanest S® mit lediglich der **halben** Dosierung des originären Ketamins dieselbe Wirkung erzielt.
Um die Albträume, Halluzinationen und Stressreaktionen zu mindern, sollte man die Ketanestnarkose stets in Verbindung mit Midazolam durchführen.

7.6.8 Antihypertensiva (blutdrucksenkende Medikamente)

Die **Regulation des Blutdrucks** ist von der normalen Funktion aller zuständigen Regelkreise abhängig. So liegen bei gesunden Menschen, die sich im Ruhezustand befinden, die Blutdruckwerte um 120/80 mmHg. Bei körperlicher Belastung führt eine physiologische Aktivierung des Sympathikus durch Stresshormone zu einer Erhöhung des Herzminutenvolumens und der Herzfrequenz. Der erhöhte Blutdruck dient einer besseren Versorgung der Körperperipherie, die durch körperliche Belastung mehr Blut benötigt, um die unterschiedlichen Körperfunktionen aufrechtzuerhalten.

Ein ständig erhöhter Blutdruck, der auch in Ruhe nicht spürbar absinkt, kann schwere Schäden, insbesondere an Blutgefäßen und am Herzen, verursachen. Ein **zu hoher Blutdruck,** der über längere Zeit systolische Spitzenwerte über 200 mmHg erreichen kann, muss medikamentös therapiert werden. Antihypertensiva senken auf unterschiedliche Weise den Blutdruck.

Sympatholytika

Urapidil

Um die Wirkungen des **Sympathikus** aufzuheben, besteht die Möglichkeit, die α- und β-Rezeptoren zu hemmen. Die Blockade der β-Rezeptoren würde jedoch vordringlich die Herzfrequenz und nicht den Blutdruck senken. Die Blockade der α_1-Rezeptoren durch Urapidil (→ Tab. 7.24) hingegen führt zu einer **Tonussenkung** der glatten Muskulatur der Gefäßwände und damit zu einer Verringerung des Gefäßwiderstands, in deren Folge der Blutdruck sinkt. Am Herzen treten kaum Nebenwirkungen auf. Während es bei einer zu starken Blutdrucksenkung normalerweise zu einer reflektorischen Tachykardie kommt, unterbleibt diese bei Urapidil aufgrund einer zusätzlichen aktivierenden Wirkung auf Serotoninrezeptoren im zentralen Nervensystem (5-HT_{1A}-Rezeptoren).

Gängigster Handelsname	Ebrantil®
Wirkung	Blutdrucksenkung durch Blockade der α_1-Rezeptoren
Indikation	Hypertensive Krise und arterieller Hypertonus

Tab. 7.24 Kurzprofil Urapidil

Kontraindikation	Schwangerschaft und Stillzeit, Fehlbildungen an den Herzklappen und an der Aorta
Wirkungseintritt	Nach 2–5 Min.
Wirkungsdauer	Ca. 1–3 Std. bei einer Halbwertszeit von etwa 3 Std.
Nebenwirkungen	Überschießende Blutdrucksenkung, Herzklopfen, Schwindel, Übelkeit und Erbrechen, Schwitzen
Wechselwirkungen	Wirkungsverstärkung anderer Antihypertensiva
Darreichungsformen	1 Ampulle zu 5 ml enthält 25 mg, 1 Ampulle zu 10 ml enthält 50 mg Urapidil.
Dosierungsempfehlung	Initial zwischen 10–50 mg langsam i. v.

Tab. 7.24 Kurzprofil Urapidil *(Forts.)*

Kalziumantagonisten

Kalziumantagonisten verdanken ihren Namen ihrem Wirkmechanismus. Aufgrund der spezifischen Bindungsstellen am Kalziumkanal werden drei Untergruppen unterschieden. Während das in → 7.6.5 dargestellte Verapamil seine Wirkung vor allem am Herzmuskel sowie an der Reizentstehung und -leitung entfaltet, wirken Kalziumantagonisten vom Nifedipin-Typ vor allem an der Muskulatur von Gefäßen (glatte Muskulatur) (→ Tab. 7.25). Die Blockade der **Kalziumkanäle** führt zu einer raschen Senkung des Tonus der glatten Blutgefäßmuskulatur, wodurch der Blutdruck abfällt. Zur dritten Gruppe der Kalziumantagonisten zählt Diltiazem, das seine Wirkung an der Gefäßmuskulatur und am Herzen entfaltet. Im Rettungsdienst wird dieses Medikament nicht verwendet.

Nifedipin

Im Vergleich zu Verapamil (→ Tab. 7.13), dessen Herzwirkung im Vordergrund steht, greift Nifedipin (→ Tab. 7.25) beim Herzgesunden fast ausschließlich im **arteriellen Blutgefäßsystem** an und erweitert es. Dies führt zu einer Senkung der Nachlast (→ 13.1.3), vermindert die Herzarbeit und führt zu einem geringeren Sauerstoffbedarf. Auch die Koronargefäße werden erweitert und damit besser durchblutet, wodurch das Sauerstoffangebot erhöht wird.

Gängigster Handelsname	Adalat®
Wirkung	Die Blockade der Kalziumkanäle an den glatten Gefäßmuskelzellen führt zu einer Erweiterung der arteriellen Widerstandsgefäße und zur Senkung des Blutdrucks.
Indikation	Hypertensive Krise, Angina pectoris
Kontraindikation	Bekannte Allergie, Herzinsuffizienz, instabile Angina pectoris, Hypotonie bis Schock, akuter Myokardinfarkt, Schwangerschaft
Wirkungseintritt	Nach 3–5 Min.
Wirkungsdauer	Ca. 4–6 Std. bei einer Halbwertszeit von 2–3 Std.

Tab. 7.25 Kurzprofil Nifedipin

Nebenwirkungen	Kopfschmerzen, Flush, Wärmegefühl, Reflextachykardie, überschießende Blutdrucksenkung, Angina-pectoris-Anfall
Wechselwirkungen	Zu starke Blutdrucksenkung in Verbindung mit Nitraten, anderen Antihypertonika und β-Blockern
Darreichungsformen	1 Kapsel enthält 5, 10 oder 20 mg Nifedipin.
Dosierungsempfehlung	1 Kapsel zerbeißen lassen oder mithilfe einer Kanüle anstechen und im Mund ausdrücken, anschließend hinunterschlucken lassen.

Tab. 7.25 Kurzprofil Nifedipin *(Forts.)*

Nitrendipin

Das rasch und kurzwirksame Nifedipin (→ Tab. 7.26) wird zunehmend durch Nitrendipin ersetzt. Nitrendipin flutet langsamer an und bewirkt damit eine geringere körpereigene Gegenregulation als Nifedipin bei deutlich längerer Halbwertszeit und Wirkung.

Gängigster Handelsname	Bayotensin® akut, Bayotensin®
Wirkung	Die Blockade der Kalziumkanäle an den glatten Gefäßmuskelzellen führt zu einer Erweiterung der arteriellen Widerstandsgefäße und zur Senkung des Blutdrucks.
Indikation	Hypertensive Krise
Kontraindikation	Bekannte Allergie, instabile Angina pectoris, dekompensierte Herzinsuffizienz, akuter Myokardinfarkt, Schwangerschaft
Wirkungseintritt	Rasch, innerhalb von Minuten
Wirkungsdauer	Mehrere Stunden bei einer Halbwertszeit von ca. 10 Std.
Nebenwirkungen	Kopfschmerzen, Flush, Übelkeit, Wärmegefühl, Reflextachykardie, überschießende Blutdrucksenkung, Angina-pectoris-Anfall, Hypotonie

Tab. 7.26 Kurzprofil Nitrendipin®

Wechselwirkungen	Zu starke Blutdrucksenkung in Verbindung mit Nitraten, anderen Antihypertonika und β-Blockern, Verlängerung/Verstärkung der Wirkung von Muskelrelaxanzien und Herzglykosiden (Digoxin)
Darreichungsformen	1 Bayotensin-Phiole enthält 5 mg (Phiole = Kunststoffampulle mit Drehverschluss).
Dosierungsempfehlung	1 Phiole öffnen und im Mund ausdrücken, Wiederholung je nach Wirkung nach ca. 30–60 Min.

Tab. 7.26 Kurzprofil Nitrendipin® *(Forts.)*

7.6.9 Muskelrelaxanzien (muskelerschlaffende Medikamente)

Zur **Erschlaffung von Muskeln** (lat. relaxare = locker, schlaff machen) im Rahmen einer Narkose werden Medikamente verwendet, die an der motorischen Endplatte der quergestreiften Skelettmuskulatur die Erregungsleitung der Nervenbahn blockieren und eine regelrechte Kontraktion des Muskels verhindern (→ Abb. 7.29). Es folgt eine zeitlich begrenzte, schlaffe **Lähmung** der gesamten Skelettmuskulatur (z. B. Atemmuskulatur). Muskelrelaxanzien besitzen keinerlei sedierende oder analgetische Wirkung, aber sie vereinfachen die Intubation, weil sie **Abwehrreaktionen** wie Husten, Pressen und Laryngospasmus verhindern. Da Notfallpatienten stets als nicht nüchtern anzusehen sind, sind Muskelrelaxanzien neben Narkotika und Analgetika fester Bestandteil einer Notfallnarkose **(Rapid Sequence Induction, RSI)**.

Muskelrelaxanzien werden eingeteilt in:

- Nichtdepolarisierende Muskelrelaxanzien (z. B. Rocuronium)
- Depolarisierende Muskelrelaxanzien (z. B. Succinycholin)

Beide entfalten ihre Wirkung an der motorischen Endplatte (Schnittstelle zwischen peripherem Nerv und Skelettmuskel). Die Anschlagszeit und die klinische Wirkdauer sind nach Gabe von Succinylcholin kürzer als nach Rocuronium, die Nebenwirkungen und Kontraindikationen aber umfangreicher.

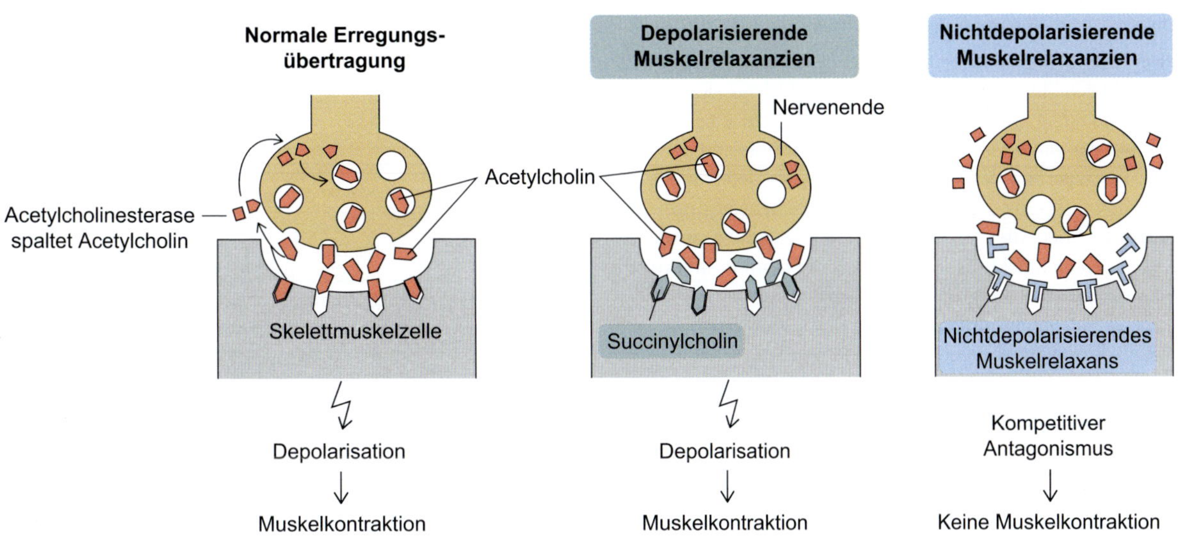

Abb. 7.29 Normale Erregungsübertragung und die Wirkung von Muskelrelaxanzien [A400]

ACHTUNG

Succynylcholin sollte aufgrund seiner schwerwiegenden Nebenwirkungen und erheblichen Anzahl von Kontraindikationen nicht mehr für die endotracheale Intubation im Rettungsdienst eingesetzt werden. Succinylcholin sollte, wenn überhaupt, nur noch als Reservemedikament vorgehalten werden.

PRAXISTIPP

Bei einem vermuteten schwierigen Atemweg sollte generell auf Muskelrelaxanzien, auch auf Succinylcholin, verzichtet werden

Rocuronium

Rocuronium (→ Tab. 7.27) führt an der Synapse (→ 14.1.1) zu einer **kompetitiven Blockade** des Acetylcholinrezeptors und verhindert eine Aktivierung der Skelettmuskelfasern durch den freigesetzten Transmitter Acetylcholin. Aufgrund seines schnellen Wirkungseintritts ist Rocuronium auch zur Rapid Sequence Induction (RSI) geeignet, wenn aufgrund von Kontraindikationen dazu kein Succinylcholin (s. u.) verwendet werden kann. Es wirkt innerhalb von ca. 30 Sek. und hält nur 3–8 Min. an.

Gängigster Handelsname	Esmeron®
Wirkung	Vollständige Erschlaffung der quergestreiften Muskulatur durch Blockade des Acetylcholinrezeptors an der motorischen Endplatte der Zellen
Indikation	Muskelrelaxans im Rahmen der Narkoseeinleitung und Intubation
Kontraindikation	Fehlende Beatmungsmöglichkeit, schwere Leberschäden, bekannte Überempfindlichkeit
Wirkungseintritt	Nach 2–3 Min.
Wirkungsdauer	Etwa 30 Min. bei einer Halbwertszeit von etwa 70 Min.
Nebenwirkungen	Blutdruckanstieg und Tachykardie, setzt in Dosen von ca. 1 mg/kg KG kein Histamin frei.
Wechselwirkungen	Sehr zahlreich, Wirkungsverstärkung durch andere Muskelrelaxanzien, Ketamin, Kalziumantagonisten, α und β Blocker, Schleifendiuretika, Morphin, Piritramid
Darreichungsformen	1 Ampulle enthält 100 mg Rocuronium.
Dosierungsempfehlung	Im Rahmen der Narkoseeinleitung: 0,6 mg/kg KG als Bolus (Atemstillstand!)

Tab. 7.27 Kurzprofil Rocuronium

Succinylcholin

Succinylcholin wirkt ebenfalls an den **Acetylcholinrezeptoren** im synaptischen Spalt. Im Gegensatz zu den nichtdepolarisierenden Relaxanzien besetzt es jedoch den Rezeptor und löst dieselbe Wirkung aus, die auch das körpereigene Acetylcholin verursacht. Ohne Gabe von Succinylcholin (→ Tab. 7.28) würde das Enzym **Acetylcholinesterase** das Acetylcholin „zerschneiden" und vom Rezeptor ablösen. Das Succinylcholin verweilt jedoch viel länger am Rezeptor und hält die **Depolarisation** aufrecht, sodass keine Repolarisation stattfinden kann. Daher bleibt die Depolarisation und somit die Unerregbarkeit durch Nervenimpulse so lange bestehen, bis das Succinylcholin aus dem Gewebe abdiffundiert. Succinylcholin ist **sehr schnell und sehr kurz wirksam.** Es wirkt innerhalb von ca. 30 Sek. und hält nur 3–8 Min. an.

Gängigster Handelsname	Lysthenon®, Pantolax®
Wirkung	Vollständige Erschlaffung der quergestreiften Muskulatur durch Aktivierung des Acetylcholinrezeptors an der motorischen Endplatte der Zellen
Indikation	Muskelrelaxans im Rahmen der Narkoseeinleitung und zur Schnellintubation („Crush"-Intubation)
Kontraindikation	Fehlende Beatmungsmöglichkeit, Polytraumata und Verbrennungsopfer aufgrund der Hyperkaliämiegefahr, perforierende Augapfeltraumata und Glaukom, Patienten mit bekanntem Risiko für maligne Hyperthermie
Wirkungseintritt	Nach 30–60 Sek.
Wirkungsdauer	Die Wirkung tritt binnen 1 Min. ein, hält etwa 2 Min. an und klingt binnen 8–10 Min. ab. Die Halbwertszeit liegt bei etwa 1–2 Min.
Nebenwirkungen	Herzrhythmusstörungen (Tachykardie/Bradykardie), Blutdruckabfall, anfänglich Muskelzuckungen, Muskelschmerzen, Erhöhung des Augeninnendrucks, selten Allergie, Auslösen einer malignen Hyperthermie, Hyperkaliämie
Wechselwirkungen	Wirkungsverstärkung durch β-Blocker, Lidocain, nicht mischbar mit Barbituraten
Darreichungsformen	1 Ampulle Lysthenon® 2 % zu 5 ml enthält 100 mg, 1 Ampulle Lysthenon® 5 % zu 2 ml enthält 100 mg Succinylcholin.
Dosierungsempfehlung	Im Rahmen der Narkoseeinleitung: 1 mg/kg KG als Bolus (Atemstillstand!)

Tab. 7.28 Kurzprofil Succinylcholin

7.6.10 Bronchospasmolytika (Bronchien erweiternde Medikamente)

Bronchospasmolytika bewirken eine **Erweiterung der Atemwege** und verhelfen so dem Patienten zu einer rasch einsetzenden Atemerleichterung.

Bronchospasmolytika wurden früher nur als Dosieraerosole auf den Rettungsfahrzeugen vorgehalten. Die Anwendung der Dosieraerosole bereitete den Patienten im Notfall aber oftmals Probleme. Eine fehlerhafte Anwendung verteilte den Wirkstoff nur in Mund- und Rachenraum, ohne den Wirkort zu erreichen und damit die gewünschte Wirkung zu erzielen.

Heutzutage ermöglichen moderne Atemmasken mit Sauerstoffanschluss das **Vernebeln** der Medikamente mithilfe einer integrierten, mit Flüssigkeit und Medikament zu befüllenden

Kammer. Dieser entstehende Medikamentennebel wird durch dicht sitzende Atemmasken optimal angeboten und kann von Patienten direkt eingeatmet werden (→ Abb. 7.6).

β_2-Sympathomimetika

Die in der Lunge befindlichen β_2-Rezeptoren führen durch ihre Aktivierung zur Erschlaffung und damit zur Erweiterung der glatten Bronchialmuskulatur und einer verminderten Freisetzung von Histamin. Sie erhöhen die eigene Reinigungsfähigkeit der Lunge **(mukoziliäre Clearance)** und senken den Druck in der Lungenstrombahn. β_2-Sympathomimetika (z. B. Salbutamol, → Tab. 7.29) sind die **potentesten Medikamente zur Erweiterung des Bronchialbaums,** zumal die Wirkung nach Inhalation bereits innerhalb von etwa 30 Sek. einsetzt.

Gängigster Handelsname	Sultanol®
Wirkung	Erweiterung der Bronchialmuskulatur durch Aktivierung der β_2-Rezeptoren
Indikation	Lebensbedrohlicher Asthmaanfall, akute Verschlechterung bei obstruktiven Atemwegserkrankungen (COPD)
Kontraindikation	Bekannte Überempfindlichkeit, strenge Indikationsstellung bei Herzerkrankungen (frischer Myokardinfarkt, KHK, hypertroph-obstruktive Kardiomyopathie), Tachykardie, Tachyarrhythmien, schwere Schilddrüsenüberfunktion, Adrenalin-produzierende Tumoren (Phäochromozytom)
Wirkungseintritt	Beginnend nach etwa 30 Sek.
Wirkungsdauer	4–6 Std. bei einer Halbwertszeit von 6 Std.
Nebenwirkungen	Unruhezustände mit Herzklopfen/Palpitationen, Tremor, Übelkeit, Kopfschmerzen, AP-Beschwerden, Tachykardie, Herzrhythmusstörungen, Blutdrucksenkung oder -abfall, Hypokaliämie
Wechselwirkungen	Wirkungsaufhebung durch β-Blocker (**Cave:** Bronchospasmus!), Wirkungsverstärkung von Sympathomimetika, Kortikosteroide, Theophyllin, Anticholinergika
Darreichungsformen	Salbutamol Fertiginhalat: 1 Ampulle zu 2,5 ml enthält 1,25 mg Sultanol (direkte Anwendung im Vernebler). Salbutamol Inhalationslösung, 10 ml Braunglasflasche: 20 Tropfen entsprechen 5 mg (entsprechende Menge auf 3 ml NaCl 0,9 % verdünnen).
Dosierungsempfehlung	Erwachsene: 1 Ampulle Fertiginhalat oder 5–10 Tropfen Inhalationslösung Kinder: 1–2 Tropfen pro Lebensjahr

Tab. 7.29 Kurzprofil Salbutamol

Anticholinergika

Zu Anticholinergika siehe auch → 7.6.16 (Parasympatholytika).

Neben den β_2-Sympathomimetika kommen im Rahmen einer COPD oder eines Asthmas bronchiale Anticholinergika als inhalative Medikamente zum Einsatz (→ Tab. 7.30). Die Blockade des parasympathischen Nervensystems an den Cholinrezeptoren führt indirekt zu einer Erweiterung der Atemwege.

Gängigster Handelsname	Atrovent®
Wirkung	Erweiterung der Atemwege durch Hemmung des parasympathischen Nervensystems
Indikation	Lebensbedrohlicher Asthmaanfall, akute Verschlechterung bei obstruktiven Atemwegserkrankungen (COPD)
Kontraindikation	Allergie oder bekannte Überempfindlichkeit, strenge Indikationsstellung in der Schwangerschaft, (siehe auch Atropin)
Wirkungseintritt	Wenige Minuten (langsamer als β_2-Sympathomimetika)
Wirkungsdauer	3–6 Std. bei einer Halbwertszeit von ca. 3,5 Std.
Nebenwirkungen	Unruhezustände mit Herzklopfen/Palpitationen, Tremor, Übelkeit, Kopfschmerzen, Allergien, Tachykardie, Herzrhythmusstörungen, Bronchospasmus, Mundtrockenheit, Anstieg des Augeninnendrucks (Glaukom)
Wechselwirkungen	Wirkungsverstärkung von β_2-Sympathomimetika, Theophyllin und anderen Anticholinergika
Darreichungsformen	Atrovent® Fertiginhalat: 2 ml zu 250 µg Atrovent® Fertiginhalat: 2 ml zu 500 µg
Dosierungsempfehlung	Erwachsene: 1 Ampulle zu 500 µg Fertiginhalat Kinder unter 6 Jahren: 1 Ampulle zu 250 µg Fertiginhalat

Tab. 7.30 Kurzprofil Ipratropiumbromid

7.6.11 Antiemetika (Brechreiz unterdrückende Medikamente)

Ein Brechreiz kann auf unterschiedliche Arten entstehen. Im menschlichen Gehirn ist ein bestimmter Bereich (in der Medulla oblongata) für die Interpretation der angebotenen Reize zuständig – das **„Brechzentrum"**. Darüber hinaus wird das Blut an spezialisierten Orten **(Area postrema)** auf giftige Substanzen untersucht und ggf. dem Brechzentrum ein Signal übermittelt, das ein Erbrechen auslöst. Dadurch werden **Giftstoffe** aus dem Magen entfernt. Dieser sinnvolle Brechreizreflex kann gelegentlich auch gestört sein, z. B. durch Anstieg des Hirndrucks, und es kommt zum unwillkürlichen Erbrechen. Dieser unangenehme und für den Patienten belastende Vorgang kann durch die Hemmung spezieller Rezeptoren **(Dopamin-Rezeptor D2)** im Brechzentrum unterbunden werden. Eine routinemäßige Gabe eines bestimmten Antiemetikums, z. B. im Rahmen der Opiatgabe, sollte nicht erfolgen.

Metoclopramid (MCP)

Die antiemetische Wirkung von Metoclopramid (→ Tab. 7.31) erfolgt über **zentrale und periphere Angriffspunkte.** Durch die antidopaminerge Wirkung ist Metoclopramid auch bei schwerem, sonst kaum behandelbarem Erbrechen anderen Antiemetika überlegen. Zusätzlich wird durch Metoclopramid der untere Speiseröhrensphinkter kontrahiert und die Peristaltik im Ösophagus erhöht, sodass ein Reflux von Mageninhalt in die Speiseröhre verhindert wird. Andererseits wird die Magenentleerung gefördert, was eine Stauung im Magen, die zum Erbrechen führen kann, verhindert.

Gängigster Handelsname	Paspertin®, MCP-ratiopharm®
Wirkung	Brechreizhemmung durch Blockade von Dopamin-Rezeptoren im ZNS sowie Motilitätssteigerung im Magen
Indikation	Übelkeit und Erbrechen, Motilitätsstörungen des Magen-Darm-Trakts, akuter Migräneanfall (durch D_2-Hemmung)
Kontraindikation	Bekannte Überempfindlichkeit, mechanischer Darmverschluss (Ileus) und Darmperforation, Epilepsie und extrapyramidal bedingte motorische Störungen, Kinder < 2 Jahre, Schwangerschaft, Adrenalin-produzierende Tumoren (Phäochromozytom)
Wirkungseintritt	Nach 5 Min.
Wirkungsdauer	Wenige Stunden bei einer Halbwertszeit von 4–5 Std.
Nebenwirkungen	Müdigkeit, Schwindel, Durchfall, extrapyramidal bedingte motorische Störungen (Dyskinesien, v. a. bei Kindern), Unruhe, Herzrhythmusstörungen
Wechselwirkungen	Wirkungsverminderung durch Anticholinergika, Verstärkung der Dyskinesien durch Neuroleptika oder Antidepressiva, Verlängerung der Wirkung von Muskelrelaxanzien
Darreichungsformen	1 Ampulle zu 2 ml enthält 10 mg Wirkstoff.
Dosierungsempfehlung	Akutes Erbrechen: 1 mal 10 mg i. v. als Kurzinfusion Migräneanfall: 10 mg i. v. als Kurzinfusion

Tab. 7.31 Kurzprofil Metoclopramid

ACHTUNG

Metoclopramid wird im Rettungsdienst nur noch selten eingesetzt, seit das BfArM eine Zulassungsbeschränkung aufgrund unerwünschter Nebenwirkungen ausgesprochen hat.

Metoclopramid wird seit Langem mit Nebenwirkungen, wie akuter extrapyramidaler Symptome und irreversibler tardiver Dyskinesie, besonders bei Kindern und Jugendlichen, in Zusammenhang gebracht. Daher sind Darreichungsformen zur parenteralen Gabe von **über** 5 mg/ml nicht mehr erlaubt.

Dimenhydrinat

Dimenhydrinat (→ Tab. 7.32) ist besser bekannt unter dem Handelsnamen Vomex® und wird aus pharmakologischer Sicht den **Antihistaminika** zugeordnet. Aufgrund seines guten antiemetischen Profils und seiner weiten Verbreitung als **Antiemetikum** wird es jedoch aus didaktischen Gründen in diesem Kapitel vorgestellt (zur Wirkungsweise von Antihistaminika → 7.6.12).

Gängigster Handelsname	Vomex®
Wirkung	Brechreizhemmung durch Blockade von Histamin-H_1-Rezeptoren
Indikation	Übelkeit und Erbrechen, Schwindel
Kontraindikation	Bekannte Überempfindlichkeit, Glaukomerkrankung der Augen, Harnblasenauslass-Störung (Prostatavergrößerung), Krampfanfälle (Epilepsie), Kombination mit verschiedenen Antibiotika, die letzten 3 Monate der Schwangerschaft (wehenauslösend), Stillzeit, Allergie, akuter Asthmaanfall
Wirkungseintritt	Nach einigen Minuten
Wirkungsdauer	3–6 Std. bei einer Halbwertszeit von ca. 5–10 Std. (unterschiedliche Angaben in der Literatur)
Nebenwirkungen	Anticholinerge Wirkungen (atropinähnlich: Mundtrockenheit, Tachykardie, Zunahme der Pupillenweite, Glaukom), sedierend (keine Straßenverkehrsfähigkeit!), Wirkungsverstärkung durch Alkohol, Magen-Darm-Beschwerden
Wechselwirkungen	Wirkungsverstärkung in Kombination mit bestimmten Antidepressiva, zentral dämpfenden Medikamenten, Parasympatholytika, Blutdrucksenkern und MAO-Hemmern
Darreichungsformen	1 Ampulle Vomex A® i. v. zu 10 ml enthält 62 mg Dimenhydrinat.
Dosierungsempfehlung	Erwachsene und Jugendliche über 14 Jahre: 1–2 Ampullen zu 62 mg langsam i. v.

Tab. 7.32 Kurzprofil Dimenhydrinat

Tab. 7.32 Kurzprofil Dimenhydrinat *(Forts.)*

5-HT_3-Antagonisten

5-HT_3-Antagonisten (→ Tab. 7.33) sind die am stärksten wirksamen Antiemetika. Durch die Blockade von peripheren und zentralen Serotonin-Antagonisten lässt sich vor allem eine durch Chemotherapie verursachte Übelkeit effektiv lindern. Zudem wirken sie auch gegen postoperative Übelkeit.

Gängigster Handelsname	Zofran®
Wirkung	Hochwirksame Brechreizhemmung durch Blockade von 5-HT_3-Rezeptoren
Indikation	Übelkeit und Erbrechen (postoperativ sowie nach Chemotherapie)
Kontraindikation	Allergien, Kleinkindesalter, Schwangerschaft und Stillzeit
Wirkungseintritt	i. v.: ca. 7 Min., oral: ca. 1,6 Std.
Wirkungsdauer	Kurze Halbwertszeit von ca. 3 Std.
Nebenwirkungen	Allergien, Kopfschmerzen, Wärmegefühl, Krampfanfälle, Arrhythmie
Wechselwirkungen	Verlängerung der QT-Zeit möglich
Darreichungsformen	1 Ampulle Zofran® enthält 4 oder 8 mg Ondansetron. 1 Schmelztablette Zofran® enthält 4 oder 8 mg Ondansetron.
Dosierungsempfehlung	8 mg über 30 Sek. langsam i. v.

Tab. 7.33 Kurzprofil Ondansetron

ACHTUNG

Allen 5-HT_3-Antagonisten fehlt die Zulassung außerhalb einer Verabreichung im Rahmen der Chemotherapie oder postoperativer Übelkeit und Erbrechen (PONV; engl.: *„postoperative nausea and vomiting“*). Die Verabreichung im Rettungsdienst erfolgt als *„Off-Label-Use“* (zulassungsüberschreitende Anwendung).

7.6.12 Antihistaminika (Antiallergika)

Allergische Reaktionen (→ 13.3.7) werden durch Fremdstoffe, zumeist Eiweißstrukturen **(Antigene),** hervorgerufen, die vom Organismus als körperfremd angesehen werden. Dabei binden die im Körper zirkulierenden **Antikörper (IgE)** diese Antigene und transportieren sie zu den Entzündungszellen. Die Entzündungszellen **(Mastzellen)** reagieren mit einer Ausschüttung von **Entzündungsmediatoren (Histamin),** für die bestimmte Rezeptoren (H_1-Rezeptoren) existieren. Antihistaminika (→ Tab. 7.34, → Tab. 7.35) verhindern die Ausschüttung des Histamins, verdrängen es kompetitiv vom Rezeptor und hemmen so die überschießende Reaktion.

Gängigster Handelsname	Tavegil®
Wirkung	Antiallergische Wirkung durch Blockade von H_1-Histaminrezeptoren
Indikation	Anaphylaktische Reaktion (Juckreiz, Quaddeln), Zusatzmedikation beim anaphylaktischen Schock
Kontraindikation	Überempfindlichkeit/Allergie, Schwangerschaft und Stillzeit (strenge Indikationsstellung), Engwinkelglaukom, Prostatavergrößerung mit Blasenentleerungsstörungen, bekannte Verengung des Magenausgangs
Wirkungseintritt	Innerhalb einer halben Stunde, maximale Wirkung erst nach 5–7 Std.
Wirkungsdauer	Etwa 10–12 Std. bei einer sehr variablen Halbwertszeit (3,6–37 Std.)
Nebenwirkungen	Hypotonie, Sedierung, Erregungszustände des ZNS (v. a. bei Kindern), Schlaflosigkeit, Schwindel, Übelkeit, anticholinerge Wirkung (Tachykardie, Mundtrockenheit, Übelkeit/Erbrechen)
Wechselwirkungen	Wirkungsverstärkung von Alkohol, Psychopharmaka, Narkotika, Hypnotika, Analgetika, Verlängerung der QT-Zeit
Darreichungsformen	1 Ampulle zu 5 ml enthält 2 mg Clemastin.
Dosierungsempfehlung	Akut: 2–3 mg langsam (!) i. v.
Besonderheiten	Stabilisiert die Gefäßmembranen

Tab. 7.34 Kurzprofil Clemastin

Gängigster Handelsname	Fenistil®
Wirkung	Antiallergische Wirkung durch Blockade von H_1-Histaminrezeptoren
Indikation	Anaphylaktische Reaktion (Juckreiz, Quaddeln), anaphylaktischer Schock
Kontraindikation	Überempfindlichkeit/Allergie, Kinder unter 12 Jahren, Schwangerschaft und Stillzeit, gleichzeitige Einnahme von MAO-Hemmern, Engwinkelglaukom, Prostatavergrößerung mit Blasenentleerungsstörungen
Wirkungseintritt	Nach 15–20 Min.
Wirkungsdauer	Etwa 4–5 Std. bei einer Halbwertszeit von etwa 6 Std. (bis zu 12 Std. Wirkdauer möglich)
Nebenwirkungen	Übelkeit, Müdigkeit, Schwindel, Kopfschmerzen, Sedierung, Mundtrockenheit, Allergien/Überempfindlichkeitsreaktionen, Magen-Darm-Beschwerden
Wechselwirkungen	Wirkungsverstärkung von Alkohol, sedierenden und zentral wirksamen Pharmaka, Gefahr eines Glaukomanfalls bei gleichzeitiger Einnahme von trizyklischen Antidepressiva und anderen Anticholinergika, MAO-Hemmern
Darreichungsformen	1 Ampulle zu 4 ml enthält 4 mg Dimetinden.
Dosierungsempfehlung	1–2 Ampullen langsam (!) i. v.

Tab. 7.35 Kurzprofil Dimetinden

7.6.13 Antikoagulanzien (blutgerinnungshemmende Medikamente)

Thrombozytenaggregationshemmer

→ 7.6.6, Acetylsalicylsäure.

Heparin

Bei einem Gefäßverschluss (→ 13.6.9 und → 13.6.10) kann eine Hemmung der Blutgerinnung die Entstehung oder weitere Vergrößerung eines bestehenden Gerinnsels verhindern und die Fließeigenschaften des Blutes verbessern. **Antithrombin III,** ein körpereigener Gerinnungshemmer, kann durch die Bindung an Heparin (→ Tab. 7.36), das normalerweise nur in den Entzündungszellen vorkommt, in seiner Wirkung verstärkt werden. Dieser Komplex bindet irreversibel verschiedene Faktoren im Blutgerinnungssystem und hemmt sie dadurch. Ein bereits gebildeter Embolus kann hierdurch zwar nicht aufgelöst, zumindest aber kann eine weitere Vergrößerung verhindert werden.

Gängigster Handelsname	Liquemin®, Heparin-Natrium-Braun®
Wirkung	Gerinnungshemmung durch Wirkungsverstärkung des körpereigenen Antithrombin III
Indikation	Therapie von Myokardinfarkt, instabiler Angina pectoris, Lungenembolie, venöser Thromben, Prophylaxe von Thrombosen (z. B. bei Immobilisation/postoperativ)
Kontraindikation	Überempfindlichkeit/Allergie, Krankheiten mit erhöhter Blutungsneigung, schwere Leber- und Nierenerkrankungen, Verdacht einer Gefäßperforation (Magengeschwür), schweres Trauma, Hirnblutung, schwere Hypertonie → bei Verdacht auf Myokardinfarkt jedoch keine KI

Tab. 7.36 Kurzprofil Heparin

Wirkungseintritt	Bei intravenöser Bolusgabe sofort
Wirkungsdauer	Abhängig von der Dosierung und Verabreichung (i.v./s.c.): je höher die Dosierung, desto höher die Halbwertszeit, bei niedriger Dosierung etwa 1 Std.; die durchschnittliche Halbwertszeit beträgt 1,5–2 Std.
Nebenwirkungen	Erhöhte Blutungsgefahr/Blutungen, Allergien, Verminderung der Thrombozytenbildung (Heparin-induzierte Thrombozytopenie, HIT)
Wechselwirkungen	Wirkungsverstärkung mit Thrombozytenaggregationshemmern, NSAR, Fibrinolytika, Cumarinen, Antibiotika, Wirkungsverminderung in Verbindung mit Antidepressiva und Antihistaminika
Darreichungsformen	1 Ampulle Heparin-Natrium zu 0,2 ml enthält 5.000 I.E. Heparin. 1 Durchstechflasche zu 5 ml enthält 25.000 I.E. Heparin (1 ml = 5.000 I.E.).
Dosierungsempfehlung	5.000 I.E. Heparin als Bolus

Tab. 7.36 Kurzprofil Heparin *(Forts.)*

7.6.14 Fibrinolytika (Medikamente zur Auflösung von Blutgerinnseln)

Fibrinolytika (→ Tab. 7.37) (auch Thrombolytika genannt) werden zum Auflösen frischer Gefäßthromben verabreicht. Durch Aktivierung der Fibrinolyse und Umwandlung von Plasminogen zu Plasmin lösen sie Gerinnsel auf. Anwendungsgebiete sind der frische Myokardinfarkt, der ischämischer Schlaganfall, Lungenembolien oder die tiefe Venenthrombosen (TVT).

Die ersten Medikamente dieser Stoffklasse leiteten sich von bakteriellen Stoffwechselprodukten ab, die es den Bakterien ermöglichen, sich im menschlichen Gewebe auszubreiten. Die früher verwendeten Fibrinolytika **(Streptokinase)** hatten jedoch eine hohe allergische Wirkung, sodass bereits nach geringer Gabe der Medikamente vom menschlichen Körper Antikörper zur Immunabwehr gebildet wurden.

Gängigster Handelsname	Actilyse®
Wirkung	Gezieltes Auflösen von Blutgerinnseln durch Aktivierung des körpereigenen Stoffes Plasminogen, der in seiner aktiven Form („Plasmin") Fibrin spaltet
Indikation	Akuter Herzinfarkt, fulminante Lungenembolie, akut-ischämischer Schlaganfall (Apoplex), tiefe Venenthrombosen
Kontraindikation	Blutungsneigung (auch Marcumar®-Therapie), kürzlich vorausgegangene Operation, Gefäßaussackungen (Aneurysmen), schwere Hypertonie, Schädel-Hirn-Trauma, schwere Leber- und Nierenfunktionsstörungen (sowie Ösophagusvarizen), Magenulkus, Tumoren, Allergien, Z.n. kardiopulmonaler Reanimation in den letzten Wochen, Schwangerschaft, Überschreiten des Zeitfensters zur Lysetherapie (massive Einblutungen möglich), Verdacht einer intrakraniellen Blutung
Wirkungseintritt	Nach einigen Minuten
Wirkungsdauer	Kurze Wirkdauer bei einer Halbwertszeit von ca. 4–5 Min., Verarbeitung durch die Leber
Nebenwirkungen	Starke Blutungen (intrakraniell, gastrointestinal, urologisch, an Injektionsstellen, pulmonal, HNO) mit Blutdruckabfall, gelegentlich Allergien
Wechselwirkungen	Wirkungsverstärkung durch Antikoagulanzien und andere Blutgerinnungshemmer (ASS, Heparin, Clopidogrel), Allergie in Kombination mit ACE-Hemmern
Darreichungsformen	Eine Durchstechflasche zu 10 ml enthält 10 mg Alteplase.
Dosierungsempfehlung	Initiale Bolusgabe von 10–15 mg i.v. und Erhaltungstherapie über Perfusor, abhängig von Diagnose, Alter, Gewicht (obliegt der Entscheidung des Notarztes)

Tab. 7.37 Kurzprofil Alteplase

Tab. 7.37 Kurzprofil Alteplase *(Forts.)*

Alteplase

Moderne Fibrinolytika werden gentechnisch hergestellt und entsprechen den körpereigenen Plasminogenaktivatoren, wodurch allergische Reaktionen reduziert werden können. Zudem sind die modernen Fibrinolytika **ausschließlich an den Oberflächen der Thromben** aktiv, wodurch die Medikamente an den Stellen zur Wirkung kommen, wo sie benötigt werden. Die meisten Patienten werden mittlerweile mit Alteplase (Actilyse®) behandelt. Actilyse® wird zur Behandlung von verschiedenen Erkrankungen eingesetzt, die durch die Bildung von Blutgerinnseln in den Blutgefäßen ausgelöst werden. Dazu gehören:

- Blutgerinnsel in den Herzarterien (akuter Herzinfarkt)
- Blutgerinnsel in den Lungenarterien (akute massive Lungenembolie)
- Blutgerinnsel in den Gehirnarterien (akuter ischämischer Schlaganfall)

Tenecteplase

Tenecteplase (Metalyse®) ist eine Alternative zu Alteplase und hat den Vorteil, dass es im Gegensatz zu Alteplase als Bolus innerhalb von 10 Sek. gegeben werden kann und nicht als Infusion über die Dauer von 1 Std. In den meisten Studien zeigte sich kein Unterschied in der Wirksamkeit und in der Blutungsrate zwischen beiden Medikamenten. 2024 hat Tenecteplase eine Zulassungserweiterung für Patienten mit akutem Hirninfarkt erhalten. Bis dahin war es nur zur Behandlung des akuten Myokardinfarkts zugelassen.

7.6.15 Diuretika (harntreibende Medikamente)

Diuretika sind Medikamente, die zu einer vermehrten **Ausscheidung von Wasser und Elektrolyten** (v.a. Natrium) durch die Nieren führen. Durch die Verminderung der Salze wird Körperwasser im Bereich zwischen den Zellen des Körpers ausgeschwemmt und Ödeme, auch Flüssigkeitsansammlungen in der Lunge, werden verringert. Durch diese Verringerung des Körpervolumens wird die Arbeit des Herzens erleichtert. Außerdem wird der Blutdruck gesenkt.

Furosemid

Furosemid (→ Tab. 7.38) hemmt durch Blockade der Na^+-K^+-2-Cl^--Pumpe die Rückresorption der Elektrolyte Natrium, Kalium und Chlorid in der Henle-Schleife der Niere. Durch die höhere

Elektrolytkonzentration im Sekundärharn kommt es neben dem Verlust dieser Elektrolyte aufgrund von Osmose zu einer vermehrten Ausscheidung von Wasser. Durch die ausschließliche Wirkung in der Henle-Schleife der Niere wird Furosemid auch als **„Schleifendiuretikum"** bezeichnet.

Zum diuretischen Effekt von Furosemid trägt auch eine Steigerung der **Nierendurchblutung** bei, die zu einem Absinken der Osmolarität im Nierenmark führt. Das abfiltrierte Wasser kann nicht mehr rückresorbiert werden und führt zu einer sofortigen Ausscheidung großer Urinmengen. Furosemid verursacht weiterhin eine rasche Erweiterung der Blutgefäße des arteriellen und venösen Systems, was in einer Senkung der Vorlast des Herzens und des pulmonalen Arteriendrucks resultiert.

Gängigster Handelsname	Lasix®
Wirkung	Starke Ausschwemmung von Wasser durch Hemmung der Rückresorption von Elektrolyten in der Niere
Indikation	Lungenödem, akute Herzinsuffizienz, periphere Ödeme, Niereninsuffizienz, hypertensive Krise, Hyperkalzämie, Hyperkaliämie, forcierte Diurese (Harnauscheidung) bei Intoxikation von Giften, die renal ausgeschieden werden
Kontraindikation	Schwere Hyponatriämie und Hypokaliämie, schwerer Flüssigkeitsmangel (Hypovolämie), Nierenversagen mit fehlender Harnproduktion (Anurie), Schwangerschaft und Stillzeit, bekannte Überempfindlichkeit, Blasenentleerungsprobleme
Wirkungseintritt	Rasch, innerhalb von 2–5 Min.
Wirkungsdauer	3–6 Std. bei einer Halbwertszeit von 60 Min.
Nebenwirkungen	Blutdruckabfall, Erhöhung des Hämatokrits und Verschlechterung der Fließeigenschaften des Blutes (Thrombosegefahr), Hyponatriämie, Hypokalzämie, Hypokaliämie, Blutzuckererhöhung, Gefahr eines Gichtanfalls (Harnsäureausscheidung sinkt), Allergien, Übelkeit und Erbrechen, Kreislaufbeschwerden (Schwindel, Orthostase), zeitweise Hörstörungen
Wechselwirkungen	Wirkungsverstärkung von Herzglykosiden (Hypokaliämie verursacht eine verstärkte Empfindlichkeit des Herzmuskels), Glukokortikoiden, Antihypertensiva, Wirkverlust von Antidiabetika, Epinephrin (Adrenalin), Hörschäden in Verbindung mit Antibiotika (Aminoglykoside), Wirkungsverlust durch Salicylate
Darreichungsformen	1 Ampulle zu 2 ml enthält 20 mg. 1 Ampulle zu 4 ml enthält 40 mg Furosemid.
Dosierungsempfehlung	Akutes Lungenödem: 40 mg langsam i. v., evtl. nach 20 Min. Wiederholung

Tab. 7.38 Kurzprofil Furosemid

7.6.16 Parasympatholytika (Anticholinergika)

Parasympatholytika, auch als Anticholinergika bezeichnet, hemmen die Aktivität des **Parasympathikus.** Hierdurch erklären sich die Wirkungen und Nebenwirkungen dieser Medikamente, denn Parasympatholytika konkurrieren mit dem Botenstoff **Acetylcholin** an den parasympathischen Synapsen und besetzen dessen Rezeptoren, ohne sie selbst zu erregen **(kompetitiver Antagonismus).** Das bekannteste Parasympatholytikum ist das **Atropin** (→ Tab. 7.39), das aus der Tollkirsche gewonnen wird.

Das Herz schlägt, je nach Trainingszustand, in Ruhe etwa 60–80-mal in der Minute. Selbst im Ruhezustand sind der Parasympathikus und der Sympathikus am Herzen aktiv, wobei beide eine etwa gleich starke Wirkung ausüben und die Herzfrequenz konstant halten. Blockiert man den Parasympathikus (N. vagus) mit Atropin, überwiegt der Einfluss des **Sympathikus** und die Herzfrequenz steigt an.

Neben der Erhöhung der Herzfrequenz ergibt sich allerdings noch eine Vielzahl von **Nebenwirkungen,** wie die Hemmung der Speichel- und Magensaftproduktion oder die Erweiterung der Pupillen. An der glatten Muskulatur, die durch den Einfluss des N. vagus tonisiert wird, kann Atropin spastische Zustände des Magen-Darm-Trakts und der Gallenwege aufheben. Durch Erweiterung der Hautgefäße sowie die verminderte Schweißsekretion erscheint die äußere Haut rot und trocken.

Gängigster Handelsname	Atropinsulfat Braun®
Wirkung	Sympathikotoner Effekt durch Hemmung des Parasympathikus
Indikation	Bradykarde Herzrhythmusstörungen, Antidot bei Intoxikation mit Parasympathomimetika oder Alkylphosphaten (E605®), Vorbereitung zur Narkose
Kontraindikation	Glaukom (Erhöhung des Augeninnendrucks), Tachykardie und tachykarde Herzrhythmusstörungen, Koronarstenose, Ileus, Harnabflussstörungen, akutes Lungenödem, Allergien, Schilddrüsenüberfunktion Im Notfall bestehen keine Gegenanzeigen!
Wirkungseintritt	Sehr rasch, innerhalb weniger Minuten
Wirkungsdauer	Etwa 4 Std. bei einer Halbwertszeit von etwa 2,5 Std.
Nebenwirkungen	Auslösen eines Glaukomanfalls, Flush (übermäßige Hautrötung), Tachykardie und Herzrhythmusstörungen, Verwirrtheit, Halluzinationen, Mundtrockenheit, Obstipation, Sehstörungen durch Erweiterung der Pupillen (Mydriasis), Harnabflussstörungen
Wechselwirkungen	Wirkungsverlust von Parasympathomimetika (Physostigmin), Wirkungsaufhebung der Metoclopramidwirkung am Magen-Darm-Trakt, Wirkungsverstärkung anticholinerger Effekte, u. a. von Antihistaminika, bestimmten Antidepressiva, Neuroleptika
Darreichungsformen	1 Ampulle zu 1 ml enthält 0,5 oder 1 mg Atropin.
Dosierungsempfehlung	Herzfrequenzsteigerung: initial 0,5–1 mg i. v., evtl. nach 5 Min. wiederholen

Tab. 7.39 Kurzprofil Atropin

7.6.17 Kortikoide (Entzündungshemmer)

Kortikoide (**Kortisol** oder **Hydrokortison**) sind lebensnotwendige **Steroidhormone** und werden in der Nebennierenrinde gebildet. Sie fördern die Neubildung von Glukose in der Leber und wirken in höheren Konzentrationen stark entzündungshemmend. Bei starkem Stress kann die Kortisolausschüttung physiologisch um das 10-Fache ansteigen, um die Katecholamin-

wirkung zu unterstützen, den Körper mit ausreichend Energie zu versorgen und die Leistungsfähigkeit zu erhalten.

Diese Eigenschaft kann therapeutisch genutzt werden (z. B. mit **Prednisolon,** → Tab. 7.40), um die Produktion von **Entzündungsmediatoren** und die Aktivierung des **Immunsystems** zu hemmen. Als Folge kommt es zu einer Abschwellung durch Verringerung der Blutgefäßdilatation (membranstabilisierend) und einem verminderten Flüssigkeitsaustritt ins Gewebe (Ödem).

MERKE

Prednison muss erst durch Leberenzyme in Prednisolon umgewandelt werden, bevor es im Körper wirken kann. Daher wird **Prednisolon** im Rettungsdienst aufgrund seiner schnellen Wirkverfügbarkeit bevorzugt als **i. v.-Medikament** eingesetzt. **Prednison** dagegen wird im Rettungsdienst als **Zäpfchen** zur Behandlung von Pseudokrupp bei Kindern eingesetzt.

Gängigster Handelsname	Solu-Decortin H® (Prednisolon) Rectodelt® (Prednisolon)
Wirkung	Breites Wirkspektrum durch Besetzung von Kortikoidrezeptoren (Wirkung auf genetischer Ebene, Stabilisierung von Zellmembranen, Hemmung der Prostaglandinsynthese)
Indikation	Anaphylaktischer Schock, lebensbedrohlicher Asthmaanfall, Pseudokrupp-Anfälle (hier: Rectodelt® Suppositorien), Lungenödem durch Reizgasinhalation, Hirnödem, Langzeittherapie: Autoimmunerkrankungen, Rheuma, Transplantationspatienten
Kontraindikation	Im Notfall keine Gegenanzeigen!
Wirkungseintritt	Innerhalb von 15–30 Min. (Prednisolon) Innerhalb von 1–2 Std. (Prednisolon)
Wirkungsdauer	Etwa 18–36 Std. bei einer Plasma-Eliminationshalbwertszeit von ca. 3 Std.
Nebenwirkungen	Hyperglykämie, Venenreizung, Stimmungsschwankungen, Thrombosen, Magen-Darm-Geschwüre (eher bei Langzeittherapie), Beeinträchtigung der Immunabwehr und der Wundheilung, Allergien, Blutdruckschwankungen, Erhöhung der Natrium-Rückresorption, vermehrte Kaliumausscheidung, Diabetes mellitus bei langer Anwendung, Hypertonie
Wechselwirkungen	Vielfältige Wechselwirkungen, Wirkungsverstärkung von Herzglykosiden (Digitalis), Wirkungsabschwächung von Cumarinen und Antidiabetika, Hypokaliämie in Verbindung mit Diuretika, Wirkungsabschwächung durch Barbiturate und Antibiotika (Rifampicin)
Darreichungsformen	1 Stechampulle Solu-Decortin® enthält 10, 25, 50, 100, 250 oder 500 mg Prednisolon als Trockensubstanz. Diese wird mit Wasser für Injektionszwecke in Lösung gebracht. 1 Rectodelt® Suppositorium enthält 100 mg Prednison.
Dosierungsempfehlung	Anaphylaktischer Schock: initial 250–1.000 mg i. v. Status asthmaticus: initial 250 mg i. v. Akut stenosierende Laryngotracheitis und spastische Bronchitis bei Kleinkindern: 1 Suppositorium tief in den Darm einführen

Tab. 7.40 Kurzprofil Prednisolon (Prednison)

7.6.18 Infusionslösungen

Kristalloide balancierte Infusionslösungen

Balancierte Infusionslösungen (→ Tab. 7.41, → Abb. 7.30) verfügen über eine physiologische Zusammensetzung, d. h., sie entsprechen dem **Elektrolytgehalt** und dem **osmotischen Druck** des Blutes und weisen

- physiologische Werte (mmol/l) der wichtigsten Plasmaelektrolyte, Kalium, Kalzium sowie Chlorid, mit ihren Beiträgen zur Osmolalität **(isoton)** sowie
- einen physiologischen Säure-Basen-Status mit Bikarbonat oder ersatzweise metabolisierbaren Anionen auf.

Weil die Infusion einer balancierten (isoionischen, -tonischen, -hydrischen und -onkotischen) Lösung keine Störungen des Elektrolyt-, Osmolalitäts- und Säure-Basen-Status erzeugen kann, entsteht für den Patienten ein Höchstmaß an Sicherheit. Darüber hinaus werden alle beim Patienten vorliegenden Entgleisungen automatisch in Richtung „physiologisch", also normal, korrigiert. Dies gilt für die Hypo- und Hyperkaliämie ebenso wie für Azidosen und Alkalosen oder Entgleisungen der Osmolalität.

MERKE

Zwar benötigt man mit kristalloiden, balancierten Infusionslösungen für einen Volumenersatz eine größere Menge als bei Gabe von kolloidalen Infusionen (s. u.), jedoch kann damit deren unerwünschte Wirkungen vermieden werden.

Gängigster Handelsname	Ringer®, Sterofundin 1/1e®
Wirkung	Flüssigkeitssubstitution und Trägerlösung für Medikamente
Indikation	Offenhalten von venösen Zugängen, initialer Flüssigkeitsersatz bei Plasmaverlusten (Verbrennungen, Polytrauma), Trägerlösung von Medikamenten, isotone, hypotone und hypertone Dehydratation, Allroundlösung (Augenspülung, Kühlen von Verbrennungen)
Kontraindikation	Im Notfall keine Gegenanzeigen! (Ausscheidungsstörungen im Harntrakt berücksichtigen!)
Wirkungseintritt	Sofort im Gefäßsystem
Wirkungsdauer	Maximal 30 Min. anhaltende Volumenwirkung
Nebenwirkungen	Nur bei Überinfusion: Hypervolämie, zu starke Belastung des Herzens (Herzinsuffizienz), Lungenödem
Wechselwirkungen	Keine wesentlichen
Darreichungsformen	z. B. Ringer®-Lösung zu 250, 500 oder 1.000 ml
Dosierungsempfehlung	Bei schwerem Volumenmangel bis zu mehreren Litern (zusammen mit kolloiden Lösungen) als Druckinfusion Zum Offenhalten von Zugängen evtl. 2,5 ml/kg KG/Std.

Tab. 7.41 Kurzprofil balancierte Vollelektrolytlösung

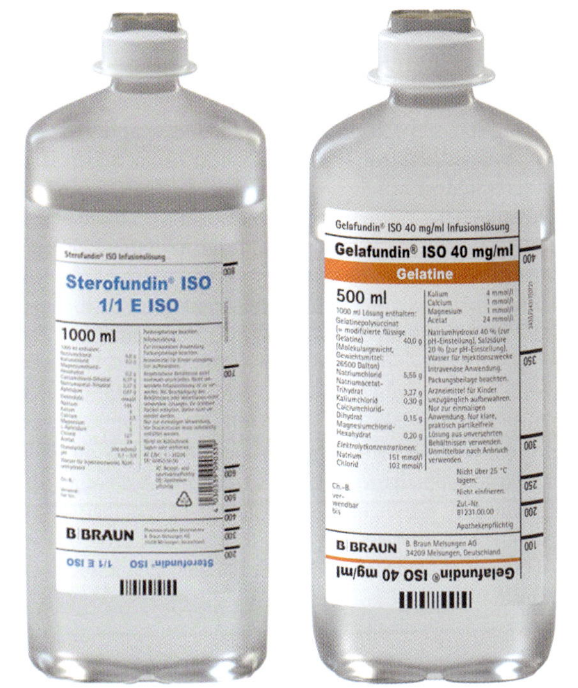

Abb. 7.30 Sterofundin® und Gelafundin ISO® [U223]

Kolloidale balancierte Infusionslösungen (Plasmaersatzmittel)

Volumenersatzmittel haben eine bis zu vierfach höhere Volumenwirkung als die kristalloiden Lösungen. Sie enthalten osmotisch stark wirksame Bestandteile **(Kolloide)**, d. h. Moleküle, die in größerem Maße Wasser an sich binden und nicht aus dem **gesunden** Blutgefäßsystem abdiffundieren können. Die erhöhte Osmolarität im Gefäßsystem zieht sogar Flüssigkeit aus dem Zwischenzellraum und füllt das zirkulierende Blutvolumen auf. Verwendung finden hauptsächlich langkettige und verzweigte Stärkepräparate **(Polysaccharide)**, z. B. **Hydroxyethylstärke** (HAES), die aus verschiedenen Getreidesorten hergestellt wird. Zwei große Studien haben aber gezeigt, dass HAES bei kritisch kranken Patienten im Vergleich zu kristalloiden Lösungen das Risiko für ein Nierenversagen mit anschließender Dialysepflicht erhöht. Daher ist die Zulassung für HES-Infusionslösungen mittlerweile ruhend gestellt worden. Alternativ können balancierte, kolloidale Infusionslösungen auf flüssiger Gelantinebasis verabreicht werden (→ Tab. 7.42).

Gängigster Handelsname	Gelafundin ISO®
Wirkung	Aufrechterhalten des Blutdrucks durch vermehrte Bindung von Wasser im Gefäßsystem durch kolloidosmotischen Druck
Indikation	Volumenexpander bei starkem Blutverlust und hypovolämischem Schock
Kontraindikation	Schwere, dekompensierte Herzinsuffizienz, bekannte Überempfindlichkeit, Hypervolämie
Wirkungseintritt	Sofort im Gefäßsystem

Tab. 7.42 Kurzprofil balancierte Hydroxyethylstärke-Infusionslösung

Wirkungsdauer	Die Elimination der modifizierten Gelatine erfolgt in 2 Phasen, wobei sich die Halbwertszeit in der ersten Phase auf etwa 8 Stunden und in der zweiten Phase auf mehrere Tage beläuft.
Nebenwirkungen	Anaphylaxien mit Juckreiz, Hypervolämie, Verlängerung der Blutungszeit
Wechselwirkungen	Keine wesentlichen
Darreichungsformen	Klare oder schwach gelbliche Infusionslösung. Gelafundin ISO® Lösung zu 500 ml enthält 20 g succinylierte Gelatine.
Dosierungsempfehlung	Die Menge ist abhängig davon, wie viel Blut oder Flüssigkeit der Patient verloren hat und in welchem Zustand er sich befindet.

Tab. 7.42 Kurzprofil balancierte Hydroxyethylstärke-Infusionslösung *(Forts.)*

! ACHTUNG

Kolloidale Infusionslösungen mit modifizierter flüssiger Gelatine können bei Patienten mit allergischen Erkrankungen in der Anamnese anaphylaktische Reaktionen auslösen.

7.6.19 Sonstige Pharmaka

Nitrate

Nitroglyzerin (Glyzeroltrinitrat, → Tab. 7.43, → Abb. 7.31) wird im Körper schnell abgebaut und zerlegt. Dabei entsteht **Stickstoffmonoxid (NO).** NO ist ein körpereigener Botenstoff, der aus dem Blut über die innere Blutgefäßhaut (Endothel) aufge-

Gängigster Handelsname	Nitrolingual®
Wirkung	Direkte Erweiterung der glatten Muskulatur durch NO
Indikation	Angina pectoris, Myokardinfarkt, akute Linksherzinsuffizienz mit kardialem Lungenödem, Lungenembolie (Vorlastsenkung), Spasmen an Hohlorganen
Kontraindikation	Hypotonie (!), Volumenmangel, bis zu 48 Std. vorhergegangene Einnahme von Viagra® oder verwandten Stoffen (PDE-Hemmer)
Wirkungseintritt	Innerhalb 1 Min. bei sublingualer Anwendung
Wirkungsdauer	Bis zu einer halben Stunde bei einer Halbwertszeit von wenigen Minuten
Nebenwirkungen	Kopfschmerzen, Flush (starke Hautrötung), Blutdruckabfall, reflektorische Tachykardie
Wechselwirkungen	Blutdrucksenkung in Verbindung mit PDE-Hemmern, Antihypertonika, trizyklischen Antidepressiva, Alkohol und anderen Vasodilatatoren, Wirkungsverlust einer Heparintherapie
Darreichungsformen	Nitrolingual®-Spray enthält pro Hub etwa 0,4 mg Wirkstoff.
Dosierungsempfehlung	Initial: 1–2 Hübe Nitrolingual® (etwa 0,8 mg) sublingual oder eine Nitrozerbeißkapsel (0,8 mg)

Tab. 7.43 Kurzprofil Nitroglyzerin

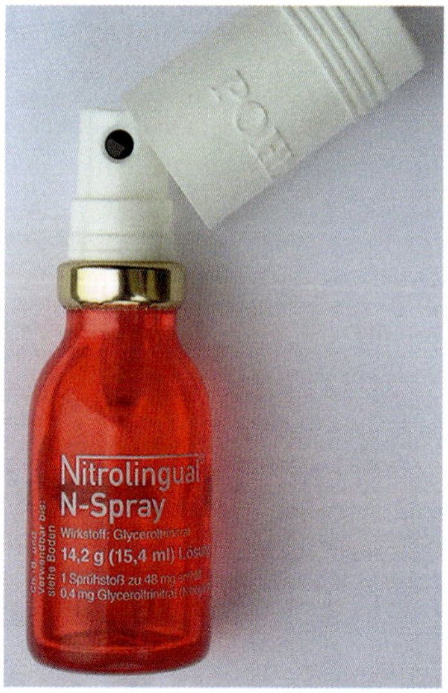

Abb. 7.31 Nitrolingual®-Spray [M302]

nommen wird und intrazellulär eine **Kaskade** auslöst, welche die Koronararterien erweitert und die Durchblutung des Herzens verbessert. Außerdem erweitert es die venösen Kapazitätsgefäße. Eine geringere Menge Blut fließt zum Herzen zurück und das Herz wird entlastet.

Glukose

Periphere Körpergewebe können ihren Energiehaushalt auch mit anderen Energieträgern decken, das Gehirn und die roten Blutkörperchen sind jedoch völlig von der **Blutglukose** abhängig. Deswegen kann eine akute **Unterzuckerung** im Blut lebensbedrohlich sein (→ 24.10.3). In solchen Situationen muss Glukose (→ Tab. 7.44) intravenös zugeführt werden, da sich die orale Gabe aufgrund der verminderten oder ausgefallenen Schutzreflexe und des zu langsamen Wirkungseintritts verbietet.

Gängigster Handelsname	G40 % Braun®
Wirkung	Sofortiger Ersatz des fehlenden Blutzuckers als Energieträger zur Aufrechterhaltung der Hirnfunktion
Indikation	Akute und drohende Hypoglykämie
Kontraindikation	Unsicherheit über korrekte Lage des Venenkatheters (Gefahr von Nekrosen bei paravasaler Applikation), Hyperglykämie (weitere: Hyperhydratation, hypotone Dehydratation)
Wirkungseintritt	Sehr rasch, innerhalb von wenigen Minuten
Nebenwirkungen	Hyperglykämie bei zu hoher Gabe, starke Venenreizung
Darreichungsformen	1 Ampulle G40 % zu 10 ml enthält 4 g Glukose (12 g entsprechen einer Broteinheit).
Dosierungsempfehlung	Mindestens 3–4 Ampullen G40 % i. v. bei sicherer Lage des Venenkatheters, aufgrund der Venenreizung Gabe unter laufender kristalloider Infusion

Tab. 7.44 Kurzprofil Glukose

WIEDERHOLUNGSFRAGEN

1. Was bedeutet „enterale Applikation“? (→ 7.1.1)
2. Was bedeutet „parenterale Applikation“? (→ 7.1.2)
3. Welche Formen der parenteralen Applikation kennen Sie? (→ 7.1.2)
4. Welche Applikationsformen sind für den Rettungsdienst besonders geeignet? (→ 7.1.2)
5. Vergleichen Sie die Aufnahmegeschwindigkeit der verschiedenen Applikationsformen. (→ 7.1.2)
6. Welche Darreichungsformen kennen Sie? (→ 7.1.3)
7. Was markiert der farbige Punkt am Ampullenköpfchen? (→ 7.1.3)
8. Beschreiben Sie, wie Sie eine Infusion vorbereiten. (→ 7.2.1)
9. Beschreiben Sie, wie Sie eine Spritze aufziehen. (→ 7.2.2)
10. Welche Materialien benötigen Sie für eine Venenpunktion? (→ 7.3)
11. Nach welchen Kriterien wird ein Punktionsort einer Vene ausgewählt? (→ 7.3.1)
12. Erläutern Sie die notwendigen Schritte im Rahmen der Venenpunktion. (→ 7.3.2)
13. Wie gehen Sie vor, wenn nach Punktion einer Vene ein größer werdendes Hämatom entsteht? (→ 7.4.1)
14. Ein Patient klagt kurz nach Applikation eines Medikaments über zunehmende Atemnot, Schwindel und Kopfschmerzen. Welche Ursache kann dies haben und wie gehen Sie vor? (→ 7.4.2)
15. In welche Teilbereiche gliedert sich die Arzneimittellehre? (→ 7.5)
16. Was bedeutet Kontraindikation? Nennen Sie ein Beispiel. (→ 7.5.1)
17. Was sind Wechselwirkungen? (→ 7.5.1)
18. Woher können Sie Informationen zu Medikamenten beziehen? (→ 7.5.1)
19. Beschreiben Sie den Weg, den ein Medikament nach oraler Gabe einschlägt. (→ 7.5.2)
20. Was bedeutet kompetitiver Antagonismus? (→ 7.5.3)
21. Welche Voraussetzungen sollte ein Notfallmedikament im besten Fall erfüllen? (→ 7.5.5)
22. Für welche Medikamente gelten besonders strenge Vorschriften bezüglich der Lagerung? (→ 7.5.5)
23. Wie sollten diese verwahrt werden? (→ 7.5.5)
24. Ist Sauerstoff ein nebenwirkungsfreies Medikament? (→ 7.6.1)
25. Welche Wirkungen können Benzodiazepine (grob) auslösen? (→ 7.6.2)
26. Welches Antidot zur Therapie einer Benzodiazepinvergiftung kennen Sie? (→ 7.6.2)
27. Welches ist das zentrale Medikament im Rahmen einer Reanimation? (→ 7.6.3)
28. Nennen Sie die Ansatzpunkte einer antiarrhythmischen Therapie. (→ 7.6.5)
29. In welcher Phase erfolgt die Durchblutung der Herzkranzgefäße? (→ 7.6.5)

30. Nennen Sie die zwei großen Gruppen von Analgetika und beschreiben Sie sie kurz. (→ 7.6.6)
31. Weshalb ist bei der Applikation von Opioiden eine ständige Kreislaufüberwachung angezeigt? (→ 7.6.6)
32. Welches Antidot kennen Sie zur Therapie einer Opiatvergiftung? (→ 7.6.6)
33. Warum kann Acetylsalicylsäure Magen-/Darmgeschwüre verursachen? (→ 7.6.6)
34. Welche Anästhetika kennen Sie? (→ 7.6.7)
35. Welches Anästhetikum verursacht eine „dissoziative Anästhesie"? (→ 7.6.7)
36. Welche medikamentösen Möglichkeiten zur Blutdrucksenkung kennen Sie? (→ 7.6.8)
37. Welche zwei großen Gruppen von Muskelrelaxanzien kennen Sie und wie wirken diese? (→ 7.6.9)
38. Welche Medikamente kennen Sie zur Therapie eines akuten Asthmaanfalls? (→ 7.6.10)
39. Welche Medikamente hemmen den Brechreiz? (→ 7.6.11)
40. Erklären Sie den Wirkmechanismus von Heparin und nennen Sie dessen wichtigste Indikation in der Notfallmedizin. (→ 7.6.13)
41. Welches Medikament kann Ödeme ausschwemmen? (→ 7.6.15)
42. Welches Antidot zur Therapie einer Vergiftung mit Alkylphosphaten (E605®) kennen Sie? (→ 7.6.16)
43. Welche zwei Arten von Infusionslösungen kennen Sie? (→ 7.6.18)
44. Welche Wirkung verursachen Nitrate? (→ 7.6.19)
45. Welches Medikament ist zur Therapie einer massiven Unterzuckerung geeignet? (→ 7.6.19)

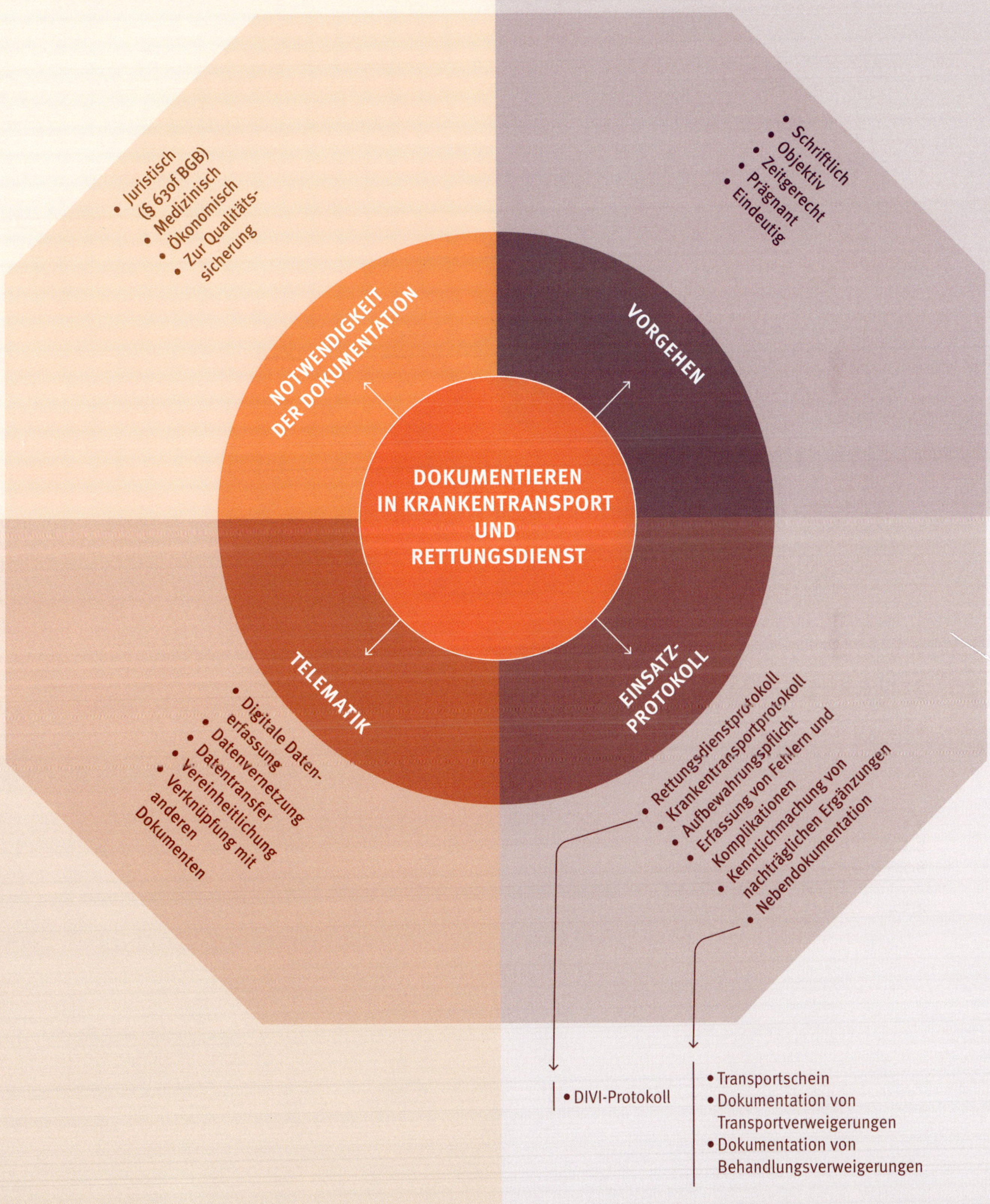
DOKUMENTIEREN IN KRANKENTRANSPORT UND RETTUNGSDIENST
NOTWENDIGKEIT DER DOKUMENTATION
• Juristisch (§ 630f BGB)
• Medizinisch
• Ökonomisch
• Zur Qualitätssicherung
VORGEHEN
• Schriftlich
• Objektiv
• Zeitgerecht
• Prägnant
• Eindeutig
TELEMATIK
• Digitale Datenerfassung
• Datenvernetzung
• Datentransfer
• Vereinheitlichung
• Verknüpfung mit anderen Dokumenten
EINSATZ-PROTOKOLL
• Rettungsdienstprotokoll
• Krankentransportprotokoll
• Aufbewahrungspflicht
• Erfassung von Fehlern und Komplikationen
• Kenntlichmachung von nachträglichen Ergänzungen
• Nebendokumentation
• DIVI-Protokoll
• Transportschein
• Dokumentation von Transportverweigerungen
• Dokumentation von Behandlungsverweigerungen

8

DOKUMENTIEREN IN KRANKENTRANSPORT UND RETTUNGSDIENST

Jürgen Luxem

FALLBEISPIEL

Sie haben eine gestürzte Person, die plötzlich über eine Schwäche im rechten Bein klagte, ins Krankenhaus gebracht. Die behandelnde Notfallsanitäterin übergibt die Patientin an den diensthabenden Neurologen:
„Frau Meyer, 73 Jahre, ist vor etwa 45 Minuten gestürzt, weil ihr schlagartig die Kraft im rechten Bein gefehlt hat. Bis auf Abschürfungen an den Händen keine Verletzungen nachweisbar. A, B und C sind unauffällig. Sie hat jedoch ein deutliches D-Problem in Form der Beinschwäche und einer leichten motorischen Aphasie. Sie nimmt Eliquis® wegen eines therapierefraktären Vorhofflimmerns ein und hat eine Allergie gegen Latex. Die Symptome sind durchgängig vorhanden und haben sich seit unserem Eintreffen vor 35 Minuten nicht verändert. Ihr letzter Blutdruck betrug 180/100 mmHg. Alle anderen Vitalparameter sind unauffällig. Wir haben Frau Meyer einen Venenzugang angelegt und sie unter Monitorüberwachung zu Ihnen in die Klinik transportiert. Der Ehemann ist ebenfalls vor Ort und hat im Besucherbereich Platz genommen. Das elektronische Protokoll habe ich an die Notaufnahme übersandt."
Sie übergeben zudem die Wertsachen von Frau Meyer und verweisen erneut auf Ihr per Datentransfer übersandtes Einsatzprotokoll. Das Team der Notaufnahme übernimmt nun die Behandlung von Frau Meyer und führt ein cCT zum Ausschluss einer intrakraniellen Blutung durch.

LERNZIELE

- Die Notwendigkeit der Dokumentation erläutern
- Den Nutzen einer guten Dokumentation erläutern
- Das Einsatzprotokoll in seiner Funktion als Datenspeicher beschreiben
- Die Bedeutung des Erfassens von Fehlern und Komplikationen in der Protokollierung unterscheiden
- Die Vorteile der mobilen Datenerfassung nennen

Die Dokumentation eines Einsatzes in Rettungsdienst oder Krankentransport dient der systematischen Erfassung und Sammlung den Einsatz betreffender Informationen. Die Informationen werden händisch auf Papier oder elektronisch über entsprechende Geräte erfasst, sodass die Dokumentationen bei Bedarf bereitgestellt werden können. Die erfassten (d.h. dokumentierten) Informationen dienen der jederzeit abrufbaren Bereitstellung und Verwaltung der gewonnenen Daten. Im Rahmen der

- Erhebung,
- Aktualisierung,
- Bereitstellung und
- Aufbewahrung

der Daten sind neben gesetzlichen Vorgaben auch betrieblichen Vorgaben zu beachten.

MERKE

Die Dokumentation im Rettungsdienst hat in erster Linie die Aufgabe, das Behandlungsgeschehen aufzuzeichnen und dadurch eine sachgerechte Behandlung zu dokumentieren sowie diejenigen, die einen Patienten weiterbehandeln, zu informieren.

8.1 Notwendigkeit der Dokumentation

DEFINITION

Eine Dokumentation ist die Verschriftlichung oder bildhafte Fixierung von Informationen. Der Grundgedanke der Dokumentation besteht darin, die gesammelten Informationen zur Verwendung in der Zukunft aufzubereiten, zu strukturieren und zu konservieren.

Eine Dokumentation legt den Grundstein für jeden Erfolg, der auf der Auswertung von Informationen beruht. Durch die systematische Verschriftlichung von Maßnahmen werden Prozessschritte abgebildet, um die dauerhaft niedergelegten Informationen (Dokumente) gezielt auffindbar und nutzbar zu machen. Die Notwendigkeit zur Dokumentation ergibt sich aus

- gesetzlichen Vorgaben,
- medizinischen Gründen,
- ökonomischen Gründen und
- Gründen der Qualitätssicherung.

Gesetzlich geregelt ist die Dokumentation im Sozialgesetzbuch (SGB) und dem Bürgerlichen Gesetzbuch (BGB). So verpflichten die **gesetzlichen Vorgaben** des **Sozialgesetzbuch V (SGB V)** alle im Gesundheitswesen tätigen Personen, ihre Maßnahmen zu dokumentieren. Da der Rettungsdienst Sache der Länder ist, finden sich entsprechende Vorschriften zur Dokumentation auch in den Landesrettungsdienstgesetzen.

Im **Bürgerlichen Gesetzbuch (BGB)** wird der Nachweis für Leistungen gefordert, die im Rahmen eines medizinischen Behandlungsvertrags erbracht werden. Für diesen Nachweis ist das Rettungsfachpersonal verpflichtet, medizinische Befunde zu erheben und das Ergebnis der Erhebung in Form einer Dokumentation zu sichern. Die Nichterhebung oder Nichtdokumentation kann im Streitfall als grober Behandlungsfehler gewertet werden.

GESETZESTEXT

§ 630f BGB – Dokumentation der Behandlung

(1) ...
(2) 1 Der Behandelnde ist verpflichtet, in der Patientenakte (im RettD: Rettungsdienstprotokoll) sämtliche aus fachlicher Sicht für die derzeitige und künftige Behandlung wesentlichen Maßnahmen und deren Ergebnisse aufzuzeichnen, insbesondere die Anamnese, Diagnosen, Untersuchungen,

Untersuchungsergebnisse, Befunde, Therapien und ihre Wirkungen, Eingriffe und ihre Wirkungen, Einwilligungen und Aufklärungen...

Aus **medizinischen Gründen** ist die Dokumentation zum Zustand des Patienten mit ergänzenden Begleitinformationen für die weiterbehandelnde Einrichtung (z. B. im Rahmen der Patientenübergabe) eine wichtige Information, die dazu dient, nachzuvollziehen, warum Maßnahmen am Patienten durchgeführt oder nicht durchgeführt wurden. Der weiterbehandelnde Arzt (Hausarzt oder im Krankenhaus) muss wissen und nachvollziehen können, welche Verdachtsdiagnosen gestellt und welche Maßnahmen ergriffen wurden. Eine besondere Bedeutung kommt in Fällen der Ablehnung der Behandlung oder Verweigerung des Transports (→ 8.4.2) dem Umstand zu, warum Maßnahmen nicht ergriffen wurden und ob der Patient über die Folgen umfänglich aufgeklärt wurde. Hier sollte die Anwesenheit weiterer Personen festgestellt und schriftlich festgehalten werden. Eine entsprechende Dokumentation erlaubt es dem Rettungsfachpersonal wie auch dem Patienten, medizinische Maßnahmen später nachzuvollziehen oder zu überprüfen. Sie ist hilfreich bei der Erstellung von Gutachten (z. B. Anerkennung von Berufskrankheiten) und bei möglichen Rechtstreitigkeiten.

Aus **ökonomischen Gründen** ist die Erfassung von Patienten-, Einsatz- und Versicherungsdaten unabdingbar, denn die dokumentierten (abrechnungsrelevanten) Daten bilden die Grundlage der Leistungserfassung und damit Entgeltabrechnung. Es muss klar sein, dass die finanzielle Leistungsfähigkeit des Krankentransports und Rettungsdienstes abhängig von den zu erzielenden Einnahmen ist und nur durch eine gewissenhafte Dokumentation der erbrachten Leistungen eine Leistungsabrechnung gegenüber den Kostenträgern erfolgen kann – wovon mittelbar auch die Gehaltszahlung des Rettungsfachpersonal abhängt.

Eine sorgfältige Dokumentation ist auch aus **Gründen der Qualitätssicherung** und des Qualitätsmanagements notwendig. Erst mit der regelhaften Dokumentation wird Qualitätsmanagement, z. B. durch Überprüfung von Maßnahmen im Hinblick auf Indikation und Wirkung, erst ermöglicht. Sie dient nicht nur der Nachbereitung und Selbstkontrolle, sondern auch zum Nachweis dessen, was gut läuft im Rettungsdienst.

8.2 Inhalt der Dokumentation

Die **Dokumentation** des Rettungsdiensteinsatzes zielt auf die Zusammenfassung der gewonnenen Informationen und erhobenen Daten während des Einsatzes. Sie ist zentraler Bestandteil jeder Notfallversorgung und dient dem Informationsaustausch zwischen den an der medizinischen Versorgung beteiligten Personen.

Die Dokumentation wird bei Nachfragen und Vorwürfen herangezogen, weshalb aus jeder Dokumentation hervorgehen sollte, warum im Einsatz eine Maßnahme ergriffen oder nicht ergriffen wurde. Bleibt die Antwort, also die Information, in Fällen ungenügender Dokumentation offen, liegt die Beweislast nach gültiger Rechtsprechung beim Leistungserbringer – im ungünstigsten Fall beim Rettungsfachpersonal. So kann es sinnvoll sein, neben auffälligen Befunden auch Normalbefunde zu dokumentieren. Die Angabe, dass der Patient keine Schmerzen oder keine Atemnot hatte, kann durchaus von Belang sein.

MERKE

Die Dokumentation im Rettungsdienst dient der Information und muss nützlich sein.

Bei der Einsatzdokumentation bestehen jedoch in vielerlei Hinsicht einige Defizite. Um wichtige Angaben nicht zu vergessen, sollte das Rettungsfachpersonal sich am **ABCDE-Schema** orientieren und es als Gedächtnisstütze zur Verschriftlichung der Patientenbefunde gebrauchen. Folgende **Mindestangaben** muss eine Dokumentation enthalten:

- Angaben zum Patienten (z. B. Geburtsdatum, Name, Vorname, Kostenträger)
- Anamnese, Beschwerden, Anlass der Behandlung
- Angaben über die diagnostischen Verfahren (z. B. SpO_2, Kapnografie, RR, EKG) und deren Befunde sowie die daraus abgeleiteten Diagnosen
- Durchgeführte Therapien (z. B. Medikamentengabe, Beatmung, Analgosedierung) und andere Formen der Therapie (z. B. Immobilisation)
- Darstellung des Verlaufs der Krankheit bis zur Übergabe in der Klinik

Über die Form einer Dokumentation bestehen seitens des Gesetzgebers keine Vorgaben. Mit den gebräuchlichen Einsatzprotokollen lassen sich jedoch die adäquate Sicherung und für juristische Belange korrekte Dokumentation von Daten, hinsichtlich der Diagnose und der am Patienten durchgeführten Maßnahmen, erreichen.

MERKE

Die Informationssammlung sowie die einfache und verständliche Dokumentation sind Kernkompetenzen jeder Fachkraft im Rettungsdienst.

8.2.1 Wie erstellt man eine Einsatzdokumentation?

Für alle Einsätze im Rettungsdienst gilt die Verpflichtung zur Einsatzdokumentation, die durch entsprechende Dienst- und Arbeitsanweisungen geregelt und damit **verbindlich** für das Rettungsfachpersonal ist. Die Erstellung einer effektiven Einsatzdokumentation erfordert Vorbereitung, Sorgfalt, Genauigkeit und eine strukturierte Herangehensweise.

Die Einsatzdokumentation muss in der Regel schriftlich oder in sonstiger geeigneter Form vorliegen (z. B. elektronisch, → 8.5). Die Dokumentation muss

- vollständig,
- wahrheitsgemäß,
- aktuell und
- verständlich sein.

Sie sollte alle relevanten Informationen und Daten enthalten (s. o.). Die Dokumentation muss **zeitnah** zur relevanten Handlung oder Entscheidung erstellt werden.

Vorbereitung

Bereits vor einem Einsatz muss sichergestellt werden, dass das Rettungsfachpersonal über die notwendigen Dokumentationsmittel verfügt und in der Lage ist, diese auch zu benutzen oder

anzuwenden. Insbesondere für die mobile, elektronische Datenerfassung ist eine Schulung bzw. umfassende Einweisung notwendig.

Erfassung von Informationen

Sobald das Rettungsfachpersonal am Einsatzort eingetroffen ist, werden alle relevanten Informationen, beginnend mit dem Zeitpunkt und Ort des Einsatzes sorgfältig dokumentiert. Der Einsatzverlauf wird chronologisch und präzise dokumentiert. Hierbei sind Objektivität und Genauigkeit von Bedeutung. Es werden ausschließlich Fakten und Beobachtungen dokumentiert.

Im Einsatzprotokoll wird somit die **Summe aller Beobachtungen, Messungen und Maßnahmen** dokumentiert, um der weiteren medizinischen Versorgungseinrichtung (z. B. Klinik) eindeutig und übersichtlich aussagekräftige Informationen zu übermitteln. Damit soll sichergestellt werden, dass keine für die weitere Diagnostik und Behandlung des Patienten wichtigen Befunde (Daten) verlorengehen. Daher sollte sich die Einsatzdokumentation an folgenden Grundsätzen orientieren:

- Die Dokumentation des Einsatzgeschehens erfolgt grundsätzlich **schriftlich** und in leserlicher Handschrift. Manche Rettungsdienstbereiche arbeiten bereits mit elektronisch unterstützten Dokumentationsformen (s. u.).
- Das Einsatzprotokoll muss **zweckmäßig** und objektiv sein und genaue Formulierungen enthalten, d. h. frei von unwesentlichen und überflüssigen Kommentaren sein.
- Die Aufzeichnungen werden **zeitgerecht** vom Transportführer fertiggestellt, z. B. während des Transports, jedoch spätestens bis zur Patientenübergabe.
- Maßnahmen, die auf **ärztliche Anweisung** durchgeführt wurden, sind gesondert zu kennzeichnen.
- Zweifelhafte oder **unklare Befunde** werden gesondert und eindeutig gekennzeichnet.
- Gängige **Symbole und Abkürzungen** können verwendet werden. Fachsprache sollte nur dann, wenn sie in Wort, Schrift und Sinn beherrscht wird, gebraucht werden.
- Nach Abgabe der Durchschläge dürfen am Protokoll keine Veränderungen mehr vorgenommen werden. Notwendige **Korrekturen oder Nachträge** müssen gesondert gekennzeichnet werden, z. B. mit Datum, Namen und Unterschrift. Dabei muss der ursprüngliche Text immer lesbar bleiben.

MERKE

Eine gut strukturierte und systematische Dokumentation erlaubt eine schnelle Erfassung und Auffindbarkeit der benötigten Informationen und Dokumente.
Alle relevanten Informationen und Dokumente müssen vollständig erfasst und aufbewahrt werden, um den gesetzlichen Anforderungen zu genügen.

Überprüfung

Nach Beendigung der Dokumentation und vor der Weitergabe der Informationen sind diese auf Vollständigkeit und Korrektheit zu überprüfen. Abschließend wird die Dokumentation unterzeichnet.

8.2.2 Daten und Datenerhebung

Mit dem Begriff der Dokumentation eng verbunden sind die Begriffe **Daten** und **Datenerhebung**. Daten sind Angaben und Informationen, die auf beobachteten oder gemessenen Werten (Messwerten) beruhen, aus denen Wissen generiert werden kann. Sie werden in objektive und subjektive Daten unterschieden:

- **Objektive Daten** sind unbeeinflusste Sinneswahrnehmungen und Messergebnisse, die von einer anderen Person beim selben Patienten auf ihre Richtigkeit hin überprüft werden können, z. B. Blutdruck, feuchte Haut, Temperatur und EKG.
- **Subjektive Daten** sind Interpretationen des Zustands- und Beschwerdebildes des Patienten. Sie sind von der untersuchenden Person beeinflusst. Die objektiven und subjektiven Daten werden erhoben durch:
  - Beobachtung,
  - Untersuchung und
  - Befragung.

Für die **Beobachtung** sind Grundkenntnisse zur Norm und von der Norm abweichender Befunde der Vitalfunktionen Atmung, Bewusstsein und Kreislauf **(ABC)** als Basiswissen der Patientenbeobachtung notwendig, um die gewonnenen Informationen und ihre Relevanz einordnen zu können (→ 5.1, Grundlagen der Patientenbeobachtung). Durch Verwendung der fünf Sinne (Sehen, Hören, Riechen, Schmecken, Tasten) werden Sinneswahrnehmungen gesammelt und dokumentiert.

Die **Untersuchung** dient der Ermittlung des Patientenzustands. Hier hat sich das Untersuchungsschema (IPPAF) unter Anwendung von Inspektion, Palpation, Perkussion, Auskultation und Funktionsprüfung bewährt (→ 5.2.4).

Durch gezielte **Befragung** anhand einer strukturierten Kommunikation werden relevante Informationen festgehalten und dokumentiert. Hier hat sich als Gesprächsschema für medizinische Fragestellungen das **SAMPLER-Schema** (→ 5.2.4) bewährt.

! ACHTUNG

Alle im Rettungsdienst erhobenen Daten und gewonnenen Erkenntnisse über den Patienten unterliegen dem Datenschutz (→ 4.6.1).

VIDEO

Die Pflicht zur ordnungsgemäßen Dokumentation ergibt sich unter anderem aus dem Patientenrechtegesetz
https://www.youtube.com/watch?v=RaJM5zrZJpU

IM FOKUS

Dokumentation und Datenerhebung

- **Dokumentation** im Rettungsdienst ist wichtig wegen:
  - gesetzlichen Vorgaben (SGB V und BGB),
  - medizinischen Gründen,
  - ökonomischen Gründen und
  - Gründen der Qualitätssicherung.

- Die Dokumentation eines Einsatzes zielt immer auf die Zusammenfassung der gewonnenen Informationen ab.
- Da die Unterlagen auch im Nachgang zur Klärung offener Fragen oder Beschwerden genutzt werden, ist es wichtig, alle ergriffenen Maßnahmen nachvollziehbar zu dokumentieren.
- Die **Struktur der Dokumentation** ist wichtig und kann sich z. B. am ABCDE-Schema orientieren.
- **Enthalten sein sollten:**
  - Angaben zum Patienten
  - Anamnese, Beschwerden, Anlass der Behandlung
  - Angaben über die diagnostischen Verfahren, Befunde und Diagnosen
  - Durchgeführte Therapien
  - Darstellung des Verlaufs
- **Datenerhebung:**
  - Die Datenerfassung umfasst drei Phasen:
    - **Vorbereitung,** z. B. Schulungen in Bezug auf digitale Endgeräte
    - **Erfassung** der Informationen anhand von Qualitätskriterien, wie Objektivität und Zweckmäßigkeit
    - **Überprüfung** der erfassten Informationen vor Abschließen des Protokolls
  - Es wird zwischen objektiven und subjektiven Daten unterschieden. Subjektive Daten werden durch die untersuchende Person beeinflusst.
  - Die Datenerhebung erfolgt durch **Beobachtung, Untersuchung und Befragung.**

8.3 Das Einsatzprotokoll

Die im Rettungsdienst verbreiteten Datensammlungen (z. B. Einsatzprotokolle) enthalten **Datensätze,** die den Vorgaben der Deutschen Interdisziplinären Vereinigung für Intensiv- und Notfallmedizin (DIVI) folgen. Diese hat sowohl für Notfalleinsätze mit Notarzt als auch für den Notfalleinsatz ohne Notarzt bzw. Krankentransport einheitliche Datensätze erarbeitet (→ Abb. 8.1). Für den Einsatz im Krankentransport werden weniger umfangreiche Dokumentationen verwendet (→ 8.3.2).

MERKE

Das Rettungsfachpersonal hat in der Fertigstellung seines Einsatzprotokolls keinerlei zeitlichen Spielraum. Spätestens bei der Übergabe des Patienten im Krankenhaus muss das Protokoll dem weiterbehandelnden Arzt ausgehändigt werden.

Ein Großteil der Angaben kann auf den gebräuchlichen Einsatzprotokollen durch Ankreuzen vorgegebener **Auswahlfelder** erfolgen. Neben diesen Kästchen sind zur näheren Erläuterung der angekreuzten Auswahlfelder zusätzlich Freitextfelder vorhanden. Es ist schwierig zu beurteilen, wo das Ankreuzen vorgegebener Antworten ausreicht und wo Freitext eingefügt werden muss. Es bietet sich jedoch an, die Freitextfelder zu nutzen, denn die alleinige Dokumentation durch vorgegebene Auswahlmöglichkeiten hat sich bei juristischen Auseinandersetzungen als nicht immer ausreichend erwiesen. Beim reinen Ankreuzverfahren kann das Rettungsfachpersonal in Beweisnot geraten und haftbar gemacht werden.

MERKE

Was nicht aufgeschrieben wurde, gilt juristisch als nicht gemacht.

8.3.1 Rettungsdienstprotokoll

Trotz aller Bemühungen der Vereinheitlichung existiert heute noch eine Vielzahl **unterschiedlicher Rettungsdienstprotokolle.** Neben den unterschiedlichen Protokollen ist in den einzelnen Rettungsdienstbereichen auch das Vorgehen bei der Dokumentation unterschiedlich. So werden in einigen Rettungsdienstbereichen für die Dokumentation des Einsatzes mit und ohne Notarzt unterschiedliche Einsatzprotokolle vorgehalten, sodass im Rahmen des Notarzteinsatzes jeweils eine eigene Dokumentation des Notarztes und des Notfallsanitäters erfolgen muss. Diese Vorgehensweise hat aber den Nachteil, dass Widersprüche in der Dokumentation zum selben Einsatzgeschehen auftreten können, weshalb aus rechtlichen Gründen bei einem Notfalleinsatz mit einem Notarzt nur ein gemeinsam geführtes Protokoll erstellt werden sollte. Dies hat sich in der Realität aber als schwierig erwiesen, da jeder Beteiligte an einem Notfalleinsatz zur Dokumentation verpflichtet ist, und Rettungsdienstträger und Träger des Notarztdienstes nicht immer identisch sind.

Bewährt hat sich in Deutschland ein einheitliches Protokoll, das bereits oben erwähnte **DIVI-Protokoll.** Es beruht auf Empfehlungen der Deutschen Interdisziplinären Vereinigung für Intensiv- und Notfallmedizin (DIVI) e. V. und ist als Einsatzprotokoll (z. B. DIVIDOK®) für den Notfalleinsatz mit und ohne Notarzt geeignet (→ Abb. 8.1). Das Rettungsfachpersonal muss und kann einen Notfall genauso umfangreich dokumentieren wie der Notarzt.

Das DIVI-Protokoll gibt es in Papierform mit mehreren Durchschlägen oder auch in digitaler Form. Es enthält einen Kerndatensatz, um relevante Daten wissenschaftlich und einsatztaktisch zu vergleichen – den sog. **Minimalen Datensatz (MIND).** Der Minimale Notfalldatensatz (MIND) ist eine definierte und von der DIVI autorisierte Menge an Merkmalen und Merkmalsbeschreibungen, die zur Dokumentation im Rettungs- und Notarztdienst erforderlich sind.

WEBSITE

DIVI-Notfalleinsatzprotokoll
https://www.divi.de/service/mind

8.3.2 Krankentransportprotokoll

Notfallprotokolle sind im Rettungs- oder Notarztdienst umfangreich ausgestaltet. Nachdem aber eine umfangreiche Dokumentation bei Krankentransporten weder notwendig ist noch sinnvoll erscheint, nutzen Leistungserbringer im Rettungsdienst eigens für diesen Zweck vorgehaltene Krankentransportprotokolle (KTW-Protokolle).

Solche KTW-Protokolle sind nicht bundeseinheitlich geregelt. Meistens sind sie Eigenprotokolle der jeweiligen Rettungsdienstorganisation und enthalten lediglich Patientendaten, ein Freitextfeld und einfache „Ankreuzfelder“ und manchmal auch Möglichkeiten zur Dokumentation der Vitalparameter.

Krankenkasse bzw. Kostenträger

Name, Vorname des Versicherten — geb. am

Kostenträgerkennung | Versicherten-Nr. | Status

Betriebsstätten-Nr. | Arzt-Nr. | Datum

EINSATZPROTOKOLL ☐ Notarzt ☐ NotSan/RettAss/RS

EPRO-5.1-ABCDE (MIND 3.1)

Einsatznummer

T T M M J J — Einsatzdatum — Standort RM — ☐ männlich ☐ weiblich

Einsatzind. — Fehleinsatz — ☐ Geburtsdatum unbekannt ☐ anderer Kostenträger

1. Rettungstechnische Daten

☐ RTW ☐ KTW ☐ NEF ☐ NAW ☐ RTH ☐ ITH ☐ ITW

Sondersignal ☐ Hin ☐ mit Patient

☐ Notarzt nachgefordert

☐ Eintr. vor NA ☐ Eintr. nach NA

Dokumentierendes Rettungsmittel | Weiteres Rettungsmittel

E-Ort: Art | Einsatzort: Objekt aus Stammdaten

Straße | Haus-Nr. | ☐ wie Pat.

PLZ | Ort

Transportziel: Objekt aus Stammdaten

Straße | Haus-Nr. | ☐ wie Pat.

PLZ | Ort

NotSan/RettAss/RS | NotSan/RettAss/RS

NA | Hospitant/Azubi

Alarm — Ausfahrt — Ankunft — Abfahrt — Übergabe — Einsatzbereit — Ende

km Anfang — km Ende — km Gesamt

Pre Emergency Status ☐ gesund ☐ leicht eingeschränkt ☐ schwer eingeschränkt ☐ tödlich erkrankt/verletzt ☐ unbekannt ☐ normales tgl. Leben unmmögl. — Gewicht

Ersthelfermaßnahmen (Laien) ☐ suffizient ☐ insuffizient ☐ keine

2. Notfallgeschehen / Anamnese / Erstbefund

Ereigniszeitpunkt > 24h ☐ ja ☐ nein

A
B
C
D
E

S A M P L E R

3. Befunde Messwerte ☐ keine

Ankunft / Übergabe: RR SYS — RR DIA — HF — regelm. ☐ ja ☐ nein — SpO2 — mit O2 ☐ ja ☐ nein — AF — etCO2 — BZ — Temp.

A+B Atmung Ankunft ☐ unauff. ☐ Übergabe: Dyspnoe, Zyanose, Spastik, Rasselgeräusche, Stridor, Atemwegsverlegung, Schnappatmung, Apnoe, Beatmung, Hyperventilation, Sonstige, nicht beurteilbar

Schmerz (0-10) Erstbefund — Übergabe — O P Q R S T

C Cirkulat. + EKG Ankunft ☐ unauff. ☐ Übergabe: Rekap. > 2 Sek., Sinusrhytmus, absolute Arrhythmie, AV-Block II° / III°, QRS Tachykardie - breit, QRS Tachykardie - schmal, Kammerflattern/-flimmern, pulslose elektr. Aktivität, Asystolie, Schrittmacherrhythmus, Infarkt-EKG (STEMI/LSB)

Extrasystolen: SVES, VES, monomorph, polymorph, nicht beurteilbar

D Neurologie Ankunft ☐ unauff. ☐ Übergabe

Bewusstseinslage: wach, reagiert auf Ansprache, reagiert auf Schmerzreiz, bewusstlos, nicht beurteilbar, Sonstige

Pupillenfunktion re li: eng, mittel, weit, entrundet, nicht beurteilbar, keine Lichtreaktion

Ankunft / Augen öffnen / Übergabe: 4 spontan, 3 auf Aufforderung, 2 auf Schmerzreiz, 1 kein

beste verbale Reaktion: 5 orientiert, 4 desorientiert, 3 inadäquat, 2 unverständlich, 1 keine

beste motorische Reaktion: 6 auf Aufforderung, 5 gezielte Abwehr, 4 ungezielte Abwehr, 3 Beugesynergie, 2 Strecksynergie, 1 keine

GCS Summe — GCS Summe

Psyche ☐ unauffällig: ☐ ängstlich ☐ wahnhaft ☐ suizidal ☐ erregt ☐ verlangsamt ☐ depressiv ☐ euphorisch ☐ verwirrt ☐ motorisch unruhig ☐ nicht beurteilbar ☐ aggressiv ☐ Sonstige

Haut ☐ unauffällig: ☐ nicht untersucht ☐ Dekubitus ☐ stehende Hautfalten ☐ Exanthem ☐ Oedeme ☐ nicht beurteilbar ☐ kaltschweissig ☐ Sonstige

Neurologische Auffälligkeiten ☐ keine: ☐ vorbestehendes neurol. Defizit ☐ Querschnittsympt. ☐ Facialisparese ☐ Babinski-Zeichen ☐ Armparese ☐ Meningismus ☐ Sprachstörung ☐ Demenz ☐ Sehstörung ☐ nicht beurteilbar ☐ Sonstige — F A S T

4. Diagnose — **4.1. Erkrankung** ☐ keine

ZNS ☐ Sonstige: ☐ akutes zentral-neurologisches Defizit ☐ TIA / Schlaganfall ☐ ICB ☐ SAB ☐ Krampfanfall ☐ Status Epilepticus ☐ Fieberkrampf

Herz-Kreislauf ☐ Sonstige: ☐ ACS ☐ STEMI ☐ VW ☐ HW ☐ kardiogener Schock ☐ Rhythmusstörung ☐ tachy. ☐ brady. ☐ PM/ICD Fehlfunktion ☐ Lungenembolie ☐ Lungenoedem ☐ hypertensiver Notfall ☐ Aortenaneurysma ☐ Hypotonie ☐ Synkope ☐ Thrombose/Embolie ☐ Herz-Kreislauf-Stillstand ☐ Schock unklarer Genese ☐ orthostatische Fehlregulation ☐ unklarer Thoraxschmerz

Atmung ☐ Sonstige: ☐ Asthma ☐ Status asthm. ☐ exacerbierte COPD ☐ Aspiration ☐ Pneumonie / Bronchitis ☐ Hyperventilationstetanie ☐ LTB (L/T/Bronchitis) ☐ Epiglottitis ☐ Spontanpneumothorax ☐ Hämoptysis ☐ unkl. Dyspnoe

Stoffwechsel ☐ Sonstige: ☐ Exsikkose ☐ Hypoglycämie ☐ Hyperglycämie ☐ Urämie/ANV ☐ bek. dialysepflichtig

Abdomen ☐ Sonstige: ☐ akutes Abdomen ☐ Kolik allgemein ☐ obere – gastr. Blutung – ☐ untere ☐ Gallenkolik ☐ Nierenkolik

Psychiatrie ☐ Sonstige: ☐ psych. Ausnahmezustand ☐ psychosoz. Krise ☐ Depressionen ☐ Manie ☐ Intoxikation ☐ Alkohol ☐ Drogen ☐ Medikamente ☐ Sonst. ☐ Entzug/Delir ☐ Suizidalität

Gyn./Geb.-hilfe ☐ Sonstige: ☐ Schwangerschaft > 35. SSW ☐ Geburt ☐ Extrauterine Gravidität ☐ Eklampsie ☐ vaginale Blutung

Infektionen ☐ Sonstige: ☐ unkl. Fieber ☐ Meningitis/Enzephalitis ☐ offen – MRSA – ☐ gedeckt ☐ Influenza

☐ Hepatitis ☐ HIV ☐ TBC ☐ hochkontag. Erreger (SARS) ☐ Gastroenteritis

Sonstiges ☐ unklar: ☐ Anaphylaxie Grad 1/2 ☐ Anaphylaxie Grad 3/4 ☐ sept. Schock ☐ Hitzeerschöpf./Hitzschl. ☐ Unterkühl./Erfrierung ☐ Ertrinken ☐ SIDS ☐ akzident. Intoxikation ☐ akute Lumbago ☐ palliative Situation ☐ med. Behandlungskomplik. ☐ Epistaxis ☐ urologische Erkrankung

☐ ERSTDIAGNOSE (Notarzt) ☐ VERDACHTSDIAGNOSE (NotSan/RettAss/RS): ① ② ③ ④

Abb. 8.1 EDV-taugliches Einsatzprotokoll für Rettungsfachpersonal [V663]

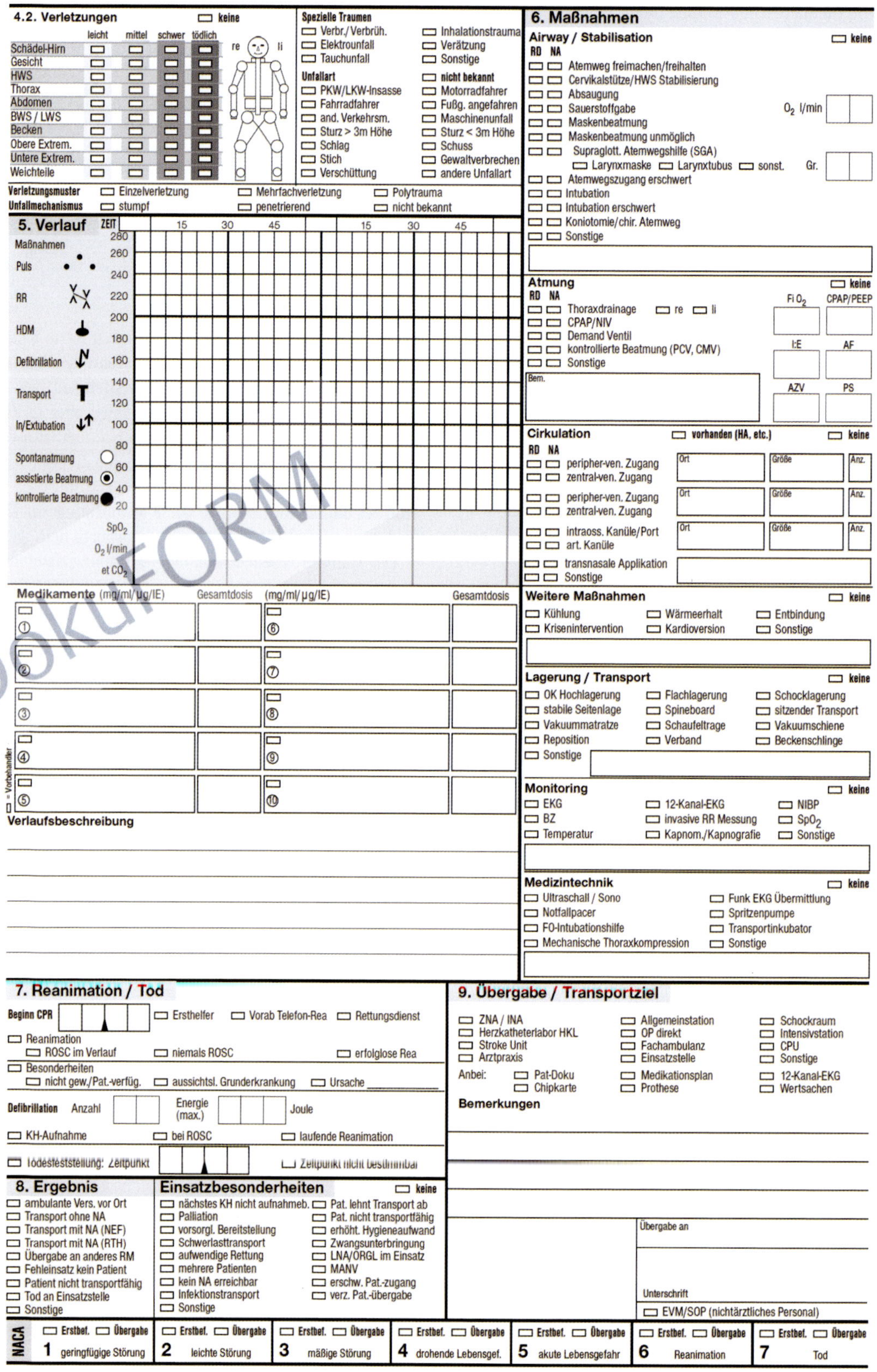

4.2. Verletzungen ☐ keine

	leicht	mittel	schwer	tödlich
Schädel-Hirn	☐	☐	☐	☐
Gesicht	☐	☐	☐	☐
HWS	☐	☐	☐	☐
Thorax	☐	☐	☐	☐
Abdomen	☐	☐	☐	☐
BWS / LWS	☐	☐	☐	☐
Becken	☐	☐	☐	☐
Obere Extrem.	☐	☐	☐	☐
Untere Extrem.	☐	☐	☐	☐
Weichteile	☐	☐	☐	☐

re li

Spezielle Traumen
☐ Verbr./Verbrüh. ☐ Elektrounfall ☐ Tauchunfall ☐ Inhalationstrauma ☐ Verätzung ☐ Sonstige

Unfallart ☐ nicht bekannt
☐ PKW/LKW-Insasse ☐ Fahrradfahrer ☐ and. Verkehrsm. ☐ Sturz > 3m Höhe ☐ Schlag ☐ Stich ☐ Verschüttung
☐ Motorradfahrer ☐ Fußg. angefahren ☐ Maschinenunfall ☐ Sturz < 3m Höhe ☐ Schuss ☐ Gewaltverbrechen ☐ andere Unfallart

Verletzungsmuster ☐ Einzelverletzung ☐ Mehrfachverletzung ☐ Polytrauma
Unfallmechanismus ☐ stumpf ☐ penetrierend ☐ nicht bekannt

5. Verlauf ZEIT 15 30 45 15 30 45

Maßnahmen; Puls; RR; HDM; Defibrillation; Transport T; In/Extubation; Spontanatmung; assistierte Beatmung; kontrollierte Beatmung

280 260 240 220 200 180 160 140 120 100 80 60 40 20

SpO_2; O_2 l/min; et CO_2

Medikamente (mg/ml/µg/IE) Gesamtdosis (mg/ml/µg/IE) Gesamtdosis
☐ ① ☐ ⑥
☐ ② ☐ ⑦
☐ ③ ☐ ⑧
☐ ④ ☐ ⑨
☐ ⑤ ☐ ⑩

☐ = Vorbehandler

Verlaufsbeschreibung

6. Maßnahmen

Airway / Stabilisation ☐ keine
RD NA
☐ ☐ Atemweg freimachen/freihalten
☐ ☐ Cervikalstütze/HWS Stabilisierung
☐ ☐ Absaugung
☐ ☐ Sauerstoffgabe O_2 l/min
☐ ☐ Maskenbeatmung
☐ ☐ Maskenbeatmung unmöglich
☐ ☐ Supraglott. Atemwegshilfe (SGA)
☐ Larynxmaske ☐ Larynxtubus ☐ sonst. Gr.
☐ ☐ Atemwegszugang erschwert
☐ ☐ Intubation
☐ ☐ Intubation erschwert
☐ ☐ Koniotomie/chir. Atemweg
☐ ☐ Sonstige

Atmung ☐ keine
RD NA
☐ ☐ Thoraxdrainage ☐ re ☐ li
☐ ☐ CPAP/NIV
☐ ☐ Demand Ventil
☐ ☐ kontrollierte Beatmung (PCV, CMV)
☐ ☐ Sonstige
Bem.
FiO_2 CPAP/PEEP I:E AF AZV PS

Cirkulation ☐ vorhanden (HA, etc.) ☐ keine
RD NA
☐ ☐ peripher-ven. Zugang ☐ ☐ zentral-ven. Zugang Ort Größe Anz.
☐ ☐ peripher-ven. Zugang ☐ ☐ zentral-ven. Zugang Ort Größe Anz.
☐ ☐ intraoss. Kanüle/Port ☐ ☐ art. Kanüle Ort Größe Anz.
☐ ☐ transnasale Applikation
☐ ☐ Sonstige

Weitere Maßnahmen ☐ keine
☐ Kühlung ☐ Wärmeerhalt ☐ Entbindung
☐ Krisenintervention ☐ Kardioversion ☐ Sonstige

Lagerung / Transport ☐ keine
☐ OK Hochlagerung ☐ Flachlagerung ☐ Schocklagerung
☐ stabile Seitenlage ☐ Spineboard ☐ sitzender Transport
☐ Vakuummatratze ☐ Schaufeltrage ☐ Vakuumschiene
☐ Reposition ☐ Verband ☐ Beckenschlinge
☐ Sonstige

Monitoring ☐ keine
☐ EKG ☐ 12-Kanal-EKG ☐ NIBP
☐ BZ ☐ invasive RR Messung ☐ SpO_2
☐ Temperatur ☐ Kapnom./Kapnografie ☐ Sonstige

Medizintechnik ☐ keine
☐ Ultraschall / Sono ☐ Funk EKG Übermittlung
☐ Notfallpacer ☐ Spritzenpumpe
☐ FO-Intubationshilfe ☐ Transportinkubator
☐ Mechanische Thoraxkompression ☐ Sonstige

7. Reanimation / Tod
Beginn CPR ☐ Ersthelfer ☐ Vorab Telefon-Rea ☐ Rettungsdienst
☐ Reanimation
☐ ROSC im Verlauf ☐ niemals ROSC ☐ erfolglose Rea
☐ Besonderheiten
☐ nicht gew./Pat.-verfüg. ☐ aussichtsl. Grunderkrankung ☐ Ursache ______
Defibrillation Anzahl Energie (max.) Joule
☐ KH-Aufnahme ☐ bei ROSC ☐ laufende Reanimation
☐ Todesfeststellung: Zeitpunkt ☐ Zeitpunkt nicht bestimmbar

9. Übergabe / Transportziel
☐ ZNA / INA ☐ Herzkatheterlabor HKL ☐ Stroke Unit ☐ Arztpraxis
☐ Allgemeinstation ☐ OP direkt ☐ Fachambulanz ☐ Einsatzstelle
☐ Schockraum ☐ Intensivstation ☐ CPU ☐ Sonstige
Anbei: ☐ Pat-Doku ☐ Chipkarte ☐ Medikationsplan ☐ Prothese ☐ 12-Kanal-EKG ☐ Wertsachen

Bemerkungen

Übergabe an
Unterschrift
☐ EVM/SOP (nichtärztliches Personal)

8. Ergebnis
☐ ambulante Vers. vor Ort
☐ Transport ohne NA
☐ Transport mit NA (NEF)
☐ Transport mit NA (RTH)
☐ Übergabe an anderes RM
☐ Fehleinsatz kein Patient
☐ Patient nicht transportfähig
☐ Tod an Einsatzstelle
☐ Sonstige

Einsatzbesonderheiten ☐ keine
☐ nächstes KH nicht aufnahmeb. ☐ Palliation ☐ vorsorgl. Bereitstellung ☐ Schwerlasttransport ☐ aufwendige Rettung ☐ mehrere Patienten ☐ kein NA erreichbar ☐ Infektionstransport ☐ Sonstige
☐ Pat. lehnt Transport ab ☐ Pat. nicht transportfähig ☐ erhöht. Hygieneaufwand ☐ Zwangsunterbringung ☐ LNA/ORGL im Einsatz ☐ MANV ☐ erschw. Pat.-zugang ☐ verz. Pat.-übergabe

NACA
1 geringfügige Störung	☐ Erstbef.	☐ Übergabe
2 leichte Störung	☐ Erstbef.	☐ Übergabe
3 mäßige Störung	☐ Erstbef.	☐ Übergabe
4 drohende Lebensgef.	☐ Erstbef.	☐ Übergabe
5 akute Lebensgefahr	☐ Erstbef.	☐ Übergabe
6 Reanimation	☐ Erstbef.	☐ Übergabe
7 Tod	☐ Erstbef.	☐ Übergabe

Abb. 8.1 EDV-taugliches Einsatzprotokoll für Rettungsfachpersonal [V663] *(Forts.)*

Sofern keine medizinischen Maßnahmen getroffen wurden, ist ein KTW-Protokoll auch vollkommen ausreichend. Sollte allerdings durch einen Krankenwagen (KTW) ein Notfalleinsatz durchgeführt werden, gelten die Dokumentationsvorgaben der Notfallrettung. Daher muss bei jedem Einsatz im qualifizierten Krankentransport ein Krankentransportprotokoll oder Rettungsdienstprotokoll (z. B. im Notfall) ausgefüllt werden, in dem mindestens eine kurze Patientenbeurteilung nach dem ABCDE-Schema mit Erfassung der Vitalparameter zu Atmung, Kreislauf und Vigilanz erfasst werden.

8.3.3 Erfassen von Fehlern und Komplikationen

Im Hinblick auf die juristische Betrachtung eines Einsatzprotokolls muss auf die Definition von Fehlern in Abgrenzung zur Komplikation hingewiesen werden.

Ein **Fehler** ist eine **nichtindizierte Maßnahme,** z. B. wenn ein Patient mit einem akuten Koronarsyndrom das Medikament ASS injiziert werden soll und dieses vom Rettungssanitäter anstatt mit dem vorgesehenen Lösungsmittel mit Midazolam aufgezogen wird, weil die Midazolamampulle und die „Aqua"-Ampulle beim Auffüllen verwechselt wurden und Midazolam mit ASS irrtümlich zusammengebunden wurde.

Demgegenüber ist eine **Komplikation** das **unerwünschte Resultat einer indizierten Maßnahme,** wenn z. B. bei einer notwendigen Intubation der Tubus unerwünscht in der Speiseröhre platziert wird. Entscheidend für die Bewertung der Komplikation ist, ob sie erkannt wird und ob die Komplikation beherrscht werden kann. Bei schwerwiegenden Komplikationen (fehlerhafte Intubation, Zahnschaden) sollten unbedingt zusätzliche Aufzeichnungen angefertigt werden. Der ÄLRD und der Arbeitgeber (Organisation) sind zu informieren und unabhängig von organisationsinternen Vorgaben sollten alle Besonderheiten sorgfältig dokumentiert und notiert werden.

MERKE

Lieber einmal zu viel dokumentiert als zu wenig.

8.3.4 Aufbewahrungspflichten

Einsatzprotokolle und Dokumentationen im Rettungsdienst sind für die Dauer von **10 Jahren nach Abschluss der Behandlung** aufzubewahren. Die Aufbewahrungsfristen werden in den jeweiligen Landesrettungsdienstgesetzen vorgegeben. Längere Aufbewahrungsfristen ergeben sich, wenn nach gesetzlichen Vorschriften eine längere Aufbewahrungspflicht besteht. So müssen Aufzeichnungen über eine Strahlen- oder Röntgenbehandlung sowie nach der Anwendung von Blutprodukten für **30 Jahre** aufbewahrt werden. Nach Haftungsrecht des Bürgerlichen Gesetzbuchs (BGB) sind Behandlungsunterlagen ebenfalls für 30 Jahre aufzubewahren.

Werden medizinische Unterlagen **nicht** bis zum Ende der Aufbewahrungsfrist aufbewahrt, hat der Behandler in einem möglichen Haftungsprozess ggf. die Pflicht zu beweisen, die medizinisch gebotenen Maßnahmen tatsächlich getroffen zu haben.

8.4 Nebendokumentationen

Neben Angaben der medizinischen Dokumentation von Behandlungsmaßnahmen innerhalb eines Patientenkontakts, bestehen für das Rettungsfachpersonal weitere Pflichten, um objektive und subjektive Sachverhalte zu dokumentieren. Zu nennen sind hier vor allem die Transport- und/oder Behandlungsverweigerung. So kann im Nachhinein genau belegt werden, wie man vorgegangen ist oder warum eine Maßnahme eben nicht möglich war bzw. nicht angewendet wurde. Das ist ebenfalls für die Abrechnung bei den Krankenkassen von Bedeutung.

8.4.1 Transportschein

Unter bestimmten Voraussetzungen dürfen Ärzte Krankentransporte und Rettungsfahrten verordnen, wenn der Patient stationär oder zwingend ambulant behandelt werden soll bzw. muss. Die Verordnung zur Krankenbeförderung muss aber in Zusammenhang mit einer Leistung der Krankenkasse medizinisch notwendig sein. Hierzu ist ein entsprechend vorgehaltenes Formular vom Arzt zwingend auszufüllen, in dem der Transport als notwendig erachtet und verordnet wird. Diese Verordnung zur Krankenbeförderung wird als Formular auch „Transportschein" genannt.

Der Transportschein enthält die Abrechnungsdaten für den Rettungsdiensteinsatz. Er dient als ärztliche Bescheinigung über die Notwendigkeit des durchgeführten Transports und ist der Transportbeleg. Es ist darauf zu achten, dass der Transportschein von dem den Transport anweisenden Arzt (z. B. Notarzt, Arzt in der Klinik, Hausarzt) unterschrieben und mit einem Stempel versehen wird.

8.4.2 Transport- bzw. Behandlungsverweigerung

Die Dokumentation einer Transport- oder Behandlungsverweigerung ist ein Sonderfall innerhalb von Rettungsdiensteinsätzen, weil sie der Dokumentation eines ungewollten „nicht tätig werden" dient, weshalb sie zur rechtlichen Absicherung des Rettungsfachpersonals äußerst genau dokumentiert werden sollte.

Grundsätzlich sind nicht die Polizei oder andere Dienste für Notfallpatienten und Hilfsbedürftige zuständig, sondern der Träger des Rettungsdienstes (Kommunale Träger, Zweckverbände). Aus diesem Grund fällt den Vertretern der Träger, in diesem Fall dem Rettungsfachpersonal, eine besondere Verantwortung zu, denn grundsätzlich besteht für das Rettungsfachpersonal eine Behandlungspflicht, was in der Konsequenz bedeutet, dass Patienten im Rahmen der Notwendigkeit immer behandelt werden müssen.

Verweigert ein Patient aber medizinisch notwendige Maßnahmen, wie Untersuchung, EKG, Infusion oder nur den Transport in ein Krankenhaus (→ 4.6.2), muss der Patient über die möglichen Folgen beraten werden. Gerade hier entstehen die Gefahren von späteren, prozessrelevanten Vorwürfen.

Voraussetzung einer unanfechtbaren Behandlungs- oder Transportverweigerung ist allerdings, dass der Patient geistig zu einer solchen Entscheidung in der Lage ist. Eine **Verweigerungsunfähigkeit** liegt aber bei Personen vor, die

- unter Alkohol- oder Drogeneinfluss stehen,
- verwirrt sind,
- unter einer Psychose leiden,
- bewusstlos oder eben erst aus der Bewusstlosigkeit erwacht sind.

Weigert sich der Patient, dem Rat des Rettungsfachpersonals zu folgen, muss das Rettungsfachpersonal dies respektieren, soweit keines der genannten Ausschlusskriterien vorliegt. In jedem Fall ist die Verweigerung aber **zu dokumentieren** und notfalls sollte ein Arzt (z. B. Notarzt) hinzugezogen werden, der den medizinischen Rat des Rettungsfachpersonals bestätigt. Die Dokumentation ist nicht nur eine gesetzliche Pflicht, sondern sie schützt auch bei/vor Strafverfolgung und zivilrechtlichen Auseinandersetzungen. Der Patient und Zeugen des Vorfalls, am besten Polizeibeamte, sollten die Transport- oder Behandlungsverweigerung per Unterschrift bestätigen. Es besteht jedoch keine gesetzliche Verpflichtung des Patienten, eine Transportverweigerung zu unterschreiben.

MERKE

Bei Verweigerung des Patienten von Behandlung oder Transport sind neben seiner Entscheidung vor allem seine Aufklärung und seine Einsichtsfähigkeit von Bedeutung.

IM FOKUS

Das Rettungsdienstprotokoll

- Auf dem Einsatzprotokoll wird die **Summe aller Beobachtungen, Messungen und Maßnahmen** erfasst.
  - Es werden unter anderem das **Rettungsdienstprotokoll** und das **Krankentransportprotokoll** unterschieden.
- Die wichtigsten **Grundsätze** für die Dokumentation sind:
  - Schriftliche Erfassung (handschriftlich, ggf. digital)
  - Zweckmäßigkeit und Objektivität
  - Zeitgerechte Fertigstellung
  - Gesonderte Dokumentation ärztlich veranlasster Maßnahmen und unklarer Befunde
  - Nur gängige Symbole und Abkürzungen verwenden
  - Keine Veränderungen am Protokoll nach Abgabe durchführen
- Auch **Fehler** und **Komplikationen** müssen dokumentiert werden:
  - Fehler sind z. B. nichtindizierte, aber ergriffene Maßnahmen.
  - Komplikationen sind unerwünschte Resultate (indizierter) Maßnahmen.
  - Zudem muss in einem solchen Falle der Arbeitgeber bzw. der ÄLRD informiert werden.
- Auf dem **Transportschein** finden sich die Abrechnungsdaten für den Rettungseinsatz.
- Bei **Transportverweigerungen** muss immer mit besonderer Vorsicht vorgegangen werden.
  - Voraussetzung einer unanfechtbaren Behandlungs- oder Transportverweigerung ist, dass der Patient geistig zu einer solchen Entscheidung in der Lage ist.
- Die Unterlagen müssen für bis zu **30 Jahre aufbewahrt** werden.

8.5 Mobile elektronische Datenerfassung

Zunehmend sind die Fahrzeuge des Rettungsdienstes mit **transportablen Computern** (Tablets oder Pads) zur elektronischen Datenerfassung ausgestattet, die den besonderen Belastungen im Rettungsdienst gewachsen sind (→ Abb. 8.2). Die rettungsdienstliche Dokumentation erfolgt in diesen Fällen papierlos in Form einer vollelektronischen Dokumentation mit digitalen Stiften (Digipens), auf einem Tablet-PC (Pads) oder anderen Erfassungssystemen. Die elektronischen Geräte werden im Einsatz mitgeführt, sie sind im besten Sinne „mobil“, und alle Informationen werden primär bereits im Einsatz digital erfasst. Die teils umständliche und zeitintensive Dokumentation auf Papier fällt

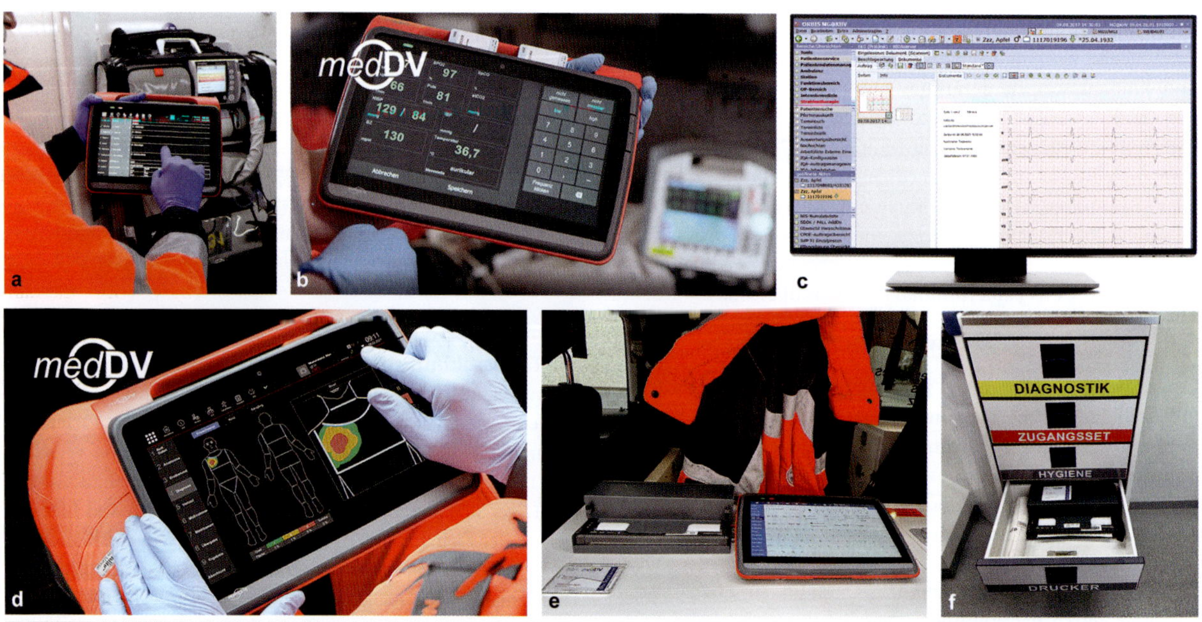

Abb. 8.2 Mobile Datenerfassung im Rettungsdienst. a) Dateneingabe nach ABCDE-Schema. b) Datenübernahme aus EKG vor Ort. c) Datenintegration (EKG) in die Notaufnahmesoftware. d) Digitale Befunderfassung. e) Datenübertragung vom Pad an den Thermodrucker (hier NEF). f) Thermodrucker in RTW verlastet. [W1379]

weg. Die ständige Fortentwicklung des IT-Bereichs macht eine umfassende Nutzung dieser Endgeräte auch für Datenübertragungen aus EKG- oder Beatmungsgeräten möglich (→ Abb. 8.2b).

Zur Stammdatenerfassung des Patienten kommt in der Regel ein integrierter oder additiver Gesundheitskartenleser zum Einsatz (→ Abb. 8.2). Mit diesem Endgerät ist dem Rettungsfachpersonal die vereinfachte Dokumentation der Einsatzdaten möglich, denn auf der elektronischen Gesundheitskarte der Krankenkassen sind in einem einheitlichen Speicherformat Daten abgelegt. Neben dem Auslesen der elektronischen Gesundheitskarte (Krankenversicherungskarte) bieten die Geräte Möglichkeiten zur kompletten medizinischen Dokumentation, Erfassung aller Daten zur Abrechnung, Verbrauchslisten und vielen weiteren nützlichen Funktionen. Über die **elektronische Gesundheitskarte** bietet sich zukünftig auch ein Zugang zur elektronischen Patientenakte an. Die elektronische Patientenakte gilt als das Herzstück der Digitalisierung des Gesundheitswesens und soll ab 2025 Patienten dauerhaft begleiten. Mit der elektronischen Patientenakte sollen Patienten in Zukunft ihre Unterlagen am eigenen Handy oder Tablet einsehen und verwalten können. Medikationspläne und Röntgenbilder fließen ebenso ein wie Laborbefunde oder Notfalldaten. Perspektivisch wäre eine Vernetzung dieser Patientendaten mit der Möglichkeit des Zugriffs durch den Rettungsdienst im Notfall wünschenswert.

8.5.1 Vernetzung innerhalb der Notfallversorgung

Neben Patientendaten und Versicherteninformationen können Befunde und Bilder zum aktuellen Notfallgeschehen bereits vor Ort digital erhoben werden. Werden diese Daten und Informationen später mit den Daten der Klinik zusammengeführt, entstehen Möglichkeiten der wissenschaftlichen und wirtschaftlichen Aufarbeitung (z. B. Forschung und Fakturierung).

Datenerfassung am Notfallort

Lösungen zur mobilen elektronischen Datenerfassung gibt es mittlerweile von verschiedenen Anbietern. Die Möglichkeiten und Konfigurationen derartiger Lösungen sind vielfältig. Auf den transportablen Computern werden die Einsatzdaten ohne Papiereinsatz effizient über ein Multitouch-Display erfasst und können teilweise auch von medizinischen Geräten (z. B. EKG oder Beatmungsgerät) via Bluetooth übernommen werden (→ Abb. 8.2b). Es ist davon auszugehen, dass die Bedeutung der elektronischen Datenerfassung und Verarbeitung weiter zunehmen und diese das Papierprotokoll in Zukunft ersetzen werden.

Datenübermittlung an die Klinik

Bereits heute sind Lösungen im Einsatz, mit denen Einsatzprotokolle digital an die Zielklinik übertragen werden. So können bereits im Vorfeld der Patientenaufnahme neben Patientendaten und Versicherteninformationen dem Krankenhaus die relevanten aktuellen Informationen über die Patienten und deren akuten Gesundheitszustand in Form einer digitalen Dokumentation zur Verfügung gestellt werden. Diese Informationen sollten zumindest das Ergebnis der medizinischen Ersteinschätzung der Patienten durch das Rettungsfachpersonal vor Ort beinhalten. Darüber hinaus kann auch die Übermittlung von Vitalparametern in schweren Fällen sinnvoll sein (z. B. STEMI-EKG). Ein solche Datenübermittlung ermöglicht es, noch während des Transports des Patienten vorbereitende Maßnahmen im Krankenhaus zu treffen (→ Abb. 8.2). Gleichzeitig kann der eintreffende Patient anonymisiert am Arrival Board im Krankenhaus vorangemeldet werden (→ 9.6).

MERKE

Über 50 % aller Rettungseinsätze werden noch auf Papier dokumentiert.

Datenverarbeitung zur Abrechnung

Die Abrechnungsdaten zur Kostenerstattung müssen nach der Patientenübergabe den Leistungserbringern in Rettungsdienst und Krankenhaus über eine Datenschnittstelle zur Verfügung stehen. Dieses Verfahren verkürzt die Zeit vom Einsatz bis zur Abrechnung deutlich, da sich die aufwendige und zeitraubende Sortierarbeit und die Weitergabe von Papierprotokollen von den Wachen an die Abrechnungsstellen oder die nachträgliche Übertragung der Patientendaten in die Erfassungsprogramme erübrigen.

Versorgungsforschung

Die Versorgungsforschung untersucht die Wirklichkeit der medizinischen Versorgung in der Notfallmedizin. Sie greift hierfür auf die im Rettungsdienst und Klinik gewonnenen Daten zurück, um Informationen über Einsatz, Erfolg und Risiken therapeutischer Verfahren sowie Versorgungskonzepten unter Alltagsbedingungen zu erhalten.

Die Digitalisierung im Bereich des Rettungsdienstes bietet enormes Potenzial zur Effizienzsteigerung und die elektronische Datenerfassung bietet hierfür die erforderliche Informations- und Datengrundlage. Die Auswertung der gewonnenen Daten und Informationen liefert somit wichtige Erkenntnisse und die erforderliche wissenschaftliche Evidenz für die Notfallversorgung.

8.5.2 Telematik in der praktischen Anwendung

DEFINITION

Die Telematik ist ein Kunstwort aus den Begriffen „Telekommunikation“ und „Informatik“. Sie umfasst alle Anwendungen unter dem Einsatz von Informations- und Kommunikationstechnologien im Gesundheitswesen und vernetzt deren Akteure.

Die **Telematikinfrastruktur** vernetzt die Beteiligten im Gesundheitswesen und ermöglicht einen sektoren- und systemübergreifenden sicheren Austausch von Informationen. Telematik Lösungen im Rettungsdienst gibt es mittlerweile von verschiedenen Anbietern und die Möglichkeiten und Konfigurationen derartiger Lösungen sind vielfältig. Exemplarisch soll hier das System der Firma medDV aus Fernwald mit seinen Möglichkeiten dargestellt werden, das in vielen Rettungsdienstbereichen in Deutschland (z. B. im gesamten Landesrettungsdienst Bayern) genutzt wird. Die Novellierung des Bayerischen Rettungsdienstgesetzes (BayRDG; Art. 45, 46 QM, Dokumentation und Art. 53–58 Notfallregister) machte 2022 die Vereinheitlichung und

Digitalisierung der Dokumentation medizinischer Einsatzdaten in allen Rettungsdienstbereichen in Bayern erforderlich. Dieser gesetzliche Auftrag wurde mit dem Projekt Telematik II umgesetzt, bei dem Software und Hardware der Firma medDV mit Namen **NIDA** verwendet werden.

NIDA (Notfall-Informations- und Dokumentations-Assistent) ist ein umfassendes Softwarekonzept, um Prozesse und Dokumentation, Datenerfassung und -kommunikation im Rettungsdienst zu optimieren. Im gesamten Landesrettungsdienst Bayern wurde organisationsübergreifend für alle Beteiligten die mobile Datenerfassung eingeführt. Dafür wurden alle Rettungsfahrzeuge mit Tablets **(NIDApad)** und Software **(NIDAmobile)** ausgerüstet.

Vor Ort werden die Patientendaten mithilfe von Kartenlesern für Versicherten- und Gesundheitskarte eingespielt. In NIDAmobile stehen angepasste Protokolle, wie Krankentransportprotokolle, Notfallprotokolle und ITW-Protokolle, zur Verfügung. Alle Einsatzdaten werden digital über das System erfasst (→ Abb. 8.2d), Protokolle erstellt und eine Patientenübergabe für die Klinik vorbereitet. Zur Dateneingabe stehen speziell für die Anforderungen entworfene Tablets (NIDApad) bereit. Die Dateneingabe auf dem NIDApad kann auf unterschiedlichen Wegen erfolgen.

Neben modernen Kachelansichten (→ Abb. 8.2b) und Wischgesten besteht die Möglichkeit, die Dateneingabe mit

- einem Stift, mit dem direkt auf dem Bildschirm geschrieben werden kann,
- per Bildschirmtastatur oder
- per separater Tastatur

vorzunehmen. Zusätzliche Informationen können über weitere Geräte wie EKG, Beatmungsgeräte oder Defibrillatoren in das NIDApad eingebunden werden. So verfügen die EKG-Geräte über eine Vielzahl von zusätzlichen Diagnostik- und Überwachungsfunktionen wie z. B. 12-Kanal-EKG-Ableitung, integrierte Pulsoxymetrie, Kapnografie, nichtinvasive Blutdruckmessung und Temperaturmessung. Die vom EKG-Gerät erfassten Werte werden drahtlos an das Datenerfassungsgerät (NIDA-Pad) übertragen und dort im in der Einsatz- und Patientendokumentation verarbeitet (→ Abb. 8.2b).

Aus diesen Daten können dann ein elektronisches Rettungsdienstprotokoll und eine automatisierte Vorabinformation bzw. Voranmeldung in der Zielklinik generiert werden. Die gesammelten Daten werden gespeichert und direkt an das Zielkrankenhaus geschickt **(NIDAklinik).** Zusätzlich können die mithilfe des EKG-Geräts erfassten Daten und Parameter direkt von der Einsatzstelle als 12-Kanal-EKG in die weiterbehandelnde Einrichtung, z. B. ein angeschlossenes Herzkatheterlabor, elektronisch versendet werden und ermöglichen dort einen deutlichen Zeitgewinn durch eine optimale Vorbereitung (→ Abb. 8.2c).

Außerdem können Dokumente verknüpft werden, um Doppelerfassungen zu vermeiden. So wird z. B. das Feld „Transportverweigerung" geöffnet, wenn man das Feld „Patient lehnt den Transport ab" angeklickt hat. So werden die Patientendaten übernommen, die Dokumente können ausgedruckt werden (s. u.) und werden dann zusammen in der Datenbank archiviert. Die Vorteile dieser Art der Protokollbearbeitung sind:

- Weitere Exemplare des unterschriebenen Protokolls können jederzeit gedruckt werden.
- Das Protokoll kann bei späteren Nachfragen schnell wieder aufgerufen werden. Die mühsame Suche im Archivordner entfällt.
- Die platzraubende Papierablage entfällt.

Nach Abschluss der Dateneingabe wird das Rettungsdienstprotokoll in eine rechtsverwertbare PDF-Datei umgewandelt. Das PDF-Dateiformat stellt sicher, dass das Protokoll nicht mehr bearbeitet oder geändert werden kann. Das Rettungsdienstprotokoll wird im Krankenhaus in der jeweiligen Notaufnahme ausgedruckt oder kann per PDF online über die meist im Krankenhaus vorhandene Schnittstelle übergeben werden **(NIDAtracker).** Die Kliniken selbst können die Protokolle in ihr Krankenhausinformationssystem (KIS) oder Ihre Notaufnahmesoftware einspielen oder diese direkt scannen und so in einer digitalen Patientenakte ablegen.

In den Rettungsmitteln selbst sind mobile Thermodrucker verbaut (→ Abb. 8.2e). Diese kommen zum Einsatz, wenn der Patient vor Ort belassen wird. Das dort genutzte Thermopapier ist dokumentenecht und bleicht auch nach langer Lagerung nicht aus. Darüber hinaus können Mitfahrverweigerungen und Transportanweisungen gedruckt werden, da diese Dokumente vom Patienten bzw. dem Arzt unterschrieben werden müssen. Ebenfalls kann der Anwender ausfüllbare PDF-Dokumente wie Checklisten oder Formulare digital bearbeiten und diese anschließend im Fahrzeug ausdrucken.

Alle in NIDA erfassten Daten werden in einer Datenbank gespeichert. Der **NIDAserver** sorgt dafür, dass diese Daten entgegengenommen, gespeichert und bei Bedarf wieder ausgegeben werden. Abschließend ermöglicht das Konzept vereinfache Fakturierung und Abrechnung und bietet weitreichende Auswertungsmöglichkeiten.

IM FOKUS

Mobile elektronische Datenerfassung

- Die **elektronische** bzw. **digitale Dokumentation** ist inzwischen vielerorts eingeführt:
  - Sie wird mit digitalen Stiften (sog. Digipens) oder an robusten Tablets/Pads durchgeführt.
  - Die Protokolle können dann ausgedruckt (mit Thermodruckern im RTW) oder digital an die Zielklinik gesendet werden.
  - Viele Endgeräte können auch Daten von Defibrillatoren oder Beatmungsgeräten empfangen.
  - Im Regelfall ist ein **Gesundheitskartenleser** integriert.
  - In Bayern wird beispielsweise das **NIDApad** der Firma medDV genutzt.
- Durch die **Vernetzung** und das Zusammenführen der Daten können zahlreiche Aspekte verbessert werden:
  - **Voranmeldung** in den Zielkrankenhäusern („Arrival Board")
  - **Übersenden von Patientendaten** (z. B. das Versenden eines EKG-Streifens zur kardiologischen Beurteilung noch während des Transportes)
  - **Abrechnung** (Die Daten sind gut lesbar und können direkt digital verarbeitet werden.)
  - **Versorgungsforschung** (Patientendatensätzen aus Präklinik und Klinik können einfacher zusammengeführt werden.)
- **Telematik:**
  - Kunstwort aus den Begriffen „Telekommunikation" und „Informatik"
  - Sie umfasst alle Anwendungen unter dem Einsatz von Informations- und Kommunikationstechnologien im Gesundheitswesen und vernetzt deren Akteure.

WIEDERHOLUNGSFRAGEN

1. Welche Bedeutung hat die Einsatzdokumentation? (→ 8.1)
2. Welche Rechtsgrundlagen hat die Einsatzdokumentation? (→ 8.1)
3. Welche Kerndaten sollte die Einsatzdokumentation enthalten? (→ 8.2)
4. An welchen Grundsätzen orientiert sich die Einsatzdokumentation? (→ 8.2.1)
5. Wie werden objektive Daten von subjektiven Daten unterschieden? (→ 8.2.2)
6. Was muss ein Rettungsdienstprotokoll enthalten? (→ 8.3.1)
7. Welche Bedeutung hat die Dokumentation von Fehler und Komplikationen? (→ 8.3.3)
8. Welche mobilen Datenerfassungen kennen Sie? (→ 8.5)

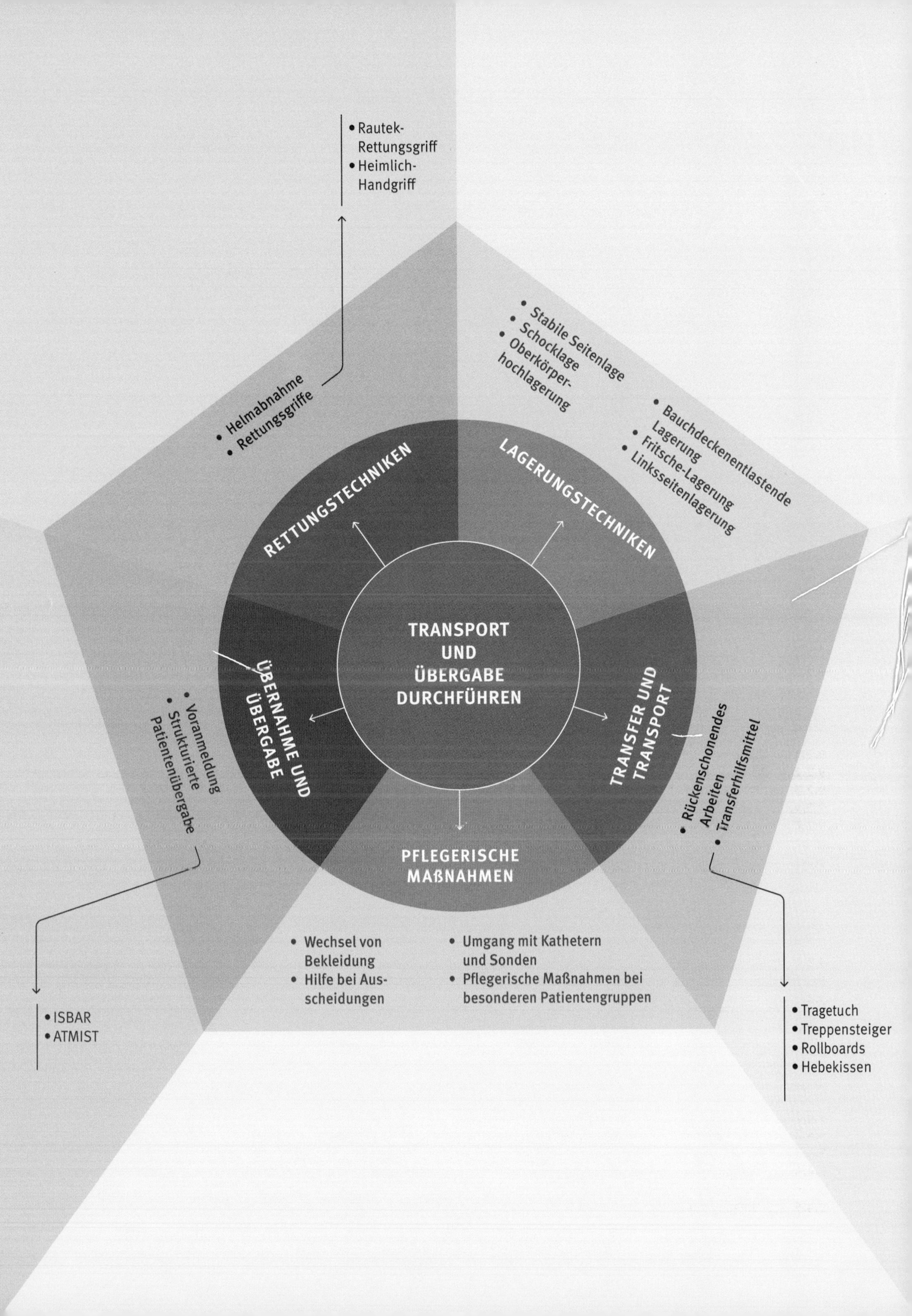
TRANSPORT UND ÜBERGABE DURCHFÜHREN
RETTUNGSTECHNIKEN
LAGERUNGSTECHNIKEN
TRANSFER UND TRANSPORT
PFLEGERISCHE MAßNAHMEN
ÜBERNAHME UND ÜBERGABE
• Helmabnahme
• Rettungsgriffe
• Rautek-Rettungsgriff
• Heimlich-Handgriff
• Stabile Seitenlage
• Schocklage
• Oberkörper-hochlagerung
• Bauchdeckenentlastende Lagerung
• Fritsche-Lagerung
• Linksseitenlagerung
• Rückenschonendes Arbeiten
• Transferhilfsmittel
• Tragetuch
• Treppensteiger
• Rollboards
• Hebekissen
• Wechsel von Bekleidung
• Hilfe bei Ausscheidungen
• Umgang mit Kathetern und Sonden
• Pflegerische Maßnahmen bei besonderen Patientengruppen
• Voranmeldung
• Strukturierte Patientenübergabe
• ISBAR
• ATMIST

9

TRANSPORT UND ÜBERGABE DURCHFÜHREN

Jürgen Luxem, (9.1, 9.2, 9.6), Tobias Sambale (9.3–9.5)

FALLBEISPIEL

Sie werden als KTW in eine Pflegeeinrichtung gerufen. Frau Simmerl, eine 78-jährige Patientin wurde wegen des Verdachts auf einen komplizierten Harnwegsinfekt von ihrem Hausarzt in die Klinik eingewiesen. Frau Simmerl ist nach einem Schlaganfall vor 3 Jahren halbseitig gelähmt. Ihnen fällt eine deutliche Spastik am linken Arm und Bein auf. Durch das Fieber im Rahmen des Harnwegsinfekts ist sie müde und kann Aufforderungen nicht gut folgen. Sie hat außerdem Schmerzen im Bereich der rechten Niere. Sie überlegen im Team, wie sie Frau Simmerl am bestem umlagern. Dabei ist Ihnen wichtig, dass Sie sie nicht verletzten, ihr möglichst keine weiteren Schmerzen zufügen und Ihren eigenen Rücken effektiv schonen können.

LERNZIELE

- Die Grundzüge der Rettungstechnik anwenden
- Die Helmabnahme im Team ausführen
- Den Rautek-Rettungsgriff am liegenden oder sitzenden Patienten durchführen
- Den Heimlich-Handgriff anwenden
- Die gängigen Lagerungsarten kennen und anwenden
- Patienten sicher transferieren
- Techniken des rückenschonenden Arbeitens beschreiben und durchführen
- Transferhilfsmittel nennen und anwenden
- Patientenlagerungen entsprechend der medizinischen Zielsetzung durchführen
- Pflegeverständnis im Krankentransport entwickeln
- Bei Aktivitäten, Beziehungen und existentiellen Erfahrungen des Lebens (ABEDL) unterstützen
- Patienten mit verschiedenen Vorerkrankungen sicher transportieren
- Die Patientenübergabe beherrschen
- Die Vorteile einer strukturierten Übergabe erkennen

In den modernen Versorgungsstrukturen zum Wohle der Patienten besteht für das Rettungsfachpersonal die absolute Priorität darin, lebensbedrohliche Zustände bei kritisch erkrankten oder verletzen Patienten zu erkennen. Diesem „Erkennen" müssen sich lebensrettende Sofortmaßnahmen anschließen, denen im Anschluss Maßnahmen und Techniken zur Rettung, und zum Umlagern mit und ohne Hilfsmittel folgen werden. Im Anschluss der notwendigen Maßnahmen wird die Übernahme des Patienten in das Rettungsmittel und der Transport in die Klinik erfolgen. Der chronologische Ablauf der Patientenversorgung besteht innerhalb der Rettungskette somit aus:

- Rettung (→ 9.1)
- Lagerung (→ 9.2)
- Transfer und Transport (→ 9.3)
- Pflegerische Versorgung (→ 9.4)
- Fehlervorbeugung und besondere Situationen (→ 9.5)
- Übernahme und Übergabe (→ 9.6)

9.1 Rettungstechniken

DEFINITION

Menschen aus einer lebensbedrohlichen Situation in Sicherheit zu bringen, wird als Retten bezeichnet.

Für die Arbeit im Rettungsdienst sind Kenntnisse der einzelnen Rettungs- und Lagerungstechniken von grundlegender Bedeutung. Mit geeigneten Rettungstechniken kann ein Patient aus einer Gefahrensituation befreit bzw. diese abgewehrt werden. Die Patientenrettung muss dabei in jeder Situation schonend, ggf. unter Zuhilfenahme von geeigneten Rettungsgeräten, ohne Zufügung weiterer Schäden durchgeführt werden. Zur **Rettung** sind auch Rettungstechniken oder Maßnahmen geeignet, die darauf zielen, den Patienten vor Folgeschäden zu bewahren. Die notwendigen Maßnahmen sind vom Grad der Lebensbedrohung abhängig und

- müssen für jeden Patienten **„maßgeschneidert"** sein,
- müssen sich **am Verletzungsmuster**/Unfallszenario **orientieren,**
- müssen zwischen den beteiligten Rettungskräften **abgesprochen** sein,
- müssen unter Berücksichtigung geeigneter **Schutzmaßnahmen** ausgeführt werden.

9.1.1 Helmabnahme

Der Motorradhelm ist Teil der Schutzkleidung und soll den Kopf des Motorradfahrers im Falle eines Unfalls vor Verletzungen schützen. Durch sein Eigengewicht werden einerseits die physikalischen Kräfte, die bei einem Unfall auf die Wirbelsäule einwirken können, verstärkt, sodass ein höheres Risiko für Verletzungen der Halswirbelsäule besteht. Andererseits beschränkt der Helm im Falle der Bewusstlosigkeit des Patienten den freien Zugang zu den Atemwegen, was im Falle des Zurückfallens des Zungengrunds oder durch angeatmete Fremdkörper oder Erbrochenes eine Lebensgefahr darstellt.

Da dem bewusstlosen Verletzten selbst mit ausreichender Atmung und Kreislauffunktion der Erstickungstod droht, muss er so schnell wie möglich in die stabile Seitenlage gebracht werden, was ebenfalls nur mit abgenommenem Helm sinnvoll ist.

MERKE

Verletzungen und Blutungen können unter dem Helm übersehen werden.
Bei Bewusstlosigkeit ist bei belassenem Helm kein Aspirationsschutz möglich.

Bei einem Unfall mit bewusstlosem Motorradfahrer arbeiten am besten zwei Helfer zusammen.

- Ein Helfer positioniert sich **oberhalb des Kopfs des Patienten.**
- Der zweite Helfer positioniert sich **seitlich neben dem Patienten.**

Liegt der **Patient auf dem Bauch,** muss er vor der Helmabnahme möglichst schonend auf den Rücken gedreht werden. Ein Helfer dreht den Verletzten, der andere stabilisiert und führt den Kopf mit.

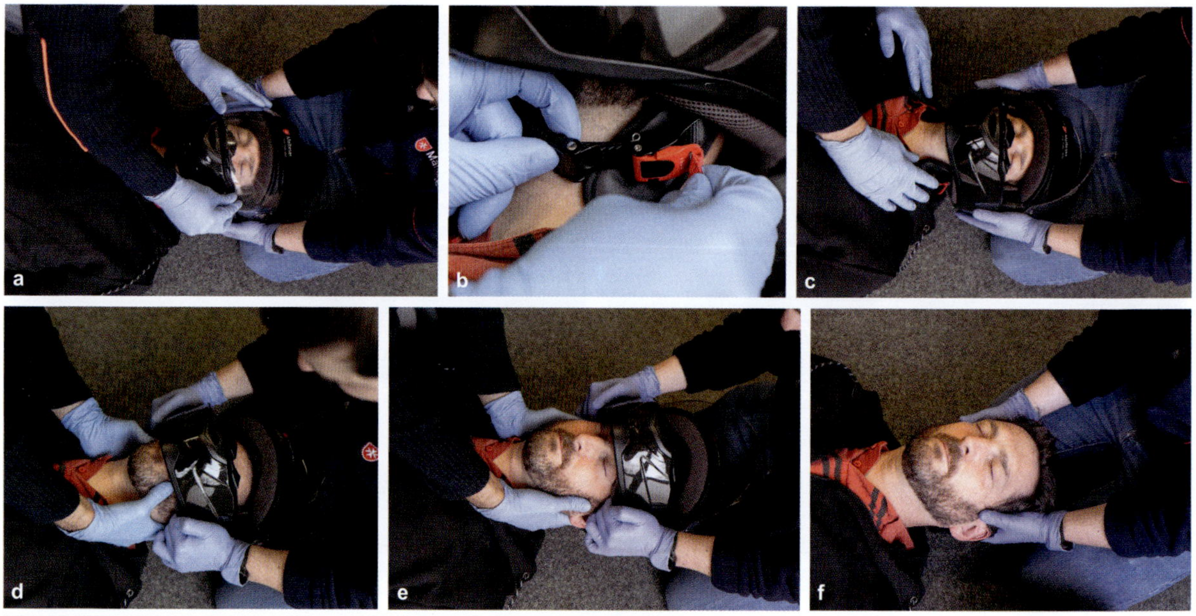

Abb. 9.1 Helmabnahme [W1370]

Um die Halswirbelsäule bestmöglich zu schützen, sind auch bei der **Helmabnahme** zwei eingespielte Helfer notwendig:

- Helfer 1 kniet oberhalb des Kopfes und stabilisiert ihn, indem die Handflächen seitlich am Helm anliegen und er mit den Fingerbeeren den unteren Rand des Helms fixiert (→ Abb. 9.1a). So werden Kopf, Helm und Nacken in einer nahezu neutralen Position gehalten.
- Helfer 2 kniet seitlich neben dem Patienten und öffnet Visier, Kinnriemen oder -schale (→ Abb. 9.1b+c).
- Helfer 2 stützt nun mit den Händen den Nacken, indem er die Finger im Nacken an den Hinterkopf und die Daumen vor beide Ohren legt (→ Abb. 9.1d). Er übernimmt es, den Nacken in neutraler Position zu halten.
- Helfer 1 weitet den Helm seitlich mit beiden Händen und zieht ihn nach oben vom Kopf (→ Abb. 9.1e).
- Helfer 2 stabilisiert weiterhin die Halswirbelsäule, während der Helmabnahme und legt nach Helmabnahme den Kopf unter Beibehaltung der Stabilisierung vorsichtig ab (→ Abb. 9.1f).

Nach der Helmabnahme muss die Neutralstellung der Halswirbelsäule aufrechterhalten bleiben. Dies erfolgt durch Anlage eine Zervikalstütze (z. B. Stifneck®, → 18.4.1). Zusätzlich wird der Kopf des Patienten mit geeignetem Material unterpolstert, um ein Absacken des Kopfes zu verhindern (→ Abb. 9.1).

9.1.2 Rettungsgriffe

Für Patienten, die sich in einer Gefahrensituation befinden, haben sich für deren Rettung sog. **Rettungsgriffe** etabliert. Von diesen Rettungsgriffen können zwar Verletzungsgefahren ausgehen, und sie sind für den Patienten nicht schonend und können auch Schmerzen und Verletzungen verursachen, aber sie sind der Gefahrensituation angemessen und ihr Einsatz ist verhältnismäßig, wenn sie zur **Abwendung einer unmittelbaren Lebensgefahr** oder der Befreiung des Patienten aus einer lebensbedrohlichen Situation dienen. Daher sind sie ausschließlich in Notsituationen anzuwenden und **nicht geeignet,** um Patienten nur umzulagern.

MERKE

Von Rettungsgriffen gehen auch Verletzungsgefahren aus.

Rautek-Rettungsgriff

Beim Bewegen von Verletzten muss man stets äußerst vorsichtig vorgehen. Falls aber notwendig, müssen Verletzte aus der Gefahrenzone gebracht werden, bevor man sie behandeln kann. Dazu kann z. B. der **Rautek-Rettungsgriff** angewendet werden, wenn keine andere sichere und wirbelsäulenschonende Rettungsmöglichkeit besteht.

Der Rautek-Rettungsgriff ist zur Gefahrenabwehr zwar zielführend, aber nicht unbedingt schonend, denn bei Anwendung wird die Wirbelsäule bewegt, **bevor** sie stabilisiert worden ist. Das kann zu Wirbelsäulenverletzungen führen oder bereits vorhandene Verletzungen verschlimmern. Weiterhin können durch die Anwendung dem Patienten ungewollt Rippenbrüche und Verletzungen im Bereich von Arm und Schulter zugefügt werden.

Liegender Patient

Er dient der **Rettung eines am Boden liegenden Patienten,** der schnell aus dem unmittelbaren Gefahrenbereich gerettet werden muss (→ Abb. 9.2). Der Rautek-Rettungsgriff ermöglicht es dem Rettungsfachpersonal, durch die Hebelwirkung Personen zu bewegen, die deutlich schwerer sind als die Helfer selbst.

- Zunächst kniet der Helfer hinter dem Kopf des Patienten.
- Er greift mit beiden Händen unter Schulter und Nacken des Patienten.
- Dabei wird der Kopf von den Unterarmen so fixiert, dass er seitlich nicht abrutschen kann.
- Der Patient wird nun mit einem Schwung in eine sitzende Position gebracht, sodass der Oberkörper leicht nach vorn gebeugt ist.
- Der Rücken des Patienten wird mit Knie oder Oberschenkel des Helfers gestützt.

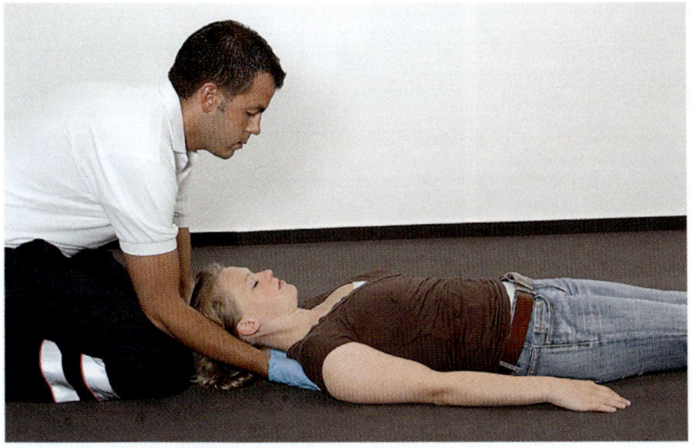

a) Anheben des Kopfes und der Schultern

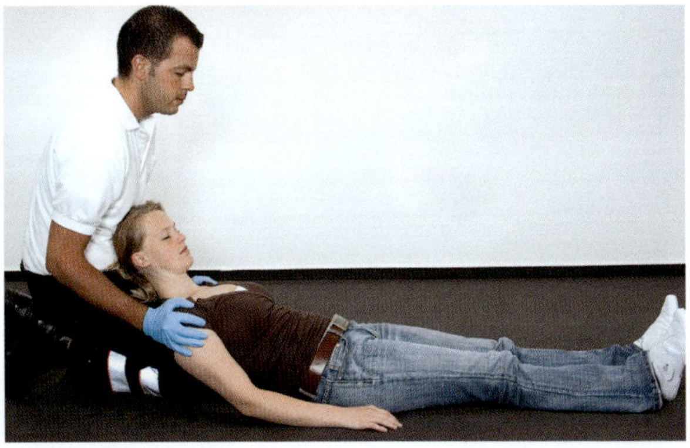

b) Abstützen des Oberkörpers

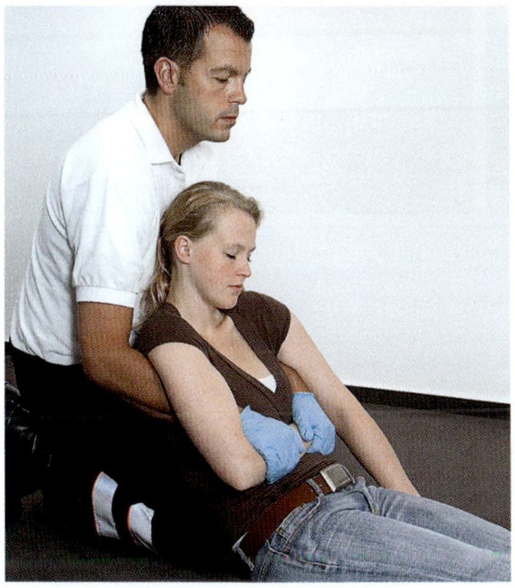

c) Umgreifen des angewinkelten Unterarms

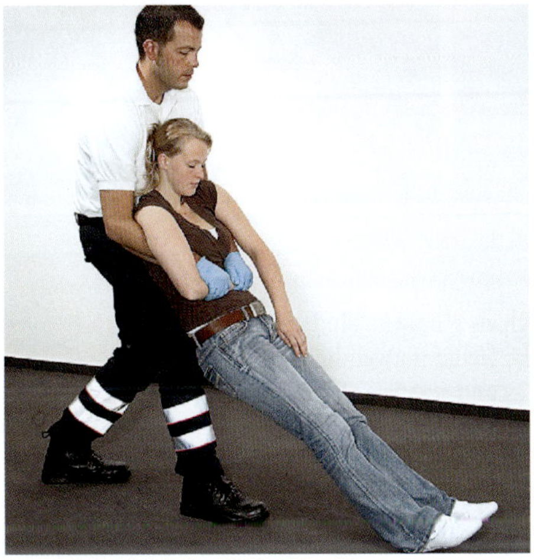

d) Wegziehen des Patienten

Abb. 9.2 Rautek-Rettungsgriff am liegenden Patienten [J747]

- Unter den Achseln des Patienten hindurch schiebt der Helfer seine Arme nach vorne, greift mit beiden Händen einen Unterarm des Patienten und winkelt diesen im 90°-Winkel vor der Brust des Patienten ab.
- Beide Daumen des Helfers zeigen dabei nach vorn (sog. „Affengriff"). So ist gewährleistet, dass der Griff nicht zu fest ist und dass der Patient auch bei größerem Gewicht nicht aus dem Griff herausgleitet.
- Der Patient wird anschließend auf den Oberschenkel des Helfers gezogen und der Helfer steht durch Gewichtsverlagerung nach hinten auf.
- Der Patient wird über die notwendige Distanz rückwärtsgehend in Sicherheit gebracht.
- Außerhalb des Gefahrenbereichs wird der Patient vorsichtig abgesetzt, die Unterarme des Helfers fixieren wieder den Kopf, während die Hände die Schultern und den Nacken langsam in die liegende Position gleiten lassen. Anschließend kann das Primary Assessment nach ABCDE erfolgen.

Sitzender Patient

Der Rautek-Rettungsgriff kann auch zur **Rettung von sitzenden Personen** aus einem Pkw eingesetzt werden (→ Abb. 9.3). Auch hier ermöglicht es der Rautek-Rettungsgriff dem Rettungsfachpersonal, durch die Hebelwirkung Personen zu bewegen, die deutlich schwerer als die Helfer sind.

- Zunächst macht der Helfer den Motor aus, lässt aber den Schlüssel stecken.
- Er überprüft zuerst, ob die Beine des Verletzten feststecken, anschließend wird der Sicherheitsgurt geöffnet.
- Wenn möglich, wird der Sitz ganz nach hinten geschoben, da eine Restgefahr von einem nicht ausgelösten Airbag ausgehen kann.
- Sind die Beine und Füße des Patienten frei, werden sie am Sitz angestellt.
- Der Helfer begibt sich nach Möglichkeit von der Seite kommend hinter den Patienten.
- Danach greift der Helfer den Hosenbund der abgewandten Hüfte und sorgt durch eine kräftige Ziehbewegung bei zeitgleichem Druck der anderen Hand gegen das zugewandte Knie dafür, dass der Patient zu sich herangedreht wird.
- Das Umfassen der Arme und das Aufladen des Patienten auf die Oberschenkel des Helfers erfolgen analog zu der Rettung eines liegenden Patienten (s. o.)
- Gegebenenfalls kann ein zweiter Helfer die Rettung dahingehend unterstützen, dass er die Beine des Patienten fasst, um die Gefahr des Aufschlagens der Fersen auf dem Boden zu vermeiden.

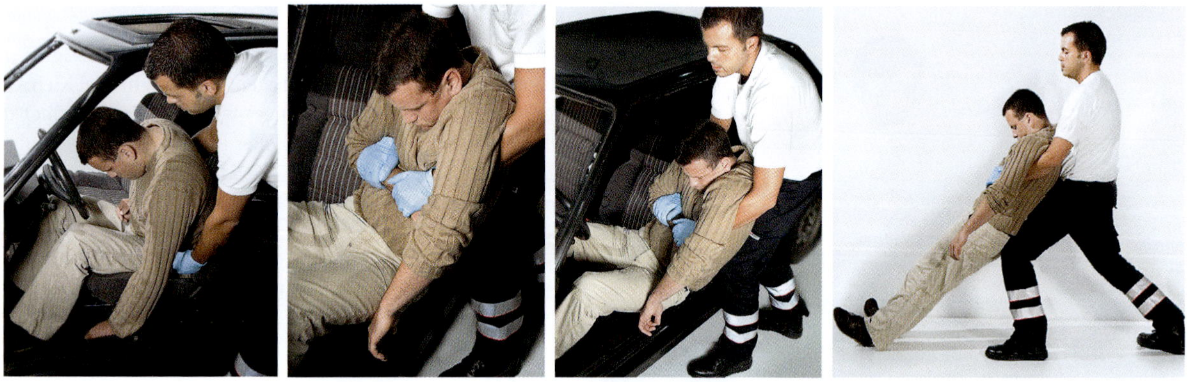

a) Herantreten an den Patienten
b) Umgreifen des angewinkelten Unterarms
c) Patienten auf die Oberschenkel ziehen
d) Wegziehen des Patienten

Abb. 9.3 Rautek-Rettungsgriff aus dem Pkw [J747]

Heimlich-Handgriff (Oberbauchkompression)

Der **Heimlich-Handgriff** ist eine lebensrettende Erste-Hilfe-Maßnahme, wenn ein Fremdkörper die Luftwege blockiert. Normalerweise wird beim Schluckvorgang reflektorisch der Kehlkopfdeckel verschlossen, damit Speisen und Getränke in die Speiseröhre und nicht in die Luftröhre gelangen. Unter ungünstigen Umständen kann aber ein Stück Nahrung oder Flüssigkeit in die Luftröhre schlittern und man hat sich verschluckt.

MERKE

Wird ein Fremdkörper aus der Luftröhre nicht durch Husten oder andere Maßnahmen beseitigt, droht Erstickungsgefahr.

Ein paar kräftige Schläge auf den Rücken können helfen, den Fremdkörper zu entfernen. Kann die Atemwegsbehinderung mit dieser Maßnahme oder durch Husten nicht beseitigt werden, wird der Heimlich-Handgriff angewendet (→ Abb. 9.4).

Patienten mit erhaltenem Bewusstsein (stehend)

- Der Helfer schlingt von hinten die Arme um die Taille des Patienten. Arme und Oberkörper des Patienten hängen frei herunter.
- Der Helfer platziert seine Faust zwischen dem untersten Rippenbogen und Bauchnabel in der Mittellinie (epigastrischer Winkel) und umfasst seine Faust mit der anderen Hand.
- Anschließend drückt der Helfer die Faust mit Unterstützung der anderen Hand kräftig in die Bauchdecke in Richtung Zwerchfell.
- Der Helfer übt durch den Heimlich-Handgriff mit beiden Händen ruckartig Druck auf die Magengrube aus (sog. **Oberbauchkompression**). Durch den so entstehenden Überdruck soll der Fremdkörper (z. B. Essensrest) aus der Luftröhre nach oben befördert werden.
- Der Heimlich-Handgriff darf nicht mehr als 5-mal hintereinander ausgeführt werden. Falls der Fremdkörper nicht beseitigt werden kann, werden jeweils 5 Rückenschläge und 5 Oberbauchkompressionen abwechselnd wiederholt.

Patienten mit erhaltenem Bewusstsein (liegend)

Das Heimlich-Manöver kann auch beim **liegenden Patienten** durchgeführt werden (→ Abb. 9.5).

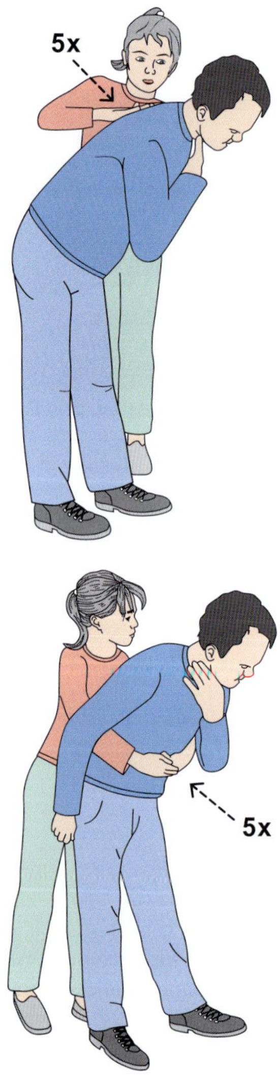

Abb. 9.4 a) Durchführen von Rückenschlägen, wenn das Husten wirkungslos wird. b) Falls die Atemwegsverlegung mit 5 Schlägen auf den Rücken nicht beseitigt werden kann, führen Sie das Heimlich-Manöver durch: Dazu den Oberbauch des Betroffenen von hinten umfassen und ruckartig komprimieren. [L143]

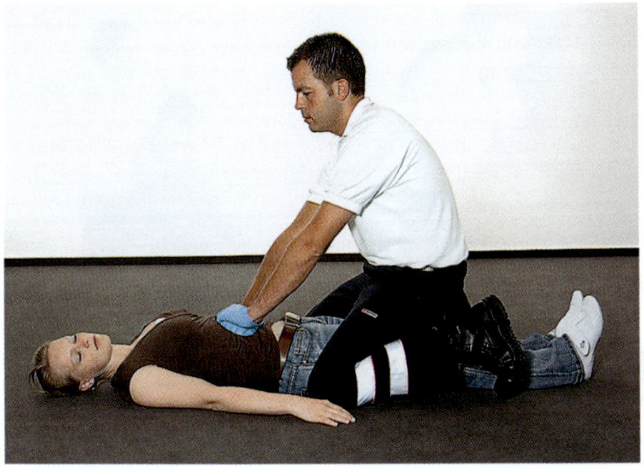

a) Ausgangslage

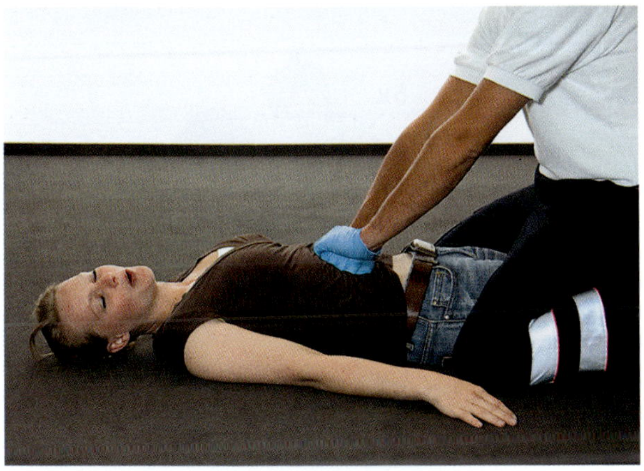

b) Kompressionen auf den Oberbauch in Rückenlage

Abb. 9.5 Heimlich-Handgriff in Rückenlage [J747]

- Der Helfer kniet auf Hüfthöhe über den Patienten gebeugt und legt seine übereinander verschränkten Hände auf den Oberbauch zwischen Bauchnabel und Schwertfortsatz.
- Anschließend werden 5 Kompressionen mit den gestreckten, leicht schräg gehaltenen Armen ausgeführt, sodass die Oberbauchkompression in Richtung des Zwerchfells verläuft.
- Zu beachten ist jedoch, dass ein ruhig am Boden liegender Patient nach einem Erstickungsanfall wohl zumeist ohne Bewusstsein sein wird.

Patient ohne Bewusstsein

Wird der Patient **bewusstlos** und atmet nicht, muss mit Kompressionen des Brustkorbs und Atemspende nach den Reanimationsrichtlinien begonnen werden (→ 13.4.4). Die **Thoraxkompression** erzeugt einen höheren Druck in den Atemwegen als die Oberbauchkompression des Heimlich-Manövers und kann zum Ausstoßen des Fremdkörpers führen.

Da der Fremdkörper in der Regel nicht komplett ausgestoßen wird, muss die Mundhöhle vor der Beatmung inspiziert werden. Das Freimachen und das Freihalten der Atemwege müssen durch Absaugen von Flüssigkeiten oder durch manuelles Ausräumen von festen Stoffen erfolgen.

Kinder

Bei Kindern gilt die Empfehlung für den Heimlich-Handgriff erst ab einem Lebensalter von mindestens **einem Jahr.** Bei Kleinkindern unter einem Jahr (Säuglinge) wird der Säugling über die Oberschenkel gelegt und vom Helfer fest zwischen die Schulterblätter geklopft (→ Abb. 22.7, → 22.4.2).

ACHTUNG

Kein Heimlich-Handgriff bei Kindern unter einem Jahr!

VIDEO

Rettungstechniken beim drohenden Ersticken von Kindern
https://www.youtube.com/watch?v=woClZmd-LEw

IM FOKUS

Rettungstechniken

- Rettungstechniken müssen immer individuell ausgewählt und im Team abgesprochen werden.
- Rettungsgriffe dienen der Abwehr einer unmittelbaren Lebensgefahr.
  - Sie dürfen nicht mit normalen Transfertechniken verwechselt werden.
- **Helmabnahme:**
  - Ist bei Bewusstlosen lebensrettend.
  - Wird idealerweise mit zwei Helfern durchgeführt.
  - Ziel ist es, Zugriff auf die Atemwege zu erhalten und gleichzeitig die möglicherweise verletzte Halswirbelsäule zu schonen.
- **Rautek-Rettungsgriff:**
  - Dient dem schnellen Bewegen eines Notfallpatienten.
  - Birgt die Gefahr von Wirbelsäulen-, Rumpf- oder Extremitätenverletzungen.
  - Kann beim sitzenden und beim liegenden Patienten durchgeführt werden.
  - Kann durch einen zweiten Helfer, der die Beine des Patienten trägt, erleichtert werden.
- **Heimlich-Handgriff:**
  - Lebensrettende Maßnahme, um Fremdkörper aus den Atemwegen eines Patienten zu entfernen
  - Durch die Oberbauchkompressionen sollen etwaige Fremdkörper aus der Luftröhre befördert werden.
  - Kann in modifizierter Variante auch beim liegenden Patienten angewendet werden.
  - Darf bei Kindern unter einem Jahr nicht angewendet werden.
  - **Achtung:** Gefahr der Verletzung innerer Organe!

9.2 Lagerung (Positionierung)

Immobilisationstechniken werden in Kapitel → 18.6 erläutert.

Im Anschluss an die Rettung aus Gefahrensituationen ist ggf. eine Lagerung (Positionierung) des Patienten entsprechend dem Krankheits- oder Verletzungsbild notwendig, um durch eine

korrekte Patientenlagerung den Verlauf der Erkrankung/Verletzung positiv zu beeinflussen.

Eine korrekte Patientenlagerung ist i. d. R. die erste durchzuführende Maßnahme zum Wohle des Patienten und beginnt meist nicht erst im Rettungswagen, sondern schon am Notfallort selbst und muss einen verbessernden Effekt auf die Erkrankung oder Verletzung des Patienten haben. Die Patienten nehmen von selbst häufig eine Körperhaltung bzw. Körperposition ein, die ihnen in der akuten Situation als die geeignetste erscheint. Eine Veränderung der gewünschten Patientenlagerung wird daher nur nach strenger Indikationsstellung vorgenommen. Ist eine spezielle Lagerung des Patienten nicht notwendig, gilt der Grundsatz, den Patienten nach seinem Wunsch bzw. Wohlbefinden zu lagern.

MERKE

> Eine fachgerechte, spezielle Lagerung des Patienten muss durch zielgerichtete Positionierung in eine bestimmte Körperhaltung zu einer Verbesserung des Krankheitszustands führen bzw. den Patienten vor einer Verschlechterung bewahren.

Folgende Lagerungsmöglichkeiten werden unterschieden:
- Stabile Seitenlage
- Schocklage
- Oberkörperhochlagerung
- Bauchentlastende Lagerung
- Fritsch-Lagerung
- Linksseitenlage bei Schwangeren

9.2.1 Stabile Seitenlage

MERKE

> Die stabile Seitenlage ist eine lebensrettende Position, die dazu beiträgt, die Atemwege eines bewusstlosen, noch atmenden Patienten offen und freizuhalten.

Bewusstlose Patienten verfügen über keine Schutzreflexe, weshalb sie nicht merken, wenn sie erbrechen. Reflexe wie Husten oder Würgen sind gestört. Ihre Muskulatur ist schlaff, weshalb die Zunge in Rückenlage nach hinten fallen und dann die Atemwege verschließen kann. Zusätzlich besteht die Gefahr, dass Blut oder Erbrochenes leicht in die Atemwege gelangt. Schlimmstenfalls führt das zum Ersticken.

Daher wird die stabile Seitenlage bei bewusstlosen Patienten mit vorhandener Atmung angewandt und stellt sicher, dass die Atemwege offengehalten werden und Erbrochenes, Blut etc. ablaufen kann (→ Abb. 9.6), denn der Mund ist in der stabilen Seitenlage der tiefste Punkt des Körpers. Die Atemwege bleiben daher frei.

Die Gefahr des Erstickens durch Verlegung der Atemwege ist höher einzuschätzen als die Gefahr weiterer Schäden durch die stabile Seitenlage, weshalb z. B. Brustkorbverletzungen keine Kontraindikation zur Anwendung der stabilen Seitenlage sind. Der Patient muss allerdings auf die verletzte Seite gedreht werden, um die Atemfunktion der unverletzten Seite zu verbessern.

Stabile Seitenlage (Regelfall)

Die stabile Seitenlage wird folgendermaßen ausgeführt:
- Für die stabile Seitenlage wird der Patient in Rückenlage gebracht und beide Beine werden ausgestreckt.
- Der dem Helfer zugewandte Arm wird nach oben gestreckt und im Ellenbogen 90° abgewinkelt. Die Handfläche zeigt nach oben.
- Der abgewandte Arm des Patienten wird über die Brust des Patienten gelagert und die Hand wird mit dem Handrücken unter die dem Helfer zugewandte Wange gelagert und festgehalten.
- Das dem Helfer abgewandte Bein wird vom Helfer mit der freien Hand im Knie gebeugt und angestellt.
- Danach werden das dem Helfer abgewandte Knie gefasst und der Patient vorsichtig zum Helfer hingedreht.
- Der Kopf wird vorsichtig überstreckt und so gelagert, dass der offene Mund nach unten gerichtet ist, wodurch Blut oder Erbrochenes abfließen können.

Stabile Seitenlage auf der Trage

Die Patientenlagerung kann auch auf der Krankentrage durchgeführt werden (→ Abb. 9.6f). Dafür ist allerdings ein alternatives Vorgehen erforderlich, da der Platz auf der Trage knapp ist und der Patient herunterfallen könnte. Für die Durchführung sind **zwei Personen** notwendig.
- Für die stabile Seitenlage wird der Patient in Rückenlage gebracht und beide Beine werden ausgestreckt.
- Beide Helfer positionieren sich auf derselben Seite der Trage rechts vom Patienten.
- Helfer 1 steht neben Kopf und Oberkörper und greift mit der linken Hand unter dem Hals des Patienten hindurch und stützt den Kopf. Mit dem rechten Arm greift er auf Höhe der Nierenlager unter dem Patienten hindurch und umfasst auch den ihm abgewandten Arm.
- Helfer 2 fasst das Becken, idealerweise am Hosenbund oder Gürtel. Mit dem rechten Arm greift er unter dem ihm zugewandten Bein hindurch den Knöchel des abgewandten Beins.
- Auf Kommando des am Kopf arbeitenden Helfers 1 wird der Patient gleichzeitig zunächst angehoben und dann auf die abgewandte Hüftseite gedreht.
- Das unten liegende Patientenbein wird angewinkelt, ebenso wird der unten liegende Arm unter der Hüfte zum Helfer herangezogen.
- Anschließend wird der Patient durch Zug am Hosenbund der unten liegenden Hüfte in die Mitte der Trage verlagert und der Kopf überstreckt mit geöffnetem Mund nach unten gelagert.

Stabile Seitenlage bei Schwangeren

Eine Schwangere sollte immer auf der **linken Seite** in stabile Seitenlage gebracht werden. In dieser Position besteht keine Gefahr, dass der Blutfluss durch Druck des Kindes in der Gebärmutter auf die untere Hohlvene beeinträchtigt wird (Lagerung bei Vena-cava-Syndrom, → 9.2.6 und → Abb. 21.18).

9.2.2 Schocklagerungen

Der Wirkmechanismus der Schocklage beruht auf einer Umverteilung des Blutvolumens zur verbesserten Versorgung der Organe und ist eine bei relativem oder absolutem Volumenmangel (→ 13.3.4) indizierte Patientenlagerung mit Ausnahme des kardiogenen Schocks (s. u.).

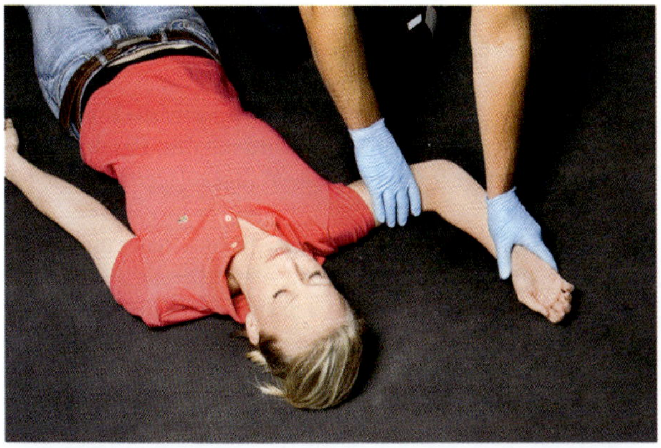

a) Auslagerung des zugewandten Arms

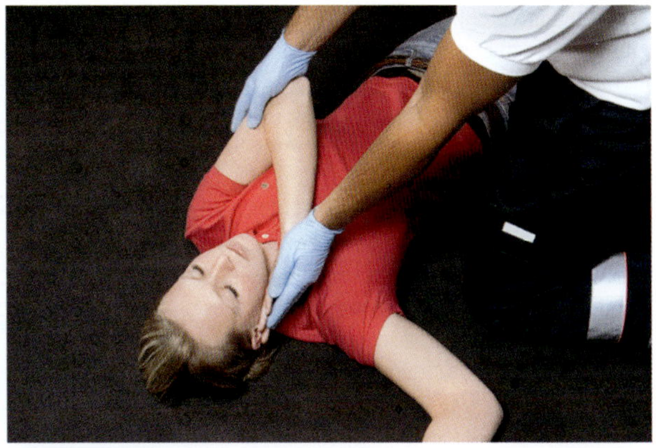

b) Lagerung des abgewandten Arms

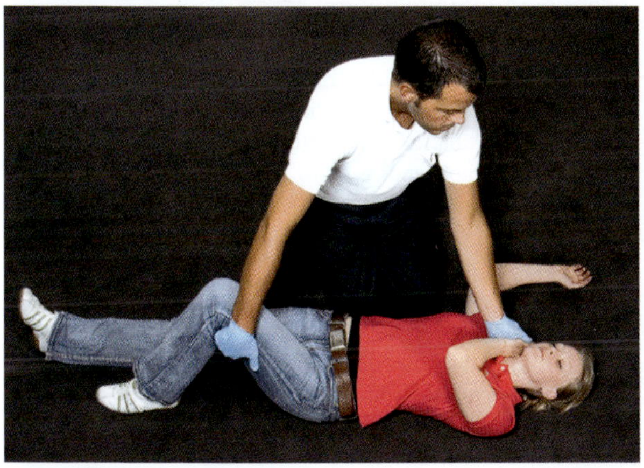

c) Anwinkeln des abgewandten Beins

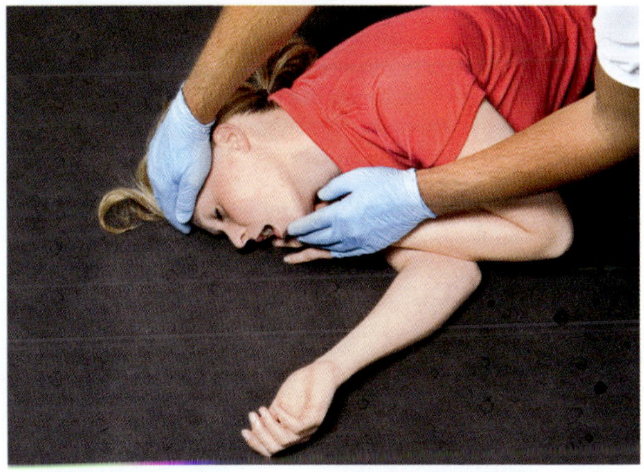

d) Überstrecken des Kopfes und Stabilisierung mit der Hand

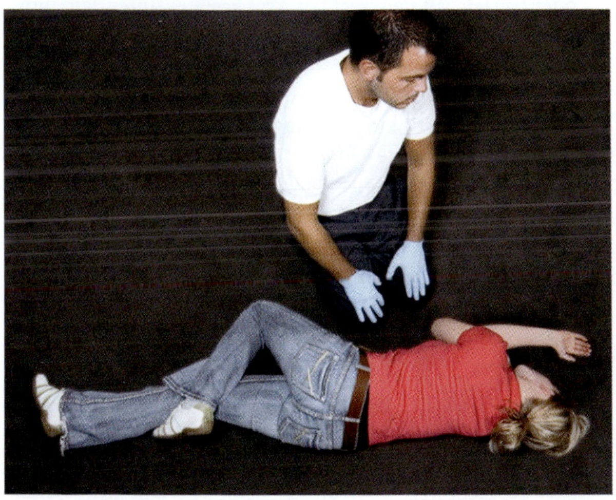

e) Endgültige Seitenlage

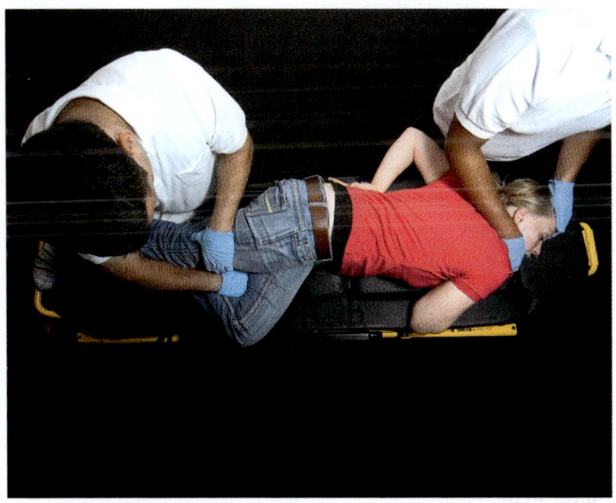

f) Stabile Seitenlage auf der Trage

Abb. 9.6 Stabile Seitenlage [J747]

Klassische Schocklage

Bei der **klassischen Schocklage,** auch Autotransfusionslagerung genannt, werden die Beine des Betroffenen um etwa 30 cm erhöht gehalten oder gelagert (dies entspricht etwa der Höhe einer Getränkekiste, → Abb. 9.7a). Durch diese Lagerung fließt das Blut aus den Beinen zurück in den Körper, wodurch ein Volumenmangel im Körper kurzfristig und wirkungsvoll behoben werden kann.

! ACHTUNG

Eine klassische Schocklagerung wird nur ausgeführt, wenn der Patient noch bei Bewusstsein ist und selbstständig atmet.

Vorsicht ist jedoch bei bewusstlosen Patienten, bei Erkrankungen des Herzens und Verletzungen im Bereich des Oberkörpers,

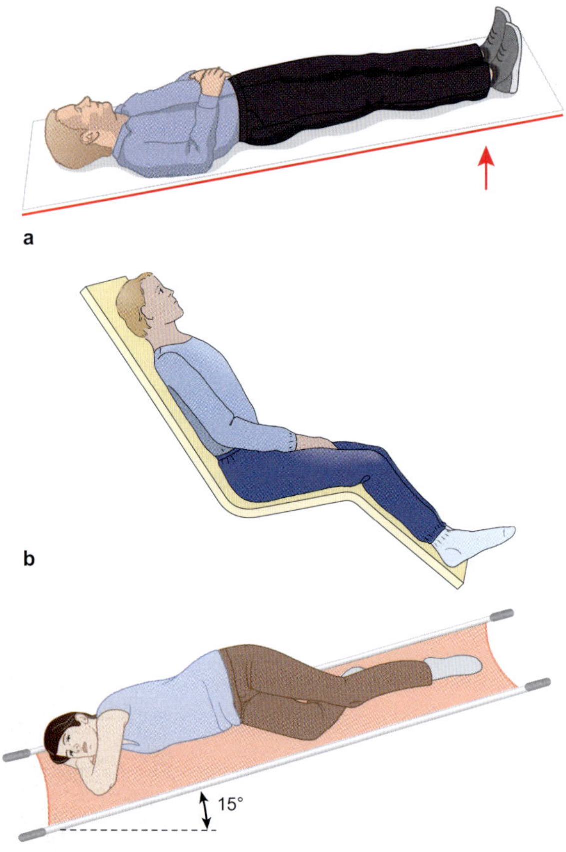

Abb. 9.7 Lagerungen im Schock: a) Normallage, b) Schocklage bei Herzerkrankungen, c) Schocklage bei bewusstlosen Patienten in Seitenlage auf der Trage [a: L138, b: L190, c: L231]

Bauch, Becken, Kopf und Beine geboten, da nun in genau in die genannten Regionen mehr Blut fließt und z. B. das Herz stark belastet oder Blutungen verstärkt werden können. Auch für Patienten mit Wirbelsäulenverletzung birgt die klassische Schocklage Gefahren, da durch die Positionierung des Patienten die Verletzung verschlimmert werden kann. Ist ein Patient stark unterkühlt, kann die Schocklagerung dazu führen, dass viel kaltes Blut zurück ins Körperzentrum fließt. Das kann eine Unterkühlung verstärken. In diesen Fällen wird von der klassischen Schocklage abgeraten, da die Erkrankung bzw. Verletzung verschlimmert werden würde.

Die **klassische Schocklagerung** sollte daher **nicht angewandt** werden bei:

- **Bewusstlosigkeit**
- Atemnot, Schmerzen in der Brust, einer Verletzung im Brustbereich oder der Verdacht auf eine akute Herzerkrankung wie einen Herzinfarkt besteht („**Brust**") (→ 9.2.3)
- Verletzung des Schädels („**Birne**") (→ 9.2.3)
- Verletzung oder Schmerzen im Bauchbereich („**Bauch**") (→ 9.2.4)
- Verdacht auf einen Beinbruch („**Beine**")
- Verletzungen von Becken oder Wirbelsäule („**Buckel**")
- Starker Unterkühlung

MERKE

Patienten sollten nicht in die Schocklage gebracht werden, wenn relevante Verletzungen im Bereich der **sechs „Bs"** (Bewusstlosigkeit, Brust, „Birne", Bauch, Beine, „Buckel") vorliegen (→ 13.3.2).

Für diese Fälle sind an die Erkrankung oder Verletzung **angepasste Schocklagerungen** vorgesehen.

Schocklage bei Bewusstlosigkeit

Ist der Patient bewusstlos, droht Ersticken durch eine Verlegung der oberen Atemwege. Eine Schocklage mit Hochlagerung der Beine würde die Aspirationsgefahr erhöhen, weshalb die klassische Schocklage nicht angewendet werden darf. Vielmehr ist die **stabile Seitenlage** anzuwenden. Daher muss bei bewusstlosen Patienten die Schocklage den Erfordernissen der stabilen Seitenlage angepasst werden, indem diese auf einer Trage durchgeführt wird, die dann am Fußteil angehoben werden kann (→ Abb. 9.7c).

Schocklage bei Herzerkrankungen („Brust")

Gefährlich werden kann die klassische Schocklage für Patienten mit einem durch eine Herzerkrankung ausgelösten Schock. Die Herzerkrankung führt zu einer Beeinträchtigung der lebenswichtigen Pumpfunktion des Herzens und mündet in einen kardiogenen Schock (→ 13.3.5). Als Ursache kann eine Herzmuskelschwäche oder ein Herzinfarkt vorliegen, aber auch schwere Rhythmusstörungen oder Schädigungen der Hauptschlagader können zum Schock durch den Leistungsabfall des Herzens führen. Es ist nicht mehr in der Lage, den Körper und seine Organe angemessen mit Blut zu versorgen. Würde nun die klassische Schocklagerung angewendet werden, würde der verstärkte Blutrückfluss durch das Hochlagern der Beine das pumpschwache Herz zusätzlich belasten und die Symptomatik verstärken.

Stattdessen sollte der Patient mit **erhöhtem Oberkörper gelagert** werden (→ Abb. 9.7b). Ist der Blutdruck sehr schwach, darf der Patient flach auf den Rücken gelagert werden.

Schocklage bei SHT („Birne)

Schockzeichen bei einem SHT lassen nicht unbedingt auf eine Blutung durch Blutverluste schließen, auch ein isoliertes SHT kann eine hämodynamische Instabilität (Schock) verursachen (→ 13.3.8). Eine klassische Schocklage würde in diesem Fall aber den venösen Abfluss aus dem Hirn beeinträchtigen, wenn nicht sogar verhindern und den intrakraniellen Druck (ICP) im Hirn erhöhen -- somit das Krankheitsbild verschlimmern.

Stattdessen sollte der Patient mit **leicht erhöhtem Oberkörper (30°)** gelagert werden (→ Abb. 9.8), wodurch der venöse Abfluss aus dem Hirn und eine ICP-Senkung unterstützt wird. Ist der Blutdruck sehr schwach, darf der Patient flach auf den Rücken gelagert werden. Ansonsten sollte der Patient mit leicht erhöhtem Oberkörper gelagert werden.

Schocklage bei abdominellen Verletzungen („Bauch")

Bei Verletzungen und Wunden oberhalb der Hüfte würde die klassische Schocklage den Blutfluss zur Verletzung hin verstärken und das Verletzungsbild verschlimmern. Ist der Blutdruck sehr schwach, darf der Patient **flach auf den Rücken mit angewinkelten Knien** (Knierolle) gelagert werden.

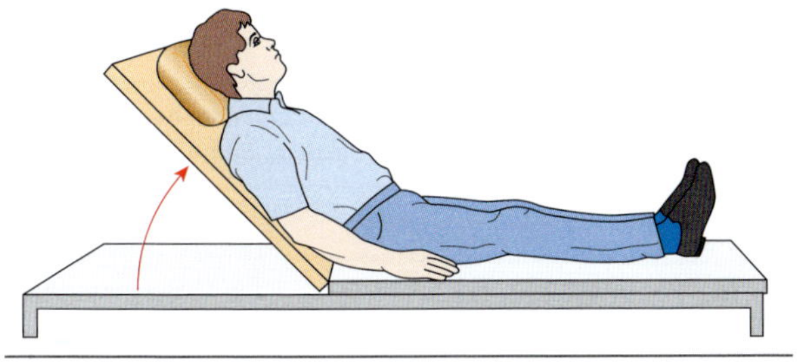

Abb. 9.8 Oberkörperhochlagerung [L143]

Schocklage bei Verletzung von Beinen, Becken oder Wirbelsäule („Beine" und „Buckel")

Die klassische Schocklage kann bei wirbelsäulenverletzten Patienten nicht angewendet werden. Das Bewegen des Patienten kann die Verletzung verschlimmern. Als Alternative bietet sich die Patientenlagerung auf einer **Schaufeltrage,** einem **Spineboard** oder dem hydraulischen **Tragetisch** im RTW an. Mit diesen Hilfsmitteln können die Beine angehoben werden, um einen Blutrückfluss **ohne** Bewegung der Wirbelsäule oder der Fraktur zu gewährleisten.

9.2.3 Oberkörperhochlagerung

DEFINITION

Die Patientenlagerung, bei der der Oberkörper des Patienten um mind. 30° über dem Niveau der unteren Extremitäten gelagert ist, wird als Oberkörperhochlagerung bezeichnet (→ Abb. 9.8).

Bei **kardialen Erkrankungen** (s. o.) ist die Hochlagerung des Oberkörpers deshalb geeignet, weil die sie zu einer Reduzierung des venösen Rückstroms aus den unteren Extremitäten und den Bauchorganen über die untere Hohlvene (V. cava inferior) zum Herzen führt, wodurch die Stauung des Blutes vor dem rechten Herzen und in der Lunge vermindert und die Pumpfunktion des Herzens entlastet wird.

Bei **pulmonalen Erkrankungen** sind Ein oder Ausatmung erschwert. Die Oberkörperhochlagerung erleichtert die Atmung und wird angewendet, weil sie die Beweglichkeit der Atemmuskulatur, der Zwischenrippenmuskulatur und der Atemhilfsmuskulatur des Zwerchfells erhöht, wenn das Zwerchfell durch die Lagerung nach unten (kaudal) verschoben wird und der Druck der Bauchorgane auf das Zwerchfell abnimmt.

MERKE

Eine Oberkörperhochlagerung erleichtert die Atmung und entlastet den Kreislauf.

Bei **zerebralen Erkrankungen** oder einem **Schädel-Hirn-Trauma** verbessert eine leichte Hochlagerung des Oberkörpers, bei der sich der Oberkörper im 30°-Winkel zum Unterkörper befindet, die Hirndurchblutung bei erhöhtem Hirndruck, wobei der Kopf in neutraler Position gelagert werden muss, um den venösen Abfluss aus dem Kopf nicht zu behindern (s. o.).

MERKE

Eine Oberkörperhochlagerung senkt eine intrakranielle Druckerhöhung oft deutlich.

9.2.4 Lagerung zur Bauchdeckenentspannung

Das **akute Abdomen** und **Verletzungen des Bauchraums** sind häufig mit starken Schmerzen infolge der Reizung des Bauchfells (Peritoneum) und einer „brettharten Bauchdecke" verbunden. Oft werden die Patienten bereits in einer selbstgewählten Schonhaltung mit angezogenen Beinen vorgefunden. Darauf aufbauend kann durch eine geeignete Patientenlagerung mit einfachen Maßnahmen ein Höchstmaß an Linderung erreicht werden.

Der Patient wird in **leichter Oberkörperhochlage (Aspirationsschutz)** und mit **angewinkelten Knien (Knierolle)** gelagert. Den **Kopf** wird ebenfalls mit einem **Kissen** unterlegt. Durch diese **Schonhaltung** wird der Bauch entspannt und die Schmerzen reduziert (→ Abb. 24.28).

MERKE

Das Anwinkeln im Kniebereich entspannt die Bauchdecke und minimiert die peritoneale Reizung.

9.2.5 Lagerung bei vaginaler Blutung (Fritsch-Lagerung)

Die Lagerung nach Fritsch wird bei gynäkologischen Notfällen mit **vaginaler Blutung** oder nach Ausstoßen der **Nachgeburt** angewendet. Sie dient der Abschätzung des Ausmaßes vaginaler Blutungen und gleichzeitig dem Infektionsschutz des Genitalbereichs.

Bei **vaginalen Blutungen** werden die Patientinnen zunächst flach auf den Rücken gelagert. Das Becken wird anschließend leicht hochgelagert und eine große sterile Vorlage, besser noch eine große Saugkompresse, vor den Genitalbereich platziert. Bei zu starker Blutung wird das Blut in der Vorlage sichtbar. Anschließend werden die Beine gestreckt und im Bereich der Sprunggelenke übereinandergelegt (› Abb. 21.9).

Oft ist es schwer, die Blutmenge bei vaginalen Blutungen abzuschätzen, da die sich dem Rettungsfachpersonal darstellende Blutung nicht unbedingt mit dem tatsächlichen Blutverlust einhergehen muss. Bei der Fritsch-Lagerung aber läuft das Blut bei starker Blutung nicht nur in die sterile Vorlage, sondern auch in die künstlichen „Rinne" zwischen den Oberschenkeln, sodass der Blutverlust grob abgeschätzt werden kann.

Werden Schocksymptome erkennbar, wird die Patientin in eine **modifizierte Schocklage** durch Kombination aus Kopftief- (Schocklage) und der Fritsch-Lagerung gebracht.

9.2.6 Lagerung bei Vena-cava-Kompressionssyndrom (Linksseitenlage)

Die Gebärmutter der Schwangeren besitzt im letzten Drittel der Schwangerschaft ein hohes Gewicht. In der Rückenlage drückt der schwere Uterus dann die untere Hohlvene **(V. cava inferior)** gegen die links darunter verlaufende Wirbelsäule (→ Abb. 21.17). Durch die Kompression dieser Vene droht eine drastische Abnahme des venösen Rückflusses zum Herzen. Die Folge ist ein Blutdruckabfall

aufgrund eines relativen Volumenmangels der schwangeren Patientin im Sinne eines obstruktiven Schocks (→ 13.3.6). Die Symptome umfassen die klassischen Schocksymptome wie kaltschweißige und blasse Haut, Atemnot und Blutdruckabfall.

Um das Vena-cava-Kompressionssyndrom zu vermeiden, wird die Patientin auf die linke Körperseite gelegt und der Rücken wird durch ein Kissen oder eine Decke unterstützt (→ Abb. 21.18), um die Lagerung auf der linken Körperseite zu fixieren. Durch die Linksseitenlage wird die untere Hohlvene vom Gewicht des Uterus entlastet und der venöse Rückstrom wieder freigegeben.

IM FOKUS

Lagerungsarten

- Lagerungstechniken müssen immer patienten- und zustandsspezifisch ausgewählt werden.
- Sie sind sehr wichtige und effektive Basismaßnahmen.
- **Stabile Seitenlage:**
  - Wird beim **bewusstlosen Patienten** angewendet.
  - Ziele sind das Freimachen und Freihalten der Atemwege.
  - Sie kann in etwas modifizierter Form auch auf der Trage erfolgen.
  - Bei Schwangeren immer in Linksseitenlage durchführen.
- **Schocklage:**
  - Ziel ist die Umverteilung des Blutes aus der unteren in die obere Körperhälfte.
  - Sie sollte nicht bei Störungen der **„6 Bs"** angewendet werden.
    - Bewusstlosigkeit
    - Brust
    - „Birne"
    - Bauch
    - Beine
    - „Buckel"
    - Zudem sollte sie auch nicht bei starker Unterkühlung erfolgen.
  - Bei Wirbelsäulenverletzten kann alternativ eine leichte Kopftieflagerung mithilfe von Spineboard, Schaufeltrage oder Tragetisch erfolgen.
  - Bei Bewusstlosen muss die stabile Seitenlage angewendet werden. Gegebenenfalls kann diese ebenfalls mit einer Kopftieflagerung kombiniert werden.
- **Oberkörperhochlagerung:**
  - Findet Anwendung bei Atemproblemen und kardialen Störungen.
  - Zudem ist eine leichte Oberkörperhochlagerung um 30° bei Hirndruck oder Hirndruckgefahr notwendig.
- **Bauchentlastende Lagerung:**
  - Diese Lagerung wird bei abdominellen Schmerzen angewendet.
  - Idealerweise wird der Oberkörper hier auch leicht erhöht gelagert.
- **Fritsch-Lagerung:**
  - Wird bei vaginalen Blutungen eingesetzt.
  - Dient vor allem der Abschätzung des Blutungsausmaßes.
  - Kann mit einer Kopftieflage kombiniert werden, wenn Schockgefahr besteht.
- **Linksseitenlage bei Schwangeren:**
  - Findet Anwendung bei Schwangeren.
  - Dient Vorbeugung oder Beseitigung eines Vena-cava-Kompressionssyndroms.

9.3 Transfer und Transport

Neben den medizinisch-pflegerischen und den sozial-betreuerischen Aufgaben des Rettungsfachpersonals ist das grundsätzliche Ziel eines Krankentransports immer die Beförderung eines Patienten vom Einsatzort zum Zielort. Dazu sind die richtigen Arbeitstechniken von herausragender Bedeutung.

DEFINITION

Transport kann wahlweise den gesamten Beförderungsvorgang oder aber den Beförderungsabschnitt, bei dem Transportmittel eingesetzt werden, meinen.
Der **Patiententransfer** dagegen ist stets ein kurzer und konkreter Abschnitt der Patientenbeförderung, bei dem der Patient von einem Ausgangsort zu einem Transportmittel transferiert wird. Der Begriff umfasst sowohl das klassische passive Umlagern von Patienten als auch einen vom Patienten selbst gesteuerten aktiven Bewegungsvorgang.

9.3.1 Rückenschonendes Arbeiten

Dem rückenschonenden Heben und Tragen von Patienten im Rettungsdienst wird in den letzten Jahren in Aus- und Fortbildung vermehrt Beachtung geschenkt. In der Praxis wird allerdings oftmals weiterhin mit fehlerhaften Techniken gearbeitet, obwohl diese Bewegungsabläufe über Jahre wiederholt zu ernsthaften Schäden des Rückens führen können. Die Berufsgenossenschaften in Deutschland haben ermittelt, dass etwa ein Drittel aller Arbeitsunfähigkeitstage auf Erkrankungen des Muskel-Skelett-Systems zurückzuführen ist.

Besonders gefährdet sind Beschäftigte in Gesundheitsfachberufen. Das Risiko, eine Erkrankung des Bewegungsapparats zu entwickeln, liegt für sei deutlich höher als in anderen Berufsgruppen. Ungünstige Körperhaltungen und das Heben und Tragen von schweren Patienten werden als mögliche Ursachen bei der Entstehung von **Verschleißerkrankungen** von Wirbelkörpern, Bandscheiben und Gelenke angesehen. Hinzu kommt, dass Stress und unregelmäßige Arbeitszeiten begünstigend auf die Ausbildung von Rückenbeschwerden wirken.

Während des Anhebens oder des Tragens eines Patienten wirkt dessen Gewicht über einen Hebel als Kraft auf die Wirbelsäule des hebenden Mitarbeiters. Zusätzlich tritt während des Hebevorgangs bei gebeugtem Rücken eine keilförmige Verformung der **Bandscheiben** auf und es kommt an den Wirbelkörperkanten zu einer Überbelastung (→ Abb. 9.9). In der Folge kann dies zu einer Gewebeschwächung der Bandscheiben führen, die bei einer ungünstigen, auch schon geringen Belastung einreißen können. Tritt dabei der gallertartige Kern aus und drückt gegen das Rückenmark oder seitlich verlaufende Spinalnerven, wird dieser Vorgang als **Bandscheibenvorfall** (→ 14.4.4) bezeichnet.

Um die besagte **Hebelwirkung** zu minimieren und einer Schädigung der Wirbelsäule vorzubeugen, sind folgende **Vorgehensweisen** zu beachten (→ Abb. 9.10):

- So nahe wie möglich an die zu hebende Last stellen.
- Mit geradem Rücken in die Knie gehen.
- Last aus der Hocke (Füße etwa hüftbreit auseinander) aufnehmen.
- Last mit gestreckten Armen körpernah halten.

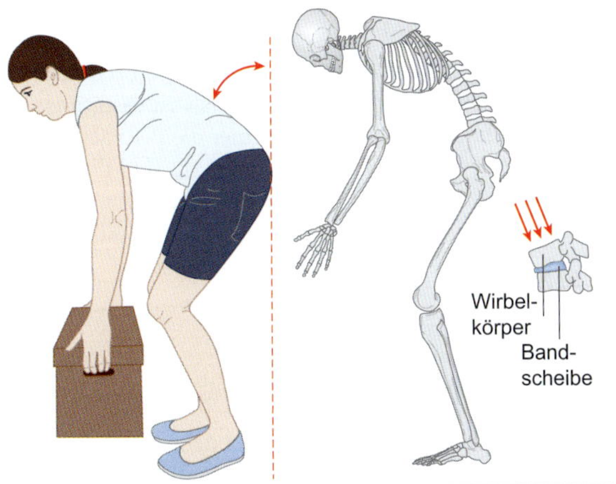

Abb. 9.9 Wirbelsäule bei Belastung [L231]

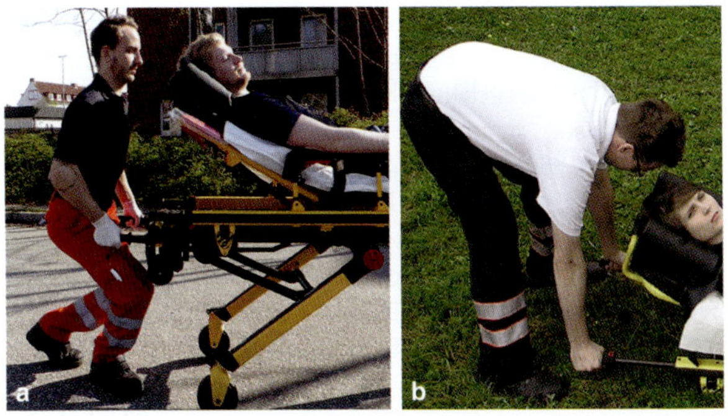

Abb. 9.10 a) Rückenschonendes Anheben, b) rückenbelastendes Anheben [a: P284, b: M302]

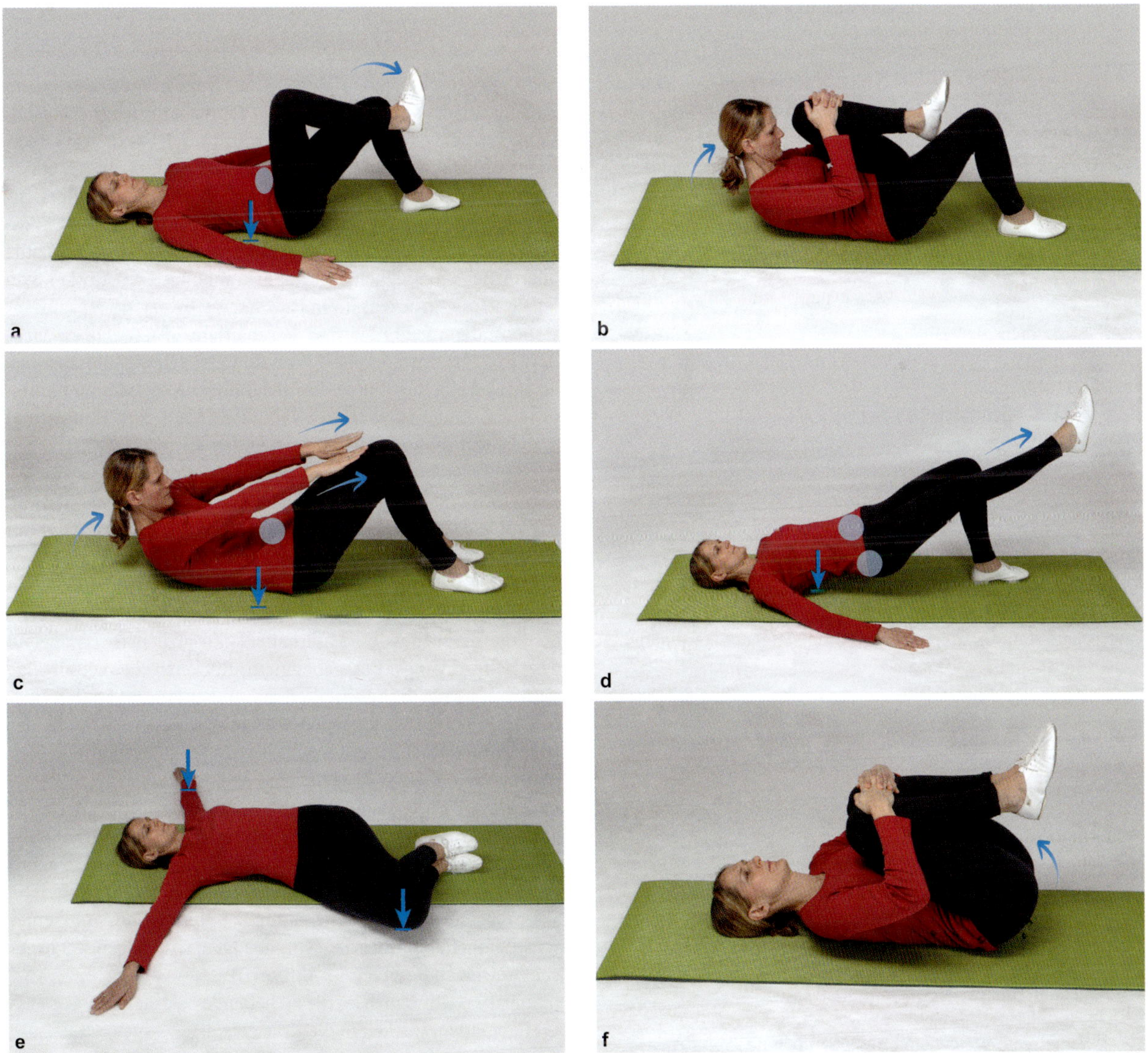

Abb. 9.11 Rumpfmuskeltraining [K351]

- Last durch Streckung im Kniegelenk bei gerade aufgerichtetem Oberkörper langsam anheben.
- Bei mehreren Helfern müssen alle Helfer gleichzeitig anheben (der Helfer am Kopf gibt das Kommando).
- Ruckartiges Hochreißen oder schwungvolle Bewegungen vermeiden.
- Gleichzeitiges Heben und Verdrehen der Wirbelsäule vermeiden.

MERKE

Lasten immer körpernah und mit geradem Rücken heben und tragen.

Zusätzlich sollte jeder Mitarbeiter im Rettungsdienst, der regelmäßig Patienten anheben und tragen muss, seine Rumpfmuskulatur durch gezieltes **Training** kräftigen (→ Abb. 9.11).

9.3.2 Patiententransport

Für die Arbeit im Rettungsdienst sind die beiden Transportmittel Krankentrage (auch: Fahrtrage) und Tragestuhl (auch: Tragesessel) von besonderer Bedeutung. Ein weiteres an dieser Stelle nicht näher beschriebenes Transportmittel stellt das genutzte Kraftfahrzeug selbst (→ 2.5) dar.

Fahrtrage

Die Fahrtrage besteht aus einem **Fahruntergestell** und der **aufliegenden Patiententrage.** Durch die Verwendung des Fahruntergestells kann der Patient schonend und für die Helfer kraftsparend auf ebenem Untergrund transportiert werden. Die Höhenverstellung ermöglicht die Wahl einer optimalen Arbeitshöhe, um den Patienten umzulagern. Diese orientiert sich an der Größe des umlagernden Personals und sollte ein bequemes Überlagern mit gradem Rücken ermöglichen. Mit den **lenkbaren Rädern** des Fahrgestells kann man die Krankentrage direkt neben das Bett fahren.

Für einen Patiententransport in unebenem Gelände oder einem Treppenraum wird das Fahruntergestell von der Patiententrage getrennt, um das Gesamtgewicht zu reduzieren (→ Abb. 9.12).

Tragestuhl

Der Tragestuhl findet beim Transport von **sitzenden Patienten** seine Anwendung. Er kann, ähnlich wie ein Rollstuhl, kraftsparend auf ebenem Untergrund gerollt werden, besitzt aber integrierte, ausklappbare Griffe, die ein Tragen z. B. über Treppenstufen ermöglichen. Spezielle Arretierungen und Sicherheitsgurte im Krankenwagen erlauben den Transport des Patienten ohne weitere Umlagerung, sitzend im Tragestuhl (→ Abb. 9.13).

Ladungssicherung und Sicherung von Personen während der Fahrt

Ein oftmals vernachlässigtes Thema sind die Sicherung von Personen und die sachgerechte **Sicherung** von Gepäckstücken während des Patiententransports. **§ 21a (1) und § 22 (1) der Straßenverkehrsordnung** regeln hierzu Folgendes:

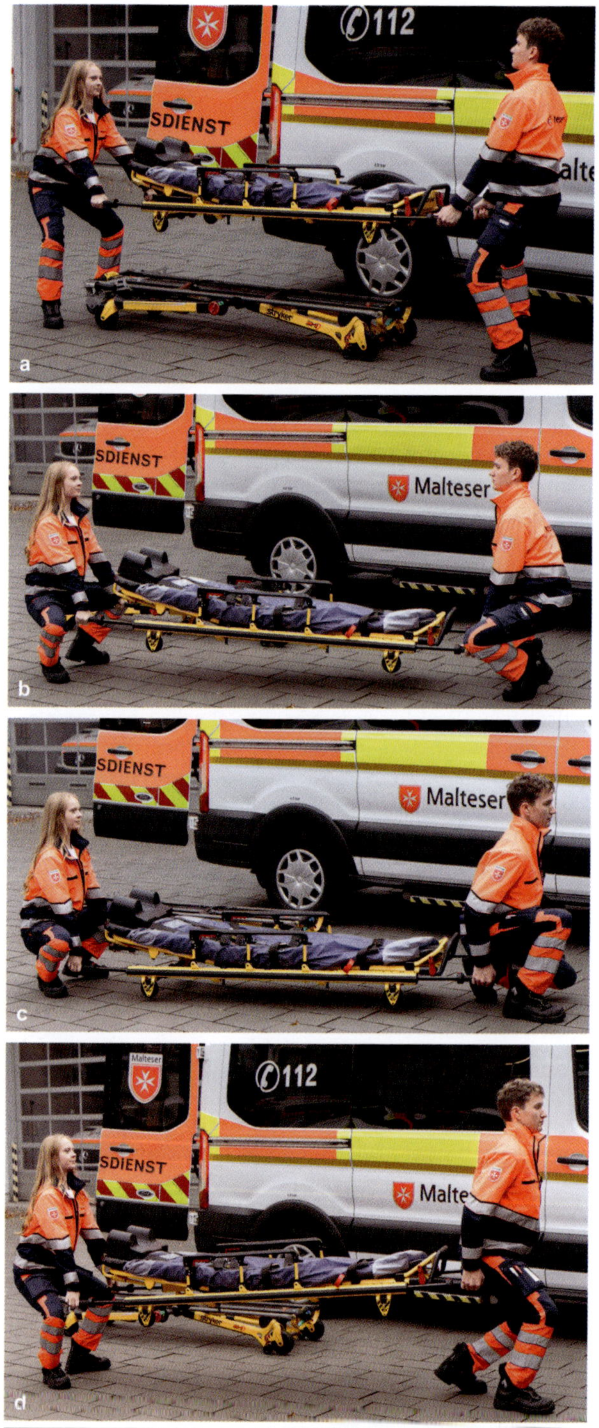

Abb. 9.12 Anheben der Krankentrage ohne Fahrgestell [W1370]

GESETZESTEXT

Straßenverkehrsordnung § 21a (1)

Vorgeschriebene Sicherheitsgurte müssen während der Fahrt angelegt sein; dies gilt ebenfalls für vorgeschriebene Rollstuhl-Rückhaltesysteme und vorgeschriebene Rollstuhlnutzer-Rückhaltesysteme. Das gilt nicht für

1. (weggefallen)

2. Personen beim Haus-zu-Haus-Verkehr, wenn sie im jeweiligen Leistungs- oder Auslieferungsbezirk regelmäßig in kurzen Zeitabständen ihr Fahrzeug verlassen müssen,
3. Fahrten mit Schrittgeschwindigkeit wie Rückwärtsfahren, Fahrten auf Parkplätzen,
4. Fahrten in Kraftomnibussen, bei denen die Beförderung stehender Fahrgäste zugelassen ist,
5. das Betriebspersonal in Kraftomnibussen und das Begleitpersonal von besonders betreuungsbedürftigen Personengruppen während der Dienstleistungen, die ein Verlassen des Sitzplatzes erfordern,
6. Fahrgäste in Kraftomnibussen mit einer zulässigen Gesamtmasse von mehr als 3,5 t beim kurzzeitigen Verlassen des Sitzplatzes."

Daraus ergeben sich mehrere Folgen. Grundsätzlich gilt auch beim Patiententransport in einem Rettungswagen für alle Fahrzeuginsassen die Gurtpflicht. Patienten, begleitende Angehörige und Personal müssen stets angeschnallt werden. Liegende Patienten müssen mit einem 4-Punkt-Gurt und Schultergurten gesichert werden. Kinder müssen in Kinderrückhaltesystemen oder in Babyschalen bzw. Kindersitzen gesichert werden. Auf den Sicherheitsgurt könnte theoretisch bei kurzen Rangiermanövern verzichtet werden. Es ist jedoch dringend anzuraten, Patienten und Angehörige immer anzuschnallen, bevor sich das Fahrzeug bewegt, denn im Falle eines Zwischenfalls (z. B. beim Sturz eines Angehörigen im Rahmen des Rangierens), steht das Rettungsfachpersonal in Haftung. Rettungsfachpersonal darf sich während der Fahrt zur Versorgung des Patienten abschnallen. Allerdings muss hier in jedem Falle auf den Eigenschutz geachtet werden (siehe Videobeispiel am Ende dieses Abschnittes). Das ungesicherte Fahren sollte auf ein Minimum reduziert werden.

GESETZESTEXT

Straßenverkehrsordnung § 22 (1)

Die Ladung einschließlich Geräte zur Ladungssicherung sowie Ladeeinrichtungen sind so zu verstauen und zu sichern, dass sie selbst bei Vollbremsung oder plötzlicher Ausweichbewegung nicht verrutschen, umfallen, hin- und herrollen, herabfallen oder vermeidbaren Lärm erzeugen können. Dabei sind die anerkannten Regeln der Technik zu beachten.

Gerätschafen müssen in die dafür vorgesehenen Halterungen sicher eingehängt werden. Es muss darauf achten, dass sie fest einrasten und sich bei plötzlichen Fahrmanövern nicht lösen. Sollte keine Halterung zur Verfügung stehen, müssen sie in den Staufächern untergebracht werden. Gepäckstücke der Patienten müssen mit Gurten gesichert werden. Hierzu stehen in der Praxis verschiedene Systeme zur Verfügung. Mitarbeiter im Krankentransport sollten entsprechend in die Systeme eingewiesen sein und diese aktiv im Einsatzalltag anwenden. Wenn Patienten mehr Gepäck mitnehmen möchten, als gesichert werden kann, muss eine Alternativlösung für den Transport des Gepäcks zum Zielort gefunden werden. Dabei gilt, dass wichtige Gepäckstücke, wie CPAP-Geräte oder Ersatzbatterien für Herzunterstützungssysteme, Vorrang vor anderem Gepäck haben. Oftmals gelingt hier eine Absprache mit dem Patienten und dessen Angehörigen.

VIDEO

Auswirkungen eines Unfalls auf den Innenraum eines RTW
https://www.youtube.com/watch?v=YCYUU5DHsFE&t=334s

Fahrphysik

Insbesondere Fahrzeugführer müssen ein **Grundverständnis der Fahrphysik** mitbringen. Hierbei ist es nicht notwendig, sich mit den jeweiligen Formeln zur Berechnung von Geschwindigkeit, Beschleunigung oder Trägheit auszukennen. Vielmehr geht es um ein **Grundverständnis des Fahrzeugverhaltens bei verschiedenen Fahrmanövern.**

Geschwindigkeit ist die Veränderung des Ortes in Bezug auf die Zeit. Fährt also ein Fahrzeug mit 100 km/h, verändert es seine Position innerhalb einer Stunde um 100 km. Kommt es nicht zu Beschleunigung oder Verzögerung, verliert man als Fahrer oder Mitfahrer schnell das Gefühl für die Geschwindigkeit.

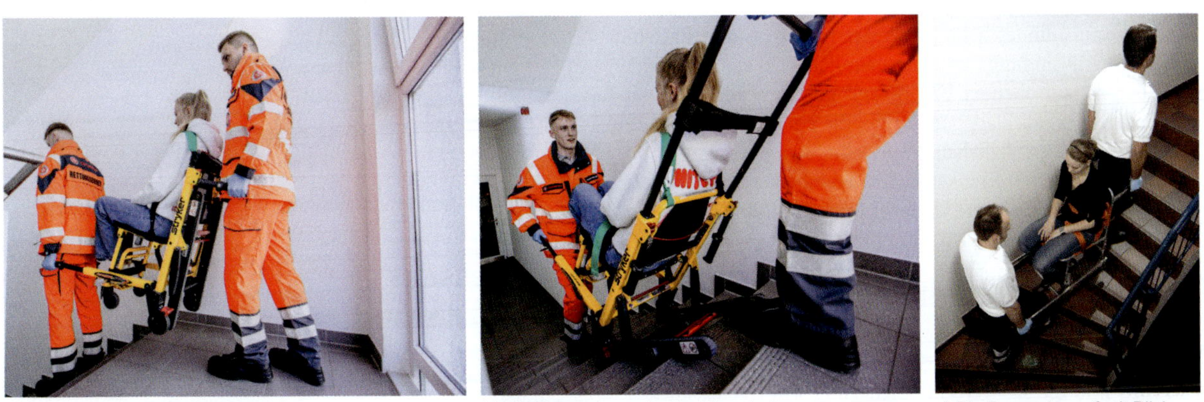

a) Die Treppe herunter getragen
b) Die Treppe herauf unter Einsatz des Raupensystems
c) Die Treppe herauf mit Blick entgegen der Tragerichtung

Abb. 9.13 Insbesondere beim Transport durch ein Treppenhaus muss sehr sorgfältig gearbeitet werden. [W936-002]

Dies kann man gut in einem Flugzeug, das in Reiseflughöhe mit etwa 900 km/h fliegt, bemerken. Ist der Flug frei von Turbulenzen, spürt man diese Geschwindigkeit nicht. Es ist wichtig, sich das besonders auf Sonderrechtsfahrten oder Fahrten mit hoher Geschwindigkeit immer wieder bewusst zu machen.

Beschleunigung und Verzögerung (Bremsen) hingegen bemerken wir sofort. Dies liegt daran, dass unsere Sinnesrezeptoren sehr sensibel hierfür sind und dass sich Objekte innerhalb eines sich bewegenden Fahrzeugs unterschiedlich schnell beschleunigen. Jeder Körper ist der Trägheit unterworfen. Wirkt keine Kraft auf ihn, bewegt er sich mit der Geschwindigkeit fort, in der er sich grade befindet. Sitzt man ruhig auf einem Stuhl im stehenden Fahrzeug, bewegt man sich im Verhältnis zur Erde nicht, allerdings bewegt sich die Erde mit einer konstanten Geschwindigkeit durch das Sonnensystem (jeder von uns bewegt sich, ohne es zu merken mit etwas mehr als 100.000 km/h). Wird das Fahrzeug nun nach vorne bewegt, werden die Insassen in den Sitz gedrückt. Etwas zeitversetzt werden die inneren Organe gegen die Hinterwand des Rumpfes gedrückt. In der Unfalllehre bezeichnet man dies als **Gesetz der drei Kollisionen**. Hierbei geht es nicht um Beschleunigung, sondern um das Gegenteil, die Verzögerung, also das (plötzliche) Abbremsen. Zunächst fährt das Fahrzeug gegen ein Hindernis **(1. Kollision),** dann werden die Fahrzeuginsassen gegen die Vorderwand des Fahrzeugs gedrückt **(2. Kollision),** abschließend werden die inneren Organe der Fahrzeuginsassen gegen die vordere Rumpfwand gedrückt **(3. Kollision).**

Das dritte wichtige Prinzip, das man als Fahrer beherzigen muss, ist das **Verhältnis zwischen Zentrifugalkraft und Radialkraft (Zentripetalkraft).** Bewegt sich ein Fahrzeug mit hoher Geschwindigkeit in eine Kurve und wird das Lenkrad eingeschlagen, wirken diese beiden Kräfte gegeneinander. Die Zentrifugalkraft drückt das Fahrzeug nach außen (ähnlich wie in einem Karussell). Man kann sich das so vorstellen: Das Fahrzeug bzw. die nach vorne gerichtete Kraft „weiß nicht", dass gleich eine Kurve kommt. Sie drückt das Fahrzeug vorwärts. Werden nun die Räder eingeschlagen, wird das Fahrzeug auch weiterhin nach vorne gedrückt. Die Gegenkraft ist die Radialkraft, sie wird unter anderem von der Reibung der Reifen auf dem Untergrund beeinflusst. Ist die Geschwindigkeit in der Kurve nicht zu hoch, haben die Reifen ein gutes Profil und ist die Fahrbahn nicht glatt, hält die Radialkraft das Fahrzeug in der Kurve. Daraus folgt, dass man zum einen mit angepasster Geschwindigkeit in Kurven fahren muss und neben dem Zustand des Fahrzeugs (der Fahrzeugcheck zu Dienstbeginn, sollte auch einen kurzen Sicherheitscheck des Fahrzeugs beinhalten) auch die Witterung bedenken sollte. Bei Glätte muss die Geschwindigkeit weiter reduziert werden, weil die Bodenhaftung des Fahrzeugs geringer ist.

9.3.3 Patiententransfer

Für den Patiententransfer können drei grundsätzliche Ausgangslagen unterschieden werden:

1. Der Patient ist selbstständig gehfähig.
2. Der Patient ist mit Unterstützung mobilisierbar.
3. Der Patient ist nicht oder nur minimal mobilisierbar.

Ziel eines gelungenen Transfers ist es, alle Ressourcen des Patienten zu nutzen, um dessen Selbstständigkeit zu erhalten und zu fördern. Bei immobilen Patienten kommen zumeist **Transferhilfsmittel** zum Einsatz.

Unterstützung des selbstständig gehfähigen Patienten

Kann der Patient selbstständig gehen, sollte er ggf. geführt werden, um einen Sturz während des Transfervorgangs zu vermeiden. Zu bedenken ist jedoch, dass einige Patienten dies nicht wünschen. Hierauf sollte nach Möglichkeit Rücksicht genommen werden.

Der Helfer ergreift dabei mit seinen Händen Unter- und Oberarm des Patienten seitlich an dessen Körper und stabilisiert das Gehverhalten des Patienten. Der zweite Helfer geht zusätzlich hinter dem Patienten, um im Falle eines Sturzes sofort eingreifen zu können. Während des Treppensteigens muss sich der Patient selbst am Treppengeländer festhalten können. Beim Hinabsteigen sollte der zweite Helfer vor dem Patienten gehen, um zu verhindern, dass der Patient im Falle eines Sturzes die Treppen hinabfällt (→ Abb. 9.14). Es bietet sich dabei an, den Patienten bei Gangunsicherheit oder Schwindel aktiv aufzufordern, sich hinzusetzen und sich nicht nach vorne fallen zu lassen.

Bestehen vonseiten der Helfer Bedenken oder fällt eine Gangunsicherheit des Patienten auf, kann der Patient getragen werden, sofern er darin einwilligt.

Grundsätzliche Unterstützung bei der Mobilisation

Viele Patienten sind zwar nicht uneingeschränkt mobil, können aber mit der **richtigen Technik** möglichst aktivierend transferiert werden. So kann z. B. das Aufstehen eines Patienten erleichtert werden, indem sich der Helfer neben ihn stellt und seinen Fuß quer vor die Füße des Patienten setzt. Damit wird ein Wegrutschen der Patientenfüße verhindert.

In den Pflegeberufen und der rehabilitativen Medizin werden verschiedene Methoden zur Mobilisationsunterstützung, wie das **Bobath-Konzept** oder die **Kinästhetik,** eingesetzt. Das Rettungsfachpersonal kann sich diese Vorgehensweisen ebenfalls zunutze machen.

Grundsätzlich können viele Techniken zur Patientenmobilisation allerdings auch ohne genaue Kenntnis dieser Verfahren angewendet werden (→ Abb. 9.15):

- Zum Aufstehen das Patientenbett auf die richtige Höhe hinabfahren, sodass die Füße des Patienten vollständig den Boden berühren.
- Die Fahrtrage ebenfalls auf eine für den Patienten angenehme Höhe hinablassen, bevor dieser sich auf sie setzt.
- Patienten aktiv über die nächsten geplanten Bewegungsabläufe informieren und in die Bewegungsplanung einbeziehen.
- Nach dem Aufstehen können Patienten bei Bedarf aufgefordert werden, die Knie durchzudrücken, um einen stabilen Stand einnehmen zu können.
- Das Drehen auf kleinem Raum im Stand ist für viele Patienten mit Mobilitätseinschränkungen schwierig. Hierbei hilft es, sie an den Massen des Körpers, z. B. an der Hüfte, zu führen.
- Patienten nicht an den Armen oder Händen hochziehen.
- Darauf achten, dass der Patient geeignetes Schuhwerk trägt, damit ein Wegrutschen verhindert wird.

Mobilisation und Umlagerung des sitzenden Patienten

Kann der Patient mit Unterstützung kurzzeitig stehen, stellt sich ein Helfer vor den Patienten. Er setzt seine Füße vor die Füße des Patienten und stützt ggf. mit seinen Knien dessen Knie.

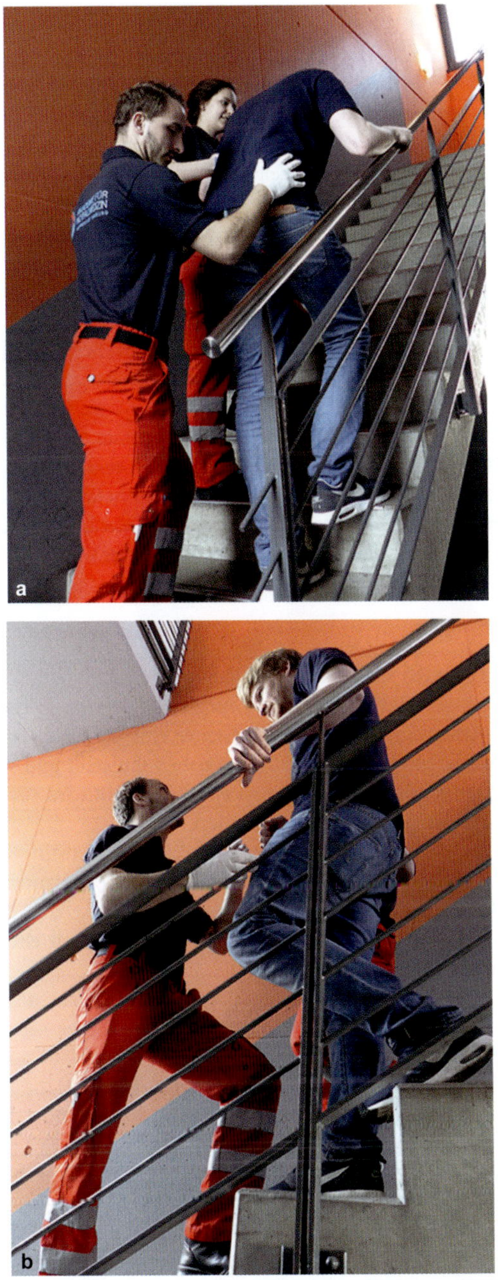

Abb. 9.14 a) Führen eines Patienten eine Treppe hinauf, b) Führen eines Patienten eine Treppe hinab [P284]

Der Patient umfasst anschließend den Hals des Helfers und verschränkt seine Hände in dessen Nacken. Der Helfer greift mit beiden Armen unter den Achselhöhlen hindurch bis an die **Schulterblätter** des Patienten und zieht ihn langsam und gerade hoch. Der zweite Helfer kann nun, nachdem ein sicherer Stand gewährleistet ist, den Rollstuhl wegziehen und gegen den Tragestuhl austauschen. Das Absetzen des Patienten in den Tragestuhl erfolgt in umgekehrter Reihenfolge.

Kann der Patient auch mit Unterstützung nicht kurzzeitig stehen, können an Rollstuhl oder Tragestuhl die **Seitenteile abgebaut** oder die **Armlehnen hochgeklappt** werden, um den Patienten anschließend auf gleicher Höhe auf den anderen Stuhl herüberzuziehen.

Die Anwendung des **Rautek-Rettungsgriffs** ist nur in der Notfallrettung, also zur unmittelbaren Rettung aus einem Gefahrenbereich, zugelassen. Im Krankentransport darf er nicht angewendet werden, da bei seiner Durchführung Verletzungen des Patienten entstehen können.

9.3.4 Transferhilfsmittel

Muss ein **nicht gehfähiger** Patient auf die Krankentrage umgelagert werden, stehen unterschiedliche technische Tragehilfen zur Verfügung. Einige Transferhilfsmittel können auch gleichzeitig zur Wirbelsäulenimmobilisation genutzt werden.

Tragetuch

Zur Umlagerung des Patienten auf ein Tragetuch muss er zuerst auf die Seite gedreht werden (→ Abb. 9.16). Das Tragetuch wird der Länge nach zweimal gefaltet, sodass die Griffschlaufen nach außen weisen. Die Griffschlaufen sind umlaufend an der Liegefläche angebracht, um ein Anheben des Patienten, auch mit mehreren Personen, zu erleichtern. Anschließend wird das längs gefaltete Tragetuch direkt an den Rücken des Patienten geschoben. Der Patient wird in die Gegenrichtung gedreht, sodass das Tuch unter ihm ausgebreitet werden kann. Durch diese Drehtechnik wird die körperliche Belastung beim Lagerungsvorgang für den Patienten auf ein Minimum reduziert. Es ist ebenfalls möglich, einen sitzenden Patienten kurz anzuheben und das vorbereitete Tragetuch unter ihn zu legen. Dies erlaubt auch das sitzende Tragen bei unter Umständen sehr engen Zimmerverhältnissen. Zum anschließenden Überheben des Patienten auf die Krankentrage sind mindestens drei Helfer erforderlich (→ Abb. 9.17).

PRAXISTIPP

Sollte ein Transfer des Patienten mit zwei Helfern nicht möglich sein, sollte zusätzliche Tragehilfe nachgefordert werden.

Rollboards und Gleitmatten

Das Rollboard (→ Abb. 9.18) dient der Überlagerung eines Patienten von einer Liegefläche zu einer anderen. Als Beispiel kann hierbei die Überlagerung aus dem Patientenbett auf die Fahrtrage dienen. Dafür werden Bett und Trage zunächst nebeneinandergestellt und auf dieselbe Arbeitshöhe gebracht. Im Anschluss daran stellen sich die überlagernden Personen am Bettrand und am Rand der Fahrtrage auf. Der Patient wird auf die Seite gedreht, sodass das Rollboard untergeschoben werden kann. Danach wird der Patient zurückgedreht, sodass er weitestgehend auf dem Rollboard zu liegen kommt. Nun kann der Patient einfach in Richtung der Trage geschoben bzw. gezogen werden. Hierbei darf nicht an den Armen, den Beinen oder dem Kopf gezogen werden. Stattdessen sollten Druck und Zug an den großen Massepunkten, wie dem Becken oder dem Brustkorb, ausgeübt werden. Nachdem der Patient umgelagert ist, wird das Rollboard auf dem umgekehrten Weg, wie es untergelegt wurde, wieder entfernt. Gleitmatten werden ähnlich verwendet

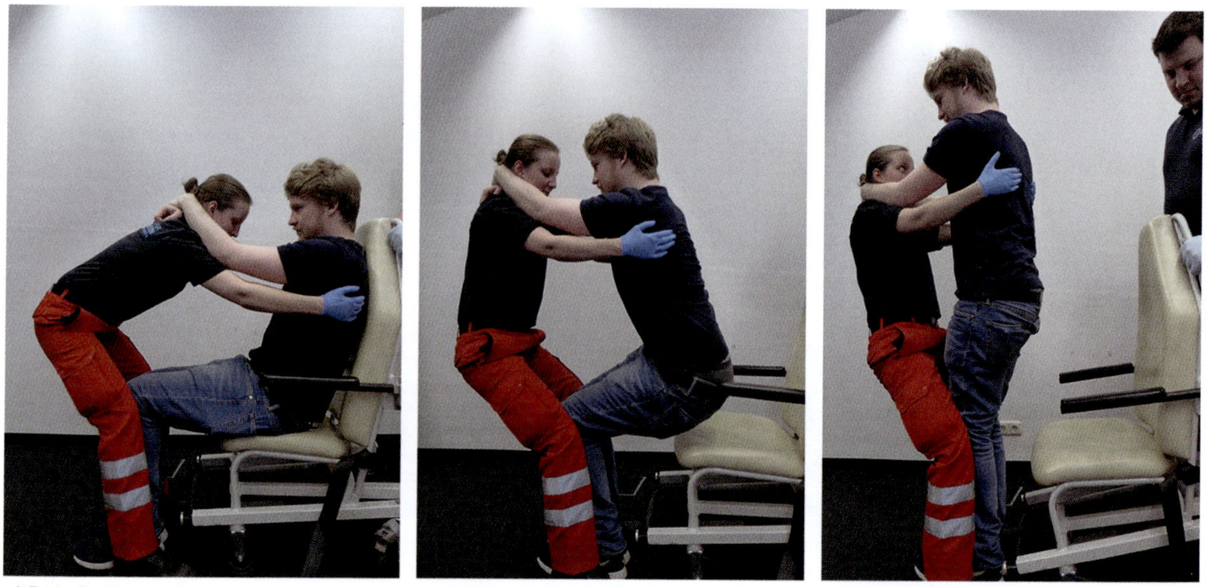

a) Dem Patienten wird ermöglicht, sich beim Aufrichten festzuhalten. Gleichzeitig muss der Rücken von Helfer I gerade gehalten werden.

b) Helfer I verlagert sein Gewicht nach hinten und ermöglicht dem Patienten auf diese Weise, mit Unterstützung aufzustehen.

c) Stehen Helfer I und der Patient, wird der Tragestuhl durch Helfer II entfernt.

Abb. 9.15 Patiententransfer [P284]

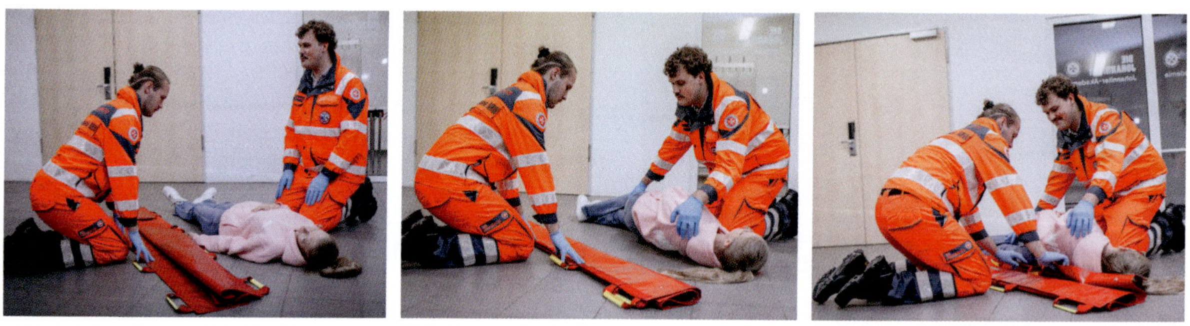

a) Gefaltetes Tragetuch in Position

b) Anfassen des Patienten an dem Helfer abgewandter Schulter und Becken und Drehen des Patienten in Seitenlage

c) Schieben des Tuches unter den Patienten

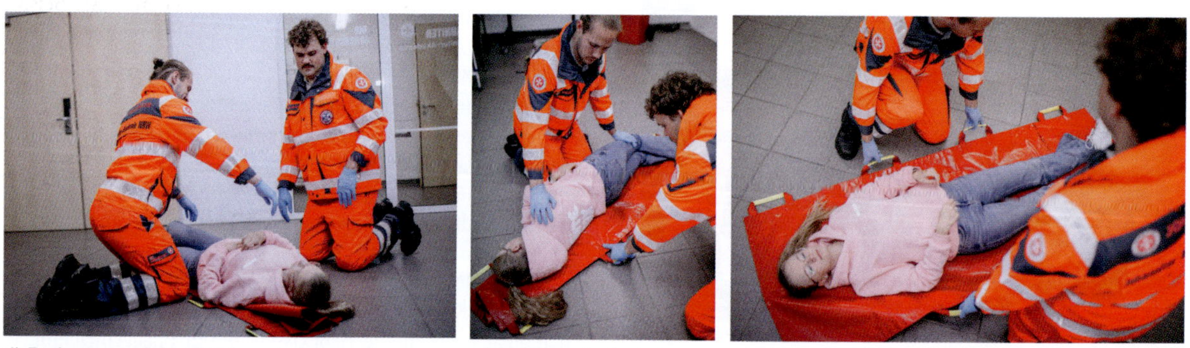

d) Patienten auf den Rücken drehen und eine Seite leicht anheben

e) Am Tragetuch ziehen

f) Vollständiges Entfalten des Tuches

Abb. 9.16 Das Tragetuch ist durch seine flexiblen Einsatzmöglichkeiten ein sehr wichtiges Hilfsmittel. [W936-002]

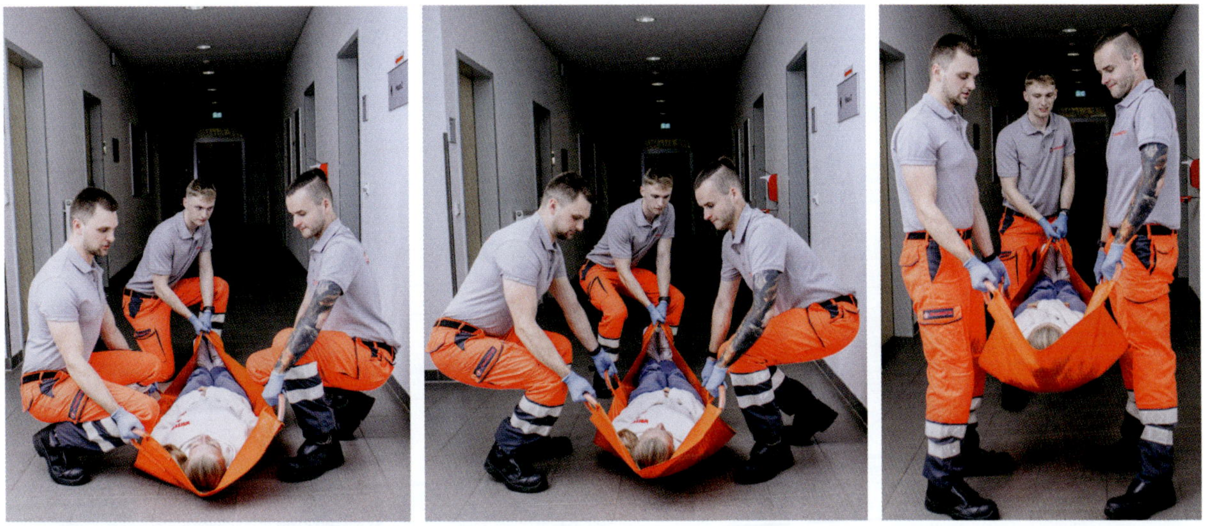

a) Für ein rückenschonendes Transferieren mit dem Tragetuch werden mindestens drei Helfer benötigt.

b) Alle drei Helfer sollten vor dem Anheben in die Knie gehen. Das Anheben erfolgt mit geradem Rücken.

c) Getragen wir der Patient immer mit möglichst getreckten Armen.

Abb. 9.17 Transfervorbereitung mit einem Tragetuch [W936-002]

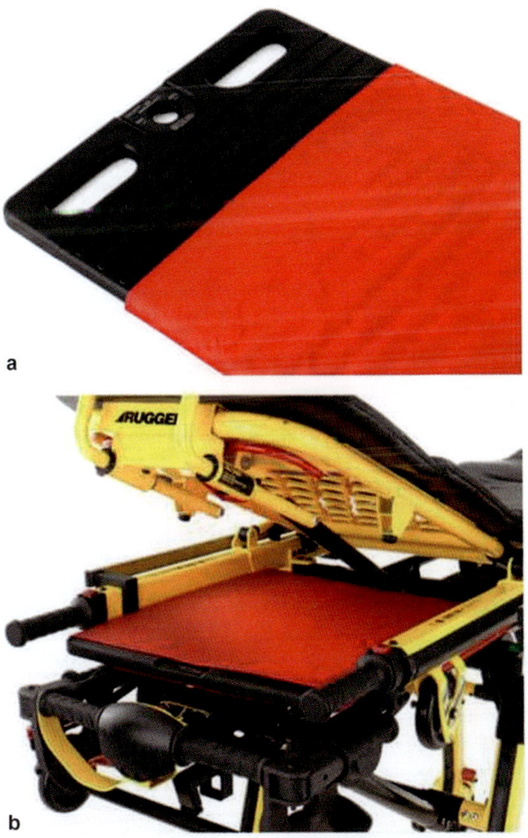

a

b

Abb. 9.18 a) Handelsübliches Rollboard (Transferhilfe). b) Platzsparend (einfach gefaltet) unter Kopfteil der Krankentragenauflage verstaut. [V1081]

wie Rollboards. Sie haben jedoch keinen harten Kern, sondern bestehen lediglich aus dünnen Stoffschichten.

Rutschbretter

Rutschbretter dienen dem Transfer eines Patienten von einem Sitz auf einen anderen. So wird es z. B. für Rollstuhlfahrer vereinfacht, in ein Auto zu steigen. Rutschbretter werden ähnlich verwendet wie Rollboards, bestehen aber vollständig aus festem Material. Viele Patienten mit Mobilitätseinschränkungen nutzen Rutschbretter eigenständig ohne fremde Hilfe.

Hebekissen

Notfall-Hebekissen können, ähnlich wie das Tragetuch, zum Aufrichten von Patienten eingesetzt werden. Sie bieten jedoch den großen Vorteil, dass die dafür notwendige Kraft nicht mehr durch Pflegende oder Rettungsdienstmitarbeiter selbst aufgewendet werden muss und sie somit rückendschonender arbeiten können.

Da Hebekissen zumeist pneumatisch mit Einpumpen von Luft verwendet werden, ist mit ihnen auch das Anheben von Personen mit höherem Gewicht möglich. Das Notfall-Hebekissen ELK® von Mangar Health beispielsweise ist bis 450 kg Gewicht zugelassen und wiegt selbst lediglich 3,6 kg (→ Abb. 9.19). Durch seine geringe Grundfläche kann es einfach unter einen am Boden liegenden Patienten eingeschoben werden. Der Aufpumpmechanismus kann mittels einer Handbedienung einhändig gesteuert werden, sodass der Patient beim Anhebevorgang sicher stabilisiert werden kann, damit er nicht vom Kissen rutscht.

Neben Notfallhebekissen, die zunehmend auch in Rettungsdienst und Krankentransport Anwendung finden, gibt es natürlich auch noch andere Hebekissen, die in Pflegeeinrichtungen oder im heimischen Bereich eingesetzt werden. Wenn man diese für einen Transfer nutzen möchte, ist es sinnvoll, sich mit den Pflegekräften oder den Angehörigen vor Ort abzusprechen und sich bei der Bedienung helfen zu lassen.

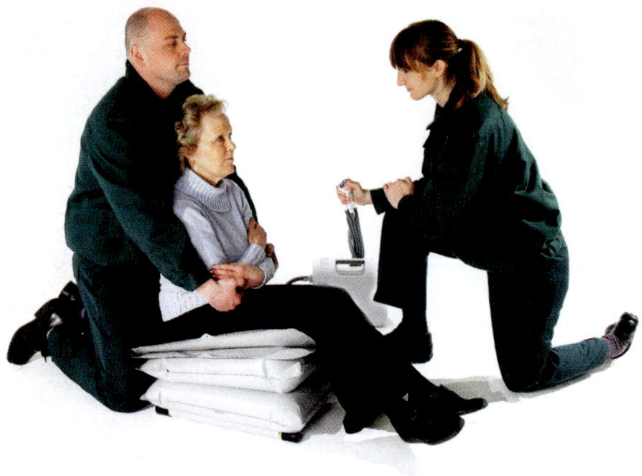

Abb. 9.19 Mit einem Notfall-Hebekissen können Patienten einfach aufgerichtet werden. [V961]

Treppensteiger

Der Transport von Patienten durch **Treppenhäuser** ist sowohl in Krankentransport als auch im Rettungseinsatz eine große Herausforderung. Oft steht kaum Platz zur Verfügung, sodass ein Verdrehen des Rückens auch beim Tragen kaum vermeidbar ist. Neben einer erhöhten Sturzgefahr für Patienten und Fachpersonal ist die Rückenbelastung höher.

Hier können **Treppensteiger** Abhilfe schaffen. Diese Hilfsmittel sind aufgebaut wie Tragestühle, verfügen aber zusätzlich über einen Mechanismus, der mithilfe einer Hebevorrichtung sowohl das „Herab-" als auch das „Heraufsteigen" von Treppen ermöglicht.

Viele Treppensteiger können auch Patienten mit höherem Gewicht transportieren. So ist der im Bildbeispiel gezeigte CR23® von AAT Alber Antriebstechnik für ein Patientengewicht von bis zu 230 kg zugelassen (→ Abb. 9.20).

Um auf engen Treppen zu rangieren, ist zudem ein **Stoppmechanismus** eingebaut, der einen Bremsvorgang einleitet, bevor ein Rad über die Treppenkante rollt. Auf diese Weise kann eine optimale Positionierung des Treppensteigers auch bei gewundenen Treppen erreicht werden, ohne dass der Patient herabrutscht. Für die Bedienung werden **zwei Personen** benötigt. Die Person an den Handgriffen übernimmt die Steuerung, während die Person am Fußteil zur Absicherung und als Unterstützung bei der Positionskorrektur dient.

Evac Chair®

Der Evac Chair® ist ein Evakuierungshilfsmittel, das vor allem für den notfallmäßigen Transport von Patienten durch **Treppenhäuser** geeignet ist (→ Abb. 9.21). Im Falle einer Evakuierung sind mehrere Umstände denkbar, in denen ein Patient die Treppen nicht selbstständig benutzen kann, etwa bei Behinderung, Atemproblemen oder Störungen des Herz-Kreislauf-Systems.

Die verschiedenen Modelle sind alle durch nur eine Person bedienbar und so konzipiert, dass sie selbst nur wenig wiegen. Der Patient wird durch Gurte gesichert. Auf den diagonal angebrachten **Schienen** kann der Patient nun die Treppen heruntergleiten. Dabei darf der Evac Chair® niemals losgelassen werden. Sollte Rettungsfachpersonal den Stuhl einsetzen, muss er zur Sicherheit durch zwei Kollegen bedient werden, sodass eine Absicherung nach vorne möglich ist.

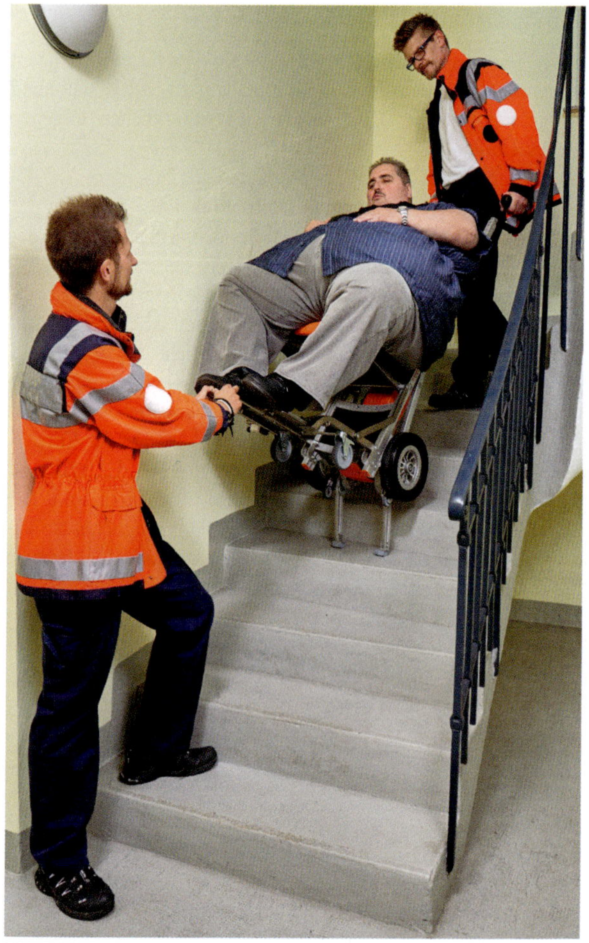

Abb. 9.20 Mit einem Treppensteiger können auch herausfordernde Einsatzsituationen erleichtert werden. [V962]

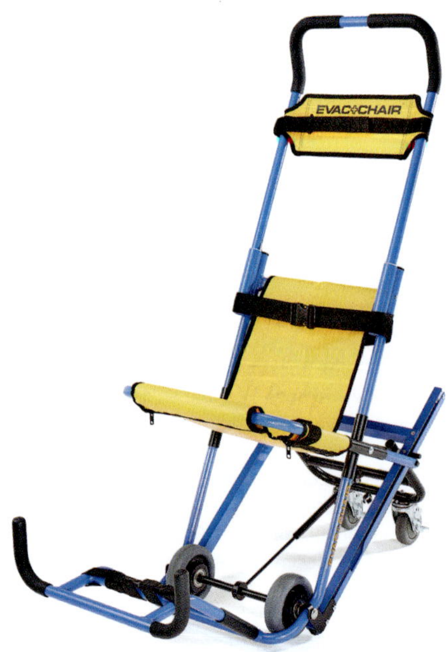

Abb. 9.21 Evac Chair® 300H MK4 [V963]

9.3.5 Kinästhetik

Unter dem Begriff **Kinästhetik** wird ein Mobilisationskonzept verstanden, bei dem die Bewegungen von Patienten schonend unterstützt werden. Dabei werden im Wesentlichen folgende Ziele verfolgt:

- Aktivierung der Bewegungsressourcen des Patienten
- Vereinfachung der Patientenmobilisation
- Erhaltung der Gesundheit der Pflegenden und anderen an der Mobilisation beteiligten Personen

Typische kinästhetische Bewegungen sind **körpernah, anstrengungslos** und **langsam.** Sie basieren auf den Abläufen natürlicher Bewegungen. Dazu wird der menschliche Körper in zwei grundsätzliche Bereiche unterteilt. Als **Massen** werden stabile und feste Bereiche bezeichnet. Die **Zwischenräume** sind maßgeblich muskulär aufgebaute, instabile und bewegliche Körperbereiche. So stellen alle Gelenke Zwischenräume dar, während der Brustkorb oder das Becken Beispiele für Massen sind. Die Zwischenräume verbinden die Massen und ermöglichen so die Bewegung. Wenn die Zwischenräume blockiert werden, hemmt dies die selbstständige Bewegung des Patienten.

Wenn sich z. B. ein Patient im Krankentransport selbstständig an den Armlehnen eines Stuhls hochdrücken möchte, ist es nicht ratsam, ihm unter die Arme zu greifen. Dies führt lediglich dazu, dass der Patient nicht mehr in der Lage sein wird, den Druck aufrechtzuerhalten. Die Belastung für beide Seiten verstärkt sich.

MERKE

Kinästhetischer Leitsatz: „Die Massen fassen, die Zwischenräume spielen lassen."

Es wird angenommen, dass die Art und Weise, wie Menschen ihre Alltagsmotorik gestalten, einen Einfluss auf ihre Gesundheitsentwicklung haben. In vielen Teilaspekten wurde dies auch wissenschaftlich bestätigt. Beispielsweise hängen Mobilität und Verdauungstätigkeit maßgeblich zusammen. Auch die soziale Teilhabe pflegebedürftiger Menschen wird durch aktivierende Techniken deutlich erhöht.

Da das Ziel eines Krankentransports immer eine Veränderung des Aufenthaltsorts eines Patienten ist, ist eine zunehmende Einbindung kinästhetischer Techniken in dieses Arbeitsfeld wünschenswert. Diese werden am besten unter praktischer Anleitung erlernt.

IM FOKUS

Transfer und Transport

- Die Arbeit im Rettungsdienst geht mit einer besonderen **Belastung für den Rücken** einher.
  - Durch Hebelwirkungen kommt es oft zu **Belastungen der Bandscheiben** und schlimmstenfalls zum **Bandscheibenvorfall.**
- Daher sollten folgende **Regeln** beachtet werden:
  - So nahe wie möglich an die zu hebende Last stellen.
  - Mit geradem Rücken in die Knie gehen.
  - Last aus der Hocke (Füße etwa hüftbreit auseinander) aufnehmen.
  - Last mit gestreckten Armen körpernah halten.
  - Last durch Streckung im Kniegelenk bei gerade aufgerichtetem Oberkörper langsam anheben.
  - Bei mehreren Helfern müssen alle Helfer gleichzeitig anheben (der Helfer am Kopf gibt das Kommando).
  - Ruckartiges Hochreißen oder schwungvolle Bewegungen vermeiden.
  - Gleichzeitiges Heben und Verdrehen der Wirbelsäule vermeiden.
- Der **Patiententransport** erfolgt zunächst auf der Fahrtrage oder dem Tragestuhl und im Verlauf mit dem Rettungs- bzw. Krankentransportwagen.
  - Für den Patiententransport muss auf die Ladungssicherung und das Verhalten des Fahrzeugs in verschiedenen Verkehrssituationen geachtet werden.
  - Die Gepäcksicherung ist nach § 22 (1) der Straßenverkehrsordnung vorgeschrieben.
  - Gepäck, das nicht gesichert werden kann, darf nicht transportiert werden.
  - Für alle Mitfahrenden gilt die Gurtpflicht. Von ihr darf nur im Rahmen eng gefasster Ausnahmen abgewichen werden.
- Der **Patiententransfer** beschreibt die Bewegung eines Patienten vom Ausgangsort zu Trage oder Tragestuhl.
  - Beim **Transfer** können **drei Ausgangslagen** vorliegen:
    - Der Patient ist selbstständig gehfähig.
    - Der Patient ist mit Unterstützung mobilisierbar.
    - Der Patient ist nicht oder nur minimal mobilisierbar.
  - **Selbstständig gehfähige Patienten** müssen manchmal vor Stürzen, z. B. durch Schwindel, geschützt werden.
- Bei der Mobilisierung von **teilmobilen Patienten** können unterstützende Konzepte, wie Bobath oder Kinästhetik, helfen.
  - Bei **Kinästhetik** gilt: „Die Massen fassen, die Zwischenräume spielen lassen."
- Bei **sitzenden Patienten** können ggf. ein leichtes Anheben mit Unterstützung des Patienten und das Drehen auf die Trage erfolgen.
- Als **Transferhilfsmittel** kommen infrage:
  - Tragetuch
  - Rollboards und Gleitmatten
  - Rutschbretter
  - Hebekissen
  - Treppensteiger
  - Evac Chair®

9.4 Pflegerische Versorgung

Im Rettungsdienst und vor allem im Krankentransport nimmt die pflegerische Betreuung einen hohen Stellenwert ein. Im Folgenden werden Techniken betrachtet, die einer **Prophylaxe** zur Verhinderung bestimmter Störungen oder der **Vermeidung einer Verschlimmerung** des Krankheitszustands dienen. Ein weiterer Bestandteil dieses Abschnitts ist der Umgang mit Patienten, die einen besonderen medizinisch-pflegerischen Anspruch an das Rettungsfachpersonal stellen.

9.4.1 Pflegeverständnis im Krankentransport

Das Pflegeverständnis im Krankentransport basiert auf mehreren Säulen. Dabei sind sowohl das Menschenbild des eingesetzten Personals als auch die Bedürfnisse des Gepflegten von entscheidender Bedeutung. Monika Krohwinkels Modell der **Aktivitäten, Beziehungen und existentiellen Erfahrungen des Lebens** sieht „Sich bewegen können" als eine von 13 Grundaktivitäten (→ Tab. 9.1). Da Bewegung das entscheidende Merkmal

1. Kommunizieren können
2. Sich bewegen können
3. Vitale Funktionen des Körpers aufrechterhalten können
4. Sich pflegen können
5. Essen und trinken können
6. Ausscheiden können
7. Sich kleiden können
8. Ruhen und schlafen können
9. Sich beschäftigen können
10. Sich als Mann/Frau fühlen können
11. Für Sicherheit in der Umgebung sorgen können
12. Soziale Bereiche des Lebens sichern können
13. Mit existentiellen Erfahrungen des Lebens umgehen können

Tab. 9.1 Die 13 Aktivitäten, Beziehungen und existentiellen Erfahrungen des Lebens (ABEDL) nach Monika Krohwinkel

eines Krankentransports ist, wird schnell klar, dass Parallelen zwischen pflegerischer Arbeit und der Durchführung von Krankentransporten bestehen. Auch darf nicht vergessen werden, dass weitere Aktivitäten des täglichen Lebens wie „Für Sicherheit in der Umgebung sorgen" oder „Kommunizieren können" maßgeblich vom Rettungsfachpersonal im Sinne der beförderten Patienten beeinflusst werden können.

9.4.2 Lagerungstechniken

Lagerungstechniken sind sowohl im Rahmen der präventiven Versorgung als auch im Bereich der Behandlung chronischer Störungen wichtig. Dabei können **lokale** (Verhinderung eines Dekubitus durch regelmäßigen Positionswechsel) und **systemische Prozesse** (Verringerung der kardialen Vorlast durch Oberkörperhochlagerung) beeinflusst werden.

Allgemeine Lagerungsarten

Als allgemeine Lagerungsarten im Krankentransport gelten z. B.:
- Die Oberkörperhochlagerung bei Störungen von Atmung oder Herz-Kreislauf-System
- Die bauchdeckenentlastende Lagerung bei abdominalen Schmerzen oder Rückenbeschwerden
- Die Extremitätentieflagerung bei arteriellen Verschlüssen
- Die Extremitätenunterpolsterung bei venösen Verschlüssen
- Die Linksseitenlage bei Schwangeren

Zu bedenken ist jedoch, dass die meisten Patienten ein sensibles Gespür für angenehme und unangenehme Positionen ihres Körpers haben. Dementsprechend sollte der Patientenwunsch maßgeblich für die gewählte Lagerungsform sein.

Hinsichtlich der allgemeinen Lagerungstechniken muss insbesondere bei speziellen Patientengruppen darauf geachtet werden, dass bestimmte Formen der Körperwahrnehmungen nicht mehr angemessen funktionieren könnten. So versteht es sich von selbst, dass ein Patient mit einer Armparese nicht direkt auf dem betroffenen Arm gelagert werden darf.

Dekubitusprophylaxe

Ein Dekubitus ist eine **Wunde** (→ Abb. 9.22), die von den oberflächlichen Hautschichten über die tiefer liegenden Bindegewebsschichten bis zum Knochen reichen kann. Schon die

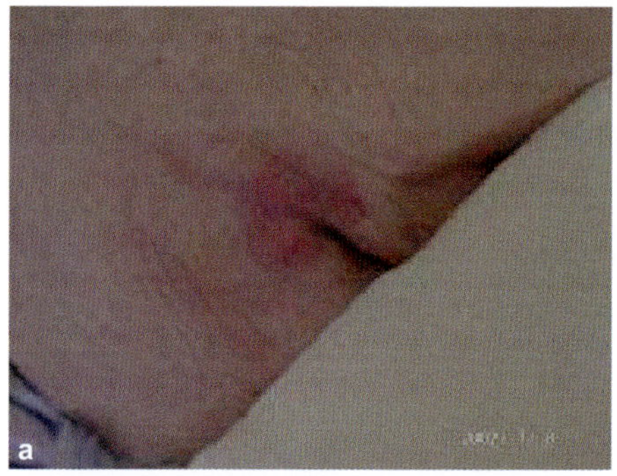

Grad 1: nichtwegdrückbare Rötung intakter Haut.

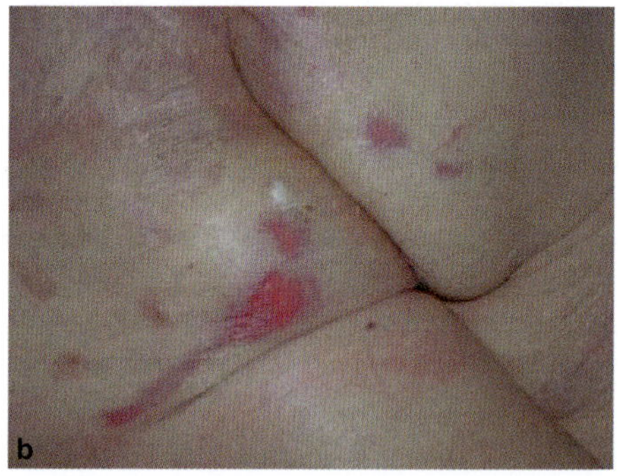

Grad 2: Teilverlust der Haut mit Schädigung der Epidermis, Dermis oder beider Hautschichten.

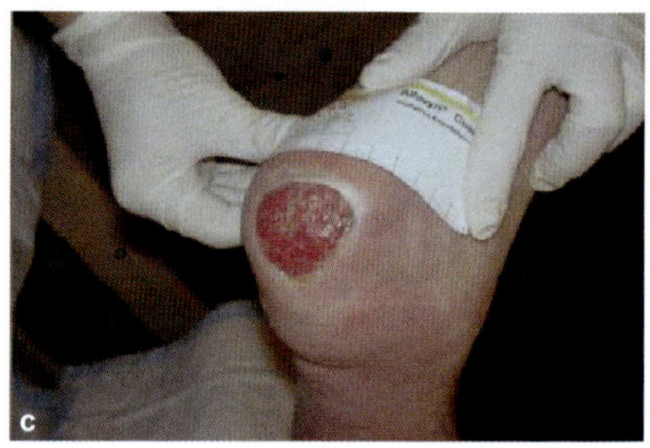

Grad 3: Verlust aller Hautschichten einschl. Schädigung oder Nekrose des subkutanen Gewebes; die darunterliegende Faszie ist nicht beschädigt.

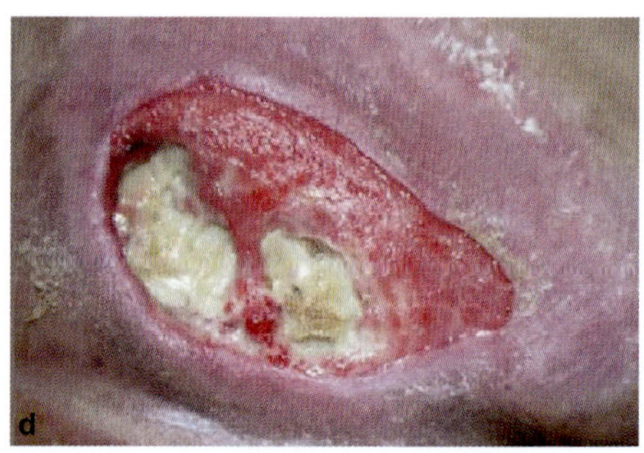

Grad 4: Ausgedehnte Zerstörung, Gewebenekrose oder Schädigung von Muskeln, Knochen oder stützenden Strukturen mit oder ohne Verlust aller Hautschichten.

Abb. 9.22 Verschiedenen Stadien der Dekubitusentstehung [V330]

Benennung „Dekubitus“ (lat. decumbere = sich niederlegen) und der deutsche Begriff **Wundliegen** weisen auf die häufigste Ursache des Dekubitus hin – langes Liegen. Bei der Entstehung der Wundfläche treffen unterschiedliche Aspekte zusammen.

Drei **Faktoren** spielen bei der Entstehung eines Dekubitus eine Rolle:

- Druck (Auflagedruck)
- Zeit (Druckverweildauer)
- Gewebetoleranz (beeinflussende Faktoren)

MERKE

Es gilt immer: Ohne Druck kein Wundliegen!

Das Zusammenspiel dieser Faktoren kann zu den gefürchteten Hautschädigungen führen. Auf intakter, gesunder Haut kann ein Auflagedruck ungefähr 2 Std. ohne bleibende Schäden toleriert werden. Deutlich gefährdeter sind Patienten mit vorgeschädigter oder schlecht durchbluteter Haut. **Beeinflussende Faktoren** für eine erhöhte Dekubitusgefährdung können sein: Fieber, Inkontinenz, Fettleibigkeit, Diabetes mellitus, Scherkräfte sowie Abwehrschwächen, allgemeine Durchblutungsstörungen und ein reduzierter Allgemeinzustand. Besonders gefährdet sind die Körperstellen, an denen sich zwischen Haut und darunter liegenden Knochen nur wenig Muskulatur befindet (→ Abb. 9.23).

Zur **Vermeidung** eines Druckgeschwürs bei längeren Transport- oder Liegezeiten, insbesondere auf langen Verlegungsfahrten, muss auf die richtige Lagerung und ein regelmäßiges Umlagern des Patienten während des Transports geachtet werden. Soweit er dazu imstande ist, sollte der Patient möglichst viele Bewegungen eigenständig durchführen. Wenn umgelagert wird, ist darauf zu achten, dass Umlagerungshilfen wie Schlingen oder Manschetten nicht unter dem Patienten liegen bleiben. Der Patient sollte auch nicht in 90°-Seitenlagerung **(Halbseitenlagerung)** gelagert werden, denn dabei wird die Hautdurchblutung eher verschlechtert. 30°-Lagerungen **(Schräglage)** sind dagegen erlaubt, da sich der Druck hier auf eine größere Auflagefläche verteilt.

Grundsätzlich sollte der Einsatz von Materialien wie Plastik- oder Kunststofffolien vermieden werden, weil sie die Hautatmung einschränken und zur Feuchtigkeitsansammlung durch Schwitzen führen. Sie erhöhen die Gefahr der Dekubitusentstehung deutlich. **Atmungsaktive und aufsaugende Unterlagen** sind besser geeignet.

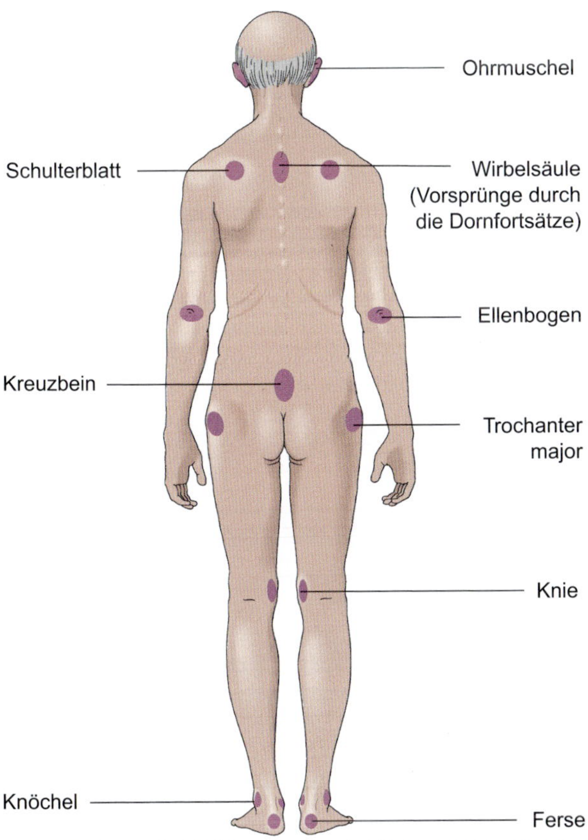

Abb. 9.23 Häufige Lokalisationen bei der Dekubitusentstehung [L190]

Lagerung bei Kontrakturen

Wenn sich Patienten aus eigener Kraft nicht oder kaum mehr bewegen können, besteht die Gefahr, dass Gelenke in ihrer Funktion und ihrer Beweglichkeit eingeschränkt werden. Ein Muskel, der nicht mehr bewegt wird, schrumpft. Dies führt zur Verkürzung der Bänder, die die Gelenkkapsel stabilisieren. Auch die Produktion der Gelenkflüssigkeit ist von der Bewegung abhängig. Sie bildet die „Gelenkschmiere“ und ist unter anderem zur Erhaltung der Geschmeidigkeit der Gelenkkapsel notwendig. Wenn diese Schmierung ausbleibt, kommt es zu einer Schrumpfung der Kapsel und somit zur weiteren Versteifung des Gelenks. Diese Funktionseinschränkung durch **Verkürzung von Muskeln, Sehnen und Bändern** entsteht nach tage- oder wochenlangem Bewegungsmangel und ist als **Kontraktur** definiert. Durch die Kontraktur entsteht eine **Zwangshaltung,** die vom Patienten nicht aufgehoben werden kann (→ Abb. 9.24).

Die möglichen Ursachen sind vielfältig:

- Bettlägerigkeit mit Mobilisationseinschränkung
- Inaktivität (auch therapiebedingt durch Ruhigstellung)
- Lähmungen
- Schonhaltungen bei chronischen Schmerzen
- Großflächige Narben

Die prophylaktischen Maßnahmen nehmen im Rettungsdienst und Krankentransport eine untergeordnete Rolle ein, da sie der länger währenden Pflege zuzuordnen sind. Allerdings muss bei Patienten mit bestehenden Kontrakturen während des Trans-

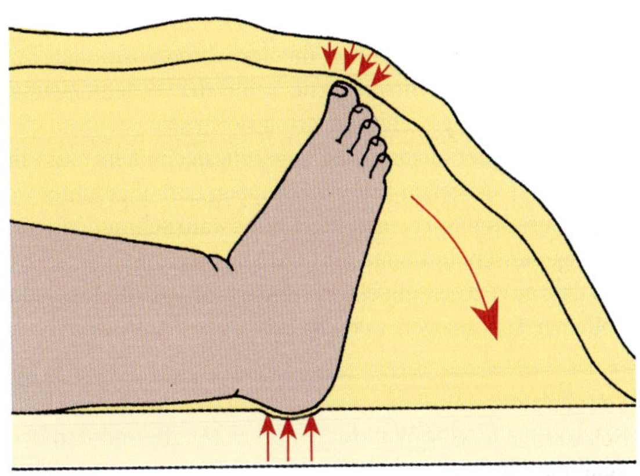

Abb. 9.24 Entstehung eines Spitzfußes [L157]

ports darauf hingewirkt werden, eine Verschlimmerung wie auch eine zusätzliche Schmerzbelastung des Patienten zu vermeiden. Neben dem Aspekt der Dekubitusprophylaxe auf Langstreckenfahrten sollte auch die **schonende Lagerung** bei bestehenden Kontrakturen berücksichtigt werden. Wichtige Informationen zur Lagerung von betroffenen Patienten sollten beim Übergabegespräch mit dem Pflegepersonal ausgetauscht werden.

Grundsätzlich sollen alle kontrakturgefährdeten Gelenke in **physiologischer Mittelstellung** gelagert und nicht durch zusätzlichen Druck belastet werden. Diese zeichnet sich dadurch aus, dass die Lage der Gelenke bei einer etwaigen Versteifung die größtmögliche Arbeitsverrichtung gestattet. Beim Fuß wäre dies z. B. die Möglichkeit des Stehens. Bei bestehenden Kontrakturen müssen die Gelenke so gelagert werden, wie es dem Wunsch des Patienten entspricht, um größtmögliche Schmerzfreiheit zu erreichen. Zur Umlagerung und zum Transport von Patienten mit Kontrakturen sollte ggf. im Vorfeld über eine geeignete **Schmerzmedikation** nachgedacht werden. Meist verursacht die Lagerung eine zusätzliche Mobilisation und damit verbundene Schmerzen. Häufig ist es bei Patienten mit Kontrakturen schwierig, sie auf der beengten Trage geeignet zu lagern und zu sichern.

PRAXISTIPP

Achten Sie darauf, dass die Bettdecke locker über das Fußende hängt, und stecken Sie sie auf keinen Fall am Fußende fest. So haben die Füße mehr Bewegungsfreiheit.

9.4.3 Unterstützung bei der Be- und Entkleidung

Im Rahmen eines Krankentransports kann es vorkommen, dass Patienten Bekleidung anlegen oder wechseln müssen und dabei auf die Hilfe des Rettungsfachpersonals angewiesen sind. Hierfür gelten einige grundsätzliche Regeln:

- Die Patienten sollten möglichst aktiv mit einbezogen werden.
- Es erfolgt immer eine Absprache, welche Maßnahmen geplant sind.
- Bekleidung sollte niemals mit roher Kraft angelegt oder ausgezogen werden.
- Sollten bestimmte Kleidungsstücke beim Transfer oder Transport hinderlich sein, ist der Patient sachlich darüber aufzuklären.

Ein Oberteil wechseln

Zunächst wird der Patient im Bett aufgerichtet. Idealerweise wird er dazu von hinten gestützt. Im Anschluss daran wird das alte Oberteil soweit möglich hochgerafft und über den Kopf hinweg ausgezogen. Auf diesem Wege kann das alte Oberteil über die Arme gestreift werden. Ein Ärmel des neuen Oberteils wird aufgerafft, was es dem Patienten ermöglicht, seinen Arm hindurchzustecken. Danach wird das neue Oberteil über den Kopf gezogen und der zweite Arm durch den anderen Ärmel durchgeführt.

! ACHTUNG

Sollte einer der beiden Arme des Patienten verletzt oder gelähmt sein, wird dieser zuerst angezogen, um Verletzungen vorzubeugen.

Eine Hose wechseln

Hierfür legt sich der Patient auf eine Körperseite. Das oben liegende Hosenbein wird möglichst weit nach unten gezogen. Danach dreht sich der Patient auf die andere Körperseite, woraufhin das verbliebene Hosenbein nach unten gezogen werden kann. Nachdem die alte Hose ausgezogen ist, wird die neue mit derselben Technik, nur in umgekehrter Reihenfolge, angezogen. Das Verschließen der Hose erfolgt in Rückenlage.

9.4.4 Verabreichung von Getränken und Speisen bei Kranken und Verletzten

Die Verabreichung von Speisen und Getränken kann auf Langstreckentransporten zu Schwierigkeiten führen, wenn die orale Nahrungsaufnahme des Patienten krankheitsbedingt behindert ist. Grundsätzlich sollte das Fahrzeug zur Aufnahme von Speisen angehalten werden. Zur Unterstützung gibt es verschiedene **Hilfsmittel,** die auch dem liegenden Patienten die Nahrungsaufnahme erleichtern. Hier zu nennen sind z. B. Schnabelbecher, Schnabeltassen, mit Saugfuß an einem Tablett fixierte Teller oder Becher. Es ist zu beachten, dass für den Patienten in liegender Position eine deutlich größere Gefahr des „Verschluckens" und damit des Eindringens von Fremdkörpern in die Luftwege **(Aspiration)** besteht. Daher sollten nur kleine Schlucke und Nahrungsportionen verabreicht werden. Für die Nahrungsaufnahme muss der Oberkörper des Patienten leicht angehoben werden.

MERKE

Soweit es möglich und aus medizinischer Sicht erlaubt ist, sollte der Patient die Nahrungsaufnahme selbstständig durchführen.

9.4.5 Umgang mit Ausscheidungen

Im Umgang mit Ausscheidungen sind viele Rettungsdienst- und Krankentransportmitarbeiter ungeübt. Gerade aber bei **längeren Transportwegen** oder der Einnahme bestimmter **Medikamente** durch die Patienten sind Grundlagenkenntnisse in diesem Bereich notwendig. Daneben sollte immer darauf geachtet werden, dass Patienten, die Schutzhosen oder Vorlagen tragen, bei Bedarf vor Transportaufnahme von Angehörigen oder Pflegekräften gesäubert werden. Es verbietet sich vor den Hintergrund der Menschenwürde, einen Patienten in einem solchen Zustand zu transportieren, wenn kein Notfall vorliegt.

Umgang mit Steckbecken und Urinflasche

Steckbecken und Urinflasche sollten sich auf jedem in der Notfallrettung und im Krankentransport eingesetzten Fahrzeug befinden. Der Transport von Patienten, die aus Krankheitsgründen nicht in der Lage sind, Harn und/oder Stuhl zu halten (Inkontinenz), kommt im Krankentransport häufig vor. In den meisten Fällen wird der männliche Patient, der **Harndrang** verspürt, selbst in der Lage sein, die Urinflasche (→ Abb. 9.25) zu verwenden. Ist er dazu nicht imstande, sollte ihm Hilfe angeboten werden. Die gefüllte Urinflasche muss dann in einer entsprechenden **Haltevorrichtung** fixiert und mit einem Verschlussdeckel versehen werden. Bei weiblichen Patienten wird das Steckbecken benutzt.

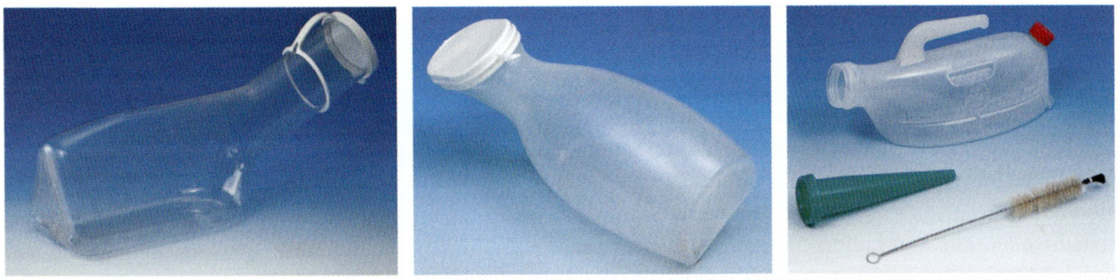

Abb. 9.25 Urinflasche für Männer (links) und für Frauen (Mitte) und ein auslaufsicheres Modell (rechts) [U151]

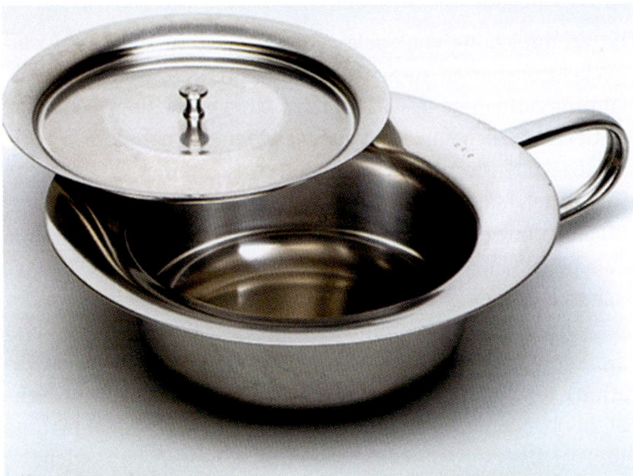

Abb. 9.26 Steckbecken [K183]

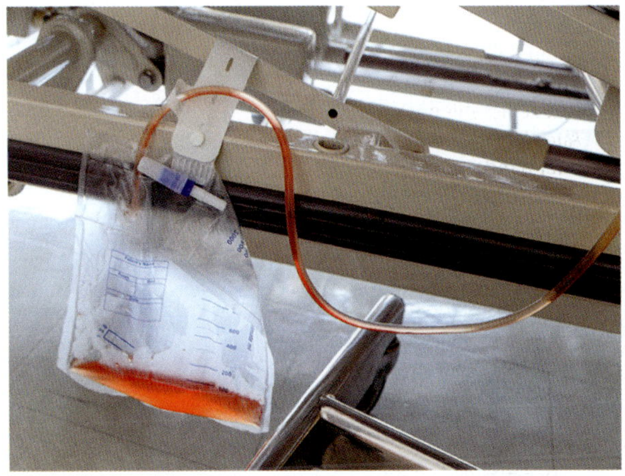

Abb. 9.27 Auffangbeutel eines Dauerkatheters [J787]

Das Steckbecken (Bettpfanne, → Abb. 9.26) ist als **Hilfsmittel zur Stuhl- und Urinausscheidung** bei bettlägerigen Patienten anzuwenden. Der Patient muss die Beine anwinkeln und das Gesäß anheben, sodass ein Unterschieben des Steckbeckens möglich ist. Eine seitliche Drehung des Patienten ist aufgrund der beengten Verhältnisse auf der Trage meist schwierig. Grundsätzlich muss die richtige Position des Steckbeckens auf der Trage geprüft werden. Die **Reinigung** der Ausscheidungsorgane ist von vorne nach hinten vorzunehmen, um einer Verschleppung von Fäkalkeimen in das Urogenitalsystem vorzubeugen. Das gefüllte Steckbecken muss dann in einer entsprechenden Haltevorrichtung fixieren und mit einem Verschlussdeckel versehen werden.

MERKE

Beim Umgang mit Ausscheidungen müssen grundsätzlich Einmalhandschuhe getragen werden.

Einsatz von Einwegartikeln

Neben den beiden beschriebenen Hilfsmitteln existieren inzwischen Einwegurinale, die sowohl für Männer als auch für Frauen genutzt werden können. Diese binden den Urin in einem gelartigen Substrat, was die Entsorgung der Ausscheidungen deutlich erleichtert.

9.4.6 Umgang mit Kathetern, Sonden und Drainagen

Einige Patienten im Krankentransport bedürfen bestimmter pflegerischer oder medizinischer Hilfsmittel, wie etwa eines **Blasenkatheters,** einer **Wunddrainage** oder einer **Ernährungssonde**. Nicht selten kommt es bei Transfer- und Transportvorgängen zu Zugkräften auf die sensiblen Schlauchverbindungen, was zu Schäden an ihnen oder zur versehentlichen Entfernung des gesamten Systems führen kann. Zumeist ist dies auch mit Schmerzen für den Patienten verbunden. Als wichtigste Regel im Umgang mit diesen Hilfsmitteln gilt daher, dass sie sorgfältig beachtet und schonend behandelt werden müssen. Auch sollten etwaig vorhandene Schutzverbände gepflegt und sauber sein. Die **Auffangbeutel** (→ Abb. 9.27) sollten vor dem Transport, soweit möglich, entleert werden.

Insbesondere bei Blasenkathetern ist es wichtig, dass ein Rückfluss des Urins verhindert wird, wenn der Auffangbeutel höher liegt als die Harnblase des Patienten. Dies kann mithilfe einer kleinen Klemme am ableitenden Schlauch verhindert werden. Daneben sollte auch das Abknicken der Schläuche während des Transfers oder des Transports verhindert werden.

! ACHTUNG

Fließt Urin zurück in die Harnblase des Patienten, wird das Auftreten einer Infektion begünstigt.

IM FOKUS

Pflegerische Versorgung

- Auch wenn der Krankentransport keine pflegerische Tätigkeit ist, können viele Prinzipien, die in der Pflege von Bedeutung sind, auf diese Tätigkeit übertragen werden.
  - Eine besondere Rolle spielen hier die **„13 Aktivitäten, Beziehungen und existentiellen Erfahrungen des Lebens (ABEDL)“.**

- Allgemeine **Lagerungstechniken** sind wichtig, um Patienten vor Schmerzen oder Gesundheitsschäden zu bewahren.
  - **Oberkörperhochlagerung** bei Störungen von Atmung oder Herz-Kreislauf-System
  - **Bauchdeckenentlastende Lagerung** bei abdominalen Schmerzen oder Rückenbeschwerden
  - **Extremitätentieflagerung** bei arteriellen Verschlüssen
  - **Extremitätenunterpolsterung** bei venösen Verschlüssen
  - **Linksseitenlage** bei Schwangeren
  - **Lagerung nach Patientenwunsch**
- Neben den allgemeinen Lagerungstechniken spielen auch einige spezielle Lagerungen, etwa **entlastende Lagerungen** bei vorliegendem **Dekubitus oder Dekubitusgefahr** eine Rolle.
  - Ein Dekubitus ist eine druckbedingte Minderdurchblutung eines Hautareals mit nachfolgender Ulzeration.
  - Zu empfehlen ist hier die 30°-Lagerung (Schräglage).
- Auch bei **Kontrakturen,** also der Verkürzung von Muskeln oder Bandapparat, sollten spezielle Lagerungen, idealerweise in physiologischen Stellungen erfolgen.
- Manche Patienten benötigen **Unterstützung bei der Be- und Entkleidung.**
  - Hier hilft es, ein festes Schema beim An- bzw. Ausziehen von Hosen und Pullovern zu haben.
  - Sollte ein Arm/Bein des Patienten verletzt oder gelähmt sein, wird dieser/s zuerst angezogen, um Verletzungen vorzubeugen.
- Gelegentlich müssen bei **Ferntransporten** auch Getränke oder Speisen angereicht werden.
  - Dabei muss unbedingt das Aspirationsrisiko vermindert werden.
- Auch der **Umgang mit Ausscheidungen** gehört zur Arbeit im Krankentransport.
  - Hier muss auf den Eigenschutz und die richtige Reinigung des Patienten geachtet werden.
- Nicht zuletzt der **Umgang mit bestimmten Kathetern, Sonden und Drainagen** muss beherrscht werden.
  - Dabei geht es weniger um die konkrete Nutzung als vor allem um den Umgang bei Umlagerungsvorgängen.

9.4.7 Patienten mit Beeinträchtigungen von Atemwegen und Atmung

Die meisten Patienten, die vom Rettungsfachpersonal befördert werden, leiden unter Störungen bestimmter Funktionssysteme des menschlichen Körpers. Zu bedenken ist dabei immer, dass auch Erkrankungen mehrerer Funktionssysteme gleichzeitig bestehen können, die ggf. eine Kombination verschiedener Maßnahmen erforderlich machen (→ Abb. 9.28).

Atemnot wird von den meisten Menschen als ungemein bedrohlich empfunden. Dies liegt zum einen in der verminderten Leistungsfähigkeit begründet, die durch den Sauerstoffmangel verursacht wird. Zum anderen geht Atemnot oft mit dem Gefühl des Erstickens und der damit verbundenen **Angst** einher. Dabei ist zu beachten, dass Angst eine bereits bestehende Atemnot durch eine Aktivierung des vegetativen Nervensystems noch zusätzlich verstärkt. Dies führt oftmals dazu, dass Patienten mit chronischen Erkrankungen der Atemwege hektisch, fahrig oder sehr fordernd auf das Rettungsfachpersonal wirken. Die allererste pflegerische Maßnahme bei diesen Patienten ist es daher, für eine Atmosphäre zu sorgen, die es den Patienten ermöglicht, zur Ruhe zu kommen und zu entspannen. Daneben existiert eine Vielzahl weiterer Maßnahmen, die in Abhängigkeit von der Situation auszuwählen und durchzuführen sind. Siehe hierzu auch → 12.

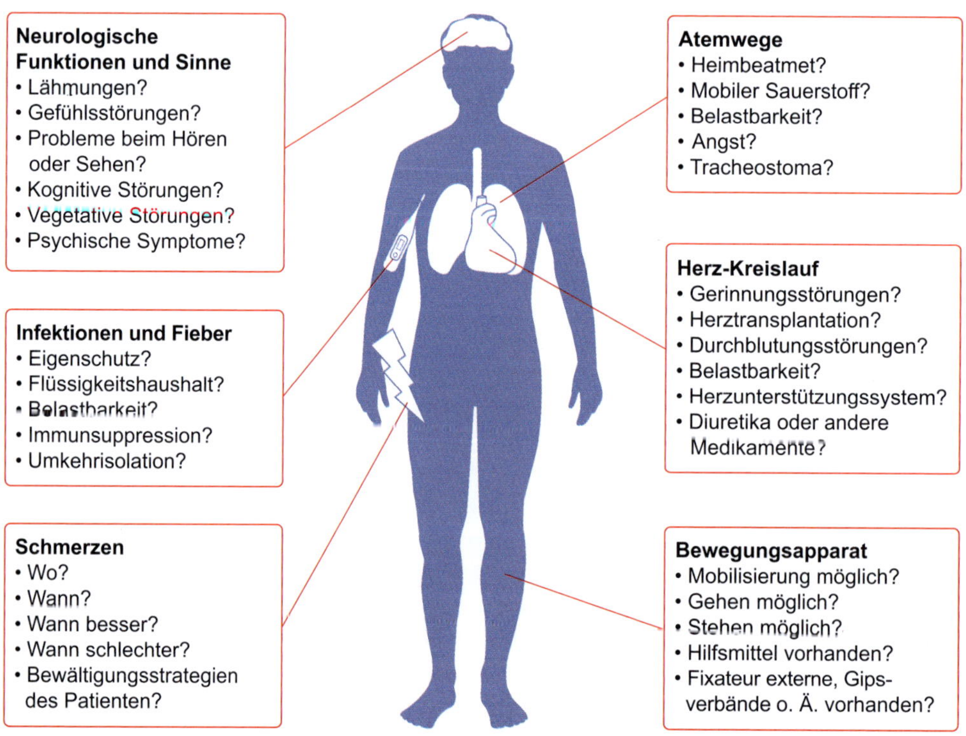

Abb. 9.28 Mögliche Vorerkrankungen, auf die man im Krankentransport treffen kann [L143]

Lagerung

Die Lagerung der Wahl bei Patienten mit chronischer Atemnot ist die **Oberkörperhochlage.** Beim kontaktfähigen Patienten sollte dieser die für ihn am besten geeignete Position selbst auswählen. Die Möglichkeit, selbstbestimmt zu entscheiden, kann hier mit einer Reduzierung von Angst und damit auch der Atemnot einhergehen.

Fortsetzung einer Heimsauerstofftherapie

Viele Patienten mit chronischen Atemwegserkrankungen verfügen über **Heimsauerstoffgeräte.** Die Sauerstofftherapie sollte durch das Rettungsfachpersonal fortgesetzt werden. Dabei gilt es zu bedenken, dass körperliche Anstrengungen, wie der Patiententransfer, den Sauerstoffbedarf des Patienten steigern. Dem kann mit einer kurzfristigen Erhöhung des Sauerstoffflusses vor der entsprechenden Belastung entgegengewirkt werden.

! ACHTUNG

Patienten mit chronischen Atemwegserkrankungen können eine Umstellung des Atemantriebs aufweisen, die mit Bewusstseinsstörungen bei höher dosierten Sauerstoffgaben einhergehen kann. Bei jeder Sauerstofftherapie gilt daher, dass regelmäßige Atmungs- und Bewusstseinskontrollen erfolgen müssen.

Tracheostomaversorgung

Eine Verlegung des Atemwegs auf einem Krankentransport ist selten. Sie kann jedoch insbesondere bei Tracheostomaträgern auftreten. Eine **Tracheostomie** ist ein operativ angelegter **Zugang** zur Luftröhre, der zur Langzeitbeatmung oder im Vorfeld großer Operationen im Bereich von Kopf und Hals angelegt wird. Er gewährleistet eine Verbindung der Luftwege nach außen. Die Haut wird an der eröffneten Trachea angenäht **(Tracheostoma).** So entsteht ein Kanal aus Haut und Schleimhaut für die Trachealkanüle (→ Abb. 9.29).

Dieser Kanal muss sehr gründlich gepflegt werden, vor allem vor dem Hintergrund, dass die Atemluft bei einem tracheotomierten Patienten nicht durch die Nase, sondern unter vollständiger Umgehung der oberen Atemwege durch die Trachealkanüle direkt in die unteren Atemwege gelangt. Der Körper kann die Atemluft nicht ausreichend aufbereiten. Bei Patienten mit einem Tracheostoma (→ Abb. 9.30) oder einer Trachealkanüle kann es notwendig sein, gehäuft endotracheal abzusaugen. Die **Absaugeinheit** sollte also einsatzbereit sein. **Wärme- und Feuchtigkeitsaustauscher,** sog „feuchte" oder „künstliche Nasen", die sowohl einen grob reinigenden Effekt haben als auch eine Befeuchtung der Atemluft sicherstellen, sind ebenfalls häufig genutzte Hilfsmittel. Sie müssen in jedem Falle bereitliegen, um eine vorhandene feuchte Nase bei Verunreinigung sofort austauschen zu können. Falls sie nicht auf dem Krankentransportfahrzeug vorhanden sind, sollten patienteneigene verwendet werden.

Die Sicherstellung und Erhaltung der respiratorischen Funktion des Patienten ist im Rettungsdienst eine Kernaufgabe. Dies gilt in gleichem Maße für Tracheostomapatienten. Von daher muss ein blockierter Luftweg (z. B. durch Sekret, Schleim) bei einem Tracheostomapatienten sofort wiedereröffnet werden. Gelingt dies durch eine ausschließliche **Sekretabsaugung** nicht, so muss

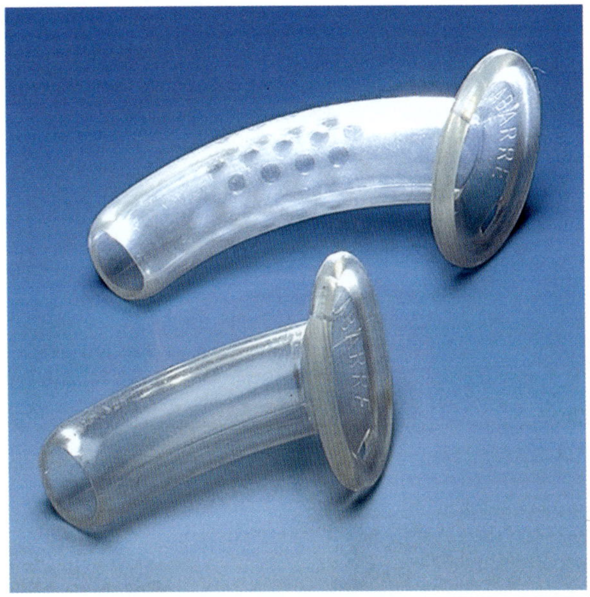

Abb. 9.29 Trachealkanülen aus Silikon [V156]

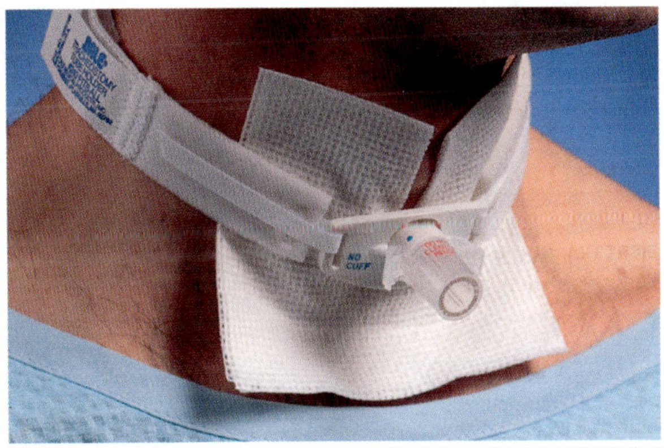

Abb. 9.30 Patient mit Tracheostoma [E384]

die Kanüle entfernt und gereinigt werden. Gegebenenfalls muss eine Ersatzkanüle bzw. notfalls auch ein gekürzter oder nur einige Zentimeter vorgeschobener Endotrachealtubus eingesetzt werden. Hierbei muss darauf geachtet werden, dass es beim Kanülenwechsel zu Verletzungen mit Blutungen in die Atemwege kommen kann. Dem Rettungsfachpersonal sollte bekannt sein, ob die Trachealkanüle fast immer problemlos gewechselt werden kann. Oftmals kann bei guter Durchlässigkeit auf das Einsetzen einer Ersatzkanüle bis zum Erreichen des Transportzieles verzichtet werden. Grundsätzlich kann über ein sauberes Tracheostoma genauso beatmet werden wie über einen intakten Luftweg. Eine sterile **Wundversorgung** ist obligat.

Patienteneigene Hilfsmittel

Viele Patienten mit chronischen Störungen der Atemfunktionen sind auf Hilfsmittel wie CPAP-Geräte oder mobilen Sauerstoff angewiesen. Nach diesen sollte gezielt gefragt werden. Dabei muss auf spezielle Lagerungsvorschriften geachtet werden. So zum Beispiel dürfen einige mobile Sauerstoffgeräte nur aufrecht transportiert werden.

Heimbeatmete Patienten

Bei heimbeatmeten Patienten sollte vor Transportantritt immer überprüft werden, ob der KTW das richtige Transportmittel für sie darstellt. Oftmals existieren bei professionellen Krankentransportanbietern interne Vorschriften, die den Transport dieser speziellen Patientengruppe gesondert regeln.

9.4.8 Patienten mit Beeinträchtigungen von Herz-Kreislauf- und Gefäßsystem

Bei dieser Patientengruppe stehen zwei Problemstellungen im Vordergrund. Zum einen sind Patienten mit chronischen Herzerkrankungen in der Regel vermindert belastbar, zum anderen ist mit lokalen Durchblutungsstörungen und Veränderungen der Blutgerinnung zu rechnen. Siehe hierzu auch → 13.

Allgemeine Besonderheiten bei Transfer und Transport

Eine verminderte Belastbarkeit erfordert oftmals einen sehr kleinschrittigen und gut strukturierten Patiententransfer. Die Patienten sollten bei jedem Arbeitsschritt aktiv mit einbezogen werden. Denn oftmals wissen sie am besten, welche Belastungen möglich sind und bei welchen sie Unterstützung benötigen. Regelmäßig erhalten Patienten mit kardial bedingten Belastungseinschränkungen Medikamente aus der Gruppe der **Diuretika,** die **harntreibend** wirken. Gerade bei längeren Fahrtstrecken sollte ein Toilettengang vor dem Transport ermöglicht werden.

Herzunterstützungssysteme

In seltenen Fällen werden Patienten mit schwerster Herzinsuffizienz mit **Herzunterstützungssystemen** versorgt (→ Abb. 9.31). Diese bestehen aus einer implantierten Pumpe, die über ein Kabel mit einer Batterieeinheit verbunden ist. Dabei durchtritt das Kabel die Rumpfwand und stellt somit eine potenzielle Eintrittsstelle für **Krankheitserreger** in den Körper des Patienten dar. Ein gepflegter und sauberer Verband ist hier von großer Bedeutung. Außerdem ist es möglich, dass sich der Blutfluss in Abhängigkeit von der Funktionsweise der Pumpe verändert. Gegebenenfalls ist er so verfälscht, dass trotz vorhandener Herzarbeit **kein Puls** getastet werden kann. Dies sollte im Vorfeld mit dem Patienten besprochen werden. Auch ist an eine ausreichende Anzahl **Ersatzakkus** und das entsprechende Ladegerät zu denken, bevor der Transport eingeleitet wird.

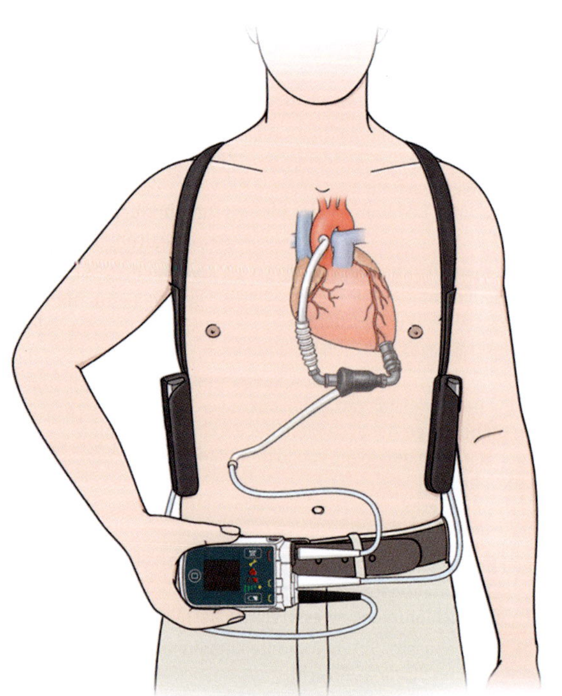

Abb. 9.31 Herzunterstützungssystem (LVAD) [U142-001]

Lagerung bei Störungen der Blutgerinnung und Gefäßverschlüssen

Gerinnungsstörungen sind im Krankentransport zumeist in Form einer herabgesetzten Gerinnungsfähigkeit des Blutes von Bedeutung. Patienten mit chronischen Herzerkrankungen, die im Regelfall mit **gerinnungshemmenden Medikamenten** behandelt werden, und Patienten mit angeborenen Blutgerinnungsstörungen neigen zur schnellen Ausbildung von Hämatomen und müssen entsprechend vorsichtig transportiert und gelagert werden.

Lokale Durchblutungsstörungen können als arterielle oder als venöse Verschlüsse vorliegen. Bei Patienten mit chronischer arterieller Verschlusskrankheit sollten die betroffenen Extremitäten tief gelagert werden, um eine Restdurchblutung zu ermöglichen. Bei venösen Verschlüssen gilt, dass die Patienten nur dann mobilisiert werden dürfen, wenn dies ausdrücklich von einem Arzt bestätigt wurde. Andernfalls besteht das Risiko für ein sekundäres Auftreten einer **Lungenembolie.** Die betroffene Extremität sollte unterpolstert gelagert werden.

MERKE

Bei Unklarheiten im Umgang mit Patienten, die eine Venenthrombose aufweisen, ist es ratsam, sich gegen eine Mobilisation zu entscheiden, um das Risiko für den Patienten entsprechend gering zu halten.

9.4.9 Patienten mit Beeinträchtigungen der Sinne und der neurologischen Funktionen

Da der gesamte menschliche Organismus neurologischen Steuerungsprozessen unterliegt, ist diese Patientengruppe entsprechend vielfältig. So können z. B. Störungen von Bewegung, Wahrnehmung, Handlungsplanung, logischen Denkprozessen, Orientierung oder vegetativen Funktionen vorliegen und die Patientenversorgung bzw. -betreuung entsprechend aufwendig gestalten. Siehe hierzu auch → 14, → 18 und → 23.

Störungen von Wahrnehmung und Motorik

Die menschliche Wahrnehmung ist vielfältig. Neben dem **Tastsinn,** über den der Mensch Druck, Vibrationen oder Berührungen wahrnimmt, existiert eine Vielzahl anderer Sinne. Der **Gleichgewichtssinn** z. B. ermöglicht es, dem menschlichen Organismus, die Stellung des Körpers im Raum wahrzunehmen. Mithilfe des **Sehsinns** können Licht und die damit transportierten Informationen visuell wahrgenommen werden. Nicht immer sind Störungen dieser Sinne neurologische Prozesse. Dennoch

gelten bei allen Wahrnehmungsstörungen ähnliche pflegerische Prinzipien.

Störungen der **Motorik** können ebenfalls in einer Vielzahl möglicher Formen und Ausprägungen vorliegen. So steht bei einer Parkinson-Erkrankung die Störung des **Bewegungsantriebs** im Vordergrund, während bei Patienten mit einem Querschnittssyndrom die Bereiche des Körpers unterhalb einer Rückenmarksläsion anteilig oder vollständig **gelähmt** sind. Zudem sollte nicht vergessen werden, dass auch das Sprechen ein motorischer Vorgang ist.

Oftmals sind diese Erkrankungen von Dauer. Betroffene Patienten benötigen daher auf der einen Seite Unterstützung bei der Kompensation dieser Störungen, während sie auf der anderen Seite von einem möglichst umfassenden Erhalt ihrer Selbstständigkeit bei Transfer und Transport profitieren (→ Tab. 9.2). Das Rettungsfachpersonal steht vor der Schwierigkeit, einen Kompromiss zwischen diesen beiden Aspekten zu finden. Es bietet sich an, den Unterstützungsbedarf während der Patientenübernahme aktiv zu erfragen. Dabei sollte zunächst stets der Patient angehört werden. Angehörige oder Pflegekräfte können im Anschluss weitere Informationen beitragen.

Störungen von Orientierung und Denken

Neben Veränderungen von Wahrnehmung und Motorik liegen bei vielen neurologischen und psychiatrischen Patienten Störungen **kognitiver und emotionaler Verarbeitungsprozesse** vor. Diese reichen von Demenzerkrankungen mit Veränderungen der Gedächtnisfunktionen bis hin zu Denkstörungen, die sich z. B. durch das Auftreten von Zwangsgedanken bemerkbar machen können. Mit Veränderungen im Denken und Erinnern geht meist auch eine nachlassende Toleranz für neue Umwelteinflüsse einher. Daraus folgt, dass für solche Patienten ein Krankentransport nicht selten eine große **emotionale Belastung** darstellt. Kern der Arbeit mit diesen Patienten ist es daher, möglichst viel Ruhe in die Situation zu bringen und dem Patienten Zeit zu lassen. Die eigene Sprechweise sollte an die Bedürfnisse des Gegenübers angepasst werden. Dabei dürfen die Betroffenen jedoch keinesfalls wie Kinder behandelt werden.

Insbesondere im Umgang mit dementen Patienten kann es zu **kommunikativen Missverständnissen** kommen. Diese können oftmals nicht durch Logik oder Versachlichung behoben werden. Sinnvoller ist es hier zu akzeptieren, dass die Betroffenen Situationen anders wahrnehmen als gesunde Patienten. Beide Seiten profitieren am meisten von einer zugewandten, wertschätzenden und entspannenden Kommunikationsstrategie des Rettungsfachpersonals.

9.4.10 Patienten mit Beeinträchtigungen des Bewegungsapparats

Im Krankentransport kommt es regelmäßig zum Kontakt mit Menschen, die unter Einschränkungen ihrer Mobilität durch Störungen des Bewegungsapparats leiden (→ 18 und → 23). Aufgrund der Vielzahl möglicher Ursachen muss unterschieden werden, welche den vorliegenden Störungen zugrunde liegt.

Bei immobilen Patienten gilt generell, dass sie für das Auftreten bestimmter Störungen anfälliger sind als mobile Patienten:

- Infekte (z. B. Pneumonien)
- Verdauungsstörungen
- Thrombosen
- Kontrakturen
- Dekubitusentwicklung

Dementsprechend ist es eine wesentliche Aufgabe von Pflegenden, die notwendigen Prophylaxen durchzuführen und den Patientenzustand regelmäßig zu überwachen. Da im Rahmen eines Krankentransports nur ein kurzer Zeitraum abgedeckt ist, sollte sich das Rettungsfachpersonal lediglich auf die Durchführung einer **Dekubitus**- und ggf. einer **Kontrakturenprophylaxe** konzentrieren. Bei teilmobilen Patienten muss darauf geachtet werden, dass sie ihre verordneten

Gestörte Funktion	Beispiele	Mögliche Unterstützung
Sehen	• Grauer Star • Makuladegeneration • Diabetische Retinopathie	• Patienten, soweit gewünscht, bei Gehtransfer führen • Berührungen nur mit vorheriger Ansage bzw. Erlaubnis • Hindernisse im Weg des Patienten beiseite räumen • Dem Patienten durch Erklärungen ein „inneres Bild" der Gehstrecke vermitteln
Hören und Sprechen	• Gehörlosigkeit • Schwerhörigkeit • Aphasie • Z. n. Kehlkopfentfernung	• Alternative Kommunikationswege (Schrift, Handzeichen o. Ä.) nutzen • Bei Lippenlesern nicht langsamer oder betonter sprechen als gewöhnlich • Patienten kognitiv nicht unterschätzen • Ehrlich sein, wenn etwas nicht verstanden wurde
Motorik und/oder Sensibilität	• Halbseitenlähmung (Hemiparese) • Querschnittssyndrom • Parkinson-Erkrankung	• Patienteneigene Hilfsmittel (Gehstock, Rollator) nutzen • Unterstützung beim Transfer gewährleisten • Geduldiges Mobilisieren (insbesondere bei Parkinson-Patienten) • Keine Lagerung mit Einklemmung von Extremitäten durchführen • Kontrakturprophylaxe • Dekubitusprophylaxe
Gleichgewichtssinn	• Vestibulärer Schwindel • Gleichgewichtsstörungen aufgrund anderer Erkrankungen	• Langsame Mobilisation ermöglichen • Spuckbeutel bereithalten • Fahrweise an Patientenbedürfnisse anpassen • Gegebenenfalls Nachforderung eines RTW/NEF bei massiven Beschwerden
Aufmerksamkeit	• Neglect (Patienten nehmen eine Hälfte ihres Körpers und ihrer Umgebung nicht oder nur eingeschränkt wahr)	• Entsprechend angepasste und zugewandte Kommunikation • Kein Erzwingen einer Störungseinsicht • Ähnliches Vorgehen wie bei Patienten mit Hemiparese

Tab. 9.2 Unterstützung von Patienten mit Störungen von Wahrnehmung und Motorik

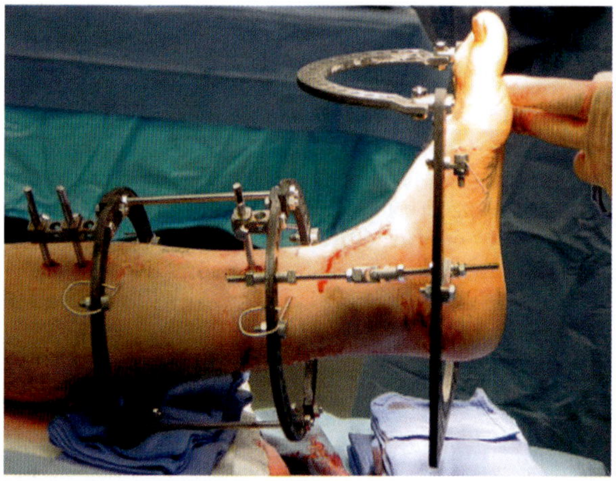

Abb. 9.32 Patient mit Fixateur externe [E382-001]

Hilfsmittel, wie etwa Unterarmgehstützen, mitführen können. Regelmäßige Mobilisation sorgt bei diesen Patienten für eine Reduzierung des Risikos zur Entwicklung der genannten Störungen.

Gelegentlich kommt es vor, dass Patienten mit bestimmten Extremitätenverletzungen operativ mit einem **Fixateur externe** versorgt werden (→ Abb. 9.32). Diese Haltevorrichtung besteht aus in den Knochen gebohrten Metallstangen, die aus der Haut herausragen und untereinander verbunden sind. Der Umgang mit diesen Systemen ist in der Regel unkompliziert. Es sollte jedoch bedacht werden, dass ein erhöhtes **Infektionsrisiko** für diese Patienten vorliegt und dass sich das Gestänge beim Transfer verhaken könnte. Insofern muss hier mit besonderer Vorsicht vorgegangen werden.

9.4.11 Patienten mit Schmerzen

Schmerzen stellen sowohl psychisch als auch physisch eine hohe Belastung des Organismus dar. Sie können als **Symptom** einer Erkrankung bzw. Verletzung oder als eigenständige Störung **(Schmerzsyndrom)** vorliegen.

Zunächst muss festgestellt werden, ob es sich um chronische oder akute Schmerzen handelt. Beim Auftreten akuter Schmerzen gilt es zu entscheiden, ob diese Situation durch die Fahrzeugbesatzung bewältigt werden kann oder ob ein **Notfall** vorliegt, aus dem die entsprechenden Schlüsse gezogen werden müssen. Oftmals hängen die Schmerzen mit dem Transportanlass zusammen und können durch einfache Maßnahmen wie der Applikation von **Wärme** (z. B. durch eine vom Patienten mitgeführte Wärmflasche) oder durch eine Veränderung der **Lagerung** (z. B. Knierolle bei Patienten mit Schmerzen im Abdomen) gelindert werden. Daneben ist eine angemessene und zugewandte psychische Betreuung unumgänglich.

PRAXISTIPP

Bei chronischen Schmerzen erhalten die Patienten im Regelfall bereits Medikamente. Für das Auftreten von Schmerzspitzen ist manchmal eine Bedarfsmedikation angeordnet. Bei deren Einnahme kann das Rettungsfachpersonal Hilfestellung geben.

9.4.12 Patienten mit Infektionserkrankungen und Fieber

Die Körperkerntemperatur wird durch das Zusammenspiel von Wärmebildung und Wärmeabgabe konstant gehalten. **Fieber** ist als eine krankhafte Sollwertverstellung im Temperaturzentrum des Hypothalamus mit **Anstieg der Körperkerntemperatur auf über 38 °C** definiert (→ 15.2.1). Viele Erkrankungen gehen mit Fieber einher, wobei Fieber selbst keine eigenständige Erkrankung ist. Vielmehr ist es eine Reaktion des Körpers auf äußere (z. B. Infektionen) oder innere (z. B. Tumoren) Einflüsse und zeigt lediglich an, dass der Organismus mit **Abwehraufgaben** beschäftigt ist. Grundsätzlich sollten daher die Höhe und, wenn möglich, die Ursache jedes Fiebers geklärt werden.

! ACHTUNG

Bei bestimmten Infektionen oder auch Fieber unklarer Herkunft sind ggf. Eigenschutzmaßnahmen des Personals erforderlich, um sich vor einer Ansteckung zu schützen und um die Krankheit nicht weiterzuverbreiten.

Weitere **Symptome** bei fiebernden Patienten sind:

- Müdigkeit und Schwäche
- Glieder- und Gelenkschmerzen
- Appetitlosigkeit
- Frösteln und Schüttelfrost
- Warme, gerötete Haut, trockene Lippen und Mundschleimhaut
- Herzrasen
- Schnelle, flache Atmung
- Schwitzen, z. T. mit starkem Flüssigkeitsverlust verbunden

Daher sollten diese Patienten zunächst vor weiterer Auskühlung geschützt werden. Bei fiebernden Patienten ist auf einen adäquaten **Flüssigkeitsersatz,** der häufig oral nicht zu gewährleisten ist, zu achten. Eine großzügige intravenöse Gabe balancierter Vollelektrolytlösungen ist in einigen Fällen angezeigt. Die **Überwachung des Temperaturverlaufs** während des Transports ist durchzuführen. Blendende Lichtreize, die störend für den Patienten sind, sollten vermieden werden.

Weitere Überlegungen zu Infektionserkrankungen

Die Coronavirus-Pandemie hat eindrücklich gezeigt, dass Infektionserkrankungen nach wie vor ein **großes medizinisches und gesellschaftliches Problem** darstellen. Dabei ist es nur ein schmaler Grat zwischen „einfachen Infektions-" und „hochinfektiösen Erkrankungen". Eine Rolle spielen hier immer die **Virulenz** des Erregers, der mögliche klinische **Krankheitsverlauf,** der **Immunstatus** von Patienten und Kontaktpersonen und die **Umstände** einer Übertragung.

Es ist immer ein Risiko, wenn für einen Erreger mit hoher Virulenz kein Immunschutz vorliegt. Ein unmittelbar, relativ ungefährliches Beispiel für Nichtrisikopatienten ist **SARS-CoV-2.** Hier besteht vor allem eine Gefahr der Übertragung an Patienten mit entsprechenden Risikofaktoren, die dann schwerste Verläufe entwickeln können. Zwar sind mögliche Langzeitfolgen noch nicht ausreichend beforscht, um eine genaue Einschätzung geben zu können, allerdings ist bekannt, dass teils schwere Langzeitfolgen, wie „Long COVID", bei vormals gesunden Patienten

mit erheblichen Einschränkungen der Lebensqualität einhergehen können.

Ein Beispiel für einen hochvirulenten und gleichzeitig klinisch bei allen Personengruppen in der Regel schwer verlaufenden Erreger ist das **Ebolavirus**. Hier besteht immer auch eine unmittelbare Gefahr für Gesundheitsarbeiter.

Im Krankentransport ist der Kontakt zu den Patienten oftmals eng. Die Abluft ist nicht immer ausreichend und es kommen mehrere Übertragungswege in Betracht.

Daher gilt insbesondere bei hochinfektiösen Erkrankungen immer:

- Alle Beteiligten bestmöglich schützen (Mitarbeiter, Patienten, Angehörige etc.).
- Risikofaktoren aller Beteiligten in Überlegungen miteinbeziehen (z. B. Umkehrisolation durchführen).
- Auf lokale Verfahrensanweisungen achten.
- Im Zweifel Rücksprache mit Verantwortlichen (z. B. Desinfektoren) halten.
- Fahrzeugreinigung und -desinfektion immer gewissenhaft nach Vorschrift durchführen.
- Nicht krank zur Arbeit gehen.

9.4.13 Spezielle Patientengruppen im Krankentransport

Neben Techniken zur pflegerischen Versorgung bestimmter Erkrankungsbilder im Krankentransport sollte das betreuende Team des Krankentransports außerdem erweiterte Kenntnisse in Bezug auf einige spezielle Patientengruppen haben.

Dialysepatienten

Insbesondere in Städten werden Dialysepatienten regelmäßig im Rahmen von Krankentransporten angetroffen, da sie mehrfach in der Woche zur Dialysebehandlung befördert werden müssen. Sie stellen je nach Schwere der Grunderkrankung eine sehr heterogene Patientengruppe dar. Zu einigen Dialysepatienten entsteht mit der Zeit ein sehr persönliches und vertrautes Verhältnis. Bei anderen wiederum kann die starke **Abhängigkeit,** in der sie sich befinden, zu Stimmungsschwankungen und Missmut führen, was von den Mitarbeitern des Krankentransports zwar ernst genommen, jedoch nicht persönlich aufgefasst werden sollte. Nach einer Dialysebehandlung ist auf die Kreislaufsituation des Patienten zu achten, da ihr **Wasser-Elektrolyt-Haushalt** während der Dialyse beeinflusst wird.

Psychiatrische Patienten

Psychiatrische Patienten stellen eine ebenfalls häufige Patientengruppe im Krankentransport dar. Es gilt zu unterscheiden, ob die psychiatrische Erkrankung auch der **Anlass des Transports** ist oder lediglich als **Nebenbefund** vorliegt.

Menschen mit psychiatrischen Erkrankungen werden häufig mit **Vorurteilen** und **Stigmatisierungen** konfrontiert, die im Krankentransport nicht zum Tragen kommen dürfen. Der Kontakt sollte stets zugewandt und freundlich sein. Irritierendes Verhalten der Patienten sollte von den betreuenden Fachkräften wahrgenommen, aber nicht verurteilt werden. In den seltensten Fällen erwächst durch dieses Verhalten eine Gefahr für das Personal. Sollte es dennoch dazu kommen, können Methoden der Deeskalation angewendet werden. Weitere Kräfte sollten bei Bedarf nachgefordert werden.

Schwangere Patientinnen

Die meisten Schwangeren werden durch ihre Angehörigen in die Klinik gebracht. Im Rahmen eines Krankentransports werden Schwangere befördert, bei denen mit **Komplikationen** zu rechnen ist oder bei denen die **Geburt bereits eingesetzt** hat. Dies kann mit Ängsten und Sorgen aufseiten der Patientin und ihres Lebenspartners einhergehen, die beachtet werden sollten. Oftmals hilft es, im Vorfeld im Zielkreißsaal anzurufen, die Ankunft voranzumelden und etwaige **Besonderheiten** zu erfragen. Einen Überblick bietet auch der **Mutterpass,** an den unbedingt gedacht werden sollte. Im Falle eines Not- oder Zwischenfalls während des Transports sollten weitere Kräfte nachgefordert werden.

Onkologische Patienten

Patienten mit Krebserkrankungen stellen eine weitere heterogene Gruppe in der Krankenbeförderung dar. Sie alle haben gemeinsam, dass sie von einer Erkrankung betroffen sind, die mit großen **Ängsten** verbunden ist. Eine angemessene sozialemotionale Betreuung ist obligat. Tumorerkrankungen können mit verschiedensten körperlichen Beschwerden einhergehen. So sind **Anämien** und **Muskelabbau,** die mit einer verminderten Belastungsfähigkeit einhergehen, keine Seltenheit. Auch können, insbesondere im Zusammenhang mit ambulanten Chemo- oder Strahlentherapien, starke **vegetative Symptome** wie Übelkeit, Erbrechen oder Durchfälle auftreten, auf die das Rettungsfachpersonal vorbereitet sein sollte. Daneben kann es bei diesen Therapieformen zu Schäden an den **Schleimhäuten** kommen, die als sehr unangenehm empfunden werden. Weitere zentrale Aspekte in der Betreuung von onkologischen Patienten sind **Schmerzen und Immunsuppression.** Die Maßnahmen müssen also entsprechend gezielt ausgerichtet sein.

Adipöse Patienten

Die Zahl der adipösen Patienten nimmt in Deutschland in den letzten Jahrzehnten stark zu. So wiesen bei einer Erhebung des **Robert Koch-Instituts** aus dem Jahr 2014 23 % der Männer und 24 % der Frauen in Deutschland einen BMI von 30 oder höher auf. Eine andere Untersuchung, die einige Jahre später durchgeführt wurde, deutet auf Adipositasraten von etwa 6 % bei Kindern zwischen 3 und 17 Jahren hin. Die Zahlen für Übergewicht (BMI 25–29,9) liegen noch deutlich darüber.

Oftmals werden diese Menschen mit starken Vorurteilen konfrontiert. Inzwischen weiß man jedoch, dass die Ursachen für Übergewicht nicht allein in einem fehlerhaften Ess- und Bewegungsverhalten, sondern auch in einer Vielzahl anderer Ursachen, wie genetischen oder hormonellen und gesellschaftlichen Faktoren, begründet liegen.

Bei adipösen Patienten sind Transfer und Transport erschwert, da konventionelle Transport- und Transferhilfsmittel nicht immer für die entsprechenden Gewichtsbelastungen ausgelegt sind. Zu diesem Zweck werden in immer mehr Regionen Deutschlands spezielle Transportmittel mit einer entsprechenden Zusatzausstattung vorgehalten. Beim Transport in regulären KTW muss die Fahrweise entsprechend angepasst werden, da viele Patienten verstärkt Probleme durch die Krafteinwirkungen

bei Kurvenfahrten oder Bremsmanövern bekommen. Daneben leiden adipöse Patienten oftmals unter begleitenden Erkrankungen, die bei ihrer Beförderung berücksichtigt werden müssen.

Frisch operierte Patienten

Die Anzahl ambulant operierter Patienten nimmt stetig zu. Bei diesen Patienten bestehen grundsätzlich dieselben Risiken wie bei jedem anderen operierten Patienten. Zu nennen sind hier eine erhöhte **Thrombose-, Embolie-, Blutungs- und Infektionsgefahr.** Daher ist eine ausführliche Patientenübergabe bei Übernahme des Patienten erforderlich. Neben dem Krankheitsbild sowie einer Information über den durchgeführten Eingriff müssen dem Rettungsfachpersonal sowohl die potenziellen Risiken als auch notwendige **Verhaltensregeln** erläutert werden. Vor allem die verabreichte **Medikation** sollte vor Beginn des Transports geklärt werden. Treten während des Transports Komplikationen auf, so muss als mögliche Ursache immer der durchgeführte operative Eingriff in Betracht gezogen und umgehend geeignete Hilfe, z. B. durch eine Notarztnachalarmierung, angefordert werden.

! ACHTUNG

Patienten, die nach einer ambulanten Operation noch nicht ausreichend wach und kontaktfähig sind, sollten erst transportiert werden, wenn dieser Zustand überwunden ist.

IM FOKUS

Besondere Pflegesituationen und spezielle Patientengruppen im Krankentransport

- **Patienten mit Beeinträchtigungen von Atemweg und Atmung:**
  - Oberkörperhochlage
  - Sauerstofftherapie und Mitnahme von Heimsauerstoffgeräten:
    - Hier immer auf anstrengungsbedingten Mehrbedarf achten.
    - Bei COPD-Patienten engmaschige Überwachung der Vigilanz
  - Tracheostomata müssen durchgängig gehalten werden.
    - Künstliche Nase nutzen.
    - Ggf. absaugen oder Innenkanüle reinigen.
  - Patienteneigene Hilfsmittel (z. B. CPAP-Geräte) mitnehmen.
  - Bei heimbeatmeten Patienten überprüfen, ob ein anderes Transportmittel benötigt wird.
- **Patienten mit Beeinträchtigungen von Herz-Kreislauf- und Gefäßsystem:**
  - Oft Oberkörperhochlagerung
  - Belastungen minimieren.
  - Ggf. Toilettengang vor Transport ermöglichen (Diuretika).
  - Bei Patienten mit Herzunterstützungssystemen unbedingt Ersatzakkus mitnehmen.
    - Hier ist möglicherweise kein Puls zu tasten, weil die Systeme den Blutstrom verändern.
    - Zudem muss darauf geachtet werden, dass die Eintrittsstelle für die Kabel sauber bleibt.
  - Bei Thrombosen oder Gerinnungsstörungen müssen angepasste Lagerungen gewählt werden.
    - Gerinnungshemmung: Abpolsterung zur Vermeidung von Hämatomen
    - Thrombosen: Ruhigstellung der betroffenen Extremität
- **Patienten mit Beeinträchtigungen der Sinne und der neurologischen Funktionen:**
  - Störungsbilder sind sehr vielfältig:
    - Sehen
    - Hören/Sprechen
    - Motorik/Sensibilität
    - Gleichgewichtssinn
    - Aufmerksamkeit
    - Orientierung und Denken
  - Für jede dieser Störungen gelten unterschiedliche Regeln.
    - In jedem Falle sollten die Maßnahmen gründlich ausgewählt und insgesamt mehr Zeit eingeplant werden.
    - Bei Patienten mit kognitiven Störungen muss unbedingt eine entspannende Kommunikationsstrategie gewählt werden.
- **Patienten mit Beeinträchtigungen des Bewegungsapparats**
  - Immobilität kann zahlreiche Folgen haben. Diese müssen bedacht werden.
    - Infekte
    - Verdauungsstörungen
    - Thrombosen
    - Kontrakturen
    - Dekubitusentwicklung
  - Zudem werden manchmal Patienten mit **Fixateur externe** transportiert.
    - Hier müssen Verletzungen vermieden und das Infektionsrisiko minimiert werden.
- **Patienten mit Schmerzen:**
  - Große Herausforderung für Patienten und Personal
  - Schmerzlindernde Strategien (z. B. Wärmebehandlung) anbieten.
- **Patienten mit Infektionserkrankungen und Fieber:**
  - Hier muss auf den Eigenschutz geachtet werden.
  - Zudem müssen eine Überwachung und ggf. ein Flüssigkeitsausgleich durchgeführt werden.
  - Bei **hochinfektiösen Erkrankungen** gilt insbesondere:
    - Alle Beteiligten bestmöglich schützen.
    - Risikofaktoren aller Beteiligten in Überlegungen miteinbeziehen.
    - Auf lokale Verfahrensanweisungen achten.
    - Im Zweifel Rücksprache mit Verantwortlichen halten.
    - Fahrzeugreinigung und -desinfektion immer gewissenhaft nach Vorschrift durchführen.
    - Nicht krank zur Arbeit gehen.
- **Spezielle Patientengruppen:**
  - **Dialysepatienten** können Störungen des Wasser-Elektrolyt-Haushalts haben.
  - **Psychiatrische Patienten** benötigen eine besondere Zuwendung ohne Stigmatisierung.
  - Bei **schwangeren Patientinnen** muss abgeschätzt werden, wie hoch das Transportrisiko ist.
  - **Onkologische Patienten** leiden oftmals unter zahlreichen sehr belastenden Beschwerden. Sie sind daher besonders schützenswert.
  - Bei **adipösen Patienten** können Transfer und Transport erschwert sein. Hier müssen angemessene Lösungen gefunden werden, die Patienten und Personal gleichermaßen schützen.
  - Bei **frisch operierten Patienten** können Blutungen, Infektionen oder Embolien auftreten. Dieses Risiko sollte immer bedacht werden.

9.5 Fehlervorbeugung und besondere Situationen

9.5.1 Allgemeine Fehlervorbeugung

Fehler gehören sowohl im privaten als auch im beruflichen Alltag zur Normalität. Sie reichen von einfachen Kleinigkeiten, wie einer vergessenen Brille, die beim Transportabschluss gefunden wird und dem Patienten ohne großen Zeitverzug gebracht werden kann, bis hin zu einem möglichen Schaden für die Gesundheit des Patienten, weil eine leere Sauerstoffflasche übersehen wurde. Um Fehler zu vermeiden, bieten sich sowohl schriftliche Notizen als auch gedankliche **Ablaufschemata** an. Diese sollten idealerweise selbst erstellt und auf die jeweiligen Besonderheiten im eigenen Arbeitsumfeld angepasst werden. Da Krankentransporte zumeist ohne Zeitdruck geschehen, sollte sich das Team zwischenzeitlich aktiv auf die Anwendung von **Merkhilfen** und **Checklisten** konzentrieren. Eine schriftliche Fixierung der Merkhilfen kann helfen, diese auch in unübersichtlichen Situationen anwenden zu können (→ Tab. 9.3).

9.5.2 Transportunterlagen

Die Transportunterlagen sind sowohl für den **Transportverlauf** als auch für die **Weiterbehandlung** des Patienten und die abschließende **Leistungsabrechnung** notwendig. Unbedingt sollte aktiv darauf geachtet werden, dass sie korrekt und vollständig ausgefüllt sind (→ Abb. 9.33). Insbesondere bei Transportverordnungen ist dies wichtig, da sie fehlerhaft ausgefüllt von den Krankenkassen nicht akzeptiert werden müssen. Daneben kann es vorkommen, dass die **Wohnortangabe** auf dem Transportschein nicht mit dem tatsächlichen Wohnort übereinstimmt, z. B. in dem Fall, dass der Patient umgezogen ist, die Krankenkasse aber noch keine neue Versichertenkarte ausgestellt hat. Vorbeugend sollte bei Entlassungstransporten immer erfragt werden, ob die Zieladresse auch mit der tatsächlichen Anschrift übereinstimmt. Außerdem gehen insbesondere Versichertenkarten aufgrund ihrer Größe leicht verloren. Die Beschaffung von Ersatz ist für den Patienten oder dessen Angehörige mit Aufwand und Kosten verbunden. Durch aktives Ansprechen der Patientenunterlagen und ein **persönliches Übergeben** der Versichertenkarte während der Patientenübergabe kann dieses Risiko reduziert werden.

9.5.3 Begleitung durch andere Fachkräfte

Gelegentlich wird ein Krankentransport in bestimmten Einsatzsituationen durch andere Fachkräfte begleitet. Dies kann z. B. die betreuende **Hebamme** einer schwangeren Patientin oder aber eine **Bezugspflegekraft** der ambulanten Intensivpflege sein. Diese Situationen können äußert schwierig werden, denn nicht immer haben Mitarbeiter im Krankentransport und die erwähnten Fachkräfte dieselben Zielvorstellungen. Ziel von ambulanter Bezugspflege und Geburtsbegleitung ist neben der medizinischen Versorgung oftmals auch eine intensive **Bindungsarbeit,** die in einer großen Nähe zwischen der Fachkraft und ihren Patienten resultieren kann. Dies ist auf der einen Seite förderlich, kann aber auf der anderen Seite vom Rettungsfachpersonal als störend wahrgenommen werden, da sich dieses in seinem Arbeitsbereich nicht ernst genommen fühlen könnte. Unbedingt zu vermeiden sind Konkurrenzsituationen – sie haben im Regelfall einen nachteiligen Effekt auf die Qualität der Patientenversorgung. Es hilft, im Vorfeld gemeinsame Absprachen über die Versorgung während des Transports zu treffen. Diese könnten sein:

- Die begleitende Fachkraft bleibt primärer Ansprechpartner des Patienten, die Transportverantwortung trägt allerdings das Rettungsfachpersonal.
- Entsprechend sollte die Fachkraft in der Nähe des Patienten sitzen dürfen.
- Die begleitende Fachkraft führt eine fundierte Übergabe durch, damit die fachliche Einschätzung des Patienten auf beiden Seiten möglichst identisch ist.
- Im Rahmen eines Notfalls tragen die Mitarbeiter des Krankentransports die Handlungsverantwortung, da sie ihre Arbeitsmittel kennen und auf die Medizinprodukte eingewiesen sind. Der begleitenden Fachkraft kommt eine beratende Funktion zu.

Kürzel	Mögliche Fragen
A (Airway)	• Ist der Atemweg potenziell bedroht (z. B. bei Tracheostomaträgern)? • Werden benötigte Hilfsmittel, wie etwa eine „feuchte Nase", für diese Patientengruppen mitgeführt? • Wird eine Absaugeinheit benötigt?
B (Breathing)	• Wird Sauerstoff benötigt? • Sind die Bordsauerstoffflaschen aufgedreht? • Sollte eine Pulsoxymetrie erfolgen? • Muss eine spezielle Lagerung erfolgen?
C (Circulation)	• Ist der Patient für die gewählte Transfertechnik ausreichend belastbar? • Muss eine spezielle Lagerung erfolgen?
D (Disability)	• Weist der Patient neurologische Einschränkungen auf? • Müssen Kommunikationshilfsmittel mitgeführt oder eingesetzt werden? • Müssen andere Hilfsmittel mitgeführt oder eingesetzt werden? • Muss eine spezielle Lagerung erfolgen?
E (Exposure/Environment)	• Ist die Fahrzeugtemperatur angemessen? • Ist der Patient zugedeckt? • Sind etwaig vorhandene Katheter und Drainagen korrekt versorgt? • Ist das Transportmittel geeignet für den Patienten (z. B. bei stark adipösen Patienten)?

Tab. 9.3 Beispiel einer modifizierten ABCDE-Anwendung zur Überprüfung der notwendigen Maßnahmen im Krankentransport

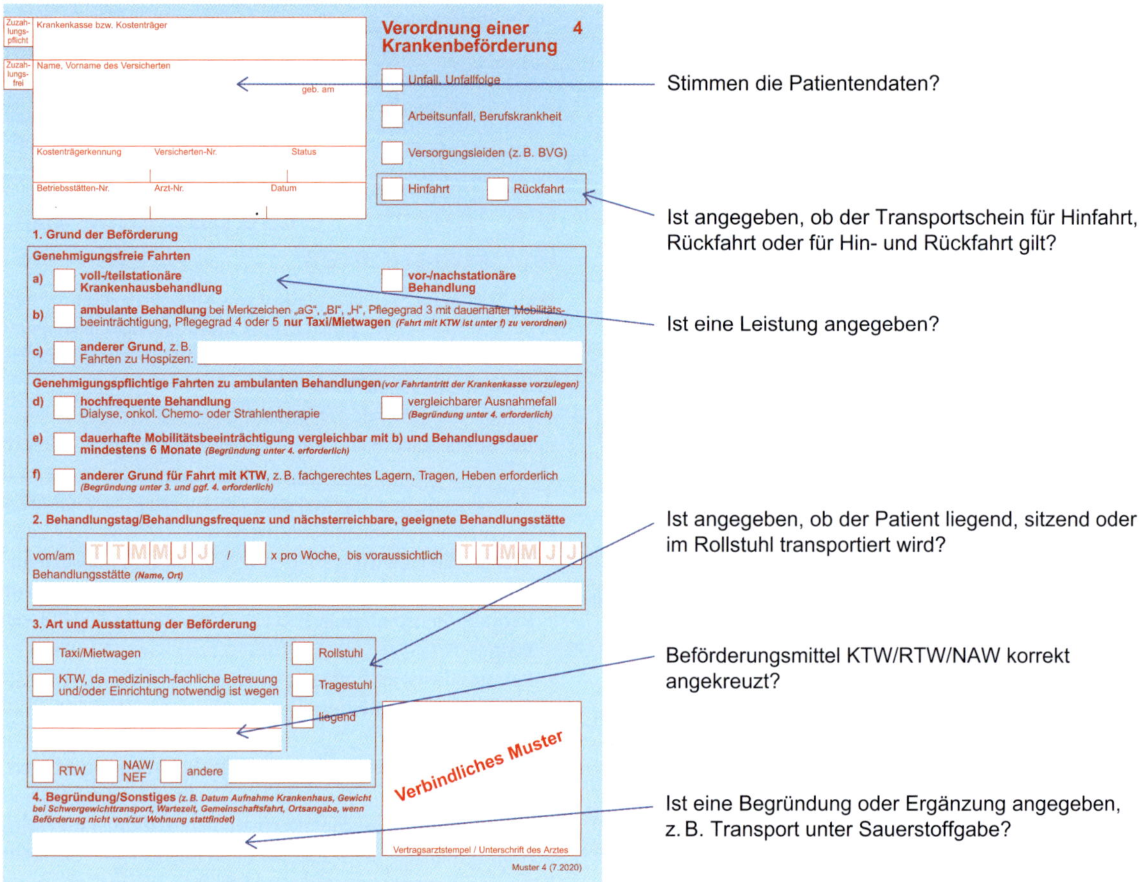

Abb. 9.33 Am besten überprüft man einen Transportschein immer nach einem festen System auf Vollständigkeit. [W181]

- Die Mitarbeiter des Krankentransports sollten die Hilfe der Fachkraft bei Notfällen, die sich in ihrem Kompetenzbereich ereignen, in Anspruch nehmen. So ist z. B. die Hebamme während einer plötzlichen Geburt die kompetentere Ansprechpartnerin.

9.5.4 Begleitung durch Angehörige

Angehörigen sollte so gut wie immer die Begleitung eines Transports ermöglicht werden. Dabei gilt es zu klären, ob diese auf dem **Beifahrersitz** oder einem **Begleiterstuhl** im Patientenraum befördert werden. Oftmals existieren hierfür bei den jeweiligen Krankentransportanbietern interne Richtlinien. Es sollte bedacht werden, dass Angehörige in der Interaktion mit den beförderten Patienten manchmal für Unruhe sorgen, die ein Zeichen von Überforderung oder großer Sorge darstellt. Zumeist werden sie daher auf dem Beifahrersitz befördert. In bestimmten Fällen bietet sich eine unmittelbare Nähe zwischen Patienten und Angehörigen allerdings auch an:

- Kinder sind ohne ihre Eltern zumeist verängstigt.
- Sehr unruhige Patienten können durch Angehörige oft effektiv beruhigt werden.
- Bei Patienten mit Kommunikationsbarrieren können Angehörige als Vermittler dienen.
- Bei Palliativpatienten können Angehörige Sorgen und Schmerzen durch ihre bloße Anwesenheit unter Umständen erträglicher machen.

9.5.5 Umgang mit Notfällen im Krankentransport

Notfälle im Krankentransport sind nicht alltäglich, kommen aber in regelmäßigen Abständen vor. Oftmals hängen sie mit der Grunderkrankung des Patienten oder dem Transportanlass zusammen. Zunächst gilt hier zu entscheiden, ob die Situation durch das anwesende Personal bewältigt werden kann oder ob weitere Hilfe benötigt wird.

Viele Krankentransportanbieter haben Verfahrensanweisungen für Notfallsituationen erstellt, die zurate gezogen werden können. Einige grundsätzliche Verhaltensregeln sind jedoch immer zu bedenken.

Zunächst erfolgt initial eine Untersuchung nach dem **ABCDE-Schema** mit einhergehender Behandlung bestimmter Störungen. Viele Patienten profitieren schon von einfachen Techniken, wie der Applikation von **Sauerstoff** oder der Anpassung der **Lagerung.** Sollte die Fahrt unterbrochen werden, muss darauf geachtet werden, den KTW so abzustellen, dass keine **Gefahr** für die Insassen durch den fließenden Verkehr besteht. Nachrückenden Kräften muss der genaue **Standort** des Fahrzeugs mitgeteilt werden, damit eine reibungslose Patientenübernahme gewährleistet werden kann. Bis dahin sollte eine engmaschige **Überwachung** der Vitalzeichen durchgeführt werden. Kommt es zu einem Herz-Kreislauf-Stillstand, muss an den Einsatz des **AED** sowie adäquate und unterbrechungsarme **Thoraxkompressionen** gedacht

werden. Basismaßnahmen haben wegen der begrenzten Ressourcen im Krankentransportwagen den absoluten Vorrang vor einer weitergehenden Therapie.

Einsatz auf einem Notfall-KTW

Immer häufiger werden Rettungssanitäter auch auf Notfall-KTWs (N-KTWs) eingesetzt. N-KTWs sind keine neue Erfindung. In der Geschichte von Rettungs- und Sanitätsdienst tauchen sie immer wieder auf. Sie werden allerdings derzeit im berufspolitischem Austausch viel diskutiert und wurden in einigen Landkreisen und Städten bereits in die Bedarfsplanung mit aufgenommen.

Ziel von N-KTWs ist es, die Lücke zwischen dem regulären auftragsbasierten Krankentransport und der Notfallrettung zu schließen. N-KTWs sollen vor allem für leichte Fälle, die nicht primär mit Sonder- und Wegerechten angefahren werden müssen oder in bestimmten unklaren Lagen, eingesetzt werden. Auch Einsätze als „First-Responder" und Unterstützungseinsätzen bei Reanimationen oder größeren Schadenslagen sind mögliche Einsatzfelder.

N-KTWs sind in der Regel Fahrzeuge nach DIN 1789 Typ B, die mit zwei Rettungssanitätern besetzt sind, von denen mindestens einer über eine entsprechende Erfahrung in der Notfallrettung verfügt. Manchmal sind einzelne Ausrüstungsgegenstände, wie etwa einfache Beatmungsgeräte für MANV-Lagen, zusätzlich nachgerüstet.

IM FOKUS

Fehlervorbeugung und besondere Situationen

- **Allgemeine Fehlervorbeugung:**
  - Idealerweise werden hierfür Checklisten und feste Schemata (z. B. ein modifiziertes ABCDE-Schema) genutzt.
- **Transportunterlagen:**
  - Bei den Transportunterlagen muss auf Vollständigkeit geachtet werden.
  - Hierzu bietet sich ein festes Schema an.
- **Begleitung durch andere Fachkräfte:**
  - Bei der Begleitung durch andere Fachkräfte müssen unbedingt die jeweiligen Rollen geklärt werden.
  - So können alle Parteien ihre jeweiligen Stärken einbringen.
- **Begleitung durch Angehörige:**
  - Die Begleitung durch Angehörige kann sehr heilsam für Patienten sein.
  - In bestimmten Fällen (z. B. bei Kindern) sollten die Angehörigen für die Patienten auch physisch erreichbar sein.
- **Umgang mit Notfällen im Krankentransport:**
  - Notfälle kommen im Krankentransport regelmäßig vor.
  - Sie werden nach derselben Vorgehensweise wie Notfälle auf einem RTW bearbeitet.
    - ABCDE-Schema anwenden und gezielt die bedrohlichsten Störungen behandeln.
    - Bedarfsgerecht Hilfe nachfordern.
    - Engmaschige Überwachung durchführen.
    - Im Falle von Reanimationen möglichst durchgängige Thoraxkompressionen durchführen und zeitnah einen AED einsetzen.
  - In einigen Städten und Landkreisen werden **Notfall-KTWs** zur Entlastung des RTWs eingesetzt.
  - Die Fahrzeuge sind nach DIN 1789 Typ B ausgestattet und in der Regel mit zwei Rettungssanitätern besetzt.
  - Die Einsatzkräfte sollten entsprechend erfahren und speziell geschult sein.

9.6 Übernahme und Übergabe von Notfallpatienten

Die Übernahme und Übergabe eines Notfallpatienten ist alltägliche Routine in Krankentransport und Rettungsdienst (→ Abb. 9.34). Sie ist immer dann notwendig, wenn ein Patient durch das Rettungsfachpersonal in die Obhut des Rettungsdienstes übernommen und am Ende der Behandlungs- bzw. Transportleistung in die Obhut zur weiteren medizinischen Versorgung übergeben wird.

Im Wesentlichen ergeben sich Übernahme- bzw. Übergabesituationen an folgenden Schnittstellen:

- Niedergelassener Arzt an Rettungsdienst, z. B. Hausarzt an KTW-Besatzung
- Rettungsdienst intern, z. B. KTW-Besatzung an RTW-Besatzung
- Rettungsdienst an Krankenhaus, z. B. RTW-Besatzung an ZNA
- Krankenhaus an Rettungsdienst, z. B. in der ZNA an KTW-Besatzung
- Weitere Übergabeformen, z. B. KTW-Besatzung an Pflegeeinrichtung

Dabei werden wesentliche Informationen mündlich und schriftlich ausgetauscht und Patientenunterlagen, wie schriftliche Befunde, Datenträger und Dokumente, übergeben. Hierbei ist höchste Konzentration gefordert, weshalb keine privaten Gespräche oder Ablenkungen zum Zeitpunkt der Übernahme oder Übergabe stattfinden sollten. Zeitdruck und ein hoher Geräuschpegel wirken sich ebenfalls negativ auf die Weitergabe von Informationen aus und sollten deshalb vermieden werden.

! ACHTUNG

Der Hinweis wirkt banal, aber im Alltag werden ungefähr 50 % aller Übergaben gestört.

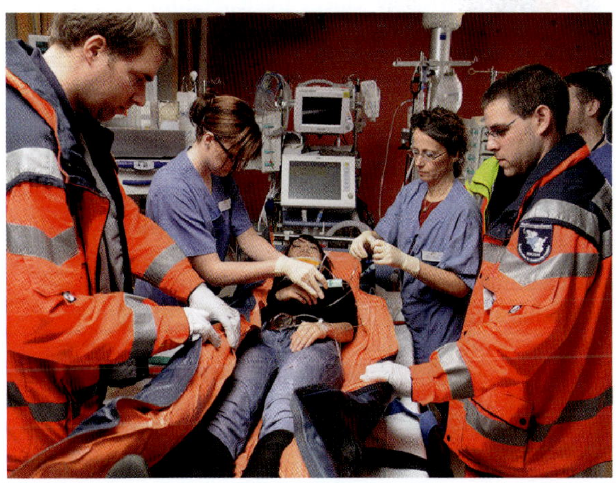

Abb. 9.34 Übergabesituation in einer zentralen Notaufnahme [W931]

9.6.1 Voranmeldung im Krankenhaus

Die **Voranmeldung** von Patienten in eine weiterführende Versorgungseinrichtung kann bei bestimmten Erkrankungen (z. B. Schlaganfall oder Myokardinfarkt) oder in besonderen Einsatzsituationen (z. B. MANV) notwendig und sinnvoll sein. Die **Klinik** kann sich durch die Voranmeldung auf Verletzungsmuster oder Erkrankungsbilder einstellen und notwendige Vorbereitungen treffen (z. B. Schockraum oder OP vorbereiten, ärztlichen Hintergrunddienst alarmieren, interdisziplinäre Maßnahmen koordinieren).

Um die Übergabe des Patienten vom Rettungsdienst an das Krankenhaus effizienter zu gestalten, müssen beide Seiten bestrebt sein, Verzögerungen auf ein Minimum zu beschränken, um die Patientenübergabe in Zeit und Qualität für den Patienten weiter zu verbessern. Daher sollte die Entscheidung zur Patientenvoranmeldung nicht nur individuell getroffen werden, sondern prinzipiell über sog. Voranmeldesysteme erfolgen.

Voranmeldesysteme

Durch die elektronische Datenerfassung der Einsatzdokumentation ist eine strukturierte Voranmeldung der aufnehmenden Klinik möglich geworden. So kann z. B. die Voranmeldung durch **webbasierte Informationssysteme** (z. B. NIDA-System oder IVENA eHealth) sehr leicht durchgeführt werden (→ Abb. 9.35). Sie erleichtern die Ressourcenzuteilung und verbessern bei bestimmten Erkrankungen oder Einsätzen die Übergabe- und Versorgungszeit für die Patienten.

Die zuständige Leitstelle führt ständig einen aktuellen Bettennachweis über die zur Verfügung stehenden Versorgungskapazitäten der Krankenhäuser in ihrem Einzugsbereich. Durch den **interdisziplinären Versorgungsnachweis IVENA eHealth** können die Kliniken und Rettungsdienste webbasiert aktuelle Behandlungs- und Versorgungsmöglichkeiten der an das System angeschlossenen Krankenhäuser abrufen. Dies verbessert die überregionale Zusammenarbeit und visualisiert die vorhandenen Ressourcen für die Rettungskräfte, die das Krankheitsbild über die Leitstelle im Krankenhaus voranmelden können.

Das **NIDA-System** ermöglicht dagegen die elektronische Voranmeldung von Patienten bereits während des Einsatzes durch das Telemetriemodul des NIDApads. Hierbei kann der komplette Datensatz bereits von unterwegs an das Krankenhaus versendet werden (→ 8.5.2).

Diese Vorgehensweise ermöglicht gerade in kritischen Situationen eine schnellere Übernahme des Patienten in der Notaufnahme, da eine adäquatere Vorbereitung gerade bei hohem Patientenaufkommen vorab möglich ist. Organisatorische Belange können im Vorfeld bereits geklärt werden; z. B., ob ein Patient aufgrund einer MRSA-Besiedlung oder wegen gastrointestinaler Symptome isoliert werden muss oder ob bei einem ansonsten stabilen Patienten ein zeitkritisches Krankheitsbild (z. B. STEMI, Apoplex) vorliegt. Auch die administrative Aufnahme der Patienten wird durch diese Systeme deutlich beschleunigt. Vor allem bei kritisch kranken Patienten ist eine vorzeitige administrative Aufnahme ins Krankenhausinformationssystem (KIS) Voraussetzung für die raschere Einleitung von diagnostischen Maßnahmen. Neben medizinischen und administrativen Daten wird auch eine geplante Ankunftszeit des Rettungsdienstes übermittelt, das schont Ressourcen bei Pflege und Ärzten durch Abbau von unnötigen Wartezeiten.

9.6.2 Patientenübernahme/-übergabe im Krankenhaus

Die Übernahme und Übergabe der dem Rettungsdienst anvertrauten Patienten ist ein grundlegender Bestandteil der **Patientenversorgung.** Als letztes Glied der Rettungskette markiert sie die Schnittstelle zwischen dem Rettungsdienst und den vorgeschalteten bzw. nachgeschalteten Versorgungseinrichtungen (z. B. Hausarztpraxis, Pflegeheim, Krankenhaus, Notarzt). Hinsichtlich ihrer rechtlichen Bedeutung werden die Patienten in die Obhut des Rettungsdienstes übergeben oder die Verantwortung für den Patienten wird an die weiterführende Einrichtung übertragen.

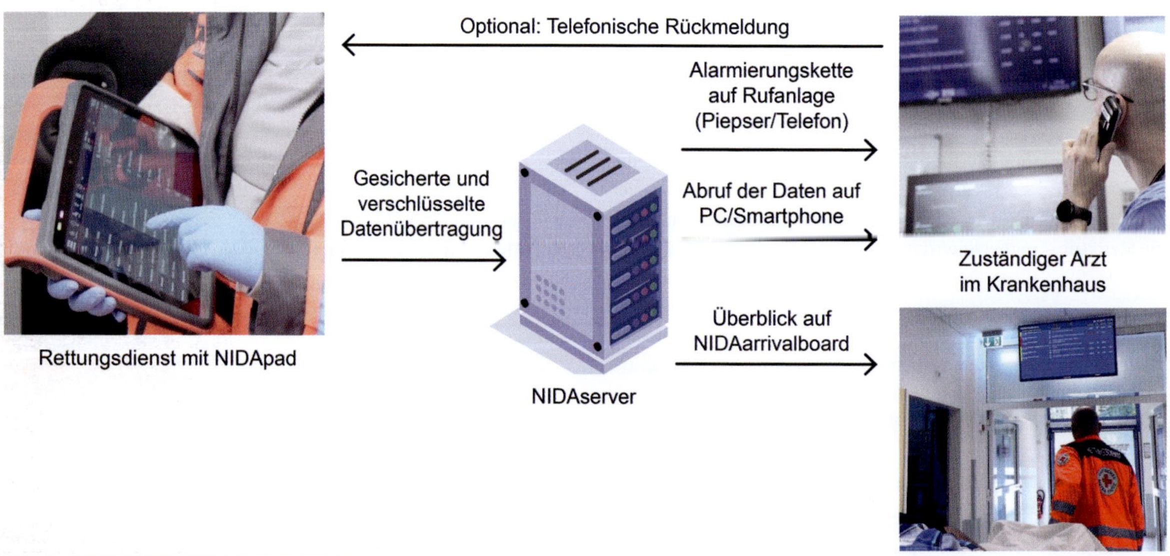

Abb. 9.35 Dateneingabe und -übertragung vom Rettungsdienst ins Krankenhaus mit NIDApad [W1379, W1035-02]

MERKE

Die weitere Patientenversorgung ist von einer genauen und vollständigen Übergabe abhängig.

Merkmale einer Patientenübergabe

Die Patientenübergabe geschieht im Krankenhaus in der Regel in der Zentralen Notaufnahme oder direkt auf der Intensivstation. Das aufnehmende Personal wird über das Notfallgeschehen, die Maßnahmen, die Therapie vor Ort und den Verlauf des Transports informiert.

MERKE

Ort und Rahmen für die Übergabe sollten so gewählt werden, dass Unbeteiligte nicht mithören können.

Das **Übergabegespräch** sollte so kurz wie möglich und so lange wie nötig geführt werden. Dabei ist es nach logischen Gesichtspunkten zu gliedern und so einfach wie möglich zu gestalten. Eine **strukturierte Übergabe** wird daher empfohlen. Durch Konzentration auf das Wesentliche, Vermeidung von Nebensächlichkeiten und durch Schilderung objektiver Tatsachen – ohne Übertreibungen und Interpretationen – nimmt das Übergabegespräch einen optimalen Verlauf:

- Vorstellen des Patienten: Name und Alter
- Grund der Einweisung: Geschehen schildern, Einweisungsschein vorzeigen
- Vitalparameter, Anfangssymptome und Verletzungszeichen (Besonderheiten und Auffälligkeiten) nennen
- Anamnese schildern, Medikamentenplan und Asservate abgeben
- Präklinische Maßnahmen und Transportverlauf schildern
- Übergabe der persönlichen Gegenstände
- Übergabe des Einsatzprotokolls

Das weiterbehandelnde und übernehmende Personal im Zielkrankenhaus entnimmt dem Einsatzprotokoll wichtige Informationen. Da die Vernetzung zwischen Rettungsdienst und Zielkrankenhaus in der Fläche noch nicht umgesetzt wird, ist die Kopie des Rettungs- oder Notarzteinsatzprotokolls immer noch der wichtigste Informationsträger.

Strukturierte Patientenübergabe

Patientenübergaben sind häufig unstrukturiert, lückenhaft und manchmal sind sie sogar fehlerhaft. Informationen drohen verloren zu gehen. Diesem Risiko soll eine logische Reihenfolge – eine Struktur – entgegenwirken.

MERKE

Eine fehlende logische Reihenfolge innerhalb des Übergabeprozesses führt zu einem Verlust von Vollständigkeit und korrektem Informationstransfer.

Bisher existieren nur in einzelnen Rettungsdienstbereichen Vorgaben und Konzepte für eine strukturierte Übergabe. Es fehlt die Evidenz für die optimale Übergabemethode, daher existieren mehrere Übergabekonzepte mit unterschiedlichen Ausrichtungen. Allen Konzepten gemeinsam ist, dass eine Patientenübergabe immer nach einem strukturierten Grundschema durchgeführt werden sollte. Zwei Schemata, die für eine strukturierte Übergabe genutzt werden können (→ Tab. 9.4 und → Tab. 9.5), seien hier vorgestellt.

Bestandteil	Bedeutung
Identifikation	Name, Alter, Geschlecht
Situation	Leitsymptom, Patientenzustand
Background	Auffindesituation, Vorerkrankungen, Medikation, Allergie (SAMPLER)
Assessment	Vitalparameter, ergriffene Maßnahmen und Verlauf (ABCDE)
Recommendation	Ergänzungen, Empfehlungen, Nachfragen

Tab. 9.4 Übergabeschema ISBAR

Bestandteil	Bedeutung
Age	Patientenalter und Name
Time	Unfallzeitpunkt
Mechanism	Symptombeginn bzw. Unfallmechanismus
Injury	Verletzungen bzw. Verletzungsmuster
Symptoms/Signs	Aktuelle Symptome, Vitalparameter nach ABCDE, Anamnese nach SAMPLER
Treatment	Angaben zur Behandlung, bisherige Maßnahmen

Tab. 9.5 Übergabeschema ATMIST

Das **ISBAR-Konzept** ist ein von der WHO empfohlenes Konzept als Hilfestellung für eine strukturierte Übergabe und beruht auf folgenden Komponenten:

- **I**dentifikation
- **S**ituation
- **B**ackground (Hintergrund)
- **A**ssessment (Bewertung und Behandlung)
- **R**ecommendations (Empfehlungen)

Das ISBAR-Schema kann durch die klare Strukturierung als Checkliste dienen, um alle wichtigen Punkte zur Patientenübergabe zu übermitteln (→ Tab. 9.4). Es ist an verschiedene Rahmenbedingungen anpassbar und inhaltlich frei gestaltbar.

Das **ATMIST-Konzept** ist als Übergabeschema eher für verletzte Patienten (Trauma) geeignet, kann jedoch auch auf andere Patienten angewandt werden. Es beruht auf den Komponenten:

- **A**lter des Patienten
- **T**ime (Zeitpunkt der Verletzung/des Notfalls)
- **M**echanismus (Verletzungsmechanismus/Umstände Symptombeginn)
- **I**njury (Verletzung)
- **S**ymptome
- **T**reatment (bisherige Maßnahmen)

Bei der Auswahl eines strukturierten Übergabekonzepts sollte man sich an persönlichen Erfahrungen und regionalen Gegebenheiten orientieren. Idealerweise sind die vorgenannten Übergabekonzepte innerhalb eines Rettungsdienstbereiches vorab in der medizinischen Versorgungskette mit den Schnittstellenpartnern abgestimmt.

9.6.3 Fehlerquellen bei Übernahme und Übergabe

Die Patientenübergabe findet immer an einer Schnittstelle innerhalb der medizinischen Versorgungkette statt, was strukturell ein großes Fehlerpotential beinhaltet, wenn Informationen über mündliche Kommunikation weitergegeben werden.

MERKE

Je häufiger die Patienteninformation in der Versorgungskette weitergegeben werden muss, umso größer ist die Gefahr des Informationsverlusts.

Erfolgt kein oder ein nur unvollständiges Übergabegespräch, muss der übernehmende, aufnehmende bzw. weiterbehandelnde Kommunikationspartner in der medizinischen Versorgungskette mit der Anamneseerhebung von vorn beginnen. Dies bedeutet in dringenden Fällen nicht nur eine unnötige Zeitverzögerung, sondern ist auch nicht immer möglich, z. B. wenn der Patient nicht auskunftsfähig ist.

So werden optimale Übergaben oder Übernahmen häufig durch eigentlich banale Ursachen gestört oder verhindert. Fehlerquellen bei Übergaben und Übernahmen sind:

- Die Übergabe erfolgt an den falschen Ansprechpartner **(fehlende Qualifikation).**
- Kurzfristig kein Ansprechpartner verfügbar **(Personalmangel)**
- Die Einsatzdokumentation ist unleserlich, fehlerhaft oder schlicht nicht mehr vorhanden **(Nachlässigkeit).**
- Die Übergabe ist unvollständig, z. B. werden wichtige Vorerkrankungen vergessen **(Unvollständigkeit).**
- Übergabe wird wegen Folgealarm abgekürzt **(Zeitdruck).**
- Es wird auf eine Übergabe verzichtet **(Ressourcenmangel).**

MERKE

Ressourcenmangel und Zeitdruck verursachen die meisten Fehlerquellen.

Um die vorgenannten Fehlerquellen zumindest im Ansatz zu vermeiden, sollten sich alle Beteiligte einig sein, dass während der Übergabe alle notwendigerweise Beteiligten anwesend sind und auch bleiben. Sie sollten gedanklich auf den Informationsaustausch eingestellt sein und zur Übergabe standardisierte Schemata nutzen, um einen Informationsverlust zu vermeiden.

IM FOKUS

Voranmeldung und Übergabe

- Eine **Voranmeldung** im Krankenhaus erfolgt nicht bei jedem Einsatz.
  - Sie ist insbesondere dann notwendig, wenn die Erkrankung entweder sehr schwer bzw. zeitkritisch ist und/oder bestimmte Ressourcen für ihre Behandlung benötigt werden.
  - **Voranmeldesysteme** können dabei helfen, diesen Prozess effektiver zu gestalten.
  - Sie ermöglichen einen Überblick der aktuellen Bettensituation und können zum Teil auch Telemetriedaten übermitteln.
- Die **Patientenübergabe** ist das letzte Glied in der rettungsdienstlichen Versorgungskette.
  - Sie erfolgt an **verschiedenen Orten,** etwa in der Notaufnahme oder auf der Intensivstation.
  - Sie sollte immer folgende **Angaben** enthalten:
    - Vorstellen des Patienten
    - Grund der Einweisung
    - Vitalparameter, Anfangssymptome und Verletzungszeichen
    - Anamnese schildern, Medikamentenplan und Asservate abgeben
    - Präklinische Maßnahmen
    - Transportverlauf schildern
    - Übergabe der persönlichen Gegenstände
    - Übergabe des Einsatzprotokolls
  - Sie kann unter Zuhilfenahme des **SBAR-** oder des **ATMIST-Schemas** strukturiert werden.
- Mögliche **Fehler bei Übergabe und Übernahme** können durch folgende Aspekte bedingt sein:
  - Übergabe erfolgt an den falschen Ansprechpartner (fehlende Qualifikation).
  - Kurzfristig kein Ansprechpartner verfügbar (Personalmangel)
  - Einsatzdokumentation ist unleserlich, fehlerhaft oder schlicht nicht mehr vorhanden (Nachlässigkeit).
  - Übergabe ist unvollständig (Unvollständigkeit).
  - Übergabe wird wegen Folgealarm abgekürzt (Zeitdruck)
  - Es wird auf eine Übergabe verzichtet (Ressourcenmangel).

WIEDERHOLUNGSFRAGEN

1. Wonach hat sich eine Rettungstechnik zu orientieren und welche Begleitumstände müssen beachtet werden? (→ 9.1)
2. Wie wird die Helmabnahme bei einem Motorradfahrer durchgeführt? (→ 9.1.1)
3. Wann muss ein Rautek-Rettungsgriff angewendet werden (→ 9.1.2)?
4. Welche Gefahren gehen von einem Rautek-Griff aus? (→ 9.1.2)
5. Wie wird der Heimlich-Handgriff im Stehen ausgeführt? (→ 9.1.2)
6. Wann ist die Thoraxkompression der Oberbauchkompression beim Heimlich-Manöver vorzuziehen? (→ 9.1.2)
7. Erläutern Sie die verschiedenen stabilen Seitenlagen und erklären Sie, wann welche anzuwenden ist. (→ 9.2.1)
8. Wie wird die Schocklage bei bewusstlosen Patienten ausgeführt? (→ 9.2.2)
9. Wie wird die Schocklage bei kardialen Erkrankungen ausgeführt? (→ 9.2.2)
10. Wie wird eine Lagerung nach Fritsch ausgeführt? (→ 9.2.5)
11. Was ist eine Vena-cava-Kompressionslagerung? (→ 9.2.6)
12. Worauf ist bei einem rückenschonenden Anheben eines Patienten zu achten? (→ 9.3.1)
13. Welche Muskeln sollten Mitarbeiter im Krankentransport in jedem Falle regelmäßig trainieren? (→ 9.3.1)

14. Wann dürfen Sie den Rautek-Griff nicht anwenden? (→ 9.3.3)
15. Welche Möglichkeiten gibt es, um einen Patienten durch ein Treppenhaus zu transportieren? (→ 9.3.4)
16. Nennen Sie mindestens drei Transferhilfsmittel und erläutern Sie den Umgang mit ihnen. (→ 9.3.4)
17. Nennen Sie die Ursachen, die zur Entstehung eines Dekubitus führen. (→ 7.4.2)
18. Welche Maßnahmen ergreifen Sie zur Vermeidung von Dekubiti auf einem Langzeittransport? (→ 9.4.2)
19. Wie sollten die betroffenen Gelenke eines Patienten mit Kontrakturen möglichst gelagert werden? (→ 9.4.2)
20. Welche Gefahr ist beim liegenden Patienten bei der Verabreichung von Nahrung und Flüssigkeit deutlich erhöht? (→ 9.4.4)
21. Erläutern Sie den Umgang mit einem Dauerkatheter während eines Krankentransports. (→ 9.4.6)
22. Welche Maßnahmen müssen bei einem verschlossenen Tracheostoma ergriffen werden? (→ 9.4.7)
23. Nennen Sie die Besonderheiten im Umgang mit Herzunterstützungssystemen. (→ 9.4.8)
24. Auf welche zwei Aspekte muss bei hochinfektiösen Erkrankungen besonders geachtet werden? (→ 9.4.12)
25. Erläutern Sie zwei mögliche Wege, um Fehlern im Verlauf eines Krankentransports vorzubeugen. (→ 9.5.1)
26. Nennen Sie die Kriterien, die ein korrekt ausgefüllter Transportschein erfüllen muss. (→ 9.5.2)
27. Worauf muss bei der Begleitung eines Transports durch Angehörige geachtet werden? (→ 9.5.4)
28. Wozu werden N-KTWs eingesetzt? (→ 9.5.5)
29. In welchen Situationen sollte eine Voranmeldung im Krankenhaus erfolgen? (→ 9.6.1)
30. Welche Voranmeldesysteme kennen Sie? (→ 9.6.1)
31. Welche Bedeutung hat das Übergabegespräch? (→ 9.6.2)
32. Mit welchen Komplikationen müssen Sie beim Transport ambulant operierter Patienten rechnen? (→ 9.6.3)

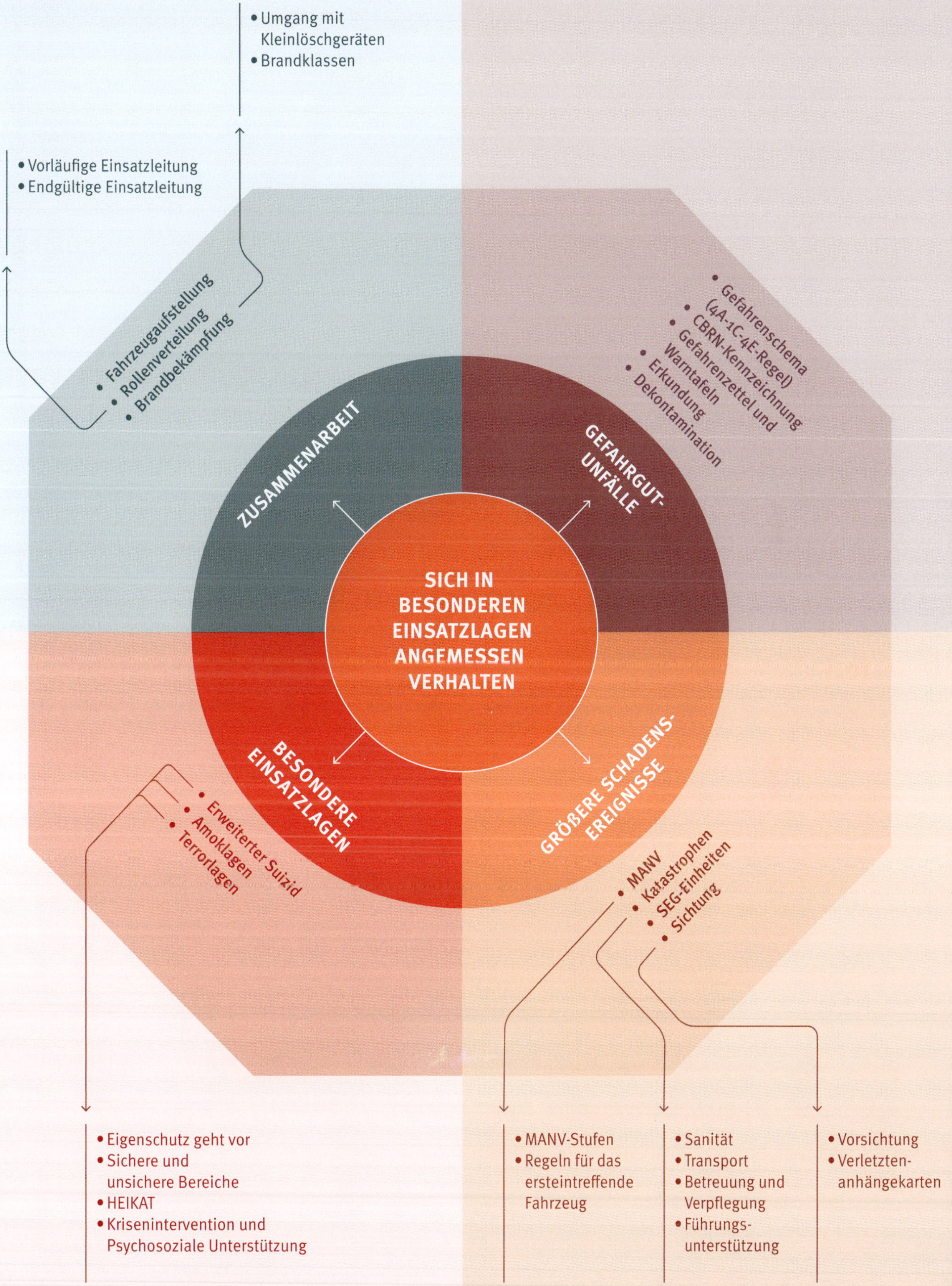

SICH IN BESONDEREN EINSATZLAGEN ANGEMESSEN VERHALTEN
ZUSAMMENARBEIT
• Fahrzeugaufstellung
• Rollenverteilung
• Brandbekämpfung
• Vorläufige Einsatzleitung
• Endgültige Einsatzleitung
• Umgang mit Kleinlöschgeräten
• Brandklassen
GEFAHRGUT-UNFÄLLE
• Gefahrenschema (4A-1C-4E-Regel)
• CBRN-Kennzeichnung
• Gefahrenzettel und Warntafeln
• Erkundung
• Dekontamination
BESONDERE EINSATZLAGEN
• Erweiterter Suizid
• Amoklagen
• Terrorlagen
• Eigenschutz geht vor
• Sichere und unsichere Bereiche
• HEIKAT
• Krisenintervention und Psychosoziale Unterstützung
GRÖßERE SCHADENS-EREIGNISSE
• MANV
• Katastrophen
• SEG-Einheiten
• Sichtung
• MANV-Stufen
• Regeln für das ersteintreffende Fahrzeug
• Sanität
• Transport
• Betreuung und Verpflegung
• Führungs-unterstützung
• Vorsichtung
• Verletzten-anhängekarten

10

SICH IN BESONDEREN EINSATZLAGEN ANGEMESSEN VERHALTEN

Tobias Sambale

FALLBEISPIEL

Sie werden zu einem Unfall auf der Autobahn gerufen. Das ersteintreffende Rettungsmittel gibt, während Sie sich noch auf der Anfahrt befinden, eine erste Rückmeldung über Funk durch. Es handelt sich um einen Unfall, bei dem zwei Pkws und ein Tanklastzug beteiligt sind. Insgesamt kann von fünf Verletzungen ausgegangen werden. Es läuft eine unbekannte Chemikalie aus. Weitere Rettungsmittel und zusätzliche Kräfte der Feuerwehr werden benötigt.
Als Sie an der Einsatzstelle eintreffen, sind noch nicht alle nachgeforderten Kräfte vor Ort. Sie melden sich beim ersteintreffenden RTW, der die kommissarische Einsatzleitung übernommen hat. Die Kollegen weisen Ihr Team an, die Patienten soweit möglich an einem Ort zu sammeln und auf diese Weise zu verhindern, dass sie sich der Gefahrenstelle nähern. Glücklicherweise sind die Patienten gehfähig, sodass dies ohne Gefährdung für Sie oder Ihren Teampartner möglich ist. Auch der Fahrer des Tanklastzugs gehört zu den Patienten. Er scheint nur leicht verletzt zu sein und kann Auskunft über die transportierte Chemikalie geben. Sie geben diese Informationen ohne Zeitverzögerung an die kommissarische Einsatzleitung weiter, damit diese gegebenenfalls weitere Kräfte nachfordern kann. Da die transportierte Chemikalie brennbar ist, achten alle Einsatzkräfte verstärkt auf Rauchentwicklung. Sie bringen vorsichtshalber den Handfeuerlöscher aus dem RTW zum Verletztensammelpunkt, während Ihre Teampartnerin die vorgesichteten Patienten prioritätenorientiert versorgt. Mit allen weiteren technischen Maßnahmen wird auf die Kräfte der Feuerwehr gewartet.

LERNZIELE

- Wichtige Beispiele für Gefahrensituationen im Einsatz anhand des Gefahrenschemas nennen
- Die Grundregeln der Zusammenarbeit an der Einsatzstelle beschreiben
- Die eigenen Möglichkeiten bei der Brandbekämpfung nennen
- Gefahrgutunfälle und CBRN-Lagen überblicken und situativ einschätzen
- Gefahrgutkennungen überblicken und einschätzen
- Die GAMS-Regel erläutern und anwenden
- Den Führungskreis kennen und situativ anwenden
- Erkundung und Rückmeldung überblickend erläutern
- Das Vorgehen im Rahmen eines MANV beschreiben
- Wichtige Funktionen und Führungsstrukturen beschreiben
- Die Bedeutung von Sichtung und Zuweisung darstellen
- Die besondere Vorgehensweise bei Großschadensereignissen anwenden

Neben der Behandlung und vor allem der Beförderung von Patienten sind im Rettungsdienst viele weitere Aufgaben zu bewältigen. Dabei bildet das Themengebiet der **Gefahrenlehre** einen großen Teil der Aus- und Weiterbildung zur Entwicklung eines Gefahrenbewusstseins, zur Sensibilisierung für die Wahrnehmung und Auswertung von Gefahrensignalen und zum Training von Verhaltensmustern für gefährliche Situationen. Ziel der Gefahrenlehre ist es, Gefahren zu erkennen, Gefahren zu bewältigen und Gefahren zu vermeiden.

10.1 Gefahren an der Einsatzstelle

In den meisten rettungsdienstlichen Einsätzen ist der Patient frei zugänglich. Jedoch treten immer wieder Einsatzlagen auf, in denen zunächst die **technische Rettung** des Patienten erfolgen muss. Insbesondere an diesen Einsatzstellen sind besondere Gefahren zu erwarten. Hier steht nicht die medizinische Versorgung im Vordergrund, sondern die Abwägung, ob eine Annäherung für das Rettungsfachpersonal überhaupt möglich ist. Aber auch vermeintlich sichere Einsatzstellen, an denen keine technische Rettung notwendig ist, können bestimmte Gefahren bergen. Angstreaktionen oder biologische Gefahren, wie Infektionserkrankungen, spielen in vielen scheinbar alltäglichen Einsätzen eine Rolle.

Oftmals ist es schwierig, zunächst eine gründliche **Risikoanalyse** zu erstellen und nicht dem im Einsatz entstehenden Handlungsdruck nachzugeben. Dennoch sollte sie unbedingt immer erfolgen. Eine Möglichkeit der systematischen Erfassung möglicher Gefahren der Einsatzstelle stellt das **Gefahrenschema** dar.

MERKE

Gefahrenschema (4A-1C-4E-Regel)

- **A**temgifte
- **A**usbreitung
- **A**tomare Gefahren
- **A**ngstreaktionen
- **C**hemische Gefahren
- **E**lektrizität
- **E**xplosion
- **E**insturz
- **E**rkrankung/Verletzung

Je nach Literatur wird die 4A-1C-4E-Regel durch Hinzufügen von

- **A**bsturz,
- **B**iologische Gefahren,
- **E**rtrinken/Wassergefahren

zur 5A-1B-1C-5E-Regel erweitert.

Das Gefahrenschema hilft bei konsequenter Anwendung, mögliche Gefahren der Einsatzstelle zu erkennen und sich davor zu schützen.

PRAXISTIPP

Beispiele für Gefahren an Einsatzstellen

- **Atemgifte:** Wohnungsbrände, Fahrzeugbrände, Unfälle in Schwimmbädern (Chlor)
- **Ausbreitung:** alle Brandeinsätze, auslaufende Flüssigkeiten, Infektionskrankheiten
- **Atomare Gefahren:** Straßenverkehr, radiologische/nuklearmedizinische Arztpraxen, Industriegebäude
- **Angstreaktionen:** Verkehrsunfälle, Massenveranstaltungen

- **Absturz:** Höhenrettung, Absturzsicherung
- **Biologische Gefahren:** Infektionserkrankungen, Tiere
- **Chemische Gefahren:** Unfälle auf den Verkehrsträgern, Industrieanlagen, Lagerhallen
- **Elektrizität:** Bahnunfälle, Betriebsunfälle, Hausunfälle
- **Explosion:** Gasausströmung (→ Abb. 10.1), Brandeinsätze, Unfälle mit gefährlichen Stoffen
- **Einsturz:** Unfälle auf Baustellen, Gebäudeeinstürze, Hochbauunfälle
- **Erkrankung/Verletzung:** bei allen vorstehenden Beispielen möglich
- **Ertrinken/Wassergefahren:** Tauch- und Wassersport

Die Gefahren der Einsatzstelle wirken sowohl auf die **Einsatzkräfte** als auch auf die **betroffenen Personen.** An jeder Einsatzstelle ist abzuwägen, ob das Gefährdungspotenzial ein Risiko für die Einsatzkräfte darstellt oder der Zugang zum Patienten ohne Eigengefährdung möglich ist. Im Zweifelsfall muss das Eintreffen der **Feuerwehr** oder anderer benötigter Kräfte abgewartet werden.

Die → Abb. 10.2 und → Abb. 10.3 zeigen verschiedene Szenarien, in denen sicherheitsrelevante Aspekte vernachlässigt werden.

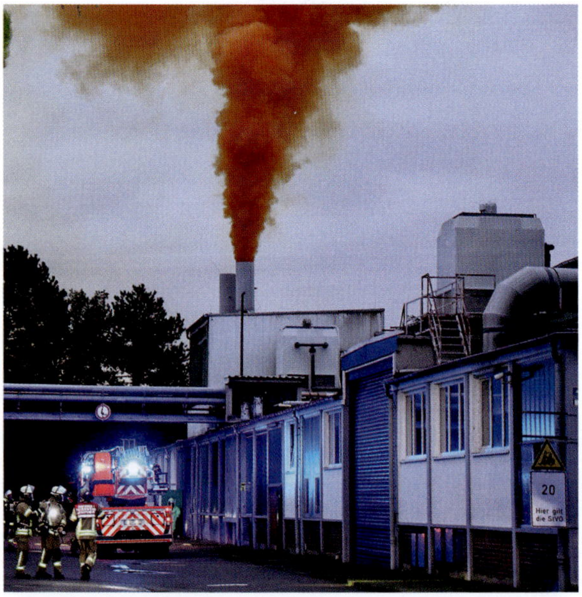

Abb. 10.1 Giftgasunfall mit Austritt von Nitrose-Gasen [O429]

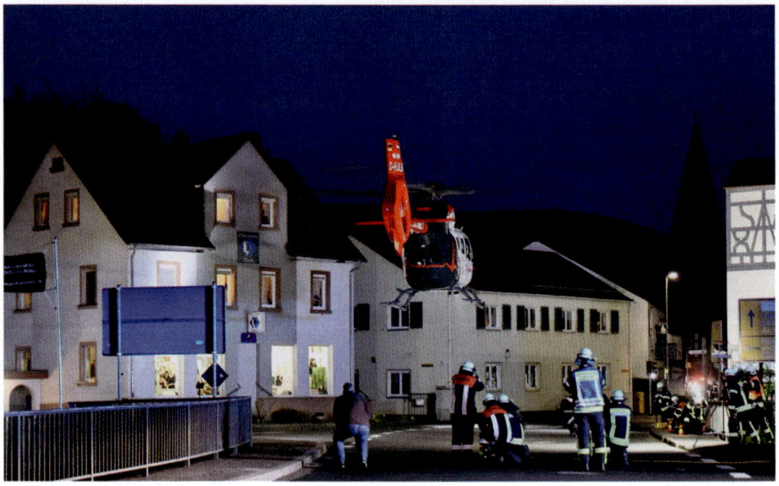

Abb. 10.2 Einsatzstelle bei Nacht (M235)

(← Hubschrauberlandung bei Nacht in Personennähe)

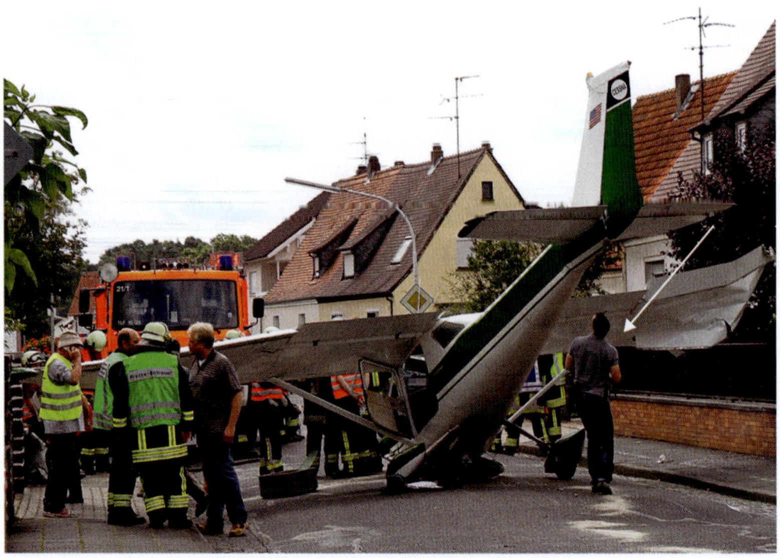

Abb. 10.3 Absturz eines Kleinflugzeugs [O429]

(← Es befindet sich eine Person unter dem nicht gesicherten Heck.)

Schauen Sie auf die einzelnen Bilder und überlegen Sie, welche Dinge Ihnen auffallen.

10.2 Zusammenarbeit an der Einsatzstelle

Besonders im Bereich der **technischen Rettung** ist die Zusammenarbeit mit der **Feuerwehr** erforderlich. Hier kann es insbesondere dann zu Konflikten kommen, wenn Rettungsdienst und Feuerwehr voneinander abweichende Vorstellungen zur Einsatzabwicklung haben und in unterschiedlichen Führungsstrukturen „denken und handeln". Grundsätzlich ist der **Einsatzleiter der Feuerwehr** bei Einsätzen mit technischer Rettung auch **Gesamteinsatzleiter** und trägt somit die Verantwortung für alle Entscheidungen im Einsatzverlauf. Um die Zusammenarbeit möglichst reibungslos zu gestalten, sollten folgende **Regeln** beachtet werden:

- Nach Eintreffen umgehend beim Einsatzleiter melden.
- Gemeinsame Lagefeststellung/Lagebeurteilung vornehmen.
- Ablauf der rettungsdienstlichen Versorgung festlegen.
- Ablauf der technischen Rettung festlegen.
- Raumordnung an der Einsatzstelle etablieren.

An gemeinsamen Einsatzstellen ist die **Fahrzeugaufstellung** immer wieder eine typische Ursache von Problemen und Konflikten, was die Zusammenarbeit erschwert bzw. verkompliziert. Grundsätzlich müssen die Fahrzeuge der Feuerwehr direkt an die Einsatzstelle heranfahren können und verlassen die Einsatzstelle erst nach Einsatzende. Für die **Fahrzeuge des Rettungsdienstes** gilt daher der Grundsatz, diese in ausreichendem Abstand zur Einsatzstelle und ggf. in Schrägparkposition abzustellen (→ Abb. 10.4). Diese Vorgehensweise stellt sicher, dass alle Rettungsmittel auch während des Einsatzes mit Patienten die Einsatzstelle ungehindert verlassen können.

IM FOKUS

Gefahren und Zusammenarbeit an der Einsatzstelle

- Gefahren an der Einsatzstelle sind eine besondere Herausforderung im rettungsdienstlichen Alltag.
  - Um Gefahren an unterschiedlichen Einsatzstellen einzuschätzen, bietet sich das **Gefahrenschema (4A-1C-4E-Regel)** an.
    - **A**temgifte
    - **A**usbreitung
    - **A**tomare Gefahren
    - **A**ngstreaktionen
    - **C**hemische Gefahren
    - **E**lektrizität
    - **E**xplosion
    - **E**insturz
    - **E**rkrankung/Verletzung
  - Auch eine **Erweiterung zur 5A-1B-1C-5E-Regel** ist möglich:
    - **A**bsturz
    - **B**iologische Gefahren
    - **E**rtrinken/Wassergefahren
- Um im Rahmen von Gefahrensituationen oder technisch aufwändigen Einsatzlagen handlungsfähig zu bleiben, muss großer Wert auf eine **gute Zusammenarbeit an der Einsatzstelle** gelegt werden.
  - Hierbei können folgende **Regeln** hilfreich sein:
    - Nach Eintreffen umgehend beim Einsatzleiter melden.
    - Gemeinsame Lagefeststellung/Lagebeurteilung vornehmen.
    - Ablauf der rettungsdienstlichen Versorgung festlegen.
    - Ablauf der technischen Rettung festlegen.
    - Raumordnung an der Einsatzstelle etablieren.
  - Zudem ist die **richtige Fahrzeugaufstellung** ein wesentlicher Eckpfeiler für eine gelungene und effiziente Zusammenarbeit.

10.3 Brandbekämpfung

Wie kaum eine andere Gefahr an der Einsatzstelle erfordert ein **Entstehungsbrand** sofortiges und entschlossenes Eingreifen des Rettungsfachpersonals (→ Abb. 10.5). Insbesondere wenn Personen durch das Feuer gefährdet sind, kann das Eintreffen der Feuerwehr nicht abgewartet werden. Das dem Rettungsfachpersonal immer zur Verfügung stehende Löschgerät ist der **Feuerlöscher,** ein sog. **Kleinlöschgerät**.

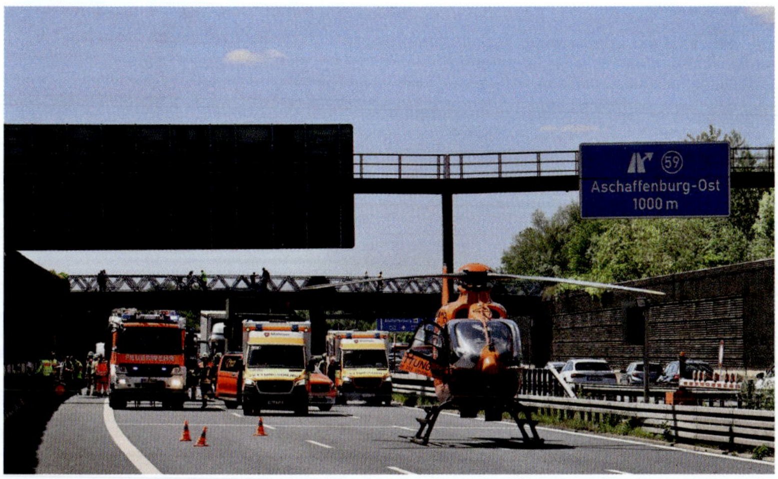

Abb. 10.4 Autobahnunfall (LKW-Unfall/PKL). Fahrzeuge der Feuerwehr unmittelbar an der Einsatzstelle, umgeben von Rettungsdienstfahrzeugen in ausreichendem Abstand zur Einsatzstelle. [M235]

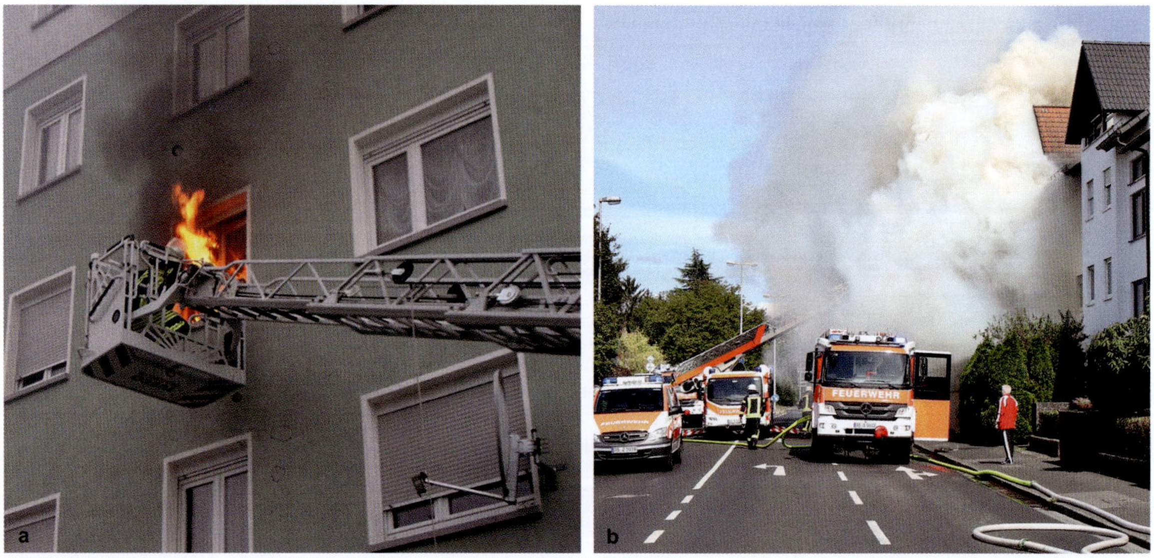

Abb. 10.5 a) Bei diesem Zimmerbrand ist der schwarze Rauch gut erkennbar. Er ist, auch falls man keine Flammen sehen sollte, ein Hinweis darauf, dass das Feuer noch nicht gelöscht ist. b) Weißer Rauch ist oftmals kein Rauch, sondern Wasserdampf. Aber Achtung: Einige Chemikalien verursachen beim Verbrennen wirklich weißen Rauch. [a: O429, b: M235]

Nach DIN EN 1789 befindet sich auf jedem Rettungswagen ein **Pulverlöscher** mit 8 kg Löschpulvervorrat. Das Löschmittelpulver wird durch gespeicherte oder bei Inbetriebnahme erzeugte Druckenergie ausgestoßen. Feuerlöscher dienen grundsätzlich nur der Bekämpfung von Entstehungsbränden. Aufgrund des begrenzten Vorrats an Löschmittel haben sie nur eine Löschdauer von wenigen Sekunden. Deswegen muss man einige wichtige taktische **Grundregeln** einhalten, um den größtmöglichen Löscherfolg zu erzielen.

MERKE

Taktische Regeln für die Brandbekämpfung
- Immer mit der Windrichtung vorgehen!
- Löschmittel von vorne und unten beginnend in die Flammen einbringen!
- Löschmittel gezielt auf den Brandherd geben!
- Löschmittel stoßweise aufbringen!
- Löschmittelreserven für Rückzündungen bereithalten!

Neben dem Pulverlöscher in verschiedenen Größen kommen, je nach Brandklasse, auch Kohlendioxidlöscher, Wasserlöscher und Schaumlöscher sowie Löscher mit speziellen Löschmitteln für besondere Gefährdungspotenziale zum Einsatz. Um die Löschmittel den verschiedenen Brandgeschehen eindeutig zuordnen zu können, wurden alle brennbaren Stoffe verschiedenen **Brandklassen** zugeteilt.

MERKE

Brandklasseneinteilung
- Brandklasse A: brennbare feste Stoffe
- Brandklasse B: brennbare flüssige/flüssig werdende Stoffe
- Brandklasse C: brennbare Gase
- Brandklasse D: brennbare Leichtmetalle
- Brandklasse F: Fettbrände

Das **Ablöschen von Personen** ist bei allen aufgeführten Löschmitteln unbedenklich; die im Rettungsdienst genutzten Löschmittel sind nicht gesundheitsschädlich. Sie sollten jedoch nicht direkt im Gesichtsbereich eingesetzt werden. Sowohl die mechanischen als auch die löschmittelspezifischen Eigenschaften (z. B. bei feinkörnigem Löschpulver) könnte Reizungen der Schleimhäute und der Augen verursachen. Das Einatmen der Brandgase oder die thermischen Verletzungen durch das Feuer müssen als größere Gefahr für den Patienten angesehen werden.

MERKE

Löschen von Personenbränden (gemäß BGN)
- Brennende Person am Weglaufen hindern. [...]
- Auf keinen Fall eine Löschdecke verwenden. Sie ist bei einem Personenbrand nicht geeignet. Sie bringt sogar zusätzliche Gefahren. Beim Andrücken der Decke werden brennende oder glühende Stoffteile intensiv auf die Haut gepresst. [...]
- Immer einen Feuerlöscher benutzen. [...]

So löschen Sie eine brennende Person richtig:
- Einen Mindestabstand von 2–3 m zur brennenden Person einhalten.
- Das Gesicht möglichst nicht mit dem Löschmittel beaufschlagen.
- Den ersten Löschimpuls auf den Oberkörper (Brust und Schulter) richten. So schützt man Hals und Kopf vor den hochzündelnden Flammen.
- Anschließend den Löschstrahl am Körper weiter nach unten und zu den Seiten führen.
- Gebrauchsanleitung des Feuerlöschers beachten.

Durch rasches und überlegtes Handeln lassen sich viele Entstehungsbrände unter Kontrolle bringen. Dafür ist der sichere Umgang mit dem Feuerlöscher, neben dem taktischen Wissen zur BrandbekämpfungVoraussetzung für den Erfolg. Generell

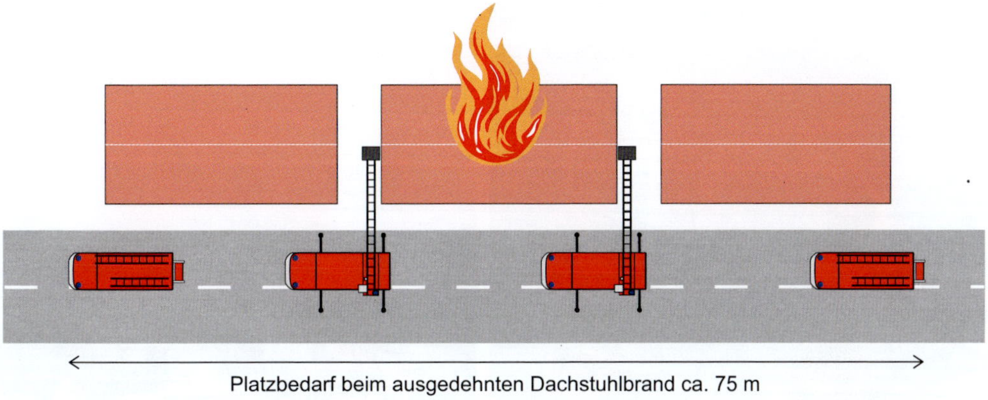

Abb. 10.6 Platzbedarf der Feuerwehr bei einem ausgedehnten Dachstuhlbrand [L143]

gilt bei Bränden, unabhängig von ihrer Größe, dass eine enge Absprache mit der Feuerwehr erfolgen muss.

Der **Platzbedarf** an jeder Einsatzstelle ist unterschiedlich. Insbesondere das ersteintreffende Rettungsmittel muss unbedingt vorausschauend handeln und sich in gebotenem Abstand positionieren (→ Abb. 10.6).

10.4 Gefahrgutunfälle und Rettungsdienst

Im Rettungsdienst kommt es immer wieder zu Einsätzen, in denen der **Umgang mit gefährlichen Stoffen und Gütern** eine Rolle spielt, z. B. im Rahmen von Unfällen im Straßenverkehr oder in gewerblichen Bereichen. Da diese Einsätze selten sind, fehlen dem Rettungsdienstpersonal oftmals entsprechende Bewältigungsstrategien. Hinzu kommen Gefahren, die nicht direkt erkennbar sind und daher übersehen werden können.

Auch sind Situationen denkbar, in denen Patienten mit gefährlichen Stoffen in Berührung gekommen sind. Patienten können eingeklemmt und/oder schwer verletzt, aber bedingt durch die Gefährlichkeit der transportierten Güter, für den Rettungsdienst nicht zugänglich sein. In diesen Einsatzlagen sind die enge Zusammenarbeit mit der Feuerwehr, ein Basiswissen im Umgang mit gefährlichen Stoffen und Gütern sowie eine klar strukturierte Vorgehensweise von entscheidender Bedeutung für den rettungsdienstlichen Einsatzerfolg.

Unter dem Kürzel **CBRN** lassen sich die in → Tab. 10.1 aufgeführten Gefahrstoffgruppen klassifizieren.

Insbesondere die Unterscheidung zwischen „radiologisch“ und „nuklear“ ist sehr technisch. Laut Bundesamt für Bevölkerungsschutz und Katastrophenhilfe ist die Abgrenzung folgende:

- Nuklear: Kernwaffenexplosionen und deren Folgewirkungen sowie radioaktive Stoffe des nuklearen Kreislaufs
- Radiologisch: weitere [radiologische] Ausbringungsarten, vorrangig in Form einer radioaktiven Dispersionsvorrichtung (z. B.: „Schmutzige Bombe“)

Buchstabe	Gefahrstoffe
C	Chemisch
B	Biologisch
R	Radiologisch
N	Nuklear

Tab. 10.1 Gefahrstoffe

10.4.1 Kennzeichnung gefährlicher Stoffe und Güter

Gefährliche Stoffe und Güter begegnen dem Rettungsdienst im Bereich nahezu aller Verkehrsträger, insbesondere aber auf der Schiene und der Straße. Etwa 60 % aller gefährlichen Stoffe und Güter werden auf der Straße transportiert. Der übrige Teil findet wird über Bahn und Seewege versendet. Der **Transport** erfolgt grundsätzlich in zwei Formen:

- als **Stückgut** (flüssig, fest oder gasförmig) auf entsprechenden Lastkraftwagen oder
- als **Flüssigkeit** oder **Gas** in Tankfahrzeugen.

Unter bestimmten Bedingungen unterliegen Transporte gefährlicher Stoffe und Güter einer **Kennzeichnungspflicht.** Die Kennzeichnung wurde mittlerweile EU-weit vereinheitlicht, sodass auch das von Fahrzeugen aus Anrainerstaaten ausgehende Gefahrenpotenzial eindeutig erkennbar sein sollte. In der Praxis bleibt die Stoffidentifikation manchmal dennoch ein großes Problem, da die Kennzeichnung durch Spediteure und Fahrer nicht in jedem Fall konsequent eingehalten wird.

Kennzeichnung an der Verpackung

Die Kennzeichnung eines Gefahrguts erfolgt an der Verpackung mittels eines **Gefahrenzettels.** Hierbei handelt es sich um ein auf die Spitze gestelltes Quadrat. Darauf findet sich ein meist eindeutiges Symbol, das die vom Stoff ausgehende Gefahr beschreibt (→ Abb. 10.7). Bei Tankfahrzeugen oder Aufsetztanks sind ein oder mehrere Gefahrenzettel auch am Tank angebracht.

Kennzeichnung am Transportfahrzeug

Unter bestimmten Voraussetzungen ist auch eine Kennzeichnung des Transportfahrzeugs erforderlich. Diese erfolgt über eine in zwei Hälften geteilte orangefarbene **Warntafel.** In der oberen Hälfte steht die Nummer zur Kennzeichnung der Gefahr und in der unteren Hälfte die Nummer zur Kennzeichnung des Stoffes (→ Abb. 10.8).

Explosionsgefährlich

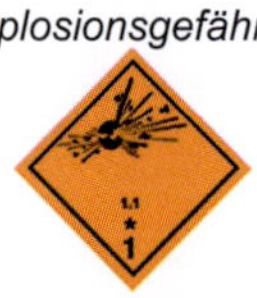

Explosionsgefährlich Unterklasse 1.4

Explosionsgefährlich Unterklasse 1.5

Nichtbrennbare Gase ****

Feuergefährlich (Entzündbare flüssige Stoffe) ****

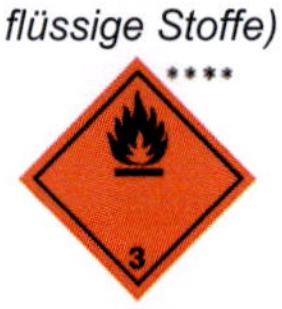

Feuergefährlich (Entzündbare feste Stoffe)

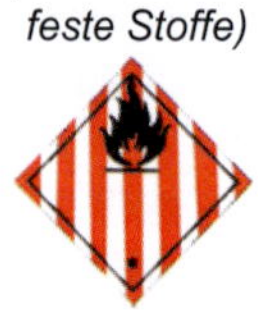

Selbstentzündlich

Entzündbare Gase bei Berührung mit Wasser ****

Entzündend wirkende Stoffe oder organische Peroxide

Giftig

Gesundheits-schädlich

Infektiös

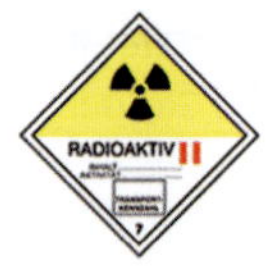

Ätzend

Verschiedene gefährliche Stoffe

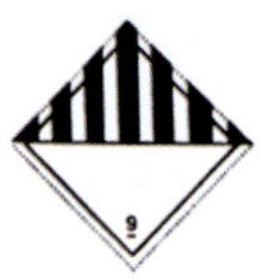

Radioaktive Stoffe: Bei Schädigung der Versandstücke gesundheitsgefährdende Wirkung bei Aufnahme in den Körper, beim Einatmen und beim Berühren freigewordener Stoffe oder kontaminierter Gegenstände. Bei radioaktiven Stoffen, die mit 2 oder 3 roten Balken gekennzeichnet sind, Gefahr der Strahleneinwirkung auf Entfernung.

Wie sind Gefahrguttransporte zu erkennen?
Versandstücke/Fahrzeuge

Gefährliche Güter sind so zu kennzeichnen, daß sie als solche erkannt werden. Diese Kennzeichnung erfolgt bei **Versandstücken und Fahrzeugen** in allen Bereichen mit Gefahrzetteln.

Die Gefahrzettel können zusätzlich eine Aufschrift in Zahlen (oder Buchstaben), die auf die Gefahrklasse (oder bei Explosivstoffen die sogenannten Verträglichkeitsgruppen) hinweisen, tragen.

Häufig müssen Versandstücke aufgrund anderer Rechtsvorschriften zusätzlich gekennzeichnet sein, z. B. mit Hinweisen auf die besonderen Gefahren des Gutes, gegebenenfalls auch mit orangefarbenen Gefahrsymbolen nach der Gefahrstoffverordnung.

Versandstücke im Seeschiffsverkehr, die Meeresschadstoffe enthalten, sind ebenfalls zu markieren.

Bei Gefahr:
Kennzeichen an Polizei/Feuerwehr weitergeben!

*) *Angabe der Gefahrklasse*
**) *Unterklasse und Verträglichkeitsgruppe*
***) *Verträglichkeitsgruppe*
****) *Farbe des Symbols weiß oder schwarz*

Abb. 10.7 Beispiele für Gefahrenklassen

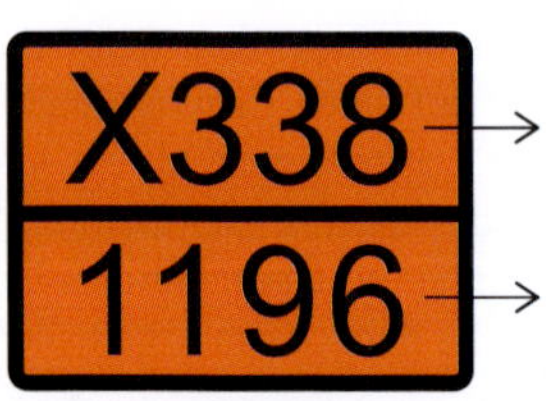

Nummer zur Kennzeichnung der Gefahr (Gefahrnummer/Kemmlerzahl)

Nummer zur Stoffkennzeichnung (UN-Nummer/Stoffnummer)

Abb. 10.8 Warntafel

Gefahrkennzeichnung

Die Nummer zur Kennzeichnung der Gefahr besteht aus zwei oder drei Ziffern. Die Verdopplung einer Ziffer weist auf die Zunahme der Gefahr hin. Die erste Ziffer beschreibt die **Hauptgefahr,** die zweite Ziffer die **Nebengefahr.** Wenn die Gefahr eines Stoffes ausreichend von einer einzigen Ziffer angegeben werden kann, wird dieser Ziffer eine Null angefügt.

Das **„X"** vor der Gefahrnummer weist darauf hin, dass der Stoff in gefährlicher Weise mit **Wasser** reagiert. Die Kennzeichnung mit dem Buchstaben „X" hat also auch rettungsdienstliche Bedeutung: Kontaminierte Patienten dürfen nicht mit Wasser dekontaminiert werden. Ist ein Patient mit einer so gekennzeichneten Substanz in Berührung gekommen, muss er auch schnellstmöglich gegen Regen geschützt werden.

Findet sich an einem **Stückgutfahrzeug** oder einem **Tanklastzug** eine leere, aber sichtbare orange Warntafel, werden auf diesem Fahrzeug unterschiedliche gefährliche Stoffe und Güter transportiert. Soweit es sich um Fahrzeuge mit mehreren Kammern handelt, ist an Tanklastzügen seitlich an jeder Kammer eine weitere Warntafel mit der Kennzeichnung des Stoffes in der jeweiligen Kammer montiert. Bei Stückgutfahrzeugen findet sich die Stoffkennzeichnung am Stückgut auf der Ladefläche.

MERKE

Bedeutung der Warntafel-Kennziffern

- **2:** Entweichen von Gas durch Druck oder durch chemische Reaktion
- **3:** Entzündbarkeit von flüssigen Stoffen (Dämpfen) und Gasen
- **4:** Entzündbarkeit fester Stoffe
- **5:** oxydierende (brandfördernde) Wirkung
- **6:** Giftigkeit
- **7:** Radioaktivität
- **8:** Ätzwirkung
- **9:** Gefahr einer spontanen heftigen Reaktion
- **0:** ohne Bedeutung

Stoffkennzeichnung

Die Nummer zur Kennzeichnung des Stoffes besteht immer aus vier Ziffern, mit Ausnahme der Kennzeichnung von Explosivstoffen und explosionsfähigen Stoffen, die lediglich mit drei Ziffern dargestellt werden. Die **Identifikation** des Stoffes erfolgt mithilfe von **Datenbanken** oder in **Nachschlagewerken,** die jeweils in den Leitstellen vorgehalten werden.

PRAXISTIPP

Beispiele für Nachschlagewerke

- Nüßler HD: Gefahrgut-Ersteinsatz. 11. A. Hamburg: Storck, 2024
- Kühn R, Birett K: Gefahrgut-Schlüssel. Landsberg: ecomed, 2025

Als Onlinequellen sind sehr empfehlenswert:

- GESTIS-Stoffdatenbank der Deutschen Gesetzlichen Unfallversicherung (https://gestis.dguv.de/)
- Datenbank Gefahrgut der Bundesanstalt für Materialforschung und -prüfung (https://www.dgg.bam.de/quickinfo/de/)

Transportunfall-, Informations- und Hilfeleistungssystem

Eine zusätzliche Informations- und Beratungsquelle bei Unfällen mit gefährlichen Stoffen und Gütern ist das von der chemischen Industrie ins Leben gerufene **Transportunfall-, Informations- und Hilfeleistungssystem (TUIS).** Ziel dieses Informationssystems ist eine Regelung der Zusammenarbeit zwischen öffentlichen Feuerwehren und den Experten der chemischen Industrie bei Transportunfällen auf allen Verkehrswegen. Die Hilfe erfolgt auf Anforderung durch die zuständige **Leitstelle** in drei Stufen:

- Fachberatung am Telefon
- Beratung am Unfallort
- Beratung und aktive Hilfe mit Firmenausrüstung am Unfallort

Weitere Informationen über TUIS und die angeschlossenen Firmen sind zu erhalten beim Verband der Chemischen Industrie e. V. in Frankfurt/Main, Telefon: 069/2556-0, Homepage: www.vci.de.

Neben möglicher Unterstützung der Feuerwehr in technischen Fragen kann auch der Rettungsdienst über dieses Informationssystem **stoffspezifische und medizinische Versorgungsinformationen** erhalten.

10.4.2 Taktische Vorgehensweise

Die wichtigste Regel bei Gefahrgutunfällen ist die GAMS-Regel, die in allen denkbaren Szenarien Anwendung findet:

MERKE

GAMS-Regel

Gefahr erkennen.
Absperren.
Menschenrettung, wenn möglich.
Spezialkräfte nachfordern.

Aufgrund der Gefahrenvielfalt, die von vielen gefährlichen Stoffen und Gütern ausgeht, hängt der Einsatzerfolg stark von der Vorgehensweise ab. Hier sind grundsätzlich zwei Szenarien für den Rettungsdienst denkbar, in denen unterschiedliche taktische Vorgehensweisen gefordert sind.

Gefahrgutunfall bekannt

Wird der Rettungsdienst zu einem bei der Alarmierung bekannten Gefahrgutunfall nachgefordert, befindet sich die Feuerwehr unter Umständen bereits an der Einsatzstelle. In diesem Fall muss das Fahrzeug mit ausreichendem Abstand zur Einsatzstelle aufgestellt werden. Anschließend meldet sich der Fahrzeugführer des RTW oder NEF beim **Einsatzleiter der Feuerwehr.** Das weitere Vorgehen wird hier festgelegt. Es dürfen darüber hinaus keine eigenmächtigen Entscheidungen getroffen werden. Befindet sich die schon alarmierte Feuerwehr noch nicht vor Ort, muss deren Eintreffen vor weiteren Maßnahmen abgewartet werden.

Gefahrgutunfall nicht bekannt

Wesentlich komplizierter stellt sich die Lage dar, wenn die Einsatzmeldung der Leitstelle nicht auf einen Gefahrgutunfall schließen ließ bzw. dieser durch die Leitstelle nicht als ein solcher erkannt wurde. Die Besatzung des eintreffenden Rettungsmittels sollte daher bei Verkehrsunfällen, Eisenbahnunfällen oder Einsätzen auf Lastschiffen oder im Bereich von Lagerhallen immer auf folgende **Hinweise** achten:

MERKE

Mögliche Hinweise auf einen Gefahrgutunfall

- Sind Lastkraftwagen, Tanklastfahrzeuge, Kesselwaggons, Tankschiffe oder Lagerhallen beteiligt?
- Ist Qualm- oder Rauchentwicklung erkennbar?
- Sind ausgetretene Substanzen erkennbar?
- Sind besondere Gerüche/Geräusche wahrnehmbar?
- Stehen Personen mit auffälligen Verhaltensweisen (z. B. Reizhusten) an der Einsatzstelle?

Diese Aufzählung ist nicht vollständig. Durch Beachtung vorstehender Hinweise wird aber zumindest die Gefahr reduziert, unbemerkt in eine Einsatzsituation zu geraten, die für die Einsatzkräfte ein hohes **Gefahrenpotenzial** birgt.

Können eine oder mehrere der vorstehenden Fragen mit „Ja" beantwortet werden, muss abgewogen werden, ob eine weitere Erkundung ohne Selbstgefährdung überhaupt durchführbar ist. Die Einsatzstelle sollte dann weiträumig umgangen und von mehreren Seiten erkundet werden, bevor eine Annäherung erfolgt (→ Abb. 10.9). Im Rahmen der **Erkundung** sind folgende Fragestellungen für die weitere Einsatzentwicklung wichtig:

MERKE

Erkundung Gefahrgutunfall

- Sind Art und Umfang des Geschehens bekannt?
- Sind Personen betroffen und/oder kontaminiert?
- Sind Personen eingeklemmt?
- Ist die Kennzeichnung des/der Fahrzeuge sichtbar?
- Tritt Substanz aus und, wenn ja, in welcher (geschätzten) Menge?
- Sind sonstige Gefahren erkennbar?

Insbesondere bei **Gefahrgutunfällen** muss nach der Erkundung sofort eine **Rückmeldung** an die Leitstelle erfolgen. Die Rückmeldung sollte das Erkundungsergebnis wiedergeben und so abgefasst sein, dass sich der **Leitstellendisponent** ein Bild von der Lage vor Ort machen kann. Je schneller und präziser die Rückmeldung abgesetzt wird, umso exakter kann der Leitstellendisponent die notwendigen Einsatzkräfte auswählen und alarmieren.

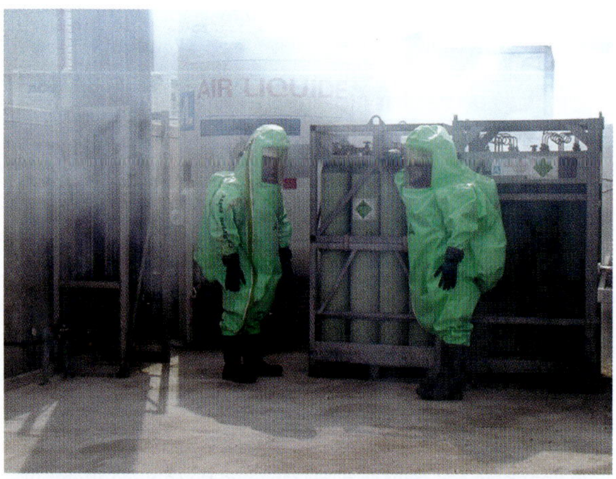

Abb. 10.9 Auf Erkundung bei einem Gefahrgutunfall [W254]

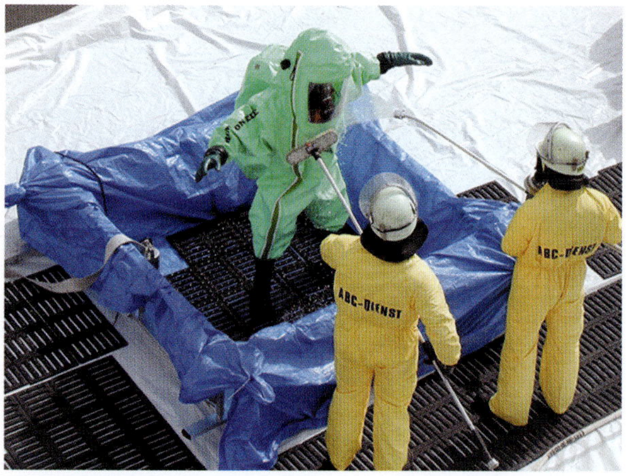

Abb. 10.10 Durchführung einer Dekontamination an der Dekontaminationsstelle [W254]

ACHTUNG

Denken Sie hier an das MELDEN-Schema (→ 3.1.1), die GAMS-Regel (s. o.) und die Gefahrstoffkennzeichnung (→ 10.4.1)!

Sind **Patienten** mit dem frei gewordenen Gefahrgut in Berührung gekommen und/oder mit dem Stoff kontaminiert, muss vor der Versorgung immer eine **Dekontamination** des Patienten in geeigneten mobilen Einrichtungen erfolgen (→ Abb. 10.10). Dekontaminationseinrichtungen werden, abhängig von den regionalen Gegebenheiten, durch die Feuerwehren oder die Hilfsorganisationen vorgehalten.

Bei der Einrichtung einer Notdekontamination erfolgt eine strikte Aufteilung in einen weißen und einen schwarzen Bereich (→ Abb. 10.11).

Kontaminierte Patienten werden durch Einsatzkräfte dekontaminiert, der Gefahrstoff wird entfernt und sämtliche Patientenkleidung gesichert. Diese Maßnahmen erfolgen im schwarzen Bereich. Nach Abschluss der Dekontamination dürfen die Patienten den weißen Bereich betreten. Auch Einsatzkräfte, die sich im Gefahrenbereich aufgehalten oder gearbeitet haben, durchlaufen die Dekontamination und dürfen erst dann den weißen Bereich betreten. So wird sichergestellt, dass es zu keiner Kontaminationsverschleppung kommt.

Die **Gesamteinsatzleitung** liegt in diesen Fällen aufgrund der zentralen Bedeutung der Eindämmungsmaßnahmen bei der Feuerwehr. Schwerpunktaufgabe des Rettungsdienstes ist **nur** die Versorgung der durch die Feuerwehr geretteten Personen **außerhalb** des Gefahrenbereichs. Dieser wird durch die Feuerwehr festgelegt. Ihr stehen für die Festlegung der Fläche des Gefahrenbereichs besondere Erkenntnisse, z. B. Messungen der Konzentration einer Substanz in der Umgebungsluft, zur Verfügung. Zwischen dem Einsatzleiter der Feuerwehr und den Rettungskräften besteht daher ein hoher **Abstimmungsbedarf,** um eigene Einsatzkräfte nicht zu gefährden.

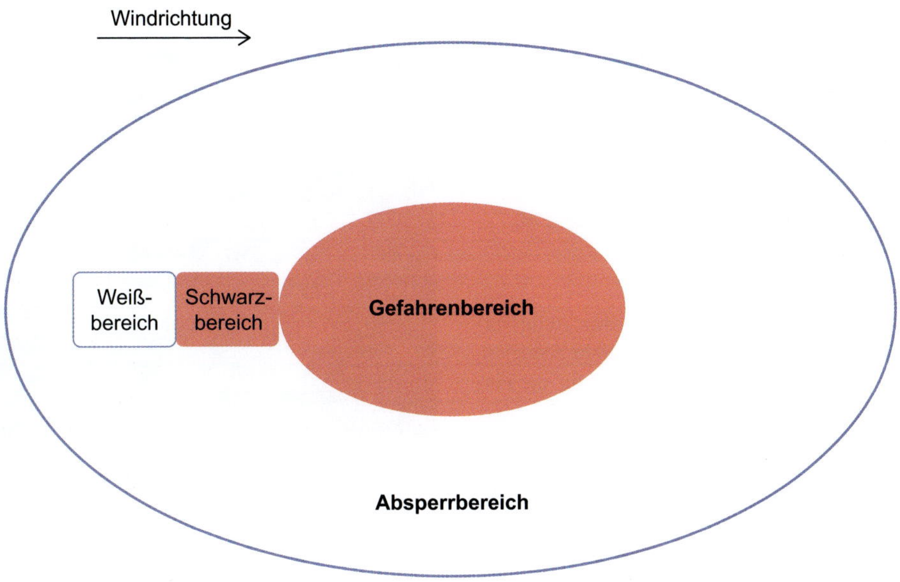

Abb. 10.11 Absperr- und Gefahrenbereich nach FwDV 500 [L143]

IM FOKUS

Brandbekämpfung und Gefahrgutunfälle

- Besatzungen von RTWs steht im Regelfall ein **Pulverlöscher** zur Verfügung. Mit diesem können nur Entstehungsbrände bekämpft werden.
  - Einige taktische **Regeln** sind hierbei wichtig:
    - Immer mit der Windrichtung vorgehen.
    - Löschmittel von vorne und unten beginnend in die Flammen einbringen.
    - Löschmittel gezielt auf den Brandherd geben.
    - Löschmittel stoßweise aufbringen.
    - Löschmittel für Rückzündungen bereithalten.
    - Dabei immer auf den **Eigenschutz** achten!
  - Nach dem Ablöschen von Personen müssen diese gründlich nach dem **ABCDE-Schema** untersucht werden.
    - Ein besonderes Augenmerk sollte auf die **Atemwege** gelegt werden.
- **Gefahrgutunfälle** sind im rettungsdienstlichen Alltag selten. Sie gehen aber immer mit einer Gefährdung für Personal, Patienten und andere Personen einher.
  - Im Regelfall wird von **CBRN-Lagen** gesprochen.
    - **C**hemisch
    - **B**iologisch
    - **R**adiologisch
    - **N**uklear
  - **Gefährliche Güter** sind speziell gekennzeichnet:
    - Auf der Verpackung
    - Am Transportfahrzeug
    - Die jeweilige Kennzeichnung ist kodiert.
    - Der Code kann mit gedruckten Tabellen oder Onlinedatenbanken übersetzt werden.
  - Eine Hilfe bei der Bewältigung dieser Lagen kann das **„Transportunfall-, Informations- und Hilfeleistungssystem (TUIS)“** der chemischen Industrie sein.
  - Bei **Gefahrgutunfällen** sollte nach der **GAMS-Regel** vorgegangen werden.
    - **G**efahr erkennen.
    - **A**bsperren.
    - **M**enschenrettung, wenn möglich.
    - **S**pezialkräfte anfordern.
  - Ist der Gefahrgutunfall bekannt, gelten zunächst die Beachtung des Eigenschutzes und das Warten auf weitere Anweisungen spezialisierter Kräfte.
  - Ist der Gefahrgutunfall nicht bekannt, stellt dies ein großes Risiko dar.
    - Daher sollte immer auf bestimmte Gefahrenhinweise geachtet werden (z. B. Rauchentwicklung, auslaufende Substanzen, besondere Gerüche).
  - Die **Erkundung im Gefahrgutunfall** sollte folgende Fragen klären:
    - Sind Art und Umfang des Geschehens bekannt?
    - Sind Personen betroffen und/oder kontaminiert?
    - Sind Personen eingeklemmt?
    - Ist die Kennzeichnung des/der Fahrzeuge sichtbar?
    - Tritt Substanz aus und wenn ja, in welcher (geschätzten) Menge?
    - Sind sonstige Gefahren erkennbar?
  - Die so gewonnen Erkenntnisse müssen an die Leitstelle zurückgemeldet werden.
  - Unter Umständen müssen Personal und Patienten durch Spezialkräfte **dekontaminiert** werden.
    - Hier wird in einen „schwarzen“ und einen „weißen Bereich“ unterschieden.
    - Der schwarze Bereich gilt als noch nicht dekontaminiert.

10.5 Massenanfall von Verletzten und Erkrankten

Eine besondere rettungsdienstliche Lage ist der Massenanfall von Verletzten und/oder Erkrankten (MANV, → Abb. 10.12). Innerhalb kürzester Zeit sieht sich der einzelne Rettungssanitäter und Notfallsanitäter mit einer nicht mehr durch ihn allein zu versor-

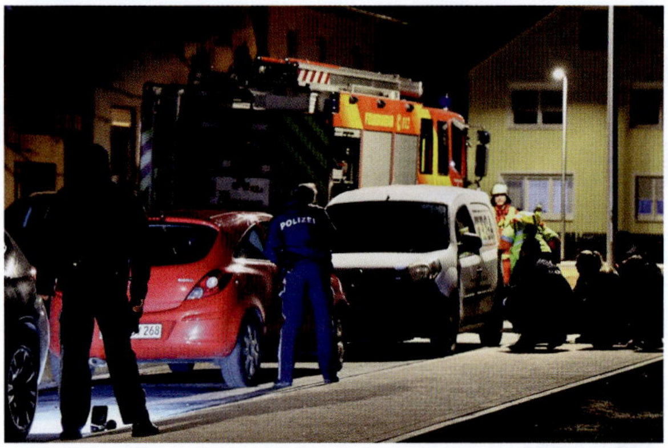

Abb. 10.12 Schusswaffeneinsatz. Einsatzkräfte in Deckung, Sicherung durch Polizei mit gezogener Waffe. [O429]

genden Anzahl von Patienten konfrontiert. Rettungsdienstliche **Großschadenslagen** treten mit zunehmender Industrialisierung und Technisierung unseres Lebens gehäuft auf. Eine zusätzliche, Gefährdungslage besteht etwa seit 1970 durch **Terrorakte,** die zu Großschadenslagen mit einem schwer kalkulierbaren Umfang führen können (→ Abb. 10.12). Ein etwas älteres Beispiel ist hier das Oktoberfestattentat von 1980, bei dem 12 Opfer starben und 312 verletzt wurden. Ein aktuellerer und in Rettungsdienstkreisen viel besprochener Fall ist der Anschlag auf einen Berliner Weihnachtsmarkt im Jahr 2016, bei dem ebenfalls 12 Menschen den Tod fanden und 56 verletzt wurden. Solche Vorfälle sind eine große physische und psychische Herausforderung für alle beteiligten Einsatzkräfte. Zumal zu Beginn eines solchen Ereignisses meistens zu wenige Einsatzkräfte vor Ort sind. Die besondere Herausforderung ist hier, dem Drang zu widerstehen, direkt mit der Behandlung der Verletzten zu beginnen.

Trotz generell etablierter Führungsstrukturen im Rettungsdienst, z. B. durch „Leitende-Notarzt-Systeme", entsteht ein **„führungsfreies Intervall"** an diesen Einsatzstellen, wenn die zuerst eintreffenden Rettungsdienstkräfte keine Führungsaufgaben wahrnehmen, sondern direkt mit der Patientenversorgung beginnen.

Die Kreise und kreisfreien Städte als Träger des Rettungsdienstes haben zusammen mit den Leistungserbringern entsprechende MANV-Konzepte für die Versorgungsbereiche etabliert. So werden bestimmte Einsatzlagen vordefiniert und nach MANV-Stufen klassifiziert (→ Tab. 10.2 als Beispiel). Den Stufen wird eine Anzahl von verletzten Personen zugeordnet und in den Leitstellen werden die MANV-Stufen mit zugeordneten Rettungsmitteln hinterlegt. Diese Konzepte ermöglichen die bedarfsgerechte Vorplanung und Strukturierung bei Großschadenslagen.

Die Anzahl der Patienten, die den MANV-Stufen zugeordnet werden, ist regional unterschiedlich. Maßgeblicher Faktor sind die potenziellen Gefahren im Rettungsdienstbereich (z. B. Industrieanlagen, Infrastruktur, hohe Verkehrsströme). In ländlich geprägten Versorgungsbereichen können Einsätze zügiger zu einem MANV-Einsatz erhöht werden, da eine hohe Anzahl von Verletzten die Rettungsmittel aus dem Regelrettungsdienst stark fordert.

MANV-Stufe	Anzahl verletzter Patienten
MANV I	5–10 verletzte/erkrankte Personen
MANV II	11–20 verletzte/erkrankte Personen
MANV III	20–50 verletzte/erkrankte Personen
MANV IV/ÜMANV	> 50 verletzte/erkrankte Personen

Tab. 10.2 MANV-Stufen (Beispiel)

Ersteintreffende rettungsdienstliche Kräfte

Der Erfolg der Abwicklung eines Massenanfalls von Verletzten hängt in hohem Maße von der **Qualität** der Einsatzführung, der **Disziplin** der ersteintreffenden rettungsdienstlichen Einsatzkräfte und den klaren **Strukturen** im Einsatzraum ab (→ Abb. 10.13). Selbstverständlich ergeben sich viele Entscheidungen im Rettungseinsatz aus der Einsatzerfahrung der täglichen Routine heraus. Die Entscheidungsprozesse laufen zu einem großen Teil unbewusst ab. Das ersteintreffende Rettungsmittel legt den Grundstein für den Einsatzerfolg und übernimmt organisatorische und einsatztaktische Aufgaben. Es ist daher dringend notwendig, die Strukturen anderer Behörden und Organisationen (z. B. Feuerwehr, Polizei) grob zu kennen, um gezielte Absprachen treffen zu können.

Wird die Situation komplexer und unübersichtlicher, gelten die in der täglichen Einsatzpraxis erworbenen Führungserfahrungen nur noch bedingt. Aufgrund der geringen Häufigkeit dieser Einsätze fehlen den Mitarbeitern im Rettungsdienst meist bewährte Handlungsmuster für diese Situationen, sodass hier jeder einzelne Schritt zur Einsatzabwicklung neu überlegt und geplant werden muss. Gerade dann kommt es auf eine **klare und eindeutige Führung** an, um in dieser für alle Einsatzkräfte neuen, unübersichtlichen und umso beschwerlicheren Situation das rettungsdienstliche Ziel zu erreichen.

MERKE

Der Massenanfall von Verletzten führt zu einem Missverhältnis zwischen benötigten und tatsächlich vorhandenen Einsatzkräften und Einsatzmitteln.

Dieser Fall tritt schon bei allen Einsatzlagen auf, innerhalb derer z. B. die Besatzung eines Notarzteinsatzfahrzeugs oder Rettungswagens mit mehreren Verletzten im Rahmen eines Verkehrsunfalls konfrontiert wird. Führung in einer solchen Situation wird dadurch erschwert, dass der überwiegende Anteil rettungsdienstlicher Arbeit in der Regel **individualmedizinisch** geprägt ist. Taktische und medizinische Maßnahmen sowie strategische Ziele sind auf einen Patienten ausgerichtet. In der Lage „Massenanfall von Verletzten" aber trifft das Rettungsfachpersonal auf eine Vielzahl Verletzter in einer nicht überschaubaren Szene. Das **rettungsdienstliche Ziel** besteht jetzt darin, einer möglichst großen Anzahl von Betroffenen das Überleben zu sichern und sich nicht nur auf einen Patienten zu konzentrieren. Dazu ist eine von der individualmedizinischen Versorgungs- und Einsatzstrategie abweichende Vorgehensweise erforderlich.

Grundsätzliche Vorgehensweise

Bei Massenanfällen von Verletzten sind Unterschiede in den Unfallmechanismen, den Betroffenen und den Rahmenbedingungen festzustellen. Für ersteintreffende Rettungsdienstkräfte lässt sich jedoch eine **grundsätzliche Vorgehensweise** bestimmen, die taktisch sinnvoll erscheint.

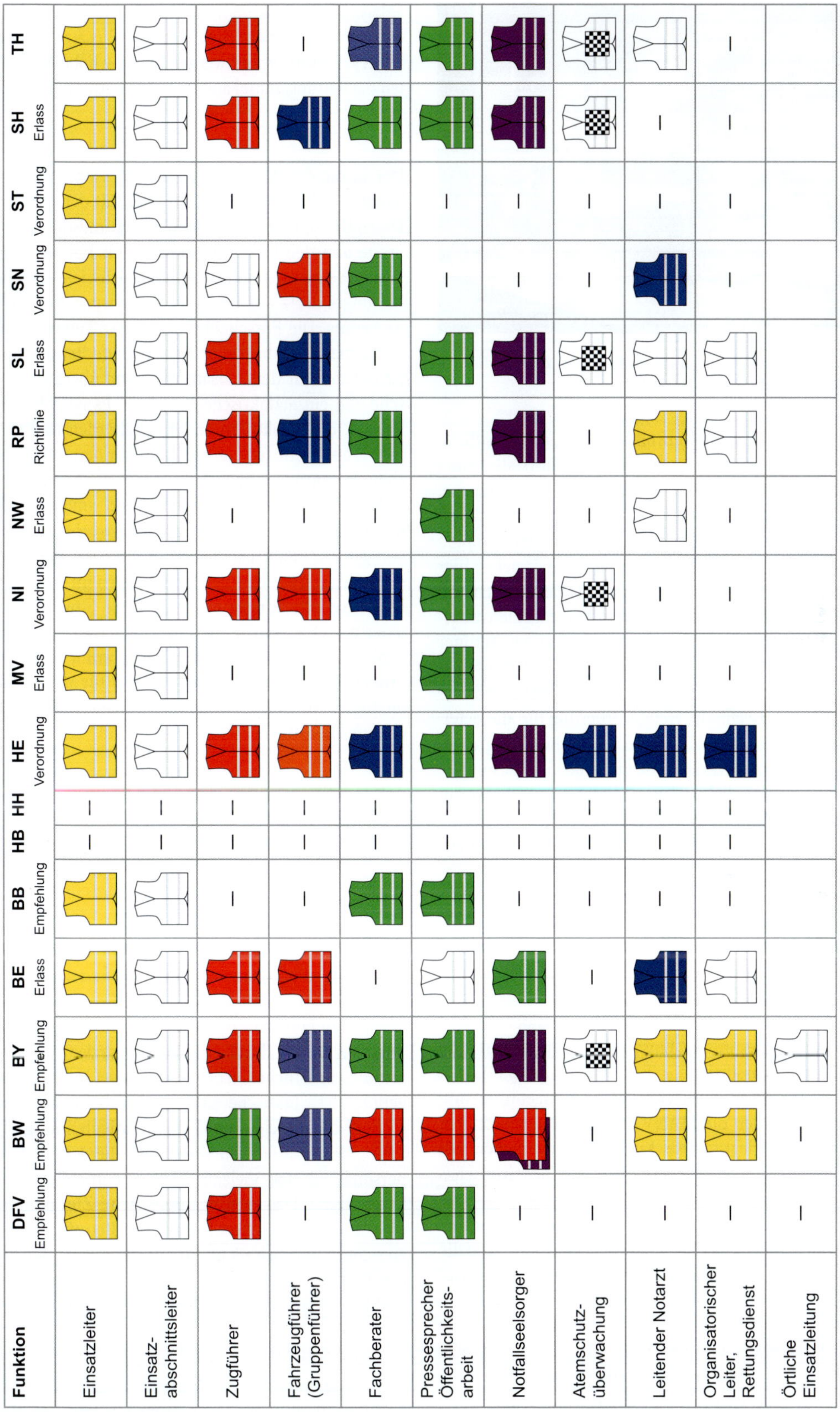

Abb. 10.13 Kennzeichnungswesten bei Feuerwehren verschiedener Bundesländer (ohne Anspruch auf Vollständigkeit) [L231]

MERKE

Regeln für ersteintreffende Rettungsdienstkräfte
- Lage auf Sicht an die Leitstelle
- Keine Individualmedizin, keine Patientenversorgung
- Sichtbar die Einsatzleitung übernehmen
- Einsatzstellen-/Lageerkundung
- Besondere Gefahren beachten
- Rückmeldung an die Leitstelle
- Vorhandene Kräfte einteilen
- Raumordnung für nachrückende Kräfte planen
- Sichtung aller Patienten, z. B. durch den ersten Notarzt
- Delegation der Patientenversorgung
- Übergabe an Einsatzleitung, wenn vor Ort eingetroffen

Abhängig vom Umfang der Einsatzlage wird eine **Einsatzleitung** gebildet, die den bisher führenden Rettungsdienstmitarbeiter aus der Führungsverantwortung nimmt. In den meisten Bundesländern regeln die **Rettungsdienstgesetze** (→ 2.3) die Zusammensetzung der Einsatzleitung bei einem Massenanfall von Verletzten. Die **Gesamteinsatzleitung** liegt jedoch immer bei einem Gesamteinsatzleiter, der als **Technischer/Örtlicher Einsatzleiter** (TEL/ÖEL) bezeichnet wird. Der Gesamteinsatzleiter kann ein Beamter des höheren Dienstes einer Berufsfeuerwehr, ein Mitglied der Kreis- oder Stadtbrandinspektionen oder eine Führungskraft der zuständigen Verwaltungsbehörde sein. Allen ist gemeinsam, dass sie bereits im Vorfeld eines Schadensereignisses von der zuständigen Gebietskörperschaft (Stadt oder Landkreis) für ihre Führungsaufgabe bestellt worden sind.

Führungsstrukturen Rettungsdienst

Der **Einsatzleiter der Feuerwehr** arbeitet bei Großschadensereignissen eng mit der **Sanitätseinsatzleitung** (SanEL) zusammen. Die Sanitätseinsatzleitung umfasst den **Leitenden Notarzt** (LNA) und den **Organisatorischen Leiter Rettungsdienst** (OrgL).

Die **Sanitätseinsatzleitung** wird in die gesamte Führungskonstellation der Gesamt- oder örtlichen Einsatzleitung integriert. Aufgaben des **Leitenden Notarztes** sind die Führung und Lenkung der medizinischen Einsatzkräfte, wobei er vor allem den medizinischen Einsatz leitet und in medizinisch-organisatorischen Aufgaben tätig wird. Der **Organisatorische Leiter Rettungsdienst** leitet den Einsatz im taktisch-organisatorischen Bereich, z. B. Sicherstellung der Kommunikation, Anlage und Betrieb von Behandlungs- und Krankenwagenhalteplätzen, Nachforderung weiterer Rettungsmittel, Kommunikation mit der Leitstelle über die Verfügbarkeit von Krankenhausbetten und Führung des Rettungsfachpersonals.

Ergänzend kommen, je nach Struktur des Landkreises oder der kreisfreien Stadt, rettungsdienstliche **Schnelleinsatzgruppen** (SEG) zum Einsatz (→ 2.4.3). Diese verfügen über Personal- und Materialressourcen, mit denen die Leistungsfähigkeit des Rettungsdienstes optimiert werden kann. Gleichzeitig werden durch ihren Einsatz die Versorgung und/oder der Transport einer größeren Anzahl von Verletzten sichergestellt. Neben der direkten Unterstützung am Schadensort können Schnelleinsatzgruppen auch als Reserve eingesetzt werden, um den Regelrettungsdienst zu unterstützen, sofern qualifiziertes Personal und Rettungsmittel zur Verfügung stehen.

SEG	Aufgabenschwerpunkt
Sanität	Behandlung von Patienten, Einrichtung einer Patientenablage. Errichtung von Behandlungsplätzen (BHP 25, BHP 50)
Transport	Beförderung von Patienten von dem Behandlungsplatz in ein Krankenhaus
Betreuung und Verpflegung	Betreuung von unverletzten Patienten und Versorgung mit Verpflegung
Führungsunterstützung	Unterstützung der örtlichen oder technischen Einsatzleitung mit Personal und materiellen Ressourcen

Tab. 10.3 Schnelleinsatzgruppen

Die Schnelleinsatzgruppen (SEG) haben z. T. unterschiedliche Aufgabenschwerpunkte (→ Tab. 10.3). Neben den unten aufgeführten Beispielen gibt es weitere Schnelleinsatzgruppen mit spezieller Aufgabenprägung. Die Kräfte der Schnelleinsatzgruppen sind überwiegend ehrenamtlich organisiert; sie werden aber z. T. auch durch dienstfreies hauptamtliches Personal ergänzt.

IM FOKUS

Massenanfall von Verletzten und Erkrankten
- Ein **MANV** ist eine seltene, aber potenziell überfordernde Situation.
  - Die Anzahl der Patienten übersteigt die Ressourcen der Kräfte vor Ort.
  - **Es müssen zeitnah Entscheidungen getroffen** und weitere Kräfte bedarfsgerecht nachgefordert werden.
  - Ein **führungsfreies Intervall muss vermieden** oder zumindest sehr kurzgehalten werden.
  - Die MANV-Stufen (bzw. die Anzahl der Patienten pro MANV-Kategorie) unterscheiden sich regional.
  - Ersteintreffende rettungsdienstliche Kräfte müssen schnellstmögliche **klare Strukturen im Einsatzraum schaffen,** weitere Dienste nachfordern und gezielte Absprachen mit allen beteiligten Organisationen treffen.
  - Bei der Bewältigung dieser Aufgaben kann eine Checkliste helfen.
- Nach dem Eintreffen weiterer Kräfte wird eine **Einsatzleitung** gebildet.
  - Die **Gesamteinsatzleitung** liegt beim Einsatzleiter der Feuerwehr.
  - Rettungsdienstlich besonders bedeutsam sind:
    - Organisatorischer Leiter Rettungsdienst (OrgL)
    - Leitender Notarzt (LNA)
    - Unterstützt werden können die Kräfte des Regelrettungsdienstes durch Schnelleinsatzgruppen (SEG).

Triage: Vorsichtung und Sichtung

Bei Großschadensereignissen bzw. einem **Massenanfall Verletzter oder Erkrankter (MANV)** trifft das Rettungsdienstpersonal auf ein Schadensereignis, das unterhalb der Katastrophenschwelle mit den Ressourcen des Rettungsdienstes bewältigt werden muss. In der Regel ist es örtlich und zeitlich begrenzt, wodurch es auch bei eingeschränkten Ressourcen mit den Mitteln der Rettungsdienstvorhaltung bewältigt werden kann und muss.

Dazu muss aber gerade in der Anfangsphase der **Schadensbewältigung,** aufgrund des bestehenden Missverhältnisses von Personal und Material gegenüber den zu behandelnden Patienten, der Untersuchungsablauf am Schadensort im Sinne aller Patienten optimiert bzw. angepasst werden. Demzufolge ist die Festlegung von medizinischen **Behandlungsprioritäten** durch eine Triage bzw. Sichtung unverzichtbar.

DEFINITION

Triage (frz. trier = sortieren, aussuchen) ist in der Notfallmedizin ein methodisches Verfahren zur Einteilung von Verletzten oder Erkrankten zwecks vorgezogener medizinischer Behandlung (Priorisierung) aufgrund nachvollziehbarer, vorab festgelegter medizinischer Behandlungsnotwendigkeiten.

Bei der **Triage (Sichtung)** handelt es sich um eine rein notärztliche Maßnahme, die nicht an Assistenzpersonal delegiert werden kann. Die Durchführung der Triage ist Aufgabe des ersteintreffenden Notarztes, bis der Leitende Notarzt (LNA) vor Ort ist und die Sichtung übernimmt. Da es aber erfahrungsgemäß dauert, bis der Leitende Notarzt oder ein geeigneter Arzt (ersteintreffender Notarzt) vor Ort verfügbar sind, besteht die Möglichkeit für das Rettungsfachpersonal, eine sog. **Vorsichtung** durchführen zu müssen.

MERKE

Sofern keine zeitgerechte ärztliche Sichtung durchgeführt werden kann, ist grundsätzlich eine nichtärztlich durchgeführte Vorsichtung erforderlich.

Es gibt viele Möglichkeiten, die Ersteinschätzung oder die Vorsichtung durchzuführen. Allen ist gemeinsam, dass der jeweilige Algorithmus für Rettungsassistenten und Notfallsanitäter entwickelt wurde, um eine Vorsichtung durchzuführen. Als Rettungssanitäter oder Rettungshelfer ist man als Teil der Fahrzeugbesatzung aber automatisch involviert und sollte mit dem groben Ablauf vertraut sein.

Die **Vorgehensweise** orientiert sich am normalen Notfalleinsatz mit Erkundung und Beurteilung der Einsatzstelle und nachfolgender Ersteinschätzung des Patienten nach dem bekannten ABCDE-Schema (→ 5.2.3).

Wenn notwendig, beinhaltet die Vorsichtung die Durchführung der lebensrettenden Sofortmaßnahmen, wie das

- Stoppen starker Blutungen,
- Freimachen der Atemwege und
- Lagerung in die stabile Seitenlage.

Zuerst wird festgestellt, ob der Patient gehen kann oder nicht mit dem Leben vereinbare Verletzungen erlitten hat. Die übrigen Patienten werden analog dem Algorithmus „Nichtärztliche Vorsichtung" in die Triagekategorie 1 und 2 eingestuft. Beispielhaft sei hier das „Modell Bayern" aufgeführt (→ Abb. 10.14).

Da bei einem Massenanfall von Verletzten die zeitgleiche Versorgung aller Patienten nicht möglich ist, müssen **Kriterien** geschaffen werden, die eine **Versorgungsreihenfolge** festlegen. Diese Sortierung der Patienten unter medizinischen Gesichtspunkten bezeichnet man als Sichtung.

Neben der Erkundung zur Feststellung der Gesamtlage gehört die Sichtung der Patienten zu einer der **wichtigsten rettungsdienstlichen Aufgaben** im Rahmen eines Massenanfalls von Verletzten. Die Sichtung ist eine ärztliche Maßnahme und wird entweder durch den ersteintreffenden Notarzt oder den Leitenden Notarzt durchgeführt. Der Rettungsdienst kann den Notarzt bei der Sichtung unterstützen.

Allerdings gibt es Situationen, in denen eine **Vorsichtung** durchgeführt wird. Diese kann sowohl von Ärzten als auch vom Rettungsfachpersonal ausgeführt werden. Ziel ist die zeitnahe Sortierung von Patienten, um möglichst rasch herauszufinden, welche von ihnen einer schnellen Behandlung zugeführt werden müssen. Hierzu hat sich der **PRIOR-Algorithmus** etabliert (→ Abb. 10.15).

Die Patienten werden nach dieser ersten Vorsichtung nochmals ausführlicher durch einen Arzt gesichtet. Wichtig ist zu wissen, dass sich die Sichtungskategorien hier, je nach verwendetem Standard, von der Vorsichtung unterscheiden können. Die endgültige ärztliche Sichtung hat dann immer mehr Gewicht als die Vorsichtung.

Durch diesen Prozess wird der vitale Bedrohungsgrad aller Patienten festgestellt und gleichzeitig, mit Zuordnung des Patienten in eine der vier folgenden **Sichtungskategorien** (SK), dessen **Behandlungspriorität** festgelegt. Die Kennfarbe entspricht der Farbkennzeichnung auf der **Verletztenanhängekarte** (→ Tab. 10.4).

Um alle Patienten in einem vertretbaren Zeitrahmen sichten zu können, soll die Sichtung pro Patient maximal 2 Min. in Anspruch nehmen und ohne diagnostische Hilfsmittel erfolgen. Anschließend wird das **Sichtungsergebnis** auf einer geeigneten **Verletztenanhängekarte** dokumentiert und diese am Patienten befestigt. Die Versorgung der so gekennzeichneten, gesichteten und registrierten Patienten erfolgt dann an hierfür speziell z. B. durch eine SEG eingerichteten Plätzen.

Sichtungskategorie	Kennfarbe	Vitaler Bedrohungsgrad
SK I	Rot	Vital bedroht, sofortige Behandlung
SK II	Gelb	Schwer verletzt, dringende Behandlung
SK III	Grün	Leicht verletzt, spätere oder ambulante Behandlung
SK IV	Blau	Hoffnungslos, Betreuung und Analgesie unerlässlich

Tab. 10.4 Sichtungskategorien

MANV = Massenanfall von Verletzten

Missverhältnis aus vorhandenen und benötigten Einsatzkräften/-mitteln

MANV-Stufe	Anzahl der verletzten Personen – Beispiel
MANV I	5–10 Personen
MANV II	11–20 Personen
MANV III	20–50 Personen
MANV IV	> 50 Personen

4A-1C-4E-Regel

- Atemgifte
- Ausbreitung
- Atomare Gefahren
- Angstreaktionen
- Chemische Gefahren
- Elektrizität
- Explosion
- Einsturz
- Erkrankung/Verletzung

GAMS-Regel

- Gefahren erkennen
- Absperren
- Menschenrettung, wenn möglich
- Spezialkräfte nachfordern

MELDEN-Schema
> Kap. 3.1.1

- Meldende Person
- Einsatzstelle
- Lage
- Durchgeführte Maßnahmen
- Einheiten, die eingesetzt werden
- Nachforderungen

ZUSAMMENARBEIT AN DER EINSATZSTELLE

1. Beim Einsatzleiter melden
2. Lagefeststellung/-beurteilung
3. Ablauf Rettung/Versorgung festlegen
4. Ablauf technische Rettung festlegen
5. Raumordnung der Einsatzstelle/Fahrzeugreihung

TRIAGIERUNG

PRIOR-ALGORITHMUS

Nur
- Stoppen starker Blutungen
- Atemwege freimachen
- Stabile Seitenlage

FÜHRUNGSSTRUKTUR

- Einsatzleiter Feuerwehr
- Sanitätseinsatzleiter (SanEL)
- Leitender Notarzt (LNA)

  Aufgabe: (LNA)
  - Lenkung medizinischer Einsatzkräfte
  - Medizinische und organisatorische Aufgaben
- Organisatorischer Leiter Rettungsdienst (OrgL)

  Aufgabe: (OrgL)
  - Organisation
  - Kommunikation
  - Nachfordern
  - Kontakt mit Krankenhäusern
  - Führung des Rettungsdienstpersonals
  - Fahrzeugaufstellung
  - Behandlungsplätze Anordnung
- Evtl. Schnelleinsatzgruppe

Sichtungskategorie	Kennfarbe	Bedrohung
SK I	Rot	Vital bedroht Sofortige Behandlung
SK II	Gelb	Schwer verletzt Dringende Behandlung
SK III	Grün	Leicht verletzt Spätere oder ambulante Behandlung
SK IV	Blau	Hoffnungslos Analgesie und palliative Betreuung

INTERVENTION UND RE-SICHTUNG

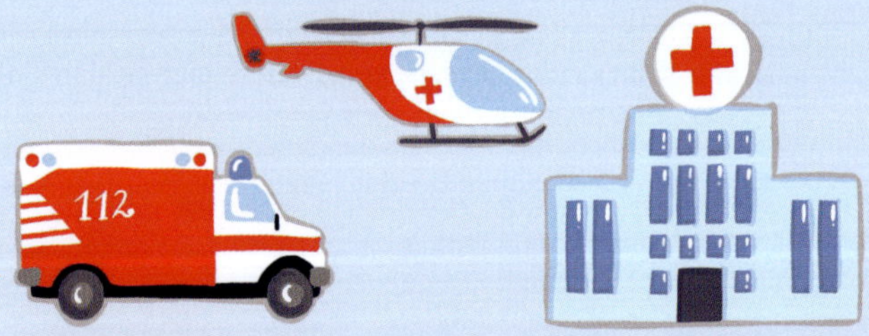

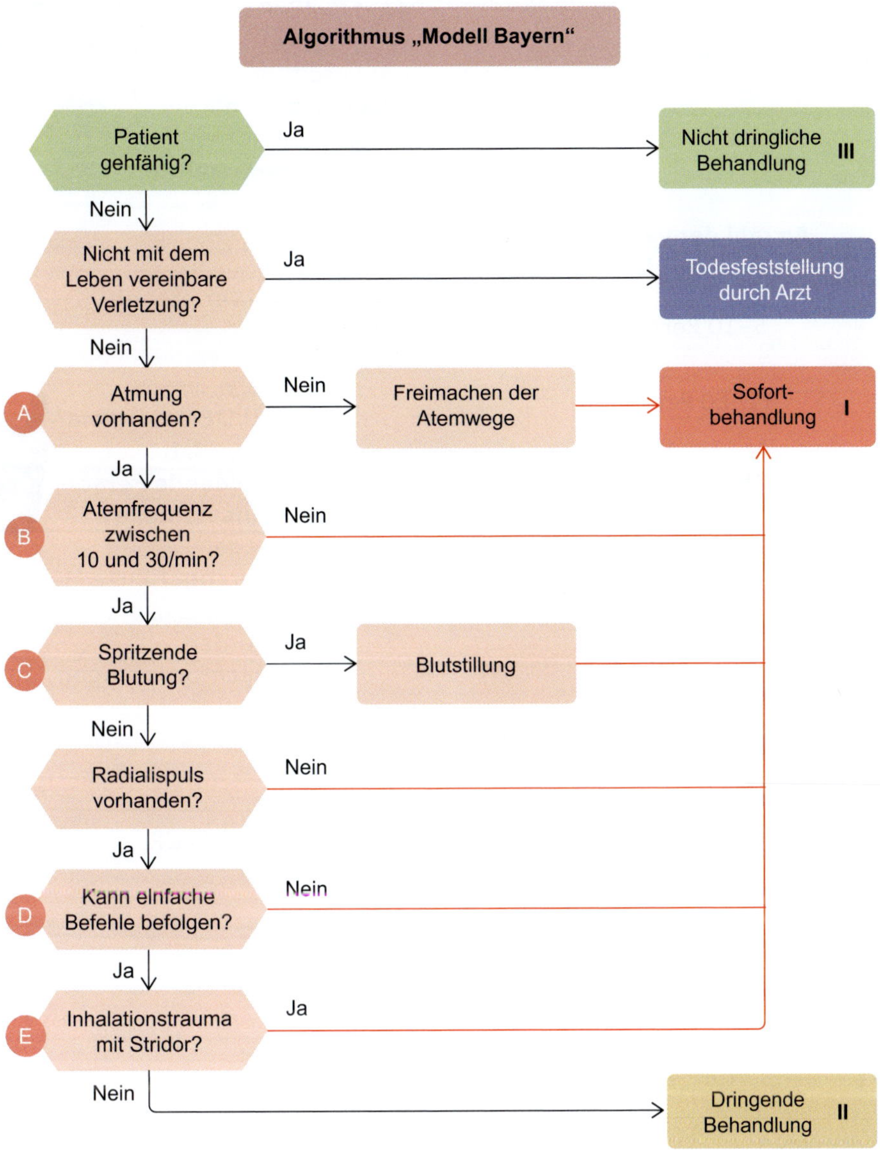

Abb. 10.14 Nichtärztliche Vorsichtung „Modell Bayern" [L143]

IM FOKUS

Besondere Vorgehensweise bei Großschadensereignissen

- Im Fall einer Großschadenslage muss das Rettungsfachpersonal mit nur wenigen Ressourcen viele Patienten versorgen.
  - Dies hat zur Folge, dass die Patienten **triagiert (gesichtet)** und dann nach Dringlichkeit sortiert behandelt werden.
  - Sofern keine zeitgerechte ärztliche Sichtung durchgeführt werden kann, ist grundsätzlich eine nichtärztlich durchgeführte Vorsichtung erforderlich.
- Bei der **Vorsichtung** dürfen nur einige wenige lebensrettende Maßnahmen erfolgen:
  - Stoppen starker Blutungen
  - Freimachen der Atemwege
  - Lagerung in die stabile Seitenlage
- Die **Sichtung** ist eine **ärztliche Aufgabe.** Eine **Vorsichtung** wird aber auch regelhaft durch **Notfallsanitäter** durchgeführt.

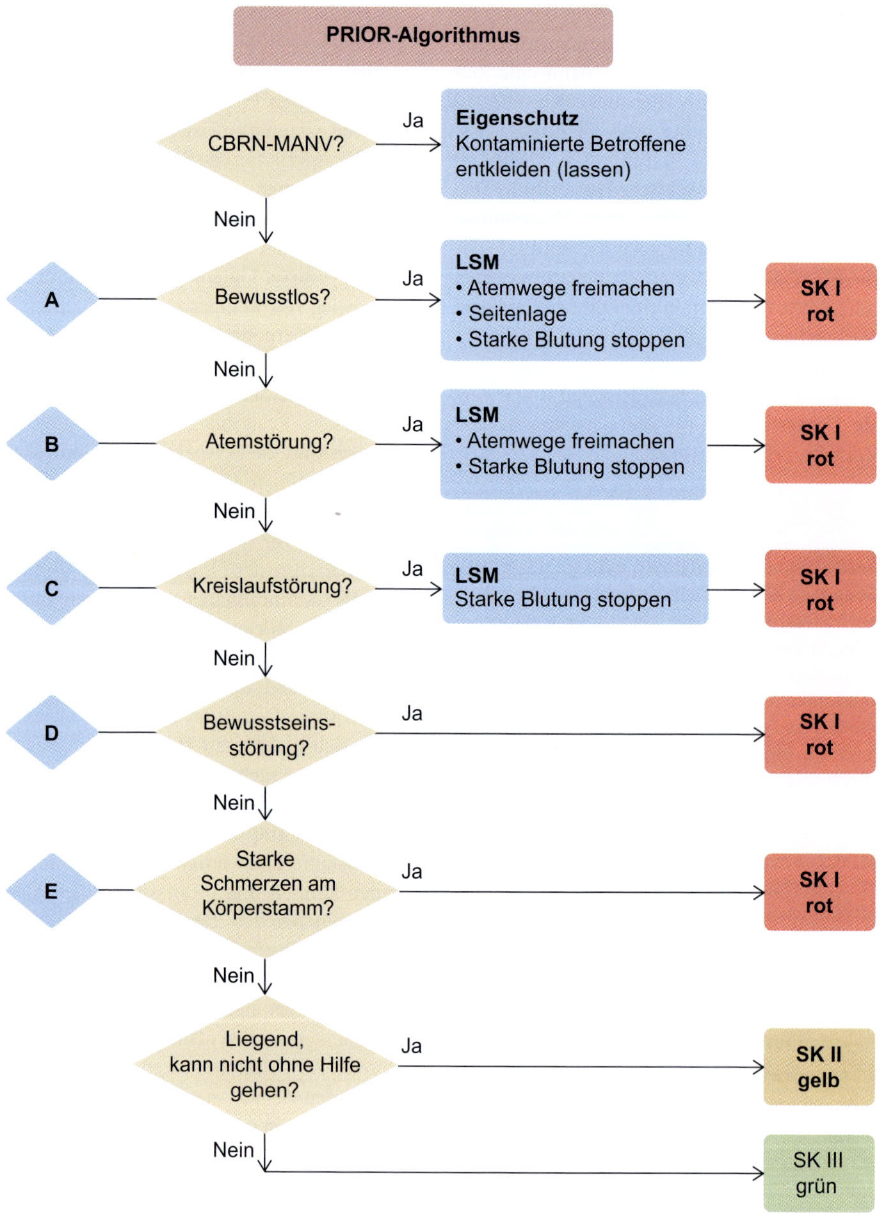

Abb. 10.15 PRIOR-Vorsichtungsalgorithmus (LSM = Lebensrettende Sofortmaßnahme, SK = Sichtungskategorie) [O101, L143]

10.6 Besondere Einsatzlagen

In den letzten Jahrzehnten sind neben den zuvor geschilderten Einsatzsituationen noch die **„Taktischen Einsatzlagen"** in den Fokus der Fachöffentlichkeit gerückt. Sie zeichnen sich durch ein höheres Bedrohungspotenzial, insbesondere durch gewalttätige Personen, aus. Zumeist handelt es sich um polizeiliche Einsatzlagen, bei denen der Rettungsdienst eine unterstützende Rolle bei der Versorgung von Zivilisten und Polizeikräften spielt. Viele Polizeieinheiten halten für solche Zecke auch speziell geschulte Einsatzsanitäter vor. Taktische Einsatzlagen sind relativ selten, dafür aber oftmals sowohl besonders bedrohlich.

10.6.1 Erweiterter Suizid

Bei einem erweiterten Suizid handelt es sich um eine **Form der Selbsttötung,** die bewusst einen Mord an einer anderen Person miteinschließt. In den Medien werden erweiterte Suizide manchmal als „Familientragödie" bezeichnet. Dieser Begriff ist unzutreffend, da eine Tragödie immer auch einen verharmlosenden Beiklang hat. Ein erweiterter Suizid kann etwa die Tötung eines Kindes mit anschließender Selbsttötung durch ein Elternteil umfassen. Aber auch die Tötung der eigenen Eltern, Lebenspartner oder Freunde ist möglich. Seltener werden bei einem erweiterten Suizid auch fremde Personen getötet. Hier ist die **Abgrenzung zu einem Amoklauf oder gar einem**

terroristischen Anschlag zuweilen kompliziert und muss im Einzelfall genau beurteilt werden. Für Rettungsdienstmitarbeitende spielt der erweiterte Suizid insbesondere dann eine Rolle, wenn der Täter noch am Leben ist. Hier muss dringend auf den **Eigenschutz** geachtet werden. Aber auch die Einsatzstelle nach einem erweiterten Suizid stellt Rettungsdienstkräfte vor besondere medizinische, aber auch psychische Herausforderung. Mehrere Verletzte oder Tote müssen, wie bei einem Massenunfall von Verletzten tragiert werden, darunter auch der mutmaßliche Täter. Zudem kann es zu posttraumatischen Belastungsfolgen führen, wenn Rettungskräfte mit Toten in einer großen Zahl bzw. einem derartigen Verbrechen, womöglich noch unter der Beteiligung von Kindern, konfrontiert sind.

Es ist wie bei allen Gewaltverbrechen dringend anzuraten, dass **psychosoziale Unterstützung** für die Betroffenen, aber auch für die Einsatzkräfte, organisiert wird.

WEBSITES

Bei besonders belastenden oder suizidalen Gedanken können sich sowohl Fachkräfte als auch Privatpersonen an die Telefonseelsorge oder an das Netzwerk PSNV wenden. Bei der Deutschen Depressionshilfe finden sich die Telefonnummern der Telefonseelsorge, des Kinder- und Jugendtelefons und des Elterntelefons. Beim Netzwerk PSNV können sich Fachkräfte anonym und kurzfristig beraten lassen und finden auch in besonders Krisenhaften Situationen Gehör.
https://www.deutsche-depressionshilfe.de/krisentelefone
https://www.netzwerk-psnv.de

10.6.2 Amoklagen

Das Wort „Amok" entstammt dem malaiischen Wort „amuk". Es bedeutet **„wütend"** oder **„rasend".** Amokläufe sind (versuchte) Massenmorde durch einen oder seltener mehrere Täter. Sie sind meisten auf ein kleines Wirkungsgebiet beschränkt. Liegen die Taten sehr weit auseinander, wird auch der Begriff „spree killings" verwendet. Der oder die Täter nehmen bei einem Amoklauf oftmals auch den eigenen Tod in Kauf oder planen ihn bewusst mit ein **(erweiterter Suizid).** Neben Amokläufen, bei denen der Täter zu Fuß unterwegs ist, kommen auch Amokfahrten, z. B. die Amokfahrt in einem Campingfahrzeug in Münster 2018 oder die Amokfahrt in einem Panzer in Mannheim 1982, oder Amokflüge (ein präziserer Begriff ist der „erweiterte Pilotensuizid"), wie der absichtlich herbeigeführte Absturz einer Passagiermaschine in den französischen Alpen im Jahr 2015, vor. Ursprünglich wurden mit dem Begriff „Amok" spontane Taten beschrieben. Insbesondere aber die Schulmassaker („school shootings") in den Vereinigten Staaten, wie etwa der Amoklauf an der Columbine High School im Jahr 1999, erweiterten seine Bedeutung. In vielen Fällen gingen die Täter gut vorbereitet und planvoll vor. Dies macht die Abgrenzung zu terroristischen Ereignissen nicht immer einfach. So wurde beispielsweise der rechtsextremistisch motivierte Terroranschlag im Münchner Olympia-Einkaufzentrum im Jahr 2016 zunächst als Amoklauf gewertet.

Amokläufe haben eine **soziale bzw. mediale Komponente.** Während der 1980er-Jahre beispielsweise wurden mehr als 40 Menschen bei über 10 Amokläufen durch Angestellte der amerikanischen Post („United States Postal Service") getötet. Betroffen waren zumeist Arbeitskollegen („workplace violence"). Die amerikanische Redewendung „going postal" für „Ausrasten" oder eben „Amok laufen" geht darauf zurück. Dies wird unter anderem auf die Berichterstattung und die popkulturelle Verarbeitung der Ereignisse zurückgeführt. Nach dem Amoklauf am Erfurter Gutenberg-Gymnasium im Jahr 2002 konnte ein Anstieg von weniger medial präsenten Nachahmungstaten festgestellt werden. Auch kam es im Nachgang zu vermehrten Todesdrohungen durch Schüler. Dies zeigt eindrucksvoll, dass medienpräsente Gewalttaten in einem Wechselspiel mit öffentlichen Reaktionen stehen können. Dementsprechend zahlreich sind die Perspektiven auf Amoktaten und die möglichen Definitionen. Die Medienwirkungsforschung nutzt andere Perspektiven und Beschreibungen als die Kriminologie oder die Medizin. Im DSM-IV („Diagnostic and Statistical Manual of Mental Disorders"), das bis 2013 gültig war, wurde Amok noch als „kulturabhängiges Syndrom" mit „vorübergehender dissoziativer Störung" beschrieben. Eine ähnliche Perspektive nahm auch das ICD-10 („International Statistical Classification of Diseases and Related Health Problems") ein. Inzwischen wurden diese Definition allerdings verlassen und Amoktaten finden sich nicht mehr als separate Kategorie in den gültigen Diagnosehandbüchern. Vielmehr werden die einzelnen Phänomene und Eigenschaften, wie **dissoziative Elemente** oder eine **gestörte Impulskontrolle** der Täter, herausgestellt. Auch wird diskutiert, inwieweit Amoktaten miteinander verglichen werden können und ob in allen Fällen pathologische Verhaltensweisen bei den Tätern vorliegen müssen. Aus rettungsdienstlicher Perspektive spielt dieser Fachdiskurs jedoch nur eine untergeordnete Rolle.

Wichtig sind vor allem praxisrelevante Aspekte:

- Amoktaten werden **oftmals ohne Vorwarnung** oder nur mit kurzer Vorlaufzeit begangen.
- Sie finden vielfach in **schwer überschaubaren räumlichen Verhältnissen** (z. B. Schulen oder Arbeitsplätzen) statt.
- Die Tatmittel können unter anderem Distanzwaffen (wie z. B. Pistolen oder Armbrüste), „mobile Waffen" (wie z. B. Fahrzeuge) oder verdeckte Waffen (z. B. Springmesser) sein.
- Das Töten ist oftmals wahllos, sodass **Rettungskräfte einem hohen Risiko ausgesetzt** sind.
- Amoktaten führen zu **Nachahmungstaten.**

10.6.3 Terrorlagen

Im Gegensatz zu Amoklagen haben Terrorlagen einen mehr oder minder konkreten **politischen, religiösen, weltanschaulichen oder ideologischen Hintergrund.** Die Täter wollen Botschaften senden, strategische Ziele erreichen oder Schrecken verbreiten. Möglicherweise wollen Sie mit einem großen Anschlag auf die Situation einer bestimmten Bevölkerungsgruppe hinweisen, dies konnte in der Vergangenheit bei vielen separatistischen Bewegungen beobachtet werden. Aber auch die Erlangung strategischer Ziele, wie das Freipressen von Gefangenen oder die das Erlangen von Geld zur Finanzierung weiterer „politischer" Aktivitäten können Motive für terroristische Handlungen sein. Dabei ist zu beachten, dass Terroranschläge nicht zwangsläufig mit dem

Tod von Personen ein hergehen müssen. Terroranschläge können sich auch gegen **Infrastruktur** (z. B. Bahnstrecken) oder gegen **Organisationen** (z. B. Fahrzeuge der Bundeswehr) richten. Insofern können auch Bahnunfälle oder Brandeinsätze, an denen der Rettungsdienst beteiligt ist, einen terroristischen Hintergrund haben. Der mehr gefürchtete Fall ist jedoch der Terroranschlag, der mit dem Ziel, eine größtmögliche Anzahl an Personen zu töten, verübt wird. Hier besteht nicht nur eine **unmittelbare Gefahr für die Einsatzkräfte,** auch die **psychischen Belastungen** sind groß und die Einsatzlogistik ist herausfordernd.

Die Anzahl der Terroranschläge hat in den letzten Jahrzehnten nicht signifikant zugenommen. Gleichwohl gibt es neue und erschreckende Formen von Terroranschlägen, wie die Nutzung von alltäglichen Dingen (z. B. Pkws oder Lastwagen). Besonders schrecklich und belastend waren hier sicherlich die Anschläge in Nizza im Jahr 2016 und in Berlin auf dem Breitscheidplatz 2023. Diese wurden von islamistischen Attentätern begangen, die nur lose mit politischen Gruppen vernetzt waren. Hier liegt sicher auch ein neues Phänomen des Terrorismus in einer vernetzten Welt. Weder die Radikalisierung noch die konkrete Anschlagsplanung benötigen ein feste Gruppenstruktur. Vielmehr reicht die Einbindung in bestimmte Netzwerke und Informationsflüsse. Daneben gibt es auch das Phänomen des **„Einsamen Wolf“-Terrorismus** („Lone wolf“). Hierbei handelt es sich um Täter, die nicht von einem ideologischen Netzwerk angeworben werden, sondern sich selbst radikalisieren. Ein Beispiel dafür ist der rechtsextremistische Terroranschlag von Anders Breivik im Jahr 2011, bei dem 77 Personen, überwiegend Jugendliche, getötet wurden.

Für den rettungsdienstlichen Einsatz sollte auch hier eine **Reduktion auf wesentliche pragmatische Aspekte** durchgeführt werden (→ Abb. 10.16):

- Terroristen handeln **allein oder in Gruppen.**
- Als **Second Hit** wird eine Anschlagsform bezeichnet, bei der gezielt Helfer im Rahmen eines zweiten Anschlags angegriffen werden.
- Terroranschläge sind **räumlich schwer einzugrenzen.**
- Die **Tatmittel für Terroranschläge sind vielfältig** und können sowohl aus der Nähe als auch auf Distanz eine Gefahr für Rettungsdienstmitarbeiter darstellen.
- Es besteht neben dem Risiko körperlicher Verletzung ein hohes Risiko für psychische Traumafolgen.

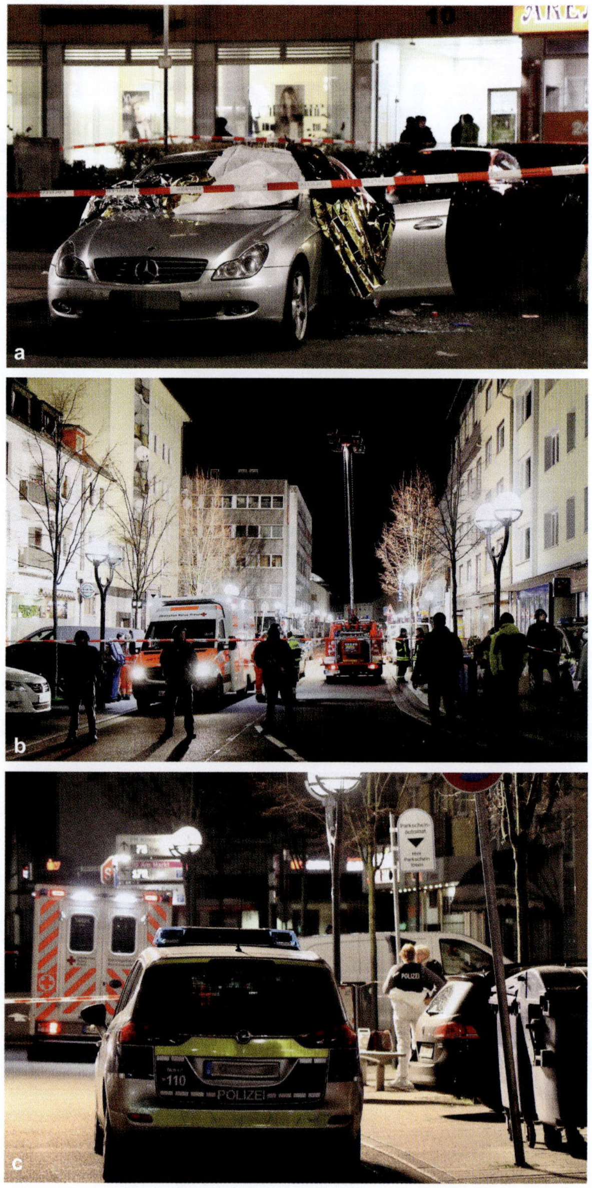

Abb. 10.16 Terroranschlag in Hanau 2020 („lone wolf terrorism“) [O429]
a) Täter erschoss ein Opfer in seinem Fahrzeug und mehrere Gäste zweier Bars im Hintergrund (zwischen 21.55–22.05 Uhr).
b) Absperrung des Tatbereichs durch die Polizei. Täter noch nicht gefasst (01.05 Uhr).
c) Spurensicherung am Tatort (01.35 Uhr) Täter wird erst zwischen 3 und 4 Uhr durch SEK entdeckt.

10.6.4 Handlungsempfehlung zur Eigensicherung für Einsatzkräfte der Katastrophenschutz- und Hilfsorganisationen bei einem Einsatz nach einem Anschlag (HEIKAT)

Im Jahr 2018 wurde vom **Bundesamt für Bevölkerungsschutz und Katastrophenhilfe (BBK)** unter Einbeziehung der großen Hilfsorganisationen, Behörden und Organisationen mit Sicherheitsaufgaben (BOS) eine Handlungsempfehlung veröffentlicht, die sich mit dem strategisch-taktischen Vorgehen im Rahmen eines Anschlags befassen. Sie bezieht sich vornehmlich auf terroristische Ereignisse, ist aber ohne weiteres auch auf Amoklagen übertragbar (→ Abb. 10.17).

Die wesentlichen Elemente von **HEIKAT** („Handlungsempfehlung zur Eigensicherung für Einsatzkräfte der Katastrophenschutz- und Hilfsorganisationen bei einem Einsatz nach einem Anschlag“) sind eine zeitliche sowie eine räumliche Achse und zugeordnete Maßnahmen.

Die zeitliche Achse umfasst die **drei Phasen** „Lagefeststellung“, „Lagebewertung“ und „Maßnahmen“. Sie entspricht damit weitestgehend dem Führungskreis.

Die **räumliche Achse** teilt die Einsatzstelle in drei Bereiche:

- Unsicherer Bereich
- Teilsicherer Bereich
- Sicherer Bereich

Im **unsicheren Bereich** (z. B. in Sichtweite eines Täters) hat der Eigenschutz absolute Priorität. Es muss unter allen Umständen schnellstmöglich Schutz gesucht werden. Im **teilsicheren**

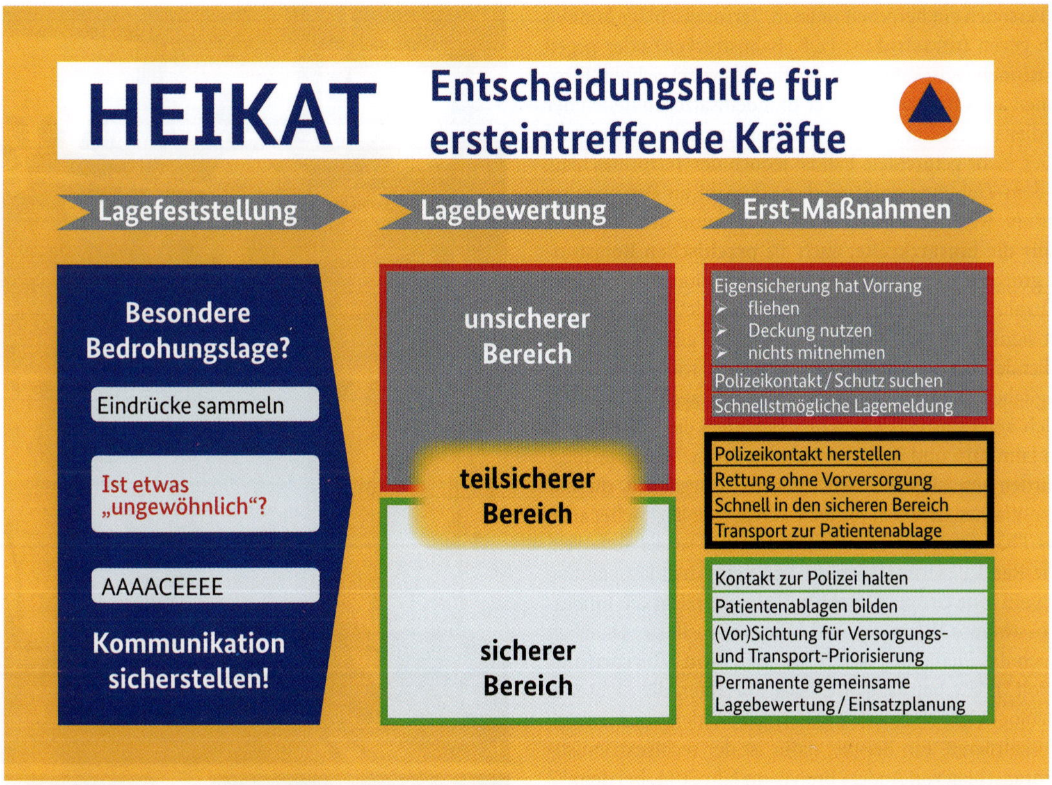

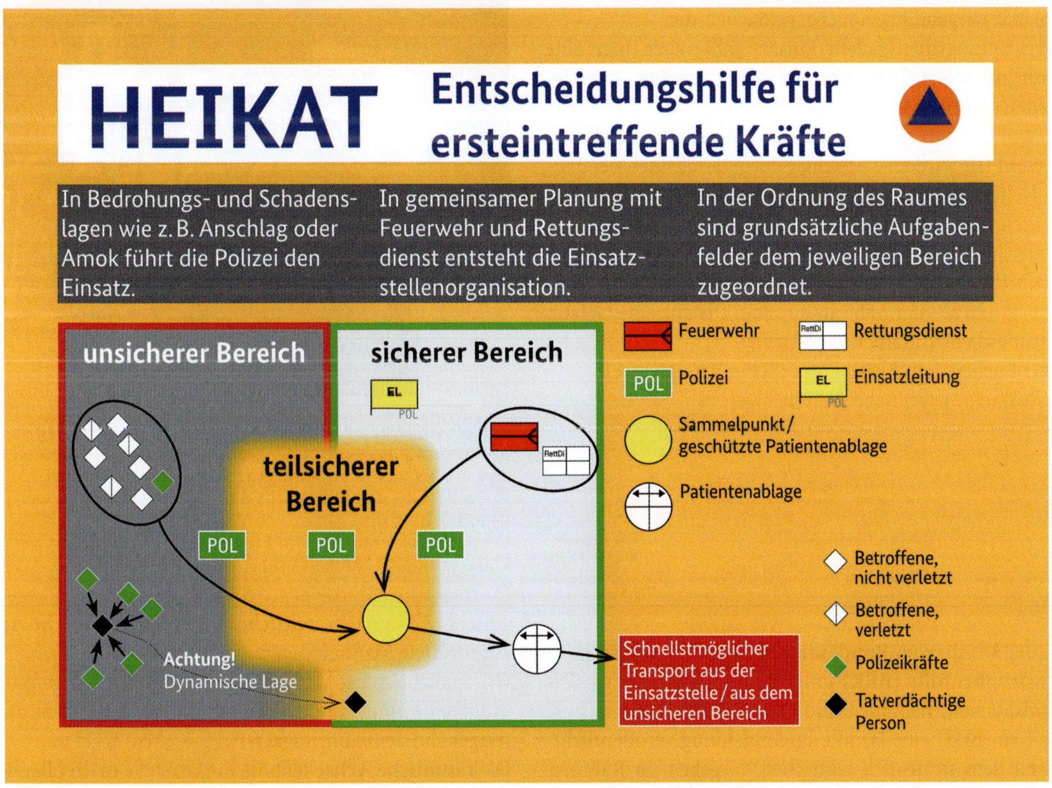

Abb. 10.17 Infografik zu HEIKAT (Bundesamt für Bevölkerungsschutz und Katastrophenhilfe) [W1242]

Bereich (der Täter könnte irgendwo in der Nähe sein) ist der Eigenschutz ebenfalls sehr wichtig. Hier können jedoch auch Menschenrettungen durchgeführt werden. Diese sollten jedoch keine medizinischen Maßnahmen umfassen. Es gilt, den **sicheren Bereich** aufzusuchen und dort zu behandeln. Dieser Bereich wurde bereits durch Polizeikräfte gesichert. Hier sind Patientenversorgungen sowie die Einrichtung einer Patientenablage sowie die weiteren Einsatzplanung analog zu einem regulären MANV möglich. Bedacht werden muss allerdings, dass es auch weiterhin zu einer Veränderung der Situation kommen kann. Daher gilt es auch im sicheren Bereich sehr wachsam zu sein, bis die Polizei eine endgültige Entwarnung geben kann.

WEBSITE

Website: Broschüre des Bundesamtes für Bevölkerungsschutz und Katastrophenhilfe zur „Handlungsempfehlung zur Eigensicherung für Einsatzkräfte der Katastrophenschutz- und Hilfsorganisationen bei einem Einsatz nach einem Anschlag (HEIKAT).“
https://www.bbk.bund.de/SharedDocs/Downloads/DE/Mediathek/Publikationen/KRITIS/heikat-handlungsempfehlungen.pdf?__blob=publicationFile&v=14

IM FOKUS

Besondere Einsatzlagen

- **Erweiterter Suizid:**
  - **Selbsttötung,** bei der der Tod anderer Menschen mindestens mit in Kauf genommen, meistens aber sogar angestrebt wird.
  - Oftmals sind Angehörige, Freunde oder Kollegen betroffen.
  - Abgrenzung zu Amoktaten kann schwierig sein.
- **Amok:**
  - **(Wahlloses) Töten** anderer Menschen im Rahmen eines Amoklaufs, einer Amokfahrt oder eines Amokflugs
  - Keine politische oder ideologische Motivation vorhanden
  - Die Motive sind komplex. Zumeist Hintergrund von Dissoziation oder gestörter Impulskontrolle.
  - Abgrenzung zu Terroranschlägen ist manchmal schwierig.
- **Terrorlagen:**
  - Ideologisch, politisch oder religiös motivierte Gewalt gegen Objekte oder Menschen
  - Es werden **unterschiedliche Waffen** genutzt, z. B. Distanzwaffen, „mobile Waffen“ oder verdeckte Waffen.
  - Zwar ist die Zahl der Terroranschläge nicht signifikant gestiegen, die Art und Weise hat sich jedoch verändert, z. B. durch Anschläge mit Pkws.
- **HEIKAT:**
  - „Handlungsempfehlung zur Eigensicherung für Einsatzkräfte der Katastrophenschutz- und Hilfsorganisationen bei einem Einsatz nach einem Anschlag“
  - Handlungsempfehlung des **Bundesamtes für Bevölkerungsschutz und Katastrophenhilfe (BBK)** in Zusammenarbeit mit zahlreichen Behörden und Organisationen
  - Enthält eine **zeitliche und eine räumliche Achse:**
    - Die zeitliche Achse umfasst drei Phasen: Lagefeststellung, Lagebewertung und Maßnahmen.
    - Die räumliche Achse teilt die Einsatzstelle in drei Bereiche: Unsicherer, teilsicherer Bereich und sicherer Bereich.
- Alle diese Einsatzlagen gehen mit **hohen medizinischen und psychischen Belastungen** für das Rettungsdienstpersonal einher.

WIEDERHOLUNGSFRAGEN

1. In welchen Bereichen kann der Rettungsdienst mit gefährlichen Stoffen und Gütern konfrontiert werden und wo liegen die besonderen Gefahren? (→ 10.1)
2. Was besagt die 5A-1B-1C-5E-Regel? (→ 10.1)
3. Wie kann die Zusammenarbeit an der Einsatzstelle in einem Einsatz mit den dargestellten Gefahren optimiert werden? (→ 10.2)
4. Wie wird ein kleiner Entstehungsbrand im Rettungseinsatz bekämpft? (→ 10.3)
5. Welche Umstände können an Einsatzstellen auf einen Gefahrgutunfall hinweisen? (→ 10.4.1, → 10.4.2)
6. Was bedeuten die oberen/unteren Ziffern auf einer orangefarbenen Warntafel? (→ 10.4.1)
7. Welche Internetquellen können helfen, Gefahrgut zu identifizieren? (→ 10.4.1)
8. Welche Aspekte sind bei einem Gefahrgutunfall zu erkunden? (→ 8.4.2)
9. Wofür stehen die Buchstaben GAMS in der Merkregel? (→ 10.4.2)
10. Was verstehen Sie unter den Begriffen Kontamination und Dekontamination? (→ 10.4.2)
11. Wer trägt bei Gefahrgutunfällen die Gesamteinsatzleitung? (→ 10.4.2)
12. Welche Bedeutung kommt der Führung durch ersteintreffende Kräfte beim Massenanfall von Verletzten zu? (→ 10.5)
13. Wie würde ein gehfähiger Patient mit Schmerzen in der Brust nach dem PRIOR-Vorsichtungsalgorithmus eingestuft werden? (→ 10.5)
14. Welche Regeln gelten für ersteintreffende Kräfte bei einem Massenanfall von Verletzten? (→ 10.5)
15. Was ist eine SEG? (→ 10.5)
16. Schildern Sie die besonderen Vorgehensweisen bei Großschadensereignissen. (→ 10.6)
17. Definieren Sie „erweiterten Suizid“. (→ 10.7.1)
18. Unterscheiden Sie Terror und Amok. (→ 10.6.2 und → 10.6.3)
19. Was beschreibt die „räumliche Achse“ bei HEIKAT? (→ 10.6.4)

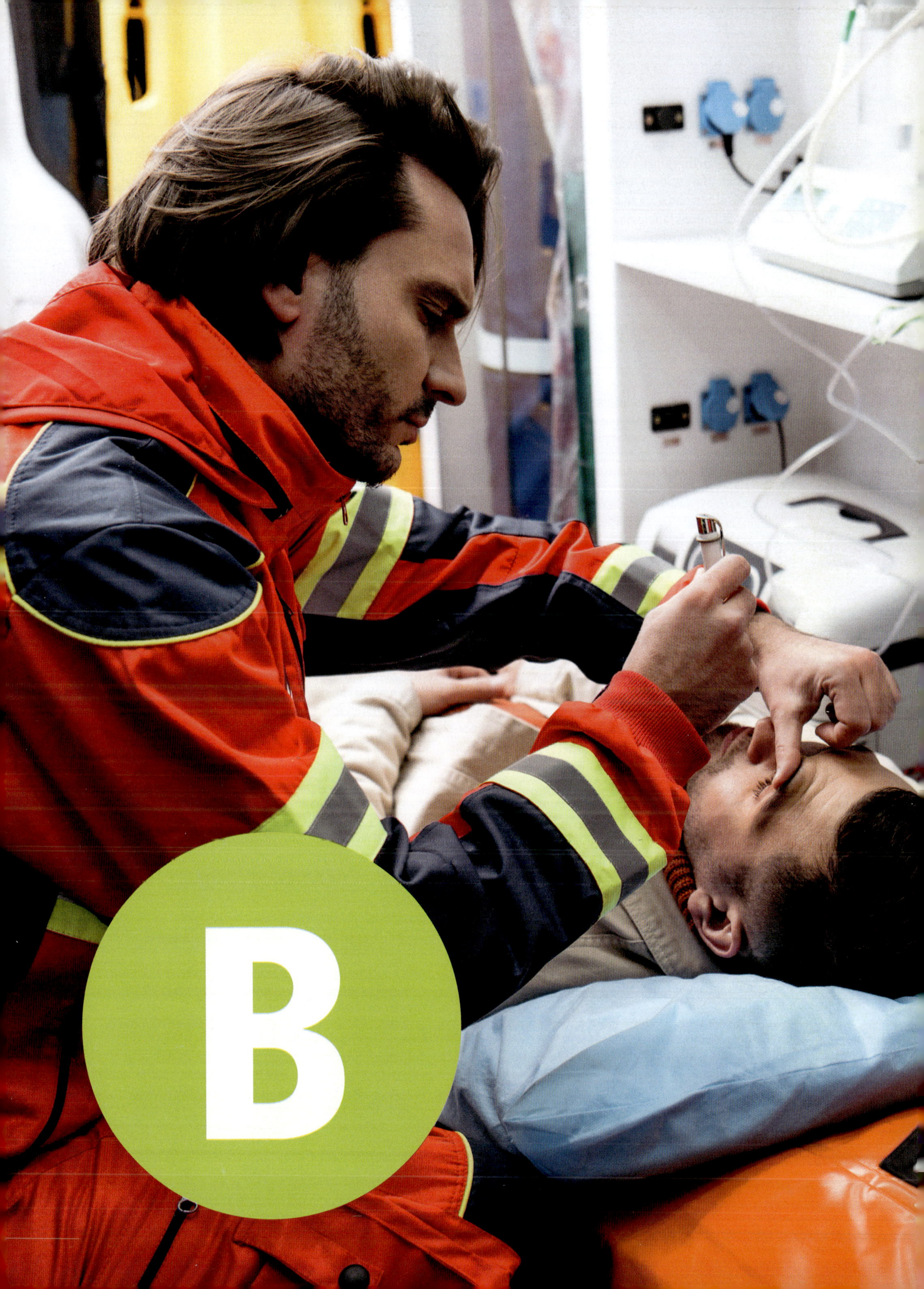
B

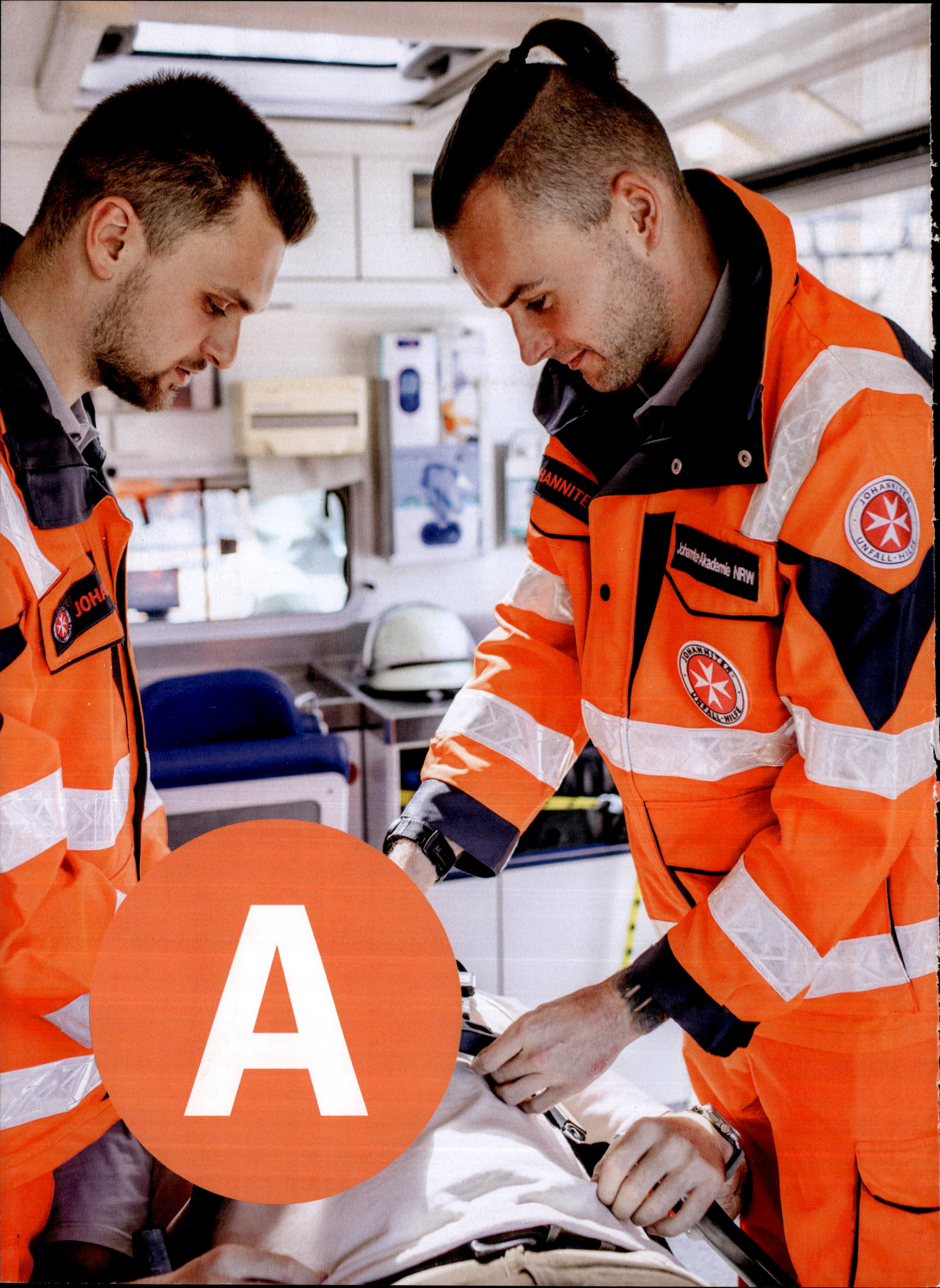
Johanniter-Akademie NRW
JOHANNITER UNFALL-HILFE
JOHANNITER UNFALL-HILFE

A

1

ORGANISATORISCHE GRUNDLAGEN

Andreas Fromm (1.1, 1.2), Jürgen Luxem (1.3); Galina Pägel und Anna-Marie Salaja (1.4)

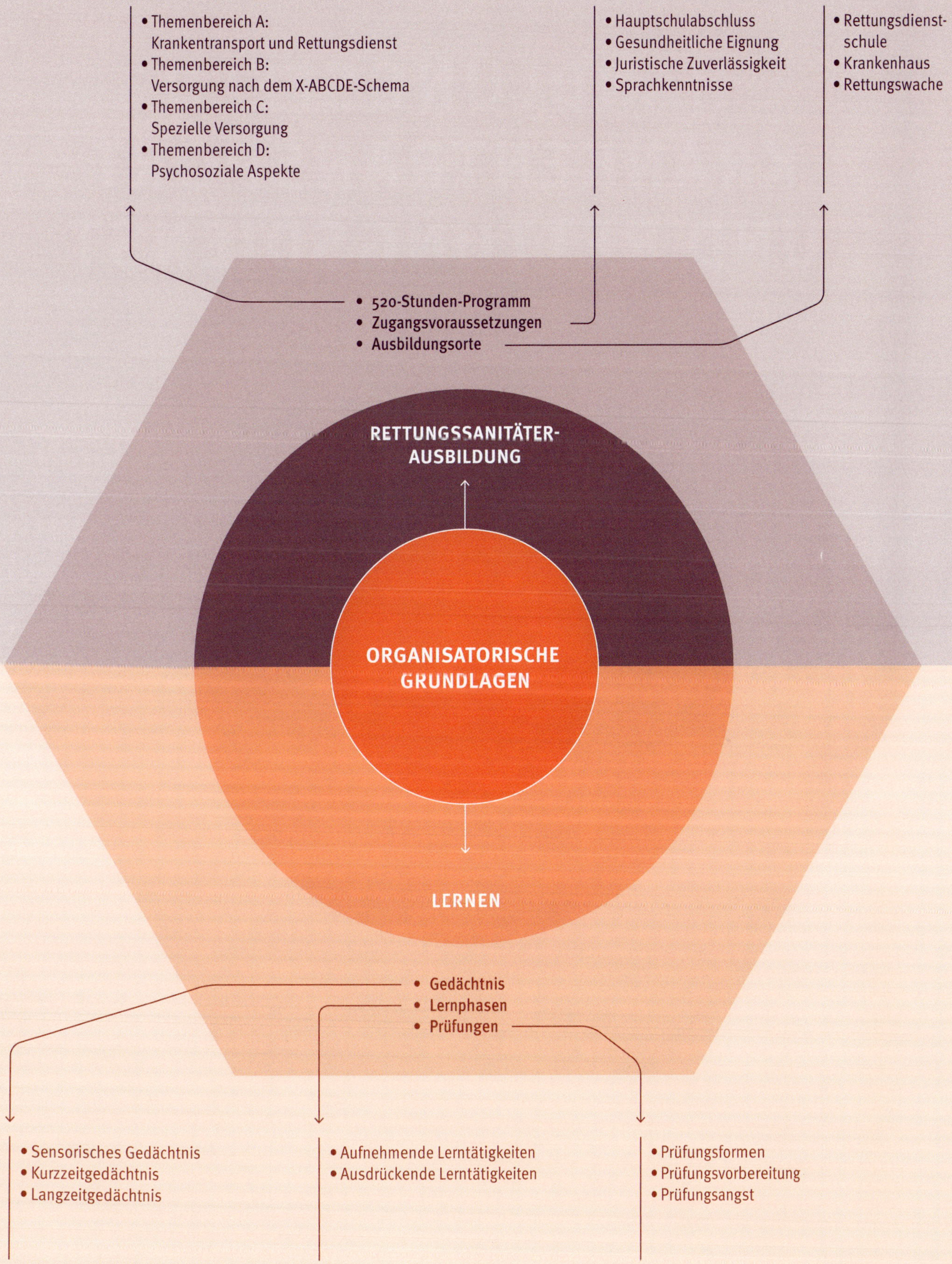

• Themenbereich A: Krankentransport und Rettungsdienst
• Themenbereich B: Versorgung nach dem X-ABCDE-Schema
• Themenbereich C: Spezielle Versorgung
• Themenbereich D: Psychosoziale Aspekte
• Hauptschulabschluss
• Gesundheitliche Eignung
• Juristische Zuverlässigkeit
• Sprachkenntnisse
• Rettungsdienst-schule
• Krankenhaus
• Rettungswache
• 520-Stunden-Programm
• Zugangsvoraussetzungen
• Ausbildungsorte
RETTUNGSSANITÄTER-AUSBILDUNG
ORGANISATORISCHE GRUNDLAGEN
LERNEN
• Gedächtnis
• Lernphasen
• Prüfungen
• Sensorisches Gedächtnis
• Kurzzeitgedächtnis
• Langzeitgedächtnis
• Aufnehmende Lerntätigkeiten
• Ausdrückende Lerntätigkeiten
• Prüfungsformen
• Prüfungsvorbereitung
• Prüfungsangst

HANDLUNGSFELD KRANKENTRANSPORT UND RETTUNGSDIENST

VERSORGUNG NACH DEM ABCDE-SCHEMA

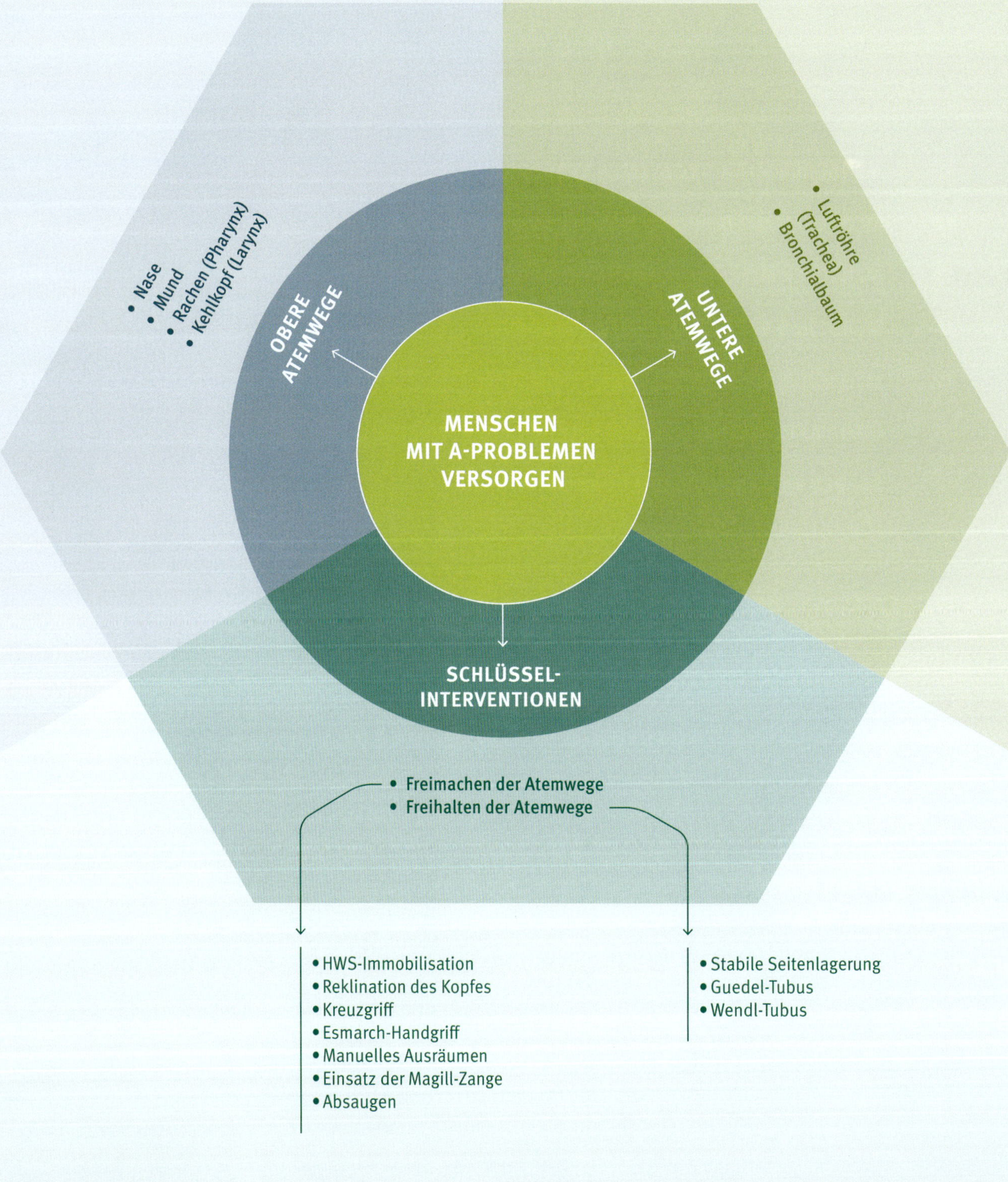

MENSCHEN MIT A-PROBLEMEN VERSORGEN
OBERE ATEMWEGE
• Nase
• Mund
• Rachen (Pharynx)
• Kehlkopf (Larynx)
UNTERE ATEMWEGE
• Luftröhre (Trachea)
• Bronchialbaum
SCHLÜSSEL-INTERVENTIONEN
• Freimachen der Atemwege
• Freihalten der Atemwege
• HWS-Immobilisation
• Reklination des Kopfes
• Kreuzgriff
• Esmarch-Handgriff
• Manuelles Ausräumen
• Einsatz der Magill-Zange
• Absaugen
• Stabile Seitenlagerung
• Guedel-Tubus
• Wendl-Tubus

11

MENSCHEN MIT A-PROBLEMEN VERSORGEN

Jürgen Luxem

FALLBEISPIEL

Sie werden als KTW kurz vor Weihnachten in ein Altenheim zu einem Patienten mit ausgeprägter Demenz und zunehmender Atemnot gerufen. Der Hausarzt hat eine telefonische Einweisung ins Krankenhaus veranlasst und als Einweisungsdiagnose eine Pneumonie angeführt. Bereits im ersten Eindruck fallen eine deutliche Zyanose und eine ausgeprägte Orthopnoe auf. Ihr Team verabreicht umgehend Sauerstoff über eine Sauerstoffmaske mit Reservoir. Zudem fordern Sie einen RTW und ein NEF nach. Sie legen einen intravenösen Zugang und setzen Anamnese und Untersuchung fort. Die Altenpfleger geben an, dass der Patient unter einer COPD leide und nach einer heftigen Hustenattacke plötzlich kaum noch Luft bekommen habe. Der mittlerweile eingetroffene Notarzt stellt einen inspiratorischen Stridor, feuchte Rasselgeräusche über allen Lungenabschnitten und eine ausgeprägte Zyanose fest. Der Blutdruck liegt bei 165/90, die Herzfrequenz bei 100 und die Sauerstoffsättigung bei 83 % unter 12 l O_2/min. Der GCS liegt bei 11. Auf Nachfrage gegenüber dem Pflegepersonal wird eine Nahrungsaufnahme des Patienten verneint, aufgrund seiner Demenz könne er auch keine Gegenstände in den Mund nehmen.
Der Notarzt äußert den Verdacht einer Fremdkörperaspiration und entschließt sich, den Mund-Rachen-Raum des Patienten mit dem Videolaryngoskop zu inspizieren. Der Patient wird auf die Trage in Oberkörperhochlagerung von ca. 30° umgelagert. Nach Injektion von 100 mg Propofol gelingt unter Spontanatmung die Platzierung des Videolaryngoskops, das im Bildschirm einen verschleimten, braunen, unter Atmung rollenden, Gegenstand aufzeigt. Mit der Magill-Zange kann dieser gefasst und entfernt werden. Anschließend wird der Mund-Rachen-Raum abgesaugt und das überschüssige Sekret entfernt. Bei dem Gegenstand handelt es sich um eine verschluckte Walnuss. Nach Entfernung des Fremdkörpers steigt die Sauerstoffsättigung stetig an.

LERNZIELE

- Den Aufbau der oberen und unteren Atemwege im Überblick beschreiben und ihre Funktion erklären
- Die Bedeutung des Kehlkopfrachenraums als Kreuzungsstelle beschreiben
- Die entstehenden Probleme durch die Verlegung der Atemwege nennen
- Die Schlüsselinterventionen bei einem A-Problem anwenden
- Das Freimachen der Atemwege beherrschen
- Den Stellenwert der HWS-Immobilisation bei einem A-Problem erläutern
- Kreuzgriff und Esmarch-Handgriff anwenden
- Die Funktion einer Magill-Zange beschreiben
- Die Absaugung durchführen
- Die stabile Seitenlage durchführen
- Das Freihalten der Atemwege durch Anwendung von Pharyngealtuben gewährleisten

Das ABCDE-Schema folgt in seinem Aufbau einer konkreten Prioritätenliste, deren Befunde im Rahmen einer Erstversorgung im Primary Survey zu **erheben** und zu **bewerten** sind (→ 5.2.3). Das ABCDE-Schema gewährleistet im Notfall bei konsequenter Anwendung eine vollständige Erstuntersuchung und ermöglicht, lebensbedrohliche Situationen unmittelbar zu behandeln.

Der Buchstabe **A** steht innerhalb des Schemas für **Airway (Atemweg)** und zielt auf die **Atemwegskontrolle.** Sie ist nur möglich durch die Erfassung (von der Norm) abweichender Befunde zur Atmung, die Hinweise auf Probleme mit einem freien und unbeeinträchtigten Atemweg liefern könnten. Hinweise sind z. B. Atemnebengeräusche, Stridor oder Verlegung der Atemwege durch Sekret oder Fremdkörper. Liegen diese Hinweise vor, drohen bei einem **A-Problem** eine mögliche, teilweise oder komplette Atemwegsverlegung.

MERKE

Die Schaffung freier Atemwege bzw. die Lagekontrolle einer am Notfallort etablierten Atemwegssicherung ist das Ziel in der Versorgung von Menschen mit einem A-Problem.

Die Wiederherstellung und Sicherung der Atemwege umfassen dabei immer zwei sich wechselseitig beeinflussende Maßnahmen: einerseits das Freimachen und andererseits das Freihalten der Atemwege (→ 11.2 und → 11.3) durch die sog. Schlüsselinterventionen:

Die **Schlüsselinterventionen zum Freimachen der Atemwege** umfassen folgende Anwendungen:

- **Immobilisation** der Halswirbelsäule **bei begleitendem Trauma** (→ 11.2.1 und → 18.6.1)
- **Reklination** des Kopfes (Kinn-Scheitel-Griff, → 11.2.2)
- Mund-Rachen-**Inspektion** (→ 11.2.3)
  - Spezielle Handgriffe (z. B. Kreuzgriff, Esmarch-Handgriff).
- Maßnahmen zur **Fremdkörperentfernung** durch:
  - Manuelles Ausräumen, Einsatz von Laryngoskop und Magill-Zange zur Fremdkörperentfernung (→ 11.2.4)
  - Absaugen (→ 11.2.4)
  - Heimlich Handgriff (→ 9.1.2)
- **Medikamentöse Therapie** mittels Adrenalin per inhalationem bei Bronchospasmus oder inspiratorischem Stridor bei Anaphylaxie (→ 12.7.2 und → 13.3.7)

Die **Schlüsselinterventionen zum Freihalten der Atemwege** umfassen die Anwendung

- der stabilen **Seitenlage** (→ 11.3.1 und → 9.2.1),
- der Pharyngealtuben **(Guedel/Wendl)** (→ 11.3.2),
- der supraglottische **Atemwegshilfen** (SGA) (→ 12.3.2) und
- der endotrachealen **Intubation,** die jedoch nur in Verbindung mit einer Beatmung sinnvoll ist und daher in → 12.3.3 behandelt wird.

11.1 Die Atemwege

Die Atemluft gelangt über die Atemwege in die Lungen. Die Atemwege werden **funktionell** in das luftleitende und das gasaustauschende System aufgeteilt:

- Zum **luftleitenden System** zählen die Nase und der Mund, der Rachen (Pharynx), der Kehlkopf (Larynx), die Luftröhre (Trachea) und die Hauptbronchien.
- Das **gasaustauschende System** wird von den kleinen Bronchien (Bronchiolen) und den Lungenbläschen (Alveolen) gebildet.

11.1.1 Obere Atemwege

Anatomisch werden die Atemwege in die oberen und unteren Atemwege gegliedert, abgegrenzt durch den Kehlkopf.

Nase

Die **Nase** ist der natürliche Einatemweg. In ihr bleiben fast alle Schmutzpartikel und Staub, die in der Luft enthalten sein können, an den feinen Haaren in der Nase hängen und werden so bereits zu Beginn der Einatmung herausgefiltert. Die Nasenschleimhaut feuchtet die eingeatmete Luft an und ein gut durchblutetes Geflecht von Blutgefäßen, das direkt unter der Nasenschleimhaut liegt, wärmt die Einatemluft zusätzlich an. Die Nase besteht aus den beiden Nasenbeinen, die den knöchernen Nasenrücken bilden, und Knorpelgewebe an der Nasenspitze. Die Nasenscheidewand **(Septum)** trennt die Nasenhöhle in zwei Hälften. Im Inneren ist die Nase in drei Nasengänge aufgeteilt. Der untere Nasengang führt in den Nasenrachenraum **(Nasopharynx).** Der mittlere Gang steht mit den Nasennebenhöhlen in Verbindung. Der obere Nasengang enthält die Riechschleimhaut mit Riechzellen, über die Gerüche erfasst und über den Riechnerv an das Gehirn weitergeleitet werden. So wird bei üblem Geruch in der Einatemluft reflexartig der Atem angehalten, um schädliche Stoffe nicht einzuatmen.

Mund

Auch über den **Mund** kann ein- und ausgeatmet werden. Da aber die Mundhöhle nicht über die Flimmerhärchen und Schleimhaut der Nase verfügt, gelangt die Atemluft trockener, ungereinigt und weniger angewärmt in die unteren Atemwege, wodurch sich das Risiko von Lungenerkrankungen erhöht.

Der anatomische Aufbau der Mundhöhle wird in → 24.1.1 beschrieben.

Rachen (Pharynx)

Der **Rachen** (→ Abb. 11.1) gliedert sich in den

- Nasenrachenraum (Nasopharynx),
- Mundrachenraum (Oropharynx) und
- Kehlkopfrachenraum (Laryngopharynx/Hypopharynx).

Eine besondere Bedeutung hat der **Kehlkopfrachenraum.** In ihm kreuzen sich der **Atemweg,** über Mund und Nase beginnend, und der **Speiseweg,** der ebenfalls über den Mund beginnt. Beide Wege teilen sich am unteren Ende des Rachens wieder auf, wobei der Atemweg in die weiterführenden Luftwege (Kehlkopf und Luftröhre) und der Speiseweg in die hinter der Luftröhre, aber noch vor der Halswirbelsäule, liegende Speiseröhre führt.

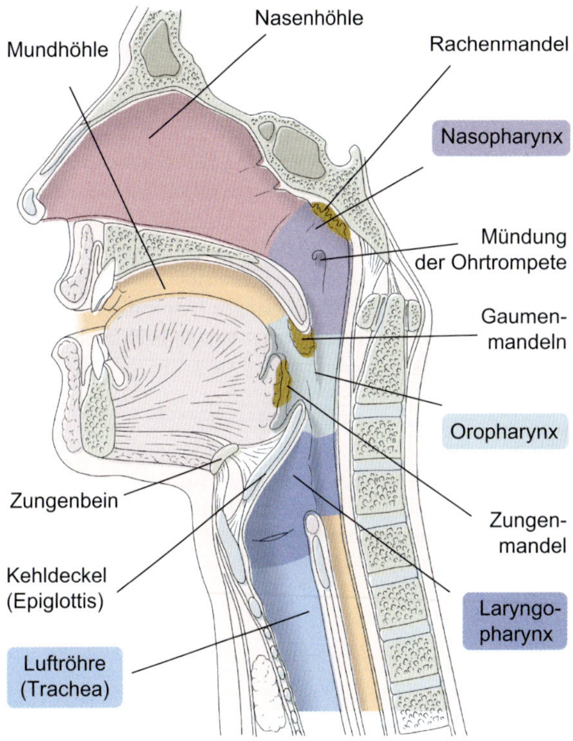

Abb. 11.1 Schnitt durch den Rachen [L190]

Die Luftröhre wird beim Schlucken der Nahrung durch den Kehldeckel des Kehlkopfes verschlossen (s. u.).

Kehlkopf (Larynx)

Der **Kehlkopf** grenzt die oberen von den unteren Atemwegen ab und bildet den Eingang zur Luftröhre (Trachea). Der Kehlkopf besteht aus drei Knorpeln:

- dem Schildknorpel,
- dem Ringknorpel (auch Krikoid genannt) und
- dem Kehlkopfdeckel (Epiglottis)

Ringknorpel und Schildknorpel geben dem Kehlkopf sein typisches Aussehen. Zwischen den beiden Knorpeln spannt sich an der Vorderseite (ventral) ein dünnes Band (Ligamentum conicum). Hier kann im Notfall ein Kehlkopfschnitt **(Koniotomie)** auf Höhe des Ligamentum conicum durchgeführt werden, wenn andere Methoden der Atemwegssicherung scheitern.

Am Kehlkopfeingang befindet sich der Kehlkopfdeckel **(Epiglottis),** der wie ein umgedrehter, breiter Schuhlöffel aussieht. Beim Ein- und Ausatmen wird er nach oben bewegt, sodass die Einatemluft von oben aus dem Nasenrachenraum nach unten in den Kehlkopf und die Luftröhre gelangen kann. Im Inneren des Kehlkopfes befinden sich die Stellknorpel. Sie sind mit den beiden **Stimmbändern** verbunden und regeln im Rahmen der Stimmbildung deren Spannung, durch welche die Tonlage eingestellt werden kann.

Bei Erwachsenen ist die Stimmritze die engste Stelle des luftleitenden Systems. Bei Neugeborenen, Säuglingen und Kleinkindern, bei denen die Anatomie entwicklungsbedingt etwas verändert ist, wird die engste Stelle von einem Schleimhautwulst gebildet. Er liegt unmittelbar unterhalb der Stimmritze und ist mit dem Laryngoskop nicht einsehbar.

Beim Schluckakt (→ 24.1.1) wird der Kehlkopf verschlossen, damit keine Nahrung in die Luftröhre gelangt. Dazu legt sich der Kehlkopfdeckel unter Anhebung des Gaumensegels und Zusammenziehen der Mundbodenmuskulatur wie ein schützendes Dach über den Kehlkopfeingang, sodass der Kehlkopfdeckel den Eingang zur Luftröhre verschließt. Dieser Mechanismus verhindert, dass flüssige oder feste Fremdstoffe (z. B. Essensreste, Erbrochenes) in die Luftröhre gelangen **(Aspiration),** während der Speisebrei über den Kehldeckel hinweg nach hinten in die Speiseröhre fließt.

ACHTUNG

Bei Bewusstlosigkeit oder bestimmten neurologischen Störungen (z. B. Schlaganfall, → 14.4.1) können der Schluckmechanismus und/oder der Hustenreflex (→ 14.1.3) ausfallen, sodass eine erhöhte Aspirationsgefahr besteht.

11.1.2 Untere Atemwege

Den Anfang der unteren Atemwege bildet die Luftröhre. An ihrem unteren Ende, etwa in Höhe des fünften Brustwirbels, mündet sie in den Bronchialbaum der Lunge.

Luftröhre (Trachea)

Die Luftröhre **(Trachea)** (→ Abb. 11.2) verläuft vor (ventral) der Speiseröhre **(Ösophagus)** im Hals und Mediastinum und reicht vom Kehlkopf bis zu ihrer Teilung **(Bifurkation)** in die beiden Hauptbronchien. Insgesamt ist sie beim Erwachsenen etwa 10–15 cm lang und hat einen Durchmesser von 2–2,5 cm (Neugeborene: Länge 4 cm, Durchmesser 0,5 cm).

Die Trachea besteht aus einem Gerüst aus hufeisenförmigen Knorpelspangen. Die einzelnen Spangen sind zum Rücken hin **(dorsal)** durch eine bindegewebige Membran verschlossen. Diese Anordnung der Knorpelspangen schafft einen Hohlraum **(Lumen),** der für die Luftströmungen fortwährend offengehalten wird.

Innen ist die Luftröhre, wie der gesamte luftleitende Teil des Respirationstrakts bis zu den Bronchiolen, von einer mit **Flim-**

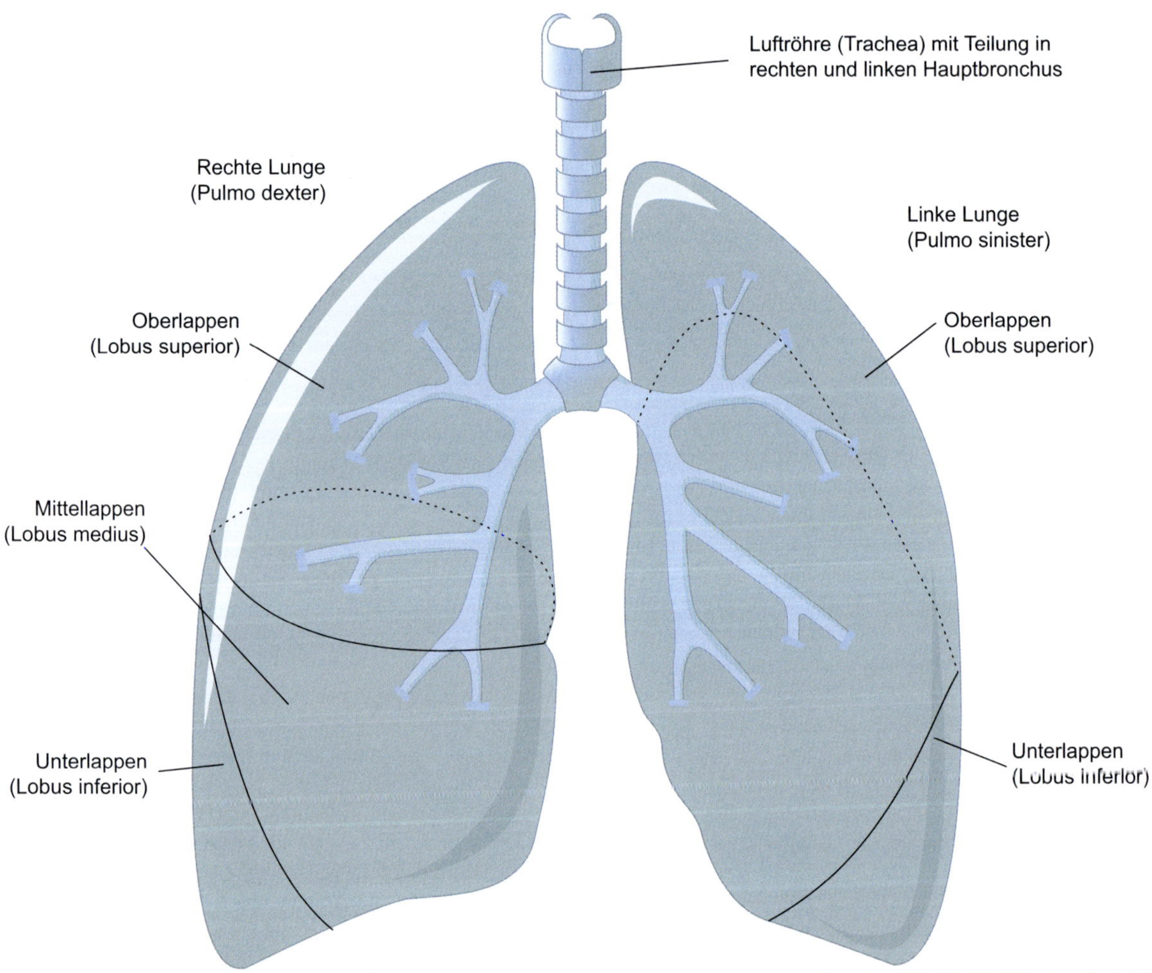

Abb. 11.2 Lungenansicht mit Luftröhre und Bronchialbaum [L138]

merepithel bedeckten Schleimhaut überzogen. Die darin vorhandenen Flimmerhärchen befördern durch einen regelmäßigen wellenförmigen Flimmerschlag eingeatmete Fremdpartikel in Richtung Kehlkopf und Rachen. Unterstützt und verstärkt werden kann dieser Partikeltransport durch Hustenstöße.

In die Schleimhaut eingelagert sind mikroskopisch kleine Drüsen, die ständig Sekret absondern und ein feuchtes Milieu erzeugen. Wie die Nasenschleimhaut ist auch die Schleimhaut im Respirationstrakt stark durchblutet.

Bronchialbaum

Die Luftröhre teilt sich an ihrem unteren Ende (→ Abb. 11.3), der **Bifurkation,** in den rechten und linken **Hauptbronchus,** die entsprechend in den rechten und linken Lungenflügel ziehen. Dabei zweigt der rechte Hauptbronchus steiler als der linke ab und ist etwas größer. Die Bronchien verlaufen im Lungengewebe. Die beiden Hauptbronchien teilen sich rechts in drei und links in zwei untergeordnete **Lappenbronchien** und diese jeweils wieder in **Segmentbronchien.** So entsteht ein weitverzweigtes System der Atemwege in den Lungen, der Bronchialbaum (→ Abb. 11.2).

Die **Bronchien** (Haupt-, Lappen- und Segmentbronchien) folgen weitgehend dem Bauprinzip der Trachea. Knorpelspangen legen sich um die Bronchien und halten das Lumen offen. In die Schleimhaut eingelagert ist glatte Muskulatur. In der Wand der Lappen- und Segmentbronchien werden die typischen Knorpelspangen zunehmend durch unregelmäßig geformte Knorpelplättchen ersetzt.

Den Segmentbronchien folgen die **Bronchiolen.** Sie besitzen kein Knorpelgewebe, jedoch glatte Muskulatur, die einen Einfluss auf die Weitstellung der Bronchien nehmen kann. Entsprechend der Aufästelung werden die Durchmesser der kleinen Bronchien immer geringer, gleichzeitig steigt mit der Anzahl der luftleitenden Wege deren Gesamtquerschnitt an.

Die Bronchiolen münden in das eigentlich atmende Lungengewebe, die Lungenbläschen **(Alveolen).** Alveolen sind kleine, sackartige Ausstülpungen der Bronchioli und bilden die Endabschnitte des Bronchialbaums. Sie sind auch für das schwammartige Aussehen der Lungen verantwortlich.

Bronchiolen und Alveolen bilden das gasaustauschende System. Entlang dieser Strukturen verlaufen kleinste Blutgefäße **(Kapillaren)**. Die äußerst dünne Wand **(Endothel)** der Bronchiolen und Alveolen und die Endothelschicht der Kapillaren ermöglichen als miteinander verschmolzene, gasdurchlässige Membranen (Blut-Luft-Schranke) den Übertritt (**Diffusion,** → 24.3.2) von Sauerstoff aus der Einatemluft in das Blut und von Kohlendioxid aus dem Blut in die Alveole.

In den Alveolen erzeugen Anziehungskräfte an der Grenzfläche zwischen Gas- und Flüssigkeitsphase eine Spannung, welche die Oberflächen der Alveolen zu verkleinern droht. Dieser Spannung wirkt jedoch der Oberflächenfaktor, das **Surfactant,** entgegen, mit dem die Innenflächen der Lungenbläschen (Alveolen) überzogen sind. Der Surfactant besteht aus einem Schleimfilm aus Eiweißen und Fetten und wird von den Lungenbläschen gebildet. Während der Ausatmung entweicht die Atemluft aus den Alveolen und diese werden kleiner. Gleichzeitig verdickt sich der Surfactant-Film an ihrer Oberfläche und verhindert, dass sie in sich zusammenfallen (kollabieren). Erweitern sich die Lungenbläschen bei der Einatmung wieder, wird der Surfactant zwar wieder dünner, aber der Schleimfilm senkt die Oberflächenspannung der Alveolen, wodurch sich die Lungenbläschen gut entfalten können und die Tendenz zu kollabieren ebenfalls vermindert wird. Fehlt der Alveole Surfactant, kollabieren die Lungenbläschen wegen der zu hohen Spannung und verkleben. Dann ist ein ungestörter Gasaustausch nicht mehr möglich.

IM FOKUS

Die Atemwege

- Zum einen wird anatomisch zwischen den **oberen** und den **unteren Atemwegen** unterschieden:
  - Die oberen Atemwege beginnen in Mund bzw. Nase.
  - Die unteren Atemwege beginnen ab der Kehlkopfebene.
- Zum anderen wird funktionell das **luftleitende System** vom **gasaustauschenden System** unterschieden:
  - Zum luftleitenden System zählen die Nase und der Mund, der Rachen, der Kehlkopf, die Luftröhre und die Hauptbronchien.
  - Zum gasaustauschenden System zählen die Bronchiolen und den Lungenbläschen.
- **Nasenrachenraum:**
  - Die Nase setzt sich aus verschiedenen Knorpelstrukturen zusammen, leitet die Atemluft und hat Kontakt zu den Nasennebenhöhlen.
  - Sie dient unter anderem dem Anfeuchten, Anwärmen, Reinigen und chemischen Prüfen (Riechen) der Luft.
- **Mundrachenraum:**
  - Die Mundhöhle umfasst zahlreiche anatomisch und funktionell relevante Strukturen, wie die Zähne, die Zunge, den Gaumen oder die Gaumenmandeln.
  - Sie dient der Nahrungsaufnahme und der Atmung.
- **Kehlkopfrachenraum:**
  - Atemweg und Speiseweg kreuzen sich im Kehlkopfrachenraum. Dadurch besteht auch ein Risiko für Aspirationsereignisse oder Fremdkörperverlegungen der Atemwege.
  - Der Kehlkopf verfügt über einen Kehldeckel, der sich beim Schluckakt verschließt und so den Eingang der Luftröhre schützt.
  - Unterhalb des Kehlkopfeingangs liegen die Stimmbänder.
- **Luftröhre und Bronchialsystem:**
  - Die Luftröhre verfügt über stabile Knorpelspangen. Sie teilt sich im Verlauf in die beiden Hauptbronchien auf.
  - Die Hauptbronchien teilen sich weiter in Segmentbronchien auf.
  - Die feinen letzten Abschnitte des Bronchialbaumes werden Bronchiolen genannt.
- **Gasaustauschendes System:**
  - Die endständigen Bronchiolen und die Alveolen bilden das gasaustauschende System.
  - Sie stehen in engem Kontakt zu feinen Blutgefäßen und werden von ihnen nur durch eine dünne Schicht getrennt.
  - Die Atemgase können auf diese Weise durch Diffusion zwischen Blut und Lunge ausgetauscht werden.

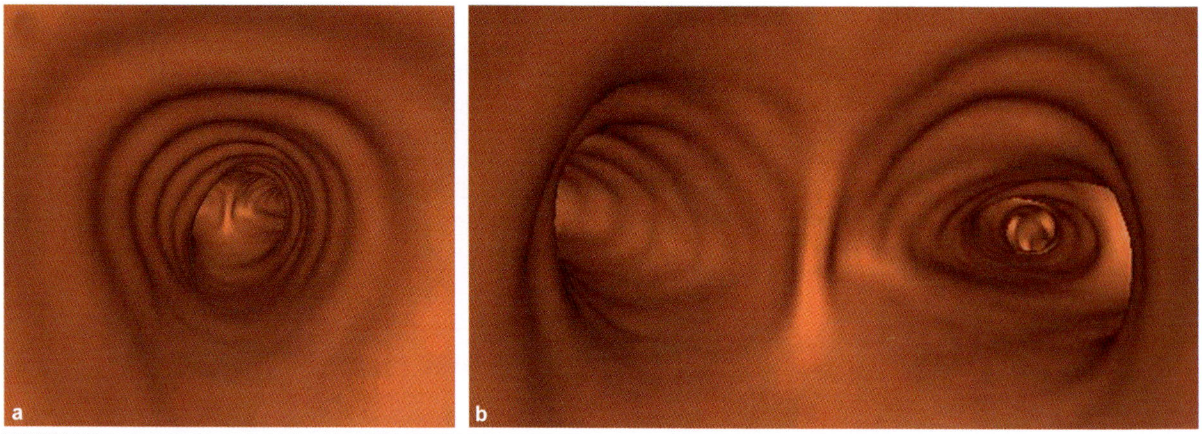

Abb. 11.3 Animierte endoskopische Bilder der Luftröhre (a) und ihrer Aufzweigung in die beiden Hauptbronchien (b) [F289]

11.2 Freimachen der Atemwege – Erkennen und Beheben eines A-Problems

DEFINITION

Das Freimachen der Atemwege dient der **Wiederherstellung** eines freien luftleitenden Atemwegs.

Dem Freimachen der Atemwege fällt im Rettungsdienst eine zentrale Bedeutung zu, weil die lebenswichtige Atmung in Notfallsituationen häufig gefährdet ist. Nicht umsonst steht bei der ABCDE-Vorgehensweise das „A" an erster Stelle. Dem ABCDE-Schema wird allerdings ein „X" voranstellt, wenn bei Patienten mit einer lebensbedrohlichen äußeren Blutung die Blutstillung höchste Priorität hat (→ 5.2.3).

MERKE

Der freie Atemweg ist unabdingbare Voraussetzung für eine Versorgung des Patienten mit lebenswichtigem Sauerstoff.

Besonders bei bewusstlosen Patienten führt der Tonusverlust des Kehlkopfdeckels (→ 11.1.1) sowie der Schleimhaut des weichen Gaumens zu einer teilweise oder kompletten Verlegung der Atemwege. Hierdurch ist die Vitalfunktion Atmung bedroht. Zusätzlich fallen die **Schutzreflexe** aus:

- Mithilfe des **Hustenreflexes** werden Fremdkörper aus den unteren oder oberen Atemwegen durch einen kräftigen Luftstrom herausgehustet.
- Der **Würgereflex** verhindert durch Kontraktion des hinteren Rachenraums das Eindringen von Fremdkörpern in die Atemwege.
- Der **Schluckreflex,** durch den der Schluckvorgang eingeleitet wird, ermöglicht, dass Fremdkörper aus dem Rachen in die Speiseröhre gedrückt werden. Dabei verschließt der Kehldeckel den Kehlkopfeingang.

Durch den **Ausfall der Schutzreflexe** besteht bei bewusstlosen Patienten die Gefahr der **Aspiration** von Fremdkörpern in die unteren Atemwege. Bestehen Zeichen für eine Atemwegsbehinderung, wird versucht, die Atemwege mit einfachen Maßnahmen, zunächst ohne Hilfsmittel, freizumachen.

MERKE

Der häufigste Grund für eine Atemwegsverlegung bei bewusstlosen Patienten ist ein Tonusverlust des Kehldeckels (Epiglottis) und der Schleimhaut des weichen Gaumens.

11.2.1 HWS-Immobilisation

Schon die Inspektion der oberen Atemwege ist mit einer unvermeidlichen Beurteilung des Halsbereichs verbunden. Sie gibt Aufschluss über sichtbare Verletzungen, Hautveränderungen, Weichteilschwellungen oder ein potenzielles Trauma der Halswirbelsäule. Bei jedem Hinweis auf ein Trauma, z. B. Nacken- oder Druckschmerz im Halsbereich, ob sichtbar durch Verletzung oder durch die Anamnese des Notfallereignisses, ist die Anlage einer HWS-Immobilisation zu erwägen. Dabei sollte die Inspektion möglichst ohne weitere Manipulation erfolgen.

Die Anlage einer HWS-Immobilisation wird in → 18.6.3 ausgeführt.

11.2.2 Reklination des Kopfes

MERKE

Die Reklination des Kopfes kann zu einer Anhebung des Zungengrundes führen, sodass der Luftweg wieder frei passierbar ist.

Das Überstrecken des Kopfes mit Anheben des Kinns (→ Abb. 5.3) ist eine einfache Sofortmaßnahme, die allerdings bei Patienten mit einer vermuteten Halswirbelsäulenverletzung nicht angewendet werden soll. Die Methode wird **Lebensrettender Handgriff** oder auch **Kinn-Scheitel-Griff** genannt. Der Vorteil dieser Methode ist, dass sie auch ohne Übung einfach anzuwenden ist. Der Nachteil besteht in den Anwendungseinschränkungen im Falle eine vermutete HWS-Verletzung.

MERKE

Das Freimachen der Atemwege hat im Zweifelsfall jedoch Vorrang vor dem Schutz der Halswirbelsäule.

Die Ausführung des **Kinn-Scheitel-Griffs** (→ Abb. 5.3) erfolgt folgendermaßen:

- Eine Hand an die Stirn (den Haaransatz) legen und die Fingerspitzen der anderen Hand an das Kinn des Patienten.
- Vorsichtig den Kopf nach hinten überstrecken (reklinieren) und dabei das Kinn anheben. Dabei werden die vorderen Anteile des Halses gestreckt.
- Kopf in dieser Position halten.
- Durch Sehen, Hören und Fühlen beurteilen, ob eine suffiziente Eigenatmung vorhanden ist. **Cave:** Dabei nicht eine Schnappatmung mit suffizienter Spontanatmung verwechseln.

11.2.3 Mund-Rachen-Inspektion

Die Inspektion von Mund- und Rachenraum ist eine gründliche Überprüfung der sichtbaren Anteile der Mund- und Rachenhöhle, um erkennbare Veränderungen durch Fremdkörper oder Flüssigkeiten als Blockade der Atemwege zu beseitigen.

Kreuzgriff

Mit dem **Kreuzgriff** wird der Mund geöffnet (→ Abb. 11.4). Der Daumen einer Hand wird auf die untere Zahnreihe und der Zeigefinger derselben Hand auf die obere Zahnreihe gelegt. Durch Druck und Zug auf die Zahnreihen öffnet sich so der Mund des Patienten. Ein Blick in den Mund-Rachen-Raum verrät meistens nur, ob dieser verlegt ist, da ein Blick in den tiefen Rachenraum nicht möglich ist. Sichtbare **Fremdkörper** können jetzt mit der anderen Hand entfernt werden (→ Abb. 11.5).

Esmarch-Handgriff

Um den Zungengrund mit dem ebenfalls nach hinten gefallenen Unterkiefer nach vorne zu ziehen und so die Atemwege wieder freizumachen, wird der Kopf des Bewusstlosen zuerst überstreckt. Um diesen Effekt zu verstärken, wird der Unterkiefer

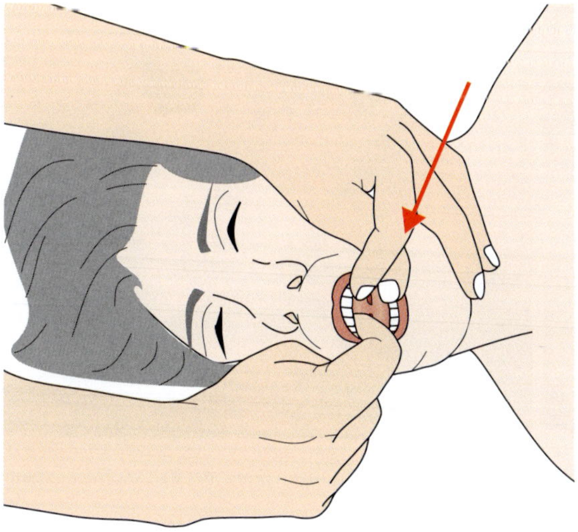

Abb. 11.4 Kreuzgriff (Pfeil) [L108]

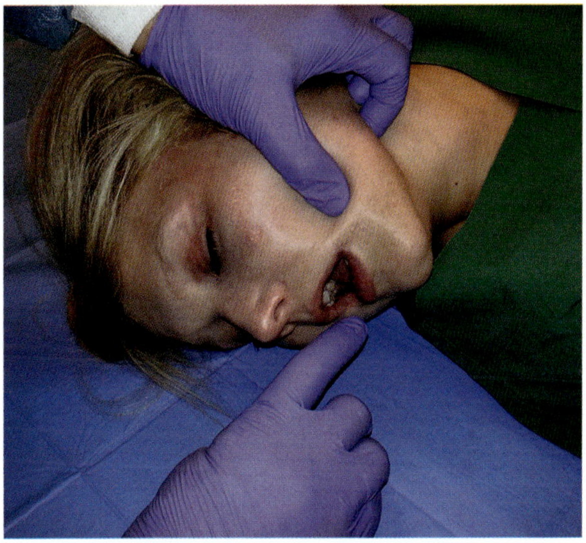

Abb. 11.5 Manuelles Ausräumen der Mundhöhle [O998]

nach vorne gedrückt und angehoben. Unterkiefer, Mundboden und Zungengrund werden so wieder von der Rachenhinterwand abgehoben. Die Methode wird **Esmarch-Handgriff** oder auch **Kopf-Kiefer-Handgriff** genannt (→ Abb. 11.6).

ACHTUNG

Bei Verdacht auf eine Verletzung der Halswirbelsäule sollte der modifizierte Esmarch-Handgriff angewendet werden.

Wie bereits beim Kinn-Scheitel-Griff besteht auch hier eine Anwendungseinschränkung im Falle einer vermuteten HWS-Verletzung. In diesem Fall kann der modifizierte Esmarch-Handgriff **ohne** Überstreckung des Kopfes auch bei Patienten mit einer vermuteten HWS-Verletzung angewandt werden, wobei jedoch eine korrekte Anwendung ohne Training oftmals nicht gelingt, weshalb die Technik im Rahmen des Krankenhauspraktikums unbedingt geübt werden solle. Die Ausführung des Kinn-Scheitel-Griffs **ohne** Überstreckung des Kopfes **(modifizierter Esmarch-Handgriff)** erfolgt folgendermaßen:

- Beide Daumen auf das Kinn des Patienten legen.
- Die Zeige- und Mittelfinger auf die Kieferwinkel legen. Dabei darauf achten, dass die Finger knöcherne Strukturen fassen. Das Eindrücken der Weichteile kann die Atmung behindern.
- Mit beiden Daumen den Mund öffnen und mit den Zeige- und Mittelfingern den Unterkiefer nach oben ziehen. Jetzt sollten die Zähne des Unterkiefers über den Schneidezähnen liegen.

VIDEO

Effekt des modifizierten Esmarch-Handgriffs in der Praxis
https://www.youtube.com/watch?v=p_QM7vjvRYk

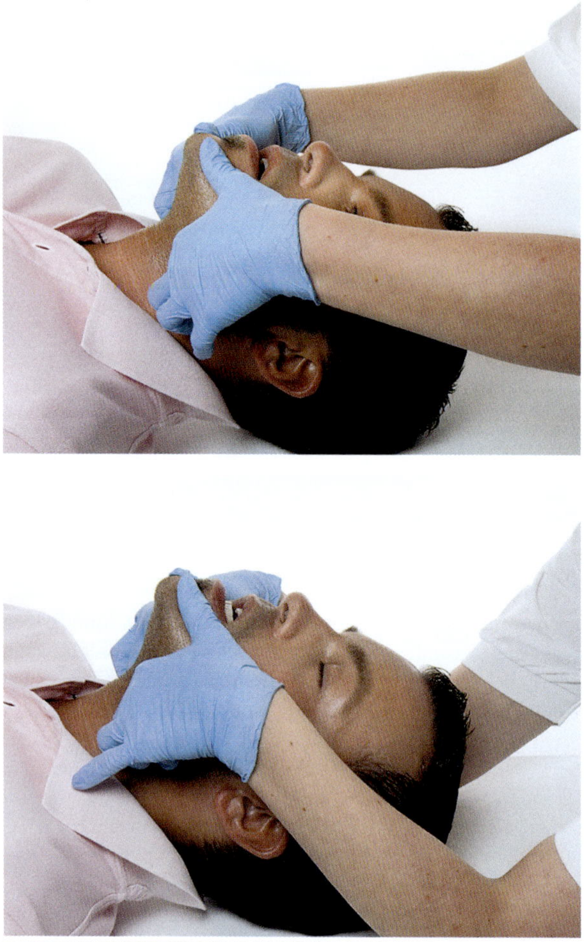

Abb. 11.6 Esmarch-Handgriff zum Öffnen des Mundes [J747]

11.2.4 Fremdkörperentfernung

Die Behandlung der durch Aspiration und partielle Bolusverlegung nachfolgenden respiratorischen Insuffizienz (B-Problem) werden in → 12.7.4 behandelt.

Zur Fremdkörperentfernung aus dem Mund-Rachen-Raum existieren verschiedene Techniken, die je nach Konsistenz des Fremdkörpermaterials ihre Vor- und Nachteile haben. Feste Stoffe wie Erbrochenes oder Speiseresten werden manuell mit den Fingern oder unter Zuhilfenahme einer Magill-Zange entfernt. Auch Zähne oder Zahnprothesen lassen sich so gut entfernen. Bei Flüssigkeiten (Blut, Magensaft) ist die Absaugung des Fremdmaterials vorteilhafter und effektiv, wohin gegen die Absaugung bei festen Materialen an ihre Grenzen stößt. Dringen die Fremdstoffe in die Lunge ein, wird dies als **Aspiration** bezeichnet. → Abb. 11.7

Manuelles Ausräumen

Das Freimachen der Atemwege mit den Händen ohne weitere Hilfsmittel ist eine einfache, schnelle und wirksame Methode, bis technische Hilfen bereitstehen. Der Kopf des Patienten wird seitwärts gedreht und der Mund mit dem **Esmarch-Handgriff** (→ Abb. 11.6) oder dem **Kreuzgriff** (→ Abb. 11.4) geöffnet. Nun kann die Mundhöhle mit einem Finger manuell gereinigt werden (→ Abb. 11.5). Auch in Verbindung mit der stabilen Seitenlage werden so schnell die Atemwege akzeptabel geschützt. Die Seitenlage kommt allerdings nur in Betracht, wenn eine suffiziente Spontanatmung vorliegt. Die Ausführung manuellen Ausräumung erfolgt folgendermaßen:

- Daumen beidseits auf den Unterkiefer, die Zeigefinger an den Kieferwinkel des Patienten legen und den Unterkiefer abwärts drücken und den Mundraum öffnen.
- Kiefer geöffnet halten: Mit dem Daumen die Wange zwischen die Zahnreihen drücken.

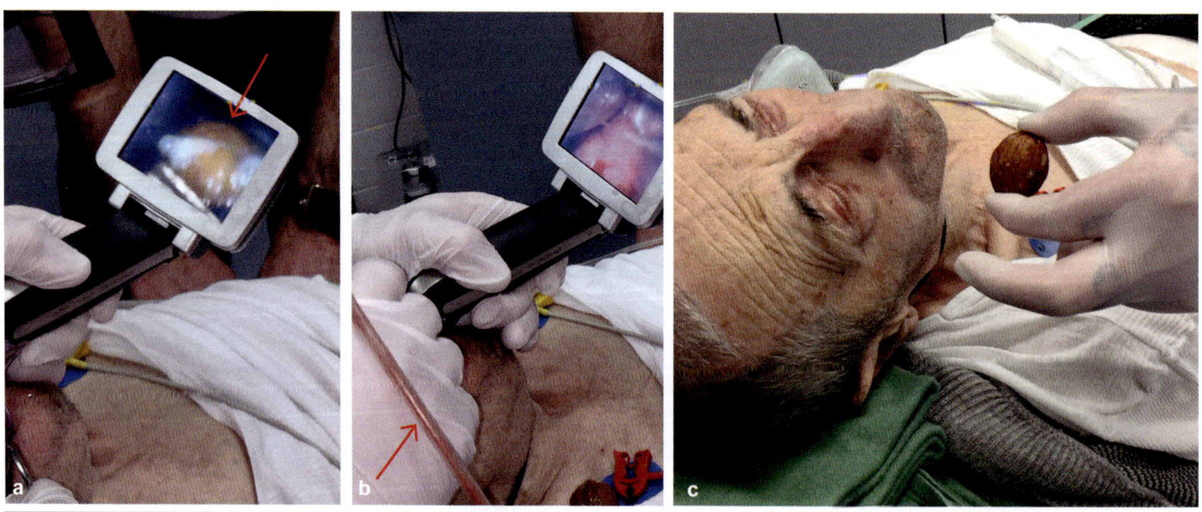

Abb. 11.7 a) Fremdkörper (Bolus) im Videolaryngoskop (Pfeil) vor dem Kehlkopfeingang sichtbar. b) Absaugen (Pfeil) der Kehlkopfrachenraums nach Bolusentfernung. c) Der Fremdkörper: eine Walnuss. [M235]

- Kopf zur Seite drehen und mit der freien Hand den Mundraum ausräumen. **Cave:** Bei möglicher HWS-Verletzung den ganzen Patienten achsengerecht auf die Seite drehen und alternative Maßnahmen (z. B. das Absaugen) wählen.

Magill-Zange

Die Magill-Zange ist eine abgewinkelte Zange, deren Backen am Ende verbreitert und aufgeraut sind. Durch diese Bauform ist die Magill-Zange optimal geeignet, um im Mund-Rachen-Raum Gegenstände zu ergreifen. Die gleichzeitige Verwendung des Laryngoskops erhöht die Effektivität des Manövers.

Sind feste Fremdkörper für die Verlegung der Atemwege verantwortlich oder liegt das Atemwegshindernis tiefer im Rachen und kann mit den Fingern nicht erreicht werden, kann die **Magill-Zange** als Hilfsmittel zur Ausräumung des Rachenraums verwendet werden (→ Abb. 11.8). Die Fremdkörper werden unter Sicht einfach „herausgefischt".

! ACHTUNG

Der Versuch, einen Fremdkörper ohne Sicht zu entfernen, sollte wegen der Gefahr einer weiteren Verschlechterung der Atemwegsverlegung unterbleiben.

Absaugen

Gegebenenfalls kann auch die **Absaugpumpe** verwendet werden. Mit Absauggeräten lässt sich ein Unterdruck erzeugen, mit dessen Hilfe Flüssigkeiten oder Sekrete durch Absaugkatheter schnell aus den Atemwegen entfernt werden können. Sie sind in verschiedenen Ausführungen sowohl elektrisch als auch mechanisch betrieben erhältlich. Elektrisch betriebene Absaugpumpen finden als tragbare oder stationär im RTW eingebaute Geräte Verwendung, mechanisch betriebene vor allem als kleine, handliche und wartungsarme Geräte zum Mitführen im Notfallkoffer.

An den Saugschlauch der Absaugpumpe werden ein steriler Absaugkatheter geeigneter Dicke und ein Fingertipp-**Absaugunterbrecher** (→ Abb. 11.9) als Verbindung angeschlossen. Bei jedem aspirationsgefährdeten Patienten muss eine Absaugbereitschaft sichergestellt werden, d. h., das Absauggerät ist in greifbarer Nähe am Kopf des Patienten zu platzieren, der Schlauch einsatzbereit abzurollen, der Absaugkatheter ist anzuschließen und das Gerät auf volle Funktionstüchtigkeit zu prüfen.

Sowohl der obere als auch der untere Luftweg können abgesaugt werden. Beim Absaugen der oberen Luftwege ist es nicht erforderlich, auf Sterilität des Katheters zu achten. Er kann mehrfach bei demselben Patienten benutzt werden. Grundsätzlich wird zunächst oral abgesaugt, anschließend kann, falls erforderlich, der Nasenweg gereinigt werden (nasales Absaugen).

Bevor abgesaugt wird, muss die Einführungslänge des Katheters bestimmt werden, damit es nicht zu unkontrollierten Manipulationen im Bereich des Kehlkopfes kommt. Auch ein versehentliches Absaugen der unteren Luftwege wird so verhindert. Die **richtige Kathetereinführtiefe** wird ermittelt, indem die Strecke von der Nasenspitze/dem Mundwinkel zum Ohrläppchen abgemessen wird (→ Abb. 11.10 und → Abb. 11.11).

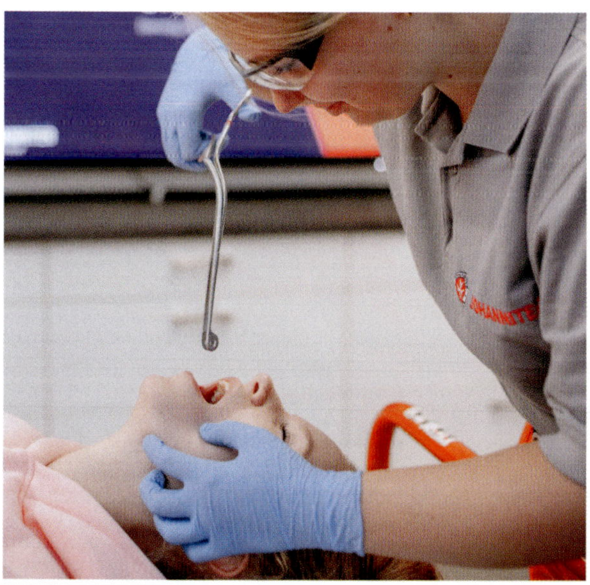

Abb. 11.8 Entfernen des Fremdkörpers mit der Magill-Zange [W936-002]

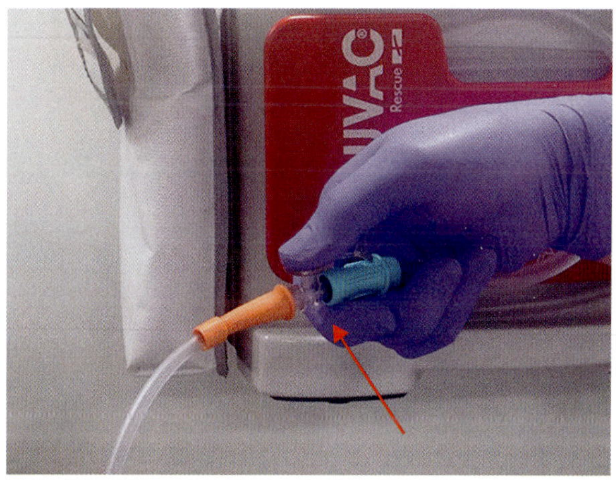

Abb. 11.9 Absaugunterbrecher „Fingertip" [O998]

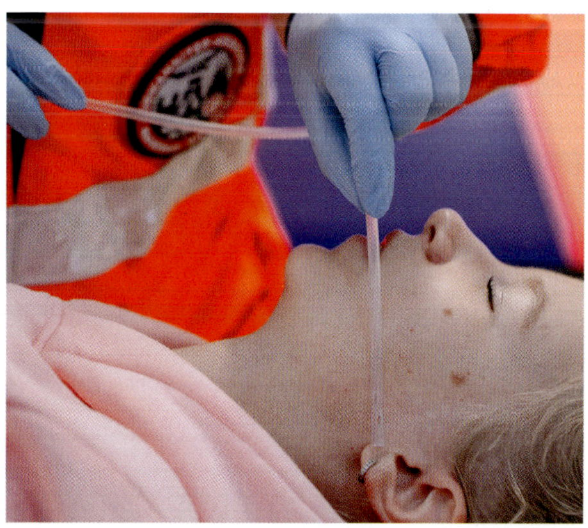

Abb. 11.10 Abmessen der Kathetereinführtiefe für die orale Absaugung [W936-002]

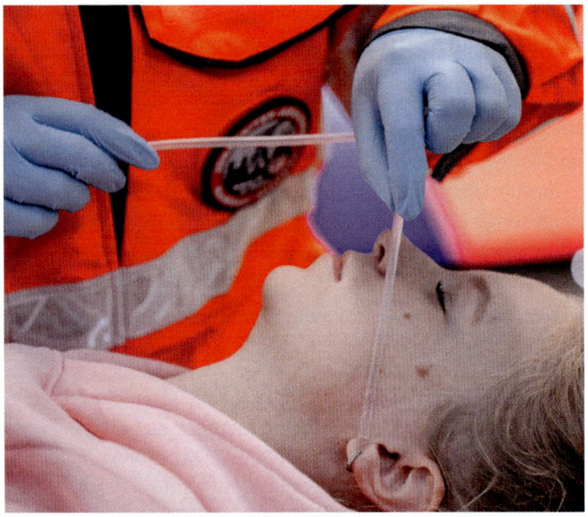

Abb. 11.11 Abmessen der Kathetereinführtiefe für die nasale Absaugung [W936-002]

ACHTUNG

Bei unvollständiger Bewusstlosigkeit des Patienten besteht für den Helfer die Gefahr der Bissverletzung. In diesem Falle einen Guedel-Tubus zwischen die Zähne einbringen.

VIDEO

Vorgehen beim nasalen Absaugen
https://ebooks.health.elsevier.com

11.3 Freihalten der Atemwege – Erkennen und Beheben eines A-Problems

DEFINITION

Das Freihalten der Atemwege dient der **Sicherung** eines freien luftleitenden Atemwegs und umfasst alle Maßnahmen, die die Atemwege des Patienten frei von Beeinträchtigungen halten, um eine Spontanatmung oder um eine Beatmung zu ermöglichen.

Für ein schnelles und sicheres Freihalten der Atemwege ohne Intubation, stehen dem Rettungsfachpersonal nachfolgende Maßnahmen zur Verfügung.

11.3.1 Stabile Seitenlage

Die stabile Seitenlage (→ Abb. 9.6) wird bei allen Formen von **Bewusstseinsstörungen** mit erhaltener Spontanatmung durchgeführt. Der Kopf ist der tiefste Punkt des Körpers und der Mund ist geöffnet. So kann Erbrochenes leicht abfließen. Das Überstrecken des Kopfes verhindert ein Zurückgleiten des Zungengrundes und ermöglicht so eine ungehinderte Atmung. Der übrige Körper liegt stabil auf der Seite. Die stabile Seitenlage bildet einen hohen **Aspirationsschutz.**

Die Ausführung der stabilen Seitenlage wird in → 9.2.1 erläutert.

11.3.2 Pharyngealtuben

Rachentuben **(Pharyngealtuben)** sind Hilfsmittel zum **Freihalten** der Atemwege, die im Rahmen der stabilen Seitenlage und bei Beatmung eingesetzt werden können. Sie dienen beim bewusstlosen bzw. bewusstseinsgetrübten Patienten zum Offenhalten der oberen Atemwege und als Luftleitschiene. Die Pharyngealtuben entlasten bzw. unterstützen das Rettungsfachpersonal in zweierlei Hinsicht: Zum einen muss dieses beim spontanatmenden Patienten mit teilweiser Atemwegsverlegung (z. B. Schnarchen, Geräusche) nicht die ganze Zeit das Kinn hochziehen. Zum anderen erleichtern die Pharyngealtuben eine Beutel-Masken Beatmung.

PRAXISTIPP

Setzen Sie den Guedel-Tubus (oder alternativ den Wendl-Tubus) ausnahmslos bei jeder Beutel-Masken-Beatmung ein. So schaffen sie optimale Bedingungen der Beatmung und setzen sich nicht unnötigem Stress aus. Denn im Rettungseinsatz ist jede Maskenbeatmung erschwert.

Guedel-Tubus

Der Guedel-Tubus **(Mund-Rachen-Tubus, Oropharyngealtubus)** ist ein Einmalartikel aus hartem Kunststoff (→ Abb. 11.12).

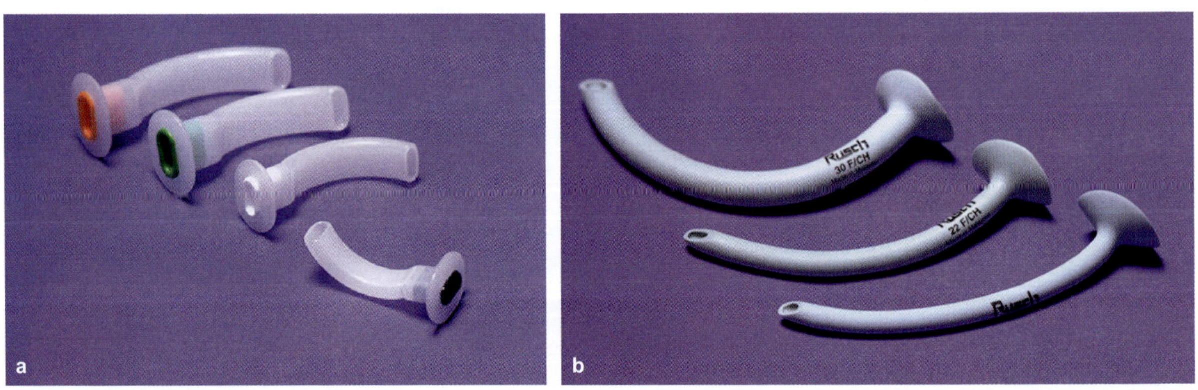

Abb. 11.12 Guedel-Tuben (links) und Wendl-Tuben (rechts): Aussehen und Form © 2025 Teleflex Incorporated. All rights reserved. [V814]

Seine anatomische Formung ist dem anatomischen Verlauf der Zunge nachempfunden und verhindert das Zurücksinken des Zungengrundes in den Rachen und erleichtert die Beatmung. Das obere Ende weist eine Einlage aus festerem Material auf und dient als Beißschutz. Eine Abschlussplatte liegt den Lippen an und verhindert ein zu tiefes Hineingleiten in den Rachen. Über das offene Lumen des Guedel-Tubus kann die Mundhöhle abgesaugt werden.

Der Guedel-Tubus ist in verschiedenen Größen passend für Patienten in jedem Lebensalter erhältlich (→ Abb. 11.12). Wichtig ist die Auswahl der richtigen **Größe** des Guedel-Tubus. Ein zu kleiner Tubus verdrängt den Zungengrund nicht, sodass die Atemwegsverlegung bestehen bleibt. Zu große Tuben verschließen den Kehlkopf, indem der Kehldeckel auf den Kehlkopfeingang gedrückt wird. Die Größe eines Guedel-Tubus wird anhand des Abstands zwischen einem Ohrläppchen und dem Mundwinkel auf derselben Gesichtsseite abgemessen (→ Abb. 11.13a). Das Einführen des Guedel-Tubus in die Mundhöhle erfolgt folgendermaßen:

- Zunächst den Mund des Patienten mit dem Kreuzgriff öffnen und nochmals auf Fremdkörper inspizieren.
- Entgegen seiner anatomischen Form wird der Guedel-Tubus **mit seiner Öffnung nach oben am Gaumen entlang** in den Mund eingeführt (→ Abb. 11.13b) und
- vor Erreichen des Zäpfchens während des Einführens, etwa **auf halber Höhe, um 180° gedreht** (→ Abb. 11.13c). Die Drehtechnik soll verhindern, dass die Zunge nach unten bzw. hinten gedrückt wird.
- Den Tubus mittig vorschieben, bis die Abschlussplatte auf den Lippen aufliegt (→ Abb. 11.13d).
- Seine Öffnung liegt bei optimalem Sitz direkt vor dem Kehlkopfeingang, sodass keine Behinderung bei der Atmung zu erwarten ist.

! ACHTUNG

Bei nicht ausreichend tief bewusstlosen Patienten kann das Einführen eines Guedel-Tubus zu einem Stimmritzenkrampf, zu Würgen, Husten und Erbrechen mit der Gefahr einer Aspiration und einer Hirndrucksteigerung sowie zu Abwehrreaktionen führen. In diesem Fall den Guedel-Tubus sofort entfernen bzw. den Einführversuch abbrechen!

Wendl-Tubus

Ein Wendl-Tubus **(Nasen-Rachen-Tubus, Nasopharyngealtubus)** besteht aus Weichgummi und weist eine leicht gebogene Form mit einer abgeschrägten Tubusspitze auf (→ Abb. 11.12). Das obere Tubusende hat eine verschiebbare Platte, die bündig mit dem Naseneingang abschließt und als Befestigung dient.

Für Erwachsene wird ein Wendl-Tubus mit einem Durchmesser von 6–7 mm empfohlen. Die Kleinfingerdicke des Patienten kann einen ungefähren Anhalt zur Größenauswahl bieten. Die **Einführtiefe** wird anhand des Abstands von der Nasenspitze zum Ohrläppchen bestimmt (→ Abb. 11.14a). Mithilfe der verschiebbaren Platte kann die Tubuslänge eingestellt werden.

Während die Nasenspitze nach kranial hochgezogen wird (→ Abb. 11.14b), kann der Wendl-Tubus über ein Nasenloch **entlang dem Nasenboden** eingeführt werden (→ Abb. 11.14c). Vorher sollte die Spitze des Tubus mit Gleitgel bestrichen werden.

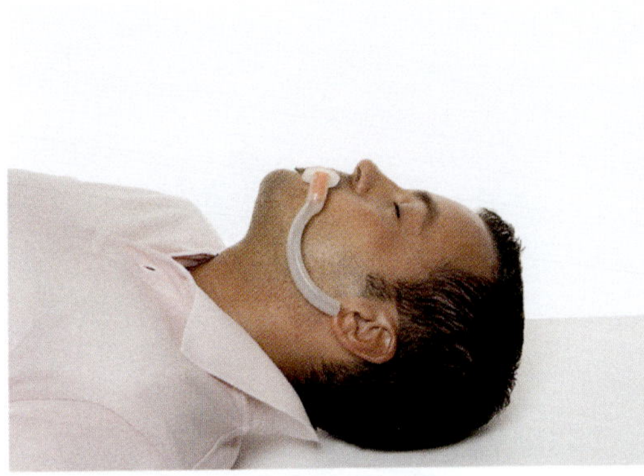

a) Größenermittlung Guedel-Tubus

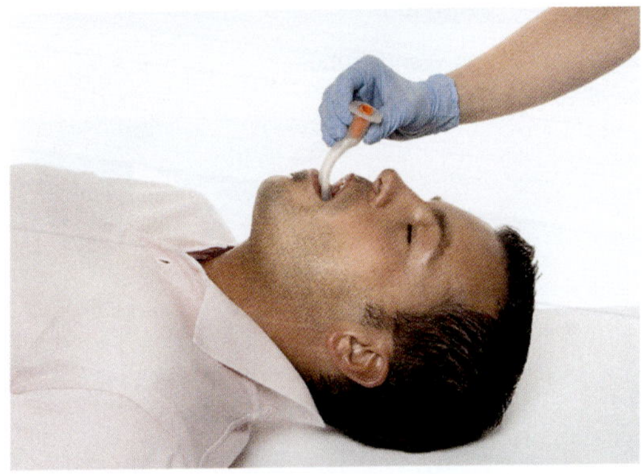

b) Guedel-Tubus einführen

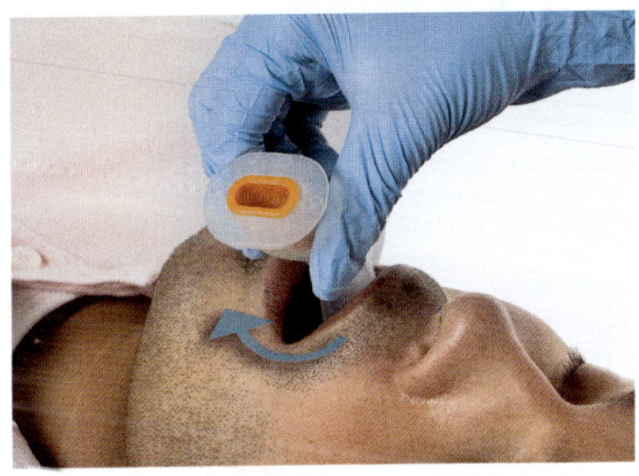

c) Guedel-Tubus beim Einführen um 180° drehen

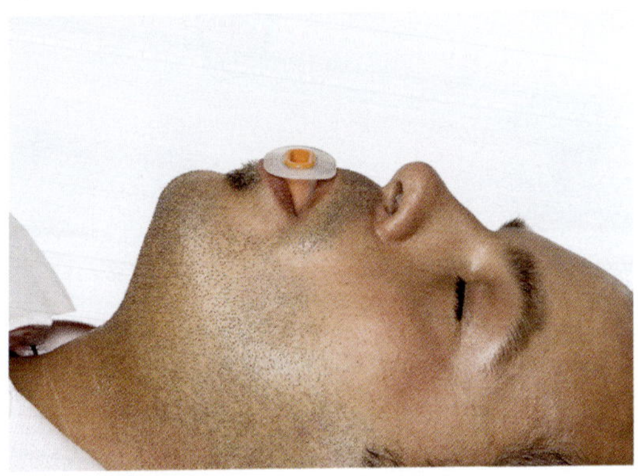

d) Guedel-Tubus in situ

Abb. 11.13 Einsetzen des Guedel-Tubus [J747]

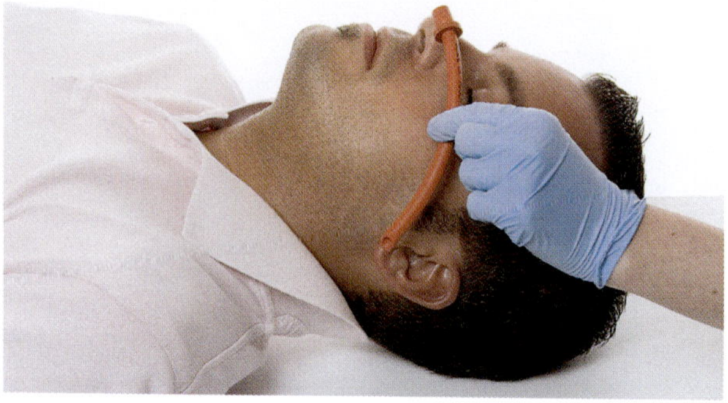

a) Größenermittlung Wendl-Tubus

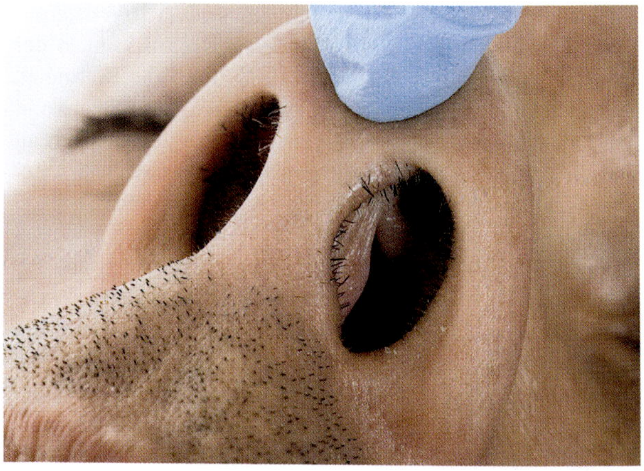

b) Nasenspitze nach kranial ziehen

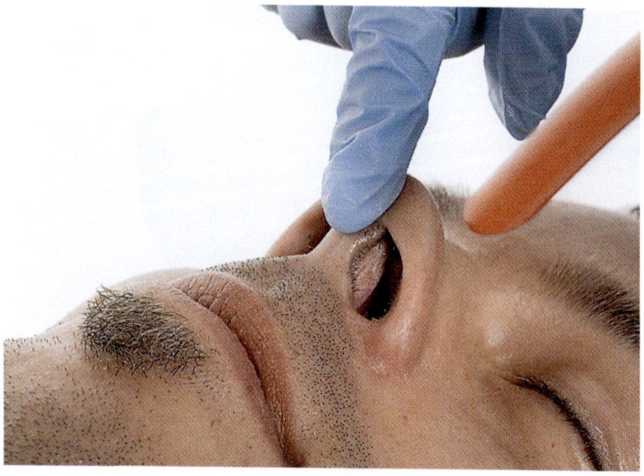

c) Wendl-Tubus mit der Schräge zur Nasenscheidewand

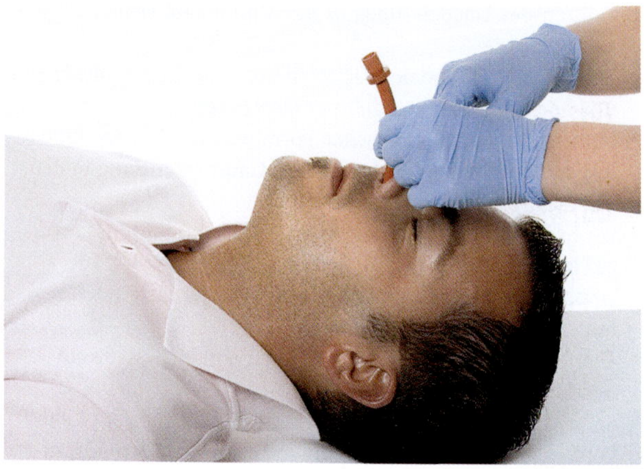

d) Wendl-Tubus unter rotierenden Bewegungen einführen

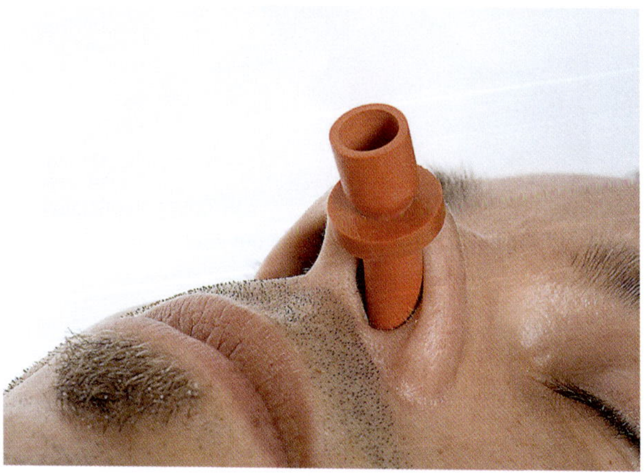

e) Wendl-Tubus in situ

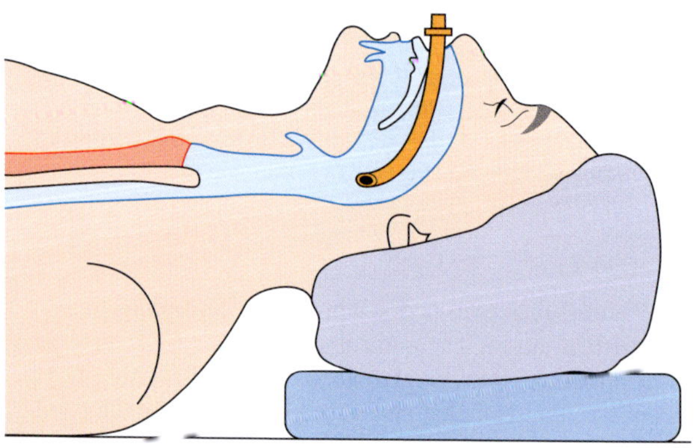

f) korrekte Lage des Wendl-Tubus oberhalb des Kehlkopfeingangs

Abb. 11.14 Einführen eines Nasopharyngealtubus (Wendl-Tubus) [a–e: J747, f: L143]

Beim Einbringen des Tubus zeigt die Spitze zur Nasenscheidewand und wird dann mit einer Drehung um 90° eingeführt (→ Abb. 11.14d). Ein optimal platzierter Wendl-Tubus liegt vor dem Kehlkopfeingang (→ Abb. 11.14f).

Wendl-Tuben werden von Patienten meist **besser toleriert** als Guedel-Tuben. Auf grobe Gewalt ist beim Einführen zu verzichten, da sonst Verletzungen der Schleimhaut mit Blutungen drohen. Ein zu tief liegender Wendl-Tubus kann einen Laryngospasmus, Husten und Abwehrreaktionen auslösen.

MERKE

Sowohl Guedel- als auch Wendl-Tubus verhindern bei regelrechter Handhabung die Verlegung der Atemwege durch Zurücksinken des Zungengrundes; beide Hilfsmittel gewähren jedoch keinerlei Schutz vor einer Aspiration.

VIDEO

Verwendung des Guedel-Tubus
https://ebooks.health.elsevier.com

IM FOKUS

A-Probleme und ihre Behandlung

- Ein für Notfallpatienten unmittelbar lebensbedrohlicher Zustand ist die **Atemwegsverlegung („A-Problem“).**
  - Ein frei durchgängiger Atemweg ist eine Voraussetzung für eine Versorgung des Körpers mit Sauerstoff. Insbesondere in Situationen, in denen die Schutzreflexe (z. B. Hustenreflex) ausgefallen sind, muss schnell gehandelt werden.
- Die **HWS-Immobilisation** erfolgt ebenfalls beim Buchstaben A, da die Manipulation im Rahmen der Atemwegssicherung bei instabilen Frakturen der HWS zu bedrohlichen Folgeschäden führen kann.
- Die **Reklination des Kopfes** kann zu einer Anhebung des Zungengrunds führen, sollte jedoch nicht bei einer vermuteten Halswirbelsäulenverletzung angewendet werden.
- Der erste Schritt ist immer das **Freimachen der Atemwege.**
  - Mit dem **Kreuzgriff** kann der Mund geöffnet und eine Mund-Rachen-Inspektion durchgeführt werden.
  - Erbrochenes oder Fremdkörper, die in der Mundhöhle liegen und sich gut mobilisieren lassen, können durch **manuelles Ausräumen** entfernt werden.
  - Sollten sichtbare Fremdkörper vorhanden sein, können diese manuell, mit einer **Magill-Zange** entfernt werden.
  - Mit einer **Absaugpumpe** können vor allem Sekret oder andere Flüssigkeit entfernt werden.
- Sind die Atemwege wieder durchgängig, besteht die Gefahr, dass eine erneute Atemwegsverlegung auftritt. Der nächste Schritt ist dementsprechend das **Freihalten der Atemwege.**
  - Hier spielt die **stabile Seitenlage** eine wichtige Rolle. Sie kann bei allen Formen der Bewusstseinsstörung mit erhaltener Spontanatmung angewendet werden.
  - Zudem sind **Pharyngealtuben** ein wichtiges Hilfsmittel, um die Atemwege freizuhalten.
    - **Guedel-Tuben** (auch: Oropharyngealtuben) werden über den Mund eingeführt und sind sehr stabil. Er wird allerdings von Patienten mit erhaltenen Schutzreflexen nicht toleriert.
    - **Wendl-Tuben** (auch: Nasopharyngealtuben) werden über die Nase eingeführt. Sie eignen sich daher bei intubierten Patienten nicht als Beißschutz, werden aber deutlich bessert toleriert, als Guedel-Tuben.

WIEDERHOLUNGSFRAGEN

1. Wie werden die Atemwege funktionell unterteilt? (→ 11.1)
2. Wie werden die Atemwege anatomisch unterteilt? (→ 11.1)
3. Beschreiben Sie den Verlauf der Atemwege. Trennen Sie zwischen den oberen und unteren Atemwegen sowie zwischen dem luftleitenden und dem gasaustauschenden System. (→ 11.1)
4. Wie gliedert sich der Rachenraum? (→ 11.1.1)
5. Wie gliedert sich der Kehlkopf? (→ 11.1.1)
6. Wie sind der Bronchialbaum und die Lungen aufgebaut? (→ 11.1.2)
7. Nennen und beschreiben Sie Methoden zum Freimachen der Atemwege. (→ 11.2.1)
8. Wann führen Sie eine HWS-Immobilisation durch? (→ 11.2.1)
9. Wie führen Sie die Reklination des Kopfes durch? (→ 11.2.2)
10. Wie inspizieren Sie den Mund-Rachen-Raum? (→ 11.2.3)
11. Wie kann eine Fremdkörperentfernung aus dem Mund-Rachen-Raum erfolgen? (→ 11.2.4)
12. Wie gehen Sie beim Absaugen von Sekret aus dem Mund-Rachen-Raum vor? (→ 11.2.4)
13. Nennen und beschreiben Sie Verfahren zum Freihalten der Atemwege. (→ 11.3)
14. Wie führen Sie die stabile Seitenlage durch? (→ 11.3.1)
15. Wie führen Sie einen Guedel-Tubus in den Mund-Rachen-Raum ein? (→ 11.3.2)
16. Wie führen Sie einen Wendl-Tubus in den Nasen-Rachen-Raum ein? (→ 11.3.2)

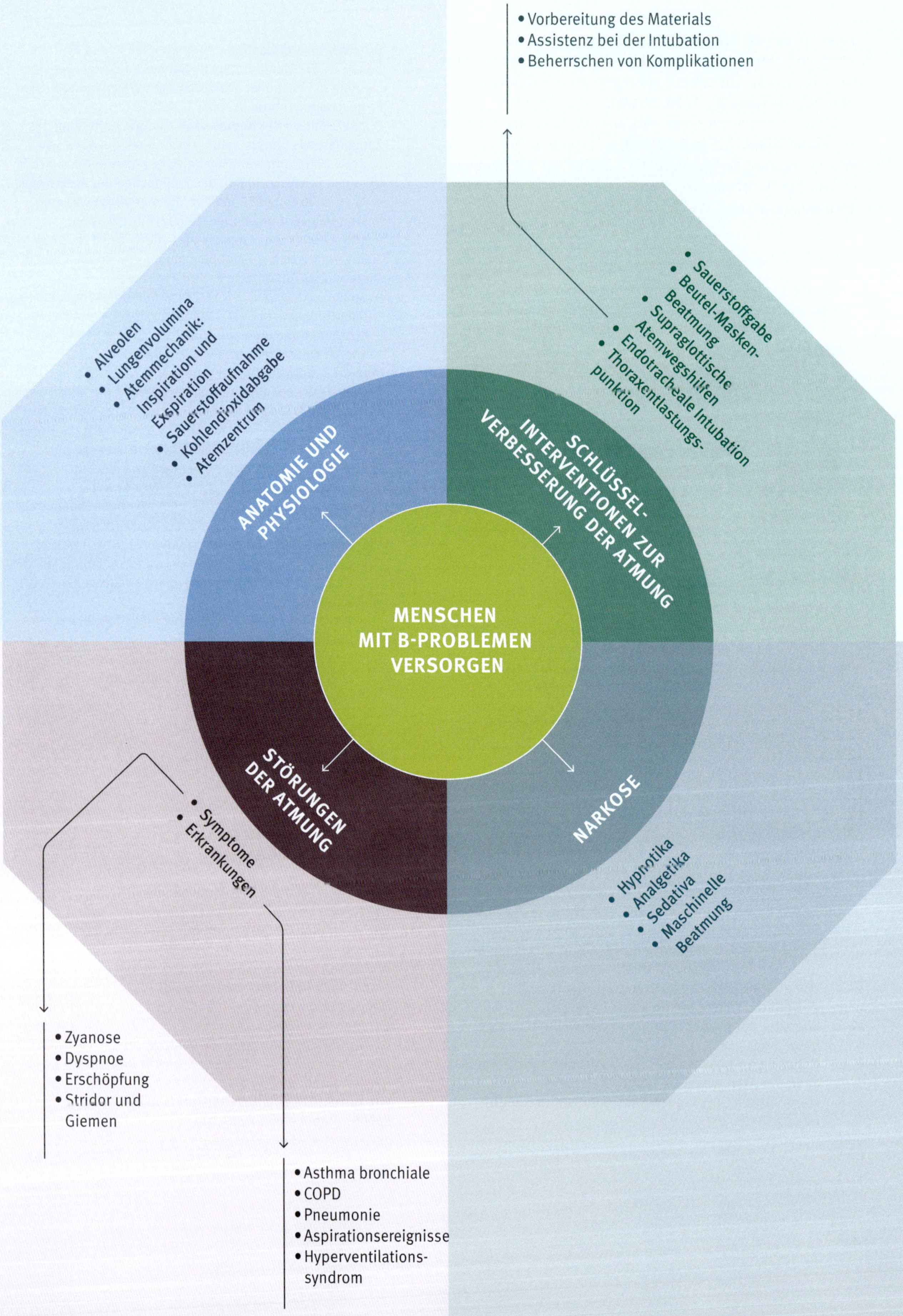
MENSCHEN MIT B-PROBLEMEN VERSORGEN
ANATOMIE UND PHYSIOLOGIE
• Alveolen
• Lungenvolumina
• Atemmechanik: Inspiration und Exspiration
• Sauerstoffaufnahme
• Kohlendioxidabgabe
• Atemzentrum
SCHLÜSSEL-INTERVENTIONEN ZUR VERBESSERUNG DER ATMUNG
• Sauerstoffgabe
• Beutel-Masken-Beatmung
• Supraglottische Atemwegshilfen
• Endotracheale Intubation
• Thoraxentlastungs-punktion
• Vorbereitung des Materials
• Assistenz bei der Intubation
• Beherrschen von Komplikationen
STÖRUNGEN DER ATMUNG
• Symptome
• Erkrankungen
• Zyanose
• Dyspnoe
• Erschöpfung
• Stridor und Giemen
• Asthma bronchiale
• COPD
• Pneumonie
• Aspirationsereignisse
• Hyperventilations-syndrom
NARKOSE
• Hypnotika
• Analgetika
• Sedativa
• Maschinelle Beatmung

12

MENSCHEN MIT B-PROBLEMEN VERSORGEN

Jürgen Luxem

FALLBEISPIEL

Sie werden als RTW und NEF zu einem Einsatz mit dem Stichwort „männlich, 75 Jahre, Atemnot" gerufen. Sie treffen einige Minuten vor dem NEF ein und treffen auf einen zyanotischen Patienten mit deutlich hörbarem brodelndem Atemgeräusch. Sie verabreichen umgehend Sauerstoff über eine Maske mit Reservoir, während der Notfallsanitäter die Notfalluntersuchung nach dem ABCDE-Schema durchführt. Zudem bereiten Sie einen intravenösen Zugang vor. Als das NEF eintrifft, erfolgt eine kurze Übergabe. Die Sauerstoffsättigung des Patienten liegt trotz der hochdosierten O_2-Therapie nur bei 78 %, sodass sich die Notärztin für die Durchführung einer NIV-Therapie entscheidet. Der Patient hat einen Blutdruck von 163/76 mmHg, sodass der Notfallsanitäter des NEF zusätzlich den Auftrag erhält, Furosemid und Nitrolingualspray vorzubereiten. Sie werden mit der Vervollständigung des Monitorings beauftragt, besonders wichtig ist hier das 12-Kanal-EKG. Ihr Teampartner und die Notärztin bereiten das Beatmungsgerät und den Patienten für die NIV vor. Nach einer kurzen Eingewöhnungszeit bessern sich die Sättigung und der klinische Zustand des Patienten. Er erhält Morphin zur Abschirmung und zur Linderung der Atemnot. Dabei achtet ihr Team darauf, dass der Atemantrieb vollständig erhalten bleibt. Die Übergabe im Schockraum der Klinik gelingt problemlos.

LERNZIELE

Das Atmungssystem
- Zusammensetzung der Ein- und Ausatemluft nennen
- Ablauf des Gasaustauschs zwischen Umgebungsluft und Lunge erklären
- Lungenvolumina und deren Kapazitäten für die Atemphysiologie beschreiben
- Die Bestandteile der Atemmuskulatur nennen
- Die Atemmechanik als komplexes Zusammenspiel der Brustkorbmuskulatur mit dem Zwerchfell erklären

Belüftung der Lungen mit Sauerstoff
- Die Gerätschaften, die eine Sauerstoffeinheit bilden, benennen und deren Funktionen verstehen
- Den Zeitraum der Sauerstoffverfügbarkeit einer Sauerstoffeinheit errechnen
- Die Belüftung der Lungen mit Sauerstoff durchführen

Beatmung des Patienten – Beheben eines B-Problems
- Eine Beatmung des Patienten mit Beutel-Maske oder supraglottischen Atemwegshilfen anwenden
- Vorbereitung und Assistenz bei der Intubation und Beatmung leisten
- Die Voraussetzungen zum Betrieb eines Beatmungsgeräts in kontaminierter Umgebung nennen

Nadeldekompression und Thoraxdrainage
- Vorbereitung zur Anlage einer Thoraxdrainage/Thoraxentlastungspunktion anwenden
- Die Technik der Anlage einer Thoraxdrainage/Thoraxentlastungspunktion kennen, um Assistenz bei der Durchführung leisten zu können

Narkose – Behandeln eines B-Problems
- Die Bestandteile einer Anästhesie und die Medikamente zur Herbeiführung einer Narkose erklären
- Die Narkosedurchführung in der korrekten Reihenfolge benennen

Beatmung mit Notfallrespiration
- Beatmungsformen und ihre Bedeutung kennen
- Beatmungsparameter benennen
- Die gewünschten Beatmungsparameter am Beatmungsgerät einstellen können

Respiratorische Notfälle – Behandeln von B-Problemen
- Zustände akuter von chronischer Atemnot unterscheiden und u. U. Atemnot als Ausdruck seelischer Belastung erkennen
- Den Unterschied zwischen COPD und Asthma bronchiale erkennen und krankheitsbezogen handeln
- Die Entzündung der Lunge unterscheiden und die lebensbedrohlichen Komplikationen frühzeitig erkennen
- Unterschiedliche Auskultationsbefunde den Erkrankungen zuordnen
- Lebensrettende Maßnahmen bei Bolusverlegung durchführen

Das ABCDE-Schema folgt in seinem Aufbau einer konkreten Prioritätenliste, deren Befunde im Rahmen einer Erstversorgung im Primary Survey zu **erheben** und zu **bewerten** sind (→ 5.2.3). Das ABCDE-Schema gewährleistet im Notfall bei konsequenter Anwendung eine vollständige Erstuntersuchung und ermöglicht, lebensbedrohliche Situationen unmittelbar zu behandeln.

Der Buchstabe B steht innerhalb des Schemas für **Breathing (Belüftung, Atmung)** und zielt auf die **Atmungskontrolle.** Sie ist nur möglich durch die Erfassung (von der Norm) abweichender Befunde der Belüftung der Lungen, die Hinweise auf Probleme mit einem unbeeinträchtigten Gasaustausch von Sauerstoff und Kohlendioxid liefern könnten. Hinweise sind z. B. Brustkorbbewegungen, gestaute Halsvenen, die Sauerstoffsättigung, aber auch Atemfrequenz, Atemtiefe und Atemmuster. Liegen Hinweise vor, drohen bei einem **B-Problem** mögliche teilweise oder komplette Beeinträchtigungen des gasaustauschenden Systems. In diesen Fällen kann die Beatmung des Patienten oder im speziellen Fall die Nadeldekompression notwendig werden.

MERKE

Die Schaffung ausreichender Oxygenierung und Ventilation ist das Ziel in der Versorgung von Menschen mit einem B-Problem.

Die **Schlüsselinterventionen zur Verbesserung der Belüftung** umfassen die Anwendung folgender Maßnahmen:
- Atemunterstützende **Lagerungen** (z. B. Oberkörperhochlagerung, → 9.2.3)
- **Sauerstoffgabe** (→ 12.2)

- Assistierte oder kontrollierte **Beatmung** (→ 12.3)
- Nadeldekompression oder Anlage einer Bülau Drainage (→ 12.4)

12.1 Das Atmungssystem

Die Atemluft gelangt über die Atemwege in die Lungen. Anatomie und Funktion der Atemwege als luftleitendes System wurden in → 11.1 erläutert. Hier wird nun die Atmung als gasaustauschendes System, d. h. die Aufnahme von Sauerstoff (O_2) ins Blut und die Abgabe von Kohlendioxid (CO_2) in die Atemluft, erklärt.

Der menschliche Organismus ist durch die Atmung **(Respiration)** in der Lage, einen regelmäßigen Gasaustausch zwischen Umgebungsluft und Lunge aufrechtzuerhalten. Bei der Einatmung **(Inspiration)** gelangt Sauerstoff (O_2) in die Lungen. Dort wird er anschließend von den Erythrozyten im Blut aufgenommen und über das Kreislaufsystem zu allen Zellen transportiert. In den Zellen wird aus Sauerstoff und den Nährstoffen durch Stoffwechselprozesse Energie gewonnen. Der Vorgang der Sauerstoffaufnahme durch Ventilation der Atemwege und Diffusion in das Kapillarnetz der Lunge heißt **äußere Atmung,** der Sauerstoffverbrauch in den Körperzellen zur Energiegewinnung **innere Atmung.** Bei der Ausatmung **(Exspiration)** gibt der Organismus Kohlendioxid (CO_2) ab, das ein Endprodukt der Stoffwechselprozesse im Körper ist.

12.1.1 Die Lunge

Die Lunge (→ Abb. 11.2) besteht aus zwei **Lungenhälften.** Die rechte Lungenhälfte gliedert sich in drei und die linke in zwei Lungenlappen. Diese werden weiter in Lungensegmente unterteilt. Zwischen den beiden Lungenhälften liegt der Mittelfellraum **(Mediastinum).** An der Pforte **(Lungenhilus)** treten Blutgefäße in die Lunge ein (Aa. pulmonales) oder aus (Vv. pulmonales).

Das Lungengewebe **(Lungenparenchym)** enthält einen hohen Anteil an elastischem Bindegewebe und erhält dadurch eine gewisse Dehnbarkeit und Eigenelastizität. Im Bindegewebe eingebettet sind die Bronchien, Bronchialarterien und -venen.

Für die Atemmechanik (→ 12.1.4) entscheidend sind die die Lunge umgebenden Strukturen. Das Lungenfell **(Pleura visceralis)** liegt außen direkt dem Lungengewebe auf und grenzt die Lunge ab. An der Lungenspitze **(Apex pulmonis)** und an der Lungenbasis schlägt das Lungenfell um und bildet das Rippenfell **(Pleura parietalis).** Das Rippenfell ist mit der Innenseite der Rippen verwachsen. Lungen- und Rippenfell werden gemeinsam Brustfell **(Pleura)**genannt.

Durch das Umschlagen des Lungenfells in das Rippenfell bildet sich ein Spaltraum, der **Pleuraspalt.** Dieser enthält eine kleine Menge eines dünnflüssigen **(serösen)** Sekrets. Es verhindert, dass die beiden Blätter miteinander verkleben (Adhäsionskräfte werden reduziert) und verbessert die gleitende Bewegung bei der Respiration.

IM FOKUS

Organsteckbrief: Lunge

Lage: im oberen Teil des Brustkorbs, eingebettet in die Pleurahöhle, unterteilt in rechten und linken Lungenflügel.

Form/Abschnitte: 2–4 l Volumen umfassendes Organ in abgerundeter Kegelform. Der rechte Lungenflügel gliedert sich in drei Lungenlappen. Der linke Lungenflügel ist kleiner und besteht aus zwei Lungenlappen, da er teilweise das Herz umschließt. Die Lungenflügel und die Luftröhre bilden das Grundgerüst der Lunge. Die Luftröhre verläuft sich als Bronchien in den Lungenflügeln aus, diese verästeln sich in die Lungenlappen (Bronchialbaum) und enden als Lungenbläschen (Alveolen), in denen der Gasaustausch stattfindet.

Funktion: Luftleitung (Bronchien) und Gasaustausch (Alveolen), d. h. die Aufnahme von Sauerstoff (O_2) ins Blut und die Abgabe von Kohlendioxid (CO_2) in die Atemluft.

Wichtige Erkrankungen:
- COPD (→ 12.7.1)
- Asthma bronchiale (→ 12.7.2)
- Pneumonie (→ 12.7.3)

12.1.2 Lungenvolumina und Lungenkapazitäten

Kenntnisse über Lungenvolumina und -kapazitäten sind im Rettungsdienst unerlässlich. Beispielsweise muss die Frage beantwortet werden können, mit wie viel Litern Luft ein Notfallpatient zu beatmen ist, damit ein Gasaustausch in den Alveolen erfolgen kann.

Eine Übersicht über die verschiedenen Atemvolumina bei Ruheatmung und vertiefter Ein- und Ausatmung zeigt → Abb. 12.1.

Totraumvolumen (TRV)

Wie in → 11.1 beschrieben, wird zwischen den luftleitenden und gasaustauschenden Atemwegen unterschieden. Nur in den Letzteren (Bronchiolen und Alveolen) ist die Diffusion und damit der Übertritt von Sauerstoff in die Lungenkapillaren möglich. Aufgrund dessen werden die luftleitenden Atemwege, in denen die Luft lediglich strömt, aber nicht verwertet werden kann, auch als **anatomischer Totraum** bezeichnet. Das Totraumvolumen beträgt mit 2 ml/kg Körpergewicht bei einem 70 kg schweren Patienten etwa 140 ml. Dieses Volumen wird eingeatmet, nimmt jedoch nicht am Gasaustausch teil.

Bei gesunden Menschen ist der **funktionelle Totraum** gleichbedeutend mit dem anatomischen Totraum. Verlieren jedoch Teile des gasaustauschenden Systems ihre Diffusionseigenschaft und damit ihre Funktion, erhöht sich der Anteil des funktionellen Totraums. Der funktionelle Totraum ist besonders bei lungenkranken Patienten (z. B. mit Lungenemphysem) stark vergrößert.

Atemfrequenz (AF)

Die Atemfrequenz gibt an, wie oft ein Mensch atmet, um die notwendige Sauerstoffmenge aufzunehmen. Die Atemfrequenz beträgt bei Erwachsenen in Körperruhe etwa 12–20 Atemzüge pro Minute (Neugeborene: 40–50 Atemzüge pro Minute).

Atemzugvolumen (AZV)

Das Atemzugvolumen ist die in Milliliter angegebene Atemluftmenge, die bei einer Inspiration eingeatmet wird. Im Mittel beträgt das Atemzugvolumen zwischen 8 und 10 ml/kg Körpergewicht. Mit zunehmendem Alter vergrößert sich das

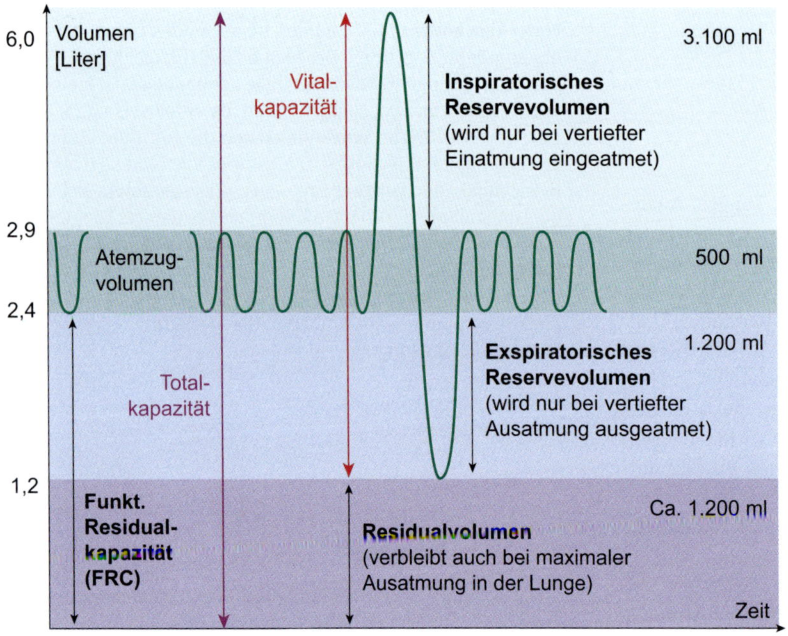

Abb. 12.1 Einteilung der Atemvolumina und Atemkapazitäten [L190]

Atemzugvolumen. Bei Neugeborenen beträgt es ca. 30 ml, bei Kindern steigt der Wert auf ca. 220 ml und erreicht etwa mit 18 Jahren den Wert eines Erwachsenen von ca. 500–600 ml. Unter Belastung kann das normale Atemzugvolumen stark ansteigen und bis zu 55 % der Vitalkapazität (s. u.) erreichen (→ Abb. 12.1).

Atemminutenvolumen (AMV)

Das Atemminutenvolumen ist das Produkt aus Atemfrequenz und Atemzugvolumen und gibt an, wie viele Liter Luft pro Zeiteinheit (Minute) eingeatmet werden. Je nach Atemzugvolumen ergibt sich somit ein durchschnittliches Atemminutenvolumen für Frauen von 5 l und Männern 8 l. Bei Belastung steigt die Atemfrequenz und damit das Atemminutenvolumen.

Angaben über durchschnittliche Werte der Atemfrequenz, des Atemzugvolumens und des Atemminutenvolumens in unterschiedlichen Lebensabschnitten enthält → Tab. 12.1.

MERKE

Atemminutenvolumen = Atemfrequenz × Atemzugvolumen (AMV = AF × AZV)
Bei einer Narkose (→ 12.5) wird die Atmung über die maschinelle Einstellung von Atemminutenvolumen, Atemzugvolumen und Atemfrequenz gesteuert.

Alter	Atem-frequenz	Atemzug-volumen	Atemminu-tenvolumen
Neugeborenes	40–60/Min.	Ca. 30 ml	Ca. 1,5 l
Säugling	30–40/Min.	Ca. 90 ml	Ca. 3 l
Schulkind	15–30/Min.	Ca. 220 ml	Ca. 3,5–6,5 l
Jugendliche und Erwachsene	10–16/Min.	Ca. 500 ml	Ca. 5–8 l

Tab. 12.1 Durchschnittliche Atemfrequenzen, Atemzugvolumen und Atemminutenvolumen in unterschiedlichen Lebensabschnitten

Reservevolumen und Residualvolumen

Das **inspiratorische Reservevolumen (IRV)** ist die Luftmenge, die nach einer normalen Einatmung noch zusätzlich eingeatmet werden kann. Bei Erwachsenen beträgt es etwa 3 l.

Das **exspiratorische Reservevolumen (ERV)** ist die Luftmenge, die nach einer normalen Ausatmung noch zusätzlich ausgeatmet werden kann. Das exspiratorische Reservevolumen eines Erwachsenen liegt bei etwa 1 l.

Die Luft, die trotz maximaler Ausatmung immer in den Atemwegen verbleibt, wird als **Residualvolumen (RV)** bezeichnet. Es hat bei Erwachsenen ein Volumen von etwa 1,1 l. Ohne das Residualvolumen würde die Lunge während der Ausatmung kollabieren und so wirkt das in der Lunge verbleibende Residualvolumen wie eine Vordehnung der Lunge, um die anschließende Einatmung zu erleichtern. Jede erneute Einatmung müsste ohne diese Vordehnung mit einem größeren Kraftaufwand erfolgen. Auch ein bereits leicht aufgeblasener Luftballon lässt sich leichter aufblasen als ein leerer Ballon.

Vital- und Totalkapazität

Die **Vitalkapazität (VC)** ist die Atemluftmenge, die man nach maximalem Einatmen wieder maximal ausatmen kann. Sie ist die Summe aus Atemzugvolumen, inspiratorischem und exspiratorischem Reservevolumen (→ Abb. 12.1). Sie beträgt bei Erwachsenen etwa 4 l.

MERKE

Vitalkapazität = Atemzugvolumen + inspiratorisches Reservevolumen + exspiratorisches Reservevolumen (VC = AZV + IRV + ERV)

Die Vitalkapazität hängt von zahlreichen Faktoren, wie z. B. vom Körperbau, von der Stärke der Atemmuskulatur und von der Dehnbarkeit von Lunge und Brustkorb ab. Die Bedeutung der

Vitalkapazität besteht darin, dass sie bei Erkrankungen der Lunge (z. B. COPD) und beim Lungenödem abnimmt.

Die **Totalkapazität (TLC)** umfasst das gesamte Luftvolumen, das sich nach einer maximalen Inspiration in der Lunge befindet. Es ist die Summe aus Atemzugvolumen, inspiratorischem und exspiratorischem Reservevolumen sowie dem Residualvolumen. Die Totalkapazität eines Erwachsenen liegt bei etwa 5 l.

12.1.3 Atemmuskulatur

Zu der Atemmuskulatur zählen die Zwischenrippenmuskulatur und das Zwerchfell. Als Atemhilfsmuskulatur wird eine Gruppe von Muskeln an Brust, Schultern und Hals bezeichnet, die z. B. bei besonders schwerer Atemnot (**Orthopnoe,** → 12.7.2) die Arbeit der Atemmuskulatur unterstützen kann.

Brustkorb und Zwischenrippenmuskulatur

Die Form des knöchernen Brustkorbs (**Thorax**) wird größtenteils durch die zwölf spangenförmigen **Rippenpaare** geprägt, die rechts und links die lebenswichtigen Organe in der Brusthöhle umspannen und schützen. Rückenwärts (**dorsal**) sind alle Rippen mit der **Brustwirbelsäule** über kleine Gelenke verbunden. Brustwärts (**ventral**) stehen die ersten sieben Rippenpaare direkt mit dem Brustbein (**Sternum**) in Verbindung. Die 8., 9. und 10. Rippe auf jeder Seite setzen über Knorpelgewebe gemeinsam an der 7. Rippe an und bilden den **Rippenbogen.** Die 11. und 12. Rippe enden frei (→ 18.1.3).

An der Unterkante der Rippen verlaufen geschützt jeweils eine **Zwischenrippenvene** und **-arterie** sowie ein **Zwischenrippennerv.**

Zwischen den einzelnen Rippen liegen jeweils die in äußere und innere Gruppen aufgeteilten Zwischenrippenmuskeln (**Interkostalmuskeln**). Diese verspannen die Zwischenrippenräume unter den bei Inspiration und Exspiration im Pleuraspalt wechselnden Druckverhältnissen. Die äußeren Interkostalmuskeln heben die Rippen. Sie können somit bei der Inspirationsbewegung des Thorax mithelfen. Die innere Zwischenrippenmuskulatur senkt die Rippen und wirkt exspiratorisch.

Zwerchfell

Das Zwerchfell (**Diaphragma**) ist der wichtigste Atemmuskel. Es besteht aus einer Muskelplatte aus quergestreifter Muskulatur, die sich kuppelartig vom unteren Thoraxrand in den Thoraxinnenraum hineinwölbt. Das Diaphragma bildet die Grenze zwischen Thorax und Abdomen und besitzt viele Öffnungen für Leitungsbahnen, die aus dem Brustkorb in die Bauchhöhle absteigen (z. B. Aorta). Bei der Inspiration senkt und flacht sich das Zwerchfell ab, bei der Exspiration hebt und wölbt es sich.

Innervation der Atemmuskulatur

Die Atemmuskulatur besteht aus quergestreiften Muskeln (→ 18.1.4), die nach Nervenimpulsen aus dem Gehirn in Abhängigkeit vom Atemzyklus abwechselnd kontrahieren und erschlaffen (→ 12.1.4). Die Interkostalmuskulatur erhält ihre Impulse direkt von den aus dem Rückenmark kommenden **Interkostalnerven.** Das Zwerchfell wird vom **N. phrenicus** erregt (**innerviert**). Der Phrenicusnerv stammt aus dem Halsrückenmark (C3 bis C5, → 14.1.3).

Neben der Steuerung durch das Nervensystem kann die Atmung auch willentlich beeinflusst werden. Der Mensch ist imstande, die Ein- und Ausatmung bewusst auszulösen und in ihrer Geschwindigkeit und Intensität zu verändern. Außerdem kann die Atmung trainingsabhängig auch für wenige Minuten ausgesetzt werden.

> **! ACHTUNG**
>
> Kommt es durch eine Fraktur der Halswirbelsäule im Bereich von C1 bis C5 zu einer Verletzung des Rückenmarks (hoher Querschnitt), fällt die Innervation sämtlicher Atemmuskeln aus. Der Notfallpatient erleidet einen Atemstillstand.

12.1.4 Atemmechanik (Ventilation)

Die Atemmechanik ist ein komplexes Zusammenspiel der Brustkorbmuskulatur mit dem Zwerchfell, bei dem in der Einatmung die Atemluft in die Lunge, wie bei einer Saugpumpe, eingesogen anstatt eingepresst wird. Beim Ausatmen entspannt sich die Atemmuskulatur, das Lungenvolumen verkleinert sich, wodurch die Atemluft wieder durch die Atemwege hinausgedrückt wird.

Inspiration

Die Einatmung erfolgt aktiv durch den Einsatz von Muskelkraft und unter Energieverbrauch. Bei der Einatmung hebt sich der Brustkorb durch die Kontraktion der äußeren Zwischenrippenmuskeln an, zugleich senkt und flacht sich das Zwerchfell ab. Das so vergrößerte Thoraxvolumen ermöglicht die Aufnahme von ausreichenden Luftmengen. Da alle Atemorgane der Thoraxhebung und der Zwerchfellsenkung folgen, entsteht in der Thoraxhöhle und im Pleuraspalt im Vergleich zur Umgebungsluft ein **Unterdruck,** der durch Einströmen von Luft von außen ausgeglichen wird. Die Luft gelangt nun über die Atemwege in die Alveolen.

Exspiration

Bei der Ausatmung kommt es zu einer Strömungsumkehr der Luft. Die Umkehr tritt ein, wenn sich der Brustkorb absenkt und die Zwerchfellkuppel durch Erschlaffung wieder in den Thoraxraum gleitet. Dieser Vorgang erfolgt überwiegend **passiv.** Die elastischen Rückstellkräfte des Lungengewebes führen – ähnlich wie bei einem Luftballon, bei dem die Luft abgelassen wird – das Thoraxvolumen und in der Folge das Lungenvolumen wieder in ihre Ausgangslage zurück. Dadurch wird der Druck in der Lunge erhöht, die Luft wird nach außen gedrückt.

12.1.5 Zusammensetzung der Atemluft

Die Umgebungsluft ist die Luft, die ständig ein- und ausgeatmet wird. Sie enthält ein Gemisch verschiedener Gase, die alle farb-, geschmack- und geruchlos sind.

Im Einzelnen finden sich **Stickstoff** (N_2) zu 78 %, **Sauerstoff** (O_2) zu 21 %, **Kohlendioxid** (CO_2) zu 0,03 % und verschiedene **Edelgase** zu 0,97 % in der uns umgebenden Luft. Sie ist also praktisch frei von Kohlendioxid.

Der menschliche Organismus kann aus der Umgebungsluft den Sauerstoff nur z. T. verwerten (→ Tab. 12.2). In der Ausatemluft finden sich noch ca. 17 % Sauerstoff (d. h. minus 4 % gegenüber der Einatemluft). Gleichzeitig gibt der Organismus über die Ausatemluft das Stoffwechselendprodukt Kohlendioxid ab; sein Anteil beträgt 4,03 % (d. h. plus 4 % gegenüber der Einatemluft). Alle anderen Gase werden unverändert wieder

Molekül	Inspirationsluft (Vol. %)	Exspirationsluft (Vol. %)
Stickstoff (N_2)	78	78
Sauerstoff (O_2)	21	17
Kohlendioxid (CO_2)	0,03	4,03
Edelgase	0,97	0,97

Tab. 12.2 Zusammensetzung der Inspirations- und Exspirationsluft (Temperatur 35 °C, relative Luftfeuchtigkeit 95 %)

ausgeatmet. Die Konzentrationsunterschiede zwischen Sauerstoff und Kohlendioxid beeinflussen sowohl die Diffusionsvorgänge (→ 12.1.6) als auch die Atemregulation (→ 12.1.7).

12.1.6 Gasaustausch der Atemluft

Im gasaustauschenden System tritt Sauerstoff aus den Alveolen in das Kapillarnetz der Lunge über. Im Austausch gelangt Kohlendioxid aus den Lungenkapillaren in die Alveolen. Diese Vorgänge folgen den Gesetzmäßigkeiten der Diffusion (→ 24.3.2).

Kohlendioxidabgabe

Der Kohlendioxidpartialdruck (pCO_2) ist der Teildruck des Kohlendioxids am Gesamtdruck der Umgebungsluft. Er entspricht dem Volumenanteil des CO_2 am Gesamtgasvolumen und wird in mmHg angegeben. Er kann sowohl in der Luft als auch im Blut gemessen werden. Der pCO_2 beträgt in der Umgebungsluft 0,2 mmHg (= 0,03 % des Barometerdrucks von 760 mmHg) und fällt damit praktisch nicht ins Gewicht. Durch die Vermischung der Inspirationsluft mit der Alveolarluft steigt der pCO_2 in den Alveolen auf 40 mmHg an. Das Kapillarblut der Lunge („venöses" Blut) enthält einen Kohlendioxidanteil von 46 mmHg. Dieser Unterschied im Partialdruck zwischen der Alveole und der Lungenkapillare ist die treibende Kraft für den Übertritt von CO_2 aus dem Blut in die Alveole. Der pCO_2 im arteriellen Blut ($paCO_2$) liegt physiologisch aber immer noch zwischen 35 und 45 mmHg.

Der Einfluss des Kohlendioxidpartialdruck (pCO_2) auf die Atemregulation wird in → 12.1.7 erläutert.

Sauerstoffaufnahme

Wie beim Kohlendioxidpartialdruck spricht man auch vom Sauerstoffpartialdruck (pO_2) als einem Anteil am Gesamtgasgemisch. In der Umgebungsluft beträgt er 160 mmHg (= 21 % des Barometerdrucks von 760 mmHg). Die Inspirationsluft vermischt sich mit der Alveolarluft. Daher fällt der pO_2 in den Alveolen auf 100 mmHg ab. Das Blut der Lungenarterien hat nur einen Sauerstoffpartialdruck von 40 mmHg. Die Differenz zwischen den beiden Partialdrücken in den Alveolen und den Lungenkapillaren ist die treibende Kraft für den Sauerstoffübertritt von der Alveolarluft in das Blut **(Oxygenierung).** Nach der Oxygenierung liegt der pO_2 im arteriellen Blut (paO_2) bei etwa 100 mmHg.

Der Einfluss des Sauerstoffpartialdruck (pO_2) auf die Atemregulation wird in → 12.1.7 erläutert.

! ACHTUNG

Bei einem Lungenödem (→ 13.6.6) kommt es zunächst zu einer Wasseransammlung in dem Raum zwischen Alveole und Kapillare (interstitielles Lungenödem). Die Diffusionsstrecke ist dadurch verlängert, der Sauerstoffübergang wird gestört.

Gastransport im Blut

Die **Pulmonalarterien** transportieren sauerstoffarmes Blut aus der rechten Herzkammer in die Lunge. Im **Kapillarnetz** der Lunge kommt es zum eben beschriebenen **Gasaustausch.** Die **Pulmonalvenen** transportieren jetzt sauerstoffreiches Blut in den linken Vorhof (→ 13.1.3).

In den Endstromgebieten der Organe diffundiert der Sauerstoff in die Körperzellen und wird dort durch Stoffwechselprozesse in Energie umgewandelt. Kohlendioxid tritt als Stoffwechselendprodukt aus den Körperzellen in das Blut über und wird über den Blutkreislauf in das Kapillarnetz der Lunge transportiert. Auch der Gasaustausch zwischen Körperzellen und Blut und umgekehrt folgt den Gesetzmäßigkeiten der Diffusion.

12.1.7 Atemregulation

Der Organismus muss die Atmung mitunter innerhalb sehr kurzer Zeit auf innere oder äußere Einflüsse abstimmen und somit regulieren. Zum Beispiel beschleunigt und vertieft er bei physischer oder psychischer Belastung die Atmung. Die lebenswichtige Atemregulation erfolgt über verschiedene, z. T. miteinander verknüpfte Mechanismen.

Atemzentrum

Das Atemzentrum liegt wie das Brech- und Kreislaufregulationszentrum in der Medulla oblongata, dem verlängerten Rückenmark, einem Teil des Hirnstamms (→ 14.1.3). Hier werden alle die Atmung betreffenden Werte, wie Kohlendioxid-/Sauerstoffpartialdruck und pH-Wert des Blutes, zusammengefasst und zueinander in Beziehung gesetzt. Das Atemzentrum kann die Atemfrequenz, die Atemtiefe (→ 12.1.2) und den Atemrhythmus regulieren, indem es Impulse aussendet, die Atemmuskeln und Hilfsmuskeln (→ 12.1.4) zur Kontraktion veranlassen.

Kohlendioxidpartialdruck (pCO_2)

Beim gesunden Menschen hat der pCO_2 im arteriellen Blut den größten Einfluss auf die Atemregulierung. Steigt der pCO_2 im arteriellen Blut an **(Hyperkapnie),** wird die Atmung gesteigert, um Kohlendioxid abzuatmen. Eine Zunahme des $p_{art}CO_2$ kann das Atemzeitvolumen etwa verzehnfachen. Fällt der $p_{art}CO_2$ im Blut ab **(Hypokapnie),** wird die Atmung gehemmt.

Sauerstoffpartialdruck (pO_2)

Steigt der pO_2 im arteriellen Blut an, wird die Atmung gehemmt. Fällt er im arteriellen Blut ab **(Hypoxämie),** wird die Atmung gesteigert, um vermehrt Sauerstoff aufzunehmen. Eine Abnahme des $p_{art}O_2$ unter 60 mmHg kann das Atemzeitvolumen etwa verdreifachen.

pH-Wert des Blutes

Neben den CO_2- und O_2-Partialdrücken ist der pH-Wert des Blutes die dritte atemregulierende Größe (→ 24.4). Er liegt zwischen 7,35 und 7,45. Fällt der pH-Wert ab **(Azidose),** wird die Atmung gesteigert. Steigt er an **(Alkalose),** wird die Atmung gehemmt. Ein Abfall des pH-Werts kann das Atemzeitvolumen etwa vervierfachen.

Chemorezeptoren

Chemorezeptoren für den pCO_2, den pO_2 und den pH-Wert (→ 14.1.1) finden sich in der Medulla oblongata selbst, im Aortenbogen und an der A. carotis. Hier werden ständig die notwendigen Parameter registriert und zur Auswertung und Steuerung an das Atemzentrum geleitet, sodass die Atmung laufend an die Vorgänge im Organismus angepasst werden kann.

Einfluss des vegetativen Nervensystems

Neben der direkten Steuerung der Atemregulierung beeinflusst auch das vegetative Nervensystem über β_2-Rezeptoren die Atmung. Der Sympathikus (→ 14.1.5) weitet die Atemwege **(Bronchodilatation)** und vermindert die Bronchialsekretion. Der Parasympathikus hingegen verengt die Atemwege **(Bronchokonstriktion)** und steigert die Bronchialsekretion.

12.1.8 Sauerstoff- und Kohlendioxidtransport

Sauerstoff und Kohlendioxid können im Blut auf unterschiedliche Weise zu den Körperzellen bzw. in die Lunge transportiert werden. Sauerstoff wird überwiegend an das **Hämoglobin** der Erythrozyten gebunden (HbO_2), wobei sich vier Sauerstoffmoleküle an jedes Hämoglobinmolekül anlagern (→ 13.1.4). Darüber hinaus kann Sauerstoff auch an andere Bluteiweiße binden. Der geringste Teil des Sauerstoffs ist im Blut physikalisch gelöst.

Kohlendioxid ist gut in Wasser (H_2O) löslich. Es verbindet sich in einer chemischen Reaktion mit Wasser zu Kohlensäure, die zu Protonen und Bikarbonat zerfällt. Als freiwerdendes Bikarbonat (HCO_3^-) wird das Kohlendioxid hauptsächlich transportiert (→ 24.4). Ein geringer Teil des Kohlendioxids kann jedoch auch am Hämoglobin der Erythrozyten gebunden ($HbCO_2$) und so befördert werden.

Sauerstoffsättigung (SpO_2)

Die SpO_2 gibt in Prozent der maximal möglichen Sauerstoffaufnahme an, wie viel Sauerstoff an Hämoglobin gebunden ist. Normalerweise liegt der SpO_2-Wert im arteriellen Blut zwischen 95 und 100 %. Die Sauerstoffsättigung kann mittels der Pulsoxymetrie (→ 5.3.3) gemessen werden.

Mithilfe dieses Messverfahrens ist eine Beurteilung der respiratorischen Situation des Patienten möglich. Allerdings ist das Verfahren bei Erkrankungen, die mit einem Verlust von Erythrozyten oder Hämoglobin einhergehen (z. B. Blutverlust oder Anämie), nicht geeignet. Die bei Blutverlust im Gefäßsystem verbleibenden wenigen Erythrozyten sind zwar bestens mit Sauerstoff beladen. Durch den Blutverlust sind es aber insgesamt zu wenige Erythrozyten, um die Gewebe im Körper ausreichend mit Sauerstoff zu versorgen.

PRAXISTIPP

Durch ein Überangebot an Sauerstoff kann die Sauerstoffsättigung und damit der Sauerstoffgehalt des Blutes nicht weiter ansteigen. Im Rahmen von Rauchgasinhalationen, Schock oder Anämie ist die Anwendung der Pulsoxymetrie zur Messung der Sauerstoffsättigung nicht geeignet.

VIDEO

Einsatz und Funktionsweise der Pulsoxymetrie
https://ebooks.health.elsevier.com

IM FOKUS

Atemphysiologie

- **Lungenvolumina und -kapazitäten (Auswahl):**
  - **Totraumvolumen:** 2 ml/kg KG über alle Altersgruppen
  - **Atemfrequenz:** Häufigkeit der Atemzüge pro Minute
  - **Atemzugvolumen:** Tiefe eines Atemzugs
  - **Atemminutenvolumen:** Addiertes Volumen aller Atemzüge über 1 Min.
- **Atemmuskulatur und Brustkorb:**
  - Die Atemmuskulatur besteht aus der **Zwischenrippenmuskulatur,** die mit den Rippen die Thoraxwand bildet, und dem **Zwerchfell,** das Thorax und Abdomen voneinander trennt.
  - Die Atemhilfsmuskulatur sind weitere Muskeln, die rekrutiert werden können, wenn Patienten z. B. von einer Atemnot betroffen sind.
  - Menschen haben **12 Rippenpaare,** wobei die 11. und die 12. Rippe frei enden und die übrigen mit dem Brustbein (Sternum) verbunden sind.
  - An den **Unterkanten** der Rippen verlaufen Nerven und Gefäße.
  - Die Innervation der Zwischenrippenmuskulatur erfolgt über die **Interkostalnerven,** das Zwerchfell wird über den **N. phrenicus,** der den Rückenmarkssegmenten C3-C5 entspringt, versorgt.
- **Atemmechanik:**
  - Die **Einatmung** erfolgt **aktiv** über die Erzeugung eines Unterdrucks im Thorax. Das Zwerchfell senkt sich ab, sodass die Lungen sich weiten und Luft über Mund und Nase einströmen kann.
  - Die **Ausatmung** erfolgt **passiv** über die Entspannung des Zwerchfells. Es kehrt in den Ruhezustand zurück, sodass die Luft aus Mund oder Nase herausströmt.
- **Zusammensetzung der Atemluft:**
  - **Einatemluft:**
    - **Stickstoff** (N_2) = 78 %
    - **Sauerstoff** (O_2) = 21 %
    - **Kohlendioxid** (CO_2) = 0,03 %
    - **Edelgase** = 0,97 %
  - **Ausatemluft:**
    - **Stickstoff** (N_2) = 78 %
    - **Sauerstoff** (O_2) = 17 %
    - **Kohlendioxid** (CO_2) = 4,03 %
    - **Edelgase** = 0,97 %
- **Gasaustausch:**
  - Der Gasaustausch findet sowohl zwischen Blut (Hämoglobin) und Alveole als auch zwischen Blut und Körperzellen statt.
  - Durch Diffusion wird Sauerstoff in der Lunge aufgenommen und an die Körperzellen abgegeben. Beim Kohlendioxid verhält es sich andersherum.
- **Atemregulation:**
  - Die Atmung wird im Atemzentrum reguliert, das sich im Hirnstamm befindet. Es reagiert auf die Gaszusammensetzung im Blut (vor allem auf CO_2) und auf dessen pH-Wert.

- Zudem wird es durch Einflüsse wie Fieber oder Angst beeinflusst.
- **Sauerstoff- und Kohlendioxidtransport:**
  - Sauerstoff wird im Blut an das Hämoglobin der Erythrozyten gebunden und auf diese Weise transportiert.
  - Kohlendioxid wird im Blut gelöst und chemisch über Kohlensäure in Bicarbonat und Protonen überführt. Ein geringer Teil wird auch an das Hämoglobin gebunden.
  - Die Sauerstoffsättigung ist ein Maß für die Beladung des zur Verfügung stehenden Hämoglobins mit Sauerstoff. Sie wird als SpO_2 abgekürzt und sollte physiologisch zwischen 95 % und 100 % liegen.

12.2 Belüftung der Lungen mit Sauerstoff – Beheben eines B-Problems

Die Gabe von Sauerstoff ist eine Behandlung, bei der Patienten **zusätzlicher Sauerstoff** zur Belüftung der Lungen zugeführt wird, um einen Sauerstoffmangel zu beheben. Im Rettungsdienst ist die Sauerstoffgabe eine häufige, effektive und wichtige Erstmaßnahme.

Die Sauerstoffgabe sollte bei vorhandener Spontanatmung bereits frühzeitig erfolgen. Erste Anzeichen von Sauerstoffmangel sind:

- **Dyspnoe** (Atemnot) und
- **Zyanose** (Blaufärbung von Haut und Schleimhäute)

Die Sauerstoffgabe sollte in diesen Fällen an das subjektive Empfinden des Patienten und an die Sättigungswerte in der Pulsoxymetrie angepasst werden.

12.2.1 Sauerstoffbedarf

Sauerstoff ist lebenswichtig. Die in der Raumluft enthaltenen 21 % Sauerstoff reichen für den Gesunden aus, um die Gewebe des Körpers mit Sauerstoff zu versorgen. Verschiedene Notfallsituationen können jedoch dazu führen, dass eine Erhöhung der Sauerstoffkonzentration während der Einatmung notwendig ist, um einen Sauerstoffmangel im Gewebe **(Hypoxie)** zu beheben bzw. zu verhindern.

Für diese Maßnahme steht **medizinischer Sauerstoff** im Rettungswagen zur Verfügung. Dieser Sauerstoff ist ein **Medikament** und darf auch als einziges Medikament vom Rettungssanitäter verabreicht werden (→ 7.6.1). Die Gabe von medizinischem Sauerstoff folgt dem Prinzip der Verbesserung einer zu geringen Sauerstoffsättigung im Körpergewebe. In den meisten Situationen ist eine Sauerstoffsättigung von 90 % ausreichend, um das Gewebe ausreichend mit Sauerstoff zu versorgen. In Akutsituationen strebt man jedoch häufig höhere SpO_2-Werte im Bereich ≥ 94 % an.

MERKE

Sauerstoff ist in den meisten Notfallsituationen – zumindest anfangs – unerlässlich.

12.2.2 Sauerstoffeinheit

Eine Sauerstoffeinheit besteht aus

- einer **Sauerstoffflasche,**
- einem aufgesetzten **Druckminderer** mit Manometer und
- einem **Durchflussregler.**

Sauerstoffflasche

Druckgasflaschen, die verdichteten Sauerstoff für den medizinischen Gebrauch enthalten, sind vollständig weiß lackiert und entsprechend beschriftet. Im Rettungsdienst sind für **mobile Sauerstoffeinheiten** und Beatmungsgeräte 2-Liter-Flaschen sowie für fest in den Fahrzeugen **installierte Sauerstoffeinheiten** 10-Liter-Flaschen vorgesehen. Der Sauerstoff in einer vollen Druckgasflasche steht unter einem Fülldruck von 200 bar. Der in einer Sauerstoffflasche bestehende Fülldruck kann an einem Manometer (in der Einheit bar) abgelesen werden.

Um den **Inhalt** und die **Verfügbarkeit** an Sauerstoff zu berechnen, wird das Volumen der Flasche mit dem in der Flasche bestehenden Druck multipliziert. Das heißt: In einer 10-Liter-Flasche befinden sich bei einem Druck von 200 bar 2.000 l Sauerstoff, „zusammengedrückt" auf ein Volumen von 10 l.

MERKE

Der Inhalt einer Sauerstoffflasche wird durch die Multiplikation des Volumens mit dem Druck berechnet:

Flascheninhalt = Volumen × Druck

Druckminderer

Über den **Druckminderer** wird der hohe Druck des Sauerstoffs in der Flasche von bis zu 200 bar auf den normalen Umgebungsdruck von 1 bar gemindert. Nur so kann der Sauerstoff gefahrlos dem Patienten zugeführt werden.

Durchflussregler

Jede Sauerstoffeinheit verfügt über einen **Durchflussregler,** mit dem die Sauerstoffmenge, die pro Minute durch das Inhalationsgerät (s. u.) fließt, eingestellt werden kann. Diese Menge O_2 pro Minute nennt man Sauerstoff-Flow oder Flussrate, z. B. 6 Liter pro Minute.

Sind die in der Gasflasche vorhandene (Rest-)Sauerstoffmenge und die indizierte Flussrate bekannt, kann ausgerechnet werden, wie lange der Sauerstoff zur Inhalations- oder Beatmungstherapie ausreicht. So werden z. B. 2.000 l O_2 bei einer Flussrate von 4 l/Min. in 500 Min. verbraucht, bei einer Flussrate von 12 l/Min. in 166 Min.

MERKE

Der Zeitraum der Sauerstoffverfügbarkeit wird über die Division des Flascheninhalts durch die Flussrate ermittelt:

Zeitraum der Sauerstoffverfügbarkeit = Flascheninhalt / Flussrate

12.2.3 Sauerstoffgabe

Bei erhaltener Spontanatmung kann dem Patienten Sauerstoff über ein **Sauerstoffinhalationsgerät** verabreicht werden. Dadurch wird den Lungen lebensnotwendiger **zusätzlicher** Sauerstoff geliefert. Die im Rettungsdienst gebräuchlichen Sauerstoffinhalationsgeräte sind

- die **Sauerstoffmaske** mit oder ohne Reservoir sowie
- die **Sauerstoffbrille.**

Sauerstoffbrille

PRAXISTIPP

Bei einer gering ausgeprägten Hypoxie kann die Sauerstoffgabe über eine Nasenbrille erfolgen.

Die Sauerstoffbrille wird zur Applikation von Sauerstoff bei Patienten eingesetzt, die keinen hochdosierten Sauerstoff benötigen. Dies können z. B. Patienten sein, die aufgrund ihrer Vorerkrankung dauerhaft auf Sauerstoff angewiesen sind (z. B. COPD). Wird die Sauerstoffbrille korrekt angewendet, wird sie von Patienten i. d. R. gut toleriert (→ Abb. 12.2). Sauerstoffbrillen sollen nur mit einem Flow von maximal 6 l/Min. eingesetzt werden, da bei höheren Flussraten die Nasenschleimhaut geschädigt werden kann.

Sauerstoffmaske ohne Reservoir

PRAXISTIPP

Ist eine Sauerstoffgabe von über 5 l erforderlich, sollte eine Maske appliziert werden.

Bei der Sauerstoffmaske **ohne** Reservoir strömt kontinuierlich Sauerstoff in die Maske. Wenn der Patient einatmet, zieht er Luft von außerhalb der Maske und den geringen Anteil Sauerstoff, der in der Maske ist. Mit der einfacheren Ausführung einer Sauerstoffmaske werden nur mittlere Sauerstoffkonzentrationen erreicht bzw. im direkten Vergleich zu einer Sauerstoffmaske mit Reservoir wird mehr Sauerstoff pro Minute benötigt, um eine vergleichbare Sättigung der Einatmung zu erreichen. Bei einem Flow unterhalb der vom Hersteller angegebenen Mindestmenge (zumeist 6–8 l/Min.) besteht zudem die Gefahr der Rückatmung von CO_2-reicher Ausatemluft.

! ACHTUNG

Über eine Sauerstoffmaske müssen mindestens 6 l Sauerstoff/Min. verabreicht werden, sonst kommt es zu einer CO_2-Anreicherung in der Maske.

Sauerstoffmasken, die dafür gedacht sind, Medikamente zu vernebeln (z. B. Salbutamol oder Adrenalin) sind ebenfalls in den meisten Fällen für einen Flow von ca. 6–8 l/Min. vorgesehen. Diese Sauerstoffmasken werden als **Verneblermasken** bezeichnet (→ 7.1.2, inhalative Verabreichung).

Sauerstoffmaske mit Reservoir

PRAXISTIPP

Bei einer weiterhin unzureichenden Sauerstoffzufuhr sollte bei einem Sauerstoffbedarf von über 10 l eine Sauerstoffmaske mit Reservebeutel verwendet werden. Hierdurch kann ein F_iO_2 von 0,6–1,0 erreicht werden.

Häufig werden Sauerstoffmasken **mit** Reservoir im Rettungsdienst eingesetzt, da sie eine **Sauerstofftherapie mit hohem Sauerstoffgehalt** während der Einatmung des Patienten ermöglichen (→ Abb. 12.3). Bei einer Flussrate von 10 l/Min. wird ein F_iO_2 von ca. 55 % erreicht. Das wäre bereits mehr als eine Verdoppelung des Sauerstoffanteils in der Einatemluft – gegenüber den üblichen 21 % in der Raumluft.

Durch das kontinuierliche Zuführen von Sauerstoff füllt sich der Reservoirbeutel. Während der Einatmung atmet der Patient den Sauerstoff aus dem Reservoir mit ein, sodass sich das Reservoirvolumen etwas vermindert. Ein Ventil sorgt dann bei der

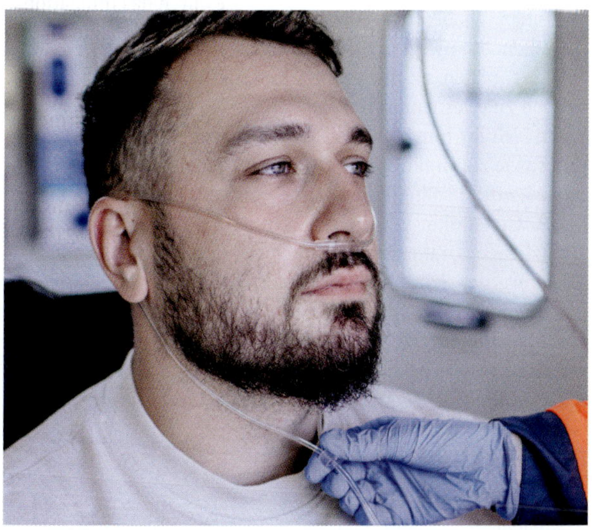

Abb. 12.2 Patient mit angelegter Sauerstoffbrille [W936-002]

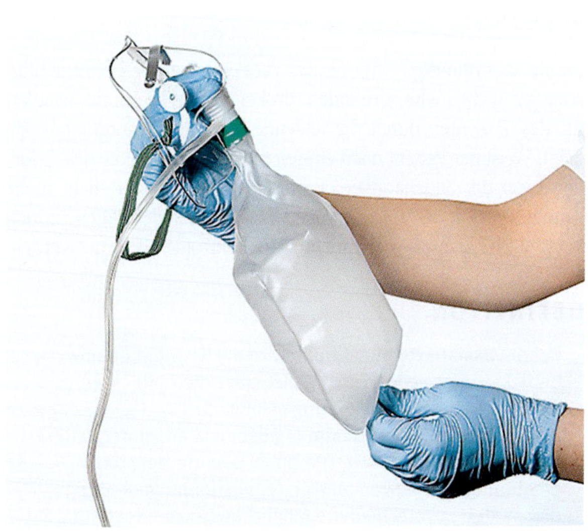

Abb. 12.3 Sauerstoffmaske mit Reservoir [J747]

Ausatmung dafür, dass die Ausatemluft des Patienten nicht in das Reservoir zurück gelangen kann, sondern in die Umgebungsluft entweicht. Während dieser Phase, in der der Patient ausatmet, befüllt der kontinuierliche Sauerstoffstrom das Reservoir erneut.

IM FOKUS

B-Probleme und ihre Behandlung mit Sauerstoff

- Notfallpatienten haben in der Regel einen **erhöhten Sauerstoffbedarf** und eine Hypoxie wirkt sich negativ auf ihren Zustand aus.
  - Zu erkennen ist dies oftmals an Zeichen wie Atemnot **(Dyspnoe)** und Blaufärbung der Haut **(Zyanose).**
- Eine **Sauerstoffeinheit** besteht aus
  - einer **Sauerstoffflasche,**
  - einem aufgesetzten **Druckminderer** mit Manometer und
  - einem **Durchflussregler.**
- Rettungssanitäter müssen die von ihnen verwendete Sauerstoffeinheit technisch gut kennen und jederzeit die **Sauerstoffverfügbarkeit** berechnen können:
  - Flascheninhalt = Volumen × Druck
  - Zeitraum der Sauerstoffverfügbarkeit = Flascheninhalt/ Flussrate
- Für die Sauerstoffgabe stehen im Regelfall zwei **Maskentypen** (mit/ohne Reservoir) und **Sauerstoffbrillen** zur Verfügung. Einen Sonderfall stellen Inhalationsmasken dar.
  - Sauerstoffmasken benötigen einen Fluss von mindestens 6 l Sauerstoff/Min.
    - Bei geringere Flussraten sollten **Sauerstoffbrillen** eingesetzt werden.
  - Masken mit Reservoir sollten bevorzugt werden, weil sie eine höhere Sauerstoffkonzentration gewährleisten als Masken ohne Reservoir.
    - Dies gilt insbesondere bei einem Sauerstofffluss von mehr als 10 l/Min.
    - Mit **Inhalationsmasken** können bestimmte Medikamente, wie etwa Salbutamol oder Adrenalin, vernebelt werden. Sie benötigen einen Fluss von mindestens 6–8 l Sauerstoff/Min.

12.3 Beatmung des Patienten – Beheben eines B-Problems

Ist die eigenständige Atmung des Patienten schwer beeinträchtigt oder gar nicht mehr vorhanden, drohen schwerwiegende Schäden für den Patienten durch die fehlende Sauerstoffversorgung (Hypoxie). Weist der Patient noch eine eigene Atmung auf, die den Erfordernissen der Sauerstoffversorgung des Körpers aber nicht mehr genügt, muss er assistiert beatmet werden. Weist der Patient jedoch keine eigene Atmung mehr auf, muss er kontrolliert beatmet werden.

DEFINITION

Bei der **assistierten Beatmung** wird die Spontanatmung berücksichtigt, jedoch so ergänzt, dass die Aufrechterhaltung der Sauerstoffversorgung gelingt.
Bei der **kontrollierten Beatmung** dagegen atmet der Patient nicht mehr eigenständig. Die Dauer und die Tiefe der Einatmung werden vom Anwender bestimmt. Im Rettungsdienst stehen verschiedene Möglichkeiten der Beatmung zur Verfügung.

12.3.1 Beutel-Masken-Beatmung

Der Einsatz von Beatmungsmaske und Beatmungsbeutel ist nur für eine manuelle Beatmung über einen kurzen Zeitraum ausgelegt. Die Atemwege des bewusstlosen Patienten werden entweder durch Manipulation des Unterkiefers (C-Griff, → Abb. 13.32) mit oder ohne Anwendung von Guedel- oder Wendl-Tuben (→ 11.3.2) offengehalten.

Die **Maskenbeatmung** kann mit Raumluft (21 % Sauerstoff) und Muskelkraft völlig unabhängig von einer Druckgasquelle oder Stromversorgung ausgeführt werden. **Handbeatmungsbeutel** sind aus einem Material gefertigt, das sich nach dem Zusammendrücken ausreichend rasch wieder zum ursprünglichen Volumen ausdehnt (selbstentfaltender Handbeatmungsbeutel). Umgebungsluft wird über das Beuteleinlassventil angesaugt, das sich während der Beatmung verschließt. Beatmet wird über ein unmittelbar am Beatmungsbeutel angeschlossenes Nichtrückatemventil. Die Ausatmung erfolgt in die Umgebungsluft. Durch den Einsatz eines Demand-Ventils kann der Sauerstoffanteil in der Einatemluft auf 95–99 % erhöht werden.

Die Durchführung und Handhabung der Maskenbeatmung wird in → 13.4.4, Basic Life Support) beschrieben.

12.3.2 Supraglottische Atemwegshilfen (SGA)

Als **supraglottische Atemwegshilfen** werden Beatmungshilfen bezeichnet, welche die Atemwege offenhalten, aber außerhalb (meist oberhalb) der Stimmritze (Glottis) liegen. Insbesondere der Einsatz supraglottischer Atemwegshilfen ist heute weitverbreiteter Standard in der Durchführung der Reanimation (→ 13.4.7, Advanced Life Support).

Die Bezeichnung **supraglottische Atemwegshilfe, SGA (supraglottic airway devices, SAD),** hat sich allgemein eingebürgert, obwohl sie nominell nicht korrekt ist, denn die gebräuchlichsten Vorrichtungen liegen nicht supraglottisch (d. h. oberhalb der Stimmritze bzw. des Kehlkopfes), sondern

- unterhalb der Glottisebene im Ösophagus (LT®evo),
- unterhalb der Glottisebene im Ösophagus (Larynx-Tubus, LT®evo) oder
- in Höhe der Glottis **(Larynxmaske).**

Alternativ zur Beatmung mit Maske – mit oder ohne Pharyngealtuben – haben sich die supraglottischen Atemwegshilfen zur schnellen Atemwegssicherung durch das Rettungsfachpersonal bewährt, bieten sie doch einen besseren Aspirationsschutz bei einfach zu erlernender Handhabung. Als alternative Atemwegshilfen zielt ihr Einsatz auf die Beatmung bei schwieriger Intubation sowie zur präklinischen Atemwegssicherung.

Heutzutage sollten nur noch supraglottische Atemwegshilfen der 2. Generation verwendet werden. Diese sind durch einen zusätzlichen Drainagekanal, über den eine Magensonde eingelegt werden kann, charakterisiert. So kann der Magen des Patienten schnell entleert und somit das möglichen Aufstoßen von Mageninhalt (Regurgitation) mit nachfolgender Aspiration verhindert werden. Gleichzeitig wird die Dehnbarkeit der Lunge und damit die Möglichkeit der Oxygenierung verbessert.

PRAXISTIPP

Die Einlage einer Magensonde beim Larynx-Tubus stellt eine zusätzliche Methode zur Lagekontrolle dar, denn wenn die Magensonde sich nicht vorschieben lässt, dann liegt das distale Ende des Larynx-Tubus mit großer Wahrscheinlichkeit nicht im Ösophagus.

Supraglottische Atemwegshilfen sichern den Atemweg nur temporär und sollten schnellstmöglich durch einen Endotrachealtubus ersetzt werden. Jedoch muss in jedem Einzelfall überlegt werden, ob die Umintubation präklinisch erfolgen muss. Lässt sich der Patient, und dies gilt für alle supraglottischen Atemwegshilfen, gut und sicher über die SGA beatmen, dann erscheint eine Umintubation erst in der Klinik sinnvoller, denn dort stehen meist deutlich bessere Bedingungen (Personal, Material, Umgebung) zur Verfügung.

LT®evo

Der LT®evo (→ Abb. 12.4a und → Abb. 12.5a) ist eine neu (2025) entwickelte supraglottische Atemwegshilfe der zweiten

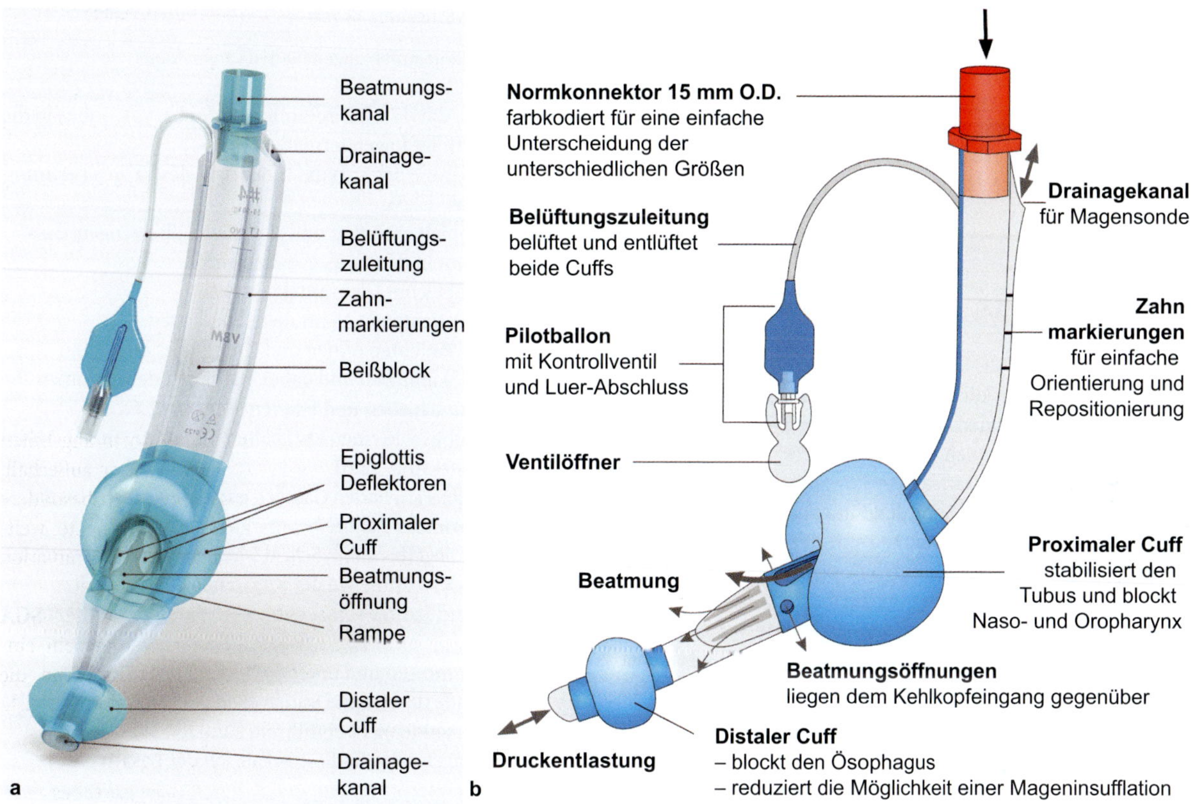

Abb. 12.4 a) Aufbau des LT®evo. b) Aufbau des Larynx-Tubus LTS-D. [V348]

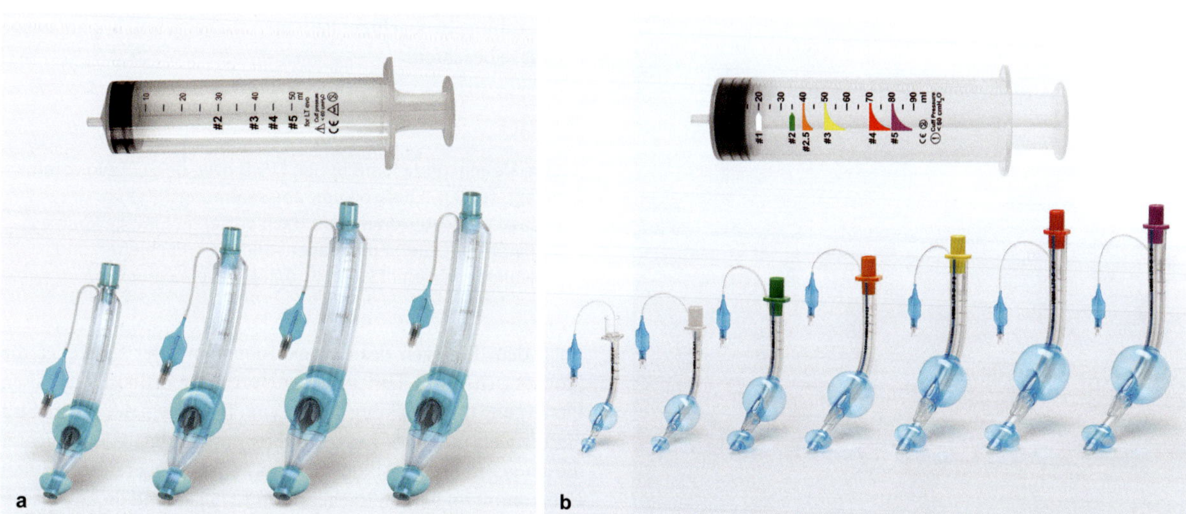

Abb. 12.5 a) Verschiedene Größen des LT®evo mit dazugehöriger nummernkodierter Blockerspritze. b) Larynx-Tuben (LTS-D) mit dazugehöriger farbkodierter Blockerspritze. [V348]

Generation, die, wie der Laynx-Tubus (s. u.), mit zwei Cuffs einerseits die Speiseröhre und andererseits den Rachen abdichtet. Die beiden dünnwandigen Cuffs benötigen aufgrund ihrer Form lediglich ein Füllvolumen von maximal 50 ml, sodass eine Abdichtung auch bei geringerem Cuffdruck möglich ist. Die Einlage ist durch seine konische Spitze und durch den schlanken, ovalen Querschnitt nahezu widerstandsfrei möglich. Zur Einlage ist lediglich eine Mundöffnung von weniger als 2 cm notwendig.

Der LT®evo verfügt über einen großen Beatmungskanal, der den Beatmungsfluss verbessert und eine spätere Intubation in der Klinik über diesen Beatmungskanal möglich macht. Hierzu kann durch den präklinisch platzierten LT®evo mithilfe einer flexiblen Fieberoptik ein Endotrachealtubus (→ 12.3.3) in die Trachea eingeführt werden.

Aktuell ist der LT®evo in vier Größen verfügbar. In die Größen 4 und 5 kann eine Magensonde der Größe 18 CH eingelegt werden.

Larynx-Tubus

Den **Larynx-Tubus (LT,** → Abb. 12.4b) gibt es seit Anfang der 2000er-Jahre. Der Larynx-Tubus ist ein einlumiger Tubus mit zwei Cuffs von denen einer die Speiseröhre und der andere den Rachen abdichtet. Beide Cuffs können über eine gemeinsame Zuleitung mittels einer beiliegenden Blockerspritze mit Luft befüllt und gleichzeitig geblockt werden. Auf der Blockerspritze ist das dazu notwendige Füllvolumen farbkodiert angegeben (→ Abb. 12.5b).

Der Larynx-Tubus wird ohne den Einsatz eines Laryngoskops blind über den Mund des Patienten **mit der konvexen Krümmung entlang des harten Gaumens** eingeführt (→ Abb. 12.6). Um Verletzungen des Patienten zu vermeiden, darf der Tubus nicht mit Gewalt eingeführt werden und muss vor dem Einführen mit einem Gleitmittel auf Wasserbasis gleitfähig gemacht werden. Zur Einlage des Larynx-Tubus wie auch des LT®evo wird der Mund idealerweise mit dem sog. Kreuzgriff geöffnet und in den Mund-Rachen-Raum bis zur oberen Zahnreihenmarkierung

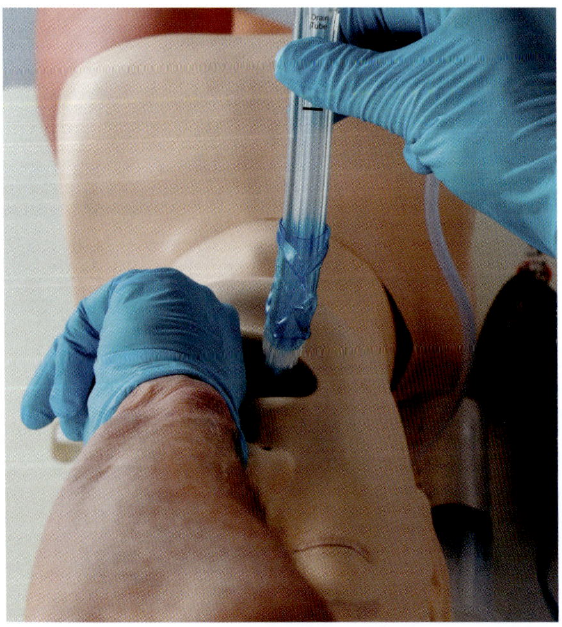

Abb. 12.6 Einlage des Larynx-Tubus (LTS-D) [V348]

Größe des LT	Patient Gewicht/Größe (nach Hersteller)	Farbe des Konnektors
0	Neugeborene < 5 kg	Transparent
1	Säuglinge 5–12 kg	Weiß
2	Kinder 12–25 kg	Grün
2,5	Kinder/Jugendliche 125–150 cm	Orange
3	Jugendliche/kleine Erwachsene < 155 cm	Gelb
4	Erwachsene 155–180 cm	Rot
5	Erwachsene > 180 cm	Violett

Tab. 12.3 Größenempfehlungen für den Larynx-Tubus

eingeführt (→ Abb. 12.6). Das Einführen des Larynx-Tubus in die Mundhöhle erfolgt folgendermaßen:

1. Korrekte Größe des Larynx-Tubus bzw. des LT®evo bestimmen (→ Tab. 12.3).
2. Cuffs komplett entlüften und sich davon überzeugen, dass das Vakuum in den Cuffs gehalten wird.
3. Larynx-Tubus mit Gleitmittel versehen.
4. Kopf des Patienten in Neutralposition halten.
5. Mund des Patienten öffnen und Unterkiefer oder Kinn („Chin lift“) anheben und dabei Zunge mit dem Daumen nach vorne schieben und fixieren (→ Abb. 12.6).
6. Larynx-Tubus wie einen Stift halten und mittig in den Mund einfuhren (→ Abb. 12.6).
7. Larynx-Tubus am harten Gaumen entlang einführen, bis die obere (proximale) Zahnreihenmarkierung auf Niveau der Zahnreihe liegt (bis dahin Schritt 5 beibehalten) (→ Abb. 12.7a).
8. Cuffs mit der Luftmenge der Kodierung auf der Spritze blocken und Spritze sofort entfernen, damit das Cuffventil schließt.
9. Cuffdruck messen und unter 60 cm H_2O halten.
10. Magensonde durch den Drainagekanal legen. Lässt sich die Magensonde nicht einführen, kann die Tubusspitze umgeschlagen sein. In diesem Fall soll der Larynx-Tubus komplett entfernt werden.
11. Beatmungsbeutel mit Beatmungsfilter anschließen, endtidale CO_2-Messung verwenden und Erfolgskontrolle durchführen.
12. Erfolgskontrolle: beidseitige Brustkorbbewegungen bei der Beatmung beobachten. Patienten auskultieren. Kapnografiekurve beachten!

MERKE

Eine Magensonde kann in den LTS-D bzw. den LT®evo voreingelegt werden. Ebenso kann der Beatmungsfilter vor der Einlage aufgesteckt werden. Nach korrekter Einlage kann es sinnvoll sein, zuerst die Magensonde vorzuschieben und anschließend den LTS-D bzw. den LT®evo zu blocken.

Nach dem Einlegen des Larynx-Tubus wird der Cuff über die Blockerspritze mit Luft geblockt. Nach der ordnungsgemäßen Platzierung und Blockung des Larynx-Tubus liegt der untere Cuff am distalen Ende des Larynx-Tubus im Ösophagus und dichtet diesen gegen den Kehlkopf (Larynx) ab. Der obere (proximale) Cuff kommt im oberen Rachenraum zu liegen und dichtet diesen gegen Mund- und Nasenraum ab (→ Abb. 12.7b). Der Cuffdruck muss nach Anlage des Larynx-Tubus überprüft werden und darf

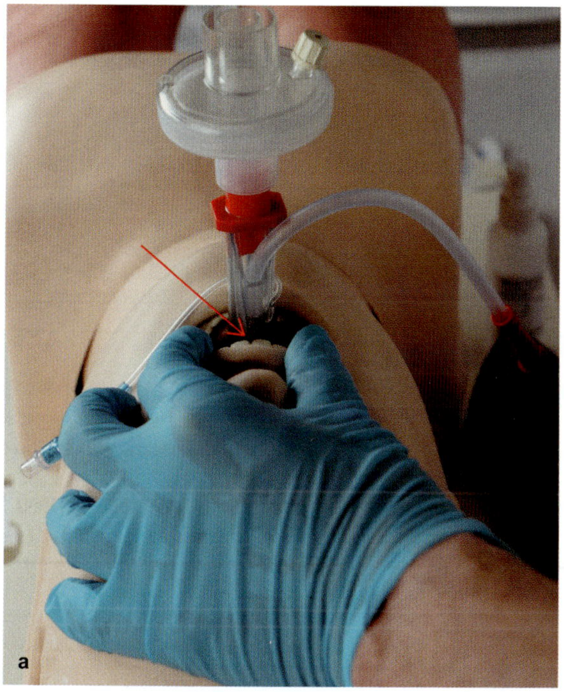

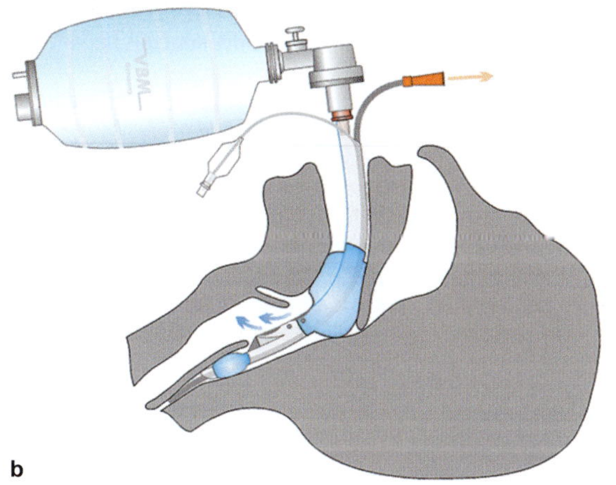

Abb. 12.7 Korrekte Einlage eines Larynx-Tubus. a) Obere (proximale) Zahnreihenmarkierung auf Niveau der Zahnreihe als Tiefenbegrenzung (Pfeil). b) Schematische Darstellung des Larynx-Tubus in situ. [a: V348, b: L108]

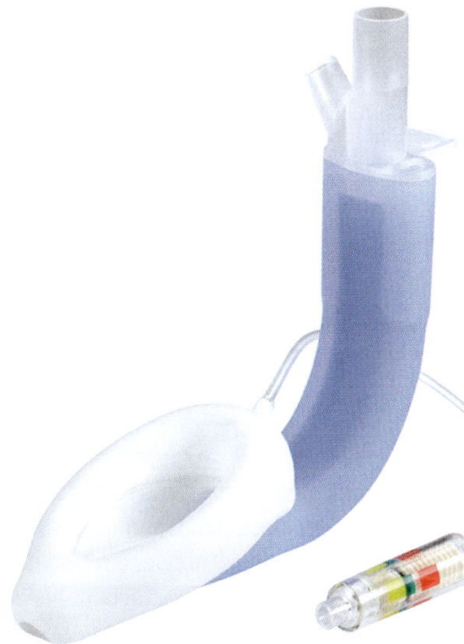

Abb. 12.8 Larynxmaske (© 2025 Teleflex Incorporated. Alle Rechte vorbehalten) [V814]

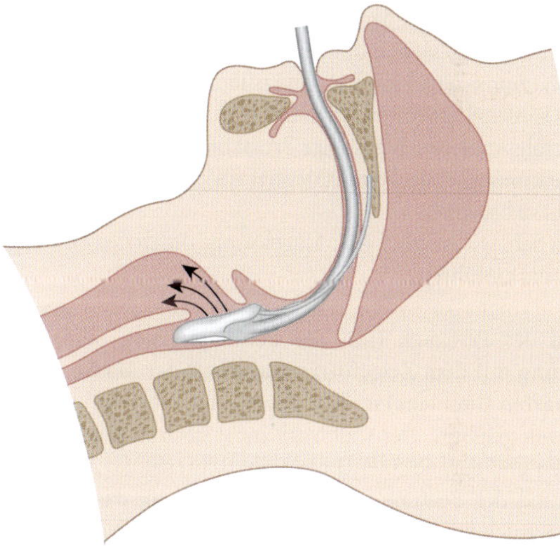

Abb. 12.9 Schematische Darstellung der Larynxmaske in situ [L231]

nicht über 60 cmH_2O liegen. Der Patient kann anschließend über das zwischen den beiden Cuffs liegende Beatmungslumen des Tubus beatmet werden (→ Abb. 12.7b). Die suffiziente Beatmung sollte mittels Kapnografie überwacht werden.

Die passende Größe des Larynx-Tubus wird bei Kindern nach Körpergewicht, bei Erwachsenen nach Körpergröße ermittelt (→ Tab. 12.3). Die notwendigen Angaben sind auf den Tuben und der Blockerspritze aufgedruckt (→ Abb. 12.5a).

Larynxmaske

Die **Larynxmaske (LAMA,** → Abb. 12.8) gibt es seit Mitte der 1980er-Jahre. Die Larynxmaske ist ein einlumiger Tubus, der am distalen Ende eine elliptisch geformte Kehlkopfschale aufweist, die mit einer aufblasbaren Dichtungslippe (Cuff) oder einem thermoplastischem Gelkissen **(i-gel®)** umgeben ist. Der Kehlkopfeingang wird durch das Blocken des Cuffs mit Luft (LMA) oder bei der i-gel® nach Ausdehnung des Gelkissens durch Körperwärme verschlossen, sodass eine Beatmung möglich ist (→ Abb. 12.9). Das Einführen des Larynxmaske in die Mundhöhle erfolgt folgendermaßen:

1. Korrekte Größe der Larynxmaske bestimmen (→ Tab. 12.4). LAMA geeigneter Größe auswählen. Grundsätzlich gilt für Erwachsene: Größe 5 ist für die meisten Männer, Größe 4 für die meisten Frauen passend.
2. Cuff komplett entlüften und sich davon überzeugen, dass das Vakuum im Cuff gehalten wird.
3. Larynxmaske mit Gleitmittel versehen.
4. Kopf des Patienten in Neutralposition halten.
5. Mund des Patienten öffnen und Unterkiefer oder Kinn („Chin lift") anheben und dabei Zunge mit dem Daumen nach vorne schieben und fixieren (→ Abb. 12.6).
6. Larynxmaske wie einen Stift halten und mittig in den Mund einführen (→ Abb. 12.6).

Größe/Nr.	Altersgruppe/Gewicht	Cuff-Füllvolumen bis max. ml
1	Säuglinge bis 6,5 kg	5
2	Kleinkinder bis 20 kg	10
2,5	Kinder 20–30 kg	20
3	Jugendliche 30–50 kg	25
4	Erwachsene 50–70 kg	35
5	Erwachsene 70–90 kg	40
6	Erwachsene > 90 kg (nur als LMA Classic verfügbar)	45

Tab. 12.4 Größenempfehlungen für die Larynxmaske

7. Die geschmierte hintere Oberfläche der Maske folgt der Krümmung des harten und weichen Gaumens. Außenfläche der LAMA am Gaumen entlanggleiten lassen und die LAMA entlang der Rachenhinterwand weiterschieben, bis ein federnder Widerstand zu spüren ist.
8. Cuffs mit der Luftmenge der Farbkodierung auf der Spritze blocken. Beobachten, ob sich die LMA beim Blocken des Cuffs selbstständig positioniert. Die LMA wird dabei evtl. noch etwas aus dem Mund herausgedrückt. Anschließend Spritze entfernen, damit das Cuffventil schließt.
9. Cuffdruck messen und unter 60 cm H_2O halten.
10. Beatmungsbeutel mit Beatmungsfilter anschließen, endtidale CO_2-Messung verwenden und Erfolgskontrolle durchführen.
11. Erfolgskontrolle: beidseitige Brustkorbbewegungen bei der Beatmung beobachten. Patienten auskultieren. Kapnografiekurve beachten!
12. So bald wie möglich eine Magensonde durch den Drainagekanal einführen.

Die Larynxmaske wird wie der Larynx-Tubus blind über den Mund des Patienten **(mit der kehlkopffernen Seite, unter Führung mit dem Zeigefinger am Schaft der Maske, entlang des harten Gaumens)** in den Larynx eingeführt und nach dem Einlegen geblockt. Der Cuffdruck muss nach Anlage überprüft werden und darf 60 cmH_2O nicht überschreiten (→ Abb. 12.19). Während der Beatmung ist darauf zu achten, dass der Beatmungsdruck bei Inspiration höchstens 20 cmH_2O (Ösophagusverschlussdruck) beträgt. Die suffiziente Beatmung sollte man mittels Kapnografie überwachen.

Die passende Größe der Larynxmaske wird nach Körpergewicht ermittelt. → Tab. 12.4 zeigt die passende Größe.

VIDEO

Einlage einer Larynxmaske
https://ebooks.health.elsevier.com

IM FOKUS

Beutel-Masken-Beatmung und supraglottische Atemwegshilfen (SGAs)

- Wenn die eigenständige Atmung des Patienten nicht mehr oder nicht ausreichend möglich ist, muss eine Beatmung erfolgen.
- **Beutel-Masken-Beatmung:**
  - Für die **Beutel-Masken-Beatmung** muss der **C-Griff** sicher beherrscht werden.
  - Spätestens bei Problemen mit der Beatmung sollten Guedel- oder Wendl-Tubus eingesetzt werden.
  - Mit der Nutzung eines Demand-Ventils kann die inspiratorische Sauerstoffkonzentration auf 100 % erhöht werden.
- **Supraglottische Atemwegshilfen:**
  - Insbesondere bei Patienten im Kreislaufstillstand oder bei schwierigen Intubationsbedingungen sind **supraglottische Atemwegshilfen,** wie **Larynxmaske** oder **Larynx-Tubus,** wertvolle Hilfsmittel.
  - Sie werden nach Gewicht oder nach Größe für jeden Patienten passend ausgewählt.
  - **LT®evo, Larynx-Tubus:**
    - Der Larynx-Tubus wird ohne Laryngoskop oral eingeführt und kommt im Ösophagus zum Liegen.
    - Der Kopf wird dabei nicht überstreckt, sondern verbleibt in Neutralposition.
    - Anschließend werden die Cuffs mit der farbkodierten Blockerspritze geblockt (Cuffdruck messen und unter 60 cm H_2O halten).
    - Moderne Larynx-Tuben verfügen über eine Einführungskanal für eine Magensonde, mit der der Magen entlastet und so das Aspirationsrisiko gesenkt werden kann.
  - **Larynxmaske:**
    - Auch die Larynxmaske wird nicht unter Sicht eingeführt.
    - Auch bei ihrem Einsatz wird der Kopf des Patienten in Neutralposition gehalten.
    - Sie wird mittig durch den Mund eingeführt und folgt der Krümmung des harten Gaumens.
    - Auch ihr Cuff wird anschließend geblockt, dabei kann sie sich noch etwas bewegen (Cuffdruck messen und unter 60 cm H_2O halten), über den Arbeitskanal einiger Modelle kann eine Magensonde eingelegt werden.
  - **Der sichere Sitz** beider Atemwegssicherungs-Devices wird geprüft, indem auf Nebengeräusche (Zischen bei der Beatmung), auf die Thoraxexkursionen des Patienten und auf die widerstandslose Durchführbarkeit der Beatmungshübe geachtet wird.

12.3.3 Endotracheale Intubation

Die **endotracheale Intubation** ist die sicherste Methode zur dauerhaften Sicherung der Atemwege und zur Beatmung im Rettungsdienst. Den Vorteilen der Intubation stehen einige Komplikationen gegenüber, die es zu beherrschen gilt.

Unter der endotrachealen Intubation wird das Einführen eines **Endotrachealtubus** in die Luftröhre verstanden (→ Abb. 12.10). Sie ist das Standardverfahren und die sicherste Methode zur dauerhaften Sicherung der Atemwege und zur Beatmung im Rettungsdienst. Grundsätzlich ist die Intubation eine **ärztliche** Maßnahme. Notfallsanitäter können die Intubation im Rahmen der Reanimation anwenden, wenn sie die orale Intubation erlernt haben und diese beherrschen. Der Verantwortungsbereich des Rettungsfachpersonals liegt in der Vorbereitung des Materials und in der Assistenz des Notarztes.

MERKE

Nur die endotracheale Intubation sichert die Atemwege und führt zu einem sicheren Aspirationsschutz.

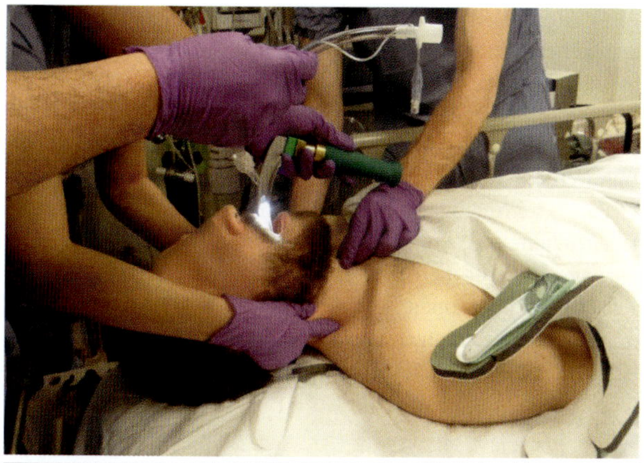

Abb. 12.10 Einführen eines Endotrachealtubus [G1044]

ACHTUNG

Jeder intubierte Patient muss auch beatmet werden.

In **Krankenhäusern** wird die Intubation in Operationsabteilungen zur Narkose und auf Intensivstationen zur Beatmung vielfach angewendet. Dort stellt sie unter optimalen Bedingungen ein komplikations- und risikoarmes Verfahren dar. Auch im **Rettungsdienst** wird die Intubation oft notwendig, jedoch weist sie unter Notfallbedingungen vielerlei **Risiken** auf:

- Die Bedingungen sind außerhalb der Klinik erschwert (Intubation auf der Straße oder in engen Räumlichkeiten, ungünstige Lichtverhältnisse, Witterungseinflüsse, Temperatur, Zuschauer).
- Die Patientenanamnese ist oft unbekannt. Intubationsrisiken können daher nicht erfragt werden.
- Der Patient ist nicht nüchtern. Daher besteht nach Ausfall der Schutzreflexe eine besonders hohe Aspirationsgefahr.
- Das größte Risiko stellt jedoch der ungeübte Anwender der Intubationstechnik dar.

ACHTUNG

Ein Notfallpatient ist grundsätzlich als nicht nüchtern zu betrachten.

Intubationsverfahren

- Bei der **orotrachealen Intubation** erfolgt die Einführung des Endotrachealtubus über die Mundhöhle. Bei der Notfallintubation ist die orale Intubation die Standardmethode.
- Bei der **nasotrachealen Intubation** wird der Tubus über ein Nasenloch in die Luftröhre eingeführt.
- Bei einem Kehlkopfschnitt **(Koniotomie)** wird der Kehlkopf chirurgisch geöffnet. Die Koniotomie ist das Mittel der letzten Wahl, wenn alle anderen Verfahren der Atemwegssicherung versagen.

Material zur Intubation

Für eine erfolgreiche Intubation ist die **richtige Lagerung des Patienten** und eine **sorgfältige Vorbereitung des Materials** notwendig. Die wichtigsten Materialen sind

- **Endotrachealtubus** (steril) und
- **Laryngoskop.**

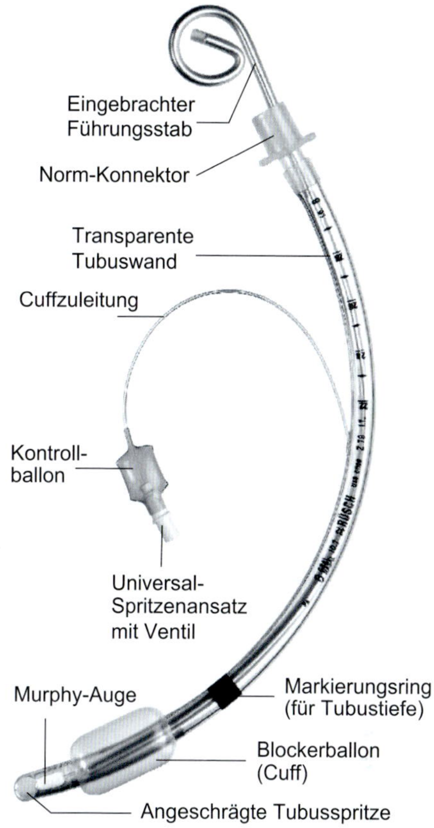

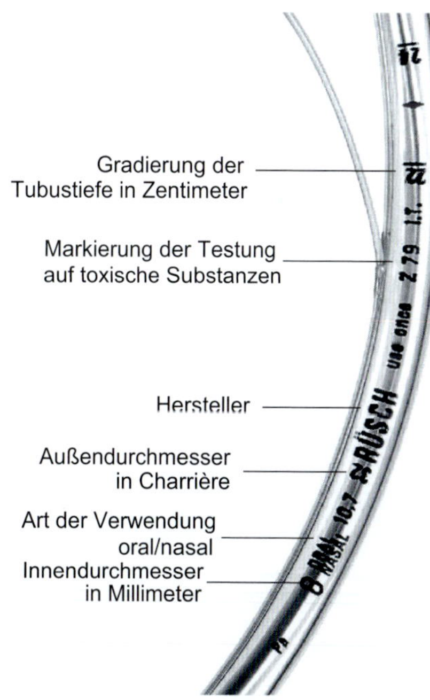

Abb. 12.11 Magill-Tubus (© 2025 Teleflex Incorporated. Alle Rechte vorbehalten) [V814]

Endotrachealtubus

Es gibt unterschiedlich geformte Endotrachealtuben aus verschiedenen Materialien. Am häufigsten wird der **Magill-Tubus** (→ Abb. 12.11) verwendet. Er ist ein formstabiler, gebogener Tubus aus Weichgummi mit einer abgerundeten und abgeschrägten Spitze, die in der Luftröhre liegt. Das andere Ende des Endotrachealtubus besitzt eine genormte **Universalverbindung** zu allen gebräuchlichen Beatmungsbeuteln und -geräten. An der Tubuswand ist eine Skala zum Ablesen der Tubuslänge in Zentimetern (cm) aufgezeichnet. Hier kann die Intubationstiefe abgelesen werden. Kurz vor der Spitze des Trachealtubus befindet sich ein Ballon **(Cuff),** der von außen über einen in der Tubuswand liegenden Zuführungsschlauch mit Luft gefüllt werden kann. Der luftgefüllte Cuff entfaltet sich und verschließt so die Luftröhre. Der geblockte Tubus schützt vor Aspiration und verhindert das Entweichen der Beatmungsluft.

Ein **Kontrollballon** am Zuführungsschlauch dient der Überwachung der Cuffballon-Füllung. Die meisten Cuffsysteme werden über ein eingebautes Ventil verschlossen. Durch das Aufsetzen einer Spritze wird das Ventil geöffnet, das Abziehen der Spritze verschließt es. Vor der Intubation wird der Cuff aufgeblasen und auf Dichtigkeit überprüft.

Endotrachealtuben gibt es in unterschiedlichen **Durchmessern.** Die Tubusdurchmesser nehmen in 0,5-Millimeter-Schritten im Innendurchmesser (mm ID) und in Zwei-Charrière (CH)-Schritten im Außendurchmesser zu. Die Tubusgröße richtet sich nach dem **Alter** und der **Größe** des Patienten. Um Schäden an der Luftröhre durch einen zu hohen Cuffdruck zu vermeiden, sollte der Notarzt immer den größtmöglichen Tubus wählen. Als Richtwert für die richtige Tubusgröße hat sich der Durchmesser des kleinen Fingers des Patienten etabliert, dem der Tubusdurchmesser in mm ID entsprechen sollte. Bei männlichen Patienten wird in der Regel ein Tubus mit einem Innendurchmesser von 8,0–9,0 mm und bei Frauen von 7,0–8,0 mm verwendet. Grundsätzlich obliegt es dem Intubierenden, die Tubusgröße festzulegen. Zu einer optimalen Vorbereitung gehört es, den nächstkleineren und nächstgrößeren Trachealtubus bereitzulegen.

Laryngoskop

Der Kehlkopfspiegel (**Laryngoskop,** → Abb. 12.12) ist ein Gerät zum Verdrängen von Zunge und Mundbodenmuskulatur. Es schafft einen freien Intubationsweg und ermöglicht die Sicht auf den Kehlkopfeingang. Ein Laryngoskop besteht aus dem Laryngoskopgriff mit Batteriefach und einem im rechten Winkel dazu aufgesteckten **Laryngoskopspatel.**

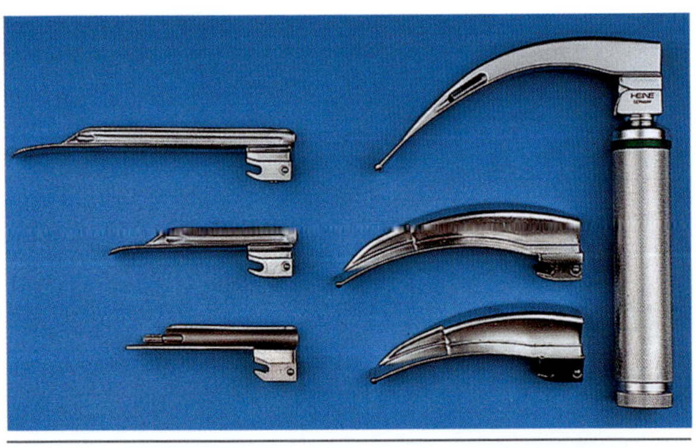

Abb. 12.12 Verschiedene Laryngoskopspatel. Links oben und Mitte: Foregger-Spatel (gerader Spatel mit leicht abgewinkeltem distalen Ende). Links unten: Miller-Spatel (gerader Spatel ohne Krümmung). Rechts Macintosh-Spatel in drei Größen mit Laryngoskop-Griff. [M582]

Am weitesten verbreitet und am einfachsten zu bedienen ist der gebogene **McIntosh-Spatel** (→ Abb. 12.12, rechts). Daneben gibt es noch gerade **Miller-** oder **Foregger-Spatel** (→ Abb. 12.12, links), die weniger gebräuchlich sind, aber bei schwierigen anatomischen Verhältnissen hilfreich sein können. Für die Intubation werden verschiedene Spatelgrößen vorgehalten.

Eine **Lichtquelle** ist in das Laryngoskop eingebaut. Durch Hochziehen und Einrasten des Laryngoskopspatels auf dem Laryngoskopgriff wird die Lichtweiterleitung hergestellt. Bei Kaltlichtlaryngoskopen liegt die Lichtquelle im Griff und wird durch Glasfaserleitungen in den Spatel transportiert. Warmlichtlaryngoskope enthalten im Spatel eine kleine Glühbirne.

! ACHTUNG

Vor dem Anreichen des Laryngoskops ist es auf flackerfreies Brennen, ausreichende Helligkeit und ggf. festen Sitz der Glühbirne zu überprüfen.

Zum Videolaryngoskop → 12.3.5.

Zusätzliches Material zur Intubation

Neben Endotrachealtubus und Laryngoskop müssen zur Intubation zusätzliche funktionsfähige Materialien bereitgestellt werden (→ Abb. 12.13):

- Der Führungsstab (**Mandrin,** → Abb. 12.14) wird in den Tubus hineingeschoben und formt ihn nach Wunsch des Intubierenden. Sein weiches Ende liegt in Richtung der Tubusspitze. Um ihn nach erfolgter Intubation leichter entfernen zu können, muss er mit Gleitmittel behandelt werden. Die **Größe** des Führungsstabs ist abhängig von der Größe des Trachealtubus. Die Spitze des Führungsstabs darf nicht über die Tubusspitze hinausragen, da sonst Verletzungen der Trachealwand beim Intubieren auftreten können. Am anderen Ende wird der Führungsstab abgebogen, um ein zu tiefes Hereinrutschen in den Tubus zu verhindern.
- **Gleitgel** für den Endotrachealtubus vereinfacht das Einführen und anästhesiert die Schleimhäute.
- Mit der gewinkelten Intubationszange (**Magill-Zange,** → Abb. 12.14) kann der Tubus im Einzelfall (z. B. nasotracheale Intubation) gefasst und geführt werden. Zu beachten ist dabei, dass der Cuff nicht beschädigt wird.
- Für die Cufffüllung wird eine **Blockerspritze** (z. B. 10-ml-Einmalspritze) benötigt.
- Guedel-Tubus oder Beißkeil werden als **Beißschutz** eingesetzt.
- Als **Befestigungsmaterial** für den Endotrachealtubus dienen eine Mullbinde, ein Pflasterstreifen oder spezielle Tubusfixationssysteme (→ Abb. 12.18).
- Eine einsatzbereite, laufende und überprüfte Vorrichtung zum **Absaugen** von Sekreten muss bereitstehen.
- Eine **Beatmungsmöglichkeit** mit Sauerstoffzufuhr und ein funktionsbereiter Beatmungsbeutel mit aufgesetzter Beatmungsmaske werden gebraucht, um bei Intubationsschwierigkeiten den Patienten zwischenbeatmen zu können.
- Zwei intravenöse **Zugänge** werden gelegt, um die ggf. erforderlichen Medikamente verabreichen zu können.
- EKG-Monitoring, Kapnografie, Pulsoxymetrie und Blutdruckmessung sind obligates **Monitoring** für die Vitalfunktionen.

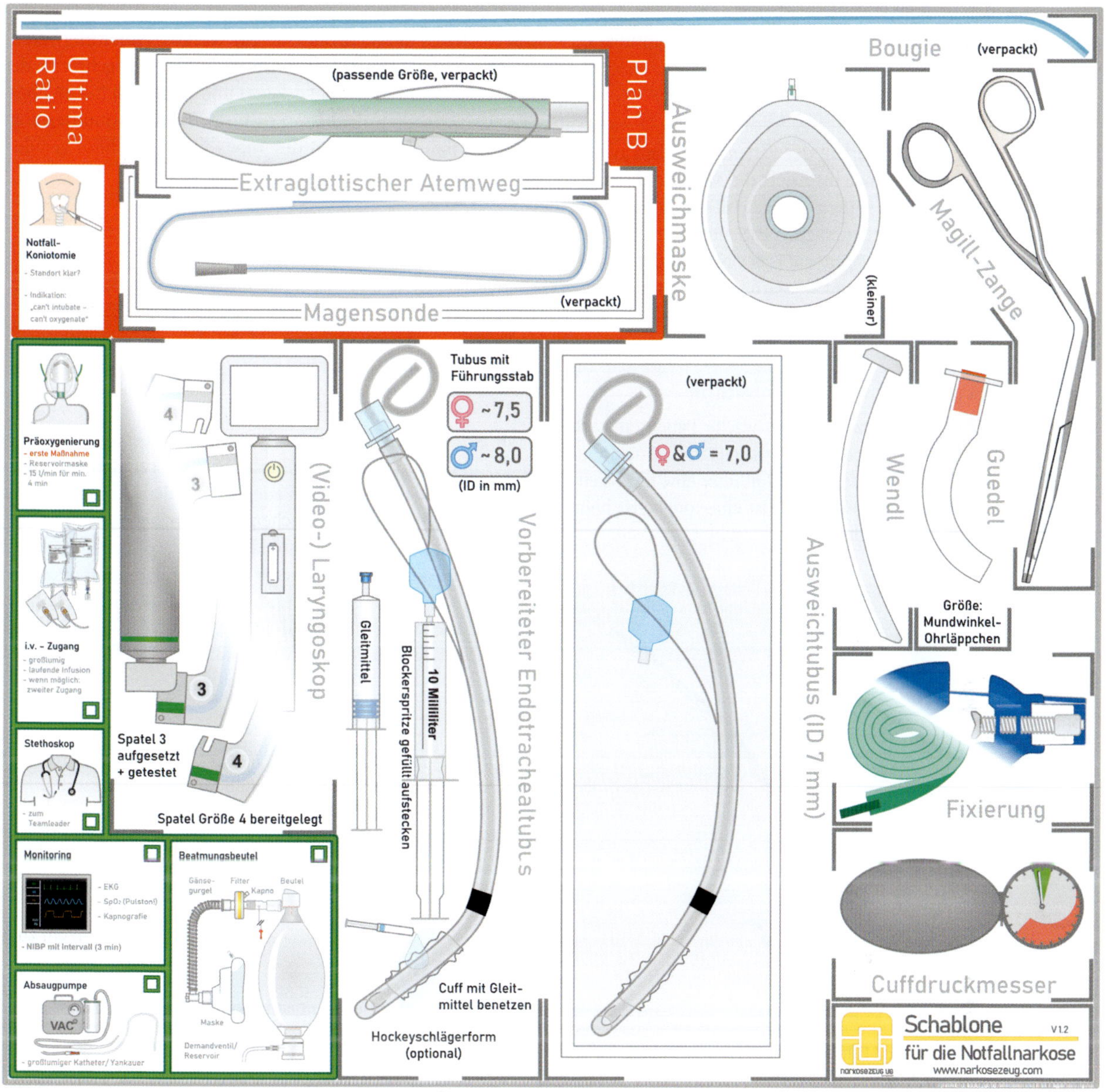

Abb. 12.13 Schablone für Erwachsene zur übersichtlichen Vorbereitung aller Materialien für die Intubation. Die grün umrandeten Felder geben einen Anhalt für die allgemeine Vorbereitung der Narkose (Maßnahmen und Geräte). Rot umrandet sind Maßnahmen und Materialien der Rückfallebene, falls die Intubation nicht gelingt. Die übrigen Felder ermöglichen die übersichtliche Platzierung aller Materialien. [U394]

12.3.4 Assistenz und Durchführung der Intubation

Die endotracheale Intubation ist die sicherste Form der Atemwegssicherung und wird daher als Goldstandard bezeichnet. Zugleich ist sie aber auch die am schwersten zu erlernende und zu handhabende Technik und bedarf einer regelmäßigen Anwendung (Routine).

Vorbereiten und Überprüfen des Materials

Entschließt sich der Notarzt zur Intubation eines Notfallpatienten, müssen die notwendigen Materialien und Gerätschaften vorbereitet und überprüft werden. Unter Wahrung der Sterilität wird der Cuff vor der Intubation mit der Blockerspritze aufgeblasen und dabei der Luftzuführungsschlauch auf Durchgängigkeit sowie der Ballon auf Füllung und Dichtigkeit geprüft **(Probeblockung).** Der Cuff ist vorsichtig zu testen und anschließend vollständig zu entlüften.

Im Anschluss an die Probeblockung ist ggf. ein Führungsstab in den Tubus einzuführen (bei einigen Modellen ist der Führungsstab bereits integriert). Der **Führungsstab** (Mandrin) innerhalb des Lumens ermöglicht ein intubationsgerechtes Formen des Tubus vor der Intubation. Das weiche Ende des Führungsstabs liegt in der Nähe der Tubusspitze, darf aber nicht daraus hervorragen, um Verletzungen zu vermeiden. Am Konnektor wird der Führungsstab rechtwinkelig abgebogen, um ein Tieferrutschen zu verhindern.

Für die Intubation sollten die bestmöglichen äußeren Bedingungen geschaffen werden. Wenn möglich, sollte die Intubation unter kontrollierten Bedingungen im RTW erfolgen.

Vorbereiten des Patienten und Lagerung

Falls noch nicht geschehen, erhält der Patient einen **intravenösen Zugang.** Der Intubierende inspiziert die Mundhöhle, beurteilt den Zahnzustand und entfernt nötigenfalls Zahnprothesen. Durch die Aufforderung an den wachen Patienten, den Mund zu öffnen und den Kopf zu bewegen, kann der Notarzt die Beweglichkeit der Halswirbelsäule und die Größe der Mundöffnung beurteilen. Währenddessen legt das Assistenzpersonal die notwendigen Überwachungsgerätschaften an.

Präoxygenierung und Narkoseeinleitung

Während der Vorbereitungszeit werden wache Patienten nach Möglichkeit mit erhöhtem Oberkörper gelagert und atmen über mehrere Minuten hochdosierten Sauerstoff über eine festsitzende Maske ein **(Präoxygenierung).** Ziel ist eine möglichst hohe Sauerstoffkonzentration im Blut.

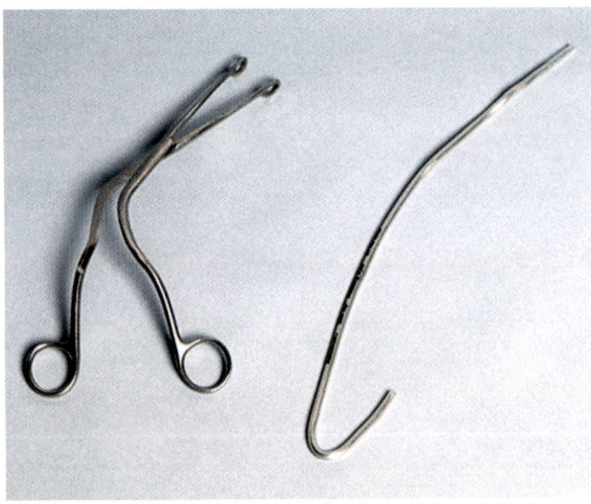

Abb. 12.14 Magill-Zange und Führungsstab (Mandrin) [K183]

Sind alle Vorbereitungen abgeschlossen, werden auf Anweisung des Notarztes die Medikamente zur **Narkoseeinleitung** verabreicht (→ 12.5). Der Patient wird in Rückenlage gebracht, der Kopf etwa 10–15 cm erhöht gelagert und sanft nach hinten überstreckt (verbesserte **Jackson-Position**). Diese Position ermöglicht das freie Vorschieben des Tubus in einer nahezu geraden Linie.

ACHTUNG

Viele Schwierigkeiten oder sogar eine unmögliche Intubation sind auf eine falsche Lagerung des Kopfes zurückzuführen.

Einführen des Laryngoskops

Dem Notarzt wird das einsatzbereite Laryngoskop von einem Helfer in die **linke Hand** angereicht. Mit der **rechten Hand** öffnet der Arzt den Mund des Patienten mit dem Kreuzgriff. Das Laryngoskop wird in den Rachen vorgeschoben und der Kehlkopfeingang dargestellt (→ Abb. 12.15).

Während dieser Zeit assistieren die Helfer dem Intubierenden, befolgen seine Anweisungen und achten auf mögliche Gefahren und Komplikationen. Sie sind außerdem für das aufmerksame Beobachten des Monitorings verantwortlich.

MERKE

Das **BURP-Manöver** (**b**ackward **u**pward **r**ightward **p**ressure, d. h. „drücke nach rechts, oben und hinten") verbessert die Einstellung der Stimmritze (→ Abb. 12.22) durch die genannte Bewegung des Schildknorpels. Mithilfe des BURP-Manövers wird die Sicht auf die Stimmritze deutlich verbessert und das Einführen des Tubus in die Luftröhre erleichtert.

PRAXISTIPP

Störend einfallendes Licht kann von einem Helfer, z. B. durch Vorhalten einer Jacke, abgeschirmt werden.

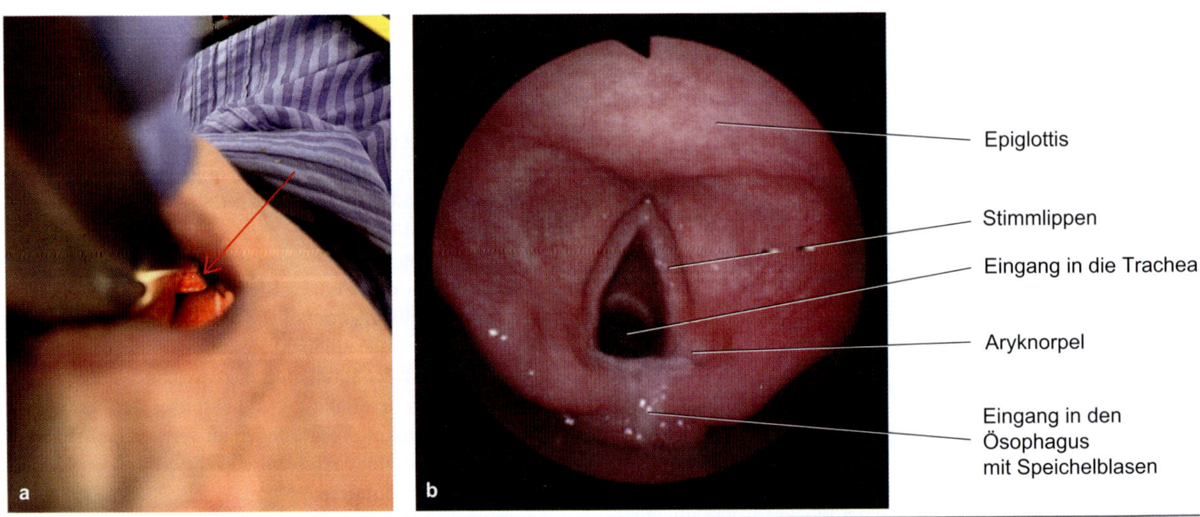

Abb. 12.15 a) Blick auf den Kehlkopfdeckel (Epiglottis), b) Blick in den Kehlkopfeingang [a: M235, b: T411]

Einführen des Tubus

Auf Anweisung des Intubierenden wird ihm der vorbereitete Endotrachealtubus in die rechte Hand angereicht, der dann durch die Stimmritze in die Trachea vorgeschoben wird. Die Ringmarkierung sollte auf Stimmbandhöhe liegen und der Cuff die Stimmbänder vollständig passiert haben (→ Abb. 12.16).

Blocken des Tubus

Unmittelbar nach Platzierung des Trachealtubus wird die Cuffmanschette durch einen Helfer über die 10-ml-Blockerspritze mit 5 bis max. 10 ml Luft rasch geblockt. Anschließend ist der Guedel-Tubus als Beißschutz einzulegen.

Überprüfung der korrekten Tubuslage

Nach erfolgter Intubation, Entfernen des Führungsstabs und Blocken des Tubus erfolgt die **Kontrolle** der Tubuslage in der Trachea und der richtigen Intubationstiefe (→ Abb. 12.17):

- Die Brustkorbbewegungen bei der Beatmung werden überprüft.
- Das Abhören von Magen und Lunge mit dem Stethoskop ist im Rettungseinsatz wegen der oft lauten Umgebungsgeräusche ein schwieriges Verfahren. Zunächst wird das Stethoskop über den Magen gelegt. Hörbare Luftströmungen und Gurgelgeräusche sind sichere Zeichen für eine **Fehllage** des Tubus in der Speiseröhre. Dann erfolgt die Auskultation der Lungen unterhalb des Schlüsselbeins und seitlich an der Lungenbasis über beiden Lungenhälften. Hierbei wird vor allem auf eine gleichmäßige Belüftung beider Lungen geachtet.
- **Kapnografie:** Kohlenstoffdioxid kann nach mehreren Atemzügen bei erhaltener Kreislauffunktion nur aus der Lunge kommen. Die Kapnografie stellt das wichtigste Monitoring zur Überwachung der Atemwegssicherung und der Beatmung dar.
- **Pulsoxymetrie:** Ein Abfall der Sauerstoffsättigung ist ein Hinweis auf eine Fehlintubation bzw. einseitige Intubation.

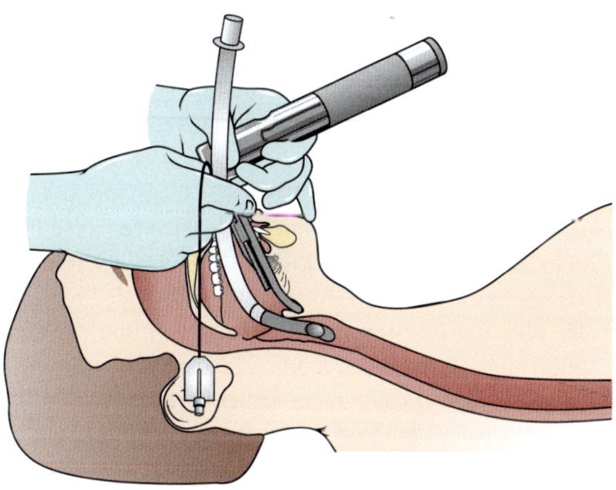

Abb. 12.16 Orale Intubation [L141]

MERKE

Die Tubuslage kann sich durch Umlagern des Patienten und Bewegen des Kopfes verändern. Daher sind laufend Lagekontrollen des Tubus erforderlich.

Tubusfixierung

Eine besonders wichtige Maßnahme stellt die effektive Tubusfixierung (→ Abb. 12.18) nach erfolgter Lagekontrolle dar, die mit einer handelsüblichen **Tubushalterung** durchgeführt werden sollte. Falls diese nicht vorhanden ist, kann der Tubus sicher und einfach mithilfe einer Mullbinde oder mit Pflasterstreifen fixiert werden. Solange der Tubus noch nicht fixiert ist, muss er durch einen Helfer bis zur sicheren Fixierung unmittelbar am Mundwinkel manuell fixiert werden, damit es durch die Hebelwirkung des Tubus mit aufgestecktem Beatmungsbeutel nicht zur Dislokation kommt. Hingegen verkraftet ein gut fixierter Tubus problemlos den Zug durch den Beutel, ohne dass eine Extubation droht (→ Abb. 12.18).

Cuffdruckmessung

Wie schon bei den supraglottischen Atemwegshilfen (→ 12.3.2) erwähnt, muss auch der Cuffdruck eines Endotrachealtubus gemessen und auf den korrekten Wert eingestellt werden. Der Cuffdruck eines Endotrachealtubus darf bei Erwachsenen einen Wert von 30 cmH_2O nicht überschreiten (→ Abb. 12.19). Bei Kindern liegt der maximale Cuffdruck eines Endotrachealtubus sogar nur bei 20 cmH_2O.

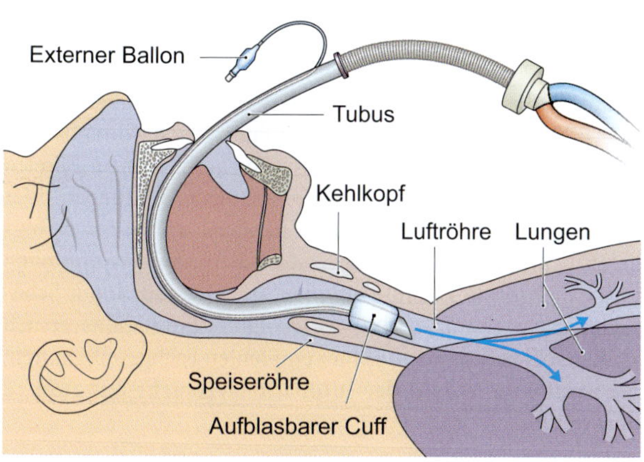

Abb. 12.17 Korrekte Platzierung des Endotrachealtubus [L234]

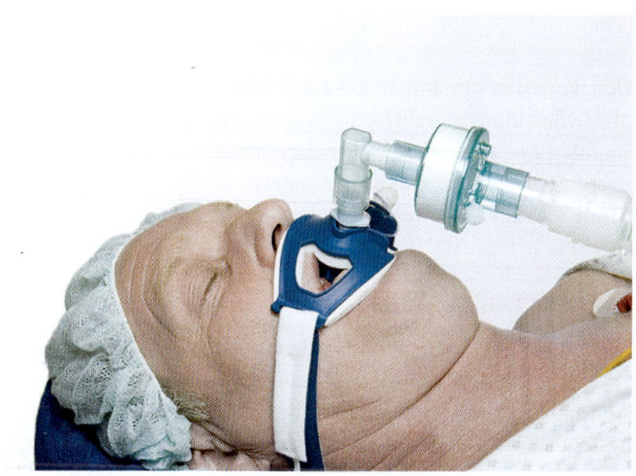

Abb. 12.18 Tubusfixierung [J747]

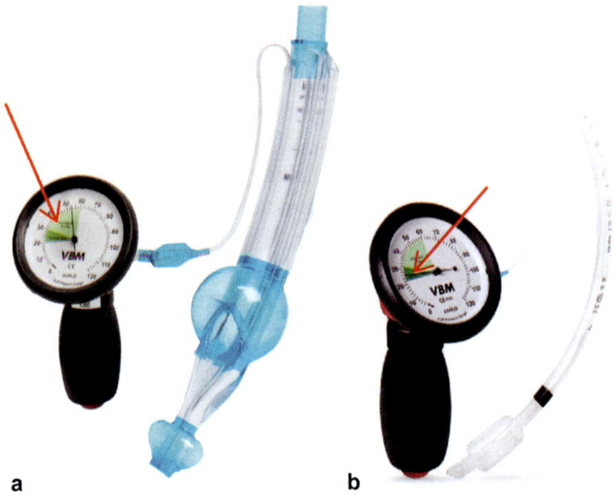

a b

Abb. 12.19 Cuffdruckmessung: a) LT®evo. Der Cuffdruck soll nicht mehr als 60 cmH_2O betragen (Pfeil). b) Endotrachealtubus. Der Cuffdruck soll nicht mehr als 30 cmH_2O betragen (Pfeil). [V348]

MERKE

Komplikationen durch zu hohe Cuffdrücke

Sowohl bei der Verwendung von supraglottischen Atemwegshilfen, Endotrachealtuben oder Trachealkanülen kann ein zu hoher Cuffdruck zu Komplikationen und Patientenschäden führen. Diese können sowohl Nervenschäden als auch Schädigung der Schleimhaut sein. Ein Cuffdruck von mehr als 30 cmH_2O führt zu einer verminderten Durchblutung der Schleimhaut der Trachea, bei Werten > 50 cmH_2O stoppt die Durchblutung. Bei supraglottischen Atemwegshilfen, insbesondere beim Larynx-Tubus, kann ein zu hoher Cuffdruck zu massiven Schwellungen der Zunge durch Behinderung des Abflusses des venösen Blutes aus der Zunge führen.

12.3.5 Komplikationen und Gefahren bei der Intubation

MERKE

Kein medizinischer Eingriff ist frei von Risiken. Die Beherrschung der Komplikation ist die Kunst!

Den Vorteilen der Intubation (gesicherte Atemwege und optimale Beatmungsmöglichkeit) stehen einige Komplikationen (→ Tab. 12.5) gegenüber. Daher darf dieses Verfahren nur derjenige durchführen, der es sicher beherrscht, die Komplikationen kennt und die Gefahren behandeln kann sowie die Intubation regelmäßig trainiert. Die häufigsten Komplikationen sind:

Einseitige Intubation

Die häufigste Komplikation ist die **einseitige Intubation eines Hauptbronchus** mit einseitiger Beatmung und schwerem Sauerstoffmangel. Die Maßnahme zur Beseitigung der Komplikation besteht im langsamen und vorsichtigen Zurückziehen des Tubus bis zur korrekten Lage der Tubusspitze vor der Bifurkation in der Trachea, um beide Lungenflügel zu beatmen.

Komplikationen und Gefahren
Schleimhautschäden, Blutung, Blutaspiration
Husten, Würgen, Erbrechen und Aspiration
Zahnschäden
Kehlkopfverletzungen
Auslösen eines Stimmritzenkrampfs oder Atemwegsverengung
Zu langer Intubationsversuch ohne Beachtung der Vitalparameter
Einseitige Intubation, meist in den rechten Hauptbronchus
Fehlintubation in die Speiseröhre
Vagusreizung mit Bradykardie oder Asystolie
Einriss und andere Verletzungen der Luftröhre
Abwehrbewegungen

Tab. 12.5 Komplikationen und Gefahren bei der Intubation

Erbrechen während der Intubation

Kommt es während der Laryngoskopie oder des Intubationsversuchs zum Erbrechen, wird der Tubus möglichst rasch platziert und geblockt. **Liegt der Tubus in der Trachea,** ist die Gefahr erst einmal gebannt und die Situation entspannter. Nach endotrachealer Absaugung kann weiter beatmet werden.

Liegt der Tubus im Ösophagus, ist dieser abgedichtet, und vor allem flüssiges Erbrechen wird durch den Tubus nach außen abgeleitet. Dadurch lässt sich die Mundhöhle rasch freisaugen und ein zweiter Tubus in der Trachea platzieren.

Fehlintubation des Ösophagus

Die nicht bemerkte **Fehlintubation in den Ösophagus** ist die am häufigsten zum Tode führende Komplikation bei der Intubation im Rettungsdienst. Das zur Fehlintubation führende Problem ist, dass der Blick auf die Stimmritze nicht gelingt und der Patient nur „blind" intubiert werden kann, d. h. die Positionierung der Tubusspitze in der Trachea nicht sicher verfolgt werden kann. Dafür gibt es viele Ursachen, wie z. B. sehr adipöse Patienten, ungenügende Mundöffnung des Patienten oder eine vermutete HWS-Verletzung, die eine Reklination des Kopfes verbietet. Die Fehllage muss unbedingt erkannt werden und die Repositionierung des Tubus oder eine Neupositionierung eines weiteren Tubus (s. o., Tubus im Ösophagus) umgehend vorgenommen werden.

Schwierige Intubation

Je länger die Intubation dauert und je mehr Intubationsversuche benötigt werden, desto häufiger treten Komplikationen auf. Wiederholte Intubationsversuche führen im Bereich vom Pharynx und Larynx zu Verletzungen, Blutungen oder Schleimhautschwellungen. Viel häufiger treten allerdings gefährliche **Abfälle der Sauerstoffsättigung,** Aspirationen und ösophageale Fehlintubationen auf. Die genannten Schädigungen führen dazu, dass jeder weitere Intubationsversuch immer schwieriger wird. Daher empfehlen Fachgesellschaften, die **maximale Anzahl der Intubationsversuche auf zwei zu begrenzen.**

MERKE

Viel wichtiger zur Bewältigung der Komplikationen ist es, **einen Plan** zu haben, wie vorzugehen ist, wenn eine geplante Maßnahme zur Atemwegssicherung nicht so funktioniert, wie sie eigentlich vorgesehen war (→ Abb. 12.20).

! ACHTUNG

Can't intubate – can't oxygenate (CICO) → Declare CICO – Call for help!
(Keine Intubation – keine Beatmung (CICO) → Mach die Gefährdung deutlich – Hol dir Hilfe!)

Da im Rettungsdienst gehäuft Patienten mit schwierigen Atemwegen zu behandeln sind, treten auch die oben genannten Komplikationen gehäuft im Rettungsdienst auf. Dies führt oft dazu, dass mehrere Intubationsversuche notwendig sind, was wiederum weitere Probleme schafft (s. o.). Diese Schwierigkeiten haben dazu geführt, dass heutzutage spezielle Hilfsmittel zur Sicherung der Atemwege bevorratet werden. Eines davon ist das **Videolaryngoskop**.

Hier ist ein Kameramodul in den Laryngoskopspatel integriert. Das Bild dieses Kameramoduls wird in Echtzeit auf einem Videomonitor dargestellt, der am Laryngoskop aufgesetzt ist. Hierdurch ergibt sich eine verbesserte Sicht im Larynx durch das erweitere Blickfeld der integrierten Kamera (→ Abb. 12.21, → Abb. 12.22).

VIDEO

Endotracheale Intubation im OP
https://www.youtube.com/watch?v=8AOB2PtHfVM

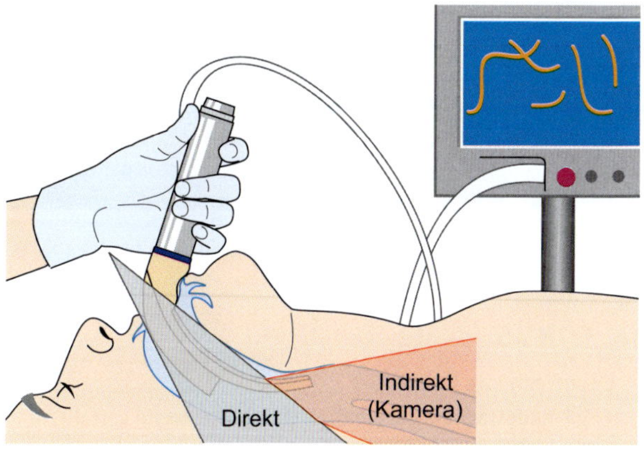

Abb. 12.21 Erweitertes Blickfeld durch Videolaryngoskopie [L143]

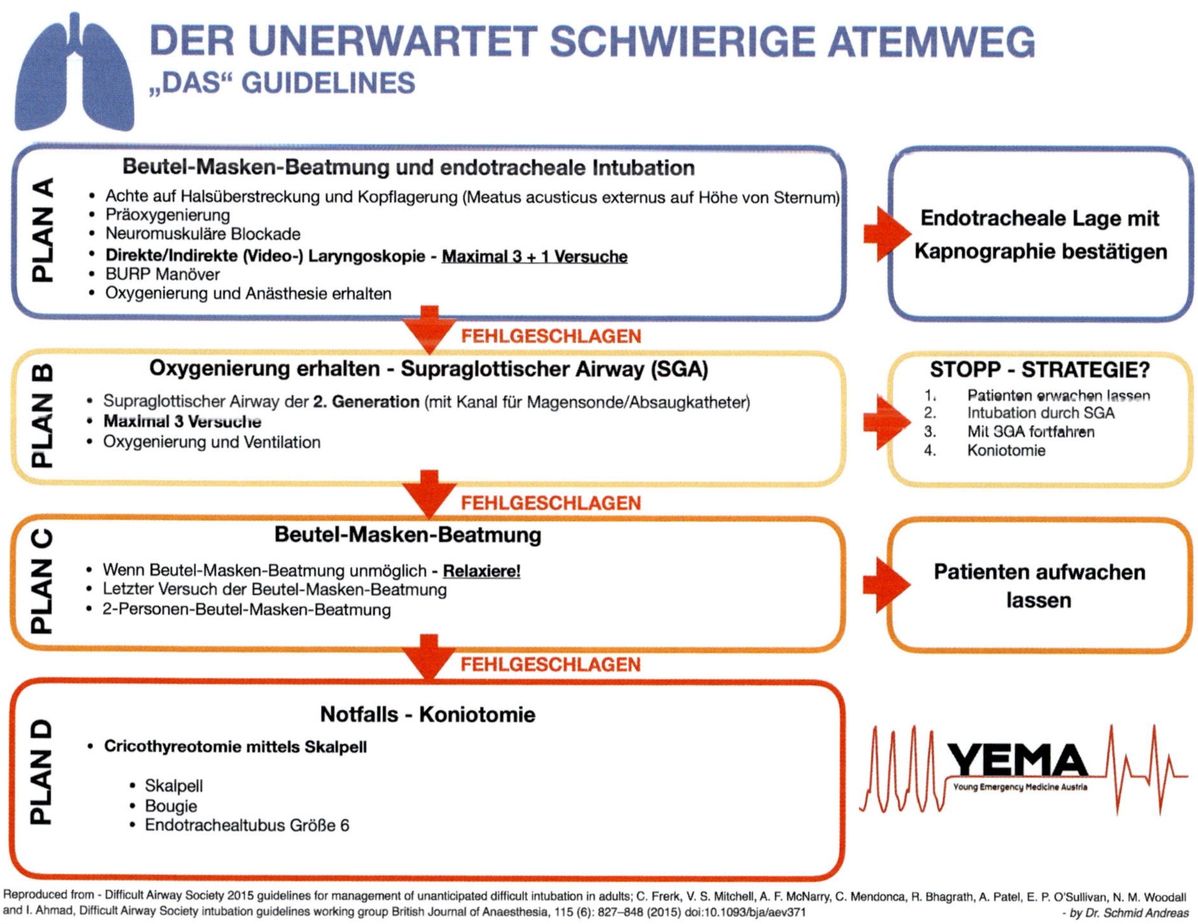

Abb. 12.20 Vorgehensweise bei schwieriger Intubation [H246]

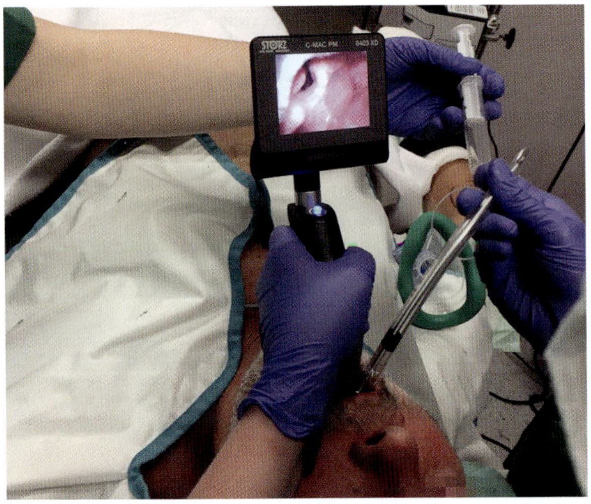

Abb. 12.22 Einstellung des Kehlkopfeingangs im Monitor [M840]

IM FOKUS

Endotracheale Intubation

- Die **endotracheale Intubation** gilt als das beste Verfahren zur Sicherung der Atemwege. Ihre Durchführung setzt aber viel Erfahrung voraus, sodass es sich hierbei um eine notärztliche Maßnahme handelt.
  - Notfallsanitäter können die Intubation im Rahmen der Reanimation anwenden, wenn sie die orale Intubation erlernt haben und sicher beherrschen.
- **Intubationsverfahren:**
  - **Orotracheal:** Einführung des Endotrachealtubus über den Mund
  - **Nasotracheal:** Einführen des Endotrachealtubus über die Nase
- **Durchführung (orientierend):**
  - Mit dem Laryngoskop wird die Stimmritze dargestellt.
  - Dies kann durch das BURP-Manöver (**b**ackward **u**pward **r**ightward **p**ressure, d. h. „drücke nach rechts, oben und hinten") erleichtert werden.
  - Zuvor sollte der Patient in der verbesserten Jackson-Position gelagert werden (Rückenlage, Kopf etwa 10–15 cm erhöht und sanft nach hinten überstreckt).
  - Nun wird der Endotrachealtubus durch die Stimmritze eingeführt und anschließend geblockt.
  - Nach der Lagekontrolle (immer inkl. Auskultation und Kapnografie) kann er fixiert werden.
  - Abschließend wird der Cuff-Druck kontrolliert.
- **Rettungsfachpersonal muss die Assistenz bei der endotrachealen Intubation auch unter erschwerten Bedingungen sicherstellen können.**
  - Dies setzt die genaue Kenntnis von Material, Intubationsablauf und möglichen Komplikationen voraus.
  - Dazu gehören auch kleine, aber wichtige Details, etwa die Testung des Cuffs oder das korrekte Einlegen des Führungsstabs in den Tubus.
  - Ein Großteil des Intubationserfolges hängt von einer **guten Vorbereitung** ab (Präoxygenierung, Lagerung, vollständiges Material, ausreichend tiefe Narkose, strukturierte Kommunikation im Team.
- **Komplikationen:**
  - Bei einer Intubation besteht immer ein **Risiko** durch Reaktionen des Patienten (z. B. Erbrechen, Husten, Würgen) oder durch die Prozedur an sich (z. B. Zahnschäden, Kehlkopfverletzungen, ösophageale Lage des Tubus, einseitige [endobronchiale] Intubation).
  - Patientenseitige Reaktionen können durch eine ausreichende Narkosetiefe und durch ein zügiges Vorgehen (erleichtert durch eine gute Vorbereitung) reduziert werden.
  - Zur Lagefeststellung sollte immer eine **Kapnografie** durchgeführt werden. Mit der **Auskultation** kann ein Seitenvergleich erfolgen, um eine endobronchiale Lage des Tubus festzustellen.
  - Eine gefürchtete Situation ist die **Can't intubate – can't oxygenate (CICO)-Situation.** Hier muss zügig gehandelt werden, z. B. durch das Einfordern von Hilfe, durch eine Vertiefung der Narkose und/oder durch die chirurgische Sicherung des Atemwegs.

12.4 Nadeldekompression und Thoraxdrainage – Beheben eines B-Problems

FALLBEISPIEL

Sie werden als RTW zu einer Patientin mit Atemnot gerufen. Bereits im ersten Eindruck fallen eine deutliche Zyanose und eine ausgeprägte Orthopnoe auf. Ihr Team verabreicht umgehend Sauerstoff über eine Sauerstoffmaske mit Reservoir. Zudem fordern Sie ein NEF nach, legen einen intravenösen Zugang und setzen Anamnese und Untersuchung fort. Die Patientin gibt an, unter einer COPD zu leiden und nach einer heftigen Hustenattacke plötzlich kaum noch Luft zu bekommen. Bei der Auskultation stellen Sie ein aufgehobenes Atemgeräusch auf der linken Thoraxhälfte fest. Als das NEF eintrifft, führt der behandelnde Notfallsanitäter eine Übergabe durch. Er vermutet einen akut aufgetretenen Pneumothorax, bedingt durch den vorbestehenden Lungenschaden und die heftige Hustenattacke. Bisher sei die Patientin kreislaufstabil gewesen. Allerdings verschlechtern sich seine Vitalparameter seit Eintreffen des Notarztes zusehends. Der bisher zwar schnelle, aber ausreichend kräftige Puls ist nun kaum noch tastbar. Nach erneuter Durchführung einer ABCDE-Untersuchung und einem schnellen 10-für-10 steht die Arbeitsdiagnose „Spannungspneumothorax" fest. Der Notarzt weist das Team an, umgehend eine Thoraxdrainage vorzubereiten und Intubationsbereitschaft herzustellen.

Die **Nadeldekompression** ist ein invasives Verfahren, das als lebensrettender Eingriff nur beim Spannungspneumothorax auch vom **Notfallsanitäter** durchgeführt werden darf. Nach erfolgreicher Nadeldekompression sollte durch den **Notarzt** die definitive Versorgung des Spannungspneumothorax mittels chirurgischer Eröffnung des Pleuraraums und Einlage einer Thoraxdrainage erfolgen. Der Rettungssanitäter muss eine Vorbereitung der Maßnahmen und eine Assistenz durchführen können.

12.4.1 Thoraxentlastungspunktion

Die Punktion des Pleuraspalts mit einer langen Kanüle oder Nadel ermöglicht es der im Rahmen eines Spannungspneumothorax (→ 18.8.2) auf der verletzten Brustkorbseite angesammelten Luft, aus dem Pleuraspalt zu entweichen. Beim intubierten Patienten mit Spannungspneumothorax **muss** vor Durchführung einer Entlastungspunktion die Lage des Endotrachealtubus überprüft werden, denn ein zu tief im Hauptbronchus positionierter Endotrachealtubus führt zu einer einseitigen Beatmung der Lunge (s. o.).

Bei einem Spannungspneumothorax muss mit einer großlumigen (10–16 CH) langen Entlastungsnadel (mind. 8–9 cm) eine sofortige, lebensrettende **Entlastungspunktion** im 5. Interkostalraum (ICR, Zwischenrippenraum) der vorderen Axilarlinie (VAL) durchführt werden. Bisher erfolgte üblicherweise die Nadeldekompression der betroffenen Thoraxhälfte in der Medioklavikularlinie (MCL) im 2. oder 3. Interkostalraum **(Punktion nach Monaldi)**. In den neuen Empfehlungen (ATLS 2018, PHTLS 2019) wird aber klar von einer Nadeldekompression in Monaldi-Position abgeraten und stattdessen die Nadeldekompression in **Bülau-Position** (5. ICR, vordere Axillarlinie) empfohlen, da dies sicherer und effektiver ist (→ Abb. 12.23).

Unabhängig vom Punktionsort muss im Anschluss an eine Nadeldekompression immer eine chirurgische Thorakostomie (mit Drainageneinlage, → 12.4.2) ausgeführt werden.

PRAXISTIPP

Für die Punktion des Pleuraspalts ist die Verwendung einer entsprechend langen Nadel (min. 8 cm) anstelle einer großlumigen, aber meist zu kurzen Venenverweilkanüle (G 14), von Vorteil. Die speziellen Thoraxentlastungsnadeln sind länger, dicker und starrer als die bisher verwendeten 14G-Nadeln und daher besser geeignet.

Folgendes **Vorgehen** wird zur Entlastungspunktion empfohlen:

1. Arm so auslagern/hochlagern, dass die Punktionsstelle zugänglich ist.
2. Punktionsstelle sorgfältig identifizieren (den 5. ICR in der vorderen Axillarlinie der verletzten Seite).
3. Haut großflächig desinfizieren.
4. Großlumige Punktionskanüle mit aufgesetztem Spritzenkörper steril anreichen.
5. Mit der nicht dominanten Hand die Haut im Bereich der Punktionsstelle spannen.
6. Am Oberrand der Rippe unter Aspiration horizontal einstechen und die Kanüle in den Interkostalraum schieben.
7. Auf ein Ausströmen von Luft in den aufgesetzten Spritzenkörper achten.
8. Kanüle jetzt nicht mehr weiter in den Pleuraspalt schieben.
9. Gemäß den aktuellen PHTLS-Empfehlungen soll der Mandrin entfernt werden. Manche Autoren empfehlen, das Stahlmandrin zu belassen, um Abknickungen zu vermeiden.
10. Kanüle sicher fixieren.
11. Anschließend benötigt der Patient eine endgültige Versorgung durch eine chirurgische Eröffnung des Pleuraspalts mit oder ohne Einlage einer Thoraxdrainage. Ob diese Maßnahme noch am Notfallort oder in der aufnehmenden Klinik erfolgt, ist eine Einzelfallentscheidung unter Berücksichtigung der Umstände.

MERKE

Die Nadeldekompression ist keine endgültige Therapie, sondern sichert über die Entlastung des Pleuraspalts lediglich zeitlich begrenzt die Vitalfunktionen.

12.4.2 Thoraxdrainage

Die nachfolgende Anlage einer Thoraxdrainage stellt die endgültige Versorgung des B-Problems aufgrund der Brustkorbverletzung bis zum Erreichen der Klinik dar. Sie dient der **nachhaltigen Entlastung des Pleuraraums** von Luft (Pneumothorax), Blut (Hämatothorax) oder einer Kombination aus beidem (Hämatopneumothorax), wodurch eine ausreichende Oyxgenierung der Lunge zumindest wieder möglich wird.

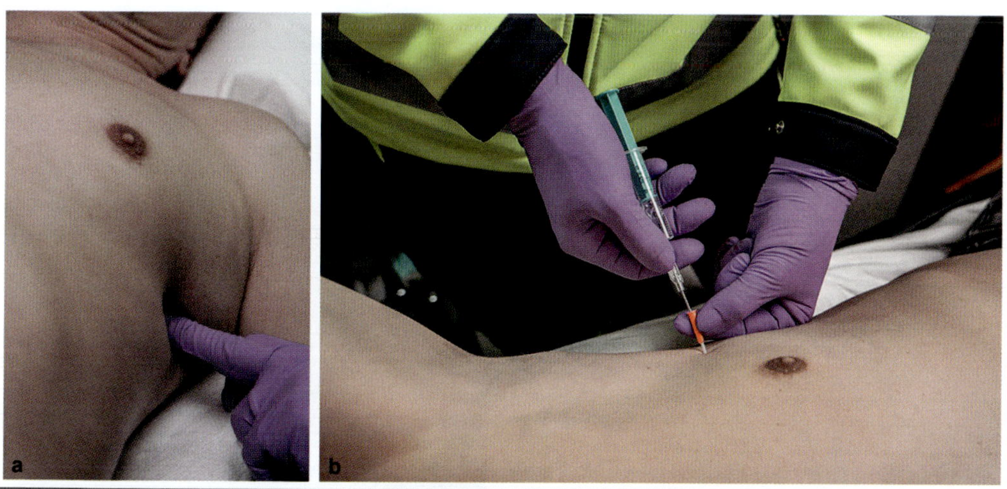

Abb. 12.23 Aktuelle Variante der Entlastungspunktion im 5. ICR nach Bülau. a) Aufsuchen der Punktionsstelle. b) Nach erfolgreicher Entlastungspunktion wird die Kanüle zurückgezogen. Beachten Sie den hochgelagerten Arm. (mit freundlicher Genehmigung von Smedex-E-Learning) [V869]

Die Anlage einer Thoraxdrainage ist ausschließlich dem **Notarzt** vorbehalten. Der Rettungssanitäter muss jedoch mit Technik und Ablauf der Anlage einer Thoraxdrainage vertraut sein, um fachgerechte Assistenz leisten zu können. Dies betrifft besonders den sterilen Umgang mit den benötigten Materialien:

- **Unsterile Materialien:**
  - Hautdesinfektionsmittel
  - Ggf. Lokalanästhetikum
  - Pflaster
- **Sterile Materialien:**
  - Kompressen
  - Handschuhe
  - Lochtuch
  - Einmalskalpell
  - Präparierschere
  - Trokarkatheter 28–32 CH
  - Nadelhalter
  - Chirurgische Pinzette
  - Naht 2–0 oder 3–0
  - Große Verbandskompresse

Für die Anlage einer Thoraxdrainage gibt es zwei mögliche Zugangswege (→ Abb. 12.24):

- Der **Zugang nach Monaldi** im 2. bis 3. Interkostalraum (ICR) der Medioklavikularlinie (MCL) oder der Zugang nach Bülau im 4. bis 5. Interkostalraum (ICR) der vorderen bis mittleren Axillarlinie. Nachdem sich Blut eher basal im Pleuraspalt ansammelt, lässt sich ein Hämatothorax auf dem Zugangsweg nach Monaldi nur schlecht drainieren und der Zugangsweg nach Bülau bietet sich hier eher an.
- Beim **Zugang nach Bülau** im 4. bis 5. ICR der mittleren Axillarlinie ist die Entleerung sowohl von Blut als auch von Luft gewährleistet. Auf keinen Fall darf die Bülau-Drainage unterhalb der Mamillarlinie gelegt werden. Hier besteht die Gefahr der Verletzung von Zwerchfell und Bauchorganen.

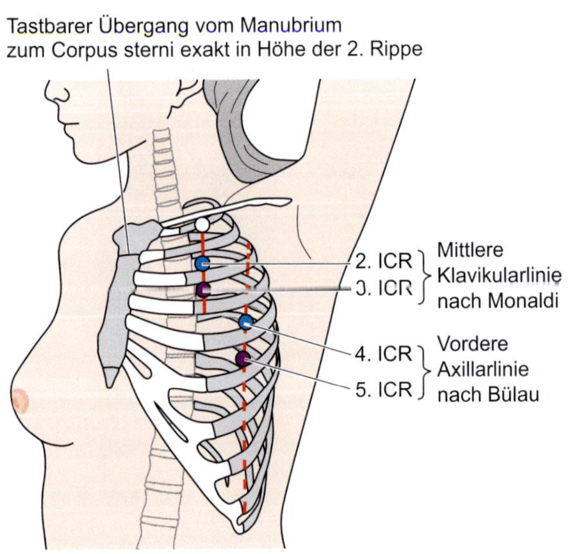

Abb. 12.24 Punktionsort nach Monaldi und Bülau [L143]

Technik der Anlage einer Thoraxdrainage (→ Abb. 12.25)

1. Patienten in Rückenlage lagern mit abduziertem Arm für die Bülau-Drainage.
2. Brustwand gründlich desinfizieren.
3. Haut mit einem Lochtuch abdecken.
4. Ggf. Lokalanästhesie um die Punktionsstelle beim wachen Patienten
5. 3–5 cm langer querer Hautschnitt mit Skalpell
6. Durch den Hautschnitt wird durch Spreizen der Schere unter Führung des voraustastenden Fingers ein Tunnel in Richtung Oberrand der nächsthöheren Rippe durch Subkutis und Mus-

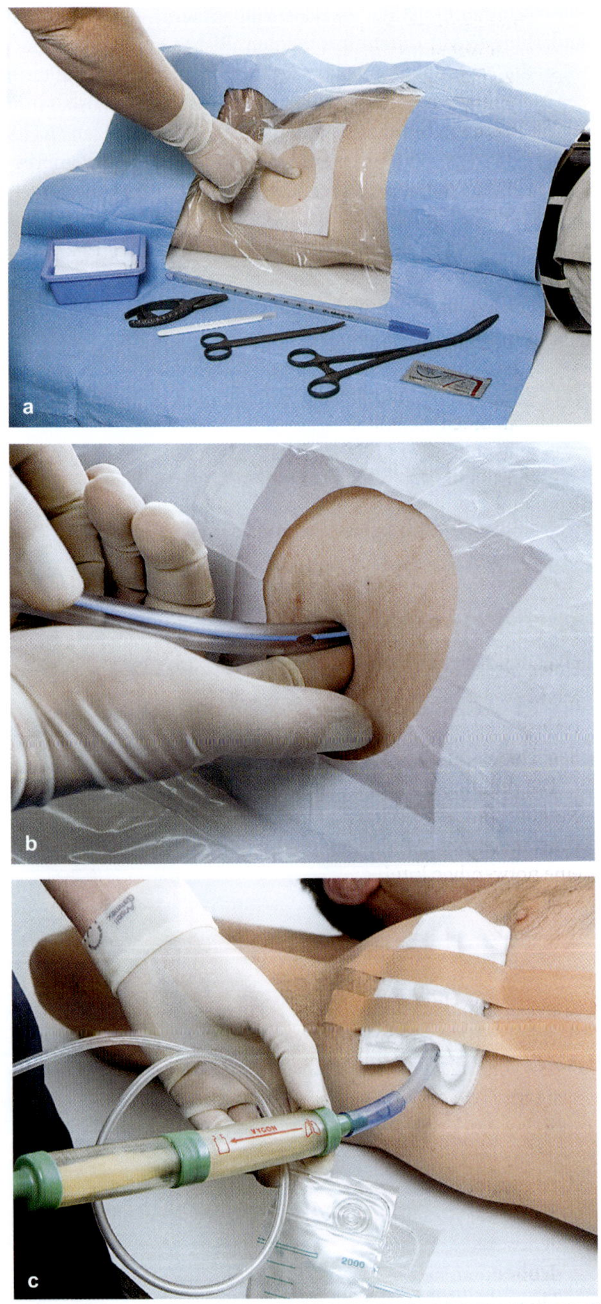

Abb. 12.25 Legen einer Thoraxdrainage (verkürzte Darstellung) [J747]

kulatur gebildet. Bleibt man am Unterrand der Rippe, besteht die Gefahr der Verletzung der unter der Rippe verlaufenden Nerven und Gefäße.
7. Pleura mit dem Finger eröffnen.
8. Drainage unter Führung des Fingers mit zurückgezogenem Trokar einlegen.
9. U-Naht für späteres Verschließen des Hautschnitts bei Entfernung des Drains
10. Hautnaht und Drainagebeutel oder ein Heimlich-Ventils anschließen.

IM FOKUS

Nadeldekompression und Thoraxdrainage

- **Thoraxentlastungspunktion:**
  - Sie kommt vor allem beim **Spannungspneumothorax** zu Einsatz, da sie in vielen Maßnahmenkatalogen von **Notfallsanitätern** aufgeführt ist.
  - Rettungssanitäter müssen bei dieser Maßnahme routiniert assistieren können.
- **Thoraxdrainage:**
  - Eine Thoraxdrainage findet Anwendung beim **(Spannungs-)Pneumothorax** und beim **Hämatothorax.** Für ihren Einsatz bestehen also gleich mehrere Indikationen.
  - Sie sollte auch bei einer bereits durchgeführten Nadeldekompression angewendet werden, da diese immer nur eine kurzfristige Lösung darstellt.
  - Sie ist eine **notärztliche Maßnahme** und benötigt deutlich mehr Material. Notfall- und Rettungssanitäter müssen die Assistenz bei dieser Maßnahme also entsprechend sicher beherrschen.

12.5 Narkose – Behandeln eines B-Problems

Unter Narkose – auch **Anästhesie** genannt – wird die durch Medikamente herbeigeführte Kombination von Bewusstseinsverlust, Analgesie und Dämpfung von Abwehrreflexen verstanden. Dabei soll ein schlafähnlicher Zustand erreicht werden.

Die präklinische Narkose findet im Gegensatz zur klinischen Narkose mit eingeschränkten Mitteln und unter schwierigen Umständen statt. Die Narkose ist die Grundvoraussetzung für eine notwendige Intubation und Beatmung eines **nicht** bewusstlosen Notfallpatienten.

12.5.1 Indikationen

Eine Notfallnarkose erfordert viel Erfahrung. Die Indikation zur Narkose im Notfall muss grundsätzlich großzügig gestellt werden (→ Tab. 12.6), richtet sich aber immer nach dem Patientenzustand. **Ziele** der Narkose sind:

- **Sicherung der Atemwege** (→ 11.3)
- Behandlung einer respiratorischen Insuffizienz durch **optimierte Beatmung** (→ 12.3)
- Zufuhr hoher Sauerstoffkonzentrationen, Verminderung der Atemarbeit und des Sauerstoffverbrauchs, **Schutz vor drohendem Sauerstoffmangel**
- **Therapie stärkster Schmerzen**

Indikation	Beispiele
Sicherung der Atemwege	• Bewusstlosigkeit (GCS < 9) • Verlegung der Atemwege • Schwerwiegende Mittelgesichtsverletzungen
Ungenügende Atmung	• Thoraxtrauma mit Ateminsuffizienz • Inhalationstrauma • Schweres Lungenödem • Kardiogener Schock • Schwere Rauch- und Reizgasintoxikation
Frühbeatmung und Narkose	• Therapie stärkster Schmerzen • Polytrauma • Schädel-Hirn-Trauma • Zustand nach erfolgreicher Reanimation • Großflächige Verbrennungen (Polytrauma)

Tab. 12.6 Indikationen zur präklinischen Narkoseeinleitung

12.5.2 Narkosemedikamente

Für die Narkose kommen verschiedene Medikamente **(Anästhetika)** zum Einsatz, die den Narkosequalitäten (Hypnose, Analgesie, Relaxierung) folgen (→ Abb. 12.26). Verwendet werden kurz wirkende und gut steuerbare Substanzen.

ACHTUNG

Schon in normaler analgetischer Dosierung können die wirksamsten Opiate eine ausgeprägte Atemdepression auslösen, weshalb Beatmungsbereitschaft herzustellen ist.

- **Hypnotika** (→ 7.6.7) lösen eine Bewusstlosigkeit aus. Ihre Wirkung reicht dosisabhängig von einer leichten Sedierung bis zu einem tiefen Schlaf. Außer Ketamin besitzen Hypnotika jedoch **keine analgetische Potenz,** sodass sie immer mit einem Analgetikum kombiniert werden müssen.
- **Analgetika** (→ 7.6.6) dienen der Schmerzbekämpfung und Ausschaltung von Schmerzen. Für die Narkose kommen in der Regel nur hochwirksame Opiate zum Einsatz. Sie besitzen eine ausgezeichnete analgetische Potenz unterschiedlicher Wirkdauer und belasten den Kreislauf nur gering, weisen aber eine **ausgeprägte Atemdepression** auf.

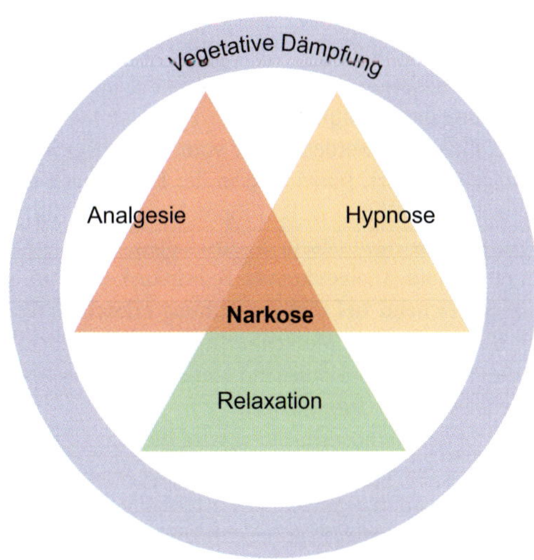

Abb. 12.26 Komponenten der Narkose [W859]

- **Muskelrelaxanzien** (→ 7.6.9) rufen eine reversible Lähmung der Skelettmuskulatur – also auch der Atemmuskulatur – hervor. Unterschieden werden depolarisierende und nicht-depolarisierende Muskelrelaxanzien. Sie vereinfachen die Intubation und Narkoseführung, weil sie Abwehrreaktionen wie Husten, Pressen und Laryngospasmus verhindern.

ACHTUNG

Schon in normaler analgetischer Dosierung können die wirksamsten Opiate eine ausgeprägte Atemdepression auslösen, weshalb Beatmungsbereitschaft herzustellen ist.

12.5.3 Narkosedurchführung

Die präklinische Narkose ist ein Sonderfall der Narkosedurchführung mit eingeschränkten Mitteln unter schwierigen Umständen. Wenn die Indikation stimmt und man sich entschlossen hat eine Narkose außerhalb der Klinik durchzuführen, dann muss nach einer einmal begonnenen Narkoseeinleitung diese auch für die Dauer bis zur Klinikaufnahme weitergeführt werden.

Vorbereitung der Narkose

Wenn vertretbar und realisierbar, sollte die **Narkoseeinleitung** im RTW angestrebt werden. Der Notarzt befragt den Patienten – falls möglich – nach Alter, Personalien, Körpergewicht, Vorerkrankungen und letzter Mahlzeit, um die Medikamentendosierungen ausrechnen und Narkoserisiken abschätzen zu können.

Voraussetzung für die Narkoseeinleitung sind zwei sichere und gut fixierte intravenöse Zugänge zur Medikamentengabe. Der Kopf wird in eine intubationsgerechte Position gebracht und der Patient atmet reinen Sauerstoff zur Präoxygenierung (→ 12.3.4, Präoxygenierung und Narkoseeinleitung). Die Medikamente zur Narkoseeinleitung, das Beatmungsgerät und die Materialien zur Intubation werden vorbereitet.

Zur **Überwachung** der Vitalfunktionen wird der Patient an ein EKG, die Pulsoxymetrie und später an die Kapnografie angeschlossen. Außerdem wird der Blutdruck gemessen.

Narkoseeinleitung

Wie bei der Intubation besteht die Aufgabe des Rettungsfachpersonals in der Assistenz des Notarztes und der kontinuierlichen **Überwachung** der Vitalfunktionen.

Die Medikamente werden in der vom **Notarzt** gewünschten Reihenfolge appliziert. Dabei wird in der Regel zuerst ein kurz wirksames Hypnotikum (z. B. Propofol, → 7.6.7) intravenös gespritzt, um das Bewusstsein auszuschalten. Dann erhält der Patient ein Opioid-Analgetikum (z. B. Fentanyl, → 7.6.6). Ist die Narkose ausreichend tief und die Atmung erloschen, wird der Patient ohne vorherige Maskenbeatmung endotracheal **intubiert,** die Tubuslage anschließend unter Beatmung überprüft und abschließend der Tubus fixiert.

Nach erfolgter Narkoseeinleitung wird die Kapnografie angeschlossen und der Blutdruck engmaschig gemessen, um einer durch die Anästhetika ausgelösten Kreislaufdepression (Blutdruckabfall, Bradykardie) begegnen zu können.

Auf Wunsch des Notarztes kann jetzt ein Benzodiazepin (z. B. Dormicum®, → 7.6.2) verabreicht werden, um die Narkose zusätzlich zu vertiefen und in Kombination mit dem Opiat aufrechtzuerhalten.

PRAXISTIPP

Der Stimmritzenkrampf ist eine im Rahmen der Narkoseeinleitung gefürchtete Komplikation. Ein Stimmritzenkrampf **(Laryngospasmus)** wird durch mechanische Reizung (z. B. Einführen des Trachealtubus) ausgelöst und führt zur Verkrampfung der Kehlkopfmuskulatur, die in einem Verschluss der Atemwege resultieren kann.
Während der Intubation ist das Auftreten eines Laryngospasmus in der Regel Ausdruck einer **nicht ausreichenden Narkosetiefe** oder fehlender Muskelrelaxanzien. Der Laryngospasmus kann durch Vertiefung der Narkose oder die rasche Gabe eines schnell wirksamen Muskelrelaxans (Rocuronium, → 7.6.9) beseitigt werden.

Narkoseführung

Die Narkoseführung soll die begonnene Narkose aufrechterhalten. Die Narkose wird durch Nachspritzen von Propofol (ohne analgetische Wirkung) oder Benzodiazepinen und Opiaten gesteuert. Dadurch werden Bewusstsein und Schmerzempfinden weiterhin beeinflusst. Besonders auf eine an den Patientenzustand angepasste, ausreichend hohe Analgetikadosis muss geachtet werden.

Die **Körperfunktionen** werden anhand von Blutdruck, EKG, Sauerstoffsättigung und Kapnografie überwacht. Die Kreislaufstabilität wird durch eine patientengerechte Infusionsbehandlung oder Medikamentengabe erreicht. Der Patient wird auf der Trage fixiert, der Kopf in Neutralposition gelagert und die Arme werden an den Körper angelegt. Auf einen ausreichenden Wärmeerhalt muss ebenfalls geachtet werden. In kurzen Zeitabständen werden die **Narkoseparameter** wie Medikamente, Kreislauf- und Beatmungsparameter dokumentiert.

IM FOKUS

Narkose

- Eine Narkose dient der **Ausschaltung von Bewusstsein, Schmerzen und Abwehrreaktionen.**
  - Da das Narkoserisiko im Notfall deutlich größer ist, wird die Indikation relativ zurückhaltend gestellt.
  - Allerdings gibt es Verletzungsmuster und Krankheitsbilder, bei denen eine **Narkose** oft **unumgänglich** ist:
    - Bewusstlosigkeit (hier stark abhängig von Störungsursache)
    - Kardiogene Schocksituationen
    - Polytraumata
    - Großflächige Verbrennungen
- Eine **Narkose** im Rettungsdienst fußt immer auf drei **medikamentöse Säulen:**
  - Hypnotikum (Schlafmittel)
  - Analgetikum (Schmerzmittel)
  - Muskelrelaxans (Mittel zur Ausschaltung der Muskelaktivität)
- Die **außerklinische Narkose** stellt eine der herausfordernsten Prozeduren in der Notfallmedizin dar.
  - Sie sollte gut geplant und mit großer Sorgfalt durchgeführt werden.

- Idealerweise erfolgt sie im RTW unter relativ kontrollierten Bedingungen.
- Sie besteht aus **drei Phasen:**
  - Narkosevorbereitung
  - Narkoseeinleitung
  - Narkoseführung
- Neben dem **Material** für die **Atemwegssicherung** und den **Narkosemedikamenten** muss ein umfassendes **Monitoring** vorbereitet werden.

12.6 Beatmung mit Notfallrespiratoren

Die Beatmung mit Notfallrespiratoren erfolgt als künstliche Beatmung durch Überdruck. Das eingestellte Luft-Sauerstoff-Gemisch strömt in die Lunge ein. Dadurch werden Thorax und Lunge gedehnt. Die Exspiration bleibt passiv. Die künstliche Beatmung kann auch über einen längeren Zeitraum die natürliche Lungenatmung ersetzen.

Voraussetzung für die kontrollierte Beatmung mit einem Beatmungsgerät ist die endotracheale Intubation. Dabei ist der Tubus über einen Beatmungsschlauch mit dem Beatmungsgerät verbunden. Hierbei ist die Verwendung von **Atemsystemfilter** (Mikrobenfilter, Patientenfilter) obligat.

Durch das Auftreten von SARS-CoV-2 (COVID-19) wurde ein Augenmerk auf den **Einsatz** der Beatmungsgeräte **in kontaminierter Umgebung** (Infektionsgefährdung) gelenkt. Grundsätzlich können die Beatmungsgeräte auch in diesen Fällen, d. h. Beatmung eines infektiösen Patienten, eingesetzt werden, wenn bestimmte Voraussetzungen erfüllt sind:

- Unabdingbar ist der **Einsatz eines Atemsystemfilters am Tubus.** Daher muss bei jedem Einsatz, bei dem ein Patient beatmet wird, ein Atemsystemfilter auf den Tubus eingefügt werden. Er dient dem Schutz des eingesetzten Personals, unabhängig von COVID-19. Der Atemsystemfilter verringert die Kontamination der Raumluft erheblich, was wiederum zu einem verringerten Risiko der rückwärtigen Gerätekontamination führt.
- Voraussetzung, um eine rückwärtige Gerätekontamination aus der Umgebungsluft zu vermeiden, ist ein **Hygienefilter am Ansaugtrakt des Beatmungsgeräts.** Nicht jedes Beatmungsgerät verfügt aber über eine solche Vorrichtung bzw. lässt sich nachrüsten.

Verfügt ein Beatmungsgerät **nicht** über einen Hygienefilter am Ansaugtrakt des Geräts, bedeutet es, dass Raumluft im „Air-Mix-Betrieb" ungefiltert in die Pneumatik des Beatmungsgeräts gesaugt und an den Patienten weitergegeben wird. Eine Gerätekontamination ist somit möglich. Bei der Geräteeinstellung „No-Air-Mix" wird keine Umgebungsluft im Beatmungsgerät beigemischt.

MERKE

Bei „No-Air-Mix" wird keine Umgebungsluft im Beatmungsgerät beigemischt. In kontaminierter Umgebung ist das Beatmungsgerät grundsätzlich im **„No-Air-Mix-Modus"** zu betreiben.

Verfügt das Beatmungsgerät aber über einen **Hygienefilter am Ansaugtrakt** des Beatmungsgeräts, kann es auch in kontaminierter Umgebungsluft im „Air-Mix-Betrieb" betrieben werden. Jedoch muss der Hygienefilter nach dem Einsatz ausgetauscht werden.

12.6.1 Beatmungsformen

Beatmungspflichtige Patienten im Rettungsdienst zu versorgen, ist eine komplexe Aufgabe, die dem Notarzt obliegt. Der Rettungssanitäter muss jedoch mit Technik und Ablauf der Beatmung mit einem Notfallrespirator vertraut sein, um fachgerechte Assistenz leisten zu können, wobei die Anzahl der Beatmungsformen und die Einstellungsmöglichkeiten an Notfallrespiratoren hoch sind. Da die modernen, komplexen Nofallrespiratoren (z. B. Oxylog® 2000 plus/3000/3000 plus, Medumat Transport®, HAMILTON-T1®) einen „fließenden" Übergang von der **kontrollierten Beatmung** (der Patient hat keinen eigenen Atemantrieb) bis hin zur **assistierten Spontanatmung** (der Patient hat einen eigenen Atemantrieb) ermöglichen, muss das Rettungsfachpersonal im Wesentlichen mit der kontrollierten und der assistierten Beatmung des Patienten vertraut sein.

Kontrollierte Beatmung

Bei der kontrollierten Beatmung wird ein voreingestelltes Atemminutenvolumen über ein gewähltes Beatmungsmuster mit einer festen Atemfrequenz abgegeben. Es erfolgt keinerlei Anpassung an Atemzüge des Patienten. Dafür ist eine **tiefe Narkose notwendig.** Der Patient atmet also nicht selbst, sondern Ein- und Ausatmung werden von außen gesteuert. Die kontrollierte Beatmung ist das **Standardverfahren** in der Notfallmedizin.

Assistierte Beatmung

Die assistierte Beatmung synchronisiert die voreingestellten Beatmungsparameter mit der **Eigenatmung** des Patienten. Dabei bestimmt der Patient die Beatmungsfrequenz. Das Beatmungsgerät erkennt den Unterdruck der Einatmung des Patienten (Trigger) und beatmet mit dem eingestellten Tidalvolumen (→ 12.6.2). Bei noch unzureichender Spontanatmung kann die assistierte Beatmung dem Patienten die Atemarbeit erleichtern und das notwendige Atemminutenvolumen sicherstellen. Dabei wird die Spontanatmung des Patienten berücksichtigt und ergänzt.

Im Rahmen von Verlegungen von intensivpflichtigen Patienten kann auch die assistierte Beatmung im Rettungswagen zur Anwendung kommen.

12.6.2 Beatmungsparameter

Beatmungsparameter wie Atemminutenvolumen (→ 12.1.2), Atemfrequenz (→ 12.1.2), maximaler Beatmungsdruck, Sauerstoffkonzentration und PEEP (s. u.) werden an das Gewicht und den Zustand des Patienten angepasst.

Atemminutenvolumen

Das **Tidalvolumen** entspricht dem Luftvolumen pro Atemzug, dem Atemzugvolumen (AZV), und ist die in Millilitern angegebene Menge der an den Patienten abgegebenen Luft. Es richtet sich nach dem Körpergewicht und beträgt 6–8 ml pro Kilogramm Körpergewicht (ca.400–600 ml). Anhand der eingestellten Atemfrequenz ergibt sich das einzustellende **Atemminutenvolumen.** In der Regel liegt es zwischen 7,5 und 10 l/Min. (→ 12.1.2).

Atemfrequenz

Die Beatmungsfrequenz ist die Anzahl an Beatmungen pro Minute. Bei Erwachsenen liegt sie zwischen 10 und 14 Atemzügen pro Minute. Gemeinsam mit dem ausgerechneten Tidalvolumen ergibt sich durch Multiplikation der beiden Werte das Atemminutenvolumen.

Beatmungsdruck

Der Beatmungsdruck entspricht der aufzubringenden Kraft für die Beatmung und wird in Millibar (mbar) gemessen. Der aufgebaute Beatmungsdruck ist abhängig vom Strömungswiderstand in der Lunge und ihrer Dehnbarkeit. Bei intubierten Patienten sollte der Beatmungsdruck 30 mbar, bei Anwendung einer supraglottischen Atemwegshilfe (SGA) 20 mbar nicht überschreiten.

Inspiratorischer Sauerstoffgehalt (F_iO_2)

Der inspiratorische Sauerstoffgehalt (F_iO_2) gibt an, wie hoch der Sauerstoffanteil im Gasgemisch der Beatmung ist. In der Notfallmedizin werden Notfallpatienten in der Regel immer mit 100 % Sauerstoff beatmet **(No-Air-Mix-Betrieb, FiO2 1,0).**

Beatmung mit PEEP

Bei der Beatmung mit PEEP (*positive endexspiratory pressure,* **positiver endexspiratorischer Druck**) bleibt am Ende der Ausatmung ein **Restdruck** in den Lungen erhalten. Dadurch wird das Residualvolumen (→ 12.1.2) erhöht und eine bessere Oxygenierung des Patienten ermöglicht. Ein Nebeneffekt ist die Vorlastsenkung am Herzen (→ 13.1.3). Der PEEP wird in cmH_2O (gelesen: Zentimeter Wassersäule) angegeben. Dabei ist ein PEEP zwischen + 5 und + 10 cmH_2O üblich.

Als **Nachteil** muss die Kreislaufbelastung durch Behinderung des venösen Rückstroms zum Herzen bei kreislaufinstabilen Patienten beachtet werden, weshalb die Beatmung mit PEEP durch den Notarzt genau abgewogen werden muss.

12.6.3 Beatmungsgerät

Beatmungsgeräte werden im Rettungsdienst überwiegend eingesetzt, um die fehlende oder im Rahmen einer Narkose ausgeschaltete Eigenatmung eines Patienten zu ersetzen (→ Tab. 12.7). Dafür ist es erforderlich, den **Beatmungsschlauch** des Beatmungsgeräts über einen **Endotrachealtubus** mit den Atemwegen des Patienten zu verbinden (→ 12.3). Das Beatmungsgerät übernimmt dann die Atemtätigkeit durch ein abwechselndes Hineindrücken und Ablassen von Atemluft mit einem hohen Sauerstoffanteil. Dieser Sauerstoff aus der Sauerstoffdruckflasche dient dabei nicht nur als Atemgas, sondern auch als Betriebsmittel zum Antrieb des Beatmungsgeräts **(pneumatische Steuerung).** Die gewünschten Beatmungsparameter (→ 12.6.2) werden am Beatmungsgerät eingestellt, bei Notfallbeatmungsgeräten meist über Drehregler oder bildschirmgesteuerte Multifunktionsknöpfe.

Bezeichnung	Hersteller	Charakteristika
Oxylog® 3000 plus [V162] 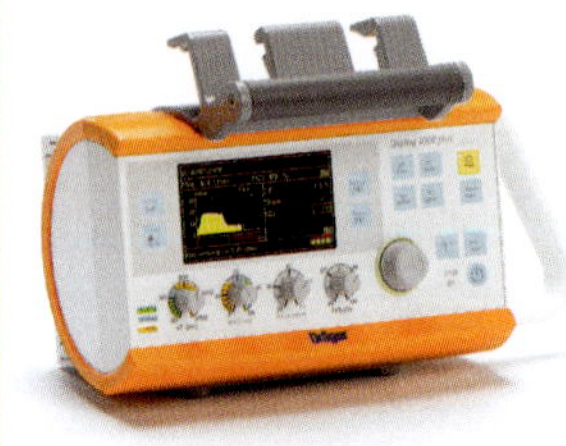	Dräger	Notfall- und Intensivtransportbeatmung
Medumat Standard 2® [V083] 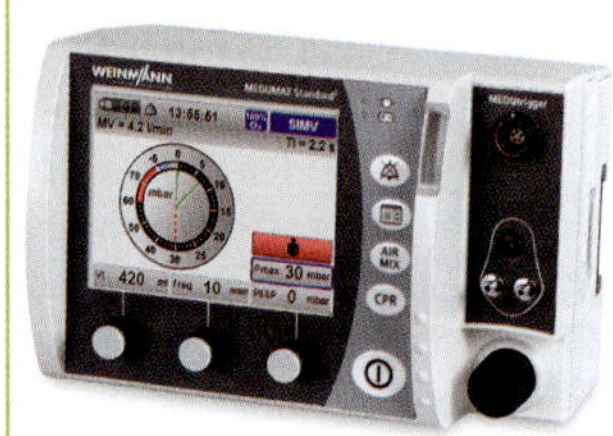	Weinmann	Notfallbeatmung

Tab. 12.7 Auswahl von Respiratoren

IM FOKUS

Maschinelle Beatmung

- Neben der **Beutel-Masken-Beatmung** steht im Rettungsdienst auch die Beatmung mit einem **Notfallrespirator** als Maßnahme zur Verfügung.
- Zu beachten ist immer, dass mit entsprechenden **Filtern** gearbeitet wird, da das Beatmungsgerät durch die Atemluft des Patienten kontaminiert werden könnte.
- Es existieren verschiedene **Beatmungsformen:**
  - **Kontrollierte Beatmung:**
    - Das Beatmungsgerät „atmet für den Patienten", dementsprechend ist hier eine Narkose notwendig.
    - Vor ihrem Einsatz sollte also idealerweise eine endotracheale Intubation erfolgen.
  - **Assistierte Beatmung:**
    - Die Eigenatmung des Patienten wird berücksichtigt, unterstützt und im Bedarfsfall auch ergänzt.
- Die **Indikation** zu einer maschinellen Beatmung wird im Regelfall durch einen **Notarzt** gestellt.
- Da die Durchführung aber immer eine gute **Teamarbeit** voraussetzt, sollten Rettungssanitäter mit den wichtigsten Parametern vertraut sein.
  - **Tidalvolumen:** Volumen pro Atemhub (analog zum Atemzugvolumen)
  - **Atemminutenvolumen (AMV):** Summe des Tidalvolumens pro Minute
  - **Atemfrequenz:** Häufigkeit der Atemhübe pro Minute
  - **Beatmungsdruck:** aufzubringende Kraft für die Beatmung
  - **Inspiratorischer Sauerstoffgehalt** (F_iO_2): Sauerstoffanteil im Gasgemisch
  - **PEEP (positive endexspiratory pressure):** Restdruck in den Lungen am Ende der Ausatemphase

12.7 Respiratorische Notfälle – Behandeln von B-Problemen

FALLBEISPIEL

Ihr Einsatzort ist ein Mehrfamilienhaus am Stadtrand. Die Wohnungstür des Patienten steht einen Spalt auf, sodass Sie kurz anklopfen und die auffällig stickige Wohnung betreten können. Der Patient erwartet Sie im Wohnzimmer. Er erhält offenbar bereits eine Heimsauerstofftherapie. Er wirkt sehr agitiert und erzählt Ihnen, dass er schlecht Luft bekomme und sich nun zunehmend Sorgen mache. Nach Absetzen des Notrufs habe er sich mit großer Mühe mithilfe seines Rollators zur Tür begeben, um diese für Sie zu öffnen. Er habe allerdings nicht dort auf Sie warten können, weil ihm jede Belastung unheimlich schwerfalle. Er kann Ihnen dies auch nur unter größter Anstrengung mitteilen. Sie erläutern dem Patienten, dass er sich nun kurz etwas ausruhen und seine Kräfte sammeln könnte, während Sie einige Untersuchungen durchführen würden. Sie würden danach das Anamnesegespräch gemeinsam fortsetzen. Bei der ABCDE-Untersuchung fällt Ihnen ein beidseits deutlich abgeschwächtes Atemgeräusch mit exspiratorischem Giemen und einer verlängerten Ausatemphase auf. Die Sauerstoffsättigung liegt bei 85 %. Der Puls liegt bei etwa 120 Schlägen pro Minute. Die Rekapillarisierungszeit ist grenzwertig lang. Im Rahmen der nachfolgenden Anamnese erläutert der Patient, dass er eine vorbekannte COPD habe, es aber einfach nicht schaffe, mit dem Rauchen aufzuhören. Seit einigen Tagen nun werde der Husten immer stärker und er fühle sich zunehmend weniger belastbar.

Eine Störung der Atmung wird als **respiratorische Insuffizienz** bezeichnet. Das Leitsymptom der Atemstörung ist die **Atemnot (Dyspnoe),** bei der es der Lunge nicht mehr gelingt, genügend Sauerstoff in das Blut aufzunehmen, um die Organe ausreichend mit Sauerstoff zu versorgen. Sichtbares Zeichen des Sauerstoffmangels im Blut ist die **Zyanose** (→ Abb. 20.1b), eine Blauverfärbung der Haut und der Schleimhäute (→ 5.1.4, Hautfarbe). Zu den verschiedenen Atembewegungen und Atemmuster siehe → 5.1.1, zur Durchführung der Auskultation der Lunge siehe → 5.2.4 (IPPAF).

Unabhängig von der Ursache der Atemnot besteht immer die Gefahr einer Unterversorgung des Organismus mit Sauerstoff **(Hypoxie),** des nachfolgenden Bewusstseinsverlusts und des Atemstillstands **(Apnoe).**

Eine Atemnot kann **akut** auftreten, etwa bei einer Lungenentzündung (Pneumonie, → 12.7.3) oder aber auch Ausdruck einer länger anhaltenden Erkrankung sein (z. B. COPD, → 12.7.1). Eine länger als 4 Wochen anhaltende Atemnot wird als **chronisch** bezeichnet. Die Atemnot lässt sich in der Regel auch durch wahrnehmbare Kriterien

- **Atem[neben]geräusche** (Stridor),
- **Hautfarbe** (Zyanose) oder
- Abfall der **Sauerstoffsättigung**

am Patienten **objektiv**ieren. Eine **subjektiv** empfundene Atemnot kann mitunter auch (unbewusster) Ausdruck einer seelischen Belastung sein (→ 12.7.5).

MERKE

Exspiratorischer Stridor: Bei Verlegung/Einengung der unteren Atemwege verursacht das **Hinauspressen** der Luft das Atemgeräusch.
Inspiratorischer Stridor: Bei Verlegung/Einengung der oberen Atemwege verursacht das verzweifelte **Luftholen** das Atemgeräusch.

12.7.1 COPD

Die Bezeichnung COPD (Chronic Obstructive Pulmonary Disease) ist ein Sammelbegriff für **chronisch obstruktive und fortschreitende Lungenerkrankungen,** die durch Husten, vermehrten Auswurf von zähem, glasigem Schleim und Atemnot unter körperlicher Belastung gekennzeichnet sind (→ Abb. 12.27). Dabei sind die Atemwege verengt und vor allem die Ausatmung ist behindert (exspiratorischer Stridor, → Tab. 12.8). Diese Atemwegsenge lässt sich mit Medikamenten nicht mehr vollständig zurückbilden. Im Rahmen der COPD treten in erster Linie zwei Krankheitsbilder gemeinsam auf:

- Die **chronische Bronchitis:** Es handelt sich um eine dauerhafte Entzündung, die von der Weltgesundheitsorganisation (WHO) als chronischer Husten mit und ohne Auswurf definiert wird, der an den meisten Tagen eines Jahres, mindestens aber je 3 Monate lang in zwei aufeinanderfolgenden Jahren auftritt.
- Das **Lungenemphysem:** Diese nicht rückbildungsfähige **(irreversible)** Überblähung der Lunge führt zu einer Einschränkung der wichtigsten Lungenfunktionen – der Versorgung des Körpers mit Sauerstoff und der Abgabe von Kohlendioxid aus dem Körper in die Umgebungsluft. Zusätzlich zur Überblähung der Lunge kommt es beim Lungenemphysem zu einer Zerstörung von Lungenstrukturen in den Lungenbläschen.

Die COPD ist die **häufigste Atemwegserkrankung.** Sie entwickelt sich infolge einer jahrelangen Belastung der Lunge bzw. Bronchialschleimhaut durch eingeatmete schädliche Stoffe (z. B. Zigarettenrauch). Die Bezeichnung COPD wurde gewählt, um die chronisch obstruktive Bronchitis und das Lungenemphysem vom **Asthma bronchiale** abzugrenzen. Asthma bronchiale und COPD haben auf den ersten Blick zwar sehr ähnliche Symptome, sind aber zwei ganz verschiedene Krankheiten (→ Tab. 12.8). Erste Unterschiede zeigen sich schon bei der **Ursache:** Zigarettenrauchen ist als Ursache des Asthmas bisher nicht belegt, gilt aber als Hauptursache der COPD. Das Asthma beginnt in der Kindheit und Jugend, die COPD entwickelt sich im höheren Lebensalter. Die Atemnot beim Asthma tritt anfallsartig auf, bei COPD unter Belastung. Der Verlauf der Atemwegsenge und auch der Erkrankung ist beim Asthma wechselhaft und episodisch, bei der COPD ist es eine dauerhafte Beeinträchtigung, die von Jahr zu Jahr immer stärker wird. Die Enge der Atemwege lässt sich beim Asthma in der Regel gut zurückbilden, bei der COPD kaum. Asthmatiker sprechen bei der Langzeitbehandlung, im Gegensatz zum Großteil der COPD-Patienten, gut auf inhalierbares Kortison an.

MERKE

Die deutliche Zunahme der Symptome (z. B. Husten, Auswurf, Atemnot) wird als exazerbierte COPD bezeichnet.

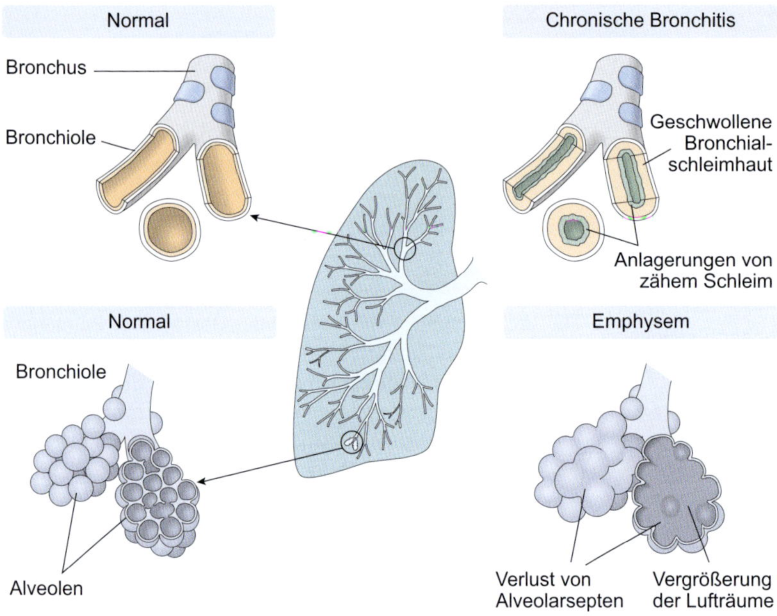

Abb. 12.27 Schematische Darstellung der Lungenveränderungen bei COPD [L190]

Merkmal	COPD	Asthma bronchiale
Ursache, Auslöser	Zigaretten/Schadstoffe	Allergene, Infekte
Alter bei Erstdiagnose	Meist ab 50 Jahre aufwärts	Kindheit, Jugend
Beginn	Schleichend	Plötzlich
Atemnot	Bei Belastung, später auch in Ruhe	Anfallsartig, nicht zwingend fortschreitend
Husten	Produktiv, oft morgens („morgendliches Freihusten")	Unproduktiv, oft nachts, trockener Reizhusten, Patient hustet sich in den Anfall hinein.
Obstruktion	Fortbestehend und fortschreitend	Veränderlich und vorübergehend
Leidensdruck	In frühem Stadium sehr gering, zunehmend mit Krankheitsschwere	Durch die Anfälle hoch
Ansprechen auf Kortison	Gelegentlich	Regelhaft vorhanden

Tab. 12.8 Unterschiede von COPD und Asthma bronchiale

Symptome und Krankheitsfolgen (Cor pulmonale)

Typische Symptome einer COPD sind:

- Produktiver **Husten** (überwiegend morgens, „Raucherhusten")
- Belastungsdyspnoe, **Zyanose** an den Lippen und Fingern (Akrozyanose → Abb. 12.28)
- Später auch **Ruhedyspnoe**
- Verlängerte Ausatmung mit **Giemen und Brummen**
- Leises Atemgeräusch

Der erhöhte Strömungswiderstand in den tiefen Atemwegen verursacht eine Sauerstoffunterversorgung **(Hypoxie)** in den kaum oder nicht ventilierten Alveolen. Der Patient versucht, die Luft unter Kraftanstrengung auszuatmen. Dabei werden die kleinen Bronchien weiter eingeengt. Dadurch kann die Ausatemluft aus den Alveolen nicht oder nur erschwert entweichen. So überblähen die Alveolen allmählich. Infolgedessen verengen sich die Kapillaren des Lungenkreislaufs (→ 13.1.3). Folgen sind eine Erhöhung des Gefäßwiderstands und ein gestörter Blutfluss in der Lunge **(pulmonale Hypertonie).** Das Blut staut sich bis zur rechten Herzhälfte zurück, die linke Herzhälfte erhält zu wenig oxygeniertes Blut aus der Lunge. Außerdem muss die rechte Herzhälfte gegen einen zunehmenden Widerstand arbeiten. Bei einer über viele Jahre bestehenden COPD entwickelt sich eine chronische Rechtsherzbelastung. Der rechte Ventrikel dehnt **(Dilatation)** oder vergrößert sich, ohne an Muskelmasse zuzulegen **(Hypertrophie).** Diese Form der Rechtsherzinsuffizienz (→ 13.6.1) wird chronisches **Cor pulmonale** („Lungenherz") genannt.

Basismaßnahmen

Eine Sauerstoffgabe ist notwendig und darf nicht unterlassen werden. Die Anwendung von Sauerstoffbrillen (→ 12.2.3) sollte bevorzugt werden, da geringe Mengen Sauerstoff (2–4 l/Min.) meistens ausreichen, um die Sauerstoffsättigung deutlich anzuheben. Patienten mit Gefahr der Hyperkapnie (→ 12.1.7) sollten initial auf eine Sauerstoffsättigung von 88–92 % angehoben werden. Ist dies nicht ausreichend, muss der Sauerstoff höher dosiert werden, wobei auf Zeichen der Bewusstseinstrübung zu achten ist. Ist ein Heimsauerstoffgerät vorhanden, sollte der O_2-Flow unter Beobachtung der Sauerstoffsättigung in Schritten von 1–2 l/Min. höhertitriert werden.

! ACHTUNG

Sauerstoffmasken werden von vielen Patienten mit akuter Atemnot nicht toleriert und können bei einem Flow unter 6 l/Min. zu einer verstärkten CO_2-Rückatmung führen

RESPIRATORISCHE NOTFÄLLE

B-PROBLEM

DEFINITION:
Patient mit Atemnot und schlechter Sauerstoffsättigung

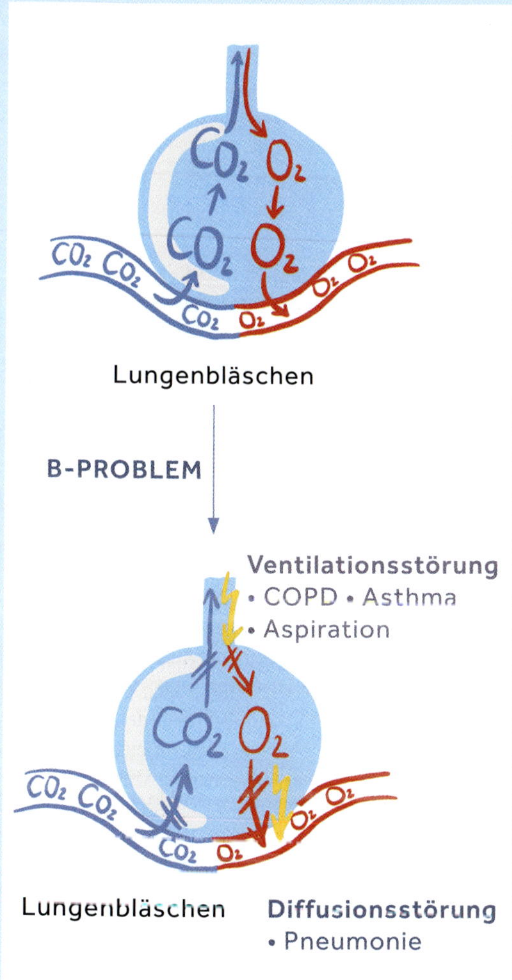

VENTILATIONS- ODER DIFFUSIONSSTÖRUNG

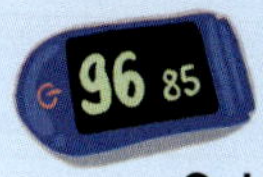

↓

Schlechte Sauerstoffsättigung
- SpO_2 ↓
- Sauerstoffgehalt im Blut sinkt (Hypoxämie)
- Kohlenstoffdioxidgehalt im Blut steigt (Hyperkapnie)

↓

Kompensationsversuch des Patienten:
- Tachypnoe > 20 Atemzüge (Erw.)
- Tachypnoe > 30 Atemzüge (Säuglinge 6–12 Monate)
- Tachypnoe > 60 Atemzüge (Neugeborene, Säuglinge 0–6 Monate)

↓ **Wenn keine zeitnahe Therapie**

Erschöpfung der Atemmuskulatur

↓

Bewusstseinsverlust
Atemstillstand
Herz-Kreislauf-Stillstand

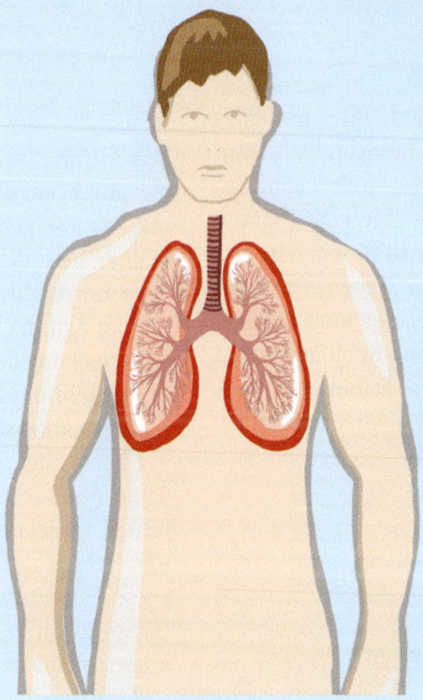

B-PROBLEM ERKRANKUNGEN:
- COPD
- Asthma bronchiale
- Aspiration
- Pneumonie

CHECKLISTE ASTHMAANFALL
- Notarzt nachfordern
- Monitoring
- Beruhigung und Anleitung Lippenbremse
- O_2 Sauerstoffgabe
- i.v.-Zugang legen

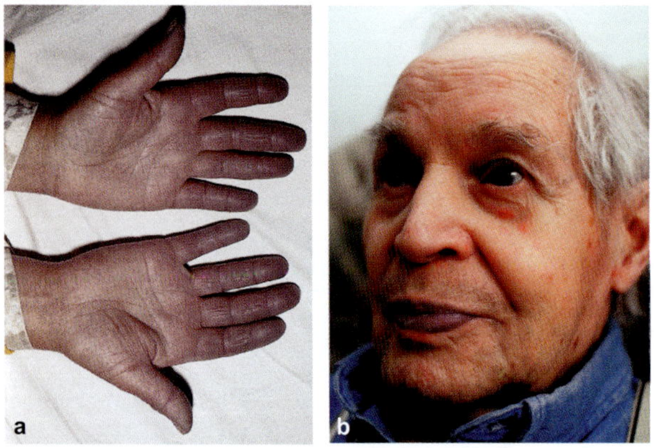

Abb. 12.28 a) Akrozyanose, b) Lippenzyanose [a: R490, b: K157]

Als medikamentöse Therapie sind präklinisch Bronchodilatatoren und Kortikosteroide verfügbar. Als Bronchodilatatoren kommen kurzwirksame β_2-Sympathomimetika in Betracht, ggf. in Kombination mit kurzwirksamen Anticholinergika (wirken hemmend auf parasympathische Nerven an den Bronchien).

Aufgrund ihrer geringeren systemischen Nebenwirkungen sind inhalative Bronchospasmolytika Mittel der ersten Wahl. Ideal sind Verneblermasken, die mit einer Mischung aus einem kurzwirksamen β_2-Sympathomimetikum wie Salbutamol (z. B. Sultanol®) und einem Anticholinergikum wie Ipratropiumbromid (z. B. Atrovent®) befüllt werden (→ 7.6.10).

IM FOKUS

COPD

- **Störungsbild:**
  - Im Regelfall gemeinsames Auftreten von zwei Krankheitsbildern:
    - **Chronische Bronchitis:** Bronchitis mit chronischem Husten über mehr als 3 Monate in zwei aufeinanderfolgenden Jahren
    - **Lungenemphysem:** irreversible Überblähung der Lunge durch Zerstörung der Lungenbläschengrenzen
  - Häufigste Atemwegserkrankung, unterscheidet sich in zahlreichen Aspekten vom Asthma bronchiale:
    - COPD tritt im **fortgeschrittenen Lebensalter** auf.
    - **Keine Rückbildung der Symptomatik,** kein gutes Ansprechen auf inhalierbares Kortison
    - **Kein anfallsartiger Verlauf,** dafür regelmäßige Symptomzunahmen, **Exazerbationen** möglich
- **Mögliche Ursachen:**
  - Hauptursache ist (jahrelanges) Rauchen. Daneben spielen Umweltgifte eine Rolle.
- **Mögliche Symptome:**
  - Produktiver Husten (überwiegend morgens)
  - Belastungsdyspnoe
  - Zyanose an den Lippen und Fingern
  - Später auch Ruhedyspnoe
  - Verlängerte Ausatmung mit Giemen und Brummen
- **Leises Atemgeräusch:**
  - **Chronische Hypoxie**
  - Im Verlauf: **pulmonale Hypertonie mit Rechtsherzbelastung** (Cor pulmonale)
- **Therapie:**
  - Ziel ist es, die Sauerstoffversorgung (Oxygenierung) des Patienten zu verbessern und gleichzeitig eine Anreicherung von Kohlendioxid (Hyperkapnie) zu vermeiden: Idealerweise werden Sauerstoffbrillen mit einem Fluss von 2–4 l/Min. verwendet.
  - Wird eine Heimsauerstofftherapie eingesetzt, sollte der Fluss schrittweise um 1–2 l/Min. unter Beobachtung von Patienten und Pulsoxymetrie hochgestellt werden.
  - Besteht die Gefahr einer Hyperkapnie, liegt der Ziel-SpO_2 bei 88–92 %.
  - Pharmakologisch steht die Inhalationstherapie im Vordergrund:
    - β_2-Sympathomimetika (Salbutamol)
    - Parasympatholytika (Ipratropiumbromid)
    - Intravenös können zudem auch Kortikosteroide verabreicht werden (Prednisolon)

12.7.2 Asthma bronchiale

Das Asthma bronchiale **(Bronchialasthma)** ist eine Krankheit, die durch anfallsartig auftretende, schwere Atembeschwerden mit Zyanose gekennzeichnet ist. Schon Kinder und Jugendliche können betroffen sein. Dem Asthma bronchiale liegt eine dauerhafte Entzündung der Atemwege zugrunde. Die schwere Atemnot des Asthma bronchiale ist durch eine Trias charakterisiert:

- Verdickung der die Atemwege auskleidenden Schleimhaut **(Schleimhautschwellung)**
- Kontraktion der Bronchialmuskulatur **(Bronchospasmus)**
- Übermäßige Schleimabsonderung **(Hypersekretion)**

Schleimhautschwellung, Bronchospasmus und Hypersekretion führen insgesamt zu einer Zunahme des Atemwegswiderstands und werden als **Bronchialobstruktion** bezeichnet (→ Abb. 12.29). Diese Hindernisse beeinträchtigen vorwiegend die Ausatmung **(Exspiration** → Tab. 12.10**).** Das Bronchialasthma wird durch unterschiedliche Faktoren einzeln oder gemeinsam ausgelöst.

Ausgehend von den **auslösenden Faktoren** wird zwischen einem allergischen (extrinsic) und nichtallergischen (intrinsic)

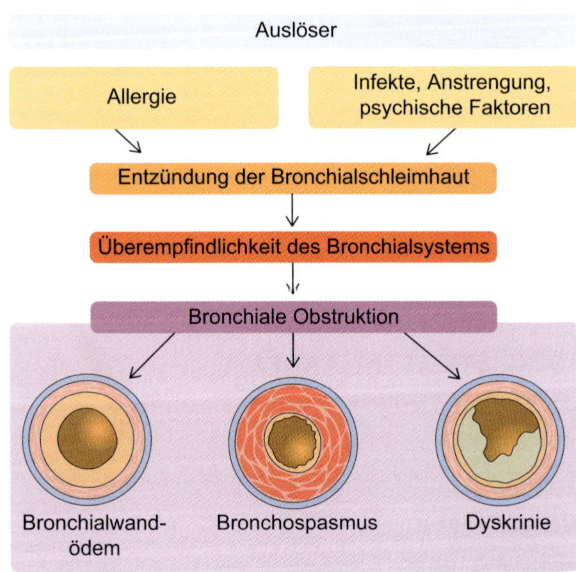

Abb. 12.29 Pathogenese des Asthma bronchiale [L190]

Asthma bronchiale unterschieden. Beim allergischen **(extrinsic) Asthma bronchiale** ist die Reaktion der IgE-Antikörper die alleinige Ursache für die Erkrankung. Durch den Kontakt mit einem Allergen reagieren die Mastzellen mit der massenhaften Ausschüttung von Histamin.

MERKE

Reihen sich mehrere Anfälle aneinander oder hält der Asthmaanfall länger als 24 Std. oder sogar Tage an, wird diese Symptomatik des Asthmaanfalls als **Status asthmaticus** bezeichnet.

Auslöser für ein **allergisches Asthma bronchiale** sind:

- Inhalationsallergene, z. B. Blütenpollen, Mehlstaub oder Hausstaubmilben
- Medikamente, z. B. Antibiotika, ASS, Röntgenkontrastmittel
- Nahrungsmittel, insbesondere Eiweiße und Konservierungsmittel
- Insektengifte, z. B. von Bienen und Wespen

Beim allergischen Asthma bronchiale kann eine familiäre gesteigerte Empfindlichkeit gegen Umweltallergene bestehen und an die Nachkommen vererbt werden. Das allergische Asthma ist die häufigste Form des Asthmas bronchiale in der Jugend.

Mit dem Begriff des nichtallergischen **(intrinsic) Asthma bronchiale** werden dagegen alle Formen der Erkrankung ohne allergische Ursache erfasst. Es handelt sich zumeist um Virusinfektionen und unspezifische Reize, z. B. körperliche Belastungen. Auslöser eines **nichtallergischen Asthma bronchiale** sind:

- Atemwegsinfekte
- Körperliche Belastung
- Kälteexposition, Rauch, Nebel
- Angst, Stress

Symptome

Typische Symptome eines Bronchialasthmas sind:

- Unproduktiver **Husten** (Reizhusten)
- Ruhe**dyspnoe,** hohe Atemfrequenz, verlängerte Ausatmung
- **Zyanose** an den Lippen und Fingern (Akrozyanose)
- Plötzlicher Beginn **(anfallsartig)**
- Hoher Leidensdruck **(Todesangst)**
- Körperhaltung (s. u.)

MERKE

Die anfallsartig auftretende Atemnot gilt als Leitsymptom.

Sie verschlimmert sich besonders durch Hustenattacken und Todesangst. Bei der Ausatmung des Patienten sind ein deutliches **Giemen und Brummen** zu hören. Die Exspirationsphase ist deutlich verlängert. Die Atemfrequenz ist beschleunigt **(Tachypnoe).** Die Haut verfärbt sich zyanotisch. Zunächst sind die Finger und Lippen betroffen, bei fortschreitender Atemnot auch der Körperstamm. Der Patient atmet unter Einsatz der Atemhilfsmuskulatur **(Orthopnoe).** Dazu sitzt er mit erhöhtem Oberkörper, drückt die Brust nach außen und stützt sich mit den Armen nach hinten ab. Hypertonie und Tachykardie sind Ausdruck der Stressreaktion. Gestaute Halsvenen deuten auf eine akute Rechtsherzbelastung hin.

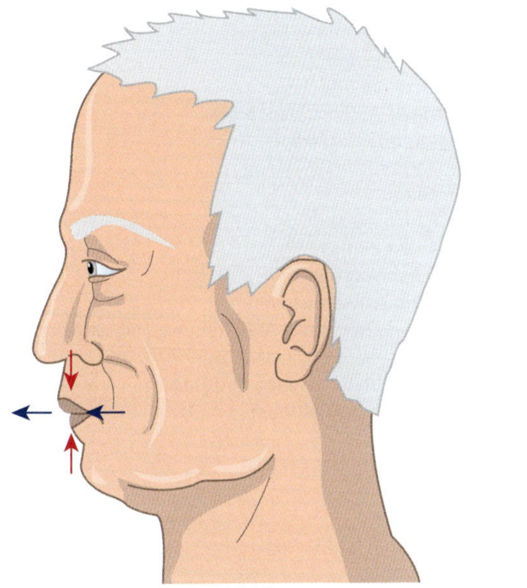

Abb. 12.30 Lippenbremse: Durch Aufeinanderpressen der Lippen bei der Ausatmung wird ein positiver Druck in den Atemwegen erzeugt. [L138]

Basismaßnahmen

Die Therapie des akuten Asthmaanfalls erfolgt im Notfall weitgehend wie die Therapie der exazerbierten COPD (→ 12.7.1). Die Basismaßnahmen umfassen die Oberkörperhochlagerung, die vorsichtige Sauerstoffgabe von 2–4 l/Min. über eine Nasensonde, die Beruhigung des Patienten und das kontinuierliche **Monitoring** (EKG, Blutdruck, Pulsoxymetrie). Der Patient sollte zur **Lippenbremse** (→ Abb. 12.30) angehalten werden, wodurch ein positiver Gegendruck in den Atemwegen erzeugt wird, welcher der Bronchialobstruktion entgegenwirkt.

Eine Erweiterung der Bronchien erfolgt durch Gabe von kurzwirksamen β_2-Sympathikomimetika (→ 7.6.10) in Kombination mit kurzwirksamen Anticholinergika. Die Anticholinergika (z. B. Atrovent®) hemmen die parasympathischen Nerven an den Bronchien. Beide Medikamente werden inhalativ über eine Verneblermaske verabreicht. Systemische Kortisonpräparate (z. B. Solu-Decortin H®, → 7.6.17) wirken schleimhautabschwellend und reduzieren die Schleimproduktion. Die Notarztalarmierung muss so schnell wie möglich erfolgen.

IM FOKUS

Asthma bronchiale

- **Störungsbild:**
  - Anfallsartiges Auftreten von Atemproblemen mit der typischen **Asthma-Trias:**
    - Verdickung der die Atemwege auskleidenden Schleimhaut **(Schleimhautschwellung)**
    - Kontraktion der Bronchialmuskulatur **(Bronchospasmus)**
    - Übermäßige Schleimabsonderung **(Hypersekretion)**
  - Beeinträchtigung der Exspiration
- **Mögliche Ursachen:**
  - **Extrinsic Asthma bronchiale:**
    - Inhalationsallergene
    - Medikament

    - Nahrungsmittel, insbesondere Eiweiße und Konservierungsmittel
    - Insektengifte
  - **Intrinsic Asthma bronchiale:**
    - Atemwegsinfekte
    - Körperliche Belastung
    - Kälte
    - Rauch, Nebel
    - Angst, Stress
- **Mögliche Symptome:**
  - Unproduktiver Husten
  - Ruhedyspnoe, hohe Atemfrequenz, verlängerte Ausatmung
  - Zyanose an den Lippen und Fingern
  - Anfallsartiges Auftreten
  - Starke Angst
  - Exspiratorisches Giemen
  - Orthopnoe
- **Maßnahmen:**
  - Notarztnachforderung
  - Monitoring
  - Beruhigung und Anleitung zur Lippenbremse
  - Sauerstoffgabe
  - Anlage eines i.v.-Zugangs
  - **Medikamentöse Therapie:**
    - β_2-Sympathikomimetika (inhalativ)
    - Anticholinergika (inhalativ)
    - Systemische Kortisontherapie

12.7.3 Pneumonie

Eine Lungenentzündung **(Pneumonie)** ist eine akute oder chronische Entzündung des Lungengewebes (→ Abb. 12.31). Die Pneumonie ist die am häufigsten zum Tode führende **Infektionskrankheit** in den westlichen Industrienationen. Die Entzündungsreaktionen können durch Bakterien oder Viren (Pneumonie), physikalische (z. B. Strahlen) oder chemische (z. B. Magensaftaspiration) Stoffe hervorgerufen werden. Bakterielle oder virale Pneumonien sind meist ansteckend **(infektiös).** Abwehrgeschwächte Patienten unterliegen einem erhöhten Erkrankungsrisiko.

MERKE

Überall, wo Menschen eng zusammenleben, sind immer auch Krankheisterreger im Umlauf. Ein Husten oder Niesen reicht aus, um an Töpfchen gebundene Keime freizusetzen **(Tröpfcheninfektion).**

Lungenentzündungen sind infektiöse Erkrankungen und unterliegen einem persönlichen Infektionsrisiko. Das gilt für Patient und Personal. Eine Lungenentzündung wird meist durch eine Tröpfcheninfektion übertragen. Einigen Lungenentzündungen können zwar mit einer Grippeschutzimpfung gegen Influenza-Viren (Influenza A und B) oder einer Impfung gegen Pneumokokken vorgebeugt werden. Bakterielle Pneumonien können zusätzlich mit Antibiotika behandelt werden. Dennoch sind die vorbeugende persönliche Hygiene sowie das Tragen von Schutzkleidung der beste **Infektionsschutz für das Rettungsfachpersonal** und auf Seiten des Patienten das Einhalten der sog. „Hustenetikette" und, wenn das nicht möglich ist, die Anwendung eines Mund-Nasen-Schutz für den Patienten.

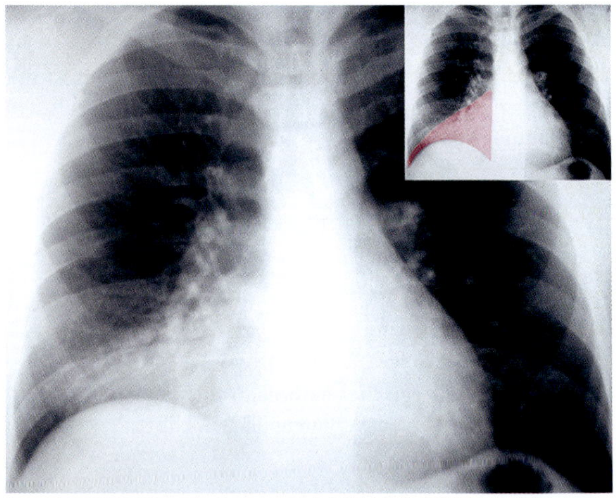

Abb. 12.31 Lobärpneumonie. Der Röntgenbefund wird als Verschattung bezeichnet, erscheint aber im Röntgenbild als helle Fläche, da es sich traditionell um ein Negativ handelt. [T197]

Symptome

Typische Symptome einer Pneumonie sind:
- **Fieber,** Schüttelfrost („Patient friert")
- Langanhaltender, **quälender Husten**
- Hoher Leidensdruck **(Todesangst)**
- Feuchte **Rasselgeräusche,** zäher Auswurf
- Allgemeine Schwäche, **Krankheitseindruck**

Die Symptome sind abhängig vom Erregertyp und begünstigenden Faktoren, z. B. dem Ausmaß des entzündeten Lungengewebes, sowie von der Abwehrlage des Patienten.

Die bakterielle Pneumonie beginnt häufig mit Schüttelfrost, gefolgt von hohem Fieber und Husten mit zähem Auswurf. Im Bereich des befallenen Lungengewebes ist ein lokales feuchtes Rasselgeräusch zu hören (→ Tab. 12.9 und → Tab. 12.10). So ist die **Pneumokokkenpneumonie** durch einen schnellen und steilen Fieberschub gekennzeichnet. Die Betroffenen machen einen sehr kranken Eindruck.

Die **virale Pneumonie** dagegen beginnt meist schleichender als die bakterielle Lungenentzündung. Schüttelfrost kommt

	Atemgeräusch	Lokalisation	Begleitsymptome/Anamnese
COPD	Trockene Atemgeräusche **(Brummen),** Giemen	Gesamte Lunge, nicht örtlich begrenzt	Schleichender Beginn, meist kein Fieber, evtl. Heimsauerstoff, Infektzeichen
Asthma	Trockene Atemgeräusche **(Giemen),** Brummen	Gesamte Lunge nicht örtlich begrenzt	Anfallsartiger Beginn, kein Fieber, keine Infektzeichen, verlängerte Ausatmung, evtl. Auslöser bekannt
Pneumonie	Feuchte Rasselgeräusche	Meist lokal begrenzt und seitenbetont	Schleichender Beginn, Fieber, Schwäche

Tab. 12.9 Auskultationsbefunde im Vergleich

Atemnebengeräusch	Ursache	Erkrankung
Stridor	Durch teilweise Verlegung (Einengung) der Atemwege	
Exspiratorischer Stridor (Atemnebengeräusch beim Ausatmen)	Einengung der tiefen, unteren Atemwege	• COPD • Asthma bronchiale • Aspiration in den tiefen, unteren Atemwegen
Inspiratorischer Stridor (Atemnebengeräusch beim Einatmen)	Einengung der oberen Atemwege	Aspiration in den oberen Atemwegen
Rasselgeräusche (feucht)	Dünnflüssiges Sekret in den Atemwegen	Pneumonie

Tab. 12.10 Zuordnung der Atemnebengeräusche (meist schon ohne Stethoskop hörbar)

kaum vor. Das Fieber steigt nur langsam an und erreicht selten Temperaturen über 38,5 °C. Der Husten ist lang anhaltend und quälend; es wird aber meist kein Auswurf produziert und die Patienten leiden selten unter akuter Atemnot.

Komplikationen

Lebensbedrohliche Komplikationen treten vor allem bei **bakteriell** verursachten Pneumonien auf. Eine der schlimmsten Komplikationen ist neben der Sepsis (→ 13.5.8) die **respiratorische Insuffizienz**, die einen schweren Sauerstoffmangel im gesamten Körper bewirkt. Überfluten die Krankheitserreger den Organismus des Patienten (Sepsis), kommt es an vielen Stellen im Körper zu weiteren Entzündungsreaktionen, die in der Folge zu Schock und Tod führen können. Weitere Komplikationen sind:

- Ansammlung von Eiter im Pleuraspalt (Pleuraempyem) durch Verschleppung der Krankheitserreger
- Infektionen anderer Organe, wie Gehirn, Hirnhäute und Herz
- Thrombosen durch lange Bettruhe

Basismaßnahmen

Die Basismaßnahmen orientieren sich an den Vitalfunktionen und umfassen die Lagerung des Patienten mit erhöhtem Oberkörper, die **Sauerstoffgabe** über eine Insufflationsmaske und, wenn dies durch den Patienten toleriert wird, die Anlage eines Mund-Nasen-Schutzes (MNS) für den Patienten.

PRAXISTIPP

Der MNS kann sowohl über als auch unter der Insufflationsmaske platziert werden. Die Sauerstoffgabe für den Patienten ist damit nicht beeinträchtigt. Es ist jedoch zu beachten, dass die Anlage von MNS und Sauerstoffmaske nicht von jedem Patienten toleriert wird, sodass das Vorgehen individuell abgestimmt werden muss.

Zur **Überwachung** werden EKG-Monitor und Pulsoxymeter angeschlossen. Der Blutdruck wird regelmäßig gemessen. Bei schwerer Dyspnoe und schlechter Sauerstoffsättigung oder gar Bewusstseinseintrübung ist der Notarzt nachzualarmieren.

IM FOKUS

Pneumonie

- **Störungsbild:**
  - Akute oder chronische **Entzündung des Lungengewebes**
  - Häufigste zum Tode führende Lungenerkrankung
- **Mögliche Ursachen:**
  - Bakterielle Infektionen
  - Virale Infektionen
  - Physikalische Ursachen (z. B. Strahlenbelastung)
  - Chemische Ursachen (z. B. bei Aspiration)
- **Mögliche Symptome:**
  - Fieber mit Schüttelfrost
  - Lang anhaltender und quälender **Husten**
  - Starke Angst
  - Feuchte **Rasselgeräusche,** zäher Auswurf
  - Schwäche und reduzierter Allgemeinzustand
  - Je nach Erregertyp sind sowohl ein plötzlicher als auch ein schleichender Beginn möglich.
- **Komplikationen:**
  - Respiratorische Insuffizienz
  - Pleuraempyem
  - Infektionen anderer Organe
  - Thrombosen durch lange Bettruhe
- **Maßnahmen:**
  - Potenzielle Gefahr für Einsatzkräfte: deshalb Infektionsschutz (Mund-Nasen-Schutz etc.)
  - Oberkörperhochlagerung
  - Sauerstoffgabe
  - Monitoring
  - Ggf. Notarztnachforderung

12.7.4 Aspiration und Bolusverlegung

Die Verlegungen der Atemwege und die Techniken zur Entfernung von zugänglichen Fremdkörpern im Atemweg (A-Problem) werden in → 11.2.4 behandelt.

DEFINITION

Der Begriff „Aspiration" bezeichnet das **Eindringen von flüssigen oder festen Stoffen** während der Einatmung in die Atemwege mit teilweiser oder vollständiger Verlegung.

Aspiriert werden häufig:

- Nahrungsbestandteile (z. B. Fleischbrocken)
- Magen-/Darminhalt (z. B. Erbrochenes)
- Blut
- Fremdkörper (z. B. Spielzeug, Münzen, Murmeln, Gebiss, → 11.2.4)

Vorwiegend sind Säuglinge, Kleinkinder, alte oder alkoholisierte Patienten betroffen. Bei Säuglingen und Kleinkindern kommt es meist zu versehentlicher Aspiration von Fremdkörpern während des Spielens (→ 22.4.2). Wegen der Enge der Atemwege ist eine Verlegung besonders gefährlich. Bei alten oder alkoholisierten Patienten kann eine Aspiration von Nahrungsbestandteilen infolge verlangsamter Schutzreflexe oder Bewusstseinsstörungen auftreten. Flüssige Stoffe dringen dabei ungehindert in die tiefen Atemwege ein.

PRAXISTIPP

Durch die Flachlagerung von bewusstseinsgetrübten bettlägerigen Patienten, die über eine PEG-Sonde ernährt werden, kommt es immer wieder zum Reflux und zur Aspiration von Sondenkost, die aufgrund der grobblasigen Rasselgeräusche an ein Lungenödem denken lassen.

Ein **Bolusgeschehen** ist die extreme Form der Fremdkörperaspiration. Durch den Fremdkörper **(Bolus)** werden die oberen Luftwege teilweise oder komplett verschlossen. Neben der Erstickungsgefahr kann der Bolus zu einer Stimulation des an der Rachenhinterwand verlaufenden N. vagus (→ 14.1.4, → 14.1.5) führen und reflektorisch einen Kreislaufstillstand hervorrufen **(Bolustod).**

Symptome

Die auftretenden Symptome von Aspiration oder Bolusgeschehen sind abhängig von **Größe** und **Konsistenz** des aspirierten Materials und entsprechen bei Verlegung der Atemwege denen der **akuten Atemnot:**

- Starker Husten
- Hochgradige Atemnot, inspiratorischer Stridor, Tachypnoe und Zyanose
- Unruhe, Todesangst
- Tachykardie, bei Bolusgeschehen Bradykardie
- Hypertonie, bei Bolusgeschehen Blutdruckabfall
- Atem- und Herz-Kreislauf-Stillstand nach Bolusverlegung

Führt der Fremdkörper zu einer Verlegung der Speiseröhre und nicht der Atemwege, treten folgende Symptome ohne schwerwiegende Beeinträchtigung der Atmung auf:

- Retrosternale und/oder epigastrische Schmerzen
- Schluckstörungen, vermehrter Speichelfluss (Hypersalivation)
- Würgereiz
- Subjektive Dyspnoe

Basismaßnahmen

Von entscheidender Bedeutung für den Therapieerfolg ist das **Zeitintervall** zwischen der Aspiration und dem Beginn der Basismaßnahmen. Die Basismaßnahmen zielen bei spontan atmenden und bewusstseinsklaren Patienten auf die Sicherung der Atemfunktion.

Bei **milden Atemwegsbehinderungen** werden die Patienten zum **Husten** aufgefordert. Stoßweises Husten kann durch den dabei erhöhten Atemwegsdruck den Fremdkörper ausstoßen. Bei **schweren Atemwegsbehinderungen,** wenn das versuchte Abhusten des Fremdkörpers wirkungslos bleibt, stellt sich der Helfer etwas seitlich hinter den Patienten und verabreicht ihm **5 Rückenschläge** mit dem Handballen zwischen die Schulterblätter. Kann die Atemwegsbehinderung mit diesen Maßnahmen nicht beseitigt werden, wird das **Heimlich-Manöver** angewendet. Die Durchführung des Heimlich-Handgriffs (→ Abb. 9.4) wird in → 9.1.2 erläutert.

Sollte der Patient zu irgendeinem Zeitpunkt bewusstlos werden oder bereits bewusstlos aufgefunden werden, muss umgehend mit der **Reanimation** (→ 13.4.4, Basic Life Support) begonnen werden. Die Thoraxkompression erzeugt einen höheren Druck in den Atemwegen als die Oberbauchkompression (Heimlich-Manöver) und kann zum Ausstoßen des Fremdkörpers führen. Da der Fremdkörper in der Regel nicht komplett ausgestoßen wird, muss die Mundhöhle im Rahmen der Reanimation vor der Beatmung inspiziert werden und das Freimachen und Freihalten der Atemwege durch Absaugen von Flüssigkeiten oder manuelles Ausräumen von festen Stoffen erfolgen. Die Reanimation im Verhältnis 30 : 2 ist so lange durchzuführen, bis sich der Patient erholt und zu atmen beginnt.

Bei **Kindern** mit hochgradiger Atemnot und hörbarem Stridor kann durch Oberkörpertieflagerung und Schläge auf den Rücken zwischen die Schulterblätter (→ Abb. 22.8) versucht werden, besonders festsitzende Fremdkörper durch das Erzeugen einer intrathorakalen Druckerhöhung zu entfernen (→ 22.4.2).

Patienten, bei denen der Fremdkörper nicht zu einer Beeinträchtigung der Atmung führt, werden mit erhöhtem Oberkörper gelagert.

IM FOKUS

Aspiration und Bolusgeschehen

- **Störungsbild:**
  - Eindringen von flüssigen oder festen Stoffen in die Atemwege
  - **Mögliche Folgen:**
    - Unmittelbare Verlegung der Atemwege durch einen (größeren) Bolus mit akuter Atemnot oder starker Vagusreizung
    - Entwicklung einer Aspirationspneumonie im Verlauf
- **Mögliche Ursachen:**
  - Betroffen sind meist kleine **Kinder** (versehentliche Aspiration von Fremdkörpern) oder **alte** bzw. **alkoholisierte Menschen** (durch Nachlassen der Schutzreflexe).
  - Ein besonderes Problem ist die Flachlagerung von Patienten mit reduziertem Bewusstsein oder eingeschränkten Schutzreflexen.
- **Mögliche Symptome:**
  - Starker Husten
  - Hochgradige Atemnot, inspiratorischer Stridor
  - **Tachypnoe und Zyanose**
  - Unruhe, Todesangst
  - Tachykardie, bei Bolusgeschehen auch **Bradykardie** möglich
  - Hypertonie, bei Bolusgeschehen auch **Blutdruckabfall** möglich
  - Bei Verlegung der Speiseröhre auch möglich:
    - Retrosternale und/oder epigastrische Schmerzen
    - Schluckstörungen, vermehrter Speichelfluss (Hypersalivation)
    - Würgereiz
- **Maßnahmen:**
  - Möglichst schnell und gezielt handeln.
  - Notarztnachforderung
  - Freimachen der Atemwege:
    - Patienten zum Husten auffordern.
    - Ggf. 5 Rückenschläge im Wechsel mit 5 Oberbauchkompressionen nach Heimlich einsetzen.
    - Bei Kindern zudem bei dieser Maßnahme an Oberkörpertieflagerung denken.
    - Ggf. Reanimation einleiten.
    - Einsatz von manuellen Techniken oder Absaugen
  - Oberkörperhochlagerung, wenn der Fremdkörper nicht zu Beeinträchtigung der Atmung führt

12.7.5 Hyperventilationssyndrom

Bei Angst, Aufregung, Wut und Stress oder auch bei starken Schmerzzuständen verändert sich die normale Atmung und wird entweder rascher und flacher oder steigert sich zur **Hyperventilation** (schnelle und tiefe Atemzüge). Plötzliches Erschrecken kann zu einem vorübergehenden Atemstillstand führen, gefolgt von einer intensivierten Atmung. Das Hyperventilationssyndrom ist als eine Unterform der **Panikstörung** anzusehen. Junge Frauen sind davon häufiger als Männer betroffen.

Das Hyperventilationssyndrom beschreibt eine über das physiologische Bedürfnis hinausgehende Beschleunigung und Vertiefung der Atmung. Über die vertiefte Kohlendioxid(CO_2-)Abatmung fällt der Kohlendioxidgehalt im Blut stark ab **(Hypokapnie).** In der Folge steigt der pH-Wert an (**respiratorische Alkalose,** → 24.4). Daraufhin wird im Blut vorliegendes freies Kalzium (Ca^{2+}) verstärkt an Eiweiße gebunden. Dadurch entsteht ein relativer Kalziummangel. Da aber ein ausreichender Kalziumspiegel Voraussetzung für eine einwandfreie Muskelarbeit ist, kommt es zu einer gesteigerten neuromuskulären Erregbarkeit mit Kribbeln **(Parästhesien)** und Krämpfen **(Pfötchenstellung,** → Abb. 12.32), beginnend an den Händen. Außerdem entsteht ein muskulärer **Bronchospasmus,** der bei den Patienten ein Erstickungsgefühl und panische Angstzustände auslöst, wodurch sich der gesamte Vorgang wiederholt und verstärkt wird.

MERKE

Das Hyperventilationssyndrom ist kein lebensbedrohliches Krankheitsbild. Die Ursachen sind meist psychogener Natur (seelische Belastung).

Symptome

Die Symptome sind abhängig von der **Dauer** und **Intensität** der Hyperventilation:

- **Kribbelgefühl** (Parästhesien) **in den Fingern** und **um den Mund** herum
- **Pfötchenstellung** (Verkrampfungen) der Hände und Krämpfe am Mund („Karpfenmaul")

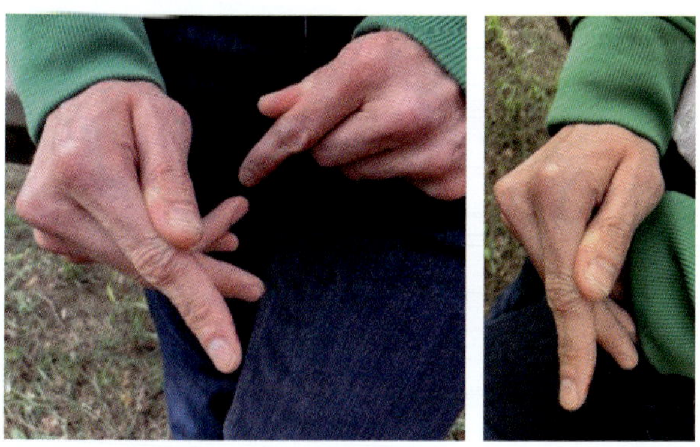

Abb. 12.32 Pfötchenstellung der Hände bei Hyperventilationstetanie [M235]

- Nervosität, Unruhe, Panik
- Schwindel, Kopfschmerzen
- **Druckgefühl in der Brust**
- Atemnot, Erstickungsgefühl
- Kollaps/Synkope/Bewusstseinsverlust

Basismaßnahmen

Als Basismaßnahmen sind der beruhigende Zuspruch und die Atmungsanleitung durchzuführen. Ziel ist, die Hyperventilation zu durchbrechen. Hierzu sollen die Patienten in eine Tüte oder Hyperventilationsmaske hineinatmen. Dadurch soll das ausgeatmete Kohlendioxid zurückgeatmet werden, um den CO_2-Gehalt im Blut zu erhöhen und damit der Hypokapnie, der respiratorischen Alkalose und den Parästhesien und Krämpfen entgegenzuwirken.

Die medikamentöse Therapie bleibt dem **Notarzt** vorbehalten. Dieser sollte dann alarmiert werden, wenn die Basismaßnahmen zu keinem nennenswerten Erfolg führen. Er wird versuchen, nach Anlage eines intravenösen Zugangs mithilfe von Sedativa (z. B. Dormicum®, → 7.6.2) die Hyperventilation zu durchbrechen.

MERKE

Eine Hyperventilation mit auftretenden Verkrampfungen wird Hyperventilationstetanie (Tetanie = Störung der Motorik und Sensibilität bei neuromuskulärer Erregbarkeit infolge eines Kalziummangels) genannt.

IM FOKUS

Hyperventilationssyndrom

- **Störungsbild:**
  - **Schnelle und tiefe Atemzüge** mit Gefühl der Luftnot
  - **Gute Sauerstoffversorgung,** aber Hypokapnie und respiratorische Alkalose mit relativem Kalziummangel
- **Mögliche Ursachen:**
  - Stress, Angst, Wut, Aufregung
  - Starke Schmerzzustände
  - Unterform der Panikstörung
  - Junge Frauen sind häufiger betroffen als Männer.
- **Mögliche Symptome:**
  - **Parästhesien** in den Fingern und um den Mund herum
  - **Pfötchenstellung** der Hände und Krämpfe im Mundbereich
  - Nervosität, Unruhe, Panik
  - Schwindel, Kopfschmerzen
  - Druckgefühl in der Brust
  - Atemnot, Erstickungsgefühl
  - Kollaps, Synkope, Bewusstseinsverlust
- **Maßnahmen:**
  - Wichtigste Maßnahme ist die Beruhigung des Patienten, ggf. mit Atemanleitung.
  - Einsatz einer Hyperventilationsmaske oder einer Tüte (Rückatmung)
  - Ggf. Notarztnachforderung

WIEDERHOLUNGSFRAGEN

1. Nennen Sie den Unterschied zwischen äußerer und innerer Atmung. (→ 12.1)
2. Wie hoch ist die Atemfrequenz eines Erwachsenen pro Minute in Ruhe? Wie oft atmet ein Neugeborenes? (→ 12.1.2)
3. Berechnen Sie das Atemzugvolumen für einen 75 kg schweren Mann. Wie hoch ist das Atemminutenvolumen? (→ 12.1.2)
4. Wie verlaufen Inspiration und Exspiration? (→ 12.1.4)
5. Benennen Sie die atmosphärische Luftzusammensetzung. Wie viel Sauerstoff enthält die Exspirationsluft? (→ 12.1.5)
6. Beschreiben Sie den Gasaustausch in der Lunge und an den Körperzellen. (→ 12.1.6)
7. Nennen Sie die atemregulierenden Größen und beschreiben Sie ihre Wirkung auf die Atmung. (→ 12.1.7)
8. Welchen Einfluss haben Sympathikus und Parasympathikus auf die Atmung? (→ 12.1.7)
9. Wie können Sauerstoff und Kohlendioxid im Blut transportiert werden? (→ 12.1.8)
10. Was gibt die Sauerstoffsättigung an? (→ 12.1.8)
11. Eine 2-Liter-Sauerstoffflasche hat einen Restdruck von 80 bar. Wie viel Liter Sauerstoff befinden sich noch in der Flasche? (→ 12.2.2)
12. Wie viel Liter Sauerstoff pro Minute müssen einem Patienten über eine Sauerstoffmaske mindestens verabreicht werden? (12.2.3)
13. Wie lange können Sie mit einer Sauerstoffflasche reanimieren, in der sich noch 180 l Sauerstoff befinden, wenn für einen konkreten Patienten (über Endotrachealtubus/Beatmungsbeutel mit Sauerstoffreservoir) 12 l O_2/Min. benötigt werden? (→ 12.2.3)
14. Welche Sicherheitsregeln müssen Sie beim Umgang mit Sauerstoffflaschen beachten? (→ 12.2.3)
15. Welche Indikationen und Ziele der endotrachealen Intubation kennen Sie? (→ 12.3.3)
16. Welches Material müssen Sie zur Intubation vorbereiten? (→ 12.3.4)
17. Beschreiben Sie die Assistenz bei der Durchführung der Intubation. (→ 12.3.4)
18. Welche Komplikationen und Gefahren drohen bei der Intubation? (→ 12.3.5)
19. Erklären Sie die Vorbereitung und Assistenz einer Thoraxentlastungspunktion. (→ 12.4.1)
20. Definieren Sie den Begriff Anästhesie. (→ 12.5)
21. Welche Indikationen erfordern die Durchführung einer präklinischen Narkose? (→ 12.5.1)
22. Nennen Sie Anästhetika und erläutern Sie deren Wirkungsweise. (→ 12.5.2)
23. Welche Beatmungsparameter müssen bei Verwendung eines Beatmungsgeräts eingestellt werden? (12.6.2)
24. Definieren Sie den Begriff der respiratorischen Insuffizienz. (→ 12.7)
25. Nennen Sie Ursachen für das Auftreten einer respiratorischen Insuffizienz. (→ 12.7)
26. Was ist eine COPD? Welche Krankheitsbilder werden darin zusammengefasst? (→ 12.7.1)
27. Erläutern Sie die pathophysiologischen Vorgänge bei der COPD. Nennen Sie Gemeinsamkeiten und Unterschiede zu denen beim Asthma bronchiale. (→ 12.7.2)
28. Welche langfristigen Folgen sind bei COPD-Kranken zu erwarten? Welche Notfälle können daraus entstehen? (→ 12.7.1)
29. Wie ist ein Asthma-bronchiale-Anfall definiert? Nennen Sie Ursachen für das Auftreten von Asthma-Anfällen. (→ 12.7.2)
30. Beschreiben Sie die Symptome und erläutern Sie die Therapie beim Asthma-bronchiale-Anfall. (→ 12.7.2)
31. Definieren Sie den Begriff „Pneumonie". Nennen Sie Risikogruppen. (→ 12.7.3)
32. Welche Symptome treten bei einer Pneumonie auf? Nennen Sie mögliche Komplikationen. (→ 12.7.3)
33. Erläutern Sie die präklinische Therapie bei der Pneumonie und nennen Sie mögliche Differenzialdiagnosen. (→ 12.7.3)
34. Was ist eine Aspiration? Nennen Sie typische Risikogruppen und Aspirate. (→ 12.7.4)
35. Welche Komplikationen drohen bei der Aspiration von Magensaft? (→ 12.7.4)
36. Definieren Sie die Begriffe „Bolusgeschehen" und „Bolustod". (12.7.4)
37. Erläutern Sie die Verfahren zur Fremdkörperentfernung. Nennen Sie die Komplikationen. (12.7.4)
38. Welche Ursachen führen zu einer Hyperventilation? (→ 12.7.5)
39. Wie entsteht die respiratorische Alkalose und welche Folgen hat sie? (→ 12.7.5)
40. Beschreiben Sie die Symptome bei einer Hyperventilation und erläutern Sie die Therapie. (→ 12.7.5)

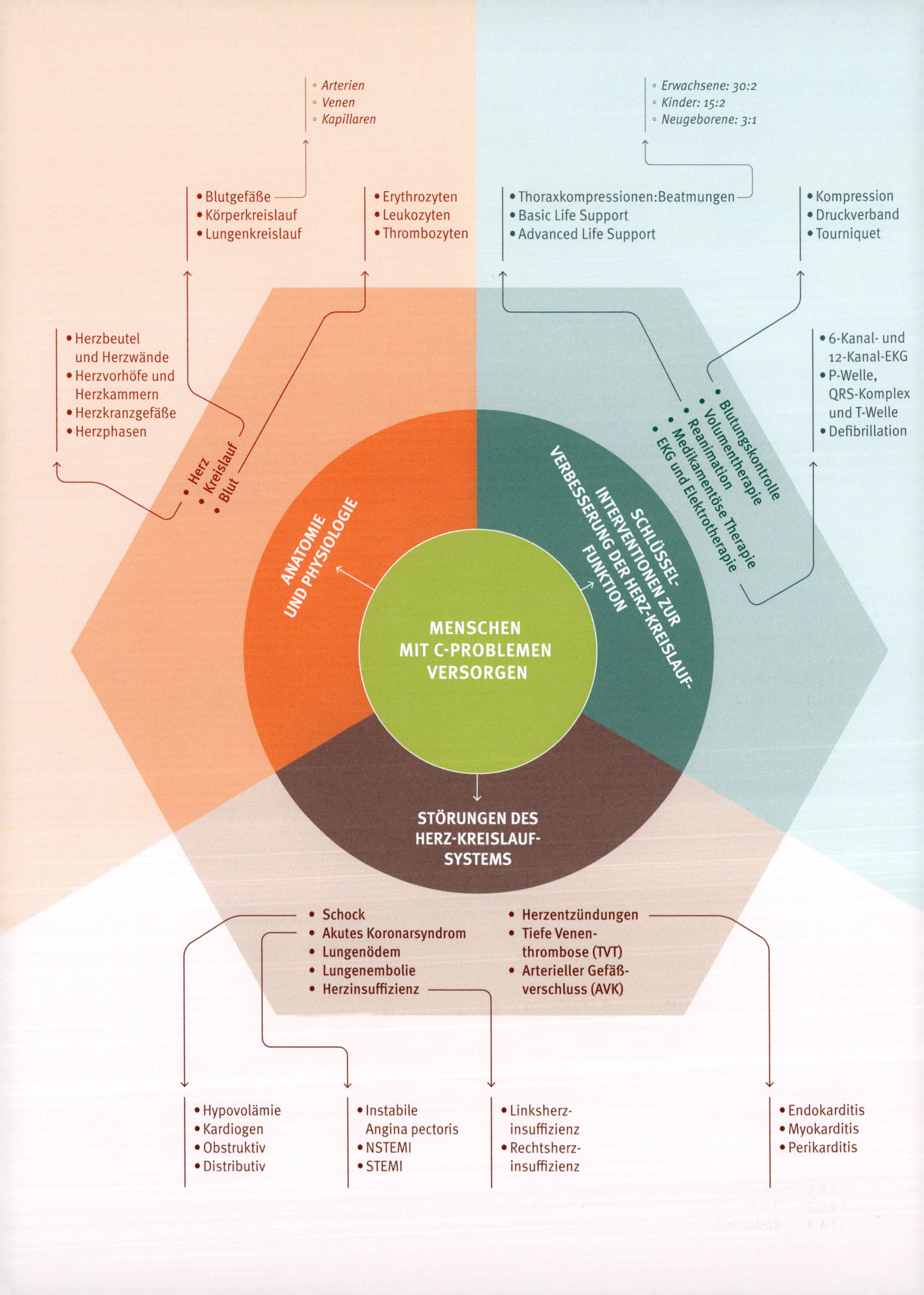
MENSCHEN MIT C-PROBLEMEN VERSORGEN
ANATOMIE UND PHYSIOLOGIE
• Herz
• Kreislauf
• Blut
• Herzbeutel und Herzwände
• Herzvorhöfe und Herzkammern
• Herzkranzgefäße
• Herzphasen
• Blutgefäße
• Körperkreislauf
• Lungenkreislauf
◦ Arterien
◦ Venen
◦ Kapillaren
• Erythrozyten
• Leukozyten
• Thrombozyten
SCHLÜSSEL-INTERVENTIONEN ZUR VERBESSERUNG DER HERZ-KREISLAUF-FUNKTION
• Blutungskontrolle
• Volumentherapie
• Reanimation
• Medikamentöse Therapie
• EKG und Elektrotherapie
• Thoraxkompressionen:Beatmungen
• Basic Life Support
• Advanced Life Support
◦ Erwachsene: 30:2
◦ Kinder: 15:2
◦ Neugeborene: 3:1
• Kompression
• Druckverband
• Tourniquet
• 6-Kanal- und 12-Kanal-EKG
• P-Welle, QRS-Komplex und T-Welle
• Defibrillation
STÖRUNGEN DES HERZ-KREISLAUF-SYSTEMS
• Schock
• Akutes Koronarsyndrom
• Lungenödem
• Lungenembolie
• Herzinsuffizienz
• Herzentzündungen
• Tiefe Venenthrombose (TVT)
• Arterieller Gefäßverschluss (AVK)
• Hypovolämie
• Kardiogen
• Obstruktiv
• Distributiv
• Instabile Angina pectoris
• NSTEMI
• STEMI
• Linksherzinsuffizienz
• Rechtsherzinsuffizienz
• Endokarditis
• Myokarditis
• Perikarditis

13

MENSCHEN MIT C-PROBLEMEN VERSORGEN

Jürgen Luxem

FALLBEISPIEL

Sie werden zu einem Einsatz mit dem Stichwort „Starke Übelkeit und Kreislaufstörung" gerufen. Vor Ort werden Sie vom erwachsenen Sohn einer 51-jährigen Patientin empfangen, der diese heute besucht hat. Seine Mutter habe schon beim gemeinsamen Kaffeetrinken nicht sehr gut ausgesehen, berichtet er, während er Sie ins Wohnzimmer führt. Sie sei blasser als sonst gewesen. Beim Aufstehen sei sie dann beinahe in sich zusammengesunken. Er musste sie stützen und zum Sofa bringen, auf dem sie auch jetzt noch liege. Neben der Patientin steht ein Eimer mit Erbrochenem normaler Farbe und Konsistenz. Die Patientin ist bei Bewusstsein und orientiert. Bei Ihrem Primary Assessment stellen Sie eine beschleunigte Atmung, einen mäßig tastbaren Puls und eine leicht verlängerte Rekapillarisierungszeit fest. Während Ihr Kollege einen intravenösen Zugang anlegt, schreiben Sie ein 12-Kanal-EKG. Da die Patientin adipös ist, ist die Elektrodenpositionierung der Brustwandableitungen etwas erschwert. Ihnen gelingt dennoch die Aufzeichnung eines sauber abgeleiteten EKGs. Es zeigt ausgeprägte Hebungen der ST-Strecke in den Ableitungen II, III und aVF. Sie fordern einen Notarzt nach und bereiten die notwendigen Medikamente für die Versorgung der Patientin vor.

LERNZIELE

Anatomie und Physiologie des Herz-Kreislauf-Systems

- Den Aufbau und die Funktion des Herzens, des Herzbeutels, die Innenstruktur der Vorhöfe und der Kammern erklären
- Das Erregungsbildungs- und Erregungsleitungssystem beschreiben
- Die verschiedenen Arten von Blutgefäßen benennen und ihren Aufbau beschreiben
- Das Vorkommen und die Funktion der verschiedenen Gefäße im Kreislaufsystem erläutern
- Die Bestandteile des Blutes erläutern

Kontrolle lebensbedrohlicher Blutungen – Beheben eines C-Problems

- Kritische Traumapatienten sofort erkennen
- Eine lebensbedrohliche äußere Blutung erkennen und stillen
- Die Prinzipien der Blutstillung kennen und für alle Körperregionen eine Blutstillung vornehmen

Schock – Beheben eines C-Problems

- Den Volumenmangel innerhalb des Schockgeschehens einordnen
- Die drei Stadien des Schocks erkennen und einschätzen
- Eine Beurteilung des Schockgeschehens vornehmen
- Die Besonderheiten des hypovolämischen Schocks kennen und die speziellen Therapieansätze ausführen
- Die Besonderheiten des kardiogenen Schocks kennen und die speziellen Basismaßnahmen ausführen
- Die Soforttherapie beim obstruktiven Schock kennen und zielgerichtete lebensrettende Schlüsselinterventionen vorbereiten
- Die Soforttherapie beim anaphylaktischen Schock kennen und den Therapieansatz vorbereiten
- Die Besonderheiten des neurogenen Schocks kennen und diese gegen den spinalen Schock abgrenzen
- Die Grundzüge der Sepsis kennen und mittels qSOFA einen septischen Schock frühzeitig erkennen

Reanimation – Beheben eines C-Problems

- Einen Herz-Kreislauf-Stillstand erkennen und angemessen reagieren
- Vor Beginn der Reanimationsmaßnahmen den Basischeck durchführen
- Maßnahmen im BLS sachgerecht ausführen sowie Schwierigkeiten und Komplikationen bewältigen
- Eine Reanimation mit Teampartner nach den Richtlinien des BLS durchführen
- Die begleitenden Herzrhythmusstörungen kennen und die schockbaren Rhythmen erkennen
- Die Vorbereitung der Defibrillation beherrschen
- Eine Reanimation nach BLS-Richtlinien bei infektiösen Patienten (z. B. COVID-19) entsprechend dem Selbstschutzprinzip anpassen
- Die Reanimation im Team nach ALS-Richtlinien durchführen
- Die potenziell reversiblen Ursachen eines Herz-Kreislauf-Stillstands kennen und bedenken
- Das Wiedereinsetzen des Spontankreislaufs (ROSC) erkennen
- Die notwendigen Maßnahmen nach dem Wiedereinsetzen des Spontankreislaufs (ROSC) anwenden
- Die Besonderheiten der Kinder-, Säuglings- und Neugeborenenreanimation anwenden

EKG und Herzrhythmusstörungen– Erkennen eines C-Problems

- Die EKG-Abschnitte erkennen und beschreiben
- Ein EKG auf den Körper korrekt aufkleben und ein EKG ableiten
- Eine EKG-Ableitung in vier Schritten beschreiben
- Technische Störungen von EKG-Ableitungen unterscheiden
- Einen normalen Sinusrhythmus beschreiben
- Supraventrikuläre von ventrikulären Herzrhythmusstörungen unterscheiden
- Anhand von Herzfrequenz, QRS-Breite, Regelmäßigkeit der Herzaktionen und dem Vorhandensein einer P-Welle auf die wichtigsten Herzrhythmusstörungen schließen

Kardiozirkulatorische Notfälle – Behandeln eines C-Problems

- Symptome der Herzinsuffizienz rechtzeitig erkennen und handeln
- Die Erkrankungen aus dem Formenkreis der KHK als Vorstufen des Myokardinfarkts erkennen und unterscheiden
- Unterscheidung zwischen STEMI und NSTEMI vornehmen und deren besondere Bedeutung für die Wahl der Therapie erkennen
- Das kardiale Lungenödem als Linksherzinsuffizienz erkennen und auf eine Entlastung des Herzens hinwirken
- Den hypertensiven Notfall von der hypertensiven Krise abgrenzen
- Bei Gefäßverschlüssen zwischen Thrombosen und Embolien unterscheiden
- Lungenembolie frühzeitig erkennen

Das ABCDE-Schema folgt in seinem Aufbau einer konkreten Prioritätenliste, deren Befunde im Rahmen einer Erstversorgung im Primary Survey zu **erheben** und zu **bewerten** sind (→ 5.2.3). Das ABCDE-Schema gewährleistet im Notfall bei konsequenter Anwendung eine vollständige Erstuntersuchung und ermöglicht, lebensbedrohliche Situationen unmittelbar zu behandeln.

Der Buchstabe **C** steht innerhalb des Schemas für **Circulation (Kreislauf)** und zielt auf die **Kreislaufkontrolle.** Sie ist nur möglich durch die Erfassung (von der Norm) abweichender Befunde der Herz-Kreislauf-Funktion, die Hinweise auf Probleme mit einer suffizienten Hämodynamik liefern könnten. Hinweise sind z. B. Pulsstatus und Pulsqualität, die Rekapillarisierungszeit, der Hautstatus, ein auffälliges EKG, ein von der Norm abweichender Blutdruck, Schmerzen im Brustkorb, gestaute Halsvenen, sowie sichtbare oder vermutete Blutungen. Liegen Hinweise vor, drohen bei einem **C-Problem** mögliche, teilweise oder komplette Beeinträchtigungen des Herz-Kreislauf-Systems als Pump- und Transportsystem von Blut und Sauerstoff – des Energieversorgungssystem des Körpers. Der Umfang der zugrunde liegenden Erkrankungen reicht in diesen Fällen von den Herzrhythmusstörungen, über die Hypertonie, Gefäßverschlüsse und allen Formen des Schocks bis zu akuten Blutungskomplikationen.

In einigen Fällen kann nach einer Blutungskontrolle zunächst eine symptomatische Therapie mit Volumengabe und Katecholaminen sinnvoll sein, in anderen Fällen sind mechanische (Entlastungspunktion) oder elektrische (Defibrillation) Schlüsselinterventionen vordringlich – aber erst nach Stabilisierung der Patienten und gezielter Diagnostik wird eine kausale Therapie eingeleitet.

MERKE

Die Schaffung stabiler Kreislaufverhältnisse ist das Ziel in der Versorgung von Menschen mit einem C-Problem.

Die **Schlüsselinterventionen zur Verbesserung der Herz-Kreislauf-Funktion** umfassen die folgenden Anwendungen:

- **Blutungskontrolle** (→ 13.2)
- **Volumentherapie** (→ 13.3)
- **Reanimation** (→ 13.4)
- **Medikamentöse Therapie** (Antiarrhythmika, Katecholamine) (→ 13.5, → 13.6)
- **Elektrische Therapie** (Kardioversion, Defibrillation) (→ 13.4.6)
- **Nadeldekompression** (→ 12.4.1)
- Kreislaufunterstützende **Lagerungen** (z. B. Schocklagerung oder ggfs. Oberkörperhochlagerung, → 9.2.3)

13.1 Anatomie und Physiologie des Herz-Kreislauf-Systems

Herz und Blutgefäße ermöglichen die Zirkulation des Blutes im Organismus; gemeinsam bilden sie das Herz-Kreislauf-System. Mit dem Blut werden Sauerstoff und Kohlendioxid, Nährstoffe und zahlreiche andere für die Aufrechterhaltung der Körperfunktionen notwendige Stoffe (z. B. Enzyme, Hormone, Zellen der Immunabwehr) im Körper transportiert.

13.1.1 Das Herz

Das Herz **(Cor)** ist der Motor des Lebens, das als „dauerhafte Pumpe", die Organe und Gewebe laufend mit Blut und den darin enthaltenden lebensnotwendigen Nährstoffen und Sauerstoff versorgt. Es schlägt 60- bis 100-mal pro Minute; das sind ca. 120.000 Schläge pro Tag und annähernd 43 Millionen Schläge im Jahr. In einem ganzen Leben schlägt das Herz etwa 3,2 Milliarden Mal. Das Herz, ein muskulöses Hohlorgan mit vier Kammern, treibt durch seine Pumparbeit den Blutfluss im Gefäßsystem an. Die Herzklappen regeln dabei die Richtung der Blutströmung.

IM FOKUS

Organsteckbrief: Herz

Lage: zwischen den beiden Lungenflügeln (Mediastinum) in der Mitte des Brustkorbs, etwas nach links versetzt hinter dem Brustbein.

Form/Abschnitte: faustgroßes Organ in Kegelform, das innen aus vier Hohlräumen besteht. Die Hohlräume werden durch vier Herzklappen begrenzt, die in einer Ebene liegen (Ventrikelebene).

Funktion: Die Funktionselemente des Herzens sind die Herzmuskelfasern. Es werden zwei Typen von Herzmuskelfasern unterschieden:

- Die Fasern der Arbeitsmuskulatur, welche die Hauptmasse des Herzens ausmachen und die Pumparbeit leisten. Sie treiben durch ihre Pumparbeit den Blutfluss an.
- Die Fasern des spezifischen Erregungsbildungs- und Reizleitungssystems, deren elektrische Impulse zum Herzschlag führen.

Wichtige Erkrankungen:

- Herzinsuffizienz
- Herzrhythmusstörungen
- Herzinfarkt

Lage und Form

Das Herz (→ Abb. 13.1) liegt gut geschützt im Brustkorb **(Thorax)** zwischen den beiden Lungenflügeln. Dieser Raum wird als Mittelfellraum **(Mediastinum)** bezeichnet. Im Mediastinum liegen weitere Strukturen:

- Luftröhre (**Trachea,** → 11.1.2)
- Speiseröhre (**Ösophagus,** → 24.1.1)
- Körperhauptschlagader (**Aorta,** → 13.1.3)
- Lungenblutgefäße (**Pulmonalarterien und -venen,** → 13.1.3)
- Diverse Nerven (**z. B. N. vagus,** → 14.1.4)

Innerhalb des Mediastinums liegt das Herz leicht geneigt (ca. 40°), zusätzlich noch etwas gedreht und von der Mittellinie nach links verlagert. Daher besteht die linke Lungenhälfte (→ Abb. 11.2) auch nur aus zwei Lungenlappen, die rechte Lungenhälfte dagegen aus drei (→ 12.1.1). Das Mediastinum ist vorn vom Brustbein **(Sternum),** hinten von der Wirbelsäule und unten vom Zwerchfell begrenzt; zwischen diesen Strukturen liegt das Herz. In sehr seltenen Fällen liegt das Herz auf der rechten Seite des Brustkorbes. Häufig ist diese Anomalie angeboren, manchmal sind alle Organe des Körpers spiegelverkehrt angeordnet.

In der Form ähnelt das Herz einem auf der Seite liegenden abgerundeten Kegel (→ Abb. 13.1). Das obere Ende wird dabei als Herzbasis **(Basis cordis)** und das untere als Herzspitze **(Apex cordis)** bezeichnet. Die Größe des Herzens ist von verschiedenen

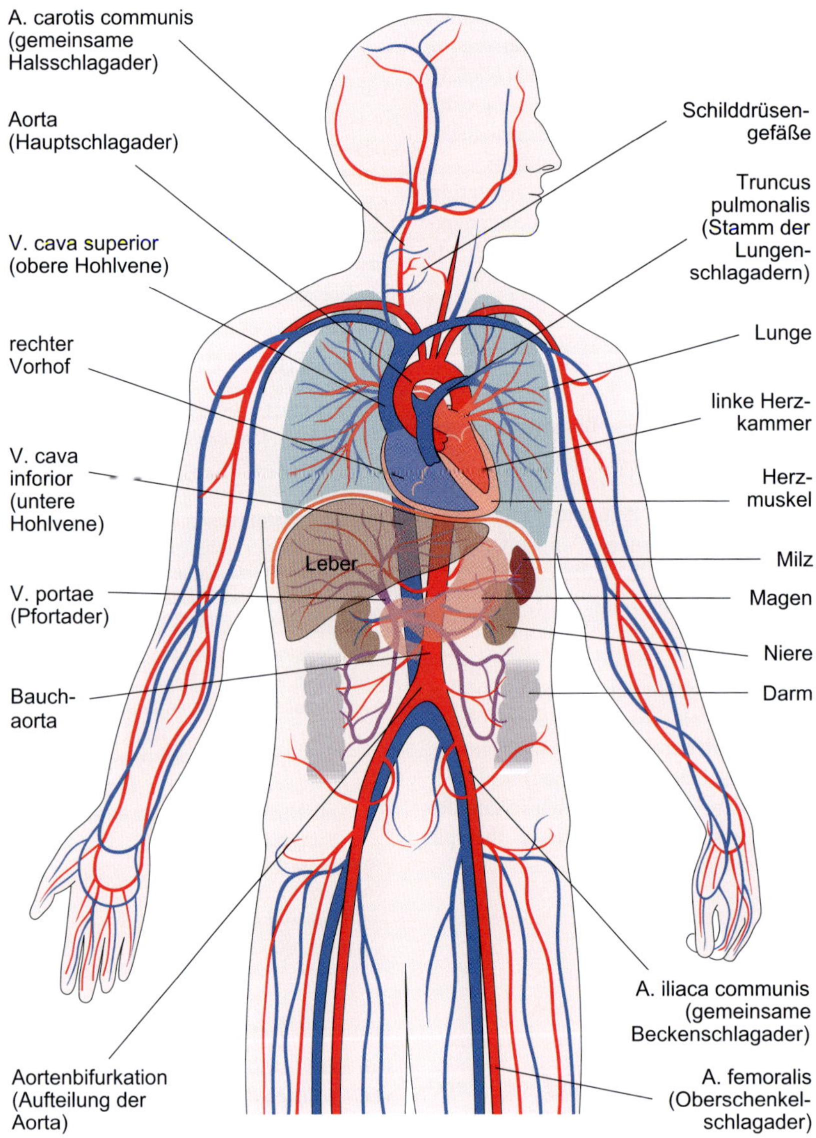

Abb. 13.1 Lungen- und Körperkreislauf. Verlauf und Verzweigungen der Lungenarterien, der Bronchien sowie der Lungenvenen. [L190]

Faktoren wie Trainingszustand, Alter und Gesundheit abhängig. Als Faustregel gilt, dass das Herz etwa die Größe einer Faust hat. Bei Sportlern vergrößert es sich durch Zunahme des Muskelgewebes. Das Herz wiegt zwischen 250 und 300 g.

Herzinnenräume

Das Herz ist ein Muskel, der innen aus vier Hohlräumen besteht (→ Abb. 13.2). Diese werden von elastischem Bindegewebe, dem die Herzinnenhaut **(Endokard)** aufliegt, ausgekleidet.

Voneinander unterschieden werden die rechte und die linke Herzhälfte, die durch die Herzscheidewand **(Septum)** getrennt sind. Jede Herzhälfte besteht aus einem Vorhof **(Atrium)** und einer Kammer **(Ventrikel)**.

- In den **rechten Vorhof** münden obere und untere Hohlvene (**V. cava superior** und **inferior**) sowie die Koronarvenen. Von dort wird das sauerstoffarme Blut in die rechte Kammer gepumpt.
- Aus der **rechten Kammer** gelangt das Blut über den Truncus pulmonalis und die Pulmonalarterien in die Lunge.
- Aus jedem Lungenflügel transportieren zwei Lungenvenen mit Sauerstoff angereichertes Blut in den **linken Vorhof.** Aus dem Vorhof strömt das Blut in die linke Kammer.
- Die **linke Kammer** stößt das Blut in die Aorta und den Körperkreislauf aus.

Rechter Vorhof und rechte Kammer bilden die **Vorderwand,** linker Vorhof und linke Kammer die **Hinterwand** des Herzens.

Herzwand

Drei Schichten bilden die Herzwand von innen nach außen:

- Herzinnenhaut **(Endokard):** Die Herzinnenhaut liegt, wie der Name schon sagt, innen. Sie besteht aus einem glatten Oberflächengewebe und kleidet alle Innenräume aus. Das Endokard bildet auch die Herzklappen. Hauptfunktion der Herzinnenhaut ist der reibungslose Blutfluss durch die Herzhöhlen.

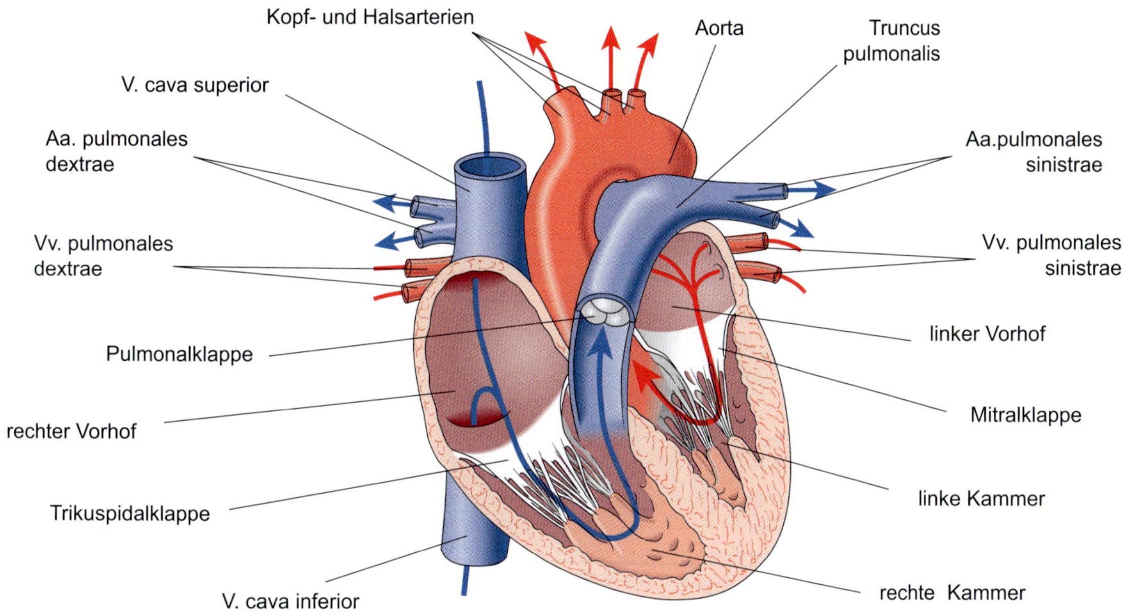

Abb. 13.2 Längsschnitt durch die vier Hohlräume des Herzens. Rote und blaue Pfeile entsprechen der Flussrichtung des sauerstoffarmen (blau) und sauerstoffreichen (rot) Blutes. [L190]

- Herzmuskel **(Myokard):** Das Herzmuskelgewebe bildet die dickste Schicht der Herzwand. Das Myokard der linken Herzhälfte ist stärker ausgebildet (Dicke ca. 1 cm) als das der rechten (Dicke ca. 0,5 cm). Der Grund dafür ist, dass die linke Herzhälfte mehr Arbeit leisten muss, um das Blut in den Körperkreislauf zu pumpen (Hochdrucksystem, → 13.1.3). Die rechte Herzhälfte dagegen pumpt das Blut in die Blutgefäße der Lunge. Dafür ist weniger Kraft notwendig (Niederdrucksystem, → 13.1.3).
- Herzaußenhaut (**Epikard** und **Perikard**): Die Herzaußenhaut besteht aus zwei Teilen, die gemeinsam den Herzbeutel **(Perikardsack)** bilden. Das Epikard überzieht das Herz von außen und stellt das innere Blatt des Herzbeutels dar. An der Herzbasis schlägt das Epikard um und formt das äußere Blatt **(Perikard)**. Zwischen Epikard und Perikard entsteht auf diese Weise ein Gleitspalt. Dieser enthält eine kleine Menge eines dünnflüssigen **(serösen)** Sekrets. Es verhindert, dass die beiden Schichten miteinander verkleben (Adhäsionskräfte werden reduziert), und bildet einen Gleitfilm.

ACHTUNG

Bei einer Entzündung des Herzbeutels (Perikarditis, → 13.6.4) wird die Pumpfunktion des Herzens durch eine vermehrte Flüssigkeitsansammlung im Herzbeutel (Perikarderguss) eingeschränkt. Ist die Flüssigkeitsansammlung so groß, dass sie die Bewegung des Herzens unmöglich macht, wird dies als Perikardtamponade bezeichnet.

Herzklappen

Damit das Blut auf seinem Weg durchs Herz in die richtige Richtung fließt, sitzen zwischen den Vorhöfen und der jeweiligen Herzkammer sowie zwischen Herzkammern und das Blut weiterführenden Arterien die Herzklappen. Bei den **Herzklappen** werden Segel- und Taschenklappen unterschieden (→ Abb. 13.2). Die Funktion der Herzklappen gleicht der eines Ventils. Blut kann durch sie hindurchströmen, jedoch nicht mehr zurückfließen, wodurch die Flussrichtung bestimmt wird.

Segelklappen finden sich zwischen einem Vorhof und einer Herzkammer. Die Segelklappe zwischen rechtem Vorhof und rechter Kammer heißt **Trikuspidalklappe.** Sie besteht aus drei Segeln. Zwischen dem linken Vorhof und der linken Kammer liegt die **Bikuspidalklappe.** Sie wird aus nur zwei Segeln gebildet. Da ihre Form einer Bischofsmütze (Mitra) gleicht, wird sie auch **Mitralklappe** genannt. Vorhofkammerklappen öffnen sich in Richtung Herzkammer und verhindern, dass Blut aus den Herzkammern in die Vorhöfe zurückströmen kann.

Zwischen Ventrikel und den ableitenden Blutgefäßen finden sich die **Taschenklappen.** Die **Pulmonalklappe** liegt zwischen rechter Herzkammer und Lungenarterienstamm **(Truncus pulmonalis),** die **Aortenklappe** befindet sich im Übergang von linker Herzkammer zur Aorta. Pulmonal- und Aortenklappe öffnen sich in Richtung der großen Gefäße (Truncus pulmonalis und Aorta). Treibende Kraft hierfür ist die Kontraktion des Kammermyokards während der Austreibungsphase.

Alle vier Herzklappen liegen in einer Ebene, der **Ventilebene.**

MERKE

Schließen die Herzklappen nicht dicht ab oder öffnen sie sich nicht vollständig, muss das Herz insgesamt mehr Arbeit leisten, um das Blut pumpen zu können.

Erregungsbildung und Reizleitung am Herz

Die Funktionselemente des Herzens sind die Herzmuskelfasern. Eine Herzmuskelfaser ist eine Kette von hintereinander geschalteten Herzmuskelzellen, die von einer gemeinsamen

Hülle umgeben sind. Zwei Typen von Herzmuskelfasern werden unterschieden:

- Die **Fasern der Arbeitsmuskulatur** der Vorhöfe und Kammern, welche die Hauptmasse des Herzens ausmachen und die Pumparbeit verrichten
- Die **Fasern des spezifischen Erregungsbildungs- und Reizleitungssystems**

Die Herzmuskelfasern sind wie Nerven oder die Skelettmuskulatur erregbare Strukturen, d. h., sie haben ein Ruhemembranpotenzial und reagieren auf einen Reiz mit einem Aktionspotenzial (→ 14.1.1).Wie bei Skelettmuskeln löst auch bei der Herzmuskelfaser ein Aktionspotenzial die Kontraktion aus. Durch das Aktionspotenzial wird ein wenig Kalzium in die Herzmuskelzelle befördert. Dieser nur geringe Kalziumioneneinstrom ist ein Signal für die Zelle, die daraufhin eine größere Menge Kalziumionen aus intrazellulären Speichern in das Zellplasma entlässt. Erst dieses freigesetzte Kalzium löst die Muskelkontraktion aus. Dieser Vorgang wird als elektromechanische Kopplung bezeichnet.

Refraktärperiode

Die Herzmuskulatur hat mit anderen erregbaren Geweben (z. B. Nervengewebe, Muskelgewebe) die Eigenschaft gemeinsam, dass ihre Ansprechbarkeit auf Reize während der Repolarisation aufgehoben oder vermindert – refraktär (widerspenstig, nicht beeinflussbar) – ist. Unterschieden werden die absolute und die relative Refraktärperiode.

Während der **absoluten** Refraktärperiode ist keine Neuerregung der Herzmuskelzelle möglich. In der sich anschließenden **relativen** Refraktärperiode setzt die Ansprechbarkeit auf Reize allmählich wieder ein. Da das Herz in dieser Phase des Erregungsablaufs für neue Aktionspotenziale empfänglich ist, wird sie auch **vulnerable** (verletzliche) Phase genannt. Durch die langanhaltende Refraktärzeit wird das Herz vor einer zu frühen Wiedererregung geschützt. Dieser Vorgang verhindert, dass unerwünschte elektrische Erregungen den ständigen rhythmischen Wechsel von Kontraktion und Erschlaffung stören.

MERKE

Fallen in die relative Refraktärperiode (vulnerable Phase) neue Aktionspotenziale, besteht die Gefahr, dass die natürliche Erregungsbildung und -leitung gestört werden und es zum Kammerflimmern kommt (→ 13.4.7).

Reihenfolge der Erregungsausbreitung

Am gesunden Herzen geht der elektrische Impuls zu einem Herzschlag vom **Sinusknoten** aus, der im rechten Vorhof an der Einmündung der oberen Hohlvene **(V. cava superior)** liegt. Er treibt das Herz in Ruhe an. Vom Sinusknoten breitet sich die Erregung gleichmäßig über die Arbeitsmuskulatur der beiden Vorhöfe aus (→ Abb. 13.3).

Die Überleitung der Erregung von den Vorhöfen auf die Kammern erfolgt am Vorhofkammerknoten **(Atrioventrikular-** oder **AV-Knoten).** Der AV-Knoten liegt am Übergang von den Vorhöfen zu den Kammern zwischen den Segelklappen. Der übrige Bereich der Vorhofkammergrenze besteht aus unerregbarem, nichtleitendem Bindegewebe, dem Herzskelett. Die Überleitung der Erregung erfolgt im AV-Knoten mit einer Verzögerung von

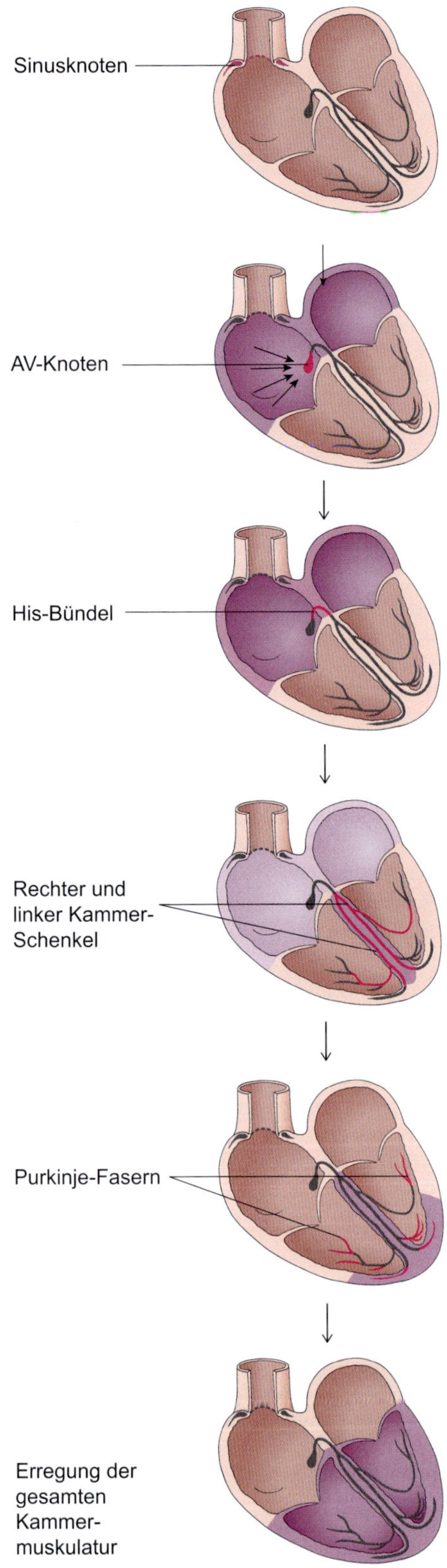

Abb. 13.3 Erregungsleitungssystem des Herzens mit schematischer Darstellung von Sinusknoten, AV-Knoten, Kammerschenkeln und Purkinje-Fasern. Das His-Bündel durchstößt die Klappenebene. [L190]

etwa 0,1 Sek. Diese Zeit ist notwendig, damit die Vorhöfe ausreichend Zeit haben, zu kontrahieren und Blut in die Kammern zu pumpen, während die Ventrikel noch entspannt sind.

Die Kammern selbst folgen einem komplexeren Prinzip der Erregungsausbreitung. Es muss gewährleistet sein, dass zuerst die Muskelfasern an der Herzspitze und zuletzt die Muskelfasern an den Gefäßabgängen (Aorta und Truncus pulmonalis) kontrahieren. Dies wird erreicht, indem die Reizleitung die Erregung aus den Vorhöfen über den AV-Knoten, das **His-Bündel** und die zwei **Tawara-Schenkel** (Kammerschenkel) in die Herzspitze leitet, noch bevor Zellen an der Herzbasis die Erregung aufnehmen können. Dabei versorgt ein Tawara-Schenkel die rechte Herzhälfte und ein Tawara-Schenkel, unterteilt in zwei Faszikel, die linke Herzhälfte. Die Endaufzweigungen der Tawara-Schenkel heißen **Purkinje-Fasern.** Aus diesen Leitungsfaserspitzen treten die Erregungen aus und breiten sich, wie in den Vorhöfen, von Muskelzelle zu Muskelzelle aus. Dieses Erregungsmuster ermöglicht, dass große Gebiete der Herzspitze nahezu gleichzeitig von der Erregung erfasst werden und eine gerichtete Kontraktion von der Herzspitze zur Herzbasis möglich wird.

MERKE

Die elektrischen Vorgänge am Herzen können an der Körperoberfläche als Elektrokardiogramm (EKG) abgeleitet werden (→ 13.5.2).

Hierarchie der Erregungsbildung

Die Bildung von elektrischen Erregungen im Reizleitungssystem des Herzens ist nicht ausschließlich vom Sinusknoten abhängig, da auch die übrigen Teile des Reizleitungssystems die Fähigkeit zur eigenständigen Erregungsbildung besitzen. Sie werden Schrittmacherzentren genannt.

Der Sinusknoten ist mit 60–100 Impulsen pro Minute das **primäre Schrittmacherzentrum** des Herzens, da er die höchste Entladungsfrequenz aufweist. Fällt die Erregungsbildung im Sinusknoten aus (z. B. durch Herzinfarkt, → 13.6.5) oder wird die Erregung aus dem Sinusknoten nicht auf die Vorhofmuskulatur übertragen, übernimmt der nachfolgende AV-Knoten als **sekundäres Schrittmacherzentrum** mit 40–60 Impulsen pro Minute die Schrittmacherfunktion. Fällt auch hier die Erregungsbildung aus, führt dies zu einer kompletten Unterbrechung der Erregungsüberleitung von den Vorhöfen auf die Kammern. Als **tertiäres Schrittmacherzentrum** verbleibt in diesem Fall nur noch die ventrikuläre Erregungsbildung (Kammereigenrhythmus). Der Kammereigenrhythmus generiert 20–40 Impulse pro Minute und leitet die Aktionspotenziale über das Erregungsleitungssystem der Kammern an das Ventrikelmyokard weiter (ventrikulärer Ersatzrhythmus).

Vegetative Innervation

Der Herzmuskel wird durch sein Erregungsbildungs- und -leitungssystem autonom und dauerhaft stimuliert. Die Frequenz der Impulse, die aus dem Reizbildungssystem hervorgehen, sowie die Leitungsgeschwindigkeit im Erregungsleitungssystem werden jedoch direkt und indirekt durch Sympathikus und Parasympathikus beeinflusst. Dieser Einfluss erstreckt sich auf Schlagkraft **(Inotropie)**, Frequenz **(Chronotropie)**, Überleitungsgeschwindigkeit von den Vorhöfen auf die Kammern **(Dromotropie)** und die Höhe der Reizschwelle **(Bathmotropie).**

Parasympathische Innervation

Die das Herz versorgenden parasympathischen Nerven stammen direkt aus dem N. vagus (→ 14.1.5). Sie gelangen vorwiegend zum Sinus- und zum AV-Knoten, wo sie sowohl die Herzfrequenz senken (negativ chronotrop) als auch die AV-Überleitungszeit verlängern (negativ dromotrop). Die parasympathische Innervation reicht nur bis zum AV-Knoten. Die parasympathische Beeinflussung der Herzkammern erfolgt indirekt, indem der Sympathikus zentral gedämpft wird.

Sympathische Innervation

Im Unterschied zum Parasympathikus innerviert der Sympathikus (→ 14.1.5) alle Anteile des Herzens nahezu gleichmäßig. Die Stimulation durch den Sympathikus erfolgt direkt am Herzen.

Eine Steigerung der sympathischen Aktivität bewirkt eine Zunahme der Herzfrequenz (positiv chronotrop), eine Steigerung der Schlagkraft in den Kammern (positiv inotrop), eine Senkung der Erregungsschwelle (positiv bathmotrop) und eine Verkürzung der AV-Überleitungszeit (positiv dromotrop). Eine maximale Stimulation des Sympathikus kann eine so hohe Zunahme der Herzfrequenz bewirken, dass ein Kammerflimmern ausgelöst wird und ein funktioneller Herzstillstand resultiert (→ 13.4.1, → 13.4.7).

Herzphasen und Herzmechanik

Unterschieden werden vier Aktionsphasen am Herzen. Anspannungs- und Austreibungsphase werden der **Systole** (Kontraktion des Herzens), Entspannungs- und Füllungsphase der **Diastole** (Erschlaffung des Herzens) zugerechnet.

Zunächst erfolgt die gleichzeitige Kontraktion der Vorhöfe, anschließend kontrahieren die Kammern gemeinsam. Den mechanischen Herzphasen gehen die elektrischen Vorgänge im Herzen voran.

Füllungsphase (Diastole)

Während der Füllungsphase der Vorhöfe sind die Segelklappen geschlossen. Die elektrische Entladung des Sinusknotens führt zu einer Erregung der Vorhöfe, die daraufhin kontrahieren. Ist der Druck in den Vorhöfen größer als in den Ventrikeln, öffnen sich die Segelklappen und die Ventrikelfüllung beginnt.

Anspannungsphase (Systole)

Sind die Ventrikel mit Blut gefüllt, verschließen sich die Segelklappen. Die Taschenklappen sind noch geschlossen. Die elektrische Kammererregung und Erregungsausbreitung von der Herzspitze zur Herzbasis markieren den Beginn der Anspannungsphase. Die Ventrikel beginnen zu kontrahieren.

Austreibungsphase (Systole)

Die Taschenklappen öffnen sich, wenn der Druck in den Kammern größer als in den Arterien ist. Jetzt wird das Blut aus den Ventrikeln in die Arterien gepumpt. Die Austreibungsphase markiert das Ende der Systole.

Entspannungsphase (Diastole)

In der Entspannungsphase schließen sich die Taschenklappen. Dann beginnen sich die Vorhöfe, bei geschlossenen Segelklappen, erneut zu füllen.

Schlagvolumen und Herzminutenvolumen

Als **Herzfrequenz (HF)** wird die Schlagfolge des Herzens innerhalb einer Minute bezeichnet. Sie beträgt bei einem Erwachsenen in Ruhe 60–100 und bei Neugeborenen bis zu 140 Schläge pro Minute. Bei physischer oder psychischer Belastung ist die Herzfrequenz beschleunigt. In Zeiten körperlicher Ruhe kann die Herzfrequenz absinken.

Das **Schlagvolumen** (SV) ist die in Milliliter angegebene Blutmenge, die bei der Kontraktion einer Herzkammer in die Gefäße gepumpt wird. Das Schlagvolumen beträgt bei einem Erwachsenen etwa 70 ml pro Ventrikel. Eine Reserve von weiteren 70 ml Blut pro Ventrikel bleibt in den Kammern zurück.

Das **Herzminutenvolumen** (HMV) ist das Produkt aus Herzfrequenz und Schlagvolumen und gibt an, wie viel Liter Blut pro Minute von einer Kammer gepumpt werden. Angaben über die durchschnittliche Herzfrequenz und das Herzminutenvolumen in unterschiedlichen Lebensabschnitten enthält die → Tab. 13.1. Der linke Ventrikel eines Erwachsenen pumpt in Ruhe 70-mal pro Minute 70 ml Blut. Das Herzminutenvolumen beträgt demnach 4.900 ml oder 4,9 l. Unter Belastung ist ein Erwachsener in der Lage, sein Herzminutenvolumen durch Erhöhung der Herzfrequenz und des Schlagvolumens auf bis zu 20 Liter zu steigern.

Alter	Herzfrequenz	Herzminutenvolumen
Neugeborene	Ca. 140 Schläge/Min.	Ca. 200 ml
Säuglinge	Ca. 120 Schläge/Min.	Ca. 410 ml
Erwachsene	60–80 Schläge/Min.	Ca. 5 l

Tab. 13.1 Durchschnittliche Herzfrequenzen und Herzminutenvolumen in unterschiedlichen Lebensabschnitten

MERKE

Herzminutenvolumen = Herzfrequenz × Schlagvolumen (HMV = HF × SV)

Herzkranzgefäße

Die Herzkranzgefäße **(Koronargefäße)** versorgen den Herzmuskel mit Blut (5 % des pro Herzschlag gepumpten Blutvolumens, obwohl das Herz nur 0,5 % der Körpermasse ausmacht) und sind in das Myokard eingelagert. Unterschieden werden Koronararterien und Koronarvenen.

Die linke und rechte **Koronararterie** entspringen als erste Gefäße nach der Aortenklappe aus dem Anfangsteil der Aorta (→ Abb. 13.4). Die linke Koronararterie (LCA; left coronary artery) teilt sich in zwei größere Äste auf. Der Ramus interventricularis anterior (RIVA) versorgt mit seinen Nebenästen die gesamte Herzvorderwand und einen Großteil der Kammerscheidewand. Linker Vorhof und linke Hinterwand werden vom Ramus circumflexus (RCX) und seinen Seitenästen durchblutet. Die rechte

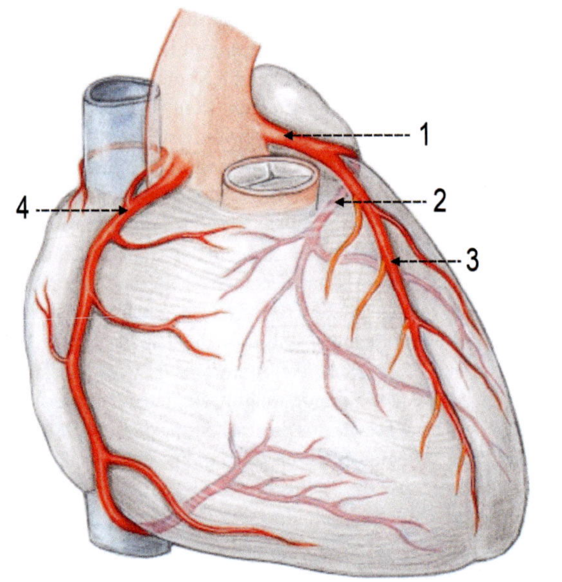

Abb. 13.4 Herz mit Koronargefäßen von vorn. Das Herz ist durchsichtig zu denken. Die Gefäße an der Rückseite des Herzens sind blassrosa gezeichnet.
1 Linke Herzkranzarterie (A. coronaria sinistra, LCA)
2 Linke hinten umgreifende Herzkranzarterie (R. circumflexus, RCX)
3 Linke vordere Herzkranzarterie (R. interventricularis anterior, RIVA)
4 Rechte Herzkranzarterie (A. coronaria dextra, RCA) [S002-008]

Herzkranzarterie (RCA; right coronary artery) und ihre Seitenäste versorgen die Wand von rechtem Vorhof, rechter Kammer mit rechter Hinterwand sowie einen kleinen Teil der Kammerscheidewand.

MERKE

Bei Verengungen oder Verschlüssen der Koronararterien (KHK, akutes Koronarsyndrom) kann es in Abhängigkeit des Stenosegrads und des myokardialen Sauerstoffbedarfs zu einer Schädigung des Herzmuskelgewebes kommen (→ 13.6.3, → 13.6.5).

Die **Koronarvenen** transportieren sauerstoff- und nährstoffarmes Blut. Die größte Koronarvene ist der **Sinus coronarius.** Er nimmt als Sammelvene den größten Teil des Blutes aus den Herzvenen auf und mündet in den rechten Vorhof.

Die Durchblutung des Herzens erfolgt aus zwei Gründen praktisch nur in der Diastole **(diastolische Perfusion):**

- Erstens werden die Koronargefäße während der Kontraktion des Herzmuskelgewebes vor allem im linken Ventrikel so stark komprimiert, dass nur ein geringer Blutfluss möglich ist.
- Zweitens verschließt die geöffnete Aortenklappe während der Systole die Abgänge in der Aorta zu den Koronararterien.

ACHTUNG

Tachykardien erhöhen zunächst das HZV und verbessern damit die Koronardurchblutung. Erst ab einer mehr oder weniger individuellen Tachykardiegrenze wird durch die verkürzte Diastole auch die Perfusionszeit am Herzmuskel verkürzt und die Koronardurchblutung verschlechtert sich.

IM FOKUS

Herzphysiologie

- **Erregungsbildung und Reizleitung:**
  - Es werden Herzmuskelfasern der Arbeitsmuskulatur und des **Erregungs- und Reizleitungssystems** unterschieden.
  - Nach der Aktivierung einer Herzmuskelzelle folgte eine kurze Phase der Unerregbarkeit, die Refraktärperiode.
  - Der elektrische Impuls läuft folgenden Weg:
    - Sinusknoten (Primärer Schrittmacherknoten)
    - AV-Knoten (Verzögerung der Überleitung von den Vorhöfen auf die Kammern)
    - His-Bündel
    - Tawara-Schenkel
    - Purkinje-Fasern
- **Innervation:**
  - **Sympathische Innervation:**
    - Vorhöfe und Kammern sind durch den Sympathikus innerviert.
    - Er beschleunigt unter anderem die Herzfrequenz, die AV-Überleitungsgeschwindigkeit und fördert die Herzkraft.
  - **Parasympathische Innervation:**
    - Nur die Vorhöfe sind durch den Parasympathikus innerviert.
    - Er senkt unter anderem die Herzfrequenz und die AV-Überleitungsgeschwindigkeit.
- **Herzphasen und Herzmechanik:**
  - Es werden vier Phasen unterschieden
    - **Füllungsphase (Diastole):** Das Herz füllt sich mit Blut, nur die Segelklappen sind geöffnet.
    - **Anspannungsphase (Systole):** Es wird Druck aufgebaut, alle Herzklappen sind geschlossen.
    - **Austreibungsphase (Systole):** Das Herz pumpt das Blut in Lungen- bzw. Körperkreislauf, nur die Taschenklappen sind geöffnet.
    - **Entspannungsphase (Diastole):** Das Herz erschlafft, alle Herzklappen sind geschlossen.
- **Herzminuten- und Schlagvolumen:**
  - **Herzfrequenz (HF):** Kontraktionen des Myokards pro Minute, 60–100 Schläge pro Minute sind beim Erwachsenen in Ruhe normal.
  - **Herzschlagvolumen (SV):** Blutvolumen, das pro Herzschlag gepumpt wird, 70 ml sind beim Erwachsenen in Ruhe normal.
  - **Herzminutenvolumen (HMV):** Blutvolumen, das pro Minute gepumpt wird, also Herzfrequenz x Schlagvolumen = Herzminutenvolumen

13.1.2 Blutgefäße

Das Blut wird in **Arterien** (Verteilergefäße) und **Venen** (Sammelgefäße) transportiert. Der Stoffaustausch findet in den **Kapillaren** (Austauschgefäße) statt. Jeder Gefäßabschnitt hat eigene Aufgaben; dies spiegelt sich im unterschiedlichen Aufbau der Gefäßwände wider.

IM FOKUS

Organsteckbrief: Blutgefäße

Lage: Der ganze Körper ist mit einem Netzwerk aus Blutgefäßen durchzogen.
Form/Abschnitte: röhrenförmige, elastische Strukturen (Blutgefäße), die abhängig von der Fließrichtung des Bluts in 3 Arten unterteilt werden:
- Arterien
- Kapillargefäße
- Venen

Funktion: Die Arterien transportieren Blut vom Herzen weg, Venen sammeln Blut und führen es zum Herzen zurück. Die Kapillaren verbinden das venöse und arterielle Blutgefäßsystem miteinander. An den Kapillaren finden die Austauschvorgänge zwischen Blut und Körperzellen statt.
Wichtige Erkrankungen:
- Aortenaneurysma
- Thrombosen
- Embolien

Wandbau

Ähnlich dem schichtweisen Aufbau der Herzwand besitzen auch die Blutgefäße, mit Ausnahme der Kapillaren, einen dreiteiligen Wandaufbau (→ Abb. 13.5):
- Die innere Schicht **(Intima)** besteht aus einer einschichtigen Lage Endothelzellen. Die glatte Oberfläche der Intima ermöglicht ein störungsfreies Fließen des Blutes.
- In die mittlere Schicht **(Media)** sind glatte Muskulatur und elastisches Bindegewebe eingelagert. Durch Kontraktion und Erschlaffung der Muskelfasern kann das Gefäßlumen vergrößert oder verkleinert werden. Die elastischen Bindegewebsfasern ermöglichen die Dehnbarkeit des Gefäßes für unterschiedliche Füllungsvolumina.
- Die äußere Schicht **(Adventitia)** bildet eine Hülle aus Bindegewebe um das Gefäß und verankert es außen an benachbarten Strukturen.

Die Blutgefäße werden mit Eigennamen bezeichnet, die ihre genaue Lage oder ihren Verlauf im Körper beschreiben. In Abbildungen werden üblicherweise Arterien rot und Venen blau eingefärbt (→ Abb. 13.2).

Arterien

DEFINITION

Arterien (→ Abb. 13.6) transportieren Blut vom Herzen weg. Diese allgemeingültige Definition gilt für alle Arterien in jedem Abschnitt des Blutgefäßsystems.

Die Aorta und große, von ihr abgehende, Blutgefäße weisen eine hohe Dehnungsfähigkeit auf (Arterien vom **elastischen Typ**), bedingt durch in die Media eingelagerte elastische Bindegewebsfasern. Von besonderer Bedeutung ist dies bei der Blutdruckregulierung und Organdurchblutung (→ 13.1.3).

Bei herzfern gelegenen Arterien geht die Dehnungsfähigkeit zunehmend verloren. Stattdessen findet sich in der Media überwiegend glatte Muskulatur (Arterien vom **muskulären Typ**). Arterien

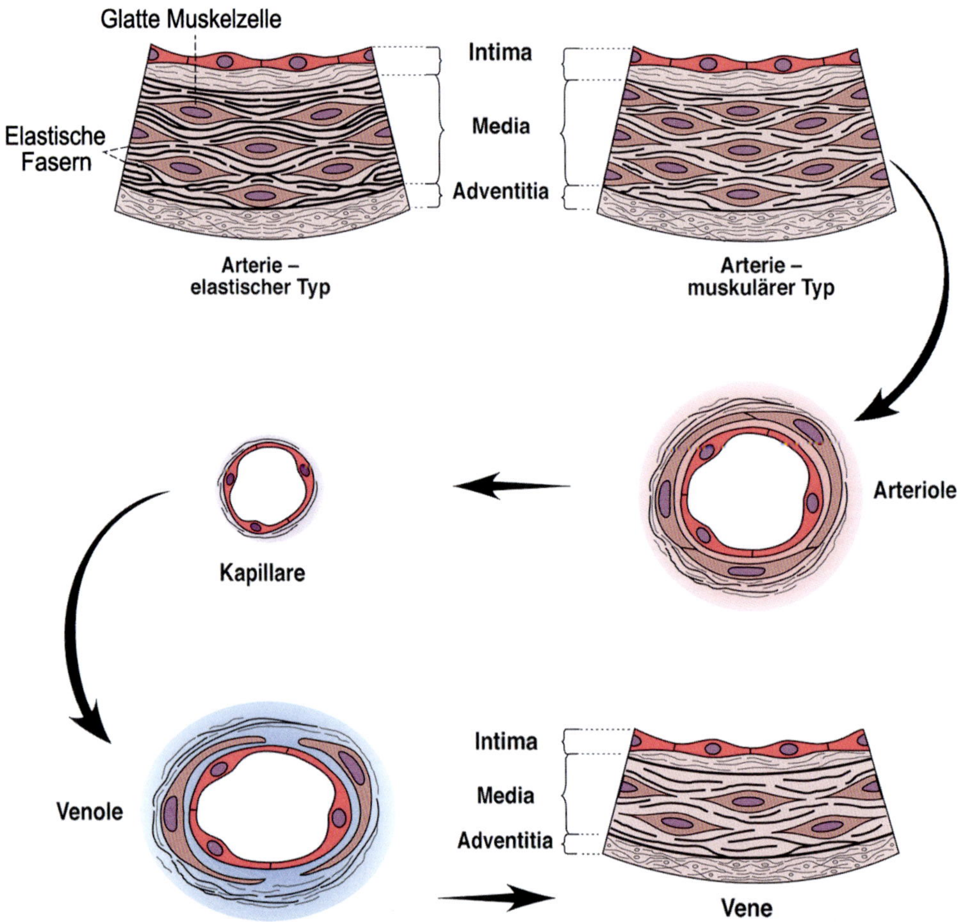

Abb. 13.5 Wandaufbau der verschiedenen Blutgefäße [L107]

vom muskulären Typ werden als **Widerstandsgefäße** bezeichnet, weil sie ihren Gefäßdurchmesser durch Erweiterung **(Vasodilatation)** und Verengung **(Vasokonstriktion)** regulieren können.

Größere Arterien zweigen sich in kleinere Arterien, die **Arteriolen,** auf. Dabei nehmen die Durchmesser der Gefäße kontinuierlich ab und die Anzahl der Gefäße zu. Arteriolen speisen die Kapillaren mit Blut.

ACHTUNG

Durch Krankheiten sackartig geweitete elastische Arterien bilden ein **Aneurysma** aus. Dabei geht die Wandstabilität verloren. In schweren Fällen kann die Gefäßwand zerreißen. Folgen sind lebensbedrohliche innere Blutungen in das Gehirn (→ 14.4.2) oder in die Brust- oder Bauchhöhle (→ 24.9).

Kapillaren

Kapillaren sind feinste Verästelungen der Arterien und Venen, die das venöse und arterielle Blutgefäßsystem miteinander verbinden. Sie besitzen eine sehr dünne Gefäßwand aus einer einzigen Endothelzellschicht. An den Kapillaren finden die **Austauschvorgänge** zwischen Blut und Körperzellen statt. Durch Mikrozirkulation werden dem Gewebe Nährstoffe und Sauerstoff (O_2) zugeführt und Abfallstoffe (z. B. Kohlendioxid, CO_2) abtransportiert. Diese Stoffwechselvorgänge unterliegen umfangreichen Regulationsmechanismen.

Kontrahieren die Muskelfasern der vorgeschalteten Arteriolen, stoppt der Blutfluss in den nachgeschalteten Kapillaren. Letzterer kann aber in Geweben mit erhöhter Stoffwechselleistung (z. B. Entzündung) durch Erweiterung der Arteriolen auch gesteigert werden. Die Hautareale röten sich und das einströmende Blut erwärmt das Gewebe.

Venen

DEFINITION

Venen (→ Abb. 13.7) sammeln Blut und führen es zum Herzen zurück. Diese Festlegung gilt ausnahmslos für jede Vene in jedem Gefäßabschnitt.

Das Blut aus den Kapillaren gelangt zunächst in kleinere Sammelgefäße, die **Venolen.** Diese drainieren dann das Blut in die größeren Venen. Venen besitzen eine nur schwach ausgestattete Media mit wenigen eingelagerten Muskelzellen. Dafür enthalten sie viel Bindegewebe, das ihnen eine gewisse Dehnungsfähigkeit verleiht. Wegen dieses Wandaufbaus können Venen große Blutmengen aufnehmen und werden daher auch **Kapazitätsgefäße** genannt.

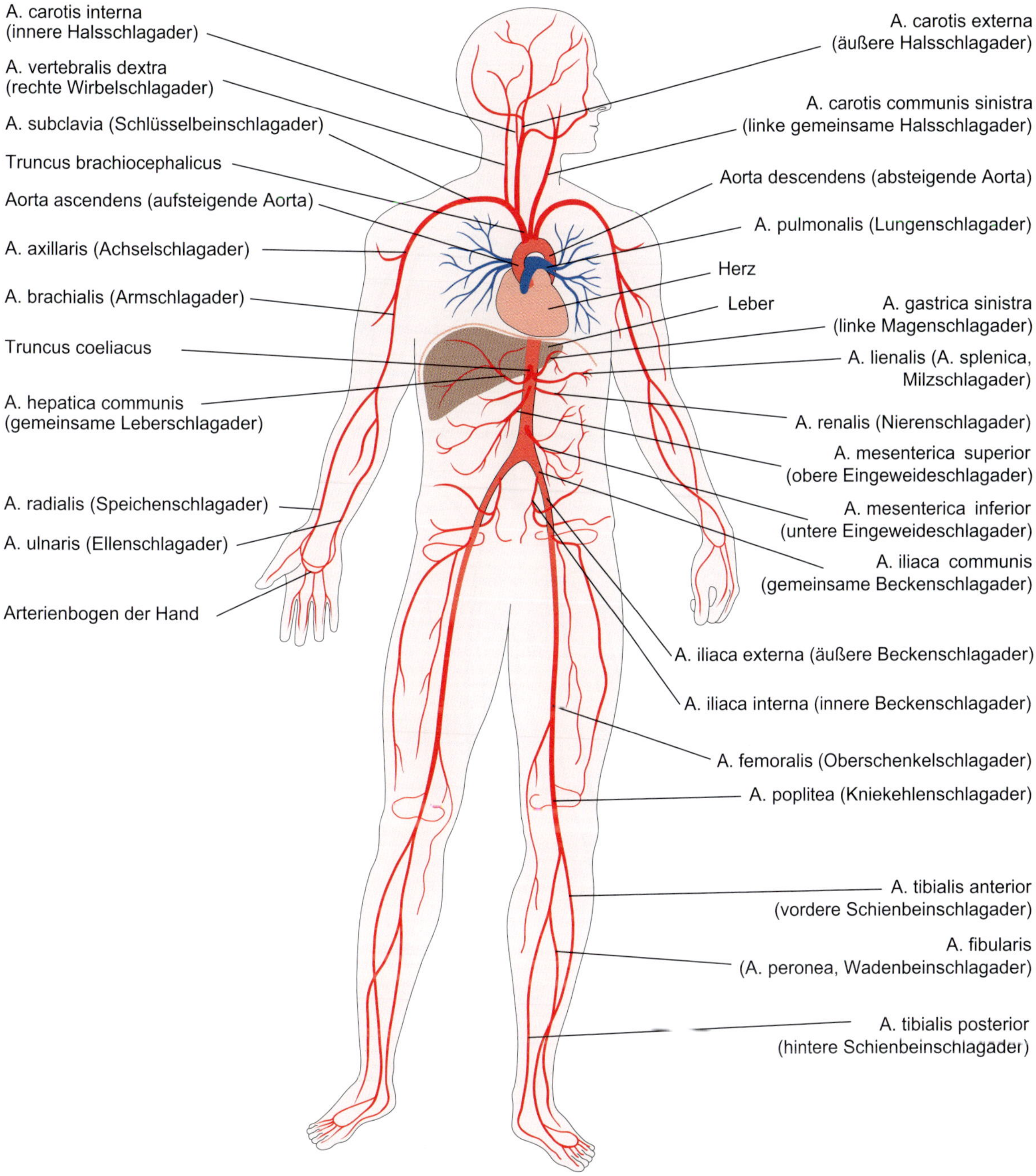

Abb. 13.6 Die wichtigsten Arterien in der Übersicht [L190]

Venen enthalten aus Endothel bestehende **Venenklappen,** die das Zurückfließen des Blutes verhindern und dazu beitragen, den Blutfluss in Richtung Herz zu lenken (→ 13.1.3).

! ACHTUNG

Durch Gefäßwandschäden, intravasale Druckerhöhung oder Venenklappeninsuffizienz ausgelöste Störungen an Venen führen zu unregelmäßigen, schlauchförmigen, erweiterten und an der Oberfläche geschlängelt verlaufenden Gefäßveränderungen, den Krampfadern **(Varizen).**

13.1.3 Kreislauf

Zwischen der rechten Herzkammer durch die Lunge bis zum linken Vorhof verläuft der Lungenkreislauf **(kleiner Kreislauf).** Zwischen der linken Herzkammer und dem rechten Vorhof verläuft der Körperkreislauf **(großer Kreislauf).** Der Körperkreislauf kann in zwei Abschnitte unterteilt werden, den **arteriellen Abschnitt** und den **venösen Abschnitt.**

Das Herz pumpt Blut über die Blutgefäße in den **Lungen- und Körperkreislauf.** Dabei entsteht eine Druckwelle, die an oberflächlich verlaufenden Arterien als Puls getastet werden

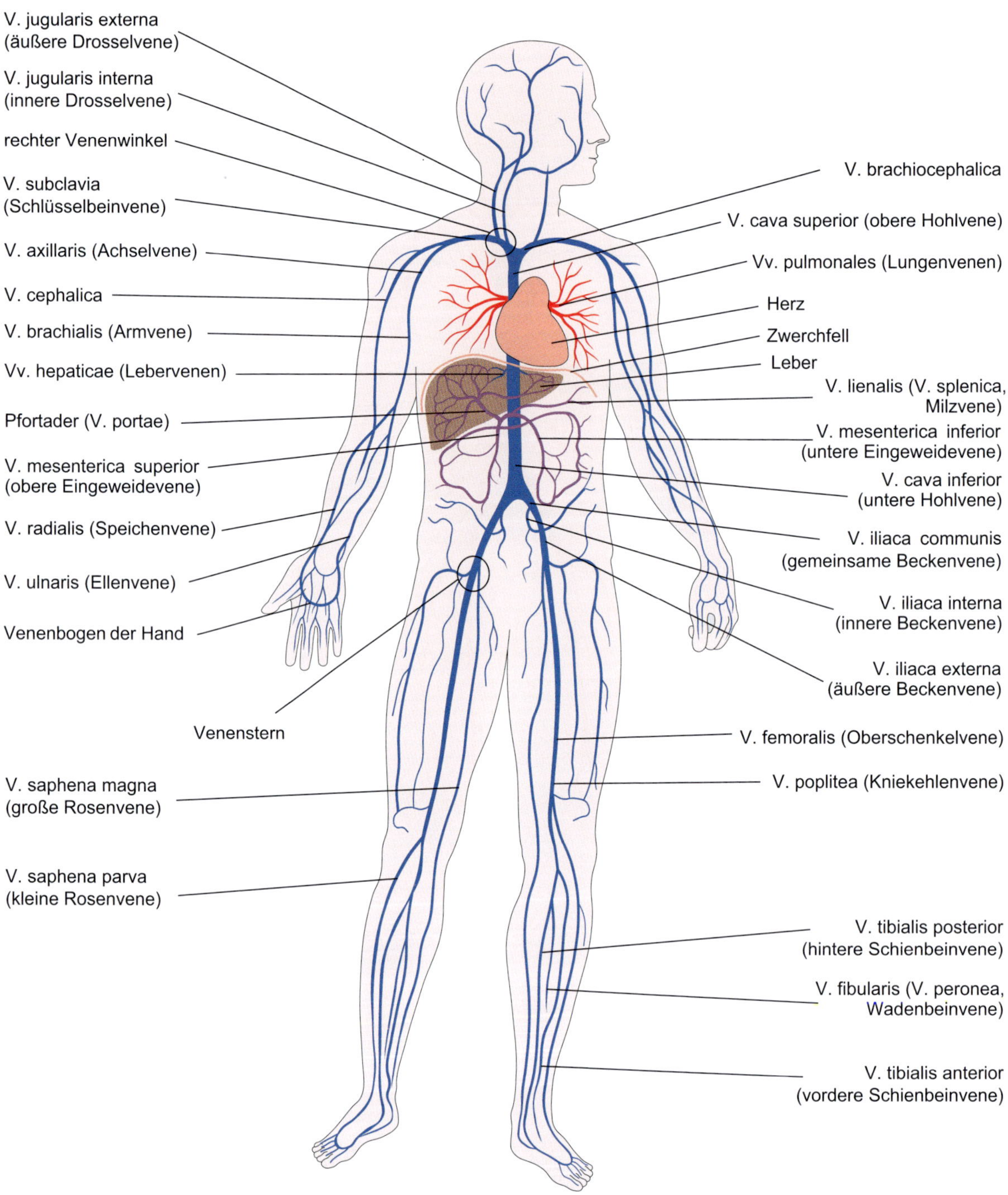

Abb. 13.7 Die wichtigsten Venen in der Übersicht [L190]

kann. Der vom Herzen und den Blutgefäßen erzeugte Blutdruck ermöglicht eine kontinuierliche Organdurchblutung.

Arterieller Teil (Hochdrucksystem)

Aus dem linken Vorhof gelangt das Blut über die Mitralklappe in die linke Herzkammer. Öffnet sich die Aortenklappe, wird das Blut in die Aorta gepumpt. Die etwa daumendicke **Aorta** entspricht in ihrem Aussehen einem Gehstock. Sie wird in einen aufsteigenden Teil **(Aorta ascendens),** den Aortenbogen **(Arcus aortae)** und in einen langen absteigenden Teil **(Aorta descendens)** unterteilt. Der absteigende Teil verläuft sowohl im Brustkorb **(Pars thoracalis)** als auch in der Bauchhöhle **(Pars abdominalis),** wobei das Zwerchfell die Grenze der beiden Teile darstellt.

Von der aufsteigenden Aorta zweigen die **Koronararterien** ab, die den Herzmuskel versorgen. Am Aortenbogen entspringen Arterien zur Versorgung von Kopf, Hals und den oberen Extremitäten. Der absteigende Teil der Aorta steigt hinter dem Herzen ab und verläuft unmittelbar vor der Wirbelsäule bis in das Becken. Im Brustkorb zweigen Arterien für die Durchblutung der Brustorgane und der Brustwand ab. Dem Bauchteil der Aorta entspringen Gefäße für die Bauchorgane. Im Becken teilt sich die Aorta in die beiden Beckenarterien auf, die arterielles Blut an die Beckenorgane und die unteren Extremitäten abgeben.

Das Myokard der linken Herzhälfte ist besonders stark ausgebildet, weil es das Blut gegen den Widerstand der Blutsäule in den Körperkreislauf pumpen muss. Daher entsteht während der Systole des linken Ventrikels ein Blutdruck von etwa 120 mmHg. Dieser Blutdruck wird in die Arterien weitergegeben. Die linke Herzkammer sowie die Arterien und Arteriolen des Körperkreislaufs werden deshalb als Gefäße des **Hochdrucksystems** zusammengefasst (→ Abb. 13.8).

IM FOKUS

Organsteckbrief: Kreislauf

Lage: Der Körperkreislauf verläuft zwischen der linken Herzkammer und dem rechten Vorhof (großer Kreislauf). Der Lungenkreislauf umfasst den Weg des Blutes von der rechten Herzkammer durch die Lunge bis zum linken Vorhof (kleiner Kreislauf).

Form/Abschnitte: Der Kreislauf wird in den Lungenkreislauf (kleiner Kreislauf) und den Körperkreislauf (großer Kreislauf) eingeteilt. Diese beiden Kreisläufe zirkulieren gleichzeitig und bauen aufeinander auf.

Funktion: Über den Kreislauf werden Organe und Gewebe ausreichend mit Sauerstoff versorgt und Abfallstoffe wie Kohlendioxid abtransportiert.

Wichtige Erkrankungen:
- Lungenödem
- Schock
- Bluthochdruck

Puls

Das aus der linken Herzkammer mit großem Druck ausgeworfene Blut löst eine Druckwelle in den Arterien aus, die als **Arterienpuls** bezeichnet wird. An unmittelbar unter der Haut verlaufenden Arterien kann die Druckwelle von außen getastet (palpiert) werden (→ 5.1.3).

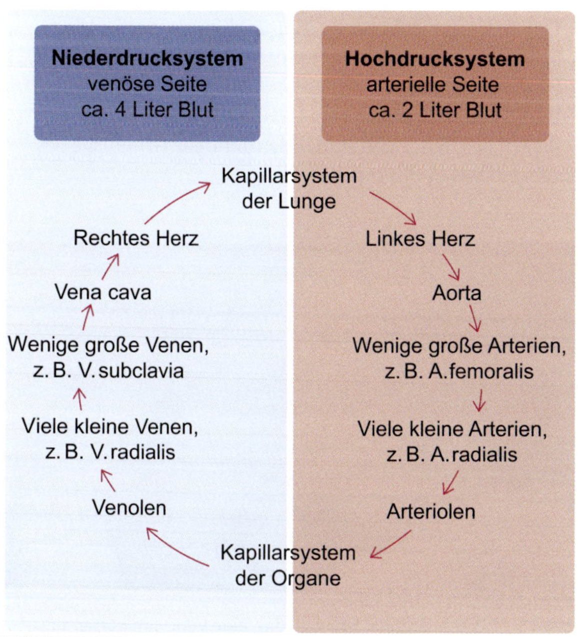

Abb. 13.8 Übersicht des Herz-Kreislauf-Systems [L108]

Pulswelle

Als Pulswelle wird der Druckanstieg innerhalb der Arterien bezeichnet, wenn das Blut aus der linken Herzkammer durch Herzmuskelkompression in die Arterien gepumpt wird. Genau genommen, entsteht zunächst ein durch Kompression hervorgerufener Überdruck, der sich „wellenförmig" ausbreitet (Pulswelle). Hiernach folgt ein relativer Unterdruck, der die Flüssigkeit (Blut) nach sich zieht.

Arterieller Blutdruck

Der Blutdruck beschreibt die Kraft des Blutes auf die Gefäßwände und ist die entscheidende Größe für die Organdurchblutung. Dafür sind verschiedene Faktoren maßgeblich verantwortlich:
- Herzminutenvolumen
- Blutvolumen
- Eng- und Weitstellung der Widerstandsgefäße (peripherer Widerstand)

Wenn in der Medizin von „Blutdruck" gesprochen wird, ist damit immer der arterielle Blutdruck gemeint. Die Einheit für den Blutdruck ist mmHg (gelesen: Millimeter Quecksilbersäule). Angegeben wird der Blutdruck immer als systolischer „oberer" und diastolischer „unterer" Wert. Idealerweise beträgt er bei Erwachsenen in Ruhe 120/80 mmHg. Physische und psychische Belastungen lassen den Blutdruck steigen.

Blutdruckregulation

Der Körper regelt den Blutdruck mithilfe eines komplexen Systems, in dem viele Komponenten ineinandergreifen. Die wichtigsten sind:
- Blutgefäße (elastische Schlagadern, → 13.1.2)
- Druckfühler in den Arterien (Pressorezeptoren, s. u.)
- Sympathisches Nervensystem (→ 14.1.5, Sympathikus)
- Nieren und Nebennieren (→ 24.2.2, Aldosteron)
- Salz- und Wasserhaushalt (→ 24.3.3)

MERKE

Jedes Element für sich und alle zusammen beeinflussen den Blutdruck.

Eine Regelgröße für den Blutdruck ist die **Elastizität** der Gefäße, also ihre Fähigkeit, sich zu dehnen und an Druckveränderungen anzupassen. Das betrifft vor allem die großen Arterien. In der Wand der elastischen Arterien messen Druckrezeptoren (**Pressorezeptoren**) die Wanddehnung. Über Nervenfasern gelangen die Informationen in die Medulla oblongata (→ 14.1.3), eine Hirnregion, in der das **Kreislaufzentrum** liegt. Dort werden sämtliche Funktionen des Kreislaufs kontrolliert. Das vegetative Nervensystem nimmt entweder direkt über Nervenfasern oder über die Ausschüttung der endogenen Katecholamine **Noradrenalin** und **Adrenalin** aus dem Nebennierenmark Einfluss auf Herz und Gefäße.

Eine weitere Regelgröße für den Blutdruck ist das **zentrale Nervensystem (ZNS)** mit den Stresshormonen Adrenalin und Noradrenalin sowie das Renin-Angiotensin-Aldosteron-System (RAAS), das den Flüssigkeits- und Elektrolythaushalt des

Körpers regelt. Der **Sympathikus** steigert das Herzminutenvolumen und bewirkt eine Vasokonstriktion der Widerstandsgefäße. Folge ist eine Blutdruckerhöhung. Durch die Wirkung des **Parasympathikus** sinkt das Herzminutenvolumen über das Absenken der Herzfrequenz. Infolgedessen sinkt der Blutdruck.

An der Blutdruckregulation wirken auch die **Nieren** mit: Sie bilden das Enzym **Renin,** woraufhin nach mehreren Regelschritten auch Angiotensin II ansteigt – ein blutdrucksteigerndes Hormon. Es veranlasst zum Beispiel, dass die Gefäße sich verengen, und die Nebennieren vermehrt Hormone wie **Aldosteron** abgeben, das ebenfalls den Blutdruck steigen lässt. Dieses wiederum sorgt dafür, dass die Nieren mehr Natrium und Wasser im Körper zurückhalten. Auf diese Weise regeln sie die Blutmenge und beeinflussen darüber den Blutdruck.

Windkesselfunktion

Der Blutdruck in den Herzkammern ist großen Schwankungen unterworfen. In der Systole entsteht durch die Kontraktion des linken Ventrikels ein **systolischer Blutdruck** von etwa 120 mmHg. In der Diastole fällt der Blutdruck unter 10 mmHg ab. Analog dem Blutdruck verändert sich auch die Blutströmung. Um eine kontinuierliche Blutströmung im arteriellen System zu gewährleisten, müssen die Druckschwankungen des linken Ventrikels im Gefäßsystem in einen gleichmäßigeren Druckverlauf umgewandelt werden (→ Abb. 13.9). Aufgrund der elastischen Wandstruktur der herznahen Aorta werden ein Teil des vom Herzen ausgeworfenen Blutvolumens und dessen kinetische Energie während der Systole durch Wanddehnung in der Aorta gespeichert. Während der Diastole wird dieser gespeicherte Blutanteil kontinuierlich wieder abgegeben.

MERKE

Eine Arteriosklerose führt zu einem Elastizitätsverlust der herznahen Arterien. Folgen sind Störungen in der Windkesselfunktion und Herzinsuffizienz (→ 13.6.1).

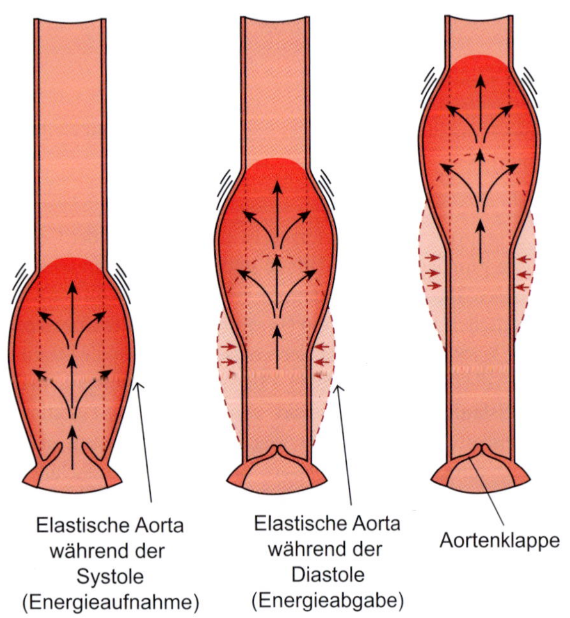

Abb. 13.9 Windkesselfunktion: Ein stoßweiser Ausstrom wird in eine gleichmäßige Strömung umgewandelt. [M302]

Venöser Teil (Niederdrucksystem)

Die Kapillaren münden über Venolen in die großen Organvenen. Die Venen der unteren Körperhälfte münden in die untere Hohlvene **(V. cava inferior).** Das venöse Blut aus Kopf, Hals, Armen und dem Großteil der Brustorgane fließt in die obere Hohlvene **(V. cava superior)** ab. Untere und obere Hohlvene münden in den rechten Vorhof.

Im überwiegenden Teil des Blutkreislaufs herrschen niedrige Blutdrücke. Daher werden der venöse Schenkel des Körperkreislaufs, die rechte Herzhälfte, der Lungenkreislauf und der linke Vorhof zum **Niederdrucksystem** zusammengefasst (→ Abb. 13.8).

MERKE

Vorlast und **Nachlast** sind funktionelle Begriffe. Als Vorlast bezeichnet man vereinfacht das dem Herzen angebotene Blutvolumen, welches das Herz pumpen muss, um es weiterzubefördern. Als Nachlast dagegen wird vereinfacht bezeichnet, „wogegen" das Herz anpumpen muss, also vor allem der Widerstand (Wandspannung) der Arterien.

Venöser Rückstrom

Der venöse Rückfluss des Blutes zur rechten Herzhälfte wird durch verschiedene Faktoren unterstützt:

- Eine **Sogwirkung** entsteht bei der Einatmung und der Kontraktion der Kammermuskulatur. Dies unterstützt den Fluss des venösen Blutes aus den Hohlvenen in den Brustkorb.
- Venen sind in den unteren Extremitäten von kraftvoller Muskulatur (Wadenmuskulatur) umgeben. Durch die Kontraktion der Beinmuskulatur wird das venöse Blut in Richtung Herz gepumpt. Dieser Mechanismus wird als **Muskelpumpe** bezeichnet.
- In Armen und Beinen verlaufen Arterien und Venen in gemeinsamen Bindegewebsschichten eng nebeneinander. Durch die Pulsation der benachbarten Arterien wird das Blut Richtung Herz gedrückt **(arteriovenöse Kopplung).**
- Durch die nachschiebende Blutsäule aus dem arteriellen Schenkel wird das Blut im venösen Schenkel in Richtung Herz geschoben.
- Die **Venenklappen** (→ Abb. 13.10) verhindern das Zurückfließen des Blutes und sind die strukturelle Grundlage des zielgerichteten Blutrückflusses.

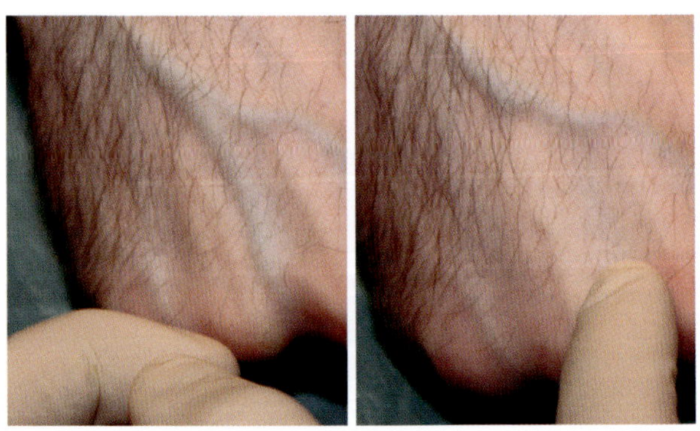

Abb. 13.10 Venenklappe: Streicht man eine Vene von körpernah nach körperfern aus, verhindern die Venenklappen ein Zurückfließen des Blutes von oben. [M302]

Lungenkreislauf

Der Lungenkreislauf beschreibt den Weg des Blutes zur Sauerstoffanreicherung von der rechten Herzkammer durch die Lunge und zurück bis zum linken Vorhof. Im Kapillarstromgebiet der Lunge wird Kohlendioxid an die Alveolen (→ 12.1.6) abgegeben und das Blut mit Sauerstoff angereichert (oxygeniert). Eine Besonderheit des Lungenkreislaufs ist, dass die Lungenvenen das mit Sauerstoff angereicherte Blut transportieren, während die Venen in den übrigen Kreislaufabschnitten sauerstoffarmes Blut befördern.

MERKE

Eine Lungenembolie ist der vollständige oder teilweise Verschluss einer oder mehrerer Lungenarterien (→ 13.6.11).

Pfortadersystem

Der Pfortadersystem ist eine Abzweigung des großen Körperkreislaufs, in dem das venöse Blut aus den Bauchorganen nicht direkt zum rechten Vorhof des Herzens zurückfließt, sondern sich mit einer großen Vene, der **Pfortader** vereinigt. Das venöse der Pfortader ist reich an Nahrungsbestandteilen aus dem Darm, enthält Abbauprodukte aus der Milz (z. B. überalterte Erythrozyten) und Hormone aus der Bauchspeicheldrüse. Über die Pfortader werden aber auch erwünschte Stoffe (z. B. Nahrung und Arzneimittel) aus Magen und Darm, sowie unerwünschte Stoffe (z. B. giftige Abbauprodukte, Alkohol und mit der Nahrung aufgenommenen Schadstoffe) zur Leber transportiert, wo die Leber diese Stoffe umwandelt oder ausscheidet (entgiftet).

In der Leber vermischt sich das Blut aus der Pfortader mit dem sauerstoffreichen Blut der Leberarterie, um im Anschluss an die Leberpassage über die untere Hohlvene in den rechten Vorhof zu gelangen.

13.1.4 Blut

Das Blutvolumen macht ca. 8 % des Körpergewichts aus. Das sind ungefähr 80 ml Blut pro Kilogramm Körpergewicht. Insgesamt fließen also zwischen 5 und 7 l Blut durch die Blutgefäße eines Erwachsenen. Das Blut (→ Tab. 13.3) besteht aus festen und flüssigen Bestandteilen.

Die **festen Blutbestandteile** machen etwa 45 % des Gesamtblutvolumens aus und umfassen:

- **Rote Blutkörperchen** (Erythrozyten) transportieren Sauerstoff in alle Gewebe und Organe des Körpers, auch der Abtransport von Kohlendioxid in Richtung Lunge findet so statt.
- **Weiße Blutkörperchen** (Leukozyten) sind Abwehrzellen und damit Teil des Immunsystems.
- **Blutplättchen** (Thrombozyten) sind Zellen, die bei der Blutstillung und Blutgerinnung benötigt werden.

Der **flüssige Blutanteil** ist das Blutplasma, das ungefähr 55 % des Blutvolumens ausmacht. Das Blutplasma besteht zu 90 % aus Wasser. Weitere Bestandteile sind:

- Blutgerinnungsfaktoren. (Wenn die Gerinnungsfaktoren aus dem Plasma entfernt wurden, spricht man von Blutserum.)
- Nährstoffe (Glukose, Aminosäuren, Fettsäuren, → 24.1.2)
- Stoffwechselprodukte (z. B. Harnstoff, Kreatinin, Bilirubin)
- Abwehrstoffe (z. B. Immunglobuline)
- Hormone die in die Zellen transportiert werden (z. B. Adrenalin, Noradrenalin, → 24.2.2)
- Elektrolyte (z. B. Kalium, Kalzium, Natrium, Chlorid, → 24.3)

Erythrozyten

Die roten Blutkörperchen **(Erythrozyten)** sind Zellen des Blutes und dienen dem Sauerstofftransport zu den Körpergeweben (→ Abb. 13.11). Erythrozyten werden im roten Knochenmark

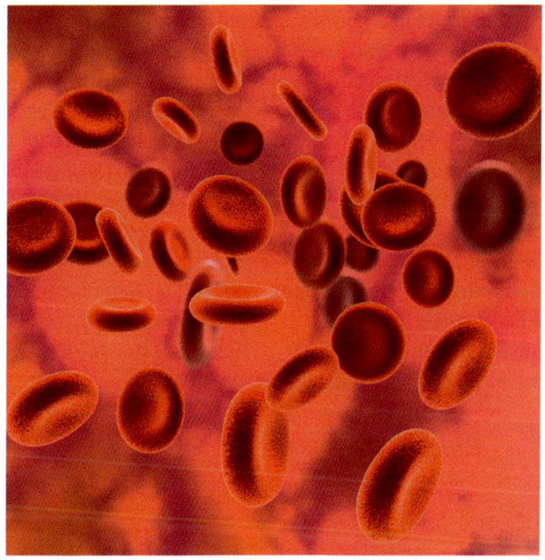

Abb. 13.11 Erythrozyten [J784-009]

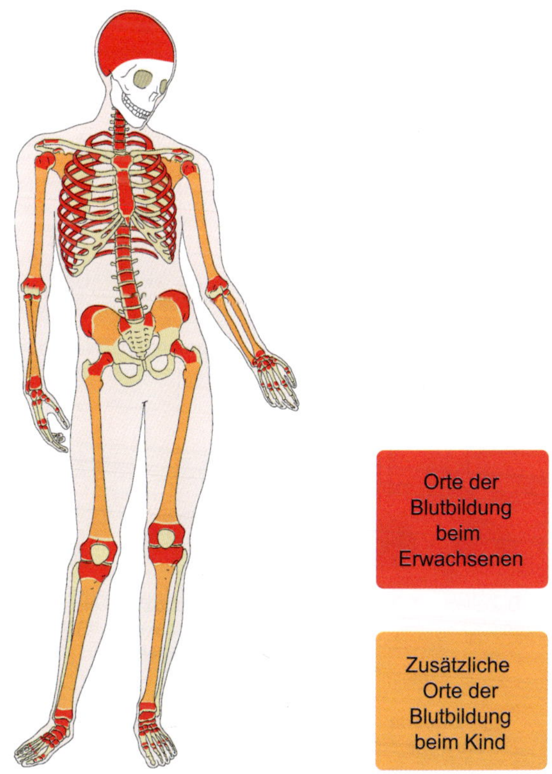

Abb. 13.12 Orte der Blutbildung [L190]

gebildet. Bei Erwachsenen findet sich rotes Knochenmark in den Knochenenden **(Epiphysen)** der großen Röhrenknochen und in platten Knochen, bei Kindern zusätzlich in den Diaphysen der Röhrenknochen (→ Abb. 13.12).

Vor Eintritt in die Blutbahn verlieren die roten Blutzellen ihren Zellkern (→ Abb. 13.13). Damit sind sie nicht mehr teilungsfähig. Hauptbestandteil der Erythrozyten ist das eisenhaltige **Hämoglobin** (Hb), der rote Blutfarbstoff. Bei Männern liegt der Hämoglobingehalt zwischen 14 und 18 g, bei Frauen zwischen 12 und 16 g pro 100 ml Blut. Erythrozyten machen den weitaus größten Teil der Blutzellen aus. Die roten Blutkörperchen besitzen eine runde Scheibenform (→ Abb. 13.11) und sind besonders verformbar. Diese Eigenschaft ermöglicht es ihnen, noch durch die kleinsten Blutgefäße zu passen.

Die Lebensdauer von Erythrozyten beträgt etwa 120 Tage. Im Maschenwerk der Milz werden die Blutkörperchen abgebaut und dem Hämoglobinmolekül wird das Eisen entzogen. Das Eisen wird „recycelt" und steht erneut zum Aufbau von Hämoglobin und Erythrozyten zur Verfügung. Die übrigen Abbauprodukte des Hämoglobins werden in der Leber zu Gallenfarbstoff umgewandelt.

Hauptaufgabe der Erythrozyten ist die Beförderung von Sauerstoff durch Bindung an das Hämoglobin (**HbO_2**, → 12.1.8). Hämoglobin kann auch einen geringen Teil des in den Zellen anfallenden Kohlendioxids (**$HbCO_2$**) binden.

Blutgruppen

Die Erythrozyten tragen auf ihrer Zelloberfläche **Antigene,** welche die Blutgruppe eines Menschen bestimmen. Im Blutplasma befinden sich **Antikörper,** die gegen die Antigene fremder Blutgruppen gerichtet sind.

Die Blutgruppen werden anhand des AB0-Systems in Verbindung mit dem Rhesus-System bestimmt.

Im **AB0-System** werden die Blutgruppen A, B, AB und 0 unterschieden (→ Tab. 13.2). Menschen mit der Blutgruppe A tragen das Antigen A auf ihren Erythrozyten, solche mit der

Blutgruppe	Antigene auf den Erythrozyten	Antikörper im Plasma	Häufigkeit in Mitteleuropa (%)
A	A	Anti-B	44
B	B	Anti-A	10
AB	A und B	Keine	4
0	Keine	Anti-A und Anti-B	42

Tab. 13.2 Blutgruppen des ABo-Systems. Antigene auf den Erythrozyten und Antikörper im Plasma der verschiedenen Blutgruppen sowie Häufigkeit des Vorkommens in Mitteleuropa

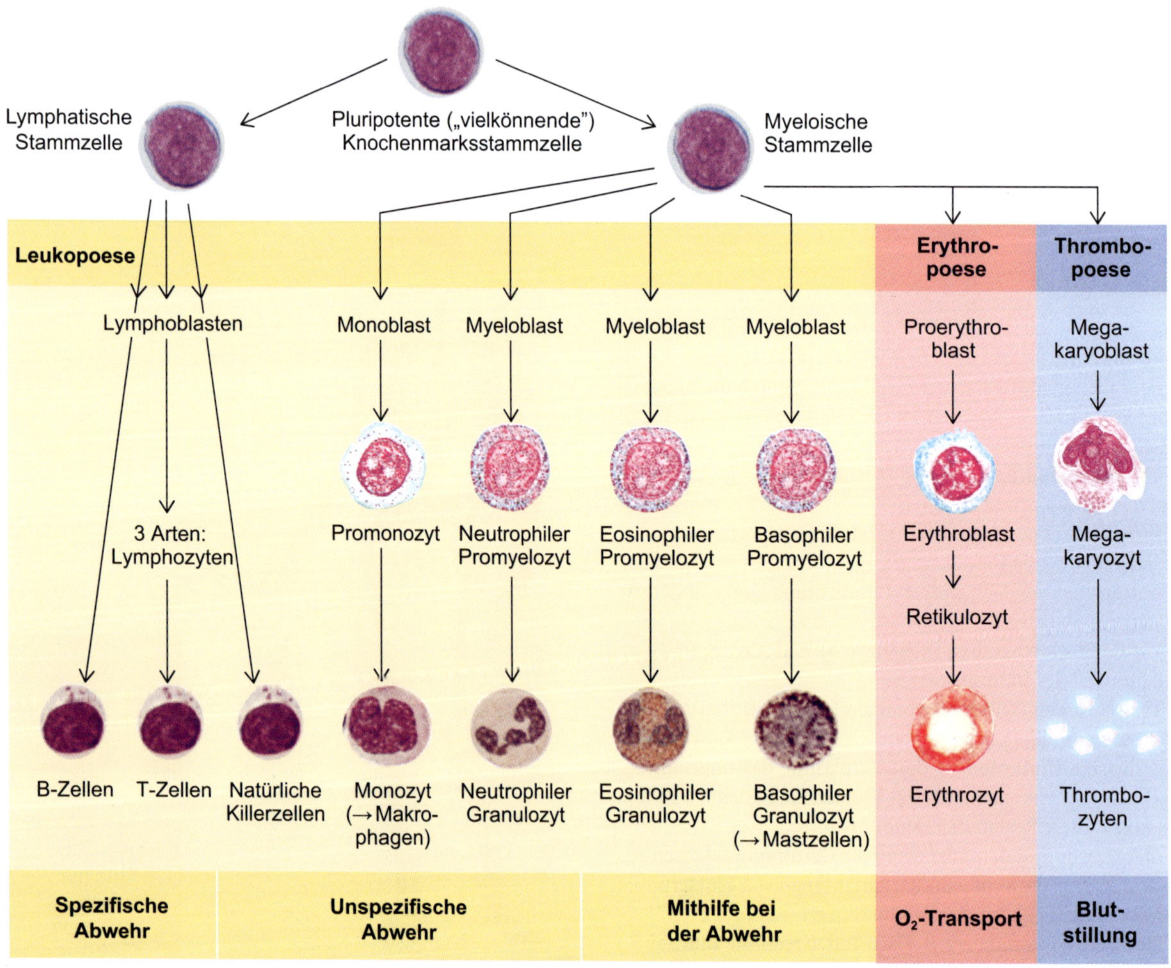

Abb. 13.13 Blutzellen und ihre Entwicklungsstadien [L190]

Blutgruppe B das Antigen B. Bei Ersteren finden sich daher Anti-B-Antikörper im Plasma, bei Letzteren Anti-A-Antikörper. Personen mit der Blutgruppe AB besitzen auf ihren Erythrozyten die beiden Antigene A und B. Im Blutplasma sind deshalb keine Antikörper vorhanden. Träger der Blutgruppe AB können daher jede andere fremde Blutgruppe erhalten, ohne darauf mit einer Unverträglichkeit zu reagieren. Sie sind **Universalempfänger.**

Tragen die Erythrozyten keine spezifischen Antigene, hat die betreffende Person die Blutgruppe 0. Im Blutplasma befinden sich Antikörper gegen die Antigene A und B. Entfernt man das Blutplasma durch technische Verfahren im Labor, kann jeder Mensch problemlos Erythrozytenkonzentrate der Gruppe 0 erhalten **(Universalspender).**

Ein weiteres antigenes Protein auf der Erythrozytenoberfläche ist der **Rhesusfaktor.** Bei Rhesusfaktor-positiven (Rh^+) Menschen kann das Antigen nachgewiesen werden. Rhesusfaktor-negativ (rh^-) liegt vor, wenn das Antigen auf der Erythrozytenoberfläche nicht bestimmt werden kann.

Leukozyten

Die weißen Blutkörperchen **(Leukozyten)** erhielten ihren Namen, weil sie im Gegensatz zu den roten Blutkörperchen keinen Farbstoff besitzen. Sie sind Zellen des Blutes und dienen der Infektionsabwehr. Alle weißen Blutkörperchen gehen aus einer gemeinsamen Stammzelle im Knochenmark hervor (→ Abb. 13.13). Danach beginnt ihre Spezialisierung in verschiedene Zelltypen (Granulozyten, Lymphozyten, Monozyten). Leukozyten bilden also keine einheitliche Zellart, sondern haben ein unterschiedliches Aussehen und verschiedene Aufgaben. Ihre Lebensdauer reicht von wenigen Tagen bis zu einem ganzen menschlichen Leben.

Weiße Blutzellen bilden den zellulären Anteil des Abwehrsystems im Körper und wandern über das Blut durch eigenständige Fortbewegungsmöglichkeiten in die Gewebe zur **Immunabwehr** ein (→ Tab. 13.3). In Entzündungsherden sind sie gehäuft anzutreffen.

Thrombozyten

Blutplättchen **(Thrombozyten)** sind kernlose Zellfragmente. Sie sind flach und unregelmäßig geformt und stammen ebenfalls aus dem Knochenmark (→ Abb. 13.13). Ihre Lebensdauer liegt zwischen 5 und 12 Tagen. Die Blutplättchen werden wie die Erythrozyten in Milz und Leber abgebaut.

Blutbestandteil	Aufgabe
Erythrozyten	• Sauerstofftransport am Hämoglobin (→ 12.1.8) • Blutgruppenantigene auf den Erythrozyten (s. o.)
Leukozyten	Immunabwehr
Thrombozyten	Blutstillung und Blutgerinnung
Blutplasma	• Nährstofftransport (Glukose, Aminosäuren, Fettsäuren) • Kohlendioxidtransport (physikalisch gelöst als HCO_3^-, → 12.1.8 und → 24.3.1) • Lösungsmedium für Salze (Ca^{2+}, K^+, Na^+, Cl^-, → 24.3), Bluteiweiße, Hormone und Blutgerinnungsfaktoren • Pufferfunktion (Einstellung des pH-Werts, → 24.4)

Tab. 13.3 Aufgaben des Blutes

Bei einer Gefäßverletzung haften sich die Blutplättchen an die Wundränder an **(Thrombozytenadhäsion),** verformen sich und lagern sich aneinander **(Thrombozytenaggregation).** Sie bilden einen Pfropf **(Thrombus),** der die Wunde verschließt **(Blutstillung).** Außerdemsondern die Thrombozyten noch Enzyme ab, welche die Blutgerinnung in Gang setzen.

Blutgerinnung

Für den Körper ist es lebensnotwendig, dass die Blutgefäße unversehrt und damit die Gefäßwände undurchlässig für Blut bleiben. Nach **Verletzung** eines Gefäßes werden daher verschiedene Verschluss- und Reparaturmechanismen in Gang gesetzt. Sie werden in die Phasen der Blutstillung und der Blutgerinnung unterteilt. Die primäre Blutstillung erfolgt durch das Aneinanderlagern **(Aggregation)** und Verkleben **(Agglutination)** der Blutplättchen und die Bildung eines lockeren Thrombus. Danach läuft eine Enzymkaskade **(Faktorenaktivierung)** ab, deren Ziel die Umwandlung des plasmalöslichen **Fibrinogens** in Fibrinfäden ist. Die Fibrinfäden verkleben den Thrombus und verfestigen ihn. Dieser bleibt so lange bestehen, bis die Kontinuität der Gefäßwand wiederhergestellt ist. Dann löst ein System zur Fibrinolyse den Thrombus wieder auf. Alle Blutgerinnungsfaktoren werden in der Leber produziert.

13.2 Kontrolle lebensbedrohlicher Blutungen – Beheben eines C-Problems

FALLBEISPIEL

Sie werden als RTW in eine Pflegeeinrichtung gerufen. Ein Bewohner sei gestürzt und liege nun in einer großen Blutlache. Als Sie eintreffen, werden Sie von einer Pflegekraft in ein Zimmer geführt. Am Boden liegt ein älterer, ansprechbarer Mann. Eine weitere Pflegekraft kniet neben ihm und erklärt, dass sie den Bewohner so vorgefunden habe und dass er unter einer bekannten Demenz leide. Der geflieste Boden ist teilweise von einem Teppich bedeckt, der einen Teil des Blutes aufgesogen hat. Ihnen fällt es schwer abzuschätzen, wie stark die Blutung ist. Sie entscheiden sich im Team, den Patienten zu entkleiden und schnellstmöglich auf eine saubere Decke umzulagern, damit Sie die Blutungsquelle auffinden und die Blutung stoppen können. Währenddessen versuchen Sie, ein paar anamnestische Details zu klären. Der Patient nehme wohl eine gerinnungshemmende Medikation ein. Allergien bestünden nicht. Er habe aber zahlreiche Vorerkrankungen, die in der Akte stehen, die bereits angefordert worden sei. Nachdem Sie den Patienten entkleidet und umgelagert haben, wischen Sie das Blut von allen betroffenen Körperstellen. Zum Vorschein kommt eine kleine, aber stark blutende Kopfplatzwunde, auf die Ihr Teampartner Kompressen aufbringt und Druck mit seiner Hand aufbaut, um die Blutung zu stillen. Da dies den Patienten sichtlich verängstigt, beginnen Sie damit, beruhigend auf ihn einzuwirken.

Die Stillung einer bedrohlichen Blutung ist eine der wichtigsten **Schlüsselinterventionen** und hat Vorrang vor allen anderen Hilfeleistungen. Im Rahmen der Schockvorbeugung muss unbedingt das Blutvolumen erhalten bleiben, um Blutverluste und das daraus resultierende Einsetzen des Schocks zu verhindern (→ 13.3). Dieser Notwendigkeit wird bei der strukturierten Patientenuntersuchung schwerverletzter Patienten Rechnung getragen. Dem ABCDE-Schema wird ein „X" voranstellt. ABCDE wird zu **X-ABCDE** und steht für *„eXsanguinating hemorrhage"* und bedeutet „lebensbedrohliches Verbluten", das es durch die **Blutungskontrolle** zu vermeiden gilt.

13.2.1 Prinzipien der Blutstillung

Die Blutungskontrolle wird deshalb schon früh im Primary Assessment (X-ABCDE, → 5.2.3) durchgeführt und mit den zu Verfügung stehenden Mitteln konsequent umgesetzt. Die Blutstillung lässt sich dabei oftmals schon mit einfachen Mitteln realisieren:

- Direkter Druck auf die Blutungsquelle
- Manuelle Kompression: Abdrücken der zuführenden Arterie
- Druckverband
- Tourniquet (Extremitäten)
- Woundpacking mit oder ohne Hämostyptika
- Junktionale Tourniquets/iTClamp®
- Beckenschlingen

Direkter Druck auf die Blutungsquelle

Erkennt man eine aktive Blutungsquelle, muss als Erstes versucht werden, direkten Druck auf die Blutung auszuüben, bis weitere Hilfsmittel zur Blutstillung zur Verfügung stehen. Dies geschieht mit einem Finger, der ganzen Hand, einer Faust oder ggf. einem Knie, je nachdem, wo sich die Blutung befindet und wie gut sie zugänglich ist.

MERKE

Die wichtigste Maßnahme zur Blutungskontrolle ist die Kompression der Blutung.

Manuelle Kompression (Abdrücken)

Bei der manuellen Kompression **(Abdrücken)** wird die Blutung zum Stillstand gebracht, indem die zur Wunde führende Arterie an geeigneter Stelle (→ Abb. 13.14) gegen den darunter liegenden Knochen gedrückt wird. Voraussetzung dafür ist, dass die genaue Lage der Arterie bekannt ist und der Helfer über anatomische Kenntnisse verfügt.

Während des Verbindens der Wunde sollte die Blutungsquelle möglichst über das Herzniveau gebracht werden. Dadurch lässt die Intensität der Blutung nach. Gleichzeitig kann die zur Wunde führende Arterie abgedrückt werden (→ Abb. 13.14). Auf diese Weise wird die Blutzufuhr zur Blutungsstelle unterbrochen. Anschließend werden ein Druckverband mit einem Verbandpäckchen und einem Druckpolster oder ein Tourniquet bei nicht anderweitig beherrschbaren Extremitätenblutungen angelegt (→ Abb. 13.15, → Abb. 13.17). Sofern im zivilen Rettungsdienst spezielle Verbände, die zur lokalen Blutstillung beitragen (Hämostyptika, z. B. Combat-Gauze), zur Verfügung stehen, können diese ebenfalls angewandt werden.

Abbinden (Tourniquet)

Eine **Abbindung** ist keine einfache Methode der **Blutstillung an Extremitäten.** Im Gegenteil, bei unsachgemäßer Anwendung

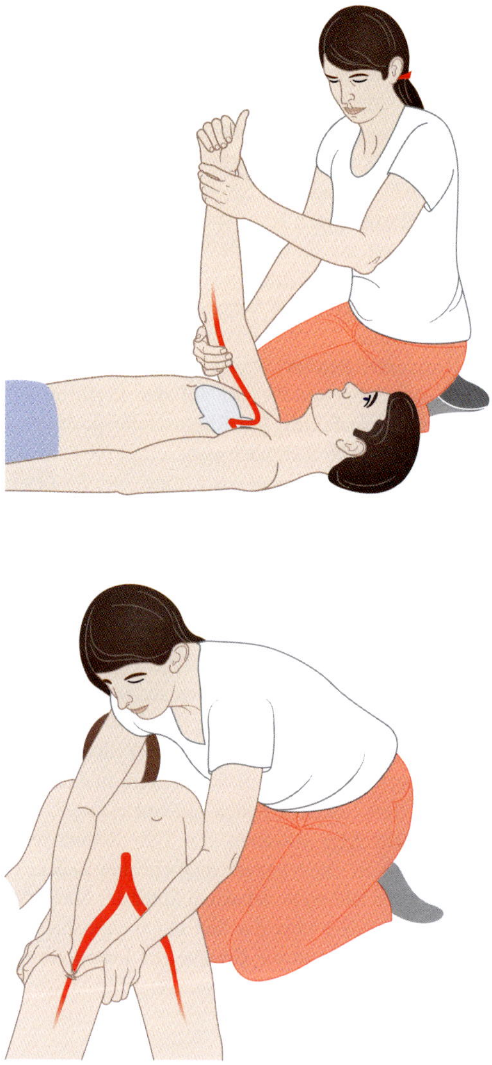

Abb. 13.14 Abdrückpunkte zur Arterienkompression [L231]

können Nerven und Gewebe verletzt werden. Das Abbinden kommt daher nur zum Einsatz, wenn mit einem Druckverband oder durch manuelle Kompression keine ausreichende Blutstillung zu erreichen ist. Dann kann ein sog. **Tourniquet** (frz.: „Drehkreuz") eingesetzt werden. Das Abbindesystem Tourniquet ist ein **breites Stauband** (→ Abb. 13.16a), stammt aus dem Einsatz im militärischen Bereich und hat sich dort bewährt und die Sterblichkeit der Verwundeten deutlich reduziert. Steht kein industriell gefertigtes Tourniquet zur Verfügung, kann man sich alternativ mit einer Blutdruckmanschette (→ Abb. 13.16b) oder einer Dreiecktuchkrawatte behelfen.

MERKE

Tourniquets stellen mittlerweile den Standard zur initialen Blutstillung lebensbedrohlicher Blutungen an den Extremitäten dar. Der Einsatz ist sinnvoll und nützlich bei Blutungen, die bei der Erstuntersuchung den Eindruck vermittelt, dass sie lebensbedrohlich sind.

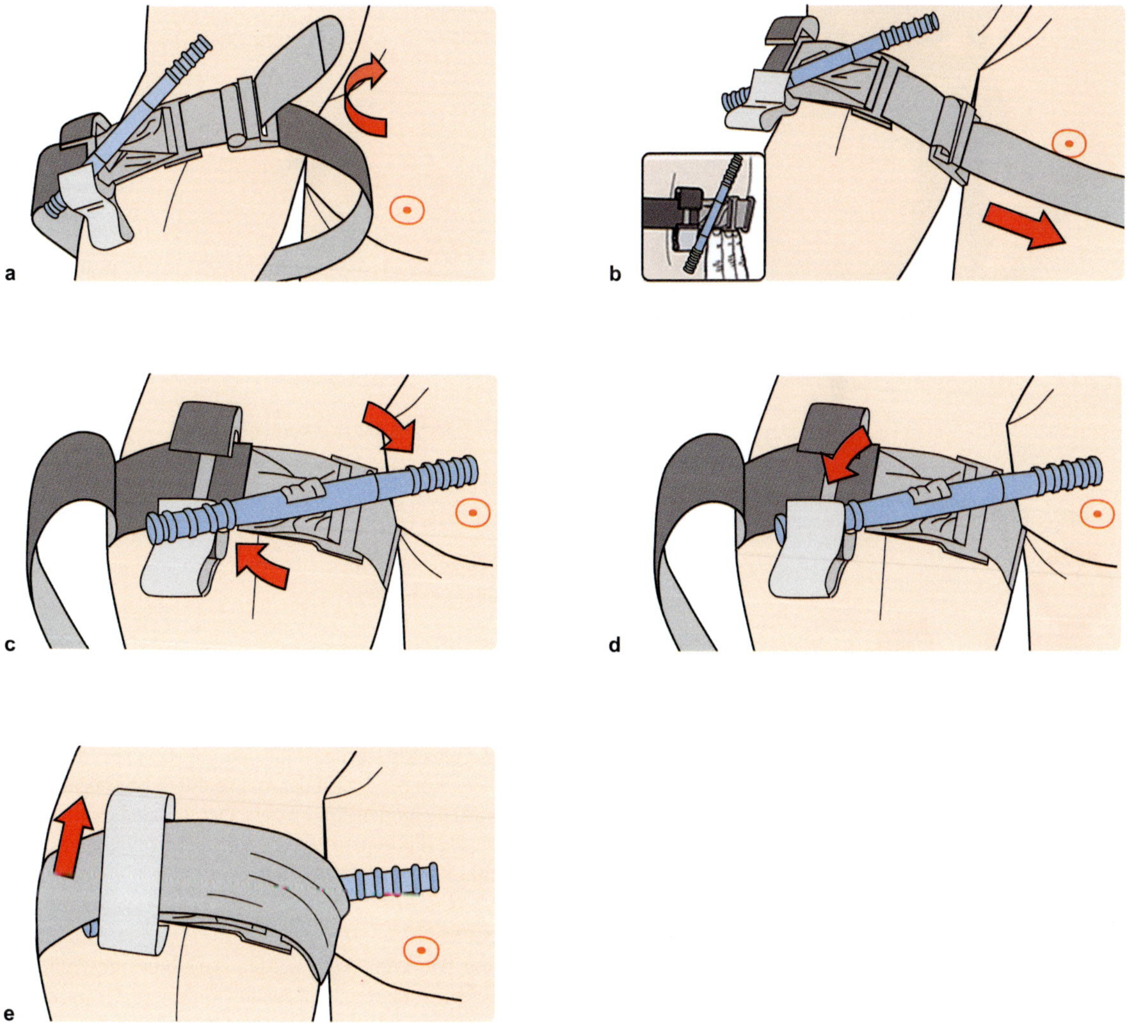

Abb. 13.15 Anlegen eines Tourniquets am Oberarm [V348]

Anlegen eines Tourniquets

Das Tourniquet besteht aus einem individuell verstellbaren, mindestens 4 cm breiten Gurt mit aufgesetztem Knebel. Die Anlage des Tourniquets erfolgt körperstammnah, d. h. ca. eine Handbreit unter der Achsel bzw. der Leistenbeuge, aber oberhalb (proximal) der Blutung.

Das Klettband wird durch die Schnalle gefädelt (→ Abb. 13.15a), zurückgeführt, festgezogen und geschlossen (→ Abb. 13.15b). Dabei sollte der Knebel von vorne sichtbar auf der Extremität platziert werden, um diesen jederzeit kontrollieren zu können. Das Tourniquet sollte fest an der Haut anliegen, um anschließend mit dem Knebel („Drehkreuz") eine ausreichende Wirkung zu erzielen.

Schließlich wird der Knebel des Tourniquets fest zugedreht (→ Abb. 13.15c), eingehakt (→ Abb. 13.15d) und gesichert (→ Abb. 13.15e). Die Drehrichtung ist irrelevant. Wichtig ist nur, dass das Tourniquet so weit angezogen wird, dass die Blutung durch Unterbrechung des arteriellen Blutflusses zum Stillstand kommt.

! ACHTUNG

Ein zu locker angelegtes Tourniquet erzeugt lediglich eine venöse Stauung bei erhaltenem Blutfluss in der Arterie. Dies kann zu einer Verstärkung der Blutung führen!
Der korrekte Sitz des Tourniquets muss stetig und vor allem nach jeder Bewegung am Patienten überprüft werden.

Tourniquets verursachen starke Schmerzen während der Anlage, wobei der Schmerz mit dem Abbindedruck und der Breite des Tourniquets korreliert:

Schmal und hoher Druck = stärkste Schmerzen

Daher ist eine ausreichende Analgesie notwendig.

Kommt ein Tourniquet frühzeitig zum Einsatz, soll es schnellstmöglich, d. h. innerhalb von 2 Std., im Rahmen der weiteren medizinischen Versorgung durch einen Druckverband ersetzt werden. Längere Abbindezeiten sind zwar möglich,

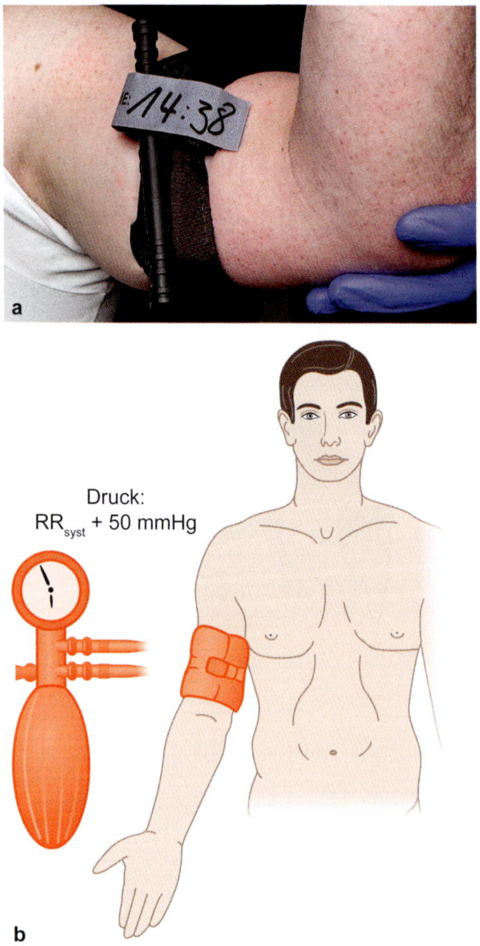

Abb. 13.16 a) Anlage eines Tourniquets am Oberarm; b) Abbinden mit einer Blutdruckmanschette [a: M839, b: L231]

aber nicht wünschenswert und daher zu vermeiden. Sobald Tourniquets am Patienten geschlossen angelegt sind, muss der Zeitpunkt sorgfältig dokumentiert und bei der Patientenübergabe klar und deutlich übergeben werden. Tourniquets sollten nach Anlage nur in einer Klinik entfernt werden.

PRAXISTIPP

Wird ein bereits angelegtes Tourniquet doch gelöst, weil es z. B. durch einen Druckverband ersetzt wird, verbleibt das Tourniquet auf jeden Fall locker an der Extremität, um es bei erneuter Zunahme der Blutung schnell wieder schließen zu können.

Druckverband

Unabhängig vom Ort der Blutung ist das Anwenden von **Druck auf die Blutungsquelle** (mit oder ohne Mullkompresse) die einfachste Maßnahme, um die Blutung schnell einzugrenzen. Als leicht umzusetzende Lösung hat sich hier der **Druckverband** (→ Abb. 13.17) erwiesen. Er hat den Vorteil, dass die Blutzufuhr zur verletzten Körperpartie wesentlich eingeschränkt wird, aber die Perfusion der gesunden Umgebung gewährleistet bleibt. Mehr als 90 % aller Blutungen lassen sich mit ihm stillen.

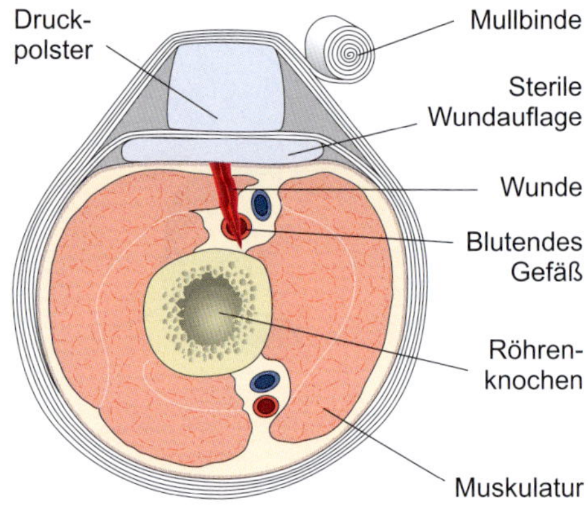

Abb. 13.17 Technik des Druckverbands [L190]

ACHTUNG

Vor Anlage eines Druckverbands muss eine Fraktur ausgeschlossen werden.

Für einen Druckverband wird eine sterile Wundauflage auf die Wunde gelegt und mit 2–3 Bindengängen kreisförmig fixiert. Danach wird ein elastisches Druckpolster (z. B. elastische Binde oder Verbandpäckchen) auf den abgedeckten Wundbereich gelegt. Anschließend wird das Ganze durch kreisförmige, darüber gewickelte Bindengänge fixiert. Der Verband muss fest genug sein, um die Blutung zu stillen, darf gleichzeitig aber nicht die Blutzufuhr komplett abschnüren.

Woundpacking

Bei einem **Woundpacking** werden stark blutende Wundhöhlen mit geeignetem Material fest austamponiert. Ziel ist es, durch die Tamponade in der Wundhöhle einen dauerhaften Druck auf blutende Gefäße aufzubauen, um die Blutung zu stoppen.

Geeignete Materialien sind hämostyptische Verbandsstoffe. Hämostyptika (oder Hämostatika) sind blutstillende Medikamente, die über verschiedene Mechanismen Blutungen stillen können und in die Verbandstoffe integriert sind. Im Rettungsdienst wird der Begriff „**Hämostypika**" als Synonym für blutstillende Verbände gebraucht.

Hämostyptika dürfen nur zum Einsatz kommen, wenn die Blutungskontrolle durch die vorbenannten Methoden nicht möglich ist. Kommen Hämostyptika zum Einsatz, erfolgt die Anwendung direkt am Wundgrund als unterste Schicht der Tamponade. Dazu wird das Hämostyotikum in Z-Faltart in die Wunde eingebracht. Das Hämostyptikum ist vollständig in die Wundhöhle einzubringen und auszutamponieren. Das Austamponieren wird als „Packing" bezeichnet. Reicht das Hämosytypikum nicht aus, wird der Rest der Wundhöhle so fest und dicht wie möglich mit Verbandmull austamponiert. Abschließend wird „normaler" Wundverband oder ggf. Druckverband angelegt.

Die dichte Tamponade sollte über das Niveau der Wundränder hinausreichen. Die „gepackte" Wunde muss nach der Tamponade zwingend 3–5 Min. mit der Hand fest komprimiert werden, damit die blutstillende Wirkung des Hämostyptikums sich optimal entfalten kann. Stehen keine Hämostyptika zur Verfügung, kann auch Verbandsmull verwendet werden. Abschließend wird die „gepackte" Wunde mit einem Druckverband oder einer iTClamp® verschlossen.

iTClamp®

Die **iTClamp®** ist eine Traumaklammer, die kritische Blutungen unmittelbar therapierbar macht, indem die Adaption der Wundränder einen Wundverschluss erzeugen. Der Vorteil der iTClamp® gegenüber anderen Methoden der Blutstillung ist, dass sie auch in Körperregionen, in denen kein Druck auf die Wunde ausgeübt werden kann (z. B. Hals, Achselhöhle, Leistenregion), einsetzbar ist.

Sie ist eine **selbstverriegelnde chirurgische Klemme** mit acht kleinen Nadeln, die dazu dienen, die Hautränder zwischen den Klammerenden zu fixieren und die Klemme in der Haut zu verankern. Hierdurch wird ein **flüssigkeitsdichter Wundverschluss** erzielt und unterhalb der Wunde bildet sich ein **Hämatom** aus, das eine weitere Blutung verhindert (→ Abb. 13.18).

Wie alle herkömmlichen Methoden auch, zielt die iTClamp® auf die Erzielung eines Blutungsstopps, der in Abhängigkeit des ausgeübten Drucks (als einfaches Beispiel sei das Zusammendrücken der Nasenflügel beim Nasenbluten genannt) erreicht wird. Der kombinierte Druck der verschlossenen Wunde, des Unterhautgewebes und des umgebenden Muskelgewebes bewirkt den Aufbau von Druck, die Bildung eines Blutgerinnsels und Blutungsstillstand. Dabei bleibt die Wunde jederzeit von außen sichtbar und wird nicht optisch verschlossen (z. B. durch einen Druckverband), weshalb frühzeitig erforderliche Gegenmaßnahmen ergriffen werden können (→ Abb. 13.19).

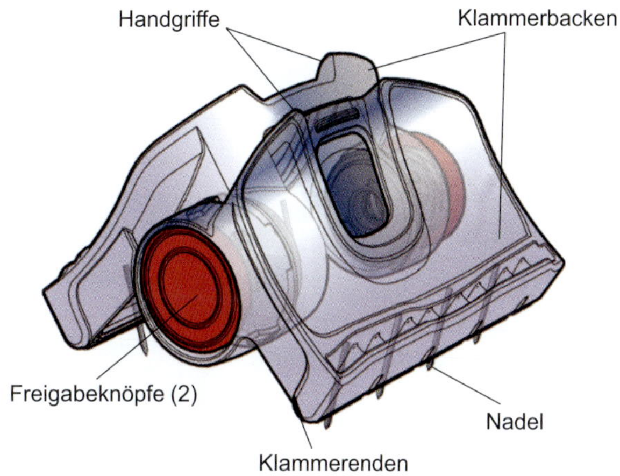

Abb. 13.18 iTClamp® [V667]

Beckenschlinge/Beckengurt

Instabile Verletzungen des Beckenrings sind aufgrund des zu erwartenden Blutverlusts lebensbedrohliche Verletzungen. Zur Kontrolle einer inneren Blutung ins Becken soll daher bei hinreichendem Verdacht auf eine instabilen Beckenringfrakturen **und** Hinweis auf eine hämodynamische Instabilität (Schock, → 13.3.3) eine mechanische Notfallstabilisierung der Beckenknochen vorgenommen werden. Hierfür stehen verschiedene Beckenschlingen bzw. Beckengurte zur Verfügung (→ Abb. 13.20,

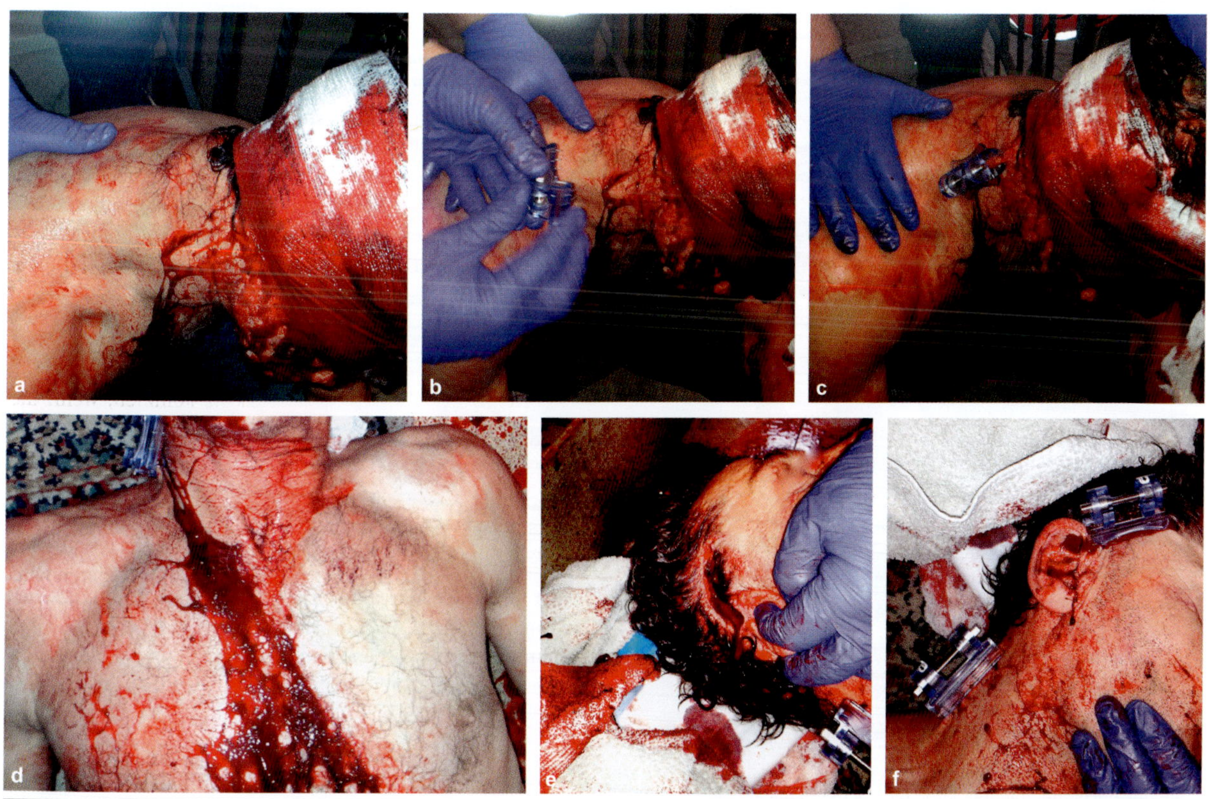

Abb. 13.19 a) Messerstichverletzung in Hals und Kopfschwarte, Druckverband blutet durch. b) iTClamp® wird auf die Halsstichwunde aufgesetzt. c) Druckverband am Kopf blutet weiter durch. d) Patient kollabiert durch starken Blutverlust. e) Nach Abnahme des Druckverbands wird eine Kopfschwartenverletzung identifiziert (A. temporalis durchtrennt). f) Blutstillung nach Anlage iTClamp®. [M235]

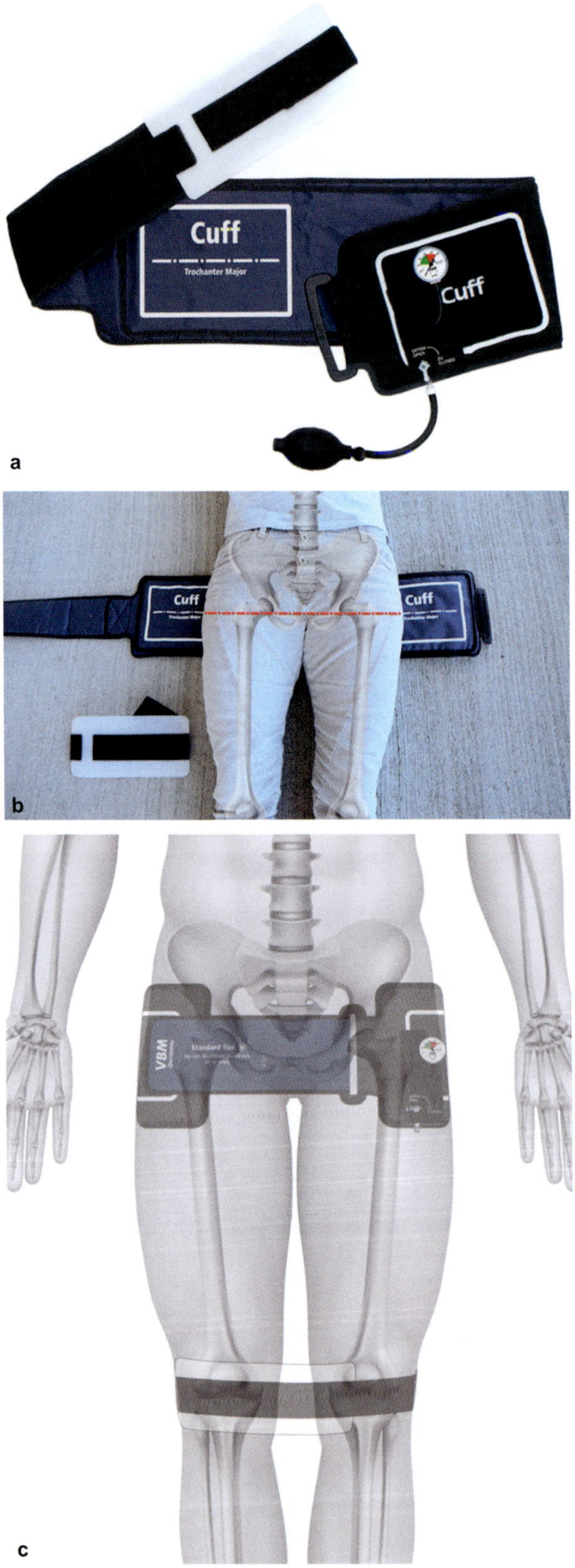

Abb. 13.20 Korrekte Position der Beckenschlinge (a), Anlage auf Höhe der Trochanter majores (b), Fixierung der Beine auf Kniehöhe in Innenrotation. [V348]

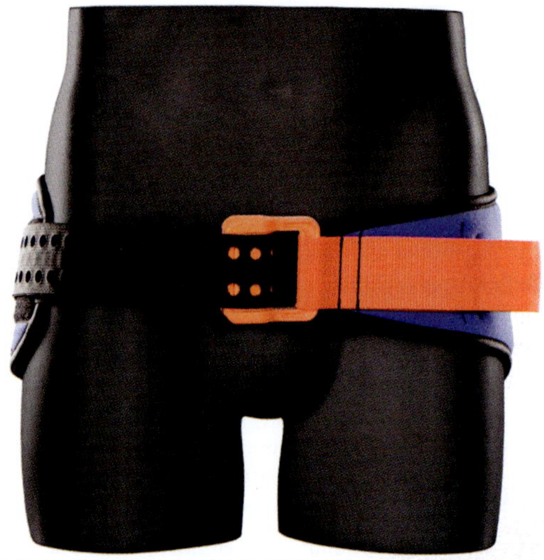

Abb. 13.21 Beckengurt [V870]

→ Abb. 13.21). Sie dienen der Schienung von Beckenfrakturen; speziell bei sog. „Open-Book-Frakturen" verkleinert die Beckenschlinge durch Kompression von außen den Raum im Becken und reduziert den Blutverlust ins Becken.

Anlage einer Beckenschlinge

Zur Stabilisierung des Beckens wird eine Beckenschlinge (→ Abb. 13.20a) in Höhe der großen Rollhügel des Oberschenkels (Trochanter major) angelegt (→ Abb. 13.20b). Im Anschluss an die korrekte Anlage wird Kompression durch Ziehen am Klettverschluss oder bis zum Hören eines Klickens (SAM® Pelvic Sling II) erzeugt. Die Knochenstrukturen der beiden Rollhügel übertragen die Zugkraft der Beckenschlinge über die Hüftpfannen auf den Beckenring, stabilisieren die Fraktur und vermindern die Einblutung ins Becken.

Um eine weitere Stabilisierung im Becken zu bewirken und die Übertragung von Bewegung der Beine auf das Becken zu vermindern, müssen anschließend die Beine auf Kniehöhe in Innenrotation fixiert werden (→ Abb. 13.20c). Durch die Innenrotation der Beine können eine optimale Immobilisation und eine Reduktion des Beckenvolumens erreicht werden.

MERKE

Wird die Beckenschlinge zu hoch oder zu tief angebracht, ist ihre Funktion nicht gewährleistet.

13.2.2 Blutstillung nach Regionen

In der Wahl der Maßnahmen zur Blutstillung muss zwischen Blutungen am Kopf, am Körperstamm, am Übergang von Kopf/ Extremitäten zum Körperstamm (junktional) und an den Extremitäten unterschieden werden.

Blutungen am Kopf

Blutungen am Kopf lassen sich am einfachsten durch **Aufdrücken steriler Kompressen** stillen. Die mit der Hand auf die Wunde gedrückte Mullkompresse wird mit einer Mullbinde und einem anschließendem Kreisgang um die Stirn fixiert.

Anschließend wird die Binde über den Nacken, dann unter das Kinn und von dort aus an der Wange hoch über die Kopfmitte und an der anderen Wange wieder nach unten geführt. Danach die Binde wieder unter dem Kinn, am Nacken entlang nach oben über die Stirn führen. Diesen Bindengang so oft wiederholen, bis die Binde ganz ausgerollt ist (→ Abb. 13.22). Bei Bedarf kann der Kopfverband um einen **Druckverband** ergänzt und fixiert werden. Wenn der Druckverband bei arteriellen Blutungen weiter durchblutet, kann auch ein Versuch der Blutstillung mit der iTClamp® versucht werden (→ Abb. 13.18).

Kommt es beim offenen Schädel-Hirn-Trauma (SHT) zum Austritt von Hirnmasse, muss diese locker, druckentlastet und steril mit einem Polster (z. B. mit einem Verbandtuch) bedeckt werden.

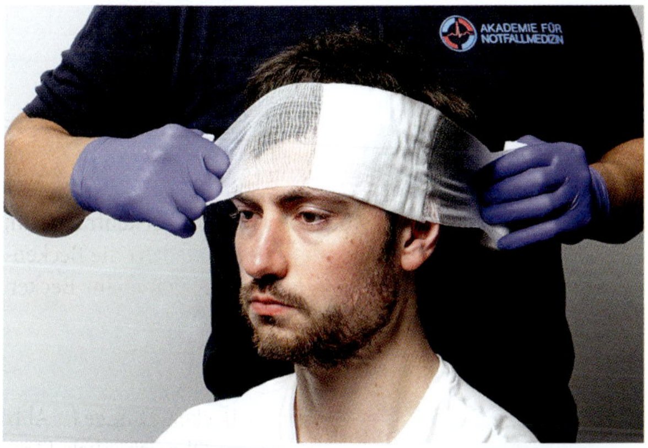

a) Aufbringen der Wundauflage

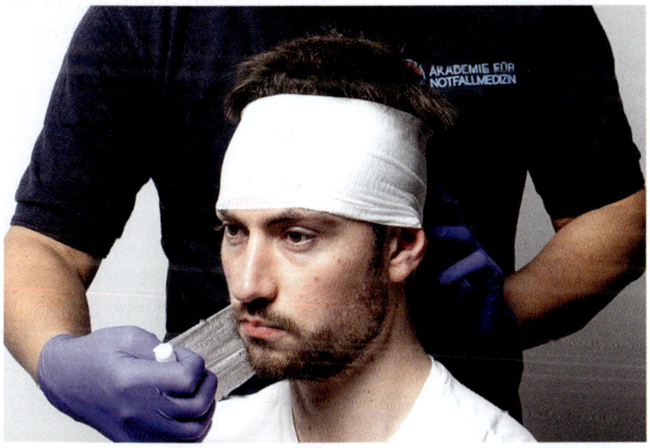

b) Wechsel der Ebene einleiten

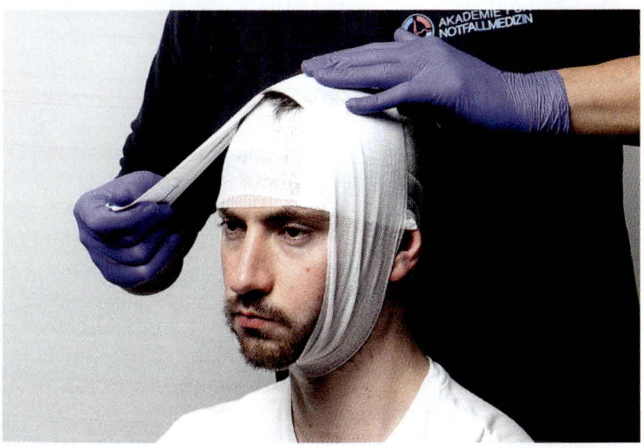

c) In der zweiten Ebene wickeln

Abb. 13.22 Anlage eines Kopfverbands [J747]

Blutungen am Körperstamm

Blutungen am Körperstamm lassen sich ebenfalls durch **manuelle Kompression** mit Kompressen zum Stillstand bringen. Wenn möglich, sollte auch hier ein **Druckverband** angelegt werden.

Bewährt hat sich hier der Einsatz der iTClamp® (→ 13.2.1). Die iTClamp® ist als selbstverriegelnde, chirurgische Klemme mit Nadeln konstruiert, welche die Wundränder zwischen den Klammerenden fixiert und die Klemme in der Haut verankert. Der im Rahmen der Fixierung aufgebaute Druck verteilt sich gleichmäßig über die Klammerenden und verschließt die Haut über der Wunde. In der Folge wird eine flüssigkeitsdichte Versiegelung der Wunde erreicht.

Bei potenziell durchdringenden Verletzungen des Brustkorbs und des Bauchraums (oberhalb des Bauchnabels und unterhalb des Kinns) sollte der Verband möglichst luftdicht angelegt werden (→ 18.10).

Junktionale Blutungen

Unter junktionalen Blutungen (lat. iunctio = Verbindung) werden Blutungen in der **Verbindungszone** von Kopf und den Extremitäten zum Rumpf, in

- Hals,
- Achselhöhle und
- Leistenregion

verstanden. Die Schwierigkeit der Blutstillung liegt zum einen darin begründet, dass in diesen Verbindungszonen große Blutgefäße verlaufen, die erheblich bluten können, und zum anderen sind diese Verbindungszonen ungeeignet für die Verwendung eines Standard-Tourniquets oder eines einfachen Druckverbands. In der Leiste, am Hals und in der Achselhöhle kann nur bedingt Druck auf die Wunde ausgeübt werden, daher werden Blutungen in den junktionalen Körperregionen mit einem „Woundpacking" und anschließendem modifizierten Druckverband versorgt (→ 13.2.1). Mittlerweile sind auch sog. junktionale Tourniquets verfügbar, die sich speziell für die Blutstillung in diesen Körperregionen eignen. Diese können aber auch mit einfachen Hilfsmitteln improvisiert werden (→ Abb. 13.23). Ein Einsatz der ITClamp® kann hier ebenfalls erwogen werden.

Blutungen an den Extremitäten

Blutungen an den Körperextremitäten lassen sich durch gestaffelte, aufeinander aufbauende Maßnahmen zum Stillstand bringen.

Hochlagern und Abdrücken

Liegt eine arterielle Blutung an einer Extremität vor, muss diese umgehend **hochgelagert** werden. Des Weiteren muss die **zuführende Arterie proximal der Blutung komprimiert** werden, um diese bis zum Anlegen eines Druckverbands oder Tourniquets zu vermindern. Abdrückpunkte (→ Abb. 13.14) sind

- am Arm die **A. brachialis** und
- am Bein die **A. femoralis.**

Lässt sich die Kompression der A. brachialis recht einfach umsetzen, so ist für das **Abdrücken** der A. femoralis ein hoher Kraftaufwand erforderlich (z. B. beide Hände oder Knie des Helfers).

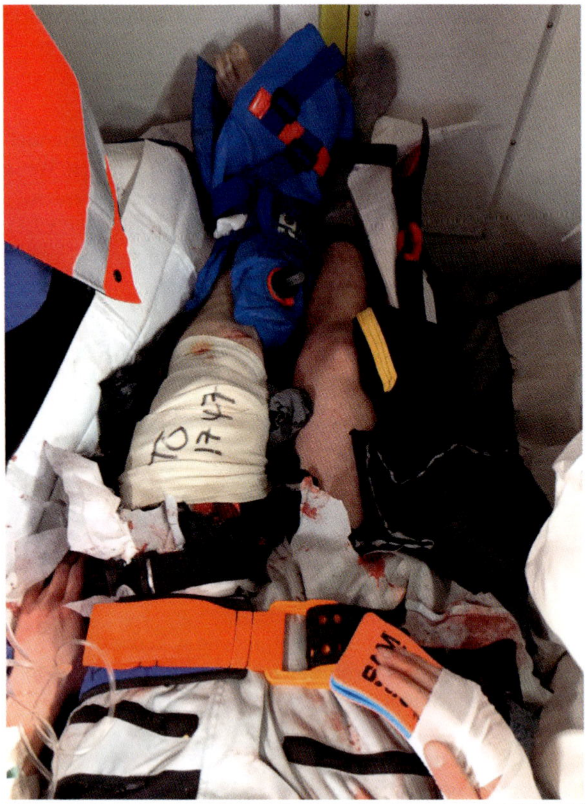

Abb. 13.23 Junctional Tourniquet (Leiste) nach Woundpacking [M1094]

Druckverband

Nach Abdrücken der Arterie muss bei Blutungen an den Extremitäten schnellstmöglich ein **Druckverband** angelegt werden. Besteht eine größere Wundhöhle (z. B. tiefe Weichteilverletzung am Oberschenkel), ist es sinnvoll, diese mit sterilem Mullmaterial bzw. idealerweise mit Hämostyptika zu tamponieren (Woundpacking), bevor ein Druckverband angelegt wird. Blutet ein Druckverband durch, muss ein Tourniquet zur **Abbindung der Extremität** zur Anwendung kommen.

Abbinden

Das **manuelle Abdrücken** und die **Anlage eines Druckverbands** unterbrechen allerdings nicht die Durchblutung der gesamten Extremität und führen somit u. U. auch nicht zu einem totalen Stillstand der Blutung, da die kollateralen Gefäße weiterhin durchblutet werden. Kann in diesen Situationen durch alle vorgenannten Methoden (Hochhalten, Abdrücken, Kompression, Druckverband) keine Blutstillung erzielt werden, muss bei lebensbedrohlichen Blutungen die Extremität schnellstmöglich abgebunden werden, um ein Verbluten des Patienten zu verhindern. Die Abbindung erfolgt idealerweise ca. 5–10 cm proximal der Wunde, direkt auf der Haut (→ Abb. 13.16a).

MERKE

Eine komplette Unterbrechung der Blutzufuhr ist nur durch einen zirkulären Druck um die Extremität zu gewährleisten.

IM FOKUS

Blutungen und Blutstillung

- Insbesondere bei schweren Blutungen hat die Blutungsstillung immer Vorrang vor anderen Maßnahmen **(X-ABCDE).**
- Um dieses Ziel zu erreichen, eignen sich mehrere **Methoden:**
  - **Druckverband** (Achtung: Nicht im Bereich von Frakturen einsetzen!)
  - **Manuelle Kompression/Abdrücken:** idealerweise in Kombination mit Hochlagerung
  - **Abbinden/Tourniquet:** sehr effektive, aber schmerzhafte Methode. Muss im Vorfeld gut trainiert werden.
  - **iTClamp®:** eignet sich gut an Stellen, an denen kein ausreichender Druck aufgebaut werden kann.
  - **Beckenschlinge:** muss unbedingt auf der richtigen Höhe angelegt werden.
- Außerdem unterscheidet sich die Blutstillung je nach **Region:**
  - **Kopf:**
    - Aufdrücken steriler Kompressen
    - Ggf. durch Druckverband ergänzen, ggf. iTClamp®
  - **Rumpf:**
    - Manuelle Kompression
    - Ggf. Druckverband, ggf. iTClamp®
  - **Extremitäten:**
    - Abdrücken der zuführenden Arterien
    - Bei der A. femoralis muss sehr viel Kraft aufgewendet werden.
    - Ggf. Tourniquet erwägen

13.3 Schock – Beheben eine C-Problems

FALLBEISPIEL

Bei einem Sanitätsdienst im Rahmen eines Open-Air-Konzerts im Stadtpark wird ein älterer Mann auf einer Trage zu Ihnen gebracht. Seine Frau begleitet ihn. Er sei auf seinem Campingstuhl zusammengesunken und habe sich plötzlich ganz kraftlos gefühlt. Sie habe dann eine Sanitätsstreife herbeigewinkt. Ihnen fällt direkt auf, dass der Patient sehr blass ist und offenbar stark schwitzt. Seine Haut fühlt sich kalt an, sein Puls schlägt unregelmäßig und ist schwach tastbar. Die Rekapillarisierungszeit liegt bei 3 Sek. Während Sie eine Erstuntersuchung nach dem ABCDE-Schema durchführen, funkt Ihr Kollege bereits nach dem sich derzeit im Außeneinsatz befindlichen Notfallsanitäter. Die Ehefrau gibt bei der Befragung an, dass Ihr Mann eine chronische Herzrhythmusstörung habe und daher Medikamente einnehmen müsse. Er wäre auch zunehmend weniger belastbar. Der Patient ergänzt, dass er das Gefühl habe, dass sein Herz noch unregelmäßiger schlage als sonst. Ihr Kollege hat den Trupp des Notfallsanitäters erreichen können und fragt Sie, ob er auch direkt den Rettungsdienst verständigen solle. Sie stimmen dem Vorschlag gerne zu, beginnen mit der Sauerstoffgabe und bereiten einen intravenösen Zugang vor. Zudem schließen Sie den Patienten an einen Monitor an. Ihnen fällt eine Mischung aus schmalen und regelmäßig einfallenden breiten Kammerkomplexen auf.

Ein **Volumenmangel** ist ein lebensbedrohlicher Zustand, der durch einen Mangel von Blut und/oder Flüssigkeit zu einer Verminderung der im Kreislauf zirkulierenden Blutmenge führt. Der Volumenmangel wird durch einen **Verlust an Blutvolumen (absoluter Volumenmangel)** oder einem **Missverhältnis zwischen Blutvolumen und Blutgefäßkapazität (relativer Volumenmangel)** verursacht.

Auslöser können ein Blutverlust, eine allergische Reaktion oder auch Herzprobleme sein, die über eine Kreislaufschwäche bis zum Zusammenbruch des Kreislaufs führen können. Wenn der Volumenmangel nicht behandelt wird, mündet er in eine **unzureichende Durchblutung** lebenswichtiger Organsysteme und führt dort zu einem Missverhältnis zwischen angebotener und benötigter Sauerstoffmenge – dem sog. **Schock.**

13.3.1 Schockformen

Allen Schockformen ist eine isolierte oder kombinierte Störung der drei Regelgrößen der Blutzirkulation

- **Pumpfunktion des Herzens,**
- **Blut- und Flüssigkeitsvolumen** und
- **Gefäßtonus**

gemeinsam. Allein schon durch den absoluten oder relativen Volumenmangel vermindert sich das Herzzeitvolumen und es entsteht eine Umverteilung (→ Abb. 13.24). Der Körper bräuchte mehr Sauerstoff, als er bekommen kann. In Folge des Sauerstoffmangels versucht der Körper, sich auf die Versorgung der wichtigsten Organe zu konzentrieren. Zu spät oder gar nicht behandelt, führt ein Schock über den Sauerstoffmangel der Körperzellen zu schweren Organschäden oder zum Tod des Patienten.

Ausgehend von den vier Organsystemen werden vier **Schockformen** (→ Tab. 13.4) in Hauptgruppen unterschieden:

- **Hypovolämischer Schock,** primär ist der Blut-Flüssigkeitsraum betroffen (→ 13.3.4).
- **Kardiogener Schock,** primär ist das Herz betroffen (→ 13.3.5).
- **Obstruktiver Schock,** primär ist das Kreislaufsystem betroffen (→ 13.3.6).
- **Distributiver Schock,** primär ist das Gefäßsystem betroffen (→ 13.3.7, → 13.3.8, → 13.3.9).

13.3.2 Pathophysiologie des Schocks

Die pathophysiologischen Vorgänge im Schock sind für alle Schockformen weitgehend gleich und lassen sich in drei Stadien unterteilen:

- Stadium I: kompensierter Schock
- Stadium II: dekompensierter Schock
- Stadium III: irreversibler Schock

Kompensierter Schock (Stadium I)

Schon ein **geringer Volumenmangel** von ca. 500 ml, eine Fehlverteilung im Gefäßsystem oder eine Herzminderleistung führen in einer ersten Reaktion zu einer Verminderung des venösen Rückstroms zum Herz und beeinflussen direkt das Herzminutenvolumen. Dadurch fällt zunächst der Blutdruck mäßig ab (→ Abb. 13.25).

In dieser frühen Phase des Schocks werden entscheidende **Kompensationsmechanismen** in Gang gesetzt. Druckrezeptoren im Aortenbogen und der Halsschlagader (Sinus caroticus) registrieren den eingetretenen Blutdruckabfall und leiten diese Information an das Kreislaufzentrum im Stammhirn (Medulla oblongata) weiter. Dort wird eine Aktivierung des sympathischen Nervensystems mit Freisetzung von Adrenalin (→ Abb. 13.25), Noradrenalin und Dopamin aus dem Nebennierenmark ausgelöst **(sympathoadrenerge Reaktion).**

Ziel dieser Reaktion ist die Aufrechterhaltung eines ausreichenden Herzzeitvolumens und eines ausreichenden Blutdrucks zur Organdurchblutung:

- An den peripheren Arterien (Arteriolen) wird durch die α-Rezeptoren-Wirkung eine **Gefäßverengung** verursacht (→ Abb. 13.25), wodurch der periphere Gefäßwiderstand ansteigt.

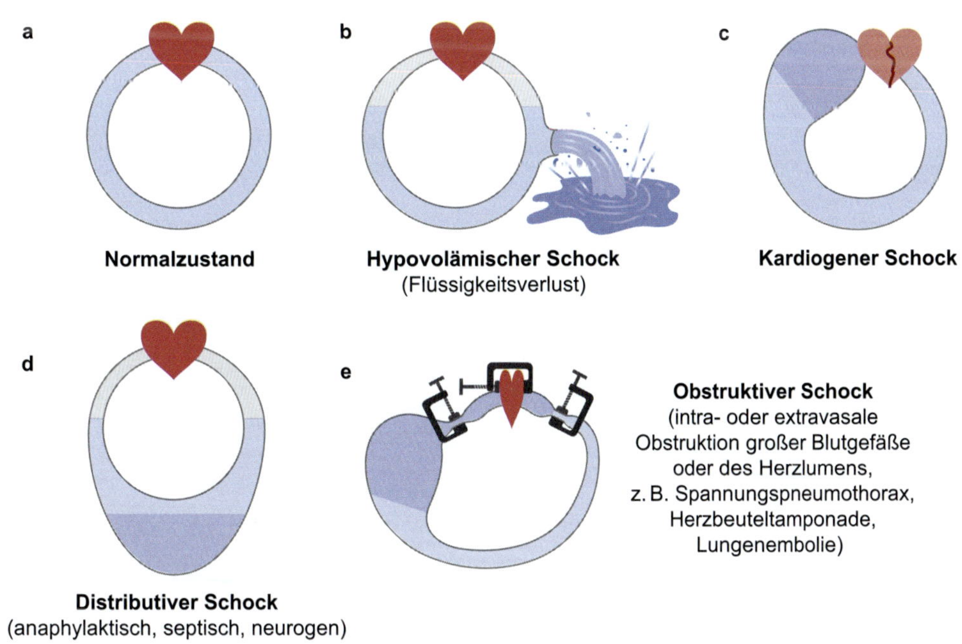

Abb. 13.24 Fahrradschlauch-Modell zur Pathophysiologie der Schockformen [O646, L141, L231]

- Am Herzen werden durch die Stimulierung der β_1-Rezeptoren eine Herzkraftsteigerung und eine **Frequenzzunahme** ausgelöst.
- Der Blutdruck bewegt sich meist in normotonen Grenzen, da die sympathoadrenerge Reaktion einen Blutdruckabfall verhindert.

MERKE

Der Blutdruck fällt zunächst nur mäßig ab. Der Körper besitzt noch die Fähigkeit, einen scheinbar normalen Blutdruck aufrechtzuerhalten.

Ziel der sympathoadrenergen Reaktion ist die Aufrechterhaltung der Blutzirkulation in Gehirn, Herz und Lunge. In den anderen Organen kommt es aber bereits frühzeitig zu kompensatorischen Störungen der Durchblutung in den kleinsten Blutgefäßen (). Die Nierendurchblutung wird verringert, was die Harnausscheidung reduziert. Gleichzeitig nimmt die Salz- und Wasserausscheidung über die Nieren durch hormonelle Einwirkung ab. Zudem kann etwas Blut aus Leber und Milz mobilisiert werden. Daneben gelangt mehr Flüssigkeit aus dem Zwischenzellraum in das venöse Gefäßnetz.

MERKE

So kann der Körper ungefähr 1 l Volumen zusätzlich ins Blutgefäßsystem bringen.

Oberbegriff	Schockform	Ursache	Auslöser
Hypovolämie	Hypovolämischer Schock	Intravasaler Volumenmangel	Verlust von Wasser, Elektrolyten, Plasma oder Blut nach innen oder außen
Kardiogen	Kardiogener Schock	Myokardiales Pumpversagen (intrakardial)	• Akuter Myokardinfarkt • Herzrhythmusstörungen • Dekompensierte Herzinsuffizienz • Herzklappenfehler • Myokarditis • Kardiomyopathie
Obstruktiv	Obstruktiver Schock	Myokardiales Pumpversagen (extrakardial)	• Lungenarterienembolie • Spannungspneumothorax • Herzbeuteltamponade • Status asthmaticus (selten)
Distributiv	Anaphylaktischer Schock	Störung der Vasomotorik mit erhöhter Kapillar- und Zellmembranpermeabilität	Allergische Reaktion mit Freisetzung von Histamin (Antigen-Antikörper-Reaktion)
	Septischer Schock	Mikrozirkulationsstörung durch Eröffnung arteriovenöser Shunts, gestörte Zellfunktion und veränderter Metabolismus der Zellen	z. B. durch Endotoxine gramnegativer Bakterien
	Neurogener Schock	Störung bzw. Ausfall der Vasomotorik aufgrund von Störungen des sympathischen Nervensystems	Blockade des sympathischen Nervensystems, z. B. durch Wirbelsäulentrauma oder pharmakologische (Spinal-, Periduralanästhesie) Blockade des sympathischen Nervensystems

Tab. 13.4 Ursachen und Auslöser der einzelnen Schockformen

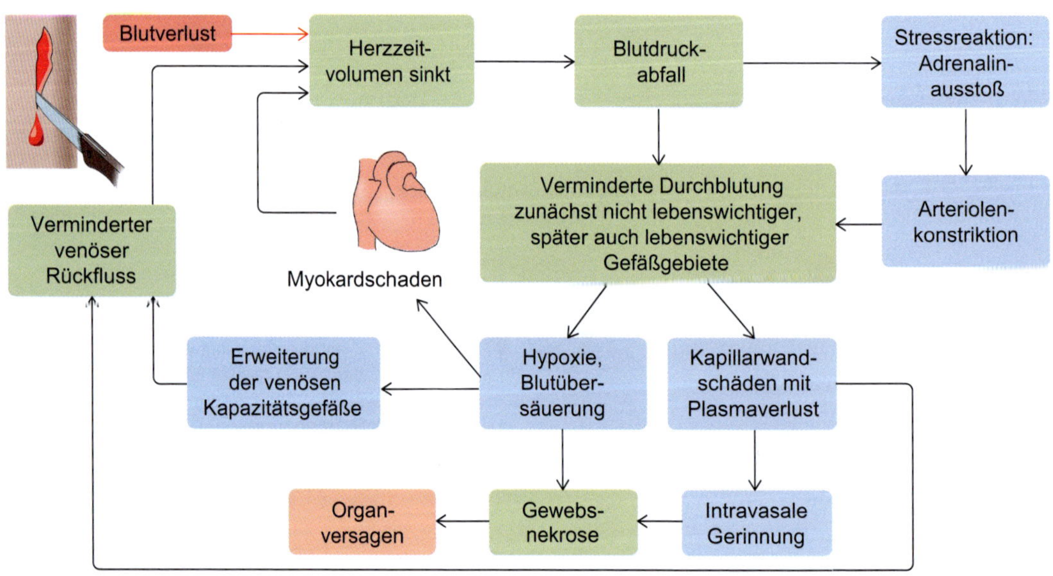

Abb. 13.25 Pathophysiologische Mechanismen am Beispiel des Volumenmangelschocks [L190]

Diese Reaktionen ermöglichen es, dass **Volumendefizite bis zu 20 %** kompensiert werden können. Die aufgezeigten Störungen der Durchblutung und des Stoffaustausches in den kleinsten Blutgefäßen verlangen aber auf jeden Fall schon jetzt eine Behandlung durch Infusionsgabe (Volumentherapie), obwohl viele Patienten zu diesem Zeitpunkt noch nahezu normale Blutdruckverhältnisse aufweisen.

Symptome im Stadium I

Im **kompensierten Schock** stehen folgende Symptome im Vordergrund:
- Anstieg der Herzfrequenz
- Verlängerte Rekapillarisierungszeit
- Mäßiger Blutdruckabfall
- Durstgefühl
- Zunahme der Atemfrequenz
- Müdigkeit, körperliche Schwäche, aber wach und ansprechbar

Dekompensierter Schock (Stadium II)

Reichen die Mechanismen zur Kompensation der Volumendefizite nicht aus, sinkt das Herzminutenvolumen und der Blutdruck fällt weiter ab. Der Körper versucht, über eine deutlich höhere Ausschüttung von Adrenalin, die um das 30- bis 50-Fache des Normalwerts erhöht sein kann, die Gefäßengstellung zu verstärken und das kreisende Blutvolumen mit einer **Umverteilung des Blutstroms auf lebenswichtige Organe** (Herz, Lunge, Gehirn, Nieren, Leber) zu konzentrieren **(Zentralisation).** Die Minderdurchblutung von Haut, Muskulatur, Armen und Beinen sowie des Magen-Darm-Trakts wird dabei in Kauf genommen.

Im Bereich der kleinsten Blutgefäße **(Kapillargebiet)** ist der Blutfluss dabei so stark reduziert, dass es zu einem Sauerstoffmangel **(Hypoxie)** im Gewebe kommt (→ Abb. 13.25). Saure Stoffwechselprodukte entstehen und reichern sich an, da die Zellen unter Sauerstoffmangel arbeiten müssen. Diese Übersäuerung **(Azidose)** behindert mehr und mehr die Stoffwechselvorgänge im Kapillargebiet (→ Abb. 13.25).

Bei weiterer Verschlechterung kommt es nahezu zum Stillstand des Blutstroms in den Kapillaren. Die Folge ist eine zunehmende, später fixierte Kreislaufzentralisation, wodurch die betroffenen Organe vollständig von der weiteren Durchblutung und Sauerstoffversorgung abgetrennt werden **(Ischämie).** Nun können auch keine Stoffwechselprodukte mehr abtransportiert werden können. Die Durchblutung lebenswichtiger Organe ist nicht mehr aufrechtzuerhalten. Sie können nicht mehr mit Sauerstoff versorgt werden, die Körperzellen sterben ab und die Organfunktion versagt (→ Abb. 13.25).

MERKE

Der Blutdruck sinkt weiter ab. Der Körper besitzt nicht mehr die Fähigkeit, den Volumenmangel durch Umverteilung zu kompensieren.

Symptome im Stadium II

Im **dekompensierten Schock** verschlechtert sich die Kreislaufsituation. Die Zeichen der Zirkulationsstörungen sind ausgeprägter:
- Minderdurchblutung der Organe
- Ischämie der Kapillargefäße
- Azidose im Kapillargebiet
- Massive Tachykardie
- Starker Blutdruckabfall
- Beschleunigung der Atemfrequenz
- Bewusstseinseintrübung, Teilnahmslosigkeit
- Kaltschweißigkeit
- Fahle, blasse Haut

Irreversibler Schock (Stadium III)

Kommt es zum Untergang der ersten Zellen, werden in den Kapillaren Blutgerinnungsvorgänge ausgelöst. Das Blutvolumen kommt zum Stehen und im gesamten Kapillargebiet gerinnt das stehende Blut **(Stase),** wodurch die Gefäße vollständig verschlossen werden. Gleichzeitig werden dadurch Gerinnungsfaktoren unnötig verbraucht und fehlen an anderer Stelle zur Blutgerinnung.

Kann die Störungen der Durchblutung in den kleinsten Blutgefäßen nicht rechtzeitig unterbrochen werden, treten weitere Komplikationen auf. Die Durchlässigkeit der Zellwände in den Kapillaren wird erhöht, was einen **Flüssigkeitsverlust aus den Gefäßen** (Intravasalraum) und einen **Flüssigkeitseinstrom in die Zelle** nach sich zieht (→ Abb. 13.25). Der Entzug der Flüssigkeit aus den Gefäßen auf Ebene der Kapillaren führt zu einer **Eindickung des Blutes.** Die roten Blutkörperchen verlieren ihre ursprüngliche Form. Sie ballen sich wie Geldrollen zusammen **(Sludge-Phänomen)** und verstopfen das kapillare Blutgefäß. Setzt zu einem späteren Zeitpunkt die Durchblutung in der Kapillare von Neuem ein, ist es nicht möglich, die verstopften Kapillaren wieder zu eröffnen.

MERKE

Im dritten Stadium ist der Schock therapeutisch nicht mehr beherrschbar.

Symptome im Stadium III

Der **irreversible Schock** ist richtungweisend in Hinblick auf den bevorstehenden Tod des Patienten:
- Kalte, feuchte Marmorierung der Haut
- Abfall der Körperkerntemperatur
- Tiefe Bewusstlosigkeit (Koma)
- Abnahme der Atemfrequenz (Bradypnoe)
- Abnahme der Herzfrequenz (Bradykardie)

IM FOKUS

Schockformen und Pathophysiologie
- Ein Schock ist immer ein **Missverhältnis zwischen Sauerstoffbedarf und Sauerstoffangebot** im gesamten Körpergewebe.
- Je nach Ursachen unterscheidet sich die Pathophysiologie, die zu diesem Zustand führt.
  - **Volumenmangelschock** (absoluter Volumenmangel durch Volumenverlust)
  - **Hämorrhagischer Schock** (absoluter Volumenmangel durch Blutverlust)
  - **Kardiogener Schock** (Störung der kardialen Pumpfunktion durch intrakardiale Ursache)
  - **Obstruktiver Schock** (Störung der kardialen Pumpfunktion durch extrakardiale Ursache)

- **Anaphylaktischer Schock** (distributiver Schock durch Histaminwirkung)
- **Neurogener Schock** (distributiver Schock durch Ungleichgewicht zw. sympathischer und parasympathischer Regulation)
- **Septischer Schock** (distributiver Schock durch Endotoxine)

- Alle Schockformen lassen sich in **drei Stadien** unterteilen:
  - **Stadium I:** kompensierter Schock
    - Relativ geringer Volumenmangel, sympathoadrenerge Reaktion, Anstieg von Atem- und Herzfrequenz, Normotonie
  - **Stadium II:** dekompensierter Schock
    - Ausgeprägte Zentralisation, Blutdruckabfall, schwere Hypoxie im Gewebe, Azidose
  - **Stadium III:** irreversibler Schock
    - Marmorierte Haut, ausgeprägte Azidose, tiefe Bewusstlosigkeit, Bradypnoe, Bradykardie

Schockindex

Der Schockindex errechnet sich aus dem Quotienten aus **Pulsfrequenz** und **systolischem Blutdruck.** Bei 20 % Blutverlust hat der Patient etwa einen Puls von 100 Schlägen/Min. und einen systolischen Blutdruck von 100 mmHg. Dies ergibt einen Schockindex von 1. In dieser Phase wird von einem beginnenden Schock (kompensierter Schock, Stadium I) gesprochen. Bei weiteren rund 10 % Volumenverlust steigt der Schockindex auf 1,5 und der Patient befindet sich bereits im manifesten Schock (dekompensierter Schock, Stadium II). Jeder weitere noch so kleine Blutverlust verschlimmert den Zustand des Patienten (→ Abb. 13.26).

MERKE

Schockindex = Frequenz/systolischer RR
Kompensierter Schock: Schockindex = 1
Dekompensierter Schock: Schockindex = 1,5

MERKE

Mit der Berechnung des Schockindexes ist nur eine **grobe Einschätzung** möglich. Ohne klinische Anzeichen eines Schocks kann aus ihm kein Schock abgeleitet werden.

13.3.3 Beurteilung des Schocks

Die Patientenbeurteilung im Schock folgt dem ABCDE-Schema, das sich aus der Beurteilung von Notfallpatienten nach einer strukturierten Vorgehensweise ergibt (→ 5.2.2). Zumeist sind die Schockzeichen und Symptome des kompensierten und dekompensierten Schocks zu beobachten (→ 13.2.2). Je nach auslösender Ursache der speziellen Schockform steht dabei die traumatologische oder die internistische Ursachenbekämpfung im Fokus.

Ersteindruck

- Einschätzung in **potenziell kritisch** oder **potenziell nicht kritisch**
- Bei äußeren **Blutungen: X-ABCDE**-Schema anwenden
- **Schlüsselinterventionen haben Vorrang:** „Stop the bleeding!"

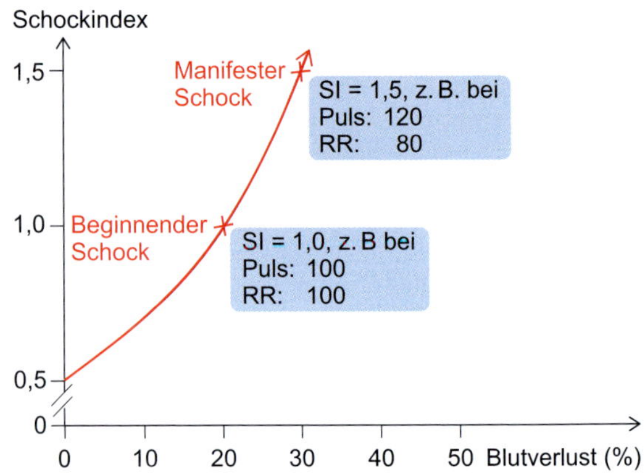

Abb. 13.26 Schockindexkurve [A400]

Primary Assessment und ABCDE

Grundlage und Voraussetzung der Diagnose und Behandlung von Schockzuständen ist die vorrangige Untersuchung nach dem ABCDE-Schema **(Primary Assessment),** die sich an folgenden Parametern orientiert:

- Initialbeurteilung nach dem **ABCDE**-Schema (→ 5.2.3):
  - **A** – Atemwege freimachen und freihalten.
  - **B** – Atmung erleichtern, Sauerstoffgabe.
  - **C** – evtl. Schocklagerung – falls nicht die 5-B-Merk-Regel (s. u.) dagegenspricht
- Einteilung: **kritisch** oder **nicht kritisch**
- Bei internistischer Ursache: Leitsymptom(e) definieren.

Differenzialdiagnosen sammeln

- **Leitsymptom** erkennen, um spezifisch behandeln zu können:
  - **Hypovolämischer Schock** (→ 13.3.4):
    - Hämorrhagischer Schock (z. B. gastrointestinale Blutung)
    - Traumatisch-hämorrhagischer Schock (z. B. Polytrauma, Abdominaltrauma)
    - Traumatisch-hypovolämischer Schock (z. B. Verbrennung)
    - Hypovolämischer Schock (z. B. Ileus, Coma diabeticum)
  - **Kardiogener Schock** (→ 13.3.5):
    - z. B. akuter Myokardinfarkt, akut dekompensierte Herzinsuffizienz, akute Herzrhythmusstörungen
  - **Obstruktiver Schock** (→ 13.3.6):
    - z. B. fulminante Lungenembolie, Spannungspneumothorax, Perikardtamponade, lebensbedrohlicher Asthmaanfall, Vena-cava-Kompressionssyndrom
  - **Distributiver Schock:**
    - **Anaphylaktischer Schock** (→ 13.3.7): z. B. Anaphylaxie
    - **Neurogener Schock** (→ 13.3.8): z. B. Medikamentenintoxikation, Status epilepticus, Subarachnoidalblutung (SAB)
    - **Septischer Schock** (→ 13.3.9): z. B. akuter Harnwegsinfekt, Pyelonephritis, Wundinfektion

SCHOCKFORMEN

Fokus auf:
Sepsis erkennen
qSOFA-Score
Atemfrequenz > 22/Min.
Systolischer Druck ≤ 100 mmHg
Vigilanz GCS < 15

Schockstadium I
HF ↑
AF ↑
RR ↓
Durst ↑
Rekap-Zeit ↑
Müdigkeit
Schwäche

→ Erfolgreich → Stabilisation

Kompensationsversuche des Körpers
- Vasokonstruktion, endogene Katecholamine ➔ Hautdurchblutung ↓ Zentralisation
- Herzfrequenz ↑ um HZV zu steigern
- Wasserretention ➔ Urinproduktion
- Atemfrequenz ↑ um O_2-Angebot zu steigern

Dramatischer Abfall des HZV

Absoluter Volumenmangel

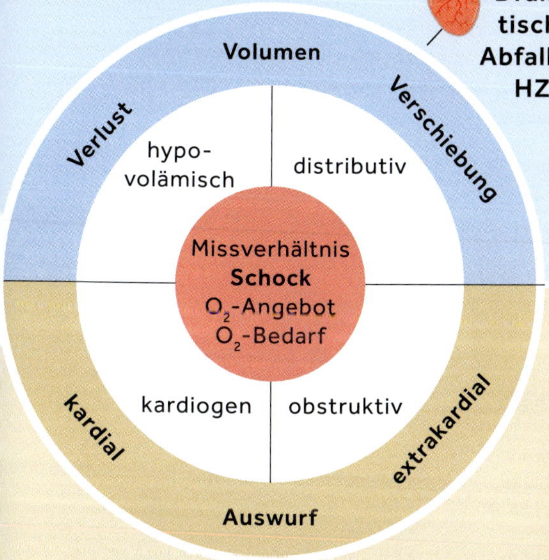

Relativer Volumenmangel

Therapeutische Maßnahmen durch den Rettungsdienst

Zur Unterstützung der körpereigenen Maßnahmen

- **Hypovolämischer Schock**
  - Blutung stillen
  - Volumengabe
- **Distributiver Schock** (Sepsis, Anaphylaxie, neurogen)
  - Katecholamingabe (Noradrenalin)
  - Volumengabe
- **Obstruktiver Schock**
  - Problem beheben (Pleurapunktion, Lyse, Perikardpunktion)
- **Kardiogener Schock**
  - Vorlast senken (Nitrate, Diuretika)
  - Katecholamingabe (Dobutamin, Adrenalin)

Keine Verbesserung

Schockstadium II
HF ↑↑
AF ↑↑
RR ↓↓
pH ↓
Minderdurchblutung aller Organe
Bewusstseinsstörungen

→ Stabilisation noch möglich

Schockstadium III
HF ↓
AF ↓
Organversagen
Marmorisierung der Haut
Temp. ↓
Koma

→ **Drohender Tod Therapeutisch nicht mehr beherrschbar**

CHECKLISTE SCHOCK
- Schock erkennen!
- Notarzt nachfordern
- Schockursache finden/kausale Therapie
- Monitoring
- Sauerstoffgabe
- Mehrere großvolumige i.v.-Zugänge + Volumentherapie je nach Kausalität
- Wärmeerhalt
- Zügiger Transport
- Schocklagerung je nach Patientensituation
- 6-B-Regel beachten

MERKE

5-B-Merk-Regel

Patienten sollten nicht in die Schocklage gebracht werden,
- wenn sie unter Atemnot, Schmerzen in der Brust, einer Verletzung im Brustbereich leiden oder der Verdacht auf eine akute Herzerkrankung wie einen Herzinfarkt besteht („**Brust**"),
- bei einer Verletzung des Schädels („**Birne**"),
- bei einer Verletzung oder Schmerzen im Bauchbereich („**Bauch**"),
- bei Verdacht auf einen Beinbruch („**Beine**"),
- bei Verletzungen von Becken oder Wirbelsäule („**Buckel**").

Für alle anderen Schockarten gilt die sog. **symptomorientierte Lagerung,** d. h., es muss die Lagerung durchgeführt werden, die für die zum Schock führende Grunderkrankung am sinnvollsten ist (→ 9.2), um die therapeutischen Maßnahmen zu unterstützen und um dem Patienten Erleichterung zu verschaffen. Wenn die symptomorientierten Lagerungen korrekt durchgeführt werden, sichern sie die Sauerstoffversorgung über die Atemwege und unterstützen den Helfer bei der Behandlung der Grunderkrankung.

Erweiterte Beurteilung

MERKE

Die erweiterte Beurteilung erfolgt erst, wenn der Patient nicht mehr kritisch ist.

Die **erweiterte Beurteilung** geht auf alle relevanten Fragestellungen einer kurzen Notfallanamnese ein und ist als Ergänzung des ABCDE-Schemas zu sehen.
- Traumapatienten: SAMPLER-Anamnese (→ 5.2.4)
- Internistische Patienten: SAMPLER-OPQRST-Anamnese (→ 5.2.4, → 5.2.5)
- Internistische Patienten – auskunftsfähig: gezielte Untersuchung anhand der Differenzialdiagnosen (→ 5.2.4)
- Internistische Patienten – nicht auskunftsfähig: orientierende Untersuchung von „Kopf bis Fuß" (IPPAF) anhand der Differenzialdiagnosen (→ 5.2.4)

Die aus dem Ersteindruck und der erweiterten Beurteilung gewonnenen Erkenntnisse münden in eine Verdachtsdiagnose und Zuordnung der jeweilig zu behandelnden Schockform. Die den einzelnen Schockformen zugeordneten Symptome werden in → 13.3.4 bis → 13.3.9 ausgeführt und in → Abb. 13.27, → Abb. 13.28 zusammengefasst.

Symptome bei Schock

- **Bewusstseinsveränderungen:** Unruhe, Apathie, Somnolenz, Koma
- **Herz-Kreislauf-Störungen:** Puls > 100/min, Blutdruck < 90–100 systol. → Schockindex > 1
- **Atemstörungen:** Tachypnoe, Dyspnoe
- **Nierenfunktionsstörung:** Oligo-Anurie

Zusätzlich:

Hypovolämischer Schock
- Kalt-feuchte, blass-graue Extremitäten
- Starker Durst
- Kollabierte Halsvenen

Kardiogener Schock
- Kalt-feuchte, blass-graue Extremitäten
- Orthopnoe (Patient sitzt und ringt nach Luft)
- Oft Halsvenenstauung, Beinödeme, „Brodeln" über der Lunge

Septischer Schock
- Oft Fieber
- Haut anfangs warm und gut durchblutet, evtl. septische Herde (Eiterpusteln)
- Später kleine Hautblutungen (Petechien) durch Gerinnungsstörungen

Anaphylaktischer Schock
- Juckreiz, Hautröte, -quaddeln
- Meist Fieber, Schüttelfrost
- Schwindel
- Übelkeit, Erbrechen
- Haut anfangs warm und gut durchblutet

Erstmaßnahmen bei Schock

- Bei Herz-Kreislauf-Stillstand: Reanimation
- Bei erhaltenem Bewusstsein: Rückenlage, Beinhochlagerung. Ausnahme: Oberkörperhochlagerung bei kardiogenem Schock, Blutungen von Kopf, Lunge, oberem Gastrointestinaltrakt.
- Bewusstlose Patienten mit erhaltener Atmung: stabile Seitenlage
- Sauerstoff 4–6 l/Min.
- Venöser Zugang/ZVK
- Einleiten der Diagnostik
- Ggf. Schmerzbekämpfung, Sedierung, Korrektur von Elektrolytstörungen oder metabol. Azidose

Zusätzlich:

Hypovolämischer Schock
- Volumenersatz i.v. (Plasmaexpander, ggf. Ery-Konzentrate)
- Ggf. Druckverband

Kardiogener Schock
- Nitrat
- Dopamin und/oder Dobutamin i.v.
- Schleifendiuretika i.v.

Septischer Schock
- Antibiotika
- Volumenzufuhr i.v.
- High-dose-Heparinisierung

Anaphylaktischer Schock
- Ausschalten des Antigens
- Volumenzufuhr i.v.
- Adrenalin, Glukokortikoide, Antihistaminika

Abb. 13.27 Symptome und Erstmaßnahmen bei Schock [A400]

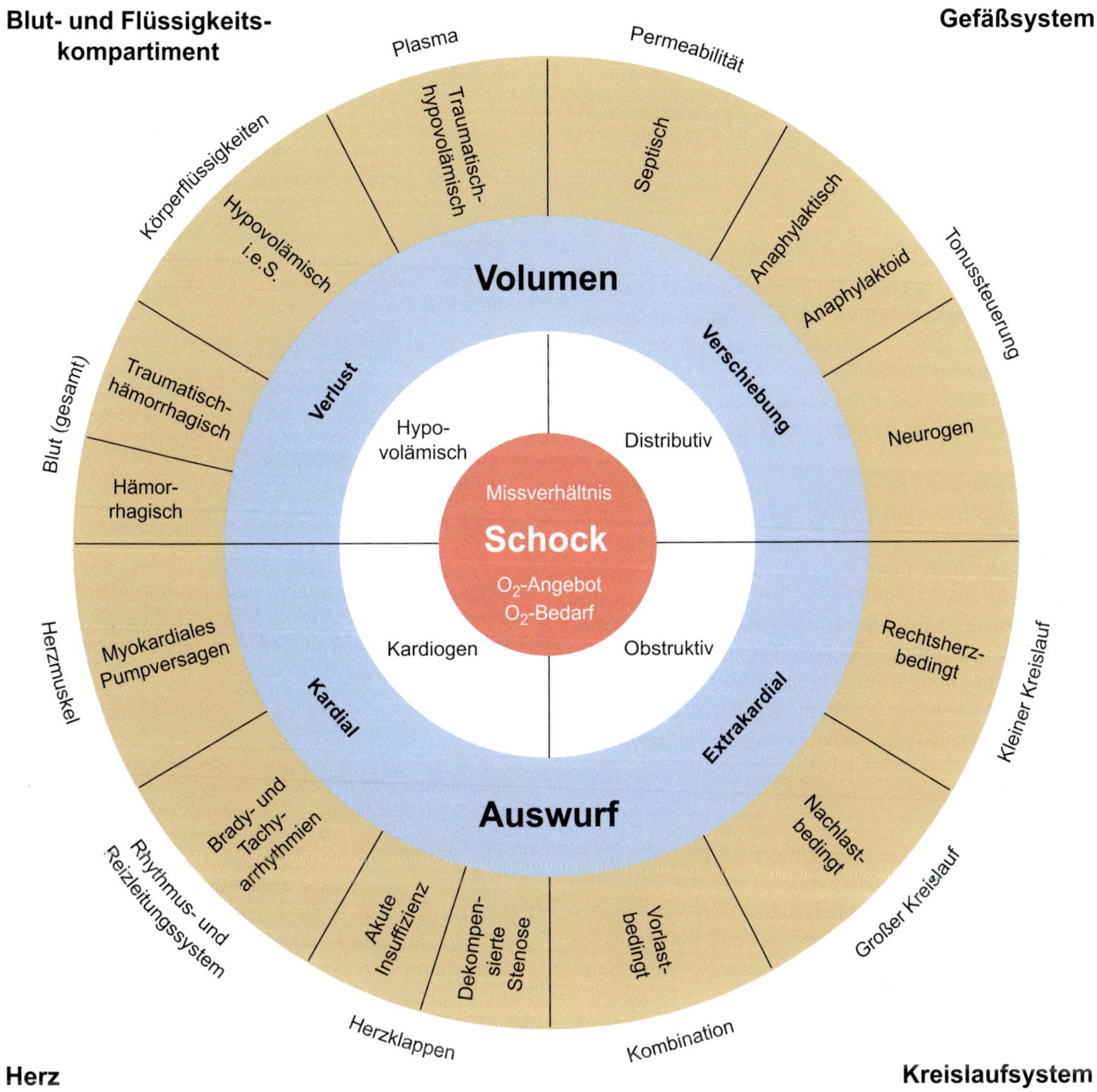

Abb. 13.28 Gegenüberstellung der vier Schockformen (weißes Feld innen) mit den betroffenen Organsystemen (äußere Ecken der Abbildung), den pathophysiologischen Auswirkungen (blauer und oranger Kreis) und den betroffenen Organen bzw. Mechanismen (außerhalb des Kreises) (nach Standl et al.) [F201-038, L143]

IM FOKUS

Beurteilung des Schocks

- Dem **Ersteindruck** und dem **Primary Assessment** kommt eine besondere Bedeutung zu.
- Bestimmte Zeichen (z. B. Kaltschweißigkeit) können manchmal schon früh als Warnsignal wirken.
- **ABCDE-Schema** durchführen und erste Maßnahmen umsetzen (Sauerstoffgabe, Lagerung).
  - Bei lebensbedrohlichen Blutungen erfolgt die Blutstillung so zeitnah wie möglich (X-ABCDE).
  - Der Patientenzustand kann auf diese Weise schnell als **„kritisch“** oder **„unkritisch“** bewertet werden.
  - Im Anschluss daran folgt die leitsymptomspezifische Behandlung.
- Im Rahmen dessen muss auch eine **erweiterte Beurteilung** durchgeführt werden:
  - SAMPLER, OPQRST, körperliche Untersuchung
- Eine Hilfe bei der Einschätzung kann der **Schockindex** sein.
  - Schockindex: Frequenz/systolischer RR
    - Kompensierter Schock: Schockindex = 1
    - Dekompensierter Schock: Schockindex = 1,5
  - Aber Vorsicht: Hier handelt es sich um ein grobes Hilfsmittel, das auch „falsch negative“ Ergebnisse liefern kann!

13.3.4 Hypovolämischer Schock

DEFINITION

Der hypovolämische Schock ist ein Zustand unzureichender Durchblutung von Organen infolge eines absoluten Volumenmangels durch Blut, Plasma- oder Flüssigkeitsverluste nach innen oder außen.

Der hypovolämische Schock wird in vier Untergruppen unterteilt (→ Tab. 13.5). Die bekanntesten Vertreter dieser Schockform sind der **hämorrhagische Schock** und der **traumatisch-hämorrhagische Schock** (Blutverlustschock), bei denen der Patient Blutvolumen aus dem Kreislauf verliert (→ Abb. 13.24). Die Blutung kann nach außen oder in das Körperinnere erfolgen (→ Abb. 13.24b). Die Blutung ins Körperinnere kann leicht übersehen werden.

Der **hypovolämische Schock** wird durch einen großen Wasser- oder Flüssigkeitsverlust über die Nieren, den Darm oder die Haut ausgelöst.

Der Volumenverlust führt über das Absinken des venösen Rückstroms zu einem verminderten Herzschlagvolumen und zum Einsetzen der körpereigenen Gegenregulationsmechanismen. Ein **Volumenverlust** von bis zu 15 ml/kg Körpergewicht wird vom Körper ohne Blutdruckabfall toleriert. Bis zu 20 % Volumenverlust gegenüber der Norm kann durch körpereigene Mechanismen kompensiert werden. Intravasale Flüssigkeitsverluste von über 35 % hingegen sind akut lebensgefährlich.

Symptome

Bei einem hypovolämischen Schock treten die in → Abb. 13.27 beschriebenen typischen Schockanzeichen auf. Das frühzeitige Erkennen der den Schockzustand auslösenden Verletzungen oder Erkrankung ist wesentliche Voraussetzung, um bereits vor Auftreten der ersten Symptome durch geeignete Maßnahmen dem zu erwartenden Schock gegenzusteuern.

Basismaßnahmen

Die Therapie der Schockbekämpfung erfolgt mit der Zielsetzung, fortschreitende lebensbedrohliche Blutungen und andere Volumenverluste zu verhindern und diese durch Flüssigkeitsgabe zu ersetzen. Die wichtigste Basismaßnahme ist hier die **Blutstillung** lebensbedrohlicher Wunden (→ 13.2), um einem weiteren Volumenverlust entgegenzuwirken.

ACHTUNG

Das Primary Assessment ändert sich vom ABCDE zu **X-ABCDE.**

Äußere Blutungen müssen frühzeitig und konsequent gestoppt werden. Die äußeren Blutungen werden als grundsätzlich kontrollierbare Blutungen angesehen. **Druckverband, Tourniquet** oder **Woundpacking** durch Hämostyptika stellen dafür effektive Behandlungsmöglichkeiten dar. Als Therapieziel der Behandlung wird ein systolischer Blutdruckwerte von ≥ 100 mmHg angestrebt.

Bei **inneren Blutungen** stellen der Einsatz von Antihyperfibrinolytika **(Tranexamsäure)** oder die Anlage einer **Beckenschlinge** begrenzte Therapieoptionen dar, die das Ausmaß der Blutungen minimieren, jedoch nicht endgültig stoppen können. Die inneren Blutungen werden als potenziell unkontrollierbare Blutungen angesehen.

Form	Charakteristik	Beispiele
Hämorrhagischer Schock	Blutverlust nach innen oder außen ohne traumatische Gewebeschädigung	• Gastrointestinale Blutung (→ 24.6) • Aneurysmaruptur (→ 24.9.2) • Tubenruptur (→ 21.4.1)
Traumatisch-hämorrhagischer Schock	Blutverlust nach innen oder außen durch ein Trauma	• Polytrauma (→ 18.11) • Thoraxtrauma (→ 18.8) • Abdominaltrauma (→ 18.9) • Beckentrauma (→ 18.10)
Traumatisch-hypovolämischer Schock	Plasmaverlust nach innen oder außen durch ein thermisches oder chemisches Trauma	• Verbrennungen (→ 15.4) • Verätzungen
Hypovolämischer Schock	Flüssigkeitsverlust nach innen oder außen ohne traumatische Gewebeschädigung	• Diabetes insipidus • Coma diabeticum (→ 24.10.2) • Paralytischer Ileus (→ 24.7.2) • Diarrhö • Hitzeerschöpfung (→ 15.3.2)

Tab. 13.5 Untergruppen des hypovolämischen Schocks

MERKE

Äußere Blutungen müssen unverzüglich gestoppt werden – jeder Erythrozyt zählt.

Die erweiterte Beurteilung erfolgt erst, wenn der Patient nicht mehr kritisch ist, d. h. die Blutung gestoppt ist. Dann erfolgt die Einordnung des Krankheitszustands mithilfe der **Anamneseerhebung** (Krankheit, Unfallhergang, Vorerkrankungen, Dauermedikation), der Fingernagelbettprobe, der Beurteilung des Hautkolorits und der engmaschigen **Überwachung** von Bewusstsein, Atmung, Puls, EKG und Blutdruck. Sofern noch nicht geschehen, muss der **Notarzt** hinzugezogen werden. Um den Schockverlauf nicht zu beschleunigen, dürfen die betroffenen Personen nicht mehr umherlaufen, sondern sind u. U. in Schocklage (→ 9.4.2) zu bringen.

MERKE

Patienten sollten nicht in die Schocklage gebracht werden, wenn relevante Verletzungen im Bereich der fünf „Bs" („Birne", Brust, Bauch, Becken, Beine) vorliegen (→ 13.3.3).

Ebenso muss bei einem Verdacht auf Wirbelsäulenverletzungen ein umsichtiger Umgang mit der Schocklage erfolgen. Nach Umlagerung des Patienten auf die Vakuummatratze wird diese durch Verwendung der Trage oder des Tragentisches im RTW in eine Kopftieflage gebracht.

Von besonderer Bedeutung sind die Beruhigung und der Wärmeerhalt des Patienten. Alle Schockpatienten sollten großzügig **Sauerstoff** über eine Insufflationsmaske erhalten (Zielwert SpO_2 nahe 100 %).

Erweiterte Maßnahmen

Zum Ausgleich der Blut- und Volumenverluste erhalten die Patienten im hypovolämischen Schock durch den Notarzt bzw. durch den Notfallsanitäter nach Anlage von 1–2 großlumigen peripheren Venenzugängen eine ausreichende Menge an Infusionslösungen. Die schnelle Applikation von Volumen ist zur Aufrechterhaltung eines adäquaten Herzzeitvolumens nötig. Hierzu werden balancierte Vollelektrolytlösung (VEL) ggf. als Druckinfusionstherapie verabreicht.

MERKE

Volumenverluste werden durch Volumengabe behandelt.

IM FOKUS

Hypovolämischer Schock

- Besteht aus vier **Untergruppen:**
  - Hämorrhagischer Schock (z. B. durch GI-Blutung)
  - Traumatisch-hämorrhagischer Schock (z. B. durch Polytrauma)
  - Traumatisch-hypovolämischer Schock (z. B. durch Verbrennungen)
  - Hypovolämischer Schock (z. B. durch schwere Diarrhö)
- **Symptome:**
  - Typische Schockzeichen
  - Achtung: Bei dieser Schockform kann frühes Erkennen die Prognose deutlich verbessern (z. B. durch schnelle Blutstillung)!
- **Basismaßnahmen:**
  - Äußere Blutungen stillen (ggf. auch unter Zuhilfenahme eines Tourniquets).
  - Schocklagerung durchführen (NICHT bei Verletzungen der „5 Bs").
  - Sauerstoff verabreichen.
  - Ggf. Immobilisation
  - Ursache behandeln (z. B. Abdecken von Verbrennungen).
- **Erweiterte Maßnahmen:**
  - 1–2 großlumige Venenzugänge
  - Volumengabe, ggf. als Druckinfusion
  - Ggf. Einsatz von Tranexamsäure

13.3.5 Kardiogener Schock

DEFINITION

Der kardiogene Schock ist eine **intrakardial** gelegene Funktionsstörung mit verminderter Pumpleistung des Herzens, verursacht durch eine systolische oder diastolische Beeinträchtigung, mit kritischer Verminderung der Auswurfleistung, die nachfolgend zu einer unzureichenden Sauerstoffversorgung der Organe führt.

MERKE

Beim kardiogenen Schock ist primär das Herz betroffen.

Er ist durch die plötzliche Beeinträchtigung der kardialen Pumpleistung gekennzeichnet. Daraus resultiert eine verminderte Auswurfleistung des Herzens. Das Herzminutenvolumen sinkt und die Herzleistung reicht nicht mehr aus, um den Körper hinreichend mit Blut und Sauerstoff zu versorgen. Der kardiogene Schock ist die ausgeprägteste Form einer **Herzinsuffizienz** (→ 13.6.1).

Ursachen	Auslöser
Myogene	• Myokardinfarkt • Dekompensierte Herzinsuffizienz • Myokarditis • Kardiomyopathie • Ventrikuläre Hypertrophie • Dekompensation bei Herzklappenfehlern (z. B. Mitralklappe) • Medikamentenintoxikation
Rhythmogene	• Tachykarde Herzrhythmusstörungen: ventrikuläre bzw. supraventrikuläre Tachykardie (z. B. Antiarrhythmika, Digitalis) • Bradykarde Herzrhythmusstörungen: – AV-Block III° • Idioventrikulärer Rhythmus (Kammereigenrhythmus)

Tab. 13.6 Ursachen und Auslöser des kardiogenen Schocks

Die **Ursachen** für das Auftreten eines kardiogenen Schocks sind Erkrankungen des Herzens, d. h. intrakardiale Ursachen. Diese lassen sich in **myogene** und **rhythmogene** Ursachen zusammenfassen (→ Tab. 13.6).

Im kardiogenen Schock kann das zirkulierende Volumen durch die Beeinträchtigung der kardialen Pumpleistung nicht ausreichend an die Organe transportiert werden. Die sympathoadrenerge Reaktion (→ 13.3.2), die als Kompensationsversuch rasch eintritt, löst einen Teufelskreis (Circulus vitiosus) aus. Der Versuch, dadurch die Vorlast am Herzen zu erhöhen, verstärkt die Herz-Kreislauf-Insuffizienz, da das Herz das Mehrangebot an Volumen nicht adäquat in die Kreislaufabschnitte befördern kann (→ Abb. 13.24c). In der Folge entwickeln sich wie bei den anderen Schockformen Mikrozirkulationsstörungen und deren Folgen an den betroffenen Organen und Geweben.

Das akute Koronarsyndrom und die dekompensierte Linksherzinsuffizienz sind die häufigsten Ursachen für das Auftreten eines kardiogenen Schocks.

Symptome

Typisch für den kardiogenen Schock ist die **obere Einflussstauung.** Sichtbar in Form gestauter Halsvenen (→ Abb. 13.29), sind sie Ausdruck der myokardialen Pumpschwäche und zeigen das Unvermögen des Herzens, das ihm angebotene Blutvolumen weiterzupumpen. Die Patienten sind unruhig, klagen über Atemnot und sind zentralisiert (kühle Extremitäten). Eine kompensatorische Tachykardie ist nicht unbedingt vorhanden. Der Puls kann im kardiogenen Schock verlangsamt sein, da im Rahmen der zugrunde liegenden Ursache (z. B. Hinterwandinfarkt) auch bradykarde Rhythmusstörungen ausgelöst werden können. Zusätzlich treten die typischen Schockzeichen auf.

Der **Blutdruck** kann gerade im kardiogenen Schock jedoch die Diagnose erschweren. Nicht selten wird er durch die kompensatorischen Gegenregulationsmechanismen lange konstant gehalten, obwohl bereits deutliche Symptome des Schocks geboten werden. Das gesamte klinische Bild ist deshalb aussagekräftiger als die isolierte Bewertung einzelner Parameter.

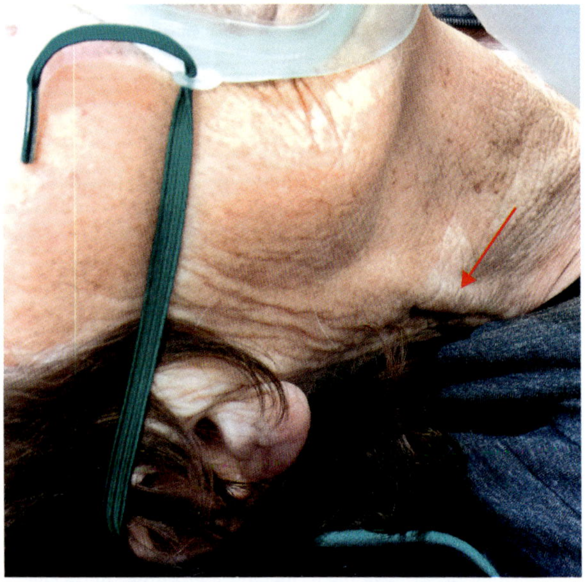

Abb. 13.29 Einflussstauung der Jugularvene (Pfeil) [M235]

Basismaßnahmen

Wichtigstes Therapieziel ist die Beseitigung der kardialen Ursachen des kardiogenen Schocks. Das bedarf aber fast immer der Behandlung durch den Notarzt oder in der Klinik, z. B. beim ACS durch die frühzeitige Reperfusion der Koronararterien durch PCI (→ 13.6.5) oder die Schrittmachertherapie beim AV-Block 3. Grades.

Als wesentliche Basismaßnahme stehen dem Rettungsfachpersonal die Oberkörperhochlagerung und der unblutige Aderlass (→ Abb. 13.62) bei kardialem Schock zur Verfügung. Beide Maßnahmen führen durch einfache Handhabung zu einer Verminderung des Volumenangebots am Herzen und einer Verbesserung der bis dahin eingeschränkten Pumpleistung des Herzens. Ansonsten muss versucht werden, den Patienten durch Basismaßnahmen, wie engmaschiges **Monitoring und Sauerstoffgabe** über Sauerstoffmaske mit Reservoir zu unterstützen.

MERKE

Im Gegensatz zu allen anderen Schockformen erfolgt die Lagerung des Patienten im kardiogenen Schock bei starkem Blutdruckabfall in halbsitzender Position (Oberkörperhochlagerung) zur Vorlastsenkung des Herzens.

Erweiterte Maßnahmen

Da der kardiogene Schock durch eine ungenügende Herzleistung ausgelöst wird, zielt die medikamentöse Therapie durch den Notarzt auf die

- Verminderung der Vorlast am Herzen und die
- Stärkung der Herzleistung.

Solange eine kausale Therapie in der Klinik nicht durchgeführt werden kann, muss die Therapie zunächst symptomatisch erfolgen. Die Vorlast am Herzen zu senken, wird die Herzleistung verbessern, da sich das Mehrangebot an Volumen vor dem Herzen durch Nitrate und Diuretika (Lasix®) vermindert und das Herz nicht weiter mit Blut „überschwemmt" wird. Als Herz-Kreislauf-unterstützende Medikamente werden Dobutamin und Noradrenalin über einen Perfusor verabreicht. Die Infusionsgabe erfolgt vorsichtig mit balancierter Vollelektrolytlösung (VEL), um das Herz nicht zusätzlich zu belasten.

IM FOKUS

Kardiogener Schock

- **Mögliche Ursachen:**
  - Myokardinfarkt
  - Myokarditis
  - Herzinsuffizienz
  - Kardiomyopathie
  - Intoxikation (Medikamente)
  - Herzrhythmusstörungen
- **Symptome:**
  - Obere Einflussstauung
  - Atemnot
  - Zentralisation
  - Herzrhythmusstörungen (Brady- und Tachykardie möglich)
  - Blutdruck möglicherweise lange normal
- **Basismaßnahmen:**
  - Oberkörperhochlagerung
  - Sauerstoffgabe
  - Monitoring und Differenzialdiagnostik
  - Ggf. unblutiger Aderlass
  - Medikamentöse Therapie:
    - Vorlastsenkung durch Nitrate und ggf. Diuretika
    - Stärkung der Herzleistung durch Katecholamine

13.3.6 Obstruktiver Schock

DEFINITION

Der obstruktive Schock ist eine **extrakardiale** gelegene Flussbehinderung mit verminderter Pumpleistung des Herzens, verursacht durch eine systolische oder diastolische Beeinträchtigung, mit kritischer Verminderung der Auswurfleistung, die nachfolgend zu einer unzureichenden Sauerstoffversorgung der Organe führt.

MERKE

Beim obstruktiven Schock ist primär das Kreislaufsystem betroffen.

Die Flussbehinderung großer Gefäße oder des Herzens, durch außerhalb des Herzens gelegenen Erkrankungen oder Verletzungen, verursacht eine Füllungsbehinderung im Herzen (Abb. 13.24e). Die Auswirkungen der Füllungsbehinderung im Herzen entsprechen dabei denen des kardiogenen Schocks. So führt die Füllungsbehinderung ebenfalls zu einer verminderten Pumpleistung des Herzens, die jedoch im Gegensatz zum kardiogenen Schock durch eine **Flussbehinderung** der großen Gefäße von außerhalb des Herzens ausgelöst wird. Als Ursachen kommen z. B. infrage (→ Tab. 13.7):

- Eine Lungenembolie (→ 13.6.11)
- Ein Spannungspneumothorax (→ 18.8.2)
- Eine Perikardtamponade (→ 18.8.2)
- Ein Vena-cava-Kompressionssyndrom (→ 21.4.4)

Ursachen	Auslöser
Mechanische	• Extrakardiale Flussbehinderung: – Lungenarterienembolie (LAE) • Intra- bzw. extrakardiale Füllungsbehinderung: – Herzbeuteltamponade (Hämoperikard; Perikardtamponade) – Spannungspneumothorax – Lebensbedrohlicher Asthmaanfall – Vena-cava-Kompressionssyndrom (aortocavales Kompressionssyndrom)

Tab. 13.7 Ursachen und Auslöser des obstruktiven Schocks

Symptome

Die Symptome des obstruktiven Schocks sind unspezifisch und ähneln denen des kardiogenen Schocks. Ein Blutdruckabfall kann initial nur gering ausgeprägt sein und eine kompensatorische Tachykardie ist nicht unbedingt vorhanden. Die Patienten sind unruhig, klagen über Atemnot und sind zentralisiert (kühle Extremitäten). Eine Flussbehinderung der intrathorakalen Gefäße kann zu gestauten Halsvenen führen; ein Spannungspneumothorax kann sich durch ein sichtbares oder fühlbares Hautemphysem darstellen.

MERKE

Obwohl der obstruktive Schock in der Symptomatik dem kardiogenen Schock ähnelt, muss er wegen seiner grundsätzlich abweichenden Therapieansätze klar von diesem abgegrenzt werden.

Basismaßnahmen

Es ist unerlässlich, den genauen Auslöser des obstruktiven Schocks zu bestimmen, um den obstruktiven Schock unverzüglich und ursächlich durch eine zielgerichtete lebensrettende Schlüsselintervention zu therapieren. Das kann durch eine einfache Lagerungsmaßnahme wie beim Vena-cava-Kompressionssyndrom (→ Abb. 21.18) geschehen. Es bedarf aber fast immer der Behandlung durch den Notfallsanitäter (1c-/2a-Maßnahmen), den Notarzt oder die Klinik – bei der Lungenembolie (→ 13.6.11) durch Thrombolyse oder beim Spannungspneumothorax (→ 18.8.2) durch eine Entlastungspunktion.

In diesem Zusammenhang sei darauf hingewiesen, dass die 4Hs- und HITS-Regel (→ 13.4.1) für den reversiblen Kreislaufstillstand drei obstruktive Ursachen des Kreislaufstillstands beinhaltet: die Herzbeuteltamponade, den Spannungspneumothorax und die Thromboembolie.

MERKE

Beim obstruktiven Schock erfordert die widerstandsbedingte Minderperfusion eine sofortige lebensrettende Intervention.

IM FOKUS

Obstruktiver Schock

- **Mögliche Ursachen:**
  - Lungenembolie
  - Spannungspneumothorax
  - Perikardtamponade
  - Vena-cava-Kompressionssyndrom
- **Symptome:**
  - Unspezifische Symptome
  - Stark von Ursache abhängig (z. B. Hautemphysem beim Spannungspneumothorax)
  - Blutdruckabfall (initial) und Tachykardie möglichweise nicht sehr ausgeprägt
  - Oft gestaute Halsvenen
- **Basismaßnahmen:**
  - Auslöser des Schocks ermitteln!
  - Lagerung optimieren
  - Ggf. Sauerstoff verabreichen
  - Ggf. Entlastungspunktion oder Thoraxdrainage durchführen
  - Ggf. Thrombolyse durchführen

13.3.7 Anaphylaktischer Schock

DEFINITION

Der anaphylaktische Schock ist die Maximalvariante einer allergischen Sofortreaktion, die durch eine Histamin-vermittelte massive Gefäßweitstellung (relativer Volumenmangel) und den Übertritt von Flüssigkeit in Haut und Schleimhäute (absoluter Volumenmangel) in einen Zustand unzureichender Durchblutung von Organen mündet.

Eine **allergische Reaktion** oder ein **anaphylaktischer Schock** tritt nach Antikörper-Antigen-Kontakt auf. Das Erscheinungsbild der Reaktion variiert dabei stark je nach Dosis und Eintrittsort des Antigens.

Antigene, die in den Körper eindringen, werden beim ersten Kontakt als Fremdkörper klassifiziert. Der Körper bildet Antikörper (Sensibilisierung), die bei einem erneuten Eindringen der Antigene eine Antigen-Antikörper-Reaktion **(IgE-abhängige Sofortreaktion)** auslösen können und hormonähnliche Wirkstoffe aus den Geweben und Zellen des Organismus **(Mediatoren)** freisetzen. Mastzellen und das von ihnen freigesetzte **Histamin** spielen dabei die zentrale Rolle der allergischen Reaktion. Die Reaktion kann durch einen **rasanten Verlauf** gekennzeichnet sein, der in kürzester Zeit zu einer lebensbedrohlichen Schocksituation führt.

Folgende Substanzen können u. a. als **Antigene** wirken:

- **Medikamente,** z. B. Antibiotika, Röntgenkontrastmittel, Gelatine- oder Dextran-Infusionen, ASS
- **Nahrungsmittel,** z. B. Eiweißprodukte, Konservierungsmittel, Farbstoffe und verschiedene Früchte
- **Insektengifte,** z. B. von Bienen und Wespen

Der **allergische Schock** kann auch durch Freisetzung von Histamin aus den Mastzellen unabhängig von einer Antigen-Antikörper-Reaktion oder vorherigen Sensibilisierung ausgelöst werden **(IgE-unabhängige Sofortreaktion, anaphylaktoider Schock).** Ein typischer Auslöser sind hier Röntgenkontrastmittel.

Beide Sofortreaktionen führen zu einer Gefäßweitstellung (Vasodilatation) mit relativem Volumenmangel durch ein **„Pooling"** (→ Abb. 13.24d), Sammeln des Blutes in peripheren Venen sowie zu einem absoluten Volumenmangel durch Übertritt von Flüssigkeit in Haut und Schleimhäute infolge der erhöhten Gefäßdurchlässigkeit der Kapillargefäße.

Symptome

Die **Atemnot** ist neben den **Schock**zeichen das Leitsymptom des anaphylaktischen Schocks. Der Schweregrad der allergischen Reaktion bestimmt die Art und Dringlichkeit der Therapie. Eine Verschlechterung der Patienten ist jederzeit möglich und erfordert eine regelmäßige Neubeurteilung. Die allergische Reaktion wird in **vier Stadien** (I–IV) unterteilt (→ Tab. 13.8). Die Stadien II und III entsprechen einem anaphylaktischen Schock.

Basismaßnahmen

Zunächst muss geprüft werden, ob eine Verhinderung der weiteren Allergenexposition möglich ist. Wenn ja, muss die Aufnahme des Allergens sofort gestoppt werden, um eine Verschlechterung des Patientenzustands zu verhindern. Bereits bei Verdacht auf Vorliegen einer anaphylaktischen Reaktion muss der **Notarzt** unverzüglich angefordert werden, da sich das Krankheitsbild innerhalb von Minuten verselbstständigt und sich der Patient schnell in einem kritischen Zustand befinden kann.

Das Primary Assessment folgt dem ABCDE-Schema. Ergibt der **Ersteindruck,** dass der Patient sich in einem **potenziell kritischen** Zustand befindet, erfolgt die lebensrettende Akuttherapie (durch Notfallsanitäter oder Notarzt) nach einem standardisierten Therapieschema, das die **frühestmögliche Gabe von Epinephrin** bei Anaphylaxie ab Schweregrad II vorsieht, bevor weitere Beurteilungen oder Maßnahmen ergriffen werden.

MERKE

Keine Verzögerung der lebensrettenden Epinephringabe bei gesichertem Verdacht.
Ab Schweregrad II → Epinephrin i. m. **durch NFS (1c/2a) oder NA:**
- Kinder < 6 Jahre: 0,15 mg unverdünnt
- Kinder 6–12 Jahre: 0,3 mg unverdünnt
- Kinder > 12 Jahre: 0,5 mg unverdünnt
- Erwachsene: 0,5 mg unverdünnt

Die erweiterte Beurteilung erfolgt erst, wenn der Patient nicht mehr kritisch ist, d. h. der Kreislauf stabilisiert ist. Die weiteren Basismaßnahmen umfassen dann die engmaschige Kontrolle der **Vitalzeichen** durch regelmäßiges Ansprechen, Beurteilung der Atmung, Pulstasten, EKG-Monitoring und Blutdruckmessung. Im Rahmen der Anamneseerhebung ist nach den **Auslösern** für die allergische Reaktion und nach bekannten Allergien zu fragen.

Stadium	Symptome
I – Leichte allergische Reaktion	Haut- und Schleimhautreaktionen (Schwellung, Hautrötung, Juckreiz, Flush, Urtikaria), Quincke-Ödem
II – Ausgeprägte allergische Reaktion	Zusätzlich: Allgemeinreaktionen wie Unruhe, Kopfschmerzen, Hitzegefühl, Übelkeit, Erbrechen, Kreislauf- (z. B. Hypotonie, Tachykardie) und Atemwegsreaktionen (z. B. Dyspnoe)
III – Bedrohliche anaphylaktische Reaktion	Zusätzlich: lebensbedrohliche Reaktion mit schwerer Dyspnoe (inspiratorischer Stridor, exspiratorisches Giemen, verlängerte Ausatmung); Schockzeichen (Tachykardie, Hypotonie, Frieren, Blässe, Kaltschweißigkeit), Bewusstseinstrübung
IV – Vitales Organversagen	Atem- und Herz-Kreislauf-Stillstand

Tab. 13.8 Stadieneinteilung und Symptome bei allergischen Reaktionen

Der Patient wird in Schocklage gebracht und erhält großzügig **Sauerstoff** über eine Insufflationsmaske (Zielwert SpO_2 nahe 100 %). Beruhigender Zuspruch und Wärmeerhaltung ergänzen die Basismaßnahmen.

Erweiterte Maßnahmen

Medikamentös sind beim anaphylaktischen Schock zuerst
- eine beschleunigte **Infusionstherapie** und
- die Gabe von **Adrenalin** (→ 7.6.3)

erforderlich. Eine Verzögerung der lebensrettenden Adrenalingabe bei gesichertem Verdacht auf einen anaphylaktischen Schock darf nicht stattfinden. Notfalls kann die Adrenalingabe auch bei angeschwollenen Schleimhäuten im Mund- und Rachenbereich über eine Verneblermaske verabreicht werden.

Die Schockbekämpfung erfolgt mit der Zielsetzung, fortschreitende lebensbedrohliche Volumenverluste zu verhindern und diese durch **Flüssigkeitsgabe** zu ersetzen. Zum Ausgleich der Volumenverluste erhalten die Patienten im anaphylaktischen Schock durch den Notarzt bzw. durch den Notfallsanitäter nach Anlage von 1–2 großlumigen peripheren Venenzugängen eine ausreichende Menge an Infusionslösungen. Die schnelle Applikation von Volumen ist zur Aufrechterhaltung eines adäquaten Herzzeitvolumens nötig. Hierzu werden balancierte Vollelektrolytlösung (VEL) verabreicht.

Bei Auftreten von **Atemnot** und **Bronchospasmus** wird die intravenöse Gabe von **Adrenalin** (z. B. Suprarenin®, → 7.6.3), **Glukokortikoiden** (z. B. Solu-Decortin®, → 7.6.17) und **Anthistaminika** (z. B. Fenestil®, → 7.6.12) notwendig.

IM FOKUS

Anaphylaktischer Schock
- Starke allergische Reaktion, die zur **Histaminfreisetzung** und damit zu Störungen von Gefäßweite und -durchlässigkeit führt
- **Mögliche Auslöser:**
  - Medikamente oder Röntgenkontrastmittel
  - Nahrungsmittel
  - Insektengifte
- **Symptome:**
  - Einteilung in vier Stadien:
    - Stadium I = lokale Reaktion
    - Stadium II = mäßige Symptome
    - Stadium III = schwere Symptome
    - Stadium IV = Herz-Kreislauf-Stillstand
  - Zahlreiche verschiedene Symptome
  - Hautreaktionen kommen regelmäßig vor
  - Atemnot oft im Vordergrund
  - Kreislaufdysregulation beginnt ab Stadium II
- **Basismaßnahmen:**
  - Frühe Gabe von Adrenalin ab Stadium II durch NFS oder NA, altersabhängige Dosierung
  - Sauerstoffgabe
  - Schocklagerung oder atemerleichternde Lagerung
  - Beschleunigte Infusionstherapie
  - Medikamentöse Therapie:
    - Zusätzliche Adrenalingabe (ggf. über Verneblermaske)
    - Antihistaminika
    - Glukokortikoide

ANAPHYLAXIE

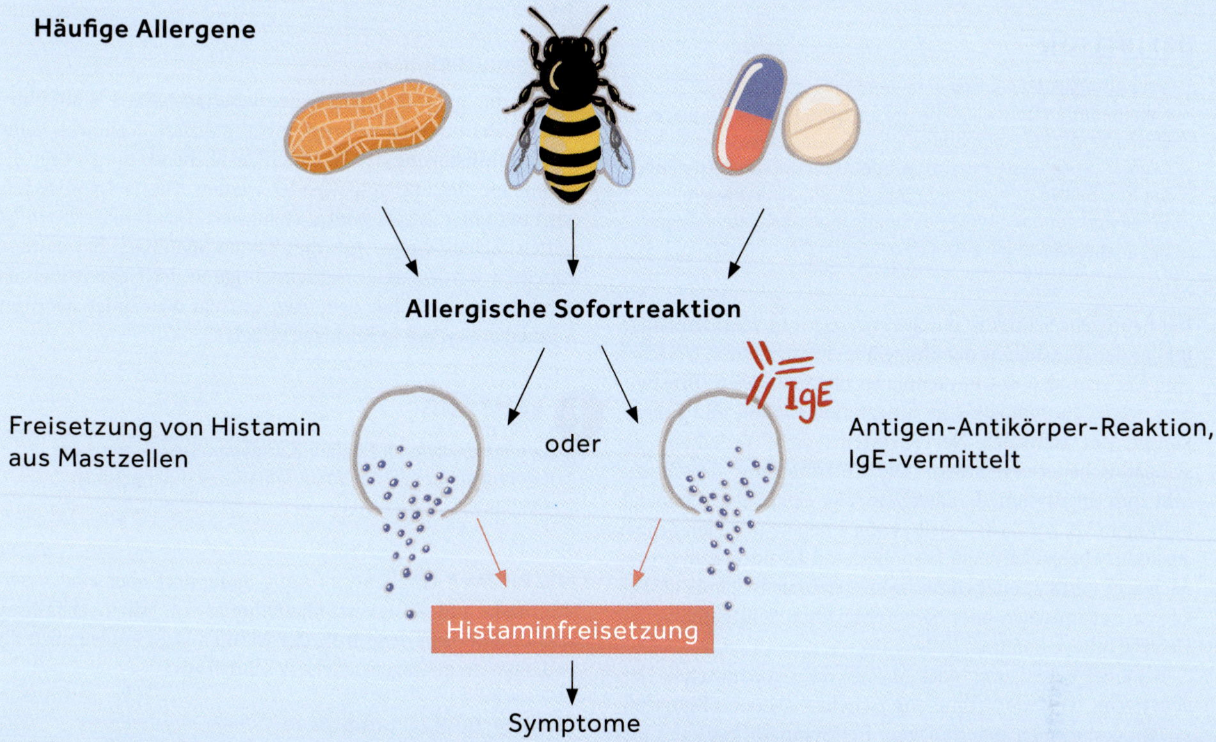

Stadium	Haut/Schleimhaut	Abdomen	Respirationstrakt	Herz-Kreislauf
I	Schwellung, Rötung, Juckreiz, Flush, Urtikaria, Quincke-Ödem	–	–	–
II	"	Übelkeit, Erbrechen	Dyspnoe	Hypotonie, Tachykardie
III	"	"	Schwere Dyspnoe, Stridor, exspiratorisches Giemen	**Schockanzeichen:** Tachykardie, Hypotonie, Blässe, Bewusstseinseintrübung
IV	"	"	"	Atem- und Herz-Kreislauf-Stillstand

CHECKLISTE ANAPHYLAXIE

- Keine Verzögerung der lebensrettenden Adrenalingabe → darf durch NotSan erfolgen
- Notarzt nachfordern
- Monitoring
- Sauerstoffgabe
- Schocklagerung
- i.v.-Zugang + Volumentherapie

Dosierung unverdünntes Adrenalin i.m.

Kinder	<6 J.	0,15 mg
	6–12 J.	0,3 mg
	>12 J.	0,5 mg
Erwachsene		0,5 mg

13.3.8 Neurogener Schock

DEFINITION

Der neurogene Schock ist eine Verteilungsstörung des zirkulierenden Blutvolumens, ausgelöst durch ein Ungleichgewicht zwischen sympathischer und parasympathischer Regulation der glatten Gefäßwandmuskulatur. Die Verengung der Blutgefäße ist nicht mehr möglich und die generelle Gefäßweitstellung führt zu einem relativen Volumenmangel mit unzureichender Sauerstoffversorgung der Organe.

Der neurogene Schock ist durch einen relativen Volumenmangel infolge der Weitstellung der Blutgefäße charakterisiert. Ursachen sind Verletzungen des Rückenmarks oberhalb des 6. Brustwirbels, wobei die sympathische Innervation entfällt, und Erkrankungen des **zentralen Nervensystems** ohne Verletzung der sympathischen Nervenfasern. Die Unterbrechung der Blutzufuhr zum Hirnstamm, die häufig als Folge einer Subarachnoidalblutung (SAB, → 14.4.2) auftritt, kann einen neurogenen Schock auslösen. Ebenso kann ein Hirnödem mit Hirndrucksteigerung nach SHT (→ 18.7) oder eine schwere zerebrale Ischämie als Folge von ischämischen oder hämorrhagischen Schlaganfällen als Ursache infrage kommen (→ 14.4.1).

Bei einer Beteiligung (oder Ausfall) des sympathischen Nervensystems wird die Verbindung zwischen ZNS und Blutgefäßsystem gestört oder unterbrochen. Der **Sympathikus** kann nun nicht mehr die Blutgefäßweite regulieren und der Parasympathikus agiert ungebremst, was zu einer unerwünschten Weitstellung der Blutgefäße (Vasodilatation) und zu einer Bradykardie (vermindertes Herzminutenvolumen) führt. Damit fehlen dem Organismus zunächst auch die üblichen Gegenregulationsmechanismen und das Blut sackt, der Schwerkraft folgend, in die peripheren Blutgefäße ab (→ Abb. 13.24d). Durch das Versacken des Blutes in der Peripherie **(venöses Pooling)** wird der venöse Rückstrom zum Herzen vermindert.

MERKE

Der **spinale Schock** ist keine Schockform. Er wird durch das Erlöschen von Reflexen nach einer Verletzung des Rückenmarks verursacht. Die führenden Symptome des spinalen Schocks sind Areflexie, schlaffe Paresen und Sensibilitätsverlust unterhalb der Rückenmarksläsion. Das schockspezifische Missverhältnis von Sauerstoffangebot und Sauerstoffnachfrage auf zellulärer Ebene fehlt, weshalb der „spinale Schock" nicht zu den tatsächlichen Schockformen gezählt wird.

Symptome

Ein Hinweis auf einen neurogenen Schock ergibt sich oft schon aus der **Anamnese** (z. B. Unfallhergang, Sturz aus großer Höhe). Ursache ist oft ein spinales Trauma. Typisch ist ein plötzlicher Abfall des Blutdrucks unter 100 mmHg bei gleichzeitiger Bradykardie bei Ausbleiben einer tachykarden Gegenregulation. Weitere Hinweise sind unter anderem Lähmungserscheinungen, Gefühllosigkeit, unwillkürlicher Harn- und/oder Stuhlabgang. Die Haut fühlt sich trocken, warm und **nicht** kaltschweißig wie bei anderen Schockformen an. Der Puls ist normfrequent bis bradykard aufgrund der fehlenden sympathischen Innervation des Herzens.

Basismaßnahmen

Durch die gute therapeutische Beherrschbarkeit sind überhastete Rettungsmaßnahmen nicht indiziert. Vielmehr sollte nach **Stabilisierung** des Patienten ausreichende Sorgfalt für die schonende Rettung aufgewendet werden. Die Halswirbelsäule wird mit einer Zervikalstütze stabilisiert. Das Umlagern erfolgt mittels Schaufeltrage auf die Vakuummatratze. Bewusstlose Patienten werden unter Berücksichtigung der Gesamtsituation entweder in die stabile Seitenlage gedreht oder unter ständiger Absaugbereitschaft in Rücklage gelagert.

! ACHTUNG

Eine Schocklage darf beim neurogenen Schock erst nach Immobilisierung in der Vakuummatratze durchgeführt werden.

Alle Patienten erhalten großzügig **Sauerstoff** über eine Sauerstoffmaske mit Reservoir. Maßnahmen zur **Wärmeerhaltung** sind erforderlich, denn trotz der warmen Haut kühlen auch die Patienten im neurogenen Schock schnell aus.

Erweiterte Maßnahmen

Da der neurogene Schock durch eine fehlende Ansprechbarkeit des Gefäßwandtonus ausgelöst wird, zielt die medikamentöse Therapie durch den Notarzt auf die zügige

- Volumentherapie durch balancierte Infusionslösungen (VEL) und die
- Gabe von Katecholaminen (z. B. Noradrenalin) in steigender Dosierung, bis eine Erhöhung des peripheren Gefäßwiderstands erreicht ist.

Ohne das Wiedereinsetzen des Gefäßtonus würde die Volumengabe ansonsten wirkungslos bleiben. Für die Steigerung des Gefäßtonus können zusätzlich Akrinor® (Cafedrin/Theodrenalin) oder Suprarenin® (Adrenalin) verabreicht werden.

MERKE

Keine Volumengabe beim neurogenen Schock ohne Katecholamine.

IM FOKUS

Neurogener Schock

- Verteilungsstörung durch gestörte nervale Regulation der Gefäße
- Verwandt mit **spinalem Schock.** Dieser ist aber streng genommen kein richtiger Schock, weil keine Kreislaufinsuffizienz vorliegt.
- **Mögliche Ursachen:**
  - Subarachnoidalblutung
  - Hirnödem
  - Schlaganfall
- **Symptome:**
  - Stark abhängig von Ursache
  - Zeichen eines Traumas prüfen

- Schlaganfallsymptome prüfen
- Blutdruckabfall ohne Tachykardie (ggf. sogar mit Bradykardie)
- Haut trocken und warm

- **Basismaßnahmen:**
  - Abhängig von Ursache
  - Immobilisierung erwägen
  - Sauerstoffgabe
  - Wärmeerhalt
  - Volumengabe
  - Katecholamingabe zur Tonisierung der Gefäße

13.3.9 Septischer Schock

DEFINITION

Der septische Schock ist eine Verteilungsstörung des zirkulierenden Blutvolumens, ausgelöst durch das Einschwemmen von Mikroorganismen bzw. deren Toxine in die Blutbahn, die über eine fehlregulierte Steuerung des Gefäßtonus mit Gefäßweitstellung zu einem relativen Volumenmangel mit unzureichender Sauerstoffversorgung der Organe führt.

Die früher als „Blutvergiftung" bekannte Sepsis wird durch Krankheitserreger wie Bakterien, Viren, Pilze und andere Mikroorganismen hervorgerufen. Diese gelangen über eine Eintrittsstelle (z. B. eitrige Wunde oder Entzündung im Körper) in die Lymphbahnen und ins Blut. Von diesen Krankheitserregern werden gefäßwirksame Mediatoren – **Endotoxine** – ausgeschüttet. Durch die fehlgeleitete Reaktion des Körpers – auf die Infektion – erfolgt eine Schädigung der eigenen Gewebe und eine Gefäßweitstellung mit Versacken des Blutes in den peripheren Blutgefäßen (→ Abb. 13.24d). Der zugrunde liegende Entzündungsherd ist dabei nicht immer auszumachen, aber die häufigsten nachgewiesenen Ursachen einer Sepsis sind Lungenentzündungen, gefolgt von Infektionen im Bauchraum und im Harnwegsbereich (Urosepsis). Die Sepsis tritt in drei Schweregraden auf:

- einfache Sepsis,
- schwere Sepsis,
- septischer Schock.

Sepsis, schwere Sepsis und septischer Schock zeichnen sich durch fließende Übergänge mit einer ernsten Prognose für die Patienten aus. Ein Drittel der Erkrankten stirbt trotz maximaler intensivmedizinischer Therapie.

MERKE

Der septische Schock ist eine durch Endotoxine ausgelöste Verteilungsstörung des zirkulierenden Blutvolumens.

Symptome

Der septische Schock kann aufgrund der Veränderungen und der Symptome des Patienten in das

- primäre Stadium des **hyperdynamen Schocks** und
- das sekundäre Stadium des **hypodynamen Schocks**

unterteilt werden.

Hyperdynames Stadium des septischen Schocks

Durch das Eindringen der überwiegend bakteriellen Keime wird das Immunsystem aktiviert. Die Patienten verfügen **anfangs** über eine warme Haut und klagen über Schüttelfrost, Fieber und Gliederschmerzen. Durch das Fieber ist die **Haut warm und rosig,** obwohl in der Peripherie bereits eine deutliche Zyanose festzustellen sein wird. Gleichzeitig erhöht sich die Durchlässigkeit der kleinen Blutgefäße **(Kapillarleck),** die aus der Zerstörung der zellulären Außenhülle resultiert. Dadurch wird der Volumenmangel weiter verstärkt.

Trotz der bereits bestehenden Durchblutungsstörungen kann das Herzminutenvolumen (→ 13.1.1, HMV) normal bis erhöht sein, weshalb dieses Stadium als **hyperdynam** bezeichnet wird. Der Blutdruck ist normal bis zur Hypotonie bei warmer Peripherie. Ein Zustand, der durch die Infektion erklärt werden kann. Die Prognose der Patienten ist im hyperdynamen Stadium noch deutlich besser als bei fortschreitendem Verlauf. Erst später treten die allgemeinen Schockzeichen mit feuchter, kühler Haut auf.

Hypodynames Stadium des septischen Schocks

Die Anzeichen des **hypodynamen** Schocks sind gekennzeichnet durch die schwere Kreislaufinsuffizienz:

- Der Blutdruck, vor allem der diastolische Blutdruck, fällt jetzt deutlich ab.
- Die Haut ist blass und marmoriert.
- Die Körpertemperatur fällt ab.
- Die Rekapillarisierungszeit verzögert sich deutlich (> 2 Sek.).

Durch die Wirkung der Endotoxine lässt die Herzkraft nach, die zu einer Abnahme des Schlag- und Herzminutenvolumens führt. Dieser Zustand, der auch als akute septische Herzmuskelentzündung (Myokarditis) bezeichnet wird, führt zusätzlich zur Entstehung eines kardiogenen Schocks. Folgende Symptome deuten die Sepsis hin:

- Erhöhte Atemfrequenz (AF > 22/Min.)
- Tachykardie (HF > 90/Min.)
- Sauerstoffsättigung (SpO_2 < 90 % ohne Sauerstoff)
- Fieber (> 38 °C) oder Hypothermie (< 36 °C)
- Blutzucker (> 140 mg/dl)
- GCS (< 15 Punkte)
- Blutdruck (RR < 100 mmHg systolisch)

Zur Vereinfachung der Verdachtsdiagnose Sepsis werden die quickSOFA **(qSOFA)**-Kriterien empfohlen, die innerhalb der ABCDE-Beurteilung erhoben werden [Singer M, Deutschmann CS, Seymour CW et al. The Third International Consensus Definitions for Sepsis and Septic Shock (Sepsis-3). JAMA. 2016; 315(8): 801–8109].

- Atemfrequenz: ≥ 22/Min.
- Systolischer Blutdruck: ≤ 100 mmHg
- Vigilanz: GCS < 15

Sind zwei oder drei Kriterien bei Verdacht auf eine Infektion gegeben und können anderweitig nicht erklärt werden, soll der Verdacht auf eine Sepsis geäußert werden.

! ACHTUNG

„Think sepsis, say sepsis."

Bei einem qSOFA = 2 Punkte steigt die Sterblichkeit um das 3-Fache. Bei einem qSOFA = 3 Punkte liegt sie sogar 14-fach höher!

Basismaßnahmen

Die Basistherapie umfasst neben dem Monitoring von Blutdruck, Herzfrequenz und Sauerstoffsättigung die frühzeitige Gabe von Sauerstoff (Zielwert SpO_2 > 90 %) und den Wärmeerhalt. Die Lagerung erfolgt im

- hyperdynamen Stadium, kreislaufstabil: Oberkörper 45–60° erhöht,
- hypodynamen Stadium mit Schock: Flachlagerung,
- Stadium der Bewusstlosigkeit: stabile Seitenlage.

Erweiterte Maßnahmen

Zum Ausgleich der Volumenverluste erhalten die Patienten im septischen Schock durch den Notarzt bzw. durch den Notfallsanitäter nach Anlage von 1–2 großlumigen peripheren Venenzugängen in hoher Menge balancierte Vollelektrolytlösungen (Zielwert RR_{syst} > 100 mmHg).

Der septische Schock erfordert zusätzlich eine medikamentöse Therapie durch den Notarzt, der in steigender Dosierung Noradrenalin bis zur Erhöhung des peripheren Gefäßwiderstands verabreichen wird. Für die Steigerung des Gefäßtonus können auch Akrinor® (Cafedrin/Theodrenalin) oder Suprarenin® (Adrenalin) verabreicht werden.

Zusätzlich ist bei einer bestätigten Diagnose (z. B. Meningokokkensepsis) auch bereits außerhalb des Krankenhauses, vor einer Blutkulturbestimmung in der Klinik (Erregernachweis), die Gabe von Antibiotika sinnvoll. Die weiterführende Diagnostik und Therapie können aber nur klinisch und unter intensivmedizinischen Bedingungen gestellt werden.

IM FOKUS

Septischer Schock

- **Häufige Ursachen:**
  - Respiratorische Infekte
  - Infektionen des Bauchraums
  - Harnwegsinfektionen
- **Symptome:**
  - Septischer Schock hat zwei Stadien:
    - **Hyperdynames Stadium:** Fieber und „gute Durchblutung" im Vordergrund, Haut warm und rosig (Folge der Immunreaktion)
    - **Hypodynames Stadium:** Blutdruckabfall, Haut nun blass und marmoriert, Abfall der Körpertemperatur, verzögerte Rekapillarisierungszeit
  - An **qSOFA** (Atemfrequenz, systolischer Blutdruck und Vigilanz) denken.
- **Basismaßnahmen:**
  - Sauerstoffgabe
  - Monitoring
  - Lagerung
    - Hyperdynames Stadium: Oberkörper 45–60° erhöht
    - Hypodynames Stadium mit Schock: Flachlagerung
    - Bei Bewusstlosigkeit: stabile Seitenlage
  - 1–2 großlumige Venenzugänge
  - Volumentherapie
  - Gabe von Katecholaminen
  - Ggf. Abnahme von Blutkulturen und anschließende Antibiotikagabe (bei Verdacht auf Meningokokkensepsis)

13.4 Reanimation – Beheben eine C-Problems

FALLBEISPIEL

Sie transportieren eine ältere Patientin im Rahmen eines Krankentransports von einer Pflegeeinrichtung in eine nahegelegene Klinik. Bei der Übergabe wurde Ihnen mitgeteilt, dass die Patientin sich seit einigen Tagen unwohl fühle. Manchmal sei ihr auch leicht schwarz vor Augen geworden. Sie habe sich dann immer setzen, einen Schluck trinken und etwas abwarten müssen, bis sich die Beschwerden gebessert hätten. Bewusstlos sei sie nie geworden. Der hinzugezogene Hausarzt hat zur klinischen Abklärung eine Klinikeinweisung veranlasst. Während Sie sich mit der Patientin unterhalten, klagt diese plötzlich über Schwindel und verliert das Bewusstsein. Sie bitten Ihren Kollegen schnell, das Fahrzeug sicher abzustellen, weitere Kräfte nachzufordern und nach hinten zu kommen. Parallel dazu führen Sie einen Basischeck durch und stellen fest, dass die Patientin weder über Puls noch über Atmung verfügt. Sie beginnen mit den Thoraxkompressionen und geben den erhobenen Befund an Ihren Kollegen weiter. Der angebrachte AED empfiehlt einen Schock, den Sie schnellstmöglich auslösen. Sie und Ihr Kollege setzen die Reanimationsmaßnahmen fort. Kurz vor Eintreffen von RTW und NEF hat die Patientin wieder einen schwachen Puls. Das Team beginnt nun mit der Postreanimationsversorgung.

Reanimation bedeutet Wiederbelebung. Die Wiederbelebung eines Patienten wird notwendig, wenn ein **Herz-Kreislauf-Stillstand** vorliegt. Der Patient ist

- **pulslos,**
- **ohne Blutdruck** und
- der Körper wird **nicht mehr mit Sauerstoff versorgt.**

MERKE

Der Herz-Kreislauf-Stillstand ist Ausdruck des Ausfalls der mechanischen Herztätigkeit.

Die Pumpfunktion des Herzens ist erloschen. Herz und Kreislauf stehen still. Dieser anfangs durch Wiederbelebungsmaßnahmen oft noch reversible Zustand wird auch als klinischer Tod bezeichnet. Im Gegensatz zu anderen Organen, die für eine gewisse Zeit auch ohne Sauerstoff überleben können, ist das Gehirn in hohem Maße von einer kontinuierlichen Sauerstoffzufuhr abhängig.

Bedingt durch den Sauerstoffmangel im zentralen Nervensystem wird der Patient nach etwa 5–15 Sek. bewusstlos. Nach 15–30 Sek. folgt der **Atemstillstand.** Dieser kann zunächst in Form einer Schnappatmung auffallen. Die Schnappatmung ist durch einzelne, ineffektive Atemzüge charakterisiert.

MERKE

Für eine Sauerstoffzufuhr ist die Schnappatmung nicht ausreichend.

5 Hs

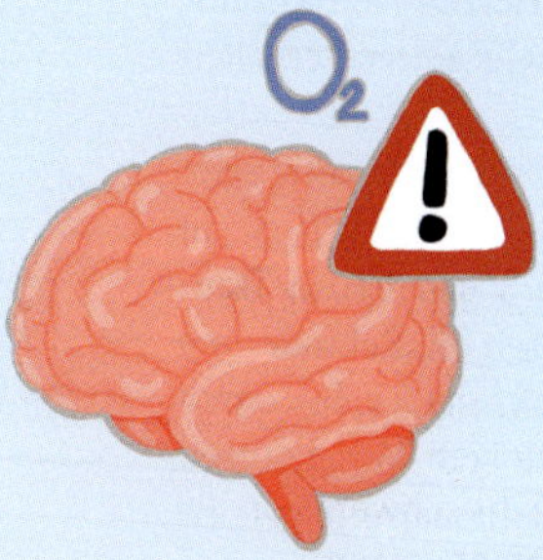

Hypoxie
Therapie: A- und/oder B-Problem beheben

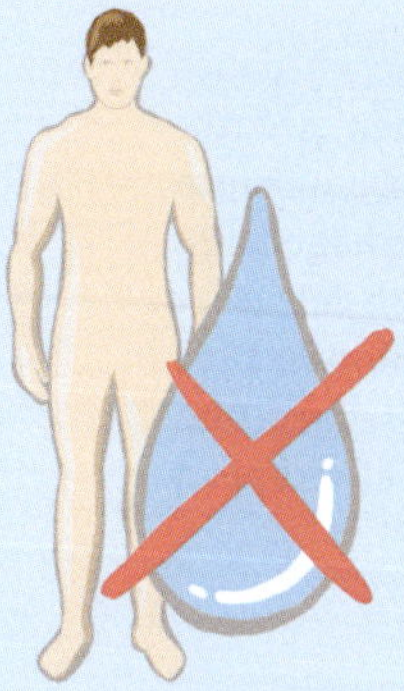

Hypovolämie
Therapie: Volumengabe
- Vollelektrolyte
- Blutprodukte

Ggf. Volumenverlust stoppen

Hypo-/Hyperkaliämie [K^+]
Therapie:
- ↓ Kalziumsubstitution
- ↑ Insulin + Glukose, Salbutamol, Kalziumglukonat

Risikopatienten
- Nierenerkrankte
- Lebererkrankte
- Alte Menschen
- Diuretika-Einnahmen
- Diabetiker

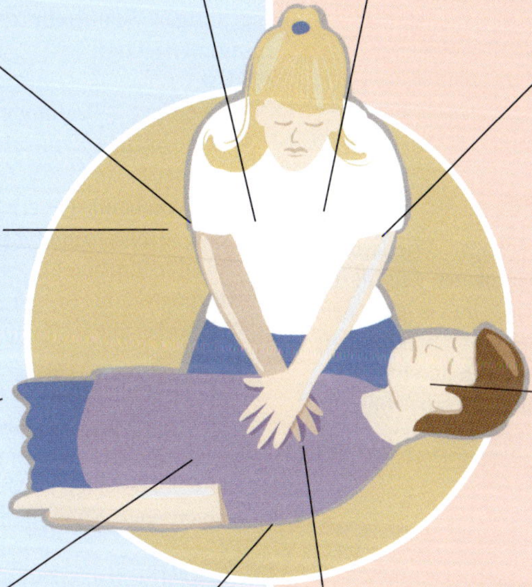

Hypoglykämie
Therapie: Glukosegabe

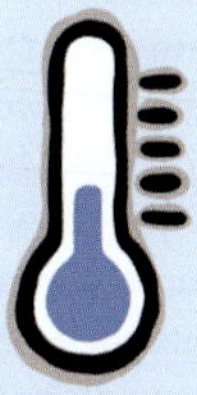

Hypothermie
Therapie: Erwärmung
Reanimation an Körpertemperatur anpassen
Körpertemperatur:
< 30 °C → Keine Gabe von Katecholaminen (Adrenalin), max. 3 Defibrillationen
30–35 °C → Intervallverdoppelung zwischen Adrenalingaben, Defibrillation nach Standard
> 35 °C → CRP nach Standard

HITS

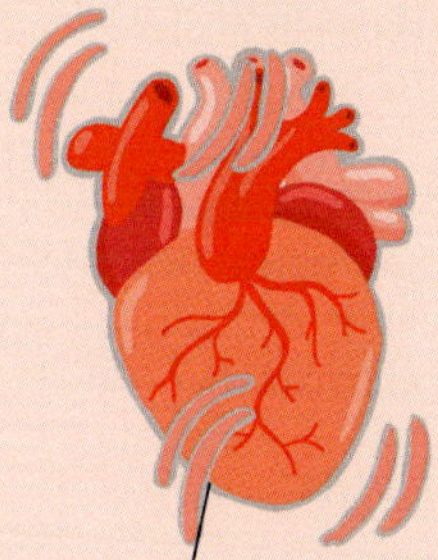

Herzbeuteltamponade
Warnhinweis: Stichverletzung, Prellmarke, Herztumor, Perikarditis

Therapie: Perikardpunktion

Intoxikation
Therapie: Gift identifizieren, ggf. Notrufzentrale, Antidotgabe

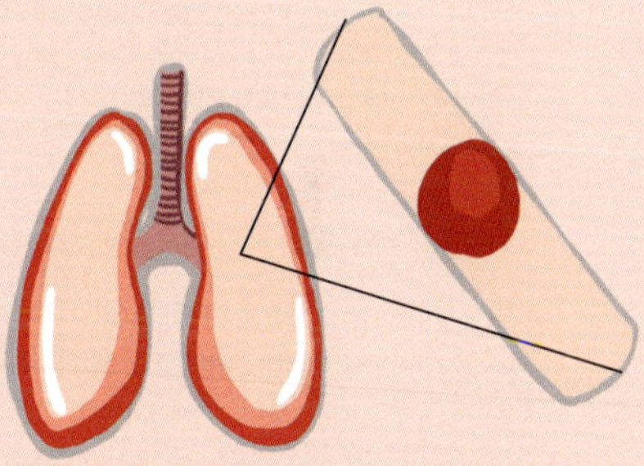

Thromboembolie
Warnhinweis: längere Bettruhe, Schwangerschaft, Operation, Gerinnungsstörung

Therapie: Lyse

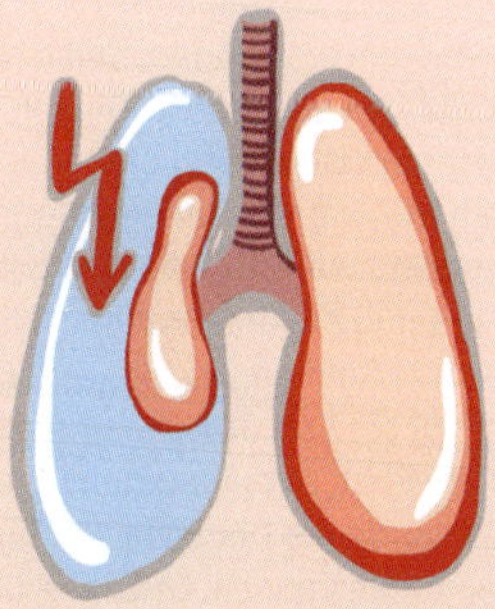

Spannungspneumothorax
Warnhinweis: Verletzung (Stich, Prellung), Lungenerkrankung, künstliche Beatmung

Therapie:
1. Entlastungspunktion
2. Anlage Pleuradrainage

Nach etwa 45–90 Sek. werden die Pupillen weit **(Mydriasis)** und lichtstarr. Zerebrale Krampfanfälle sind ebenfalls in dieser Phase möglich. Die Hautfarbe des Patienten ist blassgrau und selten auch zyanotisch.

Wird die Sauerstoffversorgung des Gehirns länger als 3 Min. unterbrochen, muss mit dauerhaften (irreversiblen) Gehirnschäden gerechnet werden, die im Extremfall in den Hirntod einmünden, bei dem alle Hirnfunktionen unumkehrbar erloschen sind.

MERKE

Das Erkennen eines Kreislaufstillstands kann eine Herausforderung sein. Mit der Reanimation wird begonnen, wenn folgende Symptome auf einen Herz-Kreislauf-Stillstand hinweisen:

- Keine bewusste Kontaktaufnahme möglich – **Bewusstlosigkeit** und
- keine eigenständigen, normalen Atembewegungen – **Atemstillstand.**
- **Im Zweifel mit Reanimationsmaßnahmen beginnen.**

Es wird empfohlen, bei vermutetem Herzstillstand mit der Thoraxkompression zu beginnen, da das Risiko einer Schädigung des Patienten für den Fall, dass der Patient keinen Herzstillstand hat, gering ist.

13.4.1 Herz-Kreislauf-Stillstand

Ein Herz-Kreislauf-Stillstand bedarf sofortiger Wiederbelebungsmaßnahmen, deren Zweck es ist, den akuten Ausfall der Blutzirkulation des Patienten (C-Problem) durch geeignete Maßnahmen bis zum Wiedereinsetzen des Patientenkreislaufs zu ersetzen. Die geeigneten Maßnahmen werden durch medizinische Fachgesellschaften oder Vereine für Wiederbelebung in Form von **Leitlinien** vorgegeben.

MERKE

AHA, ERC, GRC, ILCOR & Co.

Der Europäische Rat für Wiederbelebung (European Resuscitation Council, ERC) publiziert seit 1992 Leitlinien für die kardiopulmonale Reanimation. Zu Beginn sind diese Leitlinien in unregelmäßigen Abständen erschienen. Seit dem Jahr 2000 erscheinen die Leitlinien alle 5 Jahre. Die ERC Leitlinien aus dem Jahr 2005 brachten bisher die umfangreichsten Änderungen bei der Behandlung von Patienten mit einem Herz-Kreislauf-Stillstand. Weltweit sind die internationalen Wiederbelebungsräte unter ILCOR (International Liaison Committee on Resuscitation) zusammengeschlossen. Der älteste Rat für Wiederbelebung ist die American Heart Association, sie publizierte 1975 das erste Buch zu erweiterten lebensrettenden Maßnahmen. 2007 wurde der Deutsche Rat für Wiederbelebung (German Resuscitation Council, GRC) gegründet.

Ursachen

Verschiedene Ursachen können einen Herz-Kreislauf-Stillstand bewirken. Unterschieden werden u. a. **kardiale** und **respiratorische** Ursachen.

Kardiale Erkrankungen und deren Komplikationen (z. B. Myokardinfarkt) können die normalen Funktionen des Herzmuskels oder des Reizleitungssystems des Herzens stark beeinträchtigen, sodass ein Blutkreislauf nicht mehr aufrechterhalten werden kann.

Die Störungen der normalen **Atmung** können vielfältig sein. Häufig liegt eine **zentrale Atemdepression** vor, verursacht durch Medikamente (z. B. Opiate) oder ein Schädel-Hirn-Trauma. Die **periphere Atemdepression** ist durch die Behinderung der normalen Atembewegung gekennzeichnet, z. B. durch muskelrelaxierende Medikamente oder schwere Verletzungen im Brustbereich. Durch die jeweilige Schädigung erfolgt eine Sauerstoffunterversorgung des Gehirns **(Hypoxie),** die zum Atemstillstand führt, dem ohne Therapie in kürzester Zeit der Kreislaufstillstand folgt.

Die Leitlinien zur Reanimation (ERC 2025) sehen daher vor, dass an sog. **potenziell reversible Ursachen** gedacht und gezielt danach gesucht wird, um die Überlebenschance für Patienten mit einem Kreislaufstillstand zu erhöhen. Im Rahmen einer Reanimation sollte eine Ursache nach der anderen als Auslöser des Kreislaufstillstands ausgeschlossen bzw. behandelt werden. Die potenziell reversiblen Ursachen und zugehörigen Schlüsselinterventionen sind in zwei Gruppen zusammengefasst:

- **5 Hs:**
  - **H**ypoxie (→ Beatmung mit 100 % Sauerstoff)
  - **H**ypovolämie/Hämorrhagie (→ 500 ml VEL/Blutung stoppen)
  - **H**yperkaliämie (→ z. B. Kalziumglukonat 10 % 30 ml i. v. und 50 ml Natriumbikarbonat 8,4 %, sowie Glukose-Insulin-Infusion (25 g Glukose + 10 IE Insulin)
  - **H**ypoglykämie (→ Glukose 40 % 30 ml ≙ 12 g i. v.)
  - **H**ypothermie (→Temperaturkontrolle)
- **HITS:**
  - **H**erzbeuteltamponade (→ Entlastungspunktion)
  - **I**ntoxikation (→ Antidot, falls verfügbar)
  - **T**hrombose (Lungenembolie/Myokardinfarkt) (→ Lyse, anschließend 60–90 Min. CPR/unter CPR zur PCI)
  - **S**pannungspneumothorax (→ Entlastungspunktion)

Begleitende Herzrhythmusstörungen

Durch das Fehlen von

- **Bewusstsein,**
- **Atmung und**
- **und sonstigen Lebenszeichen**

kann ein Herz-Kreislauf-Stillstand rasch erkannt werden. So schnell wie möglich sollte nach Einleitung der Basismaßnahmen (Basic Life Supports, BLS) (→ 13.4.4) ein EKG abgeleitet werden, da die dem Kreislaufstillstand zugrunde liegende **Rhythmusstörung** erkannt werden muss. Je nach Rhythmusstörung sind unterschiedliche Maßnahmen während der Reanimation durchzuführen.

Werden nun die elektrischen Herzaktionen mithilfe eines EKG-Geräts (→ 13.5) analysiert, können verschiedene Formen der Störung unterschieden werden:

- **Kammerflimmern (VF) oder pulslose ventrikuläre Tachykardie (pVT)** → → 13.5.7
- **Asystolie oder pulslose elektrische Aktivität (PEA)** → → 13.5.6

Das Kammerflimmern ist die häufigste Ursache für einen **plötzlichen Herztod.** Gesichert scheint, dass in einem sehr großen

Teil (ca. 80 % zum Zeitpunkt des Herz-Kreislauf-Stillstands) der Fälle von plötzlichem Herztod zunächst ein Kammerflimmern vorliegt. Gemäß ERC und den aktuellen Zahlen aus dem Deutschen Reanimationsregister ist aber bei Eintreffen des Rettungsdienstes in nur noch ca. 28 % der Fälle ein Kammerflimmern anzutreffen.

MERKE

Das Kammerflimmern geht nach nur wenigen Minuten in eine Asystolie über.

IM FOKUS

Kreislaufstillstand

- Wenn die Pumpfunktion des Herzens erlischt, führt dies durch den zum Erliegen gekommenen Blutfluss zu einem **Sauerstoffmangel im Gewebe.**
- Nach 5–15 Sek. wird der Betroffene bewusstlos, der Atemstillstand tritt nach 15–30 Sek. ein.
- Es gibt zahlreiche mögliche Ursachen für einen Herz-Kreislauf-Stillstand. Die therapeutisch wichtigsten werden als reversible Ursachen bezeichnet und können anhand eines **Merkschemas** sortiert werden.
  - **5 Hs:**
    - **H**ypoxie
    - **H**ypovolämie/Hämorrhagie
    - **H**yperkaliämie/**H**ypokaliämie
    - **H**ypoglykämie
    - **H**ypothermie
  - **HITS:**
    - **H**erzbeuteltamponade
    - **I**ntoxikation
    - **T**hrombose (Lungenembolie/Myokardinfarkt)
    - **S**pannungspneumothorax
- Insgesamt können vier **mögliche EKG-Bilder** während eines Herz-Kreislauf-Stillstands auftreten:
  - Kammerflimmern (VF)
  - Pulslose ventrikuläre Tachykardie (pVT)
  - Asystolie
  - Pulslose elektrische Aktivität (PEA)

13.4.2 Das Reanimationsteam

Für die Reanimation im Rettungsdienst stehen in der Regel zwei Personen zur Verfügung. Dieses Team muss bis zum Eintreffen des Notarztes die Reanimation nach der **Zwei-Helfer-Methode** durchführen. Grundsätzlich wird in diesem Fall die Reanimation durch den Helfer mit der größeren Erfahrung geleitet. Er ist der Teamleiter und wird von seinem Teampartner unterstützt. Ihre Funktion im Team sagt dabei nichts über die Arbeitsposition während der Reanimation aus, da ja alle 2 Min. die Arbeitspositionen gewechselt werden sollen (s. u.).

Die Position am Kopf des Patienten nimmt der **Kopfhelfer** ein. Er ist für folgende Aufgaben zuständig:

- Notfallkoffer öffnen
- Alarmierung des Notarztes
- Defibrillator/AED vorbereiten
- Vorbereitung der Defibrillation
- Durchführung der Defibrillation

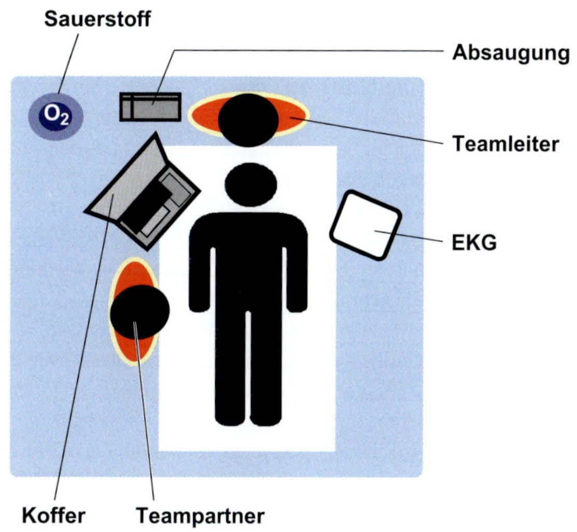

Abb. 13.30 Gerätemanagement bei der Reanimation (modellhaft) [W288]

- Atemwegssicherung
- Vorbereitung der Beatmung
- Beatmung des Patienten

Die Position an der Körperseite des Patienten nimmt der **Seitenhelfer** ein. Seine Aufgaben sind:

- Bewusstseinskontrolle
- Atem- und Kreislaufkontrolle
- Durchführung der Thoraxkompression unter lautem Mitzählen der Zyklen

Der Erfolg einer Reanimation hängt vom Zusammenspiel des Teams ab und wird nur gewährleistet, wenn der Teamleiter klare Anweisungen gibt. Diese sind von dem zweiten Helfer zu bestätigen und auszuführen.

Wichtig ist außerdem eine möglichst optimale Platzierung von Geräten und Notfallausrüstung (→ Abb. 13.30). Es bestehen mehrere Möglichkeiten, die Notfallausrüstung im Rahmen einer Reanimation zu positionieren; die in → Abb. 13.30 dargestellte Gerätepositionierung ist daher nur eine, aber bewährte Variante des Gerätemanagements.

Die **Ein-Helfer-Methode** bezeichnet die Durchführung der Reanimationsmaßnahmen nur durch einen Helfer. Die Unterschiede in der Vorgehensweise zwischen Zwei- und Ein-Helfer-Methode werden weiter unten im Text erklärt.

13.4.3 Basischeck

Unmittelbar vor Einleitung der Reanimationsmaßnahmen ist festzustellen, ob der Patient einen Herz-Kreislauf-Stillstand erlitten hat. Hierzu ist ein **Basischeck** durchzuführen. Der Basischeck umfasst die **Bewusstseins- und Atmungskontrolle sowie die Suche nach sonstigen Lebenszeichen.**

Bewusstseinskontrolle

Der Patient wird laut angesprochen und ein Blickkontakt hergestellt. Reagiert der Patient nicht, wird er an der Schulter gefasst und leicht geschüttelt. Ist er bewusstlos, erfolgt die umgehende Alarmierung des Notarztes. Ist das Bewusstsein vorhanden, wird die Atmung überprüft.

Atem- und Kreislaufkontrolle

Sollte der Patient bewusstlos sein, wird der Kopf mithilfe des **lebensrettenden Handgriffs** (sog. Kinn-Scheitel-Griff) (→ Abb. 5.3) überstreckt, der Mund geöffnet und die Atemwege bei Bedarf umgehend frei gemacht. Bei vorhandener Atmung können

- **Thoraxbewegungen gesehen,**
- **Atemgeräusche gehört** und
- **Atemluft gespürt** werden.

Ist die Atmung erhalten, der Patient aber bewusstlos, wird er in die stabile Seitenlage gebracht (→ Abb. 9.6).

Ist der Patient bewusstlos und keine Atmung vorhanden, wird ein Herz-Kreislauf-Stillstand vermutet und umgehend mit der Thoraxkompression begonnen (**Basic Life Support,** → 13.4.4). Der Ablauf ist in → Tab. 13.9 dargestellt.

International wird das ABC-Schema verwendet (→ 5.2.3). Es umfasst mindestens:

- **A = Airway:** Freimachen der Atemwege durch Überstrecken des Kopfes und Mundöffnung mit lebensrettendem Handgriff (→ Abb. 5.3)
- **B = Breathing:** Atemkontrolle durch Achten auf Brustkorbbewegungen und hörbares Atemgeräusch
- **C = Circulation:** Kreislaufkontrolle und/oder Suche nach sonstigen Lebenszeichen (Husten, Bewegung)

MERKE

Prüfen – Rufen – Drücken
Im Zweifel mit Reanimationsmaßnahmen beginnen.

Wurde bei einem Patienten ein Herz-Kreislauf-Stillstand festgestellt, muss umgehend mit der Thoraxkompression begonnen werden, um zumindest eine geringe Blutzirkulation in Herz und Gehirn zu ermöglichen. Die Thoraxkompression ist besonders wichtig, wenn eine erforderliche Defibrillation nicht innerhalb der ersten 5 Min. nach dem Kreislaufstillstand verabreicht werden kann (→ 13.4.5).

MERKE

Schnell (100–120/Min.) und tief drücken (5–6 cm) – und sofort beginnen!

ACHTUNG

SARS-CoV-2 (COVID-19)
Die in den ERC-Leitlinien 2020 ausgesprochenen Modifikationen im Rahmen einer Reanimation bei COVID-19-

Kopfhelfer	Seitenhelfer
• Notfallkoffer öffnen • Notarzt nachalarmieren – *„Ich fordere den Notarzt über Funk nach.“* oder – *„Notarzt ist bereits alarmiert.“*	B = Bewusstseinskontrolle • Patienten ansprechen und leicht an den Schultern schütteln • *„Patient ist bewusstlos, Notarzt alarmieren!“*
Platzierung der Geräte: • Defibrillator/AED vorbereiten • Defibrillator einschalten • Elektroden/PADs aufkleben • Elektroden/PADs anschließen	A = Atemkontrolle • Kopf mit lebensrettendem Handgriff überstrecken • Atmung überprüfen • „Patient atmet nicht“ • *„Ich beginne Thoraxkompression.“* (laut mitzählen) • 30 Thoraxkompressionen, bis Defibrillator bereit
Rhythmusdiagnostik durchführen, nachdem Defibrillator (AED) angeschlossen ist und ggf. Defibrillation	
Beatmung vorbereiten. • Sauerstoffflasche öffnen, maximaler Flow • Beatmungsbeutel mit Demand-Ventil und passender Maske oder direkt LT/LAMA einlegen • Sauerstoff an Reservoir anschließen • *„Beatmung ist vorbereitet.“* 2 Beatmungen (je Hub 1 Sekunde) • Wenn möglich, Patienten mit Rücken auf harte Unterlage legen • Ggf. Guedel-Tubus einlegen • Maske von der Nase zum Kinn hin aufsetzen und im ggf. doppelten C-Griff halten • Tidalvolumen: halber Beutel (ca. 500 ml), auf Thoraxexkursionen achten und nicht ruckartig beatmen; Beatmungsdruck niedrig halten	Sofortige Wiederaufnahme von 30 Thoraxkompressionen: • Druckfrequenz mindestens 100–120/Min. • Drucktiefe mindestens 5–6 cm • Druckpunkt ist die untere Hälfte des Brustbeins (Mitte der Brust) 30 Thoraxkompressionen
2 Beatmungen (je Hub 1 Sek.): • Falls noch nicht erfolgt, Einlage von LT oder LAMA • Thoraxhebungen müssen bei Beatmung sichtbar sein	30 Thoraxkompressionen
2 Beatmungen (je Hub 1 Sek.) • Bei dicht sitzender supraglottischer Atemwegshilfe erfolgt die Beatmung parallel zur Thoraxkompression mit einer Frequenz von 10 Hub/Min.	30 Thoraxkompressionen • Bei dicht sitzender supraglottischer Atemwegshilfe ist die Thoraxkompression kontinuierlich mit o. g. Frequenz durchzuführen
2 Beatmungen (je Hub 1 Sek.)	30 Thoraxkompressionen
Nach 2 Min. bzw. 5 Zyklen CPR erneute Rhythmusdiagnostik durchführen, ggf. erneute Defibrillation und Helferwechsel	

Tab. 13.9 Basischeck und Basismaßnahmen beim Auffinden einer leblosen Person (Anpassung an die rettungstaktischen Gegebenheiten vor Ort). Selbstschutz besteht aus: FFP2-Maske, Augenschutz, kurzärmligem Schutzkittel und Handschuhen.

Patienten sind entfallen, da COVID endemisch ist. Da jedoch wahrscheinlich sowohl Thoraxkompressionen als auch das Atemwegsmanagement Aerosole freisetzen können, ist dennoch – entsprechend den aktuellen Vorgaben und Empfehlungen **und wie bei anderen übertragbaren Krankheiten** – eine entsprechende persönliche Schutzausrüstung bei kardiopulmonaler Reanimation sinnvoll. Bei längerer Reanimation kann ein mechanisches Thoraxkompressionsgerät zum Einsatz kommen.
(S3-Leitlinie zur Therapie von Patienten mit COVID-19 Stand 02/2025)

IM FOKUS

Grundlegendes Vorgehen bei Herz-Kreislauf-Stillstand

- Oft stehen bei Reanimationen im Rettungsdienst weniger Personen zur Verfügung als im Krankenhaus.
  - Zumeist wird die Reanimation in einem Team aus zwei Personen **(Zwei-Helfer-Methode)** begonnen.
  - Weitere Kräfte (z. B. Notarzt und NEF-Fahrer) stoßen im Verlauf hinzu.
    - Bei der Zwei-Helfer-Methode wird in den Teamleiter und den Teampartner unterschieden.
  - Die **Atemwegssicherung** erfolgt im Regelfall durch den Teamleiter.
- Beim **Basischeck** erfolgen innerhalb einer möglichst kurzen Zeit die Kontrolle von Atmung und Kreislauf (Carotispuls).
  - Im Zweifel sollte immer mit den Thoraxkompressionen begonnen werden.
  - **Achtung:** Bei der Atemkontrolle stellen bestimmte Infektionserkrankungen ein Risiko für die Helfer dar!
- Durch ein koordiniertes und im Vorfeld gut trainiertes Vorgehen kann auf diese Weise die Zeit bis zum Beginn des Basic Life Support (BLS) möglichst kurzgehalten werden.

13.4.4 Basic Life Support (BLS)

Bei der **kardiopulmonalen Reanimation (CPR)** müssen die Atmung durch Beatmung und die Herztätigkeit durch Thoraxkompressionen ersetzt werden. Dies kann durch Basismaßnahmen erreicht werden, die als Basic Life Support (BLS) bezeichnet werden.

Früh einsetzende BLS-Maßnahmen einschließlich Defibrillation sind die einzigen Maßnahmen, die eine eindeutige Steigerung der Überlebenswahrscheinlichkeit gezeigt haben.

MERKE

Nur eine effektive Thoraxkompression, Beatmung und frühzeitige Defibrillation bilden die Basis zum Reanimationserfolg.

Thoraxkompressionen und **Beatmungen** werden in einem rhythmischen Wechsel (Zyklus) durchgeführt. Im Rahmen der BLS-Maßnahmen folgen sowohl bei der Ein-Helfer- als auch bei der Zwei-Helfer-Methode auf 30 Thoraxkompressionen zwei Beatmungen (30 : 2, entsprechend einem Zyklus).

Wird nach Eintreffen beim Patienten festgestellt, dass dieser nicht über eigenständige Atmung und eigenständigen Kreislauf verfügt, werden sofort 30 Thoraxkompressionen (Frequenz 100–120/Min.) durchgeführt. Parallel hierzu wird die Beatmungsmaske aufgesetzt und der Kopf wird zur Beatmung überstreckt. Es erfolgen zwei Beatmungen unmittelbar nach den Thoraxkompressionen durch Beutel-Masken-Beatmung. Bei Bedarf sind die Atemwege freizumachen.

MERKE

Wenn die Helfer auf eine supraglottische Atemwegshilfe (→ 12.3.2) trainiert sind, kann diese die Beutel-Masken-Beatmung von Beginn an ersetzen.

Thoraxkompression

Mit der effektiven Thoraxkompression kann eine **kardiale Auswurfleistung** von etwa 25 % des Normalkreislaufs erzielt werden. Hierbei entsteht oft ein systolischer Blutdruck von gerade einmal 40–45 mmHg, während der diastolische Druck um 15 mmHg liegt. Dies ist zum Aufbau eines Notkreislaufs ausreichend und kann häufig die Entstehung von Organschäden durch Sauerstoffunterversorgung so lange verzögern, bis durch erweiterte Maßnahmen ein ausreichender Spontankreislauf aufgebaut wird.

MERKE

Schnell und fest drücken!

! ACHTUNG

Jede Unterbrechung der Thoraxkompressionen führt zu einem Zusammenbruch des aufgebauten Blutkreislaufs. Daher darf die Thoraxkompression nur für notwendige Maßnahmen (z. B. Beatmung bei ungeschütztem Atemweg) kurz unterbrochen werden.

Aufsuchen des Druckpunkts und Durchführung der Thoraxkompression

Spätestens zu Beginn der Thoraxkompression muss der Patient mit dem Rücken auf einer harten Unterlage liegen, um die Effektivität der Thoraxkompression zu gewährleisten. Auf einer weichen Unterlage – z. B. einer Bettmatratze – wird der gesamte Brustkorb in die weiche Unterlage gedrückt und das Herz kann nicht ausreichend komprimiert werden. Thoraxkompressionen sollen kontrolliert, exakt senkrecht und gleichmäßig (analog einer sinusförmigen Bewegung), nicht ruckartig, durchgeführt werden. Dazu kniet sich der Seitenhelfer neben den Patienten und bringt den eigenen Oberkörper so weit über diesen, dass sich die Arme senkrecht und gestreckt über dem Druckpunkt befinden (→ Abb. 13.31).

Der **Druckpunkt** liegt in der Mitte des Brustkorbes bzw. im unteren Sternumdrittel und wird wie folgt aufgesucht (→ Abb. 13.31):

- Kleidung öffnen, ggf. aufschneiden.
- Handballen einer Hand auf die Thoraxmitte (entspricht etwa der unteren Hälfte des Sternums) legen.
- Die andere Hand deckungsgleich auf die untere Hand legen.
- Die Finger beider Hände können, müssen aber nicht, miteinander verhakt werden.
- Darauf achten, dass kein Fingerkontakt zum Brustkorb besteht.

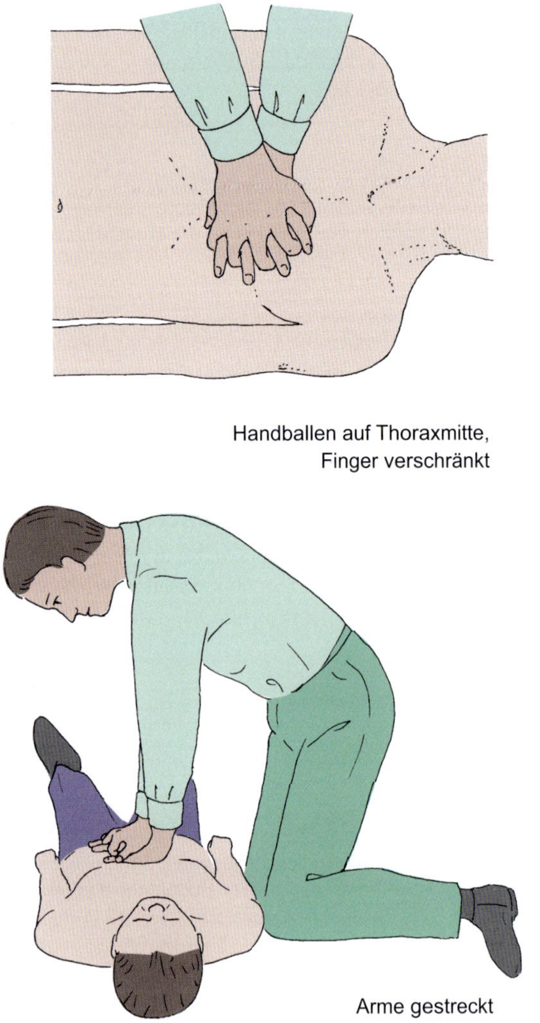

Abb. 13.31 Korrekte Körperhaltung bei der Thoraxkompression [L190]

Richtwerte für die Thoraxkompression bei Erwachsenen sind:

- Drucktiefe: mindestens 5–6 cm
- Frequenz: 100–120/Min.
- Verhältnis von Kompression zu Dekompression: 1 : 1
- Vollständige Entlastung

Einer vollständigen **Entlastung** des Brustkorbs kommt bei der Thoraxkompression eine besondere Bedeutung zu, denn durch die direkte Druckausübung auf den Brustkorb wird das Herz unmittelbar gegen die Wirbelsäule gedrückt, wodurch das Herzblut in die großen Arterien abfließt. Indirekt wird dieser Vorgang durch den Anstieg des Gesamtdrucks im Brustkorb unterstützt. Während der **Entlastungsphase** sinkt der Druck im Brustkorb und Blut aus den großen Venen kann in das Herz nachfließen. Durch diesen Mechanismus füllt sich das Herz mit Blut und kann ausreichende Blutmengen auswerfen, die eine Organdurchblutung gewährleisten.

! ACHTUNG

Um ein Ermüden des Seitenhelfers bei der Thoraxkompression zu verhindern, soll dieser, sobald ausreichend Personal (z. B. RTW-Besatzung plus NEF-Fahrer) vorhanden ist, alle 2 Min. abgelöst werden; auch dabei gilt es, die Pausen des Wechselmanövers sehr kurz zu halten.
Auch wenn nur zwei Helfer vor Ort sind, muss immer nach spätestens 2 Min. gewechselt werden. Eine qualitativ hochwertige Thoraxkompression durch einen Helfer ist auf keinen Fall länger als 2 Min. möglich.

Schwierigkeiten und Komplikationen der Thoraxkompression

Durch falsche Durchführung ist der Erfolg der Thoraxkompression gefährdet, und das Auftreten zusätzlicher Schäden wird provoziert. **Fehler** und **Gefahren** bei der Thoraxkompression sind:

- Eine falsche Haltung der Hände führt zu einer Verlagerung des Druckpunkts.
- Ein falscher Druckpunkt komprimiert das Herz nicht ausreichend und begünstigt die Gefahr von Organverletzungen.
- Eine zu geringe Drucktiefe verhindert den Aufbau eines ausreichend hohen Blutdrucks.
- Zu schnelle Thoraxkompressionen verhindern die Herzfüllung, vermindern das Herzminutenvolumen und führen nachweislich zu einer zu geringen Drucktiefe.
- Zu langsame Thoraxkompressionen vermindern ebenfalls das Herzminutenvolumen und führen durch unzureichenden Aufbau eines Blutdrucks nur zu einer ungenügenden Organdurchblutung, insbesondere des Gehirns.
- Unvollständige Entlastungen behindern die Herzfüllung.

Beatmung

Nachdem die Atemwege frei gemacht wurden, erfolgt die Beatmung durch **Beutel-Masken-Beatmung** (BMB) mit Sauerstoff und Demand-Ventil. Zur Unterstützung kann ein Guedel-Tubus (→ 11.3.2) in den Mund-Rachen-Raum eingelegt werden. Im Anschluss wird die Maske aufgesetzt und der Kopf wird zur Beatmung überstreckt.

Überstreckung des Kopfes

Dazu wird der Kopf mit dem **lebensrettenden Handgriff** (→ Abb. 5.3) gefasst. Das Kinn wird mit dem Unterkiefer vorgeschoben und der Kopf in den Nacken gelegt **(Reklination).** Neben einer ausreichenden Reklination des Kopfes kann es für die Beatmung hilfreich sein, durch Unterlegen eines Kissens den Kopf einige Zentimeter erhöht zu lagern und einen Guedel-Tubus einzulegen.

MERKE

Der Esmarch-Handgriff (→ 11.2.3, → Abb. 11.6) kann zur Mundinspektion bei Verdacht auf Verlegung der Atemwege angewendet werden.

Sichtbare **Fremdkörper** werden entfernt, indem der Kopf zur Seite gedreht und der Mund von Hand ausgeräumt wird (→ 11.2.4). Feste, tiefsitzende Fremdkörper werden mit einer gewinkelten Magill-Zange (→ Abb. 11.8) entfernt. Flüssige Bestandteile können über ein Absauggerät abgesaugt werden.

Aufsetzen und Halten der Maske

Bei der Anwendung des C-Griffs wird die Beatmungsmaske mit einer Hand an der Nasenwurzel aufgesetzt. Dann wird die Maske am Maskendom, nahe dem Konnektor, mit Daumen und Zeigefinger umschlossen und auf dem Gesicht des Patienten gehalten (sog. **C-Griff**, → Abb. 13.32a). Die übrigen drei Finger liegen am Unterkiefer – der Kleinfinger am Unterkieferwinkel – und ziehen das Kinn vor.

Das Anheben des Unterkiefers ist wichtig, um den Atemweg überhaupt freizumachen und freizuhalten. Im Normalfall hält der Anwender den Beatmungsbeutel in der dominierenden Hand und platziert die Beatmungsmaske mit der nichtdominierenden Hand.

Um den **doppelten C-Griff** anzuwenden, sind zwei Helfer notwendig (→ Abb. 13.32b). Ein Helfer bedient den Beatmungsbeutel und der zweite Helfer platziert und dichtet anschließend die Beatmungsmaske mit beiden Händen ab, d. h., Daumen und Zeigefinger der dominierenden und der nichtdominierenden Hand formen das „doppelte C". Die übrigen Finger heben den Unterkiefer an, um so den Atemweg freizumachen und freizuhalten.

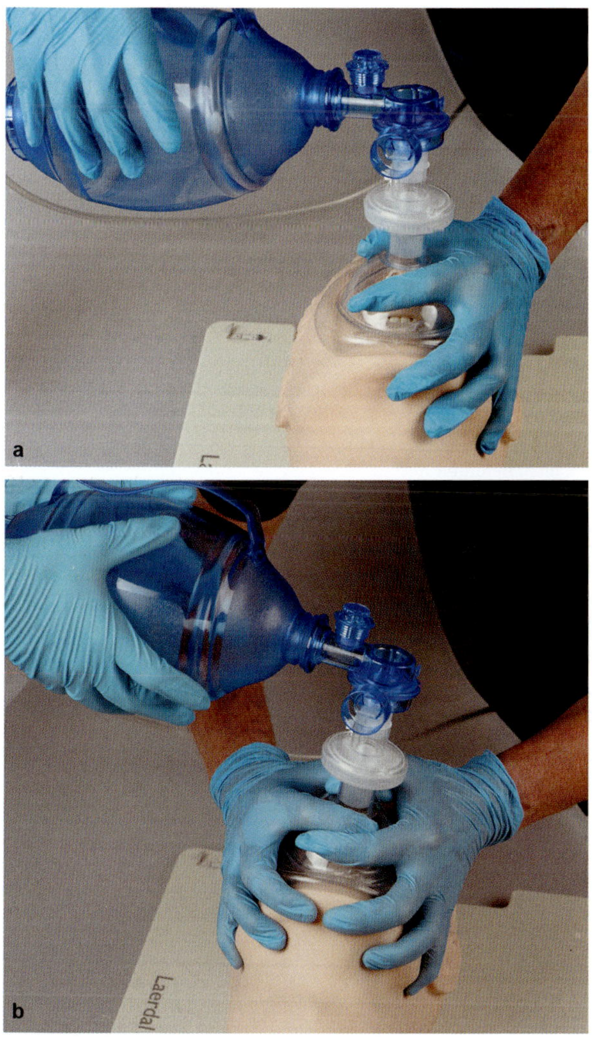

Abb. 13.32 Maskenhaltung mit C-Griff [V348]

Durchführen der Beatmung

Unter Beachtung eines niedrigen Beatmungsdrucks (Vermeidung einer Magenüberblähung) erfolgen zwei Beatmungen hintereinander, die jeweils 1 Sek. dauern dürfen. Da der Erfolg einer Reanimation in hohem Maße von der Beseitigung der Hypoxie des Herzens und des Gehirns abhängt, ist auf eine ausreichende Sauerstoffversorgung zu achten. Dies kann durch die Verwendung eines Sauerstoffreservoirs mit einem Sauerstoff-Flow bis maximal 12–15 l/Min. oder durch den Einsatz eines Demand-Ventils erreicht werden (→ Tab. 13.10).

Ziel ist es, den Patienten mit einem Beatmungsvolumen von 500–600 ml zu beatmen; das entspricht etwa dem halben Inhalt des Beatmungsbeutels. Dabei muss der Beatmungsbeutel sanft zusammengedrückt werden, um zu hohe Beatmungsdrücke zu verhindern. Im gesamten Verlauf der Reanimation ist die Absaugbereitschaft zu gewährleisten.

MERKE

Die wichtigsten Zeichen für eine effektive Beatmung sind:
- Sichtbare Thoraxbewegungen
- Rosige Hautfarbe
- Keine Nebengeräusche hörbar, die auf eine undichte Maske schließen lassen

Schwierigkeiten und Komplikationen bei der Maskenbeatmung

Jede Beatmung entspricht nicht der natürlichen Eigenatmung des Patienten, weil sie als **Überdruckbeatmung** durchgeführt wird, d. h., durch die funktionierende Maskenbeatmung wird ein hoher Druck im Nasen-Rachen-Raum erzeugt, wodurch Luft in die Lungen geleitet wird.

Schwierigkeiten bei der Maskenbeatmung offenbaren sich in einem spürbar zu hohen bzw. zu niedrigen Beatmungsdruck oder in fehlenden Brustkorbbewegungen. In jedem Fall muss ein ruckartiges und kraftvolles Komprimieren des Beatmungsbeutels unterbleiben, weil Beatmungsdrücke über 20 mbar zu einer Überblähung des Magens und dadurch zu Regurgitation und Aspiration führen können. Daher muss immer auf fehlende Brustkorbbewegungen geachtet werden, um eine reine **„Magenbeatmung"** mit den unerwünschten Folgen einer Hypoventilation und eines Zwerchfellhochstands, schnell zu erkennen. Bei **Problemen** mit der Maskenbeatmung sollten folgende Einflüsse überprüft und ggf. korrigiert werden:

- **Kopfposition:**
  - Ist der Kopf ausreichend rekliniert? Kopf weiter reklinieren und etwas erhöht lagern.
  - Ist der Mund geöffnet? Mund mit dem Esmarch-Handgriff öffnen (→ Abb. 11.6).

Beatmungsform	F_iO_2
Atemspende (z. B. Mund-zu-Mund-Beatmung)	16 %
Beatmungsbeutel ohne Sauerstoffanschluss	21 %
Beatmungsbeutel mit Reservoir und Sauerstoffanschluss	80–85 %
Beatmungsbeutel mit Demand-Ventil	95–100 %

Tab. 13.10 Verwendete Beatmungsform und inspiratorische Sauerstoffkonzentration (FiO_2)

- **Guedel-Tubus:**
  - Richtige Größe? Mundwinkel-Ohr-Abstand messen. Kleineren oder größeren Guedel-Tubus einsetzen (→ 11.3.2).
- **Maskensitz:**
  - Sitzt die Maske dicht? C-Griff durchführen. Maske mit beiden Händen halten und durch eine Hilfsperson den Beutel zusammendrücken lassen.
  - Richtige Maskengröße? Sind die Mundwinkel im Sichtfeld der Maske erkennbar? Größere oder kleinere Maske verwenden.
  - Maske richtig herum aufgesetzt? Spitzes Ende zeigt zur Nase.
  - Maskenwulst ausreichend mit Luft gefüllt?
- **Mund-Rachen-Raum:**
  - Hat der Patient aspiriert? Verlegen größere feste Fremdkörper die Atemwege? Absaugen und größere Teile von Hand bzw. mit der Magill-Zange entfernen (→ 11.2.4).

MERKE

Hauptgefahr jeder Beutel-Masken-Beatmung ist die Überblähung des Magens mit nachfolgender Aspiration und Hypoventilation.

Auf keinen Fall darf durch die Beatmungsprobleme die Thoraxkompression verzögert werden. **Auch ohne suffiziente Beatmung ist sofort mit der Thoraxkompression zu beginnen.** So kann anfangs noch im Körper vorhandenes, mit Sauerstoff angereichertes Blut zu Herz und Gehirn transportiert werden.

IM FOKUS

Basic Life Support (BLS)
- **Der BLS besteht aus drei Elementen:**
  - Thoraxkompressionen
  - Beatmung
  - Stromtherapie
- Thoraxkompressionen und Beatmungen werden in einem **Verhältnis von 30:2** durchgeführt.
- **Effektive Thoraxkompressionen** stellen den Schlüssel für eine gelungene Reanimation dar:
  - Druckpunkt: untere Sternumhälfte
  - Drucktiefe: 5–6 cm
  - Frequenz: 100–120/Min.
  - Bei jeder Kompression muss auf die vollständige **Entlastung** geachtet werden.
- Die Beatmung erfolgt im Regelfall in Form einer **Beutel-Masken-Beatmung:**
  - Der Kopf wird rekliniert, ggf. erfolgt der Einsatz eines Guedel-Tubus.
  - Die Maske wird mit Hilfe des C-Griffs gehalten.
  - Jeder Beatmungshub sollte etwa 1 Sek. dauern.
- Einige Herzrhythmusstörungen, die mit einem Kreislaufstillstand einhergehen (VT, pVT), müssen zeitnah durch eine **Defibrillation** behandelt werden.

13.4.5 Stromtherapie

Zur Behandlung von akut lebensbedrohlichen tachykarden Herzrhythmusstörungen können Therapiemaßnahmen mit elektrischem Strom durchgeführt werden. Beim Herz-Kreislauf-Stillstand ist der Einsatz der Defibrillation (Stromtherapie) nur beim Kammerflimmern (VF) oder der pulslosen ventrikulären Tachykardie (pVT) Erfolg versprechend (→ 13.5.7).

MERKE

Schockbare Rhythmen sind Kammerflimmern (VF) oder pulslose ventrikuläre Tachykardie (pVT)

Im Rettungsdienst werden halbautomatische (AED) und manuelle (konventionelle) **Defibrillatoren** (→ 13.4.6) verwendet. Der Einsatz **manueller Defibrillatoren** ist ausnahmslos dem **notärztlichen** Personal vorbehalten. Dennoch soll an dieser Stelle die Vorbereitung und Durchführung auch der manuellen Defibrillation, d.h. ohne halbautomatische Geräteunterstützung, besprochen werden, da es Aufgabe des nichtärztlichen Personals ist, die Defibrillation vorzubereiten und sie auf Anweisung und unter Aufsicht des Notarztes durchzuführen (→ Tab. 13.11). Ist noch kein Arzt am Notfallort eingetroffen, verwendet das nichtärztliche Personal ausschließlich halbautomatische Defibrillatoren.

Zur Vorbereitung und Durchführung der Defibrillation → 13.4.6

13.4.6 Defibrillation

Die Defibrillation ist ein **Gleichstromimpuls,** der als elektrische Energie aus einem vorher aufgeladenen Kondensator (Defibrillator) an das Myokard abgegeben wird. Entsprechend der Energieabgabe wird dabei zwischen monophasischen und biphasischen Geräten unterschieden. Alte **monophasische Geräte** sind zwar

Kopfhelfer	Seitenhelfer
• *„Achtung, Analyse, vom Patienten wegtreten!“*	*„O. K.!“*
Rhythmusdiagnostik: • Ggf. Analysetaste drücken oder AED einschalten • Patient während der Analyse nicht berühren • Interpretation des EKG-Bildes, falls Monitor vorhanden	Vorbereitungen weiterführen: • Absaugung vorbereiten • Analyse beobachten
Defibrillation • *„Patient flimmert, Defibrillator hat Schock empfohlen, alle vom Patienten zurücktreten, 1. Schock!“* • Kontrollblick • Schock auslösen	• *„O. K.!“* • Darauf achten, dass weder direkt noch über Gegenstände Patientenkontakt besteht
2 Min. CPR im Rhythmus 30 : 2 • 2 Beatmungen • 5 Zyklen	2 Min. CPR im Rhythmus 30 : 2 • 30 Thoraxkompressionen • 5 Zyklen • Laut mitzählen
Rhythmusdiagnostik • Gegebenenfalls Analysetaste drücken oder AED analysiert selbstständig • Patient während der Analyse nicht berühren • Interpretation des EKG-Bildes, falls Monitor vorhanden	• Analyse beobachten • Nach 3 Schocks Vektorwechsel erwägen (vector change)

Tab. 13.11 Basic Life Support mit halbautomatischem Defibrillator (AED)

kaum noch in Gebrauch, sollen jedoch hier kurz erklärt werden, um den Vorteil der modernen biphasischen Geräte verständlich zu machen. Bei der monophasischen Defibrillation fließt der elektrische Strom zwischen den Paddles nur in eine Richtung, d. h., der Stromimpuls besteht nur aus einer Phase (monophasisch). Das Problem der monophasischen Geräte besteht darin, dass, egal wie hoch der Patientenwiderstand ist, die Stromstärke immer gleich hoch ist und der Herzmuskel durch die Defibrillation möglicherweise zusätzlich geschädigt wird.

Moderne **biphasische Geräte** leiten zunächst einen geringen Stromimpuls über die Defi-Paddles/-Pads, um den Widerstand zu messen und entsprechend dem gemessenen Wert die anschließend abgebende Stromstärke des eigentlichen Schocks an die Patientenwerte anzupassen. Je nach gemessenem Widerstand wählt das Gerät eine niedrige Energie aufgrund des geringeren Widerstands bei schlanken Menschen bzw. eine höhere Energie bei adipösen Personen.

Die Energieabgabe (Defibrillation) bewirkt eine gleichzeitige und gemeinsame **Depolarisation** aller Myokardfasern, wodurch nach gemeinsamer Repolarisation dem **Sinusknoten** die Möglichkeit gegeben wird, seine physiologische Funktion eines geordneten Herzrhythmus wieder zu übernehmen (→ 13.5.4). Indiziert ist die Defibrillation bei Kammerflimmern und der pulslosen ventrikulären Tachykardie.

Defibrillator

Ein Defibrillator (→ Abb. 13.33) ist ein Gerät zur Erzeugung elektrischer Impulse zur Therapie verschiedener lebensbedrohlicher Herzrhythmusstörungen (→ 13.5.7 und → 13.4.5). Um diese zu beenden, kann er einen **Stromstoß** durch den Brustkorb des Patienten an den Herzmuskel abgeben. Dazu werden zwei **Elektroden** am Brustkorb des Patienten angebracht (→ 13.5.2). Je nach Gerät stehen entweder **selbstklebende Elektroden** oder Paddle-Elektroden, die mit Kontaktgel versehen und auf den Brustkorb aufgepresst werden müssen, zur Verfügung. Die Anwendung selbstklebender Elektroden (Defi-Pads) wird seit 2010 durch das ERC empfohlen. In den gebräuchlichen Defibrillatoren im Rettungsdienst werden keine Paddles mehr verwendet.

PRAXISTIPP

Im Gegensatz zu Paddles können selbstklebende Elektroden (Defi-Pads) Zeit sparen, da das Auftragen eines Kontaktgels, das wiederholte Positionieren und die Ausübung von 10 kg Druck auf die Brust nicht erforderlich sind.

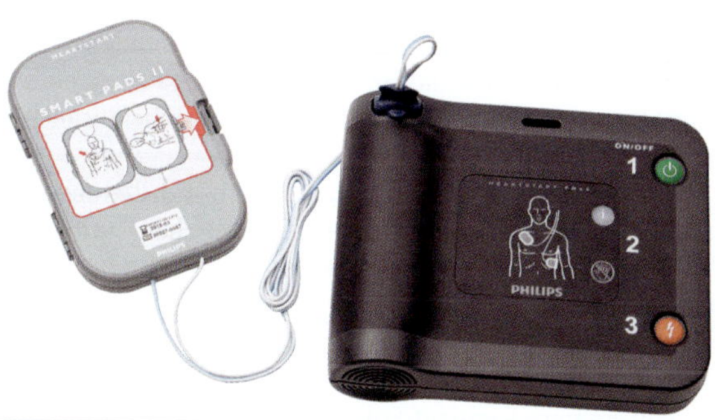

Abb. 13.33 AED (Philips HeartStart FRx+) mit Klebeelektroden [W1289]

Es werden drei **Arten** von Defibrillatoren unterschieden:
- Manuelle Geräte
- Halbautomatische Geräte
- Vollautomatische Geräte

Bei den **manuellen Geräten** muss die Herzrhythmusstörung vom Gerätebediener selbstständig diagnostiziert werden. Er muss entscheiden, ob und mit welcher Stromstärke eine Defibrillation erforderlich ist. Manuelle Geräte dürfen grundsätzlich nur von Notärzten angewendet werden, in Notkompetenz auch von dafür geschultem Rettungsfachpersonal (→ 4.2.3).

Halbautomatische Geräte (automatisierte externe Defibrillatoren, AED) sind in der Lage, die Herzrhythmusstörung nach Anlage der Defibrillationselektroden elektronisch zu analysieren, und geben dem Bediener für das weitere Vorgehen optisch und akustisch Anweisungen. Der Gerätebediener **muss** lediglich den Anweisungen eines Sprachprogramms folgen und die Defibrillation **per Knopfdruck auslösen.**

Zur Erreichung einer möglichst frühzeitigen (Laien-)Defibrillation sind mittlerweile in zahlreichen öffentlich zugänglichen Gebäuden (z. B. Flughäfen, U-/S-Bahn-Stationen, Stadien, Schwimmbädern, Fitnessstudios, Einkaufszentren, Behörden-Gebäuden und Banken) öffentlich zugängliche AEDs **(Public-Access-Defibrillatoren, PAD)** installiert worden. Diese sind entsprechend ausgeschildert (→ Abb. 13.34).

Mittlerweile gibt es bereits AEDs als **vollautomatische Geräte** ohne Schocktaste. Der Bediener wird, wie beim halbautomatischen AED, mit Sprachanweisungen durch den Notfall begleitet. Nach Anlage der Defibrillationselektroden ermittelt

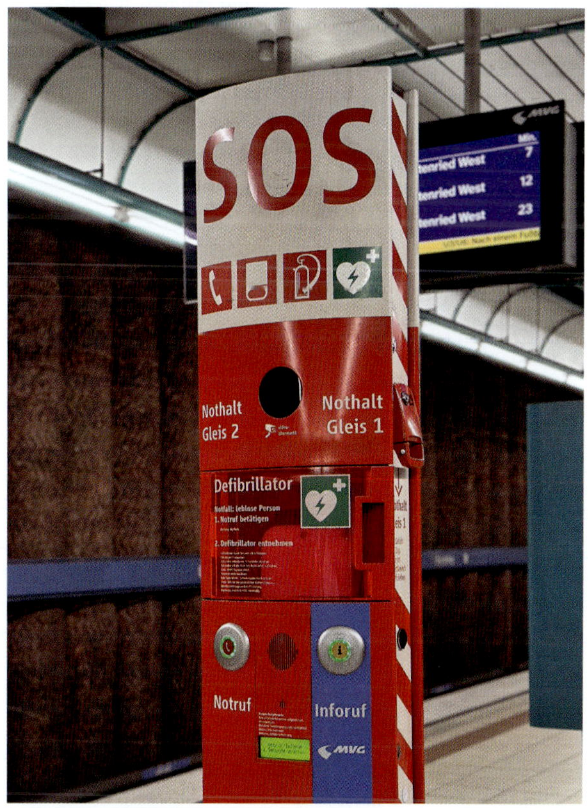

Abb. 13.34 Beschilderung eines öffentlich zugänglichen AED (PAD) [L311]

der vollautomatische AED die individuelle Impedanz (den Widerstand) eines jeden Patienten und errechnet durch ein spezielles Messverfahren die notwendige Schockintensität. Die patientenspezifische Schockabgabe erfolgt anschließend vollautomatisch, d.h. ohne Betätigung eines Druckknopfes durch den Bediener. Die vollautomatische Schockabgabe verhindert ein Zögern des Benutzers.

Vorbereitung der Defibrillation

Art der Energieabgabe

Die Energie einer Defibrillation kann auf zwei Weisen verabreicht werden:

- **Defi-Paddles** sind metallbeschichtete Platten, die auf den Brustkorb aufgesetzt werden. Bei ihrer Benutzung ist ein Anpressdruck von 10 kg auf den Brustkorb notwendig, um den Hautwiderstand zu vermindern. Die Verwendung von Elektrodengel verringert ebenfalls den Hautwiderstand und verhindert Verbrennungen. Zu viel Elektrodengel führt zu Kriechströmen und ist eine Gefahr für den Anwender. Ungleichmäßig verteiltes Elektrodengel führt zu unterschiedlich fließenden Strömen.
  In den gebräuchlichen Defibrillatoren im Rettungsdienst werden keine Defi-Paddles mehr verwendet. In Arztpraxen und medizinischen Einrichtungen sind sie jedoch weiterhin verbreitet, zumal durch den Verzicht auf Defi-Pads die Kosten für Verbrauchsmaterial niedrig gehalten werden kann.
- **Defi-Pads** sind metallbeschichtete Klebeelektroden und bestehen aus flexiblen, dünnen Kunststoffplatten, die auf den Thorax aufgeklebt werden. Als Alternative zu den Defi-Paddles reduzieren sie den Hautwiderstand, ermöglichen einen gleichmäßigen Stromfluss und können bis zu 24 Std. belassen werden. Grundsätzlich dürfen nur solche Klebeelektroden verwendet werden, die der Hersteller des Defibrillators empfiehlt. Aufgrund der leichten Handhabung und der reduzierten Gefährdung des Personals hat sich die Verwendung von Klebeelektroden durchgesetzt.

Elektrodenposition

Die Position der Defi-Paddles oder Klebeelektroden ist so zu wählen, dass die abgegebene Energie direkt durch das Herz fließt und so möglichst wirkungsvoll ist:

- Standard ist die **Antero-lateral-Position (Vorne-seitlich-Position,** → Abb. 13.35a) entlang der anatomischen Herzachse. Dazu wird eine Elektrode rechts neben dem Brustbein unterhalb des Schlüsselbeins positioniert und die andere Elektrode links in der mittleren Axillarlinie eine Handbreit unterhalb der linken Achselhöhle angebracht.
- Alternativ kann auch die **Anterior-posterior-Position** gewählt werden (→ Abb. 13.35b). Dabei wird eine Elektrode auf der Brustwand in Höhe des Druckpunkts links neben dem Brustbein positioniert und die andere Elektrode direkt unter der Spitze des linken Schulterblattes auf dem Rücken angebracht.
- Nach drei erfolglosen Defibrillationen kann eine Änderung der Defi-Elektroden-Position erwogen werden, d.h. die Antero-laterale Position wird gegen die Anterior-posterior-Position ausgetauscht oder umgekehrt (sog. „vector-change").

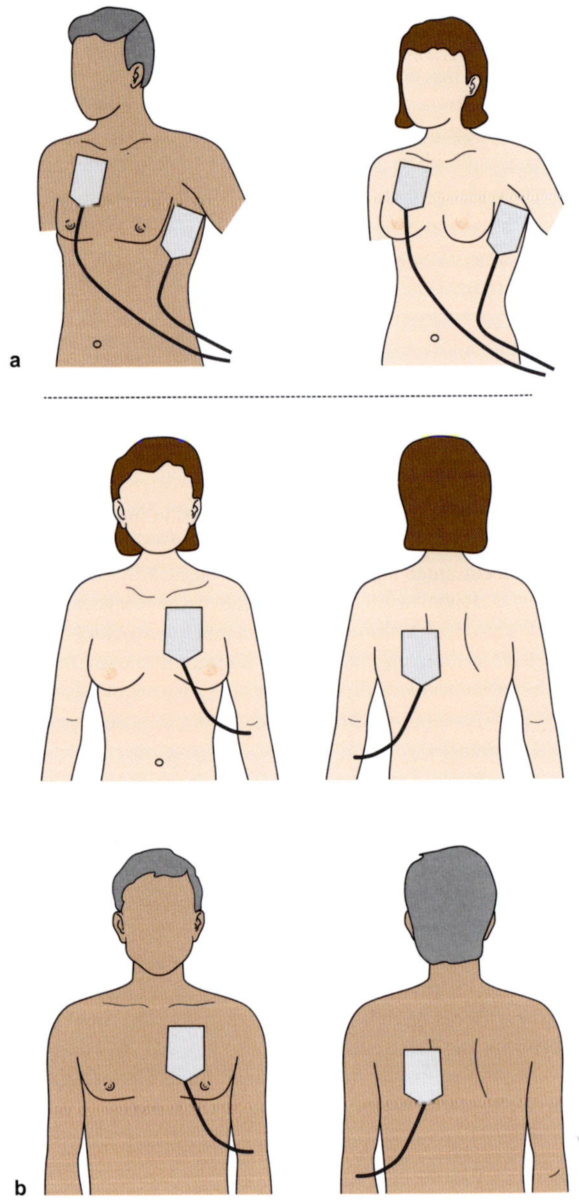

Abb. 13.35 Position der Elektroden oder Paddles zur Defibrillation nach ERC 2025 in a) antero-lateraler Position und b) antero-posteriorer Position [L143]

Durchführung der Defibrillation

Voraussetzung für eine erfolgreiche Defibrillation ist vor allem ein **frühzeitiger Beginn.** Je schneller ein Kammerflimmern defibrilliert wird, umso höher sind die Erfolgsaussichten. Mit jeder Minute Kammerflimmern sinkt die Wahrscheinlichkeit zu überleben um etwa 10–12 %.

Wird ein Herz-Kreislauf-Stillstand durch das Rettungsfachpersonal beobachtet und ein halbautomatischer Defibrillator (AED, s.u.) steht zur Verfügung, wird umgehend mit der Thoraxkompression begonnen und der AED so früh wie möglich zur Rhythmusanalyse eingesetzt. Wird ein Schock freigegeben, wird eine Defibrillation ausgelöst.

Wenn ein Herz-Kreislauf-Stillstand **nicht** durch das Rettungsfachpersonal beobachtet wurde, wird umgehend mit der Thoraxkompression und Beatmung im Rhythmus 30:2 begonnen, während der Herzrhythmus mit dem AED oder einem EKG überprüft und die Defibrillation vorbereitet wird.

Defibrillationen werden als Einzelschock appliziert. Dazu wird bei Erwachsenen die Energie bei Verwendung eines biphasischen Geräts wie folgt gewählt:

Einzelschock: → 200 J biphasisch

Die Thoraxkompression und die Beatmung sind für die Defibrillation zu unterbrechen, sobald der Defibrillator einsatzbereit ist. Im Anschluss an die Schockauslösung wird ohne weitere Rhythmusanalyse 2 Min. weiter reanimiert. Erst dann erfolgt eine weitere Rhythmusanalyse. Ergibt diese Analyse die erneute Notwendigkeit einer Defibrillation, wird wieder ein Einzelschock appliziert.

MERKE

Die Leitlinie des GRC fordert für die Defibrillation Erwachsener bei biphasischen Schockformen ein Energieniveau von **mindestens** 150 Joule für den ersten Schock. Entscheidend für eine erfolgreiche Defibrillation ist allerdings nicht die gewählte Energiestufe, sondern die Energie, die das Herz erreicht. Die Patientenimpedanz steht der Übertragung der Energie entgegen, bei hoher Impedanz des Patienten ist die Übertragung der abgegebenen Energie auf den Patienten niedriger und unter Umständen wird die zur Defibrillation empfohlene Energie von 150 Joule am Herzen nicht erreicht, sodass zur Erfüllung der Vorgabe der GRC-Leitlinie zur ersten Defibrillation die Verwendung eines Energieniveaus von 200 Joule empfohlen wird.

Automatisierte externe Defibrillatoren (AED)

Automatisierte externe Defibrillatoren (AED) sind in der Regel halbautomatische Defibrillatoren meist ohne Monitor. Nach Durchführung des Basischecks/der Basismaßnahmen und Aufkleben der Elektroden werden die Geräte eingeschaltet; der Herzrhythmus wird vom Gerät selbstständig analysiert und eine passende Energiemenge bereitgestellt. Der Anwender muss nur noch den Schock auslösen, wenn er vom Gerät dazu aufgefordert wird (→ Tab. 13.11). Außerdem führen AEDs den Anwender oft durch die Reanimation, indem eine Stimme **Handlungsanweisungen** gibt. AEDs werden zunehmend auch von Laien (Public Access Defibrillation, PAD) verwendet, haben aber auch im Rettungsdienst – z. B. in Krankentransportwagen – oder First-Responder-/Helfer-vor-Ort-Einrichtungen Einzug gehalten.

Auf **Rettungswagen** werden überwiegend halbautomatische Defibrillatoren mit der Möglichkeit zum Umstellen auf eine konventionelle Defibrillation eingesetzt. Diese Defibrillatoren verfügen zusätzlich über eine EKG-Monitor-Einheit sowie zahlreiche andere Diagnosefunktionen (z. B. Pulsoxymetrie).

Rhythmusanalyse

Die Rhythmusanalyse ist bei Verwendung von halbautomatischen Defibrillatoren der Defibrillation vorgeschaltet. Nur wenn das Gerät zweifelsfrei einen defibrillationspflichtigen Rhythmus erkennt, gibt es die während der Analyse geladene Energie frei. Dabei ist Folgendes zu **beachten:**

- Grundsätzlich die Analyse nur dann starten, wenn ein Herz-Kreislauf-Stillstand vorliegt.
- Vor Analysestart sollte laut und deutlich auf den Beginn der Rhythmusanalyse hingewiesen werden.
- Patienten und Ableitungskabel während der Rhythmusanalyse nicht berühren und bewegen. Auch keine Beatmungen oder Thoraxkompressionen durchführen.
- Für die Dauer der Analyse den Monitor – falls vorhanden – beobachten und kontrollieren.

Bei Manipulationen am Patienten bzw. am Kabel oder in Zweifelsfällen ist die Analyse zu verwerfen und neu zu starten.

Hinweise zur Defibrillation

Die Energieabgabe bei der Defibrillation ist für das Rettungsfachpersonal ungefährlich, wenn die **Sicherheitsregeln** und der **Eigenschutz** beachtet werden:

- Einschränkungen des Geräteherstellers bezüglich **Alter** und **Gewicht** des Patienten müssen beachtet werden.
- Vor Durchführung der Defibrillation auf **Eigen- und Fremdgefährdungen** achten.
- **Keine** Defibrillation auf nassem Untergrund oder stromleitenden Unterlagen!
- **Niemand** darf während der Defibrillation den Patienten berühren. Beatmungen und Thoraxkompressionen sind zu unterbrechen. Der Beatmungsbeutel ist beiseitezulegen. Geöffnete Sauerstoffflaschen und aus Leitungen ausströmender Sauerstoff sind min. 1 m vom Defibrillator entfernt zu positionieren.
- Das Rettungsteam muss laut und deutlich auf die bevorstehende Defibrillation hinweisen und sich unmittelbar vorher vergewissern, dass **kein Patientenkontakt** mehr besteht (→ Tab. 13.11). Erhobene Hände und eine deutliche Bestätigung des Seitenhelfers signalisieren dem Kopfhelfer, dass er die Defibrillation durchführen kann.
- Defibrilliert wird grundsätzlich in **Exspirationsstellung,** da ein luftgefüllter Brustkorb den Widerstand erhöht und die Defibrillation ineffektiv macht. Daher muss bei Verwendung von Klebeelektroden auch darauf geachtet werden, dass beim Aufkleben keine Luftblasen zwischen der Elektrode und der Haut eingeschlossen werden.
- Unmittelbar vor der Defibrillation ist ein **Kontrollblick** auf den Patienten zu werfen und – falls vorhanden – auf den Monitor zu schauen, ob sich noch einmal der Rhythmus geändert hat.
- In Zweifelsfällen sind die Defibrillation **abzubrechen** und die Thoraxkompression sofort wieder aufzunehmen.

Präkordialer Faustschlag

Durch den präkordialen Faustschlag wird versucht, eine lebensbedrohliche Rhythmusstörung zu unterbrechen, indem mit der **geballten Faust** einmalig auf die Mitte des Brustbeins geschlagen wird. Hierdurch erfolgt im Idealfall eine mechanisch induzierte Depolarisation von Herzmuskelzellen, die den Reentry-Mechanismus (→ 13.5.7) unterbricht.

Der **präkordiale Faustschlag** (→ Abb. 13.36) ist nur unmittelbar nach Eintreten einer am Monitor beobachteten Kammertachykardie (einschließlich pulsloser Kammertachykardie) Erfolg versprechend und sollte deshalb grundsätzlich nur angewendet werden, wenn ein Defibrillator nicht sofort zur Verfügung steht. Bei ventrikulärer Tachykardie werden Erfolgsquoten von bis zu 40 %, beim Kammerflimmern bis zu 2 % angegeben.

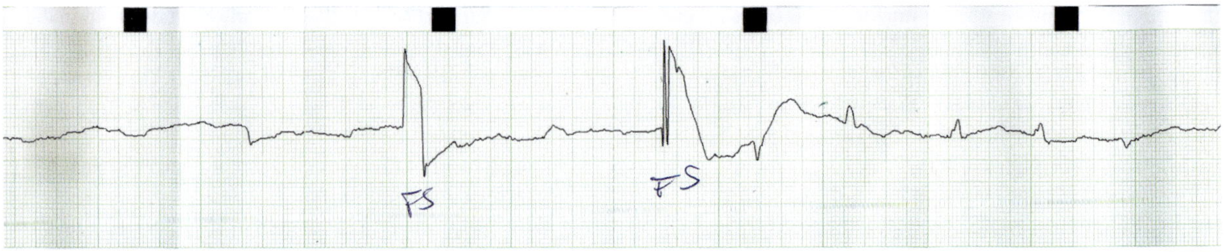

Abb. 13.36 Präkordialer Faustschlag (FS) bei Kammerflimmern mit nachfolgender Kammeraktion und Auswurfleistung am Herzen [M235]

IM FOKUS

Defibrillation
- Bei der Defibrillation wird ein **Gleichstromimpuls** an das Myokard abgegeben.
- Es können **monophasische** und (modernere) **biphasische Defibrillatoren** unterschieden werden.
- Letztere messen vor der Schockabgabe noch den Widerstand und können ihre Arbeit auf diese Weise etwas an den Patienten anpassen.
- Zudem muss alle 2 Min. eine Rhythmusanalyse durchgeführt werden.
- Es werden **drei Arten von Defibrillatoren** unterschieden:
  - Manuelle Geräte
  - Halbautomatische Geräte
  - Vollautomatische Geräte
- Die **Elektroden** können auf zwei Weisen **positioniert** werden:
  - **Antero-lateral-Position** (Elektroden auf der Vorder- bzw. Außenseite des Brustkorbs)
  - **Anterior-posterior-Position** (eine Elektrode auf der Brust, eine auf dem Rücken)
- Die Defibrillation muss so schnell wie möglich durchgeführt werden, da die Erfolgschancen kontinuierlich abnehmen.
- **Energiedosen (Einzelschock):**
  - Biphasisch: 200 J (ERC), Herstellerangaben beachten.
- Eine der wichtigsten Regeln bei der Defibrillation ist der Eigenschutz. Jede Defibrillation muss mit Ruhe durchgeführt und laut angesagt werden.
- Ein Kontrollblick, um zu prüfen, dass der Patient während eines Schocks von niemandem berührt wird, ist absolute Pflicht.

13.4.7 Advanced Life Support (ALS)

Unter dem Begriff „Advanced Life Support" werden erweiterte Reanimationsmaßnahmen des Reanimationsteams zusammengefasst. Dazu wird das bekannte ABC-Schema (→ 5.2.3) erweitert:
- **Airway**
  - Erweitertes Airway-Management (→ 11.2)
- **Breathing**
  - Beatmung, ggf. über Endotrachealtubus mit Beatmungsbeutel, ggf. mit einem Notfallbeatmungsgerät (→ 12.3)
- **Circulation**
  - EKG-Anlage und Beurteilung (→ 13.5)
  - Defibrillation, wenn erforderlich (→ 13.4.6)
  - Venöse/intraossäre Zugänge, Volumengabe und Medikamentenapplikation (→ 7.3)

Endotracheale Intubation und Beatmung

Die endotracheale Intubation ist die verlässlichste Atemwegssicherung, soll aber nur von Personen durchgeführt werden, die in der Anwendung der Intubation gut ausgebildet sind und die Anwendung beherrschen. Daher erfolgt die endotracheale Intubation (→ 12.3.3) des Patienten – als erweiterte Maßnahme – in der Regel ohne Narkose und Relaxierung (→ 12.5) durch den **Notarzt** oder den **Notfallsanitäter.**

Die Intubation bringt folgende **Vorteile:**
- Unterbrechungsfreie Thoraxkompression
- Sicherer Aspirationsschutz
- Endobronchiales Absaugen möglich
- Höhere Beatmungsdrücke ohne Überblähung des Magens möglich
- Beatmung mit einem automatischen Beatmungsgerät und Beatmung mit 100 % Sauerstoff möglich
- Dadurch Freistellung eines Teammitglieds für weitere Aufgaben

Sobald die Atemwege durch die Intubation gesichert sind, soll eine Beatmung alle 6 Sek. (10 Beatmungen/Min.) mit kontinuierlicher Thoraxkompression durchgeführt werden. Alternativ kann ein **Beatmungsgerät** angeschlossen werden. Während der Beatmung (10/Min.) wird die Thoraxkompression ohne Unterbrechung mit einer Frequenz von 100–120/Min. durchgeführt, weil hierdurch höhere koronare Perfusionsdrücke erzielt werden, als wenn die Thoraxkompression für die Beatmung unterbrochen wird.

SGA (Supraglottische Atemwegshilfen) und Beatmung

Alternativ zur endotrachealen Intubation haben sich supraglottische Atemwegshilfen (SGA) zur schnellen Atemwegssicherung durch das Rettungsfachpersonal bewährt. Sie sind Alternativen in Situationen, in denen eine Intubation nicht möglich oder kein in der Anwendung der Intubation erfahrener Notarzt oder Notfallsanitäter verfügbar ist.

Der **Larynx-Tubus (LT, LTEvo®**, → 12.3.2) ist im Rahmen der Reanimation eine akzeptable Alternative zur endotrachealen Intubation, zumal die Anwendung des Larynx-Tubus einfacher ist als die Durchführung einer endotrachealen Intubation. Der Larynx-Tubus wird ohne den Einsatz eines Laryngoskops blind über den Mund des Patienten **(mit der konvexen Krümmung entlang des harten Gaumens)** eingeführt und nach dem Einlegen geblockt. Der Cuffdruck muss nach Anlage des Larynx-Tubus überprüft werden und darf nicht über 60 cmH_2O liegen.

Mit der **Larynxmaske (LMA, LAMA)** (→ 12.3.2) besteht eine weitere Alternativlösung. Die Larynxmaske wird ebenfalls blind über den Mund des Patienten **(mit der kehlkopffernen Seite entlang des harten Gaumens)** in den Larynx eingeführt und nach dem Einlegen geblockt. Der Cuffdruck muss nach Anlage überprüft werden und darf 60 cmH_2O nicht überschreiten. Während der Beatmung ist darauf zu achten, dass der Beatmungsdruck bei Inspiration höchstens 20 cmH_2O (Ösophagusverschlussdruck) beträgt.

Die **Nachteile** der supraglottischen Atemwegshilfen gegenüber der endotrachealen Intubation müssen jedoch immer bedacht werden:

- Patienten mit hohem Atemwegswiderstand lassen sich möglicherweise nicht ausreichend beatmen.
- Ein zu flach eingeführter Larynx-Tubus führt durch den distalen Cuff zur Atemwegsobstruktion.
- Ein zu tief eingeführter Larynx-Tubus kann zu einer Verlegung der Glottis durch den proximalen Cuff führen.
- Es besteht ein mutmaßlich erhöhtes Aspirationsrisiko, da bei der Larynxmaske die Trachea nicht durch einen Cuff gesichert wird.

Applikationswege für Medikamente

Der **venöse Zugang** (→ 7.1.2) ist der empfohlene Applikationsweg zur Verabreichung von Medikamenten während der Reanimation, ist aber oft nur zeitverzögert verfügbar. Dennoch ist er das Mittel der Wahl, um Medikamente für die Reanimation zu verabreichen. Ist ein Venenzugang hergestellt, können Reanimationsmedikamente schneller und besser steuerbar eingesetzt werden. Alle Medikamente werden mit 10–20 ml Infusionslösung eingeschwemmt. Ist die Anlage eines intravenösen Venenzugangs

- zu schwierig,
- nicht erfolgreich oder
- nicht durchführbar,

kann durch Anlage eines **intraossären Zugangs** (→ 7.1.2) eine ausreichende Wirkstoffkonzentration von Medikamenten im Blut erreicht werden. Ursprünglich wurde der intraossäre Zugang nur bei Kindern und Säuglingen angelegt. Grundsätzlich ist er jedoch in allen Altersstufen einsetzbar und wird heute überwiegend bei Erwachsenen angewendet.

Reanimationsmedikamente

Neben der Anwendung von Thoraxkompression, Beatmung und der elektrischen Defibrillation stellt der Einsatz von Medikamenten im Rahmen der kardiopulmonalen Reanimation die Maßnahme zur Wiederherstellung einer stabilen Herz-Kreislauf-Funktion dar (→ Abb. 13.37 und → Abb. 13.38 zeigen beispielhaft Algorithmen bei Asystolie und Kammerflimmern).

Adrenalin

Adrenalin (z. B. Suprarenin®, → 7.6.3) ist das Medikament der Wahl bei allen Formen des Kreislaufstillstands und soll so schnell wie möglich verabreicht werden. **Hauptwirkungen** von Adrenalin sind:

- Verengung der Arteriolen; hierdurch wird der durch Thoraxkompression erzielte Blutdruck gesteigert.
- Beschleunigung der Herzfrequenz
- Steigerung der Herzkraft
- Verbesserung der Erregungsleitung am Herzen
- Erweiterung der Bronchien und Koronargefäße

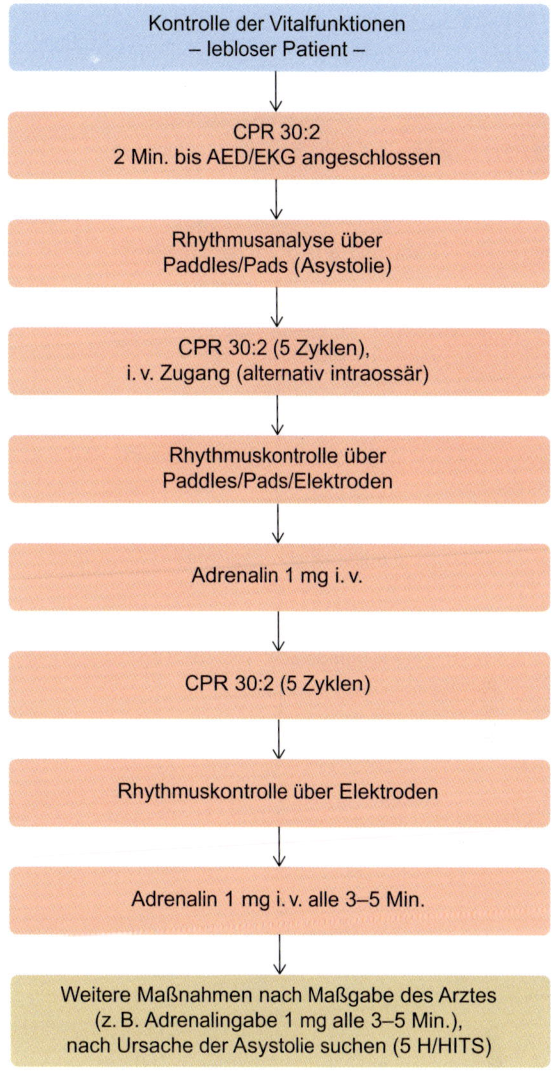

Abb. 13.37 Algorithmus bei Asystolie [L143]

Im „nichtschockbaren“ Rhythmus (Asystolie/PEA) soll 1 mg Adrenalin alle 3–5 Min. (nach 2 Zyklen) intravenös verabreicht werden (→ Abb. 13.37).

Antiarrhythmika

Bei „schockbaren“ Rhythmen (Kammerflimmern/pVT) steht die Defibrillation im Vordergrund. Erst nach der dritten erfolglosen Defibrillation wird die Gabe von 1 mg Adrenalin **und** 300 mg Amiodaron empfohlen. Nach dem 5. Schock wird der zweite Bolus von 1 mg Adrenalin **und** 150 mg Amiodaron empfohlen (→ Abb. 13.38). Ab dann soll die Adrenalingabe alle 3–5 Min. wiederholt werden (ERC 2025).

Amiodaron (z. B. Cordarex®, → 7.6.5) wird gegenüber **Lidocain** (z. B. Xylocain®) bevorzugt. Nach ERC (2025)/ILCOR ist neben Amiodaron aber auch Lidocain (Xylocain) eine mögliche Option bei einem Herz-Kreislauf-Stillstand bei Kammerflimmern (VF) oder pulsloser ventrikulärer Kammertachykardie (pVT) und kann alternativ nach drei erfolglosen Defibrillationen verabreicht werden. Der erste Bolus beträgt 100 mg Lidocain, der zweite Bolus 50 mg (ERC 2025).

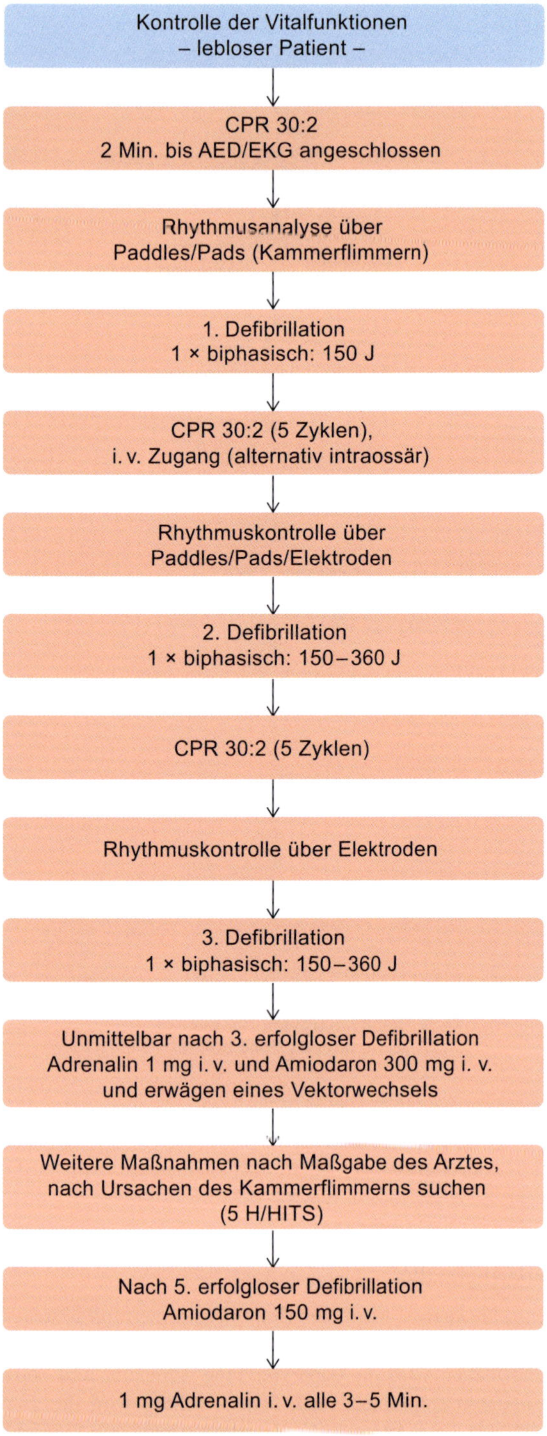

Abb. 13.38 Algorithmus bei Kammerflimmern [L143]

Die Antiaarrhythmika zeigen Vorteile in Bezug auf die Rückkehr des Spontankreislaufs (Lidocain) sowie eine höhere Überlebensrate bis zur Einlieferung ins Krankenhaus (Amiodaron und Lidocain). Infolgedessen kann Lidocain als Alternativmedikament zu Amiodaron eingesetzt werden. Amiodaron hat nach ERC (2025) jedoch Vorrang und bleibt das Antiarrhythmikum der ersten Wahl.

Magnesium wird nicht routinemäßig, sondern ausschließlich für Torsade-de-Pointes-Tachykardien empfohlen in einer Dosis von 2 g über 10 Min. i.v. In diesem Fall ist Amiodaron zu meiden.

IM FOKUS

Advanced Life Support (ALS/ACLS)

- Beim ALS wird der BLS um bestimmte Maßnahmen erweitert.
- Wichtig ist hier, dass der **BLS nie vernachlässigt** werden darf. Er stellt das Fundament eines guten ALS dar.
- Folgende **Maßnahmen** kommen beim ALS hinzu:
  - **A**irway: erweitertes Airwaymanagement/Intubation
  - **B**reathing: ggf. Beatmung mit einem Beatmungsgerät
  - **C**irculation: Gefäßzugänge, Volumengabe und Medikamentenapplikation, EKG-Interpretation im Rahmen des Einsatzes manueller Defibrillatoren
- Bei jeder dieser Maßnahmen müssen im Rahmen von Reanimationen einige **Besonderheiten** beachtet werden:
  - **Intubation:** Thoraxkompressionen möglichst nicht oder nur kurz unterbrechen.
  - **Beatmungsgerät:** Thoraxkompressionen erhöhen die Beatmungsdrücke.
  - **Gefäßzugänge:** möglicherweise erschwerte i. v.-Zugangsanlage, dann zeitnah Entscheidung für intraossären Zugang treffen.
  - **Adrenalin:** Gabe bei Asystolie oder PEA so schnell wie möglich
  - **Amiodaron:** Gabe bei VT oder pVT nach der 3. erfolglosen Defibrillation

13.4.8 Postreanimationsphase (ROSC)

Die Postreanimationsbehandlung wird unmittelbar im Anschluss an das **Wiedereintreten eines Spontankreislaufs** (**ROSC,** engl.: **R**eturn **o**f **s**pontaneous **c**irculation) begonnen. Ziel ist es, den Kreislauf zu stabilisieren und die Atmung zu sichern.

Hinweise auf das Wiedereintreten eines Spontankreislaufs während der Reanimation sind:

- **Spontanbewegungen** des Patienten (z. B. Husten des Patienten am Tubus)
- Neuer **EKG-Rhythmus**
- Tastbarer **Karotispuls**

Bei einem im EKG sichtbaren Herzrhythmus muss überprüft werden, ob auch eine Pulswelle zu tasten ist. Nur ein tastbarer Puls ist als Ausdruck der Auswurfleistung des Herzens zu werten. Bei einem tastbaren Karotispuls werden Atmung und Bewusstsein überprüft sowie der Blutdruck gemessen. In der Regel muss der Patient auch nach dem Wiedereinsetzen des Kreislaufs beatmet werden (ca. 10/Min.). Die Sauerstoffsättigung sollte dabei in einem Bereich von 94–98 % gehalten werden, sofern sie zuverlässig gemessen werden kann.

Maßnahmen in der Postreanimationsphase

In der unmittelbaren Postreanimationsphase gilt es, den Gesamtzustand des Patienten im Team zu beurteilen, ihn ggf. zu stabilisieren und den Patienten für den Transport in die Klinik vorzubereiten.

MERKE

Nach ABCDE vorgehen.

Dazu gehört eine regelmäßige Überwachung von

- **Vitalzeichen** (peripherer und zentraler Puls, Blutdruck und Atmung über Kapnografie/Kapnometrie),
- **Pupillen** (Größe, Form und Reaktion auf Licht),
- **EKG** und
- **Sauerstoffsättigung** sowie damit verbunden auch der Hautfarbe.

Die Suffizienz der Atmung und damit auch die korrekte Lage des Endotrachealtubus sollten über eine Kapnografie oder Kapnometrie durchgehend überwacht werden. Der abgeleitete $PaCO_2$ sollte bei 35–40 mmHg und die Sauerstoffsättigung bei 94–98 % liegen. Der Blutdruck sollte durch die Gabe von Katecholaminen und balancierter Infusionslösungen (VEL) durch den Notarzt auf eine Zielgröße von > 90 mmHg (Ziel MAP 60–65 mmHg) angehoben werden.

MERKE

Ein 12-Kanal-EKG sollte so schnell wie möglich nach Wiedereintritt einer Kreislauffunktion geschrieben werden.

Der **Bewusstseinszustand** sollte ebenfalls laufend beurteilt werden. Neben spontanen Bewegungen oder einem Pressen gegen die kontrollierte Beatmung können plötzliche Herzfrequenz- und Blutdruckanstiege Zeichen für das Aufklaren des Patienten sein. In diesem Fall ist durch den **Notarzt** eine ausreichende Sedierung anzustreben. Die venösen Zugänge und der Endotrachealtubus sind auf ihre korrekte Lage zu kontrollieren und gut zu sichern.

Bei Patienten mit einem spontanen Kreislauf nach Kammerflimmern, die sich weiterhin in einem komatösen Zustand befinden, soll eine bestehende Unterkühlung präklinisch nicht durch Maßnahmen zur Körpererwärmung beseitigt werden (z. B. Patienten nicht zudecken, Heizung im RTW ausstellen). Im Gegenteil wird sogar eine **Hypothermie** (→ 15.5.1) aus therapeutischen Gründen angestrebt – wenngleich sie nicht ganz unumstritten ist. Allein schon durch die Liegezeit mit freiem Oberkörper auf kaltem Boden haben die Patienten oftmals eine Körperkerntemperatur von unter 35 °C.

MERKE

Die Einleitung eines zielgerichteten Temperaturmanagements wird mittlerweile auf den klinischen Bereich verlegt.

Als wesentliche Maßnahme in der Postreanimationsphase steht nach Wiederherstellung des Herzkreislaufs und neben der Stabilisierung der Vitalfunktionen der zügige Transport im Vordergrund.

Transport und Zielklinik

Auf dem Weg zum Rettungswagen wie auch auf dem anschließenden Transport in die Klinik ist größter Wert auf die **Vermeidung** abrupter Lageänderungen des Patienten zu legen, da der Transport ohne Verlust von venösen Zugängen oder des Tubus möglich sein muss.

Während des Transports wird der Patient flach gelagert, bei stabilen Kreislaufverhältnissen jedoch mit leicht erhöhtem Oberkörper. Die **Vitalfunktionen** werden weiterhin durch ein lückenloses Monitoring kontrolliert.

Da die Nachbehandlung in der Postreanimationsphase einen großen Einfluss auf die weitere Prognose des Patienten hat, sollte im Anschluss an eine Reanimation außerhalb der Klinik geprüft werden, ob der Transport in ein „Cardiac Arrest Zentrum“ indiziert ist.

IM FOKUS

Postreanimationsphase (ROSC)

- Mögliche **Hinweise für das Auftreten eines ROSC:**
  - Spontanbewegungen des Patienten (z. B. Husten des Patienten am Tubus)
  - Tastbarer Karotispuls
  - Neuer EKG-Rhythmus (in Kombination mit tastbarem Puls)
- Im ROSC werden **drei Ziele** verfolgt:
  - Zügige Diagnostik
  - Stabilisierung des Kreislaufs
  - Zügige Weiterbehandlung ermöglichen
- Die **Diagnostik** erfolgt anhand von:
  - Körperlicher Untersuchung (z. B. Bewusstseinszustand, Atmung, Pupillenstatus)
  - Pulsoxymetrie
  - Kapnografie
  - Blutdruck
  - EKG
- Zur **Stabilisierung** können z. B. folgende Maßnahmen erfolgen:
  - Blutdruck auf > 90 mmHg einstellen:
    - Volumengabe
    - Katecholamintherapie
  - Therapie anderer Störungen (z. B. Herzrhythmusstörungen)
  - Sedierung des Patienten
- Die **Weiterbehandlung** sollte in geeigneten Klinken stattfinden.
  - Der Transport sollte behutsam durchgeführt werden.
  - Das Monitoring der Vitalfunktionen muss lückenlos erfolgen.
  - Eine Voranmeldung ist Pflicht.
  - In der Klinik erfolgt auch die therapeutische Hypothermie.

13.4.9 Reanimation im Kindesalter (PBLS)

Die Reanimation von **Kindern** (PBLS = Pediatric Basis Life Support) stellt für das Personal im Rettungsdienst eine besondere Herausforderung dar. Selten verfügt das Personal über Erfahrungen auf diesem Gebiet, der Erfolgsdruck ist enorm und durch die Anwesenheit der Eltern wird die Stresssituation weiter verschärft. Als **Ursachen** für einen Kreislaufstillstand im Kindesalter kommen vor allem infrage:

- Respiratorische Störungen (→ 22.4)
- Verletzungen (→ 18)
- Vergiftungen (→ 26)
- Angeborene Herzfehler

Indikationen zur Reanimation

Mit der kardiopulmonalen Reanimation wird begonnen, wenn

- bei **Neugeborenen** ohne ausreichende Spontanatmung die Herzfrequenz trotz effektiver Beatmung unter 60 Schläge/Min. abfällt.
- bei **Säuglingen** oder **Kindern** ohne ausreichende Spontanatmung die Herzfrequenz trotz effektiver Beatmung unter 60 Schläge/min abfällt.
- bei **Säuglingen** und **Kleinkindern** keine normale Atmung und sonstigen Lebenszeichen vorliegen.

- bei **Kindern** im Alter von über einem Jahr keine Zeichen für eine Herz-Kreislauf-Tätigkeit (fehlendes Bewusstsein und Atemstillstand/Schnappatmung) vorliegen.

MERKE

Typisch für Kinder ist das Auftreten von Bradykardien als Ausdruck eines Sauerstoffmangels. Daher kommt es oftmals bereits allein durch die Beatmung mit hohem Sauerstofffluss zu einem Anstieg der Herzfrequenz und einer Stabilisierung des Kreislaufs. Kammerflimmern hingegen ist selten zu beobachten (< 10 %), allenfalls bei angeborenen Herzfehlern.

Durchführung der Reanimation

Bei der Durchführung der Kinder-Reanimation ist den **anatomischen und physiologischen Besonderheiten** bei Säuglingen und Kleinkindern Rechnung zu tragen (→ 22.2). Prinzipiell läuft die Kinder-Reanimation aber nicht wesentlich anders als die Reanimation von Erwachsenen ab. So können Kinder im Zweifelsfall durch Laien oder Rettungsfachpersonal ohne PBLS-Training wie Erwachsene reanimiert werden. Als entscheidender Unterschied wird die kardiopulmonale Reanimation bei Kindern durch ausgebildetes Rettungsfachpersonal ohne erweiterte Atemwegshilfe grundsätzlich **mit 5 Beatmungen begonnen** und anschließend im **Rhythmus 15 : 2** durchgeführt, bis eine gesicherte Atemwegshilfe platziert werden kann. Dann wechselt die Beatmungsfrequenz je nach Alter auf 25, 15 oder 10 pro Minute bei durchgehender Thoraxkompression. Dieser Rhythmus liegt höher als in früheren Leitlinien, sodass jetzt eine Beatmung alle 2–6 Sek. bei durchgehender Thoraxkompression erfolgt (PALS, ERC 2025, → Abb. 13.39).

Basischeck

Unmittelbar vor Einleitung der Reanimationsmaßnahmen ist festzustellen, ob der Patient einen Herz-Kreislauf-Stillstand erlitten hat. Hierzu ist ein **Basischeck** durchzuführen. Der Basischeck umfasst die Bewusstseins- und Atmungskontrolle.

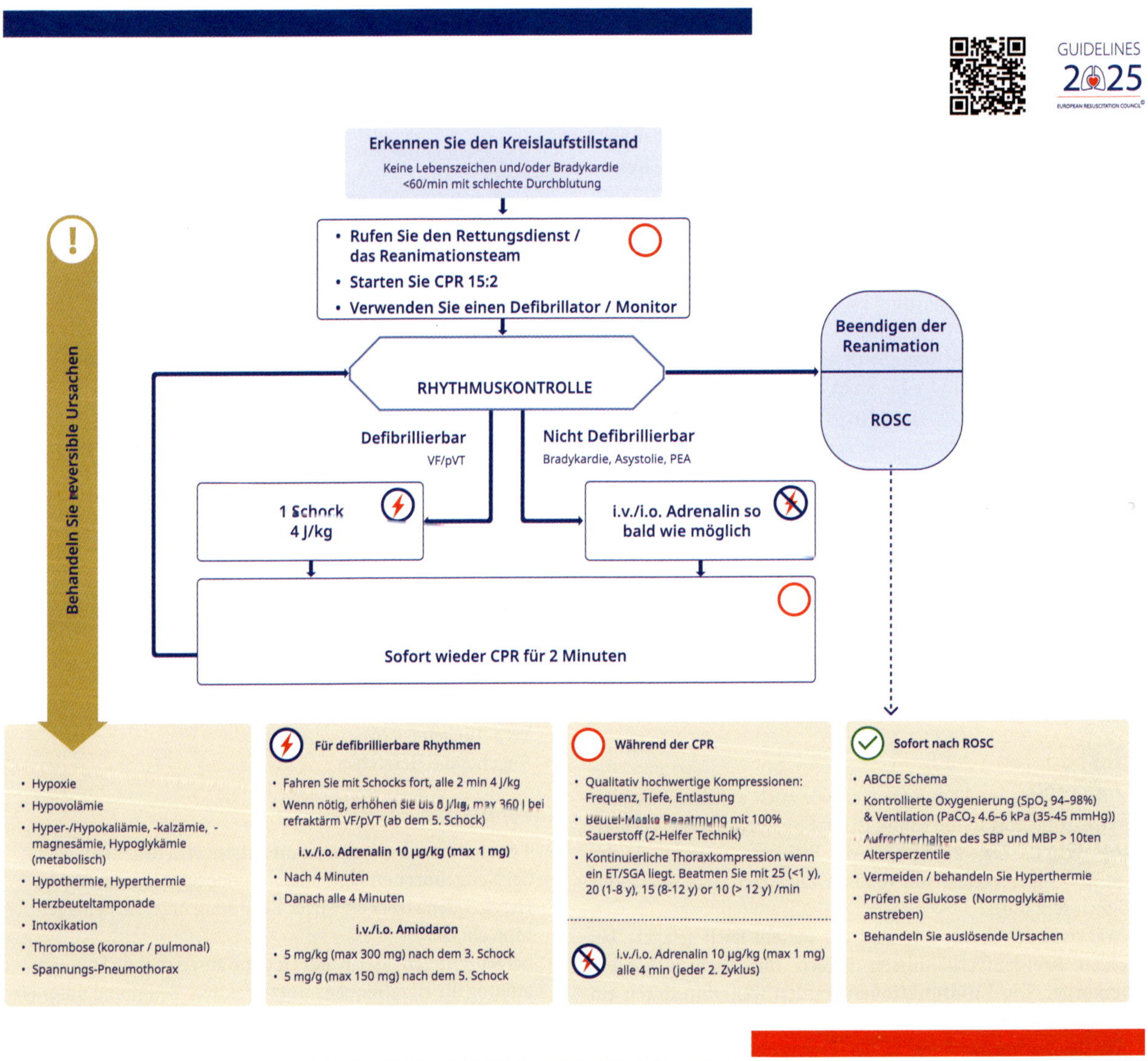

Abb. 13.39 Algorithmus zur Kinder-Reanimation (PALS) © German Resuscitation Council (GRC), European Resuscitation Council (ERC) 2025 [F781-064]

Bewusstseinskontrolle

Durch **Reiben** der Fußsohlen bei Säuglingen oder Abtrocknen bei Neugeborenen bzw. durch laute Ansprache oder leichtes Schütteln an den Schultern bei größeren Kindern (nicht bei Verletzung der Halswirbelsäule) kann das Bewusstsein kontrolliert werden. Besonders kräftiges Schütteln kann bei Neugeborenen und Säuglingen zu Gehirnverletzungen (Schütteltrauma) führen und ist daher zu unterlassen.

Atemkontrolle

Kinder atmen überwiegend mit dem **Zwerchfell** und nur wenig mit den Thoraxmuskeln. Daher ist bei der Atemkontrolle besonders auf

- Bewegungen der Bauchdecke und des Brustkorbs **(Sehen),**
- Atemgeräusche an Mund und Nase des Kindes **(Hören),**
- Luftbewegungen an der Wange des Helfers **(Fühlen)**

zu achten. Der Kopf wird dabei mit dem lebensrettenden Handgriff nur leicht überstreckt **(„Schnüffelstellung“),** da sonst ein Verschluss der Atemwege droht.

PRAXISTIPP

Schnüffelstellung

Das Kind liegt auf dem Rücken. Legen Sie ihm eine Hand auf die Stirn. Mit der anderen ziehen Sie den Unterkiefer leicht nach vorne und nach oben. Beugen Sie nun den Kopf des Kindes in den Nacken: bei Babys nur wenig, bei älteren Kindern etwas stärker. Nun kann die bei Bewusstlosigkeit zurückgefallene Zunge die Atemwege nicht mehr verschließen (→ Abb. 13.40).

Basismaßnahmen

Zur Überprüfung des Atemstillstands durch „Sehen-Hören-Fühlen“ sollen nicht mehr als 10 Sek. verwendet werden. Im Zweifel ist mit einer Reanimation zu beginnen.

Beatmung

Bei der Beatmung wird der Kopf nur leicht überstreckt und in die **„Schnüffelstellung“** gebracht. Offensichtliche Verlegungen der oberen Atemwege sind umgehend zu beseitigen. Anschließend wird die Maske wie bei Erwachsenen mit Daumen und Zeigefinger im C-Griff gehalten.

ACHTUNG

Mit den Fingern am Unterkiefer nicht von unten in den Mundboden drücken, da dies ein Beatmen deutlich erschweren würde.

Für die Beatmung kommen spezielle Kinder-Beatmungsbeutel zum Einsatz, die insgesamt ein kleineres Volumen aufweisen. An den Beutel können ebenfalls ein Sauerstoffreservoir und eine Sauerstoffflasche angeschlossen werden.

Nach **fünf Beatmungen zu Beginn der Reanimation** erfolgt die Beatmung abwechselnd mit der Thoraxkompression im Rhythmus 15 : 2, sodass pro Minute ca. 12–20 Beatmungen durchzuführen sind. Sobald der Atemweg durch eine Atemwegshilfe oder Intubation gesichert ist, wechselt die Beatmungsfrequenz auf eine Beatmung alle 2–3 Sek. (20–30 Beatmungen pro Minute) bei durchgehender Thoraxkompression.

Thoraxkompressionen

MERKE

Der **Druckpunkt** liegt bei allen Kindern unabhängig vom Alter auf der unteren Sternumhälfte.

Bei Neugeborenen und Säuglingen erfolgen die Thoraxkompressionen mit beiden Daumen in „Umgreiftechnik“. Für die Thoraxkompression mit beiden Daumen umfassen die Hände den Brustkorb vom Rücken her ringförmig und die Daumen führen die Thoraxkompression durch (→ Abb. 13.41). Die **Drucktiefe** orientiert sich am Thoraxdurchmesser und beträgt etwa ein Drittel davon. Die gewählte Druckfrequenz ist abhängig vom Lebensalter (→ Tab. 13.12):

- Neugeborene: 120/Min.
- Ab dem 28. Lebenstag: 100–120/Min.

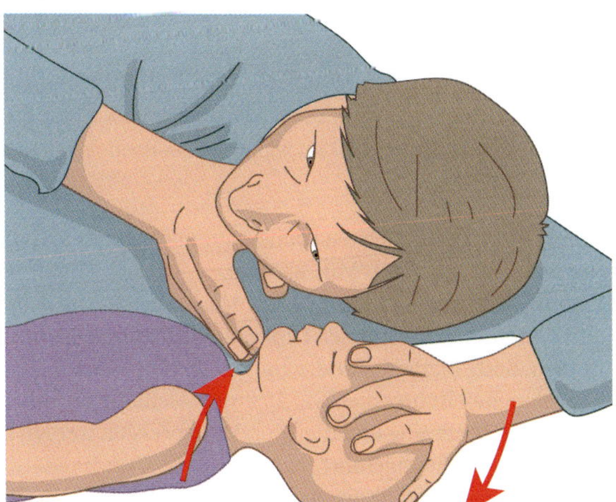

Abb. 13.40 Schnüffelstellung des Kopfes [L138]

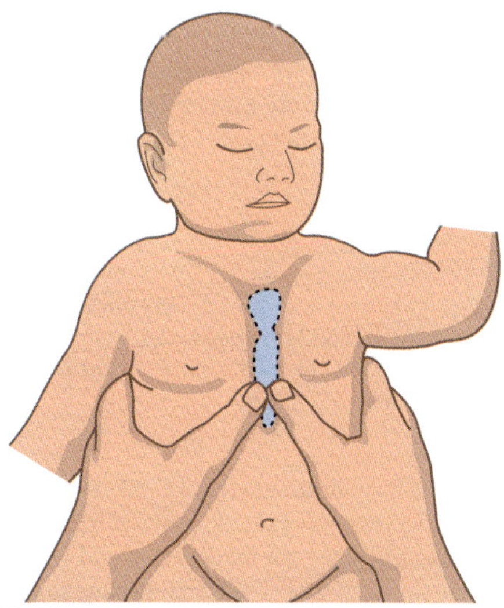

Abb. 13.41 Zangengriff zur Thoraxkompression bei Neugeborenen und Säuglingen (Zwei-Daumen-Technik) [L138]

Alter	Kompressionstiefe	Kompressionsfrequenz	Kompressionsort
Newly born (Neugeborenes)	2 cm	120/Min.	Untere Sternumhälfte Zwei-Daumen-Technik
Neonate (bis 28 Tage nach Geburt)	2 cm	120/Min.	Untere Sternumhälfte Zwei-Daumen-Technik
Infant (Säugling, 1. Lebensjahr)	4 cm	100–120/Min.	Untere Sternumhälfte
Child (Kleinkind/Kind)	5 cm	100–120/Min.	Untere Sternumhälfte
Ab dem Beginn der Pubertät soll eine Erwachsenenreanimation durchgeführt werden.			

Tab. 13.12 Unterschiede der Thoraxkompression je nach Lebensalter

Bei **Kindern mit einem Lebensalter von über einem Jahr** werden die Thoraxkompressionen mit einer oder beiden Händen durchgeführt (→ Abb. 13.42). Das Kind wird auf einer festen Unterlage gelagert und sofort mit fünf Atemzügen beatmet. Anschließend wird die Reanimation im Rhythmus 15 : 2 durchgeführt.

13.4.10 Neugeborenenreanimation

MERKE

Als Neugeborene gelten alle Kinder von der Geburt bis zum Alter von 4 Wochen.

Neugeborene werden direkt nach der Geburt abgetrocknet und der Muskeltonus, die Hautfarbe, die Herzfrequenz und die Atmung werden beurteilt. Zur Beurteilung der Herzfrequenz werden die Auskultation der Herztöne oder ein EKG empfohlen.

Bei einem Atemstillstand oder Schnappatmung genügt es bei Neugeborenen oftmals bereits, die **Atemwege freizumachen** und das Neugeborene **initial mit 5 Atemzügen** zu **beatmen** (Raumluft ist ausreichend). Dies erleichtert die Entfaltung der Lungen. Die meisten Neugeborenen zeigen sofort nach Belüften der Lunge innerhalb von 30 Sek. einen Anstieg der Herzfrequenz. Setzt die Spontanatmung trotz Anstieg der Herzfrequenz nicht ein, wird das Neugeborene mit einer Frequenz von 30 Beatmungen/Min. weiterbeatmet.

ACHTUNG

Bei Neugeborenen wird mit der Beatmung (30 Beatmungen/Min.) **ohne** Thoraxkompression begonnen, wenn ohne ausreichende Spontanatmung die Herzfrequenz unter 100 Schläge/Min abfällt.

- Dazu wird eine Baby-Beatmungsmaske mit Sauerstoffzufuhr (100 % O_2) aufgesetzt. Der Beatmungsbeutel wird zur **Beatmung** des Neugeborenen nur mit Daumen und Zeigefinger bedient. Entscheidend für den weiteren Behandlungsverlauf ist nun, ob das Neugeborene auf die Beatmung innerhalb von 30 Sek. reagiert, d. h., ob die Spontanatmung einsetzt und die Herzfrequenz auf > 100/Min. ansteigt.
- Liegt die Herzfrequenz nach 30 Sek. Maskenbeatmung weiterhin < 60/Min., muss mit der **Thoraxkompression** begonnen werden. Beste Methode für die Thoraxkompression bei Neugeborenen ist hier die Zwei-Daumen-Methode (→ Abb. 13.42). Die Beatmung und die Thoraxkompression werden im Verhältnis 3 : 1 durchgeführt.

Bei diesem engen Verhältnis zwischen Beatmung und Thoraxkompression werden bei einer Herzdruckfrequenz von 120/

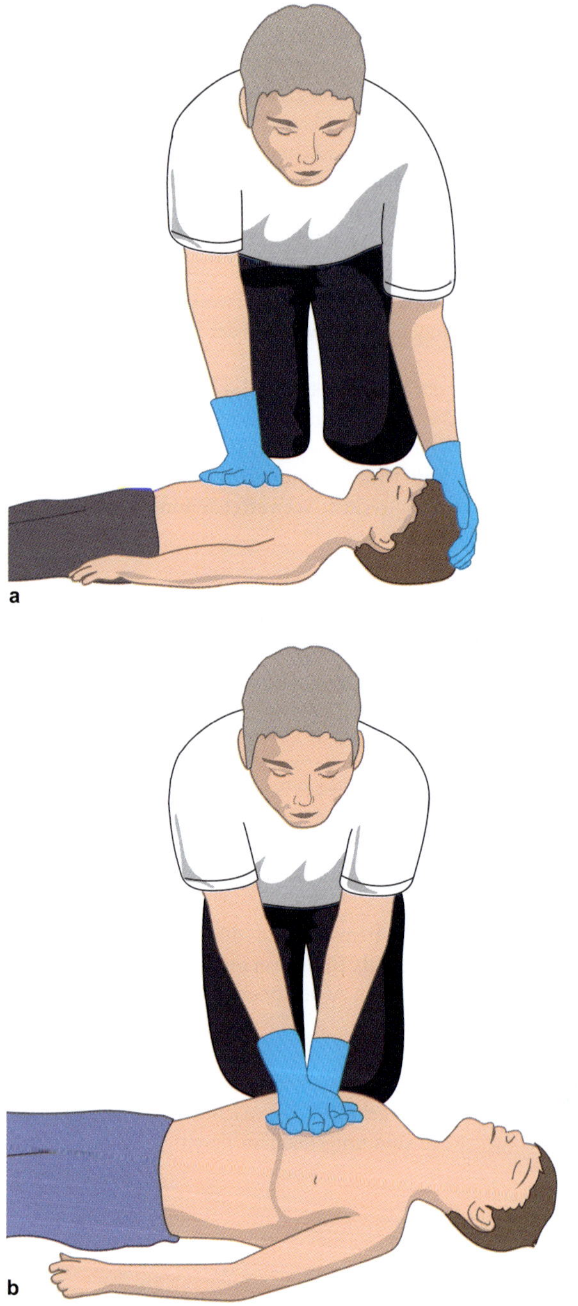

Abb. 13.42 Thoraxkompression bei Kindern in Ein-Hand- bzw. Zwei-Hand-Technik [L138]

Min. etwa 90 Kompressionen und 30 Beatmungen erreicht. Beide Maßnahmen (Thoraxkompression und Beatmung) müssen aufeinander abgestimmt sein, um das Zusammentreffen von Thoraxkompression und Beatmung zu vermeiden.

Erweist sich eine Neugeborenenreanimation als erfolgreich, so ist einem weiteren Wärmeverlust des Neugeborenen vorzubeugen.

IM FOKUS

Reanimation im Kindesalter

- Die Ursachen für einen Herz-Kreislauf-Stillstand bei Kindern sind teilweise dieselben, wie bei Erwachsenen.
- Einige **Ursachen** sind jedoch besonders:
  - Respiratorische Störungen (sehr häufige Ursache)
  - Vergiftungen
  - Angeborene Herzfehler
- Zudem sollte bei (kleineren) Kindern bereits bei einer Herzfrequenz von < 60/Min. Thoraxkompressionen durchgeführt werden.
- Bei der **Durchführung** muss auf bestimmte Besonderheiten geachtet werden.
  - Der Kopf darf für Atemkontrolle und Beatmung von Kindern nur leicht überstreckt werden. Die Ausrichtung sollte in der **„Schnüffelstellung"** erfolgen.
  - Das **Beatmungsvolumen** muss an Gewicht bzw. Größe und Alter des Kindes angepasst sein. Für verschiedene Altersgruppen existieren verschiedene Beatmungsbeutel.
  - Vor den Thoraxkompressionen erfolgen **5 Initialbeatmungen.**
  - Das Verhältnis von Thoraxkompressionen und Beatmungen beträgt **15:2.**
- **Thoraxkompressionen:**
  - **Druckpunkt:** unteres Sternumdrittel
  - **Technik:** Bei Neugeborenen und Säuglingen Kompressionen mit beiden Daumen durchführen.
  - **Frequenz:** Neugeborene = 120/Min.; ab dem 28. Lebenstag = 100–120/Min.
- Bei der **Neugeborenenreanimation** reichen oft bereits das **Abtrocknen** nach der Geburt oder die **5 Initialbeatmungen** aus, um den Herzkreislauf zu stimulieren.
  - Wenn dies nicht ausreichen sollte, müssen ohne Zeitverzug weitere Maßnahmen eingeleitet werden.
    - Fällt ihre Herzfrequenz auf unter 100/Min. und bleibt die Atmung erhalten, müssen **30 Beatmungshübe pro Minute** verabreicht werden.
    - Liegt die Herzfrequenz nach 30 Sek. Maskenbeatmung weiterhin < 60/Min., muss mit der **Herzdruckmassage** mit einem Verhältnis von **3:1** begonnen werden.

13.5 EKG und Herzrhythmusstörungen – Erkennen eines C-Problems

Die Erregungsausbreitung im Herz kann als elektrische Potenzialänderung als **Elektrokardiogramm** (EKG) über die Haut abgeleitet werden. Hierzu werden an Brustwand und/oder den Extremitäten Elektroden angebracht, welche die im Millivolt-Bereich liegenden elektrischen Spannungen aufnehmen. Nach entsprechender Verstärkung im EKG-Gerät werden diese am Monitor angezeigt. Größe, Richtung und Dauer der elektrischen Spannungsänderungen ergeben das typische EKG-Bild: Dies ist im Normalfall der **Sinusrhythmus.**

Schädigungen des Herzens verändern den Erregungsablauf in unterschiedlicher Weise. Die Ableitung eines EKGs kann daher wertvolle Hinweise für die präklinische und klinische Therapie liefern. **Herzrhythmusstörungen** können ihren Ursprung im Vorhof- oder im Kammermyokard (Ventrikel) haben. Daher werden sie in supraventrikuläre und ventrikuläre Herzrhythmusstörungen eingeteilt. Außerdem werden bradykarde von tachykarden Herzrhythmusstörungen unterschieden. Unmittelbar **lebensbedrohliche Rhythmusstörungen** sind Asystolie, pulslose elektrische Aktivität, Kammerflimmern und pulslose ventrikuläre Tachykardie. Allen vier Formen ist gemeinsam, dass das Herz stillsteht und sofort mit den Maßnahmen der kardiopulmonalen Reanimation begonnen werden muss.

13.5.1 Grundlagen des EKGs

Bei der Bildung, Ausbreitung und Rückbildung der Erregung im Herz (→ 13.1.1) entsteht ein elektrisches Feld, das bis an die Körperoberfläche reicht. Die zeitlichen Veränderungen der Größe und Richtung dieses Feldes können als **Potenzialdifferenz** (Spannung) auf der Haut abgeleitet werden.

Bei einer Ableitung zwischen rechtem Arm und linkem Bein (Ableitung II nach Einthoven, übliche Ableitung im präklinischen Bereich, → Abb. 13.44, Mitte links) finden sich Ausschläge in positiver und negativer Richtung, **Zacken** und **Wellen,** die mit den Buchstaben P, Q, R, S und T in alphabetischer Reihenfolge bezeichnet werden (→ Abb. 13.43).

Der Abstand zwischen zwei Erhebungen heißt **Strecke.** Strecken gibt es zwischen dem Ende der P-Welle und dem Beginn der Q-Zacke (PQ-Strecke) sowie zwischen dem Ende der S-Zacke und dem Beginn der T-Welle (ST-Strecke).

Ein **Intervall** umfasst Zacken und Strecken. So reichen das **PQ-Intervall** vom Anfang der P-Welle bis zum Ende der Q-Zacke und das **ST-Intervall** vom Anfang der S-Zacke bis zum Ende der T-Welle. Das **RR-Intervall** ist der Bereich zwischen den Gipfeln zweier aufeinanderfolgender R-Zacken und entspricht der Dauer einer Herzperiode, also der Dauer zwischen zwei Kammererregungen.

Im EKG werden Vorhofteil und Kammerteil voneinander unterschieden.

- Der **Vorhofteil** beginnt mit der **P-Welle.** Sie ist Ausdruck der Erregungsausbreitung über beide Vorhöfe. Die Erregungsbildung im Sinusknoten umfasst so wenige Zellen, dass dieser Prozess auf dem EKG nicht beobachtet werden kann. Während der anschließenden **PQ-Strecke** sind die Vorhöfe als Ganzes erregt. Die Potenziale ändern sich für eine Weile nicht mehr und es entsteht eine kurzzeitige Nulllinie. Die Erregungsrückbildung der Vorhöfe fällt mit dem QRS- oder Kammerkomplex zusammen und ist daher nicht sichtbar.
- Der **Kammerteil** dauert von Beginn der Q-Zacke bis zum Ende der T-Welle. Der **QRS-Komplex** ist Ausdruck der Erregungsausbreitung über beide Kammern, die **T-Welle** entspricht der ventrikulären Erregungsrückbildung. Dazwischen liegt die **ST-Strecke,** die – analog zur PQ-Strecke – die Totalerregung des Ventrikelmyokards anzeigt. Der aufsteigende Teil der T-Welle entspricht der **vulnerablen** (verletzlichen) **Phase** der Repolarisation. Hier einfallende neue Aktionspotenziale können lebensgefährliche Herzrhythmusstörungen auslösen.

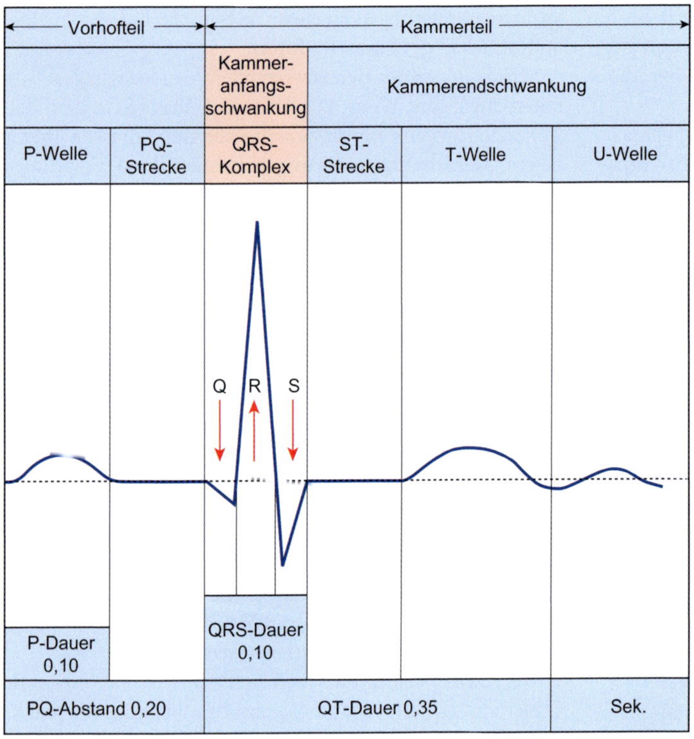

EKG-Merkmal	Physiologischer Vorgang
P-Welle	Vorhoferregung
PQ-Strecke	Vollständige Erregung der Vorhöfe
PQ-Zeit	Zeit zwischen dem Erregungsbeginn der Vorhöfe und der Kammern
Q-Zacke	Erregung des Kammerseptums
QRS-Komplex	Erregungsausbreitung in den Kammern
ST-Strecke	Vollständige Erregung der Kammern
T-Welle	Erregungsrückbildung der Kammern
QT-Zeit	Gesamte elektrische Kammeraktion
U-Welle	Erregungsrückbildung in den Kammermuskeln durch Kalium-Aufnahme; bei Hypokaliämie ausgeprägt

Abb. 13.43 EKG-Abschnitte und physiologisches Korrelat [L143]

VIDEO

Das EKG und die Abläufe am Herzen
https://ebooks.health.elsevier.com

IM FOKUS

Grundlagen des EKGs

- Bei der **EKG-Diagnostik** macht man sich **Potenzialänderungen** bei der elektrischen Herzaktivität zunutze.
- Auf diese Weise werden **Zacken** und **Wellen** gebildet, die mit Buchstaben bezeichnet sind:
  - P-Welle
  - Q-Zacke
  - R-Zacke
  - S-Zacke
  - T-Welle
  - Q, R und S bilden zusammen den QRS-Komplex.
- Zwischen zwei Erhebungen können **Strecken** definiert werden:
  - PQ-Strecke
  - ST-Strecke
- Werden die Erhebungen eingeschlossen, spricht man von **Intervallen:**
  - PQ-Intervall
  - ST-Intervall
  - RR-Intervall
- Den **Vorhofteil** des EKG bilden P-Welle und PQ-Strecke.
- Den **Kammerteil** des EKGs bilden ORS-Komplex, ST-Strecke und T-Welle.

13.5.2 EKG-Ableitungen

Ein EKG kann im Prinzip von allen Körperstellen abgeleitet werden; jedoch sind zur Standardisierung und Vergleichbarkeit **definierte Punkte** festgelegt worden. Auch die Anzahl der Ableitungen sollte dem jeweiligen Zweck entsprechen. Bei der üblichen EKG-Diagnostik lassen sich insgesamt zwölf Ableitungen unterscheiden.

PRAXISTIPP

Um ein EKG schreiben zu können, muss mindestens der Oberkörper frei gemacht werden. Es dürfen keine Metallteile berührt werden, da sonst die Impulse gestört werden können. Der Patient muss während der Aufzeichnung ruhig liegen bleiben.

Die Extremitätenableitungen folgen zwei verschiedenen Messverfahren. Bei den drei bipolaren Ableitungen nach **Einthoven** (→ Abb. 13.44, links) wird die Spannung zwischen zwei Elektroden gemessen. Die durch den Stromfluss zwischen den Elektroden entstehenden Ableitungen heißen:

- Ableitung Einthoven I: rechter Arm → linker Arm
- Ableitung Einthoven II: rechter Arm → linkes Bein
- Ableitung Einthoven III: linker Arm → linkes Bein

Die Ableitung Einthoven II nimmt dabei die Herzströme entlang der Herzachse auf.

Die drei unipolaren Extremitätenableitungen nach **Goldberger** (→ Abb. 13.44, rechts) messen die Potenzialdifferenz zwischen einer einzelnen Elektrode und zwei Referenzelektroden. Es entstehen die Ableitungen aVR, aVL und aVF.

Neben den sechs Extremitätenableitungen können sechs unipolare **Brustwandableitungen** (V_1–V_6) nach **Wilson** (→ Abb. 13.45)

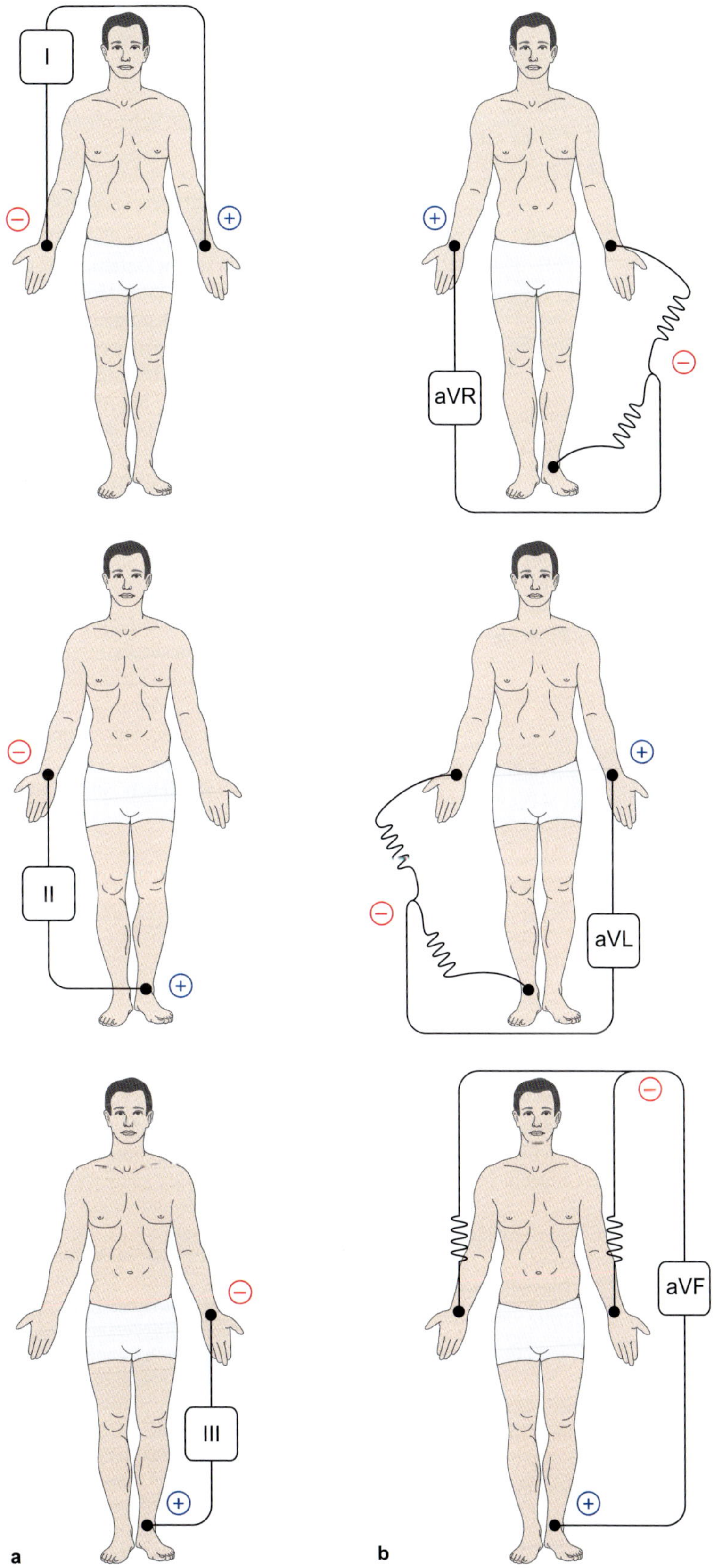

Abb. 13.44 Bipolare Extremitätenableitung nach Einthoven (a) und unipolare Extremitätenableitung nach Goldberger (b) [L231]

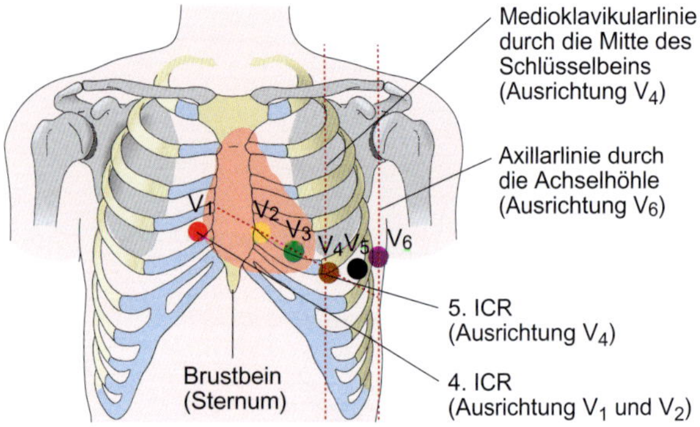

Abb. 13.45 Unipolare Brustwandableitungen nach Wilson [L190]

unterschieden werden. Die Elektroden werden dazu an verschiedenen Punkten des Brustkorbs platziert und anschließend an farbig markierte Kabel angeschlossen:

- V_1: rechter Sternalrand im 4. Interkostalraum (ICR) → rot
- V_2: linker Sternalrand im 4. ICR → gelb
- V_3: in der Mitte zwischen V_2 und V_4 → grün
- V_4: linke Medioklavikularlinie auf Höhe des 5. ICR → braun
- V_5: linke vordere Axillarlinie auf Höhe V_4 → schwarz
- V_6: linke mittlere Axillarlinie auf Höhe V_4 → lila

PRAXISTIPP

Die Farbkodierungen an den Ableitungskabeln können in Ausnahmefällen zwischen den Herstellern variieren. Nur eine sorgfältige Einweisung in den Umgang mit dem EKG-Gerät durch eine entsprechend autorisierte Person erlaubt dem Anwender, selbstständig zu arbeiten.

3-Pol-Ableitungen (3-Kanal-EKG)

Das 3-Kanal-EKG misst die elektrischen Ströme über drei EKG-Elektroden im selben Zeitabschnitt und macht diese gleichzeitig sichtbar (Ausdruck oder Monitor). Um eine EKG-Ableitung (3-Kanal-EKG) erzeugen zu können, sind **drei Ableitungskabel** (3-Pol-Ableitung) notwendig. In der Regel wird dazu die Ableitung Einthoven II – die parallel zur Herzachse verläuft – inklusive einer Erdungselektrode auf die Brust des Patienten geklebt. In der rettungsdienstlichen Praxis hingegen werden die Ableitungen aus praktischen Gründen modifiziert angebracht:

- Rechte Schulter: rote Elektrode
- Linke Schulter: gelbe oder schwarze Elektrode (Erdungselektrode)
- Linke Brustwand: grüne oder gelbe Elektrode

Mit dieser Ableitungsform sind nur die Darstellung des Herzrhythmus und ein kontinuierliches Monitoring möglich.

4-Pol-Ableitungen (6-Kanal-EKG)

Das 6-Kanal-EKG misst die elektrischen Ströme über vier EKG-Elektroden im selben Zeitabschnitt und macht diese gleichzeitig sichtbar (Ausdruck oder Monitor). Im Rettungsdienst wird heute hauptsächlich die gleichzeitige Ansicht aller bipolaren Extremitätenableitungen nach Einthoven als **Standard-EKG** verwendet:

- Rechte Schulter: rote Elektrode
- Linke Schulter: gelbe Elektrode
- Linke Brustwand: grüne Elektrode
- Rechte Brustwand: schwarze Elektrode (Erdung)

Auch das 6-Kanal-EKG lässt im Wesentlichen nur die Rhythmusdiagnostik mit Erkennen von Überleitungsstörungen vom Vorhof zur Kammer und das Überwachen der elektrischen Herzfunktion zu. Nur mit Einschränkungen ist außerdem die Diagnose einer kardialen Ischämie (z. B. Hinterwandinfarkt) möglich (→ 13.6.5).

10-Pol-Ableitungen (12-Kanal-EKG)

Das 12-Kanal-EKG misst die elektrischen Ströme über 10 EKG-Elektroden im selben Zeitabschnitt und macht diese gleichzeitig sichtbar (Ausdruck oder Monitor). Das 12-Kanal-EKG ist der **Goldstandard** der kardialen Basisdiagnostik, mit der weiterführend auch Herzlagetypen, ST-Strecken-Hebungsinfarkte (STEMI, → 13.6.5) und andere kardiale Ischämiezeichen (z. B. ST-Strecken-Senkung bei Angina pectoris, → 13.6.5) diagnostiziert werden können. Für das ausschließliche Monitoring ist das 12-Kanal-EKG weiterhin entbehrlich.

Mit dem 12-Kanal-EKG sind bis zu **zwölf verschiedene Ableitungen** möglich, wobei die sechs Extremitätenableitungen nach Einthoven (I, II, III) und nach Goldberger (aVR, aVL, aVF) sowie die sechs Brustwandableitungen nach Wilson (V_1 bis V_6) geklebt und von dem EKG-Gerät zum gleichen Zeitpunkt aufgezeichnet und ausgedruckt werden können. Dazu wird wie gewohnt das vierpolige Kabel für die Extremitätenableitungen und zusätzlich ein sechspoliges Kabel für die Brustwandableitungen benötigt.

Moderne, im Rettungsdienst verwendete EKG-Geräte (→ 5.3.4) haben überwiegend eine 12-Kanal-Option, wodurch die Möglichkeit besteht, schon präklinisch ein vollständiges 12-Kanal-EKG abzuleiten. Nur damit ist die Diagnose eines Myokardinfarkts möglich.

IM FOKUS

Ableitung eines EKGs

- **Übersicht:**
  - **3-Kanal-EKG** = rote, gelbe und grüne Elektrode
    - Nur Einthoven-Ableitungen
  - **6-Kanal-EKG** = rote, gelbe, grüne und schwarze Elektrode
    - Einthoven- und Goldberger-Ableitungen
  - **12-Kanal-EKG** = 6-Kanal-EKG + Brustwandableitungen (V_1–V_6), insgesamt 10 Elektroden
- **Elektrodenpositionierung (Extremitätenableitung):**
  - Rechte Schulter: rote Elektrode
  - Linke Schulter: gelbe Elektrode
  - Linke Brustwand: grüne Elektrode
  - Rechte Brustwand: schwarze Elektrode (Erdung)
- **Bipolare Extremitätenableitungen nach Einthoven:**
  - Ableitung Einthoven I: rechter Arm → linker Arm
  - Ableitung Einthoven II: rechter Arm → linkes Bein
  - Ableitung Einthoven III: linker Arm → linkes Bein
- **Unipolare Extremitätenableitungen nach Goldberger:**
  - aVR: Indifferenzpunkt → rechter Arm
  - aVL: Indifferenzpunkt → linker Arm
  - aVF: Indifferenzpunkt → rechter Fuß
- **Brustwandableitungen und Elektrodenpositionierungen:**
  - V_1: rechter Sternalrand im 4. Interkostalraum (ICR) → rot
  - V_2: linker Sternalrand im 4. ICR → gelb
  - V_3: in der Mitte zwischen V_2 und V_4 → grün
  - V_4: linke Medioklavikularlinie auf Höhe des 5. ICR → braun
  - V_5: linke vordere Axillarlinie auf Höhe V_4 → schwarz
  - V_6: linke mittlere Axillarlinie auf Höhe V_4 → lila

13.5.3 Grundlagen der EKG-Beurteilung

Zuerst muss sich das Rettungsfachpersonal vergewissern, dass das abgeleitete Bild auch wirklich dem EKG des Patienten entsprechen kann und keine Störungen (z. B. Kabelbruch, lockere Elektrode) oder fehlerhafte Anschlüsse vorliegen.
Die **schnelle EKG-Beurteilung** (→ Abb. 13.46, → Abb. 13.47) umfasst:

- **Beurteilung der Herzfrequenz:**
  - Schnell, normal oder langsam?
- **Beurteilung der Rhythmusform:**
  - Ist der Herzrhythmus regelmäßig oder unregelmäßig?
- **Beurteilung der QRS-Komplexe:**
  - Sind die QRS-Komplexe breit oder schmal?
    - Sind P-Wellen vorhanden?
    - Folgt jeder P-Welle ein QRS-Komplex?
- **Beurteilung der Abweichungen** von einem normalen EKG:
  - Extraschläge?
  - ST-Strecken-Veränderungen?

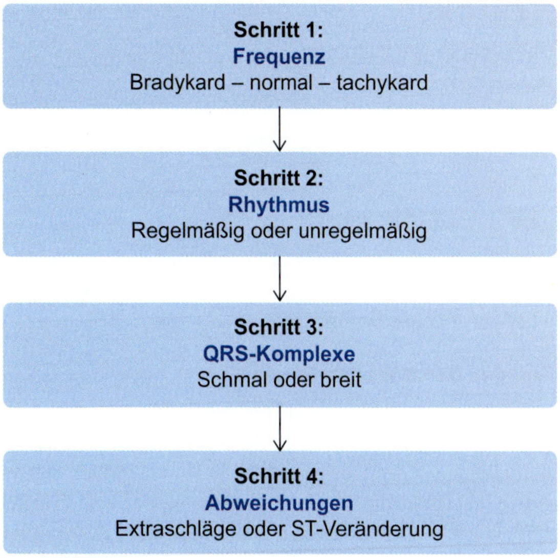

Abb. 13.46 EKG-Kurzbefund in vier Schritten [M235]

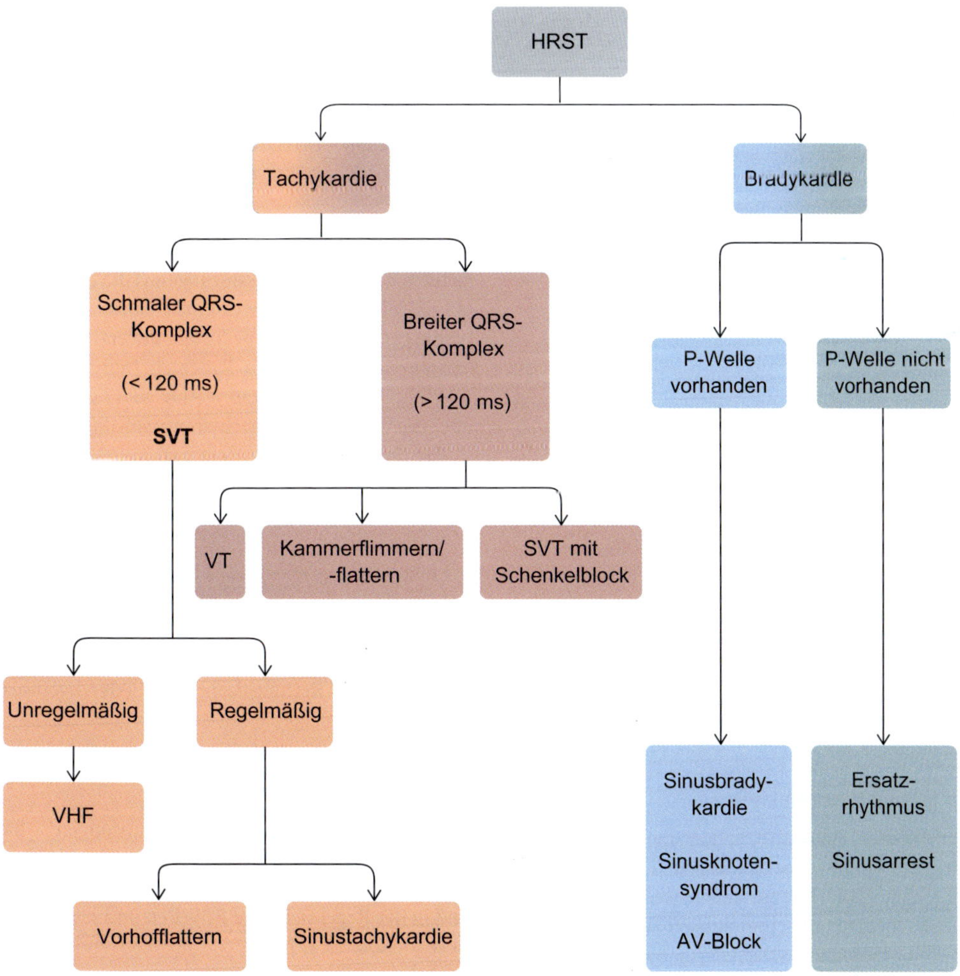

Abb. 13.47 Differenzialdiagnostik der Herzrhythmusstörungen [L138]

ACHTUNG

Das EKG-Bild beschreibt lediglich die elektrische Aktivität am Herzen. Daher sind keine Rückschlüsse auf die Herzleistung möglich. Nur mit einer weiteren klinischen Diagnostik und Überwachung ist das Herz-Kreislauf-Monitoring vollständig.

Technische Störungen

Technische Störungen können die sorgfältige und sichere EKG-Interpretation (→ Abb. 13.48) verhindern und Fehlentscheidungen bei der Therapie begünstigen.

Störungen durch Wechselstrom

Wechselstrom ist elektrischer Strom, dessen Stärke und Richtung sich periodisch ändern. Die Anzahl der Perioden pro Sekunde gibt die Frequenz des Wechselstroms in Hertz (Hz) an. Der verwendete Wechselstrom ist meist Drehstrom, der eine Frequenz von 50 Hz hat. Befinden sich nun in der Nähe des EKG-Standorts weitere elektrische Geräte (z. B. Heizdecke, Strahler, Mobiltelefone), kann es im EKG zu für Wechselstrom typischen sichtbaren Störungen kommen.

Um die isoelektrische Linie tritt ein gleichmäßiges 50-Hz-Band auf, d. h., die im EKG sichtbaren Störungen haben eine Frequenz von 50/Sek., was bei einer Ableitungsgeschwindigkeit von 50 mm/Sek. (z. B. bei STEMI-Diagnostik, → 13.6.5) zu einer Störung pro Millimeter führt. Die P-Wellen und QRS-Komplexe bleiben dabei aber meist sichtbar.

PRAXISTIPP

Die Wechselstromstörung kann oft durch eine verbesserte Erdung des EKG-Geräts, das Abschalten von Fremdgeräten, durch Umdrehen des Netzsteckers oder Überprüfung der Kabel behoben werden.

Störungen durch Muskelzittern

Da die Skelettmuskulatur bei der Depolarisation ebenfalls Felder erzeugt, können im EKG unregelmäßige **Zacken** um die isoelektrische Linie herum auftreten. P-Wellen sind nur noch schwer erkennbar, die QRS-Komplexe aber sichtbar. Zugrunde liegen können eine falsche Lagerung des Patienten, Angst oder Schmerz, Kältezittern oder ungenügende Muskelentspannung, z. B. bei Patienten mit der Parkinson-Krankheit. Differenzialdiagnostisch muss Kammerflimmern ausgeschlossen werden.

PRAXISTIPP

Die Störung durch Muskelzittern kann oft durch Veränderung der Elektronenpositionen behoben werden.

Störungen der isoelektrischen Linie

Lose Elektrodenkontakte, schlechte Elektrodenhaftung, Elektroden unter Zug des Kabels, Wackelkontakte der Stecker oder Kabel, Husten, Schluckauf, Extremitätenbewegung oder ein Kabelbruch können ebenfalls zu Schwankungen um die Nulllinie (isoelektrische Linie) in der EKG-Darstellung führen. Moderne EKG-Monitore haben **Alarmfunktionen,** die auf fehlerhafte Kontakte hinweisen (→ Abb. 13.48).

IM FOKUS

Grundlagen der EKG-Beurteilung

- Die **schnelle EKG-Beurteilung** umfasst:
  - Beurteilung der Herzfrequenz
  - Beurteilung der Rhythmusform
  - Beurteilung der Abweichungen
- Technische Störungen können sie EKG-Interpretation erschweren oder ganz verhindern.
- **Störungen durch Wechselstrom:**
  - 50 Hz, d. h. eine Störung pro Sekunde bei Ableitungsgeschwindigkeit von 50 mm/s
  - Störquellen abschalten, Kabel überprüfen, Erdung verbessern
- **Störung durch Muskelzittern:**
  - Insbesondere P-Wellen nur schwer erkennbar
  - Elektrodenposition verändern, ggf. an Wärmeerhalt verbessern
- **Störungen der isoelektrischen Linie:**
  - Bei Schwankungen um die Nulllinie sind viele Ursachen möglich.
    - Kontakte prüfen, Elektroden repositionieren
    - Notfalls Kabel austauschen

13.5.4 Normaler Sinusrhythmus

Kennzeichen eines normalen Sinusrhythmus (→ Abb. 13.49) sind regelmäßig auftretende P-Wellen und schmale QRS-Komplexe, die zueinander in Beziehung stehen und immer im gleichen Abstand aufeinander folgen. Die normale **Herzfrequenz** liegt zwischen 60 und 100 Impulsen pro Minute. Der Sinusknoten ist als primäres Erregungsbildungszentrum tätig und die Erregungsausbreitung läuft regelrecht ab.

13.5.5 Herzrhythmusstörungen

Nicht alle Herzrhythmusstörungen (HRST) sind für den Patienten unmittelbar lebensbedrohlich. Einige jedoch sind eindeutig **lebensgefährlich** und bedürfen unverzüglich einer Therapie, andere werden von den Patienten individuell unterschiedlich toleriert. → Tab. 13.13 und → Abb. 13.47 geben einen Überblick über die wichtigsten Herzrhythmusstörungen.

Für die Therapie von Herzrhythmusstörungen im Rettungsdienst kommen grundsätzlich zwei Vorgehensweisen in Betracht:

- **Medikamentöse Therapie** mit Katecholaminen oder Antiarrhythmika (→ 7.6.5)
- **Elektrotherapie** (→ 13.4.5) mittels Defibrillation, Kardioversion oder transthorakaler Herzschrittmacher

Die **Defibrillation** (→ 13.4.6) mittels halbautomatischer Defibrillatoren ist eine lebensrettende Maßnahme und darf auch von nichtärztlichem Rettungsfachpersonal durchgeführt werden.

13.5.6 Supraventrikuläre Herzrhythmusstörungen

Supraventrikuläre Herzrhythmusstörungen haben ihren Ursprung im **Vorhofmyokard,** manchmal im Sinusknoten selbst. Merkmale einer supraventrikulären Rhythmusstörung sind in der Regel sichtbare P-Wellen und schmale Kammerkomplexe (→ Abb. 13.47).

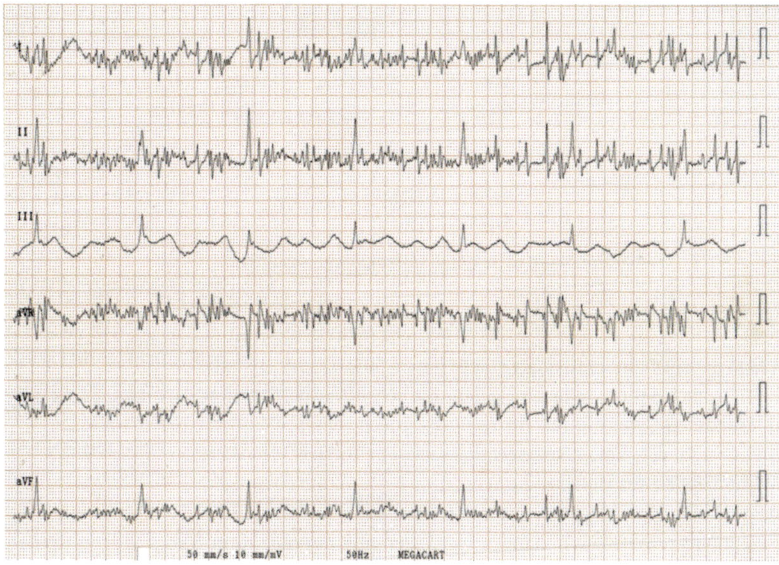

Abb. 13.48 EKG-Störung durch lockere Elektrode [M302]

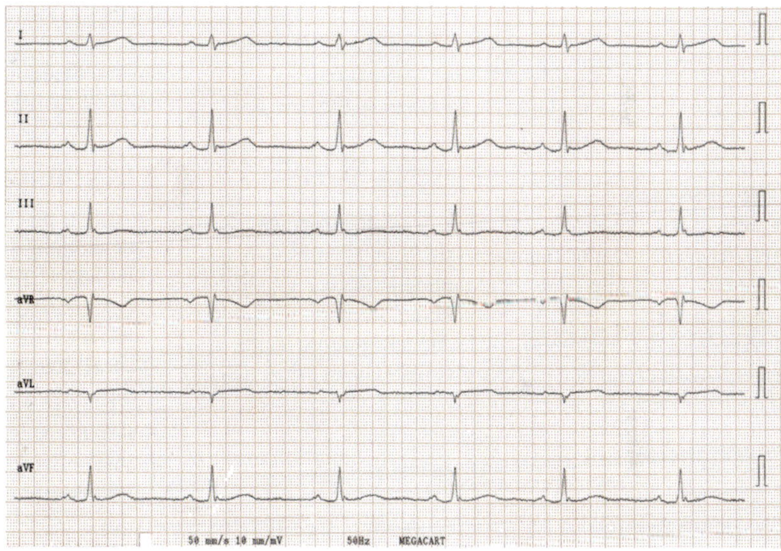

Abb. 13.49 Normofrequenter Sinusrhythmus [M302]

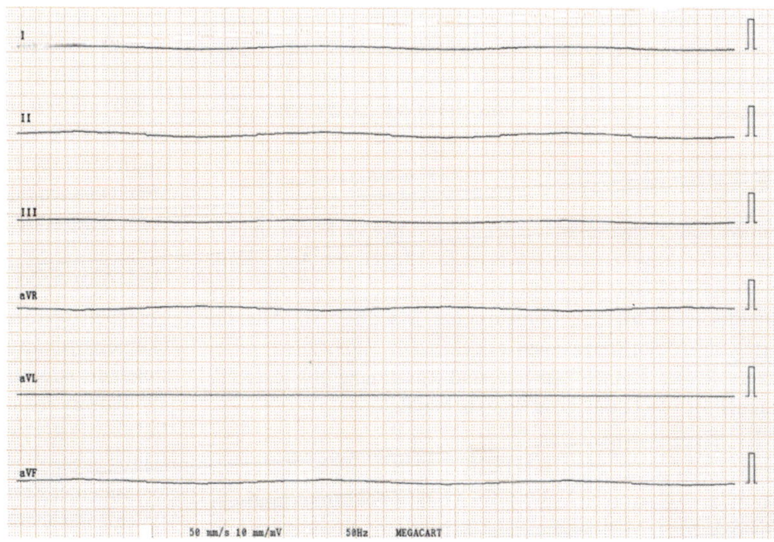

Abb. 13.50 Asystolie [M302]

Art der HRST	Lebensgefahr	Potenzielle Lebensgefahr	Keine unmittelbare Lebensgefahr
Supraventrikuläre HRST	• Pulslose elektrische Aktivität • Asystolie	• AV-Block II. Grades • AV-Block III. Grades • Vorhofflattern	• Sinusbradykardie • Sinustachykardie • Absolute Arrhythmie • AV-Block I. Grades • Supraventrikuläre Extrasystolen (SVES)
Ventrikuläre HRST	• Kammertachykardie • Kammerflimmern	Ventrikuläre Extrasystolen (VES) in Salven	Vereinzelte ventrikuläre Extrasystolen (VES)

Tab. 13.13 Überblick über die wichtigsten Herzrhythmusstörungen

Supraventrikuläre Extrasystolen (SVES)

Wenn die normale Schrittmacheraktivität im Sinusknoten ausfällt, können auch andere Teile des Herzens die Schrittmacherfunktion übernehmen. Übernimmt ein ektoper (griech. ektos = außen; topos = Ort, d. h. „nicht am eigentlichen Ort befindlich") Herd im Vorhofbereich des Herzens die Schrittmacherfunktion dauerhaft, baut er eine Herzfrequenz von ca. 60/Min. auf. Ein frühzeitiger Reizimpuls durch diesen ektopen Herd, der eine normale Kammeraktion (QRS-Komplex) erzeugt, wird als **Vorhofextrasystole** oder supraventrikuläre Extrasystole (SVES) bezeichnet.

MERKE

Extrasystolen kommen früher als der erwartete QRS-Komplex.

Sinusbradykardie

Eine Sinusbradykardie ist definiert als Sinusrhythmus mit einer **Herzfrequenz unter 60 Impulsen/Min.** beim Erwachsenen. Bei Sportlern, im Schlaf oder bei chronisch erhöhtem Vagotonus tritt sie in der Regel ohne Beschwerden auf. Auch während einer Behandlung mit Betarezeptorenblockern kommt es häufig zu einer Sinusbradykardie (→ 7.6.5). Eine Therapie ist selten nötig, da sich das Herz ausreichend mit Blut füllt.

Sinustachykardie (supraventrikuläre Tachykardie, SVT)

Die Sinustachykardie ist bei Erwachsenen durch eine **Herzfrequenz von mehr als 100 Impulsen/Min.** gekennzeichnet, wobei die elektrische Erregung auf normale Weise im Sinusknoten entsteht (P-Welle vorhanden). Ursächlich kommen Angst, Stress, Aufregung, Anstrengung, Schmerzen, Fieber oder ein erhöhter Sympathikotonus infrage. Häufig äußern die Betroffenen ein unangenehmes Gefühl, das von ihnen als „Herzrasen" oder „Herzjagen" beschrieben wird.

Sinusarrhythmie

Bei der Sinusarrhythmie besteht eine **ständige Veränderung der Intervalle** zwischen zwei P-Wellen (→ 13.5.1). Die Arrhythmie kann schnell oder langsam sein (Sinusbradyarrhythmie oder Sinustachyarrhythmie). Gemeinsames Merkmal ist, dass die Erregungen vom Sinusknoten ausgehen. Die Unterschiede in der Intervalllänge können von Ein- und Ausatmung abhängen. Es handelt sich nicht um einen krankhaften Befund.

Pulslose elektrische Aktivität (PEA)

Die pulslose elektrische Aktivität (PEA), auch **elektromechanische Dissoziation** (EMD) genannt, liegt dann vor, wenn eine elektrische Aktivität besteht, die aber nicht von einer Myokardkontraktion beantwortet wird. Im EKG sind elektrische Herzaktionen sichtbar, denen jeglicher Rhythmus zugrunde liegen kann. So kann z. B. auch ein Sinusrhythmus mit einer PEA einhergehen. Das Herz wirft dabei nur noch sehr wenig oder gar kein Blut mehr aus, sodass kein effektiver Kreislauf besteht. Es liegt also eine Entkopplung **(Dissoziation)** von elektrischer und mechanischer Herzaktion vor.

Asystolie

Bei Asystolie ist im EKG **keine elektrische Herzaktion** zu sehen (→ Abb. 13.50). Vielmehr kommt es zum Auftreten einer oft leicht wellenförmigen „Nulllinie". Gelegentlich sind auch Aktionen des Sinusknotens ohne ventrikuläre Antwort im EKG zu sehen. Gleichzeitig fehlen jedoch mechanische Herzaktionen.

! ACHTUNG

Bevor die Diagnose „Asystolie" gestellt wird, sind unbedingt alle technischen Fehlermöglichkeiten auszuschließen, die eine fatale Fehleinschätzung zur Folge hätten.

13.5.7 Ventrikuläre Herzrhythmusstörungen

Ursache einer ventrikulären Herzrhythmusstörung ist meist eine schwere Erkrankung des Herzkammermuskels im Rahmen einer koronaren Herzkrankheit oder eines Herzinfarkts.

Der häufigste Mechanismus ventrikulärer Herzrhythmusstörungen ist der **Reentry-Mechanismus**. Voraussetzung sind geschädigte Herzmuskelzellen (Myokardnarbe oder Fibrose), die im Herzmuskel kreisende Impulsausbreitungen durch Zonen mit unterschiedlicher Leitgeschwindigkeit und unterschiedlicher Erholungszeit (Refraktärzeit) hervorrufen. Dieser Mechanismus tritt im strukturell gesunden Herzmuskel nicht auf.

Ein weiterer Mechanismus ventrikulärer Herzrhythmusstörungen sind eigenständige Erregungsbildungszentren **(Automatiezentren)** des Kammermyokards, die einen Sinusrhythmus stören können oder nach Ausfall eines höheren Stimulationszentrums eigenständig Impulse aussenden.

Ventrikuläre Extrasystolen (VES)

Ventrikuläre Extrasystolen werden durch einen oder mehrere ektope Herde in einer oder in beiden Herzkammern ausgelöst, wobei der Reizimpuls überall im Ventrikel entstehen kann. Wie alle Extrasystolen erscheint die **ventrikuläre Extrasystole** verfrüht im EKG-Zyklus, noch ehe eine P-Welle zu erwarten ist. Häufig gehen die im EKG erkennbaren ventrikulären Extrasystolen mit einer Kontraktion der Kammer einher, deshalb ist meist ein entsprechender peripherer Puls fühlbar.

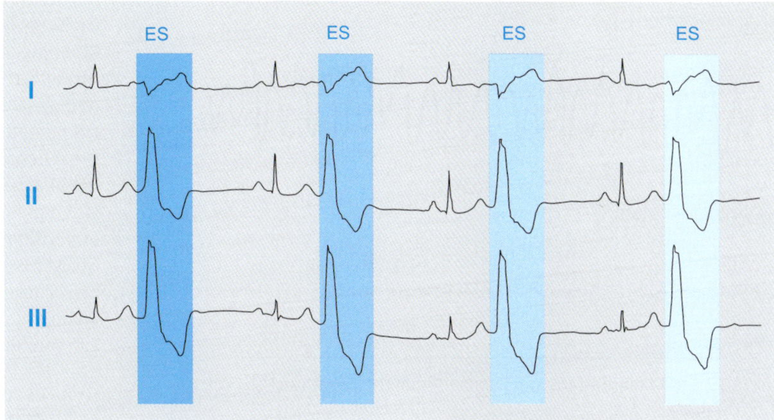

Abb. 13.51 Ventrikuläre Extrasystole, hier als Bigeminus [L115]

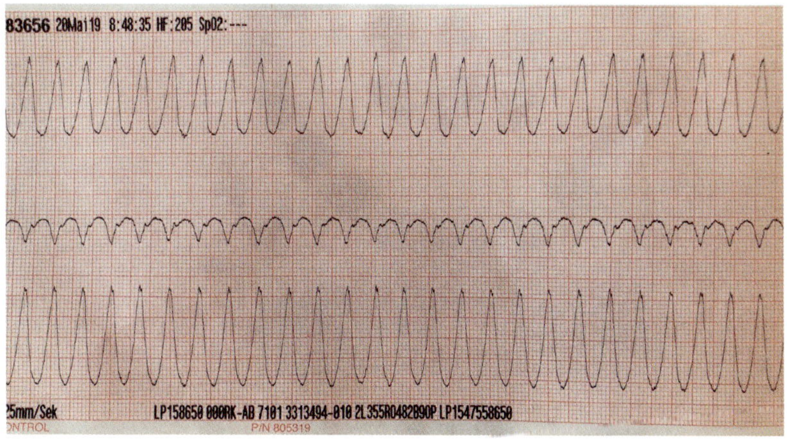

Abb. 13.52 Ventrikuläre Tachykardie (VT) [M235]

Nach einer ventrikulären Extrasystole folgt eine längere kompensatorische Pause, in der keine elektrische Aktivität des Herzens messbar ist. Sind die Kammerextrasystolen fest mit einem oder zwei Normalschlägen gekoppelt und treten sie in gleichmäßigen Abständen auf, spricht man von einem **Bigeminus** (→ Abb. 13.51) oder einem **Trigeminus**.

Kammertachykardie (Ventrikuläre Tachykardie, VT)

Im EKG sind **hochfrequente, verbreiterte und gleichmäßige Kammerkomplexe** sichtbar, die gleiches Aussehen besitzen. P-Wellen finden sich nicht (→ Abb. 13.52). Die Frequenzen variieren stark und können zwischen 100 und 250 Impulsen pro Minute liegen. Nicht anhaltende Kammertachykardien **(ventrikuläre Tachykardie)** sind selbstlimitierend und halten bis zu 30 Sek. an.

Anhaltende Kammertachykardien hingegen dauern länger an und sind oft hämodynamisch relevant. Mechanisch gesehen, kommt es zwar zu koordinierten Kontraktionen der Ventrikel, die Herzkammern schlagen jedoch mit einer so hohen Frequenz, dass deren Füllungsphase **(Diastole)** stark verkürzt wird.

Da in der Diastole nicht genügend Blut in die Herzkammer strömen kann, ist ein Blutkreislauf nicht aufrechtzuerhalten und es wird kein Puls mehr zu tasten sein. Diese Form heißt **pulslose ventrikuläre Tachykardie** (pVT). Hierbei handelt es sich funktionell um einen **Herz-Kreislauf-Stillstand.** Ursachen für eine Kammertachykardie zeigt → Tab. 13.14.

Kardiale Ursachen	• Hypoxie • Myokardinfarkt (→ 13.6.5) • Entzündliche Herzerkrankungen (→ 13.6.4) • Erhöhter Sympathikotonus (→ 14.1.5)
Extrakardiale Ursachen	• Elektrolytstörungen (→ 24.3.3) • Stromunfälle (→ 19.1) • Ertrinkungsunfälle (→ 20.1) • Unterkühlung (→ 15.5.1)

Tab. 13.14 Ursachen für Kammertachykardien und Kammerflimmern

! ACHTUNG

Unbehandelt gehen Kammertachykardien oft in Kammerflimmern über.

Kammerflimmern und Kammerflattern

Bei Kammerflimmern und Kammerflattern sind im EKG ausschließlich hochfrequente und arrhythmische, mehr oder weniger hohe Wellen bzw. Zacken ohne abgrenzbare Kammerkomplexe zu sehen (→ Abb. 13.53). Als **Kammerflattern** werden ventrikuläre Herzrhythmusstörungen mit einer Frequenz von 250–320/Min. bezeichnet. Ein Übergehen zum **Kammerflimmern** ist häufig, wobei sich dann Frequenzen von > 320/Min. mit nicht mehr als QRS-Komplex zu erkennenden Ausschlägen zeigen. Dabei werden die Muskelfasern völlig unkoordiniert erregt und kontrahieren unabhängig voneinander. Es kommt zu schnellen, fibrillierenden

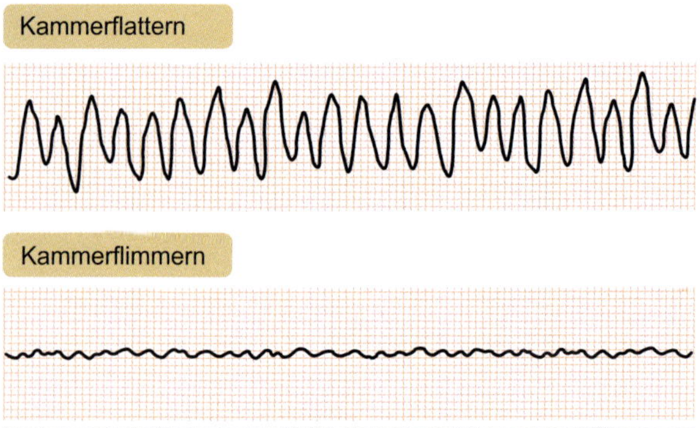

Abb. 13.53 Kammerflattern und Kammerflimmern [L190]

Bewegungen der einzelnen Muskelfasern des Herzens, ohne dass eine gerichtete Blutbewegung erreicht und Blut in das Gefäßsystem ausgeworfen wird. Das Herz wird nicht durchblutet, da keine mechanische Herzarbeit stattfindet.

MERKE

Funktionell sind das Kammerflimmern und Kammerflattern ein **Herz-Kreislauf-Stillstand.** Es muss sofort mit den Maßnahmen der kardiopulmonalen Reanimation (→ 13.4.4) begonnen werden.

IM FOKUS

Herzrhythmusstörungen

- Der normale Herzrhythmus wird als **Sinusrhythmus** bezeichnet.
  - Er ist gekennzeichnet durch regelmäßige P-Wellen, denen schmale QRS-Komplexe folgen.
  - Die Frequenz in Ruhe beträgt normalerweise zwischen 60 und 100 Schlägen pro Minute.
- Herzrhythmusstörungen können supraventrikulär oder ventrikulär sein.
- **Supraventrikuläre Herzrhythmusstörungen:**
  - **Supraventrikuläre Extrasystolen** = häufig vorhanden, selten gefährlich
  - **Sinusbradykardie:** nicht immer pathologisch
    - Häufig bei Sportlern oder erhöhtem Vagotonus
    - Dennoch Ursachen abklären
  - **Sinustachykardie:** Zeichen von Erregung oder Sauerstoffbedarf des Körpers
    - Angst, Stress
    - Fieber
    - Blutung
  - **Sinusarrhythmie:** ständige Veränderung der Intervalle, i. d. R. nicht pathologisch
  - **Pulslose elektrische Aktivität (PEA):** Herzstillstand!
    - Keine Auswurfleistung des Herzens durch Dissoziation
    - Unterschiedliche EKG-Bilder möglich
  - **Asystolie:** Herzstillstand!
    - Ggf. mit leichter wellenförmiger „Nulllinie“
    - Immer klinisch einordnen und an technische Fehler denken
- **Ventrikuläre Herzrhythmusstörungen:**
  - **Ventrikuläre Extrasystolen:** bedingt durch ektope Herde im Kammermyokard
  - Größeres Risiko als bei supraventrikulären Extrasystolen
  - Rhythmisierung möglich (Bigeminus, Trigeminus)
- **Ventrikuläre Tachykardie (VT):** hochfrequente, verbreiterte und gleichmäßige Kammerkomplexe
  - Oft hämodynamische Auswirkungen
  - Ursachen können kardial (Myokardinfarkt etc.) oder extrakardial (Elektrolytstörungen etc.) liegen
  - Wenn pulslos als pVT bezeichnet: Herzstillstand!
- **Kammerflimmern** und **Kammerflattern:** Herzstillstand!
  - Grobe bis feine ungeordnete und arrhythmische Wellen bzw. Zacken
  - Kammerflattern mit Frequenz von 250–320/Min.
  - Kammerflimmern mit Frequenz von > 320/Min.

13.6 Kardiozirkulatorische Notfälle – Behandeln eines C-Problems

FALLBEISPIEL

Sie werden zu einem Notfall in eine Schule gerufen. Der 56-jährige Schulleiter habe während einer Lehrerkonferenz plötzlich über Brustenge und Atemnot geklagt. Diese sei „wie aus dem Nichts“ aufgetreten und verschlimmere sich zunehmend. Die Atemwege sind frei, die Atemfrequenz ist erhöht und der Patient ist deutlich tachykard. Der Puls ist kräftig, aber die Rekapillarisierungszeit ist auf 3 Sek. verlängert. Der Patient hat eine GCS von 15 und ist zu allen Qualitäten orientiert. Sie verabreichen umgehend Sauerstoff. Dies hat aber nur geringfügige Auswirkungen auf die angezeigte Sauerstoffsättigung. Im Rahmen der SAMPLER-Anamnese können weder Vorerkrankungen noch regelmäßig eingenommene Medikamente ermittelt werden. Der Patient hat eine Allergie gegen Latex. Seit der letzten Woche habe er sich etwas kränklich gefühlt, musste aber wegen den aktuell häufigen Unterrichtsausfällen zu Hause viel am Schreibtisch arbeiten und hatte nur wenig Gelegenheit, sich zu schonen. Die Krankheitssymptome hätten aber inzwischen nachgelassen, sodass er heute wieder zur Schule habe kommen können. Einzig sein rechter Unterschenkel habe ihm weiter Probleme bereitet. Dieser sei seit ein paar Tagen etwas angeschwollen und druckschmerzhaft.

Kardiozirkulatorische Notfälle betreffen das Herz und das Kreislaufsystem eines Patienten. Ursache für kardiozirkulatorische Notfallsituationen sind in der Regel bestehende Vorerkrankungen des Herz-Kreislauf-Systems. Mehr als 50 % aller Rettungsdiensteinsätze können auf einen solchen Notfall zurückgeführt werden. Am Herzen können im Wesentlichen

- **Pumpschwäche** (Herzinsuffizienz, → 13.6.1),
- **Durchblutungsstörungen** (Arteriosklerose, → 13.6.2 und KHK, → 13.6.3) und
- **Herzrhythmusstörungen** (→ 13.5.5–13.5.7)

beobachtet werden.

Die Störungen des Kreislaufsystems umfassen vor allem

- **Blutdruckstörungen** (→ 13.6.7) und
- **Gefäßverschlüsse** (→ 13.6.9–13.6.11).

13.6.1 Herzinsuffizienz

DEFINITION

Als Herzinsuffizienz wird die gestörte bzw. unzulängliche Pumpfunktion des Herzens bezeichnet.

Diese Pumpschwäche führt dazu, dass der Organismus nur noch unzureichend mit dem benötigten Blutvolumen und Sauerstoff versorgt wird. Die Herzinsuffizienz ist meist Folge verschiedener anderer Herz- oder Lungenerkrankungen.

MERKE

Leitsymptom der Herzinsuffizienz ist die Luftnot bei körperlicher Belastung.

Pathophysiologisch wird zwischen Rückwärts- und Vorwärtsversagen unterschieden. Das **Rückwärtsversagen** ist durch einen Blutrückstau in der Lungenstrombahn oder den venösen Stromgebieten gekennzeichnet, das **Vorwärtsversagen** dagegen durch die Unfähigkeit des Herzens, einen ausreichenden Blutdruck im arteriellen System aufzubauen. Funktionell erfolgt die Einteilung in Linksherz-, Rechtsherz- und Globalinsuffizienz.

Die Symptome (→ Abb. 13.54) sind von der betroffenen Herzhälfte abhängig. Bei einer **Linksherzinsuffizienz** staut sich das Blut in die Lungenstrombahn zurück und führt zur Dyspnoe und peripheren Zyanose. In den Lungenabschnitten lagert sich Flüssigkeit ein und es sind Rasselgeräusche auskultierbar. Teilweise können sie auch schon ohne Stethoskop gehört werden.

Bei der **Rechtsherzinsuffizienz** kommt es zu einem Blutrückstau im venösen System vor dem Herzen mit Einflussstauung der Jugularvenen (→ Abb. 13.29) und Wassereinlagerung in den Beinen (→ Abb. 13.55) und verschiedenen Organen, z. B. der Leber. Links- und Rechtsherzinsuffizienz können auch gemeinsam auftreten. Dann wird von einer **Globalinsuffizienz** gesprochen. Eine Herzinsuffizienz kann **akut** entstehen (z. B. bei Herzinfarkt) oder **chronisch** verlaufen (z. B. bei KHK). Patienten mit Herzinsuffizienz können unter Medikamenteneinnahme mit oft nur geringen Einschränkungen ein weitgehend normales Leben führen **(kompensierte Herzinsuffizienz).** Es stellt sich ein Gleichgewicht zwischen Belastung und Belastbarkeit des Herzens ein. Wird dieses Gleichgewicht aber gestört, kann die Herzinsuffizienz schnell **dekompensieren** und wird dann zu einem medizinischen Notfall.

IM FOKUS

Herzinsuffizienz

- **Störungsbild:**
  - Gestörte Pumpfunktion des Herzens
  - Dadurch bedingte Unterversorgung des Körpers mit Sauerstoff
- **Mögliche Ursachen:**
  - Akut: Myokardinfarkt
  - Chronisch: KHK

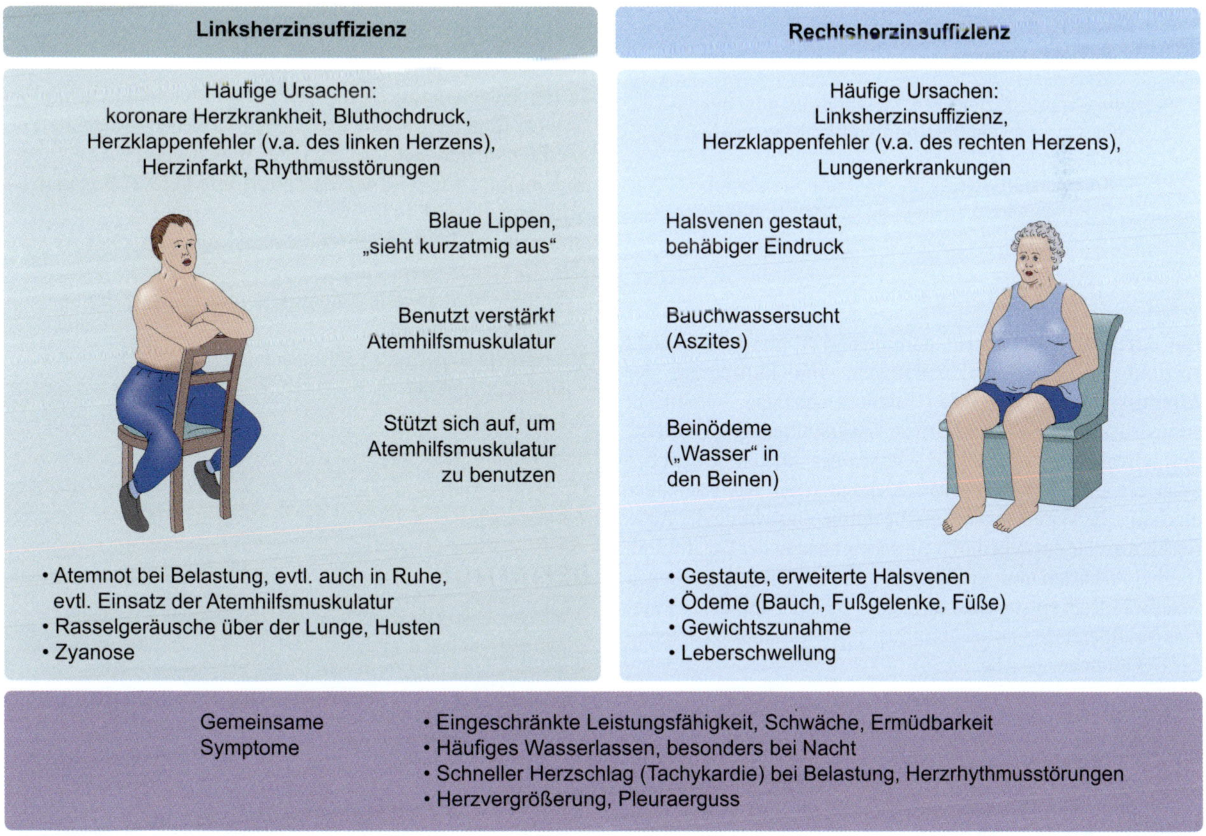

Abb. 13.54 Symptome der Herzinsuffizienz [L190]

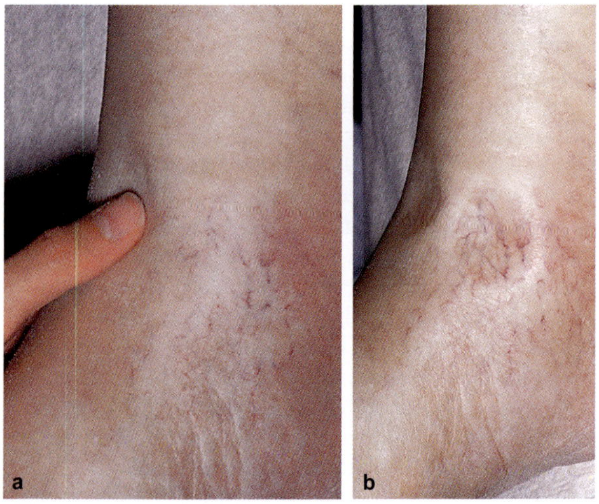

Abb. 13.55 Knöchelödem bei Herzinsuffizienz [R229]

- **Einteilung:**
  - Rückwärtsversagen mit Rückstau in Lungenstrombahn oder Körperkreislauf
  - Vorwärtsversagen mit verminderter Auswurfleistung
  - Daneben Unterscheidung von Rechtsherz-, Linksherz- oder Globalinsuffizienz
- **Mögliche Symptome:**
  - **Linksherzinsuffizienz:**
    - Verminderter kardialer Auswurf, periphere Zyanose, Rückstau in Lungenstrombahn mit Ödemgefahr
  - **Rechtsherzinsuffizienz:**
    - Rückstau in venöses System mit oberer und unterer Einflussstauung
  - Eine **Herzinsuffizienz** kann kompensiert oder dekompensiert vorliegen. Die Symptomlage ist immer hiervon abhängig.
    - **Kompensiert:** leichte bis moderate Symptome
    - **Dekompensiert:** schwere Symptome, Notfall

13.6.2 Arteriosklerose

Die Arteriosklerose ist ein Sammelbegriff für primär nicht entzündliche **Arterienerkrankungen.** Die Entstehung der Arteriosklerose ist von vielen Faktoren abhängig. Vereinfacht ausgedrückt, sind Bluthochdruck, Sauerstoffmangel, Blutfette, Immunreaktionen oder lokale Schäden der inneren Schicht der Arterienwand (Endothel, → 13.1.2) durch Viren, Bakterien oder mechanische Verletzungen Ursache für die Entstehung der Arteriosklerose. Sie entsteht durch Gewebeumbau in der Gefäßwand. Hierbei verhärten und verdicken sich die betroffenen arteriellen Gefäßwände; es entstehen **arteriosklerotische Plaques.** Der hieraus resultierende Elastizitätsverlust führt zu einer Verengung des Gefäßlumens (→ Abb. 13.56).

MERKE

Die Arteriosklerose ist eine chronische Gefäßerkrankung, die über Jahre hinweg zu einer fortschreitenden Verengung und Verhärtung der Arterien führt.

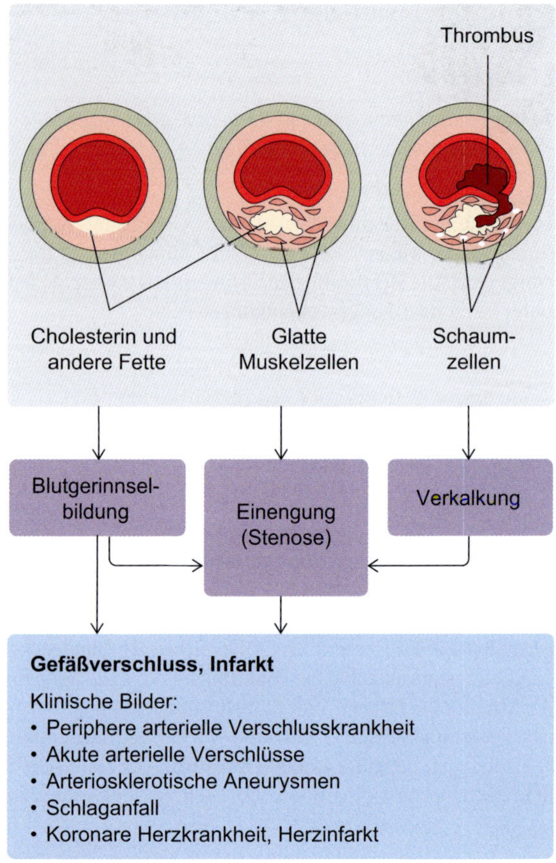

Abb. 13.56 Arteriosklerotische Plaque [L190]

In der Folge kommt es zu einer Minderdurchblutung und zu Sauerstoffmangel in den betroffenen Geweben. Mögliche Folgeerkrankungen sind die arterielle Hypertonie (→ 13.6.7), der Herzinfarkt (→ 13.6.5), der Mesenterialinfarkt (→ 24.9.1) und der Schlaganfall (→ 14.4.1).

Gesicherte **Risikofaktoren,** die das Auftreten einer Arteriosklerose begünstigen, sind:
- Erhöhte Blutfettwerte (Cholesterin und Triglyzeride)
- Nikotin (Rauchen)
- Arterielle Hypertonie (Bluthochdruck)
- Diabetes mellitus
- Bewegungsmangel
- Genetische Faktoren

13.6.3 Koronare Herzkrankheit (KHK)

DEFINITION

Mit dem Begriff der koronaren Herzkrankheit wird die **dauerhafte Verengung** der Herzkranzgefäße (→ 13.1.1, Blutversorgung am Herz) beschrieben (→ Abb. 13.57), die zu einer chronischen Unterversorgung des Herzmuskels mit Blut und Sauerstoff führt.

MERKE

Die Koronare Herzkrankheit (KHK) ist Folge des Alterungsprozess der Herzkrankgefäße durch Arteriosklerose.

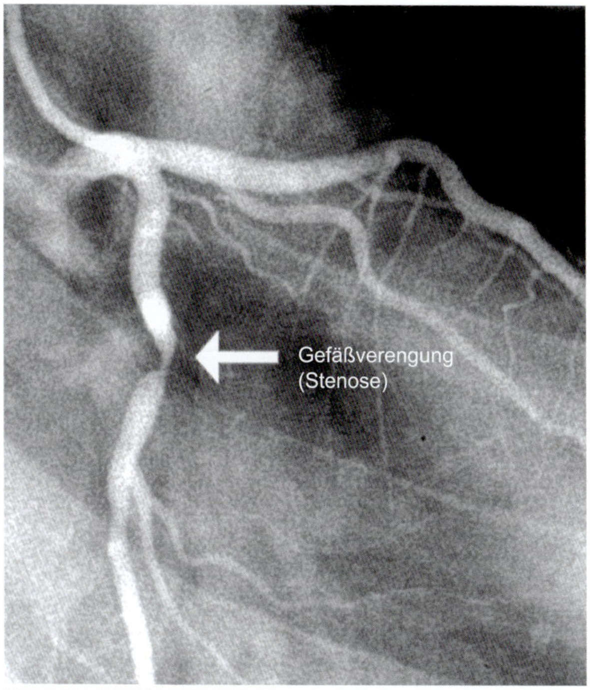

Abb. 13.57 Koronarangiografie [E837]

In der Folge bewirkt diese Unterversorgung ein Missverhältnis zwischen Sauerstoffangebot und -bedarf am Herzen. Der fehlende Sauerstoff macht sich meist unter Belastung (z. B. körperliche Arbeit) bemerkbar. Nach einer kurzen Ruhephase klingen die Beschwerden schnell wieder ab (Stabile Angina pectoris, → 13.6.5). Das akute klinische Bild der KHK wird auch als **akutes Koronarsyndrom** bezeichnet (→ 13.6.5). Eine koronare Herzkrankheit kann lange symptomlos verlaufen.

VIDEO

Koronare Herzkrankheit
https://ebooks.health.elsevier.com

13.6.4 Entzündliche Herzerkrankungen

Entzündliche Herzerkrankungen können in allen Schichten des Herzens (→ 13.1.1, Aufbau der Herzwand) auftreten. Entsprechend wird zwischen **Perikarditis, Myokarditis, Endokarditis** und – falls alle Schichten betroffen sind – **Pankarditis** unterschieden.

Endokarditis

Die Endokarditis ist eine Entzündung der Herzinnenhaut und der Herzklappen (→ Abb. 13.58). Da das gesunde Endokard über ein glattes Endothel verfügt, an dem Krankheitserreger keinen Halt finden, ermöglicht erst die Vorschädigung eine Besiedlung mit den Krankheitserregern.

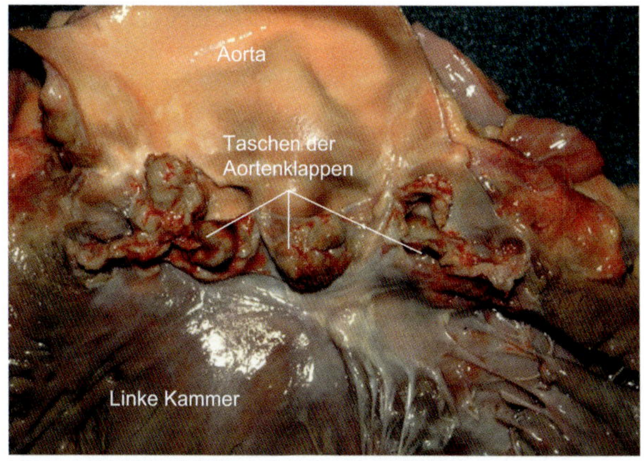

Abb. 13.58 Endokarditis der Aortenklappe [T173]

MERKE

Voraussetzung zur Entstehung der Endokarditis ist eine vorbestehende Schädigung der Herzinnenhaut und/oder der Herzklappen.

Es wird zwischen der bakteriellen und der abakteriellen Endokarditis unterschieden. Die **abakterielle** Endokarditis tritt häufig nach einer nicht ausreichend mit Antibiotika behandelten Streptokokken-Infektion (z. B. Scharlach im Kindesalter) auf. Sie verursacht die **Ablagerung von Immunkomplexen am Schließungsrand** einer Herzklappe und beeinträchtigt deren Funktion. Die **bakterielle** Endokarditis hingegen führt durch die **direkte Besiedlung der Herzklappe mit Bakterien** (z. B. Streptokokken) zu deren Funktionseinschränkung mit Befall der Trikuspidalklappe.

Die häufigsten **Symptome** der Endokarditis sind anfangs hohes Fieber (> 38 °C), gefolgt von Herzbeschwerden, Herzinsuffizienz, Dyspnoe, Zyanose und einer Sepsis (→ 13.3.9). Unbehandelt ist die Erkrankung tödlich. Eine Komplikation der Endokarditis ist die Bildung von Thromben an den geschädigten Herzklappen. Diese können sich lösen und zu arteriellen Embolien, besonders im Gehirn (Schlaganfall, → 14.4.1), führen.

Myokarditis

Die Myokarditis ist eine Entzündung des Herzmuskels und wird überwiegend durch Viren (z. B. Coxsackie, SARS-CoV-2) verursacht. Häufigste **Symptome** sind Dyspnoe sowie uncharakteristische Anzeichen wie Müdigkeit, Fieber, Halsschmerzen und Bronchitis, die meist als grippaler Infekt fehlgedeutet werden. In schweren Fällen kann es zu Herzerweiterungen (Kardiomyopathien), Herzrhythmusstörungen (→ 13.5.5) und Herzinsuffizienz kommen.

Perikarditis

Eine Perikarditis ist eine Entzündung des Herzbeutels, die mit oder ohne Erguss im Perikardbeutel auftreten kann. Als Ursache kommen Infektionen mit Viren oder Bakterien, aber auch Giftstoffe infrage. Ferner kann sich eine Perikarditis als Folge eines Herzinfarkts entwickeln. Häufig ist bei einer Perikarditis zusätzlich der Herzmuskel (Perimyokarditis) betroffen.

Die typischen **Symptome** sind Einengungsgefühl (ähnlich den Symptomen bei Angina pectoris), Angst, atemsynchrone Schmerzen, Dyspnoe und Tachykardie. Bei einer schweren Perikarditis kann sich Flüssigkeit im Herzbeutel ansammeln und das Herz in seiner Pumpfunktion behindern.

IM FOKUS

Entzündliche Herzerkrankungen

- **Endokarditis:**
  - **Störungsbild:**
    - Geschädigtes Endokard bietet Halt für Krankheitserreger
    - Die Herzklappen sind besonders gefährdet
  - **Mögliche Ursachen:**
    - Bei der bakteriellen Endokarditis werden die Herzklappen direkt befallen.
    - Sonderfall: abakterielle Endokarditis als immunologische Folge einer Streptokokkeninfektion
  - **Mögliche Symptome:**
    - Fieber (> 38 °C)
    - Herzinsuffizienz
    - Dyspnoe mit Zyanose
    - Sepsis
  - **Komplikationen:**
    - Thrombenbildung mit nachfolgenden Embolien
- **Myokarditis:**
  - **Störungsbild:**
    - Entzündung des Herzmuskels
    - Folgen können Herzinsuffizienz oder Herzrhythmusstörungen sein
  - **Mögliche Ursachen:**
    - In der Regel durch Viren verursacht
  - **Mögliche Symptome:**
    - Dyspnoe
    - Fieber
    - Halsschmerzen und Bronchitis möglich
    - Herzinsuffizienzzeichen
    - Herzrhythmusstörungen
    - Leicht mit grippalem Infekt zu verwechseln
- **Perikarditis:**
  - **Störungsbild:**
    - Entzündung des Herzbeutels
    - Kann mit oder ohne Perikarderguss auftreten
  - **Mögliche Ursachen:**
    - Infektionen mit Viren oder Bakterien
    - Vergiftungsfolge
    - Folge eines Myokardinfarktes
  - **Mögliche Symptome:**
    - Einengungsgefühl (ähnlich den Symptomen bei Angina pectoris)
    - Angst
    - Atemsynchrone Schmerzen
    - Dyspnoe
    - Tachykardie

13.6.5 Akutes Koronarsyndrom

Die Krankheitsbilder instabile Angina pectoris (AP) und akuter Myokardinfarkt (AMI) lassen sich präklinisch oftmals schwer unterscheiden, sodass eine sichere Differenzierung nicht immer möglich ist. Aus diesem Grund wird präklinisch für die instabile Angina pectoris, den ST-Strecken-Hebungsinfarkt (STEMI) und den Myokardinfarkt ohne ST-Hebung (NSTEMI) so lange der Sammelbegriff **akutes Koronarsyndrom** (Acute Coronary Syndrome, ACS) verwendet, bis eine endgültige und sichere Diagnose gestellt werden kann (→ Abb. 13.59).

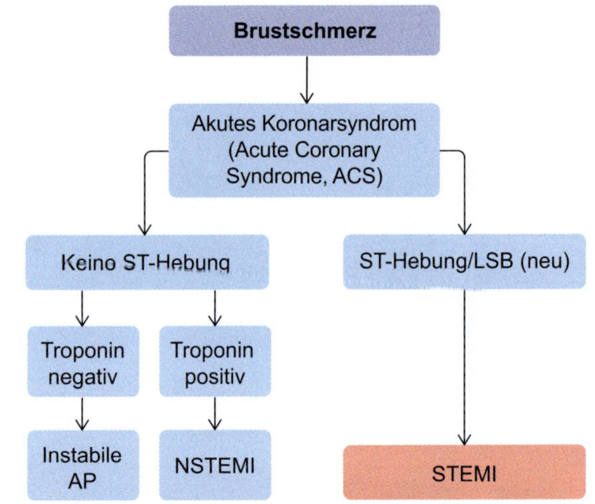

Abb. 13.59 Terminologie des akuten Koronarsyndroms [L143]

Das akute Koronarsyndrom entwickelt sich zumeist plötzlich im Rahmen einer bereits bestehenden koronaren Herzkrankheit.

MERKE

Leitsymptom des akuten Koronarsyndroms ist der akute Brustschmerz.

Angina pectoris

Die **Angina pectoris** (lat. angor = Beklemmung, Angst; lat. pectus = Brust) wird durch Verkrampfung **(Spasmus)** und/oder einen erhöhten Sauerstoffbedarf des Herzmuskels bei einer vorbestehenden Verengung (Stenose) in einem oder mehreren Koronargefäßen (→ 13.1.1, Herzkranzgefäße) hervorgerufen. Sie gehört zum Formenkreis der Koronaren Herzkrankheit (KHK).

Auslöser eines Anfalls sind körperliche Anstrengung, psychische Belastung, üppiges Essen oder Kältereize, durch die der erhöhte Sauerstoffbedarf des Herzmuskels in einem Missverhältnis zum Sauerstoffangebot steht. Die Minderversorgung des Myokards mit Blut und Sauerstoff verursacht den Brustschmerz **(Ischämieschmerz).** Bereits in diesem Stadium kann es durch den kurzzeitigen myokardialen Sauerstoffmangel zum Untergang von Herzmuskelzellen kommen.

Zu unterscheiden sind drei Formen der Angina pectoris:

- **Stabile Angina pectoris:** wiederkehrende Beschwerden nur bei bestimmten Belastungen (z. B. Treppensteigen). Die stabile Angina pectoris ist dem Patienten in Art und Auslösbarkeit bekannt und mit kurzen Ruhepausen oder Nitraten (→ 7.6.19) gut zu behandeln. Sie wird dem Krankheitsbild der Koronaren Herzkrankheit (KHK, → 13.6.3) zugeordnet und ist definitionsgemäß kein Krankheitsbild des Akuten Koronarsyndroms (ACS).

AKUTES KORONARSYNDROM (ACS)

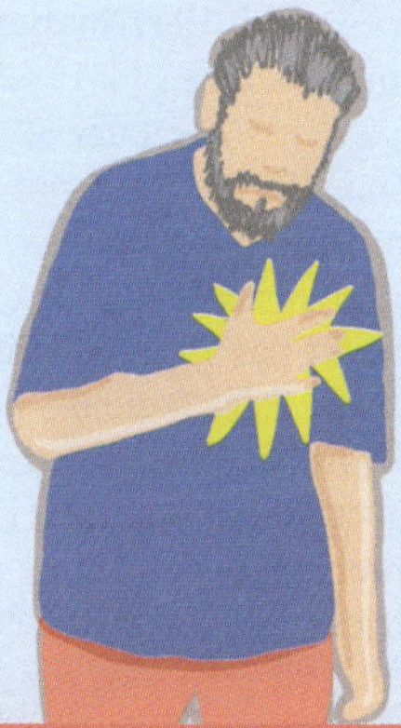

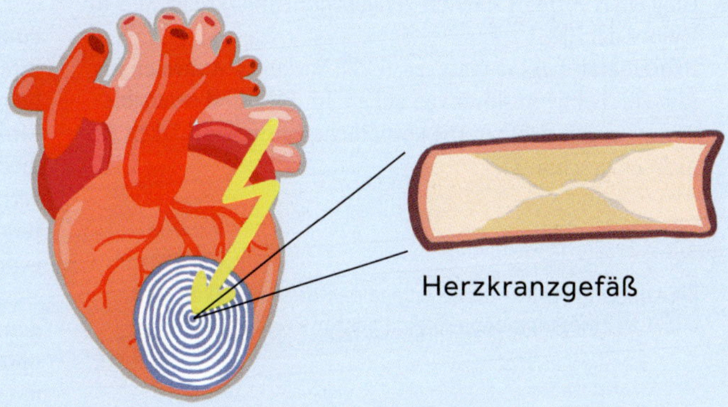

Herzkranzgefäß

AKUTES KORONARSYNDROM

Instabile Angina pectoris

DEFINITION: Symptome in Ruhe, aber **kein** Nachweis von Ischämie/Herzinfarkt in Labor (Troponin T negativ) oder EKG

Myokardinfarkt

DEFINITION:
Untergang von Herzmuskelzellen

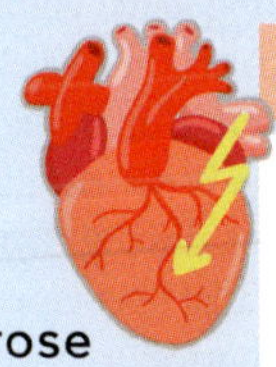

Zunächst keine Nekrose

NSTEMI

Keine Veränderung in EKG an der ST-Strecke, aber Troponin T positiv im Labor

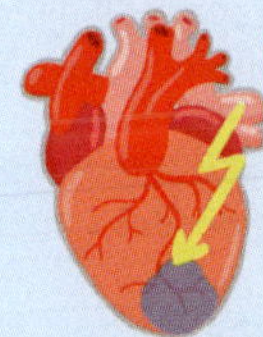

Herzmuskelnekrose

STEMI

EKG-Veränderung der ST-Strecke

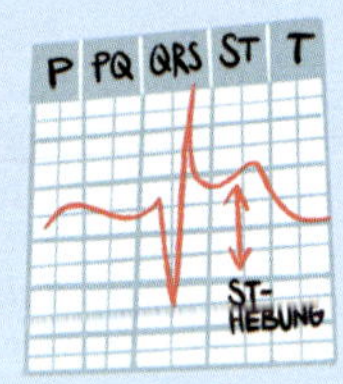

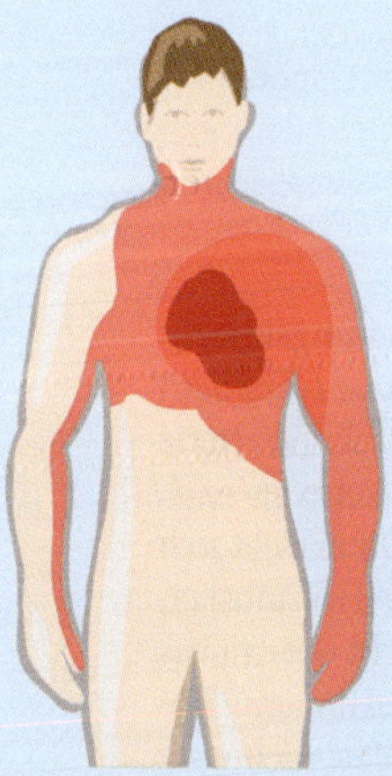

LEITSYMPTOME:
Starke Thoraxschmerzen, Druckschmerz ➔ Ausstrahlung in linke Schulter/Arm, Oberbauch, Rücken, Hals, Oberkiefer

NEBENSYMPTOME:
Vegetative Begleiterscheinungen, Dyspnoe, Todesangst/Vernichtungsgefühl

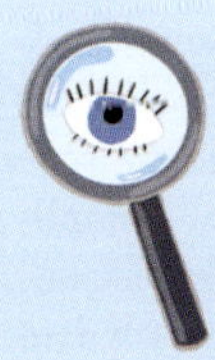

Fokus auf:
Stumme Infarkte bei Diabetikern und alten Menschen möglich

CHECKLISTE ACS

- Notarzt nachfordern
- Oberkörperhochlagerung
- Monitoring, kontinuierlich 12-Kanal-EKG
- Sauerstoffgabe, wenn $SpO_2 < 90\%$
- i.v.-Zugang
- Rascher Transport in ein Krankenhaus mit Herzkatheter (PCI)
- Wenn nicht erreichbar innerhalb 120 Min. ➔ Lysetherapie

- **Instabile Angina pectoris:** länger anhaltende Beschwerden bereits bei geringer Belastung oder in Ruhe oder jede Änderung eines vormals stabilen Verlaufs ohne Infarktnachweis in Labor oder EKG
- **Prinzmetal-Angina** (vasospastische Variante): Auftreten in Ruhe und ohne Auslöser von außen. Im EKG sind reversible ST-Hebungen sichtbar. Die körperliche Leistungsfähigkeit ist nicht eingeschränkt.

MERKE

Eine unbehandelte stabile Angina pectoris entwickelt sich leicht zu einer instabilen Angina pectoris weiter.

IM FOKUS

ACS: Angina pectoris

- **Störungsbild:**
  - Druckgefühl und Ischämieschmerz im Brustbereich durch Sauerstoffunterversorgung des Myokards
  - In der Regel auf dem Boden einer KHK
- **Mögliche Ursachen:**
  - Koronarspasmen (bei Prinzmetal-Angina)
  - Koronarstenosen
- **Einteilung:**
  - Präklinisch Unterscheidung oft nur schwer möglich. Daher ACS als Arbeitsdiagnose sinnvoller.
  - **Unterteilung in:**
    - Instabile Angina pectoris (erstmalig auftretender AP-Anfall bzw. jede Veränderung der bekannten AP-Symptomatik)
    - Prinzmetal-Angina (vasospastische AP)

Myokardinfarkt

Der akute **Herzinfarkt** (→ Abb. 13.59) ist durch den funktionellen Verschluss einer oder mehrerer Herzkranzarterien gekennzeichnet (→ Abb. 13.57). Das betroffene Herzmuskelgewebe wird nun nicht mehr mit Sauerstoff versorgt und stirbt innerhalb von etwa 20–40 Min. irreversibel ab **(Herzmuskelnekrose).** In über 90 % der Fälle wird der Verschluss der Koronararterie durch ein thrombotisches Geschehen verursacht. Das abgestorbene Herzmuskelgewebe wird nach mehreren Tagen durch Bindegewebe ersetzt und es bilden sich Vernarbungen. In Abhängigkeit von der Größe des geschädigten Areals können sich lebensgefährliche **Komplikationen** (→ Tab. 13.15) ergeben. Die schwersten Komplikationen und Todesfälle treten innerhalb der ersten Stunde nach dem Infarktereignis auf. Ein großer Anteil der Patienten (30–50 %) verstirbt bereits vor Eintreffen des Rettungsdienstes oder vor Erreichen des Krankenhauses (50 % in den ersten 15 Min.).

Komplikation	Häufigkeit (in %)
Herzrhythmusstörungen	90
Lungenödem	20
Kardiogener Schock	10
Embolien	5
Myokardruptur	selten

Tab. 13.15 Häufige Komplikationen beim Herzinfarkt (Mehrfachnennung möglich)

Etwa 90 % aller Komplikationen sind **Herzrhythmusstörungen,** die in allen Formen auftreten können (→ 13.5.5). Für ihre Entstehung ist entscheidend, welches Areal des Myokards betroffen ist. Etwa jede fünfte Komplikation geht mit einem **Linksherzversagen** und kardialem Lungenödem einher. Durch die Narbenbildung an Teilen des Herzmuskels und dem damit verbundenen Funktionsverlust verliert das Herz an Pumpleistung und eine **Herzinsuffizienz** ist die Folge (→ 13.6.1). Je ausgeprägter die Nekrose, umso größer ist der Leistungsverlust des Herzens, der zum kardiogenen Schock führen kann. Der **kardiogene Schock** (→ 13.3.5) ist die bedrohlichste Form einer akuten und dekompensierten Herzinsuffizienz und endet unbehandelt mit Pumpversagen und Tod.

NSTEMI

Beim Myokardinfarkt können EKG-Veränderungen fehlen oder in Form einer sog. **ST-Senkung** (→ Abb. 13.60, hier in I, aVL, V_2) auftreten, wenn durch den **unvollständigen** Verschluss einer Herzkranzarterie und der verminderten Durchblutung (Ischämie) nur die innere Schicht des Herzmuskels von der Sauerstoffunterversorgung betroffen ist. In diesem Fall liegt ein sog. **Nicht-ST-Hebungsinfarkt** (Abkürzung: **NSTEMI, engl. für** *non ST-elevation mycardial infarction*) vor (→ Abb. 13.59).

Zeigt die EKG-Untersuchung keine auffälligen Veränderungen als sicheres Erkennungsmerkmal (s. u.), ist ein Myokardinfarkt deshalb noch nicht ausgeschlossen. Durch die Schädigung der Herzmuskelzellen wird an der Schadstelle ein Eiweißkomplex, der nur in Herzmuskelzellen vorkommt, das sog. **Troponin T,** in den Kreislauf freigesetzt. Das Troponin T ist über einen Blut-Schnelltest oder noch genauer durch einen Labortest nachweisbar. Bei einem Myokardinfarkt gilt das Troponin T als Biomarker für den Herzschaden.

MERKE

Keine ST-Hebung im EKG sichtbar, aber Biomarker Troponin T nachweisbar = NSTEMI.

STEMI

Im Unterschied zum NSTEMI liegt beim **ST-Hebungsinfarkt** (Abkürzung: **STEMI, engl. für** *ST-elevation mycardial infarction*) typischerweise ein kompletter Verschluss einer Herzkranzarterie vor, sodass neben der inneren Schicht der Herzmuskelzellen auch die außen gelegen Myokardanteile betroffen sind. Dann zieht sich der Myokardinfarkt durch die gesamte Dicke der Herzmuskelwand. Man spricht von einem **transmuralen Infarkt** (lat. murus = Wand, transmural = durch die Wand hindurch). In diesem Falle ist, neben dem Troponin-T-Nachweis, das EKG das wichtigste Untersuchungsverfahren und besonders aussagekräftig, da die von der Sauerstoffunterversorgung betroffenen Herzmuskelzellen zu **bogenförmig angehobenen Veränderungen der ST-Strecke** im EKG führen (→ Abb. 13.60, hier II, III, aVF). Dieser Myokardinfarkt wird als ST-Hebungsinfarkt (STEMI) bezeichnet. Auch hier gilt das Troponin T als Biomarker für den Herzschaden.

Die Unterscheidung zwischen STEMI und NSTEMI hat besondere Bedeutung für die Wahl der Therapie des Myokardinfarkts im Rettungsdienst und in der Klinik (s. u.). Der Myokardinfarkt mit ST-Hebung (STEMI) weist auf einen vollständigen Verschluss

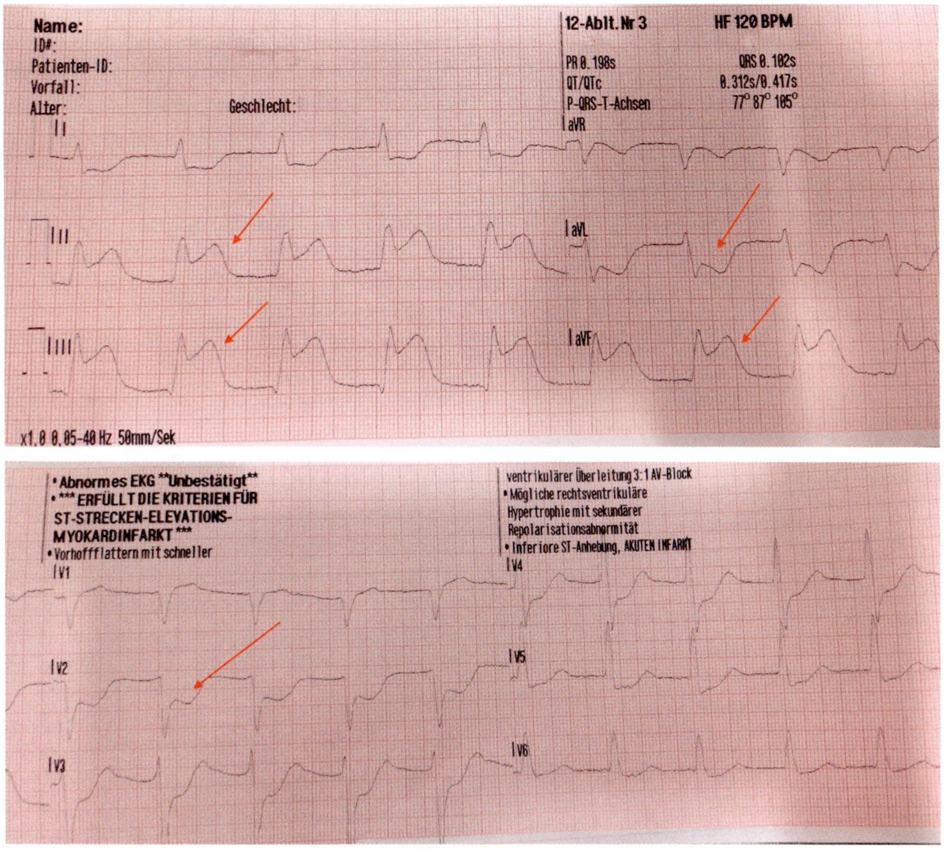

a
b

Abb. 13.60 EKG eines Myokardinfarkts (STEMI). a) ST-Hebungen in II, III, aVF, spiegelbildliche ST-Senkungen in I, aVL, V_2–V_4. b) ST-Hebungen in II, III, aVF, spiegelbildliche ST-Senkungen in I, aVL, V_1–V_3. [M235]

einer oder mehrerer Herzkranzarterien hin. Die schnelle und vollständige Wiederherstellung des Blutflusses (Reperfusion) muss Ziel der Therapie sein. Diese ist im Rettungsdienst aber nur eingeschränkt möglich, da die **Aufweitung der Engstelle** in den Herzkranzgefäßen im Rettungsdienst nicht möglich ist. Sie ist nur durch eine PCI (perkutane Koronarintervention) in einer geeigneten Klinik möglich (s. u.).

Der Myokardinfarkt ohne ST-Hebung (NSTEMI) weist dagegen auf einen unvollständigen Verschluss einer oder mehrerer Herzkranzarterien hin. Die Verringerung der Durchblutungsstörung innerhalb der Herzkranzarterien ist Ziel der medikamentösen Therapie, um ein Fortschreiten zum ST-Hebungsinfarkt zu verhindern.

MERKE

ST-Strecken-Hebungen im präklinischen EKG sind bis zum Beweis des Gegenteils als Myokardinfarkt anzusehen. Sie sind als Myokardinfarkt zu behandeln und erfordern grundsätzlich die Nachalarmierung eines Notarztes.

Symptome

Leitsymptom beim akuten Koronarsyndrom ist der **Thoraxschmerz** (→ Abb. 13.61). Er wird von den Patienten als ein hinter dem Brustbein liegender **(retrosternaler)** Druckschmerz beschrieben. Die Schmerzen sind nicht genau lokalisierbar; sie

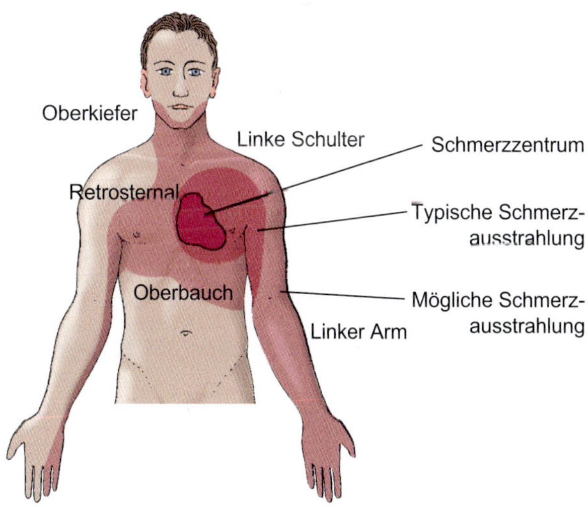

Abb. 13.61 Ausstrahlung des Thoraxschmerzes beim akuten Koronarsyndrom [L190]

treten ohne scharfe Begrenzung im gesamten Brustraum auf und können in verschiedene herznahe Körperregionen ausstrahlen:

- Linke Schulter und Arm
- Oberbauch
- Rücken
- Hals und Unterkiefer

Die Schmerzen bei **Angina-pectoris-Anfällen (Ischämieschmerz)** sind meist nur von kurzer Dauer (< 30 Min.) und lassen nach der Gabe von Nitrospray nach **(nitrosensibel).** Beim **Myokardinfarkt** halten die Schmerzen länger an (> 30 Min.) und verändern sich nach der Gabe von Nitrospray kaum oder gar nicht **(nitroresistent).** Etwa ein Drittel aller Herzinfarkte verläuft sogar „stumm", d. h. ohne Thoraxschmerz. Besonders häufig kommt dies bei Diabetikern und älteren Patienten vor, weil bei ihnen die Schmerzwahrnehmung krankheits- oder altersbedingt eingeschränkt sein kann (diabetische Neuropathie, → 24.10.1).

MERKE

„Stumme" Myokardinfarkte sind vor allem bei Diabetikern und älteren Patienten zu beobachten.

Neben dem Leitsymptom können im Rahmen des akuten Koronarsyndroms weitere **unspezifische Symptome** festzustellen sein:

- Vegetative Begleitsymptome wie Übelkeit, Erbrechen, kaltschweißige Haut, Mundtrockenheit, fahle Blässe
- Dyspnoe
- Todesangst und Vernichtungsgefühl

Die vegetativen Begleitsymptome sind beim Myokardinfarkt oft stärker ausgeprägt als bei einem Angina-pectoris-Anfall.

MERKE

Die **Diagnostik** eines Herzinfarkts kann erst im Krankenhaus sicher nach Ausschöpfung aller diagnostischen Maßnahmen (infarkttypischer Enzymverlauf, Troponin-Test, 12-Kanal-EKG unter vergleichbaren Bedingungen) gestellt werden.

Basismaßnahmen

Die präklinischen Basismaßnahmen erstrecken sich auf:

- Lagerung mit erhöhtem Oberkörper zur Vorlastsenkung (→ 13.1.3, venöser Teil)
- Sauerstoffgabe
- Kontinuierliches Monitoring mit der Anlage eines (falls vorhanden: 12-Kanal-)EKGs
- Pulsoxymetrie
- Regelmäßige Blutdruckmessung
- Vorbereiten von i. v.-Zugang
- Vorbereiten von Medikamenten (Heparin, ASS, Nitrospray, Morphin)

Sollte noch kein Notarzt alarmiert sein, muss dies umgehend geschehen.

Das Rettungsfachpersonal legt dem Patienten einen periphervenösen Zugang und schließt eine langsam tropfende Elektrolytinfusion zum Offenhalten des Venenzugangs an. Über den Zugang erfolgt die weitere **medikamentöse Therapie** durch den **Notarzt.** Zur Schmerzbekämpfung **(Analgesie)** kommen vor allem Analgetika vom Opiattyp (→ 7.6.6) infrage. Besonders Morphin hat sich bewährt, weil es den Sauerstoffbedarf und die Vorlast am Herzen senkt. Um den Stress für den Notfallpatienten zu reduzieren und ihm seine Angst zu nehmen, ist ggf. eine Sedierung notwendig. Antihypertensiva sind vorsichtig einzusetzen, bis ein individueller Blutdruck, d. h. ein Blutdruck, an den der Patient gewöhnt ist, erreicht wird. Zur Hemmung der Thrombozytenaggregation werden standardmäßig 75–250 mg ASS (→ 7.6.6) und Antikoagulanzien (5.000 I. E. Heparin, → 7.6.13) gegeben. Zur Behebung von Herzrhythmusstörungen werden Antiarrhythmika eingesetzt (→ 7.6.5).

PCI und Lyse

Neben den genannten Maßnahmen haben sich weitergehende, teils invasive Maßnahmen zur präklinischen und/oder klinischen Therapie etabliert. Zu nennen sind hier

- die Lysetherapie und
- die Koronarintervention (*Percutaneous Coronary Intervention,* PCI),

wobei die Lysetherapie auch im Notarztwagen eingesetzt werden kann.

Alle Patienten mit einem akuten Koronarsyndrom müssen in eine kardiologische Klinik mit der Möglichkeit zur intensivmedizinischen Überwachung und idealerweise einem **Herzkatheterlabor** transportiert werden. Da aber weniger als 50 % der deutschen Krankenhäuser über die Möglichkeit zur Primär-PCI verfügen und diese daher nicht flächendeckend in Deutschland verfügbar ist, muss die Entscheidung zur optimalen Therapie (Lyse contra PCI) im Einzelfall vom Notarzt unter Abwägung aller Umstände getroffen werden.

Perkutane Koronarintervention (PCI)

Als kausale Therapie des Myokardinfarkts ist die Reperfusion des betroffenen myokardialen Areals innerhalb von 120 Min. nach Beginn der EKG-Diagnostik (sog. „medizinischer Erstkontakt") anzustreben. Die beste Reperfusionsstrategie hierzu ist die umgehend durchgeführte **invasive Sofortintervention** mittels eines Herzkatheters zur Öffnung und Reperfusion des verschlossenen Herzkranzgefäßes. Im Rahmen dieser Methode wird über die Leistenarterie ein steriler Katheter zum Herzen vorgeschoben, um eine mechanische Öffnung **(Rekanalisation)** des Gefäßes mit anschließender **Ballondilatation** zu ermöglichen.

Damit die Engstelle offenbleibt, wird in den meisten Fällen ein Stent implantiert. Einen Stent kann man sich als ein auf einen Ballon montiertes Maschendrahtröhrchen vorstellen. Wird der Stent in der Engstelle des Koronargefäß aufgedehnt, drücken sich die Maschen ins Gefäßendothel und der Stent bleibt an Ort und Stelle verankert. Mit der Zeit wächst der Stent in das Koronargefäß ein.

Lysetherapie

Die Wirksamkeit der präklinischen Lysetherapie mit **Fibrinolytika** beim akuten Myokardinfarkt mit infarkttypischen ST-Hebungen bzw. neu aufgetretenem Linksschenkelblock und infarkttypischer Symptomatik ist durch zahlreiche Studien belegt. Der Nutzen des frühen Behandlungsbeginns für die Prognose des Infarktpatienten ist ebenfalls belegt. Generell ist die präklinische Lysetherapie nach heutigem Wissensstand nicht mit einer höheren Komplikationsrate als die innerklinische Lysetherapie behaftet, wenn sie an sehr präzise und hohe Auflagen gebunden ist. Sie scheint aber gegenüber der Koronarintervention nur dann einen Vorteil zu besitzen, wenn die PCI nicht innerhalb von 120 Min. (Zeit ab sog. „medizinischem Erstkontakt") zu gewährleisten ist.

Absolute Kontraindikationen	• Operation oder Trauma innerhalb der letzten 3 Wochen • Apoplex innerhalb der letzten 2–3 Wochen • Magen-Darm-Blutung innerhalb der letzten 4 Wochen • Bekannte Blutungsneigung (hämorrhagische Diathese) • Hinweis auf Aortenaneurysma
Relative Kontraindikationen	• Blutverdünnende Therapie (Marcumar®/Heparin) • TIA: in den letzten 6 Monaten intramuskuläre (i. m.) Injektion • Nicht komprimierbare Gefäßpunktion • Therapieresistente Hypertonie • Schwangerschaft

Tab. 13.16 Indikationsbeschränkungen zur Lysetherapie beim Myokardinfarkt

Voraussetzungen für die Einleitung einer Lysetherapie sind:

- STEMI < 6 Std.
- Katheterintervention nicht innerhalb von 120 Min. nach medizinischem Erstkontakt möglich
- Keine Kontraindikationen

Liegen die genannten Kriterien nicht vor, ist die Lysetherapie nicht indiziert. Ebenfalls nicht indiziert ist die Lyse bei Vorliegen von Kontraindikationen, die eine Durchführung der Lyse unmöglich machen (→ Tab. 13.16).

Die präklinische Lysetherapie ist als therapeutische Option für den **Notarzt** zu verstehen und stellt einen Rettungsversuch des Patienten dar, wenn eine andere Therapie nicht zur Abwendung der Bedrohung führt. Neben der Therapie des ST-Strecken-Hebungsinfarkts (STEMI) gemäß den aktuellen Leitlinien umfasst die Indikation zur präklinischen Lysetherapie auch die fulminante Lungenembolie (→ 13.6.11).

PRAXISTIPP

Bei der Therapie eines akuten Koronarsyndroms ist ein ruhiges und besonnenes Vorgehen entscheidend, um den Stress für den Notfallpatienten so gering wie möglich zu halten.

VIDEO

Therapie von KHK und Myokardinfarkten: Angioplastie mit Stent-Implantation
https://ebooks.health.elsevier.com

VIDEO

Therapie von KHK und Myokardinfarkten: Bypassoperation
https://ebooks.health.elsevier.com

IM FOKUS

ACS: Myokardinfarkt

- **Störungsbild:**
  - (Funktioneller) Verschluss eines oder mehrerer Koronargefäße
  - Folge ist die Herzmuskelnekrose mit anschließenden Vernarbungen.
- **Mögliche Ursachen:**
  - Meist thrombotisch durch Plaqueruptur
- **Komplikationen:**
  - Oft: Herzrhythmusstörungen
  - Regelmäßig: Lungenödem, kardiogener Schock
  - Selten: Myokardruptur
- **Einteilung:**
  - Wie Angina pectoris ist der Myokardinfarkt ein Teil der Arbeitsdiagnose ACS
  - Zudem Einteilung in:
    - STEMI (*ST-segment elevation myocardial infarction*) mit entsprechenden Hebungen der ST-Strecke im EKG
    - NSTEMI (*non-ST-segment elevation myocardial infarction*) mit unspezifischen oder keinen EKG-Veränderungen
- **Mögliche Symptome:**
  - AP-Beschwerden, ggf. mit Ausstrahlung
    - Kann bei Frauen und bei Diabetikern weniger stark ausgeprägt sein
  - Unspezifische Symptome:
    - Übelkeit und Erbrechen
    - Kaltschweißigkeit
    - Mundtrockenheit
    - Blässe
    - Dyspnoe
    - Todesangst
    - Vernichtungsgefühl
- **Maßnahmen:**
  - Notarztnachforderung
  - Oberkörperhochlagerung
  - Ggf. Sauerstoffgabe
  - Kontinuierliches Monitoring mit regelmäßiger Blutdruckmessung
  - 12-Kanal-EKG
  - i. v.-Zugang
  - Medikamentöse Therapie:
    - Heparin
    - ASS
    - Nitrospray
    - Morphin
  - Auf Komplikationen (z. B. Herzrhythmusstörungen) vorbereitet sein
- **Weitere Therapie:**
  - **PCI** (*Percutaneous Coronary Intervention*) beim STEMI innerhalb von 120 Min.
  - **Lysetherapie** nur in Ausnahmefällen, z. B. wenn PCI nicht innerhalb von 120 Min. möglich ist:
    - Sehr risikoreiches Verfahren
    - Einzelfallentscheidung durch Notarzt zur Lebensrettung
    - Eine Lysetherapie kann auch im Rahmen einer schwersten Lungenembolie erwogen werden

13.6.6 Kardiales Lungenödem

Das kardiale Lungenödem entsteht in der Folge einer dekompensierten akuten oder chronischen **Linksherzinsuffizienz** durch Rückwärtsversagen (→ 13.6.1). Seröse Flüssigkeit aus den Blutkapillaren der Lungenstrombahn tritt in die Alveolen oder das Interstitium über. Die Flüssigkeit mischt sich in den Alveolen mit der Atemluft und bildet einen bläschenreichen, manchmal blutigen Schaum. Umgangssprachlich wird der Begriff „Wasser in der Lunge" verwendet. Das Ödem beeinträchtigt die Diffusionsvorgänge in den Alveolen und führt zu einer Minderversorgung des Organismus mit Sauerstoff.

Symptome

Die Patienten klagen über Dyspnoe und die Atemfrequenz ist meist beschleunigt (Tachypnoe). Trotz Einsatz der Atemhilfsmuskulatur (Orthopnoe) und schneller Atmung ist eine **Zyanose** zu beobachten. Der Notfallpatient im Lungenödem ist unruhig und ängstlich bis hin zur Todesangst. Beim beginnenden Lungenödem ist, ähnlich wie beim Asthma-Anfall (→ 12.7.2), ein exspiratorisches Giemen mit verlängerter Ausatmung zu hören. Besonders imponierend sind die Rasselgeräusche während der Atmung, die schon aus der Distanz zu hören sind. Rasselgeräusche sprechen dafür, dass die Flüssigkeit bereits in die Alveolen übergetreten ist. Manchmal kann ein fleischwasserfarbener **Auswurf** beobachtet werden. Die Haut ist blass, zyanotisch, kalt und schweißig, der Puls tachykard. Im EKG können gelegentlich Herzrhythmusstörungen beobachtet werden. Der Blutdruck ist initial häufig erhöht **(Hypertonie).**

Basismaßnahmen

MERKE

Das Therapieziel ist die **Entlastung des Herzens** durch Vorlastsenkung und die Herzkraftsteigerung durch Erhöhung des Sauerstoffangebots.

Die Basismaßnahmen konzentrieren sich zuerst auf die Sicherung der Vitalfunktionen. Freimachen und Freihalten der Atemwege (z. B. durch Absaugen des Schaums) haben neben der umgehenden Gabe von Sauerstoff oberste Priorität. Der Patient wird, wenn er bei Bewusstsein ist, zur Vorlastsenkung mit erhöhtem Oberkörper und herabhängenden Beinen gelagert. Die Durchführung eines unblutigen Aderlasses (→ Abb. 13.62) führt zu einer zusätzlichen Verminderung des venösen Rückstroms zum Herzen (→ Praxistipp). Weiterhin erfolgt ein umfassendes und kontinuierliches **Monitoring** von EKG, Blutdruckmessung und Pulsoxymetrie. Ständig müssen die Atemfrequenz und -tiefe sowie die Bewusstseinslage beobachtet werden. Sollte noch kein **Notarzt** alarmiert sein, ist dies spätestens jetzt nachzuholen.

PRAXISTIPP

Zur Durchführung eines unblutigen Aderlasses werden an allen vier Extremitäten Blutdruckmanschetten (oder Staubänder) angelegt, von denen jeweils drei auf Werte zwischen dem diastolischen und dem systolischen Druck aufgepumpt werden. Die vierte Druckmanschette bleibt drucklos. Dadurch wird der venöse Rückstrom zum Herzen reduziert und die Vorlast am Herzen gesenkt. Damit es nicht zum Auftreten von Thrombosen kommt, muss spätestens alle 10 Min. der Druck abgelassen und eine andere Extremität gestaut werden. Niemals alle Manschetten gleichzeitig öffnen, wenn einmal mit dieser Maßnahme begonnen wurde!

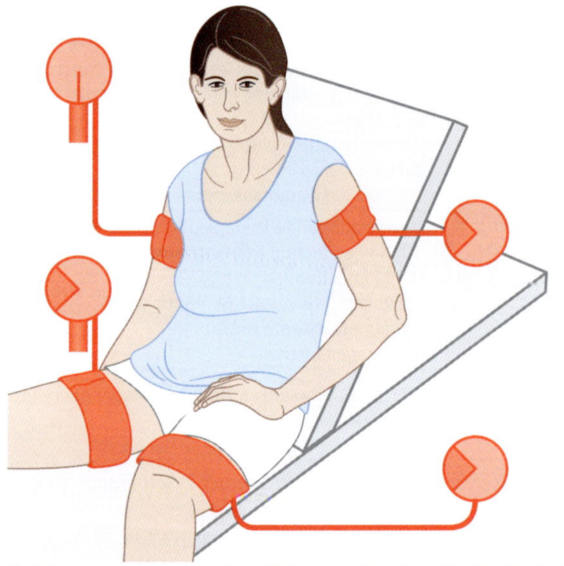

Abb. 13.62 Unblutiger Aderlass [L231]

Der **Notarzt** setzt die Maßnahmen des Rettungsfachpersonals fort und ergänzt diese durch die weiterführende medikamentöse Therapie. Zur Standardtherapie des kardialen Lungenödems gehört die Gabe von Nitroglyzerin (→ 7.6.19), das in niedriger Dosierung die Vorlast und in höherer Dosierung die Nachlast (→ 13.1.3) am Herzen senkt (**Cave:** Blutdruckabfall!). Die Gabe von Diuretika (→ 7.6.15) vermindert das zirkulierende Blutvolumen durch eine vermehrte Flüssigkeitsausscheidung über die Nieren. Morphium (→ 7.6.6) kann sinnvoll zur Senkung des myokardialen Sauerstoffverbrauchs und zur Schmerztherapie eingesetzt werden. Zudem senkt es ebenfalls die Vorlast und lindert die Atemnot. Herzrhythmusstörungen und Hypertonie werden symptomatisch behandelt (→ 13.5.5, → 13.6.7). Im kardiogenen Schock (→ 13.3.5) werden ggf. Katecholamine (→ 7.6.3) eingesetzt.

IM FOKUS

Kardiales Lungenödem

- **Störungsbild:**
  - Folge einer dekompensierten Herzinsuffizienz
  - Rückstau von Blut in Lungenkreislauf mit nachfolgender Ödembildung
- **Mögliche Symptome:**
  - Dyspnoe
  - Zyanose
  - Fleischwasserfarbener Auswurf
  - Exspiratorisches Giemen
  - Agitiertheit und Angst
  - Tachykardie, Hypotonie und Kaltschweißigkeit
- **Maßnahmen:**
  - Notarztnachforderung
  - Oberkörperhochlagerung

- Monitoring
- Sauerstoffgabe
- Anlage eines i. v.-Zugangs
- Ggf. Durchführung eines unblutigen Aderlasses
- **Medikamentöse Therapie:**
  - Nitroglyzerin
  - Diuretika
  - Analgetika (Morphin)
  - Ggf. Katecholamine

13.6.7 Hypertone Krise/hypertensiver Notfall

Die **Europäische Gesellschaft für Hypertonie (European Society of Hypertension, ESH)** nimmt eine Einteilung der Hypertonie nach der Höhe des Blutdruckwerts vor. Von einer arteriellen Hypertonie (Bluthochdruck) ist nach der ESH dann auszugehen, wenn drei Messungen an drei verschiedenen Tagen erhöhte Blutdruckwerte über 140 mmHg systolisch und/oder 90 mmHg diastolisch ergeben (→ Abb. 13.63).

Der **hypertensive Notfall** ist durch einen plötzlichen, für den Patienten ungewöhnlich hohen Blutdruck **mit** dadurch bedingten **Störungen einzelner oder mehrerer Organe** (ZNS, Herz-Kreislauf) und deren Funktionseinschränkung gekennzeichnet. Häufig bedingt die Blutdruckentgleisung zerebrale Symptome und/oder ein akutes Koronarsyndrom. Die Erkrankung ist zeitkritisch und erfordert schnelles medizinisches Einschreiten. Entscheidend ist hier nicht die absolute Blutdruckhöhe, sondern die Schnelligkeit und das Ausmaß des Blutdruckanstiegs.

Die **hypertensive Krise** dagegen ist durch einen für den Patienten ungewöhnlich hohen Blutdruck **ohne** dadurch bedingte **Organstörungen** oder Funktionseinschränkungen gekennzeichnet und erfordert in der Regel kein zeitkritisches notfallmedizinisches Einschreiten.

MERKE

Eine hypertensive Krise erfordert kein **zeitkritisches** medizinisches Handeln. Die hypertensive Krise kann aber unvermittelt in einen hypertensiven Notfall übergehen, der genau dies doch erforderlich macht. Hier sind Patienten mit vorbestehenden Gefäßerkrankungen besonders gefährdet.

In etwa 90 % aller Fälle ist die Ursache für den Bluthochdruck unbekannt **(essenzielle oder primäre Hypertonie).**

Sekundäre Formen des Bluthochdrucks können z. B. ausgelöst werden durch:

- Nierenerkrankungen (→ 24.11)
- Schilddrüsenerkrankungen
- Herz-Kreislauf-Erkrankungen (z. B. Arteriosklerose, → 13.6.2)

Symptome

Das **Leitsymptom** der Hypertension ist der hohe Blutdruck, teilweise mit Werten von weit über 200 mmHg systolisch. Durch den hohen Blutdruck können Hirnfunktionen und kardiale Funktionen beeinträchtigt werden. Anzeichen des hypertensiven Notfalls sind:

- Übelkeit, Erbrechen
- Kopfschmerzen, Schwindel, Sehstörungen
- Angst
- Hochroter Kopf
- Nasenbluten (Epistaxis)
- Bewusstseinsstörungen bis zu zerebralen Krämpfen

Basismaßnahmen

Die Hypertension wird durch Blutdruckmessung diagnostiziert. Die Senkung des Blutdrucks ist das therapeutische Ziel. Der Betroffene wird mit erhöhtem Oberkörper gelagert und erhält mindestens 4 l Sauerstoff. Bei instabilen Patienten, d. h. beispielsweise beim Auftreten von Komplikationen wie akutem Koronarsyndrom, Lungenödem oder Schlaganfall, muss der Notarzt nachgefordert werden. Das **Basismonitoring,** wie EKG und kontinuierliche Blutdruckmessung, wird durchgeführt. Eine Medikamentengabe erfolgt nicht durch das Rettungsfachpersonal, sondern ist dem **Notarzt** oder dem Notfallsanitäter nach regionalen Standards vorbehalten. Dieser wird den systolischen Blutdruck auf Werte von 15–25 % der Ausgangswerts (zumeist 160–180 mmHg) und den diastolischen Blutdruck auf Werte unter 110 mmHg senken.

MERKE

Eine abrupte Blutdrucksenkung muss vermieden werden, da sie zu Minderdurchblutungen am Herzen und im Gehirn führen kann.

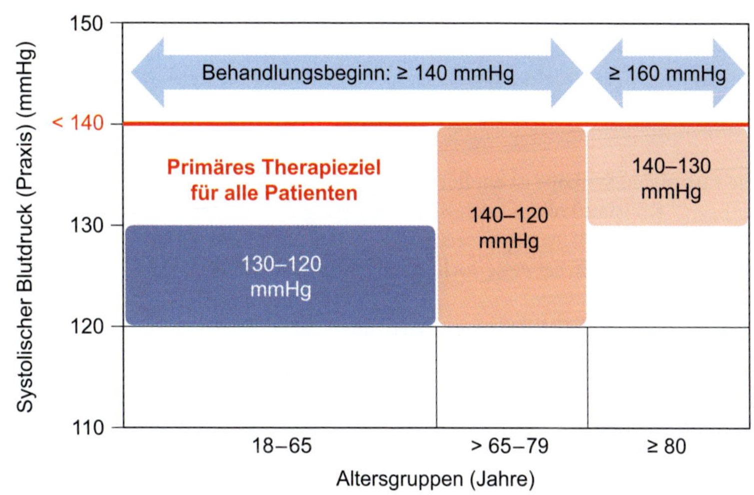

Abb. 13.63 Blutdruckgrenzwerte zum Beginn einer medikamentösen Therapie und anzustrebender Zielbereich in Abhängigkeit vom Alter (ESH 2018) [f201-018, L143]

Sinkt der Blutdruck auf patientenbezogene normotone Werte, verschwinden auch meistens die kardialen und neurologischen Begleiterscheinungen und der Patient fühlt sich insgesamt besser.

IM FOKUS

Hypertensive Krise/hypertensiver Notfall
- **Störungsbild:**
  - Krankhafte (starke) Erhöhung des Blutdrucks mit bzw. ohne Organstörung
- **Mögliche Ursachen:**
  - In 90 % der Fälle essenzielle/primäre Hypertonie
  - In 10 % der Fälle sekundäre Hypertonie (z. B. Nierenerkrankungen)
- **Einteilung:**
  - **Hypertensive Krise:**
    - Starke Erhöhung des Blutdrucks ohne Zeichen einer Organstörung
    - Hier besteht kein direkter Handlungsbedarf in der präklinischen Versorgung
  - **Hypertensiver Notfall:**
    - (Starke) Erhöhung des Blutdrucks mit Zeichen einer Organstörung
- **Mögliche Symptome des hypertensiven Notfalls:**
  - Leitsymptom ist der erhöhte Blutdruckwert.
  - Hochroter Kopf
  - Nasenbluten (Epistaxis)
  - Kopfschmerzen, Schwindel, Sehstörungen
  - Übelkeit, Erbrechen
  - Angst
  - Bewusstseinsstörungen bis zu zerebralen Krämpfen
- **Maßnahmen:**
  - Oberkörperhochlagerung
  - Ggf. Notarztnachforderung
  - Monitoring
  - Sauerstoffgabe
  - Anlage eines i. v.-Zugangs
  - Vorsichtige antihypertensive Therapie nach regionalem Schema, z. B. mit Urapidil

13.6.8 Vasovagale Synkope

DEFINITION

Eine **Synkope** wird definiert als ein kurzzeitiger Bewusstseinsverlust (engl. transient loss of consciousness, TLOC) infolge einer vorübergehenden Minderdurchblutung des Gehirns.

Eine **vasovagale Synkope** ist ein flüchtiger Bewusstseinsverlust. Der Begriff **Kreislaufkollaps** (orthostatische Dysregulation oder Orthostase) soll nicht synonym verwendet werden, da es beim Kreislaufkollaps typischerweise **nicht** zum Bewusstseinsverlust kommt.

Auslöser der vasovagalen Synkope ist ein durch langes Stehen verursachtes „venöses Pooling" (Blut versackt in den Beinen), wodurch sich die Vorlast am Herzen und mit ihr Schlagvolumen und Blutdruck verringern. Nach kurzzeitiger Gegenregulation durch Sympathikusaktivierung (→ 14.1.5) führt die Erhöhung der Herzfrequenz bei gleichzeitiger schlechter Füllung des Herzens mit Blut (übersteigerte Kontraktilität) zu einer erneuten Gegenregulation durch Vagusreiz (Parasympathikusaktivierung, → 14.1.5). Die Herzfrequenz nimmt ab, die Blutgefäße erweitern sich und das Gehirn wird im Stehen nur noch gering durchblutet. Als Folge tritt eine kurzzeitige **Bewusstlosigkeit** auf und der Patient kollabiert.

PRAXISTIPP

Ist in horizontaler Lage die Perfusion im Gehirn wiederhergestellt, kommen die Betroffenen wieder zu Bewusstsein.

Erfolgt die Synkope ohne Vorboten (Prodomi), z. B. Schwindel, Schweißausbruch, Punkte Sehen, Wärmegefühl o. Ä., besteht der Verdacht auf eine **kardiale Synkope.** Hier kommt es durch schwere Herzrhythmusstörungen (z. B. Kammertachykardie, → 13.5.5; AV-Block III. Grades, → 13.1.1; Hierarchie der Erregungsbildung) für einige Sekunden zu einer fehlenden Herzdurchblutung mit einem funktionellen Herzstillstand. Der Verdacht auf eine kardiale Synkope erfordert eine zwingende Einweisung in die Klinik unter EKG-Monitoring.

Symptome

Gemeinsame Symptome sind Blutdruckabfall und kurzzeitiger Bewusstseinsverlust. Die Herzfrequenz variiert je nach Zeitpunkt der Messung, während der Synkope eher bradykard, danach reflektorisch als Tachykardie.

Patienten mit einer **vasovagalen Synkope** beschreiben ein Schwindelgefühl, „Schwarzwerden" vor den Augen und „weiche Knie". Bei den betroffenen Personen können vorab Hautblässe und Kaltschweißigkeit beobachtet werden.

Patienten mit einer **kardialen Synkope** kollabieren unerwartet aus dem Wohlbefinden heraus.

Basismaßnahmen

Die Basismaßnahmen werden durch ein kontinuierliches **Monitoring** mit EKG, Blutdruckmessung und Pulsoxymetrie unterstützt. Ist der Patient bewusstlos oder kreislaufinstabil, müssen der Notarzt – wenn noch nicht geschehen – nachgefordert und die Atemwege freigemacht und freigehalten werden. Eine stabile Seitenlage ist bei Bewusstlosigkeit selbstverständlich durchzuführen. Bei ansprechbaren Personen werden die Beine hochgelagert **(Schocklage).** Der Patient erhält etwa 4 l Sauerstoff pro Minute. Um eine Hypoglykämie sicher ausschließen zu können, muss eine Blutzuckermessung erfolgen.

Sollte ein **Notarzt** hinzugerufen worden sein, ergänzt dieser die Erstmaßnahmen durch Medikamentengabe. Bei Vorliegen einer Bradykardie wird ein Parasympatholytikum (Atropin, → 7.6.16) zur Anwendung kommen. Im Falle einer orthostatischen Dysregulation mit Hypotonie ist die zügige Infusion von balancierten Vollelektrolytlösungen das Mittel der Wahl (→ 7.6.18). Nur in seltenen Fällen müssen Katecholamine zur Kreislaufstabilisierung eingesetzt werden.

Ein Transport in die Klinik ist grundsätzlich anzustreben, um gefährliche Ursachen (z. B. Lungenembolie, → 13.6.11) oder Verletzungsfolgen des synkopalen Sturzes auszuschließen.

IM FOKUS

Vasovagale Synkope
- **Störungsbild:**
  - Kurzfristige Unterversorgung des Gehirns mit Sauerstoff durch venöses Pooling
  - In der Regel mit Prodromi, z. B. Schwindel oder Schweißausbrüche
  - Liegen keine Prodromi vor, weist dies auf eine (deutlich bedrohlichere) arrhythmogene/kardiale Synkope hin.
- **Maßnahmen:**
  - Ggf. Notarztnachforderung
  - Schocklagerung
  - Monitoring
  - Sauerstoffgabe nach Bedarf
  - Ggf. Anlage eines i. v.-Zugangs
  - Ggf. Infusionstherapie
  - Medikamentöse Therapie je nach Störungsbild
  - Ein Transport in die Klink ist immer anzuraten.

13.6.9 Arterieller Gefäßverschluss

Bei Gefäßverschlüssen wird zwischen Thrombosen und Embolien unterschieden. Sowohl Embolien als auch Thrombosen führen zu einer Verstopfung der Blutgefäße. Zu den Thrombosen siehe → 13.6.10.

Unter einer **Embolie** wird die Verschleppung körpereigener oder -fremder Stoffe (Blutgerinnsel, Gewebefetzen, Fett oder Gas) verstanden (→ Abb. 13.64). Der Entstehungsort der **Embolie** (Singular: **Embolus**) ist nie der Verschlussort, d. h., von den Emboliequellen im Herzen und den großen Blutgefäßen fließt der Embolus bis zu einem entfernt gelegenen Ort im Körper, an dem er seine Verschlusswirkung, den arteriellen Gefäßverschluss, entfaltet, der zu einer akut einsetzenden, schweren **Durchblutungsstörung** führt.

Unter einem **peripheren** arteriellen Gefäßverschluss **(pAVK)** wird dagegen eine akut einsetzende, schwere **Durchblutungsstörung einer Extremitätenarterie** verstanden. Der Verschluss einer Extremitätenarterie ist der häufigste angiologische Notfall, der jedoch in zahlreichen Fällen nicht als solcher erkannt wird. Als Ursache kommen überwiegend Embolien durch verschleppptes Material aus der linken Herzhälfte (90 %), aber auch lokale Thrombosen im Bereich einer arteriosklerotischen Plaque infrage (→ Abb. 13.64).

Die verminderte oder fehlende Gewebedurchblutung **(inkomplette bzw. komplette Ischämie)** führt nach einer gewissen Zeit zum Zelltod in den dem Verschluss nachgeschalteten Körperregionen. Bei kompletter Ischämie beträgt die Ischämietoleranz etwa 6–8 Std.

Symptome

Die auf einen peripheren arteriellen Verschluss hinweisenden Symptome werden unter dem Schlagwort **„die 6 Ps"** zusammengefasst. Sie sind allerdings nur bei einem kompletten arteriellen Gefäßverschluss vollständig vorhanden. Dabei steht jedes „P" für ein eigenes Symptom:
- **P**ain: Schmerzen
- **P**allor: Blässe **(typischerweise kalt)**
- **P**aresthesia: Gefühlsstörungen, Taubheit
- **P**ulselessness: Pulslosigkeit

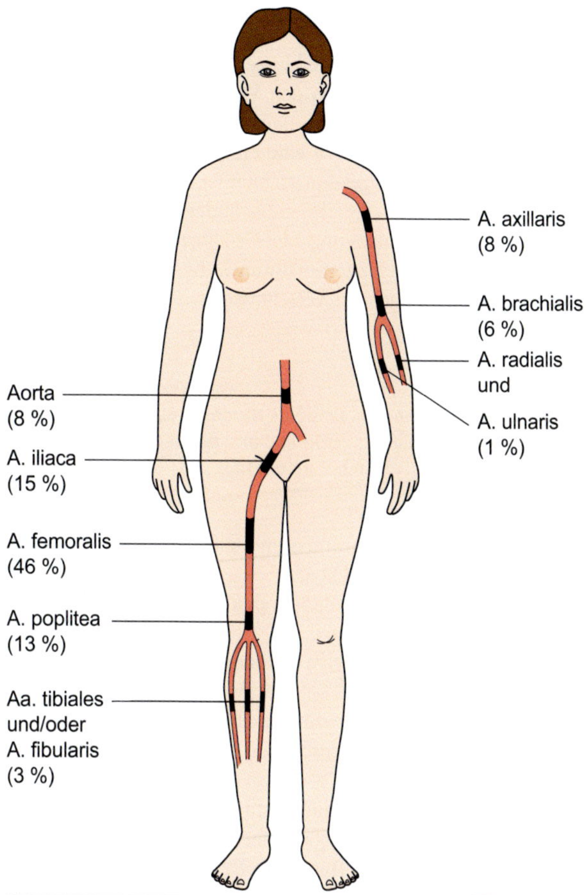

Abb. 13.64 Lokalisation und Häufigkeit embolischer Arterienverschlüsse [L143, L157]

- **P**aralysis: Lähmung mit Bewegungsunfähigkeit
- **P**rostration: zunehmendes Krankheitsgefühl

Basismaßnahmen

Als Basismaßnahme wird die betroffene Extremität tiefgelagert, um die Durchblutung in den betroffenen Geweben über benachbarte Arterien (Umgehungskreisläufe = **Kollateralkreisläufe**) durch Erhöhung des Perfusionsdrucks aufrechtzuerhalten. Weiterhin sollte die Gliedmaße unterpolstert werden. Alternativ kann auch ein locker gewickelter Watteverband angelegt werden. Der Oberkörper des Patienten wird hochgelagert. Die Basisparameter (Blutdruck, Herzfrequenz, SpO_2, EKG) werden erhoben und regelmäßig kontrolliert. Bei starken Schmerzen muss der Notarzt zur Analgesie nachgefordert werden.

Die **erweiterte Therapie** besteht neben der Anlage eines periphervenösen Zugangs in der Hauptsache aus einer ausreichenden Schmerzbekämpfung, der Volumenzufuhr bei Schockzeichen und der Blutgerinnungshemmung durch den **Notarzt.**

! ACHTUNG

Bei Verdacht auf einen arteriellen oder venösen Gefäßverschluss sind intramuskuläre Injektionen zu unterlassen, da es unter einer nachfolgenden Lysetherapie zu Einblutungen in den Muskel kommen kann.

13.6.10 Venöser Gefäßverschluss

Periphere venöse Gefäßverschlüsse sind Venenthrombosen **(Phlebothrombosen).** Neben den Venen der oberen Extremitäten sind vor allem die tiefen Bein- und Beckenvenen betroffen Die **Thrombose** ist durch eine Blutpfropfbildung an einem vorgeschädigten Gefäß gekennzeichnet (→ Abb. 13.65). Thrombosen entstehen durch Gefäßwandveränderungen, Gefäßwandkompression, Gefäßeinengung oder Gefäßverletzung. Thromben haben immer Kontakt zur Gefäßwand. Ihr Entstehungsort ist gleichzeitig immer auch der Verschlussort.

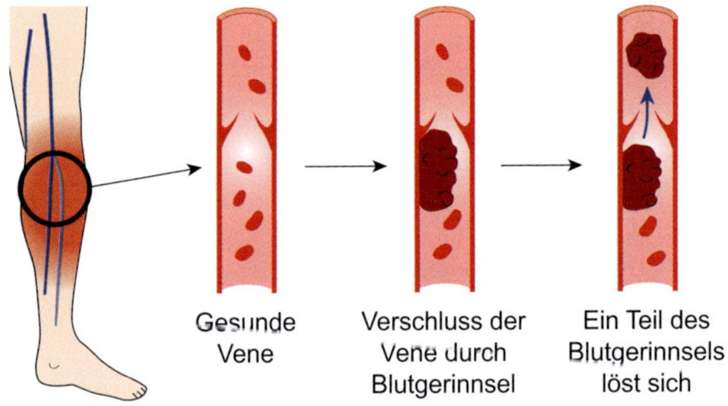

Abb. 13.65 Entstehung einer Thrombose [L143]

MERKE

Ein Thrombus kann zum Embolus werden, sobald sich der Thrombus am Entstehungsort löst und durch den Blutstrom mitgerissen wird (Thromboembolie).

Typischerweise treten Thrombosen an den großen Bein- und Beckenvenen auf (→ Abb. 13.66).

Die Thrombosebildung wird durch folgende **innere Faktoren** verursacht **(Virchow-Trias):**

- Veränderte Blutströmung, insbesondere Verlangsamung (z. B. Krampfaderleiden)
- Veränderungen der Gefäßwand durch Entzündung oder Trauma
- Veränderung der Bluteigenschaften, z. B. durch gestörte Blutgerinnung

Äußere begünstigende **Faktoren** sind z. B.: Immobilität, Bettlägerigkeit, Langes und beengtes Sitzen im Pkw, im Bus und bei Flugreisen, Infektion und Trauma sowie die Einnahme der „Pille" zur Schwangerschaftsverhütung.

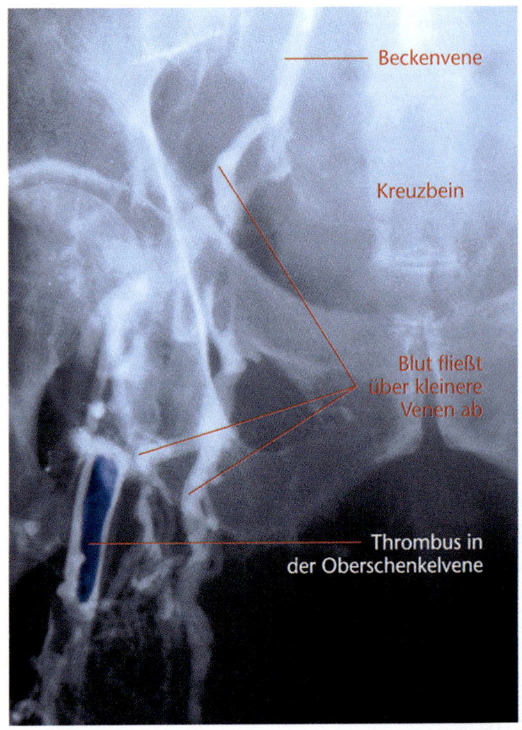

Abb. 13.66 Venenthrombose der rechten Becken- und Oberschenkelvene. Das Kontrastmittel fließt über Umwege in die Beckenvene ab. Die Konturen der Oberschenkelvene sind gerade noch erkennbar. Da ihr Lumen fast völlig mit dem Thrombus gefüllt ist, fließt kaum Kontrastmittel durch das Gefäß. [T170]

Symptome

Unterhalb des venösen Verschlusses ist die betroffene Gliedmaße geschwollen **(Ödem)** und druckschmerzempfindlich (→ Abb. 13.67). Die Haut ist warm und glänzt durch die Spannung der Haut infolge der Umfangsvermehrung (Schwellung, Ödem). Bei einer Beckenvenenthrombose reicht das Ödem bis in die Leiste hinein. Die Haut ist bläulich **(livide)** oder rötlich verfärbt.

Basismaßnahmen

Die Basismaßnahmen umfassen die **Immobilisation** des Patienten. Die betroffene Gliedmaße wird horizontal gelagert und unterpolstert. Jede unnötige Bewegung an der Extremität muss vermieden werden. Unumgängliche Manipulationen dürfen nur langsam und sehr vorsichtig erfolgen, um eine Mobilisierung des Thrombus zu verhindern. Ein EKG wird zur Überwachung angelegt. Herzfrequenz, Sauerstoffsättigung sowie Blutdruck werden regelmäßig überprüft.

ACHTUNG

Löst sich ein Thrombus aus den tiefen Bein- und Beckenvenen, wird er als Embolus über den venösen Rückfluss zur rechten Herzhälfte in die Lungenstrombahn verschleppt und löst dort eine lebensbedrohliche Lungenembolie aus.

Wird ein **Notarzt** hinzugezogen, gehören die Anlage eines Venenzugangs an einer nicht betroffenen Extremität, intravenöse Schmerztherapie und die Heparinisierung des Patienten zu seinen Aufgaben.

IM FOKUS

Arterielle und venöse Gefäßverschlüsse

- **Störungsbilder:**
  - **Arterieller Verschluss:**
    - Verschluss oder starke Verengung einer Extremitätenarterie
    - Konsekutiver Sauerstoffmangel, daher zeitkritischer Notfall
  - **Venöser Verschluss:**
    - Verschluss oder starke Verengung einer peripheren Vene
    - Kann über einen längeren Zeitraum vorliegen, ist jedoch bei Neuauftreten ebenfalls als Notfall zu werten.

- **Mögliche Symptome:**
  - **Arterieller Verschluss:**
    - **P**ain: Schmerzen
    - **P**allor: Blässe
    - **P**aresthesia: Gefühlsstörungen, Taubheit
    - **P**ulselessness: Pulslosigkeit
    - **P**aralysis: Lähmung mit Bewegungsunfähigkeit
    - **P**rostration: zunehmendes Krankheitsgefühl
  - **Venöser Verschluss:**
    - Ödembildung
    - Warme, gerötete Haut
    - Druckschmerz
    - Anamnestische Hinweise (wie Bettlägerigkeit, Flüssigkeitsmangel etc.)
- **Maßnahmen:**
  - **Basismaßnahmen:**
    - Ggf. Notarztnachforderung
    - Monitoring
    - Sauerstoffgabe
    - Anlage eines i.v.-Zugangs
    - Ggf. Analgetikaeinsatz
  - **Arterieller Verschluss:**
    - Extremitätentieflagerung mit Unterpolsterung zur Schmerzreduktion. Ziel ist es, die Restversorgung mit Blut durch die Schwerkraft zu verbessern.
    - Ggf. Gerinnungshemmung und Analgesie
    - Ggf. Katecholamintherapie
  - **Venöser Verschluss:**
    - Immobilisation des Patienten
    - Horizontale Lagerung der betroffenen Extremität
    - Ggf. Gerinnungshemmung und Analgesie

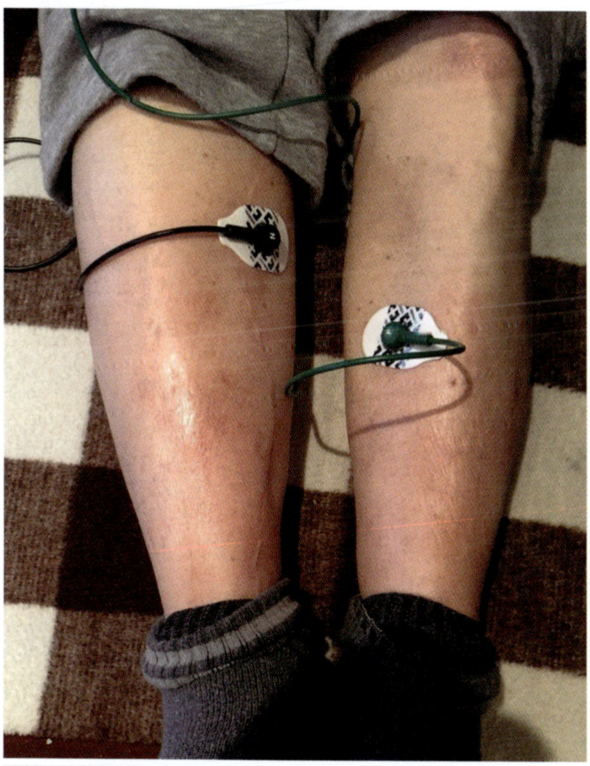

Abb. 13.67 Unterschenkelthrombose. Der rechte Unterschenkel ist gegenüber dem linken Unterschenkel geschwollen (Ödem), die Haut ist warm und glänzend. [M235]

13.6.11 Lungenembolie (LE)

Die Lungenembolie oder Lungenarterienembolie ist die akute oder wiederkehrende **Verlegung der Lungenstrombahn** und ihrer Äste durch Blutgerinnsel aus dem venösen Gefäßsystem, meist aus den tiefen Bein- und Beckenvenen. Der plötzliche Verschluss von Lungenarterien – sie leiten sauerstoffarmes Blut aus der rechten Herzkammer in die Lunge – führt zu einem Blutrückstau im Bereich vor diesem Verschluss und belastet nachfolgend die rechte Herzhälfte. Zunächst versucht das rechte Herz, durch kurzfristige Steigerung von Herzkraft und Schlagvolumen die Volumenbelastung auszugleichen. Der Kompensationsmechanismus erschöpft sich jedoch bald und der Blutdruck im Lungenkreislauf steigt an. Folge ist eine akute **Rechtsherzinsuffizienz**. Außerdem führt der reduzierte Blutstrom zur linken Herzhälfte zu einer Hypotonie im arteriellen System mit unterschiedlich stark ausgeprägter Schocksymptomatik. Neben den kardiozirkulatorischen Störungen ist auch der Gasaustausch in den mit Blut unterversorgten Lungenbereichen gestört (→ Abb. 13.68). Es bildet sich eine Hypoxie im gesamten Organismus.

Je größer das verlegte Lungenstromgebiet ist, desto schwerwiegender sind die zu erwartenden **Komplikationen:**

- Rechtsherzinsuffizienz
- Kardiogener Schock
- Herzversagen
- Hypoxie

Symptome

Die Symptome sind abhängig von der Größe des betroffenen Gebiets der Lungenstrombahn. Sie werden oft nicht rechtzeitig erkannt und behandelt, weil sie **zu 80 % ohne Beschwerden** verlaufen (→ Abb. 13.69). Je nach Größe des betroffenen Gebiets sind die Patienten unruhig und haben Angst. Die Leitsymptome sind:

- Beschleunigte Atmung und Dyspnoe
- Tachykardie
- Hypotonie (plötzlich bis hin zum Schock)
- Zyanose (im Schock auch Blässe/Kaltschweißigkeit) und
- O_2-Sättigungsabfall (SpO_2)

Gelegentlich werden diese Symptome von Husten mit z. T. blutigem Auswurf und atemabhängigen Thoraxschmerzen begleitet. Gestaute Halsvenen gelten als Zeichen der Rechtsherzbelastung. In ausgeprägter Form kommt es zusätzlich zu Kreislaufzentralisierung und Blutdruckabfall bis hin zum Herz-Kreislauf-Stillstand.

Basismaßnahmen

Wegweisend ist die **Anamneseerhebung.** Besonders Vorerkrankungen, z. B. tiefe Beinvenenthrombose, und Risikofaktoren müssen erfragt werden.
Die Basismaßnahmen umfassen:

- Kontrolle und Sicherung der Vitalfunktionen
- Kontinuierliches Monitoring: EKG, Blutdruck, Pulsoxymetrie
- Bei erhaltenem Bewusstsein: Lagerung mit erhöhtem Oberkörper
- Sauerstoffgabe in Abhängigkeit von der Sauerstoffsättigung (z. B. 10 l/Min. über Maske)
- Notarzt alarmieren
- Vorbereiten von Infusion und Medikamenten

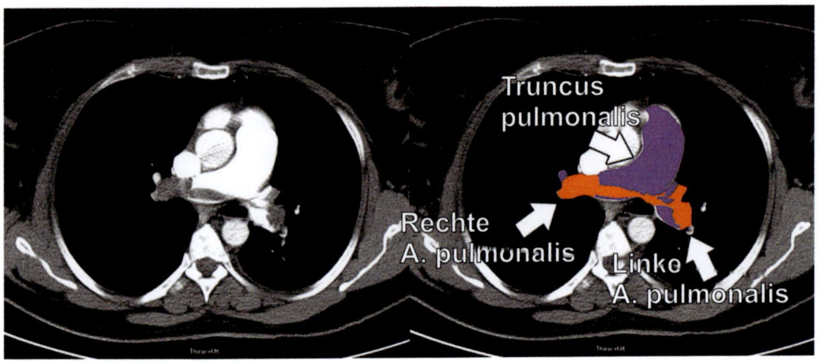

Abb. 13.68 Schnittbild einer CT-Angiografie bei fulminanter Lungenembolie mit über der Bifurkation der Pulmonalarterien „reitendem" Thrombus und subtotaler Verlegung beider Pulmonalarterien. Rechts: violett = Blut, orange = Thrombus. [P100]

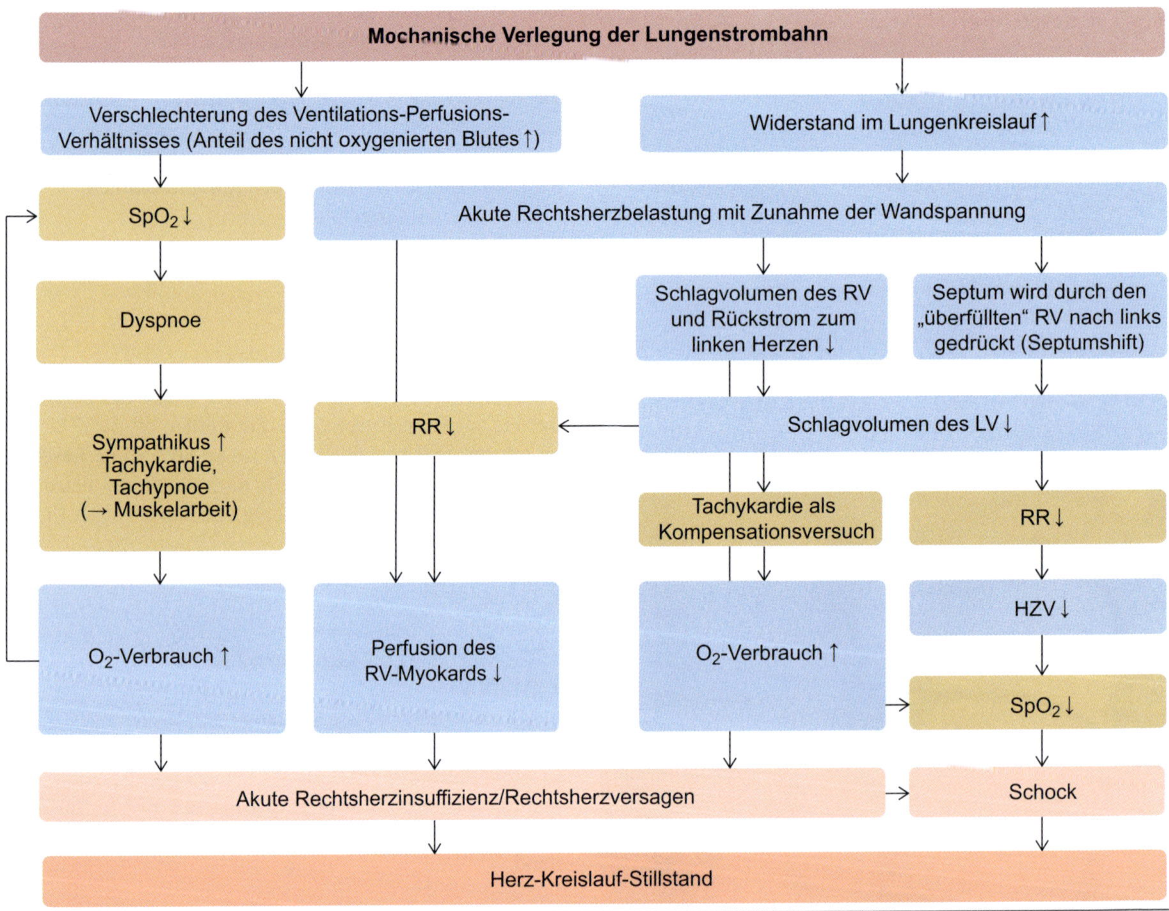

Abb. 13.69 Pathophysiologische Vorgänge bei der Lungenembolie (gelb: im Rettungsdienst erkennbare Symptome) [P100]

Der **Notarzt** wird einen venösen Zugang sichern und die weitere medikamentöse Therapie einleiten. Aufgrund der Rechtsherzinsuffizienz erfolgt eine vorsichtige Volumengabe mit balancierten Vollelektrolytlösungen (→ 7.6.18). Der Blutdruck muss schon deshalb angehoben werden, um die Durchblutung der rechten Herzkranzarterie zu verbessern und die Ischämie des rechten Ventrikels zu beseitigen. Zur Schmerzbekämpfung und zur Senkung des Sauerstoffbedarfs am Herzen werden ein Opiat (z. B. Morphium, → 7.6.6) sowie zur Sedierung und Anxiolyse ein Sedativum (z. B. Dormicum, → 7.6.2) eingesetzt. Um eine weitere Embolisierung zu verhindern, wird Heparin (→ 7.6.13) verabreicht. Katecholamine (→ 7.6.3) werden erst im Anschluss an eine vorsichtige Volumengabe verwendet.

IM FOKUS

Lungenembolie

- **Störungsbild:**
  - Verlegung der Lungenstrombahn, i.d.R. durch Blutgerinnsel aus dem venösen System.
  - Tiefe Beinvenenthrombosen oftmals vorangehend
  - Folge ist eine zunehmende Rechtsherzbelastung.
- **Mögliche Symptome:**
  - Beschleunigte Atmung und Dyspnoe
  - Tachykardie
  - Hypotonie/Schock
  - Zyanose
  - Ggf. Blässe und Kaltschweißigkeit
  - O_2-Sättigungsabfall (SpO_2)
  - (Blutiger) Auswurf möglich
  - Atemabhängiger Thoraxschmerz
- **Maßnahmen:**
  - Notarztnachforderung
  - Kontrolle und Sicherung der Vitalfunktionen
  - Monitoring
  - Oberkörperhochlagerung bei erhaltenem Bewusstsein
  - Sauerstoffgabe nach Bedarf
  - Anlage eines i.v.-Zugangs
  - Zurückhaltende Volumengabe
  - **Medikamentöse Therapie:**
    - Heparin
    - Morphin
    - Midazolam
    - Ggf. Katecholamintherapie

WIEDERHOLUNGSFRAGEN

1. Beschreiben Sie die Lage des Herzens und benennen Sie benachbarte Strukturen. (→ 13.1.1)
2. Benennen Sie die Hohlräume im Herz und erklären Sie den Aufbau der Herzwand. (→ 13.1.1)
3. Unterscheiden Sie die Herzklappen nach Aufbau und Lage und benennen Sie diese. Welche Funktion haben die Herzklappen? (→ 13.1.1)
4. Wie erfolgt die Erregungsausbreitung am Herzen? (→ 13.1.1)
5. Was wird unter dem Begriff „Autorhythmie“ verstanden? (→ 13.1.1)
6. Beschreiben Sie den Einfluss von Sympathikus und Parasympathikus auf das Herz. (→ 13.1.1)
7. Erklären Sie die Blutversorgung am Herzen. Warum wird das Herz praktisch nur in der Diastole durchblutet? (→ 13.1.1)
8. Beschreiben Sie die Phasen der Herzmechanik. Wann schließen und öffnen sich die Herzklappen? Wie erfolgt die Blutströmung? (→ 13.1.1)
9. Wie hoch ist die Herzfrequenz eines Erwachsenen in Ruhe pro Minute? Wie oft schlägt das Herz eines 2 Monate alten Säuglings? (→ 13.1.1)
10. Beschreiben Sie den allgemeinen Aufbau eines Blutgefäßes. (→ 13.1.2)
11. Nennen Sie Unterschiede im Wandbau von Arterien, Venen und Kapillaren. (→ 13.1.2)
12. Was sind Widerstandsgefäße und welche Aufgabe haben sie? (→ 13.1.2)
13. Erklären Sie den Verlauf und die Funktion des Körperkreislaufs. (→ 13.1.3)
14. Erklären Sie die Mechanismen des venösen Rückstroms zum Herzen. (→ 13.1.3)
15. Wie entsteht der arterielle Blutdruck? Wie hoch ist normalerweise der arterielle Blutdruck? (→ 13.1.3)
16. Erläutern Sie den Einfluss des vegetativen Nervensystems auf die Regulierung des arteriellen Blutdrucks. (→ 13.1.3)
17. Beschreiben Sie die Blutbestandteile und nennen Sie deren Funktion. (→ 13.1.4)
18. Erläutern Sie die Blutgruppen des ABo-Systems. (→ 13.1.4)
19. Nennen Sie die Möglichkeiten der Blutstillung am Notfallort. (→ 13.2)
20. Welche Gerätschaften und Verbände stehen Ihnen zur Blutstillung zur Verfügung? (→ 13.2.1)
21. Wie führen Sie eine Blutstillung in der Leiste durch? (→ 13.2.2)
22. Wie legen Sie einen Kopfverband an? (→ 13.2.2)
23. Definieren Sie den Begriff Schock. (→ 13.3.2)
24. Welche Mechanismen führen zum Schock? (→ 13.3.2)
25. Welche Schockformen können unterschieden werden? (→ 13.3.2)
26. Benennen Sie die Schockstadien. (→ 13.3.2)
27. Welche Organe werden im Schock besonders geschädigt? (→ 13.3.2)
28. Nennen Sie die allgemeinen Schockzeichen in Abhängigkeit vom Schockstadium. (→ 13.3.2)
29. Was ist unter einer sympathoadrenergen Reaktion zu verstehen? (→ 13.3.2)
30. Wie kommt es zur Zentralisation? (→ 13.3.2)
31. Nennen Sie Untersuchungsparameter, welche die Grundlage der Beurteilung von Schockzuständen darstellen. (→ 13.3.3)
32. Welche zentralen Therapieziele werden bei allen Schockformen verfolgt? (→ 13.3.3)
33. Nennen Sie Ursachen für das Auftreten eines hypovolämischen Schocks. (→ 13.3.4)
34. Warum stellt der kardiogene Schock eine besondere Schockform dar? (→ 13.3.5)
35. Erläutern Sie die Unterschiede des kardiogenen Schocks zu den anderen Schockformen. (→ 13.3.5)
36. Welche Auslöser führen zu einem kardiogenen Schock? (→ 13.3.5)
37. Nennen Sie Auslöser für einen anaphylaktischen Schock. (→ 13.3.7)
38. Wie entsteht ein neurogener Schock? (→ 13.3.8)
39. Warum kommt es beim neurogenen Schock zu einer Bradykardie und warum sind Patienten im neurogenen Schock besonders von einer Unterkühlung bedroht? (→ 13.3.8)
40. Wie wird ein septischer Schock beurteilt? (→ 13.3.9)
41. Nennen Sie die auffälligen Symptome des septischen Schocks und den Umfang von qSOFA. (→ 13.3.9)
42. Nennen Sie kardiale und nichtkardiale Ursachen für einen Herz-Kreislauf-Stillstand. (→ 13.4.1)

43. Erläutern Sie die Aufgaben des Kopfhelfers und des Seitenhelfers bei der Zwei-Helfer-Methode und beschreiben Sie die Geräteposition. (→ 13.4.2)
44. Wann wird der Notarzt alarmiert? (→ 13.4.3)
45. Welche Maßnahmen zählen zum Basic Life Support? (→ 13.4.4)
46. Wie ist der Rhythmus zwischen Thoraxkompressionen und Beatmungen bei der Zwei-Helfer-Methode, solange der Patient nicht intubiert ist? (→ 13.4.4)
47. Wie lange werden Thoraxkompressionen und Beatmungen zwischen zwei Analysephasen durchgeführt? (→ 13.4.4)
48. Erläutern Sie die Wirkung der Thoraxkompression. (→ 13.4.4)
49. Wo liegt der Druckpunkt und wie suchen Sie ihn auf? (→ 13.4.4)
50. Nennen und erläutern Sie Drucktiefe, Druckfrequenz und das Verhältnis von Belastung zu Entlastung bei der Reanimation eines Erwachsenen. (→ 13.4.4)
51. Was ist die häufigste Komplikation bei der Thoraxkompression? (→ 13.4.4)
52. Beschreiben Sie Ihr Vorgehen beim Aufsetzen und Halten der Beatmungsmaske. (→ 13.4.4)
53. Erläutern Sie die Bedeutung des Sauerstoffs für die Beatmung. (→ 13.4.4)
54. Nennen Sie die Werte für Beatmungsfrequenz und Beatmungsdruck bei der Reanimation eines Erwachsenen. (→ 13.4.4)
55. Wie erkennen Sie am sichersten effektive Beatmungen? (→ 13.4.4)
56. Wann ist eine Defibrillation indiziert? (→ 13.4.5
57. Nennen Sie Möglichkeiten zur Elektrodenposition. (→ 13.4.6)
58. Welche Energien werden bei der Defibrillation gewählt? (→ 13.4.6)
59. Welche Durchführungshinweise und Sicherheitsregeln sind bei der Rhythmusanalyse und Defibrillation zu beachten? (→ 13.4.6)
60. Welche unterschiedlichen Defibrillatortypen kennen sie? (→ 13.4.6)
61. Nennen Sie die erweiterten Reanimationsmaßnahmen. (→ 13.4.7)
62. Nennen Sie die Reanimationsmedikamente mit ihren Indikationen bei der Reanimation und ihre Hauptwirkungen. (→ 13.4.7)
63. Wie erkennen Sie einen Spontankreislauf nach erfolgreicher Reanimation? (→ 13.4.8)
64. Welche Ursachen führen zu einer Kinder-Reanimation? (→ 13.4.9)
65. Wann wird im Kindesalter mit der Reanimation begonnen? (→ 13.4.9)
66. Welche Maßnahmen umfasst der Basischeck bei der Kinder-Reanimation und wie werden sie durchgeführt? (→ 13.4.9)
67. Wo liegt der Druckpunkt bei Neugeborenen und Säuglingen und wie hoch ist die Druckfrequenz? (→ 13.4.9)
68. Ab welchem Lebensalter folgt die Reanimation von Kindern den Standards von Erwachsenen? (→ 13.4.9)
69. Definieren Sie den Begriff „EKG“. (→ 13.5.1)
70. Benennen Sie die Wellen und Zacken im EKG und setzen Sie diese zu den physiologischen Vorgängen in Beziehung. (→ 13.5.1)
71. Erläutern Sie die unterschiedlichen Ableitungsmöglichkeiten bei einem EKG. (→ 13.5.2)
72. Nennen Sie die Ableitungen des 3-Kanal-EKGs und beschreiben Sie die Lokalisation der Elektroden. (→ 13.5.2)
73. Welche Ableitungen werden beim 12-Kanal-EKG geklebt? Beschreiben Sie die Lokalisation der Elektroden. (→ 13.5.2)
74. Erläutern Sie Ihr Vorgehen bei der EKG-Diagnostik. (→ 13.5.3)
75. Nennen Sie Störungen in der EKG-Ableitung. (→ 13.5.3)
76. Was ist ein Sinusrhythmus? (→ 13.5.4)
77. Wie können Herzrhythmusstörungen voneinander unterschieden werden? (→ 13.5.5.)
78. Nennen Sie die lebensbedrohlichen Herzrhythmusstörungen. (→ 13.5.5)
79. Wie lautet der therapeutische Grundsatz bei der Behandlung von Herzrhythmusstörungen und welche Therapieoptionen kommen grundsätzlich infrage? (→ 13.5.5)
80. Definieren Sie eine Sinusbradykardie. Welche Ursachen kommen infrage? (→ 13.5.6)
81. Beschreiben Sie eine Sinustachykardie. Zählen Sie die Ursachen auf. (→ 13.5.6)
82. Was ist eine pulslose elektrische Aktivität? (→ 13.5.6)
83. Definieren Sie eine Asystolie. (→ 13.5.6)
84. Was ist Kammerflimmern und wie entsteht es? (→ 13.5.7)
85. Nennen Sie Möglichkeiten, die Herzinsuffizienz einzuteilen. (→ 13.6.1)
86. Definieren Sie den Begriff der Arteriosklerose. (→ 13.6.2)
87. Welche Krankheiten können aus einer Arteriosklerose resultieren? (→ 13.6.2)
88. Beschreiben Sie den Begriff der koronaren Herzkrankheit und nennen Sie die akuten Erscheinungsbilder. (→ 13.6.3)
89. Welche entzündlichen Herzerkrankungen werden unterschieden? (→ 13.6.4)
90. Definieren Sie den Begriff des akuten Koronarsyndroms und erläutern Sie die Komplikationen. (→ 13.6.5)
91. Nennen Sie die Symptome beim akuten Koronarsyndrom und beschreiben Sie die Therapie. (→ 13.6.5)
92. Wie entsteht ein kardiales Lungenödem? Erläutern Sie die Symptome und beschreiben Sie das therapeutische Vorgehen. (→ 13.6.6)
93. Was ist eine Hypertonie? (→ 13.6.7)
94. Nennen Sie Ursachen und Symptome des hypertensiven Notfalls und erläutern Sie die Therapie. (→ 13.6.7)
95. Nennen Sie Unterschiede zwischen einer Embolie und einer Thrombose. (→ 13.6.9)
96. Welche „6 Ps“ werden beim peripheren arteriellen Verschluss unterschieden? (→ 13.6.9)
97. Beschreiben Sie die Unterschiede in der Therapie zwischen einem peripheren arteriellen und einem venösen Verschluss. (→ 13.6.10)
98. Was geschieht bei der Lungenembolie? Nennen Sie die Symptome und erläutern Sie die Therapie. (→ 13.6.11)

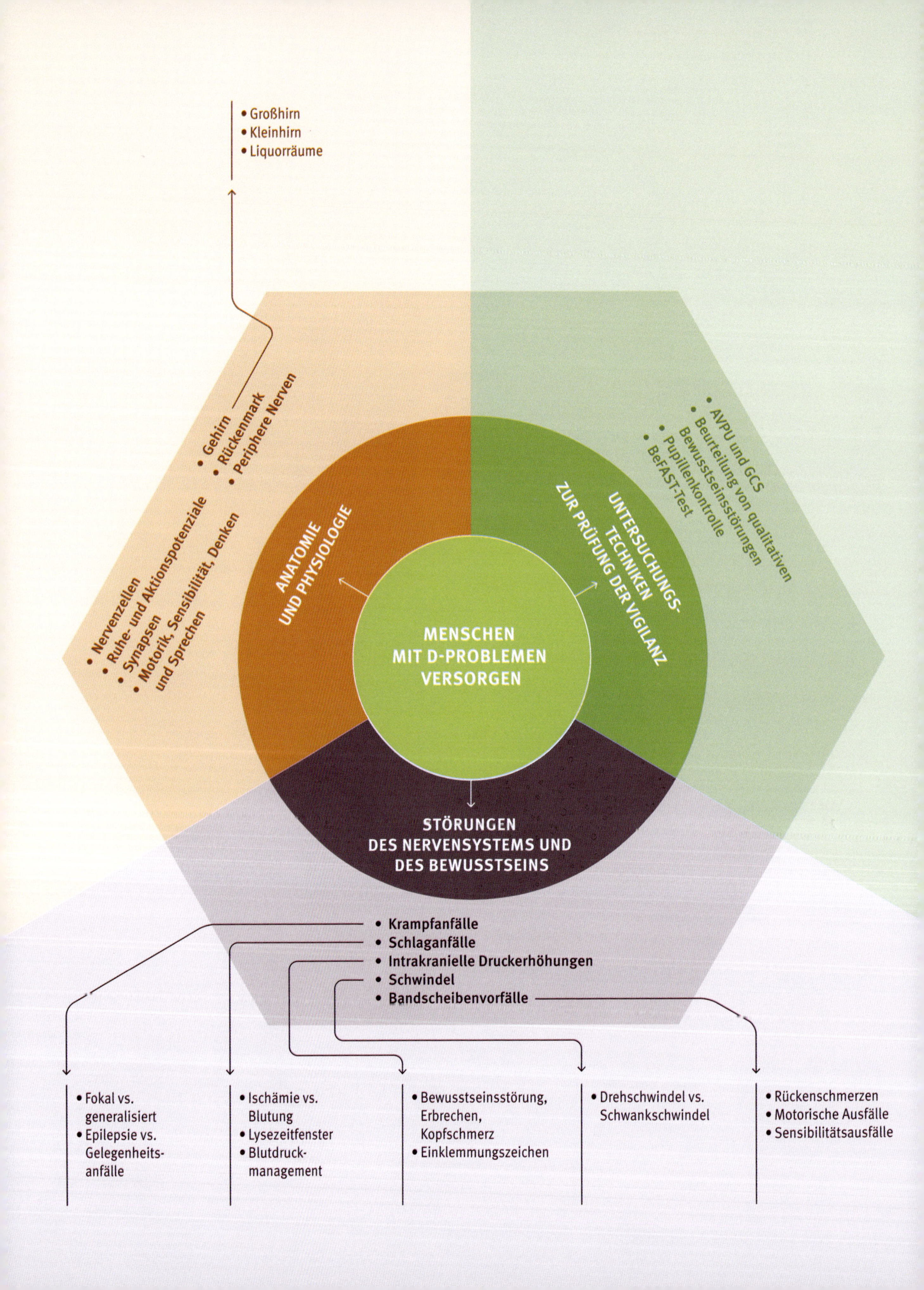
MENSCHEN MIT D-PROBLEMEN VERSORGEN
ANATOMIE UND PHYSIOLOGIE
• Nervenzellen
• Ruhe- und Aktionspotenziale
• Synapsen
• Motorik, Sensibilität, Denken und Sprechen
• Gehirn
• Rückenmark
• Periphere Nerven
• Großhirn
• Kleinhirn
• Liquorräume
UNTERSUCHUNGSTECHNIKEN ZUR PRÜFUNG DER VIGILANZ
• AVPU und GCS
• Beurteilung von qualitativen Bewusstseinsstörungen
• Pupillenkontrolle
• BeFAST-Test
STÖRUNGEN DES NERVENSYSTEMS UND DES BEWUSSTSEINS
• Krampfanfälle
• Schlaganfälle
• Intrakranielle Druckerhöhungen
• Schwindel
• Bandscheibenvorfälle
• Fokal vs. generalisiert
• Epilepsie vs. Gelegenheitsanfälle
• Ischämie vs. Blutung
• Lysezeitfenster
• Blutdruckmanagement
• Bewusstseinsstörung, Erbrechen, Kopfschmerz
• Einklemmungszeichen
• Drehschwindel vs. Schwankschwindel
• Rückenschmerzen
• Motorische Ausfälle
• Sensibilitätsausfälle

14

MENSCHEN MIT D-PROBLEMEN VERSORGEN

Jürgen Luxem

FALLBEISPIEL

Sie werden in eine Pflegeeinrichtung gerufen. Eine 86-jährige Bewohnerin habe während des gemeinsamen Mittagsessens plötzlich Sprachstörungen entwickelt. Ihr sei es nicht mehr gelungen, die richtigen Wörter zu finden, sodass man sie nicht mehr verstanden habe. Die Patientin fixiert Sie, als Sie den Speisesaal betreten, und scheint bewusstseinsklar zu sein. Sie kann einfache Aufforderungen befolgen, jedoch wegen der Sprachstörung nicht über ihren Zustand berichten. Atmung und Kreislaufverhältnisse sind unauffällig. Eine Pupillendifferenz liegt nicht vor und die GCS liegt bei 15 Punkten. Der gemessene Blutzucker liegt bei 146 mg/dl. Bei der neurologischen Untersuchung fällt eine rechtsseitige Schwäche im Armhalteversuch auf. Der inzwischen gemessene Blutdruck liegt bei 170 mmHg, das EKG zeigt keinen auffälligen Befund. Bei der Fremdanamnese erfahren Sie, dass die Patientin eine KHK und eine leichte COPD hat. Neurologische Erkrankungen seien nicht bekannt. Ein leichter Diabetes mellitus, der mit Tabletten gut eingestellt ist, liege auch vor. Sie sei in die Pflegeeinrichtung aufgenommen worden, nachdem ihr Ehemann verstorben ist. Der Medikamentenplan werde gerade geholt. Ihr Team bespricht die möglichen Differenzialdiagosen und entscheidet sich für einen zügigen Transport in die nächstgelegene Stroke Unit.

LERNZIELE

- Die generelle Architektur des ZNS und PNS erklären und die wesentlichen Strukturelemente benennen und zeigen
- Qualitative von quantitativen Bewusstseinsstörungen unterscheiden
- Ischämische von hämorrhagischen Insulten unterscheiden
- Den BEFAST-Test durchführen
- Die Anzeichen eines erhöhten Hirndrucks benennen
- Einen epileptischen Anfall einordnen und Krampfmuster von Krampfart unterscheiden
- Rückenschmerzen und Bandscheibenvorfall gegeneinander abgrenzen

Das ABCDE-Schema folgt in seinem Aufbau einer konkreten Prioritätenliste, deren Befunde im Rahmen einer Erstversorgung im Primary Survey zu **erheben** und zu **bewerten** sind (→ 5.2.3). Das ABCDE-Schema gewährleistet im Notfall bei konsequenter Anwendung eine vollständige Erstuntersuchung und ermöglicht, lebensbedrohliche Situationen unmittelbar zu behandeln.

Der Buchstabe **D** steht innerhalb des Schemas für **Disability (neurologische Defizite)** und zielt auf die **Beurteilung des neurologischen Status**. Dies ist nur möglich durch die Erfassung neurologischer Auffälligkeiten, die Hinweise auf Schädigungen des Zentralen Nervensystems oder Intoxikationen liefern können. Hinweise sind quantitative Bewusstseinsstörungen (bis zum Koma), Hemiparesen, Sprachstörungen, Krampfanfälle oder Verhaltensauffälligkeiten, wie Hypervigilität oder Delir. Liegen Hinweise vor, drohen bei einem **D-Problem** mögliche, teilweise oder komplette Beeinträchtigungen der kognitiven Funktionen, als Schnittstelle zwischen Patienten und Umwelt, und der harmonischen Steuerung und Koordinierung von Motorik und sensorischem Empfinden, sowie des Stoffwechsels.

Zu beachten ist, dass neben primären (neurologischen) Ursachen auch akute respiratorische B-Probleme oder kreislaufbedingte C-Problemen, wie z. B. Hypoxie oder einer Schocksymptomatik, und metabolische Ursachen, wie Hypoglykämie, Sepsis und Vergiftungen, zu **sekundären D-Problemen** führen können, die sich in einer neurologischen Symptomatik äußern. Die Diagnose der erkannten Funktionsstörung wird im Rahmen der Untersuchung des Betroffenen zumeist erst in der Klinik möglich sein.

MERKE

Die Intervention zur Vermeidung einer neurologischen Schädigung oder die Prävention einer weiteren zerebralen Schädigung, durch frühzeitige Medikamentengabe, Oxygenierung und Schaffung stabiler Kreislaufverhältnisse, ist das Ziel der Versorgung von Menschen mit einem D-Problem.

Die **Schlüsselinterventionen zur Verbesserung der neurologischen Einschränkung (Disability)** umfasst die Behandlung der Ursache, z. B. durch:

- **Medikamentöse Therapie** (Antihypertonika, Glukosegabe, Antidottherapie) (→ 13.6.7, → 24.10.2, → 26.1.2)
- **Respiratorische Therapie** (→ 12.2)
- **Volumentherapie** (→ 13.3.4)
- Unterstützende **Lagerung** (z. B. Oberkörperhochlagerung, → 9.2.3)

14.1 Anatomie und Physiologie des Nervensystems und des Gehirns

Milliarden von Nervenzellen bilden das Nervensystem. Wegen ihrer hohen Spezialisierung arbeitet das Nervensystem außerordentlich differenziert und präzise. Seine Grundfunktionen sind Aufnahme, Leitung, Verarbeitung, Speicherung und Bildung von Reizen.

Das Nervensystem ist das wichtigste **Informations- und Kommunikationssystem** im Körper. Daneben werden zusätzlich Informationen durch **Hormone** aus speziellen Hormondrüsen (z. B. Insulin aus dem Pankreas, → 24.1.2) und durch Beeinflussung benachbarter Zellen mittels hormonähnlicher Wirkstoffe, sog. **Mediatoren** (z. B. Histamin), weitergegeben.

Die **Informationsübermittlung** in das Nervengewebe oder aus diesem heraus erfolgt mittels energetischer Potenziale, den **Aktionspotenzialen,** die über Nerven geleitet werden. Durch Überträgersubstanzen **(Transmitter)** erfolgt die Übertragung der Aktionspotenziale auf die Empfangsstellen **(Rezeptoren)** der Organe. Umgekehrt können Rezeptoren von außen gereizt werden und Aktionspotenziale generieren. Auf diese Weise können Informationen aus der Umwelt in Richtung Rückenmark und Gehirn geleitet werden.

Zentrum des Nervensystems ist das Gehirn, das mit dem Rückenmark zum zentralen Nervensystem zählt. Beide Bestandteile des **zentralen Nervensystems** sind von den Hirnhäuten umgeben und geschützt. Daneben existiert das **periphere Nervensystem,** das aus dem Gehirn selbst und aus dem Rückenmark hervorgeht. Eine Besonderheit stellt das **vegetative Nervensystem** dar, das mit seinen beiden Anteilen Sympathikus und Parasympathikus die Funktionen der inneren Organe beeinflusst.

IM FOKUS

Organsteckbrief: Nervensystem

Lage: Der ganze Körper ist mit einem Netzwerk aus Nerven durchzogen.

Anatomische Unterteilung: Das zentrale Nervensystem bezeichnet die Teile des Nervensystems, die von Knochen umgeben sind, also das Gehirn und das Rückenmark. Das periphere Nervensystem bezeichnet die neuronalen Verknüpfungen außerhalb des Gehirns und der Wirbelsäule.

Funktionelle Unterteilung: Das somatische Nervensystem (willkürliches Nervensystem) umfasst das motorische System (quergestreifte Muskulatur), das sensorische System (vermittelt Wahrnehmungen aus den Sinnesorganen) und das sensible System (sammelt Eindrücke von Rezeptoren). Das vegetative Nervensystem (unwillkürliches Nervensystem des Sympathikus/Parasympathikus) steuert die Organtätigkeit, indem die Nerven des Sympathikus die Aktivität der Organe anregen und deren Leistungsfähigkeit steigern. Die Nerven des Parasympathikus aktivieren dagegen Organe in Entspannungssituationen zum Aufbau von Reservestoffen (z. B. Verdauung) und zur Erholung (Herz, Atmung).

Zellaufbau: Nervenzellen bestehen aus dem Zellkörper (Perikaryon), einem Axon sowie mehreren sich verzweigenden Dendriten.

Funktion: Sie nehmen Veränderungen der Umgebung wahr, geben diese Informationen an andere Neuronen weiter und lösen damit körperliche Reaktionen aus.

Wichtige Erkrankungen:
- Schlaganfall
- Krampfanfall
- Querschnittslähmung

14.1.1 Nervenzellen

Nervenzellen **(Neurone)** zählen zu den größten Zellen im menschlichen Körper. Eine Nervenzelle besteht aus dem Nervenkörper **(Perikaryon)** und ihr charakteristisches Baumerkmal sind zahlreiche Fortsätze, die vom Nervenkörper abgehen (→ Abb. 14.1). Diese kurzen, wurzelähnlichen Fortsätze werden **Dendriten** genannt. Sie stehen mit benachbarten Nervenzellen in Verbindung und bilden die Aufnahmeorte von eingehenden Reizen. Über sie werden Impulse empfangen und zum Nervenkörper hingeleitet.

MERKE

Nervenzellen dienen der Nachrichtenübertragung durch Empfang, Verarbeitung und Weiterleitung von Signalen im Körper.

Der lange, schlauchartige Nervenzellfortsatz wird **Axon** genannt. Axone senden Aktionspotenziale von der Nervenzelle zu benachbarten Dendriten oder speziellen Zellrezeptoren. Sie enden in Synapsen (s. u.). Das Axon ist von einer Myelinschicht umhüllt und wird dann **Nervenfaser** genannt. Viele Nervenfasern, umgeben von einer Bindegewebshülle, werden als **Nerv** bezeichnet (→ 14.1.4).

Wegen ihrer hohen Spezialisierung sind Nervenzellen im Gegensatz zu anderen Zellen im Organismus nicht mehr teilungsfähig. Allenfalls das Axon besitzt die Fähigkeit, sich teilweise neu bilden zu können.

Membranpotenziale

Ein Membranpotenzial entsteht, wenn Flüssigkeitsräume durch eine Membran getrennt sind, die von mindestens einer Teilchensorte, aber nicht von allen Teichen passiert werden kann (semipermeable Membran, → 24.3.2 Osmose). Auslöser für die Entstehung von Membranpotenzialen sind elektrische und biochemische Vorgänge an der Nervenzellmembran. Sie bauen einen **Spannungsunterschied** zwischen dem Zellinneren **(Intrazellulärraum)** und dem Zelläußeren **(Extrazellulärraum)** auf.

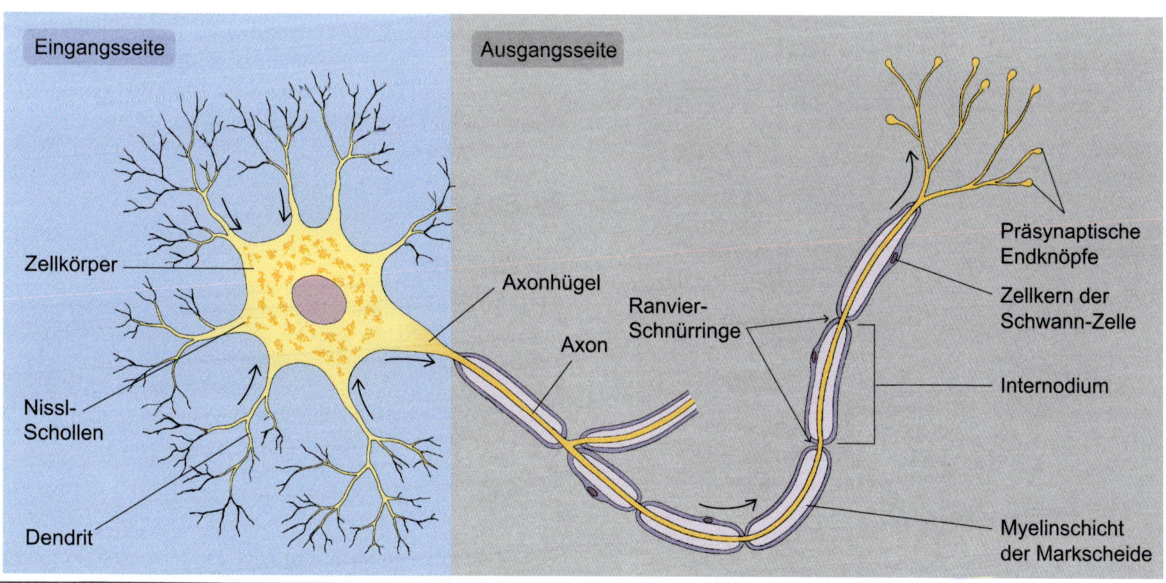

Abb. 14.1 Nervenzelle der Großhirnrinde [L190]

Ruhemembranpotenzial

Bei nicht erregten Nervenzellen wird das Membranpotenzial in Ruhe als **Ruhemembranpotenzial** bezeichnet. Das Ruhemembranpotenzial ist mit einer Batterie vergleichbar: Entlang einer semipermeablen Membran bestehen zwischen dem Zellinneren und dem Zelläußeren unterschiedliche Konzentrationen von Ladungsträgern. Intrazellulär befinden sich viele Kaliumionen und wenig Natriumionen sowie reichlich negativ geladene Proteine. Extrazellulär ist die Konzentration der Natriumionen hoch und die der Kaliumionen gering. Dadurch ist das Zellinnere gegenüber dem Zelläußeren insgesamt negativ geladen.

Potenziale schaffen, einem Elektromagneten ähnlich, **elektrische Felder,** die mit Elektroden gemessen werden können. Das Ruhemembranpotenzial wird als Spannung ausgedrückt und beträgt etwa –70 Millivolt (mV).

Aktionspotenzial

Eine vorübergehende charakteristische Änderung des Membranpotenzials in Ruhe, also vom Ruhepotenzial, wird als **Aktionspotenzial** bezeichnet, weil sich in der Zelle eine Erregung bildet, die sich als elektrisches Signal über die Zellmembran ausbreitet. Das Aktionspotenzial wird auch als **Nervenimpuls** bezeichnet.

Wird die Zellmembran nun mit einem elektrischen Signal („Stromstoß") gereizt, öffnen sich in der Zellmembran kleine Kanäle, sodass Natriumionen von außen in das Zellinnere strömen können (Schwellenreiz; → Abb. 14.2). Dadurch ist der Stromkreis geschlossen und es fließt Strom. Durch diesen Stromfluss ändert sich das Membranpotenzial. Dieser Vorgang wird **Depolarisation** genannt. Durch die Depolarisation ändert sich für die Dauer des Ionenflusses das elektrische Feld in der Umgebung der Zelle: Das Zellinnere wird im Membranbereich positiv und das Membranpotenzial beträgt maximal + 30 mV. Auch diese Änderung kann mit Elektroden gemessen werden.

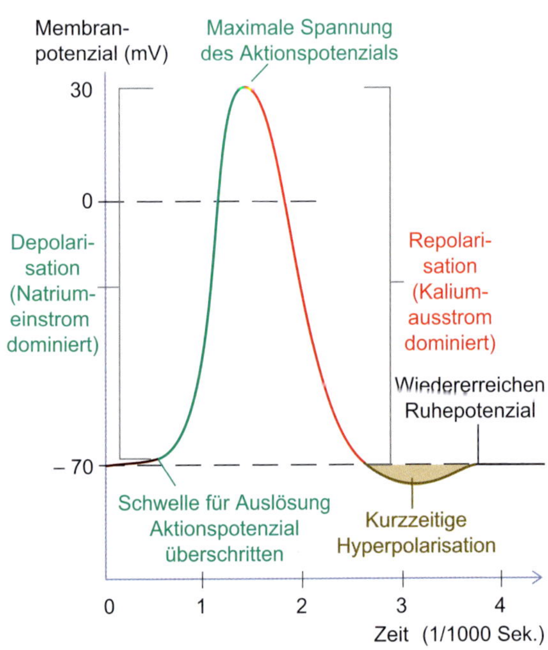

Abb. 14.2 Der Spannungsverlauf an der Zellmembran bei Ablauf eines Aktionspotenzials [L190]

Repolarisation

Am Ende einer Depolarisation ist die Zelle in ihrem Inneren positiv geladen. In der nachfolgenden Zeit erholt sich die Zelle von ihrem Aktionspotenzial und stellt die ursprünglichen Konzentrationsverhältnisse wieder her. Die **Repolarisation** dient also der Rückführung in das Ruhemembranpotenzial. Dies geschieht, indem Natriumionen aus der Zelle transportiert und Kaliumionen im Gegenzug in die Zelle gepumpt werden.

Transmitter

Transmitter sind chemische Botenstoffe und dienen in unterschiedlicher Weise der Informationsübertragung im Körper. Sie sind einerseits an der Umwandlung eines elektrischen Signals aus dem Nervensystem in ein biochemisches Signal beteiligt, andererseits können im Blutplasma vorliegende Botenstoffe (z. B. Katecholamine aus dem Nebennierenmark → 24.2.2) direkt an einem Organ wirken.

Die bedeutendsten Transmitter und ihre Aufgaben sind in → Tab. 14.1 dargestellt.

Transmitter	Funktion
Acetylcholin	Neuromuskuläre Übertragung an der motorischen Endplatte, Übertragung parasympathischer Nervenimpulse im vegetativen Nervensystem
Dopamin	Kontrolle emotionaler und geistiger Leistungen, Steuerung von Bewegungsabläufen, Katecholaminwirkung
Noradrenalin, Adrenalin	Katecholaminwirkung, Übertragung sympathischer Nervenimpulse im vegetativen Nervensystem

Tab. 14.1 Transmitter und ihre Funktionen

Rezeptoren

Rezeptoren (→ Abb. 14.3) sind die „Antennen" der Zellen. Als Empfangszellen nehmen sie Signale aus dem Körper auf und leiten sie in die Zellen der Organe weiter. Resultat ist ein in der Zelle messbarer Anstieg oder Abfall der Aktivität. Rezeptoren reagieren auf Transmitter, Drücke oder Reize in den Sinnesorganen (z. B. Schmerzempfindung in der Haut, Lichteinfall, Schallwellen). → Tab. 14.2 zeigt die wichtigsten Gruppen von Rezeptoren im Körper und nennt Beispiele für ihre Transmitter und Lokalisation.

Synapse

DEFINITION

Eine Synapse ist die Kontaktstelle zwischen zwei Nervenzellen oder zwischen einer Nervenzelle und einer Sinnes-, Muskel- oder Drüsenzelle. Elektrische Impulse, die in die Synapse einlaufen, führen zur Ausschüttung chemischer Botenstoffe, die die Information über die Synapse weiterleiten.

Aufbau

Die **präsynaptische Membran** liegt am kolbenartig verdickten Ende des Axons. Sie enthält in Vesikel eingeschlossene Neuro-

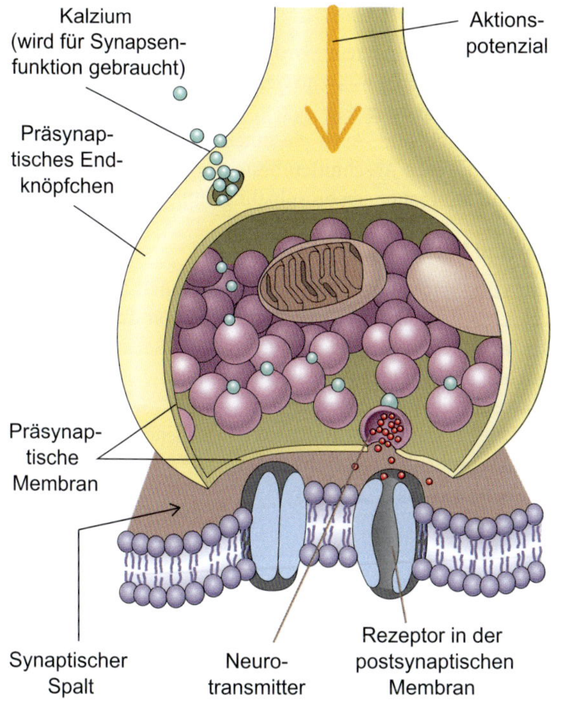

Abb. 14.3 Erregungsübertragung an einer Synapse. Die in den synaptischen Bläschen gespeicherten Neurotransmitter werden bei Erregung in den synaptischen Spalt ausgeschüttet. Sie binden an Rezeptoren auf der postsynaptischen Membran. [L190]

Gruppe	Reaktion auf	Lokalisation
Chemische Rezeptoren (Chemorezeptoren)	• Atemgase • pH-Wert	• Atemzentrum • Aortenbogen • A. carotis
Druckrezeptoren (Barorezeptoren)	• Blutdruck • Venendruck • Füllungszustand von Hohlorganen	• Aortenbogen • A. carotis • Herzvorhof • Darm, Blase
Osmorezeptoren	Osmotischer Druck von Salzen	Gehirn
α-Rezeptoren	Adrenalin, Noradrenalin	Periphere Arteriolen
β_1 Rezeptoren	Adrenalin, Noradrenalin, Acetylcholin	Reizbildungszentren und weiterleitung am Herzen
β_2-Rezeptoren	Adrenalin, Noradrenalin, Acetylcholin	• Lunge • Gebärmutter

Tab. 14.2 Wichtige Rezeptoren im menschlichen Körper

transmitter. Ihr gegenüber liegt die **postsynaptische Membran**, der die Rezeptoren für die Transmitter aufsitzen. Zwischen beiden Membranen liegt der etwa 50 nm breite **synaptische Spalt**, der Elektrolytflüssigkeit und Enzyme enthält.

Informationsübertragung

Synapsen bilden die Verbindungsstellen von Nervenzellen zwischen einem Axon und nachgeschalteten Strukturen wie Dendriten, Muskeln und Drüsen. Sie dienen der Informationsübertragung: Die im Nervenkörper erzeugten Aktionspotenziale breiten sich innerhalb weniger Millisekunden entlang des Axons aus. Sie werden zu den Endaufzweigungen des Axons, den **Synapsen** (→ Abb. 14.3), geleitet, wo sie die Freisetzung von Botenstoffen **(Transmitter)** auslösen. Diese gelangen in den synaptischen Spalt und binden an Rezeptoren der nachgeschalteten Struktur, wo sie ein neues Signal auslösen. Es werden nach Art der **Neurotransmitter** cholinerge Synapsen (mit Acetylcholin) und adrenerge Synapsen (mit Adrenalin) unterschieden.

VIDEO

Abläufe an der Nervenzelle
https://ebooks.health.elsevier.com

IM FOKUS

Neurophysiologie

- **Nervenzellen:**
  - Auch: Neuronen
  - Bestehen aus einem **Zellkörper** (Perikaryon) mit zahlreichen Fortsätzen, den Dendriten, und einem langen **Zellfortsatz,** dem Axon, an dem sich die präsynaptischen Endknöpfchen befinden.
  - Nervenzellen empfangen **Signale** mit den Dendriten und leiten sie über das Axon an andere Nervenzellen, Muskelzellen oder Drüsen weiter.
- **Membranpotenziale:**
  - **Ruhemembranpotenzial:** Unterschiedliche Konzentrationen von geladenen Teilchen führen dazu, dass die Zellmembran außen und innen unterschiedlich geladen ist.
  - **Aktionspotenzial:** Durch den Fluss der Teilchen über kleine Kanäle kommt es zur Ladungsumkehr und damit zu einer Umpolung der Zellmembran.
  - **Repolarisation:** Unter anderem durch Ionenpumpen kommt es zur Wiederherstellung der ursprünglichen Teilchenkonzentrationen und damit zu einem erneuten Ruhemembranpotenzial.
  - Durch den Wechsel von Ruhemembranpotenzial auf Aktionspotenzial und Repolarisation kann ein Signal an den Nervenzellen entlangwandern.
- **Transmitter:**
  - Zwischen Nervenzellen und anderen Nerven- bzw. Muskel- oder Drüsenzellen kann **kein** Aktionspotenzial verlaufen.
  - Stattdessen werden nachfolgende Zellen durch **Neurotransmitter** angesprochen, die bei diesen Zellen zu einer Auslösung oder Hemmung von Aktionspotenzialen führen können.
  - Beispiele für Neurotransmitter sind **Acetylcholin, Dopamin, Adrenalin** oder **Noradrenalin.**
- **Rezeptoren:**
  - Rezeptoren sind die **„Antennen" der Zellen.**
  - Über sie können z. B. **mechanisch, chemische oder thermische Reize** empfangen werden.
  - Sie sind wichtig, um den Zustand des Körpers zu erfassen und auf diesem Wege zu den Regelkreisläufen beizutragen.
- **Synapsen:**
  - **Verbindungen** z. B. zwischen Nervenzellen, über die ein Austausch möglich ist.
  - Sie bestehen aus den **präsynaptischen Endknöpfchen,** dem **synaptischen Spalt** und der **postsynaptischen Membran.**

14.1.2 Einteilung des Nervensystems

Das Nervensystem regelt die meisten Körperfunktionen über Informations- und Befehlsverteilung und steuert so die notwendigen Körperreaktionen. Das Nervensystem wird in erster Linie **anatomisch** in zwei große Bereiche unterteilt:

- Das **zentrale Nervensystem (ZNS)** besteht aus Gehirn und Rückenmark (→ 14.1.3).
- Das **periphere Nervensystem (PNS)** besteht aus zahlreichen Nerven, die Kopf, Rumpf und Extremitäten durchziehen und als Leitungsbahnen Signale aus der Peripherie des Körpers ins ZNS (sensible Informationen) oder vom ZNS in die Körperperipherie (motorische Befehle) übertragen (→ 14.1.4).

In zweiter Linie erfolgt im zentralen wie im peripheren Nervensystem entsprechend den Funktionen des Nervensystems folgende Unterteilung (→ Tab. 14.3):

- Das **somatische (willkürliche) Nervensystem** dient der Ansteuerung der Skelettmuskulatur und der bewussten Wahrnehmung der Körperperipherie und umfasst das
  - **motorische System,** das die quergestreifte Muskulatur innerviert,
  - das **sensorische System,** das Wahrnehmungen aus den Sinnesorganen vermittelt, und
  - das **sensible System,** das Eindrücke von Rezeptoren sammelt.
- Das **vegetative (unwillkürliche) Nervensystem** dient der unbewussten Steuerung der inneren Organe und besteht aus den beiden Anteilen
  - **Sympathikus** und
  - **Parasympathikus,**

die auf die inneren Organe einwirken und darüber die Körperfunktionen im Gleichgewicht halten. Aus dieser Funktion heraus wird verständlich, weshalb das vegetative Nervensystem als autonom bezeichnet wird, es also nicht dem Willen des Menschen folgt.

14.1.3 Zentrales Nervensystem (ZNS)

Das zentrale Nervensystem besteht aus dem Großhirn, dem Zwischenhirn, dem Kleinhirn, dem Hirnstamm und dem Rückenmark (→ Tab. 14.4). Es ermöglicht ein Bewusstsein, Sprache und Denken. Es prägt Gefühle und ein Gedächtnis aus, und ermöglicht die Vermittlung und Verarbeitung von Informationen aus der Umwelt und reguliert das Zusammenspiel aller Organsysteme im Körper.

MERKE

Das zentrale Nervensystem ist das Koordinations-, Integrations- und Regulationszentrum im Körper. Es dient der Verarbeitung von Sinneseindrücken von außerhalb des Körpers und von Reizen, die im Körper selbst entstehen.

Hüllen und Hohlräume des ZNS

Das zentrale Nervensystem wird durch drei Hirn- bzw. Rückenmarkshäute umhüllt, während Gehirn und das Rückenmark von allen Seiten von einer Flüssigkeit, dem Liquor cerebrospinalis (s. u.) umgeben sind. Auch die inneren Hohlräume des Hirns, das aus mehreren Abschnitten bestehende Ventrikelsystem des ZNS, sind mit Liquor cerebrospinalis gefüllt.

Hirn- und Rückenmarkshäute

Gehirn und Rückenmark liegen geschützt innerhalb knöcherner Strukturen und sind an ihrer Oberfläche von den Hirnhäuten **(Meningen)** umgeben. Diese werden nach Beschaffenheit und Aussehen unterschieden und benannt:

- Harte Hirnhaut **(Dura mater)**
- Weiche Hirnhaut **(Leptomeninx),** bestehend aus:
  - Spinnwebenhaut **(Arachnoidea)**
  - Zarter Hirnhaut **(Pia mater)**

MERKE

Eine Entzündung der Hirnhäute heißt Meningitis.

Dura mater

Die harte Hirnhaut **(Dura mater)** ist eine feste, aus Bindegewebe bestehende Haut, die dem Schädelknochen von innen fest anhaftet. Dazwischen verlaufen Arterien, welche die Dura mater und die platten Schädelknochen versorgen (Aa. meningeae).

Im Bereich der Wirbelsäule liegt zwischen Knochen und Dura mater ein von Fett und Venen gefüllter Raum **(Epiduralraum).**

Duplikaturen von Dura mater erzeugen im Gehirn Hohlräume **(Sinus),** die venöses Blut enthalten (Sinus durae matris) und zugleich Gehirnstrukturen voneinander abgrenzen (z. B. Falx cerebri).

DEFINITION

Eine Verletzung der Hirnhautarterien führt zu einer Einblutung zwischen Schädelknochen und Dura mater, die als epidurales Hämatom (EDH) bezeichnet wird (→ 18.7.2).

Zwischen der Dura mater und der Arachnoidea liegt der **Subduralraum,** der als kleiner Spalt Kapillaren enthält.

DEFINITION

Eine Blutung in den Subduralraum wird als subdurales Hämatom (SDH) bezeichnet (→ 18.9.2).

Somatisches Nervensystem			Vegetatives Nervensystem	
Motorisches System	**Sensorisches System**	**Sensibles System**	**Sympathikus**	**Parasympathikus**
Bewusste und unbewusste Innervation quergestreifter Muskulatur	• Sehen • Hören • Riechen • Schmecken	• Berührung • Schmerz • Temperaturempfinden	• Abbau • Energieentladung	• Aufbau/Erholung • Energiespeicherung

Tab. 14.3 Funktionelle Gliederung des Nervensystems

Leptomeninx

Die weiche Hirnhaut **(Leptomeninx)** kann in **Arachnoidea mater** und **Pia mater** unterteilt werden.

Arachnoidea Die Spinnwebenhaut **(Arachnoidea)** besteht aus einem dünnen Häutchen, das unterhalb der Dura mater anhaftet und von dem aus feine „spinnwebenartige" Bindegewebsfäden zur Gehirn- bzw. Rückenmarksoberfläche ziehen, ohne in die einzelnen Furchen hineinzureichen. Die auf diese Weise entstehende Höhle ist der **Subarachnoidalraum,** in dem zahlreiche Arterien verlaufen und der den äußeren Liquorraum bildet.

DEFINITION

Einblutungen in den Subarachnoidalraum heißen Subarachnoidalblutungen (SAB, → 14.4.2).

Pia mater Die zarte Hirnhaut **(Pia mater)** liegt als dünnes, transparentes und gefäßführendes Häutchen direkt der Gehirn- bzw. Rückenmarksoberfläche auf und reicht dabei in alle Furchen hinein. Dadurch wird das Gehirn bzw. Rückenmark von den übrigen Strukturen abgegrenzt.

Ventrikelsystem und Liquorräume

Die Hohlräume im Inneren des Gehirns sind die Fortsetzung des Rückenmarkkanals, der sich im Gehirn zu vier Hirnkammern **(Ventrikel)** erweitert. Die Hohlräume und das Rückenmark sowie der Subarachnoidalraum enthalten Liquor cerebrospinalis. Nach ihrer Lage werden sie in die inneren und äußeren Liquorräume unterteilt:

- Der Subarachnoidalraum bildet den äußeren Liquorraum.
- Die inneren Liquorräume bestehen im Gehirn aus vier Hirnventrikeln und im Rückenmark aus dem Zentralkanal.

Gehirnwasser **(Liquor cerebrospinalis)** ist eine klare Flüssigkeit, die in den Hirnventrikeln gebildet wird und neben geringen Mengen an Leukozyten und Eiweißen einen Zuckergehalt von etwa 60 mg/dl (3,3 mmol/l) aufweist. Der Liquor umhüllt das gesamte ZNS und schützt es so vor Stößen. Insgesamt werden täglich etwa 600 ml Liquor produziert, die im Subarachnoidalraum rasch wieder resorbiert werden.

Gehirn

IM FOKUS

Organsteckbrief: Gehirn

Lage: in der Schädelhöhle, geschützt zwischen Schädelbasis und Schädelkalotte.

Form/Abschnitte: Bei Erwachsenen ungefähr handballgroß, ähnelt im Aussehen einer Walnuss und in seiner Konsistenz einem Pudding. Das Gehirn ist von Hirnhäuten und dem Schädelknochen umgeben. In dieser festen Hülle schwimmt es im Hirnwasser (Liquor), das es vor Verletzungen und Erschütterungen schützt. Das Gehirn besteht aus vier Bereichen: Großhirn, Zwischenhirn, Kleinhirn und Hirnstamm.

Aufbau: Neben den eigentlichen Nervenzellen befinden sich im Gehirn noch die Gliazellen. Sie versorgen, umgeben und stützen die Nervenzellen.

Funktion: Das Gehirn ist die Schaltzentrale des Körpers und kann enorme Mengen an Informationen verarbeiten. Sein Speichervermögen beträgt einem Äquivalent von 2,5 Millionen Gigabyte (2,5 Petabyte).

Wichtige Erkrankungen:

- Bewusstseinsstörung
- Hirnblutung
- Schlaganfall

Das Gehirn (→ Abb. 14.4) besteht hauptsächlich aus Nervengewebe und ist der im Kopf gelegene Teil des ZNS. Es liegt geschützt zwischen Schädelbasis und Schädelkalotte in der Schädelhöhle (→ 18.1.3) und wird von den Hirnhäuten umhüllt. Die wesentliche Aufgabe des Gehirns ist es, Informationen von Sinneswahrnehmungen aus der Umwelt zu verarbeiten, motorische Vorgänge zu steuern und die inneren Organe zu kontrollieren. Das Gehirn ist generell für alle Aktivitäten – sowohl bewusste als auch unbewusste – verantwortlich. Es kann auch als Sitz der Persönlichkeit eines Menschen mit all seinen Gefühlen, Gedanken und Begabungen bezeichnet werden.

Das Gehirn besteht aus über 14 Milliarden **Nervenzellen,** von denen jede einzelne wiederum über Fortsätze mit bis zu 10.000

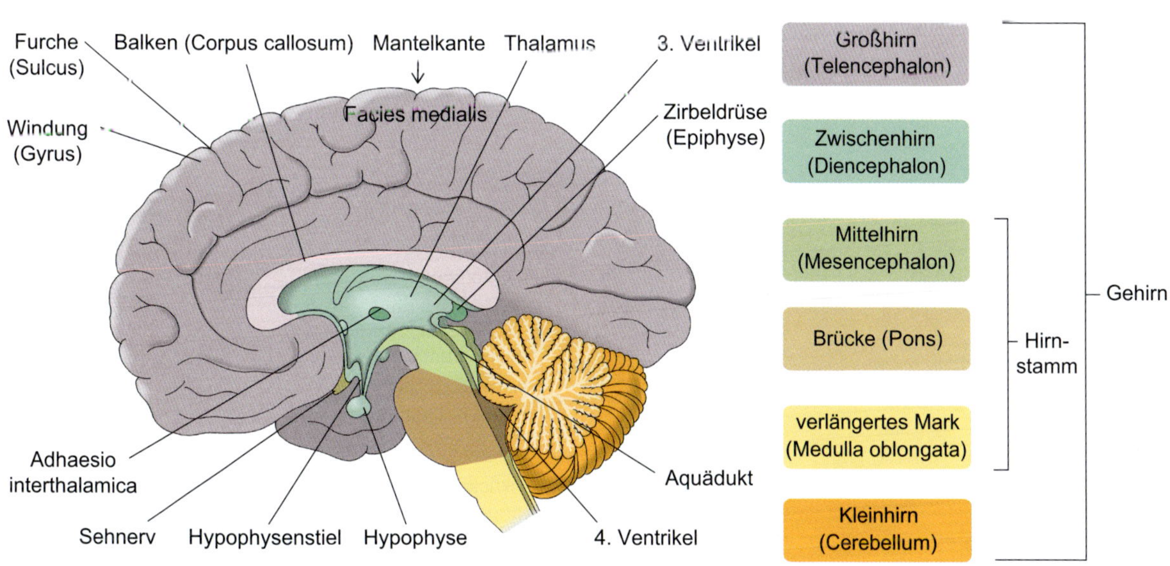

Abb. 14.4 Hirnstrukturen in einem Medianschnitt des Gehirns [L190]

anderen Nervenzellen bis in das Rückenmark hinein verbunden ist.

Die **Oberflächenbeschaffenheit** des Gehirns ähnelt einer Walnuss und seine Konsistenz einem Pudding. Bei einem ausgewachsenen Menschen wiegt es durchschnittlich 1,3 kg. Heute gilt es als ausgeschlossen, dass ein Zusammenhang zwischen der Größe des Gehirns und der Intelligenz eines Menschen besteht.

Das Gehirn setzt sich aus mehreren, entwicklungsgeschichtlich unterschiedlich alten **Abschnitten** zusammen, die auch unterschiedliche Aufgaben wahrnehmen (→ Tab. 14.4).

MERKE

Über zwei dicke Nervenstränge – die **Pyramidenbahn** – ist das Großhirn mit der Skelettmuskulatur verbunden. Dabei kreuzen die Fasern der rechten Gehirnhälfte auf die linke Seite und umgekehrt. Das führt dazu, dass die rechte Gehirnhälfte die linke Körperhälfte steuert und umgekehrt.

Abschnitt	Funktionen
Großhirn	• Psyche, Stimmung, Motivation • Bewegung • Sinneswahrnehmungen • Sensibilität • Sprache
Kleinhirn	• Koordinierung von Bewegungen • Unbewusste Stütz- und Haltemotorik
Zwischenhirn • Thalamus • Hypothalamus • Hypophyse	• Sensibles Integrationszentrum • Übergeordnetes Zentrum des autonomen Nervensystems, Steuerung des endokrinen Systems • Endokrine Drüse, Steuerung des endokrinen Systems
Hirnstamm • Mittelhirn und Brücke • Verlängertes Mark (Medulla oblongata)	• Verbindung von Gehirn und Rückenmark, Schutzreflexe • Atemzentrum, Kreislaufzentrum, Brechzentrum

Tab. 14.4 Wichtige Gehirnabschnitte und ihre Aufgaben

Blutversorgung des Gehirns

Die **arterielle** Blutversorgung des Gehirns erfolgt über die rechte und linke A. carotis und zwei Arterien der Wirbelsäule (Aa. vertebralis, die sich in der A. basilaris vereinigen), die einen kleinen, eigenständigen Kreislauf (**Circulus arteriosus cerebri** bzw. **Circulus arteriosus Willisii**) bilden und verschiedene Abgänge ausbilden (→ Abb. 14.5). Die Blutgefäße des Hirnarterienrings verlaufen im Subarachnoidalraum und können die Hirndurchblutung in Grenzen unabhängig vom systemischen Blutdruck konstant halten **(Autoregulation).** In der Hirnsubstanz selbst finden sich viele Kapillaren zur weiteren Blutversorgung, die aus den Arterien im Subarachnoidalraum entspringen. Pro Minute erhält das Gehirn etwa 750 ml Blut (≈ 15 % des HMV) zur Durchblutung.

Der **venöse** Abfluss des Blutes aus dem Gehirn erfolgt größtenteils über die Hirnsinus in die V. jugularis interna und von dort über die obere Hohlvene in den rechten Herzvorhof.

ACHTUNG

Durchblutungsstörungen im Gehirn können vielfache Ursachen haben. Am häufigsten ist der Schlaganfall (Apoplex, → 14.4.1). Ebenso kann ein Schädel-Hirn-Trauma (→ 18.7) die Durchblutung des Gehirns empfindlich stören. Sauerstoffmangel im Gehirn führt zwangsläufig nach einigen Sekunden zur Bewusstlosigkeit und nach wenigen Minuten zum Untergang von Nervengewebe.

Bewusstsein

Arbeiten die verschiedenen Bereiche des zentralen Nervensystems ungestört zusammen, ist der Mensch bei Bewusstsein. Das **quantitative Bewusstsein** wird durch den Wachheitsgrad **(Vigilanz)** des Menschen bestimmt. Wachheitsstufen reichen von Benommenheit **(Somnolenz)** über tiefen Schlaf **(Sopor)** bis hin zum **Koma** (→ 14.2).

Das **qualitative Bewusstsein** zeichnet sich durch ein klares Bewusstsein aus, d.h. bewusstseinsklare Menschen sind zur eigenen Person, zur Situation, zu Ort und Zeit orientiert und ihre

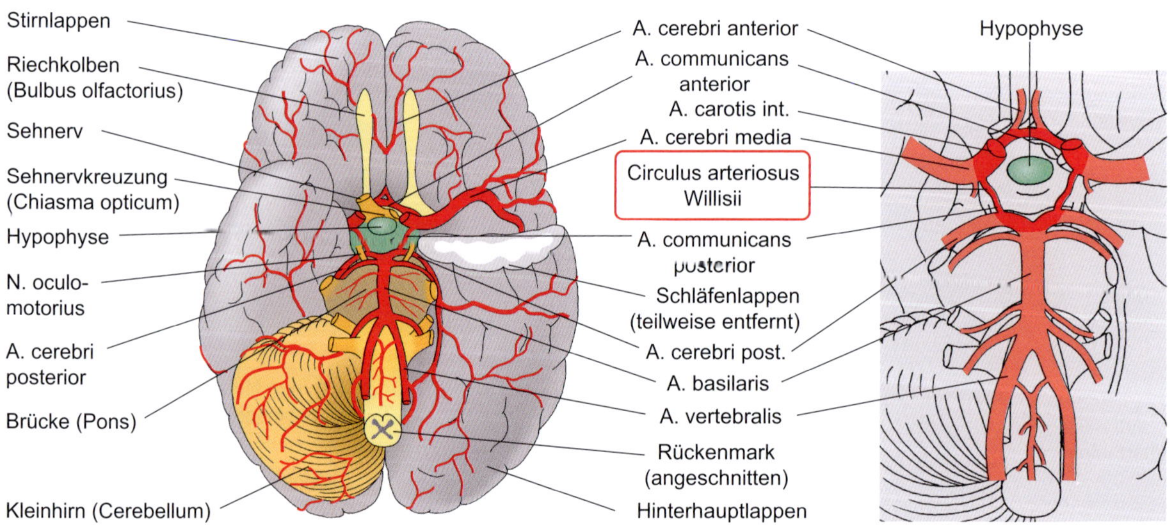

Abb. 14.5 Verlauf der das Gehirn versorgenden Arterien an der Hirnbasis [L190]

Gedanken folgen formal-logischen Denkabläufen (z. B. gezieltes Antworten auf Fragen).

Ein **uneingeschränktes Bewusstsein** wird begrifflich als klar, wach oder orientiert zusammengefasst. In Abhängigkeit von der Tiefe einer quantitativen Bewusstseinsstörung verliert der Patient sein qualitatives Bewusstsein bis zu einem vollständigen Ausfall lebenswichtiger Schutzreflexe (→ Kap. 14.2).

Rückenmark

Das Rückenmark ist vom Liquor cerebrospinalis und den drei Rückenmarkshäuten umgeben (s. o.). Es ist etwa 40–50 cm lang und reicht von der Unterseite des Gehirns bis in den Bereich des zweiten Lendenwirbels. Sein Durchmesser beträgt etwa 1 cm und es wiegt etwa 25 g. Der röhrenförmige Aufbau des Rückenmarks ermöglicht seine Lage im Wirbelkanal **(Spinalkanal,** → Abb. 14.6) im Inneren der Wirbelsäule (→ 18.1.3).

Die Nervenzellen des Rückenmarks bilden dabei einen **Nervenstrang,** der wie ein Informationskabel der Signalübermittlung dient: Sensorische und sensible Informationen aus der Körperperipherie werden empfangen und in das Gehirn weitergeleitet. Aus dem Gehirn werden motorische Befehle an die Nerven des peripheren Nervensystems abgegeben.

Das Rückenmark folgt einer **segmentalen Gliederung** in acht Gebiete des Halsmarks (C1 bis C8), zwölf Gebiete des Brustmarks (Th1 bis Th12), fünf Gebiete des Lendenmarks (L1 bis L5), vier bis fünf Segmente des Kreuzbeingeflechts (S1 bis S4/5) und ein bis drei Steißbeinsegmente (Co1 bis Co3). Aus den einzelnen Rückenmarkssegmenten entspringen die Nervenwurzeln der peripheren Nerven **(Spinalnerven).** Obwohl das Rückenmark kürzer als die Wirbelsäule ist, verlassen die Spinalnerven den Wirbelkanal erst in Höhe des zugehörigen Wirbels. Auf der Haut lassen sich sensibel versorgte Hautareale **(Dermatome)** mit Bezug zum entsprechenden Rückenmarkssegment identifizieren.

PRAXISTIPP

Insbesondere bei traumatologischen Notfällen unter Beteiligung des Rückenmarks (z. B. Querschnittslähmung, → 18.6.2) können aufgrund von Ausfallerscheinungen der Hautsensibilität Rückschlüsse auf die Höhe einer Rückenmarksverletzung gezogen werden. Dabei gilt als ein wichtiger Orientierungspunkt, dass das Hautareal um den Bauchnabel herum dem zehnten Brustsegment (Th10) entspricht.

14.1.4 Peripheres Nervensystem (PNS)

Als **Nervenfaser** bezeichnet man den umhüllten Nervenzellfortsatz (Axon) einer Nervenzelle (→ 14.1.1). Mehrere Nervenfasern sind meist durch Hüllen aus Bindegewebe zu **Nerven** zusammengefasst. Die Versorgung von Organen oder Körperteilen mit Nervenfasern und deren Reizübertragung bezeichnet man als **Innervation.** Die Innervation dient der Steuerung von Körpervorgängen durch Reizausübung (Erregung) und Reizwahrnehmung.

MERKE

Das periphere Nervensystem ist das Empfangs- und Ausführungsorgan des Zentralen Nervensystems (ZNS).

Das **periphere Nervensystem** umfasst die Gesamtheit aller Hirn- und Rückenmarksnerven, sobald diese die Rückenmarkssegmente oder den Hirnstamm verlassen haben, außerdem alle Ganglien und Rezeptoren, soweit sie außerhalb des **zentralen Nervensystems (ZNS)** liegen.

Das periphere Nervensystem verbindet somit das zentrale Nervensystem mit dem Körper über 43 Nervenpaare. Davon stammen 12 Hirnnervenpaare aus dem Gehirn und 31 bzw. selten 32 Spinalnervenpaare aus dem Rückenmark.

Die **Hirnnerven** (HN) entspringen direkt dem Gehirn und durchqueren die Schädelbasis. Ihre Hauptversorgungsgebiete sind der Kopf, der Hals und die Thoraxeingeweide. Die wichtigsten Hirnnerven sind:

- N. oculomotorius (III. HN): Einstellung der Pupillenweite
- N. facialis (VII. HN): Innervation der mimischen Muskulatur und der Zunge
- N. vagus (X. HN): Parasympathikus im Kopf-, Hals-, Thorax- und Abdomenbereich

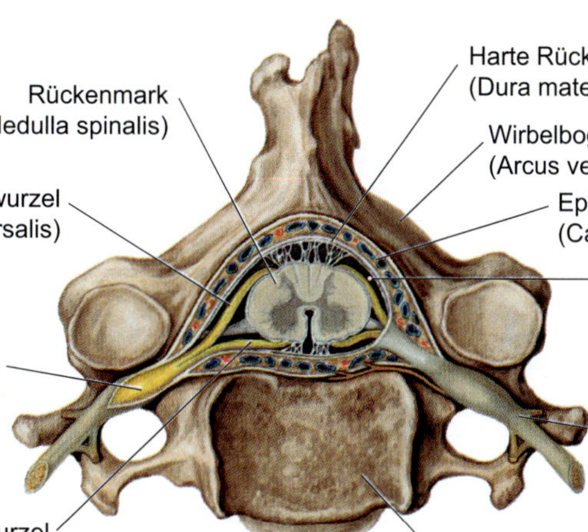

Abb. 14.6 Lage des Rückenmarks im Wirbelkanal eines Halswirbels [S700]

Aus den Zwischenwirbellöchern rechts und links der Wirbelsäule treten die **Spinalnerven** aus dem Rückenmark aus und bilden die peripheren Nerven. Die Nerven enthalten Axone, die als Fortsätze aus den Nervenzellkörpern des ZNS stammen und über Bindegewebshüllen gegeneinander isoliert sind.

14.1.5 Vegetatives Nervensystem (VNS)

Das vegetative Nervensystem setzt sich aus zwei Anteilen, dem Sympathikus und dem Parasympathikus, zusammen. Es dient der unbewussten und unwillkürlichen, d. h. dem Willen nicht unterworfenen, Steuerung lebenswichtiger Vorgänge im Körper. So beeinflussen sie durch ihr gegenläufiges Zusammenspiel die Tätigkeit sämtlicher innerer Organe im Körper. Dabei werden Sympathikus und Parasympathikus dergestalt reguliert, dass Aktivität und Entspannung der Organe im Gleichgewicht bleiben (→ Tab. 14.5).

Der **Sympathikus** entspringt dem Brust- und Lendenmark des Rückenmarks und bildet den sympathischen Grenzstrang. Er bewirkt zumeist eine Leistungssteigerung von Herz, Lunge und Muskulatur in Stress- und Gefahrenmomenten.

Neben einigen weiteren Hirnnerven stellt der N. vagus den wichtigsten Teil des **Parasympathikus** dar. Außerdem entspringen dem Kreuzbeingeflecht zusätzliche parasympathische Fasern. Der Parasympathikus bewirkt die Entspannung und Regeneration des Körpers und dient dem Energieaufbau.

MERKE

Am vegetativen Nervensystem wirken zahlreiche Medikamente. So führen z. B. Katecholamine wie Adrenalin (z. B. Suprarenin®) zu einer Aktivitätszunahme des sympathischen Systems. Atropinsulfat (z. B. Atropin®) blockiert das parasympathische System und stimuliert somit indirekt den Sympathikus.

VIDEO

Das Nervensystem im Überblick
https://ebooks.health.elsevier.com

14.2 Störungen des Bewusstseins – Erkennen eines D-Problems

DEFINITION

Zum Bewusstsein gibt es bis heute keine allgemeingültige Definition. Man kann Bewusstsein als einen Zustand geistiger Klarheit mit voller Herrschaft über die Sinne beschreiben.

Das ungetrübte Bewusstsein ohne neurologische Störungen ist Ausdruck einer normalen Funktion des zentralen Nervensystems (ZNS). In diesem Zustand sind die zentral regulierten **Schutzreflexe** des Patienten erhalten. Ist das Bewusstsein gestört, verringern sich **Reizaufnahme** und **Steuerungsfunktionen** des Zentralnervensystems, wobei die Bewusstseinsstörungen Ausdruck von Ursache oder Folge einer akuten Erkrankung sein können.

MERKE

Bewusstseinsstörungen bezeichnen Veränderungen oder Abweichungen vom gewöhnlichen Alltags- oder Normalbewusstsein.

Formen der Bewusstseinsstörung

Es werden qualitative und quantitative Bewusstseinsstörungen unterschieden:

Qualitative Bewusstseinsstörungen sind Bewusstseinsveränderungen, bei denen die normalen **psychischen Abläufe gestört** sind. Sie äußern sich in gestörter Denk- und Merkfähigkeit (kognitive Störung), in Veränderungen von Stimmung und Antrieb (affektive Störungen) und Wahrnehmungsstörungen (z. B. Halluzinationen). Sie äußern sich in:

- Bewusstseinstrübung
- Bewusstseinseinengung
- Bewusstseinsverschiebung

Quantitative Bewusstseinsstörungen dagegen sind Störungen, bei denen die Wachheit **(Vigilanz) beeinträchtigt** ist. Sie stellen für den Patienten u. U. eine lebensbedrohliche Situation dar. Sie lassen sich einteilen in:

Organ	Parasympathikus	Funktion	Sympathikus
Auge (→ 18.14.1)	Miosis	**Pupille**	Mydriasis
Bronchien (→ 12.1.7)	Bronchokonstriktion	**Durchmesser**	Bronchodilatation
	Vermehrte Sekretion	**Sekretion**	Verminderte Sekretion
Haut (→ 15.1)		**Blutgefäße**	Vasokonstriktion
Herz (→ 13.1.1)	Frequenzabnahme	**Frequenz**	Frequenzzunahme
	–	**Kraft**	Kraftzunahme
	–	**Erregbarkeit**	Erregungszunahme
	Langsamere Erregungsleitung	**Erregungsleitung**	Schnellere Erregungsleitung
	–	**Koronargefäße**	Vasokonstriktion Vasodilatation
Magen-Darm-Trakt (→ 24.1.1)	–	**Blutgefäße**	Vasokonstriktion
	Tonussteigerung	**Peristaltik**	Tonusminderung
	Vermehrte Sekretion	**Sekretion**	Verminderte Sekretion

Tab. 14.5 Wirkung von Sympathikus und Parasympathikus an verschiedenen Organen

- **Bewusstseinsverminderungen:**
  - **Benommenheit** ist die leichteste Form der quantitativen Bewusstseinsstörung. Die Wahrnehmungs- und Gedächtnisleistung der Patienten sind herabgesetzt. Die Patientenreaktionen sind verlangsamt und/oder unpräzise.
  - **Somnolenz** (Benommenheit, Schläfrigkeit) ist die Benommenheit, gepaart mit eingeschränkter Wachheit (Vigilanz). Die Patienten wirken schläfrig, sind jedoch auf Ansprache erweckbar.
  - **Sopor** (tiefer Schlaf) ist ein tiefschlafähnlicher Zustand, aus dem der Patient nicht mehr ohne weiteres erweckbar ist. Nur stärkste Reize, wie Schütteln an den Schultern, lösen noch Abwehrreaktionen aus.
  - **Koma** (tiefer, fester Schlaf) ist die schwerste Form quantitativer Bewusstseinsstörungen. Tiefe und Dauer eines Komas hängen vom Schädigungsgrad ab. Bewusstlose Patienten sind durch äußere Reize nicht erweckbar; gezielte und ungezielte Reaktion können jedoch je nach Art und Tiefe der Bewusstseinsstörung erhalten bleiben.
- **Hypervigilität:** Der Patient ist übermäßig wach und unruhig.
- **Delir:** Der Patient ist in einem Zustand gesteigerter Wachheit und nimmt seine Umgebung nicht mehr richtig wahr (→ 25.3.1).

Wichtiger für die klinische Beurteilung der Bewusstseinsverminderung ist der Verlauf der Bewusstseinsstörung und der daraus entstehenden Folgen. Um den Grad der Bewusstseinsstörung zu ermitteln, ist die **Glasgow Coma Scale** (GCS, → Tab. 5.2 und → Tab. 5.3) entwickelt worden. Mit ihrer Hilfe kann eine objektive Beurteilung des Patienten aufgrund der erreichten Summe aus den Beurteilungsfeldern „Augen öffnen", „beste verbale Reaktion" und „beste motorische Reaktion" erfolgen.

Ein orientierender neurologischer Status zur Beurteilung der Bewusstseinslage und des Verlaufs einer Bewusstseinsstörung kann auch nach dem **AVPU-Schema** (→ Tab. 5.4) erhoben werden. Dieses Schema ist recht einfach, erlaubt aber keine graduelle Abstufung einer neurologischen Reaktion, wie sie beim GCS möglich ist. So ist es z. B. nicht möglich zu unterscheiden, ob der Patient orientiert oder verwirrt ist - oder ob er nur unverständlich antwortet.

MERKE

Bei D-Problemen führt insbesondere die Vigilanzminderung und damit die unklare quantitative Bewusstseinsstörung als führendes Leitsymptom.

IM FOKUS

Bewusstseinsstörungen

- **Einteilung:**
  - **Qualitative Bewusstseinsstörungen (betreffen Bewusstseinsinhalte):**
    - Kognitive Störungen (gestörte Denk- und Merkfähigkeit)
    - Affektive Störungen (Veränderungen von Stimmung und Antrieb)
    - Wahrnehmungsstörungen (z. B. Halluzinationen)
  - **Quantitative Bewusstseinsstörungen (betreffen Vigilanz)**
    - Somnolenz (Benommenheit, Schläfrigkeit)
    - Sopor (tiefer Schlaf)
    - Koma (tiefer, fester Schlaf)
    - Hypervigilität (Pat. ist übermäßig wach und unruhig.)
    - Delir (Pat. ist in einem Zustand gesteigerter Wachheit und nimmt seine Umgebung nicht mehr richtig wahr)

14.3 Erhöhung des intrakraniellen Drucks – Erkennen eines D-Problems

Das Gehirn befindet sich vollständig von Knochen umgeben im Schädelinneren. Zusätzlich finden sich im Schädel Blut und das Hirnwasser (Liquor cerebrospinalis). Innerhalb des Schädels führen die Volumina von Hirnsubstanz, Blut und Liquor zusammen zum intrakraniellen Druck (Intracranial Pressure = ICP). Da die einzelnen Schädelknochen im Laufe der Kindheit zusammenwachsen, führt eine Zunahme des Gesamtvolumens aus Gehirn, Blut oder Liquor schnell zu einem Anstieg des intrakraniellen Drucks (ICP). Deshalb muss die Summe der drei Volumenkomponenten von **Gehirngewebe, Blut und Liquor** innerhalb der Schädelhöhle stets gleichbleiben, um den intrakraniellen Druck konstant zu halten. Dies bedeutet im Umkehrschluss, dass bereits die Volumenzunahme nur einer Komponente (Hirngewebe, Blut oder Liquor) notwendigerweise zur Abnahme einer oder der beiden anderen Komponente führen muss, um den intrakraniellen Druck konstant zu halten. Ist eine Kompensation nicht möglich, kommt es zum Anstieg des Hirndrucks (**Monro-Kellie-Doktrin**).

Nimmt also das Volumen einer Komponente zu, muss im Gegenzug das Volumen einer anderen Komponente abnehmen. So wird bei einer Volumenzunahme des Gehirns (z. B. Hirnödem) zunächst mehr Liquor aus den inneren Hirnkammern (Ventrikel), den äußeren Liquorräumen und Blut aus den Venen des Gehirns abgepresst, um für ein konstantes Volumen innerhalb des Schädels zu sorgen. Ist dieser Kompensationsmechanismus aufgebraucht, führt eine weitere Volumenzunahme des Gehirns zu einer Erhöhung des Drucks im Hirnschädel.

MERKE

Welche Erkrankung zu einer Volumenzunahme im Schädel führt (Apoplex, Blutung, Tumor, Ödem oder Entzündung), ist für den daraus resultierenden Prozess zweitrangig. Je nach Erkrankung unterscheidet sich nur die Geschwindigkeit, mit der der intrakranielle Druck ansteigt.

Symptome

Typische Anfangssymptome eines erhöhten Hirndrucks (Hirndruckzeichen), sind Kopfschmerzen, Übelkeit oder Erbrechen. Mit zunehmendem Anstieg des intrakraniellen Drucks treten

- **Sehstörungen** (Sehen von Doppelbildern durch Augenbewegungsstörungen, Augenfehlstellungen mit neu aufgetretenem Schielen durch Funktionsstörung der Augenmuskelnerven; siehe auch BEFAST-Test, → 14.4).
- **Koordinationsstörungen** mit Ataxie, Antriebs- und Orientierungsstörungen. Bei fortgeschrittener Symptomatik kommen Massen- und Wälzbewegungen, Beuge- oder Streck-Synergismen; siehe auch BEFAST-Test, → 14.4).

- **Bewusstseinsstörungen**/Bewusstlosigkeit, Cushing-Reflex (hoher Blutdruck bei niedriger Herzfrequenz),
- **Atemstörungen**

und Lärm und Lichtscheu (Phono- und Photophobie) auf. Die Pupillenmotorik ist verlangsamt und es kommt zu Blickwendungen (Blickdeviationen).

Ursache für diese Phänomene sind eine zunehmende **Einklemmung des Großhirns** in der hinteren Schädelgrube **(obere Einklemmung)**, bei der Großhirnanteile in das Kleinhirnzelt (Tentorium cerebelli) verdrängt werden.

Im nächsten Schritt erfolgt die **Einklemmung des Hirnstamms** und von Kleinhirnanteilen **(untere Einklemmung)** im Hinterhauptloch (Foramen occipitale magnum) mit Schädigung der Hirnnerven und ihrer Funktion.

In Abhängigkeit vom Schädigungsgrad und der Tiefe der Bewusstlosigkeit erlöschen die Funktionen der Großhirnrinde und des Hirnstamms; der Bewusstlose verliert die Kontrolle über die quergestreifte Muskulatur und die Schutzreflexe fallen aus. In der **Medulla oblongata** (Markhirn), dem kaudal gelegenen Teil des Hirnstamms, befindet sich das Atemzentrum. Wird die Medulla oblongata durch die Einklemmung komprimiert, erleidet der Patient unweigerlich einen Atemstillstand, wodurch es zur Hypoxämie mit nachfolgender hypoxischer Gehirnschädigung kommt.

Basismaßnahmen

Die Basismaßnahmen zielen auf die Vermeidung eines weiteren intrakraniellen Druckanstiegs ab. Neben dem Freimachen und Freihalten der Atemwege und der Sicherung der Vitalfunktionen muss der Patient in **15–30°-Oberkörperhochlagerung mit Kopfstellung in Neutralposition** zur Verbesserung des venösen Abflusses gelagert werden. Ist der Patient bewusstseinsvermindert, wird diese Maßnahme mit der stabilen Seitenlage kombiniert.

Beugung, Überstreckung oder starke Seitwärtsdrehung des Kopfes müssen vermieden werden, da diese Maßnahme zur Kompression der venösen Gefäße mit zusätzlicher Erhöhung des intrakraniellen Drucks führen kann.

Begleitend zur Lagerung des Patienten muss eine **kontinuierliche Überwachung der Vitalparameter** (SpO_2, RR, Puls, EKG, AF) etabliert werden. Der bewusstlose Patient erhält nach Bedarf Sauerstoff über eine Insufflationsmaske mit einem Zielwert der pulsoxymetrisch gemessenen Sauerstoffsättigung (SpO_2) von 94–98 %.

Um eine Hypoglykämie auszuschließen, ist die Bestimmung des Blutzuckers bei allen akuten neurologischen Erkrankungen durchzuführen.

14.4 Neurologische Notfälle – Behandeln eines D-Problems

Bei neurologischen Notfällen sind entweder einzelne Nervenbahnen oder größere Gebiete des Nervensystems, z. B. das gesamte Gehirn, betroffen. Da das Nervensystem praktisch alle Lebensvorgänge steuert, reguliert oder beeinflusst, sind die von neurologischen Notfällen ausgehenden Symptome vielfältig und miteinander überaus komplex vernetzt. Die auftretenden Krankheitszeichen hängen von der Lokalisation des neurologischen Ereignisses und dem Grad der Schädigung ab.

14.4.1 Ischämischer Schlaganfall (Hirninfarkt)

DEFINITION

Ein ischämischer Schlaganfall ist eine plötzliche Funktionsstörung des ZNS durch eine im Schädel gelegene Verstopfung eines Blutgefäßes im Gehirn, die eine Minderdurchblutung (Ischämie) mit Sauerstoff und Nährstoffen auslöst, deren Symptome nur kurz oder länger als 24 Std. anhalten und z. T. mit einem nachweisbaren strukturellen Hirnschaden (Narbe) einhergehen.

Mit dem Oberbegriff „Schlaganfall" (auch: Apoplex, Hirnschlag) wird ein schlagartig auftretendes neurologisches Defizit bezeichnet, das durch eine akute Minderversorgung des Gehirns mit Blut und so mit Sauerstoff und Glukose verursacht wird. Da sowohl ein akuter Gefäßverschluss als auch ein Zerreißen eines Hirngefäßes mit Blutung ins Gehirn (→ 14.4.2 oder die Hirnhäute (→ 14.4.2) zu solchen Ausfällen führen können, die ganz unterschiedlich zu behandeln sind, wird hier, dieser Ursachen übergreifende – sich im Sprachgebrauch etablierte – Begriff „Schlaganfall", differenziert verwendet.

80 % aller Schlaganfälle verlaufen als unblutige **(ischämische) Infarkte** (→ Abb. 14.7). Der komplette Gefäßverschluss verursacht im zu versorgenden Hirnareal den Untergang von Hirngewebe (Nekrose). Das Gewebe erweicht (→ Abb. 14.8) und nimmt nicht mehr an der Hirnfunktion teil. Die übrigen 20 % sind blutige **(hämorrhagische) Insulte** in Form nichttraumatischer intrakranieller Blutungen (→ Abb. 14.7) (→ 14.4.2).

MERKE

Ein **Insult** beschreibt die zeitliche Komponente einer medizinischen Schädigung (plötzlich auftretend, Anfall).
Ein **Infarkt** ist das morphologische Korrelat einer medizinischen Schädigung infolge einer Durchblutungsstörung oder eines Verschlusses einer das nachfolgende Gewebe versorgenden Arterie.

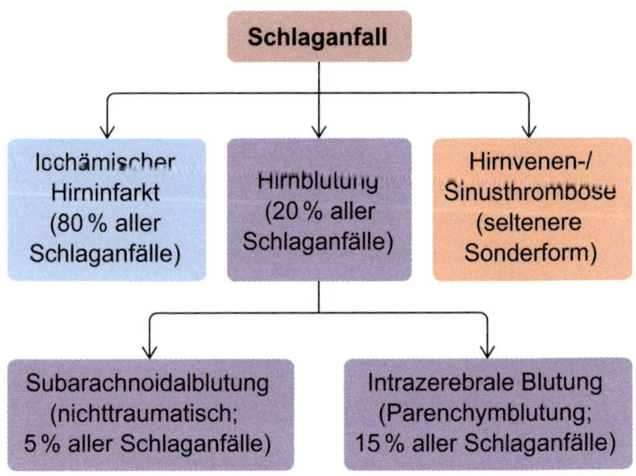

Abb. 14.7 Einteilung der Schlaganfälle [L231]

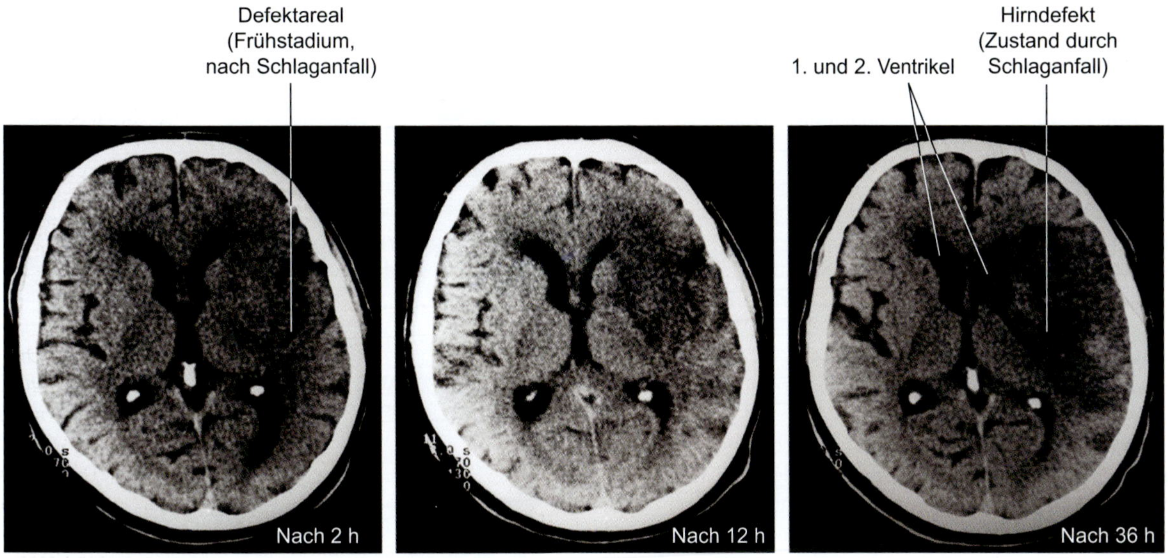

Abb. 14.8 Schlaganfall (Computertomogramm) [M469]

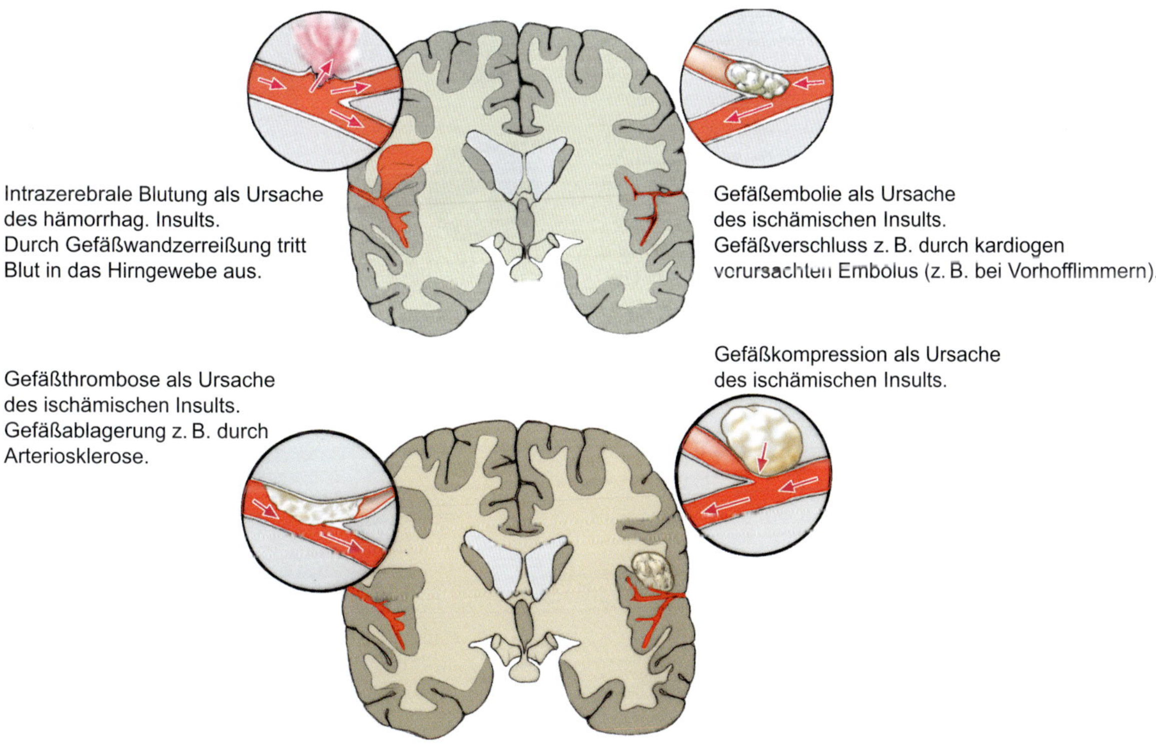

Abb. 14.9 Ursachen für ischämische und hämorrhagische Insulte [L108]

Mögliche **Ursachen** (→ Abb. 14.9) für einen ischämischen Insult:

- Arteriosklerose in den Hirngefäßen
- Arterielle Embolien durch Blutgerinnsel (z. B. Vorhofflimmern) oder Kalkablagerungen
- Gefäßverengungen durch -verkrampfungen (Vasospasmen)
- Thrombosen der venösen Abflussgefäße (selten)

Symptome

Abhängig davon, wie stark und wie lange die Durchblutung des Gehirns beeinträchtigt ist, kann das betroffene Gehirnareal seine Aufgabe vorläufig oder dauerhaft nicht mehr erfüllen. Begrifflich werden unterschieden:

- **Transitorisch ischämische Attacke (TIA)** mit einer Symptomdauer von weniger als 24 Std. (meist < 1 Std.) und ohne Nachweis einer strukturellen Hirnläsion in cCT oder kranialem MRT, als Ausdruck einer vorübergehenden zerebralen Durchblutungsstörung. TIA-Pat. sind hochgradig gefährdet, in den folgenden 5 Jahren einen Apoplex zu erleiden.
- **Ischämischer Infarkt** mit einer Symptomdauer von mehr als 24 Std., der zu einer nachweisbaren frischen ischämischen

Läsion in der diagnostischen Bildgebung (CCT oder kraniale MRT) führt, die sich im Verlauf zu einer Narbe im Gehirn umwandelt

Die Folgen der beeinträchtigten Gehirnfunktion können Probleme beim Sprechen, eine Halbseitenlähmung (Hemiparese), ein hängender Mundwinkel (faziale Parese) oder Sehstörungen sein. Zur raschen Erkennung hat sich der Face-Arm-Speech-Time-Test (FAST-Test) oder in seiner Erweiterung der BEFAST-Test bewährt (→ Abb. 14.10). Die Hinweiszeichen sind:

- (**Balance**) Gleichgewichts- bzw. Koordinationsstörungen (→ 14.3)
- (**Eyes**) Sehvermögen beeinträchtigt (→ 14.3)
- (**Face**) Ein herabhängender Mundwinkel
- (**Arm**) Lähmungserscheinungen einer Extremität
- (**Speech**) Sprachstörung
- (**Time**) Ereigniszeitpunkt und Verlauf beobachten

In Abhängigkeit von der Lokalisation der Durchblutungsstörung treten die Symptome nicht nur unterschiedlich lange auf, sondern sind außerdem vielfältig. **Kopfschmerzen** und **Schwindel** gelten als wichtige **Warnzeichen** für einen bevorstehenden Schlaganfall. Die Kopfschmerzen ähneln einer Migräne und treten bei einem Schlaganfall plötzlich auf. Häufig sind zusätzliche Beschwerden wie Übelkeit oder Erbrechen.

Oftmals fällt ein hoher Blutdruck als Ausdruck einer gesteigerten Durchblutung im Gehirn (Bedarfshypertonie) auf. Bei einer zentralen Lähmung ist durch Schädigung des ersten motorischen Neurons auch die Pyramidenbahn (→ 14.1.3) geschädigt (**Babinski-Zeichen,** → Abb. 14.11). Da ca. 90 % der Pyramidenbahnfasern im verlängerten Mark zur Gegenseite kreuzen, hat eine Schädigung der linken Hirnhälfte eine rechtsseitige Lähmung zur Folge und umgekehrt. Die Lähmung einer kompletten Körperseite (**Hemiparese,** → Abb. 14.12), die Lähmung einer Gesichtshälfte (**faziale Parese**) mit herabhängendem Mundwinkel und unkontrolliertem Speichelfluss sowie der unkontrollierte Abgang von Stuhl und Urin lassen auf Ausfälle in der Sensorik und Motorik des Patienten schließen.

Sprachstörungen, wie eine verwaschene Sprache und unverständliche Laute **(Aphasie),** deuten auf eine Störung des Sprachzentrums hin.

Basismaßnahmen

Der Schlaganfall ist eine zeitkritische Erkrankung. Entsprechend der Leitlinie der Deutschen Gesellschaft für Neurologie sind die Ziele der Behandlung durch den Rettungsdienst

- das **rasche Erkennen** des Schlaganfalls und
- der **rasche Transport** des Patienten in eine **geeignete Klinik (Stroke Unit).**

Ein Notarzt kann bei vitaler Gefährdung des Patienten hinzugezogen werden. Sein Einsatz darf die definitive Therapie, die nur in der Klinik erfolgen kann, aber nicht verzögern, denn auch die effizienteste Stroke-Unit kann wenig bewirken, wenn der Schlaganfallpatient zu spät dort eintrifft. Notfalls treffen sich Rettungswagen und Notarzt auf dem Weg in die Klinik.

Die Basismaßnahmen orientieren sich an den Vitalfunktionen und sollte folgende Punkte umfassen:

- Sicherstellung eines freien Atemwegs
- Ausreichende Sauerstoffversorgung
- Vermeidung einer Hypo- oder Hypertonie
- Ausgleich einer Hypoglykämie
- Wärmeerhalt

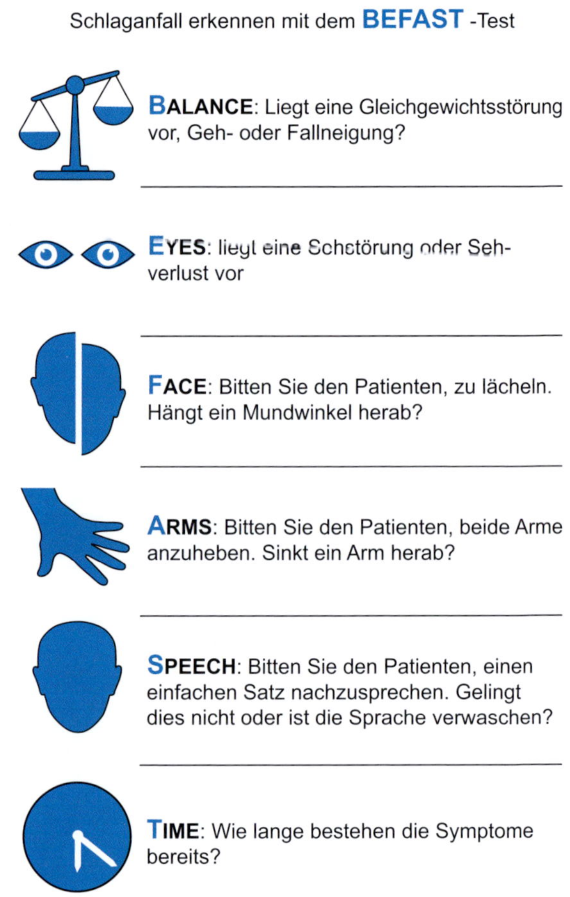

Abb. 14.10 BEFAST-Test [L143]

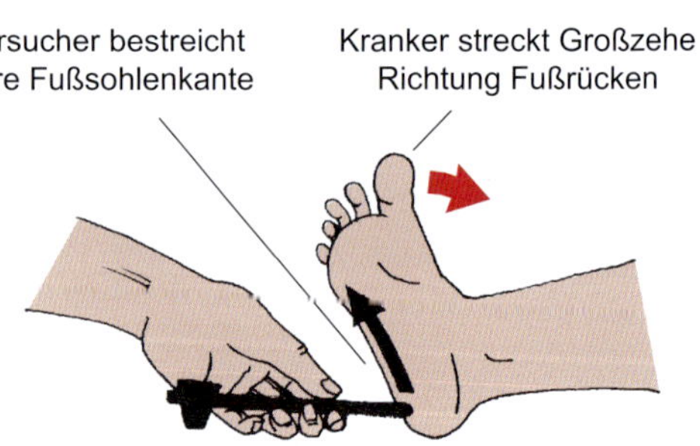

Abb. 14.11 Babinski-Zeichen [L215]

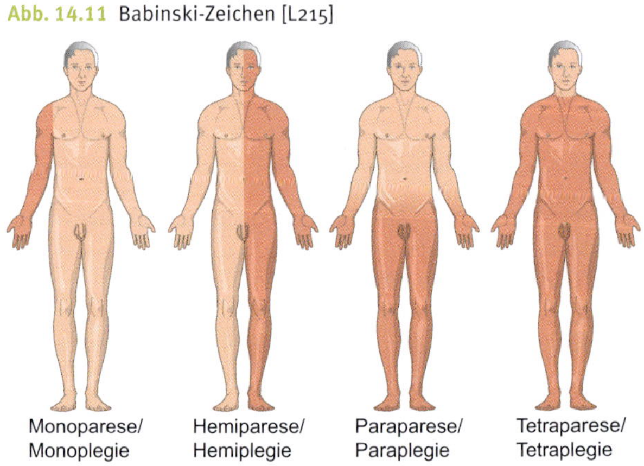

Abb. 14.12 Einteilung der Lähmungen [L190]

SCHLAGANFALL

Ischämischer Schlaganfall
80%

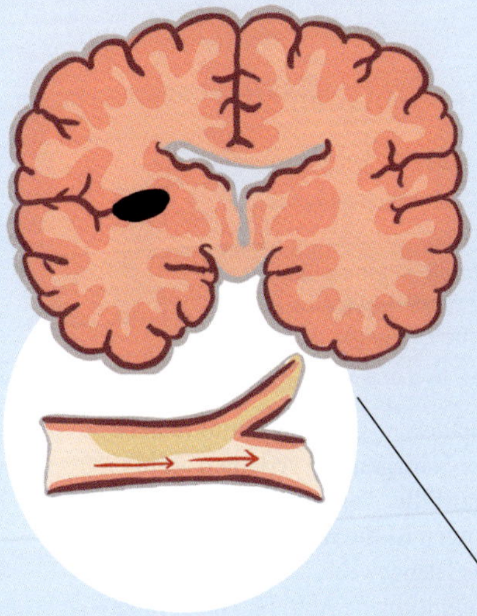

Hämorrhagischer Schlaganfall
15–20%

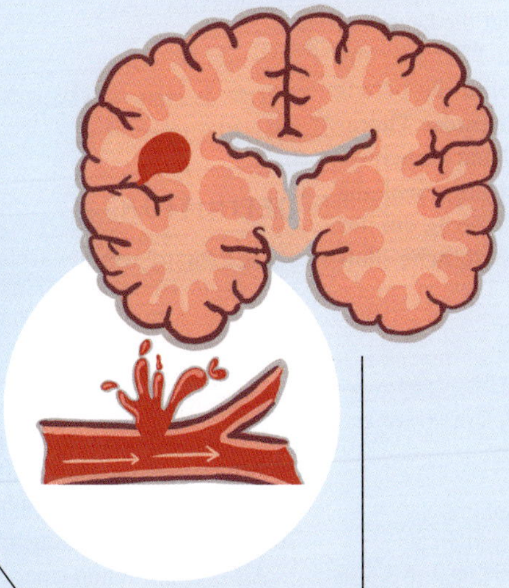

Sinusvenenthrombose
1%

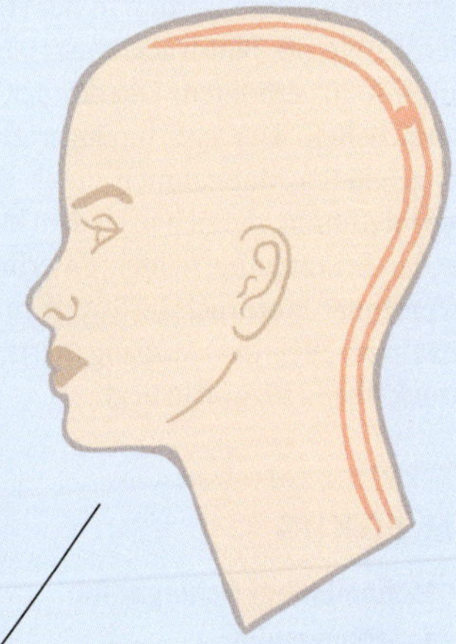

SYMPTOME
BEFAST-TEST

- **B** Gleichgewichtsstörung?
- **E** Sehstörung?
- **F** Hängender Mundwinkel?
- **A** Absinkender Arm?
- **S** Verwaschene Sprache?
- **T** Beginn der Symptome notieren!

CHECKLISTE SCHLAGANFALL

- Anmeldung in Stroke Unit
  Notarzt nur nachfordern, wenn ABC-Problem nicht beherrschbar, Atemwegssicherung nötig?
- zügiger Transport
- Monitoring
- Lagerung nach Patientenzustand
- Sauerstoffgabe, wenn SpO_2 < 92%
- i.v.-Zugang
- evtl. Blutdrucksenkung

TIME IS BRAIN
Rasches Erkennen! BE FAST!
Rascher Transport in Stroke Unit!

Fokus auf:
Blutzucker
Pupillenstatus
Meningismuszeichen
Hinweise auf Krampfanfall

Das **Monitoring** umfasst EKG, Sauerstoffsättigung, Blutdruck, Puls und Atmung. Die Blutzuckerbestimmung ist obligat, um eine Unterzuckerung als Ursache der Symptome auszuschließen. Der Patient erhält 2–4 l Sauerstoff über eine Maske. Die Lagerung orientiert sich an der Bewusstseinslage und der Kreislaufsituation: Bewusstlose werden in der stabilen Seitenlage gelagert. Ist der systolische Blutdruck über 100 mmHg, erfolgt die Lagerung mit um 30° erhöhtem Oberkörper, sonst ist eine Flachlagerung vorzuziehen. Der ggf. hinzugerufene Notarzt wird die bereits eingeleiteten Maßnahmen durch eine **medikamentöse Therapie** fortführen, die sich nach dem klinischen Bild und der Schwere der Erkrankung richtet. So erfolgt eine vorsichtige Senkung hypertoner Blutdruckwerte, z. B. mit Ebrantil® (→ 7.6.8), um nur maximal 20 % des Ausgangswerts, wenn der systolische Blutdruck über 220 mmHg liegt.

IM FOKUS

Ischämischer Schlaganfall

- **Störungsbild:**
  - Schlagartige Durchblutungsstörung des Gehirns
  - 80 % aller Schlaganfälle sind „unblutig", werden also durch Minderversorgung des Gehirns mit Sauerstoff ausgelöst.
- **Mögliche Ursachen:**
  - Arteriosklerose in den Hirngefäßen
  - Thrombosen der venösen Abflussgefäße
  - Arterielle Embolien durch Blutgerinnsel oder Kalkablagerungen
  - Gefäßverengungen durch Vasospasmen
- **Einteilung:**
  - **Transitorisch ischämische Attacke (TIA)** mit einer Symptomdauer von weniger als 1 Std. und ohne Nachweis einer strukturellen Hirnläsion
  - **Ischämischer Infarkt** mit einer Symptomdauer von mehr als 24 Std., der zu einer nachweisbaren frischen ischämischen Läsion geführt hat
- **Mögliche Symptome:**
  - Lähmungen (oft sind Gliedmaßen oder Gesicht betroffen)
  - Sprachstörungen
  - Kopfschmerzen
  - Schwindel
- **Maßnahmen:**
  - **BEFAST-Test:**
    - **B**alance: Gleichgewichtsstörung?
    - **E**yes: Sehstörung? Sichtfeld beeinträchtigt?
    - **F**ace: ein herabhängender Mundwinkel
    - **A**rm: Lähmungserscheinungen einer Extremität
    - **S**peech: Sprachstörung
    - **T**ime: Frage nach vergangener Zeit seit Symptombeginn
  - **Spezielle neurologische Zeichen:**
    - z. B. Babinski-Reflex (Pyramidenbahnzeichen)
  - Eiltransport in nächstgelegene Stroke Unit
  - Ggf. Notarztnachforderung (ohne Zeitverzögerung)
  - Monitoring
  - Lagerung nach Patientenzustand
  - Ggf. Sauerstoffgabe
  - Ggf. Anlage eines i. v.-Zugangs
  - Ggf. leichte Blutdrucksenkung

VIDEO

Beispiele für Symptome beim FAST-Test
https://www.youtube.com/watch?v=ZDhzClio_wA

14.4.2 Hämorrhagischer Schlaganfall (Hirnblutung)

DEFINITION

Ein hämorrhagischer Schlaganfall ist eine plötzlich auftretende Funktionsstörung des ZNS durch eine im Schädel gelegene Blutung (intrakranielle Blutung).

Blutungen im Inneren des Schädels werden als intrakranielle Blutungen bezeichnet. 20 % aller Schlaganfälle verlaufen als blutige **(hämorrhagische) Schlaganfälle.** Verantwortlich für 75 % aller gefäßbedingten Hirnblutungen ist die **intrazerebrale Massenblutung,** eine Blutung in das Hirngewebe.

Als Lokalisationen einer Hirnblutung (→ Abb. 14.9 oben links und → Abb. 14.13) im Falle eines hämorrhagischen Schlaganfalls kommen infrage:

- Eine Blutung in das Hirngewebe (**intrazerebrale Blutung** = ICB) oder die Hirnkammern (Ventrikelblutung) durch Gefäßrisse infolge hohen Blutdrucks oder Spontanblutungen bei gestörter Blutgerinnung
- Eine spontane **Subarachnoidalblutung** (SAB)
- Eine Stauungsblutung bei **Hirnvenen- oder Sinusthrombose**
- Epidural- und Subduralhämatome, die gewöhnlich durch Kopfverletzungen verursacht werden (→ Abb. 14.14a+b) und in → 18.7.2 abgehandelt werden.

Intrakranielle Blutungen ohne vorausgegangenes Trauma entstehen meistens durch Gefäßzerreißung im Rahmen eines hypertensiven Notfalls (→ 13.6.7) oder durch spontane Blutungen in die Hirnsubstanz bei gestörter Blutgerinnung, z. B. im Rahmen einer Therapie mit „Blutverdünnern" (DOAK, direkte orale Antikoagulanzien).

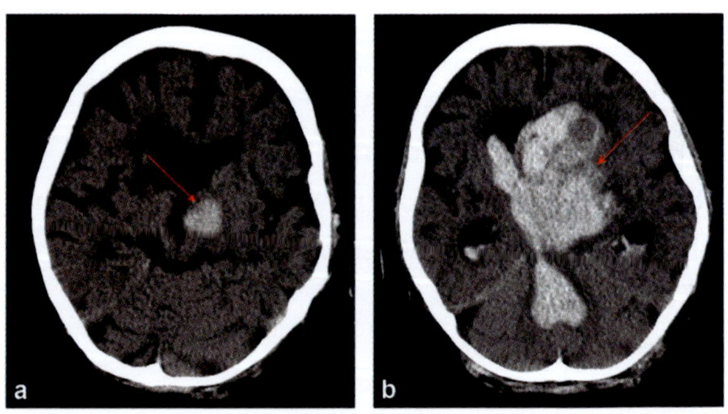

Abb. 14.13 Verlauf einer hypertensiven Blutung bei einer 65-jährigen Frau: a) Beginn als umschriebene Stammganglienblutung mit Hemiparese rechts, dann nach 4 Std. Streckkrämpfe und Koma. b) Im Kontroll-CCT massive Blutungszunahme mit Ventrikeleinblutung und akutem Verschlusshydrozephalus. Die Patientin verstarb am Folgetag. [T381]

Die **Subarachnoidalblutung** (→ Abb. 14.14c) ist eine arterielle Blutung in den Subarachnoidalraum (→ 14.1.3), die infolge der Ruptur eines angeborenen oder erworbenen **Aneurysmas** (krankhafte Erweiterung einer Arterie, → Abb. 14.14c) an einer der Arterien des Subarachnoidalraums entsteht. Subarachnoidalblutungen treten meistens aus völliger Gesundheit heraus nach körperlicher Anstrengung, bei Husten oder Pressen (z. B. Stuhlgang) auf.

Gemeinsam ist allen Hirnblutungen, dass sie zu einer Volumenzunahme innerhalb des Schädels und einer Zunahme des **intrazerebralen Drucks (ICP)** führen. Da der das **Gehirn** umgebende Schädelknochen nicht nachgeben kann, reicht bereits eine kleine Blutung aus, um innerhalb von Minuten einen lebensbedrohlichen Zustand auszulösen.

Symptome

Richtungweisend sind neben den zeitlichen Symptomen (→ Kap. 14.4.1), die ebenfalls bei Hirnblutungen beobachtet werden können, die Zeichen für einen erhöhten Hirndruck, die in → Tab. 14.6 zusammengefasst sind.

! ACHTUNG

Eine einseitig erweiterte Pupille bei einem wachen und orientierten Patienten spricht am ehesten für eine lokale Erkrankung oder ein direktes Trauma des betroffenen Auges (→ 18.14). Dieser Befund liefert keinen Anhalt für eine intrakranielle Raumforderung.

Basismaßnahmen

Die Basismaßnahmen unterscheiden sich **nicht** von denen bei einem ischämischen Insult (s. o.). Sie konzentrieren sich auf die Stabilisierung der **Vitalfunktionen** und die situationsgerechte Lagerung des Patienten. Sie zielen darauf ab, einen weiteren Hirndruckanstieg zu vermeiden.

Formkreis	Symptom
Bewusstsein	• Antriebsstörungen, Stimmungsschwankungen, Agitation • Amnesie, Orientierungsstörungen • Somnolenz bis Koma, Ausfall der Schutzreflexe
Atmung	• Ateminsuffizienz • Cheyne-Stokes-Atmung (→ Abb. 5.1) • Biot-Atmung (→ Abb. 5.1) • Apnoe
Kreislauf	Hypertonie und Bradykardie (Druckpuls)
Augen und Pupillen	• Pupillendifferenz mit einer herdseitigen, lichtstarren und weiten Pupille • Beidseitig weite, lichtstarre Pupillen • Herdblick, Doppelbilder, Lichtempfindlichkeit
Zerebrale Krämpfe	• Beugekrämpfe • Streckkrämpfe • Massen- und Wälzbewegungen
Sonstige	• Heftiger Kopfschmerz mit Ausstrahlung in den Nacken • Meningismus • Schwindel, Übelkeit, schwallartiges Erbrechen • Schluckauf (Singultus)

Tab. 14.6 Zeichen eines erhöhten Hirndrucks

! ACHTUNG

Besonders wichtig ist eine Immobilisation der Halswirbelsäule in Neutrallagerung des Kopfes.
Eine Beugung, Überstreckung oder extreme Seitwärtsdrehung des Kopfes oder ein zu enganliegendes Stifneck® müssen vermieden werden. Ansonsten wird insbesondere durch Kompression venöser Gefäße der Abfluss des Blutes aus dem Gehirn behindert und eine weitere Druckerhöhung begünstigt.

Bei Verdacht auf eine Hirnblutung erfolgt der sofortige Notarztruf. Der **Notarzt** wird nach Anlage eines periphervenösen Zugangs die medikamentöse Senkung des Blutdrucks auf einen

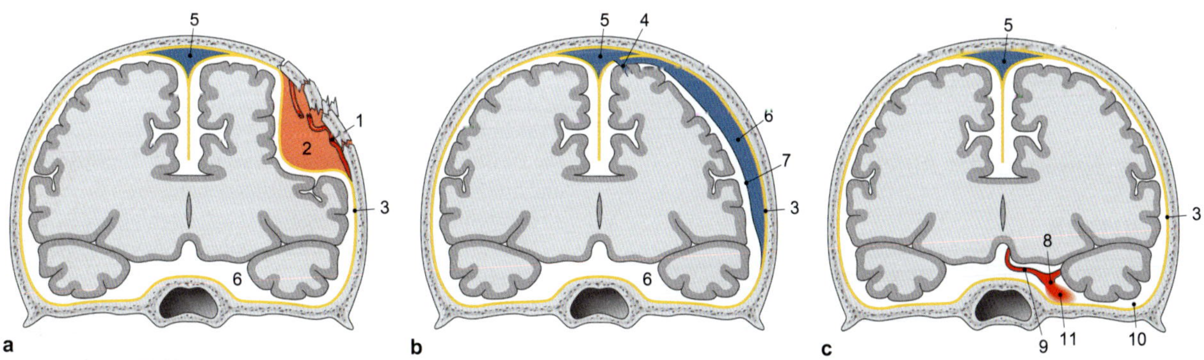

Abb. 14.14 Die verschiedenen Arten der intrakraniellen Blutungen. Nicht berücksichtigt: intrazerebrale Blutungen ins Hirnparenchym (→ Abb. 14.7, oben links).
a) Epiduralblutung. Die epidurale Blutung entsteht durch den Riss einer 1 meningealen Arterie (meist A. meningea media) im Rahmen eines Schädeltraumas, wodurch 2 arterielles Blut zwischen Schädelknochen und 3 Dura mater tritt und dort durch seine rasche Ausbreitung das Gehirn komprimiert.
b) Subduralblutung. Bei der subduralen Blutung reißt (meist durch ein schwaches Schädeltrauma) eine 4 Brückenvene zwischen oberflächlichen Gehirnvenen und 5 intraduralen Sinus, sodass 6 venöses Blut zwischen 3 Dura und 7 Arachnoidea tritt und die beiden Hirnhäute auseinanderdrängt.
c) Subarachnoidalblutung (SAB). Bei der subarachnoidalen Blutung platzt (meist ohne Trauma) z. B. ein 8 Aneurysma einer 9 gehirnversorgenden Arterie (die Arterie kann aber auch ohne Aneurysma einreißen), die im 10 Subarachnoidalraum an der Schädelbasis verläuft, sodass 11 arterielles Blut in den Subarachnoidalraum pulsiert. [T873, L106]

systolischen Blutdruck von zumindest unter 180 mmHg vornehmen. Eine Senkung des Blutdrucks auf Werte unter 140 mmHg systolisch muss außerhalb der Klinik jedoch unterbleiben, da es unmöglich ist, präklinisch eine Ischämie von einer Blutung als Ursache der neurologischen Ausfälle zu unterscheiden.

Ist der Patient **tief bewusstlos** und sind die Schutzreflexe ausgefallen, wird der Notarzt den Patienten narkotisieren, intubieren und kontrolliert beatmen (→ 12.5).

IM FOKUS

Hämorrhagischer Schlaganfall (Hirnblutung)

- **Störungsbild:**
  - Blutungen im Inneren des Schädels werden als intrakranielle Blutungen bezeichnet
  - 20 % aller Schlaganfälle verlaufen als blutige (hämorrhagische) Schlaganfälle.
- **Mögliche Formen:**
  - Gefäßrisse infolge hohen Blutdrucks
  - Spontanblutungen bei gestörter Blutgerinnung
  - Stauungsblutung bei Hirnvenen- oder Sinusthrombose
  - Traumatisch: Epidural- und Subduralhämatome
  - Aneurysmaruptur: Subarachnoidalblutung
- **Mögliche Symptome:**
  - Symptome des hämorrhagischen Insults
  - Allerdings häufiger mit:
    - Bewusstseinsstörungen
    - Störungen der Atmung
    - Störungen des Herz-Kreislauf-Systems
    - Zerebralen Krampfanfällen
  - **Wichtige Zeichen sind zudem:**
    - Heftiger Kopfschmerz mit Ausstrahlung in den Nacken
    - Meningismus
    - Schwindel, Übelkeit, schwallartiges Erbrechen
    - Schluckauf
- **Maßnahmen:**
  - Notarztnachforderung
  - Monitoring
  - Lagerung nach Patientenzustand
  - Neutrallagerung der HWS
  - Sauerstoffgabe
  - Anlage eines i. v.-Zugangs
  - Blutdruckkontrolle
  - Ggf. Intubationsnarkose und Beatmung

14.4.3 Epileptischer Anfall und Epilepsie

DEFINITION

„Ein **epileptischer Anfall** *ist ein vorrübergehendes Auftreten von Anzeichen und/oder Symptomen aufgrund einer pathologisch exzessiven oder synchronen neuronalen Aktivität im Gehirn." (DGN, 2017)*

DEFINITION

„Epilepsie *ist ein Zustand des Gehirns (mit) andauernder Prädisposition, epileptische Anfälle zu generieren." (DGN, 2012)*

Bei einem **epileptischen Anfall** kommt es zu einer plötzlichen Funktionsstörung des ZNS durch abnorme Entladungen der Nervenzellen an der Hirnrinde. Abhängig vom Ort und der Ausprägung variiert das Erscheinungsbild erheblich. Manchmal wird der epileptische Anfall vom Patienten selbst kaum wahrgenommen und manchmal kommt es zu starken Krampfanfällen und Bewusstseinsstörungen. Die Anfälle reichen von nur wenige Sekunden dauernden motorischen und sensiblen Phänomenen über Aussetzer (Absencen) und Abläufe mit Zuckungen eines Arms oder Beins bis hin zu komplexen Bewegungs- und Bewusstseinsphänomenen und zu klassischen tonisch-klonischen Anfällen.

Ein epileptischer Anfall **(Krampfanfall)** dauert meist nicht länger als 2 Min. Im epileptischen Anfall ist der Patient im **iktalen Zustand** (d. h. „im Anfall"), danach folgt der **postiktale Zustand** („nach dem Anfall"), der bei älteren Patienten bis über 24 Std. andauern kann und durch neurologische Ausfälle, z. B. vorübergehende Lähmung oder Schwäche einer Körperhälfte, sog. Todd'sche Parese, psychische, psychotische und ggf. aggressive Störungen oder eine sog. „Nachschlafphase" auffällig ist. Die Nachschlafphase zeichnet sich durch starke Erschöpfung, Schläfrigkeit und Desorientierung aus.

Zwischen zwei epileptischen Anfällen ist der Patient im interiktalen Zustand („zwischen den Anfällen"), in dem das ZNS normal funktioniert. Eine **Aura** ist ein subjektives Wahrnehmen von Empfindungen (z. B. „aus dem Bauch aufsteigendes Gefühl"), Gerüchen, Hör- oder Seheindrücken und ist bereits Teil des Anfalls.

Die **Epilepsie** ist keine einheitliche Erkrankung. Sie kann viele Ursachen haben und manchmal bleibt die Ursache auch im Unklaren, aber die Erkrankung äußert sich über das gemeinsame, hervorstechende Bild eines epileptischen Anfalls.

Die „International League Against Epilepsy" (ILAE)-Kommission zur Klassifikation und Terminologie hat 2025 eine überarbeitete Version zur Terminologie der Anfälle und **Epilepsien** veröffentlicht (→ Abb. 14.15). Diese Klassifikation basiert auf Erfahrungen bei der klinischen Umsetzung der Epilepsieklassifikation aus dem Jahr 2017 und umfasst neben sog. Klassifikatoren jetzt auch sog. Deskriptoren:

1. Die vier Hauptklassen (**Klassifikatoren**) sind:
   - fokal,
   - generalisiert,
   - unbekannt, ob fokal oder generalisiert,
   - nicht klassifizierbar.
2. Die **Deskriptoren** sind wichtige Angaben von Augenzeugen und beschreiben wichtige Anfallsmerkmale, wie z.B.
   - die chronologische Abfolge
   - Merkmale der Anfälle (z.B. Myoklonus, Spasmus, Blickwendung etc.)

Der Zustand des **Bewusstseins** während eines Anfalls ist als Klassifizierungsmerkmal für fokale und Anfälle unbekannten Ursprungs neu aufgenommen worden und kann anhand der Beurteilung von

- Reaktionsfähigkeit und Gewahrsein während eines Anfalls und
- Erinnerung nach einem Anfall

beurteilt und beschrieben werden.

Die epileptischen Anfälle können so mit oder ohne beobachtete Symptome und anhand der zeitlichen Abfolge ihrer Krankheitszeichen beschrieben werden.

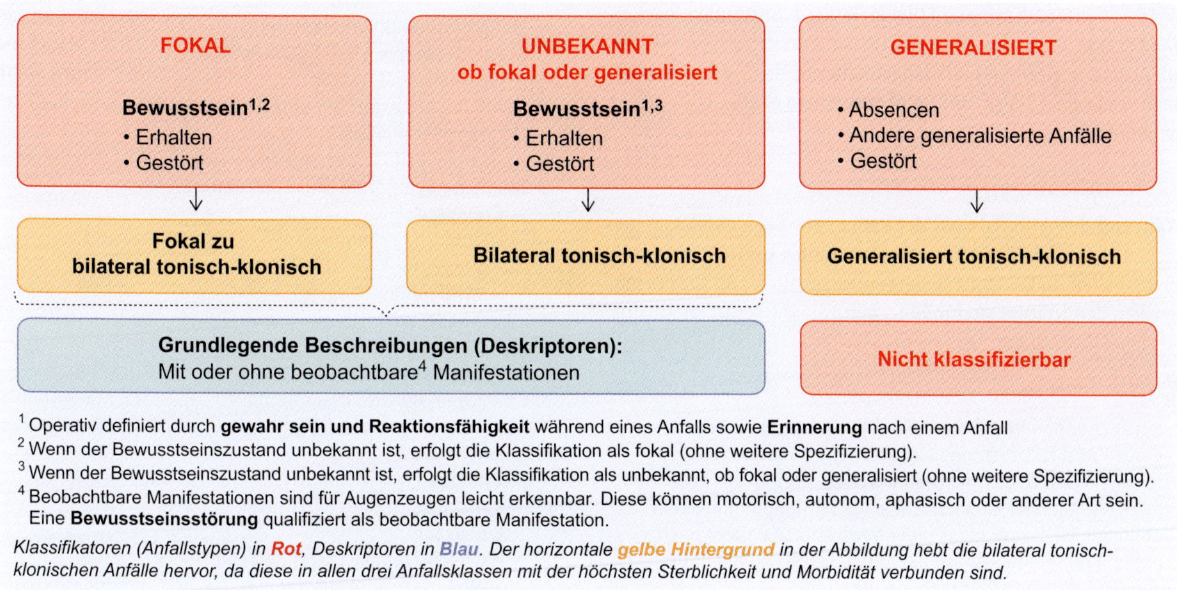

Abb. 14.15 Grundversion der Anfallsklassifikation nach ILAE (2025) (CC BY 4.0 Int.) [L143]

Für den Rettungsdienst relevant ist lediglich die Grundversion der aktuellen Anfallsklassifikation, in der die Anfälle entsprechend ihrer Symptombeschreibung klassifiziert werden. Deren Variationen sind der → Abb. 14.15 zu entnehmen.

Symptome

Die Symptome der epileptischen Anfälle können sehr unterschiedlich aussehen. Die bekannten **Anfallsformen** unterscheiden sich in der **Abfolge** der Krämpfe und ihrer **Ausdehnung** über den Körper. So resultiert ein **generalisierter Krampfanfall** aus der Spontanentladung zentraler Neurone, was zu einer abnormen elektrischen Aktivität des gesamten Gehirns führt und in seinen Auswirkungen die Muskelgruppen des ganzen Körpers umfasst. Ein **fokaler Krampfanfall** (lat. focus = Herd) hingegen befällt immer nur eine bestimmte Hirnregion, sodass nur einzelne Körperregionen betroffen sind. **Myoklonische Anfälle** zeichnen sich dagegen durch kurz andauernde Zuckungen umschriebener Muskelgruppen aus, bei der das Bewusstsein erhalten bleibt. Um einen epileptischen Anfall vergleichend beschreiben zu können, sind Kenntnisse über die auftretenden **Anfallserscheinungen (Krampfart)** und die zugehörige Art der auftretenden Muskelverkrampfungen notwendig.

- Bei **tonischen** Krämpfen **(Streckkrämpfe)** kommt es zur maximalen Streckung aller Körperteile. Die Muskulatur ist angespannt und der Körper starr.
- Die Streckkrämpfe können innerhalb von Sekunden in **klonische** Krämpfe **(Beugekrämpfe)** übergehen, die sich durch schüttelnde und heftig zuckende Bewegungen der Muskulatur auszeichnen.
- **Myoklonien** sind kurze, unvermittelt auftretende Muskelzuckungen einzelner Muskeln (Hand, Arm oder Rumpf).
- **Absencen** (früher: Petit Mal, Kleiner Anfall) wiederum sind durch kurzzeitige Bewusstseinspausen ohne Muskelaktivität definiert.
- **Atonische Anfälle** zeichnen sich durch einen Verlust der Muskelspannung in einem Teil der Muskulatur aus. Je nachdem, welche Muskelgruppen betroffen sind, sackt der Patient regelrecht zusammen.

Am häufigsten tritt der **Grand-Mal-Anfall** (großer Anfall) auf. Er zählt zu den **generalisierten Krampfanfällen** und äußert sich zu Anfallsbeginn mit einer Aura (s. o.) wie Angstzuständen, Unruhe, Kaltschweißigkeit, Blässe und sensorischen Halluzinationen.

Ein Initialschrei markiert den Beginn des Krampfs. Die betroffene Person fällt zu Boden, ist bewusstlos und atmet für die Dauer des Anfalls nicht mehr. Infolgedessen kann sie **zyanotisch** werden. Die Pupillen werden weit und lichtstarr. Der Puls ist **tachykard** und der Blutdruck **hyperton.** Zuerst imponieren tonische, dann folgen klonische Krämpfe. Während des Krampfanfalls kann es zu einem **Zungenbiss** kommen. Außerdem kann ein verstärkter **Speichelfluss** oder Schaum vor dem Mund bemerkt werden. Die Patienten haben oftmals **eingenässt.**

Im Anschluss an einen Krampfanfall erwacht die betroffene Person meist nur langsam (terminaler Nachschlaf, **postiktaler Dämmerzustand**) und ist noch bewusstseinsgestört. In dieser Phase kann die Atmung stoßartig sein und eine **motorische Unruhe** auffallen. Die Patienten sind **desorientiert,** leiden an Kopfschmerzen, verspüren einen Muskelkater und haben meistens keinerlei Erinnerung an den Krampfanfall.

Das alarmierte Rettungsfachpersonal trifft überwiegend erst nach dem Krampfereignis ein, sodass auf einen **unbeobachteten Krampfanfall** nur **anhand folgender Symptome** geschlossen werden kann:

- Zungenbiss
- Einnässen
- Terminaler Nachschlaf mit motorischer Unruhe, Desorientierung, Amnesie und Kopfschmerzen

Treten mehrere Krampfanfälle in kurzen Abständen nacheinander auf, ohne dass das Bewusstsein wiedererlangt wurde, oder ist der Krampfanfall langanhaltend, d. h., er hört nicht nach spätestens 5 Min. auf, wird von einem **Status epilepticus** gesprochen.

Basismaßnahmen

Während des Anfalls muss der Patient vor Begleitverletzungen geschützt werden. Er ist von scharfen Kanten und spitzen Ecken fernzuhalten. In keinem Fall darf er festgehalten und so versucht werden, den Krampf zu durchbrechen.

ACHTUNG

Ein kurz andauernder Krampfanfall tritt häufig zu Beginn eines Kreislaufstillstands auf, wenn die Sauerstoffkonzentration im Gehirn absinkt **(Adam-Stokes-Anfall).** Ein postiktales Atemmuster kann zudem einer Schnappatmung sehr ähnlich sein. Daher muss jeder bewusstlose Patient nach einem Krampfanfall sofort auf Kreislaufzeichen hin überprüft werden und ein EKG-Monitoring erhalten.

Nach einem **epileptischen Krampfanfall** erfolgt die Lagerung des Patienten in stabiler Seitenlage, bis er das Bewusstsein wiedererlangt hat. Dann kann er mit erhöhtem Oberkörper gelagert werden. Die Vitalfunktionen werden mit dem üblichen Monitoring kontinuierlich überwacht und gesichert. Um eine **Hypoglykämie** auszuschließen, muss eine Blutzuckerkontrolle durchgeführt werden. Außerdem erhält der Patient 2–4 l Sauerstoff pro Minute über eine Nasenbrille. Während des Krampfs zugezogene Verletzungen werden entsprechend versorgt.

PRAXISTIPP

Nach dem Anfall ist die Bereitschaft zu einem erneuten Krampfgeschehen gesteigert, sodass eine kontinuierliche Überwachung erforderlich ist.

Sollte der Krampfanfall noch anhalten, wird der hinzugezogene **Notarzt** oder Notfallsanitäter versuchen, einen venösen Zugang anzulegen und mithilfe von Antikonvulsiva → 7.6.2), z. B. Dormicum® oder Valium®, den Anfall zu durchbrechen. Alternativ kann auch erwogen werden, Valium® als Rektiole oder Dormicum® über die MAD (→ Abb. 7.7) zu verabreichen.

IM FOKUS

Epileptische Krampfanfälle und Epilepsie

- **Störungsbild:**
  - *„Ein epileptischer Anfall ist ein vorrübergehendes Auftreten von Anzeichen und/oder Symptomen aufgrund einer pathologisch exzessiven oder synchronen neuronalen Aktivität im Gehirn." (DGN, 2017)*
  - *„Epilepsie ist ein Zustand des Gehirns ... (mit) andauernder Prädisposition, epileptische Anfälle zu generieren. (DGN, 2012)*
- **Hauptklassen (Klassifikatoren):**
  - Fokale Anfälle
  - Generalisierte Anfälle
  - Anfälle unbekannten Ursprungs (fokal/generalisiert nicht bestimmbar)
  - Nicht klassifizierbare Anfälle
- **Mögliche Symptome (Deskriptoren):**
  - **Krampfart:**
    - Tonische Krämpfe
    - Klonische Krämpfe
    - Myoklonien
    - Absencen
    - Atonische Anfälle
  - **Krampfmuster:**
    - Generalisierte Krampfanfälle (z. B. Grand-Mal-Anfall)
    - Fokale Krampfanfälle
  - **Zungenbiss**
  - **Zyanose**
  - **Kaltschweißigkeit und Blässe**
  - **Einnässen**
  - **Nachschlafphase (Terminalschlaf):**
    - Reduziertes Bewusstsein (qualitativ und quantitativ)
    - Motorische Unruhe
    - Amnesie
    - Kopfschmerzen
  - **Achtung:** Hält ein Krampfanfall mehr als 5 Min. an, liegt ein Status epilepticus vor!
- **Maßnahmen:**
  - Notarztnachforderung
  - Schutz vor Verletzungen (vor allem während des Anfalls)
    - Achtung: Patienten niemals festhalten!
  - Lagerung in stabiler Seitenlage, wenn Bewusstseinsstörung vorliegt
  - Hypoglykämie ausschließen
  - Sauerstoffgabe
  - Anlage eines i. v.-Zugangs
  - Krampfdurchbrechung mit Benzodiazepinen
    - Ggf. intranasal mit MAD

14.4.4 Bandscheibenvorfall

Die Bandscheiben sind kleine Polsterringe aus Bindegewebe, die zwischen den einzelnen Wirbelkörpern der Wirbelsäule liegen, sodass die Wirbelknochen nicht direkt aufeinander reiben. Die Bandscheiben haben im Inneren einen weichen Gallertkern, der von einem festen Faserring schlossen wird. Im Laufe des Lebens kommt es früher oder später zu kleineren Einrissen im Faserring. Diese Einrisse führen zu einer Verlagerung des unter Druck stehenden weichen Bandscheibenkerns, was wiederum die Einrisse vergrößern kann. Tritt der weiche Gallertkern der Bandscheibe durch den Faserring in den Spinalkanal, wird dies als Bandscheibenvorfall (**Diskusprolaps,** → Abb. 14.16) bezeichnet. Bandscheibenvorfälle ereignen sich am häufigsten im Bereich der Lendenwirbelsäule (→ Abb. 14.17), seltener sind Vorfälle der Bandscheiben der Halswirbelsäule.

Symptome

Typische Symptome bei einem Bandscheibenvorfall der Lendenwirbelsäule sind:

- **Rückenschmerzen,** die ins Gesäß (Ischias-Schmerz) oder in das Bein ausstrahlen

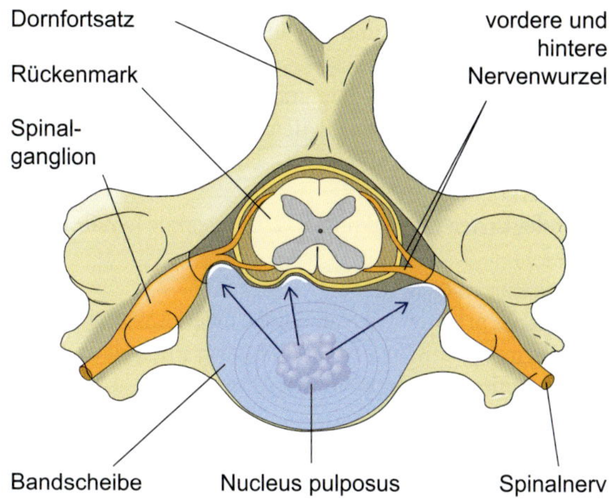

Abb. 14.16 Bandscheibenvorfall: Der Bandscheibenkern drückt auf eine periphere Nervenwurzel. [L190]

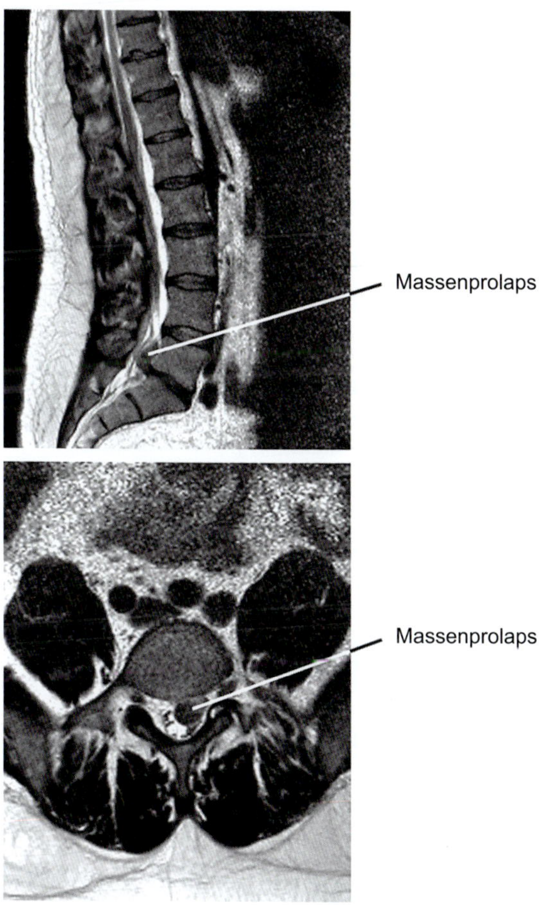

Abb. 14.17 Massenprolaps L5/S1 rechts, oben: sagittal, unten: transversal [T412]

- **Taubheitsgefühl,** Kribbeln im Bein
- **Lähmungen** im Bein oder Fuß

Das Leitsymptom des lumbalen Bandscheibenvorfalls ist das **Taubheitsgefühl** im Bein, das zusätzlich zu dem Rückenschmerz auftritt, den viele Patienten schon in der Vorphase verspürt haben. Weiterhin können starke Schmerzen in dem betroffenen Gebiet, Bewegungseinschränkungen der Wirbelsäule und eine generelle Schonhaltung beobachtet werden. Die Symptome treten oft akut nach starker mechanischer Belastung der Wirbelsäule, wie Heben schwerer Lasten, Gartenarbeit oder Sport, auf.

Bei einem besonders großen Bandscheibenvorfall (Massenprolaps) kann der Spinalkanal, durch den das Rückenmark und die Nervenstränge ziehen, stark eingeengt werden. Dabei kann der Bandscheibenvorfall das Rückenmark oder zumeist die Nervenstränge im unteren Bereich der Lendenwirbelsäule komprimieren. Die Nervenstränge in diesem unteren Bereich des Rückenmarkkanals sehen aus wie ein Pferdeschwanz (lat.: cauda equina) und versorgen den Genitalbereich, die Blase und den Enddarm. Werden nun diese Nervenstränge durch den Bandscheibenvorfall stark eingeklemmt, kann es in der Folge zu einem **kompletten oder teilweisen Funktionsverlust** (Harn- und Stuhlinkontinenz) kommen (Cauda-equina-Syndrom). Solche schweren Bandscheibenfälle kommen zwar selten vor, sind jedoch eine absolute Notfallindikation für eine sofortige Bandscheibenoperation.

Basismaßnahmen

Die wichtigste Basismaßnahme ist die schonende Lagerung des Patienten unter Immobilisation der Wirbelsäule auf der Vakuummatratze. Die Umlagerung sollte nach Möglichkeit mit der Schaufeltrage erfolgen. Bei Schmerzen in der Halswirbelsäule wird ein Stifneck® angelegt (→ 18.4.1). Ist die Umlagerung und Immobilisation nicht ohne Schmerzen möglich, muss ein **Notarzt** zur Schmerzbekämpfung und Sedierung hinzugezogen werden. Das angelegte Basismonitoring überwacht die Vitalfunktionen.

IM FOKUS

Bandscheibenvorfall

- **Störungsbild:**
  - Degenerative Veränderungen der Bandscheiben mit feinen Einrissen des Faserrings schwächen die Bandscheibenstabilität.
  - Stülpt sich der weiche Gallertkern der Bandscheibe durch diese Einrisse in den Spinalkanal vor, wird dies als Bandscheibenvorfall bezeichnet.
- **Einteilung:**
  - Erfolgt nach dem betroffenen Wirbelsäulenabschnitt (HWS, BWS, LWS).
  - Bandscheibenvorfälle der HWS sind am seltensten, Bandscheibenvorfälle der LWS am häufigsten.
- **Mögliche Symptome:**
  - Schmerzen
  - Gefühlsstörungen unterhalb des Bandscheibenvorfalls (z. B. Taubheitsgefühl im Bein bei LWS-Prolaps)
  - Bewegungseinschränkungen der Wirbelsäule mit Schonhaltung
- **Maßnahmen:**
  - Schonende Lagerung und Immobilisation des Patienten
  - Monitoring
  - Ggf. Notarztnachforderung
  - Ggf. Anlage eines i. v.-Zugangs
  - Ggf. Analgesie

14.4.5 Schwindelanfall (Vertigo)

Verschiedene Erkrankungen aus dem HNO-Bereich (z. B. Menière-Erkrankung), der Neurologie (z. B. Neuropathien) oder der Inneren Medizin (z. B. Hypertension) kommen als Ursache in Betracht. Der Schwindel (**Vertigo,** lat.: vertere = hin und her wenden) ist ein subjektiv empfundenes **Dreh- oder Schwankgefühl** des Körpers. Es werden Dreh-, Schwank- und Bewegungsschwindel unterschieden. Die Patienten geben ein Gefühl an, ähnlich dem nach mehreren Drehungen um die eigene Körperachse oder nach einer Karussellfahrt, und klagen über Gangunsicherheit und Angstgefühl. Übelkeit und Erbrechen können ebenfalls auftreten. Davon abzugrenzen ist der orthostatische Schwindel, der durch zu schnelles Aufrichten aus der Hocke, dem Sitzen oder Liegen, durch Dysregulation im Herz-Kreislauf-System entsteht, aber nur ultrakurz anhält.

Der Vertigo entsteht aufgrund widersprüchlicher Reizimpulse des Gleichgewichtssinns und tritt auf bei:

- Störungen im Gleichgewichtssystem (z. B. akuter Drehschwindelanfall mit Übelkeit und Erbrechen, Tinnitus und Schwerhörigkeit: Morbus Menière)
- Bluthochdruck (→ 13.6.7)
- Augenerkrankungen
- Neurologischen Erkrankungen (z. B. zerebrale Ischämie, → 14.4.1)
- Intoxikationen (z. B. Alkohol, → 26.3.2)

Die **Therapie** orientiert sich an der Grunderkrankung und wird von der symptomatischen Behandlung von Übelkeit und Erbrechen mit Antiemetika (z. B. Vomex A®) begleitet.

WIEDERHOLUNGSFRAGEN

1. Welche Hauptaufgaben hat das Nervensystem? (→ 14.1)
2. Welche charakteristischen Baumerkmale prägen die Nervenzelle? Nennen Sie ihre Funktionen. (→ 14.1.1)
3. Wie kommt das Ruhemembranpotenzial zustande? (→ 14.1.1)
4. Was sind Transmitter und welche Aufgaben haben sie? (→ 14.1.1)
5. Was ist eine Synapse und wo sind Synapsen lokalisiert? Beschreiben Sie den Aufbau einer Synapse und ihre Funktionsweise. (→ 14.1.1)
6. Gliedern Sie das Nervensystem nach seiner Lage im Körper. Welche Bereiche werden unterschieden und welche Aufgaben haben sie? (→ 14.1.2)
7. Welche Gebiete des Nervensystems können bei einer Gliederung nach seinen Funktionen unterschieden werden? Nennen Sie ihre Funktionen. (→ 14.1.2)
8. Benennen Sie die Hirn- und Rückenmarkshäute, beschreiben Sie ihre Lage zueinander und erläutern Sie ihre Funktionen. (→ 14.1.3)
9. Was ist Liquor? Wo kommt er vor und welche Aufgaben erfüllt er? (→ 14.1.3)
10. Erläutern Sie die wichtigsten Funktionen des Gehirns anhand der unterschiedlichen Gehirnabschnitte. (→ 14.1.3)
11. Wie erfolgt die arterielle Blutversorgung des Gehirns? Wo sind die Hirnarterien lokalisiert? Welche großen Körperarterien ermöglichen seine Versorgung? (→ 14.1.3)
12. Was unterscheidet einen Nerv von einer Nervenfaser? (→ 14.1.4)
13. Welchem Funktionsprinzip folgt das vegetative Nervensystem? (→ 14.1.5)
14. Erläutern Sie die Wirkung des vegetativen Nervensystems an Herz, Bronchien, Arterien, Magen-Darm-Trakt und Pupillen. (→ 14.1.5)
15. Definieren Sie den Begriff „Bewusstlosigkeit“. (→ 14.2)
16. Welche Bewusstseinsstörungen können unterschieden werden? (→ 14.2)
17. Wie erfolgt im Rettungsdienst am besten die Beurteilung von Bewusstseinsstörungen? (→ 14.2)
18. Anhand welcher Leitsymptome werden Bewusstseinsstörungen erkannt? (→ 14.2)
19. Welche Maßnahmen müssen bei allen Bewusstseinsstörungen, unabhängig von ihrer Ursache, ergriffen werden? (→ 14.2)
20. Was ist ein ischämischer Schlaganfall und wie erfolgt seine Unterscheidung? (→ 14.4.1)
21. Welche Ursachen können einen ischämischen Schlaganfall auslösen? (→ 14.4.1)
22. Welche Risikofaktoren begünstigen die Entstehung eines ischämischen Schlaganfalls? (→ 14.4.1)
23. Welche Symptome lassen ischämische Schlaganfälle erkennen? (→ 14.4.1)
24. Welche Basismaßnahmen müssen bei einem ischämischen Schlaganfallergriffen werden? (→ 14.4.1)
25. Wann und wie erfolgt eine Blutdrucksenkung bei einem ischämischen Schlaganfall? (→ 14.4.1)
26. Welche hämorrhagischen Schlaganfälle können unterschieden werden? Beschreiben Sie diese und nennen Sie Ursachen für ihre Entstehung. (→ 14.4.2)
27. Welche Basismaßnahmen werden bei hämorrhagischen Schlaganfällen ergriffen? (→ 14.4.2)
28. Was ist ein epileptischer Anfall? Nennen Sie Ursachen und Auslöser. (→ 14.4.3)
29. Welche Krampfarten und Krampfmuster können bei epileptischen Anfällen unterschieden werden? (→ 14.4.3)
30. Beschreiben Sie den Ablauf eines Grand-Mal-Anfalls. (→ 14.4.3)
31. Welche Symptome weisen auf einen abgelaufenen epileptischen Anfall hin? (→ 14.4.3)
32. Welche Gefahren und Komplikationen drohen bei einem epileptischen Anfall? (→ 14.4.3)
33. Welche Basismaßnahmen müssen während und nach dem epileptischen Anfall ergriffen werden? (→ 14.4.3)
34. Welche Medikamente können einen epileptischen Anfall unterbrechen? (→ 14.4.3)
35. Was ist ein Bandscheibenvorfall und wie entsteht er? (→ 14.4.4)
36. Welche Therapie führen Sie bei Patienten mit Bandscheibenvorfall durch? (→ 14.4.4)
37. Was kann einen Schwindelanfall (Vertigo) auslösen? (→ 14.4.5)

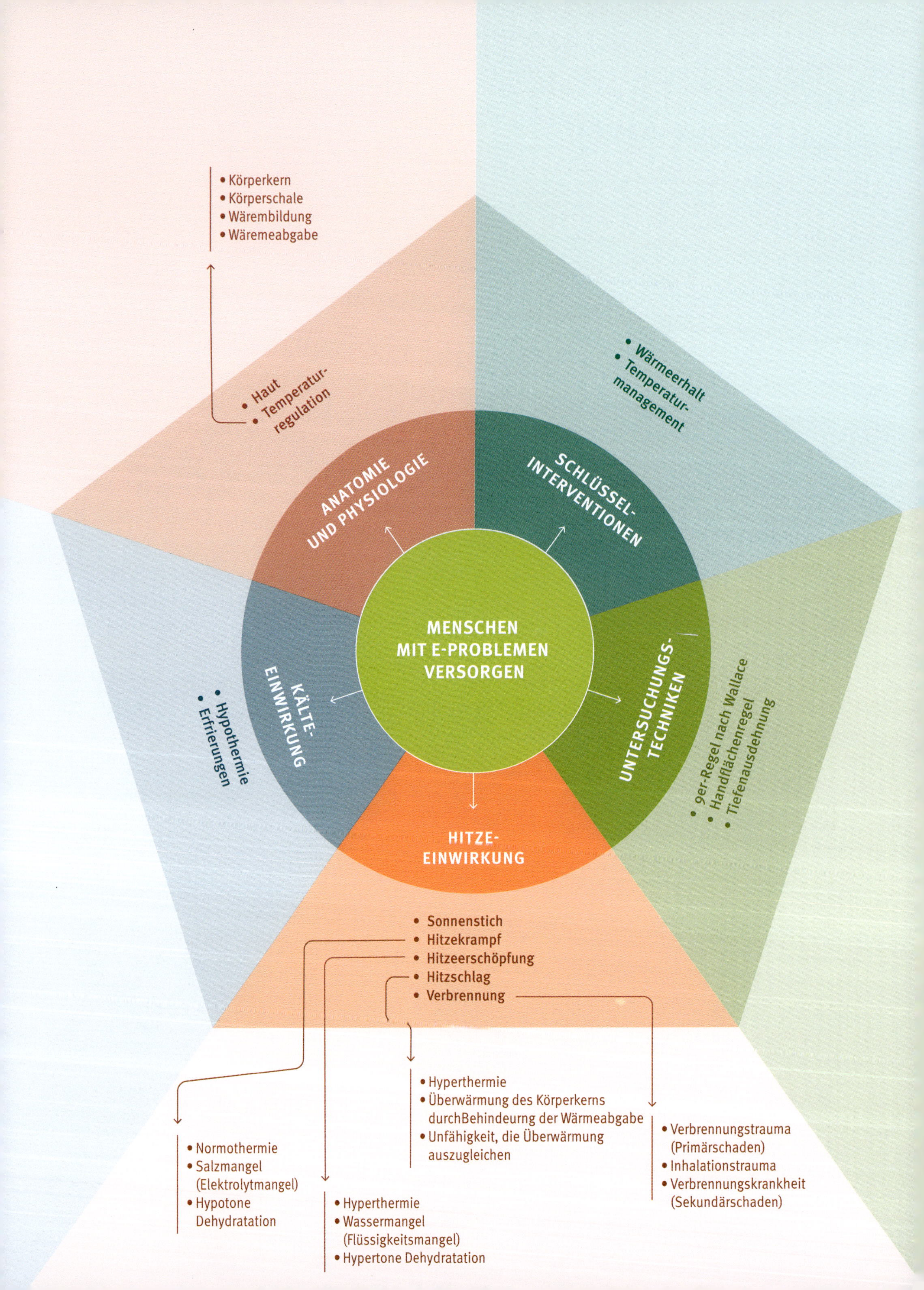

MENSCHEN MIT E-PROBLEMEN VERSORGEN
ANATOMIE UND PHYSIOLOGIE
• Haut
• Temperaturregulation
• Körperkern
• Körperschale
• Wärembildung
• Wäremeabgabe
SCHLÜSSEL-INTERVENTIONEN
• Wärmeerhalt
• Temperaturmanagement
UNTERSUCHUNGS-TECHNIKEN
• 9er-Regel nach Wallace
• Handflächenregel
• Tiefenausdehnung
HITZE-EINWIRKUNG
• Sonnenstich
• Hitzekrampf
• Hitzeerschöpfung
• Hitzschlag
• Verbrennung
• Normothermie
• Salzmangel (Elektrolytmangel)
• Hypotone Dehydratation
• Hyperthermie
• Wassermangel (Flüssigkeitsmangel)
• Hypertone Dehydratation
• Hyperthermie
• Überwärmung des Körperkerns durchBehindeurng der Wärmeabgabe
• Unfähigkeit, die Überwärmung auszugleichen
• Verbrennungstrauma (Primärschaden)
• Inhalationstrauma
• Verbrennungskrankheit (Sekundärschaden)
KÄLTE-EINWIRKUNG
• Hypothermie
• Erfrierungen

15

MENSCHEN MIT E-PROBLEMEN VERSORGEN

Jürgen Luxem

FALLBEISPIEL

Sie werden als eines von mehreren Rettungsfahrzeugen zu einem Einsatz mit dem Stichwort „Bereitstellung, Feuer, Groß“ gerufen. Ihre Aufgabe ist die rettungsdienstliche Absicherung der Löscharbeiten. Sie stellen Ihr Fahrzeug mit etwas Abstand zum Brandort ab, um die Einsatzkräfte der Feuerwehr nicht bei der Arbeit zu behindern. Der Dachstuhl eines Einfamilienhauses steht im Vollbrand. Nach kurzer Zeit wird ein stark hustender Patient durch den Angriffstrupp aus dem Haus gerettet. Sie übernehmen den Patienten gemeinsam mit dem Team eines NEF etwas abseits des Brandorts und verbringen ihn nach kurzer Prüfung von Atmung und Kreislauf in einen Rettungswagen. Dort wird der Patient nach dem ABCDE-Schema untersucht.
Bei der Atemwegskontrolle fällt die verrußte Schleimhaut auf. Die Atmung ist beschleunigt, aber es sind keine Atemnebengeräusche zu hören. Ihr Team verabreicht 100 % Sauerstoff. Zudem wird ein intravenöser Zugang gelegt und Flüssigkeit verabreicht. Die Kreislaufparameter des Patienten sind bis auf eine Tachykardie unauffällig. Der Patient ist somnolent und reagiert nur verzögert auf Aufforderungen. Beim Entkleiden des Körpers fallen Ihnen Verbrennungen der Unterarme und des Brustkorbs auf. Das Verbrennungsausmaß beträgt etwa 10 % der Körperoberfläche.

LERNZIELE

- Den Aufbau und die Funktion des Organsystems Haut beschreiben
- Den Regelkreis der Körpertemperaturregulation erläutern
- Wärmebildung und Wärmeabgabe erklären
- Die Hitzeerkrankungen anhand von Körpertemperatur und Symptomen gegeneinander abgrenzen
- Das Verbrennungstrauma anhand von Flächen- und Tiefenausdehnung einschätzen
- Die Neuner-Regel nach Wallace anwenden
- Die Verbrennungskrankheit als Systemerkrankung erfassen
- Die Stadien der Unterkühlung erkennen
- Die Vorgehensweise bei Hypothermie analog der Einordnung der Schweizer Stadieneinteilung zur Unterkühlung anwenden
- Den Zusammenhang von Blutfluss und Erfrierungen verstehen

Das ABCDE-Schema folgt in seinem Aufbau einer konkreten Prioritätenliste, deren Befunde im Rahmen einer Erstversorgung im Primary Survey zu **erheben** und zu **bewerten** sind (→ 5.2.3). Das ABCDE-Schema gewährleistet im Notfall bei konsequenter Anwendung eine vollständige Erstuntersuchung und ermöglicht, lebensbedrohliche Situationen unmittelbar zu behandeln.

Der Buchstabe **E** steht innerhalb des Schemas für **Environment und Exposure (Umfeld/Umgebung und Untersuchung)** und umfasst die körperliche **Untersuchung,** eine **Umgebungsbeurteilung** und die Suche nach **Hinweisen** als Voraussetzung für eine Therapieentscheidung.

Hinweise sind Abweichungen der normalen Körpertemperatur im Sinne von Fieber oder Unterkühlung, Verletzungen der Haut (beispielsweise ein Dekubitus) oder einliegende Fremdkörper, wie ein Fentanylpflaster, ein Portsystem, ein tastbarer Herzschrittmacher, ein liegender Urin-Dauerkatheter oder Ernährungssonden. Eine ungewöhnliche Hautbeschaffenheit äußert sich zumeist in Blässe oder Zyanose der Haut, in „stehenden Hautfalten“, als Hinweis auf eine Exsikkose, oder im Volumenstatus, wie Ödemen oder Aszites als Hinweis auf eine Herz- oder Lebererkrankung.

Liegen Hinweise vor, drohen bei einem **E-Problem** mögliche, teilweise oder komplette Beeinträchtigungen des wärmeregulierenden Systems und des körperlichen Gesamteindrucks, im Sinne eines deutlich reduzierten Allgemeinzustandes als Ausdruck einer oder mehrerer ursächlicher Erkrankungen des Stoffwechsels.

Als in Frage kommende Krankheitsbilder sind hier zu nennen die Sepsis, schwere Temperaturentgleisungen, Blutzuckerentgleisungen und unklare Notfallsituationen mit einem „kritischen Gesamteindruck“, wie beispielsweise einen reduzierten Allgemeinzustand (AZ) oder/und Ernährungszustand (EZ) als Hinweis auf eine körperliche Auszehrung (Kachexie) z. B. bei Tumorerkrankungen.

Die **Schlüsselintervention zum Erhalt der normalen Körpertemperatur (Environment)** umfasst den
- **Wärmeerhalt** (→ 15.5; auch bei Verbrennungen, → 15.4).

Die **Schlüsselinterventionen zur Inspektion der Haut (Exposure)** liegen in der Erfassung und ggf. Behandlung der in Frage kommenden Ursachen, durch
- **Untersuchung** des vollständig entkleideten Patienten (Bodycheck) (→ 5.2) und
- **Anamnese** nach dem SAMPLER-Schema (→ 5.2.4).

15.1 Anatomie und Physiologie der Haut

Mithilfe der Sinnesorgane nimmt der menschliche Körper **Eindrücke aus der Umwelt** wahr.

Diese Sinneseindrücke werden über das Nervensystem in das Gehirn weitergeleitet (→ 14.1.2). Dort werden sie dem Menschen bewusst. Zu den Sinnesorganen zählt auch die Haut.

Die Haut ist ein äußerst vielseitiges Organ und für die Beurteilung von Verletzten und Kranken (→ 5.1) besonders bedeutsam. Sie erfasst Sinneseindrücke über den **Tastsinn,** das **Temperaturempfinden** und **Schmerz.** Gleichzeitig ist sie **Schutzschild** vor Krankheitserregern und UV-Strahlen, und ermöglicht über die Aktivität von Drüsen und Blutgefäßen in der Haut die **Wärme,- Feuchtigkeits- und Temperaturregulation.**

Die Haut (→ Abb. 15.1) ist mit einer Fläche von 1,5–2 m^2 und einem Eigengewicht von etwa $^1/_6$ des Körpergewichts das größte Organ des menschlichen Körpers. Sie überzieht als derb-elastische Hülle die äußere Oberfläche des Körpers und geht an den Körperöffnungen in die Schleimhaut über. Die Haut gliedert sich in drei Schichten:
- Die Oberhaut **(Epidermis)** besteht aus einem mehrschichtigen, verhornten Plattenepithel, das über zapfenartige

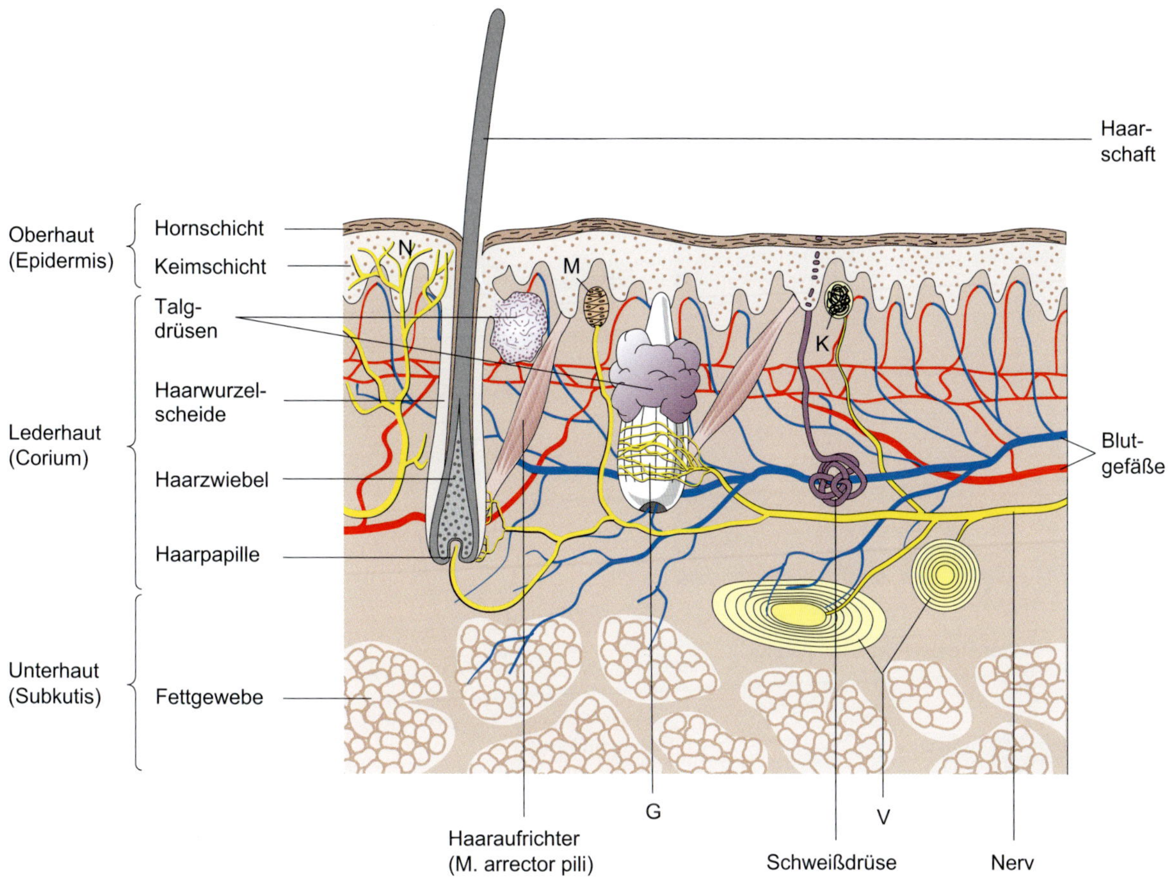

Abb. 15.1 Schichten, Strukturelemente und Anhangsorgane der Haut. M, K, N, G und V stellen Rezeptoren in der Haut dar. Die einzelnen Nervenfasern, die von den verschiedenen Rezeptoren ausgehen, wurden zur besseren Übersicht in einem Nerv zusammengefasst. [L106]

Vorstülpungen **(Papillen)** mit der darunter liegenden Lederhaut verbunden ist. Die Oberhaut enthält keine Blutgefäße.

- Die Lederhaut **(Corium)** besteht aus elastischem, kollagenem Bindegewebe, das die mechanische Widerstandsfähigkeit der Haut ermöglicht. Die Lederhaut enthält Blut- und Lymphgefäße und die meisten **Hautanhangsgebilde,** wie Haarwurzeln mit Talgdrüsen, Schweißdrüsen, Tastkörperchen sowie freie Nervenendigungen zur Schmerzempfindung und als Kälte- und Wärmerezeptoren.
- Die Unterhaut **(Subkutis)** ist eine Verschiebeschicht zwischen der Haut und den tiefer gelegenen Faszien der Muskulatur. In der Unterhaut findet sich vermehrt **Fettgewebe.** Dieses dient der Polsterung und Wärmeisolation, es enthält bereits größere Blutgefäße und kleinere Nerven.

MERKE

Wunden führen zu einer Kontinuitätsunterbrechung der Haut.

15.2 Wärmeregulation – Erkennen eines E-Problems

Durch das gegenseitige Wechselspiel von Wärmeabgabe und Wärmeproduktion wird die Körpertemperatur reguliert. So ist das Überleben der Körperzellen von einer konstanten Körperkerntemperatur von 37 °C abhängig. Bei dieser Temperatur herrschen im Körper die optimalen Bedingungen für die maximale Leistungsfähigkeit des menschlichen Stoffwechsels. Allerdings führen bereits geringe Abweichungen von diesem Sollwert zu charakteristischen körperlichen Veränderungen. Daher ist der Organismus zur Erhaltung der biologischen Funktionen auf die Aufrechterhaltung einer stabilen **Körperkerntemperatur** angewiesen.

Seine Wärmeregulation steht unter der Kontrolle des Hypothalamus (→ Abb. 15.2) und wird vom endokrinen System über Hormone sowie vom vegetativen Nervensystem beeinflusst. Wärmerezeptoren im **Körperkern** (Gehirn, Thorax, Baucheingeweide) und in der **Körperschale** (Muskulatur, Haut, Extremitäten) messen ständig die Körpertemperatur. Realisiert wird die Wärmeregulation nach Auswertung im ZNS über die Anpassung der Wärmeproduktion und Wärmeabgabe.

Die Körperkerntemperatur beträgt 37 °C und die Temperatur der Körperschale etwa 28 °C. Insbesondere die Temperatur der Körperschale unterliegt einer großen Schwankungsbreite (sie kann bis zu 20 °C unter der Körperkerntemperatur liegen), da die Wärmeverteilung über Veränderungen der Durchblutung in der Körperschale umgesetzt wird.

Die Erhöhung der Körperkerntemperatur **(Wärmebildung)** erfolgt vornehmlich durch die Vermeidung eines weiteren

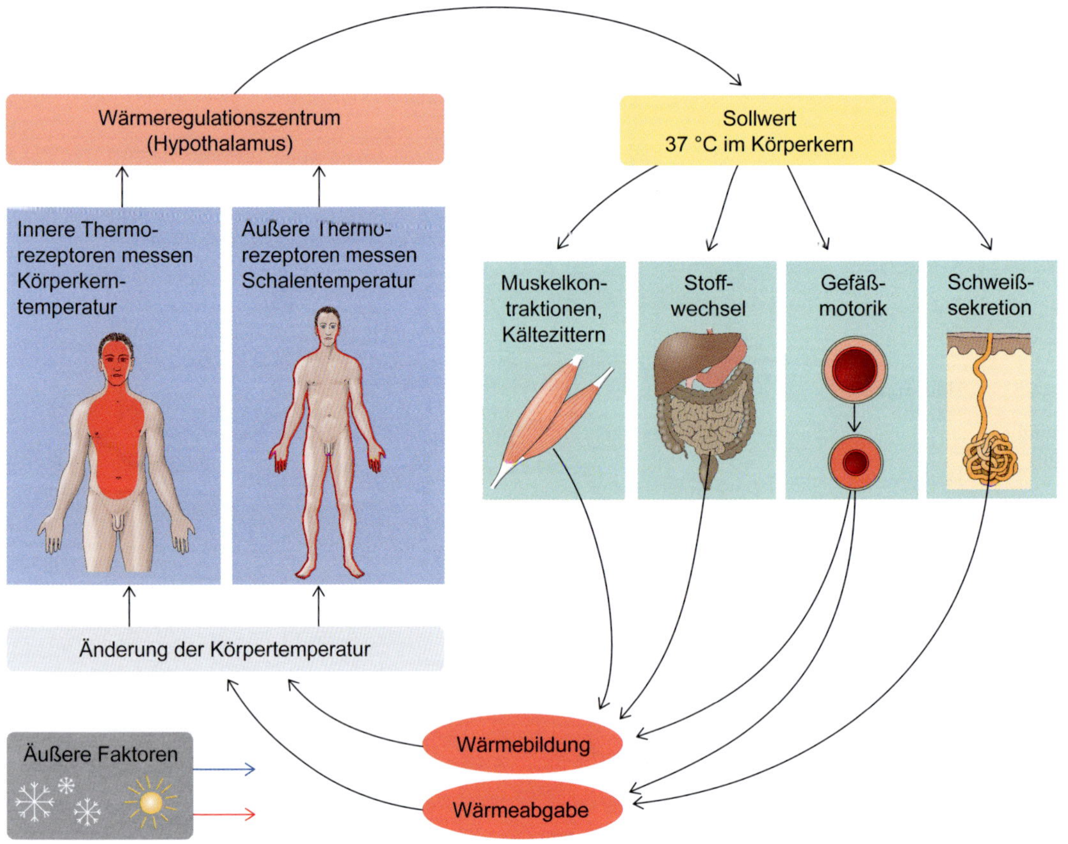

Abb. 15.2 Regelkreis der Körpertemperatur [L190]

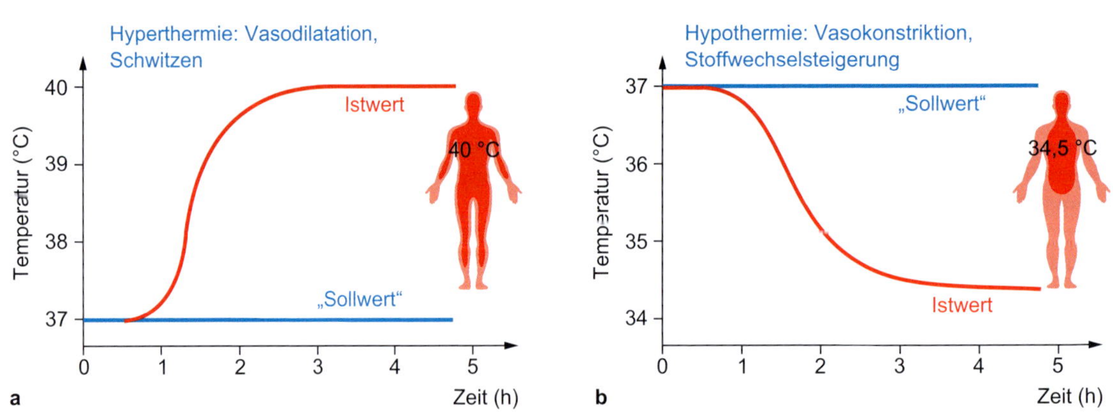

Abb. 15.3 Veränderungen bei Hyperthermie (a) und Hypothermie (b) [L253]

Wärmeverlusts und die zusätzliche Steigerung der Wärmeproduktion (→ Abb. 15.3), insbesondere über:

- Drosselung der Durchblutung der Körperschale (durch Blutgefäßverengung [Vasokonstriktion] der peripheren Blutgefäße)
- Steigerung der Stoffwechselaktivität durch Hormone
- Körperliche Bewegung und Muskelarbeit
- Verstärkte Tätigkeit der quergestreiften Muskulatur (Muskelzittern)

Vermindert wird die Körperkerntemperatur **(Wärmeabgabe)** vornehmlich durch die Verstärkung des Wärmeverlusts über die Körperschale nach außen (→ Abb. 15.3), insbesondere durch:

- Verstärkung der Durchblutung der Körperschale (durch Blutgefäßerweiterung [Vasodilatation] der peripheren Blutgefäße)
- Schweißproduktion und Verdunstung von Schweiß auf der Hautoberfläche (Verdunstungskälte)
- Konduktion: Wärmeabgabe über Kontakt zu anderen Oberflächen (z. B. Kleidung)
- Konvektion: Wärmeabgabe über Kontakt zur kälteren Umgebungsluft
- Wärmetransport durch Abstrahlen von Wärmeenergie

MERKE

Die Schweißproduktion und somit die Wärmeabgabe über Verdunstungskälte sind die effektivsten Formen des Wärmetransports nach außen.

15.2.1 Fieber

Fieber ist eine Abwehrreaktion des Körpers gegen eingedrungene Krankheitserreger (Infektionen, → 27). Befinden sich Krankheitserreger und Entzündungsstoffe im Körper, schaltet sich die **Immunabwehr** (→ 27) ein, deren Abwehrstoffe bewirken können, dass das Wärmeregulationszentrum im Gehirn (Hypothalamus) die Körpertemperatur anhebt, um wichtige Abwehrreaktionen, die bei höheren Temperaturen schneller ablaufen, zu beschleunigen. Insofern ist Fieber eine sinnvolle Reaktion des Körpers und unterstützt das Immunsystem.

Um die Körpertemperatur zu erhöhen, hat der Körper die oben erläuterten Strategien: Er drosselt die Wärmeabgabe über die Haut und versucht durch Muskelzittern Wärme zu erzeugen. Der mit Fieber oft einhergehende Schüttelfrost erhöht also die Wärmeproduktion. Als angemessene Fieberreaktion wird eine Temperaturerhöhung angesehen auf:

- Erhöht: 37,6–38,1 °C, bei Kindern bis 38,4 °C
- Fieber: ab 38,2 °C, bei Kindern ab 38,5 °C, bei Säuglingen unter 3 Monaten ab 38 °C
- Hohes Fieber: ab 39 °C
- Sehr hohes Fieber ab 40 °C

Fieber kann jedoch auch mit unerwünschtem Folgen einhergehen, wie z. B. Dehydrierung (→ 24.3.3), Schwäche, Fieberkrämpfe bei Kindern (→ 22.6) oder Organschäden (über 41 °C bei Sepsis, → 13.3.9).

15.2.2 Unterkühlung

Besonders schnell kühlt der Körper aus, wenn er ungeschützt im Freien den Unbilden kalter Umgebung (Wasser, Schnee, Eis) bzw. kalten oder feuchten Wetters ausgesetzt ist. Auch eine längere Liegezeit in geschützter Umgebung, z. B. im Inneren eines Hauses oder in einem Fahrzeug, kann zu einem schnellen Temperaturverlust im Körper führen. Neben Feuchtigkeit setzt vor allem Wind dem Körper zu und ist ein gefährlicher Risikofaktor, denn der Wind bläst die schützende warme Luftschicht vom Körper bzw. aus der Kleidung weg, wodurch die Wärmeverluste steigen.

Durch den Temperaturverlust kommt es zunächst zu einer Reihe von Gegenmaßnahmen. Wie beim Fieber wird der Körper versuchen, die Körpertemperatur zu erhöhen: Er **drosselt die Wärmeabgabe** über die Haut durch Engstellung der Blutgefäße und versucht durch **Muskelzittern** Wärme zu erzeugen. Durch die **Engstellung der Blutgefäße** verliert der Körper zunächst weniger Wärme und lenkt zugleich mehr Blut in Richtung Körperkern, wodurch die Organe ausreichend mit Blut versorgt und warmgehalten werden.

Je länger die Unterkühlung allerdings anhält und je stärker der Körper auskühlt, umso eher versucht der Körper im Wechsel mit der Drosselung der Durchblutung auch immer wieder durch Erweiterung der Blutgefäße eine gewisse Durchblutung in der Körperperipherie aufrecht zu erhalten. Durch das Abwandern von warmem Blut aus dem Körperkern kommt es aber zu einem weiteren Temperaturverlust und infolgedessen zu einer Unterkühlung, die eingeteilt werden kann in:

- Milde Unterkühlung: 35–32 °C
- Mäßige Unterkühlung: 32–28 °C
- Schwere Unterkühlung: unterhalb 28 °C

Die dabei auftretenden Kälteschäden werden in → 15.5 behandelt.

VIDEO

Was man Patienten bei Fieber raten kann
https://www.youtube.com/watch?v=ezozgowrRPo

IM FOKUS

Wärmeregulation, Fieber und Unterkühlung

- Eine stabile Körperkerntemperatur ist eine der Grundbedingungen für die Erhaltung der biologischen Funktionen im Organismus.
- Die **Körperkerntemperatur** beträgt ca. 37 °C, die Temperatur der Körperschale ca. 28 °C.
- Die Regulation wird durch den **Hypothalamus** gesteuert und erfolgt mithilfe des **vegetativen Nervensystems** und des **Hormonsystems.**
- **Temperatursensoren** liegen sowohl in der Körperschalen als auch im Körperkern.
- **Wärmebildung:**
  - Drosselung der Durchblutung der Körperschale
  - Steigerung der Stoffwechselaktivität durch Hormone
  - Körperliche Bewegung und Muskelarbeit
  - Verstärkte Tätigkeit der quergestreiften Muskulatur
- **Wärmeabgabe:**
  - Verstärkung der Durchblutung der Körperschale
  - Schweißproduktion und Verdunstung von Schweiß auf der Hautoberfläche
  - **Konduktion:** Wärmeabgabe über Kontakt zu anderen Oberflächen
  - **Konvektion:** Wärmeabgabe über Kontakt zur kälteren Umgebungsluft
  - **Wärmetransport** durch Abstrahlen von Wärmeenergie
- **Fieber:**
  - **Abwehrreaktion** des Körpers gegen eingedrungene Krankheitserreger
  - Erhöht: 37,6–38,1 °C, bei Kindern bis 38,4 °C
  - Fieber: ab 38,2 °C, bei Kindern ab 38,5 °C, bei Säuglingen unter 3 Monaten ab 38 °C
  - Hohes Fieber: ab 39 °C
  - Sehr hohes Fieber ab 40 °C
- **Unterkühlung:**
  - Absinken der Körpertemperatur auf unterhalb des Normalniveaus
  - Kann sowohl im Freien als auch in Gebäuden auftreten.
  - Besondere Risikofaktoren sind Nässe und Wind
  - Der Körper ergreift verschiedene Gegenmaßnahmen, wie die Engstellung der Gefäße in der Peripherie, die allerdings nicht dauerhaft aufrechterhalten werden können.

15.3 Hitzeerkrankungen – Behandeln eines E-Problems

Bei vielen Erkrankungen steigt bei Hitze das Risiko für gesundheitliche Schäden. Vor allem für ältere Menschen, Menschen mit Vorerkrankungen oder Säuglinge, Kleinkinder und Schwangere können hohe Umgebungstemperaturen gefährlich werden, wenn es dem Körper schwerfällt, seine Körpertemperatur zu regulieren. Die Körperkerntemperatur wird normalerweise auch bei erhöhten Umgebungstemperaturen konstant gehalten. Die dazu erforderliche vermehrte Wärmeabgabe des überhitzten Körpers erfolgt im Wesentlichen über die **Schweißabsonderung,** um damit eine Reduzierung der Oberflächentemperatur der Haut zu erreichen. Wird nun in der erhöhten Umgebungstemperatur durch körperliche Anstrengung vermehrt Wärme im Körper produziert, können sich die üblichen Mechanismen der Wärmeabgabe (→ 15.2) schnell erschöpfen. So stößt die Wärmeabgabe – besonders über die Verdunstungskälte – bei hoher Luftfeuchtigkeit oder mangelnder Umgebungsventilation (z. B. Windstille) schnell an Grenzen.

MERKE

Oberhalb einer Körpertemperatur von etwa 39 °C versagt die Schweißproduktion und damit konsekutiv die Möglichkeit der Wärmeabgabe über Verdunstungskälte.

Die mangelnde Wärmeabgabe führt zu einer **Erhöhung** der Körperkerntemperatur, die wiederum eine Erhöhung der Stoffwechselaktivität nach sich zieht. Diese löst erneut eine Erhöhung der Körpertemperatur aus. Auf diese Weise entsteht ein **Teufelskreis** (→ Abb. 15.4), aus dem z. T. lebensbedrohliche Krankheitsbilder resultieren können.

15.3.1 Hitzekrampf

DEFINITION

Der Hitzekrampf (Salzmangel) wird durch starkes Schwitzen bei schwerer körperlicher Arbeit oder sportlicher Aktivität in heißer Umgebung ausgelöst. Die Wasser- und Elektrolytverluste verursachen schmerzhafte Muskelkrämpfe.

Ein Hitzekrampf (→ Tab. 15.1) ist eine leichte Form einer Hitzeerkrankung, die eher bei gesunden Menschen in guter körperlicher Verfassung z. B. **bei schwerer körperlicher Arbeit in heißer Umgebung** auftritt. Im Vordergrund dieses Krankheitsbildes steht der **Elektrolytmangel (Salzmangel).**

Durch starkes **Schwitzen** scheidet der Körper erhebliche Mengen an Flüssigkeit und Kochsalz (Natriumchlorid, NaCl) aus. Wenn diese Verluste nicht ausreichend durch elektrolyt-

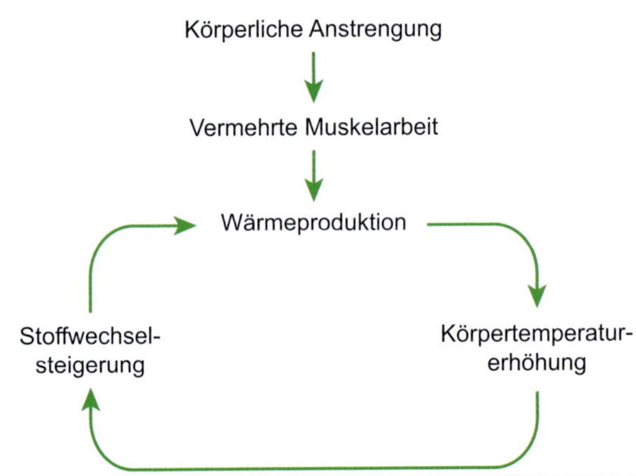

Abb. 15.4 Teufelskreis der Hyperthermie [L143]

	Hitzekrämpfe	Hitzeerschöpfung	Hitzschlag
Atmung	Normal	Schnell, flach	• Zunächst schnell und flach • Dann langsam und flach • Dyspnoe • Kußmaul-Atmung
Bewusstsein	• Keine Störungen • Unruhe (Agitation)	Desorientierung, delirante Erscheinungen	• Bewusstseinsstörungen • Desorientierung • Bewusstlosigkeit • Zerebrale Krämpfe
Kreislauf	Normal	• Tachykardie • Hypotonie	• Tachykardie • Herzrhythmusstörungen • Hypotonie
Körpertemperatur	Normal (37 °C) bis erhöht (< 38 °C)	Normal (37 °C) bis erhöht (> 38 °C)	< 40 °C
Haut	Starkes Schwitzen	• Zunächst warm und rot • Später blass und kaltschweißig • Stehende Hautfalten	• Zunächst hochroter, trockener und heißer Kopf ohne Schwitzen • Dann kühle, blasse und graue Haut
Nebenbefunde	• Schmerzhafte Muskelkrämpfe • Schwäche • Durst	• Schwindel • Kopf- und Gliederschmerzen • Übelkeit, Erbrechen • Sehstörungen • Deutliche Erschöpfung • Durst	• Schwindel • Kopfschmerzen • Übelkeit, Erbrechen • Leistungsschwäche • Abgeschlagenheit

Tab. 15.1 Gegenüberstellung der Symptome bei Hitzeerkrankungen

haltige, sondern irrtümlich durch elektrolytarme Getränke (z. B. Kaffee oder Tee) ersetzt werden, entsteht ein extrazellulärer Flüssigkeits- und Kochsalzmangel (**hypotone Dehydratation,** → 24.3.3). Ausschlaggebend ist die Kombination aus starkem Schwitzen, Elektrolytverlust und negativer Flüssigkeitsbilanz.

MERKE

Im Rahmen des Hitzekrampfs ist die Körpertemperatur nicht erhöht. Der **Salzmangel** steht im Vordergrund.

Durch den erhöhten Sympathikotonus wird verstärkt Natrium (Na^+) in die Zelle aufgenommen. Folge ist eine verstärkte intrazelluläre Kalziumaktivität (Ca^{2+}), die zu schmerzhaften, aber ungefährlichen Krämpfen der Muskulatur führt.

Basismaßnahmen

Die Basismaßnahme bei durch Elektrolytmangel ausgelösten Hitzekrämpfen besteht in der oralen Zufuhr von ausreichend **elektrolythaltigen Getränken** (z. B. Elektrolytlimonade, Mineraldrinks, Fruchtsäfte, Zugabe von 1–2 Teelöffeln Kochsalz pro Liter Wasser). Nur wenn keine kochsalzreichen Getränke vorhanden sind, kann als erweiterte Maßnahme ein venöser Zugang angelegt und eine balancierte Vollelektrolytlösung infundiert werden.

15.3.2 Hitzeerschöpfung

DEFINITION

Der Hitzeerschöpfung (Wassermangel) wird durch starkes Schwitzen und ungenügende Zufuhr von Flüssigkeit bei schwerer körperlicher Arbeit oder sportlicher Aktivität in heißer Umgebung ausgelöst und führt zu einer Verminderung des zirkulierenden intravasalen Volumens durch Wasser- und Elektrolytverlust.

Eine Hitzeerschöpfung (→ Tab. 15.1) ist trotz des verharmlosenden Namens durch die Kombination von

- **Hyperthermie** und
- **Dehydratation**

ein dramatisches Notfallereignis. Ursache ist auch hier ein Mangel an Körperflüssigkeit und Kochsalz. Im Vordergrund der Hitzeerschöpfung steht jedoch der **Flüssigkeitsmangel (Wassermangel),** der eine **hypertone Dehydratation** (→ 24.3.3) verursacht.

MERKE

Im Rahmen der Hitzeerschöpfung ist die Körperkerntemperatur leicht erhöht, jedoch steigt sie nicht über 40,5 °C. Der **Wassermangel** steht im Vordergrund.

Die Hitzeerschöpfung entsteht, wenn die Patienten nicht genügend Flüssigkeit zu sich nehmen, **weil z. B. kein Wasser vorhanden ist (Wüstenklima).** Die Symptome sind Überhitzung, quälender Durst und Verwirrtheitssymptome bis zum Delirium sowie bei stärkster Ausprägung ein Schockgeschehen.

Basismaßnahmen

Die Basismaßnahmen zielen auf die **Stabilisierung** der Kreislaufsituation. In leichten Fällen reicht es aus, die Patienten in eine kühlere Umgebung (z. B. Schatten) zu bringen und durch ausreichende Flüssigkeitszufuhr ihren Wasser- und Elektrolythaushalt wieder zu normalisieren. Beengende Kleidung wird geöffnet und es wird für körperliche Ruhe und Betreuung gesorgt. Überdies wird eine ausreichende Luftbewegung sichergestellt. Feuchtkühle Tücher werden zur physikalischen Kühlung in den Nacken und auf die Stirn gelegt. Im Falle einer ausgeprägten Verschiebung des Wasser- und Elektrolythaushalts muss als erweiterte Maßnahme durch einen Notfallsanitäter oder Notarzt ein venöser Zugang angelegt werden, um rasch 1.000 ml balancierte Vollelektrolytlösung infundieren zu können. Die endgültige Normalisierung der Elektrolytverschiebung muss in einem Krankenhaus erfolgen.

Zur Überwachung des Patienten wird ein fortlaufendes **Monitoring** (EKG, Blutdruckmessung, Sauerstoffsättigung) durchgeführt. Außerdem wird die Körpertemperatur gemessen und der Blutzuckergehalt bestimmt. Die Höhe der Sauerstoffgabe über eine Insufflationsbrille oder Sauerstoffmaske orientiert sich an den Vitalfunktionen. Die Lagerung erfolgt bei Bewusstseinsstörung in stabiler Seitenlage, sonst in Flachlagerung mit angehobenen Beinen. Bei Hirndruckzeichen wird der Oberkörper im 30°-Winkel hochgelagert.

15.3.3 Hitzschlag

DEFINITION

Der Hitzschlag (Überwärmung) resultiert aus der Unfähigkeit des Körpers, eine Überwärmung mit einer Kerntemperatur > 40,6 °C durch vermehrte Wärmeabgabe auszugleichen.

Der Hitzschlag (→ Tab. 15.1) ist eine seltene, aber die mit Abstand gefährlichste Form der Hyperthermie und kann unbehandelt zum Tode führen. Charakteristisch für den Hitzschlag ist die **Störung der zentralen Wärmeregulation** durch Überhitzung des Organismus aufgrund der **Behinderung der Wärmeabgabe,** z. B. in feuchtwarmer Umgebung oder durch unzweckmäßige Kleidung. Seltener liegt die Ursache in einer erhöhten Wärmezufuhr oder Wärmeproduktion, z. B. bei körperlicher Anstrengung, fieberhaften Erkrankungen oder Drogenkonsum. Die Körpertemperatur steigt auf Werte deutlich über 40,6 °C. Überschreitet sie eine Temperatur von 42 °C, denaturieren die körpereigenen Eiweiße und die Zellen werden irreversibel geschädigt.

MERKE

Im Rahmen des Hitzschlags ist die Körperkerntemperatur **deutlich über 40,6 °C erhöht.**

Basismaßnahmen

Die Basismaßnahmen zielen auf eine möglichst rasche Wiederherstellung der normalen Körpertemperatur. Die betroffene Person wird umgehend in eine **kühle, schattige Umgebung** gebracht. Beengende Kleidung wird zumindest geöffnet oder der Patient wird vollständig entkleidet. Die gesamte Körperoberfläche wird gekühlt (z. B. Kühlung durch Wasser oder Zuwedeln von Luft, Absprühen mit Desinfektionsmittel). Die Kühlmaßnahmen werden beendet, wenn die Körpertemperatur unter 39 °C sinkt.

MERKE

Bei verzögertem Therapiebeginn steigt die Mortalität deutlich.

Zusätzlich müssen die Stabilisierung und Erhaltung der vitalen Funktionen erfolgen. Sie beinhalten bei vorliegender oder drohender Schocksymptomatik die Platzierung zweier periphervenöser Zugänge durch den Notfallsanitäter oder Notarzt und die rasche Infusion von 1.000–2.000 ml balancierter Vollelektrolytlösung innerhalb der ersten Stunde.

PRAXISTIPP

Keine vorgewärmten Infusionen aus dem Wärmefach!

Beim Hitzschlag wird der erste Liter balancierte Vollelektrolytlösung innerhalb von 15 Min. infundiert. Bewusstlose Patienten werden intubiert und beatmet. Zerebrale Krampfanfälle werden medikamentös durchbrochen. Nach Stabilisierung der **Vitalfunktionen** muss der Patient auf einer Intensivstation weiterbehandelt werden, denn die nachhaltige Überhitzung des Körperkerns ist eine Erkrankung, die zu schwerwiegenden Komplikationen führen kann.

15.3.4 Sonnenstich

DEFINITION

Der Sonnenstich entsteht durch länger andauernde direkte Sonneneinstrahlung auf den unbedeckten Kopf mit Reizung der Hirnhäute.

Bei einem Sonnenstich **(Heliosis, Insolation)** führt die direkte, länger andauernde Sonneneinstrahlung auf den Kopf zu einem isolierten Anstieg der Temperatur innerhalb des Schädels und zu einer Reizung des Gehirns und der Hirnhäute. Die Körperkerntemperatur erhöht sich dabei nicht. Besonders gefährlich ist die **Hitzewirkung auf den unbedeckten Kopf** bzw. auf gering behaarte Köpfe von Neugeborenen, Säuglingen, Kleinkindern oder Erwachsenen.

Symptome

Ein Sonnenstich tritt typischerweise **zeitlich verzögert** zur Sonnenexposition (z. B. nachts) auf. Der Kopf des Patienten ist hochrot und erhitzt, der übrige Körper ist kühl und kaltschweißig. Die betroffenen Personen beklagen Schwindel, Übelkeit und Erbrechen, heftige Kopfschmerzen und Sehstörungen. Gelegentlich tritt eine Nackensteifigkeit **(Meningismus)** auf. Infolge der Hirnhautreizung ist die Beweglichkeit der Halswirbelsäule und des Kopfes derart eingeschränkt, dass die Patienten nur unter großen Schmerzen in der Lage sind, das Kinn auf die Brust zu beugen.

Basismaßnahmen

Die Basismaßnahmen orientieren sich an denen der Hitzeerkrankungen. Oft genügt es, den Patienten mit erhöhtem Oberkörper in kühler Umgebung zu lagern. Eine wohltuende **Kühlung** des Nackens und des Kopfes mit feuchten Tüchern lindert die Beschwerden.

IM FOKUS

Hitzeerkrankungen

- **Hitzekrämpfe:**
  - **Störungsbild:**
    - Durch starkes Schwitzen bedingte Elektrolytstörung, die mit einer Elektrolytverschiebung und einer hohen intrazellulären Kalziumkonzentration einhergeht
  - **Mögliche Symptome:**
    - Schmerzhafte Muskelkrämpfe
  - **Maßnahmen:**
    - Orale Zufuhr von elektrolythaltigen Getränken
    - Ggf. Anlage eines i. v.-Zugangs und Flüssigkeitstherapie mit Vollelektrolytlösung
- **Hitzeerschöpfung:**
  - **Störungsbild:**
    - Kombination aus Hyperthermie und Dehydratation, bei unzureichender Flüssigkeitsaufnahme
  - **Mögliche Symptome:**
    - Überhitzung
    - Quälender Durst
    - Verwirrtheitssymptome bis zum Delirium
    - Stärkste Ausprägung: Schock
  - **Maßnahmen:**
    - Patienten in kühle Umgebung verbringen
    - (Orale) Flüssigkeitszufuhr
    - Auflegen kalter Tücher in den Nacken und auf die Stirn
    - Lagerung nach Patientensituation
    - Sauerstoffgabe
    - Monitoring
    - Ggf. Anlage eines i. v.-Zugangs
    - Flüssigkeitstherapie mit Vollelektrolytlösung
- **Hitzschlag:**
  - **Störungsbild:**
    - Seltene und sehr gefährliche Störung der Temperaturregulation
    - Die Folge ist eine Überhitzung des Körpers bis hin zur Belastungsgrenze von 42 °C.
  - **Mögliche Symptome:**
    - Störung von Wärmeabgabe (z. B. feuchtwarme Umgebung) oder zu hohe Wärmezufuhr/-produktion
    - Körpertemperatur > 40,6 °C
  - **Maßnahmen:**
    - Patienten in kühle Umgebung verbringen
    - Kleidung öffnen oder ganz entkleiden
    - Kühlung durch Wasser oder andere Maßnahmen, bis Temperatur bei 39 °C liegt
    - Lagerung nach Patientensituation
    - Sauerstoffgabe
    - Monitoring
    - Anlage zweier i. v.-Zugänge
    - Flüssigkeitstherapie mit Vollelektrolytlösung
    - Beim Hitzschlag wird der erste Liter balancierte Vollelektrolytlösung innerhalb von 15 Min. infundiert.
    - Klinische Intensivtherapie

- **Sonnenstich:**
  - **Störungsbild:**
    - Reizung der Hirnhäute durch länger andauernde und/oder intensive Sonneneinstrahlung auf den Kopf
  - **Mögliche Symptome:**
    - Treten in der Regel zeitlich verzögert auf.
    - Hochroter und heißer Kopf
    - Körper ist kühl und kaltschweißig.
    - Schwindel
    - Kopfschmerz
    - Übelkeit/Erbrechen
    - Ggf. Meningismus
  - **Maßnahmen:**
    - Patienten in kühle Umgebung verbringen
    - Auflegen kalter Tücher in den Nacken und auf die Stirn
    - Lagerung nach Patientensituation

15.4 Verbrennungen – Behandeln eines E-Problems

DEFINITION

Verbrennungen sind Gewebeschäden, die aufgrund von übermäßiger Hitzeeinwirkung entstehen.

Verbrennungen oder Verbrühungen sind durch **Wärmestrahlung** oder **Wärmeleitung** ausgelöste Schädigungen der Haut. Sie können hervorgerufen werden durch:

- **Direkte thermische Schädigung:**
  - Flammeneinwirkung (z. B. offenes Feuer)
  - Heiße, feste Gegenstände (z. B. Herdplatte, Bügeleisen)
  - Elektrothermische Verbrennungen (z. B. Strom, Blitzschlag)
- **Indirekte thermische Schädigung** (thermische Energie des umgebenden Kontaktmediums, z. B. Flüssigkeiten und heiße Luft):
  - Heiße, siedende oder kochende Flüssigkeiten und Dämpfe (z. B. Verbrühungen durch Wasser, Wasserdampf)
  - Explosionen (z. B. Industrieunfälle)
  - Strahlung (z. B. Sonne, Röntgenstrahlung, atomare Strahlung)

Entscheidend für das **Ausmaß der thermischen Gewebeschädigung** sind:

- Die auf die Haut einwirkende **Höhe der Temperatur**
- Die **Expositionsdauer** gegenüber der Energiequelle
- Die **Flächenausdehnung**
- Die **Tiefenausdehnung** im Gewebe

Die Einwirkung niedriger Temperaturen über einen längeren Zeitraum (z. B. Wärmflasche/-kissen an schlecht durchbluteten Hautarealen) kann ebenso schwerwiegende Folgen haben wie die kurzzeitige Einwirkung sehr hoher Temperaturen (z. B. sehr heißes oder kochendes Wasser, Stichflamme). Das Trauma durch Verbrennung oder Verbrühen ist eine absolute Notarztindikation.

15.4.1 Verbrennungstrauma (Primärschaden)

MERKE

Abhängig von der Höhe der Temperatur und der Dauer der Exposition kommt es zu einer Schädigung von Haut und Hautanhangsgebilden bis hin zu tiefer gelegen Strukturen.

Zunächst imponiert der **Primärschaden** der Haut, der sich bei fortdauernder Hitzeeinwirkung in die Tiefe der Gewebe fortsetzen kann **(„Tieferbrennen“).** Selbst nach Beseitigung der Wärmequelle kann die Haut durch weiterhin hohe Gewebetemperaturen nachhaltig geschädigt werden, denn die aufgenommene Wärme kann nur langsam an die Umgebung abgegeben werden. Daher kann die gespeicherte Hitze auch noch 30 Min. nach dem Trauma an noch nicht geschädigte Zellverbände weitergeleitet werden.

Der **Schweregrad** einer Verbrennung wird durch die Tiefen- und die Flächenausdehnung in dem betroffenen Gewebe bestimmt. Die Schweregrade werden anhand klinischer Untersuchungsbefunde in vier Verbrennungsgrade eingeteilt (→ Tab. 15.2).

Grad	Betroffener Hautabschnitt	Symptome	Heilung
I	• Oberflächlich • Nur Oberhaut betroffen (z. B. Sonnenbrand)	• Hautrötung (keine Blasenbildung) • Normale Gewebestruktur • Gute Durchblutung der Wunde • Schmerz	• Spontan • Ohne Narben • Ca. 1 Woche
IIa	• Oberflächlich • Oberhaut und Lederhaut betroffen • Tiefe Anteile der Lederhaut und Hautanhangsgebilde erhalten	• Hautrötung • Blasenbildung der Haut mit rotem und feuchtem Blasengrund (gute Durchblutung) • Starke Schmerzen	• Spontan • Ohne Narben • Ca. 2 Wochen
IIb	• Tief • Weitgehender Verlust der Lederhaut, tief liegende Hautanhangsgebilde erhalten	• Hautblässe • Offene Blasen mit weißem und trockenem Blasengrund (verminderte Durchblutung) • Verminderte Schmerzempfindung (Nadeltest)	• Langsame Heilung • Narbenbildung • Ca. 4–9 Wochen
III	• Tief • Vollständiger Verlust der Ober- und Lederhaut und der Hautanhangsgebilde (auch Zerstörung der Schmerzrezeptoren)	• Graubraune Hautfarbe • Keine Durchblutung des Wundgebiets (Ischämie) • Schmerzempfindung erloschen (Nadeltest)	• Langsame Heilung • Narbenbildung
IV	• Tief • Vollständiger Verlust von Haut und Gewebe (Gefäße, Nerven, Muskeln, Sehnen, Knochen) • Verkohlung	Schmerzempfindung erloschen	Keine Heilung möglich

Tab. 15.2 Verbrennungsgrade und Symptome

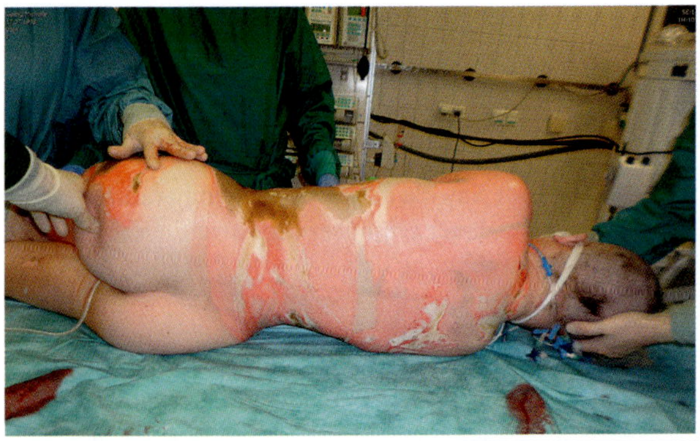

Abb. 15.5 Verbrennung 2. und 3. Grades [T883]

Meistens liegen verschiedene **Verbrennungsgrade** nebeneinander vor (→ Abb. 15.5).

Inhalationstrauma

Als Inhalationstrauma wird eine direkte **thermische Schädigung der Atemwege** durch Stichflammen, Explosion oder Brandrauch verstanden, welche die Betroffenen im Moment der Hitzeeinwirkung durch Einatmen erleiden. Durch die Hitzeeinwirkung kann es zu lebensbedrohlichen Schwellungen der Atemwege und zu einer Zerstörung der Schleimhaut des Respirationstrakts bis zu den Alveolen kommen. Bei Explosionsunfällen ist vom Vorhandensein eines Inhalationstrauma grundsätzlich auszugehen. Auf ein vorliegendes Inhalationstrauma weisen Verrußung oder Verbrennung im Gesicht und Mund-Nasen-Rachen-Raum hin.

MERKE

Bei Verbrennungen immer an ein Inhalationstrauma und eine Rauchgasvergiftung denken, auch wenn zunächst keine eindeutigen Symptome vorliegen. Das Inhalationstrauma kann auch in Verbindung mit nur leichten äußeren Verbrennungen auftreten.

Flächenausdehnung

Die Ausdehnung einer Verbrennung über die Körperoberfläche (KOF) wird in Prozent angegeben. Zur Ermittlung wird im Rettungsdienst die **„Neunerregel"** nach Wallace angewandt (→ Abb. 15.6), welche die unterschiedlichen anatomischen Proportionen von Kindern berücksichtigt (→ Abb. 15.7). Bei unvollständig verbrannten Körperteilen kann die Flächenausdehnung auch anhand der **Handflächenregel** bestimmt werden. Sie besagt, dass die Fläche der Handinnenseite des Patienten 1 % der Körperoberfläche darstellt.

Tiefenausdehnung

Entscheidend für die Schwere der Verletzung sind, neben dem Anteil der geschädigten Körperoberfläche, der Umfang der beteiligten Gewebe der Haut. Je nachdem, welche Schichten der Haut betroffen sind, unterscheidet man erst-, zweit- und drittgradige Verbrennungen (→ Tab. 15.2).

MERKE

Je tiefer die Verbrennung, umso geringer der Schmerz.

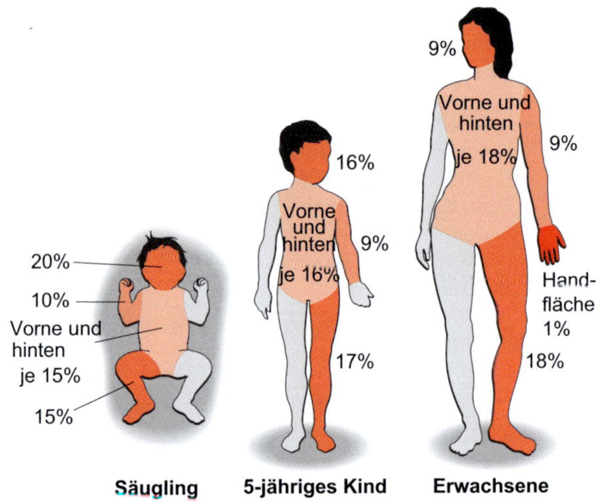

Abb. 15.6 Neunerregel nach Wallace [L106]

Die Einschätzung der Verbrennungsschwere (→ Tab. 15.3) an der Einsatzstelle ist schwierig. Das wird dadurch deutlich, dass das Rettungsfachpersonal die Tiefe der Verbrennung häufig unterschätzt und die prozentuale Ausdehnung häufig überschätzt. Zu beachten bleibt unbedingt, dass das Schmerzempfinden bei tieferen Verletzungen bis hin zur Schmerzfreiheit durch die Verletzungen der Nervenenden abnimmt.

Eine Einteilung von Verbrennungen nach Verbrennungstiefe und Flächenausdehnung zeigt → Tab. 15.3.

15.4.2 Verbrennungskrankheit (Sekundärschaden)

MERKE

Sind größere Areale des Körpers von einer Verbrennung betroffen, entwickelt sich ein komplexes Schädigungsbild des Organismus abseits der lokalen Schädigung. Im Rahmen dieser sekundären Schädigung (Verbrennungskrankheit) kann es zu Kreislaufreaktionen bis zum Schock, zu systemischen Entzündungsreaktionen bis zur Sepsis und/oder Versagen ganzer Organsysteme kommen.

Neben den Brandwunden entwickelt sich bei ausgedehnten Brandverletzungen sekundär ein komplexes Schädigungsbild unter Beteiligung aller Organsysteme des Körpers, die **Verbrennungskrankheit** (→ Abb. 15.8).

Frühphase

Erwachsene sind ab etwa 10–15 % verbrannter Körperoberfläche (KOF) und Kinder ab etwa 10 % KOF von einem **Verbrennungsschock** bedroht. Dieser bildet sich bereits in der Frühphase der Verbrennungskrankheit durch den Verlust an lebenswichtigen Flüssigkeiten und Eiweißen aus.

Spätphase

Im weiteren Krankheitsverlauf können sich Funktionsstörungen vieler Organsysteme **(Multiorganversagen)** einstellen, deren Ursachen in der gestörten Mikrozirkulation während des Verbrennungsschocks liegen.

Je früher in die Entwicklung der Verbrennungskrankheit eingegriffen wird, desto besser kann das Verletzungsausmaß eingegrenzt und Komplikationen vorgebeugt werden. Versäumnisse in der Behandlung innerhalb der ersten Stunden wirken sich negativ auf die Prognose des Patienten aus.

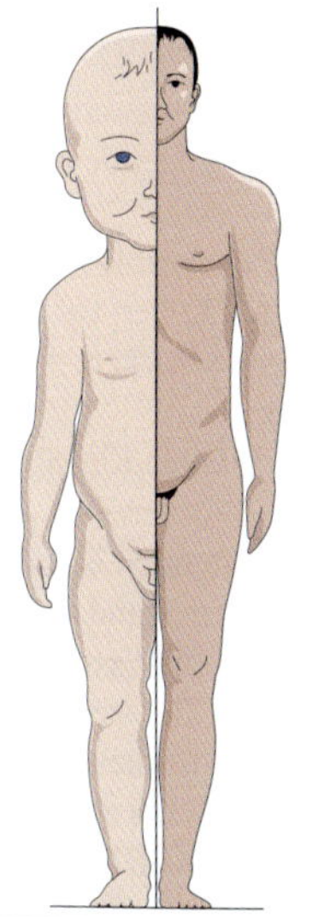

Abb. 15.7 Oberflächenvergleich Kind/Erwachsener [L157]

	Leichte Verbrennungen	Mittelschwere Verbrennungen	Schwere Verbrennungen	Schwerste Verbrennungen
Erwachsene	• < 2 % KOF bei Verbrennung 3. Grades • < 10 % KOF bei Verbrennung 2. Grades • < 20 % KOF bei Verbrennung 1. Grades	• < 10 % KOF bei Verbrennung 3. Grades • 10–20 % KOF bei Verbrennung 2. Grades • < 20 % KOF bei Verbrennung 1. Grades • Alle Verbrennungen beider Hände oder Füße, des Gesichts oder des Genitalbereichs	• 10–20 % KOF bei Verbrennung 3. Grades • 25–50 % KOF bei Verbrennung 2. Grades • Alle chemischen oder elektrothermischen Verbrennungen	• < 20 % KOF bei Verbrennung 3. Grades • < 50 % KOF bei Verbrennung 2. Grades • Alle Verbrennungen mit lebensgefährlichen Zusatzverletzungen, wie Inhalationstrauma oder Polytrauma
Kinder	• < 5 % KOF bei Verbrennung 2. Grades • < 10 % KOF bei Verbrennung 1. Grades	• < 5 % KOF bei Verbrennung 3. Grades • 5–10 % KOF bei Verbrennung 2. Grades • < 10 % KOF bei Verbrennung 1. Grades • Alle Verbrennungen beider Hände oder Füße, des Gesichts oder des Genitalbereichs	• < 10 % KOF bei Verbrennung 2. oder 3. Grades • Alle chemischen oder elektrothermischen Verbrennungen	• < 50 % KOF bei Verbrennung 2. oder 3. Grades • Alle Verbrennungen mit lebensgefährlichen Zusatzverletzungen, wie Inhalationstrauma oder Polytrauma

Tab. 15.3 Einteilung von Verbrennungen nach Verbrennungstiefe und Flächenausdehnung

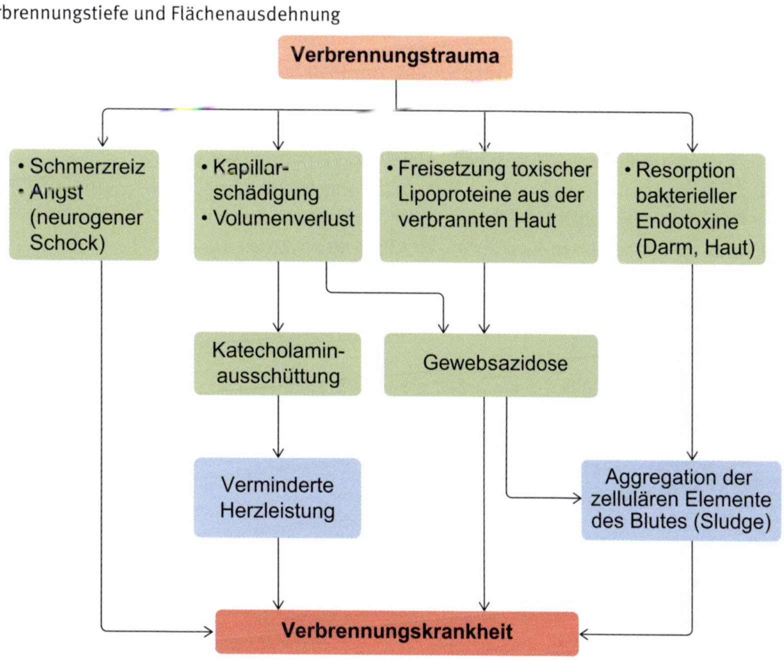

Abb. 15.8 Pathophysiologie der Verbrennungskrankheit [L106]

15.4.3 Behandlungsmaßnahmen

Um einen Hitzestau im Körpergewebe und weitere Verbrennungen zu vermeiden, müssen folgende **Erstmaßnahmen** ergriffen werden:

- Brennende Kleidung/Person ablöschen: Fluchtbewegung stoppen, Flammen durch Rollen auf dem Boden oder durch Überwerfen einer Decke ersticken, mit Wasser übergießen, Feuerlöscher einsetzen.
- Durchtränkte oder verbrannte Kleidung rasch, aber vorsichtig entfernen.
- Alle auf der Kleidung haftenden Brandstoffe sofort entfernen, alle auf der Haut haftenden Brandstoffe belassen.

Die Kühlung mit lauwarmem Wasser ist eine Maßnahme der Laienhilfe unmittelbar nach der Verbrennung. Die lokale Kühlung im Rahmen der Laienhilfe dient der Analgesie, birgt jedoch das Risiko der Hypothermie. **Eine aktive Kühlung von Verbrennungen soll von medizinischem Personal nicht durchgeführt werden.**

PRAXISTIPP

Untersuchungen haben ergeben, dass Kühlung nur unmittelbar nach der Hitzeexposition nutzbringend ist und später einsetzende Kühlmaßnahmen sogar schädlich sein können. Die unkritische und anhaltende Kühlung von ausgedehnten Brandverletzungen muss unterbleiben.

Die Untersuchung des Verletzten umfasst die Beurteilung der Verbrennungsschwere, die Lokalisation der Verbrennungen, das Erfassen von Begleitverletzungen und das Überprüfen eines vorliegenden Inhalationstraumas (davon sind ca. 20 % der Brandverletzten betroffen). Ein **Monitoring** (EKG, Blutdruckmessung, Pulsoxymetrie) ist obligat. Parallel zur Untersuchung des Patienten beginnt die Sicherung der **Vitalfunktionen.** Ansprechbare Patienten werden mit aufrechtem Oberkörper gelagert. Alle Brandverletzten erhalten Sauerstoff über eine Insufflationsmaske, unabhängig von der Verletzungsschwere.

Brandwunden müssen zur Vermeidung von Infektionen steril abgedeckt werden. Zur Verfügung stehen alle herkömmlichen Verbandstoffe, die nicht mit der Brandwunde verkleben können, z. B. Brandwundenverbandpäckchen, Metalline-Verbandtücher, OP-Abdecktücher. Deshalb erfolgt eine Fixierung locker ohne Verwendung von klebenden Pflastern. Zur Verhinderung einer weiteren unkontrollierten Auskühlung der Patienten werden die Verbände nicht befeuchtet.

VIDEO

Einblicke in die Arbeit eines Verbrennungszentrums
https://www.youtube.com/watch?v=wWiUPi7SxqE

IM FOKUS

Verbrennungen

- **Störungsbild:**
  - Verletzungen, die durch Wärmestrahlung und/oder Wärmeleitung ausgelöst werden
  - Das Ausmaß wird bestimmt durch:
    - Auf die Haut einwirkende Höhe der Temperatur
    - Expositionsdauer gegenüber der Energiequelle
    - Flächenausdehnung
    - Tiefenausdehnung im Gewebe
- **Mögliche Ursachen:**
  - Flammeneinwirkung
  - Heiße, siedende oder kochende Flüssigkeiten und Dämpfe
  - Heiße, feste Gegenstände
  - Elektrothermische Verbrennungen
  - Explosionen
  - Strahlung
- **Mögliche Symptome:**
  - Die Symptome eines Verbrennungstraumas sind abhängig nach Schweregrad und Ausdehnung:
    - **Grad I** – oberflächlich: Rötung und Schmerzen
    - **Grad IIa** – oberflächlich: Rötung, Schmerzen und Blasenbildung
    - **Grad IIb** – tief: blasse Haut, leichtere Schmerzen und offene Blasen
    - **Grad III** – tief: graubraune Haut, keine Schmerzen, mit Nekrosen
    - **Grad IV** – Verkohlung: keine Schmerzen
    - Bei einer Verbrennung liegen meist unterschiedliche Schweregrade kombiniert vor.
    - Einschätzung nach Tiefenausdehnung (siehe Verbrennungsgrade) und Flächenausdehnung (in % KÖF, z. B. mittels Handflächenregel)
  - **Inhalationstrauma:**
    - Thermische Schädigung der Atemwege mit der Gefahr bedrohlicher Schwellungen
    - Wichtige Hinweise sind Verbrennungen oder Verrußungen im Mund-Nasen-Bereich.
  - **Verbrennungskrankheit:**
    - Systemische Erkrankung als Folge einer größeren Verbrennung
    - **Frühphase:** Verbrennungsschock durch Flüssigkeitsverlust
    - **Spätphase:** Multiorganversagen durch gestörte Mikrozirkulation
  - **Maßnahmen:**
    - Patienten ggf. löschen und in sichere Umgebung verbringen
    - Patienten entkleiden und Wunden steril abdecken
    - Nur kleine Brandwunden dürfen kurz gekühlt werden
    - Ggf. Notarztnachforderung
    - Lagerung nach Patientensituation
    - Sauerstoffgabe
    - Monitoring
    - Ggf. Anlage eines i. v.-Zugangs und Infusionstherapie
    - Ggf. Analgesie
    - Je nach Flächen- und Tiefenausdehnung: Verbrennungszentrum anfahren

15.5 Kälteschäden

Werden der Körper oder einzelne Körperregionen über einen längeren Zeitraum niedrigen Temperaturen ausgesetzt, versagt der typische Mechanismus der Wärmeerhaltung. Ist der **gesamte Organismus** betroffen, entsteht eine allgemeine **Unterkühlung (Hypothermie).**
Die Hypothermie ist eine im Rettungsdienst häufiger auftretende Komplikation, da im Zusammenhang mit anderen Erkrankungen und Verletzungen immer wieder Wärmeverluste entstehen können, ohne dass die Umgebungstemperatur herabgesetzt ist. Ist dagegen der Organismus nur durch einen **lokalen Kälteschaden,** der eng begrenzt ist, betroffen, wird dieser Kälteschaden als **Erfrierung** bezeichnet, wenn durch Eiskristalle lokale Schäden am Gewebe entstehen.

15.5.1 Unterkühlung (Hypothermie)

DEFINITION

Als Unterkühlung (Hypothermie) wird das Absinken der Körperkerntemperatur unter 35 °C verstanden.

Die Unterkühlung des Patienten ist eine häufig auftretende und oft übersehene Komplikation, da im Zusammenhang mit anderen Erkrankungen oder Verletzungen immer wieder Wärmeverluste des Patienten entstehen können. Die Entwicklung der Unterkühlung hängt dabei im Wesentlichen von der Erkrankung oder Verletzung und den klimatischen Umständen ab, unter denen sie eintritt. Wesentliches Kriterium für den Wärmeverlust ist dabei die Geschwindigkeit der Wärmeabgabe im Verhältnis zur Wärmeproduktion.

Typische **Situationen,** in den Patienten unterkühlen können, sind:

- Aufenthalt in kalter Umgebung mit unangemessener Kleidung (z. B. Obdachlose, desorientierte alte Menschen)
- Aufenthalt in kalter Umgebung mit zweckmäßiger Kleidung (Lawinenunfall, Kletterunfall, Skiunfall mit verlängerten Rettungszeiten)
- Patiententransport in unzureichend geheizten Rettungsdienstfahrzeugen (z. B. Absinken der Körpertemperatur während des Transports bei analgosedierten Patienten)
- Begleiterkrankungen (z. B. reduzierter Allgemeinzustand, Erschöpfung, alkoholisiert) oder Begleitverletzungen (z. B. Verbrennungen, Schock, Polytrauma)
- Aufenthalt im Wasser (z. B. Beinahe-Ertrinken, Eiseinbruch)

MERKE

Wegen der größeren Körperoberfläche sinkt die Körperkerntemperatur bei Kindern erheblich schneller als bei Erwachsenen.

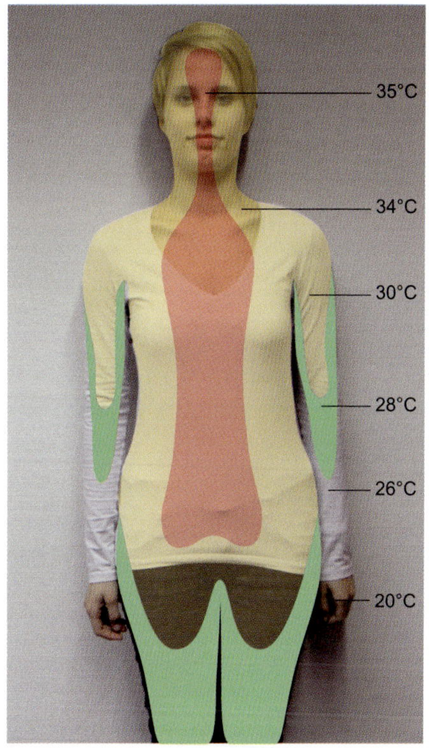

Abb. 15.9 Zentralisation bei Unterkühlung im Abwehrstadium [M597, L231]

Symptome

Bei Körpertemperaturen zwischen 35 und 32 °C **(Abwehrstadium)** setzt als auffälligstes Symptom das **Muskelzittern** ein. Durch die Steigerung des Muskelstoffwechsels wird die Wärmeproduktion zunächst gesteigert. Gleichzeitig wird die Durchblutung der Extremitäten vermindert und die Hautdurchblutung durch Vasokonstriktion gedrosselt (Wärmedämmung, → Abb. 15.9). Reflektorisch wird die Atemfrequenz gesteigert, um das vermehrt anfallende Kohlenstoffdioxid aus dem Muskelstoffwechsel abzuatmen. Darüber hinaus wird auch die Herz-Kreislauf-Funktion gesteigert. Folglich steigt der Sauerstoffverbrauch um ein Vielfaches des Grundumsatzes an.

Bei weiterer Abkühlung der Körperkerntemperatur unter 32 °C lässt das Muskelzittern nach und die Muskeln werden steif **(Erschöpfungsstadium).** In diesem Stadium vermindert sich die **Atmung** und wird zunehmend **flacher** und unregelmäßiger. Zusätzlich treten Bewusstseinsstörungen auf.

Bei weiterer Abkühlung der Körperkerntemperatur unter 28 °C **(Lähmungsstadium)** besteht Lebensgefahr. Der Patient wird bewusstlos und die **Schutzreflexe gehen verloren.** Unterhalb von 24 °C laufen die Stoffwechselvorgänge nur noch extrem verlangsamt ab **(Vita reducta oder minima).** Der Organismus bewegt sich auf dem untersten energetischen Niveau **(Scheintod).**

Typische Symptome der einzelnen Unterkühlungsstadien in Anlehnung an das Schweizer Klassifizierungsmodell der Hypothermie zeigt → Tab. 15.4.

	Abwehrstadium (Schweizer Klassifikation Stadium I – mild)	Erschöpfungsstadium (Schweizer Klassifikation Stadium II – moderat)	Lähmungsstadium (Schweizer Klassifikation Stadium III – schwer)	Scheintod (Schweizer Klassifikation Stadium IV – schwerst)
Bewusstsein	• Wach und orientiert (GCS 15) • Unruhe, Erregung	• Schläfrig (GCS 12–10) • Teilnahmslos • Desorientiert	• Bewusstlos (GCS 9–4) • Keine Schmerzempfindung	• Bewusstlos (GCS 3) • Ohne Reflexe
Atmung	• Schnell • Tief • Hyperventilation	• Langsam • Flach • Unregelmäßig	• Extrem langsam • Flach • Unregelmäßig	• Extrem langsam • Apnoe
Puls	Schnell	• Langsam • Arrhythmien möglich	• Langsam • Unregelmäßig • Kammerflimmern und Asystolie möglich • Schwach, fadenförmig	• Extrem bradykard • Kammerflimmern oder Asystolie
Blutdruck	Hypertonie	Hypotonie	Hypotonie	Nicht mehr messbar
Nebenbefunde	• Unwohlsein • Kältegefühl • Muskelzittern • Bläulich-blasse Haut • Schmerzen	• Zunehmende Muskel- und Gelenkstarre • Nachlassen der Schmerzempfindung	• Weite Pupillen • Reduzierter Muskeltonus	• Entrundete und lichtstarre Pupillen • Kein Muskeltonus
Maßnahmen	• Warme Umgebung und trockene Kleidung • Warme, süße Getränke • Aktive Bewegung	• Minimale Bewegung des Patienten • Wärmeverlust vermeiden • Aktive Wiedererwärmung (Warmluftpackungen, Decken, warme Infusionen)		Wiedererwärmen auf >32°C unter ECLS/ECMO. Wenn ECLS/ECMO nicht innerhalb von 6 Std. verfügbar, dann Erwärmung in KH ohne ECMO.

Tab. 15.4 Symptome und Maßnahmen bei Unterkühlung in Gegenüberstellung aller Stadien

Basismaßnahmen

Im Vordergrund steht zunächst die schonende **Rettung** des Patienten unter Beachtung von Begleitverletzungen (Einsatz der Schaufeltrage). Bei fortgeschrittener Unterkühlung (< 32 °C) ist besonders darauf zu achten, dass keine übermäßigen aktiven oder passiven Bewegungen des Patienten stattfinden. Durch Bewegung kann kaltes Blut aus der Körperschale in den Körperkern gelangen, dort die Körperkerntemperatur weiter absenken und die Unterkühlung verstärken **(After-Drop).** Auf diese Weise kann die Körpertemperatur um bis zu 3 °C weiter absinken. Im ungünstigsten Fall kann der rasante Abfall der Körperkerntemperatur reflektorisch einen Herz-Kreislauf-Stillstand auslösen **(Bergungstod).** Die Rettung ist so zu gestalten, dass die initiale Körperlage nicht verändert und weitere Wärmeverluste vermieden werden. Zur Rettung wird der Patient immobilisiert gelagert (z. B. auf einer Vakuummatratze). Unverzüglich nach der Rettung werden die **Vitalfunktionen** überprüft. Anschließend wird der Patient an einen warmen und windstillen Ort gebracht; dort wird nasse Kleidung entfernt. Ist das nicht möglich, bleibt der Patient vollständig bekleidet und es wird nur so viel Kleidung entfernt, wie es für die Notfallversorgung unbedingt notwendig ist. In jedem Fall wird der Patient in eine luftundurchlässige und isolierende Folie, eine **Rettungsdecke,** eingewickelt, bis er in den warmen, vorgeheizten RTW gebracht werden kann. Die Rettungsdecke soll das Auskühlen durch Verdunstung verhindern, ist aber nur dann effektiv, wenn weiterhin niedrige Außentemperaturen bestehen und die Decke nicht direkt der Haut aufliegt. Liegt der Patient bereits im warmen RTW, ist die Rettungsdecke nicht zuträglich, weil sie das langsame Erwärmen der Körperschale verhindert.

Reanimationsmaßnahmen (→ Abb. 15.10) werden wegen der verbesserten Hypoxietoleranz des ZNS und der verbesserten Wiederbelebungschancen nicht abgebrochen, ehe die normale Körperkerntemperatur wieder erreicht wird, denn die Unterkühlung führt bereits bei Temperaturen um 32 °C zu einer hirnprotektiven Wirkung. Durch die Drosselung der Schalendurchblutung und die Bradykardie wird der Sauerstoffbedarf gesenkt. Bei einer Körpertemperatur von 30 °C beträgt der Sauerstoffbedarf nur noch ca. 50 % des normalen Umsatzes. Über diese Mechanismen steigt die Hypoxietoleranz der Gewebe an und die Wiederbelebungszeit des Zentralnervensystems verlängert sich. Für die BLS-Maßnahmen gilt daher, dass Beatmung und Thoraxkompressionen uneingeschränkt durchgeführt werden müssen.

Die **Defibrillation** ist jedoch unterhalb einer Körpertemperatur von 30 °C nicht sicher wirksam. Daher werden bei Auftreten von Kammerflimmern maximal 3 Defibrillationen durchgeführt, bevor die Körpertemperatur auf über 30 °C angestiegen ist.

MERKE

No one is dead until he is warm and dead.
Niemand ist tot, solange er nicht warm und tot ist.

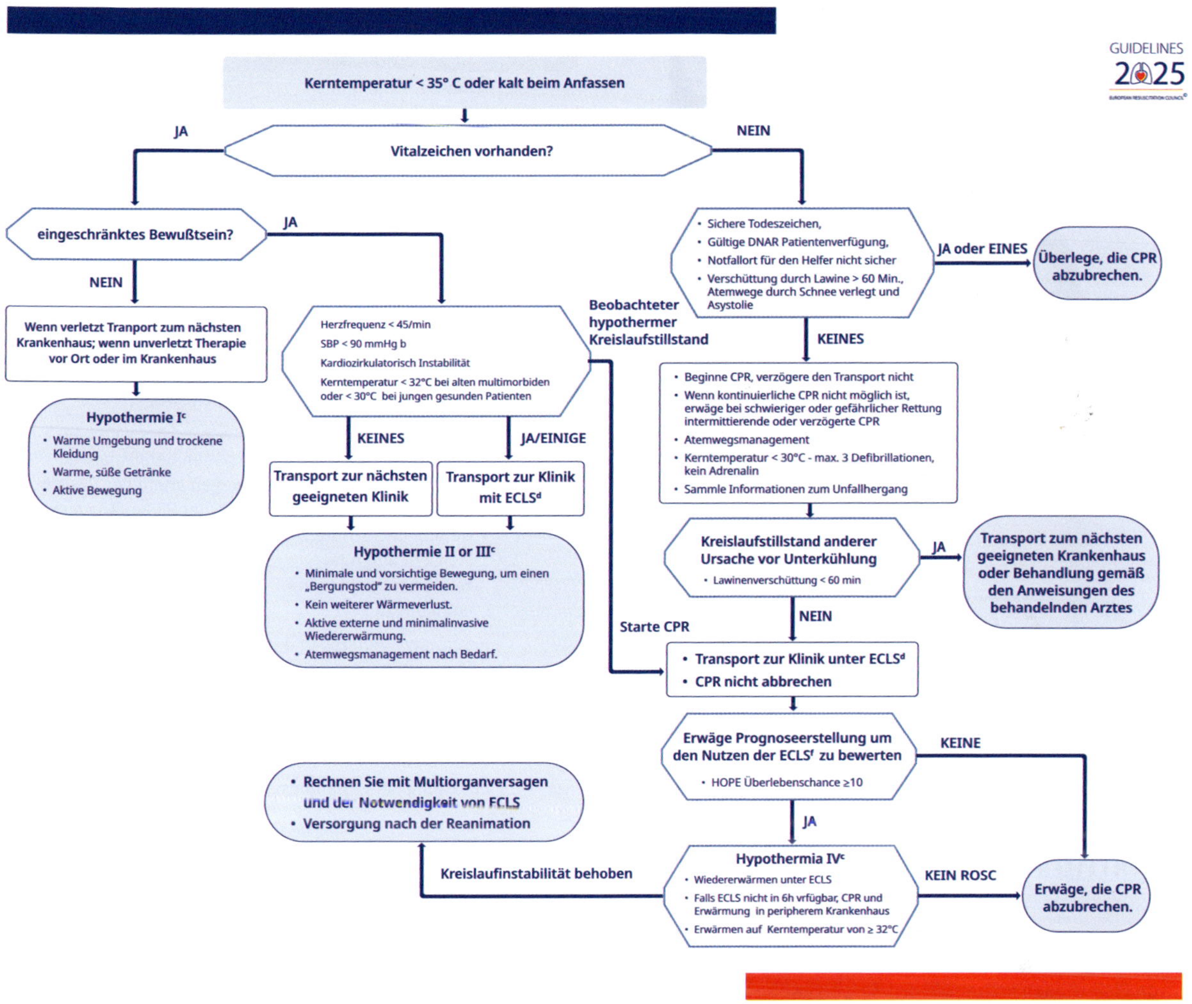

Abb. 15.10 Notfallbehandlung bei akzidenteller Hypothermie © German Resuscitation Council (GRC), European Resuscitation Council (ERC) 2025 [F781-058]

IM FOKUS

Unterkühlung (Hypothermie)

- **Störungsbild:**
  - Absinken der Körperkerntemperatur auf unter 35 °C
  - Tritt häufig auf und wird oft übersehen.
- **Mögliche Ursachen:**
  - Aufenthalt in kalter Umgebung mit oder ohne angemessene Bekleidung
  - Patiententransport in unzureichend geheizten Rettungsdienstfahrzeugen
  - Begleiterkrankungen/-verletzungen: reduzierter Allgemeinzustand, Erschöpfung, Alkoholisierung, Verbrennungen, Schock, Polytrauma
  - Aufenthalt im Wasser
- **Mögliche Symptome:**
  - **Abwehrstadium:**
    - 32–35 °C
    - Muskelzittern
    - Periphere Vasokonstriktion (Blässe)
    - Steigerung der Atemfrequenz
    - Steigerung der Herz-Kreislauf-Leistung mit Steigerung des Energiebedarfs
  - **Erschöpfungsstadium:**
    - 28–32 °C
    - Nachlassen des Muskelzitterns mit Muskelversteifung
    - Flache, unregelmäßige Atmung
    - Bewusstseinsstörungen
  - **Lähmungsstadium:**
    - Unter 28 °C
    - Bewusstlosigkeit mit Verlust der Schutzreflexe
    - Scheintod mit stark reduziertem Stoffwechsel unter 24 °C möglich
    - Lebensgefährlicher Zustand
- **Maßnahmen:**
  - Rettung unter Berücksichtigung von Begleitverletzung und der Gefahr des Bergungstodes
    - Bewegungen minimieren!
    - Wärmeerhalt!
  - Ggf. **Reanimation** einleiten:
    - Max. 3 Defibrillationen unterhalb von 30 °C
    - **„No one is dead until he is warm and dead.“**
  - Notarztnachforderung
  - Lagerung nach Patientensituation, z. B. Oberkörperhochlagerung
  - Sauerstoffgabe
  - Monitoring
  - Ggf. Anlage eines i. v.-Zugangs
  - Ggf. Infusionstherapie

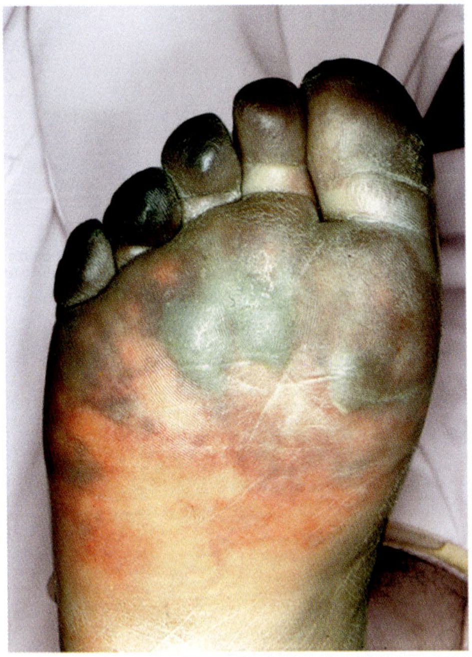

Abb. 15.11 Erfrierung des rechten Fußes. Die Zehen und der Vorfuß sind irreversibel geschädigt. [V220]

15.5.2 Erfrierungen

DEFINITION

Werden Körperregionen über einen längeren Zeitraum intensiver Kälte ausgesetzt, versagt der Mechanismus der Wärmeerhaltung und es kann zu lokalen Erfrierungen mit Bildung von Eiskristallen im betroffenen Körpergewebe kommen.

Besonders von Erfrierungen betroffen sind vom Körperkern entlegene und ungeschützte Regionen, wie Finger, Zehen, Nasen und Ohren (**Körperspitzen**, → Abb. 15.11). Bereits bei Temperaturen oberhalb des Gefrierpunkts kann es zu Erfrierungen kommen, da nicht nur die Temperatur, sondern auch Art, Geschwindigkeit und Dauer der Kälteeinwirkung das Ausmaß einer Erfrierung bestimmen. Begünstigend wirken Bewusstlosigkeit, Alkoholmissbrauch und Schock, da hier die periphere Vasoregulation gestört ist.

Über eine **Blutgefäßverengung** (Vasokonstriktion) in dem betroffenen Gewebe versucht der Körper, sich vor einer Auskühlung des Körperkerns zu schützen, und nimmt dafür die Auskühlung der Körperperipherie hin. Die Vasokonstriktion kleiner Blutgefäße führt zwar zu einer Aufrechterhaltung eines ausreichenden Blutdrucks an lebenswichtigen Organen (Kreislaufzentralisation), jedoch führt die Blutgefäßverengung in der Körperperipherie zu Sauerstoffmangel und verlangsamtem Blutfluss (**Blutstase**) mit der zunehmenden Gefahr von Thrombenbildung. Zusätzlich bewirken die peripheren Durchblutungsstörungen eine stärkere Durchlässigkeit der Gefäßwände und verursachen so Flüssigkeitsverschiebungen (**Ödeme**).

Grad	Symptome der Erfrierung	Symptome der Wiedererwärmung
I	• Blasse, kalte Haut • Gefühlsstörungen • Gräulich-weiße Verfärbung durch Blutgefäßverengung	• Rötung • Juckreiz, einsetzende Sensibilität • Brennender Schmerz durch vermehrte Durchblutung bei Wiedererwärmung
II	• Kalte Haut, Rötung • Blasenbildung und Schmerzen durch Schädigung der Haut infolge von Blutgefäßverengung und direkter Kälteeinwirkung	Bei Wiedererwärmung tritt Plasma in das Gewebe und in die Blasen aus. Es kommt zu schmerzhaften Frostbeulen und zur Schwellung des Gewebes.
III	• Blass-bläuliche Verfärbung der Haut mit Ausbildung schwarzer Hautnekrosen • Gefühl- und Schmerzlosigkeit aufgrund zerstörter Hautnervenendigungen	Bei Wiedererwärmung können Gefäßspasmen wegen arterieller Thrombosen der Blutgefäße nicht mehr gelöst werden. Die erfrorene Körperregion stirbt ab.
IV	• Schwarze Verfärbung der Haut aufgrund von Nekrose des Wundgebiets • Zerstörung aller Gewebestrukturen	• Keine Gewebereaktion, da alle Gewebestrukturen zerstört sind • Fäulnis nach Wiedererwärmung

Tab. 15.5 Einteilung der Erfrierungsgrade

Analog zu den Verbrennungen werden Erfrierungen in vier Schweregrade eingeteilt (→ Tab. 15.5).

Basismaßnahmen

Die Basismaßnahmen zielen auf eine **langsame Erwärmung** des Körpers. Weil immer von einer Unterkühlung des gesamten Körpers ausgegangen werden muss, wird die betroffene Person – um eine weitere Kälteeinwirkung zu verhindern – in eine warme Umgebung gebracht. Dort wird ggf. nasse Kleidung entfernt und der Patient schonend gelagert. Durch die Körperwärme kommt es zu einer langsamen Erwärmung. Die von Erfrierungen betroffenen Körperregionen werden wie Wunden behandelt, warm eingepackt und müssen darüber hinaus gepolstert gelagert werden. Da die Reperfusion erhebliche Schmerzen bereitet, muss der **Notarzt** zur Schmerzbekämpfung nachgefordert werden. Er behandelt den Patienten mit Opiaten.

ACHTUNG

Es darf keinesfalls der Versuch unternommen werden, durch Reiben oder andere mechanische Manipulationen die erfrorenen Körperteile wieder zu erwärmen, da dies zu zusätzlichen Gewebeschäden führt.

IM FOKUS

Erfrierungen

- **Störungsbild:**
  - Lokale Schädigungen durch Kälteeinwirkung
  - Häufig sind distal gelegene Körperpartien betroffen.
  - Die Schwere des Schadens ist abhängig von Temperatur sowie Art, Geschwindigkeit und Dauer der Kälteeinwirkung.
  - Alkoholmissbrauch und Schock begünstigen den Prozess durch eine gestörte periphere Vasoregulation.
- **Mögliche Symptome:**
  - Einteilung erfolgt in vier Grade, die relativ analog zu den Verbrennungsgraden sind.
    - **Grad I** mit Rötung
    - **Grad II** mit Blasenbildung
    - **Grad III** mit Nekrosen
    - **Grad IV** mit massiver Zerstörung
  - Symptome unterscheiden sich zwischen der **„Kältephase"** und der **„Wiedererwärmungsphase"**.
    - z. B. Wiedererwärmungsschmerzen (Grad I), Ausbilden von Frostbeulen (Grad II)
- **Maßnahmen:**
  - Wiedererwärmung immer nur langsam durchführen!
  - Immer von einer Unterkühlung des gesamten Körpers ausgehen (Wärmeerhalt)
  - Notarztnachforderung
  - Monitoring
  - Ggf. Anlage eines i. v.-Zugangs
  - Ggf. Analgesie

WIEDERHOLUNGSFRAGEN

1. Beschreiben Sie den Aufbau der Haut und erläutern Sie die Funktionen der einzelnen Teile. (→ 15.1)
2. Beschreiben Sie die Wärmeregulation. Wie erfolgt die Wärmeproduktion und wie die Wärmeabgabe? (→ 15.2)
3. Welche Art von Krämpfen treten bei Hitzekrämpfen auf? Nennen Sie weitere Symptome. (→ 15.3.1)
4. Welche Leitsymptome charakterisieren die Hitzeerschöpfung? (→ 15.3.2)
5. Nennen Sie die Leitsymptome des Hitzschlags. (→ 15.3.3)
6. Was ist ein Sonnenstich? Nennen Sie Ursachen, Symptome und therapeutische Maßnahmen. (→ 15.3.4)
7. Was ist eine Verbrennung? Durch welche Hitzequellen können Verbrennungen hervorgerufen werden? (→ 15.4)
8. Erläutern Sie den Begriff „Inhalationstrauma" und nennen Sie die Symptome. (→ 15.4.1)
9. Nennen Sie die Verbrennungsgrade und beschreiben Sie die auftretenden Symptome. (→ 15.4.1)
10. Welche Flächenausdehnung haben bei einem Erwachsenen Verbrennungen des rechten Beins und des gesamten vorderen Rumpfbereichs? (→ 15.4.1)
11. Beschreiben Sie die Vorgänge bei der Verbrennungskrankheit. Ab wie viel Prozent verbrannter Körperoberfläche muss bei Erwachsenen mit einem Verbrennungsschock gerechnet werden? (→ 15.4.2)
12. Beschreiben Sie das therapeutische Vorgehen bei Verbrennungen und erläutern Sie die Therapieprinzipien. (→ 15.4.2)
13. Definieren Sie den Begriff „Unterkühlung" und nennen Sie die typischen Ursachen für das Auftreten von Unterkühlungen. Welche Rolle spielt Alkohol in diesem Zusammenhang? (→ 15.5.1)
14. In welchen Stadien verläuft eine Unterkühlung? Nennen Sie die charakteristischen Symptome. (→ 15.5.1)
15. Erläutern Sie die zerebroprotektiven Eigenschaften einer Unterkühlung. Welche Schlussfolgerungen müssen daher für die Therapie von Unterkühlungen abgeleitet werden? (→ 15.5.1)
16. Erläutern Sie die Begriffe „Bergungstod" und „After-Drop". Wann können sie auftreten? (→ 15.5.1)
17. Beschreiben Sie das Vorgehen bei Unterkühlung. Was ist bei der Anwendung einer Rettungsdecke zu beachten? Was gilt für die Defibrillation und Anwendung von Medikamenten bei Unterkühlung? (→ 15.5.1)
18. Was ist eine Erfrierung und wie kommt diese zustande? Welche Körperregionen sind bedroht? (→ 15.5.2) Welche Erfrierungsgrade können unterschieden werden? Erläutern Sie die therapeutischen Maßnahmen. (→ 15.5.2)

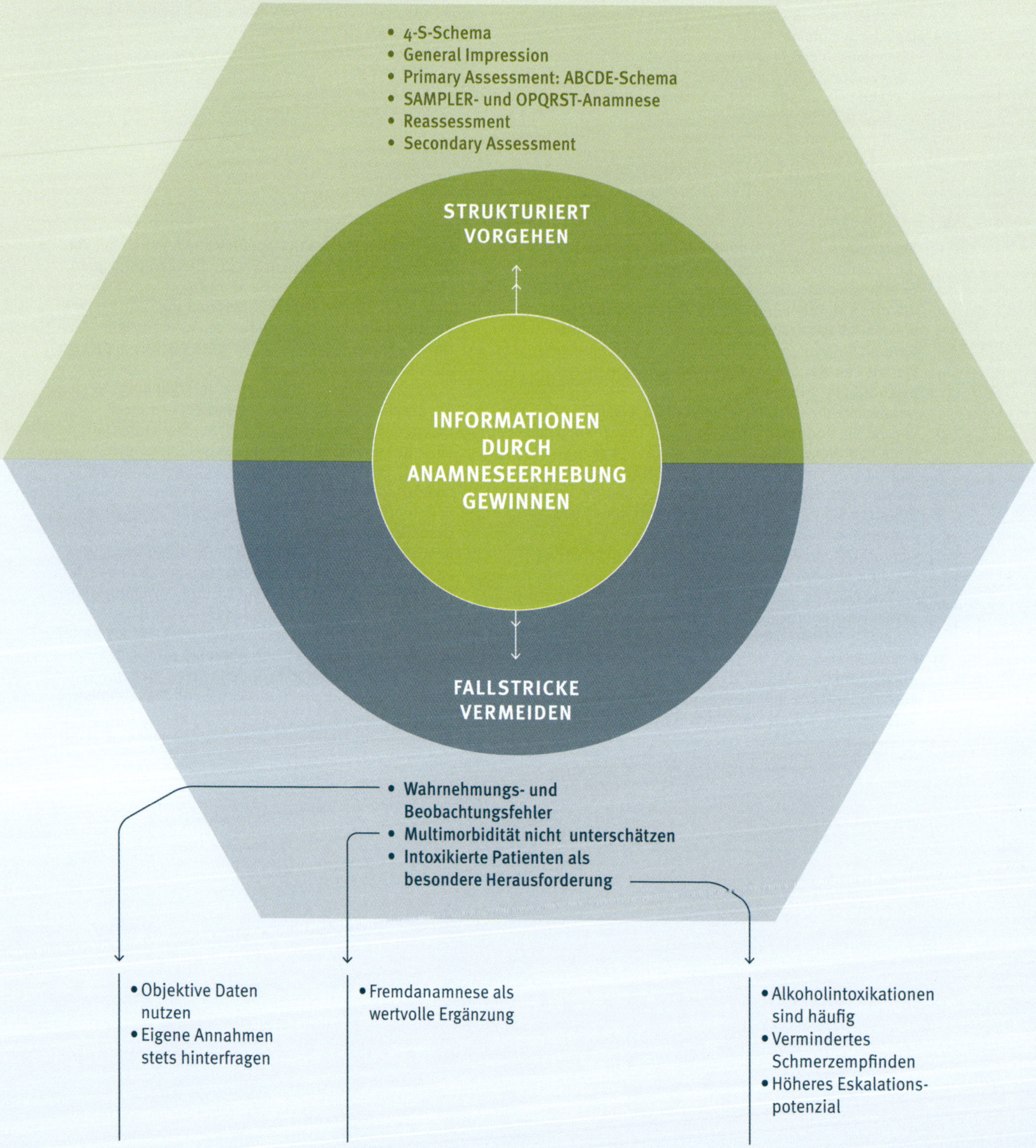
• 4-S-Schema
• General Impression
• Primary Assessment: ABCDE-Schema
• SAMPLER- und OPQRST-Anamnese
• Reassessment
• Secondary Assessment
STRUKTURIERT VORGEHEN
INFORMATIONEN DURCH ANAMNESEERHEBUNG GEWINNEN
FALLSTRICKE VERMEIDEN
• Wahrnehmungs- und Beobachtungsfehler
• Multimorbidität nicht unterschätzen
• Intoxikierte Patienten als besondere Herausforderung
• Objektive Daten nutzen
• Eigene Annahmen stets hinterfragen
• Fremdanamnese als wertvolle Ergänzung
• Alkoholintoxikationen sind häufig
• Vermindertes Schmerzempfinden
• Höheres Eskalationspotenzial

16

INFORMATION DURCH ANAMNESEERHEBUNG GEWINNEN

Frank Flake, (16.1), Jürgen Luxem (16.2)

FALLBEISPIEL

Sie werden als RTW und NEF zu einem Einsatz mit dem Stichwort „Messerstichverletzung, Oberbauch" gerufen. Vor Ort versichern Sie sich zunächst, dass keine Gefahren für Sie oder Ihr Team bestehen. Die bereits eingetroffene Polizei hat die Kontrahenten einer gewaltsamen Auseinandersetzung getrennt und das eingesetzte Messer gesichert. Sie werden zu Ihrem Patienten geführt, der am Boden liegt und der durch eine Polizistin erstversorgt wird. Sie übt hierfür mit Verbandsstoffen Druck auf die Wunde aus. Ihnen fällt im Rahmen Ihres Ersteindrucks auf, dass der Patient bewusstseinseingeschränkt ist, schnell atmet und über einen regelmäßigen, aber schwachen und schnellen Puls verfügt. Ihr Team führt ein Primary Assessment nach dem X-ABCDE-Schema durch, wobei der Notfallsanitäter die Behandlung der Blutung übernimmt. Sie assistieren ihm dabei. Der Notarzt positioniert sich am Kopf des Patienten, um von dort aus die restlichen Schritte des ABCDE-Schemas durchzuführen. Der Notfallsanitäter des NEF erhebt währenddessen im Hintergrund alle wichtigen anamnestischen Informationen. Nachdem alle notwendigen Daten gesammelt und die Blutung bestmöglich versorgt ist, wird zugunsten eines schnellen Transports auf die Durchführung eines Secondary Surveys verzichtet. Der Patient wird mit hochdosiertem Sauerstoff und einer Infusionstherapie behandelt und im nächsten geeigneten Krankenhaus mit einer Abdominalchirurgie vorangemeldet.

LERNZIELE

- Das einheitliche Vorgehen (gemeinsame Sprache) nennen
- Die Inhalte des Primary Assessment und des X-ABCDE-Schemas inklusive der Bedeutung wiedergeben
- Die Bedeutung der „vier S" zur Informationsgewinnung nach Eintreffen an der Einsatzstelle erläutern
- Voraussetzungen zur Durchführung eines Secondary Survey nennen
- Die im Einsatz gewonnenen Erkenntnisse vertiefen und differenzialdiagnostisch abgrenzen
- Messwerte wegen ihrer scheinbaren Objektivität nicht allein bewerten
- Eine sorgfältige Anamnese oder die Patientenuntersuchung nicht zu vernachlässigen
- Die eigene Einschätzung zu einem Patienten auch hinterfragen

16.1 Einheitliches Vorgehen

Das einheitliche Vorgehen fasst die in → Kapitel 5.2 erläuterten Grundlagen der strukturierten Patientenuntersuchung in Kurzform zusammen und überführt sie in die praktische Anwendung. Beschrieben wird die einheitliche Sprache, die in Deutschland durch die Einführung internationaler Kurssysteme Einzug gehalten hat. Sie ist Voraussetzung für einen guten Einstieg in eine standardisierte Patientenversorgung und sollte somit auch von einem Rettungssanitäter beherrscht werden.

An der Einsatzstelle bzw. dem Notfallort folgt man einem **einheitlichen Vorgehen** mit folgenden Grundsätzen:

- Frühzeitige Differenzierung der Patienten: kritische – nicht kritische Patienten oder auch potenziell kritische Patienten
- Prioritätenorientierung: Behandle zuerst, was zuerst tötet. („*Treat first what kills first*")
- Prinzipienorientiert (nicht dogmatisch): Prinzipien der Versorgung und keine Prozeduren („*Principles, not procedures*")
- Gemeinsame Sprache: X-ABCDE-, OPQRST- und SAMPLER-Schema

16.1.1 Situation an der Einsatzstelle

Zunächst wird die Situation an der Einsatzstelle analysiert. Sie kann dem Rettungsfachpersonal schon vor dem Eintreffen beim Patienten einen **Ersteindruck** vermitteln. Im Englischen wird oft von den **drei S** (**S**cene, **S**afety, **S**ituation) ggf. erweitert um ein viertes „S" (**S**upport, notwendige Einsatzunterstützung; 4S-Schema) gesprochen (→ 5.2.1). Dabei kann es hilfreich sein, bereits die Leitstelle nach weiteren Informationen zu fragen. Grundsätzlich sollte man sich aber nicht auf diese Informationen verlassen, da die Schilderung anrufender Personen deutlich von der vorgefundenen Lage abweichen können.

- Allgemeiner Ersteindruck von der Einsatzstelle
- Persönliche Schutzausrüstung vollständig angelegt? (→ Abb. 16.1)
- Ist die Einsatzstelle sicher?
- Wie viele Patienten gibt es?
- Müssen weitere Kräfte nachgefordert werden?
- Wie weit ist es bis zur nächsten Klinik?

16.1.2 General Impression (Erster Eindruck)

Mit dem Ersteindruck (General Impression oder auch First Look) ist der erste Kontakt zum Patienten und eine zügige Einschätzung von Atmung, Kreislauf und Neurologie gemeint. Diese

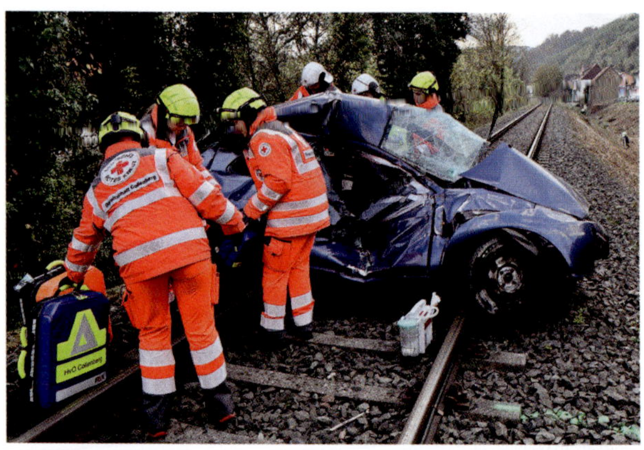

Abb. 16.1 Helfer vor Ort mit kompletter Schutzbekleidung [M235]

sollte binnen etwa 10–15 Sek. abgeschlossen sein (→ 5.2.2). Folgende Fragen sollen dabei beantwortet werden:

- Reagiert der Patient auf Zuruf?
- Atmet der Patient?
- Hat der Patient einen Puls?
- Psychischer Eindruck

Diese Vorgehensweise dient der Einschätzung, ob der Patient kritisch, potenziell kritisch oder nicht kritisch ist. In dieser Phase werden keine Maßnahmen durchgeführt.

16.1.3 Primary Assessment

Das „Herzstück" der Vorgehensweise ist das X-**ABCDE-Schema** (→ 5.2.3). Die grundsätzlichen Bedeutungen der Buchstaben sind immer gleich, werden aber durch die Art des vorliegenden Notfalls (Trauma oder Erkrankung) angepasst und ggf. ergänzt. Das Schema verfolgt das Ziel, den Patienten einerseits schnell zu beurteilen, ihn andererseits aber auch sofort zu behandeln, sofern erforderlich. Dahinter steckt die Philosophie: „Treat first what kills first" („Behandle zuerst das, was zuerst tötet").

X-ABCDE ist nicht nur ein „roter Faden" zur Untersuchung und Behandlung eines Patienten im Rahmen des Primary Surveys, sondern wird auch zur Neubeurteilung eines Patienten genutzt, um den Behandlungsverlauf zu kontrollieren oder wenn eine Zustandsveränderung eingetreten ist. Das X für Exsanguinating wird nur beim Traumapatienten verwendet (→ 5.2.3) und entfällt in allen anderen Fällen.

Die Buchstaben stehen dabei für folgende Untersuchungs- und Interventionsschritte:

- **X (Exsanguinating):** lebensbedrohliche äußere Blutungen
- **A (Airway):** Atemwegskontrolle und Freimachen der Atemwege
- **B (Breathing):** Atmungskontrolle und Sichern der Atmung
- **C (Circulation):** Kreislaufkontrolle und Sichern des Kreislaufs
- **D (Disability):** Beurteilung des neurologischen Status
- **E (Environment, Exposure, Entscheidung):** Kopf-bis-Fuß-Untersuchung und ggf. Entkleiden des Patienten. Umgebungsbeurteilung und Treffen der richtigen Entscheidungen zu Therapie und dem weiteren Vorgehen.

MERKE

Bei jedem Patienten kommt das X-ABCDE-Schema, ggf. ergänzt durch OPQRST- und SAMPLER-Schema, zur Anwendung. Nur wenn man strukturiert vorgeht, ist die Gefahr gering, medizinische Probleme zu übersehen.

Während der Teamleiter den Patienten untersucht und das X-ABCDE-Schema abarbeitet, sind die Teamhelfer für einzuleitende Maßnahmen in den einzelnen Schritten verantwortlich (→ Abb. 16.2). Das bedeutet auch, dass Maßnahmen in der Regel unmittelbar nach einem Befund einzuleiten sind. Wird bei X eine lebensbedrohliche Blutung festgestellt, so ist diese z. B. durch Kompression zu stoppen. Wird in A (Airway) z. B. ein schnarchendes Atemgeräusch ermittelt, wird der Teamhelfer angewiesen, den Atemweg freizumachen. Stellt sich zusätzlich bei der Beurteilung der Atmung (B = Breathing) eine Atemfrequenz von nur sechs Atemzügen heraus, muss durch den Teamhelfer eine assistierte Beatmung durchgeführt werden. Wie im normalen Einsatzgeschehen auch, stellt sich nach Abarbeitung einiger Fallbeispiele eine Routine ein und der Teamleiter muss kaum noch Anweisungen geben.

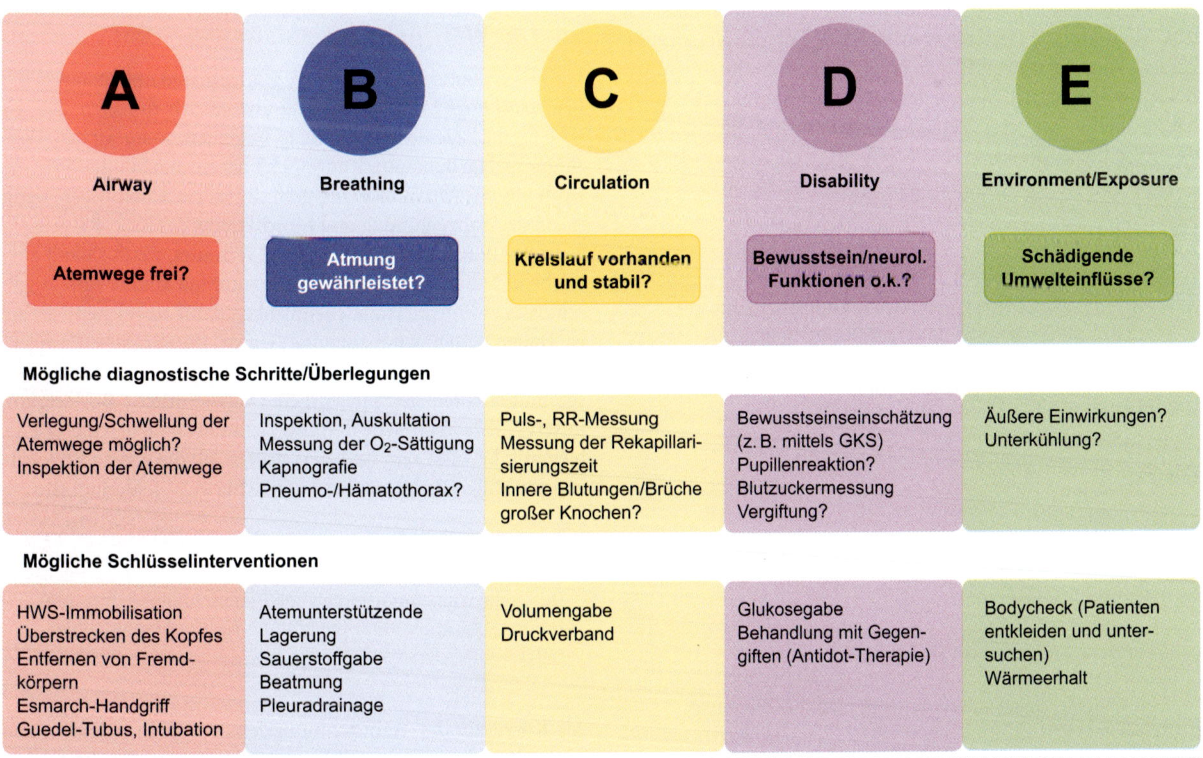

Abb. 16.2 ABCDE-Schema [L143]

Vielfach wird das ABCDE-Schema mit weiteren „Anamnesetools“ ergänzt. Hierzu zählen z. B. das **SAMPLER-** oder das **OPQRST-Schema** (→ 5.2.4 und → 5.2.5).

Ziel ist, alle Verletzungen oder Krankheitssymptome zu erfassen und zu behandeln. Im Idealfall ergibt sich daraus eine **Arbeitsdiagnose** mit einer entsprechenden leitliniengerechten Therapie.

16.1.4 Reassessment

Nach Abarbeitung des X-ABCDE-Schemas und Einleitung von Maßnahmen sollte in regelmäßigen Abständen eine **erneute Beurteilung** (Reassessment) durchgeführt werden. Ziel ist die Klärung folgender Fragen:

- Waren die ergriffenen Maßnahmen effizient?
- Hat sich der Zustand des Patienten verändert?

Gegebenenfalls müssen hier die eingeleiteten Maßnahmen optimiert oder ergänzt werden. Im Fall einer Zustandsveränderung sollte immer das ABCDE-Schema erneut durchgegangen werden. Das sorgt dafür, dass keine Probleme oder Komplikationen übersehen werden.

16.1.5 Secondary Survey

Ist der Patient nicht in einem kritischen Zustand, kann ein weiterer Untersuchungsgang durchgeführt werden (→ 5.2.4). Der erste Untersuchungsgang und auch die Neubeurteilung müssen dafür abgeschlossen sein. Der **zweite Untersuchungsdurchgang** besteht aus einer sehr gründlichen Untersuchung von Kopf bis Fuß und ggf. Anamnese, um auch kleinste Verletzungen oder Hinweise auf die Erkrankung zu erhalten. In dieser Phase findet beim schwer verletzten Patienten auch die mögliche Schienung frakturierter Extremitäten statt (→ 18.4.5). Da es sich bei isolierten Frakturen der Extremitäten seltener um lebensbedrohliche Verletzungen handelt, hat die Versorgung keinen Vorrang und wird entsprechend später durchgeführt. Bei kritischen Patienten wird der Secondary Survey präklinisch häufig auch im weiteren Verlauf überhaupt nicht durchgeführt, da die Zeit dafür fehlt.

IM FOKUS

Einheitliches Vorgehen

- Bei jedem Patienten kommt das **X-ABCDE-Schema,** ggf. ergänzt durch **OPQRST-** und **SAMPLER-Schema,** zur Anwendung. Nur wenn man strukturiert vorgeht, ist die Gefahr gering, medizinische Probleme zu übersehen.
- Die **Reihenfolge der einzelnen Schritte** lautet:
  - **4S-Schema:**
    - **S**cene
    - **S**afety
    - **S**ituation
    - **S**upport)
  - **General Impression (Ersteindruck):**
    - Bewusstsein, Atmung, Puls
    - Maximal 15 Sek.
  - **Primary Assessment (X-ABCDE-Schema):**
    - Ergänzung z. B. durch SAMPLER und OPQRST
    - Idealerweise ist hierdurch eine Arbeitsdiagnose möglich.
  - **Secondary Survey:**
    - Um den Secondary Survey durchzuführen, muss Zeit vorhanden sein. Die primäre Untersuchung nach dem ABCDE-Schema und auch die Neubeurteilungen müssen dafür abschlossen sein.
    - Gründliche Untersuchung, die im Regelfall bei Patienten im nicht kritischen Zustand durchgeführt wird
- Es sollte zudem regelmäßig ein **Reassessment** nach dem X-ABCDE-Schema durchgeführt werden.

16.2 Fallstricke der Patientenuntersuchung

Ob während der Patientenuntersuchung nach dem ABCDE-Schema oder durch Zuhilfenahme diagnostischer Hilfsmittel: In manchen Fällen können durch eine eingeschränkte Wahrnehmung des untersuchenden Rettungsfachpersonals im Rahmen der Patientenuntersuchung „Dinge“ **übersehen, vergessen** oder **fehlinterpretiert** werden.

Um dieser Problematik entgegenzuwirken, hat die Patientenuntersuchung strukturiert und die Therapie leitliniengerecht zu erfolgen. Leitlinien stellen reflektiertes und evidenzbasiertes medizinisches Regelwissen dar, ihre Anwendung soll sicherstellen, Patienten die bestmögliche Therapie zu ermöglichen. Allerdings ist die am Ende des Untersuchungsgangs zu treffende **Entscheidung bei oftmals nur inkompletten Informationen** nur schwer zu treffen.

Allerdings kann im Rahmen einer Patientenuntersuchung, bei Fixierung auf die Befunderhebung, auch eine Überdiagnostik erfolgen bzw. es werden in der täglichen Routine Fallstricke überhaupt nicht bemerkt, wenn das Rettungsfachpersonal seinen eigenen Beobachtungen nicht mehr vertraut, weil diese scheinbar in **Kontrast zu den erwartenden Befunden** stehen.

16.2.1 Wahrnehmen und Beobachten

Wir lieben Routinen, Algorithmen, Schemata und Abkürzungen, um (Untersuchungs-) Prozesse schlank und einfach zu halten. Das gilt auch für die Patientenuntersuchung, besonders, wenn wir den Algorithmus schon hundertfach angewandt haben, also Routine besitzen. Doch unser Gehirn schlägt uns gern einmal ein Schnippchen, wenn es um die **Wahrnehmung und Einschätzung** des Patienten geht.

In der Praxis wird eine Diagnose vermutet, wenn sie mit ausreichend hoher Wahrscheinlichkeit zutreffen könnte und ausgeschlossen, wenn die Wahrscheinlichkeit dafür ausreichend gering ist. Daher „sehen“ wir manchmal „Dinge“, die wir „sehen“ wollen, da sie so gut zu unserer Vorstellung der Krankheitsursache passen und erhalten abschließend eine **vermeintliche Bestätigung** unseres „Vorurteils“. Jede Rettungsfachkraft sollte sich dieser Problematik bewusst sein und stets prüfen, ob die eigene Einschätzung zu einem Patienten nicht möglicherweise fehlerhaft ist.

MERKE

Durch das Zusammenwirken von Beobachtungen, Interpretation und auch Vorurteilen können Wahrnehmungsfehler entstehen.

Als **Korrektiv** der Wahrnehmungsfehler werden objektive und nachvollziehbare Daten (Messungen) mittels **diagnostischer**

Hilfsmittel angesehen. Der Einsatz diagnostischer Hilfsmittel soll dem Rettungsfachpersonal helfen, die gewonnenen Erkenntnisse aus der Notfalluntersuchung zu vertiefen und differenzialdiagnostisch abzugrenzen. Einfache Hilfsmittel sind:

- Blutdruckmessgerät
- Blutzuckermessgerät
- Thermometer

Umfassendere Werte können mithilfe von EKG (→ 5.3.4), Pulsoxymetrie (→ 5.3.3) und Kapnometrie (→ 5.3.5) bestimmt werden.

Aber auch gerade hier besteht die Gefahr, wegen **scheinbarer Objektivität** der mittels technischer Hilfe gewonnenen Daten, die **Messwerte** entweder über- oder allein zu bewerten und eine sorgfältige Anamnese oder die Patientenuntersuchung darüber zu vernachlässigen. Bei alleiniger Betrachtung der Messwerte bleibt oftmals unklar, welche Messwerte wie interpretiert werden müssen, um die therapeutische Entscheidung nur aufgrund der Messergebnisse zu treffen.

MERKE

Messergebnisse können nie viel mehr als Wegweiser zur Therapie sein.

Schließlich ist jede Form der Fehlinterpretation durch **Unwissen** des Rettungsfachpersonals möglich. Die Aussagekraft der angewandten Untersuchungsmethode steht und fällt mit dem Wissenstand des Untersuchers.

ACHTUNG

Allgemeine Ursachen der Fallstricke der Patientenuntersuchung sind

- mangelnde pathophysiologische Kenntnisse,
- die oberflächliche Untersuchung und
- das Ignorieren anamnestischer Hinweise

VIDEO

Wie uns unsere Wahrnehmung austricksen kann
https://www.youtube.com/watch?v=NI_1tCdwbms

16.2.2 Besonderheiten bei multimorbiden Patienten

DEFINITION

Multimorbidität bezeichnet das gleichzeitige Vorliegen mehrerer chronischer Erkrankungen (drei oder mehr), wobei nicht eine einzelne Erkrankung im besonderen Fokus der Aufmerksamkeit steht und Zusammenhänge zwischen den Krankheiten zwar bestehen können, aber nicht müssen (S3-Leitlinie Multimorbidität).

Die Krankheitshäufigkeit der **Multimorbidität** steigt mit zunehmendem Alter an und geht mit strukturellen Veränderungen an Organen und Geweben einher. Folglich betrifft die Multimorbidität vornehmlich geriatrische Patienten, die durch die funktionellen Einschränkungen nur über wenige Reservekapazitäten verfügen.

Die Beurteilung und Behandlung multimorbider Patienten erfolgen nach dem **ABCDE-Schema** und richtet sich vornehmlich nach der Art des Notfalls. So stellen Stürze bei geriatrischen Patienten die Hauptursache für Verletzungen dar, oft sind sie aber Folge einer bestehenden Grunderkrankung, die bei der Untersuchung der Sturzfolge nicht übersehen werden darf.

Dabei ist zu beachten, dass, abhängig von den kognitiven Fähigkeiten, bei multimorbiden Patienten die Eigenanamnese oft nur eingeschränkt möglich ist und das Rettungsfachpersonal auf eine **Fremdanamnese** angewiesen sein wird.

Zu beachten bleibt weiterhin, dass mit zunehmendem Alter wesentliche Veränderungen im Körper stattfinden:

- **A** – Die Aspirationsgefahr ist aufgrund verminderter Schluck- und Hustenreflexe höher und Zahnprothesen und Zahnersatz sind weitverbreitet.
- **B** – Atemwegsstörungen werden lange toleriert und Entzündungen der Lunge werden aufgrund fehlenden Fiebers nicht bemerkt.
- **C** – Störungen des Flüssigkeits- und Elektrolythaushalts werden erst spät bemerkt, da fehlendes Durstgefühl und diuretische Medikamente zu Flüssigkeitsverlusten führen, die durch die Einnahme weiterer Medikamente (z. B. Betablocker und Antihypertonika) verstärkt werden.
- **D** – Kognitive Defizite können die Auswirkungen einer schlechten Sauerstoffversorgung kaschieren. Fehlende Vigilanzstörungen und fehlende neurologische Defizite schließen ein zerebrales Geschehen nicht zwingend aus.
- **E** – Eingeschränkte Wärmeregulation führt im Alter zu Fehlinterpretationen bei Wärmeverlust und fehlender Fieberantwort auf Infekte.

ACHTUNG

Für die weiterführende Beurteilung darf nicht übersehen werden, dass multimorbide Patienten oft **viele Medikamente** verschrieben bekommen, wobei einige Medikamente sich mit anderen Dauermedikamenten ausschließen.

Bei der **Medikamentenintoleranz** sind folgende Medikamente von besonderem Interesse:

- **Betablocker:** verhindern im Herz-Kreislauf-System eine notwendige Gegenregulation bei Flüssigkeitsverlusten.
- **Diuretika:** verstärken eine verminderte Flüssigkeitsaufnahme bei fehlendem Durstgefühl.
- **Antikoagulanzien:** verstärken Blutungen durch Hemmung der Blutgerinnung.

16.2.3 Besonderheiten bei alkoholisierten Patienten

Das Rettungsfachpersonal wird häufig mit Notfallsituationen konfrontiert, die im Zusammenhang mit Alkohol stehen (z. B. Trinkexzesse, psychische Krisen). Betrunkene Patienten sind in diesen Situationen für das Rettungsfachpersonal oft nicht einfach zu managen. Der eine tritt aggressiv auf, der andere verfällt schnell in depressive Verhaltensweisen. Schlagartig können die üblichen Routinen außer Kraft gesetzt werden und rasch zu einem emotionsgeladenen Ereignis ausarten. Bei den daraus häufig resultierenden Auseinandersetzungen gibt es keinen eigentlichen Gewinner, wenn es nicht gelingt, einen zumindest rudimentären therapeutischen Kontakt anzubahnen.

Das Rettungsfachpersonal wird versuchen, eine symptomenorientierte Therapie in den Vordergrund zu stellen. Dabei sind die Beurteilung und Behandlung nach dem ABCDE-Schema wichtig – aber nicht einfach. Entscheidungen darüber, ob eine Behandlung sofort zu tätigen oder eher aufzuschieben ist, sind daher häufig schwierig, denn das Rettungsfachpersonal hat in solchen Situationen meist gegen die Uneinsichtigkeit des alkoholisierten Patienten anzukämpfen. In diesen Situationen treten dann gelegentlich Missverständnisse und Aggressionen auf, die nicht nur vom alkoholisierten Patienten allein ausgehen müssen.

Daher gilt es sich im Einsatz mit alkoholisierten Patienten einiger wesentlicher Aspekte der Alkoholerkrankung zu erinnern:

- Die **Gewaltbereitschaft** des Patienten kann durch Wahnvorstellungen, die enthemmende Wirkung von Alkohol oder drogenbedingte Verkennung der Umwelt erhöht sein.
- Bei der Beurteilung von alkoholisierten Patienten darf man nie einem **„Tunnelblick“** verfallen. Nur weil ein bewusstseinsgestörter oder wesensveränderter Patient nach Alkohol riecht, bedeutet es noch lange nicht, dass der Grund einer Bewusstseinsstörung auch tatsächlich im Alkohol begründet ist.
- Das **Schmerzempfinden** kann durch die Alkohol- oder Drogenwirkung erheblich **herabgesetzt** sein. Hierin liegt eine besondere Gefahr, da selbst schwerwiegende Verletzungen (z. B. Schädel-Hirn-Trauma nach einem Sturz) u. U. unerkannt bleiben.
- Solange unklar ist, warum ein Patient eine GCS-Reduzierung aufweist, soll immer der **Blutzucker** gemessen werden.
- Es muss bei der Einlassung alkoholisierter Patienten auf deren **Sicherheit** und eine **Nichtgefährdung anderer Personen** geachtet werden.

IM FOKUS

Fallstricke der Patientenuntersuchung

- **Wahrnehmungsfehler:**
  - Durch das Zusammenwirken von **Beobachtungen, Interpretation und auch Vorurteilen** können Wahrnehmungsfehler entstehen.
    - Um diesen entgegenzuwirken, sollten möglichst **objektive Messungen** vorgenommen werden.
    - Gleichzeitig dürfen diese Messwerte nicht über- oder unterinterpretiert werden.
  - Allgemeine **Fallstricke der Patientenuntersuchung** sind:
    - Mangelnde pathophysiologische Kenntnisse
    - Eine nur oberflächliche Untersuchung
    - Das Ignorieren wichtiger anamnestischer Hinweise
- Besonderheiten bei **multimorbiden Patienten:**
  - Multimorbide Patienten leiden unter drei oder mehr chronischen Erkrankungen zugleich.
  - Es handelt sich bei ihnen zumeist um ältere Patienten.
  - Durch das komplexe **Wechselspiel** dieser Erkrankungen sind Diagnostik und Therapie bei ihnen erschwert.
  - Altersbedingte Veränderungen, wie Reflexverminderung oder kognitive Störungen, verkomplizieren die Situation noch zusätzlich.
- Besonderheiten bei **alkoholisierten Patienten:**
  - Betrunkene Patienten sind ebenfalls oft sehr komplexe Fälle.
  - Das Eskalationsrisiko im Einsatz ist erhöht.
  - Schmerzempfinden, Temperatur- und Blutzuckerregulation der Patienten sind gestört.
  - Eine Alkoholintoxikation kann lediglich als **Nebendiagnose** vorliegen und eine andere, vielleicht lebensbedrohliche Störung maskieren.

WIEDERHOLUNGSFRAGEN

1. Für welche Schritte stehen die Buchstaben ABCDE im Primary Survey? (→16.1.3)
2. Welchen Zweck erfüllt der Secondary Survey? (→16.1.5)
3. Schildern Sie die Fallstricke im Rahmen der Patientenuntersuchung bei Wahrnehmen und Beobachten. (→16.2.1)
4. Auf welche Besonderheiten ist bei multimorbiden Patienten zu achten? (→16.2.2)
5. Was ist bei alkoholisierten Patienten zu beachten? (→16.2.3)

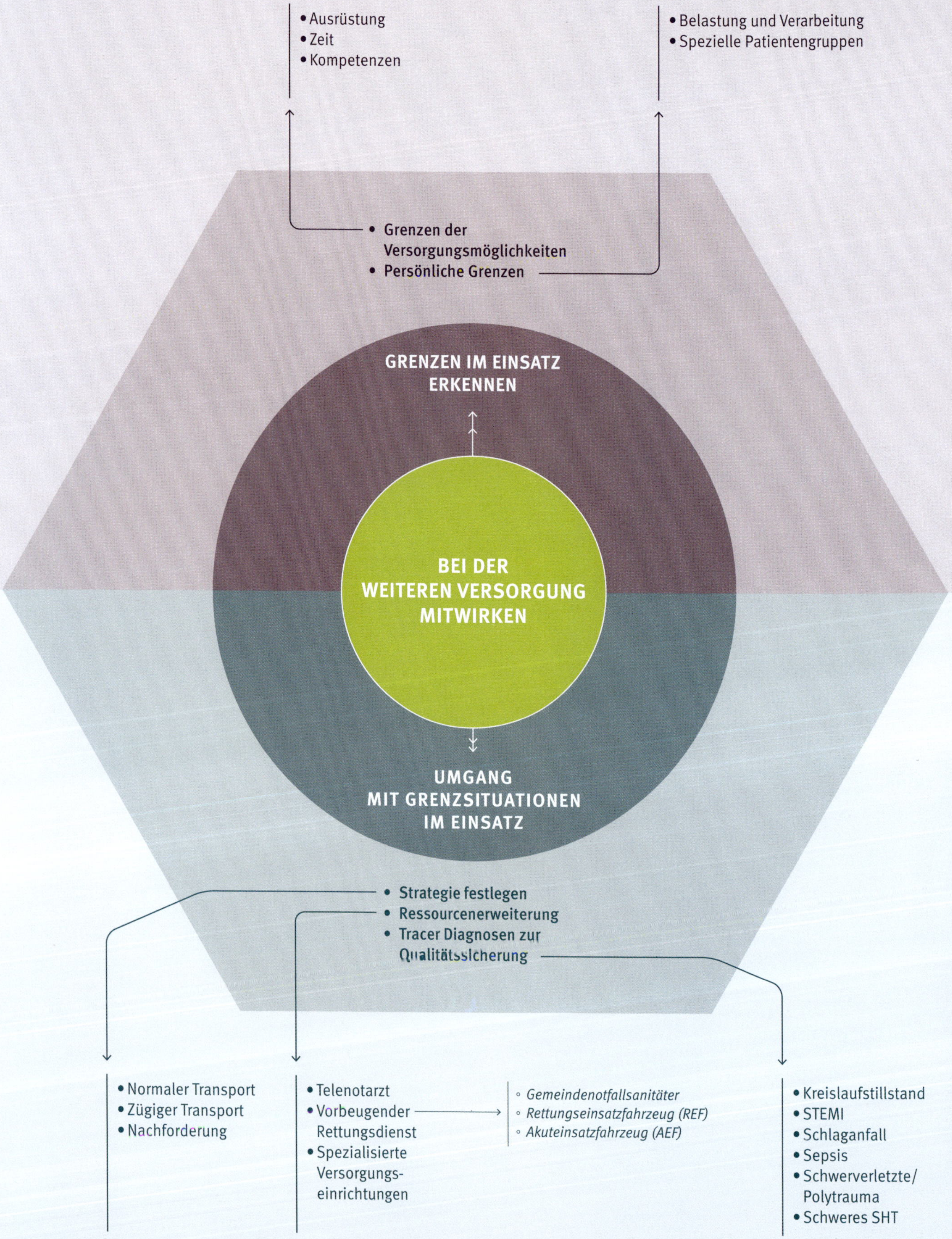

• Ausrüstung
• Zeit
• Kompetenzen
• Belastung und Verarbeitung
• Spezielle Patientengruppen
• Grenzen der Versorgungsmöglichkeiten
• Persönliche Grenzen
GRENZEN IM EINSATZ ERKENNEN
BEI DER WEITEREN VERSORGUNG MITWIRKEN
UMGANG MIT GRENZSITUATIONEN IM EINSATZ
• Strategie festlegen
• Ressourcenerweiterung
• Tracer Diagnosen zur Qualitätssicherung
• Normaler Transport
• Zügiger Transport
• Nachforderung
• Telenotarzt
• Vorbeugender Rettungsdienst
• Spezialisierte Versorgungseinrichtungen
◦ Gemeindenotfallsanitäter
◦ Rettungseinsatzfahrzeug (REF)
◦ Akuteinsatzfahrzeug (AEF)
• Kreislaufstillstand
• STEMI
• Schlaganfall
• Sepsis
• Schwerverletzte/Polytrauma
• Schweres SHT

17

BEI DER WEITEREN VERSORGUNG MITWIRKEN

Johannes Gottschalk

FALLBEISPIEL

Sie werden mit Ihrem Teamkollegen zu einem Krankentransport alarmiert. Sie sollen einen Patienten bei „schlechter werdendem Allgemeinzustand" in ein Krankenhaus fahren. In einem Einödhof erwartet Sie eine ältere, ungepflegte Frau, die angibt, dass der Patient ihr Sohn sei, dieser bekomme seit Tagen schlechter Luft und fühle sich heute gar nicht gut. Sie führt sie in das Wohnzimmer. Dort finden Sie den ca. 45-jährigen Patienten mit Schnappatmung und einer Herzfrequenz von 20 Schlägen pro Minute vor. Sie alarmieren einen Notarzt nach und beginnen mit Wiederbelebungsmaßnahmen. Der Patient wird unter laufender Reanimation in ein Krankenhaus mit Herzkathetermöglichkeit gebracht. In der Woche nach dem Einsatz kommen Ihnen immer wieder Bilder dieses Einsatzes ins Gedächtnis. Nachdem sie deswegen Schlafstörungen bekommen und sich in nicht mehr konzentrieren können, beschließen Sie mit Ihrem Vorgesetzten darüber zu sprechen.

LERNZIELE

- Das Erreichen von Grenzen in der Versorgung erläutern
- Persönliche Grenzen formulieren und erklären
- Grundzüge der Telemedizin und deren Vorteile und Limitierungen beschreiben
- Die Entwicklung des Vorbeugenden Rettungsdienstes und dazugehörige Systembegrifflichkeiten nennen
- Spezielle Fähigkeiten von Versorgungseinrichtungen kennen und in die Überlegungen zur geeigneten Auswahl anwenden
- Tracerdiagnosen erkennen und beschreiben, Durchführung der notwendigen Versorgung erinnern sowie die geeignete Zielklinik auswählen

17.1 Grenzen erkennen

Immer wieder kommt es zu Situationen, aufgrund derer das Rettungsfachpersonal an die Grenzen der Belastbarkeit oder der eigenen Kompetenzen kommt. Trotz Sensibilisierung und umfangreicher Ausbildung kann es zu Grenzsituationen kommen, die während des Einsatzes keine Arbeitsdiagnosen zulassen. Aber auch Belastungssituationen im Einsatz oder im Nachgang von Einsätzen sind möglich.

17.1.1 Grenzen in der Versorgung

Im Rettungsdienstalltag erfordert eine Vielzahl unterschiedlicher Hilfeersuchen ein breites Spektrum an Wissen und Können vom Rettungsfachpersonal. Die Vorbereitung darauf ist umfassend und versucht, so viel Kompetenz wie möglich zu vermitteln. Je nach Qualifikation sind die Wissensstände und Kompetenzen unterschiedlich umfassend. Dennoch kann und wird es immer wieder Situationen geben, in denen sich kein umfassendes Bild über den Patienten ergibt und somit keine Arbeitsdiagnose erstellt werden kann. In solchen Situationen ist es erforderlich, zumindest eine Einschätzung über den Zustand des Patienten zu erlangen und zumindest die Symptome zu behandeln. Hierfür kann hilfreich sein, nach den ersten diagnostischen und anamnestischen Erhebungen, die Anamnese auszuweiten und weitergehende Untersuchungen vorzunehmen. Hier kann und soll das Erlernte zur Anwendung kommen und alle vorhandenen Ressourcen ausgeschöpft werden. Mit den dadurch gewonnenen Informationen und festgestellten Vitalparametern kann der Zustand des Patienten eingeschätzt werden.

Der festgestellte Patientenzustand muss in einem solchen Fall dazu beitragen, weitere Entscheidungen zu treffen. Hierfür kommen mehrere Optionen in Betracht:

- **Normaler Transport** in eine geeignete Einrichtung zur weiteren Diagnostik
- **Zügiger Transport** in eine geeignete Einrichtung zur weiteren Diagnostik und Versorgung
- **Nachforderung** von medizinischer Unterstützung mit einem höheren Ausbildungsstand

Bei allen Optionen dürfen aber nie eine umfassende **Basisuntersuchung, Anamnese und Basisversorgung** vernachlässigt werden. Diese sind immer notwendig und sind Indikator für eine professionelle Arbeitsweise. Neben dem Zustand des Patienten und möglichen juristischen Fragestellungen sollen für die Wahl der angemessenen Option auch die persönlichen Kenntnisse und Fertigkeiten mit einbezogen werden. So kann eine zielgerichtete Option für den Patienten gewählt werden.

MERKE

Kann keine Arbeitsdiagnose erstellt werden, sollen alle Möglichkeiten zur Informationsgewinnung genutzt werden. Anschließend soll der Patientenzustand beurteilt werden.

17.1.2 Persönliche Grenzen

Neben medizinischen Faktoren können auch verschiedene individuelle Faktoren einen Einfluss auf das Erreichen von persönlichen Grenzen in der Patientenversorgung haben. Unterschiedliche Auslöser können dazu führen, dass insbesondere nach einem Einsatz, aber auch in manchen Fällen während eines Einsatzes, eine persönliche Grenze erreicht wird. Das kann dazu führen, dass im Nachgang eines Einsatzes Maßnahmen zur **persönlichen Verarbeitung des Erlebten** vorgenommen werden müssen. Verschiedene Faktoren tragen dazu bei, persönliche Grenzen zu erreichen.

Einsätze mit **bestimmten Patientengruppen** führen oftmals dazu, dass persönliche Grenzen sehr schnell erreicht werden. Insbesondere traumatologische Einsätze, u. U. mit Beteiligung von Kindern, führen schnell zum Erreichen persönlicher Belastungsgrenzen. Hier empfiehlt es sich, nach einem Einsatz auch für das eingesetzte Rettungsfachpersonal Nachsorge zu organisieren.

Unfälle, die mit extremen Verunstaltungen der Patienten, oder Einsätze, bei denen es gilt, eine hohe Anzahl an Verletzten oder Erkrankten zu versorgen, können ebenfalls Auslöser für das Erreichen von persönlichen Grenzen sein. Bei solchen Einsätzen gilt es, sensibilisiert zu sein.

Individuell können aber auch wiederkehrende Einsätze unerwartet zu Belastungen führen, die weder erwartet noch retrospektiv zu Beeinträchtigungen geführt haben. Es kann daher in jedem Einsatz, und scheint er noch so gewöhnlich zu sein, zu einer Situation kommen, die persönliche Grenzen aufzeigt.

Es ist daher wichtig, neben all dem Fachwissen, auch auf seine **eigenen Instinkte** zu hören und zu vertrauen. Zumeist werden während des Einsatzes durch die gute Ausbildung und durch regelmäßiges Training diese auch gut bewältigt und beendet. Im Nachgang sollten aber Signale, die als persönliches Erreichen von Belastungsgrenzen wahrgenommen werden, dazu führen, dass bei Bedarf Unterstützungsmaßnahmen in Anspruch genommen werden (→ 28.1)

Insbesondere sollte bei wiederkehrenden emotionalen Reaktionen, z. B. anhaltende Gereiztheit, Panik und wiederholendes Durchleben von Situationen im Traum oder anhaltenden Denkblockaden über **unterstützende Angebote** nachgedacht werden. **Körperliche Signale** hierfür können auftretendes Herzklopfen, plötzliche Schweißausbrüche oder immer wieder zitternde Hände sein.

MERKE

Verschiedene Faktoren beeinflussen das Erreichen einer persönlichen Belastungsgrenze. Entsprechende Signale dürfen nicht ignoriert werden.

IM FOKUS

Grenzen erkennen

- **Grenzen in der Versorgung:**
  - Im Rettungsdienst bestehen **zahlreiche Anforderungen** an die Mitarbeitenden.
  - Ihre Bewältigung hängt von Ausbildungsstand, individuellen Fähigkeiten und Erfahrung ab.
  - Ziel ist es immer, einen guten Einblick in die Situation und das Störungsbild der Patienten zu erlangen.
  - Auf Basis dessen können **verschiedene Entscheidungen** getroffen werden, z. B.:
    - **Normaler Transport** in eine geeignete Einrichtung zur weiteren Diagnostik
    - **Zügiger Transport** in eine geeignete Einrichtung zur weiteren Diagnostik und Versorgung
    - **Nachforderung** von medizinischer Unterstützung mit einem höheren Ausbildungsstand
- **Persönliche Grenzen:**
  - Verschiedene **individuelle Faktoren** können einen Einfluss auf das Erreichen von persönlichen Grenzen in der Patientenversorgung haben.
  - Dies kann zum Beispiel in **belastenden Einsatzsituationen** der Fall sein.
  - Hier sollten Mitarbeitende immer auch **auf ihre persönlichen Instinkte vertrauen** und sich ehrlich fragen, ob sie (kollegiale) Unterstützung benötigen.

17.2 Ressourcenerweiterung

Unterstützung im Rettungseinsatz und weiterführende Patientenversorgung sind im rettungsdienstlichen Alltag logische Bausteine innerhalb der Versorgungskette. Neben Telemedizinischer Unterstützung und den medizinischen Versorgungseinrichtungen können auch die derzeit noch sehr junge Entwicklung von Systemen des vorbeugenden Rettungsdienstes zur Unterstützung der vorhandenen Ressourcen genutzt werden.

17.2.1 Telenotarzt

In einigen Teilen Deutschlands werden, parallel zur regulären Verfügbarkeit von Notärzten, zusätzlich **Telenotärzte** (→ Abb. 17.1) eingesetzt, denn das bestehende bodengebundene Notarztsystem steht vor großen Herausforderungen:

- **Allgemeiner Ärztemangel,** der auch im Notarztdienst zunehmend zu Besetzungsproblemen vor allem im ländlichen Bereich führt
- **Lange Bindungszeiten des Notarztes** durch Transportbegleitung in Kliniken vor allem unter Berücksichtigung der sich verändernden Kliniklandschaft
- **Fehlen einer rasch zugänglichen, einfachen und niederschwelligen Unterstützungsfunktion** für nichtärztliches Rettungsdienstpersonal in Zweifelsfällen
- **Fehlen einer zusätzlichen Entscheidungs-, Unterstützungs- und Kompetenzebene** für den Notarzt vor Ort in besonders komplexen Fällen

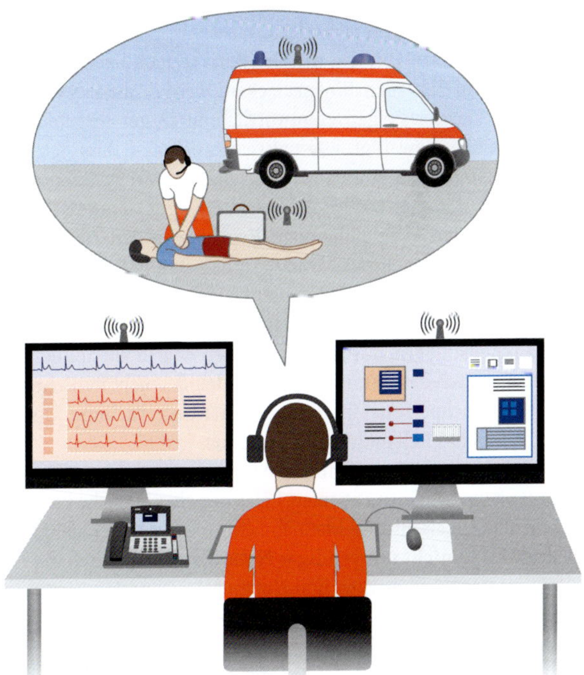

Abb. 17.1 Telemedizin: Das Rettungsteam am Einsatzort hält Kontakt mit einem Experten an Telefon und PC. [L231]

Mehrere Landesrettungsdienstgesetze haben den Telenotarzt als reguläres Einsatzmittel mittlerweile verankert.

Die Telemedizin ist ein Teilbereich der **Telematik** im Gesundheitswesen (→ 8.5). Unter **Telemedizin** wird im Rettungsdienst ein System verstanden, dass im Einsatz das Rettungsfachpersonal in der Patientenversorgung vor Ort durch die Anwendung von Telekommunikationssystemen unterstützt und sich dadurch auszeichnet, dass Diagnostik und die Therapie an räumlich getrennten Orten und/oder zu unterschiedlichen Zeitpunkten stattfindet. Die Telemedizin ermöglicht z. B. ärztliche Entscheidungen in Akutsituationen, in denen aus unterschiedlichen Gründen kein Arzt vor Ort sein kann oder in denen das Rettungsfachpersonal Unterstützung benötigt. Dafür stehen Kommunikationswege per Bild und Ton zur Verfügung, über die die Einsatzkräfte vor Ort in Echtzeit mit dem Telenotarzt kommunizieren können und diesen in den laufenden medizinischen Versorgungsprozess einbinden. Dafür werden Rettungswagen speziell mit Kameras und Mikrofonen ausgerüstet.

Um auch außerhalb des Rettungswagens mit dem Telenotarzt verbunden zu sein, wird das Rettungsfachpersonal teilweise mit einem sog. **Mobile Device,** ebenfalls mit Kamera (vergleichbar einem Smartphone), ausgerüstet. Die Einsatzkräfte vor Ort können mit dem Telenotarzt kommunizieren. Live-Bilder, -Videos und erhobene Vitalparameter können übermittelt werden.

Trotz kontinuierlicher Entwicklungen in diesem Bereich, wird sich erst in den kommenden Jahren zeigen, bei welchen Notfallbildern der Einsatz der Telemedizin einen Vorteil bringen wird. Die Analyse dieses neuen Arbeitsfeldes ist besonders schwer, da sich bestimmte Aspekte von Ort zu Ort stark unterscheiden oder mit der Zeit wieder verändern. Wird zum Beispiel in älteren Studien noch dazu geraten, den Telenotarzt auch bei einfachen hypertensiven Notfällen hinzuzuziehen, werden diese Situationen heute vielerorts eigenverantwortlich durch gut ausgebildete Notfallsanitäter bewältigt. Es ist also anzunehmen, dass sich die Indikationen für den Einsatz von Telenotärzten im weiteren zeitlichen Verlauf immer wieder anpassen und regional unterschiedlich sein werden. Eine einheitliche Regelung zu den Zielen und Aufgaben des Telenotarztes konnte in den Bundesländern noch nicht erreicht werden. Aufgaben und Ziele des Telenotarztes sind:

- Die **Reduktion des arztfreien Intervalls** bei bestimmten Krankheitsbildern, durch den schnellen Zugriff auf ärztliches Wissen durch das unmittelbar behandelnde, nichtärztliche Rettungsfachpersonal im Rahmen einer Untersuchung, Überwachung und Behandlung des Patienten
- **Reduktion unnötiger Klinikaufnahmen** bei stabilen, nicht akut vitalgefährdeten Patienten, bei denen eher ärztliche Entscheidungen als invasive Maßnahmen vor Ort erforderlich sind
- **Reduktion nicht notwendiger Notarzteinsätze** durch die optimierte Verfügbarkeit und Nutzung des Notarztes für kritischere Einsätze
- **Beratung des Rettungsfachpersonals** und in besonders komplexen Fällen auch des Notarztes vor Ort, von einem sehr erfahrenen Telenotarzt

Für die Ausbildung von Telenotärzten gibt es ein Curriculum der Bundesärztekammer. Dies gibt einen Überblick über mögliche Fortbildungsinhalte. Sowohl die Zugangsvoraussetzungen, aber auch die Umsetzung ist in den Bundesländern aber noch nicht durchgängig einheitlich.

VIDEO

Telenotarzt im Einsatz
https://www.youtube.com/watch?v=WRjhji5NwHI

17.2.2 Vorbeugender Rettungsdienst

DEFINITION

Unter Vorbeugendem Rettungsdienst werden Maßnahmen verstanden, die vor Eintritt eines Notfallereignisses stattfinden, um im Idealfall der Entstehung eines Notfalls vorzubeugen. So soll die Anzahl der Ereignisse, die zum Notruf führen, verringert werden. Den Hilfesuchenden sollen dadurch frühzeitig zielgerichtet Unterstützung zugeführt werden.

In Analogie zum vorbeugenden Brandschutz kann auch im Rettungsdienst ein präventiver Ansatz verfolgt werden, um vermeidbare Notrufe und Einsätze zu reduzieren. So können z. B. Mitarbeiter in Institutionen wie Pflegeheimen, Schulen oder Transportunternehmen frühzeitig durch Schulung und Unterweisung dazu gebracht werden, unterschiedliche Wahrnehmungen von Notfallsituationen, bei denen auch Unsicherheiten und Ängste in der Bewertung eine Rolle spielen können, so zu bewerten, dass Patienten frühzeitig einer geeigneten Versorgungsform zugeführt werden, ohne dass der Rettungsdienst in Anspruch genommen werden muss. Zumeist sind schlichtweg interne Handlungsanweisungen und fehlende Verfügbarkeiten von ärztlichem Personal Grund für eine Nutzung des Notrufs 112. Diese aus medizinischer Sicht unnötigen Hilfeersuchen überlasten den Rettungsdienst zunehmend.

Die strukturierte Notfallabfrage in den Rettungsleitstellen muss ergeben, dass kein Patiententransport zu erwarten ist. Die Lösung darf allerdings nicht in einer pauschalen Transportverweigerung liegen, wenn mit hoher Wahrscheinlichkeit ein direktes Eingreifen des Rettungsdienstes nicht erforderlich ist. Vielmehr kann das Problem zumeist nur gelöst werden, wenn das Hilfeersuchen mit einem geeigneten Rettungsmittel bedient wird. Derzeit werden in verschiedenen Projekten Rettungsmittel und Systeme getestet, bei denen diese Art von Einsätzen im Vordergrund stehen und nebenbei auch Ansätze des präventiven Rettungsdienstes verfolgt werden.

Die Besetzung dieser Rettungsmittel ist nicht einheitlich geregelt, aber zumeist sind es aber **Notfallsanitäter mit einer zusätzlichen Fortbildung.** Diese nehmen am Einsatzort eine medizinische Ersteinschätzung und im Regelfall die notwendige Hilfeleistung vor oder alarmieren bei Bedarf einen Rettungswagen oder Notarzt nach. Die meisten der derzeitigen **Projekteinsatzmittel** führen alle notwendigen Medizinprodukte und Medikamente mit. So kann für eine notwendige Patientenunterstützung eine ressourcenschonende Variante gewählt werden.

Eine Auswahl der derzeitigen **Projekteinsatzmittel** in Deutschland sind:

- Gemeindenotfallsanitäter
- Rettungseinsatzfahrzeug (REF)
- Akuteinsatzfahrzeug (AEF)

Noch sind es Pilotprojekte und nicht flächendeckend in Deutschland ausgerollt. In den nächsten Jahren wir deren Etablierung aber wahrscheinlich und auch flächendeckend umgesetzt werden. Dennoch wird es notwendig sein, das Einsatzspektrum des jeweiligen Einsatzmittels auf das jeweilige Einsatzgebiet und die dortigen Bedürfnisse und Anforderungen auszurichten.

17.2.3 Versorgungseinrichtungen

Zur weiteren medizinischen Versorgung werden Patienten vom Rettungsfachpersonal in Versorgungseinrichtungen transportiert. In den meisten Fällen wird diese Versorgungseinrichtung ein **Krankenhaus** sein. Hierbei sind die jeweiligen Fachrichtungen oder spezielle diagnostische Fähigkeiten des jeweiligen Krankenhauses für die Zielauswahl ausschlaggebend.

Hier werden sich in Zukunft, durch das 2024 verabschiedete Krankenhausversorgungsverbesserungsgesetz (KHVVG), Fähigkeiten von Versorgungseinrichtungen zum Zweck einer qualitativ hochwertigen Versorgung und einer weiteren Steigerung der Qualität der medizinischen Versorgung, auf weniger Klinikstandorte konzentrieren, was absehbar zu längeren Transportwegen und längeren präklinischen Transport- und Versorgungszeiten führen wird.

Während Notfallpatienten in den Zielkrankenhäusern auch eine Notaufnahme benötigen, kann im Krankentransport auch eine Fachklinik oder ein Belegkrankenhaus als Transportziel dienen. Geeignete Krankenhäuser sind in Menge und Art regional unterschiedlich vorhanden, weshalb es erforderlich ist, den eigenen Einsatzbereich ausführlich zu kennen und sich mit den jeweiligen Versorgungsstrukturen zu beschäftigen.

Patienten mit einer speziellen Behandlungsindikation bedürfen im Einzelfall **spezieller Behandlungseinrichtungen** in Krankenhäusern. Diese sind meist in Deutschland nicht häufig vorhanden, so dass hierfür eine **Patientensteuerung** notwendig ist. Beispiele hierfür sind Krankenhäuser mit:

- Schwerbrandverletztenbetten
- Druckkammertherapiemöglichkeit
- Isolierstationen für hochpathogene Erreger

Neben Krankenhäusern können auch Medizinische-Versorgungs-Zentren oder Arztpraxen auch zur Versorgung von Patienten beitragen. Die jeweilige Ausstattung und die individuellen Fähigkeiten sind so unterschiedlich, dass auch hierfür der jeweilige Tätigkeitsbereich ausführlich betrachtet werden muss.

MERKE

Kenntnisse über die Versorgungsstrukturen im eigenen Einsatzgebiet sind unerlässlich.

IM FOKUS

Ressourcenerweiterung

- **Telenotarzt:**
  - Telenotarztsysteme stellen eine **Erweiterung der rettungsdienstlichen Versorgungsmöglichkeiten** dar.
  - Durch sie ist es im Einsatz möglich, einen **speziell qualifizierten Notarzt** telemedizinisch hinzuzuziehen.
  - Dabei werden Patientendaten, Vitalwerte und Bilddaten übertragen.
  - **Gründe für Telenotarztsysteme:**
    - Allgemeiner Ärztemangel, auch im Notarztdienst
    - Lange Bindungszeiten des Notarztes durch Transportbegleitung
    - Fehlen einer rasch zugänglichen, einfachen und niederschwelligen Unterstützungsfunktion für nichtärztliches Rettungsdienstpersonal
    - Fehlen einer zusätzlichen Entscheidungs-, Unterstützungs- und Kompetenzebene für den Notarzt vor Ort in besonders komplexen Fällen
  - **Ziele von Telenotarztsystemen:**
    - Reduktion des arztfreien Intervalls bei bestimmten Krankheitsbildern
    - Reduktion unnötiger Klinikaufnahmen bei stabilen, nicht akut vitalgefährdeten Patienten
    - Reduktion nicht notwendiger Notarzteinsätze
    - Beratung des Rettungsfachpersonals
- **Vorbeugender Rettungsdienst:**
  - **Definition:** „Maßnahmen, die vor Eintritt eines Notfallereignisses stattfinden, um im Idealfall der Entstehung eines Notfalls vorzubeugen."
  - Ziel ist es, die Anzahl der **Notrufe zu verringern** und den Hilfesuchenden möglichst frühzeitig Unterstützung anzubieten.
  - Richtet sich an Patienten, bei denen (bereits in der Notrufabfrage) **absehbar kein Transport** nötig sein könnte.
  - Derzeit existieren einige **Pilotprojekte** dazu:
    - Gemeindenotfallsanitäter
    - Rettungseinsatzfahrzeug (REF)
    - Akuteinsatzfahrzeug (AEF)
  - Diese Rettungsmittel werden zumeist von **Notfallsanitätern mit einer zusätzlichen Fortbildung** besetzt. Sie nehmen am Einsatzort eine medizinische Ersteinschätzung und die notwendige Hilfeleistung vor.
- **Versorgungseinrichtungen:**
  - In den meisten Fällen sind die nachfolgend behandelnden Versorgungseinrichtungen **Krankenhäuser.**
  - Bei Notfalleinsätzen verfügen sie im Regelfall über eine **Notaufnahme.**
  - Bei Krankentransporten können auch **Spezial- oder Belegkliniken** das Ziel sein.
  - Durch das **Krankenhausversorgungsverbesserungsgesetz von 2024** wird es zu einer zunehmenden Bündelung von Krankenhausstrukturen kommen, was zu einer Verlängerung von Wegstrecken und Transportzeiten führen wird.
  - Dies gilt insbesondere für **hochspezialisierte Versorgungseinrichtungen,** z. B.:
    - Schwerbrandverletztenbetten
    - Druckkammertherapiemöglichkeit
    - Isolierstationen für hochpathogene Erreger

17.3 Tracerdiagnosen

DEFINITION

Tracerdiagnosen sind ausgewählte Krankheitsbilder, die als Indikatoren für die Qualität der medizinischen Versorgung in einem Gesundheitssystem verwendet werden.

Tracerdiagnosen werden zur Qualitätsbewertung eingesetzt, um die Qualität der medizinischen Versorgung zu verbessern. Dafür

werden bestimmte Diagnosen als Leitbild (Tracer)-Diagnosen von Fachgesellschaften und Expertengremien im Vorfeld bestimmt. Ihnen gemeinsam ist, dass sie
- häufig vorkommen,
- gut dokumentiert sind,
- klar definierte Behandlungsleitlinien haben und
- positive Auswirkungen auf den Patienten haben, wenn diese entsprechend den Leitlinien behandelt werden.

In der präklinischen Versorgung werden für die entsprechenden Zustandsbilder Anforderungen an die Therapie, das Zeitmanagement und an die Auswahl eines geeigneten Zielkrankenhauses gemäß den Leitlinien vorgegeben und die Informationen zur Bewertung aus Routinedaten erhoben. Die sechs Tracerdiagnosen sind:
- Plötzlicher Kreislaufstillstand – Reanimation
- ST-Hebungsinfarkt (STEMI)
- Schlaganfall
- Sepsis
- Schwerverletzte/Polytrauma
- Schweres Schädel-Hirn-Trauma

17.3.1 Plötzlicher Kreislaufstillstand – Reanimation

Die prähospitale Therapie einer Reanimation durch das Rettungsfachpersonal und Notärzte orientiert sich an den jeweils aktuell gültigen Empfehlungen der ERC-Leitlinien (European Resuscitation Council) zur kardiopulmonalen Reanimation (→ 13.4).

Bei Herz-Kreislauf-Stillstand ist das therapiefreie Intervall bis zur beginnenden kardiopulmonalen Reanimation so gering wie möglich zu halten. Daher ist ein schneller Start durch Laienhelfer und Unterstützung durch die von einer Leitstelle angeleiteten Telefonreanimation wichtig.

Die Weiterversorgung sollte in einem Krankenhaus erfolgen, das jederzeit und unmittelbar eine Herzkatheter Intervention, eine CT-Untersuchung und eine Intensivmedizinische Versorgung sicherstellen kann (→ Tab. 17.1). Zudem muss dort ein zielgerichtetes Temperaturmanagement möglich sein. Dieses Zielkrankenhaus sollte nach spätestens 60 Min. erreicht werden.

Fachgebiet	Erwachsene/Kinder
Diagnostik	HKL/PCI (24/7)
Gerät	CT (24/7)
Therapie	Intensivtherapie (24/7) ggf. Kinderintensiv Temperaturmanagement
Neurologie	Fachneurologischer Dienst
HKL: Herzkatheterlabor; PCI: Percutaneous Coronar Intervention; CT: Computertomografie;	

Tab. 17.1 Anforderungen an Klinikeinrichtungen zur Behandlung der Tracerdiagnose Reanimation

17.3.2 ST-Hebungsinfarkt (STEMI)

Die Diagnosestellung erfolgt mittels 12-Kanal-EKG und differenzialdiagnostischer Abwägung. Neben medikamentöser Therapie ist hier präklinisch ein Fokus auf das geeignete Zielkrankenhaus zu legen (→ Tab. 17.2) (→ 13.5.6). Um möglichst zügig die Versorgung der betroffenen Blutgefäße zu gewährleisten, soll ein geeignetes Zielkrankenhaus zeitlich so erreicht werden, dass eine Herzkatheterintervention innerhalb von 60–90 Min. nach Notrufeingang erfolgen kann. Geeignete Zielkrankenhäuser müssen daher über ein Herzkatheterlabor verfügen, dass ganzjährig jederzeit Interventionen notfallmäßig durchführen kann.

Fachgebiet	Erwachsene
Diagnostik	HKL/PCI (24/7)
Gerät	CT (24/7)
Therapie	Intensivtherapie (24/7)
Sonstige Einrichtung	CPU Herzinfarktnetzwerk
HKL: Herzkatheterlabor; PCI: Percutaneous Coronar Intervention; CT: Computertomografie; CPU: Chest-Pain-Unit	

Tab. 17.2 Anforderungen an Klinikeinrichtungen zur Behandlung der Tracerdiagnose ST-Hebungsinfarkt

17.3.3 Schlaganfall

Die Verdachtsdiagnose Schlaganfall wird Rettungsdienst nach Feststellungen von neurologischen Defiziten (FAST-Test) gestellt. Da sowohl ein akuter Gefäßverschluss als auch ein Zerreißen eines Hirngefäßes mit Blutung ins Gehirn zu solchen Ausfällen, die ganz unterschiedlich zu behandeln sind, führen können, ist die Feststellung der Ursache nur in der Klinik möglich (→ Tab. 17.3) (→ 14.4). Daher sollte der Fokus auf einen schnellen Transport gelegt werden. Vom Anruf in der Leitstelle bis zur Übergabe in einem geeigneten Krankenhaus sollen maximal 60 Min. vergehen. Patienten mit Schlaganfall sollten primär in eine Klinik mit einer Stroke Unit oder einer entsprechenden Netzwerkanbindung an eine überregionale Stroke Unit und einem jederzeit verfügbaren CT versorgt werden.

Fachgebiet	Erwachsene/Kinder
Diagnostik	cCT (24/7)
Gerät	CTA (CT-Angiographie)
Therapie	Lyse, Thrombektomie
Pädiatrie	Kinderneurologie/Päd. Stroke Unit
Neurologie	Stroke Unit oder Netzwerkanbindung an Telemetrie (TeleStroke)
cCT: cranielle Computertomografie	

Tab. 17.3 Anforderungen an Klinikeinrichtungen zur Behandlung der Tracerdiagnose Schlaganfall

17.3.4 Sepsis

Zur Behandlung der Sepsis müssen jederzeit ein Labor und ein CT eingesetzt werden können. Ebenfalls muss die aufnehmende Klinik über die Fachbereiche Innere Medizin und Chirurgie verfügen, um die eine Sanierung des Infektherdes im Körper zu gewährleisten (→ Tab. 17.4). Neben der präklinischen Basisversorgung ist der **Zeitfaktor** bei der Sepsis ein elementarer Baustein, um eine zielgerichtete Antibiotikatherapie, nach Entnahme von Blut schnellstmöglich einleiten zu können (→ 13.3.9 und → 27). Spätestens nach 60 Min. soll die Aufnahme in der Zielklinik erfolgen. So kann die weiterführende Diagnostik, insbesondere die mikrobiologische Probeentnahme, erfolgen und die notwendige Antibiotikatherapie idealerweise innerhalb von 90 Min. erfolgen.

Fachgebiet	Erwachsene/Kinder
Diagnostik/Gerät/Therapie	CT (24/7) Intensivstation (24/7) (Schnell)Labor (24/7)
Chirurgie	Allgemeine Chirurgie, Möglichkeit zur Sanierung des Infektherdes
Pädiatrie	Chirurgie, Pädiatrie, Intensivtherapie
Innere Medizin	Intensivtherapie
CT: Computertomografie	

Tab. 17.4 Anforderungen an Klinikeinrichtungen zur Behandlung der Tracerdiagnose Sepsis

17.3.5 Schwerverletzte/Polytrauma

Aufgrund der Leitlinienempfehlungen soll zur klinischen Versorgung eines polytraumatisierten Patienten das nächstgelegene überregionale oder regionale Traumazentrum angefahren werden (→ Tab. 17.5). Sollte die erwartetet Fahrzeit mehr als 30 Min. betragen, kann der Patient auch in ein lokales Traumazentrum transportiert werden, um ggf. zu einem späteren Zeitpunkt in ein überregionales/regionales Traumazentrum verlegt zu werden (→ 18.13). Betroffene Patienten sollten spätestens nach 60 Min. in einer geeigneten Zielklinik eingetroffen sein. Als Zeitintervall zwischen Unfallereignis und dem Beginn einer lebensrettenden operativen Behandlung in der Klinik werden 90 Min. gefordert.

Fachgebiet	Erwachsene/Kinder
Sonstige Einrichtung	Schockraum Traumazentrum überregional/regional Traumazentrum lokal
Pädiatrie	Kindertraumatologische Kompetenz Pädiatrie Kinterintensivtherapie
Die erweiterten Anforderungen an Fachgebiete, Geräte und Diagnostik werden über die Traumazentrumsdefinition gewährleistet	

Tab. 17.5 Anforderungen an Klinikeinrichtungen zur Behandlung der Tracerdiagnose Polytrauma

17.3.6 Schweres Schädel-Hirn-Trauma (SHT)

Vorrang der präklinischen Therapie des SHT hat die Sicherstellung der Herz-Kreislauf-Funktionen und dadurch die Stabilisierung des Patienten (→ 18.7). Der Transport des Patienten sollte in ein zertifiziertes Traumazentrum mit einem interdisziplinär betriebener Schockraum erfolgen (→ Tab. 17.6). Auf jeden Fall sollte die Versorgungseinrichtung für Erwachsene oder Kinder über eine einsatzbereite neurochirurgische Fachabteilung und ein CT erfolgen, was bei Traumazentren durchgehend der Fall ist.

Im Falle eines **Schädel-Hirn-Traumas bei Kindern** kann, falls das Krankenhaus über keine pädiatrische Abteilung verfügt, im Anschluss an eine Primärversorgung die Weiterverlegung des Kindes in eine Klinik erfolgen, die eine operative Versorgung und eine intensivmedizinische Betreuung von Kindern gewährleisten kann.

Bei Vorliegen eines schweren Schädel-Hirn-Traumas soll das Zielkrankenhaus 60 Min. nach Notrufeingang erreicht sein. Eine notwendige lebensrettende Operation soll innerhalb von 90 Min. nach Notrufeingang begonnen werden.

Fachgebiet	Erwachsene/Kinder
Diagnostik/Gerät/Therapie	CT (24/7) Schockraum Intensivstation (24/7)
Chirurgie	Neurochirurgie bzw. neurotraumatologische Intervention
Pädiatrie	Kindertraumatologische Kompetenz Pädiatrie Kinterintensivtherapie
Sonstige Einrichtung	Traumazentrum regional/überregional
CT: Computertomografie	

Tab. 17.6 Anforderungen an Klinikeinrichtungen zur Behandlung der Tracerdiagnose SHT

MERKE

Bei Patienten mit Tracerdiagnosen ist es wichtig, schnellstmöglich ein geeignetes Zielkrankenhaus zu erreichen. Daher muss die präklinische Versorgungszeit so kurz wie nötig gehalten werden.

WEBSITE

Stelle zur trägerübergreifende Qualitätssicherung im Rettungsdienst Baden-Württemberg (SQR-BW) nutzt u.a. Tracerdiagnosen zur Qualitätsbeurteilung https://www.sqrbw.de

IM FOKUS

Tracerdiagnosen

- **Definition:** Tracerdiagnosen sind ausgewählte Krankheitsbilder, die als Indikatoren für die Qualität der medizinischen Versorgung in einem Gesundheitssystem verwendet werden.
- Sie werden im Vorfeld, z. B. durch **Fachgesellschaften,** bestimmt und sollten:
  - häufig vorkommen,
  - gut dokumentiert sein,
  - klar definierte Behandlungsleitlinien haben und
  - positive Auswirkungen auf den Patienten haben, wenn diese entsprechend den Leitlinien behandelt werden.
- **Die sechs Tracerdiagnosen der präklinischen Versorgung** sind:
  - Plötzlicher Kreislaufstillstand – Reanimation
  - ST-Hebungsinfarkt (STEMI)
  - Schlaganfall
  - Sepsis
  - Schwerverletzte/Polytrauma
  - Schweres Schädel-Hirn-Trauma
- Für alle Tracerdiagnosen sind klare **Qualitätskriterien** der weiteren Behandlung festgelegt (z. B. Transport eines Patienten mit V. a. STEMI in eine Klinik mit 24-h-Herzkatheterbereitschaft).

WIEDERHOLUNGSFRAGEN

1. Welche Maßnahmen können helfen, wenn persönliche Grenzen bei der Versorgung von Patienten erreicht werden? (→ 17.1.2)
2. Welche Faktoren sind häufig Auslöser für das Erreichen von persönlichen Grenzen während oder nach der Patientenversorgung? (→ 17.1.2)
3. Welche speziellen Einrichtungen sind eher selten in den Krankenhäusern vorhanden? (→ 17.2.3)
4. Bei welchen Indikationen könnte Telemedizin unterstützen? (→ 17.2.1)
5. Was ist das Ziel des vorbeugenden Rettungsdienstes? (→ 17.2.2)
6. Was ist bei Tracerdiagnosen zu beachten? (→ 17.3)
7. Welche Anforderungen hat ein Zielkrankenhaus beim Schlaganfall? (→ 17.3.3)
8. In welcher Zeit soll ein Patient mit der Verdachtsdiagnose „Sepsis“ in einem geeigneten Zielkrankenhaus sein? (→ 17.3.4)
9. Was ist bei der präklinischen Versorgung von Reanimationen vor Eintreffen des Rettungsdienstes wichtig? (→ 17.3.1)
10. In welcher Zeit soll ein polytraumatisierter Patient in einem geeigneten Krankenhaus sein? (→ 17.3.5)

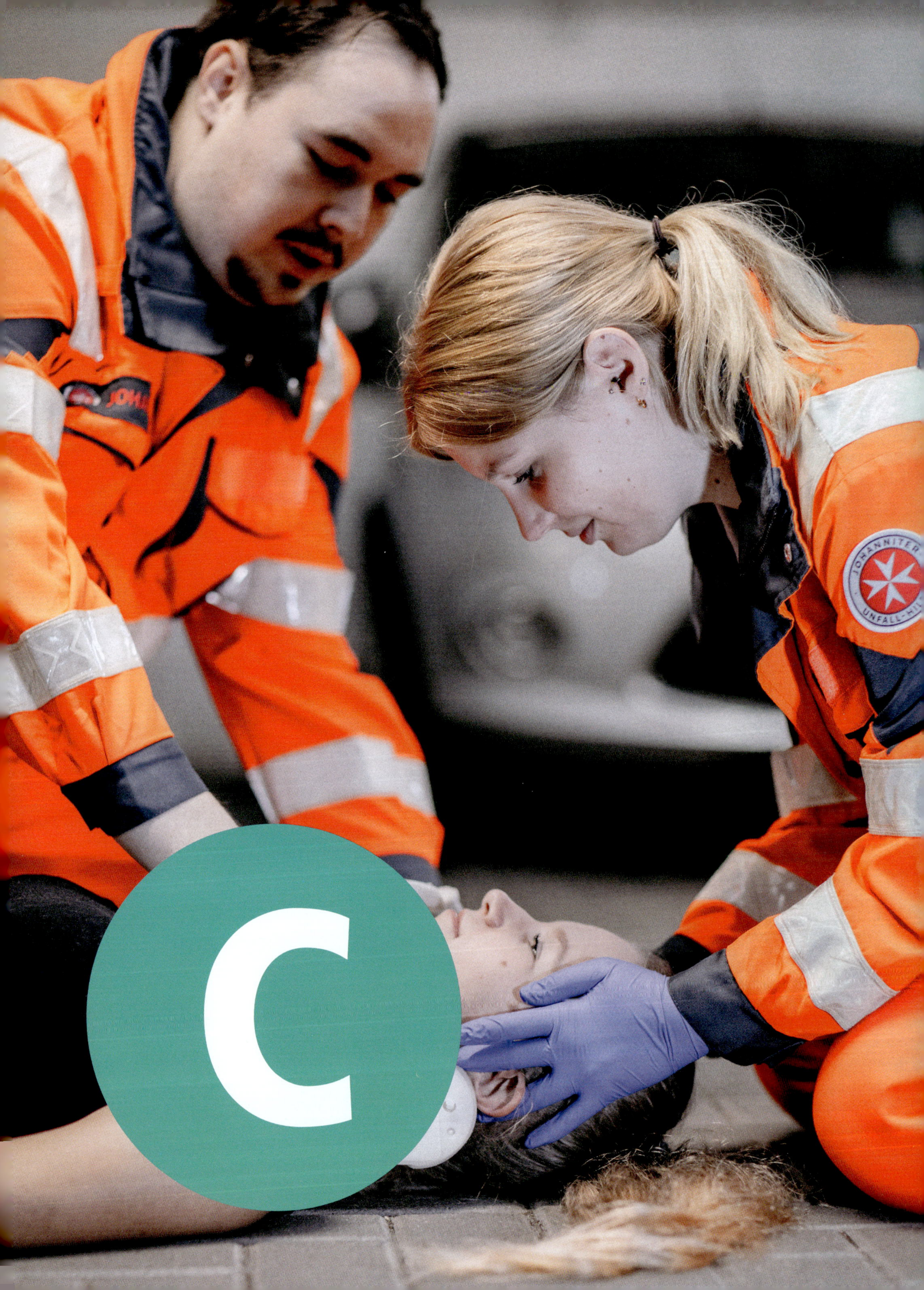
C
JOHANNITER

SPEZIELLE VERSORGUNG

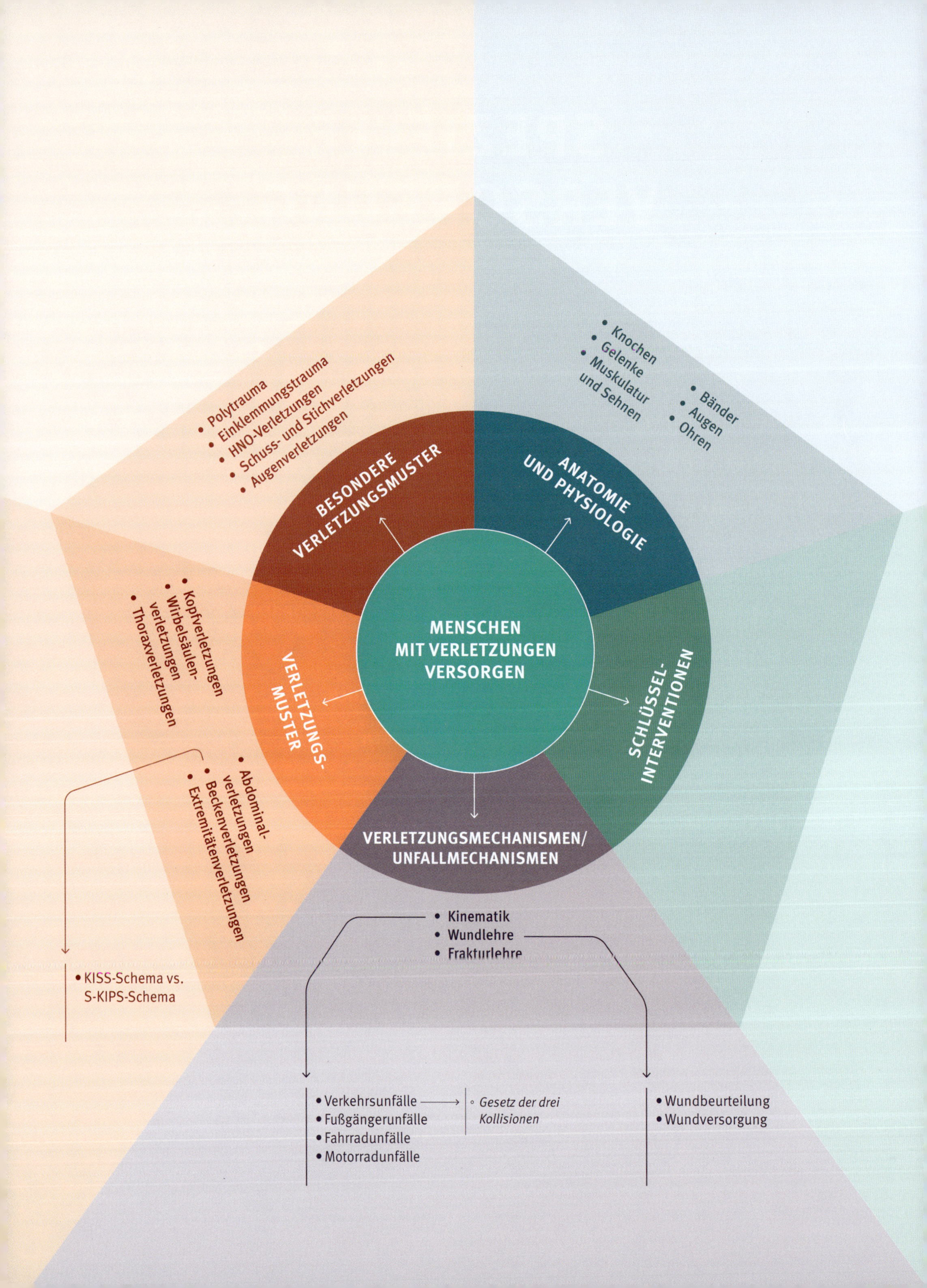
MENSCHEN MIT VERLETZUNGEN VERSORGEN
BESONDERE VERLETZUNGSMUSTER
• Polytrauma
• Einklemmungstrauma
• HNO-Verletzungen
• Schuss- und Stichverletzungen
• Augenverletzungen
ANATOMIE UND PHYSIOLOGIE
• Knochen
• Gelenke
• Muskulatur und Sehnen
• Bänder
• Augen
• Ohren
SCHLÜSSEL-INTERVENTIONEN
VERLETZUNGSMECHANISMEN/ UNFALLMECHANISMEN
• Kinematik
• Wundlehre
• Frakturlehre
• Verkehrsunfälle
• Fußgängerunfälle
• Fahrradunfälle
• Motorradunfälle
◦ Gesetz der drei Kollisionen
• Wundbeurteilung
• Wundversorgung
VERLETZUNGS-MUSTER
• Kopfverletzungen
• Wirbelsäulen-verletzungen
• Thoraxverletzungen
• Abdominal-verletzungen
• Beckenverletzungen
• Extremitätenverletzungen
• KISS-Schema vs. S-KIPS-Schema

18

MENSCHEN MIT VERLETZUNGEN VERSORGEN

Jürgen Luxem

FALLBEISPIEL

Sie werden auf einem Sanitätsdienst bei einem Stadtfest zu einem Sturzereignis gerufen. Ein Besucher des Festes ist über ein Kabel gestolpert und sitzt nun am Boden. Dabei hält er sich den linken Arm. Dem Ersteindruck nach ist er nicht in einem kritischen Zustand. Sie führen eine schnelle Untersuchung nach dem X-ABCDE-Schema durch. Es scheint sich um eine isolierte Verletzung des Armes zu handeln. Ihr Patient berichtet, dass er versucht habe, sich während des Sturzes mit den Händen abzustützen und seitdem Schmerzen im linken Handgelenk habe. Vorerkrankungen habe er keine, manchmal nehme er Ibuprofen wegen Rückenschmerzen ein. Das habe er aber nie weiter untersuchen lassen. Auch Allergien würden nicht bestehen. Er habe mit seinen Freunden heute mehrere Gläser Bier getrunken, fühle sich aber gehsicher. Da Sie sich derzeit noch mitten im Gedränge befinden und den Patienten gerne genauer untersuchen würden, beschließen Sie in Absprache mit dem Patienten, dass sie gemeinsam zu dem nahegelegenen Sanitätszelt gehen. Ihre Teampartnerin würde für freie Bahn sorgen, vorher würden Sie den Arm mit einer Schiene und einer Schlinge versorgen. Da Sie bereits gesehen haben, dass es sich um eine leicht fehlgestellte Fraktur handelt, geben Sie ihrer Einsatzleitung Bescheid, dass ein Rettungswagen für die weitere Versorgung und den Transport angefordert werden könne.

LERNZIELE

Anatomie und Physiologie des Stütz- und Bewegungsapparates

- Den allgemeinen Aufbau und die Funktionen der Knochen und des Stütz- und Bewegungsapparats erklären

Verletzungsmuster und Kinematik

- Verletzungsmechanismen bei Erwachsenen und Kindern sowie die Kinematik verschiedener Unfälle im Straßenverkehr nennen

Wundbeurteilung und Wundversorgung

- Wunden einschätzen und sachgerecht versorgen
- Die Wundarten gegeneinander abgrenzen und versorgen
- Die Gefahren, die Wunden nach sich ziehen, erläutern und in die Wundversorgung miteinbeziehen
- Mögliche Grunderkrankungen bei chronischen Wunden nennen
- Eine Wundbeurteilung vornehmen
- Eine Wundversorgung durch die Anwendung unterschiedlicher Verbände durchführen
- Die Verbandauswahl und Mittel zur Blutstillung zweckmäßig und sinnvoll gestalten
- Wunden mit innenliegenden Fremdkörpern besonders versorgen
- Bei Amputationsverletzungen Stumpf und Amputat versorgen

Hilfsmittel zur Immobilisation und Immobilisationstechniken

- Die gängigen Immobilisationstechniken nennen und anwenden
- Schaufeltrage und dem Spineboard im Einsatz anwenden
- Die Vakuummatratze in unterschiedlichen Techniken anwenden
- Frakturen mit unterschiedlichen Hilfsmitteln ruhigstellen

Traumaversorgung bei verschiedenen Verletzungsmustern

- Grundsätze der Traumaversorgung nennen
- Besonderheiten der Atemwegssicherung bei Traumapatienten erläutern
- Einen Spannungspneumothorax erkennen
- Das Konzept der „Golden Hour of Trauma" erläutern
- Ein Schädelhirntrauma erkennen und den Schweregrad einschätzen
- Verletzungen der Wirbelsäule erkennen und die Erforderlichkeit einer Immobilisation abschätzen
- Beckenverletzungen erkennen und stabilisieren
- Den Unterschied zwischen schonender und Crashrettung erklären

Besonderheiten bei Verletzungen von Augen, Hals, Gesicht und Ohren

- Augenverätzungen nach Laugen- oder Säureverletzungen unterscheiden und behandeln
- Augenverletzungen mit festen Stoffen erkennen und behandeln
- Stumpfe und offenen Augenverletzungen fachgerecht versorgen
- Eine Augenspülung durchführen
- Die Augenuntersuchung durch einfaches Ektropionieren ausführen
- Verletzungen im Bereich von Hals, Nase und Ohren versorgen
- Die Unterschiede von Knall, -Explosions- und Barotrauma nennen
- Blutungen aus Nase, Mund und Ohr, jeweils angepasst an die Blutungsquelle, versorgen

Die sachgerechte, zielgerichtete Versorgung verletzter Patienten stellt hohe Anforderungen an das Rettungsfachpersonal aller Qualifikationsgrade. In der präklinischen Versorgung von Traumapatienten werden die entscheidenden **Weichen** gestellt, die sowohl auf das Überleben des Patienten als auch auf die weitere Überlebensqualität entscheidenden Einfluss haben. Versäumnisse der rettungsdienstlichen Therapie können von einer noch so guten klinischen Therapie oft nicht wieder behoben werden. Die Effizienz der Notfalltherapie entscheidet auch über das Ausmaß **sekundärer Schäden** (z. B. schockbedingtes Multiorganversagen), die es zu vermeiden gilt.

Grundsätzlich stützt sich die Versorgung von Traumapatienten auf einige wenige elementare **Säulen:**

- Retten aus Gefahr (→ 5.2.1 und → 10.1)
- Versorgung nach einer klaren Struktur: X-ABCDE-Schema (→ 5.2.3)
- Erkennen und Stillen lebensbedrohlicher äußerer Blutungen (→ 13.2)
- Freimachen der Atemwege (→ 11.2)
- Sicherstellen einer ausreichenden Atmung/Oxygenierung (→ 12.2)
- Kreislaufstabilisierung (Blutvolumen erhalten bzw. ersetzen) (→ 13.2)

- Wärmeerhalt (aggressiv und vorausschauend) (→ 15.5.1)
- Wundversorgung, Schienung, Lagerung, Transport (→ 18.3.3 und → 18.4)
- Sachgerechte, der Situation angemessene Immobilisation der Wirbelsäule (→ 18.6.3)
- Schmerzbekämpfung, Betreuung (→ 12.5.1)
- Angemessenes Zeitmanagement („Golden Hour of Trauma") (→ 18.11)

MERKE

Die „Golden Hour of Trauma" besagt, dass ein Patient die besten Überlebenschancen hat, wenn er innerhalb der ersten Stunde nach Entstehung des Traumas einer definitiven klinischen Versorgung zugeführt wird.

18.1 Anatomie und Physiologie des Stütz- und Bewegungsapparats

Der **Stütz- und Bewegungsapparat** des menschlichen Körpers sorgt für die Formgebung des Körpers, ermöglicht ihm Haltung und Bewegung und schützt sensible Körperstrukturen, wie Gehirn, Rückenmark, Herz und Lunge. Für diese Aufgaben ist er aus festen und beweglichen Körperstrukturen (Knochen, Gelenke und Muskeln) zusammengesetzt.

Es wird der passive vom aktiven Bewegungsapparat unterschieden:

- Unter dem **passiven Bewegungsapparat** versteht man die Bänder, Bindegewebe, Knorpel und Knochen des Skeletts. Mit seinen über 200 Knochen, Sehnen und Bändern dient er als Stütz- und Gerüstfunktion der Weichteile.
- Der **aktive Bewegungsapparat** umfasst die gesamte Skelettmuskulatur mit ihren Hilfseinrichtungen. Die komplette Muskulatur (→ 18.1.4) setzt sich aus etwa 630 Einzelmuskeln zusammen und macht beim Mann ca. 40–50 % und bei der Frau ca. 30–40 % des gesamten Körpergewichts aus.

18.1.1 Aufbau eines Röhrenknochens

Im Aufbau eines **Knochens** (z. B. Röhrenknochen, → Abb. 18.1) werden äußerlich drei Bereiche unterschieden:

- Der Knochenschaft wird als **Diaphyse** bezeichnet und besteht aus einer harten Rinde **(Kompakta)**, welche die mit Fettmark ausgefüllte Markhöhle (Knochenmark) umschließt. Umhüllt ist der Knochenschaft von der Knochenhaut **(Periost)**. In ihr verlaufen die Nerven und die Gefäße, die in den Knochen ziehen und ihn ernähren.
- An den Knochenenden befinden sich die von Knorpelgewebe überzogenen Gelenkflächen, die **Epiphysen**. Sie sind mit einer schwammartig aussehenden, harten Substanz **(Spongiosa)** ausgekleidet, die räumlich so angeordnet ist, dass sie bei geringem Eigengewicht optimale Festigkeit gewährleistet.

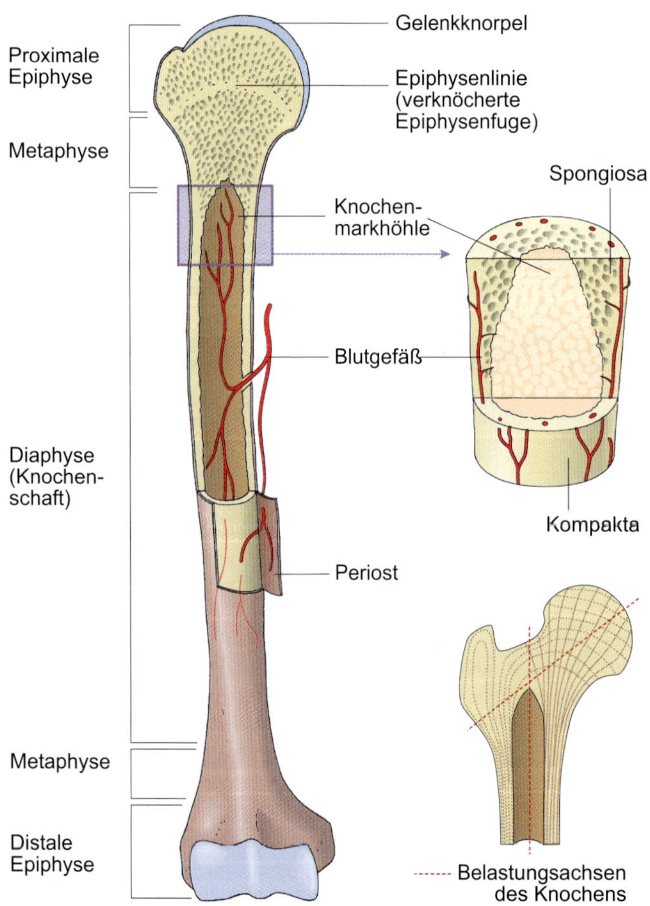

Abb. 18.1 Aufbau eines Röhrenknochens [L190]

- Zwischen den erstgenannten beiden Strukturen liegt die Wachstumszone (**Metaphyse** oder **Epiphysenfuge**). Von dieser Region geht im Kindes- und Jugendalter das Knochenlängenwachstum aus. Später verknöchert sie.

Größe, Form und innere Struktur der verschiedenen Knochen richten sich nach ihrer **Funktion.** Neben den Röhrenknochen gibt es noch kurze Knochen (z. B. Hand- und Fußwurzelknochen) und flache/platte Knochen (z. B. Schädel, Schulterblatt). Knochen, die in keine dieser Gruppen passen, werden als unregelmäßig geformte Knochen bezeichnet (z. B. Wirbelknochen).

18.1.2 Knochenverbindungen

Miteinander verbunden sind die einzelnen Knochen über **Gelenke** (nicht kontinuierliche, bewegliche Verbindungen) und **Haften** (kontinuierliche Verbindungen, z. B. Kreuzbein).

Gelenkaufbau

Gelenke bestehen aus den folgenden Anteilen (→ Abb. 18.2):

- **Gelenkkopf und Gelenkpfanne:** Sie sind mit Knorpel überzogen und bezeichnen die am Gelenk beteiligten Knochenenden.
- **Gelenkkapsel:** Sie setzt an der Knochenhaut an und umschließt das komplette Gelenk als bindegewebige Membran.
- **Gelenkschmiere:** Sie befindet sich in dem Spalt zwischen Gelenkkopf und -pfanne. Zum einen verhindert sie die Reibung bei Bewegungen, zum anderen ernährt sie den gefäßlosen Knorpel über Diffusion. Außerdem dient sie als Puffer bei Druckbelastungen.
- **Gelenkbänder:** Die Bänder sind straffe Fasern aus Bindegewebe, die von Knochen zu Knochen ziehen und mit der Kapsel verwoben sind. Sie geben zusätzliche Stabilität. Das Körpergewicht und die Muskeln halten die Gelenke ebenfalls zusammen.

Gelenkformen

Die Gelenke werden nach ihren Bewegungsmöglichkeiten unterteilt:

- **Einachsige Gelenke:** Das **Scharniergelenk,** z. B. im Finger, lässt als Bewegung nur das Beugen und Strecken (Bewegung in einer Ebene) zu.

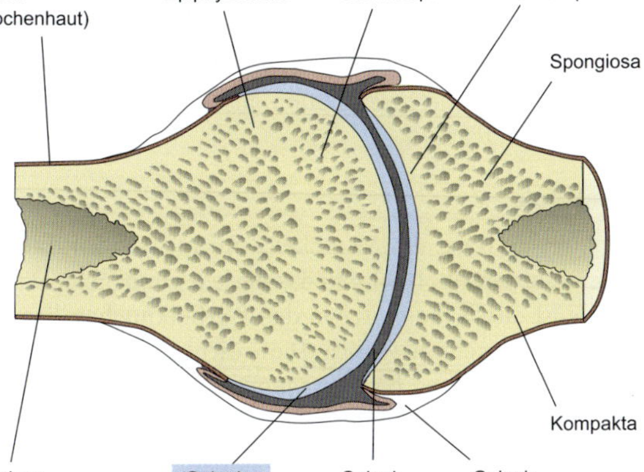

Abb. 18.2 Gelenkaufbau [L190]

- **Zweiachsige Gelenke:** Sie erlauben Bewegungen um zwei Hauptachsen. Beispiele hierfür sind das **Sattelgelenk** des Daumens oder das **Eigelenk** zwischen Hand und Unterarm.
- **Dreiachsige Gelenke:** Der typische Vertreter dieser Gelenkform ist das **Kugelgelenk,** z. B. das Hüftgelenk. Hier sind auch kreisende Bewegungen in alle Richtungen möglich.

Man findet auch Kombinationen aus verschiedenen Gelenken, so z. B. das **Drehscharniergelenk** im Knie oder das Ellenbogengelenk, das sich sogar aus drei Gelenken zusammensetzt.

IM FOKUS

Anatomie und Physiologie des Stütz- und Bewegungsapparats

- Der **Stütz- und Bewegungsapparat** des Körpers sorgt für die Formgebung, ermöglicht Haltung und Bewegung und schützt sensible Körperstrukturen, wie die inneren Organe.
- Es wird zwischen dem aktiven und dem passiven Bewegungsapparat unterschieden:
  - **Aktiver Bewegungsapparat:** Muskeln und Sehnen
  - **Passiver Bewegungsapparat:** Knochen, Knorpel, Bänder und Sehnen
- **Knochen:**
  - Röhrenknochen werden in drei Bereiche unterteilt:
    - **Epiphyse** (mit den knorpelüberzogenen Gelenkflächen)
    - **Metaphyse** (hier befinden sich im Kindes- und Jugendalter die Wachstumsfugen)
    - **Diaphyse** (Knochenschaft)
  - Neben **Röhrenknochen** gibt es noch zahlreiche andere Knochenformen (z. B. **platte Knochen,** wie beim Schulterblatt (Scapula) oder **kurze Knochen,** wie bei den Handwurzelknochen)
  - Knochen sind von einer Knochenhaut (Periost) umgeben und verfügen über eine feste (Kompakta) bzw. eine schwammartige Schicht (Spongiosa). Die Dicke dieser Schichten ist je nach Knochen und Knochenabschnitt unterschiedlich ausgeprägt.
- **Knochenverbindungen:**
  - Knochen sind über bewegliche Gelenke oder um fixierte Haften miteinander verbunden.
  - **Gelenkaufbau:**
    - Gelenkkopf und Gelenkpfanne
    - Gelenkkapsel
    - Gelenkschmiere
    - Gelenkbänder
- **Gelenkformen:**
  - Einachsige Gelenke, z. B. Scharniergelenke der Finger
  - Zweiachsige Gelenke, z. B. Sattelgelenk des Daumens
  - Dreiachsige Gelenke, z. B. Kugelgelenk der Hüfte

18.1.3 Das menschliche Skelett

Das menschliche Skelett (→ Abb. 18.3) wird in drei Bereiche gegliedert:

- Schädel
- Rumpf
- Extremitäten

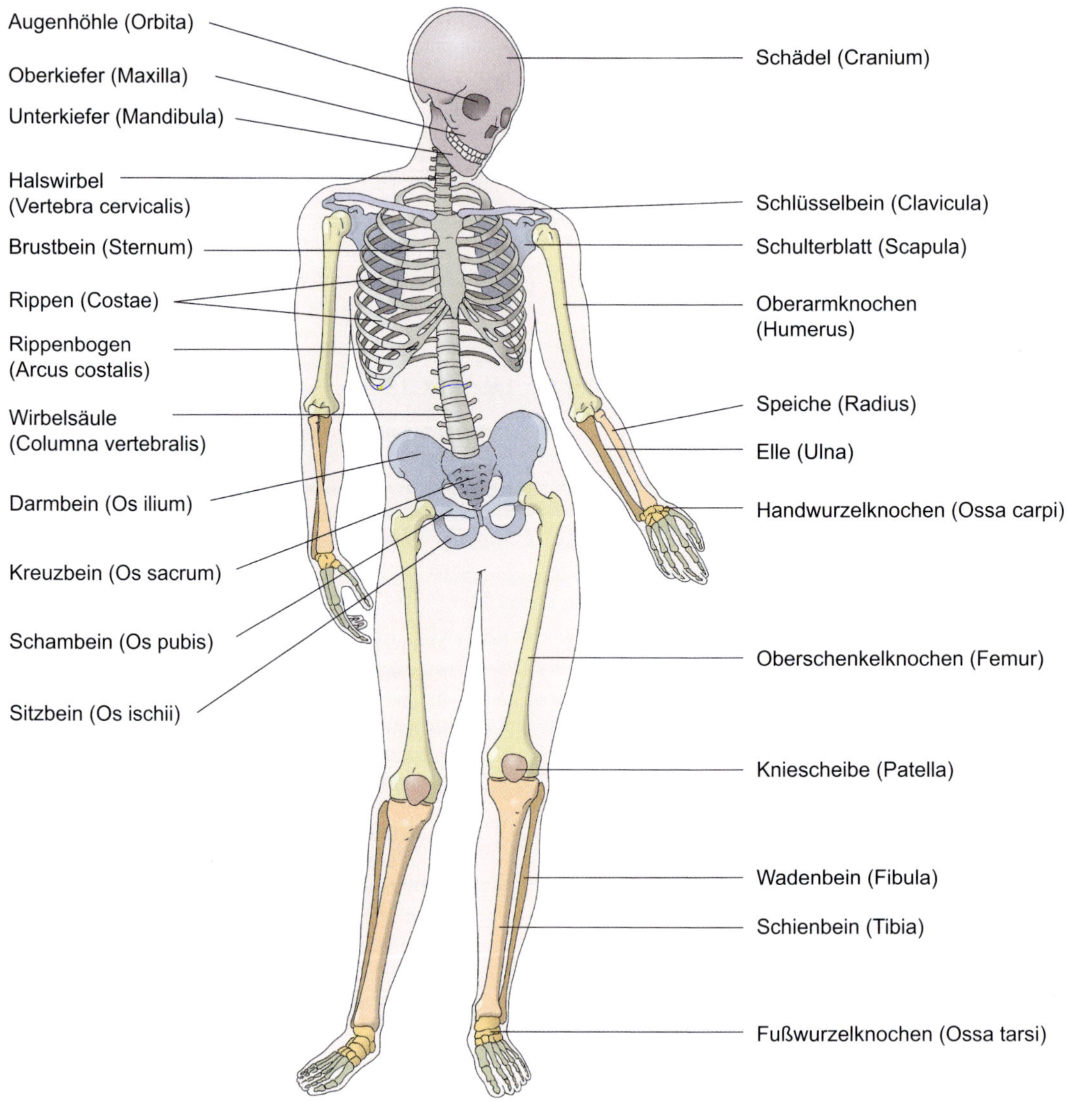

Abb. 18.3 Menschliches Skelett [L190]

Schädel

Die knöchernen Strukturen des Schädels (→ Abb. 18.4, → Abb. 18.5) werden in Hirn- und Gesichtsschädel unterteilt.

Der **Hirnschädel** besteht aus dem Schädeldach und der Schädelbasis. Das **Schädeldach** wird aus dem Stirnbein, den beiden Scheitel- und Schläfenbeinen und dem größten Teil des Hinterhauptbeins gebildet. Die komplette untere Begrenzung der Schädelhöhle wird als **Schädelbasis** bezeichnet, die in die vordere, mittlere und hintere Schädelgrube unterteilt wird. In jeder dieser Gruben gibt es zahlreiche Löcher, durch die Nerven und Gefäße aus der Schädelhöhle austreten. Die größte Öffnung ist das Hinterhauptsloch **(Foramen magnum);** hier verlassen das Rückenmark sowie Nerven und Blutgefäße die Schädelhöhle.

Der **Gesichtsschädel** besteht aus mehreren Anteilen. Zu seinen wichtigsten Knochen gehören:

- Der **Unterkiefer** mit den **Zahnfächern**
- Der **Oberkiefer,** der Anteile der knöchernen Nasenhöhle und den Boden der knöchernen Augenhöhle **(Orbita)** bildet; zusätzlich gibt es auch hier Zahnfächer.
- Das **Jochbein,** es begrenzt die Augenhöhle seitlich.
- Das **Nasenbein,** welches den oberen Teil des Nasenrückens bildet (anschließend Knorpel)

Rumpf

Als Rumpf wird die Kombination aus Wirbelsäule, Brustkorb und Becken bezeichnet.

Wirbelsäule

Der aufrechte Gang des Menschen wird maßgeblich durch die Wirbelsäule (→ Abb. 18.6) und das Becken ermöglicht. Die Wirbelsäule ist durch die zwischen den **Wirbelknochen** liegenden **Bandscheiben** sehr beweglich. Diese dienen als Puffer und vermindern die Reibung bei Bewegungen. Insgesamt besteht die Wirbelsäule aus 33 bis 34 Wirbeln, die sich in ihrer Form bis auf zwei Ausnahmen sehr ähneln.

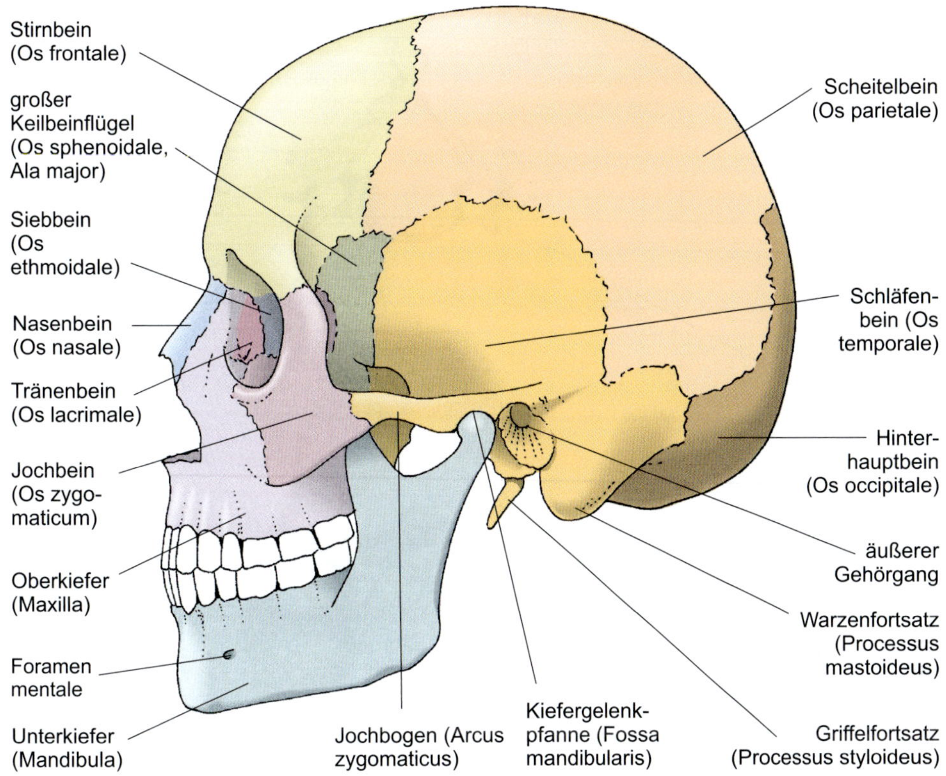

Abb. 18.4 Schädel Seitenansicht [L190]

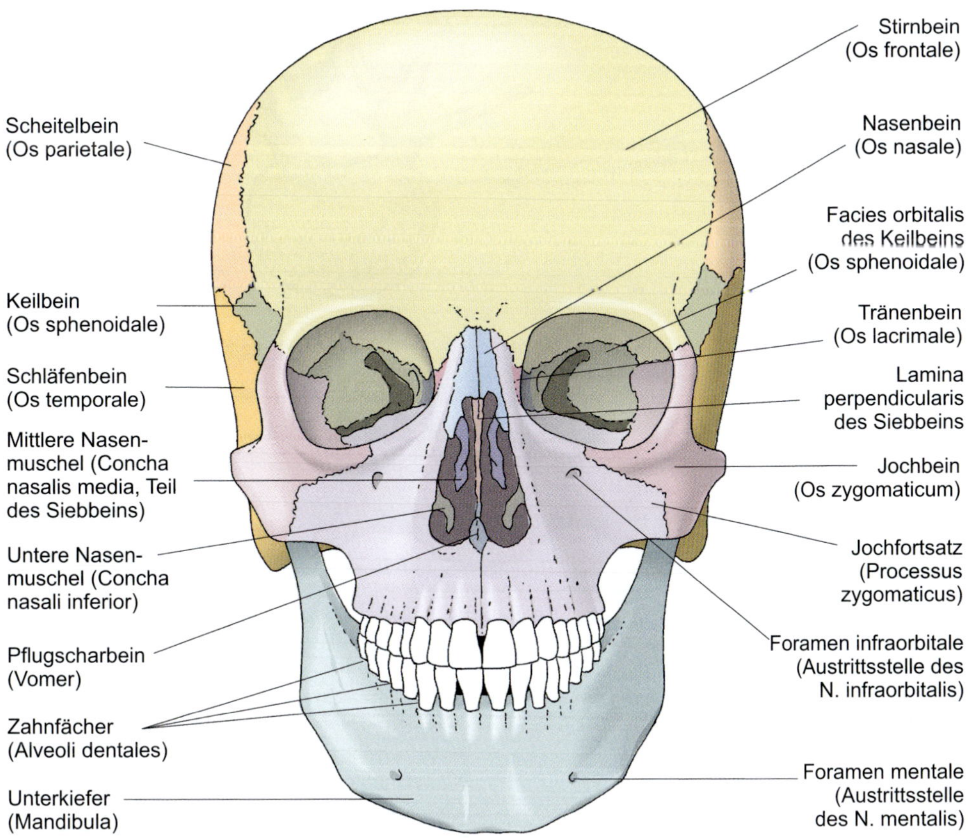

Abb. 18.5 Schädel Frontalansicht [L190]

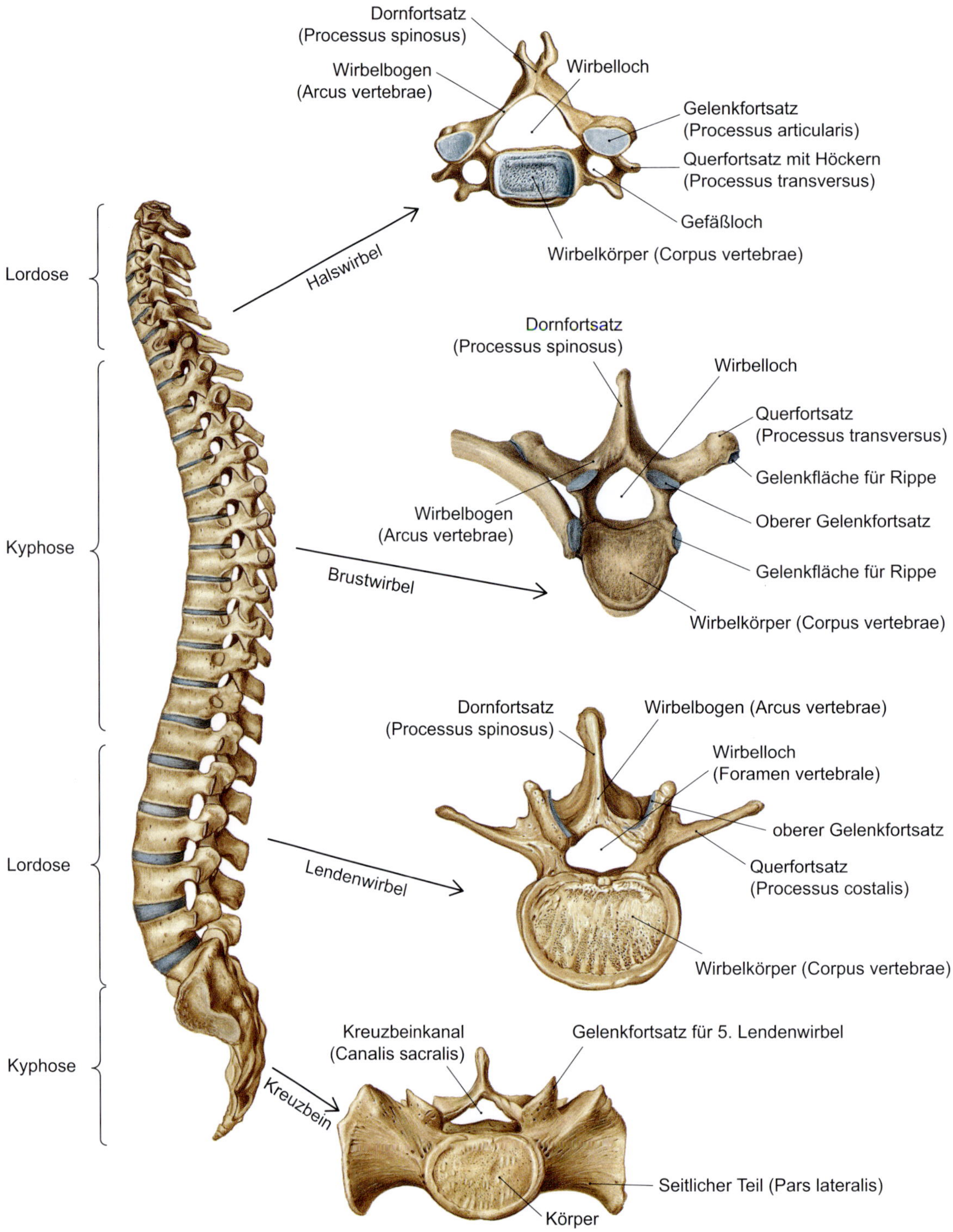

Abb. 18.6 Wirbelsäule und Wirbelknochen [links: S700-L266, oben rechts: S702-L266, alle weiteren: S700]

Die Bestandteile des Wirbelknochens sind:

- Wirbelkörper
- Wirbelbogen
- Dornfortsatz
- Zwei Querfortsätze
- Vier Gelenkfortsätze

Zwischen den Wirbelkörpern und den Dornfortsätzen existiert ein Hohlraum **(Wirbelloch).** Die Wirbellöcher bilden den **Wirbel- oder Spinalkanal,** durch den das **Rückenmark** zieht. Seitlich treten die Spinalnerven aus. Aufgrund der zunehmenden Körperlast nimmt auch die Größe der Wirbelkörper von oben nach unten zu.

Die Wirbelsäule ist in fünf Abschnitte unterteilt:

- **Halswirbelsäule (HWS):** Sie besteht aus sieben Halswirbeln (C1 bis C7). Der erste **(Atlas)** und zweite **(Axis)** Halswirbel unterscheiden sich anatomisch von allen anderen Wirbelknochen. Der Atlas ist lediglich ein Knochenring (Wirbelbogen) ohne eigentlichen Wirbelkörper. Auf ihm sitzt der Hinterhauptsknochen des Schädels. Er ist mit dem zweiten Halswirbelkörper über einen vom Axis nach oben gerichteten Zahn **(Dens axis)** verbunden. Dieses Gelenk ermöglicht die Drehbewegung des Kopfes **(Genick).** Bei einer Fraktur des Dens axis besteht die Gefahr, dass dieser Zahn das verlängerte Rückenmark verletzt. Im Halsbereich ist die Wirbelsäule leicht nach vorn gebogen **(Lordose).**
- **Brustwirbelsäule (BWS):** Sie besteht aus zwölf Brustwirbeln (Th1 bis Th12). An ihnen setzen die Rippen an. Im Brustbereich ist die Wirbelsäule leicht nach hinten geneigt **(Kyphose).**
- **Lendenwirbelsäule (LWS):** Sie besteht aus fünf Lendenwirbeln (L1 bis L5). Neben der HWS ist hier die Beweglichkeit am größten. Die Wirbelsäule ist leicht nach vorn gebogen **(Lordose).**
- **Kreuzbein:** Es besteht aus fünf miteinander verschmolzenen Kreuzbeinwirbeln (S1 bis S5), die eine **Kyphose** bilden.
- **Steißbein:** Es besteht aus vier bis fünf verwachsenen Steißbeinwirbeln (Co1 bis Co5).

Brustkorb (Thorax)

Der Brustkorb **(Thorax)** umschließt die in der Brusthöhle und der oberen Bauchhöhle liegenden Organe. Er besteht aus dem Brustbein **(Sternum),** den zwölf Rippenpaaren **(Costae)** und den zwölf **Brustwirbeln,** mit denen die Rippen über Gelenke verbunden sind. Das Sternum ist ein platter, mit rotem Knochenmark gefüllter Knochen. Bei den Rippen unterscheidet man auf jeder Seite die **sieben echten Rippen** (1. bis 7. Rippe), die eine direkte Gelenkverbindung zum Sternum haben, die **drei falschen Rippen** (8. bis 10. Rippe), die über eine gemeinsame Knorpelverbindung mit dem Sternum verbunden sind, und die beiden frei endenden **freien oder kurzen Rippen,** die keine Verbindung zum Sternum haben (11. und 12. Rippe).

Becken (Pelvis)

Das Becken **(Pelvis)** ist die Verbindung zwischen der Wirbelsäule und den unteren Extremitäten. Es ist ringförmig und wird aus dem Kreuzbein und den beiden Hüftbeinen gebildet, die sich wiederum jeweils aus drei platten, miteinander verwachsenen Knochen (**Schambein, Darmbein** und **Sitzbein**) zusammensetzen. Die Schambeine sind vorne über eine Knorpelhaft, die Schambeinfuge **(Symphyse),** miteinander verbunden. Als Verbindung zwischen Kreuzbein und Beckenschaufeln dient eine Knochenhaft, die hohe Stabilität und Schutz der im Becken liegenden Organe bietet. Den unteren Abschluss des Beckens bildet der **Beckenboden,** eine Platte aus Muskeln und Sehnen, die geschlechtsspezifische Unterschiede aufweist.

Extremitäten

Extremitäten (lat.: extremus, der äußerste Teil) sind als Gliedmaßen des Menschen mit der jeweiligen Körperhälfte über den Schultergürtel (obere Extremität) und Beckengürtel (untere Extremität) verbunden. Sie sind in gegen den Rumpf beweglich und werden bei der Fortbewegung als Hebel mit Stütz- und Fortbewegungsfunktion eingesetzt.

Obere Extremitäten

Als obere Extremitäten werden die **Arme** bezeichnet. Diese setzen sich aus den Oberarmknochen **(Humerus),** den Unterarmen mit Elle **(Ulna)** und Speiche **(Radius)** sowie den **Handskeletten** zusammen. Der Oberarmknochen ist ein klassischer Röhrenknochen, der über das Schultergelenk mit dem Brustkorb verbunden ist. Beim **Schultergelenk** handelt es sich um ein Kugelgelenk, das sich aus dem Schulterblatt **(Scapula),** dem Schlüsselbein **(Klavikula)** und dem **Humeruskopf** zusammensetzt. Als Verbindung zwischen Ober- und Unterarm dient das **Ellenbogengelenk** (Drehscharniergelenk). An der Daumenseite schließt sich hier die Speiche **(Radius),** auf der Kleinfingerseite die Elle **(Ulna)** an. Deren jeweils anderes Ende bildet zusammen mit den Handwurzelknochen das **Handgelenk.** Zwischen den Handwurzelknochen und den Fingerknochen liegen die Mittelhandknochen. Die **Finger** bestehen bis auf den Daumen aus drei Knochen. Der **Daumen** hat nur zwei Glieder und ist über ein Sattelgelenk mit den Mittelhandknochen verbunden.

Untere Extremitäten

Der am Hüftgelenk ansetzende Oberschenkelknochen **(Femur)** beschreibt den Anfang der unteren Extremitäten, der Beine. Der Femurkopf bildet zusammen mit der Gelenkpfanne des Beckens das **Hüftgelenk** (Kugelgelenk). Der Oberschenkelknochen ist der größte und kräftigste Röhrenknochen des menschlichen Körpers. Sein Schaft ist über den Oberschenkelhals in einem Winkel von 130° mit dem Oberschenkelkopf verbunden. Nach unten schließt sich der Unterschenkel an, der über das **Kniegelenk** (Drehscharniergelenk) mit dem Oberschenkel verbunden ist. Zum Knie gehört auch die Kniescheibe **(Patella),** die eine Reibung zwischen Sehne und Knochen verhindern soll. Der Unterschenkel besteht wie der Unterarm aus zwei Röhrenknochen, dem Schienbein **(Tibia)** und dem Wadenbein **(Fibula).** Sie bilden zusammen mit einem der Fußwurzelknochen **(Sprungbein)** das obere **Sprunggelenk,** das durch seitlich verlaufende Bänder stabilisiert wird (→ Bänderdehnung/-riss). Es schließen sich weitere Fußwurzelknochen und Mittelfußknochen an (Aufbau ähnlich der Hand). Die **Zehen** bestehen wie die Finger aus drei Knochen. Eine Ausnahme bildet hier der große Zeh, denn er besteht wie schon der Daumen nur aus zwei Knochen.

18.1.4 Muskulatur

Im Körper werden drei Arten von Muskulatur unterschieden:

- die Skelettmuskulatur,
- die glatte Muskulatur und
- die Herzmuskulatur.

Die Skelett- und Herzmuskulatur weist unter dem Mikroskop helle und dunkle Streifen auf und heißt „quergestreifte" Muskulatur. Der glatten Muskulatur fehlen diese Streifen.

Die **Skelettmuskulatur** besteht aus vielen, in einer Bindegewebshülle (Faszie) eingefassten, Muskelfaserbündeln, die jeweils aus einzelnen Muskelfasern zusammengesetzt sind. Die Muskelfasern werden auch als Muskelzellen bezeichnet. Muskeln sind nicht nur für Bewegung und Kraft verantwortlich, sondern spielen auch eine zentrale Rolle für die **Körperhaltung** und die **Körperwärme.** Die Bewegung des Körpers ist nur durch das Zusammenspiel der Muskeln, Knochen, Bänder und Gelenke möglich. Die Skelettmuskulatur (→ Abb. 18.7, → Abb. 18.8) ist über Sehnen mit

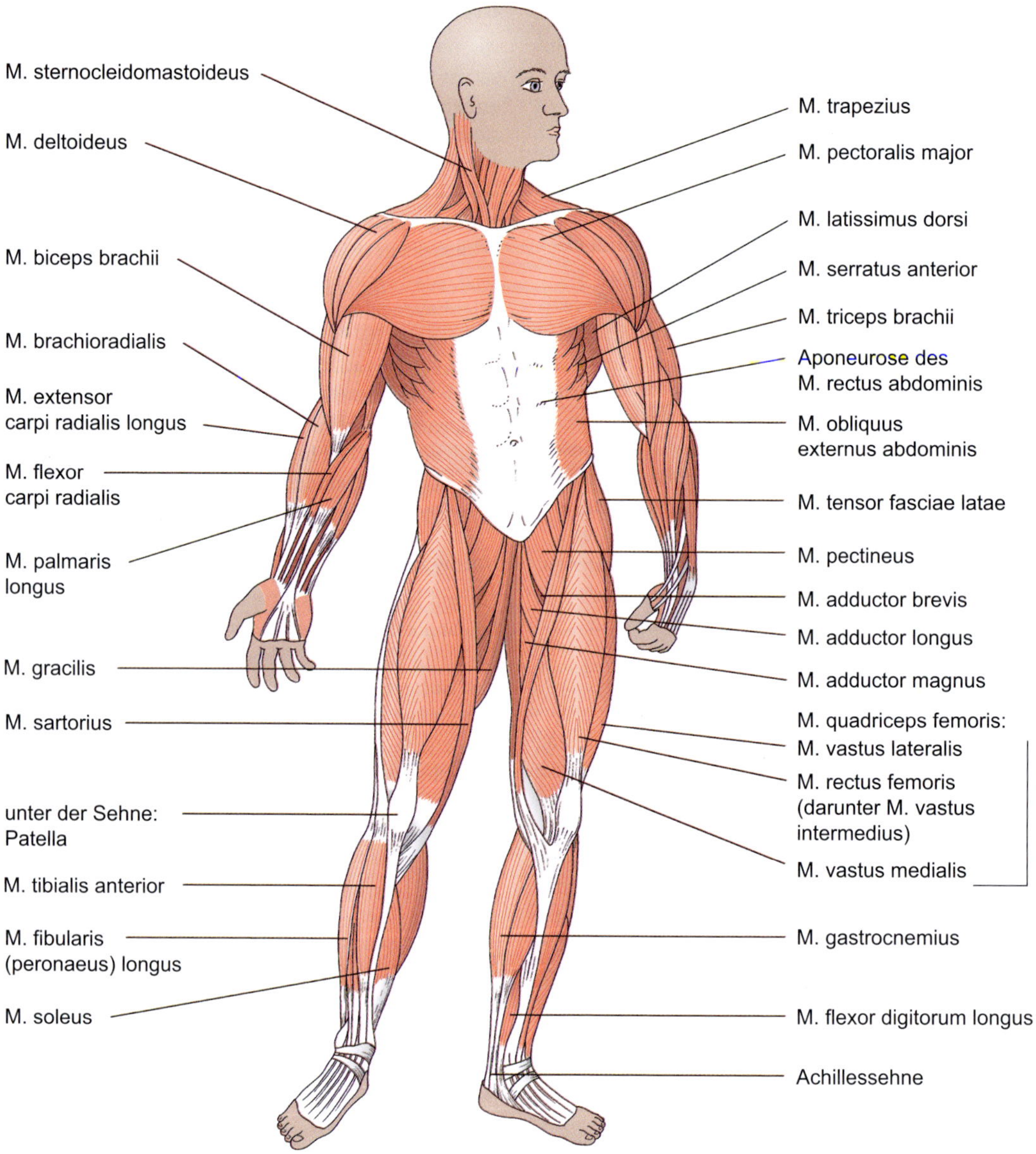

Abb. 18.7 Skelettmuskulatur von vorn [L190]

dem Skelett verbunden. Man unterscheidet zwischen **Beugern** und **Streckern,** die als „Gegenspieler" eine Muskelbewegung durch Anspannung und Entspannung ausführen. So wird der Unterarm beispielsweise angehoben, indem sich am Oberarm der Bizeps anspannt und der Trizeps entspannt. Soll der Unterarm wieder gesenkt werden, wird der Trizeps angespannt und der Bizeps entspannt sich. Die **quergestreifte Skelettmuskulatur** ist willkürlich innerviert und schnell kontrahierbar. Sie kann große Kräfte mobilisieren, hat aber nur eine geringe Ausdauer.

Die **glatte Muskulatur** im Verdauungstrakt, den Atemwegen, den Gefäßen, den Harnwegen oder in den inneren Organen ist nicht willkürlich steuerbar, sondern wird vom unwillkürlich arbeitenden vegetativen Nervensystem gesteuert. Sie arbeitet automatisch, ist nur langsam kontrahierbar und entwickelt nur eine geringe Kraft, ermüdet dafür aber nicht.

Eine Ausnahme stellt das Herz mit seiner charakteristischen **Herzmuskulatur,** dem Myokard, dar, das Elemente beider Muskelarten besitzt. Neben der Hauptfunktion durch Kontraktion und Entspannung das Blut in den Körperkreislauf zu pumpen, verfügt die Herzmuskulatur über die Fähigkeit elektrische Reize weiterzuleiten (Herzreizleitung). Das Herz ist unwillkürlich innerviert, schnell kontrahierbar, sehr kräftig und ermüdet nicht.

IM FOKUS

Skelett und Muskulatur

- Das **Skelett** besteht aus **drei Bereichen:**
  - Schädel
  - Rumpf
  - Extremitäten

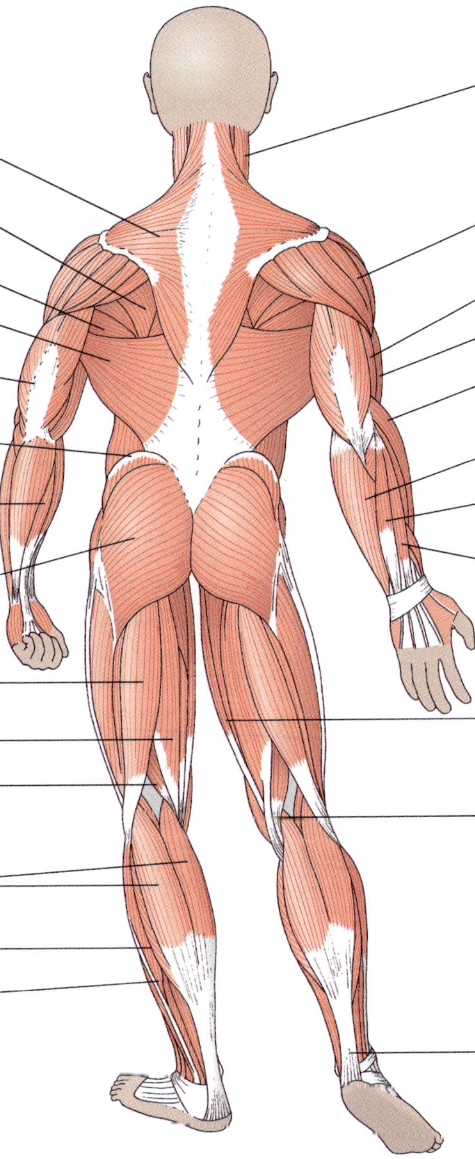

Abb. 18.8 Skelettmuskulatur von hinten [L190]

- Der **Schädel** lässt sich in Hirnschädel und Gesichtsschädel unterteilen:
  - Der **Hirnschädel** besteht aus Schädeldach und Schädelbasis, die sich aus verschiedenen Knochen zusammensetzen, z. B. Stirn-, Scheitel- und Schläfenbein.
  - Der **Gesichtsschädel** besteht u. a. aus Oberkiefer, Unterkiefer, Jochbein und Nasenbein.
- Der **Rumpf** lässt sich noch weiter unterteilen:
  - Die Wirbelsäule mit ihren 33–34 Wirbeln und den dazwischen liegenden Bandscheiben ist in fünf Abschnitte gegliedert:
    - **Die Halswirbelsäule (HWS)** besteht aus sieben Halswirbeln (C1 bis C7).
    - **Die Brustwirbelsäule (BWS)** besteht aus zwölf Brustwirbeln (Th1 bis Th12).
    - **Die Lendenwirbelsäule (LWS)** besteht aus fünf Lendenwirbeln (L1 bis L5).
    - **Das Kreuzbein** besteht aus fünf miteinander verschmolzenen Kreuzbeinwirbeln (S1 bis S5).
    - **Das Steißbein** besteht aus vier bis fünf verwachsenen Steißbeinwirbeln (Co1 bis Co5).
  - Das **Brustkorb** (Thorax) besteht aus dem Brustbein (Sternum) und 12 Rippenpaaren (Costae).
    - Davon 7 „echte Rippen“ mit einer Gelenkverbindung zum Sternum, drei „falschen Rippen“, die mit einer gemeinsamen Knorpelverbindung am Sternum ansetzen und zwei „freien Rippen“, die nicht mit dem Sternum verbunden sind.
    - Die Rippen setzen an den zwölf Brustwirbelkörpern an.
  - Das **Becken** (Pelvis) ist die Verbindung zwischen dem Rumpf und den unteren Extremitäten.
    - Es ist ringförmig und setzt sich aus mehreren platten Knochen (Schambein, Darmbein, Sitzbein) und dem Kreuzbein zusammen.

  - Die Schambeine sind vorne über die Symphyse verbunden.
  - Der Beckenboden ist mit Muskeln ausgekleidet.
- **Extremitäten:**
  - Die **Arme** und der **Schultergürtel** bilden die oberen Extremitäten.
    - Sie bestehen knöchern aus dem Schulterblatt (Scapula), dem Schlüsselbein (Clavicula), dem Oberarmknochen (Humerus), den beiden Unterarmknochen Elle (Radius) und Speiche (Ulna), den Handwurzelknochen, den Mittelhandknochen und den Fingerknochen.
  - Die **Beine** sind die unteren Extremitäten.
    - Sie bestehen knöchern aus dem Oberschenkelknochen (Femur), den beiden Unterschenkelknochen Schienbein (Tibia) und Wadenbein (Fibula), den Fußwurzelknochen, den Mittelfußknochen und den Zehenknochen.
- **Muskulatur:**
  - Es werden **drei Arten** von Muskulatur unterschieden:
    - Skelettmuskulatur
    - Glatte Muskulatur
    - Herzmuskulatur
  - Die **Skelettmuskulatur** ermöglicht die Körperbewegungen.
  - Die **glatte Muskulatur** ermöglicht den Organen ihre Arbeit (z. B. bei der Peristaltik des Darms).
  - Die **Herzmuskulatur** kombiniert die Ausdauer der glatten Muskulatur mit der Kraft der Skelettmuskulatur.

18.2 Verletzungsmechanismus und Unfallmechanismus

DEFINITION

Der **Verletzungsmechanismus** beschreibt die Art und Weise, wie eine Verletzung durch eine dafür ursächliche Krafteinwirkung entsteht.
Der **Unfallmechanismus** beschreibt die Umstände und Bedingungen, unter denen ein Unfall stattfindet und zu Verletzungen führt.

Die Kenntnis zum Unfallhergang ist, verbunden mit sorgfältigen Erhebungen am Unfallort, die Voraussetzung, um die potenziellen Auswirkungen eines Unfallmechanismus richtig einzuschätzen, denn der Unfallmechanismus hat direkten Einfluss auf den Verletzungsmechanismus, also die spezifische Art und Weise, wie die Verletzung entstanden ist. Die wichtigsten Fragen dabei sind immer:

- Was ist passiert?
- Wie wurde der Patient verletzt?

Durch eine systematische Vorgehensweise bei der Patientenversorgung, die eine genaue Betrachtung des Verletzungsmechanismus beinhaltet, kann das Rettungsfachpersonal mithelfen, die Schäden eines Traumas begrenzt zu halten. Sichtbare und nicht sichtbare Verletzungsmuster können besser abgeschätzt, ihr mögliches Auftreten (z. B. innere Verletzungen) eingeschätzt und die angemessene Diagnostik begonnen werden. Dabei darf sich das Rettungsfachpersonal aber niemals nur auf das vorgefundene Zustandsbild des Patienten verlassen, sondern es muss, mittels seiner Kenntnisse über Unfallarten und den damit verbundenen Verletzungen, zeitgerecht Konsequenzen der Verletzung vermuten und entsprechende therapeutische und einsatztaktische Maßnahmen einleiten und durchführen.

MERKE

Das Verständnis des Verletzungs- und des Unfallmechanismus ist bei der Versorgung verletzter Personen entscheidend, um

- Verletzungen abzuschätzen,
- die Wahrscheinlichkeit bestimmter Verletzungen zu beurteilen und
- eine angemessene medizinische Versorgung einzuleiten.

18.2.1 Verletzungsmechanismus bei Verkehrsunfällen

Bei Verkehrsunfällen gibt es typische Unfallabläufe mit spezifischen Verletzungsfolgen. Unfälle mit Fußgängern unterscheiden sich im Verletzungsmuster gegenüber Unfällen zwischen zwei Kraftfahrzeugen; Unfälle mit Erwachsenen unterscheiden sich gegenüber Unfällen mit Kindern. So finden sich bei der nach Körperregionen geordneten Erfassung der Verletzungsmuster von Erwachsenen Mehrfachverletzten von Skelett/Thorax und Skelett/Thorax/Abdomen am häufigsten.

Das Grundkonzept einer Analyse möglicher Verletzungen ist dabei aber jeweils gleich. Die kinetische Energie der Bewegung muss absorbiert werden und die Absorption dieser Energie bildet den Ursprung der Verletzung. Dabei kommt das erste Bewegungsgesetz von Newton zum Tragen:

„Ein in Bewegung befindlicher Körper bleibt so lange in geradliniger Bewegung, bis eine äußere Kraft auf ihn einwirkt.“

Die kinetische Energie des Fahrzeugs wird also durch einen plötzlichen Halt absorbiert, und die Geschwindigkeit jedes im Fahrzeug befindlichen Teils wird auf null verringert. Dabei finden kurz nacheinander drei verschiedene Kollisionen statt (→ Abb. 18.9):

- **Fahrzeugkollision:** Das Fahrzeug kollidiert mit einem Objekt.
- **Körperkollision:** Der Fahrzeuginsasse kollidiert mit dem Fahrzeuginneren.
- **Organkollision:** Die inneren Organe des Fahrzeuginsassen kollidieren mit der Innenseite einer Körperhöhle und/oder lösen sich vom umliegenden Gewebe.

Bei der Einschätzung des Verletzungsbildes muss das Rettungsfachpersonal folgende Faktoren beachten: Der **Deformierungsgrad des Fahrzeugs** ist ein Indiz für die involvierten Kräfte und die **Deformierung von Teilen der Fahrzeugkabine** gibt Hinweise für den Aufschlagpunkt des Körpers im Fahrzeug. Die daraus folgende **Deformierung des Patienten** (Verletzungsmuster) ist ein Anzeichen dafür welche Körperteile direkt aufgeprallt sind.

MERKE

Nicht die Geschwindigkeit ist der primäre Auslöser der Verletzung, sondern der Zeitraum, wie schnell diese auf 0 reduziert wird.

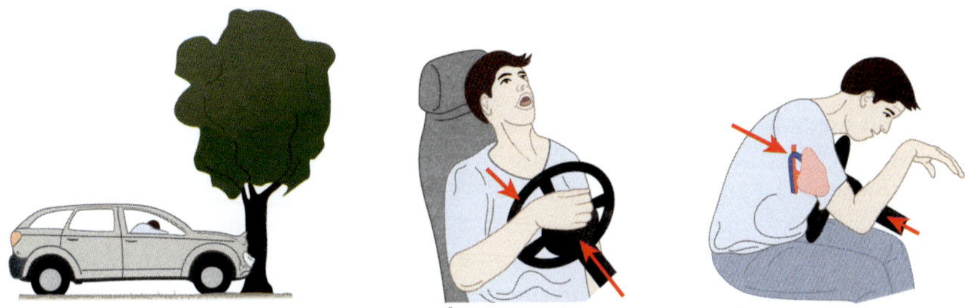

Abb. 18.9 Kollisionsarten: a) Fahrzeugkollision, b) Körperkollision, c) Organkollision [L231]

Lenkrad- und Armaturenbrettverletzungen

Vor allem bei nicht angegurteten Insassen kommt es zu Verletzungen durch das Lenkrad, das Armaturenbrett und die Windschutzscheibe. Die Lenkvorrichtung besteht aus dem harten Lenkrad und der Lenksäule. Sobald ein Blick auf das Lenkrad eine Verformung zeigt, muss neben sichtbaren Verletzungen v. a. an sich entwickelnde Brust- und Bauchverletzungen gedacht werden. Eine spezielle Verletzung, die zum Pneumothorax führt, ist der **„Papiertüteneffekt“:** Ein Unfallopfer sieht, dass ein Zusammenstoß nicht mehr vermeidbar ist. Instinktiv atmet es tief ein und hält die Luft an. Beim Aufprall platzen die Lungen ähnlich einer aufgeblasenen Papiertüte.

18.2.2 Fußgängerunfall

Der Zusammenprall eines Fußgängers mit einem in Bewegung befindlichen Objekt (z. B. Kraftfahrzeug) führt zu **unterschiedlichen Verletzungsmustern,** abhängig von Fahrzeuggröße, Fahrzeugtyp, Geschwindigkeit und je nachdem, ob der Patient ein Erwachsener oder ein Kind ist. Hier ist nicht nur die Körpergröße ausschlaggebend. Erwachsene versuchen, sich durch Wegdrehen des Körpers zu schützen, wenn sie bemerken, dass sie von einem Fahrzeug erfasst werden. Kinder neigen andererseits dazu, der Gefahr gebannt entgegenzusehen.

Erwachsene

Erwachsene werden bei der typischen frontalen Fußgängerkollision mit einem Kraftfahrzeug zuerst von den Stoßstangen an den Unterschenkeln getroffen, worauf die Beine unterhalb des Beckens vom Körper weggezogen werden. Unterschenkelfrakturen sind die typischen Verletzungen dieses Unfallmechanismus.

In der Folge des Anpralls an die Unterschenkel kippt der Patient nach vorne und sein Becken sowie der proximale Teil der Oberschenkel werden von der Vorderseite der Kühlerhaube erfasst, worauf Bauch und Brustkorb auf die Kühlerhaube schlagen. Dieser Aufprall kann Frakturen der Oberschenkel, des Beckens, der Rippen und der Wirbelsäule sowie schwere innere Verletzungen im Brust- und Bauchbereich zur Folge haben. Kopf und Gesichtsverletzungen entstehen beim folgenden Anprall des Kopfes gegen die Kühlerhaube oder die Windschutzscheibe. Durch die Wucht des Aufpralls wird der Körper zumeist wieder auf die Fahrbahn zurückgeworfen, wobei nochmals besonders Hüfte, Schultergürtel und Kopf einer besonderen Verletzungsgefahr ausgesetzt sind.

Kinder

Aufgrund der geringeren Körpergröße werden Kinder bei der typischen frontalen Fußgänger-Kollision initial höher am Körper getroffen als Erwachsene. Die Stoßstangen kollidieren mit den Oberschenkeln und/oder dem Becken und verletzen diese. Der nachfolgende Aufschlag folgt unmittelbar danach: Die Kühlerhaube trifft mit hoher Kraft den Thorax, dieser wird nach hinten gedrückt, der Kopf gleichzeitig nach vorne gegen die Motorhaube geschlagen. Die dritte Kraftwirkung auf Kinder wird jedoch unterschiedlich verlaufen, da Kinder eher selten vom Fahrzeug weggeschleudert werden, sondern ihr Körper mit Becken und Beinen nach unten vor das Fahrzeug gedrückt und mitgeschleift wird. Fällt das Kind seitlich von der Motorhaube, besteht die Gefahr, dass die unteren Extremitäten von den Vorderrädern überrollt werden. Die größte Gefährdung besteht dann, wenn das Kind von der Motorhaube vollständig auf die Straße zurückfällt, von den Rädern überrollt, mitgeschleift oder von hervorstehenden Fahrzeugteilen getroffen wird. Ein derartiger Verletzungsmechanismus kann fast alle Verletzungen zur Folge haben. Die schwerwiegendsten Verletzungen sind im **Kopf-, Thorax- und Wirbelsäulenbereich** vorzufinden.

18.2.3 Fahrradunfall

Ein Fahrradunfall ist der Zusammenprall eines Radfahrers mit einem starren oder in Bewegung befindlichen Objekt, zumeist ein Pkw oder anderes Fahrrad. Je nach Beschaffenheit des Geländes in freier Natur erreichen Mountainbiker abwärts Geschwindigkeiten um die 35 km/h, im Rennbereich auf Downhill-Strecken sind bis zu 55 km/h zu erreichen. Elektrofahrräder erreichen je nach Bauart und Typisierung zwischen 25 und 45 km/h. Bei entsprechend höheren Geschwindigkeiten sind Einklemmungen im Radrahmen möglich. Mehrfache Extremitätenfrakturen sowie Schulter-, Schlüsselbein- und Hüftverletzungen sind häufig. Abschürfungen gehören zum „Standard“ der Verletzungen, beim Kontakt mit Gegenständen wie Lenkradgriff sind stumpfe Traumen, beispielsweise mit der Gefahr einer Leber- bzw. Milzruptur möglich.

18.2.4 Motorradunfall

Auf einem Motorrad befindet sich der Fahrzeugführer nicht innerhalb eines schützenden Fahrzeuggehäuses und ist auch nicht durch einen Sicherheitsgurt gesichert. Als Schutz bei einem Unfall kommen daher nur der Sturzhelm und die eventuell vorhandene Sicherheitskleidung infrage. Typische Unfallmechanismen sind der Frontalzusammenstoß, der seitliche Aufprall und das Wegschleudern des Fahrers vom fahrbaren Untersatz.

Beim **Frontalzusammenstoß** stoppt ein stabiles Objekt die Vorwärtsbewegung des Fahrzeugs. Der Fahrer kippt nach vorne in den Lenker und kann sich Verletzungen im Kopf-, Brust- oder Bauchbereich zufügen, abhängig vom Körperteil, mit dem er den Lenker berührt. Wenn die gestreckten Beine des Fahrers gleichzeitig auf die Fußstützen und die Oberschenkel gegen die Lenkergriffe gedrückt werden, sind beidseitige Oberschenkelfrakturen häufig.

Beim **seitlichen Aufprall** kommt das Fahrzeug seitlich mit einem Objekt in Berührung. Anschließend stürzt das Fahrzeug auf ein Bein des Fahrzeuglenkers, schlittert und kann im gesamten Beinbereich Verletzungen verursachen. Häufig handelt es sich dabei um offene Verletzungen.

Wird der Fahrer beim Zusammenprall **weggeschleudert,** fliegt er abhängig von der Aufprallgeschwindigkeit durch die Luft, bis er auf einem anderen Objekt (Baum, Fahrzeug, Straße etc.) aufschlägt. Verletzt werden primär jene Körperteile, die direkt aufprallen; sekundär ist der gesamte Körper verletzungsgefährdet, da die Energie des Aufpralls vom ganzen Körper absorbiert wird.

IM FOKUS

Verletzungsmechanismus und Unfallmechanismus

- Die Beurteilung des Unfall- bzw. Verletzungshergangs ist wichtig, um auf die möglichen **Verletzungsmuster** und die **Verletzungsschwere** schließen zu können.
- Je nach Unfallhergang zeigen sich typische Muster. Verletzungen von Fußgängern sind andere als von Fahrzeuginsassen, Verletzungen von Kindern sind andere als von Erwachsenen, etc.
- Fahrzeugunfälle:
  - Bei Fahrzeugunfällen gilt das **Gesetz der drei Kollisionen:**
    - **Fahrzeugkollision:** Das Fahrzeug kollidiert mit einem Objekt.
    - **Körperkollision:** Der Fahrzeuginsasse kollidiert mit dem Fahrzeuginneren.
    - **Organkollision:** Die inneren Organe des Fahrzeuginsassen kollidieren mit der Innenseite einer Körperhöhle und/oder lösen sich vom umliegenden Gewebe.
  - Es müssen die Deformierung des Fahrzeugs und die Deformierung der Fahrzeugkabine beurteilt werden, um auf das Verletzungsmuster der Patienten schließen zu können.
  - Lenkrad- und Armaturenbrettverletzungen treten insbesondere bei nicht angeschnallten Patienten auf. Dies kann u. a. mit Becken- und Thoraxverletzungen einhergehen (z. B. Pneumothorax durch „Papiertüteneffekt“).
- **Fußgängerunfälle:**
  - Verletzungsmuster unterscheiden sich je nach Unfallart, Fahrzeuggröße sowie -typ bei Verkehrsunfällen und sind abhängig davon, ob Kinder oder Erwachsene betroffen sind.
  - Bei Verkehrsunfällen kommt es bei Erwachsenen zu dem typischen Muster, dass zunächst die Unterschenkel durch den Anprall der Stoßstange verletzt werden. Anschließend prallt der Körper gegen Motorhaube und Windschutzscheibe und wird im Anschluss meist auf den Boden zurückgeworfen.
  - Bei Kindern hingegen wird der Körper höher getroffen, sodass zunächst die Körpermitte getroffen und infolgedessen Thorax und Kopf gegen die Kühlerhaube prallen. Im Anschluss kommt es deutlich häufiger zu einem Mitschleifeffekt.
- **Fahrradunfälle:**
  - Je nach Art des genutzten Fahrrads und der Geschwindigkeit sind die Verletzungsmuster unterschiedlich.
  - Oftmals kommt es zu Extremitätenverletzungen. Auch Einklemmungen im Rahmen des Fahrrads sind möglich.
  - Daneben muss immer eine abdominelle Anprallverletzung durch den Lenker bedacht werden, die z. B. zu Leber- und Milzrupturen führen kann.
- **Motorradunfälle:**
  - Typische Unfallmechanismen sind der Frontalzusammenstoß, der seitliche Aufprall und das Wegschleudern des Fahrers vom fahrbaren Untersatz.
  - Beim Frontalzusammenstoß wird der Körper des Fahrers gegen Lenker und Fußstützen gedrückt.
  - Beim seitlichen Aufprall kommt es zu einer Schlitterbewegung, die die gesamte am Boden liegende Körperhälfte, insbesondere die Beine, gefährdet.
  - Wird der Fahrer bei der Kollision weggeschleudert, sind die Verletzungen unter anderem abhängig davon, mit welchen Körperteilen er aufschlägt.

18.3 Wundbeurteilung und Wundversorgung

FALLBEISPIEL

Sie werden als RTW in einen nahegelegenen Park gerufen. Ein 8-jähriges Mädchen sei von einem Hund gebissen worden. Als Sie eintreffen, werden Sie von einer Gruppe aufgeregter Angehöriger erwartet. Sie seien für ein Picknick im Park gewesen und hätten gerade alles aufgebaut. Die Kinder hätten zusammen gespielt, als Ihre Patientin plötzlich weinend mit einer blutenden Wunde am rechten Unterarm angelaufen gekommen sei. Der Hund sei nicht mehr in Sichtweite. Sie nähern sich dem Mädchen, das gerade von seinem Vater getröstet wird, vorsichtig. Währenddessen führen Sie eine Ersteinschätzung nach dem pädiatrischen Beurteilungsdreieck durch. Das Mädchen atmet schnell, scheint aber gut Luft zu bekommen. Das Hautkolorit ist etwas blass, dafür ist der Muskeltonus gut erhalten. Die Wunde können sie noch nicht sehen, da sie mit einem Küchenhandtuch bedeck ist. Allerdings sehen Sie zunächst keine Hinweise auf einen größeren Blutverlust. Sie geben sich so gelassen wie möglich und versuchen, dem Mädchen eine sichere Atmosphäre zu schaffen. Nach einiger Zeit lässt sie sich gut untersuchen. Sie bieten ihr an wegzuschauen, bevor Sie die Wunde begutachten, lassen ihr aber auch die Möglichkeit zuzuschauen. Zuvor haben Sie alle notwendigen Verbandstoffe vorbereitet. Es präsentiert sich Ihnen eine ca. 5 × 2 cm lange Riss-Quetsch-Wunde, in der sie auf den ersten Blick keine Fremdkörper erkennen. Die Blutung steht, sodass ein lockerer Verband ausreichend ist. Sie achten beim Anlegen darauf, dass der Verband ordentlich und sauber ist, um dem Mädchen ein gutes Gefühl zu geben. Danach führen Sie eine Anamnese nach dem SAMPLER-Schema durch und fragen insbesondere auch nochmal den Tetanusschutz der Patientin ab. Vor der Abfahrt vergewissern Sie sich, dass die Angehörigen bereits die Polizei verständigt haben, um den Vorfall mit dem Hund aufzuklären.

Hinweise zur Kontrolle lebensbedrohlicher Blutungen werden in → 13.2 ausgeführt.

Die **Haut** (→ 15.1) grenzt den Körper gegen die Umwelt ab. Kommt es zu Störungen der Kontinuität der Haut durch Gewalteinwirkung oder sonstige zerstörende Einflüsse (Hitze, Chemikalien), entstehen Wunden.

DEFINITION

Die **Wunde** ist ein krankhafter Gewebedefekt durch Zellschädigung, Zerstörung oder Unterbrechung von zusammenhängendem Körpergewebe. Der Gewebedefekt ist häufig mit Substanzverlust und Funktionseinschränkung verbunden.

Es gilt, die Gewebedefekte durch Maßnahmen zu beseitigen, in ihrer negativen Auswirkung zu begrenzen und die Funktion des Gewebes wiederherzustellen. Dies geschieht durch eine geeignete Behandlung – die **Wundversorgung.** Trotz Wundversorgung wird eine Wunde Spuren bei der Ausheilung hinterlassen. Es entsteht eine **Narbe,** die mehr oder weniger gut sichtbar und lebenslang erhalten bleibt.

18.3.1 Wundarten – Gefahren und Entstehung

Nach ihrem Entstehungsmechanismus wird eine Vielzahl von Wundarten differenziert, die sich in Therapie und Heilungsverlauf unterscheiden können. So werden akute Wunden von chronischen Wunden unterschieden und es wird in große und kleine Wunden unterteilt.

Unter einer **akuten Wunde** wird üblicherweise eine Wunde verstanden, die durch plötzlich auftretende Gewalt (Trauma oder Operation) auf den Körper entstanden ist. Kleine Wunden (sog. Bagatellverletzungen) heilen oft ohne besondere Maßnahmen, größere Wunden erfordern eine chirurgische Wundversorgung. Akute Wunden werden anhand des Mechanismus, durch den sie entstanden sind, benannt. Beispiele sind:

- Platz-, Riss-, Quetsch-, Bisswunden etc.
- Verbrennung
- Stich- bzw. Schussverletzungen

Als **chronische Wunde** gilt eine Wunde, wenn sie trotz fachgerechter Therapie nach 4–12 Wochen keinen Heilungsfortschritt zeigt. In den meisten Fällen liegt eine Grunderkrankung vor, die den Heilungsprozess maßgeblich und negativ beeinflusst. Beispiele für chronische Wunden sind:

- Dekubitus (Druckgeschwür)
- Diabetisches Fußsyndrom (Spätfolge des Diabetes mellitus)
- Ulcus cruris („offenes Bein" infolge Durchblutungsstörungen)

Bei chronischen Wunden kann eine erfolgreiche Wundbehandlung nur dann gelingen, wenn neben der sichtbaren Wunde die vorliegende Grunderkrankung ebenfalls behandelt wird.

Gefahren

Bei Betrachtung der umfangreichen Funktionen der Haut liegen die Gefahren durch die Entstehung von Wunden auf der Hand. Die wichtige Schutzbarriere gegen schädigende Einflüsse fehlt und durch Hautdefekte bzw. Wunden können Krankheitserreger ungehindert in den Körper eindringen. Infektionen, die auch tief gelegene Strukturen betreffen können, sind die Folge. Lokale **Wundinfektionen** können den Heilungsverlauf empfindlich stören und zu einer Sepsis (→ 13.3.9) führen.

MERKE

Bei Schädigung der Haut sind deren Aufgaben gestört.

Je nach Tiefe der Schädigungen können kleine und große Gefäße verletzt sein, was zu bedrohlichen **Blutungen** führen kann. Die Blutung kann offen nach außen hin oder, z. B. bei Prellungen, in den Zwischenzellraum erfolgen. Ein Bluterguss **(Hämatom)** ist dann die Folge. Außerdem können **Nerven** geschädigt werden. Sind ausgedehnte Hautareale betroffen (z. B. Verbrennung), können große Mengen Flüssigkeit aus dem Interstitium verloren gehen (hypovolämischer Schock, → 13.3.4).

Wundarten

Wunden lassen sich anhand des Mechanismus, durch den sie entstanden sind, beschreiben.

Platzwunden

Platzwunden entstehen durch stumpfe Gewalteinwirkung auf die Körperoberfläche, die direkt dem Knochen aufliegt. Die Haut platzt auf und ein ausgerissener, leicht unregelmäßiger Wundrand entsteht. Die Stärke der Blutung kann variieren. Die ausgerissenen Wundränder bieten durch Ausbildung kleiner Nischen eine erhöhte Infektionsgefahr. Ohne Wundversorgung ist die Wundheilung häufig verzögert.

Schürfwunden

Meist sind Stürze die Ursache für Schürfwunden. Sie sind oft großflächig, entstehen durch einen Abrieb der Haut und sind durch freiliegende Nervenenden meist sehr schmerzhaft. Die Tiefe der Wunde, d. h., welche Hautschichten betroffen sind, und deren Ausdehnung können stark variieren. Zumeist sind nur die obersten Hautschichten bis zur Lederhaut betroffen. Durch Eröffnung der Blutgefäße in der Lederhaut entstehen punktförmige Blutungen. Schürfwunden heilen schnell und meist ohne Narbenbildung ab.

Quetschwunden

Gewalteinwirkungen aus mindestens zwei Richtungen gleichzeitig führen zu Quetschwunden. Durch die Zerstörung tieferer Gewebeschichten entstehen größere, schmerzhafte Weichteildefekte mit Hämatombildung in der Tiefe (→ Abb. 18.10), wobei die Hautoberfläche oft intakt bleibt.

Bisswunden

Ursächlich für Bisswunden sind Bisse von Tieren oder Menschen. Sie können unterschiedlich in Erscheinung treten. Tiefe und Ausdehnung können variieren, ähneln zumeist den vorbenannten Quetschwunden. Von Bisswunden geht aufgrund der Keimbesiedlung der Mundflora eine große Infektionsgefahr aus (→ Abb. 18.11).

Stichwunden

Stichwunden werden durch Messer oder spitze Gegenstände verursacht. Sie sehen oft sehr harmlos aus, da nur eine kleine äußere Wunde sichtbar ist, unter der aber ein tiefer Stichkanal verborgen sein kann. Tiefe und Ausmaß der inneren Verletzung entlang des Stichkanals sind ohne genaue Diagnostik nicht einzuschätzen. Es gilt, eine besonders große Sorgfalt beim Bodycheck an den Tag zu legen und beim Vorliegen einer Stichwunde eher von einer schwereren Verletzung auszugehen (→ Abb. 18.12,

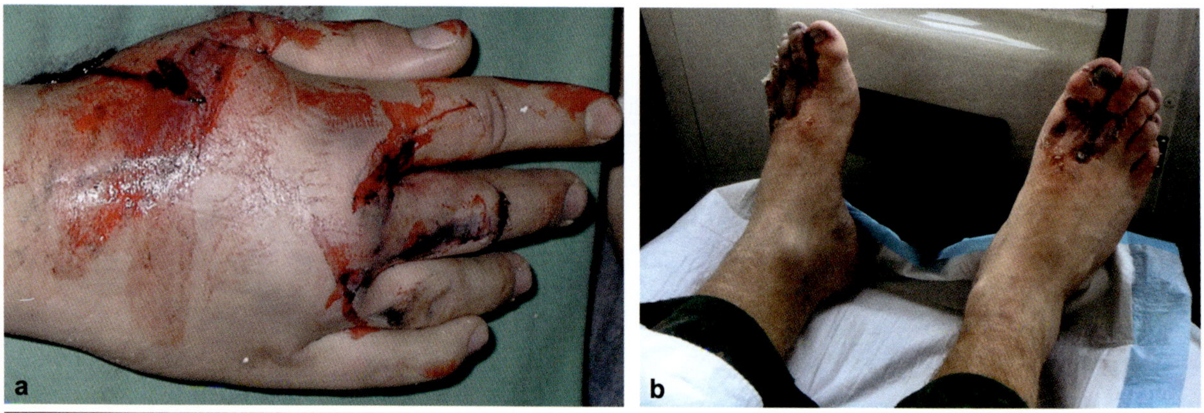

Abb. 18.10 a) Quetschverletzung der Hand, b) Quetschverletzung am Fuß [M235]

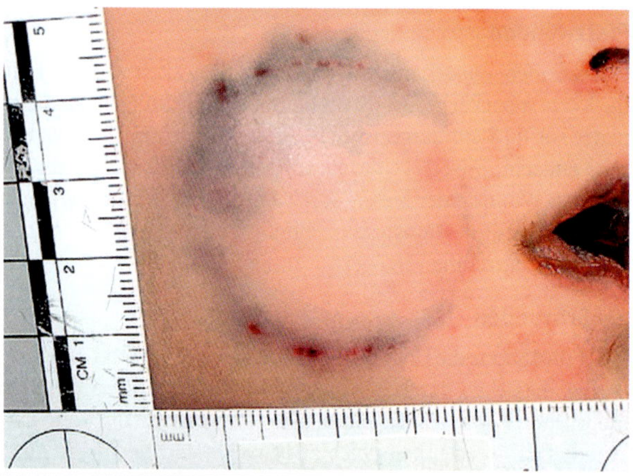

Abb. 18.11 Bisswunde an der Wange durch einen Menschen [E471]

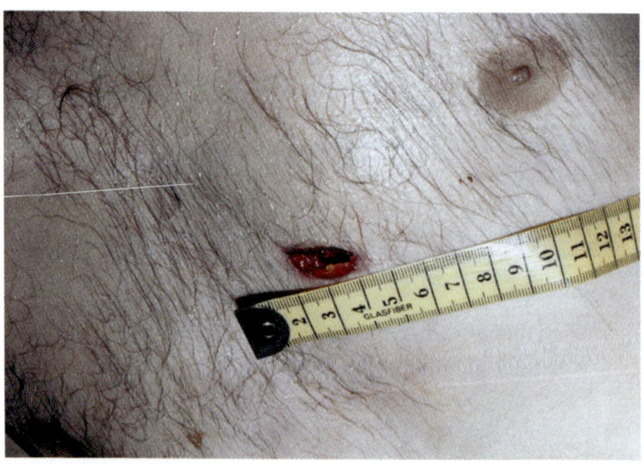

Abb. 18.12 Messerstichverletzung des Thorax [M235]

→ Abb. 18.45). Ein sich noch im Stichkanal befindliches Messer oder spitzer Gegenstand (z. B. Nagel) verbleibt in der Wunde und darf nicht herausgezogen werden.

Schusswunden

Schusswunden entstehen durch das Eindringen von Projektilen aus einer Schusswaffe in den Körper. Die Wundballistik ist dabei von Faktoren wie Kaliber, Projektilart und Entfernung des Schützen abhängig. Die Einschussöffnung ist, je nach Munitionsart, eher klein und mit scharf begrenzten Wundrändern, während die Ausschussöffnung meist größer ist und über unregelmäßige Wundränder verfügt. Bei Einschussöffnungen aus nächster Nähe sind häufig Pulverreste (Schmauchspuren) zu erkennen (→ Abb. 18.13, → Abb. 18.44). Auch hier gilt, dass kleine, vermeintlich unscheinbare Verletzungen nicht übersehen oder unterschätzt werden dürfen!

Schnittwunden

Schnittwunden gehören zu den häufigsten Verletzungen im Haushalt. Üblicherweise haben Schnittwunden scharf begrenzte, glatte Wundränder und neigen zu starken Blutungen. Dabei können Strukturen wie Sehnen und Nerven mitverletzt sein. Die Tiefe ist dabei oft schwer einzuschätzen (→ Abb. 18.14). An ungeschützten Körperstellen (z. B. Halsregion) können Schnittverletzungen durch Beteiligung dort verlaufender Gefäße lebensbedrohlich sein.

Risswunden

Risswunden betreffen überwiegend die Haut und werden durch scharfe oder spitze Gegenstände (z. B. Nägel) hervorgerufen. Sie führen zu unregelmäßigen, zerfetzten Wundrändern – die Haut ist zerrissen und nicht zerschnitten. Durch heftige, stumpfe Gewalt sind aber auch Organeinrisse (z. B. Leberriss) möglich. Durch die zerfetzten Wundränder tritt die Wundheilung nur verzögert ein.

Verbrennung

Verbrennungen entstehen durch thermische Einwirkung auf den Körper. Die Haut wird dabei unterschiedlich stark zerstört (→ Abb. 15.5). Die Tiefe der Verbrennung wird, soweit keine komplette Verkohlung vorliegt, durch drei Verbrennungsgrade beschrieben (→ 15.4.1).

Erfrierungen

Erfrierungen entstehen ähnlich wie Verbrennungen; die Schädigung wird im Gegensatz zur Verbrennung allerdings durch die Einwirkung von Kälte hervorgerufen (→ 15.5.2). Betroffen sind meist in der Körperperipherie gelegene Körperteile wie z. B. die Ohren oder Zehen (→ Abb. 15.11).

Ablederung

Ablederungen sind großflächigen Ablösungen der Haut im Rahmen eines Traumas (z. B. Überrolltraumen; → Abb. 18.15). Einwirkende Scherkräfte führen zur Ablösung oberflächlicher

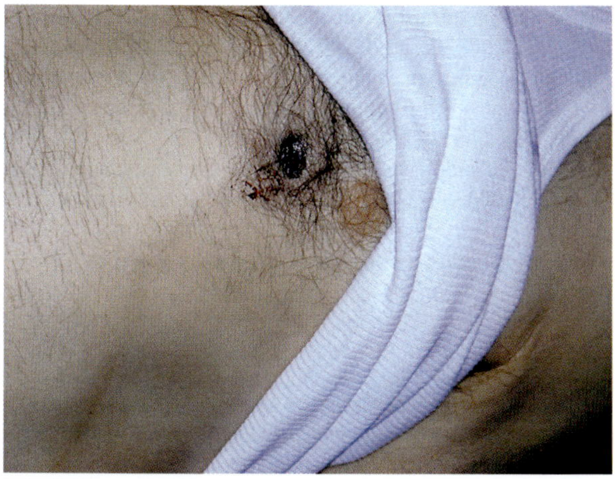

Abb. 18.13 Schusswunde im Thorax/Herz [M235]

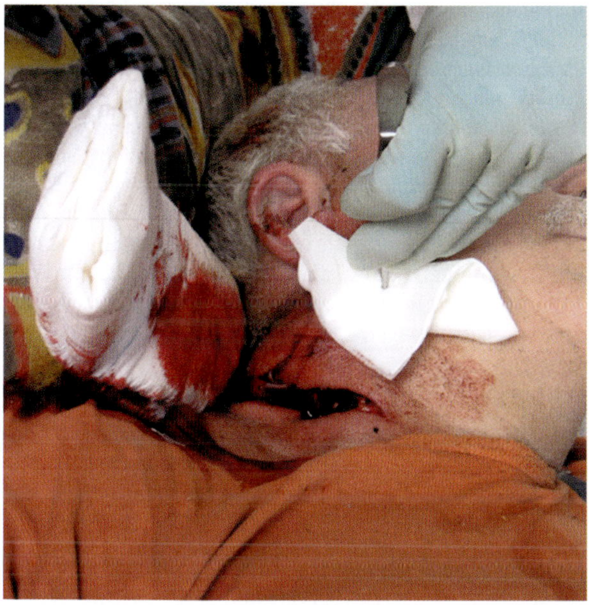

Abb. 18.14 Schnittverletzung am Hals [M235]

von tiefer gelegenen Hautabschnitten. Es entstehen erhebliche Blutungen. Bei Ablederungen im Bereich des Kopfes spricht man von Skalpierungen (→ Abb. 18.16). Sie sind vom offenen SHT abzugrenzen, bei dem es zu einer Eröffnung des Schädelknochens und der harten Hirnhaut kommt (→ 18.7).

Dekubitus

Ein Dekubitus entsteht durch kontinuierlichen und lang andauernden Druck auf eine Hautstelle, wodurch eine lokale Schädigung der Haut und des darunter liegenden Gewebes entsteht. Vorzugweise sind Körperstellen über Knochenvorsprüngen (z. B. Steißbein, Kreuzbein) betroffen. Die betroffenen Hautpartien werden nicht mehr ausreichend durchblutet und es entstehen Haut- und Gewebeschäden (→ Abb. 9.22).

Ulcus cruris

Das Ulcus cruris beschreibt eine schlecht heilende Wunde am Unterschenkel oder Fußknöchel und wird häufig als „offenes

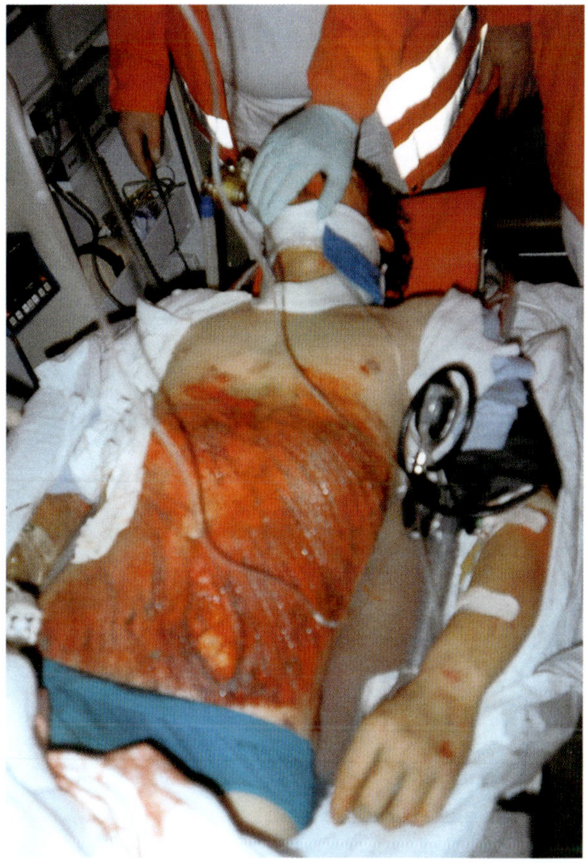

Abb. 18.15 Ablederung am Rumpf [M235]

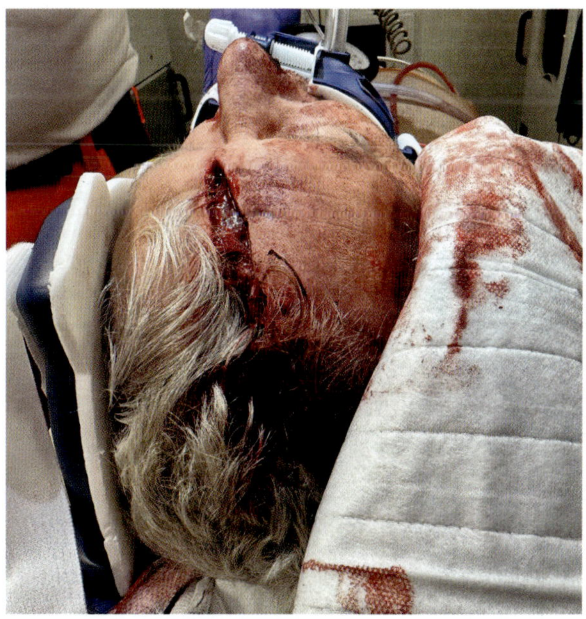

Abb. 18.16 Skalpierung der Kopfhaut [M235]

Bein" bezeichnet. Eine Venenschwäche führt zu einem Blutrückstau in die Kapillaren. Durch den Stau werden die Haut und das darunter liegende Gewebe geschädigt und Stoffwechselprodukte können nicht mehr abtransportiert werden. Die betroffene

Hautregion geht zugrunde und die Wundstelle bricht auf. Die Wunde kann sich allmählich über mehrere Jahre entwickeln.

IM FOKUS

Wundarten
- Es können **akute und chronische Wunden** unterschieden werden.
- Bei Wunden besteht neben der Gefahr von Blutungen immer auch die Gefahr teils schwer verlaufender Infektionen.
- **Akute Wunden:**
  - **Platzwunden** entstehen durch stumpfe Gewalteinwirkung.
  - **Schürfwunden** entstehen durch einen Abrieb der Haut.
  - **Quetschwunden** entstehen durch Gewalteinwirkungen aus mindestens zwei Richtungen.
  - **Bisswunden** haben eine starke Tendenz, sich durch die Keime der Mundflora zu entzünden.
  - Bei **Stichwunden** ist es sehr schwer, Verlauf und Ausmaß des Stichkanals einzuschätzen.
  - **Schusswunden** variieren durch unterschiedliche Kaliber- und Projektilarten sehr stark. Durch ihre manchmal nur geringe Größe werden sie häufig unterschätzt.
  - **Schnittwunden** haben scharf begrenzte, glatte Wundränder und neigen zu starken Blutungen.
  - **Risswunden** haben unregelmäßige oft auch zerfetzte Wundränder.
  - **Verbrennungen** lassen sich anhand von Tiefe und Ausdehnung in drei Verbrennungsgrade aufteilen.
  - **Erfrierungen** entstehen oftmals in der Körperperipherie (z. B. an den Zehen).
  - **Ablederungen** sind großflächige Ablösungen der Haut durch Scherkräfte.
- **Chronische Wunden:**
  - Ein **Dekubitus** entsteht durch kontinuierlichen und lang andauernden Druck auf eine Hautstelle.
  - Ein **Ulcus cruris** ist eine chronische Wunde am Unterschenkel, die durch einen Venenschwäche ausgelöst wird.

18.3.2 Wundbeurteilung

Die Beurteilung einer Wunde erfolgt aufgrund von relevanten Kriterien, die den Zustand der Wunde und des angrenzenden Gewebes beschreiben und in der Gesamtschau eine **Beurteilung von Risiken** erlaubt. Bei der Beurteilung von Wunden sind folgende Kriterien zu beachten:
- Wundart (→ 18.3.1)
- Lokalisation (z. B. Körperstamm oder Extremitäten)
- Wundränder (z. B. glatte oder zerfetzte Wundränder)
- Wundtiefe (z. B. oberflächliche Abschürfung oder Stichkanal)
- Wundgröße (z. B. klein- oder großflächig)
- Wundfläche (z. B. Verbrennung oder Ablederung)
- Art der Blutung (z. B. spritzende Blutung oder Sickerblutung)
- Kontamination (z. B. Keimbesiedlung oder verschmutzt)
- Mitverletzungen von Organen (z. B. innere Verletzungen, Milzruptur etc.)

MERKE

Aus der Beurteilung der relevanten Kriterien muss eine angemessene Wundversorgung resultieren.

Bei **akuten Wunden** zielt die Wundversorgung auf die klinische Reinigung und das Verschließen der offenen Wunde. Liegt eine blutende Wunde vor, steht die Blutstillung im Vordergrund (→ 13.2.1). Bei **chronischen Wunden** dagegen kann eine erfolgreiche Wundbehandlung nur dann gelingen, wenn die vorliegenden Grunderkrankungen – etwa der Diabetes oder die Venenschwäche – erkannt und ebenso therapiert werden.

18.3.3 Wundversorgung und Verbandlehre

MERKE

Bei der Versorgung von Wunden und in allen Situationen, in denen ein Kontakt mit Blut, Sekret oder Erbrochenem möglich ist, müssen die Helfer unbedingt eine geeignete persönliche Schutzausrüstung (Schutzhandschuhe, Schutzbrille) tragen.

Das **Anlegen von Verbänden** ist eine einfache und effektive **Basismaßnahme,** die das Rettungsdienstpersonal beherrschen muss. Durch das Verbinden von Wunden kann viel Schaden vom Patienten abgewendet werden. **Verbände** erfüllen dabei mehrere **Funktionen.**

Kommt es zum Eindringen von Krankheitserregern in eine offene Wunde, besteht die Gefahr einer Infektion. Verbände sollen daher als sterile **Wundauflage** das Eindringen der Keime verhindern. Auf sauberes Arbeiten muss geachtet werden.

Eine weitere wichtige Aufgabe erfüllen Verbände im Rahmen der **Blutstillung.** Korrekt und schnell angebrachte Verbände ermöglichen es, Blutungen zum Stillstand zu bringen und somit Blutverluste zu vermeiden.

MERKE

Die Wundversorgung trägt zur Blutstillung und Infektionsprophylaxe bei. Das schnellste Mittel der Wundversorgung ist der Verband.

Anforderungen an einen Verband

Die Wundversorgung beginnt durch Abdecken der Wunde mit einem ausreichend großen, sterilen Verband und der anschließenden Fixierung mit geeignetem Material. Jeder Verband setzt sich zusammen aus:
- Steriler Wundauflage
- Polstermaterial
- Fixiermaterial

Um den gewünschten Effekt bei der Anlage eines Verbands zu erzielen, müssen an den Verband einige Anforderungen gestellt werden, welche die Effizienz dieser Maßnahme garantieren.
Ein Verband muss
- **rutschfest** sein: Ein Verband muss so angelegt werden, dass er nicht von der Wunde rutschen kann. Dies würde das Ausmaß der Wunde vergrößern. Durch die erneute Öffnung könnten Krankheitserreger in die Wunde eindringen.
- **steril** sein: Die direkt auf der Wunde aufliegende Wundauflage muss steril sein. Ziel eines Verbands ist es, das Eindringen von Schmutz und Krankheitserregern in die Wunde zu verhindern. Dies kann nur erreicht werden, wenn mit dem Verbandmaterial sorgfältig gearbeitet und das Umfeld der Wunde so keimfrei wie möglich gehalten wird.

- **trocken** sein: Die Wundauflage muss trocken sein, um ihre Saugfähigkeit zu erhalten und ein Aufschwemmen von Wundrändern durch Wasser zu verhindern. Ausnahme: Beim Austritt von Abdominalorganen sollten diese mit einem feuchten Verbandtuch bedeckt werden.
- **zweckmäßig** sein: Die Art und die Größe des Verbands sollen der vorliegenden Verletzung in Form, Größe und Verbandtechnik angemessen sein.

Nach Anlage eines Verbands an einer Extremität muss überprüft werden, ob der Verband nicht zu fest angelegt wurde. Deshalb ist stets eine **DMS-Kontrolle** (Durchblutung, Motorik, Sensibilität) durchzuführen. Ein zu festes Bandagieren kann durch Behinderung des venösen Abflusses zu Störungen der Durchblutung an der betroffenen Extremität oder gar zu einer arteriellen Durchblutungsverminderung der Extremität führen. **Ausnahme:** Tourniquet-Anwendung (→ 13.2) bei lebensbedrohlichen Blutungen. In diesem Fall ist es das Ziel, die Durchblutung zu unterbrechen.

Führt der Verband an einer nicht lebensbedrohlichen Blutung zu einer **Beeinträchtigung des Blutflusses,** muss diese umgehend beseitigt werden. So können z. B. bei einem Druckverband die Seiten des Verbands mit einer Verbandschere eingeschnitten werden, um für Entlastung zu sorgen, ohne dass der Verband komplett entfernt werden muss.

Verbandmittel

Für das Anlegen von Verbänden zur Blutstillung und zur Wundabdeckung stehen im Rettungsdienst unterschiedliche Verbandmittel und Hilfsmittel zur Verfügung, die je nach Art und Umfang der Verletzung einzeln oder in Kombination Anwendung finden. Beim Umgang mit Verbandmitteln muss stets darauf geachtet werden, dass **sauber** gearbeitet wird, um eine weitere Kontamination der Wunde zu vermeiden. So dürfen Wundauflagen niemals mit den Händen an der Auflagefläche berührt werden. Als Verbandmittel kommen infrage:

- Als **Wundauflage:**
  - Sterile Kompressen
  - Verbandpäckchen
  - Verbandtücher
  - Blutstillende Verbände (Hämostyptika)
  - Wundschnellverband (Pflaster)
- Zum **Fixieren:**
  - Dreiecktuch
  - Mull-/elastische Binden
  - Leukoplast

Sollte es erforderlich sein, eine Wunde druckentlastet zu verbinden, z. B. beim Austreten von Bauchorganen, kann aus einer **Dreiecktuchkrawatte** ein Ringpolster gefertigt werden. Dieses Ringpolster wird um die Wunde herumgelegt und dann mit sterilem Material bedeckt.

Kompressen

Eine Kompresse ist eine Wundauflage aus einem Stück Mull oder Vliesstoff. Sie wird in unterschiedlichen Größen (z. B. 10 × 10 cm) vorgehalten. Sie ist einzeln und steril oder in größeren Stückzahlen (unsteril) abgepackt. Kompressen sind besonders anschmiegsam, sehr saugfähig und eignen sich auch als Polstermaterial, z. B. bei Fremdkörpern in Wunden. Durch ihre Luftdurchlässigkeit trocknet eine Wunde rasch aus. **Sterile Kompressen** eignen sich zur Versorgung jeder Wundart.

Das Anlegen einer Kompresse erfolgt normalerweise durch das Fixieren der Wundauflage mit einem Klebesteifen. Anschließend wird sie mit einer Mullbinde umwickelt. Auf diese Weise kommt es zu leichtem Druck auf die Wunde, wodurch sich der Blutfluss stoppen lässt. Eine sterile Wundkompresse findet bei stark nässenden Wunden und kleineren Verletzungen Anwendung. Kompressen, die einseitig mit Aluminium bedampft sind, sog. **Metalline-Kompressen,** können bei großflächigen und infektionsgefährdeten Verletzungen (Schürfwunden, Verbrennungen, Verbrühungen) angewendet werden, da sie nicht mit der nässenden Wunde verkleben.

Verbandpäckchen

Ein Verbandpäckchen ist eine Mullbinde mit aufgenähter Kompresse, die steril verpackt ist. Wundauflage und Mullbinde sind dabei fest miteinander verbunden. Im Unterschied zur gewöhnlichen Mullbinde, lässt sich das Verbandpäckchen direkt zur Wundversorgung einsetzen. Verbandpäckchen werden in verschiedenen Größen angeboten.

Verbandtücher

Verbandtücher werden verwendet, um großflächige Wunden, ohne Druck ausüben zu müssen, keimfrei abzudecken. Bei Verbrennungen und großflächigen oder offenen Verletzungen werden große Verbandtücher bevorzugt eingesetzt. Die Verbandtücher sind in ihrer Verpackung mehrfach gefaltet. Die Tücher sind an der Oberfläche sehr glatt oder silberbedampft, um ein Verkleben mit der Wunde zu verhindern.

Dreiecktuch

Das Dreiecktuch wird so genannt, weil es ungefähr die Form eines gleichschenkeligen Dreiecks hat. Es dient der Fixierung eines Verbands oder einer verletzten Extremität, als Polsterung oder sogar zur Tragehilfe. Für das direkte Abdecken einer Wunde ist das Dreiecktuch nicht geeignet, da es nicht steril ist.

Mullbinden

Mullbinden sind unsterile Verbandmittel und dienen der **Fixierung** von Kompressen. Gehörten sie früher zu den wichtigsten Bestandteilen von Verbandsmitteln, werden sie heutzutage immer häufiger durch elastische Binden ersetzt. Diese haben gegenüber der Mullbinde den Vorteil, dass sie kaum einschnüren und zudem besser sitzen.

Elastische Binden

Elastische Binden sind ebenfalls unsterile Verbandmittel, die aufgrund ihrer Webart ihre **Elastizität** in der Längsrichtung erhalten. Sie bestehen aus reiner, ungebleichter Baumwolle und werden in verschiedenen Größen angeboten. Die Anlage von Verbänden mit elastischen Binden muss sehr sorgfältig erfolgen, da die zu Stauungen führen können. Sie eignen sich gut als Kompressions- oder Stützverband (z. B. bei Prellungen).

Verbandauswahl

Grundsätzlich gilt für die Wahl des Verbandmittels, dass der Verband **zweckmäßig** und für die vorliegende Wunde **sinnvoll** sein muss. Die Wahl des Verbandmaterials richtet sich dabei nach der Art und Größe der Wunde. Ziel der Anlage des Verbands ist es, die verletzte Region zu schonen und eine anschließende ruhige Lagerung der verletzten Körperregion zu erreichen. Dies führt in den meisten Fällen zu einer deutlichen **Schmerzlinderung.** Außerdem bietet ein gut angelegter Wundverband einen ausgezeichneten **Infektionsschutz.**

MERKE

Bei der Anlage von Verbänden sind am Notfallort folgende Maßnahmen unbedingt zu vermeiden.
- Keine Wundberührung mit den Händen
- Keine Spülung der Wunde
- Keine Desinfektionsmittel in die Wunde auftragen
- Keine Entfernung von Fremdkörpern aus der Wunde
- Keine Zurückverlagern von Körpergewebe (Hirn, Darm) in die Wundöffnung

Jeder Verband verbleibt bis zur endgültigen Beurteilung und Versorgung unter kontrollierten, sterilen Bedingungen auf der Wunde. In jedem Fall muss abgeklärt werden, ob ein ausreichender Tetanusschutz des Patienten besteht.

IM FOKUS

Wundbeurteilung und Wundversorgung
- Auch bei **kleinen Wunden** müssen **zahlreiche Aspekte beurteilt** werden:
  - Wundart
  - Lokalisation (z. B. Körperstamm oder Extremitäten)
  - Wundränder (z. B. glatte oder zerfetzte Wundränder)
  - Ausdehnung der Wunde
  - Art der Blutung (spritzend, sickernd etc.)
  - Kontamination oder Infektion
  - Begleitverletzungen
- **Verbandmittel:**
  - **Sterile Wundauflage:**
    - Sterile Kompressen (oft mit Aluminium bedampft)
    - Verbandpäckchen (eignen sich auch für Druckverbände)
    - Verbandtücher (eignen sich gut bei Verbrennungen)
    - Blutstillende Verbände (Hämostyptika)
    - Wundschnellverband (Pflaster)
  - **Polstermaterial**
  - **Fixiermaterial:**
    - Dreiecktuch (sehr vielseitig anwendbar, z. B. als Polsterung oder als Schlinge)
    - Mull-/elastische Binden
    - Leukoplast
- Am Notfallort werden immer nur **provisorische Verbände** angelegt.
- **Fremdkörper niemals entfernen!**

18.3.4 Fremdkörperverletzungen

Befinden sich Fremdkörper in einer Wunde, dürfen sie niemals entfernt werden. Dies gilt sowohl für kleine Verunreinigungen als auch für größere Gegenstände bei Pfählungsverletzungen.

Beim Anbringen eines Verbands müssen **Fremdkörper** in der Wunde belassen werden. Die Berührung oder Reinigung einer Wunde muss vermieden werden, da die Gefahr der Keimverschleppung gegenüber dem Vorteil der Wundreinigung nur vergrößert würde. Die Wundreinigung durchzuführen, ist daher nicht Aufgabe des Rettungsdienstes, sondern muss in der Klinik erfolgen.

MERKE

Unter keinen Umständen darf ein Fremdkörper aus der Wunde entfernt werden.

Da bei **Stich- oder Pfählungsverletzungen** meist weder die Tiefe noch die beteiligten Gewebestrukturen der Verletzung abzuschätzen sind, dürfen **Gegenstände** nicht aus der Wunde herausgezogen werden. Anderenfalls könnten unkontrollierbare Blutungen ausgelöst werden, falls der Gegenstand in seiner Position ein Blutgefäß verschließt. Weiterhin kann das Ausmaß der Wunde vergrößert werden, da man nicht abschätzen kann, ob sich der Fremdkörper beim Herausziehen evtl. verhakt **(Widerhakeneffekt)** und weitere Verletzungen hervorruft. Folglich muss der Fremdkörper in den anzulegenden Verband miteingeschlossen werden.

Der in der Wunde steckende Gegenstand wird mit sterilen Kompressen umfasst und danach umpolstert (z. B. mit Mullbinden und Pflaster), um Bewegungen des Fremdkörpers zu vermeiden. Handelt es sich um längere oder größere Gegenstände (Armiereisen, Zaunlatten), müssen sie u. U. gekürzt werden, um den Patienten transportieren zu können. Hierzu ist es erforderlich, die **Feuerwehr** zur technischen Hilfeleistung hinzuzuziehen.

18.3.5 Amputationsverletzungen

DEFINITION

Unter Amputation versteht man, dass ein Körperteil komplett (**totale Amputation,** → Abb. 18.17a) oder zum Teil (**subtotale Amputation,** → Abb. 18.17b) vom Körper abgetrennt ist.

Amputationsverletzungen stellen besondere Anforderungen an die Rettungskräfte. Es gilt nicht nur, den Patienten zu versorgen, vielmehr ist es zusätzlich von größter Wichtigkeit, das Amputat ebenfalls sachgerecht zu behandeln, um eine **Replantation** zu ermöglichen.

Die Sicherung der **Vitalfunktionen** des Patienten und die **Schockvorbeugung** stehen im Mittelpunkt der Therapie und stehen vor der Einleitung amputationsspezifischer Maßnahmen. Zu Beginn hält sich der Blutverlust meist durch eine reflektorische Vasokonstriktion der betroffenen Blutgefäße am Amputationsstumpf in Grenzen. Dennoch kann es sehr schnell zur Ausbildung eines **hypovolämischen Schocks** (→ 13.3.4) kommen.

Bei schwerwiegenden Amputationsverletzungen (Arm/Bein) erfolgt die Blutstillung am Stumpf durch das sofortige Anwenden eines Tourniquets (→ 13.2). Druckverbände benötigen in der Anlage meist mehr Zeit, was mit einem erhöhten Blutverlust einhergeht. Der Patient muss auf jeden Fall in Rückenlage bzw. in die Schocklage gebracht werden. Der **Amputationsstumpf** wird hochgelagert. Die Wunde wird anschließend mit sterilen Kompressen und Verbandtüchern abgedeckt und ein Druckverband angebracht. Hierbei kann das Bandagieren mit elastischen Binden hilfreich sein.

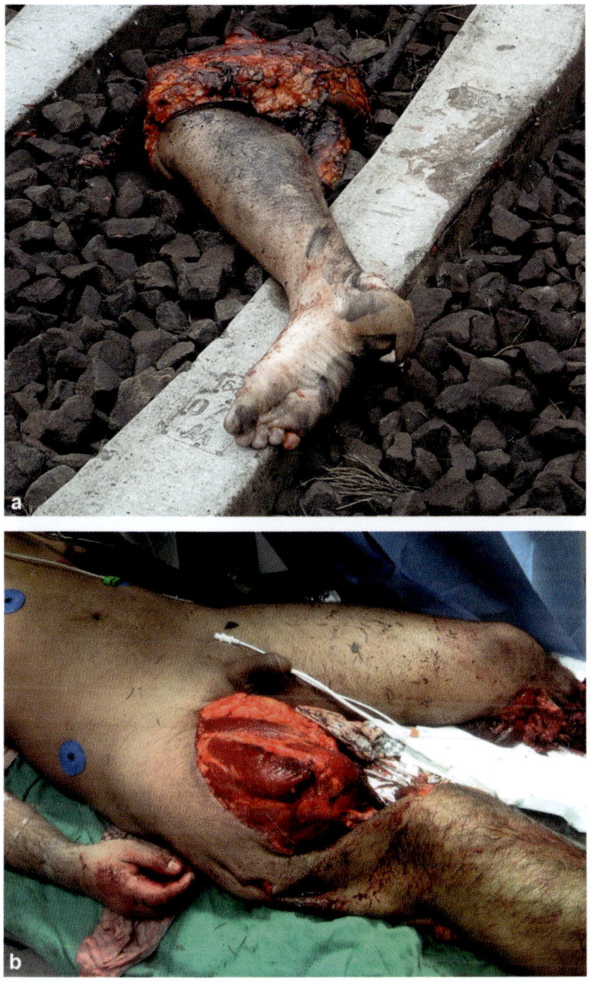

Abb. 18.17 a) Totale Oberschenkelamputation; b) subtotale Oberschenkelamputation [M235]

Im Falle einer **subtotalen Amputation** (→ Abb. 18.17) darf eine noch bestehende **Hautbrücke,** wie klein sie auch sein mag, auf keinen Fall durchtrennt werden! Durch sie kann im Idealfall noch eine Restdurchblutung des abgetrennten Teils erfolgen. Bei subtotalen Amputationen muss zum Stabilisieren zusätzlich zur Wundversorgung eine Schiene (z. B. Sam-Splint®) angelegt werden.

Sind die Vitalfunktionen gesichert und ist der Amputationsstumpf versorgt, gilt die Aufmerksamkeit dem **Amputat** selbst. Es wird vorsichtig in steriles Material eingewickelt und in eine wasserdichte Plastiktüte verpackt (→ Abb. 18.18). Im Rettungswagen werden hierfür spezielle Beutel **(Replant-Set)** vorgehalten.

Das Amputat wird im Inneren der beiden miteinander verbundenen Beutel trocken gelagert. Anschließend wird dieser innere Beutel **(Amputatbeutel)** verschlossen. Der äußere Beutel **(Kühlbeutel)** wird mit kaltem Wasser oder künstlichem Eis gefüllt, um eine Kühlung des Amputats zu erreichen. Auf keinen Fall darf das Amputat im Replantatbeutel mit Wasser in Verbindung kommen.

Ideal zur Sicherung des Amputats ist eine **Temperatur von 2 °C,** um die Ischämietoleranz des Gewebes und das Zeitfenster bis zur Replantation zu vergrößern. Ist das umgebende Milieu

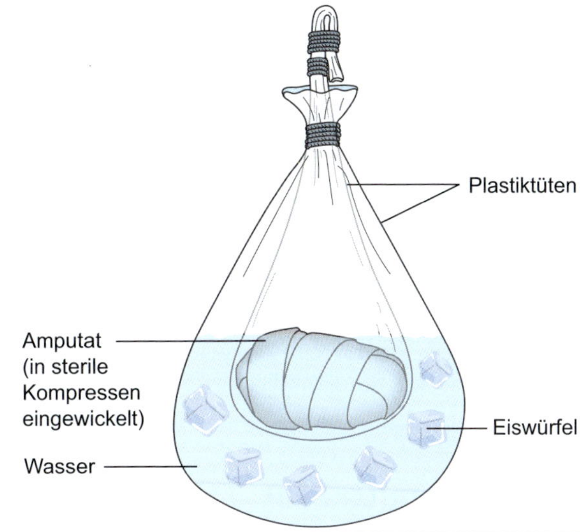

Abb. 18.18 Anwendung des Replantatbeutels [L138]

allerdings zu kalt, kann das Amputat durch die Kälte Schaden nehmen und eine Replantation unmöglich werden.

! ACHTUNG

Keinesfalls darf das Amputat nass werden.

Kann das Amputat nicht sofort gefunden werden, aber zwingt der Zustand des Patienten zu einem schnellen Transport, dann muss es später in die Klinik nachgebracht werden, egal in welchem Zustand es sich befindet. Eine Entscheidung über eine **Replantation** kann erst in der Klinik getroffen werden.

Zahnverlust

Eine weitere Amputationssituation im weitesten Sinne, die an dieser Stelle erwähnt werden soll, stellt der Umgang mit **ausgeschlagenen Zähnen** dar. Ausgeschlagenes Zahnmaterial kann, wie andere Amputate auch, einer Replantation zugeführt oder in Teilen für eine Rekonstruktion verwendet werden. Entscheidend ist, Zahnmaterial zu asservieren und richtig zu lagern. Idealerweise lagert man Zahnmaterial in physiologischer Infusionslösung. Als Behältnis kann ein handelsüblicher Spritzenkolben in passender Größe, gefüllt mit balancierter Infusionslösung, dienen.

IM FOKUS

Fremdkörper- und Amputationsverletzungen

- **Fremdkörper** sollten möglichst wenig bewegt und in der Wunde belassen werden. Am besten werden sie in den Verband integriert.
- Bei **Amputationen** wird zwischen totalen und subtotalen Amputationen unterschieden.
- Wichtigste Maßnahme ist die **Sicherung der Vitalfunktionen:**
  - Vorbeugung eines hypovolämischen Schocks
  - Tourniquet-Anlage erwägen.
  - Druckverbände sind oft schwierig anzulegen und zeitaufwändig.

- Ziel ist immer, eine **Replantation** zu ermöglichen:
  - Dafür Nutzung eines Replant-Sets, bestehend aus Amputatbeutel, Kühlbeutel und ggf. Kühlmittel
  - Das Amputat selbst sollte in ein trockenes Verbandtuch gewickelt werden und darf unter keinen Umständen nass werden.
  - Falls das Amputat nicht direkt aufgefunden werden kann, muss es durch weitere Einsatzkräfte gesucht und ggf. zeitversetzt in die Klinik transportiert werden.
- Ein Sonderfall der Amputationsverletzung stellt ein **ausgeschlagener Zahn** dar.
  - Auch er kann unter Umständen replantiert werden.
  - Hierzu sollte eine Lagerung **in physiologischer Infusionslösung,** z. B. in einem Spritzenkolben erfolgen.

18.4 Hilfsmittel zur Immobilisation und Immobilisationstechniken

Die Immobilisation des Körpers nach Frakturen zum Schutz der Wirbelsäule oder von Körperteilen zielt auf das Unterbinden von ungewollten Bewegung nach dem Eintritt der Verletzung, um den Patienten zu schonen oder nicht weiter zu verletzen Das Rettungsfachpersonal kann auf verschiedene Hilfsmittel zur Rettung und Immobilisation von Patienten zugreifen. Dazu zählen beispielsweise die starren Zervikalstützen, die Schaufeltrage, die Vakuummatratze oder das Spineboard.

18.4.1 Immobilisation der Halswirbelsäule

Verletzungen des Rückenmarks sind vergleichsweise selten. Sie können aber erhebliche Auswirkungen auf den Patienten haben. Daher sehen die Kurskonzepte zur Traumaversorgung eine Immobilisation der Wirbelsäule oder des Beckens bereits am Notfallort vor, auch wenn die Vor- und Nachteile der Halswirbelsäulenimmobilisation (HWS-Immobilisation) im Rettungsdienst seit Jahren kontrovers diskutiert werden.

Der Fokus zur Immobilisation orientiert sich am Zustand des Patienten. Patienten, die wach und ansprechbar sind, keine Schmerzen angeben und keinen Muskelhartspann in der Halswirbelsäule aufweisen, sensomotorisch unauffällig sind und keine signifikanten Begleitverletzungen haben, sollen laut einer Guideline der American Association for Neurological Surgeons **nicht** immobilisiert werden.

Bezogen auf die **Halswirbelsäule** gilt daher, dass nur bei Verdacht auf eine **Schädigung der Halswirbelsäule** (Nexus-Kriterien siehe → 18.6.3; Canadian C-spine rule; → Abb. 18.32), zur Stabilisierung, eine starre Zervikalstütze (z. B. Stifneck®, engl.: *stiff neck* = Genickstarre) angelegt wird. Dabei ist auf die richtige Größenauswahl zu achten.

Die starre Zervikalstütze ist eine zirkuläre Kunststoffmanschette zur Entlastung der Halsstrukturen (Wirbelsäule, Muskeln und Gelenke). Sie ersetzt einen Teil der Stützfunktion der Halswirbelsäule und setzt die Bewegungsfähigkeit teilweise außer Kraft. Der Kopf ruht auf der starren Zervikalstütze, die auf den Schultern aufliegt und das Gewicht auf diese überträgt. Die Zervikalstütze muss immer durch **zwei Helfer** angelegt werden (→ Abb. 18.19):

- Helfer 1 kniet hinter dem Kopfende und fixiert die Halswirbelsäule in Neutralposition.
- Helfer 2 misst den Abstand zwischen Kinn und Schulteransatz, wählt die geeignete Zervikalstütze aus und nimmt die passende Einstellung vor.
- Helfer 2 legt die vorbereitete Zervikalstütze von brustwärts kommend an den Hals an.
- Helfer 2 legt die freie Lasche um den Nacken und verschließt abschließend den seitwärts liegenden Klettverschluss, während Helfer 1 die ursprüngliche Neutralposition beibehält.

Allerdings führt die alleinige Immobilisierung der Halswirbelsäule nicht zum Erfolg, wenn neben der Halswirbelsäule nicht die restliche Wirbelsäule ebenfalls immobilisiert wird. Dies gilt besonders für instabile Verletzungen der Halswirbelsäule.

MERKE

Die zusätzliche HWS-Immobilisation durch eine Zervikalstütze bewirkt keinen zusätzlichen Benefit, wenn der Patient ganzkörperimmobilisiert wird.

18.4.2 Schaufeltrage

Die Schaufeltrage eignet sich zur Umlagerung eines liegenden, gehunfähigen Patienten. Sie ist eine zweiteilige, in der Länge verstellbare, starre Tragehilfe und aus Kunststoff oder Aluminium in Leichtbauweise gefertigt. Die Schaufeltrage ist kopf- und fußseitig zu öffnen und zu verschließen. Die Längenverstellung erfolgt über seitlich angebrachte Drehschnapper.

Ursprünglich wurde sie entwickelt, um Patienten mit Verdacht auf Wirbelsäulenverletzungen schonend und sachgerecht umzulagern. Aufgrund der einfachen Handhabung und ihrer Vielseitigkeit ist die Schaufeltrage darüber hinaus eine wirksame Tragehilfe. Die Schaufeltrage kann, wie das Spineboard, beispielsweise zu einem Unfall im Wald mitgenommen werden und der Patient kann von dort auf der Schaufeltrage bis zum RTW getragen werden. Die schaufelförmigen Zangen bieten zudem die Möglichkeit, durch schonendes Unterführen der Seitenteile unnötige Manipulationen zu vermeiden. So ermöglicht die Schaufeltrage bei Verdacht auf Beckenfraktur eine schonende Umlagerung des Patienten, ohne dass er gedreht werden muss (wie beim Spineboard).

Nachteilhaft ist, dass sich die Schaufeltrage auf unebenem Grund oft nicht gut verschließen lässt. Vorteilhaft ist, dass sie durch ihr geringes Eigengewicht und ihre Steifigkeit nur zwei Helfer zum schonenden und achsengerechten Überheben des Patienten auf die Krankentrage benötigt.

MERKE

Die Schaufeltrage dient der schonenden Aufnahme und Umlagerung von Patienten, insbesondere bei Verdacht auf Wirbelsäulenverletzung.

Beim Umlagern muss jede Bewegung der Wirbelsäule, insbesondere ein Abknicken, vermieden werden. Daher erfolgt die Umlagerung des Patienten vorzugsweise mit der Schaufeltrage, deren Handhabung bestenfalls durch **drei Helfer** erfolgt (→ Abb. 18.20):

- Helfer 1 hält den Kopf in Neutralstellung.
- Die Schaufeltrage wird flach neben den Patienten gelegt. Das schmale Teil zeigt fußwärts, das breite kopf- und brustwärts. Die Länge wird patientengerecht eingestellt.

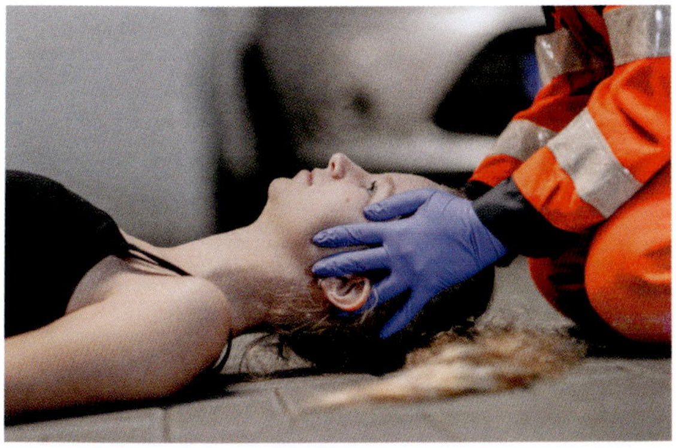

a) Helfer 1 befindet sich am Kopfende und hält die Halswirbelsäule in Neutralposition, hierbei Zug/Extension unbedingt vermeiden.

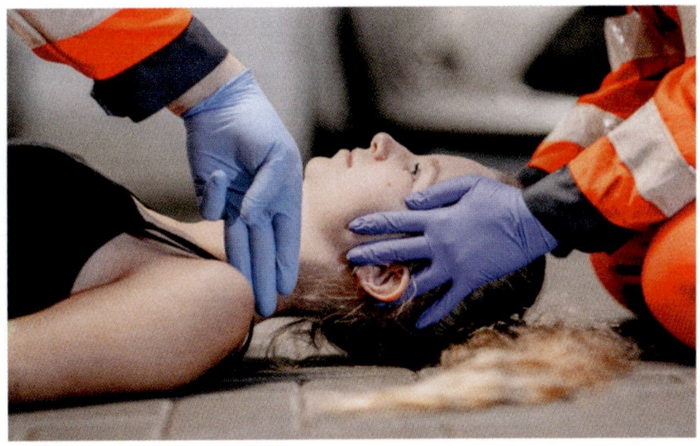

b) Helfer 2 misst mit den Fingern den Abstand zwischen Trapeziusmuskel und Kinn des Patienten, um die passende Einstellung auszuwählen.

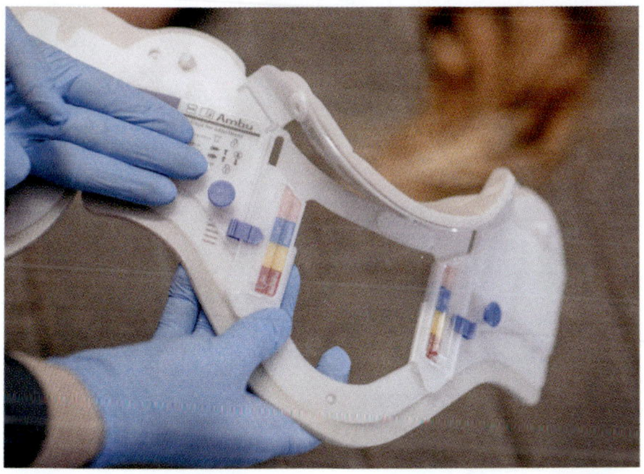

c) Der Ambu* Perfit ACE™ ist hier bereits vorbereitet. Das Kinnstück wurde von innen nach außen geklappt. Die Verriegelungsknöpfe sind herausgezogen und die Rasterpfeile nach außen geschoben. Helfer 2 legt den Zeigefinger der Hand an die schwarze Markierungslinie und zieht das Kinnteil so weit nach unten, bis der Schaumstoff mit dem Mittelfinger (wie in diesem Beispiel ausgemessen) abschließt.

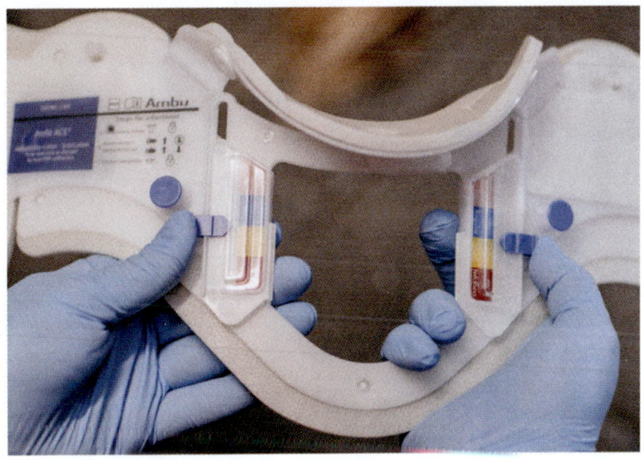

d) Die Rasterpfeile werden nun nach innen geschoben.

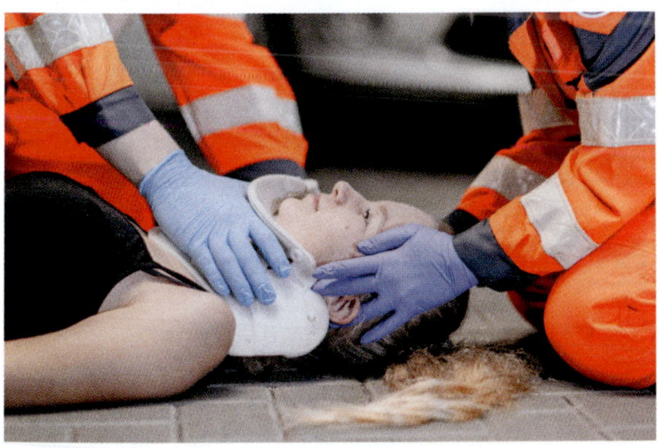

e) Helfer 2 legt den Ambu*Perfit ACE™ zunächst brustwärts fest an den Hals an.

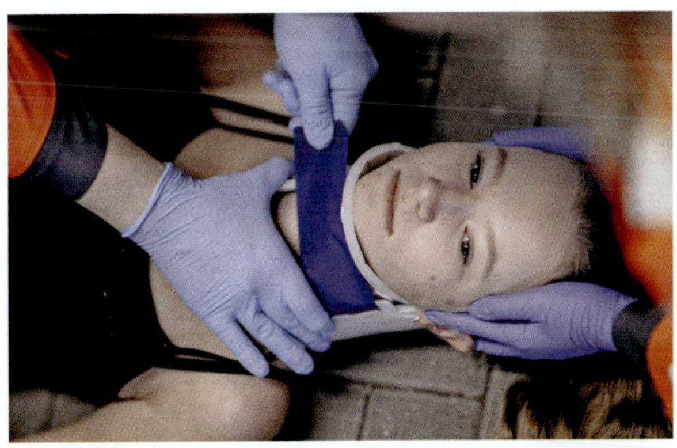

f) Unter gleichzeitiger Beibehaltung der HWS-Neutralposition durch Helfer 1 wird die freie Lasche um den Nacken gelegt und anschließend am seitwärts liegenden Klettverschluss straff fixiert. Ein Verschieben des Kinnteils ist jetzt noch möglich. Erst durch drücken der Verriegelungsköpfe nach unten ist der Ambu*Perfit™ abschließend gesichert.

Abb. 18.19 Anlegen einer Zervikalstütze [W936-002]

- Anschließend wird die Arretierung kopf- und fußseitig gelöst, die Tragehälften werden in ihre Hälften geteilt und beidseitig dicht an den Patienten angelagert.
- Helfer 2 und 3 treten zunächst an eine Patientenseite und fassen den Körper jeweils an Becken und Unterschenkel sowie im Bereich von Lenden und Schultern. Der Körper wird nur minimal achsengerecht abgehoben und die Tragehälfte schonend bis zum Rand untergeschoben.
- Dasselbe Vorgehen erfolgt nun auf der Gegenseite. Zum Schluss wird die Trage verriegelt, beginnend von der Kopfseite.

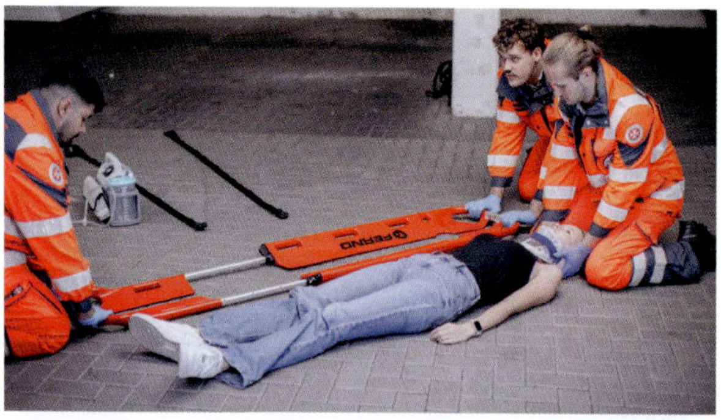

a) Positionierung der Helfer und der Schaufeltrage zu Beginn

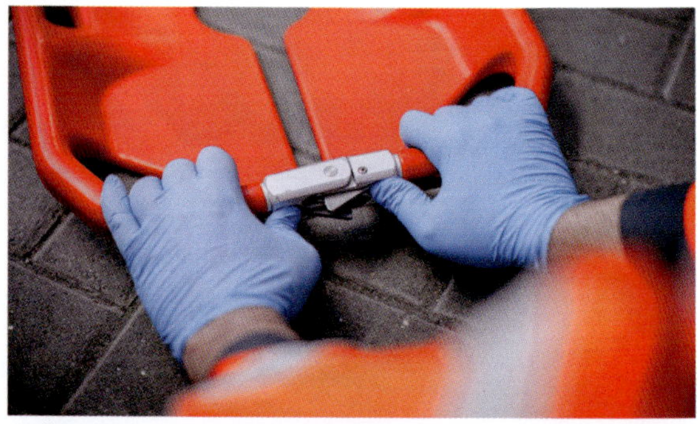

b) Öffnen der Sicherheitsverschlüsse

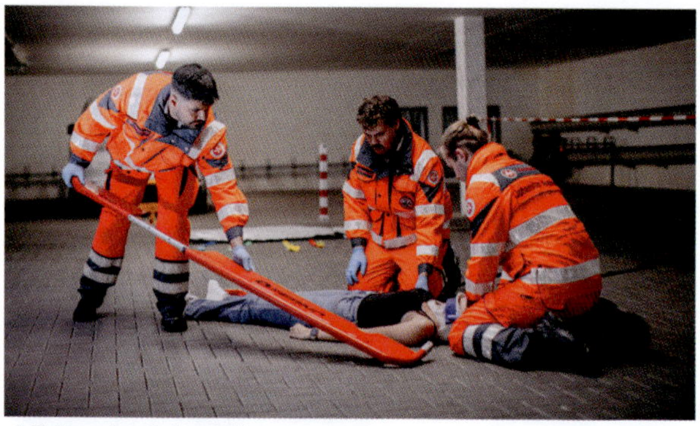

c) Teilen der Schaufeltrage

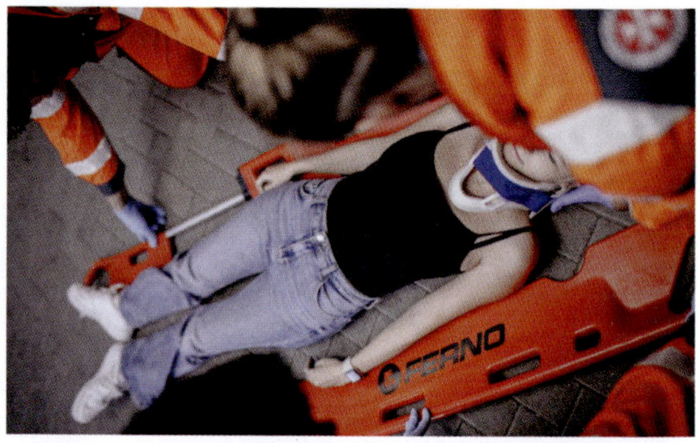

d) Erste Tragehälfte wird unter Patienten geschoben

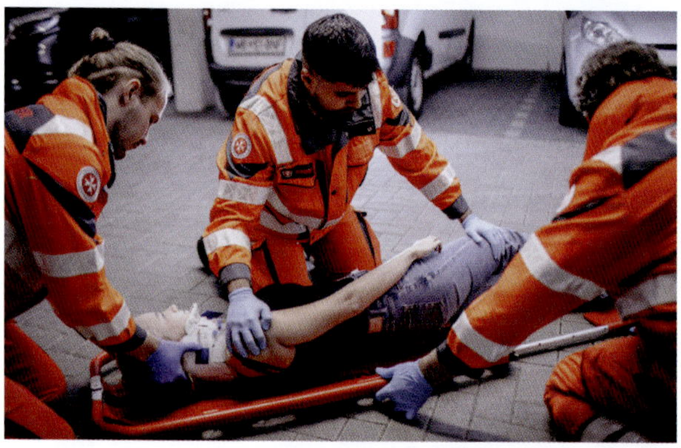

e) Zweite Tragehälfte wird unter Patienten geschoben

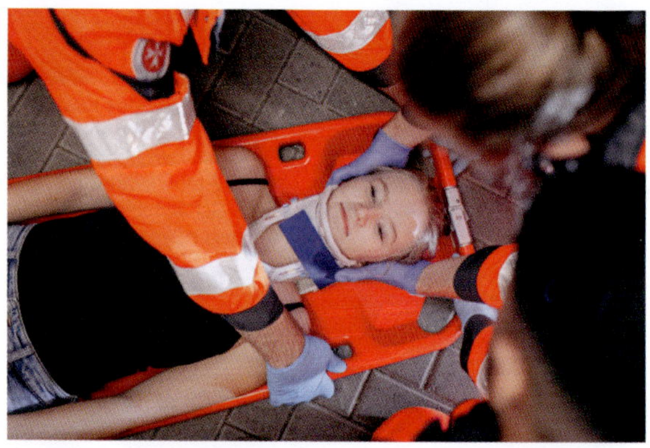

f) Verschließen der beiden Tragehälften am Kopfende

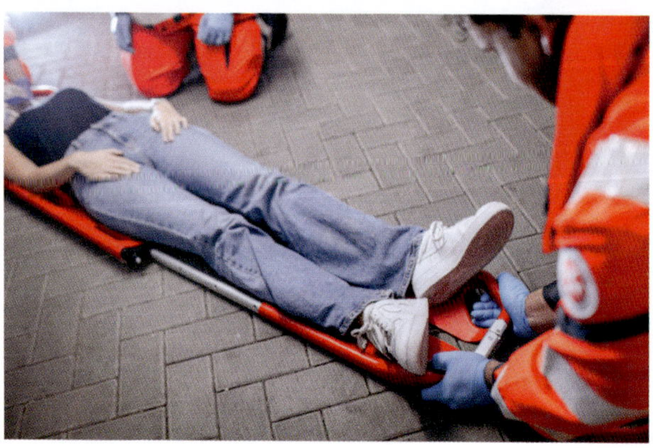

g) Verschließen der beiden Tragehälften am Fußende

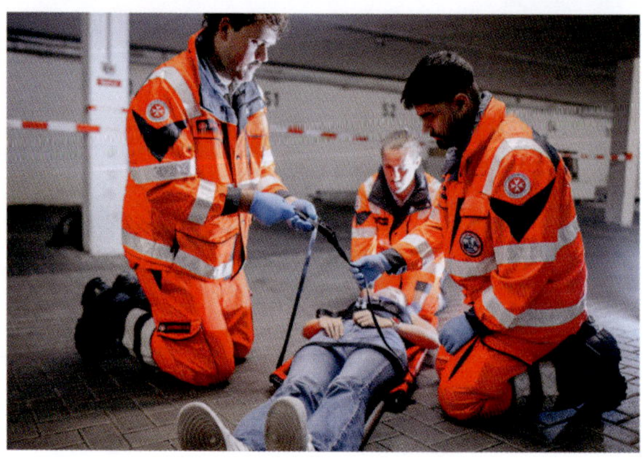

h) Fixierung der Haltegurte

Abb. 18.20 Handhabung der Schaufeltrage [W936-002]

Anschließend erfolgt die Umlagerung des Patienten mit der Schaufeltrage auf eine Vakuummatratze. Für ein schonendes und achsengerechtes Umlagern des Patienten sollte die Schaufeltrage immer in Kombination mit der Vakuummatratze benutzt werden.

MERKE

Ein Transport des Patienten ausschließlich auf der Schaufeltrage ist zu vermeiden.

18.4.3 Vakuummatratze

Ein allseits geeignetes Hilfsmittel zur Lagerung von verletzten Patienten ist die Vakuummatratze. Sie ist eine aus weichem, flexiblem Kunststoff geformte Unterlage, deren Füllstoff aus einer Granulatmasse besteht, die durch Absaugen der Luft zu einer passgenauen Anformung bei gleichzeitiger Stabilisierung des aufliegenden Körpers führt. Es befinden sich unterschiedliche Fabrikate im Gebrauch, deren Unterschiede vorwiegend in der Breite der Matratze, der Art der Tragegriffe, der vorhandenen integrierten Kammern oder Beinstabilisierungen und der verwendeten Füllmaterialien liegen.

Die Vakuummatratze ist eines der schonendsten Immobilisationsgeräte, benötigt aber Zeit zur Vorbereitung und Anwendung an der Einsatzstelle, weil sie an den Patienten modelliert und abgesaugt werden muss. Geeignet ist die Vakuummatratze zur **Immobilisation** von Wirbelsäule, Rumpf, Becken und zur **Fixierung** von Hüft-, Oberschenkelhals- und Oberschenkelfrakturen. Eine Immobilisation von Oberarmfrakturen durch Fixierung entlang der Körperachse ist ebenfalls möglich und die Ruhigstellung der Halswirbelsäule kann, durch Lagerung auf der Vakuummatratze, zusätzlich erhöht werden. Vorteil der Vakuummatratze ist ihre universelle Einsetzbarkeit.

Die Patientenlagerung auf die Vakuummatratze erfolgt in Fortsetzung der Handhabung der Schaufeltrage (→ 18.4.2), idealerweise mit **3–4 Helfern** (→ Abb. 18.21):

Seitliche Technik (Patient liegt auf dem Rücken oder in Seitenlage)

- Vor der Lagerung muss die Vakuummatratze vorbereitet werden. Hierzu wird das Sicherheitsventil geöffnet, sodass Luft einströmen kann. Danach wird die Matratze glatt gestrichen.
- Der Patient wird auf die Vakuummatratze mit einer Schaufeltrage umgelagert.
- Die Schaufeltrage wird geöffnet und entfernt.
- Die Vakuummatratze wird an den Patienten anmodelliert und die Luft mit einer Absaugpumpe aus der Vakuummatratze abgesaugt, bis der Patient in der Vakuummatratze schalenförmig fixiert ist.
- Das Sicherheitsventil wird verschlossen, um das Einströmen von Luft zu verhindern.
- Der Patient wird mit Gurten gesichert.

Sandwich-Technik (Patient liegt auf dem Bauch)

- Der auf dem Bauch liegende Patient wird mit der Schaufeltrage auf eine vorbereitete Vakuummatratze gelagert.
- Unter dieser Matratze sind bereits 3–5 Gurte zur späteren Fixierung vorbereitet worden.
- Die Schaufeltrage wird entfernt, die Vakuummatratze abgesaugt und anmodelliert.
- Auf den Patienten wird eine zweite Vakuummatratze aufgelegt und ebenfalls anmodelliert und abgesaugt.
- Die vorbereiteten Fixiergurte werden geschlossen und straff angezogen.
- Der zwischen den Vakuummatratzen völlig immobilisierte Patient kann problemlos gedreht werden.

! ACHTUNG

Die Sandwich-Technik ist nur bei stabiler Vitalfunktion durchzuführen!

Die Vakuummatratze kann bei fast allen chirurgischen Notfällen eingesetzt werden. Neben dem Effekt der Ruhigstellung frakturierter Knochen und der Stabilisierung der Wirbelsäule trägt die Vakuummatratze aufgrund ihrer Materialbeschaffenheit wesentlich zur Reduzierung von Schwingungen auf die Trage bei. Die Vakuummatratze bietet eine bessere und schonendere Ganzkörper-Immobilisation als das Spineboard. Zudem ermöglicht sie eine 30°-Oberkörperhochlagerung beim SHT-Patienten.

MERKE

Ein Umhertragen des Patienten nur in der Vakuummatratze ist zu vermeiden.

18.4.4 Spineboard

Alternativ oder in Kombination mit Schaufeltrage und Vakuummatratze, kann zur Ganzkörperimmobilisation auch ein Spineboard eingesetzt werden. Das Spineboard besitzt eine starre, glatte Oberfläche und ist mit zahlreichen Griffen ringsherum versehen. Hergestellt wird es entweder aus Holz oder Kunststoff. Für die Transportsicherung bzw. Fixierung des Patienten werden verschiedene Systeme, vom einfachen Gurtsystem bis hin zur Kopffixierung und Fixierspinnen mit mehreren Quer- und einem Längsgurt, angeboten (→ Abb. 18.22). In der Praxis wird es aber vornehmlich als **Rettungsgerät** und weniger als Transportgerät eingesetzt.

Das Spineboard ist als starre Unterlage zur Verwendung mit zusätzlichen Hilfsmitteln zur Immobilisation von Halswirbelsäule und Kopf geeignet und ermöglicht eine gerade und neutrale „Inline"-Immobilisation von Patienten. Zur Lagerung des Patienten auf dem Spineboard werden mindestens **drei Helfer** benötigt:

- Das Brett wird flach neben den Patienten gelegt, sodass es ihn um ca. eine Kopflänge überragt.
- Helfer 1 sichert den Kopf des Patienten über den gesamten Zeitraum in neutraler Position.
- Helfer 2 und 3 knien auf der brettabgewandten Seite des Patienten und drehen ihn achsengerecht um etwa 90° auf die Seite.
- Nun wird das Spineboard hinter dem Rücken des Patienten mit der Längsseite senkrecht aufgestellt.
- Anschließend wird der Patient zusammen mit dem Spineboard in Rückenlage gedreht und durch achsengerechtes Ziehen kopfwärts und zur Brettmitte gezogen.
- Die Fixierung erfolgt mit den oben erwähnten Gurtsystemen oder der Fixierspinne.

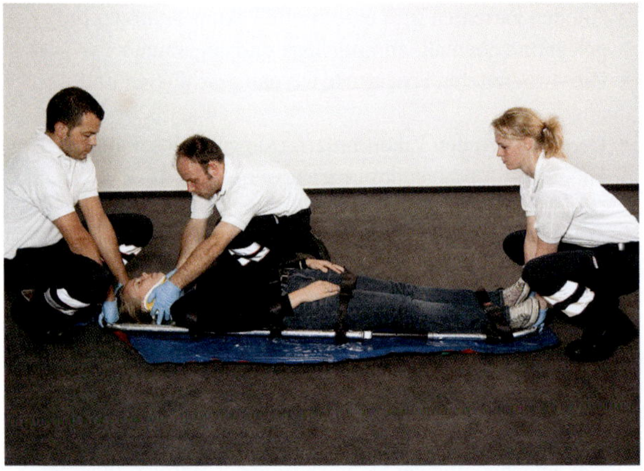

a) Umlagern eines Patienten auf die Vakuummatratze

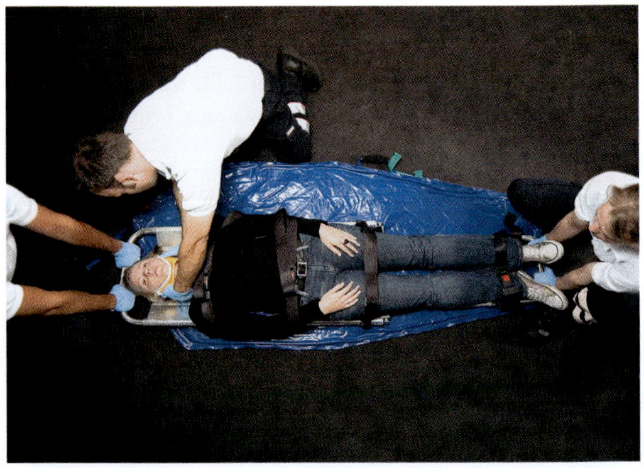

b) Lagerung eines Patienten mit Extremitätenverletzung auf Vakuummatratze (Randposition)

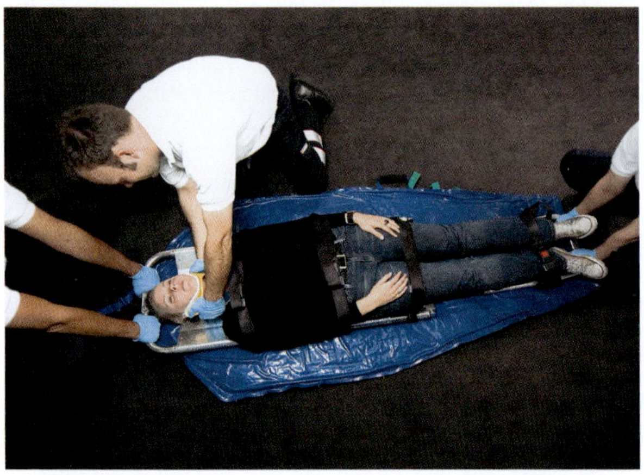

c) Lagerung eines Patienten mit Becken- oder Wirbelsäulenverletzung auf Vakuummatratze (zentrale Position)

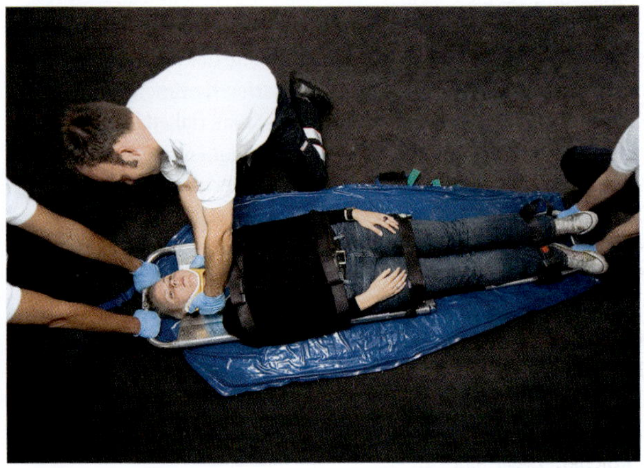

d) Öffnen des Sicherheitsventils bei evakuierter Vakuummatratze

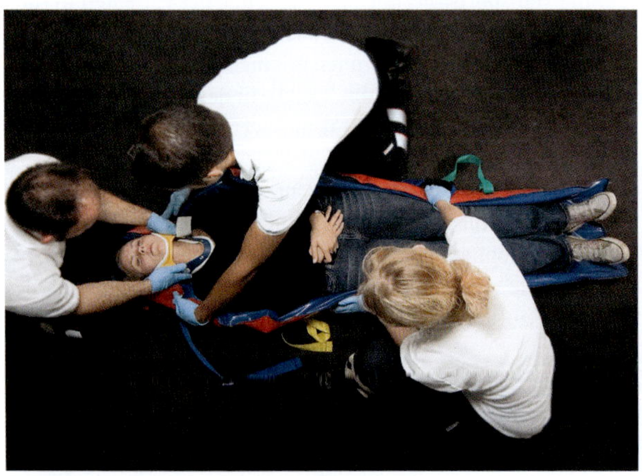

e) Anmodellieren der Vakuummatratze

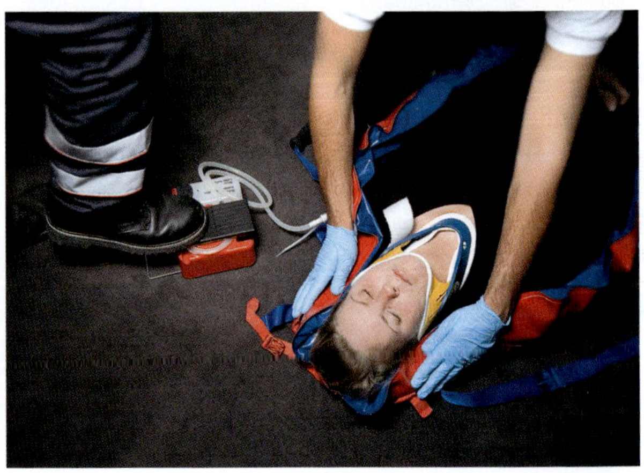

f) Absaugen der Vakuummatratze unter weiterer Anmodellierung

Abb. 18.21 Immobilisation in der Vakuummatratze [J747]

MERKE

Zusätzliche Stabilität der Halswirbelsäule mit nahezu 0 % Restbeweglichkeit geben die auf dem Spineboard platzierten Kopffixierpolster.

Spineboards können eine sinnvolle Ergänzung zu bereits vorhandenen Rettungsgeräten wie z. B. der Schaufeltrage darstellen. Vorteile bieten sie auf unbefestigtem Untergrund oder durch Wegfall einer zeitaufwendigeren Umlagerung auf eine Vakuummatratze, da der Patient bis ins Krankenhaus auf dem Spineboard fixiert verbleiben kann. Diese Möglichkeit des Spineboards

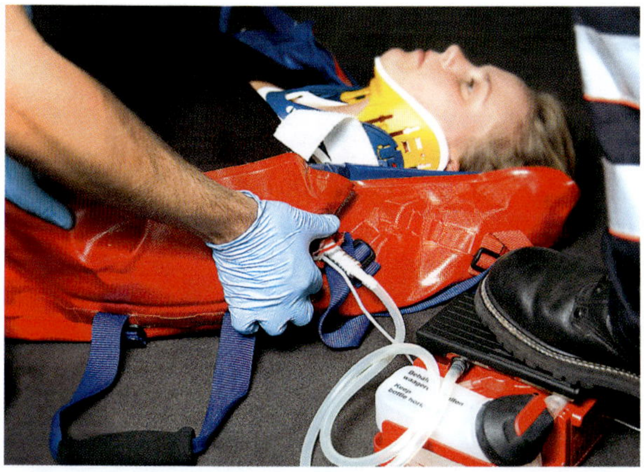

g) Verschließen des Sicherheitsventils nach dem Absaugen

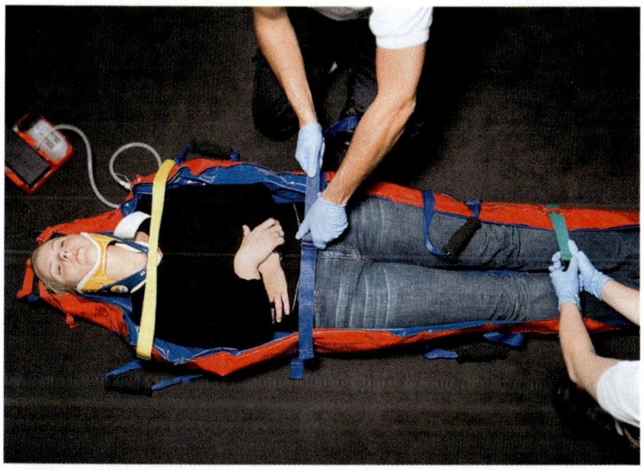

h) Sichern des Patienten auf der Vakuummatratze

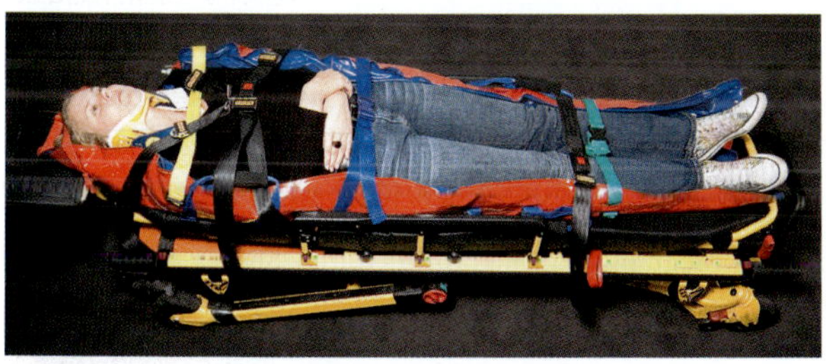

i) Sichern der Vakuummatratze auf der Trage

Abb. 18.21 Immobilisation in der Vakuummatratze *(Forts.)* [J747]

sollte jedoch lediglich für zeitkritische Transporte genutzt werden – wenn überhaupt.

ACHTUNG

Zur Vermeidung von Druckschäden soll die Liegedauer auf Spineboards so kurz wie möglich gehalten werden.

18.4.5 Immobilisation von Extremitätenfrakturen

Als Knochenbruch (lat. Fraktur) wird eine komplette oder inkomplette Kontinuitätsunterbrechung eines Knochens bezeichnet. Sie entsteht zumeist durch eine kurzzeitige mechanische Gewalteinwirkung auf den Knochen und verursacht häufig starke Schmerzen. Daher nehmen die Patienten eine Schonhaltung ein, um den verletzten Knochen möglichst wenig zu bewegen, weshalb Knochenbrüche noch am Unfallort **ruhiggestellt** und **geschient** werden.

MERKE

Die Ruhigstellung einer Fraktur vermeidet Schmerzen und entlastet die umgebenden Weichteilstrukturen.

Die Vorgehensweise zur Ruhigstellung unterscheidet sich dabei zwischen den Extremitäten im Grundsatz nicht. Die Versorgung und Ruhigstellung einer Fraktur erfolgen schrittweise immer auf die gleiche Art:

- Zugang zu der verletzten Extremität verschaffen und Kleidung entfernen.
- Blutung stillen.
- Offene Wunden steril versorgen.
- DMS-Test (DMS = Durchblutung, Motorik, Sensibilität) durchführen.
- Sichtbare Frakturenden großzügig polstern.
- Extremität einschließlich unterhalb und oberhalb gelegener Gelenke schienen.

MERKE

Eine Fraktur zu schienen bedeutet, die der Fraktur benachbarten Gelenke zusammenhängend zu immobilisieren.

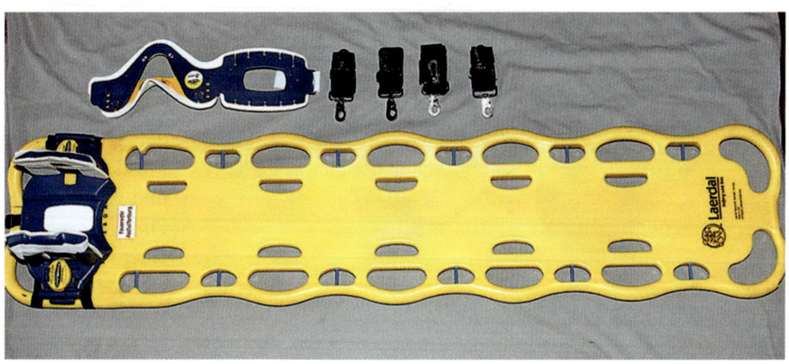

Abb. 18.22 Spineboard mit integriertem Kopffixiersystem, Stifneck® und Quergurten [J747]

Die Fraktur wird durch Lagerung des Patienten auf einer vorgeformten **Vakuummatratze** (→ 18.4.3) oder durch Anlegen von **Vakuumschienen, Pneumoschienen oder SAM® Splint** ruhiggestellt. Ziele der Ruhigstellung sind neben der Schmerzverminderung und Fixierung die Sicherstellung oder Wiederherstellung der peripheren Durchblutung der Extremität. Deshalb ist zu beachten, dass die Durchblutung, Motorik und Sensibilität (DMS) unterhalb der Fraktur auch nach der Ruhigstellung erhalten bleibt. Offene Frakturen werden wie offene Wunden versorgt und mit Wundverbänden oder Kompressen steril abgedeckt.

Zur Ruhigstellung von Frakturen der unteren und oberen Extremitäten stehen verschiedene Hilfsmittel zur Verfügung.

Pneumatische Schienen

Pneumatische Schienen (Luftkammerschienen, → Abb. 18.23) werden in unterschiedlichen Formaten für Arme und Beine angeboten. Sie sind aus Kunststoff gefertigt und sind, wie eine Luftmatratze, im Inneren in mehrere Kammern unterteilt.

Die pneumatische Schiene wird im nicht aufgeblasenen Zustand über die frakturierte Extremität gestülpt. Anschließend werden die Kammern über ein außen angebrachtes Rückschlagventil mit Luft befüllt. Durch die in die Kammern eingebrachte Luft erhöht sich der Luftdruck in den Kammern und die Schiene wird fest und die Fraktur durch die polsternde Luftsäule stabilisiert.

! ACHTUNG

Die pneumatische Schiene ist für offene Frakturen nicht geeignet (druckfreie Versorgung!)

Vakuumschienen

Vakuumschienen werden in unterschiedlichen Formaten für Arme und Beine angeboten. Sie bestehen aus einer weichen aus Kunststoff geformten Außenhülle mit einem Füllstoff aus einer Granulatmasse (→ Abb. 18.24). Sie funktionieren nach dem gleichen Prinzip wie die oben beschriebene Vakuummatratze. An

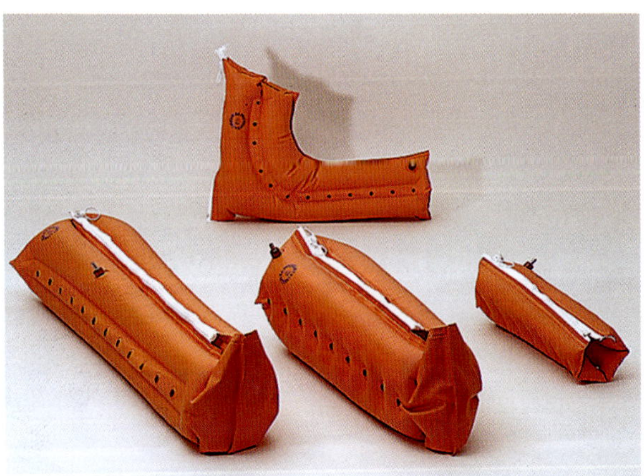

Abb. 18.23 Pneumatische Schienen [V192]

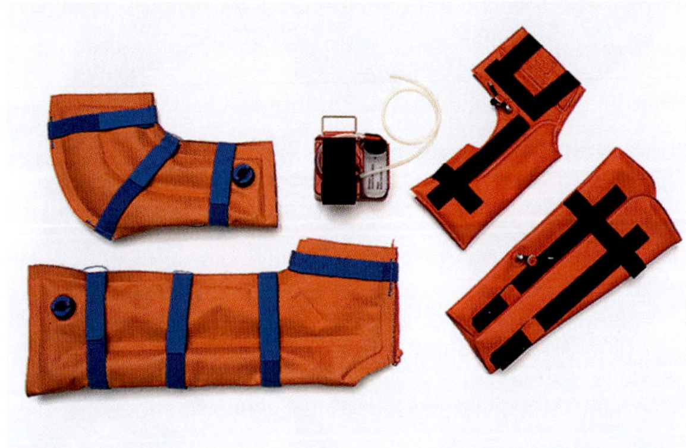

Abb. 18.24 Vakuumschienen [J747]

der Außenseite befinden sich ein Sicherheitsventil zum Absaugen der Luft aus der Kammer und mehrere Klettverschlüsse zur Fixierung.

Die frakturierte Extremität wird auf die aufgefaltete Vakuummatratze gelagert, anschließend wird die Vakuumschiene an die Extremität angepasst und in der gewünschten Form gehalten. Die Luft wird über das Sicherheitsventil aus der Vakuumschiene abgesaugt und die gewünschte Form verfestigt sich. Abschließend werden die Klettverschlüsse nachjustiert, um die Vakuummatratze in der endgültig gewünschten Form zu halten.

SAM® Splint-Schienen

Die SAM® Splint-Schiene ist eine wiederverwendbare Universalschiene zur Ruhigstellung von Knochenbrüchen und anderen Verletzungen. Er besteht aus einem dünnen Aluminiumkern, der mit einem Mantel aus Polyethylenschaum überzogen ist. Vorteile der SAM® Splints sind das geringe Gewicht und der geringe Platzverbrauch sowie die Verwendbarkeit ohne zusätzliche Geräte, z. B. Absaugpumpen für Vakuumschienen. SAM® Splint-Schienen sind sehr flexibel und können fast unbegrenzt an jede verletzte Extremität anmodelliert werden. Sie finden überwiegend Anwendung bei Unterarmfrakturen, Sprunggelenksfrakturen, Unterschenkelfrakturen und Frakturen der Finger.

SAM® Splint-Universalschienen werden folgendermaßen eingesetzt:

- Die SAM® Splint-Schiene wird an der gesunden Körperseite auf die notwendige Größe der verletzten Extremität angepasst und vorgeformt.
- Die vorgeformte SAM® Splint-Schiene wird an die verletzte Extremität angelegt und mit einer elastischen Binde fixiert.

Um die größtmögliche Stabilität der SAM® Splint-Schiene zu erreichen, kann sie in drei Basisformen vorgeformt werden:

C-Kurve (Dachrinne) Beide Daumen werden zum Erstellen der C-Kurve in der Mitte der SAM® Splint-Schiene platziert. Mit den Daumen die Schiene in der Mitte nach unten drücken und gleichzeitig die Seitenränder der Schiene mit den übrigen Fingern nach oben biegen, sodass in Längsrichtung die Form einer Dachrinne entsteht (→ Abb. 18.25). Diese Form verleiht der Schiene sofort Festigkeit und Steifigkeit. Für mehr Festigkeit die Biegung vertiefen.

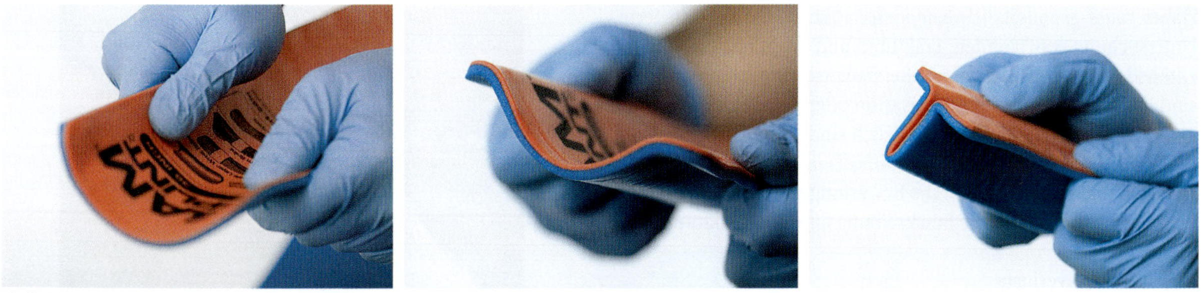

a) C-Kurve b) Umgeschlagene C-Kurve c) T-Faltung

Abb. 18.25 SAM® Splint [J747]

Umgeschlagene C-Kurve Zunächst wird eine C-Kurve (Dachrinne) wie oben geformt. Die Festigkeit kann erhöht werden, indem die Kanten der gebogenen C-Kurve nach außen einige Millimeter umgefaltet werden.

T-Faltung Diese Biegung verleiht der Schiene außergewöhnliche Festigkeit. Um die T-Faltung zu erstellen, wird der SAM® Splint in Längsrichtung in der Mitte zusammengefaltet. Anschließend werden die Seitenränder an den Außenkanten der Schiene um etwa ein Drittel nach außen umgebogen, um einen T-förmigen Balken zu erzeugen.

IM FOKUS

Immobilisationstechniken

- Immobilisationstechniken sollen den Patienten vor **Folgeverletzungen** nach Knochenbrüchen schützen.
- **HWS-Immobilisation:**
  - Wenn die HWS-Immobilisation durchgeführt wird, muss auch immer der Rest der Wirbelsäule immobilisiert werden.
  - Die HWS kann manuell und unter Einsatz einer Zervikalstütze immobilisiert werden.
  - Sie muss immer durch zwei Helfer angelegt werden.
  - Kriterien für die Anlage einer Zervikalstütze:
    - Bewusstseinsstörung
    - Schmerzen
    - Muskelhartspann
    - Sensomotorische Auffälligkeiten
    - Signifikante Begleitverletzungen
- **Schaufeltrage und Vakuummatratze:**
  - Die Schaufeltrage dient der möglichst schonenden Umlagerung eines Verletzten.
  - Die Vakuummatratze dient der eigentlichen Immobilisation.
  - Im Regelfall werden diese beiden Hilfsmittel zusammen verwendet.
  - Es werden immer mindestens zwei Helfer benötigt.
  - Die Vakuummatratze muss abgesaugt und dabei anmodelliert werden.
  - Es erfolgt immer eine Sicherung mit Gurten.
- **Spineboard:**
  - Das Spineboard dient sowohl der Umlagerung als auch dem Transport.
  - Insbesondere der Umlagerungsprozess muss gut geübt werden und bedarf mindestens drei Personen.
  - Mit den Kopffixierpolstern kann die HWS fast ohne jede Restbeweglichkeit gelagert werden.
  - Es darf, um Druckschäden zu vermeiden, nur so kurz wie möglich eingesetzt werden.
- **Extremitätenfrakturen:**
  - Ruhigstellung dient der Vermeidung von Schmerzen und Folgeschäden.
  - Je nach vorliegender Fraktur und Verletzungsmuster sollten unterschiedliche Hilfsmittel eingesetzt werden.
  - **Grundsätzliche Vorgehensweise:**
    - Zugang zu der verletzen Extremität verschaffen und Kleidung entfernen.
    - Blutung stillen.
    - Offene Wunden steril versorgen.
    - DMS-Test (DMS = Durchblutung, Motorik, Sensibilität) durchführen.
    - Sichtbare Frakturenden großzügig polstern.
    - Extremität, einschließlich der unterhalb und oberhalb gelegenen Gelenke, schienen.
- **Pneumatische Schienen:**
  - Werden im nicht aufgeblasenen Zustand über frakturierte Extremität gestülpt und dann mit Luft befüllt.
  - Nicht geeignet für offene Frakturen
- **Vakuumschienen:**
  - Funktionieren ähnlich wie Vakuummatratze.
  - Werden in verschiedenen Größen für die Extremitäten genutzt.
- **SAM® Splint-Schienen:**
  - Überwiegend Anwendung bei:
    - Unterarmfrakturen
    - Sprunggelenksfrakturen
    - Unterschenkelfrakturen
    - Frakturen der Finger
  - Können je nach Bedarf verformt und angepasst werden.
  - Wichtigste Faltungen:
    - C-Kurve
    - Umgeschlagene C-Kurve
    - T-Faltung

18.5 Verletzungen des Bewegungsapparats

Frakturen und Luxationen der oberen oder unteren Extremitäten sind im Rettungsdienst häufig zu versorgen. Sie treten oft als isolierte Verletzung auf und können durch jeden Unfallmechanismus hervorgerufen werden. Lebensbedrohliche Verletzungen des Bewegungsapparats sind dagegen selten. Bei unsachgerechter präklinischer Versorgung können allerdings anfangs nicht bedrohliche Verletzungen des Bewegungsapparats schnell lebensbedrohliche Verläufe annehmen.

Daher muss grundsätzlich eine systematische und differenzierte Untersuchung von Wunden, Frakturen und Luxationen am (teil-) entkleideten Patienten erfolgen. Bei bewusstseinsklaren Patienten sind Fragen nach **Schmerzlokalisation oder Sensibilitätsstörungen** schnell wegweisend. Grundsätzlich sind die **peripher tastbaren Pulse** (z. B. A. radialis und A. dorsalis pedis) immer beidseits zu tasten und zu vergleichen. Die Bewertungen von Frakturen und Luxationen erfolgt über die Beschreibung folgenden Faktoren:

- Schmerzen
- Sensibilitätsverluste
- Schwellungen
- Fehlstellungen
- Krepitation
- Funktionsverluste
- Abnorme Beweglichkeit

Weichteilverletzungen werden mit Angaben zu Längen-, Tiefen- und Flächenausdehnung und über die Art der Wundsetzung, wie Schnitt-, Haut-, Platz-, Quetsch- oder Risswunde, beschrieben.

18.5.1 Gelenkverletzungen

Gelenke sind die Verbindungsstellen zwischen zwei oder mehreren Knochen und ermöglichen eine zielgerichtete Beweglichkeit des Körpers. Gelenke bestehen aus Knochen, Knorpel, Gelenkkapsel, Bändern und der zugehörigen Muskulatur. Bei einer Gelenkverletzung sind oft die Gelenkkapsel und die Bänder betroffen.

Distorsionen

Von einer Verstauchung **(Distorsion)** spricht man, wenn durch eine Gewalteinwirkung ein Körpergelenk über seine funktionelle Dehnfähigkeit hinaus belastet wird. Die Gelenkflächen werden dabei kurz aus ihrer Position gehebelt, aber nicht vollständig ausgerenkt (luxiert) und kehren nach der Krafteinwirkung wieder in ihre angestammte Position zurück. Entscheidend für die Bewertung der Verletzung ist, ob die Stabilität des Gelenks erhalten geblieben ist.

Distorsionen können **Muskulatur, Bänder und Sehnen** betreffen, die je nach Ausmaß gedehnt oder gezerrt werden, oder zerreißen. Schmerz, Bewegungseinschränkung und ein Anschwellen der um das Gewebe liegenden Hautstrukturen sind die Folgen. Bei Verdacht auf eine Distorsion muss die Extremität ruhiggestellt und hochgelagert werden. Das Gelenk sollte gekühlt werden, um die Schwellung zu verzögern und Schmerzen zu vermindern. Bei starken Schmerzen muss der **Notarzt** zur Analgesie hinzugezogen werden.

Luxationen

Bei einer Verrenkung **(Luxation)** kommt es, ähnlich wie bei der Verstauchung, zu einer Gewalteinwirkung auf ein Gelenk. Allerdings wird das Gelenk dabei zu stark belastet und aus seiner Position verdrängt, sodass es nicht mehr von selbst in seine Ausgangslage zurückspringen kann (→ Abb. 18.26). Der Kontakt zwischen den Gelenkflächen ist durch die Verrenkung aufgehoben und kann nur durch eine **Reposition** wiederhergestellt werden.

Da es zu beträchtlichen Schäden an der Gelenkkapsel kommt, sind Luxationen sehr schmerzhaft. Nerven und Gefäße können erheblich verletzt werden. Deshalb müssen Durchblutung, Motorik und Sensibilität der Extremität ständig überprüft werden. Ein **Notarzt** oder, wo die regionalen Protokolle es erlauben, ein **Notfallsanitäter,** sollte in jedem Fall zur Analgesie und Reposition hinzugezogen werden. Besondere Eile ist bei Luxationen des **Sprunggelenks** geboten. Sie führen zu starken Belastungen der Haut mit Minderdurchblutung des Gewebes, was erhebliche Nekrosen zur Folge haben kann. Deshalb müssen Luxationen des Sprunggelenks schnell durch den Notarzt reponiert werden. Danach wird die Extremität immobilisiert und der Patient schonend in eine geeignete Klinik transportiert.

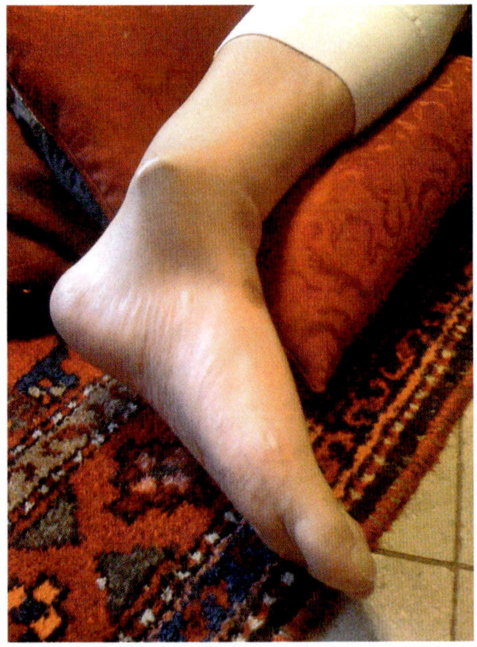

Abb. 18.26 Geschlossene Sprunggelenkluxation [M235]

18.5.2 Frakturen

Frakturen können **offen** (→ Abb. 18.27) oder **geschlossen** (→ Abb. 18.28) vorliegen. Bei **geschlossenen** Frakturen bleibt die Haut unverletzt. Es kommt zu Einblutungen ins Weichteilgewebe. Diese Blutungen können je nach Lokalisation lebensbedrohliche Ausmaße annehmen (→ Tab. 18.1).

Eine Fraktur wird als **offen** bezeichnet, wenn eine Verletzung der Haut im Bereich der Fraktur vorliegt. Offene Frakturen lassen sich in vier **Grade** einteilen (→ Abb. 18.29):

- **I. Grades:** Durchspießung der Haut durch Knochen mit leichtem Hautdefekt
- **II. Grades:** größere Hautverletzung durch den Knochen von innen
- **III. Grades:** großer Defekt an Haut und Weichteilen; Nerven, Sehnen, Gefäße und Muskeln sind betroffen.
- **IV. Grades:** subtotale Amputation

Bei offenen Frakturen besteht immer eine erhebliche **Infektionsgefahr.** Eine ordentliche Wundversorgung ist deshalb unerlässlich.

Frakturzeichen

Wichtig für die Erwartung einer Fraktur ist die Rekonstruktion des **Unfallmechanismus.** Weiterhin unterscheidet man **sichere** und **unsichere** Frakturzeichen:

- **Unsichere Frakturzeichen:**
  - Schmerzen
  - Schwellungen

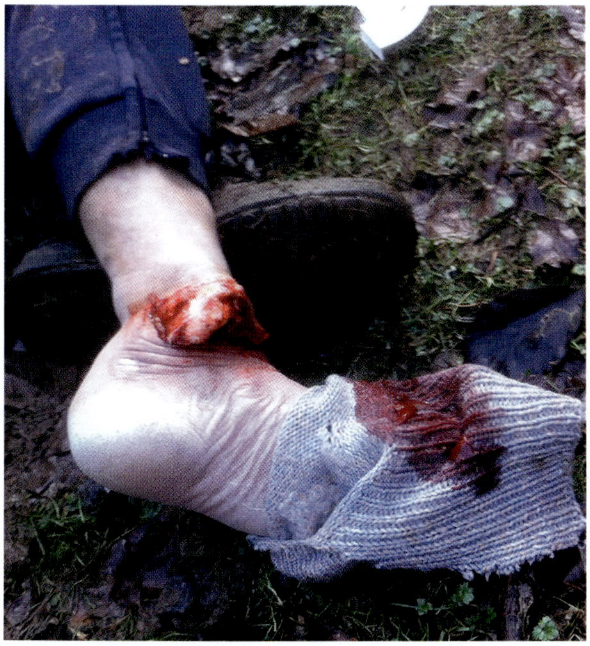

Abb. 18.27 Offene Sprunggelenksfraktur [M235]

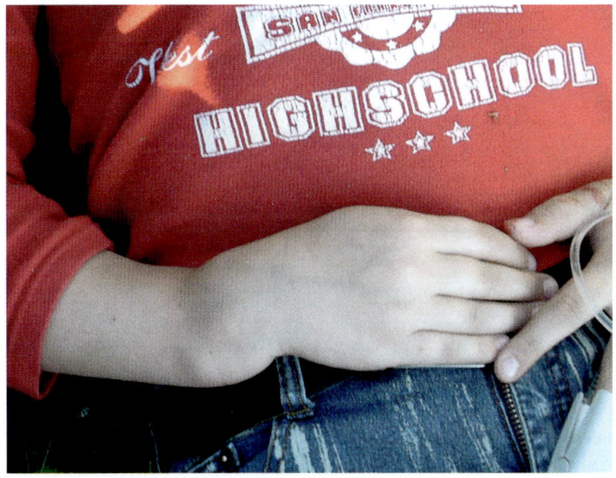

Abb. 18.28 Unterarmfraktur (geschlossen) [M235]

Frakturlokalisation	Möglicher Blutverlust nach innen
Oberarm	800 ml
Unterarm	500 ml
Oberschenkel	2.000 ml
Unterschenkel	1.000 ml
Becken	5.000 ml

Tab. 18.1 Zu erwartende Blutverluste in Zusammenhang mit Frakturen

- Hämatome
- Funktionseinschränkung
- **Sichere Frakturzeichen:**
  - Fehlstellung
  - Stufenbildung
  - Abnorme Beweglichkeit
  - Sichtbare Knochenfragmente
  - Krepitation (Geräusch, das beim Aneinanderreiben von Knochenfragmenten entsteht)
  - Subtotale Amputation

Basismaßnahmen

Frakturen, ob offen oder geschlossen, müssen am Unfallort **achsengerecht** unter Längszug **reponiert** und adäquat **geschient** werden. Die Durchführung eines achsengerechten Längszuges verhindert eine Ausdehnung des Weichteilschadens durch Entlastung der Muskulatur und führt zu einer Reduktion der Schmerzen. Zusätzlich werden komprimierte Gefäße und Nerven entlastet. Die Durchführung des Längszuges muss so früh wie möglich erfolgen. Ist die Fehlstellung allerdings erheblich und liegt eine starke reflektorische Verkrampfung der Muskulatur vor, muss die Analgesie durch den Notfallsanitäter durchgeführt oder das Eintreffen des **Notarztes** für die Analgesie abgewartet werden.

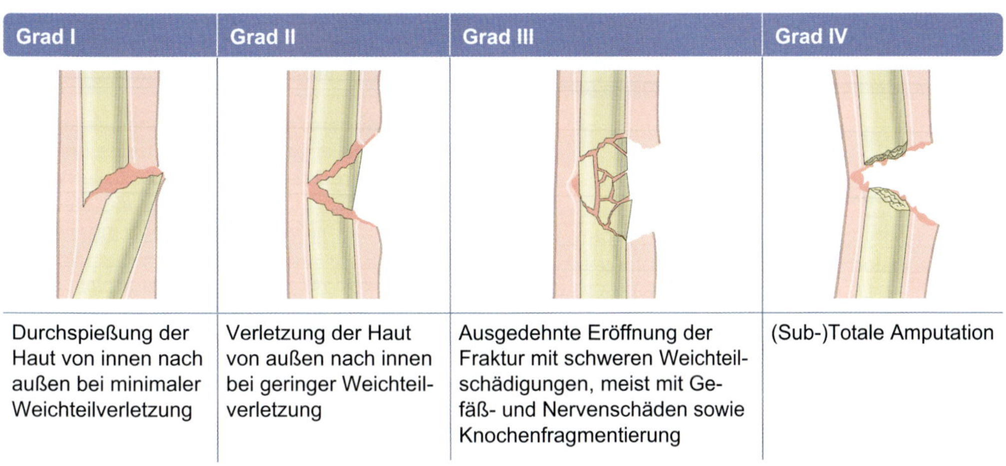

Abb. 18.29 Gradeinteilung der offenen Fraktur [L190]

MERKE

Vor und nach Reposition und Schienung der Fraktur müssen die Qualitäten
- Durchblutung,
- Motorik und
- Sensibilität

an der betroffenen Extremität unterhalb der Fraktur kontrolliert und dokumentiert werden. Die **DMS-Kontrolle** bis zur Übergabe an die Klinik stetig neu erheben.

Beim Schienen der Fraktur gilt der **Grundsatz,** dass beide der Fraktur anliegenden Gelenke ebenfalls ruhiggestellt werden müssen. Der achsengerechte Längszug muss durch die Schiene aufrechterhalten bleiben. Offene Wunden werden vor dem Anlegen der Schiene mit sterilen Kompressen bedeckt. Zur Schienung von Frakturen stehen unterschiedliche Hilfsmittel zur Verfügung:
- **Vakuumschienen oder pneumatische Schienen** (→ 18.4.5): Sie eignen sich zur Immobilisation von Unterschenkel- und Sprunggelenksfrakturen. Liegen Weichteildefekte mit Blutungen vor, können diese durch den Druck einer pneumatischen Schiene tamponiert werden, nachdem sie zuvor steril abgedeckt wurden.
- **SAM®-Splint-Schienen** (→ 18.4.5): Sie sind sehr flexibel, werden mit einer elastischen Binde fixiert und finden Anwendung bei Unterarmfrakturen, Sprunggelenksfrakturen, Unterschenkelfrakturen und Frakturen der Finger.
- **Dreiecktuch:** Es eignet sich zur Ruhigstellung von Unterarmfrakturen (Armtragetuch).
- **Vakuummatratze** (→ 18.4.3): Sie dient zur Ruhigstellung von Frakturen des Oberschenkels, des Unterschenkels, des Beckens, der Wirbelsäule sowie der Schulter und des Oberarms.
- **Beckenschlinge** (→ 18.10.2): Sie dient der Schienung von Beckenfrakturen; speziell bei sog. „Open-Book-Frakturen" verkleinert die Beckenschlinge durch Kompression von außen den Raum im Becken und reduziert somit den Blutverlust in das Becken.
- **KED®-System:** Es dient zur Rettung von Wirbelsäulenverletzten z. B. aus einem Pkw.

! ACHTUNG

Maßnahmen zur Immobilisation dürfen andere lebensrettende Maßnahmen oder den Transport nicht verzögern oder behindern.

Erweiterte Maßnahmen

Wie immer hat die Sicherung der **Vitalfunktionen** Vorrang. Der Patient bekommt Sauerstoff verabreicht und wird unter Beachtung seiner Verletzung gelagert. Der **Schockprophylaxe** kommt angesichts der möglichen Blutverluste bei Frakturen eine große Bedeutung zu. Die Schocklage muss bei Frakturen der unteren Extremitäten u. U. auf einer Schaufeltrage durchgeführt werden (→ 18.4.2). Bei der Verletzung großer Röhrenknochen und nicht beherrschbarem Schockgeschehen kann im Extremfall auch der Einsatz von Tourniquets zur Blutungskontrolle erwogen werden (→ 13.2.1). Auch hier gilt *„life before limb"*.

Der Wärmeerhalt, die Betreuung, ein engmaschiges Monitoring und die Anlage von 1–2 venösen oder intraossären Zugängen an nicht verletzten Extremitäten für eine angemessene Infusionstherapie mit balancierten Infusionslösungen ergänzen die erforderlichen Maßnahmen. Die Indikation zur Nachalarmierung des **Notarztes** muss angesichts der Schmerzen des Patienten und der Schockgefahr großzügig gestellt werden. Ist der Patient transportfähig, wird er in eine geeignete **Klinik** transportiert, wo die endgültige Reposition und operative Versorgung erfolgen.

IM FOKUS

Gelenkverletzungen und Frakturen
- **Distorsionen:**
  - Distorsionen sind Verstauchungen, bei denen Muskulatur, Bänder und Sehnen betroffen sein können.
  - Sie können die betroffenen Gelenke in ihrer Funktion stark einschränken.
  - Die betroffene Extremität muss **ruhiggestellt** und **hochgelagert** werden. Auch eine **Kühlung** sollte erwogen werden.
  - Gegebenenfalls muss bei starken Schmerzen eine Analgesie erfolgen.
- **Luxationen:**
  - Luxationen sind Verrenkungen, bei denen ein Gelenk so stark belastet wird, dass die Gelenkanteile nicht von selbst in ihre Ausgangslage zurückkehren können.
  - Dies muss durch eine **Reposition** erfolgen. Sie wird unter Analgesie durch den hinzugerufenen Notarzt durchgeführt.
  - Da Luxationen mit Gewebezerstörung oder Hämatomen einhergehen können, muss eine **DMS-Kontrolle** (Durchblutung, Motorik, Sensibilität) erfolgen.
  - Besondere Eile ist bei Sprunggelenksluxationen geboten.
- **Frakturen:**
  - Frakturen können offen oder geschlossen vorliegen.
  - Offene Frakturen lassen sich in vier Grade einteilen. Bei ihnen besteht eine erhebliche Infektionsgefahr.
    - **I. Grad:** Durchspießung der Haut durch Knochen mit leichtem Hautdefekt
    - **II. Grad:** größere Hautverletzung durch den Knochen von innen
    - **III. Grad:** größerer Defekt an Haut und Weichteilen; Nerven, Sehnen, Gefäße und Muskeln sind betroffen.
    - **IV. Grad:** subtotale Amputation
  - Bei den Frakturzeichen werden sichere von unsicheren Frakturzeichen unterschieden:
    - **Unsichere Frakturzeichen** sind z. B. Schmerzen, Schwellungen oder Funktionseinschränkungen.
    - **Sichere Frakturzeichen** sind z. B. Fehlstellungen, sichtbare Knochenfragmente oder Krepitationen.
  - **Frakturen** müssen **achsengerecht geschient** werden. Dazu kann es nötig sein, eine Analgesie durchzuführen.
    - Sowohl vor als auch nach der Schienung muss eine **DMS-Kontrolle** durchgeführt werden.
    - Als **Schienungs- bzw. Ruhigstellungsmittel** kommen z. B. Vakuumschienen, Dreiecktücher oder eine Beckenschlinge in Betracht.
    - Auch sollte eine **Schockprophylaxe** durch **Sauerstoffgabe, Flüssigkeitszufuhr** und **Wärmeerhalt** durchgeführt werden.

18.6 Verletzungen der Wirbelsäule

DEFINITION

Die Verletzung der Wirbelsäule entsteht durch eine mechanische Schädigung der Wirbelsäule, die nicht nur zur Verletzung der knöchernen Strukturen, sondern auch zu Verletzungen der Bänder, Muskeln, Bandscheiben, Nerven und des Rückenmarks führen kann. Die Beteiligung des Rückenmarks und der Nerven ist für die Prognose entscheidend.

Verletzungen der Wirbelsäule stellen die am häufigsten übersehene Verletzung durch äußere **Gewalteinwirkung** dar. Sie treten isoliert oder häufig im Rahmen einer Polytraumatisierung auf. Neben Verletzungen der knöchernen Struktur, des Bandapparats und der umgebenden Muskulatur kann im schlimmsten Fall das **Rückenmark** ebenfalls geschädigt sein. Aufgrund der fehlenden Regenerationsfähigkeit des Nervengewebes des ZNS sind entstandene Schädigungen am Rückenmark irreversibel und endgültig. Abgesehen von einer sich in der Akutsituation möglicherweise sofort entwickelnden lebensbedrohlichen Situation durch einen **spinalen Schock** (→ 13.3.8), kann es infolge einer Verletzung des Rückenmarks zu einer **Querschnittslähmung** mit lebenslanger Beeinträchtigung der Lebensqualität kommen. Es gilt, mögliche Verletzungen der Wirbelsäule rechtzeitig zu identifizieren und den Patienten sachgerecht, d. h. unter Immobilisation der Wirbelsäule, zu lagern und zu transportieren, ohne dass weitere Schäden durch die Rettung entstehen können.

18.6.1 Verletzungen der Wirbel

Gewalteinwirkung auf die Wirbelsäule führt häufig zu **Frakturen** der Wirbel. Je nach Art und Richtung der Gewalteinwirkung unterscheidet man mehrere Arten von Frakturen (→ Abb. 18.30).

Stauchungen der Wirbelsäule (z. B. durch einen Sturz, bei dem der Betroffene mit den Beinen aufkommt) führen häufig zu **Kompressionsfrakturen**. Bei Rotation, Flexion und Hyperflexion der Wirbelsäule hingegen kommt es meist zur Entstehung von **Luxationsfrakturen**. Bei Frakturen der Wirbel besteht stets die **Gefahr einer Verletzung des Rückenmarks** durch abgleitende Knochenfragmente.

18.6.2 Verletzungen des Rückenmarks

Frakturen oder Luxationen der Wirbel können zu Verletzungen des Rückenmarks führen. Doch auch ohne eine Fraktur kann es bei entsprechender Krafteinwirkung zu **Erschütterungen, Prellungen oder Quetschungen** des Rückenmarks mit oder ohne Einblutungen in den Spinalkanal kommen. Diese Verletzungen führen ebenfalls zur Funktionseinschränkung des Rückenmarks mit nachfolgenden Lähmungen.

Besonders gefährlich sind Verletzungen des Rückenmarks **oberhalb des 4. Halswirbels** (→ Abb. 18.31). Schädigungen im Bereich des 2. bis 4. Halswirbels führen zum Tod des Patienten durch Atemlähmung aufgrund des Funktionsausfalls des N. phrenicus (Zwerchfellinnervierung). Kommt es zu Gewalteinwirkungen auf den 1. und 2. Halswirbel (Atlas und Axis), besteht zusätzlich die Gefahr des Abbrechens und Abgleitens des **Dens axis** in das verlängerte Rückenmark **(Medulla oblongata).**

18.6.3 Versorgung der Wirbelsäulenverletzung

Da eine Vielzahl von Unfallmechanismen eine Verletzung der Wirbelsäule hervorrufen können, hat das Rettungsfachpersonal oft Sorge, Patienten mit einer möglichen Wirbelsäulenverletzung weiteren Schaden zuzufügen, indem Rettungs-, Lagerungs- oder Transportmaßnahmen unsachgemäß durchgeführt werden. Niemand möchte einen neurologischen Schaden hervorrufen, womöglich eine Querschnittlähmung, da dies das ganze weitere Leben des Patienten gravierend beeinträchtigen würde. Die Sorge davor, einem schlecht oder gar nicht immobilisierten Patienten Schaden zuzufügen, führte jedoch dazu, dass im Zweifelsfall jeder Patient immobilisiert wurde.

Für die Einschätzung, ob eine Wirbelsäulenimmobilisierung nun durchgeführt werden soll bzw. muss, oder gar zu unterlassen ist **(Indikationsstellung),** haben sich unterschiedliche Vorgehensweisen **(Algorithmen)** etabliert, die u. a. darauf zielen, den scheinbaren Widerspruch zwischen Immobilisierung und Zeitvorteil im Sinne des Patienten aufzulösen (s. u., Indikation zur Immobilisation).

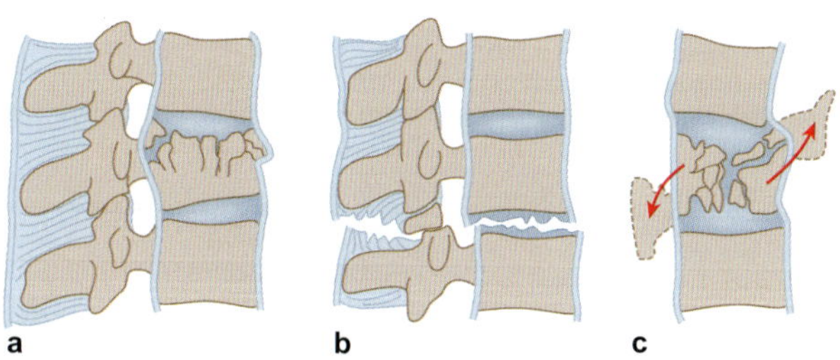

Abb. 18.30 Frakturarten der Wirbelsäule: Kompressionsfraktur (a), Luxationsfraktur (b), Schubfraktur (c) [L231]

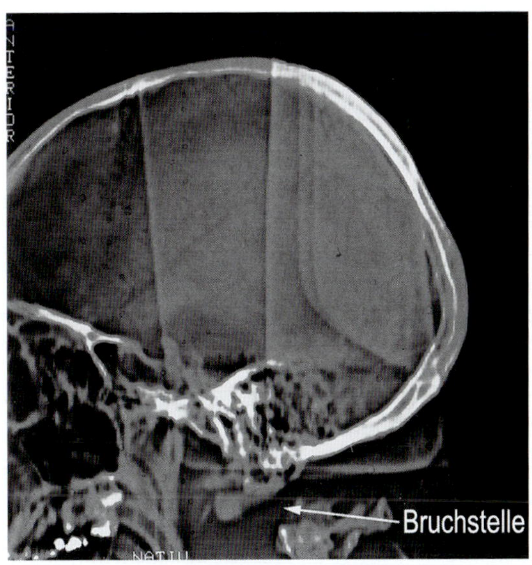

Abb. 18.31 Fraktur des 2. Halswirbels [M235]

Unfallmechanismus

Wegweisend für die Annahme einer Wirbelsäulenverletzung ist bereits die Beachtung des **Unfallmechanismus.** Besteht dabei der Verdacht auf eine Beteiligung der Wirbelsäule, muss diese **immobilisiert** werden (z. B. mittels Vakuummatratze, → Abb. 18.21). Folgende Unfallmechanismen sind hier wegweisend:

- Stürze jeglicher Art (insbesondere Sturz kopfüber ins Wasser)
- Sportunfall (Ski-Fahren, Downhill-Mountainbiking, Reitsport, Bergsteigen, Fallschirmspringen, Drachenfliegen)
- Ausrutschen auf glattem Untergrund
- Verkehrsunfälle
- Begleitende HWS-Verletzung im Rahmen eines Schädel-Hirn-Traumas
- Begleitende Wirbelsäulenverletzung im Rahmen eines Polytraumas. (Ein Drittel der Patienten hat eine Wirbelsäulenverletzung.)

Schwere Verletzungen der Wirbelsäule können aber auch auftreten, wenn auf den ersten Blick gar kein Trauma vermutet wird, etwa durch einen Sturz, der durch eine internistische Ursache ausgelöst wurde. Es gilt, mögliche Verletzungen der Wirbelsäule rechtzeitig zu identifizieren und den Patienten sachgerecht, d. h. unter Immobilisation der Wirbelsäule, zu lagern und zu transportieren, ohne dass weitere Schäden durch die Rettung entstehen können.

MERKE

Bei bewusstlosen Patienten muss im Zweifelsfall immer von einem Wirbelsäulenschaden ausgegangen werden.

Symptome

Die Symptome der Wirbelsäulenverletzung manifestieren sich durch:

- Schmerzen (nicht zwingend!)
- Gefühlsstörungen unterhalb der vermuteten Verletzung (können fehlen!)
  - Sensibilitätsstörungen
  - Missempfindungen
  - Seitenunterschied
- Motorische Störungen
- Prellmarken der Wirbelsäule
- Unkontrollierter Abgang von Stuhl und Urin
- Warme, rosige Extremitäten unterhalb der vermuteten Verletzung bei Schockzeichen und sonst zentralisierten Extremitäten (spinaler Schock, → 13.3.8)

Das Fehlen der aufgeführten Symptome schließt allerdings eine Verletzung der Wirbelsäule und die Gefahr einer Rückenmarksschädigung nicht vollkommen aus. Daher ist immer der Unfallmechanismus mit zu beachten.

Indikation zur Immobilisation

Zu den Hilfsmitteln zur Immobilisation und den Immobilisationstechniken siehe → 18.4.

Über den Sinn und die Bedeutung der Wirbelsäulenimmobilisation wird seit Längerem kontrovers diskutiert, inwieweit eine Wirbelsäulenimmobilisierung durchgeführt werden soll bzw. muss, oder gar zu unterlassen ist. Dabei werden Maßnahmen am Patienten, die Vitalfunktionen erhalten sollen, stets Vorrang vor der Immobilisation des Patienten haben. Dennoch muss bei vital bedrohten Patienten stets versucht werden, einen **Konsens** zu finden zwischen der Notwendigkeit zu

- schnellem Transport,
- Vitalfunktionen erhaltenden Maßnahmen und
- einer angemessenen Immobilisation der Wirbelsäule.

MERKE

Maßnahmen zur Immobilisation sind immer gezielt und in ihrem Aufwand dem Vitalzustand des Patienten angemessen anzuwenden.

Um den Konflikt, Wirbelsäulenimmobilisation ja oder nein, aufzulösen, fordert die gängige S3-Polytraumaleitline von 2022 eine strenge Indikationsstellung zur Entscheidung einer Immobilisation bei verletzten Patienten. Die Immobilisation der Wirbelsäule wird sicher weiterhin ein wichtiger Baustein in der Patientenversorgung bleiben, aber die Indikation zur Wirbelsäulenimmobilisation muss anhand klarer Kriterien erfolgen. Zur Entscheidungsfindung bewährt haben sich

- NEXUS-Kriterien und
- Canadian C-Spine Rule.

NEXUS-Kriterien

Die NEXUS-Kriterien (National Emergency X-Radiographie Utilization Study) dienten ursprünglich der innerklinischen Entscheidungsfindung, ob ein vermutetes HWS-Trauma einer bildgebenden Diagnostik bedurfte oder nicht. Die Kriterien sind auf Verletzungen der Brust- und Lendenwirbelsäule übertragbar und haben sich mittlerweile im präklinischen Bereich zur Abschätzung der Notwendigkeit einer Wirbelsäulenimmobilisation etabliert. Die NEXUS-Kriterien haben einen sehr hohen negativen Vorhersagewert, wenn keine der Fragen mit „Nein" beantwortet wird. Bei korrekter Anwendung wird die Sensitivität mit 99,6 % angegeben.

Die NEXUS-Kriterien bestehen aus fünf Kriterien, bei deren Fehlen eine Verletzung der Halswirbelsäule unwahrscheinlich ist (→ Tab. 18.2). Werden eine oder mehrere der Fragen mit **Nein** beantwortet, ist die Immobilisation der ganzen Wirbelsäule angezeigt. Werden alle Fragen mit **Ja** beantwortet, ist eine Immobilisation nicht erforderlich.

Fehlender Druckschmerz über der Mittellinie der HWS?	Nein, Druckschmerz vorhanden! → Immobilisieren!
Kein fokales neurologisches Defizit?	Nein, fokales neurologisches Defizit ist vorhanden! → Immobilisieren!
Normaler Bewusstseinszustand? (GCS 15)	Nein, GCS ist < 15! → Immobilisieren!
Kein Hinweis auf Intoxikation?	Nein, es besteht Hinweis auf eine Intoxikation! → Immobilisieren!
Keine ablenkenden Verletzungen?	Nein, ablenkende Verletzungen sind vorhanden! → Immobilisieren!

Tab. 18.2 NEXUS-Kriterien

Canadian C-Spine Rule

Die kanadische **C-Spine-Rule**-Studie dient wie die NEXUS-Studie der Abschätzung, ob ein vermutetes HWS-Trauma einer bildgebenden Diagnostik bedarf oder nicht. Dazu wurden **Hochrisikofaktoren** definiert. Erfüllt der Patient diese Kriterien, wird er der Diagnostik zugeführt. Zusätzlich wurden **Niedrigrisikofaktoren** bestimmt, bei deren Vorliegen die Patienten keine Bildgebung benötigen. Als wesentlichen klinischen Parameter sehen die Autoren die Fähigkeit des Patienten an, die HWS um 45° zu rotieren – bei Unfähigkeit wird der Patient der Diagnostik zugeführt (→ Abb. 18.32).

Auch die Canadian C-Spine Rule hat sich mittlerweile im präklinischen Bereich zur Abschätzung der Notwendigkeit einer Wirbelsäulenimmobilisation etabliert. Es werden die aussagekräftigen **Hochrisikofaktoren** und **Niedrigrisikofaktoren** bestimmt, um eine Entscheidung für oder gegen Immobilisationsmaßnahmen zu fällen (→ Abb. 18.32).

Diese etwas ausführlichere Beurteilung des Patienten nach einem HWS-Trauma zeigt eine hohe Sensitivität. Neben klinischen Parametern, wie die HWS-Rotation, nehmen auch der Unfallhergang und die Art des Traumas wesentlichen Einfluss auf die Entscheidung zur Immobilisation.

PRAXISTIPP

Liegen **keine** Hochrisikofaktoren vor und werden die Niedrigrisikofaktoren mit **Ja** beantwortet → Patienten auffordern, seinen Kopf selbstständig 45° nach beiden Seiten zu rotieren. Ist dies nicht möglich → Immobilisation einleiten.

! ACHTUNG

Bei Patienten, die rein penetrierende Verletzungen aufweisen (z. B. Stichverletzung), ist eine Wirbelsäulenimmobilisation nicht indiziert. Bei penetrierenden Traumata scheint sich, durch die zeitaufwendige Durchführung von Maßnahmen zur Immobilisation, die Sterblichkeit dieser Patienten zu erhöhen.

Basismaßnahmen

MERKE

If in doubt, immobilize!
Im Zweifelsfall immer immobilisieren!

Derzeit gibt es keine Evidenz für eine sinnvolle präklinische Therapie einer Wirbelsäulenverletzung. Diese bleibt der Klinik nach umfangreicher Diagnostik vorbehalten. Aber wie bei allen verletzten Patienten erfolgt zuerst die Sicherung oder Wiederherstellung der **Vitalfunktionen.** Maßnahmen der Immobilisation dürfen weder die Durchführung des Primary Assessments noch die Behebung von eventuellen ABCDE-Problemen verzögern. Alle Maßnahmen sollen möglichst unter Einhaltung der physiologischen Achse der Wirbelsäule erfolgen.

Vor dem **Freimachen der Atemwege** muss an Verletzungen der Halswirbelsäule gedacht werden. Ein Überstrecken des Halses zur Atemkontrolle und zum Freihalten der Atemwege sollte

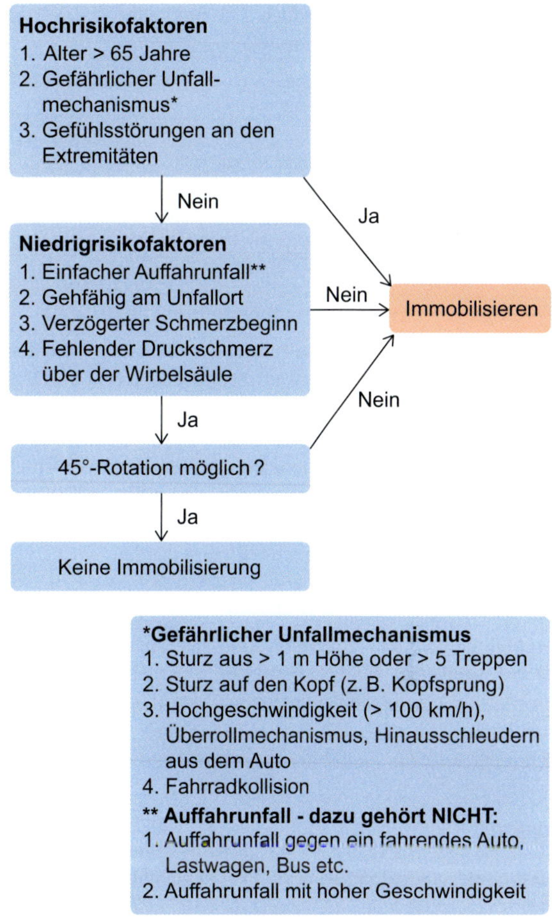

Abb. 18.32 Canadian C-Spine Rule [F857-007, L143]

daher zur Vermeidung einer weiteren Verletzungsgefahr unterbleiben (→ 11.2.2). Als Alternative beim Bewusstlosen ist der modifizierte Esmarch-Handgriff (→ 11.2.3) anzuwenden. Durch ihn wird der Zungengrund angehoben, ohne dass es zur Hyperflexion der Halswirbelsäule kommt.

Nach Möglichkeit sollte die stabile Seitenlage beim bewusstlosen, am Halswirbel verletzten Patienten vermieden werden. Als Alternative gilt hier das Einlegen eines **Guedel- oder Wendl-Tubus** unter ständiger Absaugbereitschaft (→ 11.3.2). Dies ist gleichzeitig Voraussetzung, um den Patienten in der zur medizinischen Versorgung bevorzugten Rückenlage zu belassen.

Steht keine dieser Methoden zur Verfügung und droht dem Patienten in Rückenlage die Aspiration, muss der Patient in die stabile Seitenlage (→ Abb. 9.6) oder die laterale Traumaposition (modifizierte Seitenlage) verbracht werden, bis eine verlässliche Sicherung eines Atemwegs erfolgen kann. Atmet der Patient spontan, wird ihm frühzeitig Sauerstoff über eine Maske verabreicht.

Die klassische **Schocklage** kann beim wirbelsäulenverletzten Patienten nicht angewandt werden. Als Alternative bietet sich die Patientenlagerung auf einer Schaufeltrage, einem Spineboard oder dem hydraulischen Tragetisch im RTW an (→ Abb. 9.7). Mit diesen Hilfsmitteln können die Beine angehoben werden, um einen Blutrückfluss ohne Bewegung der Wirbelsäule zu gewährleisten. Der frühzeitige **Wärmeerhalt** und eine adäquate

Betreuung sind selbstverständlich. Die Indikation zur Notarztnachforderung ist großzügig zu stellen.

ACHTUNG

Bereits am Notfallort sollte das Rettungsfachpersonal dafür Sorge tragen, dass Patienten mit Wirbelsäulenverletzungen über eine ausreichende Durchblutung (Schockvermeidung bzw. Schocktherapie) und eine ausreichende Sauerstofftherapie verfügen.

Nach der Sicherung der Vitalfunktionen muss der Patient bei Verdacht auf eine Wirbelsäulenverletzung sachgerecht und schonend immobilisiert und transportiert werden. Dazu müssen die zur Verfügung stehenden Hilfsmittel so weit wie möglich kombiniert werden, um Manipulationen an der Wirbelsäule während der Umlagerung und des Transports zu vermeiden. Die Restbeweglichkeit der Wirbelsäule muss durch die Immobilisationsmaßnahmen so weit wie möglich reduziert werden.

Ruhigstellung der Halswirbelsäule

Die Maßnahmen zur Immobilisation beginnen in der Regel mit der sofortigen Ruhigstellung der Halswirbelsäule (HWS) unmittelbar beim ersten Patientenkontakt. Aufgrund der lebensbedrohlichen Komplikationen eines hohen **Querschnitts (Atemlähmung)** muss die Immobilisation schnell und sicher erfolgen.

MERKE

Die schnelle Immobilisation der HWS kann lebensrettend sein.

Bei Verdacht auf eine Verletzung der Halswirbelsäule wird diese vom Rettungsfachpersonal von Hand fixiert, z. B. mit dem **Halsschienengriff** (→ Abb. 18.33). Nach erfolgter Kontrolle der Vitalfunktionen und nach evtl. erforderlicher ABCDE-Intervention muss umgehend ein **passender HWS-Stützkragen** angelegt werden (→ Abb. 18.19). Findet sich kein passender Stützkragen, muss die Halswirbelsäule während der ganzen Versorgung von Hand stabilisiert werden, bis Alternativen (z. B. Kopffixierblöcke auf einem Spineboard oder eine Vakuummatratze) zur Verfügung stehen. Die alleinige Anlage einer Zervikalstütze reicht jedoch nicht aus! Wenn die HWS immobilisiert werden muss, erfolgt im weiteren Behandlungsverlauf zwingend eine Ganzkörperimmobilisation!

Zur Handhabung der Immobilisation der Halswirbelsäule, siehe → 18.4.1.

MERKE

Die alleinige Immobilisierung der Halswirbelsäule führt nicht zum Erfolg, wenn neben der Halswirbelsäule nicht auch die restliche Wirbelsäule ebenfalls immobilisiert wird.

Trägt der Patient einen **Motorradhelm,** muss dieser selbstverständlich zuerst entfernt werden.

Die hierzu erforderlichen Maßnahmen und Abläufe werden in → 9.1.1 beschrieben.

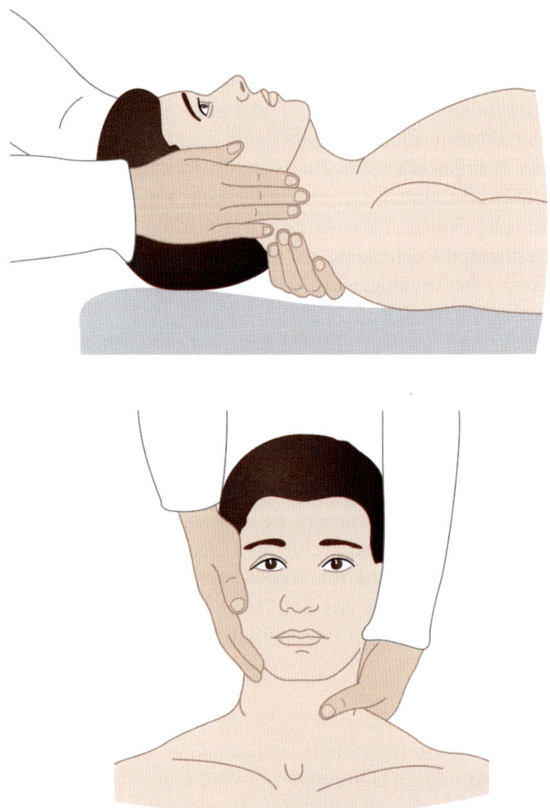

Abb. 18.33 Halsschienengriff zur manuellen HWS-Stabilisierung. Die linke Hand unterstützt den Nacken, die rechte Hand fixiert den Kopf gegen den linken Unterarm. [L231]

Umlagerung und Ruhigstellung der gesamten Wirbelsäule

Ist der Patient bei Bewusstsein, muss er aufgefordert werden, sich so wenig wie möglich zu bewegen. Die erforderlichen Maßnahmen zur Umlagerung und Ruhigstellung müssen ihm ausführlich **erklärt** werden. Um den Patienten zur Ruhigstellung der gesamten Wirbelsäule auf ein geeignetes Transportgerät umzulagern, werden **Schaufeltrage** und **Vakuummatratze** eingesetzt. Die Schaufeltrage dient dabei ausschließlich als Gerät zur Umlagerung auf die Vakuummatratze. Diese hingegen wird nur als stabilisierende Unterlage beim Transport genutzt.

Ein Transport nur auf der Schaufeltrage sowie ein Umhertragen des Patienten nur in der Vakuummatratze sind unbedingt zu vermeiden. Muss ein Patient eine längere Wegstrecke transportiert werden, wird er zuerst mit der **Schaufeltrage** auf die vorbereitete **Vakuummatratze** umgelagert. Danach wird diese auf die Schaufeltrage gelegt und mit Gurten fixiert.

Zur Handhabung der Immobilisationstechnik mit der Schaufeltrage siehe → 18.4.2.

Zur Durchführung der Immobilisationstechnik mit der Vakuummatratze siehe → 18.4.3.

Alternativ oder in Kombination mit Schaufeltrage und Vakuummatratze kann auch ein **Spineboard** (→ 18.4.4) zur **Ganzkörperimmobilisation** eines Wirbelsäulenverletzten genutzt werden. Zum Transport eines Wirbelsäulenverletzten sollte das Spineboard nicht genutzt werden. Zur Rettung von Personen aus dem Wasser oder aus Unfallwracks (Einklemmungstrauma,

→ 18.12) bietet das **Spineboard** (→ 18.4.4) dagegen aufgrund seiner Schwimmfähigkeit und seiner glatten Oberfläche Vorteile gegenüber der Schaufeltrage.

Aktuell wird in der Forschung diskutiert, ob eine Immobilisation von Traumapatienten überhaupt einen Vorteil in der Patientenversorgung bringt (s. o.), und wenn ja, welche Immobilisationsgeräte dann angewendet werden sollten. Studien konnten bisher keine eindeutigen Ergebnisse aufzeigen, die für oder gegen eine Immobilisation sprechen. Unbestritten ist aber, dass der erfahrene Helfer im Einzelfall kritisch prüfen und anhand der vorliegenden Fakten (Unfallmechanismus, klinisches Bild des Patienten, s. o.) entscheiden muss, ob Maßnahmen zur Immobilisation der Wirbelsäule angezeigt sind. Wenn er sich für die Immobilisation entscheidet, sollte er wissen, dass die derzeitige Studienlage (2026) eine mutmaßlich bessere Immobilisation durch die Vakuummatratze als durch das Spineboard andeutet und der Vakuummatratze infolgedessen der Vorzug für den Transport zu geben ist.

IM FOKUS

Verletzungen der Wirbelsäule

- Verletzungen der Wirbelsäule sind die **am häufigsten übersehenen Verletzungen** durch äußere Gewalteinwirkung.
  - Sie können **isoliert** oder im Rahmen von **Polytraumatisierungen** auftreten.
  - Dabei kann es sowohl zu Verletzungen der knöchernen Wirbel als auch zu Schädigungen des Rückenmarks kommen.
    - Die Folge hiervon kann ein **spinaler Schock** oder eine **Querschnittslähmung** sein.
- **Verletzungen der Wirbel:**
  - Unterschieden werden Kompressions- von Luxationsfrakturen.
  - **Kompressionsfrakturen** entstehen durch Stauchungen.
  - **Luxationsfrakturen** entstehen bei Rotation, Flexion und Hyperflexion und gehen mit einem erhöhten Risiko für Rückenmarksverletzungen einher.
- **Verletzungen des Rückenmarks:**
  - Können mit oder ohne knöcherne Verletzung auftreten.
    - Eine **direkte Rückenmarkschädigung** kann durch Erschütterungen, Prellungen und Quetschungen erfolgen.
    - **Rückenmarksverletzungen** können zu Lähmungen führen.
    - Besonders gefährlich sind Verletzungen **oberhalb des 4. Halswirbels,** da hier die Innervierung des Zwerchfells gestört werden kann, was zu Atemproblemen führen kann.
    - **Verletzungen des „Dens axis“,** des 2. Halswirbels, können zum sofortigen Tod bei fehlender Immobilisation führen.
  - Verschiedene **Unfallmechanismen** können zu Wirbelsäulenverletzungen führen, z. B.:
    - Stürze
    - Überrolltraumata
    - Hängetraumata
    - Dezeleration
    - Erhängen, Strangulation
  - **Mögliche Symptome:**
    - Schmerzen (nicht zwingend!)
    - Gefühlsstörungen unterhalb der vermuteten Verletzung
    - Motorische Störungen
    - Prellmarken der Wirbelsäule
    - Unkontrollierter Abgang von Stuhl und Urin oder Verhalt trotz starkem Stuhl- bzw. Harndrang
    - Warme, rosige Extremitäten unterhalb der vermuteten Verletzung bei Schockzeichen und sonst zentralisierten Extremitäten
  - **Maßnahmen:**
    - Immobilisation nach klaren Kriterien (NEXUS, Canadian C-Spine Rule)
    - Ggf. schneller Transport (in Abhängigkeit von Begleitverletzungen)
    - Sicherung der Vitalfunktionen
    - Bei A-Problemen: Vermeidung von Bewegung in der HWS!
    - Sauerstoffgabe
    - Wärmeerhalt
    - Ggf. Notarztnachforderung
  - **Immobilisation:**
    - Die Sicherung der Vitalfunktionen hat immer Vorrang, es gilt **„Life before limb!“,** allerdings darf dieses Prinzip auch nicht zu Nachlässigkeit führen.
    - Rettung und Transfer können mit Schaufeltrage, KED®-System oder Spineboard erfolgen.
    - Die eigentliche Immobilisation erfolgt regelhaft mit einer Vakuummatratze.
    - Wird die HWS mit einer Zervikalstütze immobilisiert, muss auch die restliche Wirbelsäule immobilisiert werden.

18.7 Schädel-Hirn-Trauma

Unter einem Schädel-Hirn-Trauma (SHT) werden alle Arten von Verletzungen des Kopfes und des Gehirns verstanden, die durch eine stumpfe oder spitze Gewalteinwirkung verursacht werden. Schädel-Hirn-Verletzungen werden in **geschlossene** und **offene Verletzungen** unterteilt. Von einem offenen Schädel-Hirn-Trauma spricht man, wenn die **Dura mater** (→ 14.1.3) eröffnet ist und somit eine Verbindung nach außen besteht. Dadurch wird das Eindringen von Krankheitserregern in das Schädelinnere und somit die Gefahr schwerer Infektionen begünstigt. Beim geschlossenen Schädel-Hirn-Trauma ist die Dura mater unverletzt.

Durch die einwirkende Gewalt auf den Kopf kann es neben äußerlichen Verletzungen der Kopfhaut zu **primären (direkten)** oder **sekundären (indirekten)** Schädigungen von Gehirn, Hirnnerven und Hirnhäuten kommen. Ausschlaggebend für diese Klassifizierung ist der Zeitpunkt der Entstehung des Schädel-Hirn-Schadens durch die Verletzung.

Primäre Hirnschäden sind substanzielle Beschädigungen der Hirnstrukturen, die im Moment der Gewalteinwirkung direkt entstehen. Sie sind **in der Regel irreversibel** und durch die rettungsdienstlichen Maßnahmen nicht mehr beeinflussbar. Ziel der weiteren notfallmedizinischen Maßnahmen ist es daher, eine Ausdehnung des primären Hirnschadens abzuwenden und die Ausbildung sekundärer Hirnschäden zu verhindern.

Sekundäre Hirnschäden treten als **Folge von Komplikationen** (z. B. Blutung, Ödem) durch die Gewalteinwirkung zeitversetzt nach dem Unfall in Erscheinung. Sie entstehen infolge einer Störung der physiologischen Abläufe (Hypoxie, Perfusionsstörungen) im Gehirn, lassen sich aber durch entsprechende Therapiemaßnahmen in ihrem Schweregrad verringern oder gar vermeiden. Die größte Gefahr geht bei sekundären

Hirnschäden von Störungen der Vitalfunktionen aus. **Störungen des Bewusstseins** und eine daraus resultierende Verlegung der Atemwege oder eine **Störung der Atemregulation** im Gehirn führen zu Hypoxie und nachfolgend zu einer Schädigung der Nervenzellen. **Störungen der Kreislauffunktion,** insbesondere durch Blutdruckabfall, bedingen ebenfalls eine Unterversorgung des Gehirns mit Sauerstoff. Diese Unterversorgung sowie der Verlust der Autoregulation der Hirndurchblutung bewirken einen Anstieg des Volumens im Schädelinneren. Dies hat zur Folge, dass auch der **Hirndruck** ansteigt und sich ein **Hirnödem** entwickelt. Dieses wiederum verstärkt den Hirndruck weiter und führt im Verlauf zum vollständigen Verlust der Hirnfunktion. Ein schwer zu durchbrechender Teufelskreis ist in Gang gesetzt.

Für die Beurteilung des Schweregrads einer Schädel-Hirn-Verletzung gibt es mehrere Herangehensweisen. Eine genaue Beurteilung und Benennung der Schädel-Hirn-Verletzungen können endgültig erst nach ausführlicher Diagnostik (CT, MRT) in einer geeigneten Klinik erfolgen.

18.7.1 Schweregrade beim Schädel-Hirn-Trauma

Zur Einschätzung des Schweregrads eines Schädel-Hirn-Traumas sind präklinisch

- die Dauer der Bewusstlosigkeit und
- die Bewertung nach der Glasgow Coma Scale (→ Tab. 5.2)

maßgeblich. Erste Hinweise auf das Vorliegen eines Schädel-Hirn-Traumas ergeben sich in der Regel aus dem Unfallmechanismus sowie sichtbarer Verletzungen am Schädel.

Kopfverletzungen und Beurteilung der Vigilanz

Nachfolgende Verletzungen liefern sichtbare, starke Hinweise auf eine stattgefundene intrakranielle Blutung:

- Offene Wunden (Blutung, Hirnaustritt) am Kopf
- Prell- oder Schürfmarken am Kopf
- Tastbare Stufenbildung am Schädel
- Austritt von Flüssigkeit aus Nase und/oder Ohr (Oto-, Rhinoliquorrhö)
- „Battle Sign" (hinter dem Ohr auftretendes Hämatom)
- Monokel- oder Brillenhämatom (→ Abb. 18.34)

Die vorgefundenen Verletzungen können mit **Bewusstseinsstörungen** einhergehen. Diese können im zeitlichen Verlauf seit

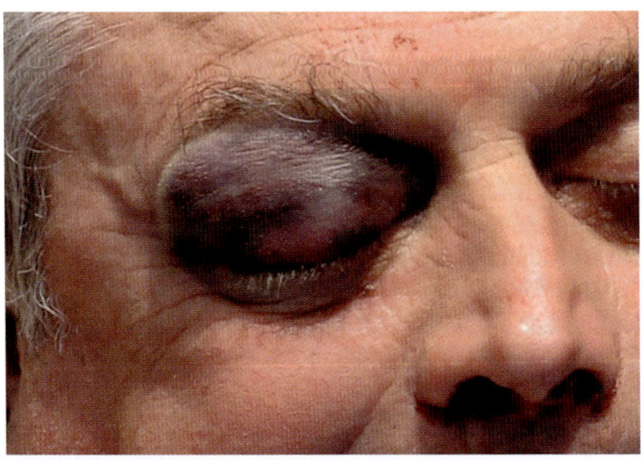

Abb. 18.34 Schädel-Hirn-Trauma mit Monokelhämatom [M235]

dem Unfallereignis Veränderungen unterworfen sein. Ist das Bewusstsein gestört (→ 14.2), vermindern

- sich **Reizaufnahme,**
- deren **Verarbeitung** und
- die **Steuerungsfunktion** des Zentralnervensystems.

Bewusstseinsstörungen sind somit Ausdruck einer Hirnfunktionsstörung und stellen eine für den Patienten u. U. lebensbedrohliche Situation dar.

Zur Beurteilung der Bewusstseinslage **(Wachheit, Vigilanz)** und des Verlaufs einer sog. qualitativen Bewusstseinsstörung (→ 14.2) eignen sich besonders die **Glasgow Coma Scale (GCS)** (→ Tab. 5.2, → Tab. 5.3) und der **AVPU-Score** (→ Tab. 5.4). Aus der Beurteilung des Schweregrads anhand der GCS leiten sich für den Rettungsdienst auch die zu ergreifenden Maßnahmen ab. Dabei gilt:

- **GCS 13–15: leichtes SHT**
- **GCS 9–13: mittelschweres SHT**
- **GCS < 9: schweres SHT** (Schutzreflexe nicht mehr ausreichend, Intubation erwägen)

Die GCS sollte so früh wie möglich erhoben und in kurzen Abständen neu erfasst und bewertet werden, um eine Zustandsveränderung sofort zu registrieren. Auch ein anfangs vermeintlich als leicht eingestuftes SHT kann sich schnell zum schweren SHT entwickeln. Ein Abfall des Punktwerts von ≥ 2 Punkten ist hierbei als Alarmsignal zu betrachten. Die ermittelten Werte sind im Protokoll zu dokumentieren.

Die Ausprägung der entstandenen Schäden wird dementsprechend in drei Schweregrade eingeteilt. Orientierend kann man davon ausgehen, dass ein Patient, der auf Ansprache die Augen nicht öffnet und keine gezielte Reaktion auf Schmerzreize zeigt, eine höhergradige Bewusstseinsstörung aufweist.

Die Einteilung der Schweregrade bezieht sich auf die **Dauer der Bewusstlosigkeit.**

Leichtes Schädel-Hirn-Trauma (SHT I)

Patienten mit einem Glasgow-Coma-Scale-Punktwert (Score) zwischen 15 und 13 werden als leichtes SHT bzw. SHT Grad I klassifiziert. Betroffene können initial bewusstlos sein, die Bewusstlosigkeit kann aber auch fehlen. Tritt eine Bewusstlosigkeit auf, dann setzt sie sofort ein und hält nicht länger als 5 Min. an. Erlangen die Patienten ihr Bewusstsein zurück, sind sie oft verwirrt, verlangsamt und weisen eine Erinnerungslücke um den Unfallzeitpunkt herum auf (**retrograde** oder **antegrade Amnesie**). Weitere Beschwerden wie Übelkeit, Erbrechen, Schwindelgefühl und Kopfschmerzen sind häufig, aber die Symptome bilden sich innerhalb von wenigen Tagen zurück. Ein Schaden der Hirnsubstanz ist in der Klinik später nicht nachweisbar.

Auf jeden Fall muss ein Patient mit Verdacht auf eine leichtes Schädel-Hirn-Trauma zur Beobachtung in ein **Krankenhaus** gebracht und 24 Std. überwacht werden, um schwerwiegendere Schäden (Schädelfraktur, Blutung in das Schädelinnere) auszuschließen.

Mittelschweres Schädel-Hirn-Trauma (SHT II)

Patienten mit einem bei einem mittelschweren SHT (Grad II) weisen einen GCS-Punktwert zwischen 12 und 9 Punkten auf. Die Bewusstlosigkeit dauert länger als 5 bis zu 30 Min. an. Auftretende Symptome bilden sich innerhalb von einem Monat zurück. Zumeist liegt eine gedeckte Schädigung der Hirnsubstanz vor, oftmals ausgelöst durch Unfallmechanismen, die eine Beschleunigung der Hirnmasse zur Folge haben. Durch Beschleunigungs- oder Verzögerungseffekte prallt das Gehirn durch die Trägheit der Masse gegen die Innenseite des Schädels. Spätfolgen sind unwahrscheinlich. Auch hier muss der Patient in der ersten Zeit nach dem Unfall weiter beobachtet werden, um mögliche Komplikationen zu vermeiden.

Schweres Schädel-Hirn-Trauma (SHT III)

Der Patient weist beim schweren SHT (Grad III) eine GCS zwischen 8 und 3 Punkten auf. Die Bewusstlosigkeit dauert länger als 30 Min. bis hin zu mehreren Tagen und Wochen an. Die Hirnverletzung ist zumeist Folge einer erheblichen Gewalteinwirkung auf den Schädel. Die Hirnsubstanz ist hierbei stark geschädigt. Mit bleibenden Schäden ist zu rechnen.

18.7.2 Traumatische intrakranielle Blutungen

Unabhängig vom Ausmaß des direkten Schadens der Hirnsubstanz kann es durch Gewalteinwirkung auf den Schädel zu Blutungen ins Schädelinnere kommen (→ Abb. 18.35). Die Blutungen innerhalb des Hirnschädels werden auch als „**Hirnblutungen**" bezeichnet (→ 14.4.2). Sie können **außerhalb der Hirnsubstanz** (extrazerebral) und **innerhalb der Hirnsubstanz** (intrazerebral) auftreten.

Die **extrazerebralen Blutungen** werden nach ihrer Lokalisation im Verhältnis zur harten Hirnhaut **(Dura mater)** benannt:

- **Epiduralhämatom** (EDH)
- **Subduralhämatom** (SDH)
- **Subarachnoidalblutung** (SAB)

Die **intrazerebralen Blutungen** liegen innerhalb des Gehirngewebes und sind als sog. **Kontusionsblutungen** Folge einer Gewalteinwirkung.

Alle Blutungen im Schädelinneren führen zu einem Anstieg des Hirndrucks mit Funktionsbeeinträchtigung des Gehirns und begünstigen die Bildung eines Hirnödems.

Epidurales Hämatom

Ein epidurales Hämatom (→ Abb. 14.14a) entsteht durch eine Blutung **oberhalb der Dura mater** zwischen Schädelknochen und harter Hirnhaut **(Epiduralraum).** Ursächlich ist meist eine arterielle Blutung aus der Hirnhautarterie (A. meningea media). Gekennzeichnet ist die epidurale Blutung durch eine kurze primäre Bewusstlosigkeit, aus welcher der Patient zunächst wieder erwacht. Nach einem **symptomfreien Intervall** von meist nur wenigen Stunden trübt sich das Bewusstsein des Patienten erneut ein. Dies ist direkte Folge der Raumforderung des Hämatoms im Schädelinneren.

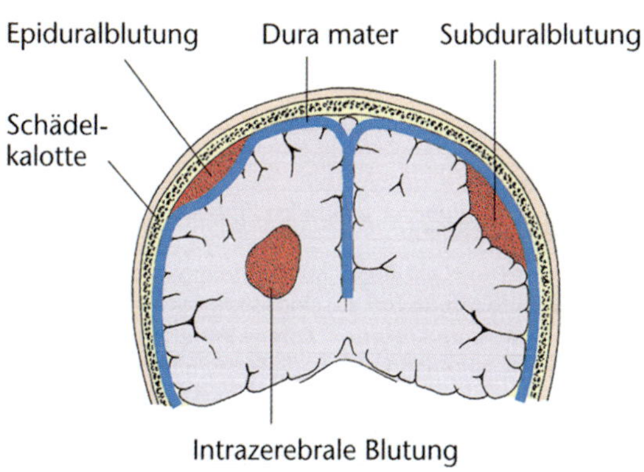

Abb. 18.35 Blutungen ins Schädelinnere [L190]

Subdurales Hämatom

Ein subdurales Hämatom (→ Abb. 14.14b) entsteht durch eine Blutung **unterhalb der Dura mater** zwischen harter und weicher Hirnhaut **(Subduralraum).** Ursächlich ist meist eine venöse Blutung aus den Brückenvenen. Das symptomfreie Intervall kann hier Tage bis Wochen andauern. Eine gründliche **Anamnese** (vermeintliche Bagatellverletzungen, Stürze in letzter Zeit, chronischer Alkoholmissbrauch, Blutverdünner) und Betrachtung des möglichen Unfallmechanismus sind deshalb unerlässlich. Häufig sind Kinder und ältere Menschen betroffen.

Traumatische Subarachnoidalblutung (tSAB)

Die **traumatische subarachnoidale Blutung** (tSAB) (→ Abb. 14.14c) entsteht durch eine akute Blutung zwischen der Spinnengewebshaut (mittlere Hirnhaut, **Arachnoidea**) und der weichen Hirnhaut **(Pia mater),** die dem Gehirn unmittelbar aufliegt, durch Verletzung kleiner arterieller oder auch venöser Gefäße der Hirnoberfläche. Die traumatische Subarachnoidalblutung (tSAB) ist abzugrenzen von der nicht-traumatischen SAB durch Aneurysma Blutung oder durch Gefäßanomalien. Die traumatische SAB kann im Zusammenhang mit anderen Hämatomen (epidural, subdural) kombiniert auftreten.

Intrazerebrale Blutung

Ein intrazerebrales Hämatom (→ Abb. 18.35) entsteht durch eine Blutung **innerhalb der Hirnmasse** durch Zerreißen dort befindlicher Blutgefäße (Hirnmassenblutungen). Bei **Hirnmassenblutungen** kann es, abhängig vom Ort der Blutung, sehr schnell zu typischen Hirndruckzeichen wie Bewusstseinstrübung, Erbrechen, Blutdruckanstieg (**Cave:** Schock!), Bradykardie oder Pupillenveränderungen (z. B. **Anisokorie,** → Abb. 18.36) kommen.

> **! ACHTUNG**
>
> Eine Anisokorie kann auch Ausdruck einer stattgefunden Augenoperation bzw. Diagnostik sein (Grauer Star-Katarakt-OP, Augenhintergrunduntersuchung, Augenprothese).

Die Prognose intrazerebraler Blutungen ist als schlecht zu bewerten. Besonders schlecht ist sie bei Einbruch der Blutung in das **Ventrikelsystem** des Gehirns.

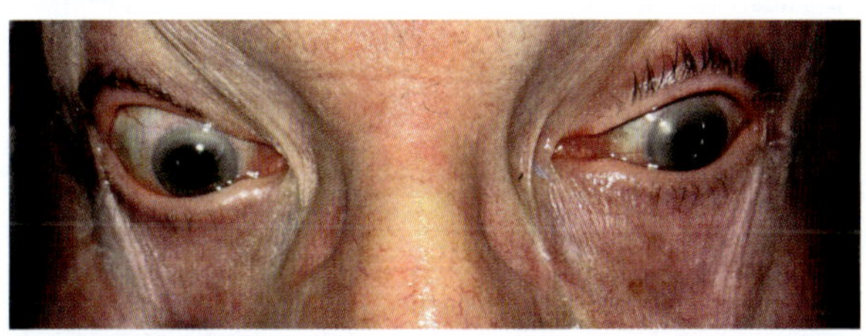

Abb. 18.36 Anisokorie bei SHT: Pupillenstatus als wichtiges Diagnoseverfahren [M235]

Basismaßnahmen

Nach Rettung aus einem Gefahrenbereich muss der erste Blick des Rettungsfachpersonals auf den Zustand der **Vitalfunktionen (ABCDE)** ausgerichtet sein. Eine vollständige Notfalluntersuchung (→ 5.2.3) nach ABCDE muss erfolgen. Die Indikation zur Nachforderung des **Notarztes** muss großzügig gestellt werden.

MERKE

Treat first what kills first!
Behandle zuerst, was deinen Patienten unmittelbar tödlich bedroht!

Die Sicherung der Vitalfunktionen **Atmung und Kreislauf** haben oberste Priorität in der Behandlung des Schädel-Hirn-Traumas, um eine sekundäre Hirnschädigungen durch Hypoxie und Hypotonie zu vermeiden. Eine frühzeitige Sauerstoffgabe über O_2-Maske mit Reservoir und Nichtrückatemventil (O_2-Flow 15 l/Min.) zielt auf die Vermeidung einer sekundären Schädigung durch die Hypoxie. Das Ziel der Kreislaufbehandlung ist es, einen ausreichenden Perfusionsdruck im Gehirn zu erhalten, um eine ausreichende Durchblutung im Schädelinneren zu gewährleisten.

MERKE

Beim Vorliegen eines SHT muss ein Abfall der Sauerstoffsättigung < 90 % unbedingt vermieden werden.

Nicht bewusstlose Patienten werden in 30°-Oberkörperhochlagerung gelagert. Das Ziel der Oberkörperhochlagerung (Drehpunkt: Hüfte) ist es, einer intrakraniellen Drucksteigerung bei Hirnödem oder einem Hämatom vorzubeugen, indem der venöse Abstrom aus dem Kopf verbessert wird. Aus diesem Grund soll der Kopf auch in der Neutral-Null-Stellung gelagert werden. Bei Hypotonie ist jedoch eine Flachlagerung anzuwenden, um die zerebrale Durchblutung zu gewährleisten bzw. zu verbessern. Eine ständige **Absaugbereitschaft** muss gewährleistet sein (**Cave:** kein nasales Absaugen bei Verdacht auf eine Schädelbasisfraktur → Ableiten des Katheters ins Gehirn!).

Bei **bewusstlosen Patienten** mit einem GCS ≤ 9 wird frühzeitig eine endotracheale Intubation im Anschluss an die Durchführung einer Notfallnarkose angestrebt. Die Beatmung erfolgt dann kapnografisch gesteuert, dabei wird Normoventilation (etCO_2-Gehalt 35–40 mmHg) angestrebt, lediglich bei **Hirndruckzeichen** ist eine Hyperventilation (etCO_2-Gehalt 25–30 mmHg) statthaft.

Sind die Atemwege gesichert, erfolgt spätestens jetzt die Ruhigstellung der HWS. Bei einer Schädel-Hirn-Verletzung kann die Halswirbelsäule initial manuell oder mittels einer Zervikalstütze geschient werden. Dabei erfolgt die Rücknahme der HWS in die Neutralposition. Hier muss gemäß den aktuellen Empfehlungen bedacht werden, dass eine starre HWS-Schiene u. U. den Hirndruck erhöhen und ein Atemwegsmanagement erschweren kann. Die Zervikalstütze sollte daher nach der Patientenlagerung in einer Vakuummatratze wieder entfernt werden. Neben den beschriebenen Gefahren (Hirndruck, erschwertes Atemwegsmanagement) bleibt bei alleiniger Immobilisation der Halswirbelsäule durch eine Zervikalstütze eine Restbeweglichkeit bestehen.

Zur Stabilisierung der Halswirbelsäule kann, nach Entfernung der Zervikalstütze durch Lagerung des Kopfes auf der geformten Vakuummatratze, die Stabilisierung mit Headblocks erfolgen und dadurch zusätzlich erhöht werden. Die Umlagerung auf die Trage erfolgt selbstverständlich unter Beachtung vorliegender Begleitverletzungen unter Immobilisation der Wirbelsäule (Schaufeltrage, Vakuummatratze, Spineboard, Headblocks).

! ACHTUNG

Die Therapie einer Halswirbelverletzung darf nicht den intrakraniellen Druck (ICP) erhöhen und damit Patienten mit Schädel-Hirn Traumata (SHT) einen weiteren Schaden hinzufügen.

MERKE

Beim Vorliegen eines Schädel-Hirn-Traumas muss bis zum Beweis des Gegenteils immer von Begleitverletzungen der Halswirbelsäule ausgegangen werden.

Anschließend ist ein engmaschiges **Monitoring** zu gewährleisten (Puls, Blutdruck, Sauerstoffsättigung, EKG, GCS, Pupillenstatus, Kapnografie). Besondere Bedeutung erhält an dieser Stelle die Bestimmung des **Blutzuckers.**

Wunden im Bereich des Kopfes müssen auf jeden Fall frühestmöglich steril abgedeckt werden. Tritt Hirnmasse aus, sollte die Wunde locker, steril und druckentlastet verbunden werden. Auf keinen Fall dürfen Repositionsversuche der Hirnmasse unternommen werden.

Bei **arterieller Beteiligung** (z. B. A. temporalis) kann es z. T. zu erheblichen Blutungen kommen. Diese sollten mit einem sterilen Druckverband, Kompression oder iTClamp® zum Stillstand gebracht werden (→ 13.2.1).

Bei niedrigen Blutdruckwerten ist die Flachlagerung in Betracht zu ziehen. Grundsätzlich sind unbedingt ausreichend hohe **Blutdruckwerte** anzustreben, um eine ausreichende Durchblutung des Gehirns zu gewährleisten. Eine Hypotonie begünstigt erheblich eine Minderdurchblutung des Gehirns und fördert die Entstehung eines Hirnödems. Die Stabilisierung des **Kreislaufs** muss deshalb so früh wie möglich begonnen werden.

MERKE

Blutdruckziel beim isolierten SHT: Normotonie, d. h. ≥ 90 mmHg systolisch.

IM FOKUS

Schädel-Hirn-Trauma

- Schädel-Hirn-Verletzungen können sehr vielgestaltig sein.
  - Es werden offene von geschlossenen Schädel-Hirn-Verletzungen unterschieden. **Offene Verletzungen** des Schädels gehen mit einer erheblichen Infektionsgefahr einher.
  - **Primäre Hirnschäden** entstehen im Moment der Gewalteinwirkung und sind in der Regel irreversibel.

- **Sekundäre Hirnschäden** entstehen als Folge von Komplikationen, z. B. Blutungen, und können durch eine zielgerichtete Therapie idealerweise in ihren Auswirkungen begrenzt werden.
- **Hirnverletzungen** können mit zahlreichen verschiedenen Symptomen einhergehen, da eine Drucksteigerung im Schädel verschiedene Hirnstrukturen mit unterschiedlichen Funktionen betreffen kann.

- **Schweregrade beim Schädel-Hirn-Trauma:**
  - Präklinisch stehen hierfür die **Dauer der Bewusstlosigkeit** und die **Glasgow Coma Scale** zur Verfügung.
    - GCS 13–15: leichtes SHT
    - GCS 9–13: mittelschweres SHT
    - GCS 8: schweres SHT (Schutzreflexe nicht mehr ausreichend, Intubation erwägen)
  - **Leichtes SHT (SHT I/Commotio cerebri):**
    - Bewusstlosigkeit nicht länger als 5 Min.
    - Amnesie möglich
    - Häufig mit Kopfschmerzen einhergehend
    - Es entsteht kein dauerhafter Schaden. Symptome bilden sich innerhalb weniger Tage zurück.
  - **Mittelschweres SHT (SHT II/Contusio cerebri):**
    - Bewusstlosigkeit zwischen 5 und 30 Min.
    - Symptome bilden sich meist innerhalb von einem Monat zurück. Folgeschäden sind unwahrscheinlich.
  - **Schweres SHT (SHT III/Compressio cerebri):**
    - Bewusstlosigkeit länger als 30 Min.
    - Es ist mit bleibenden Schäden zu rechnen.
- **Traumatische intrakranielle Blutungen:**
  - **Epidurales Hämatom:**
    - Blutung liegt oberhalb der Dura mater zwischen Schädelknochen und harter Hirnhaut (Epiduralraum).
    - Meistens ist eine arterielle Blutung aus der **A. meningea media** die Ursache.
    - Nach einer initialen Bewusstlosigkeit kann es zu einem symptomfreien Intervall kommen, auf das eine erneute Bewusstseinsstörung folgt.
  - **Subdurales Hämatom:**
    - Blutung liegt unterhalb der Dura mater zwischen harter und weicher Hinhaut (Subduralraum).
    - Meistens liegt eine Verletzung der Brückenvenen vor.
    - Hier kann das symptomfreie Intervall Tage bis Wochen andauern. Eine gründliche Anamnese zu zurückliegenden Sturzgeschehen bzw. Kopfverletzungen ist von größter Wichtigkeit.
  - **Intrazerebrales Hämatom:**
    - Blutung liegt innerhalb der Hirnmasse.
    - Es kommt schnell zu den typischen Hirndruckzeichen (Bewusstseinsstörungen, Erbrechen, Anisokorie etc.).
  - **Traumatische Subarachnoidalblutungen (tSAB):**
    - Akute Blutung zwischen der Spinnengewebshaut (mittlere Hirnhaut, Arachnoidea) und der weichen Hirnhaut (Pia mater)
    - Muss von spontanen (zumeist aneurysmatischen) Subarachnoidalblutungen abgegrenzt werden.
- **Maßnahmen:**
  - Prüfen und Aufrechterhalten der Vitalfunktionen (X-ABCDE)
  - Absaugbereitschaft
  - Sauerstoffgabe und Verhinderung des Sättigungsabfalls auf < 90 %
  - Immobilisation mit Schienung der HWS
    - **Achtung:** Die HWS-Immobilisation kann zu einer Steigerung des Hirndrucks führen. Dies muss unbedingt vermieden werden!
  - Lagerung mit um 30° erhöhtem Oberkörper
  - Monitoring mit Blutdruckziel beim isolierten SHT
    - Normotonie, d. h. ≥ 90 mmHg systolisch
  - Ggf. Anlage eines i. v.-Zugangs und Infusionstherapie
  - Ggf. Notarztnachforderung
  - Ggf. Hinzuziehen eines RTH

18.8 Verletzungen des Brustkorbs (Thoraxtrauma)

Nach dem Schädel-Hirn-Trauma stellen Verletzungen des **Brustkorbs** die zweithäufigste Todesursache bei Traumapatienten dar. Die größte Gefahr bei diesen Verletzungen ist die Störung der Sauerstoffaufnahme über die Lunge **(Hypoxie).**

Verletzungen des Brustkorbs werden in **stumpfe** (geschlossen, gedeckt) oder in **spitze** (penetrierend, offen) Verletzungen unterteilt. Unabhängig davon, ob eine offene oder geschlossene Verletzung vorliegt, können mehrere Strukturen des Brustkorbs in Mitleidenschaft gezogen sein (→ Abb. 18.37).

18.8.1 Verletzungen der Brustwand

Verletzungen der Brustwand führen durch Beeinträchtigung der Funktion

- des knöchernen Thorax,
- der Atemhilfsmuskulatur und
- des Zwerchfells

vornehmlich zu einer **Störung der Ventilation.** Die Gefahr bei den selten vorkommenden penetrierenden Brustwandverletzungen ist die Mitverletzung tiefer liegender Organe (z. B. Lunge, Herz).

Knöcherne Verletzungen der Brustwand

Die knöchernen Strukturen (Rippen und Brustbein) geben dem Brustkorb seine Form und schützen die inneren Organe des Thorax. Ein Thoraxtrauma entsteht durch **Gewalteinwirkung auf den Brustkorb,** wenn diese Kräfte nicht mehr ausreichend durch die Knochen absorbiert werden können. Hier sind vor allem die Frakturen der Rippen zu nennen. Sie stellen die wohl häufigste Form von knöchernen Verletzungen des Thorax dar.

Isolierte Rippenfrakturen verlaufen in der Regel komplikationslos und gefährden den Patienten nicht. Da aber am unteren Rand jeder Rippe je eine Vene, eine Arterie sowie ein Nerv entlangziehen, können auch hier erhebliche **Komplikationen** (z. B.

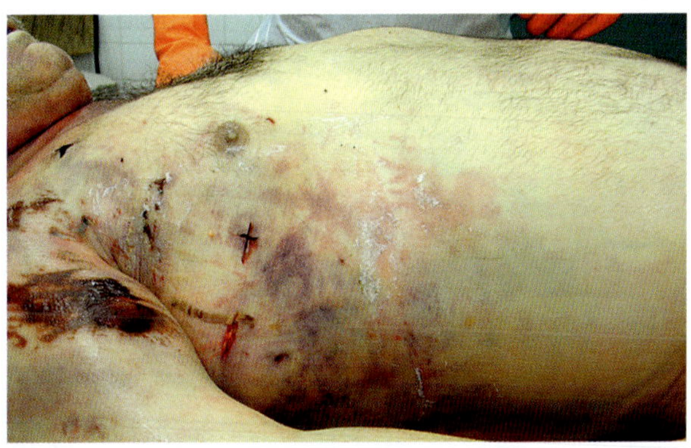

Abb. 18.37 Stumpfes Thoraxtrauma [M235]

Blutverlust) entstehen. Die eigentliche, große Gefahr von Rippenfrakturen besteht in der Verletzung der Pleura durch Knochenfragmente, die wie ein spitzer Gegenstand in den Brustraum eindringen und innere Organe (Pleura, Lunge, Herz) verletzen können.

Sind mehr als drei Rippen einer Körperseite oder zwei benachbarte Rippen betroffen, spricht man von einer **Rippenserienfraktur** (→ Abb. 18.38). Sie kann weitaus bedrohlicher sein, denn durch die Rippenserienfraktur entsteht eine erhebliche Beeinträchtigung der **Atemmechanik.** Die Thoraxwand verliert ihre Stabilität und der physiologische Ablauf der Einatmung wird beeinträchtigt, manchmal sogar unmöglich. Im Rahmen der Atemmechanik (→ 12.1.4) beruht die Einatmung auf einem durch Ausdehnung des Brustkorbs und Kontraktion des Zwerchfells entstehenden **Unterdruck** im Brustraum, wodurch sich die Lunge mit Luft füllt. Diese Atemmechanik kann jedoch nur aufrechterhalten werden, wenn die Stabilität des Brustkorbs gewährleistet bleibt. Sind Rippen an mehreren Stellen gebrochen, werden Teile der Brustwand während der Einatmung infolge des im Brustkorbinneren herrschenden Unterdrucks in den Brustkorb hineingezogen und während der Ausatmung aufgrund des dann herrschenden **Überdrucks** nach außen gedrückt. Die Brustkorbbewegung im Bereich der verletzten Brustwand verläuft also entgegengesetzt der bei normaler Atmung zu erwartenden Brustkorbbewegung. Dieses Phänomen bezeichnet man als **paradoxe Atmung.** Folge ist eine lebensbedrohliche **Gasaustauschstörung** durch eine Minderbelüftung der verletzten Brustkorbseite mit Sauerstoff.

PRAXISTIPP

Aufgrund der Frakturschmerzen durch die Rippenbrüche atmen die Patienten deutlich flacher und es kann sich eine Hypoxie entwickeln. Eine frühzeitige Analgesie der Frakturschmerzen ermöglicht eine bessere Atemwegsmechanik und verbessert die Sauerstoffaufnahme in der Lunge.

Frakturen des Brustbeins (Sternum) führen ebenfalls durch Unterbrechung der knöchernen Verbindung zum übrigen Brustkorb zu einer paradoxen Atmung.

Weichteilverletzungen

Verletzungen der Weichteile der Brustwand (Muskulatur, Haut) können in Form von **Prellungen, Quetschungen, Abschürfungen** oder **Schnittverletzungen** vorliegen. Vermeintlich oberflächliche Verletzungen des Brustkorbs bedürfen immer der Abklärung, ob eine penetrierende Verletzung vorliegt und/oder innere Organe beteiligt sind. **Penetrierende Verletzungen** (z. B. Messerstiche) erscheinen aufgrund der kleinen Einstichstelle oftmals harmloser, als sie es in Wirklichkeit sind (→ Abb. 18.12). Eine sorgfältige Untersuchung (Inspektion, Palpation, Perkussion) des Brustkorbs ist deshalb unerlässlich.

18.8.2 Verletzungen des Brustkorbinneren

Stumpfe Verletzungen des Brustkorbinneren können typischerweise durch direkten Kontakt mit einem frontal auftreffenden, festen Gegenstand (z. B. Lenkrad) entstehen. Dabei können Kontusionen von Herz und Lunge auftreten. Beim seitlichen Aufprall sind hingegen Auswirkungen auf Rippen, die Lunge und große Gefäße zu erwarten.

Die typische **perforierende Thoraxverletzung** ist die Messerstichverletzung, die Pfählungsverletzung oder die Schussverletzung des Brustkorbs.

MERKE

Während eine Perforation des Brustkorbs fast immer die einzige Verletzung darstellt, sind stumpfe Thoraxtraumen fast immer mit weiteren Verletzungen vergesellschaftet

Verletzungen des Herzens

Kommt es zu Verletzungen des Herzens und/oder der benachbarten Gewebestrukturen, besteht einerseits die Gefahr einer **direkten Gewebeschädigung des Herzens** (Myokardquetschung oder Myokardeinriss) oder einer **Verletzung der zu- und abführenden Blutgefäße** mit dem Verlust der regelrechten Pumpfunktion. Anderseits kann es als Folge der Verletzung zu einer Einblutung in den Herzbeutel kommen **(Herzbeuteltamponade).** Diese führt zu einer Einengung des Herzens durch das zunehmende Blutvolumen im Herzbeutel und somit zu einer verminderten Füllungs- und Auswurfleistung der Herzräume (obstruktiver Schock, → 13.3.6).

Da die Herzbeuteltamponade eine absolut lebensbedrohliche und zeitkritische Verletzung ist, die häufig zu spät erkannt wird, ist ein zügiger Transport anzustreben. Der Verlauf ist oft fulminant. Die Entlastung der Herzbeuteltamponade erfolgt durch eine Perikardpunktion oder eine Clamshell-Thorakotomie. Diese sind präklinisch zwar möglich, stellen aber hohe Anforderungen an den Notarzt und das Team sowie das vorhandene Equipment. Daher wird eine definitive Therapie **(Thorakotomie)** in der Regel erst in der Klinik möglich sein.

Verletzungen der Pleura

Das **Lungenfell** (→ 12.1.3) liegt außen direkt dem Lungengewebe auf und grenzt die Lunge ab. An der Lungenspitze und an der Lungenbasis schlägt das Lungenfell um und bildet das **Rippenfell.** Lungen- und Rippenfell werden gemeinsam Brustfell **(Pleura)** genannt.

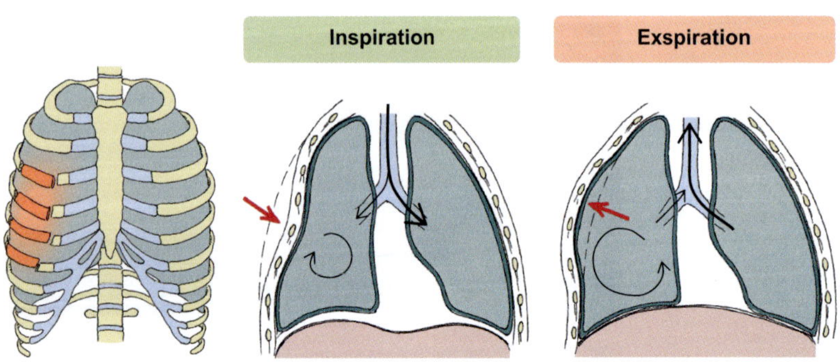

Abb. 18.38 Instabiler Thorax bei Rippenserienfraktur rechts (paradoxe Atmung) [L190]

Im **Pleuraspalt** herrscht ein Unterdruck. Eine Verletzung, die den Pleuraspalt nach innen (Verletzung der Lunge) oder außen (Brustwand) eröffnet, führt zu einem Einströmen von Luft, die den Unterdruck im Pleuraspalt aufhebt. Die Folge ist ein **Zusammenfallen des Lungenflügels** auf der betroffenen Körperseite. Dieser Zustand wird als **Pneumothorax** (→ Abb. 18.39) bezeichnet. Erfolgt der Lufteintritt von innen, spricht man von einem **geschlossenen** Pneumothorax. Tritt Luft durch die Brustwand (z. B. Stichverletzung) in den Pleuraspalt ein, wird dies als **offener** Pneumothorax bezeichnet.

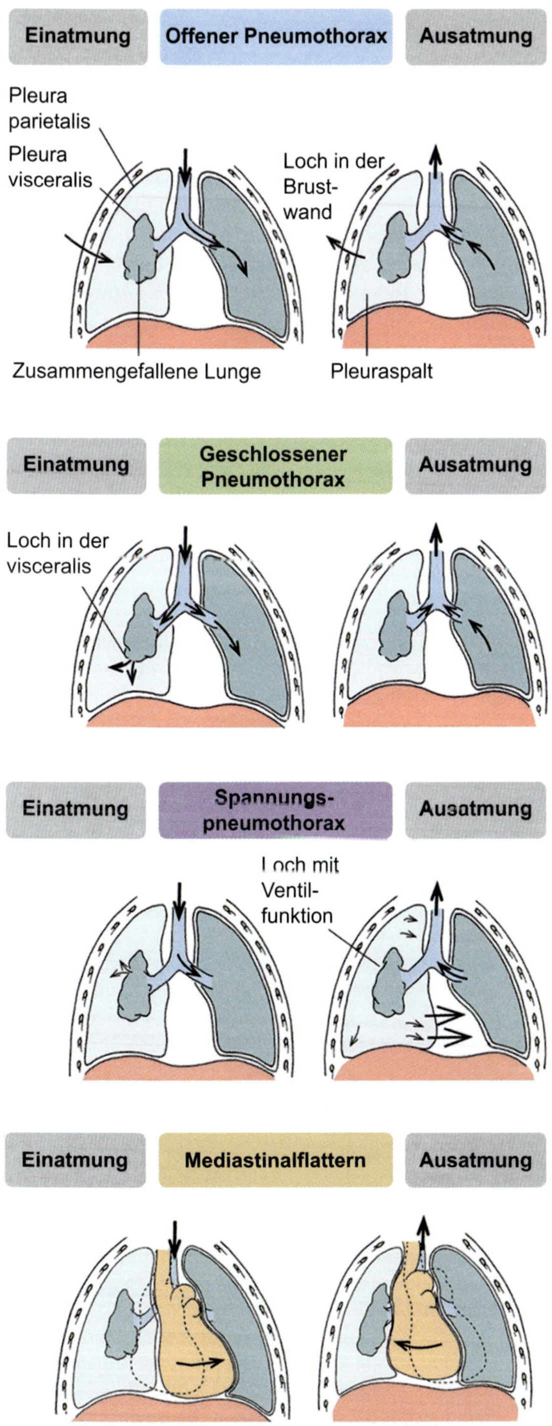

Abb. 18.39 Verschiedene Formen des Pneumothorax [L190]

Der traumatische Pneumothorax entsteht durch Unfallmechanismen, bei denen der Brustkorb einer schnellen, heftigen **Gewalteinwirkung** ausgesetzt wird, die mit einer Erhöhung des intrathorakalen Drucks einhergeht und so zu Schäden an der Lunge führt (vergleichbar dem Platzenlassen einer aufgeblasenen Papiertüte **(Papiertüteneffekt)**, → 18.2.1).

Führt die Gewalteinwirkung, durch Verletzungen von zwischen den Rippen gelegenen Blutgefäßen (Interkostalgefäße) oder anderen intrathorakalen Strukturen, zu einer **Einblutung** in den Pleuraspalt, wird diese Verletzung als **Hämatothorax** bezeichnet. Dieser kann isoliert oder aber auch in Kombination mit einem Pneumothorax auftreten. Man spricht dann von einem **Hämatopneumothorax**.

DEFINITION

- Pneumothorax: Luftansammlung im Pleuraspalt
- Spannungspneumothorax: Über einen Ventilmechanismus gelangt stetig mehr Luft in den Pleuraspalt, die nicht entweichen kann.
- Hämatothorax: Blut im Pleuraspalt

Symptome des Pneumothorax

Infolge des Zusammenfalls des betroffenen Lungenflügels kommt es zu einer Abschwächung des Atemgeräuschs auf der betroffenen Seite **(Seitendifferenz).** Diese lässt sich bei der Auskultation mit dem Stethoskop präklinisch nicht immer erkennen. Ebenso kann die Atembewegung der betroffenen Seite vermindert sein. Der Patient wird eine subjektive **Dyspnoe** beschreiben. In der Regel zeigt der Pneumothorax keine Auswirkung auf den Kreislauf des Patienten. Der Pneumothorax stellt somit im Normalfall, d. h., wenn er isoliert, beim sonst Gesunden auftritt, kein unmittelbar lebensbedrohliches Krankheitsbild dar.

Symptome des Hämatothorax

Die Symptome des Hämatothorax gleichen weitgehend denen des Pneumothorax. Der Patient entwickelt eine zunehmende Dyspnoe, das Atemgeräusch auf der betroffenen Seite kann im Seitenvergleich abgeschwächt sein. Beim Abklopfen der Brustwand (Perkussion) vermag man einen abgedämpften (**hypo**sonoren) Klopfschall zu vernehmen. Beim Pneumothorax hingegen ist dieser eher hell (**hyper**sonor). Der Patient kann erhebliche Zeichen eines Volumenmangelschocks entwickeln. Aufgrund dessen kann eine Zyanose trotz des bestehenden B-Problems ausbleiben.

Symptome des Spannungspneumothorax

Bildet die zugrunde liegende Brustkorbverletzung einen **Ventilmechanismus,** d. h., Luft kann während der Einatmung in den Pleuraspalt gelangen, aber in der Ausatemphase nicht mehr entweichen (z. B. durch ein Gewebeteil, das sich vor die Öffnungswunde legt), entwickelt sich ein lebensbedrohlicher **Spannungspneumothorax.** Er führt zu einem stetig ansteigenden Druck im Pleuraspalt und zu einem vollständigen Zusammenpressen des Lungengewebes der verletzten Seite. Wird der Spannungspneumothorax nicht umgehend behandelt (→ 12.4.1), führt der weiterhin ansteigende Druck im Pleuraspalt der verletzten Seite zu einer Verdrängung des Herzens und der im Brustkorb liegenden Blutgefäße zur gesunden Seite hin. Es kommt zu einer

Kompression der gesunden Lunge und des Herzens mit negativem Einfluss auf die **Auswurfleistung** (obstruktiver Schock, → 13.3.6).

Der Patient erlebt eine massive, zunehmende **Dyspnoe.** Eine ausgeprägte **Zyanose** wird sich entwickeln. Das Atemgeräusch der betroffenen Seite ist erheblich abgeschwächt oder fehlt sogar gänzlich. Die Atemfrequenz ist gesteigert, der Puls tachykard.

Klassische Zeichen, die den Spannungspneumothorax kennzeichnen, sind:

- **Gestaute Halsvenen** (Einflussstauung vor dem rechten Herzen)
- **Hypotonie** (kardiale Minderleistung)
- **Hautemphysem** (Luftansammlung unter der Haut durch den hohen intrathorakalen Druck)
- Trachealverschiebung (sehr spät)

Basismaßnahmen

Sowohl der wache als auch der bewusstlose Patient erhalten unverzüglich **hochdosiert Sauerstoff** über eine Maske (Flow 15 l/Min.), um einer **Hypoxie** vorzubeugen. Bei bewusstlosen Traumapatienten ist grundsätzlich die Rückenlage als ideale Lagerung für die Notfallversorgung anzustreben. Entscheidet man sich für die medizinische Versorgung in dieser Lage, muss allerdings die **Freihaltung der Atemwege** permanent und sicher gewährleistet sein. Ein Rettungsdienstmitarbeiter verbleibt daher unter ständiger Absaugbereitschaft am Kopf des Patienten und hält dessen Atemwege offen. Die Einlage eines Guedel- oder Wendl-Tubus (**Cave:** kein Aspirationsschutz!) ist obligat. Erbricht der Patient, ist er sofort achsengerecht zur Seite zu drehen (Halsschienengriff, → Abb. 18.33) und der Mund ist auszuräumen. Im Zweifelsfall verbleibt der Patient in der stabilen Seitenlage.

Ist der Patient wach und ansprechbar, wird er mit erhöhtem Oberkörper (erleichterte Atmung) und nach Möglichkeit auf die verletzte Körperseite gelagert (**Ausnahme:** Verdacht auf Wirbelsäulentrauma). Die **Lagerung auf die verletzte Brustkorbseite** führt zu einer Verbesserung der Ventilation der unverletzten Lunge. Eine genaue Untersuchung und ein engmaschiges **Monitoring** (RR, EKG, SpO_2, Auskultation) sind selbstverständlich. Der Notarzt sollte bei Brustkorbverletzungen großzügig nachalarmiert werden.

Grundsätzlich müssen Begleitverletzungen der Wirbelsäule bedacht werden. Daher ist schon im Zweifelsfall eine der Situation angemessene **Immobilisation** der Wirbelsäule durchzuführen.

Eine **Wundversorgung** kann in Form eines lockeren, bei starker Blutung aber auch in Form eines festen Druckverbands erfolgen.

> **! ACHTUNG**
>
> Ein Woundpacking (→ 13.2.1) in die Brustkorbhöhle muss unterbleiben.

Besteht der Verdacht, dass eine die Brustwand/Pleura durchdringende Wunde vorliegt, muss die Wunde so verbunden werden, dass bei der Einatmung keine Luft in die Wunde gesogen werden kann. Hierfür kann ein luftdichter Folienverband (Okklusivverband, z. B. SAM Chest Seal™) verwendet werden. Diese Verbände sind mit und ohne Ventil verfügbar. Sie verhindern durch eine Unterbindung des Ventilmechanismus der Wunde ein Eindringen von Luft in den Brustkorb. Hierbei gilt es zu beachten, dass bei der Anwendung von Okklusivverbänden auch das Entweichen von Luft verhindert werden kann und die Entstehung eines Spannungspneumothorax in diesem Fall u. U. begünstigt wird.

> **! ACHTUNG**
>
> Kommt ein Okklusivverband zum Einsatz, muss stetig mit der Entwicklung eines Spannungspneumothorax gerechnet werden. Der Patient ist deshalb engmaschig und kritisch zu überprüfen. Im Zweifel muss der Okklusivverband entfernt werden.

Fremdkörper (etwa bei Stichverletzungen) werden in der Wunde belassen, da sie verletzte Gefäße häufig komprimieren und so den Umfang der Blutung verringern.

Erweiterte Maßnahmen

Bei einem Spannungspneumothorax muss mit einer langen Entlastungsnadel eine sofortige, lebensrettende **Thoraxentlastungspunktion** durchführt werden. Die Vorgehensweise wird in → 12.4.1 ausgeführt. Im Anschluss an die Entlastungspunktion (sog. **Nadeldekompression**) muss eine **Thoraxdrainage** in den Pleuraspalt eingelegt werden. Beim Hämatothorax ist ebenfalls die Anlage einer Thoraxdrainage angezeigt. Die Anwendung der Thoraxdrainage wird in → 12.4.2 ausgeführt.

Weiterhin muss der Patient mit ein bis zwei großlumigen periphervenösen oder intraossären Zugängen versorgt werden sowie kristalloide **Infusionen** erhalten. Durch den Notarzt ist eine adäquate **Analgesie** sowie – bei nicht beherrschbarer Ateminsuffizienz des Patienten – die Einleitung einer **Intubationsnarkose** durchzuführen, deren Indikation großzügig gestellt werden sollte.

> **MERKE**
>
> Der Spannungspneumothorax ist ein unmittelbar lebensbedrohliches Krankheitsbild, das eine sofortige Entlastungspunktion durch Notarzt oder Notfallsanitäter erfordert.

> **IM FOKUS**
>
> **Thoraxtrauma**
>
> - Thoraxtraumata stellen, nach Schädel-Hirn-Traumata, die **zweithäufigste Todesursache bei Traumapatienten** dar.
>   - Die Hauptgefahr liegt in der **Störung der Sauerstoffaufnahme.**
>   - Verletzungen des Brustkorbs werden in **stumpfe** (geschlossen, gedeckt) und **spitze** (penetrierend, offen) unterteilt.
> - **Knöcherne Verletzungen der Brustwand:**
>   Wenn eine Gewalteinwirkung auf den Thorax nicht mehr ausreichend durch die Knochen absorbiert werden kann, kommt es zu **Rippen- oder Sternumfrakturen.**
>   - **Isolierte Rippenfrakturen** verlaufen in der Regel komplikationslos, verursachen aber meist Schmerzen und können in seltenen Fällen Blutgefäße oder Organe verletzen.
>   - Bei **Rippenserienfrakturen** sind drei Rippen einer Körperseite oder zwei benachbarte Rippen gebrochen.
>   - Sie sind gefährlicher als isolierte Rippenfrakturen, da die Stabilität des Thorax durch sie gefährdet ist und damit ein Risiko für den Erhalt der Atemmechanik besteht (paradoxe Atmung möglich).
>   - **Frakturen des Brustbeins** können ebenso gefährlich sein.
>   - Auch bei ihnen kann eine paradoxe Atmung auftreten.

- **Weichteilverletzungen der Brustwand:**
  - Meist sind Weichteilverletzungen der Thoraxwand harmlos und nicht sehr tiefgehend (Hämatome, Prellungen, Abschürfungen).
  - Allerdings sollten sie nicht unterschätzt werden, da insbesondere penetrierende Verletzungen, wie etwa Messerstiche, harmlos wirken, aber hochgefährlich sind.
- **Verletzungen des Herzens:**
  - Verletzungen des Herzens sind immer potenziell lebensbedrohlich.
    - Das größte Risiko ist der Verlust der Pumpfunktion, etwa durch eine Herzbeuteltamponade.
  - **Hinweise und Symptome** können sein:
    - Rasch einsetzende Hypotonie
    - Tachykardie
    - Gestaute Halsvenen
    - EKG-Veränderungen
    - Unfallmechanismus
    - Auffälligkeiten in der eFAST-Notfallsonografie
  - Die **Therapie** richtet sich nach dem Beschwerdebild.
    - Sie erfolgt durch eine Perikardpunktion oder eine Thorakotomie.
- **Verletzungen der Pleura:**
  - Ist die Pleura verletzt, kann dies durch Lufteinstrom zu einem Zusammenfallen eines oder beider Lungenflügel führen. Dies wird als **Pneumothorax** bezeichnet.
    - **Spannungspneumothorax:** Über einen Ventilmechanismus gelangt stetig mehr Luft in den Pleuraspalt, die nicht entweichen kann. Lebensgefahr!
    - **Hämatothorax:** Blut im Pleuraspalt
    - Ein **Spontanpneumothorax** tritt ohne traumatischen Einfluss bei bestimmten Patienten, etwa mit Lungenvorschädigung, auf.
    - Der traumatische Pneumothorax geht meistens mit Schäden an der Lunge selbst einher und ist meist bedrohlicher.
  - **Symptome des Pneumothorax:**
    - Dyspnoe
    - Abschwächung des Atemgeräuschs auf der betroffenen Seite
    - Im Regelfall keine Auswirkungen auf den Kreislauf
  - **Symptome des Spannungspneumothorax:**
    - Symptome des Pneumothorax, aber zusätzlich:
    - Gestaute Halsvenen (Einflussstauung vor dem rechten Herzen)
    - Hypotonie (kardiale Minderleistung)
    - Hautemphysem (Luftansammlung unter der Haut durch den hohen intrathorakalen Druck)
    - Trachealverschiebung (spätes Zeichen)
  - **Symptome des Hämatothorax:**
    - Symptome des Pneumothorax, aber zusätzlich:
    - Zeichen eines Volumenmangelschocks möglich
    - Hyposonorer Klopfschall auf betroffener Seite
- **Maßnahmen:**
  - Vorgehen nach X-ABCDE
  - Absaugbereitschaft
  - Hochdosierte Sauerstoffgabe
  - Anlage mindestens eines i.v.-Zugangs und Infusionstherapie
  - Lagerung auf verletzter Seite, sofern möglich
  - Etwaige Fremdkörper müssen in den Wunden belassen werden.
  - Behandlung von Störungen der Vitalfunktionen
  - Immobilisation
  - Wärmeerhalt
  - Ggf. Notarztnachforderung
  - Ggf. Durchführung einer angemessenen Analgesie
  - Ggf. Narkoseeinleitung
  - Ggf. Durchführung einer Entlastungspunktion oder einer Thoraxdrainage

18.9 Verletzungen des Bauchraums (Abdominaltrauma)

Ein Abdominaltrauma entsteht durch stumpfe oder spitze Gewalteinwirkung auf die Bauchwand mit Verletzung der in der Bauchhöhle gelegenen Organe und Hohlorgane. **Stumpfe** (geschlossene) **Bauchverletzungen** entstehen neben Anprallverletzungen (z. B. Lenkrad) oftmals durch Dezelerationsverletzungen, die durch schlagartiges Abbremsen des Körpers (z. B. Verkehrsunfall) verursacht werden. Durch die Trägheit der Masse prallen die inneren Organe gegen die Bauchwand und nehmen Schaden. Verletzungen intraabdomineller Organe treten meist nicht isoliert, sondern im Rahmen von Mehrfachverletzungen (Polytrauma) auf.

Spitze (offene) **Bauchverletzungen,** z. B. durch Messerstiche, sind dagegen weitaus seltener. Neben der Gefahr umfangreicher Einblutungen in die Bauchhöhle besteht bei offenen Bauchverletzungen die Gefahr der Infektion des Bauchfells (→ Abb. 18.45).

18.9.1 Verletzungen der Bauchorgane

Durch die Verletzung von Bauchorganen kann es zu einer Reizung des Bauchfells (Peritoneum, → 24.1.2) kommen. Die Reizung ist sehr schmerzhaft und führt zu einer Anspannung der Bauchdeckenmuskulatur **(Abwehrspannung)** im betroffenen Bereich. Schmerz und Abwehrspannung können auf bestimmte Bauchregionen beschränkt sein oder den gesamten Bauchraum umfassen. Mit zunehmenden Schmerzen wird der Patient eine charakteristische **Schonhaltung** einnehmen. Dabei winkelt er die Knie zur Entlastung der Bauchdecke an. Bei starken Schmerzen wird der Patient schnell und flach atmen, da die normale Zwerchfellatmung ihm Schmerzen bereitet.

Leberruptur

Verletzungen der Leber (→ 24.1.2) entstehen durch **stumpfe Gewalteinwirkung** auf die rechte untere Brustkorbseite. Meist treten sie in Zusammenhang mit **Rippenfrakturen** der rechten unteren Thoraxseite auf, die zur Durchspießung des Lebergewebes führen. Isolierte Leberverletzungen sind selten. Ein Leberriss **(Leberruptur)** kann zu erheblichen Blutverlusten in die freie Bauchhöhle führen (ca. 4.000 ml) und stellt eine unmittelbar lebensbedrohliche Situation für den Patienten dar, weil sich diese starken Blutungen außerhalb der Klinik nicht beherrschen lassen (→ Abb. 18.40). Eine Leberruptur muss umgehend in einer **Klinik** operativ versorgt werden.

Milzruptur

Der Milzriss (Milzruptur, → Abb. 18.41) ist die häufigste Organverletzung eines Bauchorgans nach **stumpfer Gewalteinwirkung.** Die Verletzung der Milz (→ 24.1.2) tritt meist in Zusammenhang mit **Rippenfrakturen** der linken unteren Thoraxseite auf.

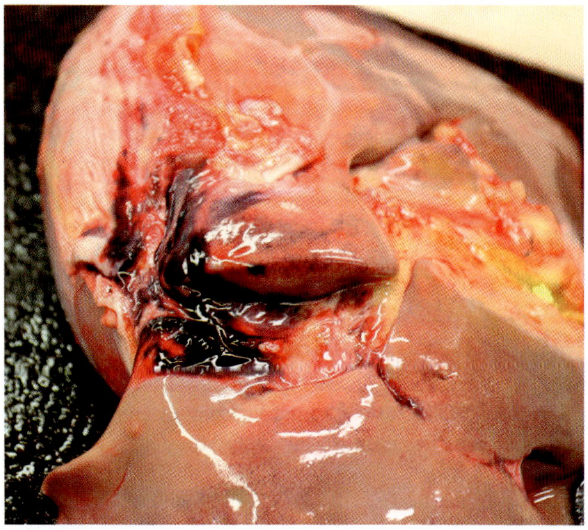

Abb. 18.40 Leberruptur [M235]

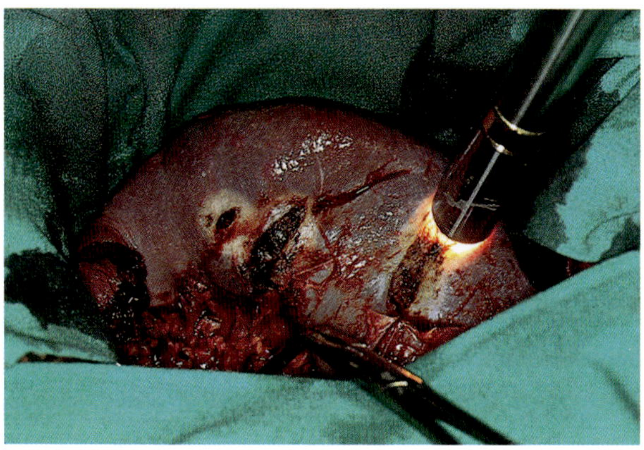

Abb. 18.41 Milzruptur [M519]

Es werden **zwei Formen** der Milzruptur in Abhängigkeit vom Zeitpunkt des Einreißens der Milzkapsel unterschieden:

- **Einzeitige Milzruptur:** Milzparenchym und Milzkapsel werden unmittelbar durch die Verletzung zerrissen. Die lebensbedrohliche Blutung gelangt sofort in die freie Bauchhöhle. Der Patient klagt augenblicklich über starke Bauchschmerzen, die mit einer zunehmenden Abwehrspannung der Bauchdecke einhergehen. Er entwickelt schnell das Vollbild eines **hämorrhagischen Schocks.**
- **Zweizeitige Milzruptur:** Bei der zweizeitigen Milzruptur kommt es zunächst nur zu einer Verletzung des Milzparenchyms. Die Milzkapsel bleibt anfangs unverletzt und die Blutung in der Milz gelangt nicht in die freie Bauchhöhle. Die bestehende **Sickerblutung** kann sich über Stunden oder Tage fortsetzen, bis sich der zunehmende Druck auf die Milzkapsel von innen entlädt. Es kommt schlagartig zum Einreißen der Kapsel mit lebensbedrohlicher Einblutung von bis zu 2.000 ml in die freie Bauchhöhle.

Auch die Milzruptur muss umgehend in einer **Klinik** operativ versorgt werden.

18.9.2 Magen- und Darmverletzungen

Im Rahmen von Bauchverletzungen kann es zur Eröffnung **(Perforation)** von Magen und Darmabschnitten kommen. Die Magen- und/oder Darmperforation durch äußere Gewalteinwirkung führt zu einem Austritt von Nahrungsresten und Verdauungssäften in die Bauchhöhle. Eine schwerwiegende **Bauchfellentzündung,** die oft tödlich endet, ist die Folge. Zu Perforation von Magen und Darm kann es sowohl im Rahmen **stumpfer** als auch **spitzer Gewalteinwirkung** kommen.

Offene Bauchverletzungen können zum Austritt von Darmschlingen durch die Bauchdecke führen. In diesem Falle müssen Repositionsversuche der Darmschlingen unterlassen werden.

MERKE

Über eine eröffnete Bauchhöhle und heraustretende Organe geht sehr schnell Körperwärme verloren.

18.9.3 Therapie der Abdominalverletzungen

Die Therapie des Abdominaltraumas muss zügig und zielgerichtet erfolgen. Der Patient muss schnellstmöglich in die nächste **Klinik** zur operativen Versorgung transportiert werden, denn nur dort ist die Blutung definitiv zu stillen.

Basismaßnahmen

Neben der Sicherung der **Vitalfunktionen (X-ABCDE,** → 5.2.3) ist ein lückenloses **Monitoring** (Puls, EKG, RR, SpO_2, BZ) selbstverständlich. Dem Patienten muss großzügig **Sauerstoff** über eine Maske (Flow 8–15 l/Min.) verabreicht werden. Auf den Wärmeerhalt ist unbedingt zu achten. Der Kreislauf muss ständig überwacht werden.

Bewusstlose Patienten werden in die laterale Traumaposition verbracht und eine zügige Intubation ist anzustreben. **Bewusstseinsklare** Patienten in Rückenlage mit Knierolle und Unterpolsterung des Kopfes gelagert.

Wunden müssen unbedingt locker und steril bedeckt werden (Verbandtuch). Bei offenen Bauchverletzungen werden die Wunden nur steril abgedeckt. Fremdkörper werden in der Wunde belassen, da sie verletzte Gefäße komprimieren und dadurch einen Volumenmangelschock verhindern können, und umpolstert.

Erweiterte Maßnahmen

Der **Notarzt** muss bei Abdominaltraumata grundsätzlich hinzugezogen werden. Eine Infusionstherapie muss vorbereitet und durch den Notarzt eingeleitet werden. Dazu wird der Patient mit 1–2 großlumigen intravenösen Zugängen oder einem intraossären Zugang Zugängen versorgt. Es ist wichtig, die Volumentherapie differenziert durchzuführen. Bei Hypotonie sollte das Ziel ein systolischer Blutdruck von 90 mmHg sein **(permissive Hypotension).** Dieser Blutdruck reicht aus, um das Gehirn und andere wichtige Organe (z. B. Niere) ausreichend mit Sauerstoff zu versorgen. Es empfiehlt sich, Vollelektrolytlösungen zu verwenden. Nur bei unzureichendem Therapieerfolg sind kolloidale Infusionslösungen indiziert. Die **Analgesie** und die **Narkoseeinleitung** (Narkose bei Polytrauma, Bewusstseinsstörung und massivem Schock) sind dem Notarzt vorbehalten.

Eine bessere Einschätzung der Schwere eines abdominalen Traumas (**Cave:** Abdominale Traumata werden gern unterschätzt!) ist heutzutage durch den Einsatz von präklinischen Ultraschallgeräten möglich. Durch die **„eFAST-Sonografie"** (*extended focused abdominal sonography in trauma*) ist es möglich, freie Flüssigkeit im Bauchraum bereits am Notfallort zu identifizieren und die Therapie schon auf dem Transport zu optimieren (z. B. Volumentherapie).

IM FOKUS

Abdominaltrauma

- Abdominaltraumata sind **potenziell lebensbedrohliche Verletzungen** der Bauchorgane.
  - Sie können **geschlossen** oder **offen** vorliegen.
  - Sie sind oftmals die **Folge von Dezelerationsereignissen** (stumpfes Trauma) oder seltener von **Stichverletzungen** (offenes Trauma).
- **Leberruptur:**
  - Verletzungen der Leber entstehen im Regelfall durch stumpfe Gewalteinwirkung auf die rechte untere Brustkorbseite.
  - Ein Leberriss kann zu erheblichen Blutverlusten führen und ist immer lebensbedrohlich.
- **Milzruptur:**
  - Milzrupturen sind die häufigste Verletzung eines Bauchorgans nach stumpfer Gewalteinwirkung.
  - Sie können mit **Rippenfrakturen** auf der unteren linken Thoraxhälfte einhergehen.
  - Sie können ein- oder zweizeitig auftreten.
    - Bei **einzeitigen Milzrupturen** kommt es direkt zur Blutung und ggf. zur Ausbildung eines Kreislaufschocks.
    - Bei **zweizeitigen Milzrupturen** liegt ein Abstand zwischen Trauma und dem Auftreten einer Massenblutung.
- **Magen- und Darmverletzungen:**
  - Bei einer **Perforation** kommt es zu einer Eröffnung von Magen- oder Darmabschnitten.
  - Die Folge kann eine **Bauchfellentzündung** sein.
  - Perforationen können sowohl bei **stumpfen** als auch bei **spitzen Gewalteinwirkungen** entstehen.
  - Bei offenen Bauchverletzungen können **Darmschlingen** austreten. Diese sollten im Rettungsdienst nicht reponiert werden.
- **Maßnahmen:**
  - Vorgehen nach X-ABCDE
  - Zügige Anlage einer Beckenschlinge
  - Sauerstoffgabe
  - Anlage mindestens eines i. v.-Zugangs und Infusionstherapie
    - Zielblutdruck: 90 mmHg systolisch (permissive Hypotension)
  - Ggf. Lagerung in angepasster Schocklage
  - Etwaige Fremdkörper müssen in den Wunden belassen werden.
  - Behandlung von Störungen der Vitalfunktionen
  - Wärmeerhalt
  - Ggf. Notarztnachforderung
  - Ggf. Durchführung einer angemessenen Analgesie
  - Ggf. Narkoseeinleitung

18.10 Verletzungen des Beckens

Das Becken stellt, als ein Verbund mehrere robuster Knochenteile, das Bindeglied zwischen der Wirbelsäule und den unteren Extremitäten dar. Dabei bilden die beiden Hüftbeine (Ossa coxae) und das Kreuzbein (Os sacrum) eine ringförmige, knöcherne Struktur – den **Beckenring.** Bauchwärts ist der Beckenring in der Schambeinfuge (Symphyse) geschlossen. Innerhalb dieser Ringstruktur können zwei Abschnitte,

- das **kleine Becken** und
- das **große Becken**

unterschieden werden. Um diesem massiven, funktionellen Verbund von Knochen und Knochenverbindungen Schaden zuzufügen und seine Kontinuität zu stören, bedarf es einer erheblichen Gewalteinwirkung.

Bei Beckenfrakturen können verschiedene Teile des Beckens verletzt sein. **Je mehr Teile gebrochen sind, umso instabiler wird die Fraktur.** Durch den ringförmigen Aufbau des Beckens treten Verletzungen, die eine **Kontinuitätsunterbrechung** hervorrufen, immer an mehreren Stellen auf, da ein Ring nicht nur an einer Stelle brechen kann. Zerreißen dabei große Beckengefäße **(Massenblutung),** drohen lebensgefährliche innere Blutungen (→ Tab. 18.1), denn durch die Instabilität des Beckenrings vergrößert sich die Beckenhöhle und bietet einer Blutung mehr Raum. In ca. 80 % der Fälle speisen sich Massenblutungen in das Becken aus dem **präsakralen Venenplexus** und nicht wie häufig angenommen aus arteriellen Gefäßen. **Beckenringverletzungen** sind deshalb lebensbedrohliche Verletzungen und mit einer hohen Letalitätsrate verknüpft.

Beckenringfrakturen machen nur ungefähr 2–8 % aller Frakturen aus. Bei schwer verunfallten Patienten ist das Becken jedoch mit ca. 25 % betroffen und bei polytraumatisierten Patienten steigt der Anteil auf 50 %, wobei die Harnorgane durch die nachbarschaftliche Lage ebenfalls gefährdet sind.

MERKE

Beckenfrakturen stellen für Patienten eine große Bedrohung dar. Im Zweifelsfall muss immer von einer Beteiligung des Beckenrings ausgegangen werden.

Bei älteren Menschen können bereits, aufgrund einer osteoporotisch veränderten Knochenstruktur, einfache Stürze zu einem Bruch des Beckens führen.

18.10.1 Erkennen von Beckenverletzungen

Die aktuelle S3-Leitlinie „Polytrauma/Schwerverletzten-Behandlung" (2023) empfiehlt eine Untersuchung des Beckens auf sichtbare **Prellmarken, Abschürfungen** und **Blutergüsse (Hämatome)** sowie auf Spontanschmerz. Befunde aus der äußeren Inspektion können sein:

- Hämatome, Abschürfungen und offene Wunden
- Sichtbare Deformität, offene Frakturen
- Beinlängendifferenz, Rotationsfehler des Beins
- Druckschmerzhafte Symphyse mit oder ohne tastbare Lücke

Sollten im Rahmen der Untersuchung Spontanschmerzen, Druckschmerzen oder sichtbare äußere Verletzungen auffallen, müssen diese als indirekte Hinweise auf eine Beckenringverletzung betrachtet werden. Obwohl der Großteil der Beckenringfrakturen unkompliziert verläuft, kann eine instabile Beckenfraktur abhängig vom Grad der Verschiebung des hinteren Beckenringes, zu einer starken Blutungsneigung führen und potenziell lebensbedrohlich sein.

KISS-Schema

Im Rettungsdienst bewährt hat sich **nur** zur Abschätzung des Risikos einer Beckenverletzung das sog. **KISS-Schema**. Wird unter einem der Punkte ein positiver Befund erhoben, muss von einer Beckenverletzung ausgegangen werden. Das Akronym **KISS** steht für:

- **K**inematik
- **I**nspektion
- **S**chmerzen
- **(S**tabilisierung)

Lässt der Unfallmechanismus **(Kinematik)** ein Beckentrauma vermuten, **kann** das Becken daraufhin stabilisiert werden. Finden sich im Rahmen der **Inspektion (I)** des Beckens Prellmarken, Hämatome oder sonstige Hinweise einer Gewalteinwirkung, **soll** das Becken stabilisiert werden. Gibt der Patient **Schmerzen (S)** im Beckenbereich an, war dies Indikation zur **Stabilisierung (S),** wofür das zweite S in KISS steht.

S-KIPS-Schema

Die S3-Leitlinie „Polytrauma/Schwerverletzten-Behandlung" (2023) empfiehlt angepasste Kriterien zur Anlage einer Beckenschlinge in der Präklinik. Es hatte sich gezeigt, dass die Indikation zur Anlage der Beckenschlinge zu oft aufgrund des Unfallmechanismus (Kinematik) getroffen und die Beckenschlinge inflationär ohne korrekte Indikation angelegt wurde. Aus dem empfohlenen „kann" wurde in der Praxis oft ein „soll" (KISS, s. o.). Um diese „Übertherapie" zu vermeiden, zielt das S-KIPS als neues Schema zur Indikationsstellung darauf ab, wann eine Beckenfraktur mit einer Beckenschlinge versorgt werden sollte. Die Immobilisation des Beckens mit einer Vakuummatratze ist davon nicht betroffen (→ 18.4.3). So soll die Beckenschlinge nach S-KIPS erst angelegt werden, wenn eine hämodynamische Instabilität (Schock) vorliegt, denn Ziel der Beckenschlinge ist ja gerade, eine Blutstillung im Becken durch eine Selbsttamponade zu erreichen (→ 13.2.1).

MERKE

Bei Verdacht und gleichzeitiger hämodynamischer Instabilität (Schock) ist auch ohne Hinweis auf ein rein tastinstabiles Becken die Anlage einer Beckenschlinge indiziert.

Im neuen S-KIPS Schema steht das **S für Schock,** weshalb bei Vorliegen einer hämodynamischen Instabilität, die Indikation zur Beckenimmobilisierung mit einer Beckenschlinge oder einem Beckengurt gegeben ist, wenn **zusätzlich** ein weiterer der nachfolgenden Kriterien

- **K**inematik,
- **I**nspektion,
- **P**alpation,
- **S**chmerzen

Hinweise auf eine Beckenverletzung ergibt.

Kinematik

Kinematik und **Unfallmechanismus** sind die entscheidenden Kriterien, um abzuschätzen, ob ein Beckentrauma wahrscheinlich ist. Sie müssen deshalb, wie bei jedem Traumapatienten, genauestens bedacht werden. Den Beckenverletzungen geht zumeist eine erhebliche **Gewalteinwirkung** auf den Körper voraus.

Inspektion

Bei der Inspektion des Beckens können **Hämatome** oder **Abschürfungen** Hinweise auf ein Beckentrauma liefern. Bei komplexen Beckentraumata auch auf erhebliche Weichteilzerstörungen. Zusätzlich sollte auf Blutungen aus der Harnröhre oder dem Rektum geachtet werden. Auch ein Hämatom im Bereich des Skrotums oder des Damms sind ein Warnsignal. Eine **Verkürzung** oder **abnorme Rotation** der unteren Extremitäten gelten ebenfalls als Hinweis auf eine Verletzung des Beckens.

Palpation

Die Palpation des Beckens sollte dabei nur seitlich erfolgen, da die Palpation des Beckens von oben die Gefahr birgt, durch eine zu kräftige Untersuchung die Fraktur zu verschieben und zu verschlimmern (Open-Book-Fraktur).

Schmerzen

Gibt der Patient nach einem Unfallereignis Schmerzen im Bereich des Beckens an, ist unabhängig von der Schmerzstärke von einer Beckenverletzung auszugehen.

18.10.2 Versorgung von Beckenverletzung

Wie bei allen Traumapatienten müssen lebensbedrohliche **X-ABCDE-Probleme** schnell erkannt und lebensrettende Maßnahmen eingeleitet werden. Das vorangestellte X gilt jedoch nur für lebensgefährliche äußere Blutungen. Deshalb sollte die **Beckenschlinge** schon bei einem „mittleren C-Problem" angelegt werden, wenn intrapelvine Blutverluste erkannt werden.

Basismaßnahmen

Besteht der Verdacht auf ein Beckentrauma mit hämodynamischer Instabilität (s. o., S-KIPS), muss der Blutungsraum durch die korrekte Anlage einer **Beckenschlinge** (→ 13.2.1) verkleinert werden. Dies verschafft Zeit bis zur definitiven Diagnostik und Therapie in der Klinik.

Vor Anlage einer Beckenschlinge sind die Beine achsengerecht unter Innenrotation zusammenzunehmen und zu fixieren. Beine hierbei **nicht** überkreuzen, sondern parallel lagern. Diese Maßnahme bietet eine initiale Stabilisierung und durch eine Reduzierung des Beckenvolumen die Verkleinerung des intrapelvinen Blutungsraums. Eine zu hoch angelegte Beckenschlinge kann dagegen die Illiosakralgelenke aufspreizen und Blutungen aus dem präsakralen Venenplexus verstärken.

! ACHTUNG

Diese Maßnahmen (axialer Zug und Innenrotation) dürfen nicht bei Vorliegen von zusätzlichen Frakturen der unteren Extremität durchgeführt werden!

Oft wird die Notwendigkeit bestehen, eine Analgesie des Patienten vor Anlage einer Beckenschlinge/Beckengurt durchzuführen.

Immobilisationsmaßnahmen müssen durchgeführt und je nach vorhandenem Immobilisationsgerät in angemessener Weise ausgeführt werden. Die Schaufeltrage dient dabei vornehmlich zur Umbettung des Patienten auf die Vakuummatratze, die Vakuummatratze zur Immobilisation und das Spineboard zur „Inline"-Immobilisation des Patienten (→ 18.4.2 bis → 18.4.4). Wenn erforderlich, wird eine Schocklage achsengerecht auf der Trage oder auf und mit einem Spineboard ausgeführt. Ein Patientenmonitoring (AF, Puls, Rekapillarisierungszeit, SpO_2, RR, EKG, GCS, BZ, Temperatur) wird ausgeführt und dokumentiert. Dabei ist unbedingt auf den Wärmerhalt zu achten. Ein zügiger Transport ist anzustreben.

Erweiterte Maßnahmen

Der **Notarzt** muss bei Beckenverletzungen allein schon wegen der notwendigen Analgesie des Patienten hinzugezogen werden. Eine Infusionstherapie muss vorbereitet bzw. eingeleitet werden. Dazu wird der Patient mit 1–2 großlumigen intravenösen Zugängen oder einem intraossären Zugang versorgt. Auch bei Beckenverletzungen ist es wichtig, die Volumentherapie differenziert durchzuführen. Bei Fehlen von Kontraindikationen (z. B. SHT) sollte bei Hypotonie das Ziel ein systolischer Blutdruck von 90 mmHg sein **(permissive Hypotension).** Dieser Blutdruck reicht aus, um das Gehirn und andere wichtige Organe (z. B. Niere) ausreichend mit Sauerstoff zu versorgen. Es empfiehlt sich, kristalloide Infusionen zu verwenden. Nur bei unzureichendem Therapieerfolg sind kolloidale Infusionslösungen indiziert. Die **Analgesie** und die **Narkoseeinleitung** (Narkose bei Polytrauma, Bewusstseinsstörung und massivem Schock) sind dem Notarzt vorbehalten.

IM FOKUS

Beckentrauma

- Das Becken ist ein **Verbund mehrerer Knochenteile** und verbindet die Wirbelsäule mit den unteren Extremitäten.
  - Unterschieden werden „kleines" und „großes Becken".
  - Bei Beckenfrakturen können unterschiedliche Teile des Beckens verletzt sein.
  - Durch das Becken verlaufen einige große Blutgefäße, sodass es bei Verletzungen schnell zu **Massenblutungen** kommen kann.
  - Bei Verunfallten Patienten ist das Becken in 25 % der Fälle betroffen, bei polytraumatisierten Patienten sind es sogar 50 % der Fälle.
- **Erkennung von Beckenfrakturen:**
  - Anwendung des **S-KIPS-Schemas** zur Beurteilung, ob eine Beckenschlinge angelegt werden sollte:
    - **S**chock
    - **K**inematik
    - **I**nspektion
    - **P**alpation
    - **S**chmerzen
  - **Schock:**
    - Bei Schockzeichen sollte bei Traumapatienten stets eine Beckenschlinge angelegt werden.
  - **Kinematik:**
    - Beckenfrakturen können durch verschiedene Traumakinematiken entstehen, z. B. Hochrasanztraumata, Verschüttungen, Stürze aus großen Höhen etc.
  - **Inspektion:**
    - **Hämatome** und/oder **Abschürfungen** können auf eine Beckenverletzung hinweisen.
    - Auch **Fehlstellungen** von Becken oder Extremitäten oder Blutungen aus Harnröhre oder Rektum können hinweisgebend sein.
  - **Stabilisierung:**
    - Die Palpation sollte nur dann durchgeführt werden, wenn nicht schon durch Schockzeichen oder deutliche Hinweise bei der Inspektion von einer Beckenverletzung ausgegangen werden muss.
    - Die Palpation sollte **nur seitlich** erfolgen, um eine „Open-Book-Fraktur" nicht zusätzlich zu verstärken.
  - **Schmerzen:**
    - Bei entsprechenden Schmerzen im Beckenbereich sollte eine **Stabilisierung des Beckens** erfolgen.
    - **Achtung:** Bei vorliegenden Querschnittslähmungen können hinweisgebende Schmerzen fehlen!
- **Maßnahmen:**
  - Vorgehen nach X-ABCDE
  - Zügige Anlage einer Beckenschlinge
  - Sauerstoffgabe
  - Anlage eines i. v.-Zugangs und Infusionstherapie
    - Zielblutdruck: 90 mmHg systolisch (permissive Hypotension)
  - Immobilisation des Patienten
  - Behandlung von Störungen der Vitalfunktionen
  - Wärmeerhalt
  - Ggf. Notarztnachforderung
  - Ggf. Durchführung einer angemessenen Analgesie
  - Ggf. Narkoseeinleitung

18.11 Polytrauma

FALLBEISPIEL

Sie werden als RTW und NEF zu einem Unfall auf einer Baustelle gerufen. Eine Arbeiterin sei aus 5 Meter Höhe in eine Grube mit verdichtetem Sandboden gestürzt. Beim Sturz sei sie noch im Fall gegen einen Stahlträger geprallt. Bei Ihrer Ankunft steht ein Einweiser bereit und die Mitarbeiter der Verletzten haben einen sicheren Weg in die Grube für Ihr Team vorbereitet. Die Patientin ist bei Bewusstsein, scheint aber desorientiert zu sein und starke Schmerzen zu haben. Atmung und Puls sind beschleunigt. Bei der zügigen Untersuchung nach dem X-ABCDE-Schema werden eine Tachypnoe sowie ein linksseitig aufgehobenes Atemgeräusch festgestellt. Auf die Tastuntersuchung des Beckens wird zugunsten der direkten Anlage einer Beckenschlinge verzichtet. Der Puls der Patientin liegt bei 120 Schlägen pro Minute, die Rekapillarisierungszeit ist mit genau 2 Sek. grenzwertig lang. Das Abdomen ist weich. Die Oberschenkel weisen keine Frakturzeichen auf. Die GCS der Patientin beträgt 12, zudem ist sie zur Situation desorientiert. Eine Pupillendifferenz liegt nicht vor. Allerdings besteht eine moderat blutende Kopfplatzwunde mit druckschmerzhafter Kalotte. Für Ihr Team gilt es nun, die Patientin prioritätenorientiert mit Sauerstoff, Flüssigkeit, Wärme und einer adäquaten Analgesie zu versorgen. Zudem muss eine Immobilisation der Wirbelsäule erfolgen.

DEFINITION

Unter einem Polytrauma versteht man gleichzeitig entstandene Verletzungen **mehrerer Körperregionen,** von denen mindestens eine oder die Kombination mehrerer lebensbedrohlich ist.

Der Begriff des Polytraumas setzt sich aus den lateinischen Wortsilben für „mehrfach" (lat. poly) und „Verletzung" (lat. trauma) zusammen und bedeutet, dass mehrere Organsysteme und Strukturen des Körpers lebensbedrohlich verletzt sind. Das Polytrauma stellt auch heute noch eine der größten Herausforderungen an das Rettungsfachpersonal dar. Dieses ist bei der Versorgung auf das Äußerste gefordert, wenn es darum geht, das Leben und die Gesundheit des Patienten zu retten. Um den bestmöglichen Erfolg für den Patienten zu gewährleisten, ist ein **zielgerichtetes, schnelles und klar strukturiertes Vorgehen** nach dem X-ABCDE-Schema erforderlich (→ 5.2.3). Es müssen klare Prioritäten bei der Versorgung gesetzt werden. Es ist wichtig, lebensbedrohliche Situationen sofort zu erfassen und unverzüglich zu beseitigen (*treat first what kills first*). Dabei stehen der freie Atemweg, die Atmung und die Kreislauffunktion im Vordergrund (X-ABCDE).

Im Rettungsdienst müssen alle Register der intensivmedizinischen Therapie, soweit präklinisch möglich, gezogen werden. Die Herausforderung für das Rettungsfachpersonal besteht darin, dass – je nach Einzelfall – eine Vielzahl von speziellen Maßnahmen erforderlich wird, die vom Rettungsfachpersonal nur selten angewendet werden und nun unter Zeitdruck erfolgen müssen. Allerdings darf nie vergessen werden, dass die definitive, lebensrettende Therapie (z. B. operative Blutstillung oder die Druckentlastung des Gehirns) nur in einer dafür geeigneten **Klinik** erfolgen kann. Jedoch ist die **Effizienz der Notfalltherapie** im Rettungsdienst maßgeblich für eine gute Heilungsprognose des Patienten; Überlebensrate und Ausmaß der Sekundärschäden entscheiden sich bereits am Unfallort durch die Qualität der Notfallversorgung.

Der Patient sollte zwar am Notfallort stabilisiert und die Transportfähigkeit hergestellt werden, aber geheilt und definitiv therapiert werden kann er nur in der Klinik! Deshalb kommt dem **zügigen Transport in die für ihn geeignete Klinik** eine gleichermaßen hohe Bedeutung zu wie einer aggressiven notfallmedizinischen Ersttherapie am Notfallort. Ziel muss es sein, die „Golden Hour of Trauma" einzuhalten, d. h., der Patient muss spätestens 1 Std. nach dem traumatischen Ereignis in der Klinik eintreffen.

MERKE

„Ein polytraumatisierter Patient hat in der Regel weniger als 60 Minuten Überlebenszeit. Das heißt nun nicht unbedingt, dass er nach 60 Minuten tot sein wird. Befindet er sich aber nach Ablauf dieser Frist nicht an der richtigen Stelle und in der Behandlung der richtigen Leute, dann sind seine Überlebenschancen sehr viel geringer. Er wird nicht gleich sterben; sein Leiden kann drei Tage oder zwei Wochen dauern, aber in der ersten Stunde sind die entscheidenden irreparablen Schäden im Organismus abgelaufen."

(Dr. R. Adams Cowley, University of Maryland, Begründer des Prehospital Trauma Life Support [PHTLS])

Statistiken zufolge steigert sich die **Sterblichkeit** von polytraumatisierten Patienten bei einer Verzögerung der definitiven Therapie erheblich. Die Verweildauer an der Einsatzstelle sollte deshalb so kurz wie möglich gehalten werden. Besteht keine **Einklemmungssituation** (→ 18.12), sollte sie im Bereich von 15 Min. liegen. Dies kann nur mit einem professionell arbeitenden, eingespielten Rettungsteam ermöglicht werden.

IM FOKUS

Polytrauma

- **Definition:** Unter einem Polytrauma versteht man gleichzeitig entstandene Verletzungen mehrerer Körperregionen, von denen mindestens eine oder die Kombination mehrerer lebensbedrohlich ist.
- Bei einem Polytrauma muss möglichst zügig und zielgerichtet vorgegangen werden. Hierfür bietet sich das **X-ABCDE-Schema** an.
  - Die höchste Priorität hat die Erhaltung der Atmung und der Kreislauffunktionen.
- Daneben sollte ein möglichst **zügiger Transport in ein geeignetes Krankenhaus** erfolgen.
  - Es gilt im Idealfall, den Patienten in **weniger als 60 Min.** nach Entstehung der Verletzung in die entsprechende Klinik zu transportieren.
  - Die **Verweildauer an der Einsatzstelle** liegt also idealerweise **unter 15 Min.**

18.12 Einklemmungstrauma

Statistisch ist in den letzten Jahren, trotz steigender Kraftfahrzeug-Zulassungen, erfreulicherweise ein deutlicher Rückgang an Situationen zu verzeichnen, bei denen Personen nach Unfällen in ihren Kraftfahrzeugen eingeklemmt sind. Waren vor einigen Jahren Verkehrsunfälle mit eingeklemmten Personen an der Tagesordnung, stellen sie heute im Vergleich zum Gesamteinsatzspektrum eher die **Ausnahme** dar. Dies steht garantiert im Zusammenhang mit der verbesserten Sicherheitstechnologie bei Kraftfahrzeugen neuerer Bauart. Während man angesichts der Verbesserungen in der Karosserietechnik davon ausgehen kann, dass immense Kräfte notwendig sind, um eine moderne Fahrgastzelle so zu deformieren, dass die Insassen eingeklemmt werden, so ist bei älteren Kraftfahrzeugen aufgrund der fehlenden Sicherheitssysteme (z. B. **Airbag**) mit schweren Verletzungen der Patienten zu rechnen.

Grundsätzlich wird bis zum Beweis des Gegenteils bei eingeklemmten Patienten davon ausgegangen, dass diese **mehrfach verletzt** sind und eine **Schädigung der Wirbelsäule** vorliegen kann. Diese beiden Faktoren bestimmen das weitere Vorgehen des Rettungsfachpersonals. Der Einsatz von Notarzt und Feuerwehr ist bei jedem Unfall mit eingeklemmten Personen erforderlich. Die Feuerwehr bringt die notwendige technische Ausrüstung (z. B. **Rettungsschere, Hebekissen**) zur technischen Rettung mit und stellt den Brandschutz an der Einsatzstelle sicher. Zur Patientenrettung ist eine enge Absprache zwischen Rettungsfachpersonal und dem Einsatzleiter der Feuerwehr erforderlich, um den Patienten schonend und zügig aus seiner Zwangslage zu befreien.

POLYTRAUMAVERSORGUNG

DEFINITION:
Polytrauma: gleichzeitig entstandene Verletzungen mehrerer Körperregionen, von denen mindestens eine oder die Kombination mehrerer lebensbedrohlich ist

X EXSANGUINATION/CRITICAL BLEEDING

X-Problem Maßnahmen:
- Druckverband/Tourniquet
- Beckenschlinge

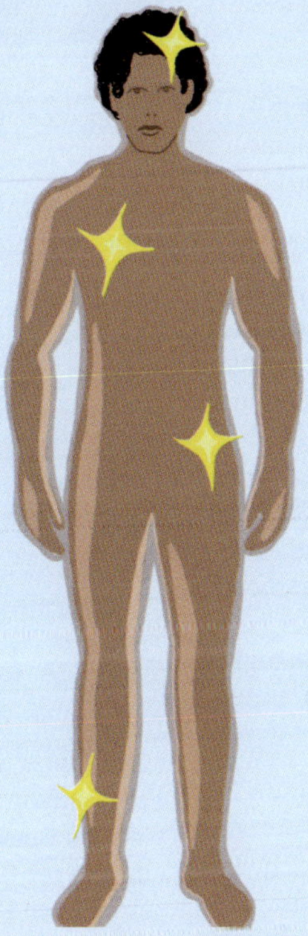

A AIRWAY

A-Problem Maßnahmen:
- HWS-Immobilisation
- Esmarch-Handgriff
- Fremdkörper entfernen

B BREATHING

B-Problem Maßnahmen:
- Atemwegssicherung
- Beatmung
- Ggf. Pneumothorax entlasten

C CIRCULATION

C-Problem Maßnahmen:
- Mehrere i.v.-Zugänge
- Volumentherapie
- Katecholamine
- Ggf. Perikardtamponade entlasten
- Ggf. Beckenschlinge, wenn nicht bereits bei X erfolgt

D DISABILITIY

D-Problem Maßnahmen:
- Je nach Problem Oberkörperhoch-lagerung/stabile Seitenlage
- Glukosegabe

E EXPOSURE/ENVIROMENT

E-Problem Maßnahmen:
- Wärmeerhalt/Erwärmen
- Antidot

GOLDEN-HOUR der Polytraumaversorgung
- Kritische erste Stunde
- Schnelle und angemessene medizinische Versorgung
- Ideale Verweildauer am Einsatzort < 15 Min.
- Zügiger Transport in Krankenhaus mit spezialisierter Versorgung

TEUFELSKREIS BEIM POLYTRAUMA

Blutung → Gerinnungsstörung → Unterkühlung → Weichteilverletzung/Azidose → Blutung

MERKE

Der Zustand des Patienten bestimmt das Tempo und das Vorgehen bei der Rettung, d. h., die Rettung erfolgt patientenorientiert.

Der Patient muss während der gesamten Rettung **ständig betreut** werden, weil die Einklemmungssituation, die Schmerzen und die Geräuschkulisse an der Einsatzstelle (Aggregate der Feuerwehr, Geräusche beim Zerschneiden von Fahrzeugteilen) eine enorme **psychische Belastung** für ihn darstellen. Weiterhin muss der eingeklemmte Patient unbedingt vor Splittern, Stäuben (z. B. beim Zersägen der Frontscheibe) und umherfliegenden Teilen geschützt werden. Deshalb werden

- sein Kopf mit einem **Helm,**
- die Atemwege ggf. mit einer FFP-Maske oder einer **Atemmaske** mit Reservoir und Mund-Nasen-Schutz (MNS) und
- der restliche Körper mit einer schwer entflammbaren **Decke**

geschützt. Auch ein Gehörschutz sollte erwogen werden. Insbesondere, wenn bei der Rettung Ketanest® zur Anwendung kommt. Ketamin erzeugt eine **Hyperakusis** (überempfindliches Hören). Diese überhöhte Geräuschwahrnehmung begünstigt negative Halluzinationen und unnötigen Stress für die Betroffenen.

Gegen die **Auskühlung** des Patienten muss frühzeitig vorgegangen werden. Ein Wärmemanagement muss unbedingt bereits im Unfallwrack beginnen. Hierfür kann z. B. mit selbstheizenden Decken (z. B. ReadyHeat®) und Rettungsdecken gearbeitet werden.

Zur patientenorientierten Rettung werden in Abhängigkeit des Patientenzustands **zwei Vorgehensweisen** unterschieden.

18.12.1 Schonende Rettung

Voraussetzung für die schonende Rettung ist, dass sich der Patient in einem **stabilen Verletzungszustand** befindet und die Vitalfunktionen nicht beeinträchtigt sind. Es darf aufgrund der Verletzungsschwere des Patienten **kein Zeitdruck** auf den Rettungsarbeiten lasten. Im Rahmen der schonenden Rettung kann der Patient so weit wie möglich im Wrack medizinisch erstversorgt werden (Blutstillung, Oxygenierung, HWS-Schienung, Infusionstherapie, Analgesie), während die Feuerwehr in enger Absprache mit dem Rettungsfachpersonal das gesicherte Kraftfahrzeug so weit öffnet, dass eine **Rettungsöffnung** entsteht (→ Abb. 18.43).

Es hat sich bewährt, im Idealfall das Dach komplett entfernen zu lassen. Dies schafft Platz für die medizinische Versorgung und ermöglicht eine achsengerechte Rettung unter optimaler Immobilisation der Wirbelsäule, d. h., der Patient erhält frühzeitig eine HWS-Schiene. Im Verlauf wird er dann in Verlängerung zur Rückenlehne auf ein Spineboard oder eine Schaufeltrage gezogen. Die Anlage eines Rettungskorsetts ist für die Rettung ebenfalls möglich. Für die Anlage des **KED®-Systems** sollten aber nicht mehr als 3–4 Min. verwendet werden. Der gesamte Befreiungsvorgang sollte nach 15–25 Min. abgeschlossen sein. Der Patientenzustand ist dabei ständig zu beurteilen. Bei einer Verschlechterung bleibt abzuwägen, ob eine Crash-Rettung vorzuziehen ist. Grundsätzlich ist jedoch die schonende Rettung immer anzustreben.

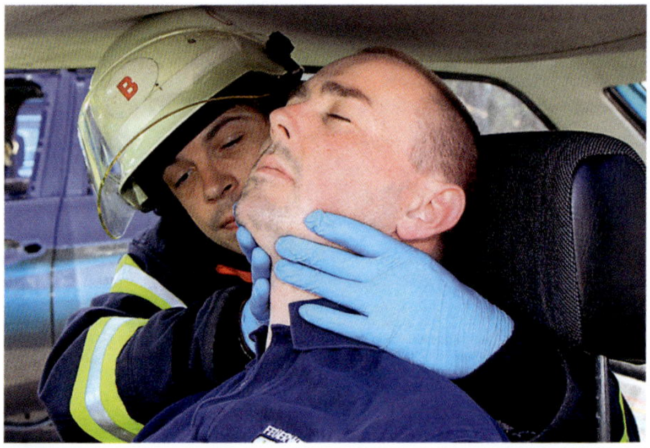

Abb. 18.42 Stabilisierung der HWS von Hand in der Initialphase der Versorgung eines eingeklemmten Patienten [O429]

MERKE

Auch bei schonender Rettung soll die Befreiung des eingeklemmten Patienten so schnell wie möglich erfolgen. In einer Einklemmungssituation muss bis zum Beweis des Gegenteils immer von schweren Verletzungen ausgegangen werden, die schnellstmöglich einer klinischen Behandlung zugeführt werden müssen.

18.12.2 Crashrettung

Der Begriff „Crashrettung" beschreibt die Befreiung des Patienten **unter erheblichem Zeitdruck,** um eine unmittelbare Lebensgefahr von ihm abzuwenden. Die **Lebensgefahr** kann eine im Fahrzeug nicht zu beherrschende Vitalstörung oder eine externe Gefahrenquelle (z. B. Fahrzeug brennt) für den eingeklemmten Patienten sein, die binnen Sekunden oder Minuten seinen Tod zur Folge hätte.

Trotz der Dringlichkeit sollte für die Rettung aus der Einklemmungssituation auf eine Immobilisation der Halswirbelsäule nicht verzichtet werden. Ein **HWS-Stützkragen** ist in Sekundenschnelle angelegt. Meist steht diese Zeit zur Verfügung, während die Feuerwehr eine Befreiungsöffnung schafft. Ist kein HWS-Stützkragen vorhanden, muss die Halswirbelsäule unbedingt von Hand stabilisiert werden (→ Abb. 18.42).

ACHTUNG

Auch wenn ein HWS-Stützkragen korrekt angelegt wurde, muss eine manuelle Stabilisierung der HWS durch einen Helfer zusätzlich erfolgen.

Die Crashrettung des Patienten wird nach Herstellung der Befreiungsöffnung durch die Feuerwehr, z. B. mit dem **Rautek-Rettungsgriff** (→ Abb. 9.3), durchgeführt oder der Patient wird idealerweise so achsengerecht wie möglich durch die Rettungsöffnung auf ein Spineboard oder eine Schaufeltrage gezogen.

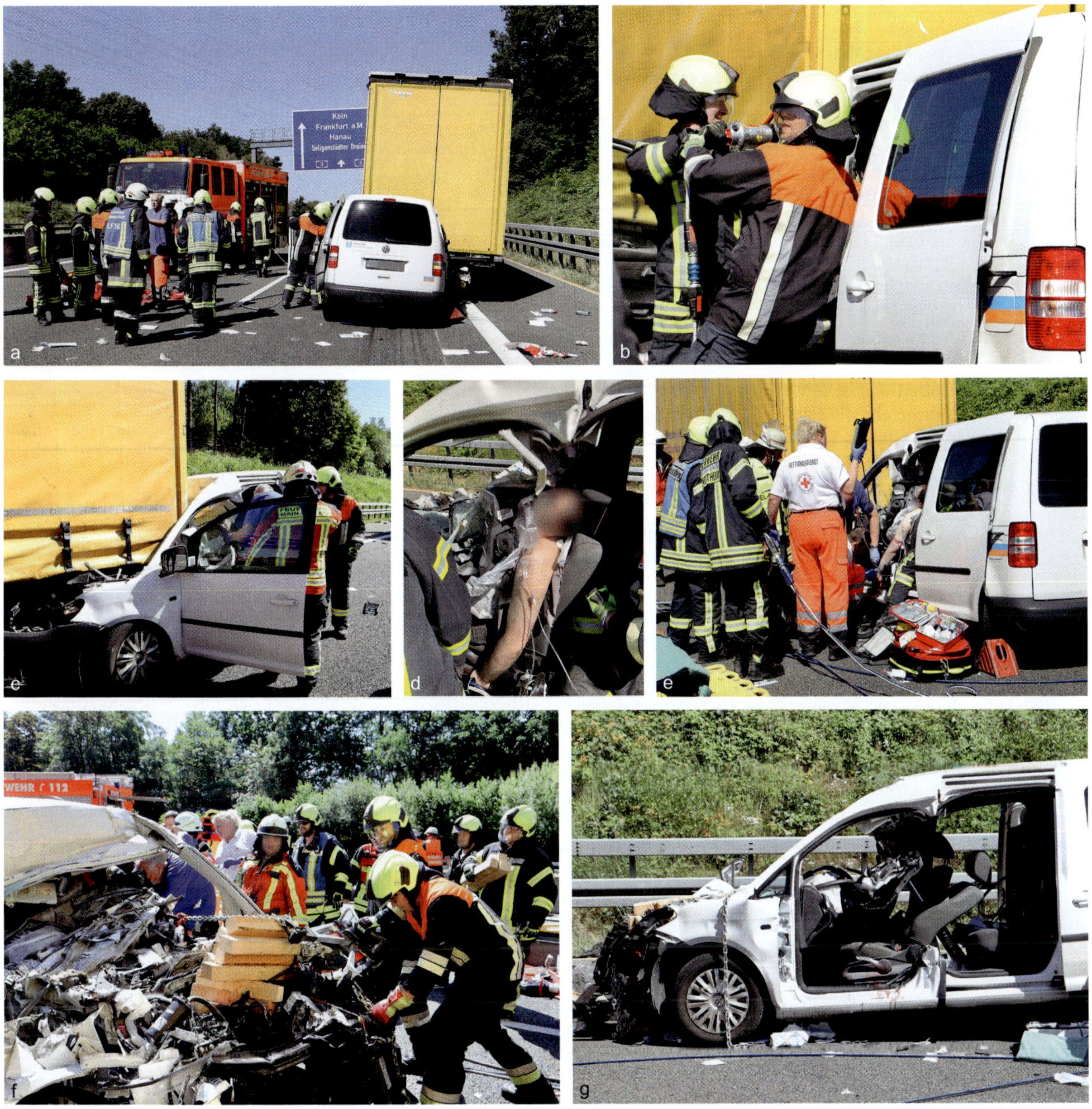

Abb. 18.43 Schonende Rettung: a) SSSS (Scene, Safety, Situation, Support), Absprache des Notarztes mit der Feuerwehr. b) Entfernung der B-Säule **(Zugangsöffnung).** c) Erstbehandlung des Patienten durch erweiterte Zugangsöffnung **(Versorgungsöffnung).** d) Entfernung der Fahrertür und Betreuung des Patienten (keine Immobilisation der HWS oder Wärmeerhalt wegen Einklemmung möglich). e) Weiterbehandlung des Patienten. f) Erweiterung der Fahrgastzelle zur Beseitigung der Einklemmung **(Befreiungsöffnung).** g) freier Zugang zum Patienten **(Rettungsöffnung).** [O429]

IM FOKUS

Einklemmungstrauma

- Einklemmungstraumata entstehen zumeist, wenn ein Patient mit einem Fahrzeug verunfallt und durch die Verformungen des Fahrzeugs nicht aus ihm befreit werden kann. Auch wenn sie durch die zunehmend bessere Fahrzeugtechnik selten geworden sind, geht von einer Einklemmung eine große Gefahr für die betroffenen Patienten aus.
- Eingeklemmte Patienten gelten immer als **potenziell mehrfach- und wirbelsäulenverletzt.**
- Befreit werden die Patienten durch die Einsatzkräfte der Feuerwehr mit der entsprechenden **technischen Ausrüstung** (z. B. Rettungsschere oder Hebekissen). Es ist daher eine sehr enge Absprache mit dem Einsatzleiter der Feuerwehr nötig.
- Der betroffene Patient muss während der Rettung **permanent betreut** werden.
  - Die Rettung ist psychisch sehr belastend.
  - Der Kopf muss mit einem Helm bedeckt werden.
  - Die Atemwege sollten mit einer entsprechenden Maske vor Splittern geschützt werden.

  - Der restliche Körper muss mit einer schwer entflammbaren Decke abgeschirmt werden.
  - Zudem sollte eine Auskühlung frühzeitig vermieden werden.
- Man unterscheidet zwei Vorgehensweisen:
  - Bei der **schonenden Rettung** ist der betroffene Patient vital stabil und es besteht ein geringerer Zeitdruck.
    - Zunächst wird eine **Versorgungs-,** dann eine **Rettungsöffnung** geschaffen.
    - Durch die Rettungsöffnung kann der Patient bereits therapiert werden.
    - Als Teil der Rettungsöffnung bietet sich oft die Entfernung des Daches an.
    - Eine Rettung kann zum Beispiel mit dem KED®-System erfolgen.
  - Bei der **Crashrettung** ist der betroffene Patient in potenzieller Lebensgefahr, die abgewendet werden muss.
    - Die Rettung erfolgt schneller und unter einer geringeren Schonung der Wirbelsäule.
    - Allerdings sollte auch bei der Crashrettung ein möglichst guter Schutz der Wirbelsäule erfolgen. Hier gilt es, Nutzen und Risiken gegeneinander abzuwägen.

18.13 Spezielle traumatologische Notfallsituationen

Das Rettungsfachpersonal gerät immer wieder in Notfallsituationen, die den Helfer mit visuellen Eindrücken überfluten und deren Anblick auch für gestandenes Rettungsfachpersonal eine starke seelische Belastung darstellen. Diese Situationen stehen oftmals im Zusammenhang mit **Gewalttaten, Tötungsdelikten** oder **Suiziden.** Solche Einsätze erfordern eine besondere Vorgehensweise und Vorsicht des Personals. Die Abschätzung der Eigengefährdung, das Erfassen der Gesamtsituation und ein zielgerichtetes Arbeiten unter dem Eindruck stark belastender Anblicke und oft bizarrer Situationen stellen eine große Herausforderung dar.

Die jüngste Vergangenheit zeigt leider, dass das Rettungsfachpersonal sich im Rahmen von Amokläufen oder kriminell motivierten Taten häufiger mit besonderen Einsatzlagen bzw. lebensbedrohlichen Einsatzlagen (LebEL) konfrontiert sieht (→ 10.7). Diese Einsätze stellen insofern eine Herausforderung dar, da diese hochdynamisch sind und aufgrund ihrer Intensität, Dynamik und Gefährdung für die Rettungskräfte völlig andere Versorgungsstrategien erfordern.

18.13.1 Schussverletzungen

Auch wenn Schussverletzungen im europäischen Raum weitaus seltener als z. B. in Nordamerika vorkommen, gehören sie mittlerweile doch auch in Europa zur rettungsdienstlichen Realität (→ Abb. 18.44).

Das **Erscheinungsbild** einer Schussverletzung am Körper variiert in Abhängigkeit von Kaliber, Geschossart und Entfernung, aus der das Projektil abgefeuert wird (→ 18.3.1). Das Ausmaß der Verletzung ist dabei von verschiedenen Faktoren abhängig. So verursachen Geschosse mit niedriger Geschwindigkeit nur Verletzungen im direkten Kontaktbereich des Projektils, während Geschosse mit hoher Geschwindigkeit nicht nur das Gewebe des Schusskanals, sondern auch sekundäre Verletzungen durch Übertragung der kinetischen Energie auf das umliegende Gewebe verursachen.

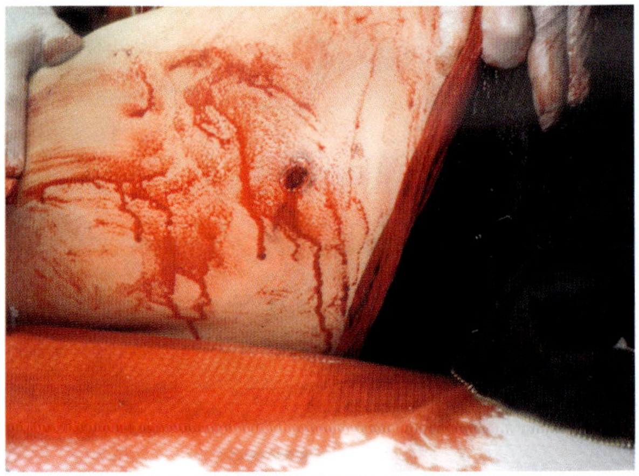

Abb. 18.44 Schussverletzung durch 9-mm-Projektil aus einer Polizeiwaffe, Einschuss Rücken unter Schulterblatt (Lungensteckschuss) [M235]

Der **Weg des Geschosses** lässt sich u. U. aus der Lage von Einschuss- und Austrittswunde nachvollziehen und ist zur Abschätzung von betroffenen Organen, die im Schusskanal liegen, von Bedeutung. Besonders tückisch sind hier **Kleinkalibergeschosse,** da sie auf ihrer Bahn durch den Körperstamm durch große Knochen von einer geraden Flugbahn abgelenkt werden können und anschließend ihren Weg quer durch den Körper fortsetzen. Dies hat erhebliche Verletzungen der inneren Organe zur Folge.

Die Sicherung und Wiederherstellung der **Vitalfunktionen** ist wie immer oberstes Prinzip. Die **Wundversorgung** und **Blutstillung** müssen mit großer Sorgfalt erfolgen. **Schockprophylaxe** und zügiger Transport sind selbstverständlich.

! ACHTUNG

Beim Alarmierungsstichwort „Schussverletzung" ist vor dem Patientenkontakt auf Eigenschutz zu achten!

18.13.2 Stichverletzungen

Stichverletzungen werden durch Messer oder spitze Gegenstände verursacht. Sie werden zumeist mit einer geringen Geschwindigkeit zugefügt und haben daher eine geringere Verletzungsfolge als Schussverletzungen. Stichverletzungen (→ Abb. 18.45) sind oft die Folge von Unfällen oder kriminellen Handlungen wie Tötungsdelikten oder Selbstverstümmelung. Stichwunden können sehr klein, schwach blutend und daher harmlos aussehen. Sie dürfen in ihrem Ausmaß jedoch nie unterschätzt werden, da der Blutverlust oft nur schwer abzuschätzen ist. Stichverletzungen sind immer als **lebensbedrohlich** anzusehen.

! ACHTUNG

Beim Alarmierungsstichwort „Stichverletzung" ist vor dem Patientenkontakt grundsätzlich auf Eigenschutz zu achten!

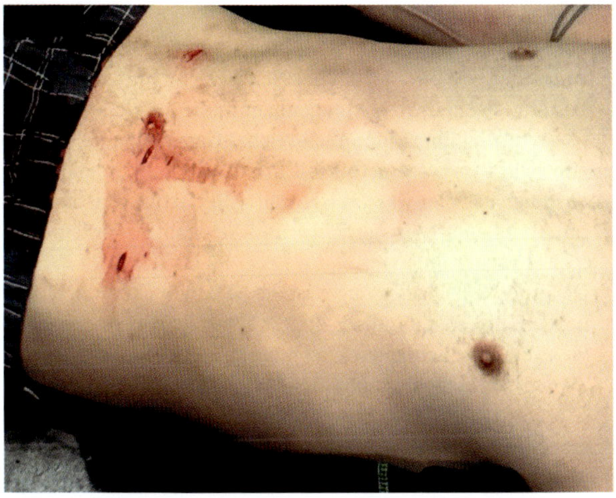

Abb. 18.45 Multiple Stichverletzungen im Bauchbereich [M235]

18.13.3 Verletzungen durch Erhängen oder Strangulation

Bei Erhängungs- oder Strangulationsverletzungen wirkt die Gewalt auf die **Halsregion** (→ Abb. 18.46). Tödlich ist in der Regel nicht die **Fraktur** der Halswirbelsäule („Hangman Fracture"), sondern die oftmals erhebliche **Verletzung der großen Blutgefäße** des Halses durch Unterbindung (Aa. carotides, Vv. jugulares), die eine Störung der zerebralen Durchblutung mit Sauerstoffmangel zur Folge hat. Ebenso kann es zu **Verletzungen der Atemwege**, z. B. die Zerstörung des Larynx oder der Trachea, kommen, welche die regelrechte Atmung behindern oder unmöglich machen.

Wird eine erhängte oder strangulierte Person aufgefunden, die noch keine sicheren Todeszeichen aufweist (→ 3.7.6), muss sie sofort aus der hängenden Lage befreit werden **(Abschneiden).** Dies sollte so gestaltet werden, dass der Betreffende dabei nicht zu Boden fällt und sich weitere Verletzungen zuzieht. Auf strenge **Immobilisation der HWS** muss geachtet werden. Diese darf die Rettung aus der Strangulation aber nicht verzögern. Ansonsten erfolgt die Sicherung bzw. Wiederherstellung der **Vitalfunktionen** nach den gültigen Vorgaben (**Basic Life Support,** → 13.4.4).

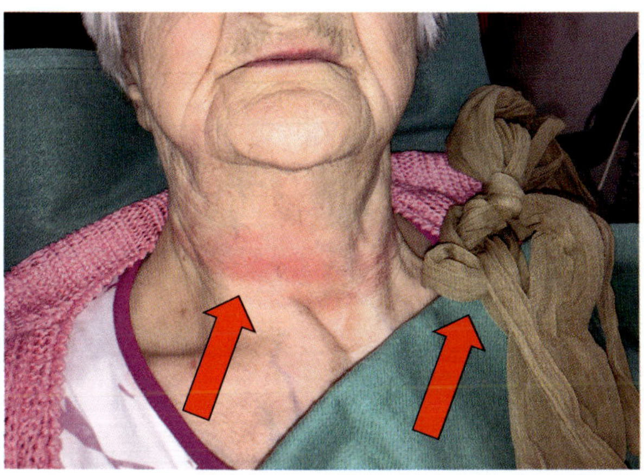

Abb. 18.46 Strangulationsversuch mit Nylonstrumpf [M235]

Bei mutmaßlichen Selbstmord- bzw. Gewalttaten (insbesondere mit Todesfolge) sollte das Rettungsfachpersonal darauf bedacht sein, die Szenerie für spurensichernde Maßnahmen der Kriminalpolizei so wenig wie möglich zu verändern.

IM FOKUS

Spezielle traumatologische Notfallsituationen

- **Eigenschutz:**
  - In allen hier vorgestellten Situationen muss auf einen angemessenen Eigenschutz geachtet werden.
- **Schussverletzungen:**
  - Schussverletzungen bieten, je nach verwendeter Waffe und eingesetztem Projektil, sehr unterschiedliche Verletzungsbilder.
  - Das **Ausmaß der Verletzung** ist abhängig von:
    - Geschwindigkeit des Projektils
    - Weg des Geschosses
    - Verwendetes Kaliber (**Achtung:** Vor allem auch Kleinkalibergeschosse können mit starken Verletzungen einhergehen!)
  - Die wichtigsten Maßnahmen sind **Blutungsstillung, Schockprophylaxe** und ein **zügiger Transport** in eine geeignete Klinik.
- **Stichverletzungen:**
  - Bei Stichverletzungen ist das Problem, dass der Verlauf ihres Stichkanals zumeist nicht bekannt ist. Sie dürfen daher niemals unterschätzt werden.
    - Auch wenn die Wunden sehr klein sind, muss dennoch immer von einer **Lebensgefahr** ausgegangen werden!
  - Die wichtigsten **Maßnahmen** sind auch hier **Blutungsstillung, Schockprophylaxe** und ein **zügiger Transport** in eine geeignete Klinik.
- **Verletzungen durch Erhängen oder Strangulation:**
  - Hier liegen oft Verletzungen in der Halsregion vor. Dabei können sowohl knöcherne als auch andere Strukturen (Halsgefäße!) geschädigt sein.
    - Auch Verletzungen der Atemwege sind möglich!
  - Die wichtigsten Maßnahmen bei Patienten, die keine sicheren Todeszeichen aufweisen, sind das **Abschneiden** und das **vorsichtige Zu-Boden-Lassen** des Patienten.
  - Im Anschluss daran muss ggf. ein **BLS** oder eine Behandlung nach dem **X-ABCDE-Schema** erfolgen.
  - Auch die **Immobilisation der HWS** spielt hier eine wichtige Rolle.

18.14 Verletzungen der Augen

Isolierte Verletzungen unter Beteiligung der Augen sind im Rettungsdienstalltag selten. Am häufigsten sind sie im Rahmen von Unfallereignissen anzutreffen. Grundsätzlich werden hier Unfälle, die auf das Auge mit seinen Anhangsgebilden und den Gesichtsschädel beschränkt sind, und solche, die im Zusammenhang mit Polytraumata (→ 18.11) mehrere Körperregionen betreffen, unterschieden.

Bei den isolierten Verletzungen der Augen ist zu bedenken, dass zwar Auge und Sehkraft unmittelbar bedroht sind, sie aber praktisch nie zu einer Lebensgefahr werden. Obwohl Augennotfälle zwar nie lebensbedrohlich sind, führen sie jedoch bei unsachgerechter Behandlung zu einer erheblichen Beeinträchtigung der Lebensqualität.

18.14.1 Anatomie und Physiologie des Auges

Die Augen (→ Abb. 18.47) sind im vorderen Teil der knöchernen Augenhöhle (**Orbita,** → 18.1.3) eingebettet und stellen einen vorgelagerten Teil des Gehirns dar. **Augenmuskeln** ermöglichen den Augen eine beachtliche Bewegungsfähigkeit. Die **Augenlider** – Ober- und Unterlid – sind bewegliche Hautfalten, die gemeinsam mit der Augenhöhle dem Auge einen erheblichen Schutz gegenüber äußeren Einflüssen bieten.

Das Auge ist aus drei Hüllen aufgebaut:

- Die äußere Hülle des Auges ist die **Bindehaut** (Konjunktiva). Sie besteht im vorderen Teil des Auges aus **Hornhaut** (Kornea) und geht im oberen und unteren Teil in die **Lederhaut** (Sklera) über. Die Bindehaut bestimmt im Wesentlichen Form und Widerstandsfähigkeit des Augapfels. Als feucht glänzende Schleimhaut mit zahlreichen hellroten Blutgefäßen legt sie sich unter Freilassung der Hornhaut über den Augapfel. Die Bindehaut verbindet Lider und Augapfel zu einer beweglichen Einheit.
- Die mittlere Hülle des Auges besteht aus der **Regenbogenhaut** (Iris), dem **Ziliarkörper** und der **Aderhaut** (Chorioidea). Zwischen Regenbogenhaut und Bindehaut liegt die **vordere Augenkammer,** die das Kammerwasser zur Ernährung von Binde- und Regenbogenhaut enthält. In der Mitte der Regenbogenhaut gibt es eine kreisrunde Aussparung, die **Pupille.** Zwischen Pupille und Glaskörper befindet sich die am Ziliarkörper aufgehängte **Linse,** die mit der Regenbogenhaut die **hintere Augenkammer** bildet. Hornhaut und Linse stellen zusammen den optischen Brechapparat dar. Über Kontraktion und Entspannung des Ziliarkörpers verändert die Linse ihre Form und damit ihre Brechkraft. Wie bei einem Fotoapparat dient sie der Fokussierung des einfallenden Lichts und ermöglicht so eine scharfe Abbildung auf der Netzhaut. Im hinteren Teil des Auges geht die Regenbogenhaut in die Aderhaut über. Diese verfügt über ein umfangreiches Gefäßnetz und stellt ein wichtiges Blutreservoir mit Ernährungsfunktionen für das Auge dar. Der wasserklare und gallertartige **Glaskörper** füllt den Raum zwischen Linse und Netzhaut aus und gilt als mechanischer Puffer.
- Die innerste Hülle des Auges ist die **Netzhaut** (Retina). Sie liegt am hinteren Rand des Auges und ist der Ort des Sehens. Sie enthält die **Sehzellen** (Fotorezeptoren: Stäbchen und Zapfen), die über den optischen Brechapparat die Lichtimpulse aufnehmen und als Nervenimpulse über den Sehnerv in den okzipitalen Teil des Großhirns (→ 14.1.3) (Sehzentrum) weiterleiten.

18.14.2 Verletzungen am Auge

Die Beteiligung der Augen bei Schädel-Hirn-Verletzungen ist seit Einführung der Anschnallpflicht im **Straßenverkehr** kontinuierlich gesunken. Der Anteil von Augenverletzungen an **Arbeitsunfällen** ist in den vergangenen Jahren ebenfalls stetig gesunken. Tatsächlich ist ein großer Teil der Augenverletzungen bei gewerblicher und industrieller Arbeit durch entsprechende Vorsichtsmaßnahmen, z. B. das Tragen von Schutzbrillen, vermeidbar.

Sportverletzungen (z. B. Squash, Tennis, Golf) stellen einen nicht unerheblichen Anteil des Spektrums. Leider nehmen auch die Verätzungen durch **Tränengas**pistolen oder -sprays und Verletzungen durch **Feuerwerkskörper** zu. Gerade in den 5 Tagen um Silvester steigen die Verletzungszahlen steil an, wobei neben

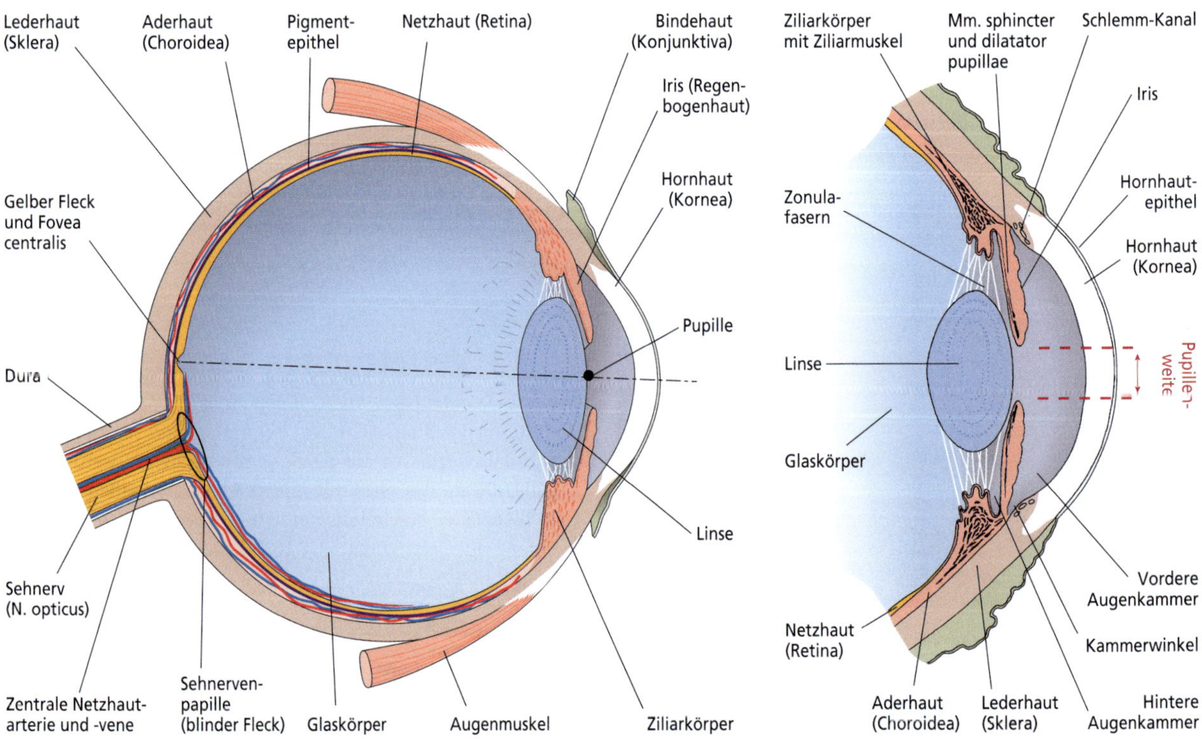

Abb. 18.47 Augapfel mit Wandschichten und Innenstrukturen [L190]

den feuerwerksbedingten Verletzungen, die einen relevanten Anteil der Gesamtverletzungen ausmachen, auch von Korken der geöffneten Sektflaschen ein erhebliches Verletzungsrisiko für die Augen ausgeht. Ein Korken, der auf ein Auge trifft, kann in extremen Fällen zu Erblindung, Netzhautablösung und Linsenverschiebung führen.

Augenverletzungen können prinzipiell in Verletzungen mit und ohne Eröffnung der Augen unterteilt werden. Die **offenen Augenverletzungen** sind die schwerwiegenderen Verletzungen und bedürfen einer **operativen Versorgung.** Prinzipiell können alle Strukturen des Auges von Verletzungen betroffen sein.

Die häufigsten augenärztlichen **Notfälle** sind:

Augenverätzungen

Verätzungen sind durch Säuren oder Laugen hervorgerufene Wunden, die das Eintrüben der Hornhaut bis zum Verlust des Auges verursachen können (→ Abb. 18.48). Weiterhin werden Verletzungen der Augen durch ungelöschten Kalk (s. u.), Lösungs- und Reinigungsmittel, Benzin oder Tränengas den Verätzungen zugeordnet.

- **Laugenverätzungen** können eine Hornhautperforation in weniger als 1 Min. bewirken, indem sich das geschädigte Gewebe verflüssigt **(Kolliquationsnekrose).**
- Verätzungen mit **Säuren** hingegen führen über eine Ausfällung von Eiweißen zu einer Verschorfung am betroffenen Auge, die ihm einen weiteren Schutz vor der Säureeinwirkung bietet **(Koagulationsnekrose).**

MERKE

Je konzentrierter die Lösung und je länger die Einwirkzeit, desto schwerwiegender ist die Verätzung.

Stumpfe Augenverletzungen

Stumpfe Gewalteinwirkungen auf die Augen **(Augenprellung)** sind wesentlich verbreiteter als offene Verletzungen (→ Abb. 18.49). Häufige Unfallmechanismen sind der Aufprall auf das Lenkrad bei einem Verkehrsunfall, Faustschläge oder Sportverletzungen (Ball auf das Auge). Größere Objekte schädigen eher den Augenrand mit Frakturen des Orbitabodens. Kleinere Gegenstände hingegen verwunden das Auge direkt durch Erschütterung oder Quetschung des Augapfels mit Verletzungen wie Hornhautabschürfung, Blutungen, Luxation der Linse sowie Verletzungen der Ader- und Netzhaut.

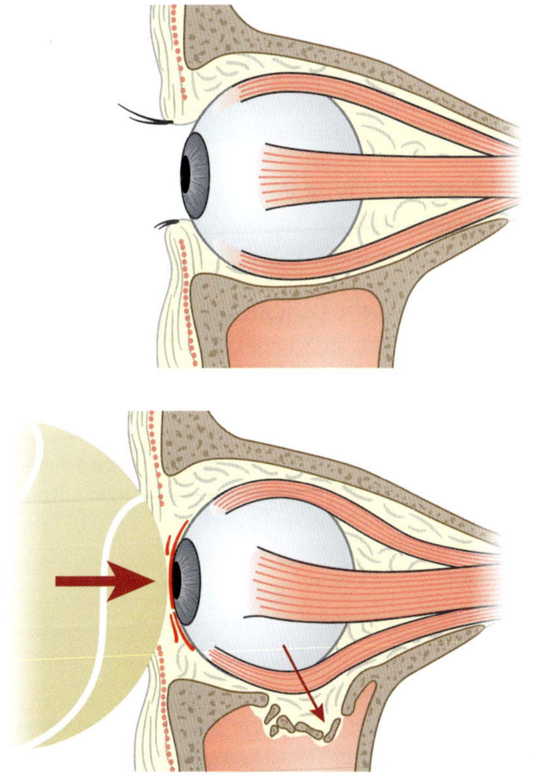

Abb. 18.49 Stumpfe Gewalt auf das Auge durch einen Tennisball [L231]

Offene Augenverletzungen

Fremdkörperverletzungen und **perforierende Augenverletzungen** (→ Abb. 18.50): Kleinere Fremdkörper, die meistens durch den Wind in die Augen getrieben werden, lassen sich oft durch Tränenfluss oder Reiben selbstständig entfernen. Fremdkörper,

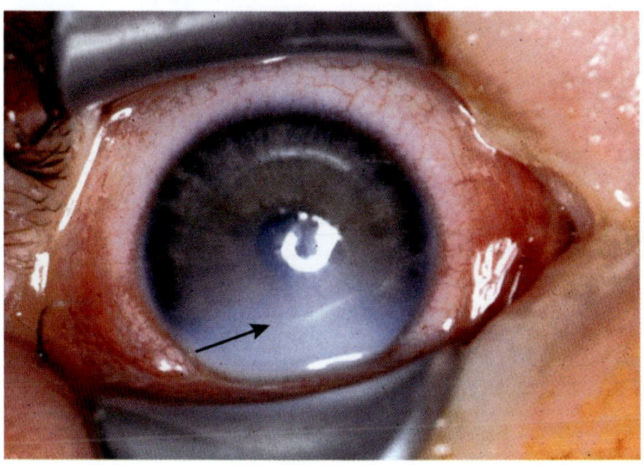

Abb. 18.48 Akute Laugenverätzung mit weißlicher Trübung der unteren Hornhaut (Pfeil) [T416]

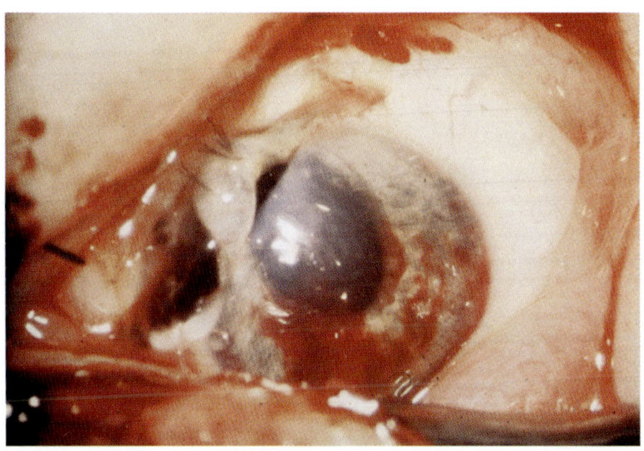

Abb. 18.50 Perforierende Augenverletzung [M233]

die mit hoher Geschwindigkeit in die Augen eindringen (z. B. beim Bohren, Schleifen), verletzen auch tiefer gelegene Strukturen. Tief eingedrungene Fremdkörper, wie ein im Auge steckender Bohrer, verursachen schwere Verletzungen der Horn- oder Lederhaut und gehen häufig mit Begleitverletzungen der Augenlider einher.

Hornhautabschürfung und Verblitzung

Hornhautabschürfungen können durch in die Augen schlagende Äste oder zu langes Tragen von Kontaktlinsen verursacht werden. Die **Verblitzung** ist eine Sonderform der Hornhautverletzung, die durch Schweißarbeiten ohne Schutzbrille, ungeschützten Aufenthalt im Schnee (Schneeblindheit) oder unter der Sonnenbank ausgelöst werden kann.

Symptome

Lidkrampf und ein geschwollenes Augenlid weisen auf eine Verletzung des Auges hin (→ Abb. 18.51). Die weiteren Symptome einer Verletzung des Auges sind zumeist:
- Schwellung (Hämatom)
- Rötung
- Tränenfluss
- Lichtscheue,
- Sehstörungen
- (Brennende) Schmerzen

Kleine Fremdkörper sind oft nicht zu erkennen, jedoch äußern die Patienten häufig ein Fremdkörpergefühl **(Sandkorngefühl). Blutungen** aus dem verletzten Auge deuten auf perforierende Augenverletzungen oder stumpfe Gewalteinwirkung mit **großen Fremdkörpern** hin. Steht das betroffene Auge z. B. nach einer stumpfen Augenverletzung tiefer als das unverletzte Auge, muss an eine knöcherne Verletzung des **Orbitabodens** gedacht werden.

Bei Symptomen einer **Verblitzung** aufgrund ultravioletter Strahlen (Schneeblindheit, Sonnenbank, sog. Photokeratitis) und nach Schweißarbeiten treten die Beschwerden des geschädigten Hornhautepithels typischerweise beidseitig bis 12 Std. nach der Exposition auf. Bevor die Diagnose Hornhautabschürfung oder Verblitzung gestellt wird, sollte das **Vorhandensein eines Fremdkörpers** ausgeschlossen sein.

MERKE

Leitsymptom aller Augenverletzungen ist die Abwehrtrias aus Lichtscheu, Lidkrampf und Tränenfluss.

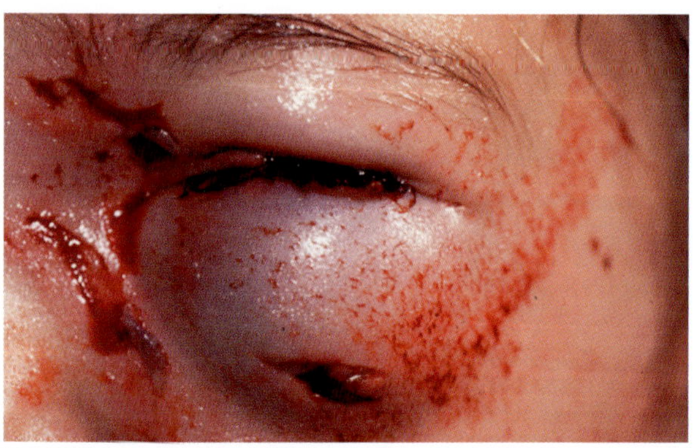

Abb. 18.51 Geschwollenes Auge [E943]

Basismaßnahmen

Zunächst muss erfragt werden, wie die Verletzung des Auges erfolgte **(Unfallmechanismus)** und wie sich die Beschwerden äußern.

Die wichtigste Basismaßnahme bei **Verätzungen durch Laugen oder Säuren** ist das sofortige und ausgiebige Spülen des Auges für mindestens 30 Min. mit Isogutt®-Spüllösung, 0,9-prozentiger Kochsalzinfusion oder Leitungswasser (→ Abb. 18.52). Zum Spülen muss das Auge weit geöffnet sein. Dies ist aber in der Regel aufgrund des Lidkrampfes nicht möglich. In diesem Fall ist ein Notarzt frühzeitig zu alarmieren, um den Lidkrampf mit **Novesine®**-Augentropfen (Lokalanästhetikum) zu durchbrechen.

Bei Verätzung mit **festen Stoffen,** z. B. dem stark alkalischen **ungelöschten Kalk,** werden diese trocken, z. B. mit einem Wattestab, aus dem Auge entfernt. Dabei ist das Auge auf etwaige unter dem Oberlid verbliebene Kalkbröckel zu untersuchen. Dazu werden die Wimpern des Oberlids beim Blick nach unten umfasst (→ Abb. 18.53a). Das Umstülpen des Oberlids erfolgt anschließend durch Abwärts-Aufwärts-Zug über ein Widerlager (z. B. Streichholz, → Abb. 18.53b). Vermutet man einen Fremdkörper in der oberen Umschlagsfalte, die auch durch Umstülpen des Lids nicht einzusehen ist, empfiehlt sich das Auswischen des Oberlids mit einem Wattestäbchen. Dieses bringt die Kalkreste zum Vorschein. Sollte ein **Lidspasmus** das Öffnen der Augen nicht zulassen,

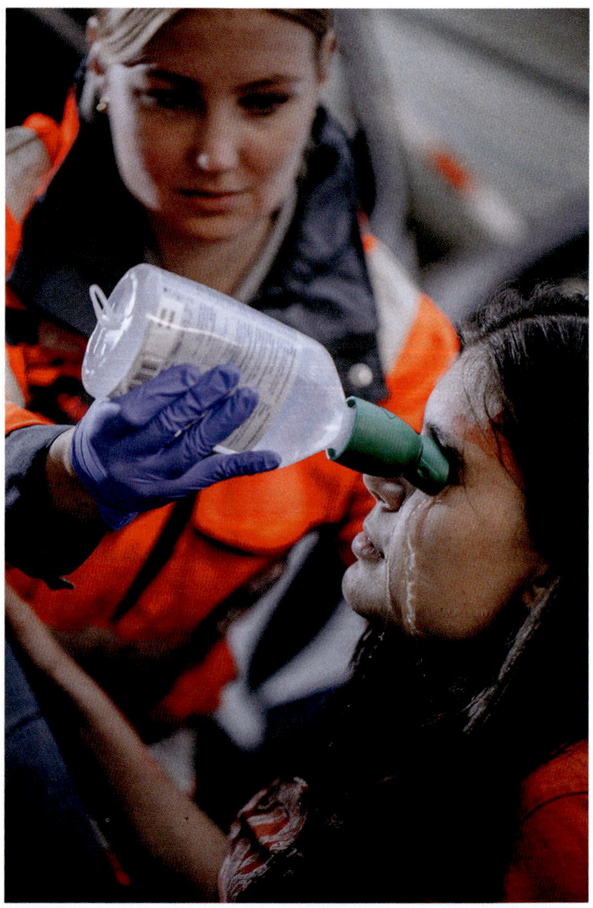

Abb. 18.52 Augenspülung von medial nach lateral, um eine Kontamination des anderen Auges zu vermeiden [W936-002]

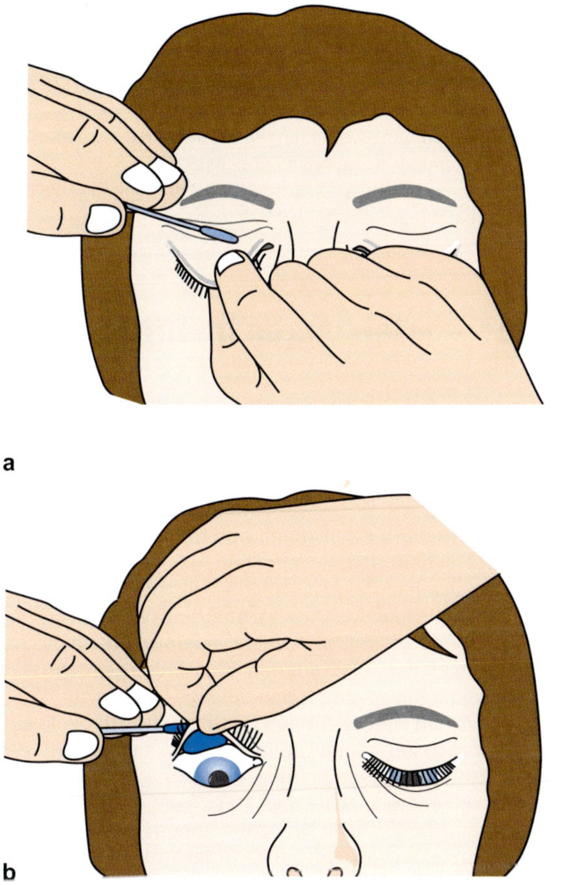

Abb. 18.53 Untersuchung unter dem Oberlid: a) Herunterziehen des Augenlids. b) Einfaches Ektropionieren des Oberlids. [L143, L190]

kann ein Lokalanästhetikum (z. B. Novesine® 0,4 % Augentropfen) getropft werden. Der Schmerz lässt so nach und das Auge kann geöffnet und gereinigt werden. Die anschließende augenärztliche Untersuchung bzw. bei schweren Fällen der schnellstmögliche Transport in eine Augenklinik sind unumgänglich.

! ACHTUNG

Ungelöschter Kalk darf auf keinen Fall mit Flüssigkeit in Kontakt geraten. Dadurch wird die Ätzwirkung verstärkt. Durch Oxidationsprozesse entstehen Temperaturen von über 100 °C, die das Auge zusätzlich schädigen. Daher wird ungelöschter Kalk trocken, z. B. mit einem Wattestab, aus dem Auge entfernt. Bei einem Blick unter das Oberlid kann auch von dort Kalk durch Ausstreichen entfernt werden.

Stumpfe Augenverletzungen sollten mit einem Eisbeutel gekühlt werden, um eine stärkere Schwellung zu vermeiden, denn oftmals sind die Augenlider nach einem Trauma so geschwollen, dass das Auge zunächst gar nicht eingesehen werden kann. Nach der sofortigen Vorstellung beim Augenarzt ist oftmals die Wiedervorstellung bei diesem erforderlich, da bei stark geschwollenen Lidern ein Teil der augenärztlichen Untersuchung auf einen späteren Zeitpunkt verschoben werden muss.

Bei **offene Augenverletzungen** reduzieren sich die Basismaßnahmen darauf, im Auge oder in der Augenhöhle steckende Fremdkörper zu belassen. Eine Untersuchung sollte unterbleiben und das Auge muss steril abgedeckt werden (Schutzklappenverband mit Augenpolster). Die weitere Inspektion des Befunds erfolgt dann erst in der Augenklinik mit der Spaltlampe, ggf. sogar erst unter dem Operationsmikroskop. Die operative Versorgung der perforierenden Verletzung sollte innerhalb weniger Stunden in Vollnarkose erfolgen.

MERKE

Große Fremdkörper müssen ohne weitere Inspektion im Auge belassen werden.

Im Anschluss an die Erstmaßnahmen werden **alle Augenverletzungen** verbunden (→ Abb. 18.54). Eine **Schutzklappe** wird angelegt, um eine weitere Schädigung (z. B. Druck auf das Auge) zu vermeiden. Als Schutzklappe empfiehlt sich in erster Linie eine Siebklappe aus Kunststoff, die mit Pflasterstreifen auf der Gesichtshaut des Patienten fixiert wird. Ein Mullverband sollte nur dann angewandt werden, wenn eine Begleitverletzung der Lider besteht, die eine starke Blutung verursacht. Bei Fremdkörpern in einem oder in beiden Augen sollten diese Schutzklappen an beiden Augen angebracht werden, um weitere Augenbewegungen zu vermeiden. Daher sollten zwei Siebklappen auf jedem RTW vorgehalten werden.

Wichtig ist, dass bei Verdacht auf eine Perforation der Hornhaut oder der Lederhaut durch einen Fremdkörper eine **schnelle fachgerechte Versorgung** des Patienten veranlasst wird. Eine Inspektion des Auges sollte dann unterbleiben.

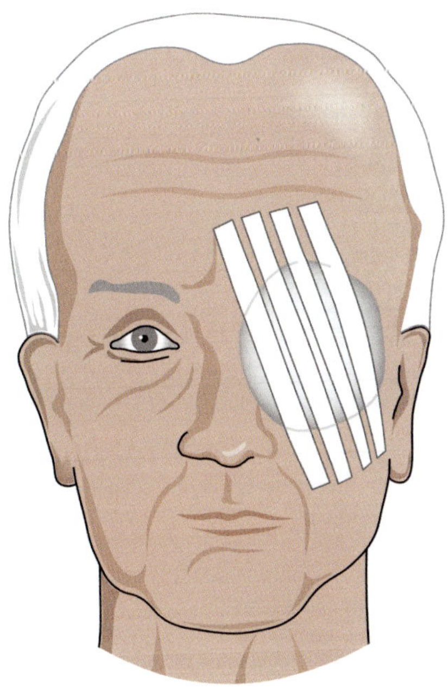

Abb. 18.54 Anlegen eines Augenverbands. Das betroffene Auge wird steril abgedeckt. Anschließend werden beide Augen verdunkelt. [L157]

IM FOKUS

Verletzungen am Auge

- **Verletzungsumstände:**
  - Augenverletzungen bei der Arbeit und im Straßenverkehr werden seltener.
  - Beim Sport verursachte Augenverletzungen nehmen einen nicht unerheblichen Anteil ein.
  - Verletzungen durch Tränengas und Feuerwerkskörper nehmen zu.
- **Einteilung:**
  - Augenverletzungen mit eröffnetem Auge
  - Augenverletzungen ohne eröffnetes Auge
- **Augenverätzungen:**
  - **Mögliche Ursachen:**
    - Säuren (Koagulationsnekrose)
    - Laugen (Kolliquationsnekrose)
    - Tränengas
    - Benzin, Lösungs- und Reinigungsmittel
  - **Achtung:** Je konzentrierter die Lösung und je länger die Einwirkzeit, desto schwerwiegender ist die Verätzung.
- **Stumpfe Augenverletzungen:**
  - Wesentlich häufiger als offene Augenverletzungen
  - Mögliche Ursachen:
    - Aufprall auf Lenkrad
    - Faustschläge
    - Sportverletzungen
  - **Achtung:** Größere Objekte schaden eher dem Augenrand (v.a. Jochbein und Orbitaboden).
- **Offene Augenverletzungen:**
  - Insbesondere Fremdkörper, die mit hoher Geschwindigkeit in das Auge geraten (z.B. bei Bohrarbeiten) können auch tiefe Strukturen des Auges verletzen.
  - Oft auch Begleitverletzungen des Augenlids
- **Hornhautabschürfungen und Verblitzung:**
  - Abschürfungen werden durch mechanische Reize (z.B. zu langes Tragen von Kontaktlinsen) verursacht.
  - Verblitzungen sind eine Sonderform der Hornhautverletzungen durch sehr helle Lichtquellen (z.B. bei Schweißarbeiten ohne Augenschutz).
- **Mögliche Symptome:**
  - **Leitsymptome:**
    - Augenlidkrampf
    - Lichtscheue
    - Tränenfluss
  - Schwellung (Hämatom)
  - Rötung
  - Sehstörungen
  - (Brennende) Schmerzen
  - Fremdkörper in Wunde
  - Blutungen
  - Bulbusfehlstellungen. (Hier muss unbedingt an knöcherne Verletzungen, z.B. Orbitabodenfrakturen, gedacht werden.)
- **Maßnahmen:**
  - Klärung des Unfallmechanismus besonders wichtig!
  - **Bei Verätzungen:**
    - Sofort Spülung mit Isogutt®-Spüllösung, 0,9-prozentiger Kochsalzinfusion oder Leitungswasser
    - Dauer: mindestens 30 Min.
    - Achtung: Ungelöschten Kalk keinesfalls ausspülen! Hier muss eine manuelle Entfernung erfolgen (z.B. mit einem Wattestäbchen).
  - **Stumpfe Augenverletzungen:**
    - Kühlung
  - **Offene Augenverletzungen:**
    - Fremdkörper unbedingt in Auge belassen.
    - Blutungen sind meistens nicht stark, müssen aber unter Umständen gestillt werden.
  - Bei allen Augenverletzungen werden nach der Versorgung immer beide Augen abgedeckt.
  - Transport in ein Krankenhaus mit Abteilung für Augenheilkunde

18.15 Verletzungen im HNO-Bereich

FALLBEISPIEL

Sie werden an einem Samstag im Nachtdienst als RTW zu einem mutmaßlichen Körperverletzungsdelikt alarmiert. Mehrere Personen seien in eine Auseinandersetzung verwickelt gewesen und im Verlauf von der Polizei getrennt worden. Ihnen wird bereits auf der Anfahrt von der Leitstelle mitgeteilt, dass die Polizei die Lage als sicher einschätzt. Aufgrund der bisher noch unübersichtlichen Situation sei allerdings noch nicht abschließend geklärt, wer verletzt sei und wie sich die Verletzungen darstellen würden. Sie werden gebeten, zeitnah eine Rückmeldung von der Einsatzstelle zu geben. Vor Ort werden Sie von Einsatzkräften der Polizei zu einem Streifenwagen geführt, in dessen offener Tür ein angestrengt atmender junger Mann sitzt. Nach bisherigen Erkenntnissen handelt es sich um den einzigen versorgungsbedürftigen Verletzten. Ihnen fällt bereits bei der Ersteinschätzung auf, dass der Patient einen inspiratorischen Stridor aufweist, eine Zyanose ist so weit beurteilbar nicht vorhanden. Die Atemfrequenz liegt bei 30/min. Als Sie den Patienten ansprechen, fällt es ihm schwer, zu antworten. Er fasst sich immer wieder an den Hals und die wenigen Worte, die er äußert, klingen heiser. Sie haben den Verdacht auf eine Kehlkopfverletzung und führen eine schnelle X-ABCDE-Untersuchung durch. Der Patient ist derzeit stabil und es lassen sich keine weiteren Verletzungen ausmachen. Die Sauerstoffsättigung liegt bei 98 %. Da Sie aber wissen, wie schnell sich die Situation verändern kann, fordern Sie ein NEF nach und berichten der Leitstelle, dass nach aktuellem Stand keine anderen versorgungsbedürftigen Verletzten vor Ort seien. Sie verabreichen hochdosierten Sauerstoff, geben dem Patienten ein Coolpack zur Reduktion der Schwellung und bereiten den Transfer des Patienten in den RTW vor. Sie möchten ruhig und geordnet vorgehen, um den Zustand des Patienten nicht durch Aufregung zu verschlechtern.

Verletzungen im HNO-Bereich reichen von Platz- oder Schnittwunden der Haut (→ 18.3.1) bis zu Frakturen des Gesichtsschädels (→ 18.1.3). Die Verletzungen können sowohl isoliert als auch im Rahmen eines Polytraumas auftreten, unabhängig davon aber potenziell lebensbedrohlich sein, wenn Blutrungen auftreten, denn da der Hals und die Nase zum Bereich der oberen Atemwege gehören, können dort lokalisierte Erkrankungen (z.B. Tumore) oder Blutungen zu akuter Atemnot oder massivem Blutverlust führen.

18.15.1 Anatomie und Physiologie des Ohrs

Die Anatomie und Physiologie von Hals und Nase werden als obere Atemwege in → 11.1 besprochen.

Das Ohr (→ Abb. 18.55) besteht aus Außen-, Mittel- und Innenohr und dient als **Hör- und Gleichgewichtsorgan.** Beim Hörvorgang werden Schallwellen aus der Umgebung aufgenommen und in Nervenimpulse umgewandelt. Die Gleichgewichtswahrnehmung erfolgt über Lageveränderungen des Körpers.

Das **Außenohr** besteht aus der Ohrmuschel und dem äußeren Gehörgang. Die Ohrmuschel ist aus elastischem Knorpel aufgebaut, der von Haut überzogen ist. Wie ein Trichter erfasst sie Schallwellen aus der Umwelt, die über den äußeren Gehörgang zum Trommelfell weitergeleitet werden.

Das **Mittelohr** (Paukenhöhle) wird vom Außenohr durch das **Trommelfell** luftdicht abgegrenzt. In der Paukenhöhle liegen die drei **Gehörknöchelchen** Hammer, Amboss und Steigbügel, die über kleine Gelenke miteinander verbunden sind. Der Hammer ist mit dem Trommelfell verwachsen. Gerät nun das Trommelfell durch die eintreffenden Schallwellen in Schwingungen, bewegen sich die Gehörknöchelchen mit und leiten die Schalldruckwellen auf diese Weise in das Innenohr weiter. Um einen Druckausgleich im Mittelohr herstellen zu können, besteht über die Ohrtrompete **(Eustachi-Röhre, Tuba auditiva Eustachii)** eine Verbindung zum Rachenraum.

! ACHTUNG

Das Mittelohr ist nur über einen dünnen Knochen der Schädelbasis (→ 18.1.3) und die Hirnhäute vom Gehirn getrennt. Eine Blutung aus dem Ohr im Rahmen eines Schädel-Hirn-Traumas erfordert die Verdachtsdiagnose einer Schädelbasisfraktur (→ 18.7).

Das **Innenohr** ist vom Mittelohr durch einen Knochen mit zwei kleinen Öffnungen getrennt. Im Innenohr befinden sich die für den Hörvorgang und die Gleichgewichtswahrnehmung maßgeblichen Organe, die Schnecke **(Cochlea)** und die Bogengänge **(Vestibularorgan).**

Die **Schnecke** besteht aus einem flüssigkeitsgefüllten Raum. Durch die Schalldruckwellen wird die Flüssigkeit **(Endolymphe)** in Bewegung versetzt. Die strömende Flüssigkeit in den Schneckengängen reizt die Härchen der Hörzellen. Diese Reize lösen elektrische Impulse aus, die in das Hörzentrum im Großhirn weitergeleitet werden.

Das **Vestibularorgan** besteht aus drei Bogengängen und zwei Vorhofsäckchen, die ebenfalls mit Endolymphe gefüllt sind. Die Bogengänge registrieren Drehbewegungen wie Nicken, Wenden und Drehen des Kopfes, die Vorhofsäckchen ermöglichen die Realisierung von Linearbeschleunigungen wie Vorwärts- und Rückwärtsgehen. Lageveränderungen bewirken die Strömung der Endolymphe. Ähnlich dem Hörvorgang werden hier die mechanischen Vorgänge in elektrische Impulse umgewandelt, die allerdings in das Kleinhirn geleitet werden.

18.15.2 Verletzungen am Hals

Verletzungen der Halswirbelsäule werden in → 18.4.1 und → 18.6 ausgeführt.

Verletzungen im Halsbereich umfassen, neben knöchernen Verletzungen der Halswirbelsäule, Verletzungen des

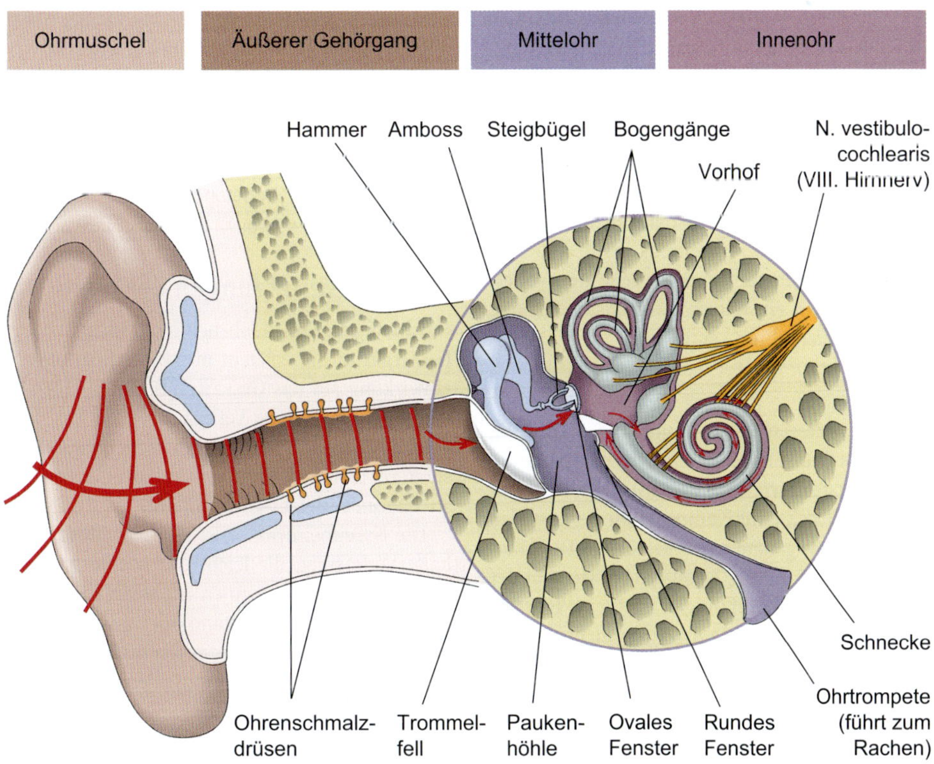

Abb. 18.55 Bau des Hörorgans (mit Vestibularapparat) [L190]

Weichgewebes des Halsbereichs. Eine **stumpfe Verletzung** im Weichgewebe des Halsbereichs (z. B. durch einen Faustschlag in die Halsweichteile) kann neben oberflächlichen Schäden des Hautgewebes auch einen Schaden im Bereich der tiefergelegenen Schichten, z. B. der Gefäßwand einer Arterie hervorrufen. An der geschädigten Gefäßwand werden sich Thrombozyten anlagern und es kann zur Pfropfbildung im Gefäß mit Auswirkungen auf die Blutversorgung des Gehirns und einem entsprechenden Ausfall von Hirnfunktionen (Hemiparese, Aphasie) kommen.

Auch das venöse Blutsystem kann betroffen sein, insbesondere bei **spitzen Verletzungen,** z. B. bei Stichverletzungen (→ Abb. 18.14). In den großen herznahen Venen, zu denen auch die V. jugularis gehört, herrscht durch die Pumpfunktion des Herzens ein Unterdruck. Klafft nach einer Stichverletzung eine **verletzte Jugularvene** auseinander, kann es neben umfangreichen Blutungen (typischerweise sickernde Blutungen dunkleren Blutes) durch den Unterdruck im venösen Gefäßsystem zu einem Ansaugen von Umgebungsluft kommen. In das Gefäßsystem eingedrungene Luft wird mit dem Blutstrom über das rechte Herz in den Lungenkreislauf weitertransportiert und verlegt dort die kleineren Lungenkapillaren. Das resultierende Krankheitsbild wird als Luftembolie bezeichnet und ist funktionell der Lungenembolie gleichzusetzen (→ 13.6.11).

Arterielle Verletzungen sind als spritzende Blutungen hellroten Blutes zu erkennen. Sie sind häufig als Folgen eines Selbstmordversuchs oder einer strafbaren Handlung und seltener Folge eines Unfalls. Sie können bei vollständiger Durchtrennung der A. carotis (Hauptschlagader der Hals- und Kopfregion) durch massiven Blutverlust innerhalb kurzer Zeit zum Tode führen. Ist die Arterie nur angeschnitten, kann sich ein pulsierender Bluterguss entwickeln. In diesem Falle nimmt der Halsumfang stetig zu und es kommt durch das Hämatom zu einer stetigen Kompression der Atemwege durch eine (Teil-)Verlegung der Atmung. Da die A. carotis wesentlich zur Blutversorgung des Gehirns beiträgt, kann ihre Verletzung zu einer Unterversorgung bestimmter Hirnbezirke mit Ausfall von Hirnfunktionen (Hemiparese, Aphasie) führen.

Verletzungen der im Halsbereich verlaufenden **Nervenbahnen** können ebenfalls schwerwiegende Folgen haben. Ein Abriss des **N. vagus** (10. Hirnnerv) führt zumeist reflektorisch zu einer **Tachykardie,** da die dämpfenden Einflüsse auf den Sinusknoten fehlen. Eine Verletzung des **N. phrenicus** verursacht eine **Zwerchfelllähmung** auf der entsprechenden Seite der Verletzung. Als Folge resultiert ein einseitiger Zwerchfellhochstand, der zu einer Ateminsuffizienz führen kann.

Basismaßnahmen

Die Basismaßnahmen umfassen **Blutstillung** und **Sicherung der Atemfunktion.** Die Blutstillung einer Arterienverletzung der Halsregion ist äußerst schwierig. Zunächst kann versucht werden, durch äußeren Druck eine **Kompression** herzustellen und somit die Blutungsquelle genauer zu lokalisieren. Die Möglichkeit einer definitiven Blutstillung bietet die iTClamp® oder ggf. Hämostatika. Bei **venösen Verletzungen** muss eine Blutstillung ohne Abdrücken der benachbarten Arterie erreicht werden. Die umgehende Sauerstoffgabe über eine O_2-Maske mit Reservoir dient der Aufsättigung des verbleibenden Blutes mit Sauerstoff. Die erweiterten Maßnahmen umfassen die Anlage venöser Zugänge entsprechend dem Venenstatus zur medikamentösen Therapie und Volumensubstitution sowie die Schockprophylaxe.

18.15.3 Verletzungen des Kehlkopfes

> **! ACHTUNG**
>
> Gewalteinwirkungen auf den Kehlkopf können zu begleitenden Verletzungen der Hals- und Brustwirbelsäule und des Rückenmarks führen.

Durch stumpfe Gewalteinwirkung (z. B. Aufprall auf das Lenkrad im Pkw, Schlägereien, Strangulationsverletzung) kann es zum Anschwellen der Kehlkopfweichteile mit Blutung, Hautemphysem (Luftansammlung unter der Haut) oder Frakturen der Kehlkopfknorpel kommen. Stumpfe Kehlkopfverletzungen sind selten. Allerdings kann trotz initial normalem Befund in kürzester Zeit eine lebensbedrohliche Obstruktion der oberen Atemwege entstehen.

Die **klassischen Hinweiszeichen einer Verletzung des Kehlkopfs** sind – neben Prellmarken, Schwellungen und Hämatom im Halsbereich – Dyspnoe, inspiratorischer Stridor, Heiserkeit und **ein subkutanes Hals- bzw. Nackenemphysem.** Scharfe Gewalteinwirkung (Schnitt- und Stichwunden) können zu einer Eröffnung des Kehlkopfes mit der zusätzlichen Gefahr der Aspiration von Blut führen. Hier sind vor allem Suizidversuche zu nennen.

Basismaßnahmen

Die Basismaßnahmen umfassen bei stumpfen Kehlkopfverletzungen abschwellende Hilfen wie das Auflegen eines Eisbeutels (Eiskrawatte). Sind die Atemwege blutig eröffnet, wird zur Vermeidung einer Aspiration Blut oder Sekret abgesaugt. Die Atemwege werden bestmöglich freigemacht und freigehalten und Sauerstoff mittels O_2-Maske mit Reservoir verabreicht. Es ist zu beachten, dass der Sauerstoff bei eröffneten Atemwegen (Trachea, Kehlkopf) nicht über Mund oder Nase, sondern direkt am eröffneten Atemweg verabreicht wird.

Die erweiterten Maßnahmen umfassen die Anlage venöser Zugänge, die Vorbereitung der Intubation. Die Sicherung der Atmung ist bei Gefahr der Kehlkopfschwellung durch frühzeitige Intubation und Beatmung, bei Einbruch des Kehlkopfgerüsts oder offener Kehlkopfverletzung durch Notfallkoniotomie sicherzustellen (→ Abb. 12.20, Plan D).

18.15.4 Verletzungen der Nase

Der häufigste Knochenbruch im Gesichtsschädel ist die **Nasenbeinfraktur**. Sie entsteht meist durch stumpfe, direkte Gewalteinwirkung auf das Gesicht, z. B. durch einen Faustschlag oder Sturz. Im Rahmen der Verletzungen der Nase können das Nasenbein sowie die knorpelige Nasenscheidewand betroffen sein, bei stärkerer Gewalteinwirkung sind oft auch benachbarte Knochenstrukturen verletzt (→ Abb. 18.56).

Die Nasenbeinfraktur ist eine harmlose, aber sehr schmerzhafte Verletzung, die leicht durch eine Achsenabweichung des Nasenrückens zu erkennen ist, wenn die Gewalteinwirkung zu einem seitlichen Schiefstand oder zum Einsinken und zur Verbreiterung des Nasenrückens (Sattelnase) führt. Oft ist die einzig erkennbare Formveränderung allerdings nur eine schmerzhafte Schwellung gesamten Nase. Je nach Schwere der Verletzung ist neben dem Nasenbein auch die knorpelige Nasenscheidewand (Septum) gebrochen.

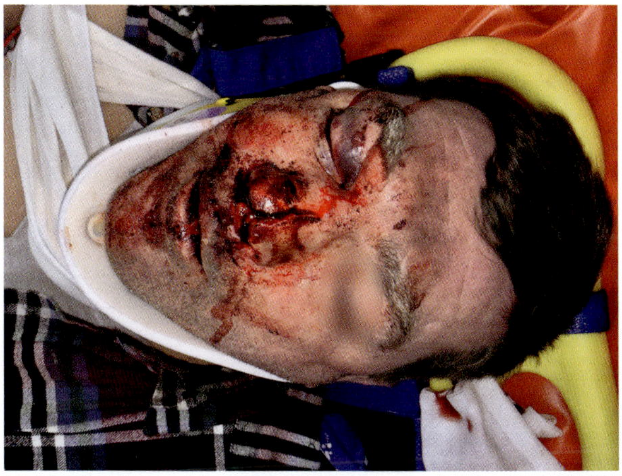

Abb. 18.56 Geschichtsschädelfraktur mit Weichteilschaden der Nase [O429]

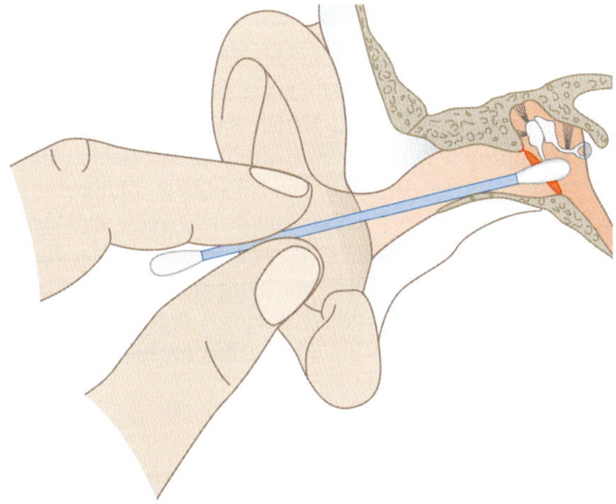

Abb. 18.57 Penetrierende Verletzung von Gehörgang und Trommelfell [L231]

Basismaßnahmen

Verletzungen der Nase gehen oft mit Nasenbluten einher, das aber nach einigen Minuten meist von allein aufhört. Stoppt die Blutung nicht, wird ein Verband (z. B. bei Risswunden) angelegt. Diese Maßnahme kann durch Auflage kalter Umschläge (z. B. Eisbeutel, nasskaltes Handtuch) auf den Nasenrücken unterstützt werden.

! ACHTUNG

Die Nasenflügel dürfen **nicht zusammengepresst** werden, wie z. B. beim Nasenbluten (Epistaxis), da die Blutung bei Verletzungen der Nase auch aus dem hinteren Nasenabschnitt erfolgen kann und ein Zuhalten der Nase vorne dazu führen würde, dass das Blut in den Rachen rinnt.

18.15.5 Verletzungen der Ohren

Ohrverletzungen umfassen Schäden am äußeren, mittleren oder inneren Ohr (→ 18.1.3) und werden häufig durch Unfälle, laute Geräusche, Druckänderungen oder eingedrungene Fremdkörper verursacht. Sie können vielfältig sein und betreffen häufig das **äußere Ohr** durch von außen auf die Ohrmuschel einwirkende Gewalt, wie Prellungen, Schnitte oder Verbrennungen.

Verletzungen des **mittleren Ohrs** umfassen zumeist Trommelfellrisse, die durch plötzliche Druckänderungen im Rahmen eines Barotraumas (→ 20.2.3), eines Explosionstraumas (s. u.) oder durch Fremdkörper (Stäbchen zur Ohrreinigung, → Abb. 18.57) verursacht werden können (→ Abb. 18.58). Das **innere Ohr** kann durch laute Geräusche oder schwere Kopfverletzungen beeinträchtigt werden, was zu Hörverlust oder Schwindel führen kann.

Knalltrauma/Explosionstrauma

Das **Knalltrauma** ist eine kurz anhaltende Hörminderung, die meist durch ein sehr lautes Schallereignis (z. B. den lauten Mündungsknall einer Schusswaffe) verursacht wird. Jedes Geräusch, das einen Schalldruckpegel übersteigt (Lärm), kann ein Knalltrauma auslösen. Die Geschwindigkeit der Schalldruckwelle beim Mündungsknall liegt bei **unter 2 m/Sek.** In den ersten Tagen nach dem Knalltrauma erfolgt eine deutliche Besserung

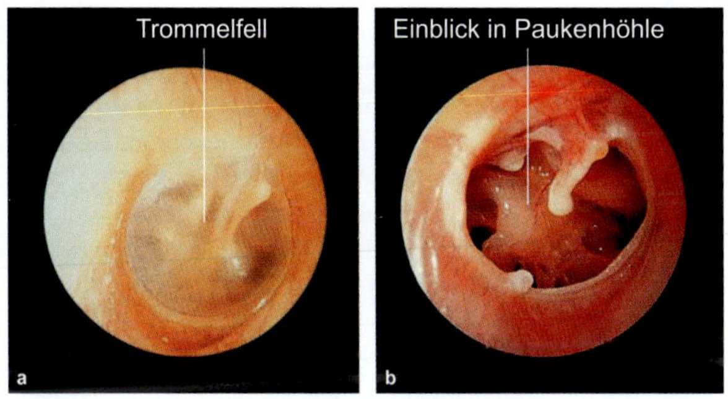

Abb. 18.58 a) Trommelfell unverletzt, b) Trommelfellperforation [E539]

der Hörminderung. Eine Entwicklung zur Schwerhörigkeit ist nicht zu erwarten.

Liegt die Geschwindigkeit der Schalldruckwelle jedoch in einem höheren Bereich (**über 2 m/Sek.**), ist die Verletzung häufig mit einer Zerreißung des Trommelfells und einer Verletzung der Gehörknöchelchen verbunden und wird als **Explosionstrauma** bezeichnet, bei der die Entwicklung einer Hörstörung möglich ist. Daher ist jeder Patient nach einem erlittenen Knall- oder Explosionstrauma einem HNO-Arzt vorzustellen.
Das **Barotrauma** des Mittelohrs resultiert aus physikalische Druckdifferenzen in luftgefüllten Hohlräumen (z. B. Tauchunfälle) und wird in → 20.2.3 behandelt.

Therapie

Nach einem erlittenen Knall- oder Explosionstrauma ist jeder Patient einem HNO-Arzt vorzustellen. Die **Basismaßnahmen** umfassen lediglich die Abdeckung des betroffenen Ohrs mit einer Mullkompresse, um dem Eindringen von Keimen und Schmutz in den Bereich des Mittelohrs vorzubeugen.

18.15.6 Blutungen aus Nase, Mund oder Ohren

Stärkere Blutungen im HNO-Bereich treten überwiegend als Blutung aus Nase und Mund, seltener als Blutung aus dem Ohr auf.

Blutung aus der Nase (Epistaxis)

Nasenbluten **(Epistaxis)** beschreibt das **spontane** Auftreten einer Blutung aus der Nase. Während es sich beim gewöhnlichen Nasenbluten nicht um einen Notfall handelt, ist das **unstillbare Nasenbluten** durchaus als bedrohlich anzusehen. Häufig sind hiervon ältere Patienten mit bekanntem Bluthochdruck betroffen. Aufgrund des hohen Blutdrucks reißt ein kleines Gefäß der Nasenscheidewand. Als weitere Ursache der Nasenblutung kommt eine Therapie mit blutgerinnungshemmenden Medikamenten (z. B. Marcumar®, Eliquis®, Pradaxa®, Xarelto®) in Betracht. Seltener sind Blutungsquellen im Rachen für eine Blutung aus der Nase verantwortlich.

Basismaßnahmen

Die **Blutdruckmessung** ist obligat, um eine Hypertonie oder eine bedrohliche Blutung mit beginnendem Volumenmangelschock (→ 13.3.4) erkennen zu können. Die Lagerung des Patienten erfolgt nach Möglichkeit mit erhöhtem Oberkörper und nach vorne gebeugtem Kopf. Der Patient ist darauf hinzuweisen, Blut nicht herunterzuschlucken, sondern in eine bereitzuhaltende Schale zu spucken (→ Abb. 18.59).

Ist die Blutungsquelle im **vorderen Nasenabschnitt** lokalisiert, werden die Nasenflügel an die Nasenscheidewand für mehrere Minuten angepresst. Diese Maßnahme kann durch Auflage kalter Umschläge (z. B. Eisbeutel, nasskaltes Handtuch) auf den Nacken unterstützt werden. Fließt trotz Nasenflügelkompression weiter Blut in den Rachen ab, so ist eine Blutung in den hinteren Anteilen der Nasenhöhle wahrscheinlich.

Bei Blutungen aus den **hinteren Nasenabschnitten** kann eine pneumatische Tamponade durch den Notarzt improvisiert werden (hintere Nasentamponade) (→ Abb. 18.60). Dazu wird ein normaler Blasenkatheter verwendet, der ungeblockt durch das Nasenloch an der Nasenbasis langsam vorgeschoben, anschließend geblockt und in den Epipharynx zurückgezogen wird. Der Nasen-Rachen-Raum wird abgedichtet, indem der Katheterballon unter Zug, d. h. nicht manuell, sondern durch Verklebung des Blasenkatheters mit Pflasterstreifen am Naseneingang, fixiert wird. Bei längerer Transportzeit muss die Blockade des umgewandelten Blasenkatheters zur Vermeidung von Drucknekrosen regelmäßig aufgehoben werden.

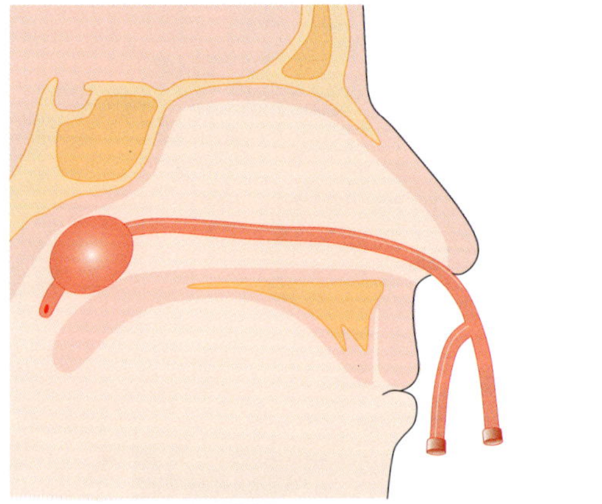

Abb. 18.60 Improvisierte hintere Nasentamponade [L143]

Ist die Blutung nicht zu stillen, ist der Notarzt hinzuzuziehen. Der **Notarzt** kann eine Tamponade mit Adrenalin-Lösung (1 : 10.000) oder Otriven®-Nasentropfen anlegen, um die Blutung lokal zu stoppen. Zusätzlich besteht für ihn die Möglichkeit, nach Anlage eines periphervenösen Zugangs einen erhöhten Blutdruck durch blutdrucksenkende Medikamente (z. B. Ebrantil®, → 7.6.8) zu normalisieren.

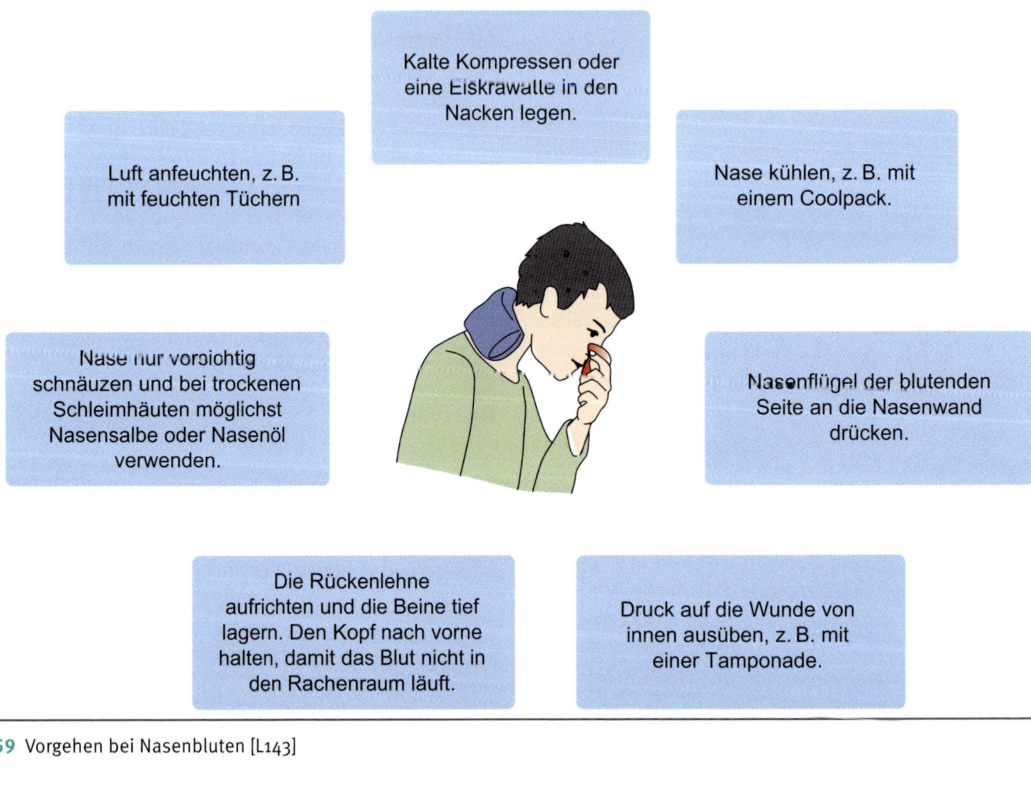

Abb. 18.59 Vorgehen bei Nasenbluten [L143]

Blutungen aus dem Mund

Bei Blutungen aus dem Mund findet sich die Blutungsquelle in der Mundhöhle oder im Rachenbereich. Häufigste **Ursache** sind Epistaxis und Nachblutungen im Anschluss an Operationen zur Entfernung von Tumoren oder Rachenmandeln. Auch der Zungenbiss nach einem zerebralen Krampfanfall kann eine beachtliche Blutung aus dem Mund verursachen.

Basismaßnahmen

Eine direkte **Blutstillung** durch Kompression der Wunde gestaltet sich schwierig und ist präklinisch praktisch nicht möglich. Daher ist die wichtigste Basismaßnahme der **Aspirationsschutz** bei bewusstseinsklaren Patienten durch Lagerung mit aufrechtem Oberkörper sowie Freimachen und Freihalten der Atemwege. Die Patienten werden aufgefordert, die Blutkoagel nicht herunterzuschlucken, sondern auszuspucken oder das Blut aus dem Mund laufen zu lassen.

Bei stärkeren Blutungen kann eine Kompression notwendig werden. Die Ausrüstung im Rettungsdienst erlaubt hier aber meist keine gezielte Blutstillung. Kompressionsversuche mit Kompressen sollten unterlassen werden **(Aspirationsgefahr).**

Erschwerend kommt hinzu, dass durch Blutungen eine unübersichtliche und durch ein mögliches Tumorwachstum eine veränderte anatomische Struktur vorliegt, die ein gezieltes Vorgehen unmöglich macht.

Das Einlegen eines Absaugkatheters in den Mund mit leichtem Sog kann dagegen bei den Betroffenen zu einer erheblichen Erleichterung ihrer Beeinträchtigung führen. Bewusstseinsgetrübte Patienten werden in stabiler Seitenlage gelagert.

Blutung aus dem Ohr

Blutungen aus dem Ohr sind meistens die Folge einer direkten **Gewalteinwirkung** auf das Trommelfell (→ 18.15.5, Explosionstrauma, Manipulationen am äußeren Gehörgang). Aber auch Entzündungen am Ohr oder ein Barotrauma (→ 20.2.3) können gelegentlich Blutungen hervorrufen.

> **! ACHTUNG**
>
> Eine Blutung aus dem Ohr kann Hinweis auf eine Schädelbasisfraktur sein.

Verletzungen oder entzündliche Prozesse am Trommelfell führen zu einer einseitigen **Schwerhörigkeit.** Schwindel weist auf eine Beteiligung des Innenohrs hin. Ohne Tamponade oder eine Säuberung des Ohrs wird der äußere Gehörgang locker und keinesfalls luftdicht mit einer sterilen Zellstoffmullkompresse abgedeckt. Selbstverständlich müssen im Ohr steckende Fremdkörper bis zur Vorstellung bei einem HNO-Arzt dort belassen werden.

IM FOKUS

Verletzungen im HNO-Bereich

- **Halsverletzungen:**
  - Der Hals ist eine Transitstrecke für zahlreiche wichtige Leitungsbahnen, etwa die Atemwege, das Rückenmark, den N. vagus oder die hirnversorgenden Blutgefäße.
  - Dementsprechend schwerwiegend können Halsverletzungen sein.
  - **Maßnahmen:**
    - Blutstillung
    - Sicherung des Atemwegs
    - Sauerstoffgabe
    - Ruhigstellung des Halses
    - Zügiger Transport in geeignetes Zielkrankenhaus (z. B. mit HNO- bzw. MKG-Abteilung)
    - Ggf. Volumentherapie und erweiterte Atemwegssicherung
- **Kehlkopfverletzungen:**
  - Ähnlich gefährlich wie Halsverletzungen im Allgemeinen
  - Größere Gefahr der Atemwegsverlegung
  - **Maßnahmen:**
    - Blutstillung
    - Eiskrawatte
    - Sicherung des Atemwegs
    - Sauerstoffgabe (ggf. direkt über eröffneten Atemweg)
    - Ruhigstellung des Halses
    - Zügiger Transport in geeignetes Zielkrankenhaus (z. B. mit HNO- bzw. MKG-Abteilung)
    - Ggf. Volumentherapie und erweiterte Atemwegssicherung
- **Blutungen aus der Nase und Verletzungen der Nase:**
  - **Ursachen:**
    - Verletzungen meistens in Zusammenhang mit Körperverletzungsdelikten oder Sportunfällen
    - Blutungen oft spontan und häufig in Zusammenhang mit Bluthochdruck
  - **Mögliche Symptome:**
    - Blutungen aus der Nase, sind selten gefährlich. Allerdings ist das „unstillbare Nasenbluten" durchaus bedrohlich.
    - Wichtige Kriterien sind Dauer und Stillbarkeit der Blutung.
    - Auch sollte immer nach der Einnahme gerinnungshemmender Medikamente gefragt werden.
  - **Maßnahmen:**
    - Ggf. Notarztnachforderung
    - Messung des Blutdrucks
    - Empfohlene Lagerung mit erhöhtem Oberkörper und nach vorne gebeugtem Kopf
    - Das Blut sollte zur Mengenbestimmung mit einer Schale aufgefangen werden.
    - Kompression der Nasenflügel bei Blutungen aus dem vorderen Nasenabschnitt über mehrere Minuten
    - Platzierung einer Kühlkompresse im Nacken
    - Einsatz einer pneumatischen Nasentamponade (mit einem Blasenkatheter) bei Blutungen aus dem hinteren Nasenabschnitt möglich
    - Ggf. Einsatz einer Adrenalintamponade
    - Ggf. Behandlung des Hypertonus (z. B. mit Urapidil)
    - Keine Repositionsversuche einer fehlgestellten Nasenbeinfraktur
- **Blutungen aus dem Mund:**
  - **Mögliche Ursachen:**
    - Oft liegt die Blutung in der Mundhöhle, z. B. bei Nachblutungen nach Rachenmandeloperationen.
    - Es kann sich aber auch um einen Nebenbefund einer anderen Störung handeln (z. B. beim Zungenbiss im Rahmen eines vorangegangenen Krampfanfalls).
  - **Maßnahmen:**
    - Empfohlene Lagerung mit erhöhtem Oberkörper und nach vorne gebeugtem Kopf

- Das Blut sollte zur Mengenbestimmung mit einer Schale aufgefangen werden.
- Aspirationsrisiko durch Lagerung oder Einlage eines Absaugkatheters mit leichtem Sog senken
- **Blutungen aus dem Ohr und Verletzungen der Ohren:**
  - **Mögliche Ursachen:**
    - Meistens nach direkten oder indirekten Gewalteinwirkungen auf das Trommelfell (z. B. beim Knalltrauma)
    - Aber auch Entzündungen oder ein Barotrauma sind als Ursache möglich.
  - **Mögliche Symptome:**
    - Trommelfellverletzungen oder -entzündungen gehen meist mit einseitiger Schwerhörigkeit einher.
    - Bei Schwindelsymptomen sollte an eine Beteiligung des Innenohrs gedacht werden.
  - **Maßnahmen:**
    - Gehörgang locker, aber nicht luftdicht, mit steriler Zellstoffkompresse abdecken.
    - Fremdkörper belassen.

Alle Blutungen und Verletzungen im HNO-Bereich müssen zeitnah durch einen HNO-Arzt behandelt werden.

WIEDERHOLUNGSFRAGEN

1. Aus wie vielen Knochen besteht das menschliche Skelett und in welche Gruppen werden sie unterteilt? (→ 18.1.1)
2. Wie ist ein Röhrenknochen aufgebaut? (→ 18.1.1)
3. Welche Verbindungsarten zwischen Knochen kennen Sie? (→ 18.1.2)
4. Aus welchen Anteilen besteht ein Gelenk? (→ 18.1.2)
5. Nennen Sie drei Gelenkformen mit je einem Beispiel. (→ 18.1.2)
6. Wie viele Wirbel hat der Mensch? (→ 18.1.3)
7. Nennen Sie die fünf verschiedenen Anteile eines Wirbels. (→ 18.1.3)
8. Wie heißt der erste Halswirbel und wie unterscheidet er sich von den anderen Wirbeln? (→ 18.1.3)
9. Wie viele Rippenpaare hat ein Mensch? (→ 18.1.3)
10. Welche verschiedenen Muskelarten gibt es im menschlichen Körper? Welche Eigenschaften haben sie? (→ 18.1.4)
11. Was geschieht bei einer Fahrzeug-, Körper- und Organkollision? Beschreiben Sie die Abläufe. (→ 18.2.1)
12. Welche Verletzungen sind bei einem Fußgängerunfall zu erwarten? (→ 18.2.2)
13. Welche Verletzungen erwarten sie bei einem Fahrradunfall? (→ 18.2.3)
14. Die zu erwartenden Verletzungen bei einem Motorradunfall sind abhängig von der Art des Zusammenpralls. Welche Verletzungen erwarten sie? (→ 18.2.4)
15. Was ist eine Wunde? (→ 18.3)
16. Welche Wundarten kennen Sie? (→ 18.3.1)
17. Was unterscheidet eine akute von einer chronischen Wunde? (→ 18.3.1)
18. Wonach beurteilen Sie eine Wunde? (→ 18.3.2)
19. Welche Anforderungen gelten für einen Verband? (→ 18.3.3)
20. Welche Verbandmittel zur Wundauflage kennen Sie? (→ 18.3.3)
21. Welche Verbandmittel zur Fixierung kennen Sie? (→ 18.3.3)
22. Welche Maßnahmen müssen bei der Anlage eines Verbands unbedingt vermieden werden? (→ 18.3.3)
23. Wie versorgen Sie eine Wunde mit einem Fremdkörper? (→ 18.3.4)
24. Was macht eine Amputation aus? (→ 18.3.5)
25. Wie versorgen Sie die Wunde an einem Amputationsstumpf? → 18.3.5)
26. Was geschieht mit dem Amputat? (→ 18.3.5)
27. Wie bewahren Sie einen ausgeschlagenen Zahn auf? (→ 18.3.5)
28. Wie führen Sie eine HWS-Immobilisation durch? (→ 18.4.1)
29. Wie handhaben Sie die Schaufeltrage? (→ 18.4.2)
30. Wie setzten Sie die Vakuummatratze ein? (→ 18.4.3)
31. Wofür ist ein Spineboard geeignet? (→ 18.4.4)
32. Wie können Sie Extremitätenfrakturen ruhigstellen? (→ 18.4.5)
33. Welche Hilfsgeräte kennen Sie? (→ 18.4.5)
34. Erläutern Sie die Grundsätze der Versorgung eines Traumapatienten. (→ 18.5)
35. Was versteht man unter sicheren Frakturzeichen? (→ 18.5.2)
36. Welche Grundsätze müssen Sie bei der Ruhigstellung von Frakturen beachten? (→ 18.5.2)
37. Wann ist die Anlage einer HWS-Schiene angezeigt? (→ 18.6.1)
38. Wann spricht man von einem offenen SHT? (→ 18.7.1)
39. Welche Bedeutung kommt der Glasgow Coma Scale bei der Beurteilung von Patienten mit SHT zu? (→ 18.7.1)
40. Welche Formen intrakranieller Blutungen sind Ihnen bekannt? (→ 18.7.2)
41. Wie lagern Sie einen bewusstseinsklaren Patienten mit Verdacht auf ein SHT? (→ 18.7.2)
42. Warum sollte das nasale Absaugen bei einem SHT unterbleiben? (→ 18.7.2)
43. Welche Bedeutung hat die Kontrolle der Pupillen bei Patienten mit SHT? (→ 18.7.2)
44. Wann spricht man von einer Rippenserienfraktur? (→ 18.8.1)
45. Wie lagern Sie einen Patienten mit Verdacht auf eine Rippenserienfraktur? (→ 18.8.1)
46. Was ist ein Spannungspneumothorax? Wodurch ist er gekennzeichnet? (→ 18.8.2)
47. Welche Gefahren bestehen bei einem Abdominaltrauma? (→ 18.9)
48. Was ist der Unterschied zwischen einer einzeitigen und einer zweizeitigen Milzruptur? (→ 18.9.1)
49. Mit welchem Blutverlust muss bei einer Beckenfraktur gerechnet werden? (→ 18.10.1)
50. Was ist ein Polytrauma? (→ 18.11)
51. Was besagt die Idee der „Golden Hour of Trauma“? (→ 18.11)
52. Was bedeutet schonende Rettung? (→ 18.12.1)
53. Wann ist eine Crashrettung angebracht? (→ 18.12.2)
54. Welche Maßnahmen ergreifen Sie bei einem Patienten mit einer Schussverletzung am Brustkorb? Mit welchen Verletzungen müssen Sie rechnen? (→ 18.13.1)

55. Mit welchen Verletzungen rechnen Sie bei einem Patienten, der sich im Rahmen eines Suizidversuches erhängt hat? (→ 18.13.3)
56. Beschreiben Sie den Aufbau des Auges und erläutern Sie die Aufgaben der einzelnen Teile. (→ 18.14.1)
57. Welche Formen von Verletzungen können am Auge unterschieden werden? Nennen Sie die Ursachen und wichtige Leitsymptome. (→ 18.14.2)
58. Welche Basismaßnahmen müssen bei Augenverletzungen immer erfolgen? (→ 18.14.2)
59. Beschreiben Sie speziell das Vorgehen bei Verätzungen am Auge. Warum ist ein rasches Handeln so wichtig? (→ 18.14.2)
60. Wie gehen Sie mit im Auge steckenden Fremdkörpern um? (→ 18.14.2)
61. Beschreiben Sie den Aufbau des Ohrs und erläutern Sie die Funktionen der einzelnen Teile. (→ 18.15.1)
62. Wie werden Verletzungen am Hals erstversorgt? (→ 18.15.2)
63. Welche Gefahr besteht bei einer Kehlkopfverletzung? (→ 18.15.3)
64. Wie sind Verletzungen der Nase einzuschätzen? (→ 18.15.4)
65. Welche Verletzungen des äußeren, mittleren und inneren Ohres kennen Sie? (→ 18.15.5)
66. Nennen Sie Ursachen für das Auftreten von Nasenbluten und beschreiben Sie das therapeutische Vorgehen. (→ 18.15.6)
67. Welche Gründe können Blutungen aus dem Mund haben? Erläutern Sie rettungsdienstliche Maßnahmen. (→ 18.15.6)
68. Wie können Blutungen aus dem Ohr entstehen? Nennen Sie Begleitsymptome und beschreiben Sie die Therapie. (→ 18.15.6)

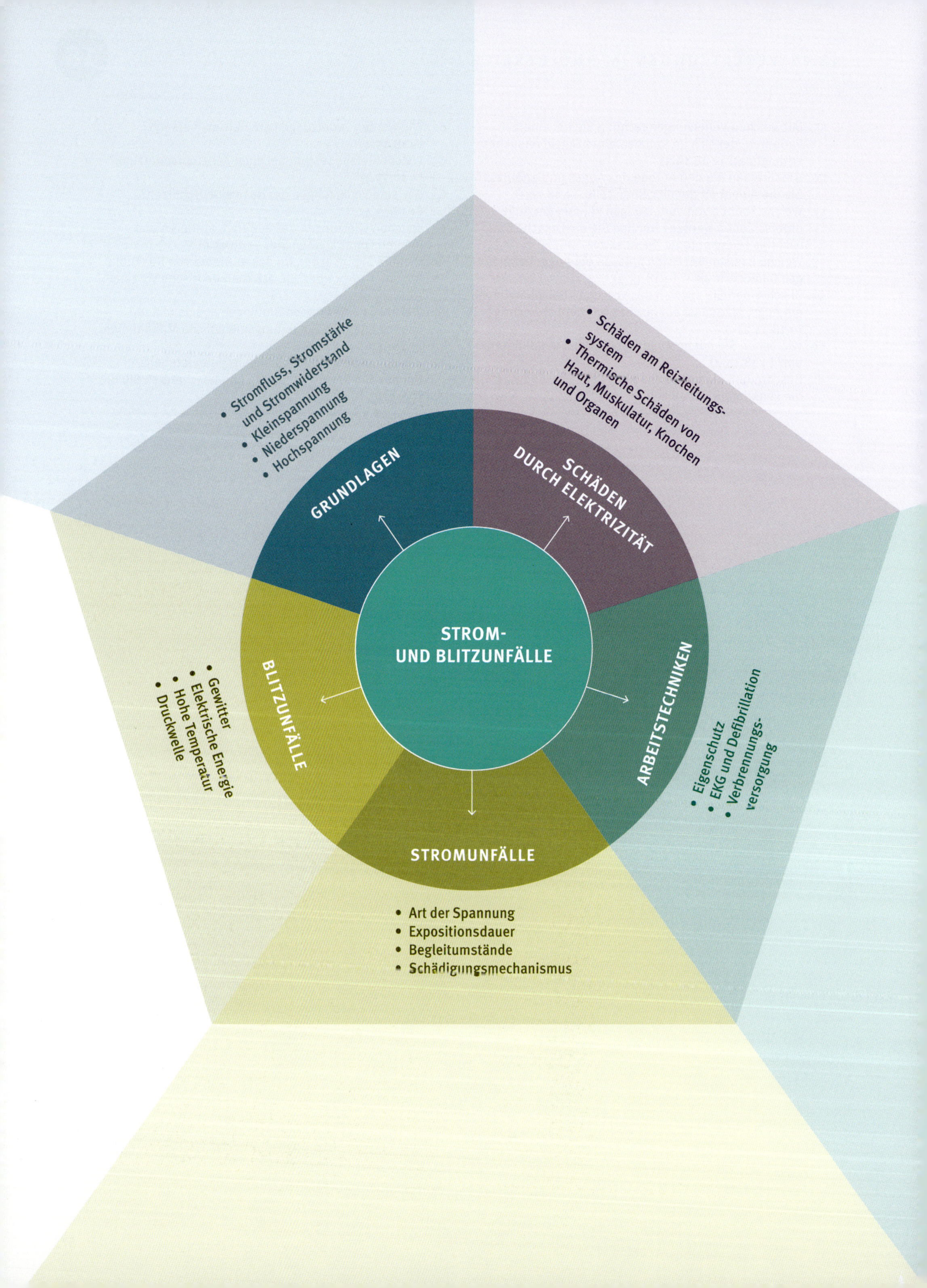
STROM- UND BLITZUNFÄLLE
GRUNDLAGEN
• Stromfluss, Stromstärke und Stromwiderstand
• Kleinspannung
• Niederspannung
• Hochspannung
SCHÄDEN DURCH ELEKTRIZITÄT
• Schäden am Reizleitungssystem
• Thermische Schäden von Haut, Muskulatur, Knochen und Organen
ARBEITSTECHNIKEN
• Eigenschutz
• EKG und Defibrillation
• Verbrennungsversorgung
STROMUNFÄLLE
• Art der Spannung
• Expositionsdauer
• Begleitumstände
• Schädigungsmechanismus
BLITZUNFÄLLE
• Gewitter
• Elektrische Energie
• Hohe Temperatur
• Druckwelle

19

STROM- UND BLITZUNFÄLLE

Jürgen Luxem

FALLBEISPIEL

Sie werden mit ihrem Teamkollegen zu einem Arbeitsunfall mit dem Stichwort „Stromunfall" entsandt. Der Notfallort liegt in einem Industriewerk der Papierindustrie, wo Sie durch einen Lotsen der Werkfeuerwehr empfangen werden. Tief im Produktionsgebäude finden Sie einen am Boden sitzenden Betriebselektriker vor. Sie fragen nach dem Unfallmechanismus und den Begleitumständen und erfahren, dass dem Elektriker beim Abklemmen einer 400-V-Leitung das 3-Phasen-Kabel über die Hand gefallen ist. Er saß zu diesem Zeitpunkt auf Betonboden unter dem Stromkabel und trug isolierte Arbeitsschuhe. Ihnen fallen an der linken Hand des Patienten im Bereich des Zeigefingergrundgelenks drei nebeneinander liegende, isolierte Hautverletzungen auf, die dem Patienten leicht schmerzen. Sie werten diese Verletzungen als Stromeintrittsmarken und suchen nach einer Austrittsmarkierung, finden eine solche aber nicht. Auch im Bereich des Gesäßes lassen sich keine Strommarken finden. Der Patient ist wach, zeitlich und örtlich orientiert, war nicht bewusstlos und macht auf Sie einen erschöpften Eindruck. Die Haut ist blass und kaltschweißig. Der tastbare Puls ist unregelmäßig, normfrequent (p ≈ 84) und der Blutdruck ist nicht erhöht (RR 120/80). Neurologische Auffälligkeiten stellen Sie nicht fest, sodass Sie den Patienten bitten, mit Ihnen zum Rettungswagen zu gehen. Nach wenigen Metern ist dem Patienten übel und er kann nicht mehr weitergehen. Sie unterbrechen den Rückweg zum RTW und leiten ein EKG ab, das eine Herzrhythmusstörung aufweist. Der Herzrhythmus wird immer wieder von einzelnen Couplets und Triplets unterbrochen. Sie alarmieren einen Notarzt nach.

LERNZIELE

- Den Stromunfall als eigenständiges Unfall- und Krankheitsbild kennen und sachgerechte Maßnahmen unter Berücksichtigung des Eigenschutzes durchführen
- Die Gefährdung durch Elektrizität für das Rettungsfachpersonal nennen
- Die erworbenen Kenntnisse zu Verhaltensregeln und zur Vermeidung von Gefährdungen anwenden
- Die relevanten Einflussfaktoren im Rahmen der Durchströmung des menschlichen Körpers mit Strom und deren Folgen erläutern
- Die beiden Hauptwirkungen des elektrischen Stroms auf den Körper nennen
- Rückschlüsse zu sichtbaren Verletzungen und Begleitverletzungen ziehen
- Gefahren von Stromanlagen und deren Umgebung bei den Maßnahmen am Unfallort berücksichtigen
- Die Entstehung eines Gewitters erläutern
- Die Formen der Energieübertragung beim Blitzunfall nennen
- Die Ursachenfelder, der durch einen Blitzschlag auftretenden Verletzungen, benennen

Für **Stromunfälle** besteht keine Meldepflicht. Daher liegen wenig zuverlässige Angaben über die Häufigkeit elektrischer Unfälle im privaten Bereich vor. Eine Studie der Charité zu Stromunfällen ergab über einen 8-Jahres Zeitraum, dass sich die **Mehrzahl der Stromunfälle** (63 %) **im privaten Bereich** ereigneten, während bei erwachsenen Patienten der Anteil der Berufsunfälle deutlich höher als der Anteil häuslicher Stromunfälle war.

Für den Bereich der gewerblichen Wirtschaft liegen genaue Zahlenangaben der Berufsgenossenschaften vor. Aus dem Unfallregister der BG Energie Textil Elektro Medien (Stand 03/2024) ist zu entnehmen, dass im Jahr 2024 knapp 4.800 Stromunfälle gemeldet wurden von denen 88 % im **Niederspannungsbereich** (→ 19.1.2) auftraten. Nur 1,1 % der Stromunfälle traten im **Hochspannungsbereich** auf (→ 19.1.2).

Im Rahmen aller Stromunfälle zeigen die Zahlen der Todesfälle durch Strom einen klaren Trend: **Die Anzahl der Stromunfälle mit Todesfolge ist seit den 1970er-Jahren stark gesunken.** Waren im Jahr 1970 noch 256 Stromunfalltote zu beklagen, so waren es im Jahr 2022 nur noch 23 Stromunfalltote. Dies ist vor allem hohen sicherheitstechnischen Standards in allen Anwendungsbereichen des elektrischen Stromes zu verdanken.

Ein **Blitzunfall** ist eine Sonderform des Hochspannungsunfalls (→ 19.2) und gehört im Rahmen der Unfälle mit elektrischer Energie zu den selteneren Ereignissen. Über die genaue Zahl der Blitzunfälle gibt es keine sicheren Angaben. Laut dem VDE-Verband der Elektrotechnik Elektronik Informationstechnik e. V. ereignen sich in Deutschland pro Jahr zwischen 50–100 Blitzunfälle mit Personenschaden. Im Durchschnitt starben dabei seit dem Jahre 2000 pro Jahr 4 Personen bei Blitzunfällen und 110 wurden verletzt.

19.1 Stromunfall

DEFINITION

Als Stromunfall wird eine Verletzung durch Einwirkung elektrischen Stroms auf den Menschen bezeichnet, deren Ausmaß und Schädigung durch mehrere Einflussfaktoren bestimmt wird.

Stromunfälle haben fast immer eine vermeidbare Ursache. Die wahrscheinlich häufigsten Ursachen für Stromunfälle sind **menschliches Versagen** und **Fehlverhalten.** Häufig führt ein Ignorieren der Sicherheitsregeln zu gefährlichen Situationen und zu Stromunfällen. Aber auch Nachlässigkeit, Routine und mangelnde Fachkenntnisse können zu Stromunfällen führen. Oft werden elektrische Geräte weiterverwendet, obwohl diese sichtbare Defekte aufweisen. Daher sollten elektrische Geräte mit offensichtlichen Defekten oder Beschädigungen niemals weiter betrieben werden.

Aufgrund der vielfältigen und schwer bestimmbaren technischen Einflussgrößen lassen sich am Unfallort meist keine konkreten Verbindungen zwischen Unfallereignis und Verletzungen herstellen. Allerdings kann es durch die **Würdigung der äußeren Umstände** gelingen, die möglichen Verletzungen zu vermuten, diese bis zum Beweis des Gegenteils anzunehmen, dabei den **Eigenschutz** (→ 19.1.6) zu beachten und die möglichen Verletzungen entsprechend zu behandeln (→ 19.1.7).

MERKE

An erster Stelle der Ursachen von Stromunfällen stehen Nichtbeachtung der Sicherheitsregeln und Unachtsamkeit.

Grundkenntnisse zum Thema Strom sind für eine adäquate technische Rettung unter Berücksichtigung des Eigen – und Fremdschutzes unabdingbar, da der Stromunfall ein hohes Maß an Gefährdungen für das Rettungsfachpersonal in sich birgt, die, durch Kenntnisse der den Unfall bestimmenden Einflussfaktoren, minimiert werden können.
So sind die **relevanten Einflussfaktoren** neben

- dem **Stromfluss** durch den Körper (→ 19.1.1),
- die **Stromspannung** (Volt) (→ 19.1.2),
- die **Stromstärke** (Ampere) (→ 19.1.3),
- der **Widerstand** (Ohm) (→ 19.1.4) und
- die **Stromart** (Gleichstrom vs. Wechselstrom) und **Stromfrequenz** (→ 19.1.5).

Auch bei der medizinischen Versorgung ist das Wissen um die Einflussfaktoren von großer Bedeutung. So ist sind beim Niederspannungsunfall in erster Linie mit **elektrophysiologischen** und beim Hochspannungsunfall mit **elektrothermischen** Folgen der Stromeinwirkung zu rechnen (→ 19.1.7).

19.1.1 Stromfluss durch den Körper

Voraussetzung für die Durchströmung des menschlichen Körpers mit Strom ist die Einbeziehung in den elektrischen Stromfluss. Der Stromfluss kann nur zustande kommen:

- durch **direkte Berührung** eines Stromleiters bei gleichzeitigem Erdkontakt,
- durch **direkte Berührung** zweier Phasen eines Drehstromnetzes (→ 19.1.5, → Abb. 19.1),

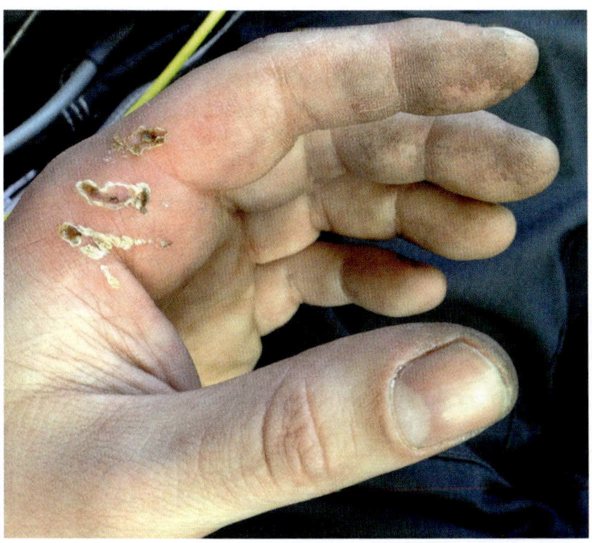

Abb. 19.1 Stromunfall Niederspannung (400 V): Eintrittswunden bei Berührung 3-Phasen-Drehstrom (Wechselstrom) [M235]

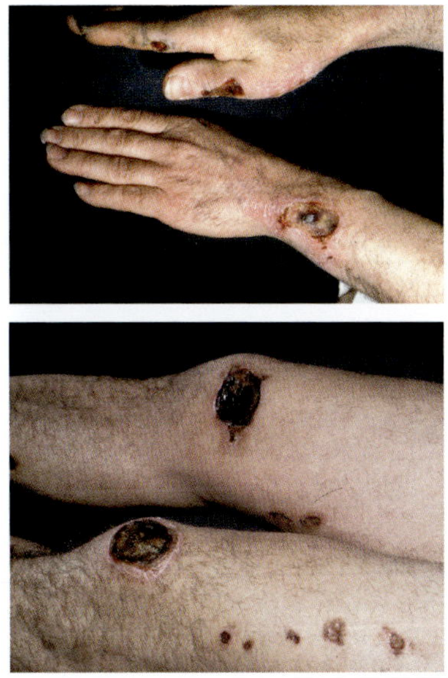

Abb. 19.2 Stromunfall Hochspannung (380 kV Überlandleitung): Ein- und Austrittwunden (Verkochen, Verbrennung 4. Grades) [M235]

- durch **indirekten Kontakt** mit einem Stromleiter bei Isolationsdefekt,
- durch **indirekten Kontakt,** wenn es durch zu große Annäherung an einen unter Hochspannung stehenden Leiter zu einem Lichtbogen (→ 9.1.2, → Abb. 19.2) kommt, d. h. wenn die Isolierwirkung der Luft nicht mehr ausreicht,
- in der Natur beim Blitzschlag (→ 19.2).

Die **Folgen** der Durchströmung des menschlichen Körpers mit Strom sind dabei immer abhängig von der einwirkenden **Stromspannung** (→ 19.1.2), dem **Widerstand** des Körperstromkreises (→ 19.1.4), der **Stromflussdauer** und dem **Stromweg** im Körper.

Der Stromverlauf durch den Brustkorb (z. B. von Hand zu Hand) führt beispielsweise mit höherer Wahrscheinlichkeit zu Herzrhythmusstörungen als ein Stromfluss von der Hand zum Fuß (→ 19.1.7).

19.1.2 Stromspannung im Körper

DEFINITION

Die elektrische Spannung. ist die elektrische Ladung zwischen zwei Punkten. Sie wird in der Einheit Volt (V) gemessen.

Grundsätzlich werden zwischen **Niederspannungsbereichen** und **Hochspannungsbereichen** unterschieden. Diese technische Unterteilung in Hoch- (über 1.000 V) und Niederspannung (unter 1.000 V) ist für medizinische Belange allerdings nicht unbedingt zweckmäßig, da Lichtbogenschäden (s. u.) auch unter 1.000 V entstehen können.

MERKE

Die Einteilung in Nieder- und Hochspannung sagt nur etwas über die im Stromkreis anliegende Spannung und nichts über die wirksam werdende **Teilspannung im Körper** aus.

Kleinspannung

Unterhalb der Niederspannung erfolgt in Industriebetrieben immer häufiger die Transformation der elektrischen Energie auf noch kleinerer Spannungsebenen zum effizienten Betrieb von Elektromotoren – der sog. Kleinspannung. Sie beschreibt Spannungswerte unter der Ebene der Hausinstallation und lässt Werte von **50 Volt (Wechselstrom)** bzw. **120 Volt (Gleichstrom)** zu.

Niederspannungsunfälle

Niederspannungsunfälle machen den größten Anteil aller Stromunfälle aus und treten bei Spannungen unter 1.000 V auf (→ Abb. 19.1). In Städten und Gemeinden erfolgt die Stromverteilung bis zu den Verbrauchern mit Niederspannung. Diese hat meist 230 oder 400 V. Auf der Verbraucherseite finden sich vor allem Haushalte und Gewerbebetriebe mit geringerem Stromverbrauch.

Im Haushalt gebräuchlich ist Wechselstrom mit einer **Spannung von 230 V und einer Frequenz von 50 Hz** (→ 19.1.5), der einem Menschen schon ab 40–50 V gefährlich werden kann. Im Niederspannungsbereich kommt es häufig zu Unfällen mit einem kurzen Kontakt zur Spannungsquelle und kurzen Durchströmungszeiten (sog. **Wischer**). Im Bereich Verkehr und Industrie sind Spannungen von 400 V und höher anzutreffen.

MERKE

Niederspannungsunfälle ereignen sich meist im Umgang mit mobilen Elektrogeräten oder unsachgemäßen Eingriffen an diesen Geräten.

Hochspannungsunfälle

Hochspannungsunfälle treten bedeutend seltener auf und setzen Stromspannungen von über 1.000 V voraus. Hochspannung kommt in Fahrdrähten der Eisenbahn (15.000 V [das ist das 65-Fache der Steckdose zu Hause], 16,7 Hz Wechselspannung), in Überlandleitungen, Elektrizitätswerken oder Umspannstationen (bis zu 400.000 V, Wechselstrom) vor. Meistens ereignen sich Hochspannungsunfälle im Rahmen von Arbeitsunfällen, Freizeitunfällen (z. B. Paragliding) oder Suizidversuchen durch direkten Kontakt oder Lichtbogenwirkung (s. u.).

Das Verletzungsbild ergibt sich hauptsächlich durch die freiwerdende **elektrothermische Wirkung.** Es wird neben Verletzungen durch direkten Stromdurchfluss im Körper immer zu **Verbrennungen** der im Durchfluss liegenden Gewebe kommen. So können zwischen den Ein- und Austrittsstellen des Stroms schwerwiegende **Verkochungen** (Verbrennungen 4. Grades, → Abb. 19.2) mit Zerstörung der Knochen auftreten. Zusätzlich können weitere schwere Verletzungen hervorgerufen werden, wenn die betroffene Person durch den Stromschlag oder Lichtbogen weggeschleudert wird.

MERKE

Besonders der Hochspannungsunfall weist neben oberflächlichen Verbrennungen auch häufig tiefe Gewebeschädigungen auf.

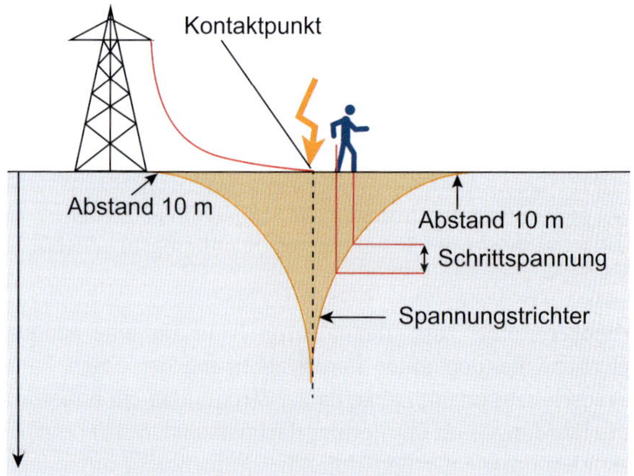

Abb. 19.3 Schrittspannungstrichter bei herabgefallener Stromleitung bzw. Blitzeinschlag [L138]

Bei Hochspannungsunfällen existieren zwei für das Rettungsfachpersonal relevante physikalische Phänomene, von denen eine **besondere Gefahr** ausgeht:

1. Die **Schrittspannung:** Die Gefahr geht von spannungsführenden elektrischen Leitungen aus, wenn diese reißen und unter Strom stehend den Boden berühren. Die (herabgefallene) spannungsführende Leitung bildet in ihrer Umgebung einen trichterförmig ansteigenden Verlauf der Spannung an der Erdoberfläche aus **(Spannungstrichter).** Bei gut leitenden Böden (z. B. nasser Lehm) ist der Spannungstrichter klein, bei schlecht leitenden Böden (z. B. trockener Sand) ist er groß. Der Strom verteilt sich um den Einschlagpunkt und breitet sich kreisförmig aus (→ Abb. 19.3). Nähert sich in dieser Situation das Rettungsfachpersonal dem Berührungspunkt zu nah an, besteht die Gefahr, dass über die Beine eine Spannungsdifferenz „abgegriffen" wird. Denn mit zunehmender Annäherung an den Kontaktpunkt nimmt die Spannung zu und es besteht Lebensgefahr! Für eine 380 KV-Hochspannungsleitung ist diese Spannungsdifferenz je nach Bodenwiderstand noch in 10–20 m nachweisbar.
2. Der **Lichtbogen:** Bei Annäherung an einen unter Hochspannung stehenden Stromleiter kann es zu einer Stromentladung über die Luft ohne direkten Kontakt zum Stromleiter kommen. Die isolierende Luftschicht wird übersprungen und es entsteht ein Lichtbogen zwischen Stromleiter und Patienten (→ Abb. 19.4). Der Lichtbogen kann eine Distanz von 1 cm/1.000 V überspringen, also z. B. bei einer 380-KV-Hochspannungsleitung bis zu 1 m betragen.

! ACHTUNG

In diesen Fällen darf keine Rettung oder Bergung erfolgen. Es muss ein Sicherheitsabstand von mindestens 10–20 m eingehalten werden.

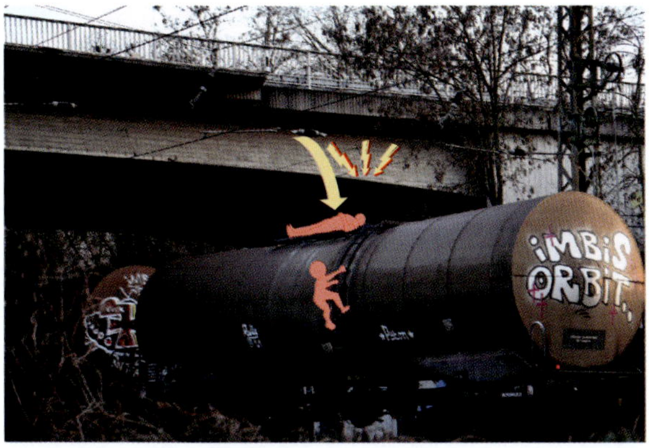

Abb. 19.4 Jugendlicher kletterte auf Kesselwagen und erlitt lebensgefährlichen Stromschlag (Lichtbogen). [O429, L138]

19.1.3 Stromstärke im Körper

DEFINITION

Die Stromstärke ist die Menge des Stroms (d. h. die Anzahl der transportierten Ladungen pro Sekunde), der durch den Stromkreis fließt. Sie wird in der Einheit Ampere (A) gemessen.

Mit der Zunge kann man Stromstärken von 0,05 mA wahrnehmen. An der übrigen Haut liegt die **Wahrnehmungsgrenze** bei 0,5–1 mA. Über 0,5 mA werden zunehmende Stromstärken als Kribbeln wahrgenommen, z. B. im Rahmen der Anwendung bei der medizinischen Reizstrombehandlung. Die „**Loslassgrenze**" wird bei 10–20 mA erreicht. Bei Stromstärken darüber kommt es zu einem „**Klebenbleiben**" am Stromleiter durch Krämpfe der durchströmten Muskulatur. Wird z. B. eine defekte, stromführende Lampe angefasst, werden die Muskeln der Hand unwillkürlich aktiviert und ein Loslassen der stromführenden Lampe ist durch die Muskelkontraktion der Beugemuskulatur nicht mehr möglich, weil die Hand nicht mehr geöffnet werden kann.

Im Bereich von 10–500 mA sind die Folgen von der Stromwirkdauer, dem Stromeintrittszeitpunkt, der Stromart und dem Stromweg durch den Körper abhängig. Je nach Konstellation kommt es bei kurzer **Stromwirkdauer** und niedriger **Stromstärke** in Abhängigkeit vom Einschaltzeitpunkt des Stroms zu unterschiedlichen Wirkungen. So können Ströme bis zu 100 ms nur in der **vulnerablen Phase des Herzens** ein Kammerflimmern auslösen. Ströme zwischen 300 und 400 ms Dauer können über die Auslösung einer Extrasystole und deren vulnerablen Phase zum Kammerflimmern führen. Hierzu sind bereits niedrige Ströme ausreichend. Bei Strömen über 600 ms Dauer spielt der Zeitpunkt des Strombeginns keine Rolle mehr – es kommt auf jeden Fall zu Störungen der Herzaktion.

19.1.4 Stromwiderstand im Körper

DEFINITION

Ist die Stromspannung konstant, wird der Strom umso kleiner, je größer der elektrische Widerstand ist. Umgekehrt erhöht sich der Strom mit abnehmendem Widerstand.

Aus der Definition folgt, dass der elektrische Widerstand den Strom ausbremst, wodurch die Stromstärke reduziert wird. Der elektrische Widerstand ist damit der direkte „Gegenspieler" zur Stromspannung. Dieser Zusammenhang von Spannung, Stromstärke und Widerstand wird als Ohm'sches Gesetz bezeichnet.

MERKE

Ohmsches Gesetz
$R = U \div I$

Daraus ergibt sich, dass der elektrische Widerstand (R) als das **Verhältnis** zwischen Spannung (U) und Stromstärke (I) beschrieben werden kann. Der elektrische Widerstand wird in der Einheit Ohm (Ω) gemessen.

MERKE

Der Gesamtinnenwiderstand des menschlichen Körpers beträgt etwa 500–1300 Ω

Wie groß der Strom, der den Körper durchfließt, letztlich ist, hängt nach dem Ohm'schen Gesetz neben der Spannung der Stromquelle vom elektrischen Widerstand des Körpers ab. Dieser elektrische Widerstand im Körper heißt **Körperwiderstand.** Er ist abhängig von drei Einflussfaktoren:

- dem **äußeren Widerstand** (z. B. Bekleidung),
- dem **Übergangswiderstand** (Haut) und
- dem **inneren Widerstand** (einzelne Gewebe).

Weiterhin hängt der Körperwiderstand von den Ein- und -austrittpunkten des Stroms im Körper ab, da sich je nach Lage unterschiedlich lange Stromwege durch den Körper ergeben.

MERKE

Strom folgt immer dem Weg des geringsten elektrischen Widerstands durch den Körper.

Der **äußere Widerstand** ist sehr variabel und seine Größe hängt von der Beschaffenheit der Kleidungsstücke ab. Voraussetzung für deren Wirkung als Widerstand ist, dass sich die Bekleidung zwischen dem Körper und dem leitfähigen Material befindet. So kann der Widerstand z. B. je nach Schuhwerk von 70 Ω (dünne, feuchte Ledersohle) bis zu 1.000 MΩ (Sicherheitsschuhe Schutzklasse Isolation) betragen. Ein Megaohm (MΩ) ist ein Vielfaches der abgeleiteten Einheit Ohm und ist gleich 1.000.000 Ω. Der (äußere) Widerstand ist also erhöht, wenn an den Ein- und Austrittstellen des Stromflusses, z. B. den Füßen und Händen (bzw. an dem Körperteil, mit dem die Spannung berührt wird) durch die Bekleidung für Isolation gesorgt wird.

Auch der **Übergangswiderstand** (Hautwiderstand) weist hohe Unterschiede auf. Nasse, dünne oder aufgeschürfte Haut hat einen Widerstand von 100 Ω, trockene und schwielige Haut (z. B. Fußsohle) dagegen 0,1 MΩ –0,2 MΩ. In Abhängigkeit vom Feuchtigkeitszustand der Oberhaut ruft der Hautwiderstand einen starken Spannungsabfall hervor, der zu einer „Gleitentladung" längs der Körperhülle führt. Obwohl dadurch meist nur ein kleiner Teil des Stromes durch den Körper fließt, reicht dieser verbleibende Reststrom allerdings oft aus, um tödliche Verletzungen hervorzurufen. Beim Kontakt mit höheren Spannungen über 100 V wird die obere Hautschicht durchschlagen und bietet keinen Widerstand mehr.

Der **innere Widerstand** der Gewebestrukturen im Körper hängt von ihrer Leitfähigkeit für den Strom ab. Vor allem Blutgefäße haben einen geringen Widerstand für elektrischen Strom. Im Körperinneren fließt der Strom daher bevorzugt durch diese Strukturen, was eine Schädigung der Blutgefäße und des umliegenden Gewebes bewirkt. Fließt der Strom hingegen durch Gewebe mit hohem Widerstand (z. B. Knochen), wird mehr Strom in thermische Energie mit entsprechenden Verbrennungsverletzungen umgesetzt.

MERKE

Aufgrund der unterschiedlichen Leitfähigkeit der einzelnen Körpergewebe differieren auch deren Widerstände. So haben schlecht leitende Gewebe wie Knochen, Sehnen, Bänder und Fett deutlich höhere Widerstände als Blutgefäße.

MERKE

Die Eintrittsbarriere Haut bietet zwar einen hohen Widerstand gegen Strom, aber die Haut kann bereits durch ein wenig Feuchtigkeit an elektrischem Widerstand verlieren. Bedingt durch unterschiedliche Bekleidung und Schuhe sowie den unterschiedlichen Aufbau von Körpergeweben, kann der Stromverlauf auch Umwege durch das Körperinnere nehmen und auf seinem Weg innere Organe schädigen.

19.1.5 Stromart und Stromfrequenz

Eine weitere wichtige Eigenschaft bei der Beurteilung ist die Stromart und die Stromfrequenz. Technisch werden drei Stromarten unterschieden:

- **Gleichstrom:** Der Strom hat eine Flussrichtung, d. h., der Strom bewegt sich in eine Richtung und wechselt diese nicht (z. B. Telefonnetz, Batterien und Energieübertragung).
- **Wechselstrom:** Der Strom wechselt seine Stromrichtung periodisch mehrfach in der Sekunde. Die Stromfrequenz ergibt sich aus den Wechseln pro Sekunde = Hertz (Hz; z. B. Haushaltsstrom mit 50 Hz, Eisenbahnbetriebsnetz mit 16,7 Hz).
- **Drehstrom:** Drei um 120° phasenverschobene Wechselströme fließen um einen Mittelleiter (Anwendung z. B. E-Herd).

Gleich- und Wechselstrom haben bei gleicher Stromstärke unterschiedlichen Einfluss auf den Körper, denn die Wärmeentwicklung ist von der Stromfrequenz abhängig. **Wechsel- und Drehströme** haben bei gleicher Stromstärke ähnliche Effekte, denn mit Zunahme der Stromfrequenz nimmt die Wärmeentwicklung zu. Die Schädigung durch Wechselstrom ist daher im Allgemeinen stärker als die des Gleichstroms, vor allem bei längeren Einwirkzeiten.

Das Verletzungsbild ergibt sich bei **Wechselstrom** hauptsächlich aus der direkten **elektrischen Wirkung** der Frequenz des Stroms auf Muskel- und Nervengewebe (Herzrhythmusstörungen, Kammerflimmern) und bei **Gleichstrom** aus der durch den Stromfluss hervorgerufenen **Wärmewirkung** (Verbrennungen an den Stromeintritts- und Stromaustrittsstellen, Strommarken).

19.1.6 Selbstschutz bei Stromunfällen

ACHTUNG

Vor übereilten Rettungsversuchen muss eindringlich gewarnt werden. Befindet sich der Patient noch im Gefahrenbereich, ist unbedingt technische Hilfe anzufordern.

Die Rettung des durch elektrischen Strom Verletzten ist nur unter Anwendung aller verfügbaren **Vorsichtmaßnahmen** durchzuführen, um weitere Schäden für Patient und Rettungsfachpersonal zu vermeiden. Dabei muss das Rettungsfachpersonal unbedingt auf den **Selbstschutz** achten, d. h., es muss in jedem Fall **vorab** für **Stromunterbrechung** sorgen, bevor es sich dem Patienten gefahrlos nähern kann.

Im Hochspannungsbereich ist die Stromunterbrechung nur durch Fachleute möglich. Hier heißt es unbedingt deren Eintreffen abzuwarten bevor übereilte Rettungsmaßnahmen ergriffen werden.

ACHTUNG

Bei Stromunfällen ist Eigenschutz das oberste Gebot!

Niederspannung

Bei einem Stromunfall im Niederspannungsbereich (bis 1.000 V) gilt es, den Verunfallten so schnell wie möglich von der Stromquelle zu trennen. Dabei darf das Rettungsfachpersonal keinesfalls selbst in den Stromkreis geraten. Allzu leicht wird die Eigensicherung vergessen und das Rettungsfachpersonal gerät unbeabsichtigt in den Stromkreis. Zu beachten ist, dass der Patient **nicht angefasst** werden darf, schon gar nicht mit feuchten Händen, oder dass der Mitarbeiter nicht unbeabsichtigt auf feuchtem Untergrund (z. B. in einer Wasserpfütze) steht, bevor eine **Stromunterbrechung** durchgeführt wurde.

Der Patient bzw. das Unfallopfer darf also nicht angefasst werden, solange er noch mit der Stromquelle verbunden ist. Da sich der Niederspannungs-Stromunfall zumeist in Büro- oder Gewerberäumen ereignet, besteht in diesen Fällen die Möglichkeit **den Strom selbst zu unterbrechen,** indem das Rettungsfachpersonal

- das Gerät sicher vom Netz trennt **(Netzstecker ziehen),**
- das Gerät **ab- bzw. ausschaltet und gegen Widereinschalten sichert** (Gerät abschalten reicht insbesondere im Haushalt nicht aus, da die Polarität (Phase/Nullleiter) nicht klar vergeben ist (d. h., es kommt darauf an, wie der Stecker in der Steckdose steckt),
- die **Sicherung entfernt** oder kontrolliert, ob ein Fehlerstrom-Schutzschalter (FI-Schutzschalter) den Stromkreis bereits automatisch unterbrochen hat.

Kann der Strom nicht abgeschaltet werden, sollte die **Trennung des Verunglückten** von der **Stromquelle** mithilfe eines isolierenden Gegenstands (z. B. trockene Holzlatte) erfolgen. **Dabei darf die Person nicht direkt berührt werden.** Ist der Unfallort feucht, ist besondere Vorsicht geboten: Flüssigkeiten können Strom leitend sein! Erst dann kann mit der medizinischen Versorgung des Patienten begonnen werden (→ 19.1.8).

MERKE

Der Fehlerstrom-Schutzschalter (FI-Schalter) ist eine Schutzvorrichtung, die bei Fehlerströmen den Stromkreis abschaltet. Das „F" steht für Fehler und das „I" für das Formelzeichen der Stromstärke. Der FI-Schutzschalter ist im Sicherungskasten zu finden.

Hochspannung

Bei einem Stromunfall im Hochspannungsbereich (über 1.000 V) müssen Hochspannungsstromquellen durch Fachpersonal abgeschaltet werden. In jedem Fall ist übereiltes Handeln kontraproduktiv und führt zur Eigengefährdung. Das Rettungsfachpersonal muss einen Sicherheitsabstand von bis zu 20 m einhalten, da sich an der Unfallstelle ein „Spannungstrichter" ausbilden kann, der für den Helfer zu einer lebensgefährlichen Schrittspannung führen kann (→ 19.1.2).

MERKE

Das Berühren des Patienten vor Abschaltung des Stromes ist verboten!

Die Rettung oder Bergung erfolgt grundsätzlich nur in Anwesenheit eines Fachmannes. Sie kann somit erst dann stattfinden, wenn folgende Voraussetzungen durch Fachpersonal umgesetzt wurden. (Die Feuerwehr gilt in diesem Zusammenhang nicht als Fachpersonal, sondern nur der Betreiber der Anlage (Bahn, Verkehrsbetriebe etc.):

- **Schrittspannung und Lichtbögen sind ausgeschlossen.**
  - Bei feuchtem Wetter von den Leitungen fernbleiben, denn **steigt die Luftfeuchtigkeit, entstehen Lichtbögen** auch bei größeren Abständen von der Oberleitung.
  - Die Gleise nie an ungesicherter Stelle überqueren.
  - Kein Zutritt zum Gleisbereich außerhalb der zugelassenen Wege. So gelangt das Rettungsfachpersonal gar nicht erst in die Nähe der Gefahrenquelle Strom.
- Ein **ausreichender Sicherheitsabstand** von mindestens 5 m wird eingehalten.
- Die **Hochspannungsleitung ist ausgeschaltet und vor Wiedereinschalten gesichert.** Der Gefahrenbereich muss vom technischen Fachpersonal (z. B. Bahn)
  - **freigeschaltet** und
  - **freigegeben** werden.

Erst dann kann der Unfallort betreten und medizinische Maßnahmen eingeleitet werden.

MERKE

Im Gegensatz zum Stromunfall kann der vom **Blitz getroffene Mensch** vom Retter **ohne Gefahr berührt werden,** denn die einwirkende Ladung ist längst in das umgebende Medium abgeflossen.

19.1.7 Wirkung der elektrischen Energie auf den Körper

Grundsätzlich ist der elektrische Strom in der Lage, einen Reizeffekt auf erregbare Strukturen im menschlichen Körper auszuüben. Betroffen sind in erster Linie das **Myokard,** die **Muskulatur** und das **Nervensystem.** Daher beruht die Schädigung des elektrischen Stroms bei Durchtritt durch den Körper

- einerseits auf den **elektrischen Reizwirkungen,** die die stabile Zellmembran schädigen und
- andererseits auf der **hohen Wärmeentwicklung** im Gewebe.

Bei der Mehrzahl der Unfälle liegt eine Kombination der Schädigungswirkungen vor.

Für das **Ausmaß der körperlichen Schädigung** ist neben dem Stromweg durch den Körper die einwirkende Stromspannung (→ 19.1.2), die Stromstärke (→ 19.1.3), die Stromart und die Stromfrequenz (→ 19.1.5) von Bedeutung. Weitere das Ausmaß der körperlichen Schädigung bestimmenden Einflussfaktoren sind der Körperwiderstand (→ 19.1.4), die Größe der Kontaktfläche - sowie die Dauer des Stromflusses.

MERKE

Je länger der Strom auf den Körper einwirkt, desto gefährlicher ist die Notfallsituation. Am Ende kann weniger Stromstärke über einen längeren Zeitraum genauso gefährlich sein wie viel Strom in kurzer Zeit.

Schädigung der Körperzellen (Kontraktionen/Kammerflimmern)

MERKE

Die biologischen Folgen eines Stromschlags hängen in erster Linie von der Stromstärke ab, die den Körper durchfließt. In zweiter Linie ist der Weg im oder am Körper von Bedeutung.

Bei einem Stromschlag wirken innerhalb kurzer Zeit (ms) hohe Stromstärken auf den Körper ein, der in diesem Moment in den Stromkreis eingebunden ist. Das bei einer Durchströmung diese überlebt werden kann, liegt im Wesentlichen am elektrischen Widerstand, den der Körper und die ihm aufliegende Kleidung dem Stromfluss entgegenzusetzen vermag (→ 19.1.4).

Als **Hauptleiter** des Stroms kommen im Wesentlichen neben Blutgefäßen und Nervenbahnen die **Muskulatur** in Betracht, die mit 700–1.000 Ω von allen Organstrukturen den geringsten Eigenwiderstand besitzt. Muskelkontraktionen können zu Muskel-Sehnen- und Kapselrissen führen. Im Extremfall kann ein Krampf der Atemmuskulatur zum Atemstillstand führen.

Der **Herzmuskel** ist ebenfalls ein guter Leiter des elektrischen Stroms. Hier stehen Arrhythmien und Kammerflimmern durch Entkoppelung der elektrischen Reizleitung im Vordergrund. In der vulnerablen Phase ist das Herz besonders empfindlich für äußere elektrische Reize. Fließt Strom in diesem Bruchteil einer Sekunde durchs Herz, kann das Kammerflimmern auslösen (→ 19.1.3), denn das Herz unterscheidet nicht, ob der Impuls vom Sinusknoten oder von woanders herkommt. Bei kurzem Stromweg durch den Brustbereich sind Atemstörungen (Muskelkontraktionen) sowie lebensbedrohliche Herzrhythmusstörungen (Kammerflimmern) möglich.

Recht gut isoliert sind dagegen **Knochen,** über die daher nur ein geringer Teil des Stroms fließt. In seltenen Fällen kann es jedoch durch unkontrollierbare Muskelkontrakturen zu Sekundärverletzungen, wie Gelenksluxationen und Frakturen kommen.

Weiterhin kann ein Stromfluss durch das **Gehirn** zu primärer Bewusstlosigkeit und zerebralen Krämpfen führen. Hier reichen bereits geringe Stromstärken ab 200 mA zur Auslösung von zerebralen Krampfanfällen.

Thermische Schädigungen (Verbrennungen)

An den Ein- und Austrittsstellen des elektrischen Stroms können Verbrennungen der Haut entstehen (→ Abb. 19.1 und → Abb. 19.2). Diese können einerseits als kleine, eng begrenzte Verbrennungen, sog. **Strommarken,** die manchmal so unscheinbar sind, dass sie übersehen werden, oder andererseits als **großflächige Verbrennungen** auftreten.

PRAXISTIPP

> Strommarken helfen, den Stromweg durch den Körper nachzuvollziehen.

Insbesondere bei langen einwirkenden Niederspannungen oder bei Hochspannungsunfällen (z. B. Lichtbogen) können **primäre Verbrennungen** unterschiedlicher Ausdehnung und Verbrennungsgrade bis hin zur Verkohlung eintreten. **Sekundäre Verbrennungen** können durch entzündete Kleidung entstehen, die zu schlimmeren Verbrennungen als durch den Stromfluss selbst führen können.

Wenn der Patient den Stromdurchtritt und mögliche Sekundärverletzungen (z. B. durch Sturz) am Unfallort überlebt, stehen die Verbrennungsschäden meist im Vordergrund. Schädigungen der darunterliegenden Organstrukturen durch thermische- oder Sturzwirkung, z. B. Mehrfachverletzungen verschiedener Organsysteme, sind häufig.

19.1.8 Maßnahmen

Wie in den vorliegenden Kapiteln bisher sichtbar wurde, gibt es nicht **den** Stromunfall und somit auch nicht **die** spezifische Therapie. Neben dem unabdingbaren Eigenschutz muss sich das Rettungsfachpersonal immer einen Überblick

- über die **Art der Spannung,**
- die **Expositionsdauer,**
- die **Begleitumstände** und
- den **Schädigungsmechanismus**

verschaffen, um nicht selbst in Gefahr zu geraten.

MERKE

> Eine **Rekonstruktion des Unfallhergangs** ist Voraussetzung, um Rückschlüsse zu sichtbaren Verletzungen und Begleitverletzungen ziehen zu können.

Ist der Eigenschutz gewährleistet, richten sich die **Basismaßnahmen** nach dem Ausmaß der Schädigung und folgen den üblichen Maßnahmen im Rahmen der ABCDE-Diagnostik mit Sicherung der Vitalfunktionen und Versorgung der Verletzungen. Zu erwarten sind Muskelkontraktionen, Atembehinderungen, Herzrhythmusstörungen bis zum Kammerflimmern, Asystolie, Verbrennungen und Schäden der Lungen (intrathorakaler Stromweg). Schmerzen des Brustkorbs und Muskelkrämpfe können ebenfalls bei intrathorakalem Stromweg auftreten. Die zu ergreifenden Maßnahmen sind in den entsprechenden Kapiteln nachzulesen.

In den meisten Fällen jedoch klagen Patienten nach einem Stromunfall über Schmerzen, Taubheitsgefühl und kleine, lokale Verbrennungen an der Ein- und Austrittsstelle. Das Ausmaß der Hautveränderungen steht dabei nicht unbedingt in Zusammenhang mit der Stromstärke und dem Stromweg, weshalb bei der körperlichen Untersuchung im Rahmen der ABCDE-Diagnostik neben den Strommarken nach weiteren Veränderungen der Haut und nach zusätzlichen Symptomen gesucht werden muss (Druckschmerz, Schwellung).

Weiterhin muss nach einem Stromunfall bei jedem Patienten ein EKG abgeleitet werden, denn die meisten Herzrhythmusstörungen treten unmittelbar oder kurz nach dem Stromkontakt auf.

MERKE

> Nach einem Stromunfall muss jeder Patient vom Rettungsdienst in einer ZNA vorgestellt werden. Liegen nur geringe Beschwerden und/oder keine EKG-Veränderungen des Patienten vor, so obliegt die Entscheidung der stationären Aufnahme allein der Klinik.

Einen Überblick über die unterschiedlichen Stromunfälle gibt → Tab. 19.1.

VIDEO

> **Stromunfälle im Zugverkehr**
> https://www.youtube.com/watch?v=oH4RACo9NnM

IM FOKUS

Stromunfälle

- **Störungsbild:**
  - Direkte oder indirekte Schäden durch Strom
  - Ausmaß stark von Stromstärke und Weg des Stroms durch den Körper abhängig
- **Mögliche Ursachen und Folgen:**
  - **Schrittspannung:**
    - Indirekter Schaden durch gewaltige Energie eines Blitzeinschlags, der so die Umgebung kurzzeitig in ein Spannungsfeld verwandelt
  - **Niederspannungsunfälle:**
    - Unfall mit < 1.000 V
    - Oft durch unsachgemäßen Umgang mit Elektrogeräten verursacht
    - Wirkungen vor allem auf Nerven- und (Herz-)Muskelgewebe
  - **Hochspannungsunfälle:**
    - Unfall mit > 1.000 V
    - Oft Eisenbahn- oder Arbeitsunfälle
    - Starke elektrothermische Wirkung, daher Schäden bis hin zur Verkohlung/Verkochung von Gewebe möglich
    - Gefahr eines Spannungstrichters (Schrittspannung)

	Niederspannung		Hochspannung	Blitz
Stromart	Wechselstrom (AC = alternating current) Gleichstrom (DC = direct current) Drehstrom (3φ = three phase current)		Wechselstrom Gleichstrom	Stromimpuls
Stromspannung	< 1.000 V (AC) < 1.500 V (DC)		> 1.000 V (AC) > 1.500 V (DC)	≈ 100 Mio. V
	Kleinspannung	Niederspannung		
	Bis 50 V (AC) Bis 120 V (DC)	50–1.000 V (AC) 120–1.500 V (DC)		
Stromstärke		10–15 A	Bis 1.000 A	≈ 200.000 A
Stromfrequenz	Wechselstrom 50 Hz	Wechselstrom 50 Hz	Wechselstrom 16,7 (Bahnnetz) – 50 Hz (Haushalt)	0 Hz
Einsatz	Elektromotoren Beleuchtungsanlagen	BHKW, private PV, Haushalte, Gewerbe	Überregionale Verteilnetze, Verbindung zwischen Übertragungsnetzen, regionale Stromnetze	
Stromweg	Oberflächlich	Oberflächlich	Tief	Tief
Leitsymptome	Ungefährlich, wenn • unter 25 V (AC), • unter 60 V (DC)	HRST	Verbrennung	Verletzung
Unfallort (zumeist)	Industrie	Haushalt (privat), Gewerbe	Fahrdrähte, Bahnnetz, Umspannwerke, Trafostationen	Im Freien (Natur)

BHKW = Blockheizkraftwerk, PV = Photovoltaik, HRST = Herzrhythmusstörungen

Tab. 19.1 Stromunfälle im Vergleich

- **Maßnahmen:**
  - Die wichtigste Maßnahme ist hier der **Eigenschutz:**
    - Bei **Niederspannungsunfällen** können oft selbst Maßnahmen ergriffen werden (z. B. durch Ziehen des Netzsteckers).
    - Bei **Hochspannungsunfällen** müssen Fachkräfte hinzugezogen werden. Bis dahin gilt ein Sicherheitsabstand von mindestens 5 m.
  - Die **konkreten Maßnahmen** richten sich je nach Störungsbild bzw. Verletzungsschwere.
    - Behandlung von Herzrhythmusstörungen
    - Behandlung von Verbrennungen
    - Behandlung begleitender Verletzungen

19.2 Blitzunfall

DEFINITION

Ein Blitz ist eine elektrische Entladung (Potenzialausgleich) in Form eines Lichtbogens innerhalb einer Wolke (Wolkenblitz) oder zwischen dem Erdboden und dem unteren Teil der Wolke (Erdblitz).

Der Blitzunfall ist der einzige Stromunfall aus **natürlicher Ursache.** Er ist eine Sonderform des Hochspannungsunfalls und zeichnet sich im Gegensatz zu anderen Hochspannungsunfällen durch eine hohe Stromstärke und eine sehr kurze Expositionsdauer aus **(Blitzschlag).** Die Entladung (Blitzschlag) dauert nur etwa 0,02 Sek. und geht mit Stromstärken bis zu 200.000 Ampere einher. Dabei treten während eines Gewitters zwischen Wolken und Erdboden Stromspannungen von mehr als 100 Millionen Volt auf. Während des Blitzes erhitzt sich die Luft im Blitzkanal auf etwa 10–30.000 °C, wodurch sich die Luft explosionsartig ausdehnt – was als **Donnerschlag** zu hören ist.

19.2.1 Entstehung eines Gewitters

Die Luftströme innerhalb der Gewitterwolken enthalten Wasserdampf, der in großer Höhe wegen der Temperaturabsenkung zu Wassertropfen kondensiert. Die entstehenden Wassertropfen werden im Luftstrom mitgerissen und gefrieren in Bereichen mit Lufttemperaturen von unter 0°. Dabei bildet sich zunächst eine Oberflächeneisschicht an der Außenseite der Wassertropfen, während die Wassertropfen im Inneren noch flüssig bleiben. Durch die unterschiedlichen Temperaturen innerhalb eines Tropfens (Eis außen/Wasser innen) bilden sich entlang dieses Temperaturgefälles (Eis/Wasser) unterschiedliche Ladungen, wobei die positiven Ionen nach außen (Eis) und negativen Ionen nach Innen (Wasser) wandern.

Durch die Zusammenstöße der Wassertropfen und Eispartikel im Auf- und Abwind untereinander, wird das positiv geladene Oberflächeneis vom Tropfen abgespalten. Diese abgespaltenen, positiv geladenen kleinen Eispartikel (geringere Masse/„leicht) werden durch die Luftströmungen in den oberen Teil der Wolke gebracht, während die verbleibenden, negativ geladenen Wassertropfen (größere Masse/„schwer") im unteren Teil der Wolke verbleiben.

MERKE

Ein Blitz entsteht, wenn in einer Gewitterwolke durch die großen Temperaturunterschiede (bis zu 50 °C) **starke Auf- und Abwinde** entstehen und kleine Wassertropfen und Eisteilchen immer wieder aneinanderstoßen. Die **schweren Wassertropfen** tragen die **negative** Ladung und sinken in den **unteren** Teil der Wolke. Die **leichteren Eiskristalle** sind **positiv** geladen und befinden sich im **oberen** Teil der Wolke (→ Abb. 19.5).

Wenn der Unterschied zwischen der positiven und der negativen Ladung im oberen und unteren Teil der Wolke zu groß wird, entlädt sich der gewaltige Spannungsunterschied in einem Blitz

(Spannungsausgleich). Dabei fließt eine Menge Strom, wodurch die Luft aufgeheizt wird – was als **Aufleuchten (Blitz)** beobachtet werden kann.

19.2.2 Energieübertagung auf den Körper

MERKE

Wenn Strom durch den menschlichen Körper fließt, wirkt der Körper als elektrischer Leiter und ist Teil eines geschlossenen Stromkreises.

Die Energieübertragung der Blitzentladung auf den Patienten kann auf mehrere Weisen erfolgen (→ Abb. 19.6).

- **Direkter Blitzschlag (direct strike):** Beim direkten Blitzschlag wird der Körper direkt vom Blitz getroffen und der Hauptanteil des Stroms durchströmt den Körper. Der direkte Blitzschlag ist der Schädigungsweg mit dem größten Gefährdungspotenzial. Es finden sich häufig Stromeintrittsstellen am Kopf oder an den Schultern und Stromaustrittstellen an den Füßen bzw. am Schuhwerk.
- **Indirekter Blitzschlag:** Beim indirekten Blitzschlag wird der Körper nicht direkt vom Blitz getroffen, sondern ein Teilanteil des Stroms durchströmt den Körper.
  - **Kontakteffekt (contact voltage):** Schlägt der Blitz in ein Objekt ein, das sich in direktem Kontakt zum Patienten befindet (umklammerter Golfschläger oder Walking-Stock), dann verläuft der Strom über den Körper des Opfers, wenn dieser den Weg des geringsten Widerstands darstellt.
  - **Überschlageffekt (side flash):** Der Blitz schlägt primär in ein nahestehendes Objekt ein (z. B. einen Baum) und überträgt einen Teil der Energie auf die in der Nähe des Objekts befindliche Person.
  - **Schrittspannungseffekt (step voltage)** (→ 19.1.2): Beim Schrittspannungseffekt (Blitzschritteffekt) geht, läuft oder steht der Patient mit gespreizten Beinen in mittelbare Nähe von bis zu 200 m vom Blitzschlag entfernt. Zwischen den Füßen entsteht eine Potenzialdifferenz, wobei der Strom über ein Bein in den Körper ein- und über das andere wieder austritt

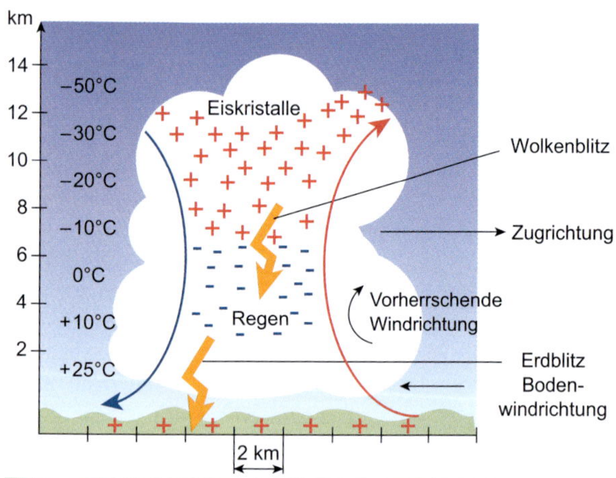

Abb. 19.5 Aufbau einer Gewitterwolke und Blitze [L138]

19.2.3 Auswirkungen auf den Körper

Es ist selten, dass ein Mensch vom Blitz getroffen wird. So hat die Zahl der tödlichen Unfälle durch Blitzeinwirkung in den letzten 50 Jahren kontinuierlich abgenommen. Zu einem großen Teil ist diese Abnahme auf einen Rückgang der manuellen Feldarbeit in der Landwirtschaft zurückzuführen. Aber noch immer ist das Risiko von Blitzschlägen in der freien Natur bei Gewitter hoch.

Dabei ist die Gefährdung durch einen Blitz in erster Linie auf den Standort des Betroffenen zurückzuführen. Drei Viertel aller Unfälle ereignen sich auf Wegen oder unter Bäumen, und betreffen Fußballer, Jäger, Bergsteiger, Radfahrer und alle die ihren Sport auch bei Gewitter „draußen" weiter betreiben wollen.

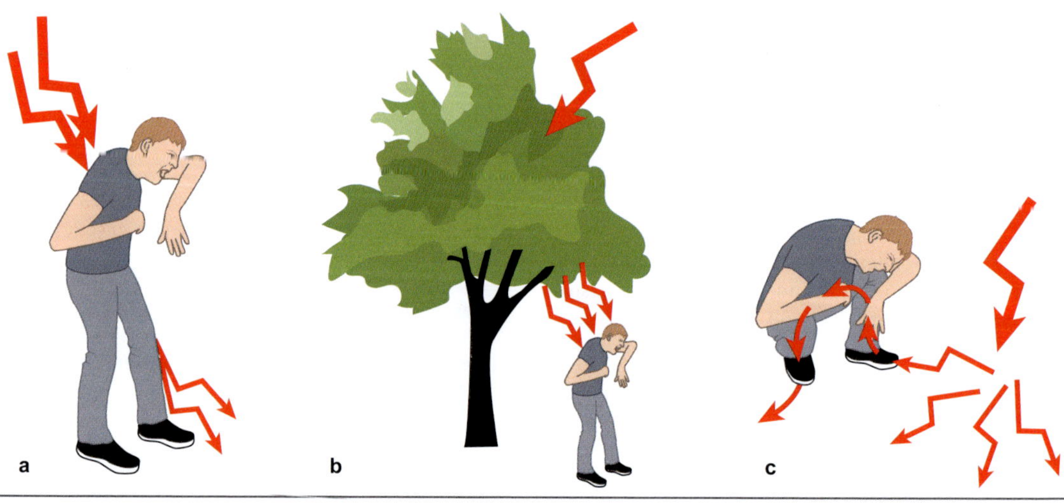

Abb. 19.6 Energieübertragung auf den Körper. a) Direkte Stromwirkung, b) indirekte Stromwirkung, Überschlageffekt, c) indirekte Stromwirkung, Schrittspannungseffekt [L138]

Aber auch Arbeiten in offenem Gelände sind gefährlich, wenn sich ein Gewitter nähert. So sind z. B. auf Flughäfen auf dem Vorfeld viele Arbeitsplätze dadurch gekennzeichnet, dass Personen sich auf freien Flächen in unmittelbarer Nähe zu leitfähigen Objekten (Flugzeuge) aufhalten. Dort kann bereits die Annäherung an ein Flugzeug zu einem unerwarteten Spannungsüberschlag vom Flugzeugrumpf auf den Arbeiter kommen.

Alle durch einen Blitzschlag auftretenden **Verletzungen** resultieren entweder aus

- der elektrischen Energie,
- der hohen Temperatur und/oder
- der explosiven Kraft der Druckwelle.

Elektrische Energie

Auch Blitze nehmen den Weg des geringsten Widerstands. Treffen sie den menschlichen Körper, durchströmen sie die Gefäße und das periphere Nervensystem. Wenn ein Blitz direkt in den Körper einschlägt, hat man kaum eine Chance. Die Überlebenschance ist allerdings größer, wenn die elektrische Energie größtenteils über die Körperoberfläche fließt und nicht durch den Körper hindurch. Doch auch dann droht die Gefahr von schweren körperlichen Schäden wie Lähmungen, Amnesien, Krämpfen oder Herzschäden.

Elektrische Gefährdungen bei Gewittern und Blitzereignissen beruhen im Wesentlichen auf Durchströmungen des menschlichen Körpers mit elektrischem Strom. Daher sind Erkenntnisse von Stromunfällen auf direkte und indirekte Blitzunfälle weitgehend übertragbar (→ 19.1).

Hohe Temperatur

Bei unmittelbaren oder nahen Einschlägen führt der Blitz dem Körper von außen Strahlungsenergie in Form massiver Wärme zu. Betroffen sind die Haut und entflammbare Kleidung. Die große Hitze erhitzt das Körpergewebe schlagartig, was zu großflächigen Verbrennungen führt. Die Versorgung der Verbrennungsverletzungen orientiert sich auch hier am Ausmaß der Schädigung und folgt den üblichen Maßnahmen im Rahmen der ABCDE-Diagnostik mit Sicherung der Vitalfunktionen und Versorgung der Verletzungen. Zu ergreifende Maßnahmen → 15.4.3.

Druckwelle

Der Donner, den wir hören, ist eine Schalldruckwelle und wie bei allen Druckwellen, kann eine Druckwelle von Luft auf Festkörper übergehen. Im Kleinen funktioniert so unser Gehör. Die Entstehung der Druckwelle wird durch die extreme Hitze im Blitzkanal ausgelöst. Ein Blitz erhitzt die umgebende Luft auf bis zu 30.000 °C, was zu einer Druckwelle führt, die wir als Donner hören. Der Donner ist also das akustische Resultat eines Blitzes, verursacht durch die rasche Ausdehnung der Luft.

So kann die Druckwelle eines Blitzschlags durch ihre plötzliche Ausdehnung in der Luft Körperstrukturen beschädigen, indem z. B. das Trommelfell reißt oder der Körper möglicherweise weggeschleudert wird und gegen eine Wand oder harte Gegenstände prallt.

IM FOKUS

Blitzunfälle

- **Störungsbild:**
  - **Sonderform** des Hochspannungsunfalls
  - **Sehr hohe Spannung** (Megavoltbereich), sehr hohe Temperaturen, aber sehr kurze Einwirkdauer
  - Ausmaß vom Weg des Stroms durch den Körper abhängig
- **Mögliche Schädigungsmuster:**
  - Folge ist eine schlagartige Erhitzung des Körpergewebes mit schwersten Verbrennungen.
  - **Direkter vs. indirekter Blitzschlag** (Direkte Blitzschläge verursachen die größten Schäden.)
  - Weitere Folgen durch Druckwelle (z. B. Wegschleudern)
- **Maßnahmen:**
  - Der **Eigenschutz** darf auch während eines Gewitters nicht vernachlässigt werden. Es bestehen z. B. Gefahren durch erneuten Blitzeinschlag, rutschigen Untergrund und Nässe.
  - Die **konkreten Maßnahmen** richten sich je nach Störungsbild bzw. Verletzungsschwere.
    - Behandlung von Herzrhythmusstörungen
    - Behandlung von Verbrennungen
    - Behandlung begleitender Verletzungen

WIEDERHOLUNGSFRAGEN

1. Was sind die relevanten Einflussfaktoren eines Stromunfalls? (→ 19.1)
2. Erläutern Sie die Faktoren, die das körperliche Ausmaß eines Stromunfalls bestimmen. Warum wird in Nieder- und Hochspannungsunfälle unterteilt? (→ 19.1.2)
3. Welche Gewebe können im Körper wie geschädigt werden? (→ 19.1.2)
4. Wie entstehen eine „Schrittspannung“ und ein „Lichtbogen“. (→ 19.1.2)
5. Welche Stromstärken werden im Körper wie vertragen? Wie wirkt die Stromstärke auf die vulnerable Phase? (→ 19.1.3)
6. Welches sind die Einflussfaktoren auf dem Körperwiderstand? (→ 19.1.4)
7. Welche Stromarten kennen Sie? Worin bestehen deren Unterschiede? (→ 19.1.5)
8. Welche Schutzmaßnahmen sind bei Nieder- bzw. Hochspannungsunfällen zu beachten? (→ 19.1.6)
9. Welche Wirkungen der elektrischen Energie auf den Körper kennen sie? Worin unterscheiden sich diese? (→ 19.1.7)
10. Welche Therapieregime werden bei Stromunfällen verfolgt? (→ 19.1.8)
11. Wie entsteht ein Gewitter? (→ 19.2.1)
12. Warum hören Sie Donner und sehen einen Blitz? (→ 19.2.1)
13. Wie kann die Energieübertragung eines Blitzes auf den Körper erfolgen? (→ 19.2.2)
14. Welche Auswirkungen hat ein Blitzschlag auf den Körper? (→ 19.2.3)
15. Wie ist ein Blitzunfall einzuordnen? Nennen Sie die besonderen körperlichen Schäden, die durch einen Blitz verursacht werden können. (→ 19.2.3)

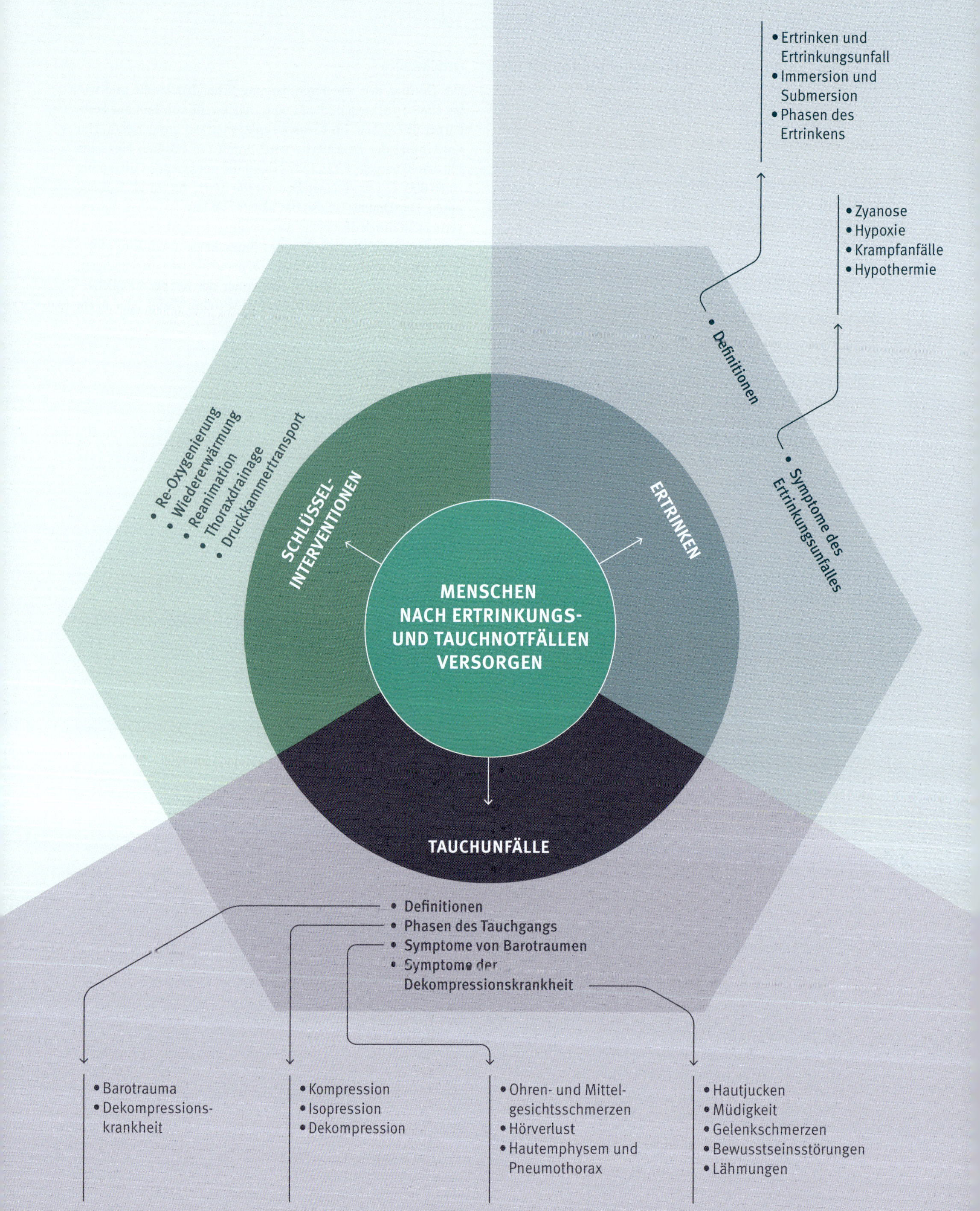

MENSCHEN NACH ERTRINKUNGS- UND TAUCHNOTFÄLLEN VERSORGEN
ERTRINKEN
• Definitionen
• Ertrinken und Ertrinkungsunfall
• Immersion und Submersion
• Phasen des Ertrinkens
• Symptome des Ertrinkungsunfalles
• Zyanose
• Hypoxie
• Krampfanfälle
• Hypothermie
SCHLÜSSEL-INTERVENTIONEN
• Re-Oxygenierung
• Wiedererwärmung
• Reanimation
• Thoraxdrainage
• Druckkammertransport
TAUCHUNFÄLLE
• Definitionen
• Phasen des Tauchgangs
• Symptome von Barotraumen
• Symptome der Dekompressionskrankheit
• Barotrauma
• Dekompressionskrankheit
• Kompression
• Isopression
• Dekompression
• Ohren- und Mittelgesichtsschmerzen
• Hörverlust
• Hautemphysem und Pneumothorax
• Hautjucken
• Müdigkeit
• Gelenkschmerzen
• Bewusstseinsstörungen
• Lähmungen

20

MENSCHEN NACH ERTRINKUNGS- UND TAUCHNOTFÄLLEN VERSORGEN

Jürgen Luxem

FALLBEISPIEL

Sie werden als RTW und NEF zu einem Einsatz mit dem Stichwort „Badeunfall, bewusstlose Person" an einen Badesee gerufen. Vor Ort werden Sie von einer Rettungsschwimmerin eingewiesen. Ein Badegast sei plötzlich untergegangen. Man habe den Patienten dann nach einigen Minuten aus dem Wasser retten können, nachdem andere Gäste um Hilfe gerufen hatten. Er sei allerdings eine Weile unter Wasser gewesen. Andere Rettungsschwimmer führen derzeit Wiederbelebungsmaßnahmen durch.

Vor Ort lässt sich Ihr Team eine kurze Übergabe geben und dankt den Einsatzkräften für die bisherige Arbeit. Der Patient habe bisher zwei Schocks mit einem AED erhalten und werde etwa seit 5 Min. reanimiert. Ihr Team übernimmt die Reanimation und verabreicht nach der nächsten Analysephase einen weiteren Schock. Thoraxkompressionen und Beatmungen werden in einem Verhältnis von 30:2 durchgeführt. Sie werden von der Notärztin beauftragt, die endotracheale Intubation vorzubereiten. Ihre Kollegen bereiten inzwischen Venenzugang und Medikamente vor. Die Notärztin gibt zu bedenken, dass die Ursache für das Ertrinken auch eine internistische Erkrankung, etwa ein Herzinfarkt, gewesen sein könnte. Sie regt daher an, gemeinsam die reversiblen Ursachen durchzugehen, sobald der Atemweg gesichert ist und die Medikamente verabreicht sind.

LERNZIELE

- Die Terminologie der Ertrinkungs- und Tauchunfälle kennen und anwenden
- Die Phasen des Ertrinkungsvorgangs (Pathomechanismus) beschreiben
- Auftretende Symptome des Ertrinkungsunfalls erkennen und behandeln
- Die drei Phasen eines Tauchgangs und deren Gefahren beschreiben
- Die Gefahren des Apnoe- und Schnorcheltauchens beschreiben
- Die Symptome des Dekompressionsunfalls erkennen

Wasser übt von jeher auf die Menschen eine besondere Faszination aus. Baden, Schwimmen, Tauchen, Segeln und andere Freizeitbeschäftigungen am Wasser erfreuen sich einer zunehmenden Beliebtheit. Daher sieht sich auch der Rettungsdienst immer wieder mit Notfallsituationen wie dem Ertrinkungs- oder Tauchunfall konfrontiert.

20.1 Ertrinkungsunfälle

Baden in offenen, ungesicherten Gewässern ist riskant und die meisten Badeunfälle mit Todesfolge geschehen in ungesicherten Seen und Teichen. An Flüssen wird die Strömung oft unterschätzt. Dabei ist die Wahrscheinlichkeit, einen Ertrinkungsunfall zu erleiden, nicht abhängig von der Wassertiefe oder der Fähigkeit, schwimmen zu können. Etwa 60–70 % der Ertrinkungsopfer sind Schwimmer und bereits wenige Zentimeter Wassertiefe (z. B. Pfütze) reichen aus, damit Personen unter ungünstigen Umständen ertrinken. So kommt es, dass Ertrinken je nach Altersgruppe und Land weltweit eine häufige bis sehr häufige Todesursache ist. In Deutschland sind nach Angaben der DLRG in den letzten Jahrzehnten jährlich zwischen 299 und 644 Menschen ertrunken, so ertranken im Jahr 2024 mindestens 411 Personen.

Die hohe **Gefährdung** besteht besonders im Kindes- und Jugendalter (< 15 Jahre). Durch Zuwanderung und Schwimmbadschließungen mit Ausfall von Schwimmunterricht in Schulen nimmt die Anzahl der Kinder, die nicht sicher schwimmen können, stetig zu. In Deutschland ist mittlerweile, nach Transportmittelunfällen, der Ertrinkungstod die zweithäufigste Todesursache durch Verletzungen im Kindes- und Jugendalter (< 15 Jahre). Bei Säuglingen und Kleinkindern im Alter von 1–3 Jahren ist es sogar die häufigste – und erfolgt meistens zu Hause durch **Untergehen in der Badewanne.** Erst ab dem 4. Lebensjahr zeigt die Statistik, dass die Ertrinkungsunfälle außerhalb der Wohnung stattfinden.

Demgegenüber ist die Ursache des Ertrinkungstodes bei den 15- bis 44-Jährigen eindeutig der **Alkohol,** der zur Selbstüberschätzung, Enthemmung und schnelleren Erschöpfung führt.

MERKE

Insbesondere Hitze und Alkohol sind eine bedrohliche Kombination beim Schwimmen!

In der Hitze schwitzt der Körper und verliert viel Flüssigkeit. Wird der Durst nun mit Alkohol gelöscht, erweitern sich die Blutgefäße durch den Alkoholkonsum. Im Wasser sinkt die Temperatur des Bluts in den erweiterten Blutgefäßen an Armen und Beinen schnell ab und der Schwimmer kühlt aus. In der Folge fließt das Blut zum Körperkern, der Blutkreislauf wird zentralisiert, die Blutgefäße an Armen und Beinen verengen, die Muskulatur wird kaum mehr durchblutet und die Herz-Kreislauf-Funktion wird gesteigert. Bald erschöpft die Muskulatur an Armen und Beinen und wird steif. Die Atmung wird flacher und es treten Bewusstseinsstörungen auf. Diese Kausalkette führt selbst bei warmen Wassertemperaturen von 20 °C oder mehr zur Unterkühlung (→ 15.5.1), in deren Folge der Kreislaufkollaps im Wasser eintreten kann.

Internistische und neurologische Auslöser sind die häufigsten Unfallursachen (→ Tab. 20.2) bei den über 45-Jährigen. Insbesondere ältere Erwachsene mit Vorerkrankungen am Herzen können im Wasser gesundheitliche Probleme bekommen. So waren 2024 über 60 % der Ertrinkungsopfer älter als 55 Jahre.

	Definition
Tödlicher Ertrinkungsunfall	Patient verstirbt.
Nicht tödlicher Ertrinkungsunfall	Patient überlebt, der Ertrinkungsprozess wird unterbrochen, z. B. durch Rettung.
Submersion	Untertauchen in einer Flüssigkeit, obere Atemwege bleiben immer unter Wasser.
Immersion	Eintauchen in eine Flüssigkeit, obere Atemwege bleiben immer über Wasser.

Tab. 20.1 Terminologie (nach ILCOR 2003)

20.1.1 Definition und Terminologie

Viele mit dem Ertrinkungsvorgang bisher geläufige Begriffe und vermeintliche Definitionen waren nie allgemein anerkannt und führten zu Verwirrung. Die verschiedenen Definitionen des Ertrinkens wurden 2003 durch das International Liaison Committee on Resuscitation (ILCOR) in eine international einheitliche Definition überführt (→ Tab. 20.1).

Ertrinken

DEFINITION

Ertrinken ist ein Prozess der aus einer primären Atemstörung durch Submersion (Untertauchen) und/oder Immersion (Eintauchen) in einem flüssigen Medium resultiert. (ILCOR)

Ertrinken wird somit als akuter **Erstickungsnotfall** infolge Unter- oder Eintauchens in eine Flüssigkeit verstanden, dessen Ursachen vielfältig sein können (→ Tab. 20.2). Die Definition impliziert, dass eine **Flüssigkeits-Luft-Grenzfläche** am Beginn des Atemwegs des Betroffenen vorhanden sein muss, die verhindert, dass das Opfer Luft atmen kann. Für diese Definition ist es unerheblich, ob das Opfer diesen Prozess (Ertrinkungsunfall) überlebt oder daran verstirbt. Das Opfer war nach dieser Definition auf jeden Fall in einen Ertrinkungsunfall verwickelt.

Ursache	Beispiele
Allgemein	• Unterschätzen der Gefahren (z. B. Hochwasser, Strömung, Wellengang), Selbstüberschätzung • Erschöpfung • Ungeeignete Schwimmhilfen bei Nichtschwimmern (z. B. Autoreifen, Luftmatratze) • Verzicht auf Sicherheitsausrüstung bei Bootsfahrten, Segeltouren (z. B. Schwimmweste) • Missachtung einfacher Baderegeln, Schwimmen unter Alkoholeinfluss
Traumatisch	• Eiseinbruch (→ 15.5.1) • Sprung in Gewässer unbekannter Tiefe (Halswirbelfraktur, → 25.2.2)
Internistisch	• Lebensbedrohliche Herzrhythmusstörungen (→ 13.5.5) • Apoplex (→ 14.4.1) • Akutes Koronarsyndrom (→ 13.6.5) • Hypoglykämie (→ 24.10.3) • Zerebrale Krampfanfälle (→ 14.4.3) • Unterkühlung (→ 15.5.1)

Tab. 20.2 Unfallursachen des Ertrinkens

Submersion und Immersion

DEFINITION

Submersion – Zustand, bei dem die Atemwegsöffnung unter Wasser oder mit Wasser bedeckt ist.
Immersion – Zustand, bei dem die Atemwegsöffnung oberhalb der Wasseroberfläche bleibt und nur der restliche Körper ganz oder teilweise untergetaucht ist.

Das **Untertauchen (Submersion)** in einer Flüssigkeit, z. B. Wasser, bezeichnet nach der aktuellen Definition des ERC einen Zustand, bei dem das Gesicht unter Wasser oder mit Wasser bedeckt ist (→ Abb. 20.1a), während beim **Eintauchen (Immersion)** der Kopf über Wasser verbleibt und nur der restliche Körper ganz oder teilweise untergetaucht ist (→ Abb. 20.3). Dies ist z. B. bei Schiffbrüchigen mit einer Rettungsweste der Fall. Bei dieser Patientengruppe kommt es vorrangig zur Hypothermie und ggf. der Aspiration spritzenden Wassers.

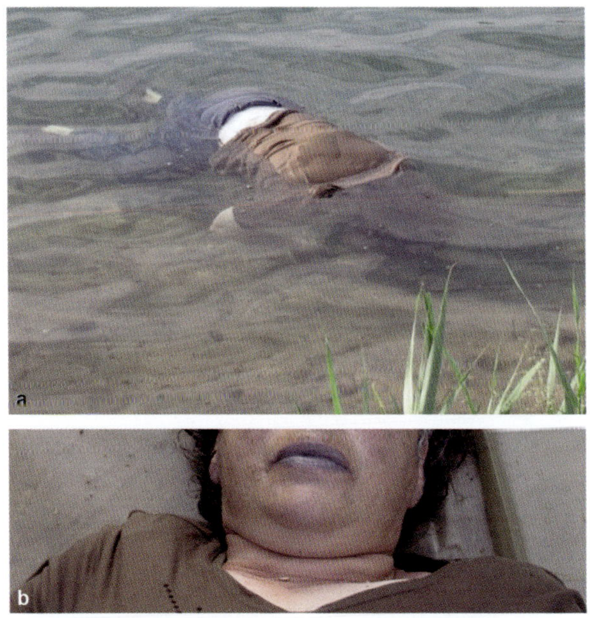

Abb. 20.1 Ertrunkene Person im Zustand der Submersion (a) und erheblicher Zyanose (b) [M235]

Ertrinkungsunfall

Tritt in Folge des Ertrinkungsunfalls der Tod des Patienten ein, so spricht man von einem **tödlichen Ertrinkungsunfall.** Wird der Patient gerettet und die Asphyxie (Sauerstoffmangel mit Atemstillstand durch Verlegung der Atemwege) überlebt und damit einer weiteren Behandlung zugänglich, so handelt es sich um einen **nicht tödlichen Ertrinkungsunfall.** Diese Terminologie hat das früher gebräuchliche Begriffspaar „Ertrinken" und „Beinahe-Ertrinken" abgelöst.

MERKE

Begriffe wie „primäres Ertrinken" (direkt tödlicher Ertrinkungsunfall), „sekundäres Ertrinken" (Ausbildung eines Atemnotsyndroms Stunden bis Tage nach dem Ertrinkungsunfall), „nasses Ertrinken" (Aspiration großer Mengen von Wasser) und „trockenes Ertrinken" (Verschluss der Atemwege durch Laryngospasmus mit Erstickungstod ohne Aspiration größerer Wassermengen) wurden durch die ILCOR-Definition überflüssig und abgelöst.

20.1.2 Pathomechanismus

Der gesamte Ertrinkungsvorgang kann zwischen 4 und 5 Min. andauern und verläuft oft in Phasen, wobei sich die Phasen I und II anfangs mehrfach abwechseln können (s. u.) (→ Abb. 20.2).

Phase I: Abwehrphase Ertrinkende schlagen wild um sich, um ihren Mund über Wasser zu halten, und kämpfen gegen das Untergehen an. Diese Phase ist durch Panik und heftige körperliche Bewegungen gekennzeichnet, die zu Erschöpfung und raschem Wärmeverlust führen. Teilweise kommt es zum Einatmen von Flüssigkeit.

Phase II: Willkürliches Atemanhalten Taucht der Kopf ungewollt unter Wasser, hält der Betroffene instinktiv die Luft an. Der Anstieg des Kohlendioxids im Blut führt aber automatisch zum Wiedereinsetzen der Atmung. Mit zunehmender Erschöpfung kommt es zur Inspiration von Wasser, wobei sich bereits durch kleinste Mengen Flüssigkeit ein **Laryngospasmus (Stimmritzenkrampf)** entwickelt. Der Ertrinkende verschluckt in Panik zunehmende Mengen an Wasser in den Magen und erbricht. In ca. 10–15 % der Fälle bleibt der Laryngospasmus nach dem Verlust des Bewusstseins bestehen, es wird kein weiteres Wasser oder Erbrochenes aspiriert.

Phase III: Einsetzende Atemnot In allen anderen Fällen löst sich der initiale Laryngospasmus und der Ertrinkende aspiriert erneut Wasser. Das eingeatmete Wasser dringt in die Lungenbläschen ein. Es folgt eine Vermischung von Wasser und Sekret in den Atemwegen mit typischer Schaumbildung, die den Gasaustausch in der Lunge stark behindert. Die Folge davon ist Bewusstlosigkeit durch Sauerstoffmangel.

Phase IV: Krampfphase Durch den Sauerstoffmangel kommt es zur Versteifung der gesamten Körpermuskulatur und zu Krampfanfällen.

Phase V: Atemlähmung und letzte Atemzüge („finale Schnappatmung"): Flache Atemzüge setzen ein, es kommt zu Atemstillstand und Tod.

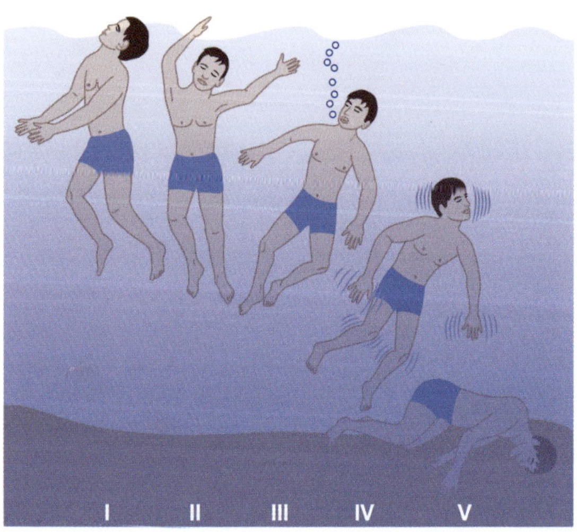

Abb. 20.2 Phasen des Ertrinkens (Submersion) [L231]

20.1.3 Symptome und Maßnahmen

MERKE

Das Ausmaß des Sauerstoffmangels ist entscheidend für den weiteren Verlauf, weshalb vor allem die Zeit bis zur Rettung und Beginn der Erstmaßnahmen die Prognose beeinflussen.

Symptome

Das Leitsymptom des Ertrinkungsunfalls ist die **Zyanose** (→ Abb. 20.1b) als Zeichen einer ausgeprägten Hypoxie. Sie zu vermeiden bzw. zu bekämpfen, ist daher Ziel jeder therapeutischen Maßnahme. In allen Fällen wirkt die **Hypoxie** allein auf den Patienten schädigend, weshalb das Überleben nach einem Ertrinkungsunfall weitgehend von der Schnelligkeit und der Effektivität der Wiederbelebungsmaßnahmen abhängt.

Neben der Zyanose tritt im Rahmen von Ertrinkungsunfällen regelmäßig die **Hypothermie** als Begleitsymptom auf. Ertrinkungsopfer kühlen innerhalb kurzer Zeit aus, weil Wasser eine ca. 25-mal höhere Wärmeleitfähigkeit als Luft besitzt. Die rasche Auskühlung des Patienten kann im Falle einer Reanimation jedoch von Vorteil sein, denn der Sauerstoffverbrauch der Körperzellen sinkt um ca. 6 % pro Grad Celsius Abnahme der Körperkerntemperatur. Die Versorgung eines Ertrinkungsopfers muss daher immer auch eine Temperaturmessung beinhalten.

Basismaßnahmen

Während die Rettung aus einer Badewanne problemlos vom Trockenen aus möglich ist, ist die **Rettung** der Patienten aus offenen oder aus zugefrorenen Gewässern ausdrücklich speziellen Einsatzgruppen (z. B. Wasserwacht, DLRG) vorbehalten (→ Abb. 20.3), da ein unüberlegter Rettungsversuch leicht den Tod des Retters nach sich ziehen kann.

Die **Erstuntersuchung** im Anschluss an die Rettung umfasst die Registrierung

- der Atmung,
- des Bewusstseins und
- der Kreislaufsituation.

Der **wache Patient** wird mit aufrechtem Oberkörper gelagert und psychisch betreut, nachdem ihm die nasse Kleidung ausgezogen und er vorsichtig abgetrocknet wurde. Um einer weiteren Kälteeinwirkung entgegenzuwirken, wird der Patient in Einmal-Patientendecken eingewickelt, deren Polyester-Baumwollwattefüllung ideal für den Wärmeerhalt sind. Ein vollständiges und fortlaufendes Monitoring mit EKG, Blutdruckmessung und Pulsoxymetrie wird abgeleitet. Besondere Beachtung gilt einer möglichst genauen Erfassung der

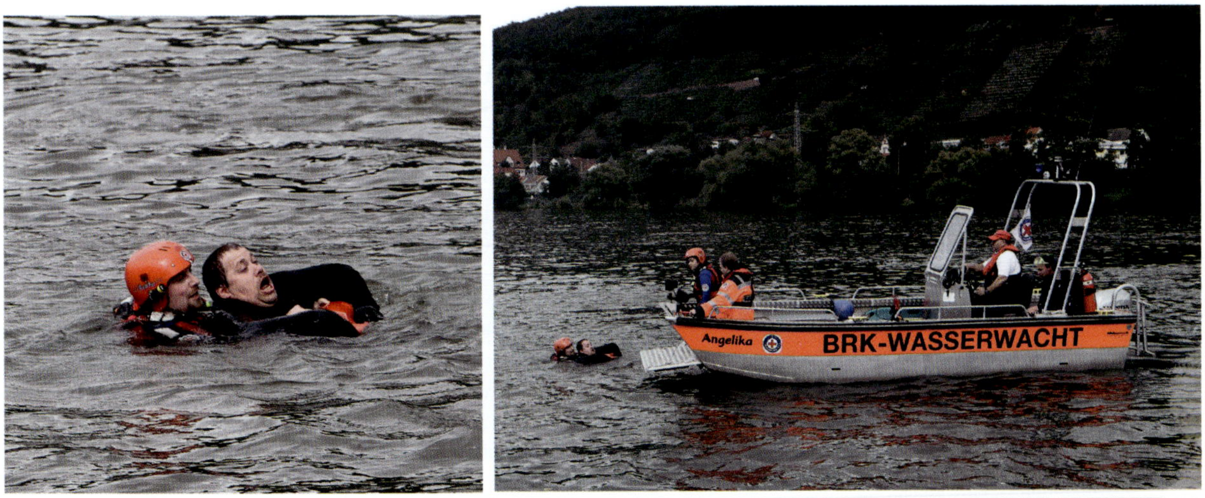

Abb. 20.3 Rettung einer Person nach nicht tödlichem Ertrinkungsunfall durch Immersion [O429]

Körpertemperatur mit einem Thermometer, dass auch niedrige Temperaturbereiche erfasst.

Für **bewusstlose und ateminsuffiziente Patienten** ist für die Überlebensprognose der Zeitraum bis zum Beginn einer effektiven Sauerstoffversorgung ausschlaggebend. Hier hat die Beatmung als Erstmaßnahme höchste Priorität und der Notarzt wird den Patienten endotracheal intubieren und mit 100 % Sauerstoff kontrolliert beatmen.

Im Fall eines **Herz-Kreislauf-Stillstands bzw. Atemstillstands** verläuft die Reanimation nach den aktuell gültigen Reanimationsleitlinien. Die Basismaßnahmen entsprechen in der Regel denen der kardiopulmonalen Reanimation (BLS) mit dem Unterschied, dass die Reanimation in Abweichung des Standardalgorithmus initial mit 5 Beatmungen begonnen wird (→ Abb. 20.4). Dabei muss immer für die bestmögliche Oxygenierung gesorgt werden, d. h., eine Defibrillation darf die Beatmung als Erstmaßnahme nicht verzögern und eine Kompression-only-CPR wird nicht durchgeführt.

ACHTUNG

Da es sich beim Ertrinken um eine primär respiratorische Ursache für einen Kreislaufstillstand handelt, kommt hier der Beatmung als Erstmaßnahme die höchste Priorität zu. Eine Defibrillation sollte die Beatmung als Erstmaßnahme nicht verzögern.

Im Fall einer Hypothermie muss das ALS-Verfahren der kardiopulmonalen Reanimation entsprechend an die Empfehlungen des ERC für das Vorgehen bei Hypothermie (→ 13.4.8) angepasst werden. So soll eine Wiedererwärmung nicht auf über 34 °C Körperkerntemperatur erfolgen, da sich ein zielgerichtetes Temperaturmanagement der primär erfolgreichen Reanimation anschließen soll.

MERKE

Auch bei einer Unterkühlung im Rahmen von Ertrinkungsunfällen gilt: „No one is dead until he is warm and dead" (→ 15.5.1).

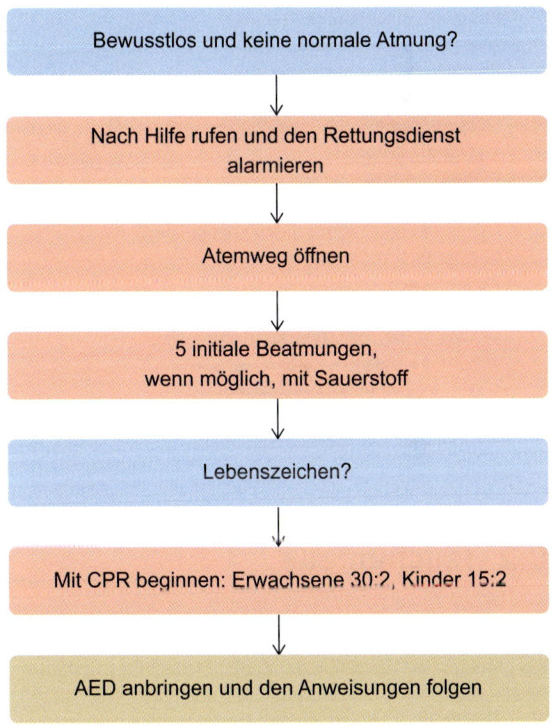

Abb. 20.4 BLS-Ablauf bei Ertrinkungsopfern [L143]

Die Wirksamkeit von Medikamenten und der Defibrillation ist bei einer Körperkerntemperatur unter 30 °C nicht gesichert.

VIDEO

Zeichen des Ertrinkungsnotfalls
https://www.youtube.com/watch?v=beNheoRRdKk

IM FOKUS

Ertrinkungsunfälle
- **Störungsbild:**
  - **Ertrinken:** primäre respiratorische Beeinträchtigung durch Ein- oder Untertauchen in flüssiges Medium
  - **Submersion:** Körper und Atemwegsöffnung untergetaucht (Gefahr von Asphyxie und Hypothermie)
  - **Immersion:** Körper ganz oder teilweise untergetaucht, Kopf über Wasser (Gefahr der Hypothermie)
  - Terminologisch wird zudem der **„tödliche"** vom **„nicht tödlichen Ertrinkungsunfall"** abgegrenzt.
- **Mögliche Ursachen:**
  - Zahlreiche Ursachen denkbar:
    - **Traumatisch** (z. B. Eiseinbruch)
    - **Internistisch** (z. B. Herzinfarkt)
  - Oft spielen zudem allgemeine Faktoren bzw. Ursachen, wie das Unterschätzen bestimmter Gefahren oder Alkoholeinfluss, eine Rolle.
- **Phasen des Ertrinkens:**
  - **Phase I:** Luftschnappen vor dem Untertauchen
  - **Phase II:** Atemanhalten nach dem Untertauchen
  - **Phase III:** einsetzende Atemnot
  - **Phase IV:** hypoxische Krämpfe
  - **Phase V:** Schnappatmung
- **Mögliche Symptome:**
  - **Leitsymptome:**
    - Zyanose (Hypoxie)
    - Hypothermie
- **Maßnahmen:**
  - Rettung möglichst nur durch spezialisierte Fachkräfte
  - Notarztnachforderung
  - **Patient wach:**
    - Sauerstoffgabe
    - Monitoring, inkl. Temperaturmessung
    - Wärmeerhalt
    - Ggf. Anlage eines i. v.-Zugangs
  - **Kreislaufstillstand:**
    - Wiederbelebungsmaßnahmen

20.2 Tauchunfälle

DEFINITION

Ein „Tauchunfall" im Sinne der deutschsprachigen Leitlinie ist ein potenziell lebensbedrohliches oder gesundheitsschädigendes Ereignis, hervorgerufen durch Abfall des Umgebungsdruckes beim Tauchen oder aus sonstiger hyperbarer Atmosphäre (Überdruck) mit und ohne Tauchgerät.

In Deutschland wird **Tauchsport** vor allem in Bergseen, Stauseen, Flüssen und Schwimmbädern betrieben. Der Tauchsport kann als Apnoetauchen, Schnorcheltauchen oder Gerätetauchen ausgeübt werden:
- Beim **Apnoetauchen** hält der Taucher den Atem an und verwendet keine Hilfsmittel.
- **Schnorcheltauchen** funktioniert mit einem 30–35 cm langen Rohr und einem angeschlossenen Mundstück, das den Taucher mit Umgebungsluft von der Wasseroberfläche versorgt.
- **Gerätetauchen** ermöglicht dem Taucher das Absteigen in größere Tiefen. Er atmet Pressluft oder Atemgas unterschiedlicher Zusammensetzung (z. B. Stickstoff-Sauerstoff-Gemisch) ein. Über den sog. Lungenautomaten wird der Druck der Atemluft aus der Atemgasflasche dem Druck der Tauchtiefe angepasst.

20.2.1 Gefahren des Tauchens

In Abhängigkeit der gewählten Form des Tauchens ist der Taucher von unterschiedlichen Gefahren bedroht:

Apnoetauchen

Hyperventilation (→ 12.7.5) vor dem Tauchgang bewirkt **keine** verstärkte Aufnahme von Sauerstoff, sondern beschleunigt das Abatmen von Kohlenstoffdioxid mit **Reduzierung des Atemantriebs** (→ 12.1.6). Während des Tauchvorgangs kann sich dann eine Hypoxämie mit nachfolgendem Bewusstseinsverlust noch vor Erreichen der Wasseroberfläche einstellen **(Aufstiegs-Blackout).** Falls die Bewusstlosigkeit eintritt, während der Kopf unter Wasser ist, wird der Atemreiz noch unter Wasser einsetzen und zwingend zum versuchten **Atemzug unter Wasser** führen. In beiden Fällen droht der Tod durch Ertrinken.

Schnorcheltauchen

Werden Tauchtiefen erreicht, welche die Atemluftzufuhr von der Wasseroberfläche über einen Schnorchel nicht mehr ermöglichen, ist der Schnorcheltaucher von den gleichen Gefahren bedroht wie der Apnoetaucher. Diese Gefahr besteht bei der Verwendung eines zu langen (> 35 cm) Schnorchels. Wird der Schnorchel verlängert, z. B. durch das Anmontieren von Plastikrohren, nimmt beim Abtauchen der Druck auf den Brustkorb bzw. die Lungen zu. Da die Atemwege zusammen mit dem Schnorchel allerdings ein offenes System zur Wasseroberfläche bilden, befindet sich in den Atemwegen immer nur der oberhalb der Wasseroberfläche herrschende Druck von 1 bar. Bereits in 1 m Wassertiefe wird der **Brustkorb** derart **stark komprimiert,** dass eine effektive aktive Einatmung kaum mehr möglich ist. Gefährdet sind besonders Kinder bei Nutzung eines Erwachsenenschnorchels.

Eine weitere Gefahr besteht in einer **Totraumatmung** (→ 12.1.1). Durch die Schnorchelverlängerung wird der funktionelle **Totraum** vergrößert, sodass eine **Pendelatmung** droht, bei der nur noch die eigene Ausatemluft wiedereingeatmet wird, ohne an frischen Sauerstoff zu gelangen. Folgen sind der Anstieg des Kohlenstoffdioxidgehalts, Sauerstoffunterversorgung, Bewusstlosigkeit unter Wasser und Tod durch Ertrinken.

Gerätetauchen

Gerätetaucher sind vor allem durch zwei Krankheitsbilder bedroht, das Barotrauma (→ 20.2.3) und den Dekompressionsunfall (→ 20.2.4).

20.2.2 Phasen des Tauchgangs

Zu den Tauchunfällen zählen alle körperlichen Schäden, die sich während eines Tauchgangs ereignen. Ein Tauchgang wird entsprechend seinem Verlauf in drei Phasen eingeteilt. Sie sind nach dem jeweiligen Druckverhältnis benannt, dem der Taucher ausgesetzt ist.

Kompression (Abtauchphase)

MERKE

Beim Abtauchen nimmt mit zunehmender Wassertiefe der Umgebungsdruck zu und alle Gase werden komprimiert.

An der Wasseroberfläche herrscht ein Luftdruck von etwa 1 bar. Durch die Kompression beim Abtauchen verringert sich das Volumen der geatmeten Gase sowie der luftgefüllten Hohlräume (z. B. Lungen, Mittelohr, Nasennebenhöhlen, Magen, Darm) im Körper (Gesetz von Boyle-Mariotte: Das Produkt aus Druck und Volumen bleibt immer konstant.) Pro 10 m Wassertiefe nimmt der Umgebungsdruck um etwa ein weiteres bar zu. Daher wirkt in 10 m Tiefe ein Druck von 2 bar auf den Taucher. Gleichzeitig hat sich das Gasvolumen halbiert.

Isopression (Tauchen in gleichbleibender Tiefe)

MERKE

Während des Tauchens in gleichbleibender Wassertiefe bleibt das Druckverhältnis konstant.

Druckänderungen treten nicht auf, solange die Zieltiefe nicht nach oben oder unten verlassen wird. Jedoch reichern sich unter dem höheren Umgebungsdruck und mit zunehmender Tauchzeit Atemgase (Sauerstoff und Stickstoff) in den Körpergeweben an (Gesetze von Henry und Dalton). Das Gesetz von Henry und Dalton ist für Taucher wichtig, da es das Verhalten von Gasgemischen in Tauchflaschen und deren Wechselwirkungen im Körper während des Tauchens beeinflusst. Es bedeutet, dass sich ein Gas sich in Flüssigkeit (z. B. Blut) umso besser löst, je höher sein Partialdruck ist. Das heißt, mit zunehmender Tauchtiefe löst sich ein Gas immer besser im Blutplasma. Umgekehrt nimmt die Löslichkeit beim Aufstieg aber wieder ab, sodass das Gas im Blut ausperlen kann. Von besonderer Bedeutung ist hierbei das reaktionsträge Gas (Inertgas) **Stickstoff,** das im Gegensatz zum Sauerstoff nicht metabolisiert wird und sich im Körpergewebe anreichert **(Stickstoffvergiftung).** Ab einer Tauchtiefe von ca. 30 m können sich Symptome einstellen, die denen eines Alkoholrauschs **(„Tiefenrausch")** ähneln. Es folgen Euphorie, Selbstüberschätzung und Verwirrtheit während des Tauchgangs. Im schlimmsten Fall führen Fehlhandlungen unter Wasser zum Ertrinken oder zu einem unkontrollierten Notaufstieg.

Dekompression (Auftauchphase)

MERKE

Beim Auftauchen sinkt der Umgebungsdruck wieder ab und alle Gase dehnen sich aus.

Der nicht metabolisierte, reaktionsträge Stickstoff dehnt sich ebenfalls aus, sodass sich Stickstoff-Gasbläschen in den Körperflüssigkeiten – vor allem im Blut – und in den Geweben, z. B. Knochen, Haut, Muskulatur, bilden (sog. Ausperlen). Um das Ausperlen unbeschadet zu überstehen, muss der Taucher die **Stickstoffgasblasen über die Lunge abatmen,** was jedoch Zeit erfordert, weil die verschiedenen Körpergewebe den Stickstoff beim Auftauchen unterschiedlich schnell abgeben. So kann es vorkommen, dass, abhängig von Tiefe und Länge des Tauchgangs, die gelöste Menge des Stickstoffs im Blut, bei zu schnellem Auftauchen, nicht komplett über die Lunge abgeatmet werden kann (→ 20.2.4). In jedem Fall ist es wichtig, die Aufstiegsgeschwindigkeit zu kontrollieren. Daher sollte auch nach dem Sicherheitsstopp auf den letzten 3–5 m besonders langsam aufgetaucht werden.

MERKE

Um ein unbeschadetes Auftauchen aus größeren Tiefen zu ermöglichen, müssen die Stickstoff-Gasbläschen aus den Geweben austreten und über die Lunge komplett abgeatmet werden.

Weiter müssen die entstehenden Druckunterschiede beim Auftauchen ausgeglichen werden. In der Auftauchphase verringert sich der Druck auf die im Körper eingeschlossene Luft (z. B. Mittelohr und Nasennebenhöhle) und mit abnehmendem Druck dehnt sich die Luft wieder aus. Beim Gesunden kann die Luft aus Mittelohr und Nasennebenhöhlen über die mit Schleimhäuten ausgekleidete Eustachische Röhre bzw. den Nasen-Rachen-Raum entweichen. Liegt aber eine Schleimhautschwellung vor, kann die Luft nicht mehr entweichen, was zu starken Schmerzen bzw. Verletzungen wie einem Trommelfellriss (**Barotrauma des Mittelohrs,** → 20.2.3) führen kann. In diesem Zusammenhang kann die Anwendung kurzwirksamer abschwellender Nasentropfen vor dem Tauchgang fatale Auswirkungen haben, wenn nämlich das Abtauchen zwar noch problemlos möglich ist, dann aber die Wirkung der Tropfen unter Wasser nachlässt und die Schleimhäute wieder anschwellen.

IM FOKUS

Grundlagenwissen

- **Gefahren des Tauchens:**
  - **Apnoetauchen:**
    - Hyperventilation vor dem Tauchgang führt zum verstärkten Abatmen von Kohlendioxid.
    - Infolgedessen können Bewusstlosigkeit oder ein starker Atemanreiz unter Wasser zum Ertrinken führen.
  - **Schnorcheltauchen:**
    - Schnorchel erhöhen das Totraumvolumen.
    - Gleichzeitig komprimiert der Wasserdruck den Thorax, sodass die Einatmung behindert werden kann.
    - Aus diesem Grund sollten Schnorchel bei Erwachsenen nicht länger als 35 cm sein.
    - Kinder sollten keine Erwachsenenschnorchel verwenden.
  - **Gerätetauchen:** Gerätetaucher sind durch ihr langes Verweilen unter Wasser vor allem von zwei Störungen bedroht:
    - Barotrauma
    - Dekompressionsunfall
- **Phasen des Tauchgangs:**
  - Abtauchen **(Kompression)**
  - Verbleiben in gleichbleibender Wassertiefe **(Isopression)**
  - Auftauchen **(Dekompression)**
- **Physikalische und physiologische Prozesse:**
  - Pro 10 m Wassertiefe nimmt der Umgebungsdruck um etwa ein weiteres bar zu. Daher wirkt in 10 m Tiefe ein Druck von 2 bar auf den Taucher.

- Ab einer Tauchtiefe von 30 m können sich alkoholrauschartige Symptome **(„Tiefenrausch")** einstellen.
- Beim Auftauchen dehnen sich die beim Abtauchen und dem Verbleiben in gleicher Wassertiefe komprimierten Gase im Körper des Tauchers wieder aus. Dies kann zum Ausperlen von Stickstoffbläschen führen.
- Um das Abatmen überschüssiger Gase zu ermöglichen, muss die Auftauchgeschwindigkeit streng reguliert werden **(Dekompressionspausen).**

20.2.3 Barotrauma

DEFINITION

Der Begriff „Barotrauma" ist ein Sammelbegriff für Verletzungen im Körper, die durch physikalische Druckdifferenzen in luftgefüllten Hohlräumen entstehen und die benachbarten Gewebestrukturen verletzen.

Ein Barotrauma kann sowohl beim Abtauchen als **Unterdruckbarotrauma** als auch beim Auftauchen als **Überdruckbarotrauma** auftreten. **Normalerweise erfolgen das Ab- und Auftauchen unter Ausgleich der Druckdifferenzen** – ähnlich wie beim Steig- oder Sinkflug im Flugzeug – über die Atemwege. Fehlt die Möglichkeit zu einem aktiven Druckausgleich durch eine Verlegung der natürlichen Belüftungsmöglichkeiten (z. B. bei Asthmaanfall, Bronchitis, Erkältung, Atemanhalten beim Apnoetauchen), erfolgt der Druckausgleich zu langsam oder gar nicht. Folgen sind Verletzungen

- der Ohren,
- der Nasennebenhöhlen und
- der Lunge.

Barotrauma der Ohren

Ein Barotrauma des Ohrs kann sowohl Außen-, Mittel- und/oder Innenohr betreffen. Das Wasser kann normalerweise während eines Tauchgangs durch den Gehörgang bis zum Trommelfell vordringen, wodurch im **Außenohr** immer der jeweilige Umgebungsdruck vorherrscht. Ist das Außenohr unverschlossen, kann problemlos ein Druckausgleich bei wechselnder Tauchtiefe stattfinden. Ist das Außenohr aber abgedeckt (z. B. Ohrstöpsel, Watte, Kopfhaube), kann der Druckausgleich im Außenohr nicht stattfinden und mit zunehmender Tauchtiefe presst der steigende Umgebungsdruck die Ohrabdeckung (Ohrstöpsel) gegen das Trommelfell, wodurch es einreißen kann.

Ist beim Abtauchen über die Eustachische Röhre kein Druckausgleich möglich, z. B. weil sie angeschwollen oder durch Schleim verstopft ist, bleibt die im **Mittelohr** eingeschlossene Luft auf Wasseroberflächenniveau und kann Schleim ins Mittelohr pressen. Als Folge platzen Kapillaren in den Schleimhäuten und es besteht die Gefahr, dass das Trommelfell platzt. Ein Barotrauma des Mittelohrs äußert sich durch Schmerzen, Ohrgeräusche und Blutungen aus dem Ohr.

Im **Innenohr** befindet sich zwar keine Luft, aber eine starke Druckwelle kann schwere Schäden bis hin zum Auslaufen der Innenohrflüssigkeit hervorrufen. Eine Druckwelle entsteht, wenn bei verstopfter Eustachischer Röhre (s. o.) ein Druckausgleich erzwungen wird und das Trommelfell platzt.

Barotrauma der Nasennebenhöhlen

Das Barotrauma der **Nasennebenhöhlen** macht sich durch heftig stechende Schmerzen hinter der Stirn und am Jochbein bemerkbar. Auch hier ist der fehlende Druckausgleich ursächlich, denn sind die Schleimhäute geschwollen, unterbleibt der Druckausgleich über die Verbindung zum Nasenrachenraum.

Barotrauma der Lunge

Im Rahmen des Tauchens ist das Barotrauma der Lunge eine typische Verletzung, die sowohl beim Abtauchen (Kompression) als auch beim Auftauchen (Dekompression) auftreten kann. Das pulmonale Barotrauma ist lebensgefährlich und endet oft tödlich.

Verschiedene **Vorerkrankungen** oder ein **defekter Lungenautomat** können Barotraumata der Lunge verursachen. Ist der Lungenautomat bereits während der **Abtauchphase** (Kompressionsphase) defekt, ist ein korrekter Druckausgleich nicht möglich und die Lunge kann sich nicht ausreichend mit Luft füllen. Der relative Unterdruck in der Lunge wirkt wie ein Sog. Es entsteht ein immer stärkerer **Unterdruck in der Lunge,** Lungengefäße reißen ein und Blut strömt in die Lunge.

Ist ein korrekter Druckausgleich in der **Auftauchphase** (Dekompressionsphase), in der sich das in der Lunge vorhandene Atemgas ausdehnt, wenn der Umgebungsdruck abnimmt, nicht möglich, z. B. durch einen Laryngospasmus oder eine **obstruktive Lungenerkrankung,** kann das Atemgas während des Aufstiegs nicht entweichen und es entsteht ein **Überdruck in der Lunge.** Eine Überdehnung des Lungengewebes entsteht, das in der Folge zerreißt. Das Verletzungsbild auch als **Lungenüberdehnungsverletzung** bezeichnet. Je nachdem, wo sich der Lungenriss anatomisch befindet, entwickeln sich unterschiedliche Krankheitsbilder.

Wenn der Lungenriss durch das Barotrauma der Lunge eine Verbindung zwischen Pleuraspalt und Lunge herstellt, gelangt Luft bzw. Atemgas in den Pleuraspalt und es entwickelt sich ein **Pneumothorax.** Entweicht die Luft in den das Herz umgebenden Raum (Mediastinum) entsteht ein **Mediastinalemphysem.** Breitet sich die Luft bis unter die Haut aus, entsteht ein **Hautemphysem.** Tritt die Luft über die Alveolaren in die arterielle Strombahn über, entwickelt sich eine arterielle **Gasembolie.**

Basismaßnahmen

An erster Stelle stehen die Maßnahmen zur Sicherung der **Vitalfunktionen.** Die Symptome eines Lungenrisses durch Barotrauma sind

- Schmerzen in der Brust,
- Atemnot,
- Zyanose,
- Abhusten von blutigem, schaumigem Sekret.

Oft ist eine Luftansammlung im Unterhautgewebe zu tasten **(Hautemphysem).** Eine begleitende Unterkühlung wird entsprechend therapiert. Die Therapie durch den **Notarzt** umfasst nach Anlage eines periphervenösen Zugangs Sedierung, Analgesie, Stabilisierung der Kreislauffunktionen mit Katecholaminen und/oder Infusionen. Die Indikation zur Narkoseeinleitung, Intubation und Beatmung muss großzügig gestellt werden. Ein eventuell unter Beatmung drohender Spannungspneumothorax muss durch eine Thoraxdrainage entlastet werden. Sämtliches Tauchgerät muss zur Untersuchung sichergestellt werden.

IM FOKUS

Barotrauma
- **Störungsbild:**
  - Sammelbegriff für Verletzungen im Körper, die durch physikalische Druckdifferenzen in luftgefüllten Hohlräumen entstehen und benachbarte Gewebestrukturen verletzen
  - Es werden **Überdruck- und Unterdruckbarotrauma** unterschieden.
  - Betroffen sind vor allem:
    - Lunge (z. B. Pneumothorax oder Mediastinalemphysem)
    - Ohren (z. B. Trommelfellruptur)
    - Nasennebenhöhlen (z. B. stärkste Schmerzen im Bereich von Jochbein oder Stirn)
- **Mögliche Symptome:**
  - Je nach betroffener Struktur, z. B.:
    - Atemnot
    - Schmerzen
    - Blutung
    - Hautemphysem
- **Maßnahmen:**
  - Notarztnachforderung
  - Sauerstoffgabe
  - Monitoring
  - Anlage eines i. v.-Zugangs
  - Ggf. Infusions- und Katecholamintherapie
  - Ggf. Notfallnarkose und Beatmung
  - Ggf. Thoraxdrainage

20.2.4 Dekompressionsunfall (Decompression Illness, DCI)

Der Dekompressionsunfall (DCI) beinhaltet zwei Erkrankungen: Die Dekompressionskrankheit (DCS, Decompression sickness) und die arterielle Gasembolie (AGE). Häufig verwendete Synonyme für die Dekompressionskrankheit sind **Taucherkrankheit** und **Caisson-Krankheit**.

Von einem Senkkasten bzw. einer Taucherglocke (franz. Caisson) leitet sich die Bezeichnung für eine beim Auftauchvorgang drohende Dekompressionskrankheit ab. Taucht der Taucher (→ Abb. 20.5) zu schnell auf (z. B. durch Panik oder Nichteinhalten der Dekompressionspausen), kann sich das stickstoffhaltige Gewebe nicht schnell genug entsättigen, d. h., der **Stickstoff** kann nicht langsam in das Blut abgegeben und über die Lungen abgeatmet werden (Gesetze von Henry und Dalton). Wie beim Öffnen einer unter Druck stehenden Sprudelflasche perlt der Stickstoff aus und bildet Mikrogasblasen im Blut und dem Körpergewebe.

Tritt das Gas nun in das arterielle System ein, oft durch Eintritt von den Lungenvenen in die großen Körperarterien, führt das ausgeperlte Gas zu Embolien in Gehirn und/oder Herz. Denn während die venöse Gasembolie (VGE) zu Gasblasen in den Venen führt, das über die Lunge noch gefiltert werden kann, umgeht die arterielle Gasembolie (AGE) die Lungenfilterung und wird direkt zu den Organen transportiert, was zu schlaganfallähnlichen Symptomen oder Herzproblemen führt.

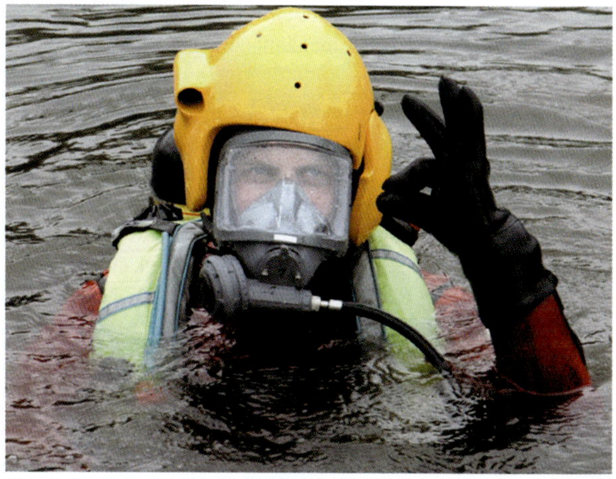

Abb. 20.5 Rettungstaucher [O429]

Symptome

Alle Symptome, die durch das Ausperlen von Gasen während des Auftauchvorgangs verursacht werden, sind unter dem Begriff der Dekompressionskrankheit zusammengefasst. Sie sind breit gefächert (→ Tab. 20.3) und reichen von Hautsymptomen (Juckreiz, rote oder livide Verfärbung, Ödeme), Muskel- und Knochenschmerzen über unspezifische Beschwerden (Krankheitsgefühl, Müdigkeit) bis zu schwerwiegenden Störungen am zentralen und peripheren Nervensystem. Die **„Taucherflöhe"** sind das bekannteste Symptom bei der Dekompressionskrankheit. Sie treten als juckende, gerötete und geschwollene Flecken auf. Die Ausprägung der Symptome wird durch die Lokalisation der Gasbläschen bestimmt.

Die Krankheitszeichen sind Ausdruck von Schmerzreaktionen, Entzündungszeichen und Embolien in den unterschiedlichen Körpergeweben. Innerhalb weniger Stunden nach dem Auftauchvorgang treten die Beschwerden auf, in der Hälfte aller Fälle sogar innerhalb der ersten Stunde. Jedoch sind auch längere

Symptomkomplex	Symptome
Allgemeine Krankheitszeichen	• Anhaltende Müdigkeit • Außergewöhnliche Abgeschlagenheit
Haut, Muskulatur, Knochen, Gelenke	• Hautjucken und -rötung („Taucherflöhe") • Schwellung • Muskel-, Knochen- und Gelenkschmerzen („Bends") • Beuge-Schonhaltung der Extremitäten
Ohr	• Schmerzen • Schwindel • Übelkeit, Erbrechen • Hörminderung • Tinnitus
Nervensystem	• Bewusstseinsstörungen • Seh- und Sprachstörungen • Kribbeln, Taubheitsgefühl (Gefühlsstörungen) • Halbseitenlähmung, Querschnittslähmung
Lunge	Atemabhängige Thoraxschmerzen mit Reizhusten („Chokes")

Tab. 20.3 Symptome der Dekompressionskrankheit

Latenzzeiten – z. B. nach Flugreisen – möglich. Schwierigkeiten bereitet es dann, den Zusammenhang zu einem Tauchgang herzustellen.

Basismaßnahmen

Primär stehen die Kontrolle und die Aufrechterhaltung der **Vitalfunktionen** im Vordergrund. Wache Patienten werden beruhigt und flach gelagert, bewusstlose Patienten werden in der stabilen Seitenlage gelagert. **Alle Patienten erhalten die maximal mögliche Sauerstoffkonzentration** (15 l über dicht sitzende Maske mit Reservoirbeutel), um das Abatmen von Stickstoff zu steigern und eine bessere Oxygenierung des Gewebes zu erreichen.

ACHTUNG

So früh wie möglich – so viel Sauerstoff wie möglich!

Zum fortlaufenden Monitoring dienen EKG, Blutdruckmessung und Pulsoxymetrie. Falls möglich, wird das gesamte **Tauchgerät** einschließlich des Tauchcomputers sichergestellt. Die Tauchtiefe, die Länge des Tauchgangs, die Aufstiegsgeschwindigkeit und die Dekompressionspausen müssen ermittelt werden.

Der hinzugezogene **Notarzt** platziert einen periphervenösen Zugang und infundiert innerhalb der ersten 2 Std. 1–2 l balancierte Vollelektrolytlösungen zur Rehydration. Die Indikation zur Frühbeatmung mit 100 % Sauerstoff und PEEP (5–10 cm H_2O) muss großzügig gestellt werden. Bei ausreichendem Bewusstseinsgrad des Patienten ist die **Masken-CPAP/NIV** einer Intubation mit nachfolgender Beatmung vorzuziehen, da die neurologischen Symptome des verunfallten Tauchers fortlaufend beurteilt werden können.

Die einzige Therapieoption, um den Stickstoff wirkungsvoll eliminieren zu können, ist die Rekompression des Tauchers in einer Druckkammer unter Zuführung hoher Sauerstoffkonzentration und unter intensivmedizinischen Bedingungen (**hyperbare Oxygenierung,** HBO). Auch wenn bereits konventionelle Maßnahmen wie die Sauerstoffgabe eine vollständige Remission erreicht haben, sollte eine HBO-Therapie angestrebt werden, um ein Spätödem zu verhindern und neurologische Spätfolgen zu reduzieren. Um Patienten einer HBO-Therapie zuführen zu können, müssen unter Umständen längere Transportwege in Kauf genommen werden. Daher sollte der Patient in einem Rettungshubschrauber transportiert werden, der möglichst früh alarmiert werden muss. Da jedoch der Luftdruck mit zunehmender Höhe abnimmt und infolgedessen die Dekompression schneller voranschreitet, muss der Transport unterhalb einer Flughöhe von 300 m erfolgen. Verschiedene Kliniken oder Spezialzentren halten Druckkammern (→ Abb. 20.6) vor, die zwar nicht immer die notwendige intensivmedizinische Betreuung ermöglichen, aber zur Überbrückung bis zu einem Transportbeginn dienlich sein können.

VIDEO

Einblick in die Druckkammertherapie
https://www.youtube.com/watch?v=Ggb5_k5FoOM

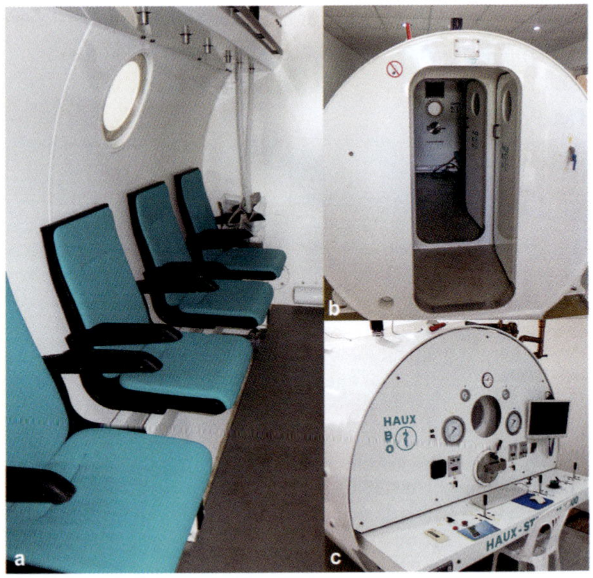

Abb. 20.6 Druckkammer: a) Behandlungsplätze für sitzende Patienten, b) Vorkammer und Hauptkammer (Druckschleuse), c) Leitstand [P100]

IM FOKUS

Dekompressionskrankheit

- **Störungsbild:**
  - Ausperlen des zuvor komprimierten Stickstoffs in Blut und Körpergeweben
  - Tritt auf, wenn die notwendigen Dekompressionspausen durch zu schnelles Auftauchen nicht ausreichend eingehalten werden
- **Mögliche Symptome:**
  - Starke Müdigkeit
  - Schmerzen in Ohren, Muskeln, Knochen und Gelenken
  - Juckreiz
  - Schwindel
  - Übelkeit, Erbrechen
  - Hörminderung und/oder Tinnitus
  - Bewusstseinsstörungen
  - Seh- und Sprachstörungen
  - Gefühlsstörungen
  - Lähmungen
- **Maßnahmen:**
  - Notarztnachforderung
  - Hochdosierte Sauerstoffgabe
  - Flachlagerung oder stabile Seitenlage
  - Monitoring
  - Sicherstellen des Tauchcomputers
  - Anlage eines i. v.-Zugangs
  - Flüssigkeitstherapie
  - Ggf. (nichtinvasive) Beatmung
  - Ggf. Zuführung in Druckkammerzentrum

WIEDERHOLUNGSFRAGEN

1. Definieren Sie den Begriff „Ertrinken“. (→20.1.1)
2. Nennen Sie typische Ursachen für Ertrinkungsunfälle. (→20.1.1)
3. Nennen Sie die Phasen des Ertrinkens (→20.1.2)
4. Welche Symptome prägen den Ertrinkungsunfall? (→20.1.3)
5. Schildern Sie die präklinische Therapie beim Ertrinkungsunfall. Worauf müssen Sie besonders achten? (→20.1.3)
6. Was ist ein Tauchunfall? (→20.2)
7. Welche Gefahren gehen von den einzelnen Formen des Tauchens aus? (→20.2.1)
8. Welche Phasen werden beim Tauchen unterschieden und welche physikalischen Gesetzmäßigkeiten müssen berücksichtigt werden? (→20.2.2)
9. Welche Verletzungen erwarten Sie bei einem Barotrauma und wie gehen Sie gegen diese vor? (→20.2.3)
10. Was ist die Decompression Illness oder Caisson-Krankheit, wie entsteht sie und welche Gefahren drohen? (→20.2.4)
11. Welche Symptome sind typisch für einen Dekompressionsunfall und wie erfolgt das therapeutische Vorgehen? (→20.2.4)

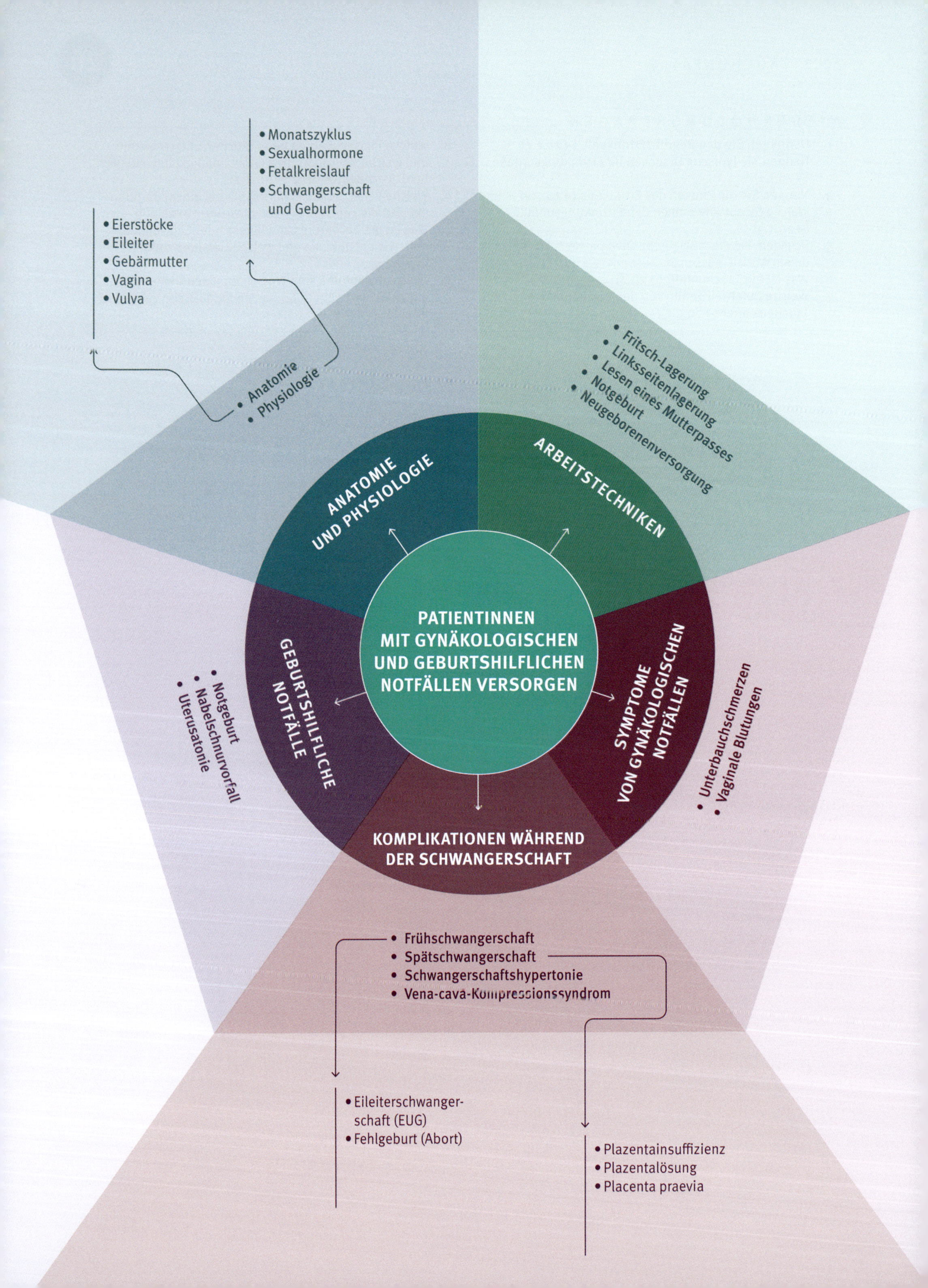
PATIENTINNEN MIT GYNÄKOLOGISCHEN UND GEBURTSHILFLICHEN NOTFÄLLEN VERSORGEN
ANATOMIE UND PHYSIOLOGIE
• Anatomie
• Physiologie
• Eierstöcke
• Eileiter
• Gebärmutter
• Vagina
• Vulva
• Monatszyklus
• Sexualhormone
• Fetalkreislauf
• Schwangerschaft und Geburt
ARBEITSTECHNIKEN
• Fritsch-Lagerung
• Linksseitenlagerung
• Lesen eines Mutterpasses
• Notgeburt
• Neugeborenenversorgung
SYMPTOME VON GYNÄKOLOGISCHEN NOTFÄLLEN
• Unterbauchschmerzen
• Vaginale Blutungen
KOMPLIKATIONEN WÄHREND DER SCHWANGERSCHAFT
• Frühschwangerschaft
• Spätschwangerschaft
• Schwangerschaftshypertonie
• Vena-cava-Kompressionssyndrom
• Eileiterschwangerschaft (EUG)
• Fehlgeburt (Abort)
• Plazentainsuffizienz
• Plazentalösung
• Placenta praevia
GEBURTSHILFLICHE NOTFÄLLE
• Notgeburt
• Nabelschnurvorfall
• Uterusatonie

21

PATIENTINNEN MIT GYNÄKOLOGISCHEN UND GEBURTSHILFLICHEN NOTFÄLLEN VERSORGEN

Jürgen Luxem

FALLBEISPIEL

Ihr Team behandelt eine 32-jährige schwangere Patientin, deren Wehen plötzlich eingesetzt haben. Ihr Ehemann habe sie erst selbst ins Krankenhaus fahren wollen. Nachdem aber die Fruchtblase geplatzt war, sei ihm dies zu unsicher gewesen. Es sei ihre dritte Geburt. Die ersten beiden seien komplikationsfrei gewesen, wobei die letzte Geburt sehr schnell abgelaufen sei. Die anderen beiden Kinder würden von einer Freundin der Familie betreut. Den Mutterpass hat die Patientin bereits griffbereit. Das ungeborene Kind liegt nach den dortigen Eintragungen in Schädellage. Die Wehen kommen inzwischen in einem Abstand von nur 2 Min. und die Patientin hat jedes Mal das starke Bedürfnis mitzupressen. Das nächsterreichbare Krankenhaus liegt etwa 30 Min. Fahrtzeit entfernt. Nach einer kurzen Beratung im Team und mit den werdenden Eltern entschließt sich die anwesende Notärztin zu einer weitergehenden Untersuchung. Bei der Inspektion des Genitalbereichs fällt auf, dass das kindliche Köpfchen bereits sichtbar ist. Eine Geburt vor Ort ist nicht mehr vermeidbar. Sie werden beauftragt, das Notgeburtsset aus dem Rucksack zu holen und alles Notwendige vorzubereiten. Zur Sicherheit führt Ihr Team zudem ein Monitoring durch und legt einen intravenösen Zugang an, an den eine langsam einlaufende Infusion angeschlossen wird.

LERNZIELE

- Die Lage und Funktion der weiblichen Geschlechtsorgane beschreiben
- Die unterschiedlichen weiblichen Sexualhormone und ihre Bedeutung benennen
- Bei Unterbauchschmerzen der Frau gynäkologische Differenzialdiagnosen nennen
- Vaginale Blutungen ob ihrer möglichen Bedrohlichkeit einordnen
- Die Entstehung und Keimentwicklung des Kindes erläutern
- Den Fetalkreislauf beschreiben
- Die Umstellung des Kreislaufs nach der Geburt erläutern
- Die zeitliche Einordnung des Schwangerschaftsverlaufs benennen
- In der Frühschwangerschaft eine extrauterine Gravidität erkennen
- In der Schwangerschaft Notfälle durch Erkrankungen der Plazenta erkennen
- Die chronische Hypertonie von der schwangerschaftsinduzierten Hypertonie abgrenzen
- Eine Eklampsie von einer Epilepsie unterscheiden
- Ein Vena-cava-Kompressionssyndrom erkennen
- Bei einer Geburt im Notfall assistieren
- Ein neugeborenes Kind warmhalten und notversorgen
- Einen Nabelschnurvorfall erkennen
- Eine Uterusatonie erkennen und notfalls den Credé-Handgriff anwenden

Für das Rettungspersonal sind Einsätze im Bereich der gynäkologischen Notfälle keine Routine. Sie gehören zu den zahlenmäßig geringen Einsatzindikationen. Neben der Geburtshilfe und schwangerschaftsbedingten Erkrankungen umfasst das Einsatzspektrum die Erkrankungen und Verletzungen der weiblichen Genitalorgane.

21.1 Weibliche Geschlechtsorgane und Sexualhormone

Die weiblichen Geschlechtsorgane haben vielfältige Aufgaben. Sie produzieren die Geschlechtszellen (Eizellen) und Sexualhormone, welche die Differenzierung, Reifung und Funktion der Keimzellen ermöglichen. Die weiblichen Geschlechtsorgane (→ Abb. 21.1) lassen sich in **äußere Geschlechtsorgane:**

- Venushügel (Mons pubis)
- Große und kleine Vulvalippen (Labien)
- Klitoris (teilweise)
- Scheidenvorhof (Vestibulum vaginae)

und **innere Geschlechtsorgane:**

- Scheide (Vagina)
- Eierstöcke (Ovarien)
- Eileiter (Tuben)
- Gebärmutter (Uterus)

unterteilen. Eileiter, Eierstöcke, die dazugehörigen Bänder und die umgebenden Bindegewebe werden auch als **Adnexe** bezeichnet.

21.1.1 Äußere Geschlechtsorgane

Die äußeren Geschlechtsorgane der Frau werden in ihrer Gesamtheit als **Vulva** bezeichnet (→ Abb. 21.2). Die großen Vulvalippen **(große Labien)** sind äußerlich sichtbare, fettreiche Hautfalten. Sie verdecken und schützen dadurch die Klitoris, die Harnröhrenöffnung und den Scheideneingang. Darunter liegen die kleinen Vulvalippen **(kleine Labien),** die meist erst beim Spreizen der großen Vulvalippen zu erkennen sind. Sie begrenzen seitlich den Scheidenvorhof **(Vestibulum vaginae)** und vereinigen sich bei der Klitoris.

Die **Klitoris** ist ein von Schwellkörpergewebe gebildetes, schwellfähiges **(erektiles)** Organ, dessen Schwellkörper in ihrer Konstruktion denen des männlichen Penis gleichen, und hat eine wesentliche Funktion im Hinblick auf die Sexualität der Frau und beim Orgasmus.

Die Klitoris umfasst ein komplexes System von Nerven und Schwellkörpern: Das Schwellkörpergewebe ist weitläufig und paarig angelegt. Es umfasst zwei Klitorisschenkel und zwei zwiebelförmige Schwellkörper (**Bulboklitoralorgan,** → Abb. 21.2, siehe kleine Abb. grün). Im Unterschied zum männlichen Penis ist von der Klitoris nur ein kleiner Teil äußerlich sichtbar, während der Großteil des Organs im Inneren des Beckens liegt.

Im **Scheidenvorhof,** begrenzt durch die kleinen Vulvalippen, liegt wenige Zentimeter unterhalb der Klitoris die Harnröhrenöffnung, der Ausgang der Harnblase. Darunter befindet sich der Scheideneingang, als äußerer Bereich der Scheide.

Am **Scheideneingang** befindet sich eine dünne und dehnbare, ring- oder halbmondförmige Schleimhautfalte **(Hymen).** Sie

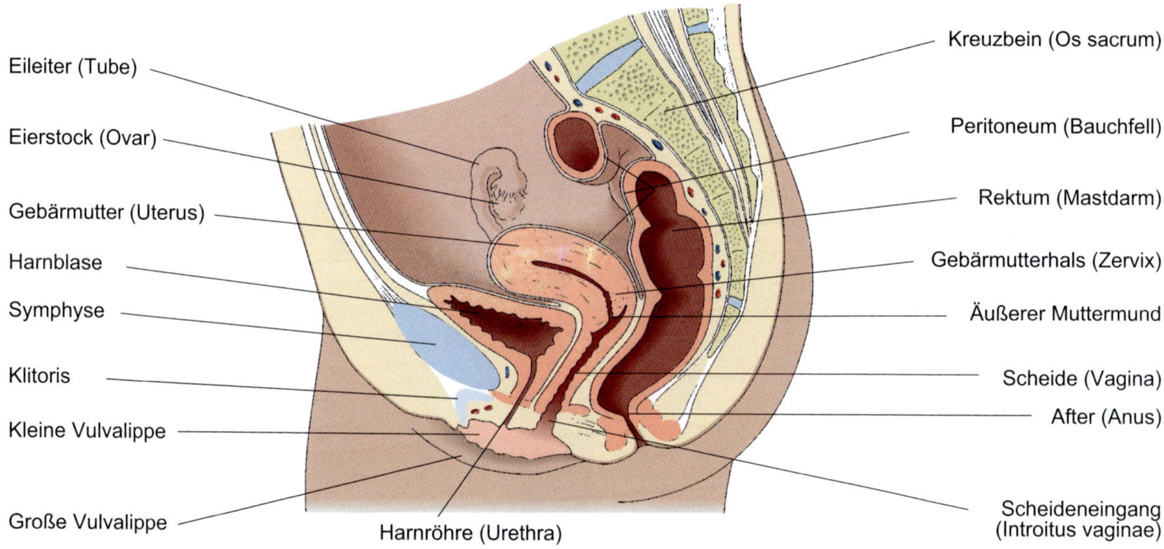

Abb. 21.1 Die weiblichen Geschlechtsorgane (Sagittalschnitt) [L190, L275]

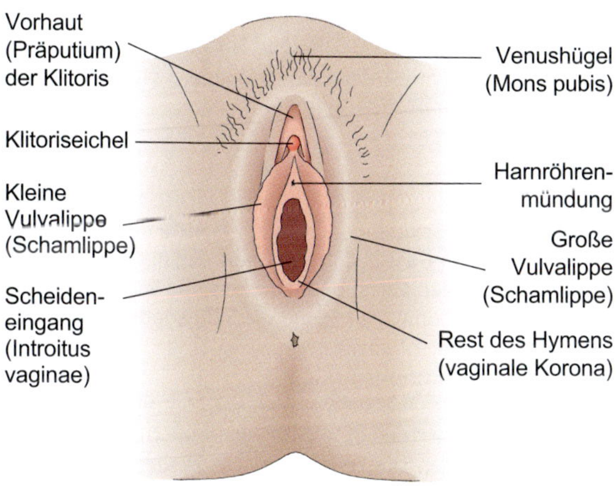

Abb. 21.2 Äußeres weibliches Genitale (Vulva) [L190]

ist ein Überbleibsel aus der Embryonalzeit. Anfangs verschließt sie den Vaginaleingang ganz, öffnet sich dann meistens vor der Geburt und entwickelt sich mit Einsetzen der Pubertät zu einem weichen Saum (→ Abb. 21.2).

21.1.2 Innere Geschlechtsorgane

Eierstöcke

Die Eierstöcke (**Ovarien,** → Abb. 21.3) sind paarig angelegte, etwa pflaumengroße Drüsen. Sie liegen im kleinen Becken innerhalb des Bauchfells **(intraperitoneal)** und sind durch ein quer liegendes Band mit der Gebärmutter verbunden. In den Eierstöcken ist seit Geburt der gesamte Vorrat an **Eizellen** (ca. 40.000 bis 200.000 Eier je Eierstock) angelegt. Jede Eizelle ist von einer Haut, dem Eibläschen oder **Follikel,** umgeben. Man spricht in diesem Stadium von Primärfollikeln. Während der Pubertät erfolgt die Reifung der Eizellen, die Eifollikel wandeln sich in flüssigkeitsgefüllte Bläschen (Sekundärfollikel) um. In regelmäßigen Abständen von etwa 4 Wochen reift ein solcher Follikel bis auf Kirschgröße heran (Tertiärfollikel). Schließlich ist der Druck in seinem Inneren so groß **(Graaf-Follikel),** dass er aufplatzt, und die Eizelle für eine eventuelle Befruchtung in den Eileiter geschwemmt wird (Eisprung, **Ovulation**). In der Regel kommt jeden Monat nur ein Ei (Ausnahme stellen Mehrlingsgeburten dar) zur Reifung, sodass während der fortpflanzungsfähigen Zeitspanne normalerweise nur 400–500 Follikel ausreifen.

Eileiter

Die paarig angelegten Eileiter (**Tuben,** → Abb. 21.3) sind ca. 10 cm lange, trompetenförmige Muskelschläuche, die ihren Ursprung an den beiden oberen „Ecken" der Gebärmutter haben. Sie transportieren das Ei durch die Peristaltik der Muskulatur und durch den Flimmerhaarbesatz des Epithels in Richtung Gebärmutter. Die Eileiter enden mit einer trichterförmigen, bewimperten Öffnung frei in der Bauchhöhle, jeweils in der Nähe des zugehörigen Eierstocks.

Gebärmutter

Die Gebärmutter (**Uterus,** → Abb. 21.3) ist ca. 7–9 cm lang und hat die Form einer umgedrehten Birne. Unterteilt wird sie in den Gebärmutterkörper und den Gebärmutterhals. Der obere, breite **Gebärmutterkörper** (ca. zwei Drittel der Gebärmutter) besteht aus einer kräftigen, glatten Muskulatur und stellt die Gebärmutterhöhle dar. Die Wände werden von der Gebärmutterschleimhaut **(Endometrium)** ausgekleidet. Die Gebärmutterschleimhaut besteht aus zwei Schichten: der unteren Basalschicht **(Basalis),** die der Muskulatur benachbart ist und sich nicht verändert, sowie der darüber liegenden Funktionalschicht **(Funktionalis),** die den zyklischen hormonalen Veränderungen unterliegt. Während der Schwangerschaft dient der Gebärmutterkörper als Fruchthalter und beteiligt sich am Aufbau des Mutterkuchens.

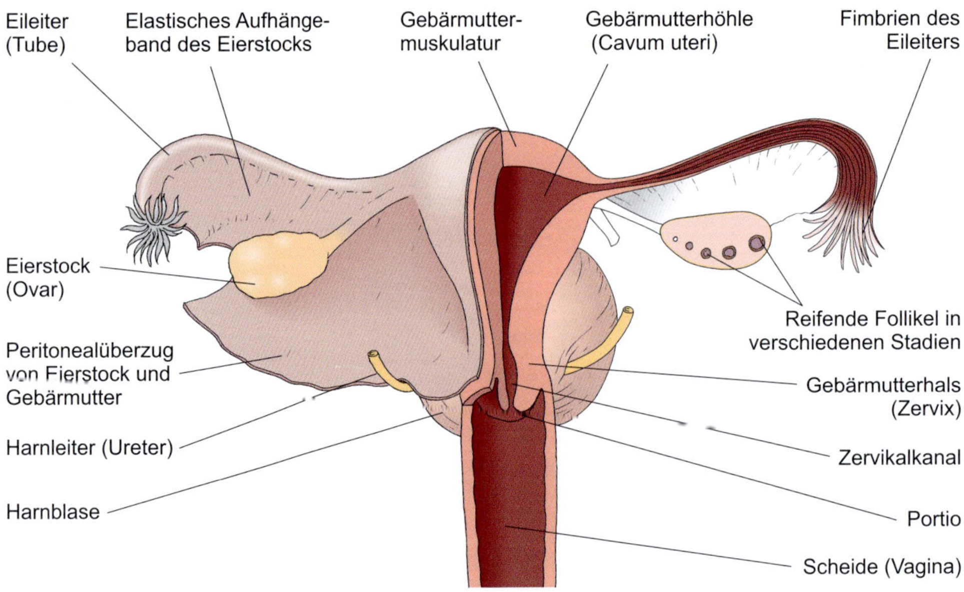

Abb. 21.3 Innere Geschlechtsorgane der Frau [L190]

Das untere, schmale Drittel der Gebärmutter besteht aus dem Gebärmutterhals **(Zervix)** mit dem Muttermund **(Portio).** Letzterer verbindet die Gebärmutterhöhle mit der Scheide. Die Drüsen des Gebärmutterhalses produzieren einen zähen **Schleim,** der die Uterushöhle verschließt und sie so vor Keimen aus der Vagina schützt. Nur während der fruchtbaren Tage und der Menstruation verdünnt sich der Schleim und öffnet den Kanal um einige Millimeter. Während einer Schwangerschaft schließt der Gebärmutterhals die Fruchthöhle nach außen hin ab.

Die drüsenreiche **Schleimhaut** der Gebärmutter baut sich im Laufe des Menstruationszyklus auf (Funktionalschicht/Funktionalis) und bereitet sich auf die Einnistung einer Frucht vor. Erfolgt keine Befruchtung, wird die überschüssige Schleimhaut wieder abgestoßen **(Menstruation).**

Scheide

MERKE

Die Scheide verbindet die inneren und äußeren Geschlechtsorgane.

Die Scheide (**Vagina,** → Abb. 21.3) ist ein 8–10 cm langer, elastischer **Muskelschlauch.** Er stellt die Verbindung zwischen der Gebärmutter und der Außenwelt dar. Die Scheidenwand ist mit 3 mm Wandstärke dünn. Oberhalb der Muskelschicht wird sie von Epithelzellen bedeckt, die reichlich Glykogen enthalten. Das Glykogen wird beim natürlichen Zerfall der Deckzellen freigesetzt und durch die in der Scheide vorhandenen **Milchsäurebakterien** in Milchsäure umgewandelt. Dieses für die Scheide typisch saure Milieu (pH-Wert < 4,6) verhindert das Eindringen und das Wachstum von Krankheitserregern in die Gebärmutter. Damit sich die Samenzellen während des Geschlechtsakts ungehindert fortbewegen können, wird das saure Scheidenmilieu durch die basische Samenflüssigkeit neutralisiert.

21.1.3 Weibliche Sexualhormone

Die Bildung geschlechtsspezifischer Hormone beginnt mit der Pubertät. Die Hormone der Frau sind jedoch vielfältiger als die des Mannes.

MERKE

Die weiblichen Sexualhormone steuern nicht nur die Entwicklung der Geschlechtsmerkmale und der Eireifung, sondern auch den Menstruationszyklus, die Schwangerschaft, den Geburtsvorgang und die Stillperiode.

Die beiden wichtigsten Sexualhormone der Frau, das **Östrogen** und das **Progesteron,** werden in wechselnden Konzentrationen in den Eierstöcken gebildet. Die Freisetzung und Hemmung wird durch die Hormonausschüttung der Hypophyse (FSH und LH) gesteuert.

Das **FSH** (follikelstimulierendes Hormon) bewirkt in der ersten Zyklushälfte die Follikelreifung zum Graaf-Follikel und die Ausschüttung von Östrogenen aus den Eierstöcken.

Das **LH** (luteinisierendes Hormon) löst zusammen mit dem FSH in der Zyklusmitte den Eisprung und die Umwandlung des Graaf-Follikels in den **Gelbkörper** aus, der seinerseits Progesteron und eine geringe Menge Östrogene produziert.

Östrogene

Die **Aufgaben** der Östrogene sind sehr vielfältig:
- Förderung der Ausprägung der Geschlechtsmerkmale
- Aufbau der Uterusschleimhaut (Endometrium) in der ersten Zyklushälfte
- Förderung der Eireifung
- Anpassung des mütterlichen Organismus an die Schwangerschaft
- Vorbereitung der mütterlichen Brust für die Milchproduktion

Im Alter zwischen 45 und 55 Jahren nimmt die Stimulation durch die Hormone der Hypophyse ab, sodass die Eierstöcke ihre

Tätigkeit allmählich einstellen und die Regelblutungen seltener werden, bis sie schließlich ganz aussetzen. Die Zeit der letzten Regelblutung wird als **Menopause** bezeichnet.

Progesteron

Der im Eierstock geplatzte, zurückbleibende Graaf-Follikel fällt zusammen und wandelt sich dann zum **Gelbkörper** um (LH). Der Gelbkörper bildet für die Dauer von 2 Wochen das Gelbkörperhormon **(Progesteron),** dessen Funktion die Erhaltung einer eventuellen Schwangerschaft ist. Erfolgt eine Befruchtung und Einnistung (→21.3.1), so bleibt der Gelbkörper bis zum 3. Schwangerschaftsmonat bestehen. Nach dieser Zeit ist der Mutterkuchen **(Plazenta)** in der Lage, die Bildung des Progesterons zu übernehmen. Stellt der Gelbkörper die Progesteronbildung vor dem 3. Schwangerschaftsmonat ein oder übernimmt die Plazenta die Hormonproduktion zu spät, droht eine Fehlgeburt **(Abort).** Bei ausbleibender Befruchtung bildet sich der Gelbkörper zurück und stellt die Progesteronbildung ein. Die für die Schwangerschaft benötigte verdickte Schleimhaut wird zyklusgemäß abgestoßen.

Monatszyklus

In den 30 bis 40 Jahren zwischen dem Beginn der monatlichen Blutung **(Menarche)** und ihrem Ende **(Menopause)** treten außerhalb einer Schwangerschaft und dem ersten Teil der Stillzeit im Bereich des Endometriums regelmäßig wiederkehrende Veränderungen auf. In der Mitte dieser meist 28 ± 3 Tage dauernden Periode **(Menstruationszyklus,** →Abb. 21.4) wird ein befruchtungsfähiges Ei bereitgestellt.

Menstruation

Kommt es zu keiner Eibefruchtung und -einnistung, schrumpft die Funktionalisschicht. Die darin befindlichen Blutgefäße degenerieren und lassen dabei Blut austreten. Während der 4–6 Tage dauernden **Regelblutung** löst sich die Funktionalis stückweise mit Blut vermischt ab. Der Blutverlust beträgt dabei etwa 30–70 ml.

Die Schleimhautablösung wird z. T. von schmerzhaften Gebärmutterkontraktionen unterstützt.

21.2 Erkrankungen und Verletzungen im Genitalbereich

Häufig sind Erkrankungen im Genitalbereich durch **Bakterien, Viren oder Pilze** verursacht, die oft durch sexuelle Kontakte übertragen werden. Doch auch **Hauterkrankungen** oder **hormonelle Störungen** können sich mit Beschwerden im Intimbereich bemerkbar machen. Mögliche **Ursachen** für Genitalbeschwerden der Frau sind:

- Bakterielle Vaginosen (Störung in der Balance der schützenden Vaginalflora aus Milchsäurebakterien)
- Hormonelle Störungen (Östrogenmangel in den Wechseljahren)
- Infektionen (Chlamydien, Lues, Gonorrhö, Herpes)
- Harnwegsinfekte
- Krebserkrankungen

Neben Juckreiz, Schwellung, Brennen beim Wasserlassen und Ausfluss aus der Scheide, sind die Leitsymptome der **Unterbauchschmerz** und die **vaginale Blutung.**

21.2.1 Unterbauchschmerzen

Unterbauchschmerzen können durch verschiedene Krankheitsbilder hervorgerufen werden. Ist eine Schwangerschaft (→21.4) ausgeschlossen, sind häufig Entzündungen oder Tumoren die Auslöser.

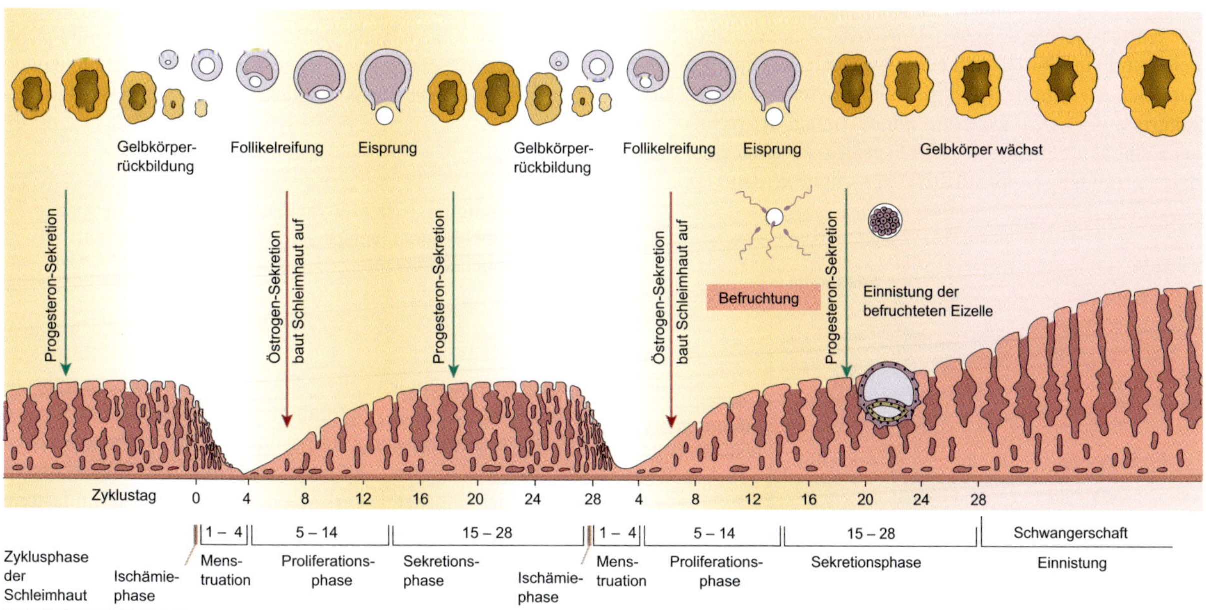

Abb. 21.4 Hormoneller Einfluss auf den Monatszyklus [L190]

Entzündungen des inneren Genitals

Krankheitsursache für eine Entzündung des Eileiters (**Salpingitis**), (→ Abb. 21.5) ist eine aufsteigende, isolierte **Infektion** der Eileiter durch Bakterien (z. B. Chlamydien) über den Muttermund. Ist durch die Infektion neben dem Eileiter auch der Eierstock (Ovar) betroffen, wird die kombinierte Entzündung als **Adnexitis,** bei Beteiligung des umliegenden Gewebes als **Unterleibsentzündung** (engl. **p**elvic **i**nflammatory **d**isease, **PID**) bezeichnet. Alle drei Entzündungen sind sehr schmerzhaft.

DEFINITION

Die **Adnexitis** (Oophorosalpingitis) ist eine kombinierte Entzündung von Eileiter (Salpingitis) und Eierstock (Oophoritis).

Die Entzündung entsteht innerhalb einiger Tage und geht mit akut auftretenden, meist **seitenbetonten Unterbauchschmerzen** sowie mit Fieber und Übelkeit einher. In den meisten Fällen tritt die Entzündung zwar beidseitig auf, der Schmerz wird aber von den Patientinnen meist seitenbetont wahrgenommen. Bei einseitigen Schmerzen, insbesondere bei rechtsseitig auftretenden Schmerzen im Unterbauch, muss jedoch differenzialdiagnostisch auch an eine Blinddarmentzündung **(Appendizitis)** gedacht werden.

Durch die Infektion der Eileiter besteht die Gefahr, dass die Erreger weiter in die Bauchhöhle vordringen und dort zu einer lebensgefährlichen Bauchfellentzündung **(Peritonitis,** → 24.5.2) führen.

Stieldrehungen

Eine plötzliche Schmerzsymptomatik im Unterbauch kann auch eine mechanische Ursache haben. Schnelle Drehbewegungen, wie sie beim Tanzen vorkommen, können durch das Drehmoment zu **Verdrehungen** von gestielten **Tumoren oder Myomen,** eines Eierstocks **(Ovar)** oder einer Zyste im Bereich der Eierstöcke **(Ovarialzyste)** führen (→ Abb. 21.6). Bedingt durch die Verdrehung (Torquierung) folgt die Einengung bzw. der komplette Verschluss der venösen Gefäße, während der arterielle Zufluss erhalten bleibt. Folge sind ein Blutstau und eine Gewebehypoxie durch Minderperfusion im betroffenen Organ, die zur Nekrose führen kann. Aufgrund der nahen Lage zum Blinddarm auf der rechten Seite, kann eine akute Stieldrehung des Eierstocks auch mit einer Blinddarmentzündung **(Appendizitis)** verwechselt werden.

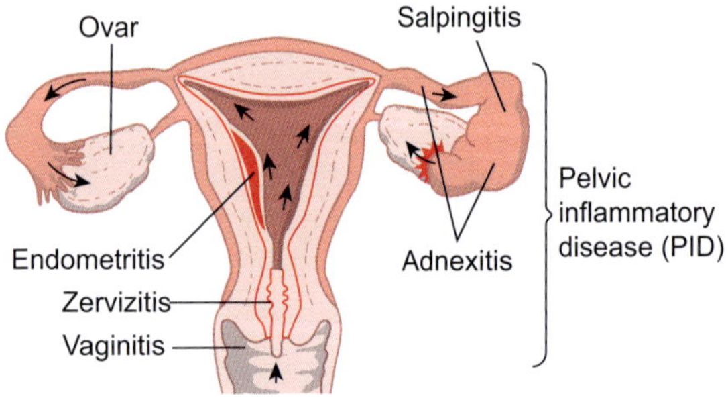

Abb. 21.5 Entzündungen des inneren und äußeren Genitals. Die Pfeile zeigen den Weg der „aufsteigenden Infektion" der Mikroorganismen. [L138]

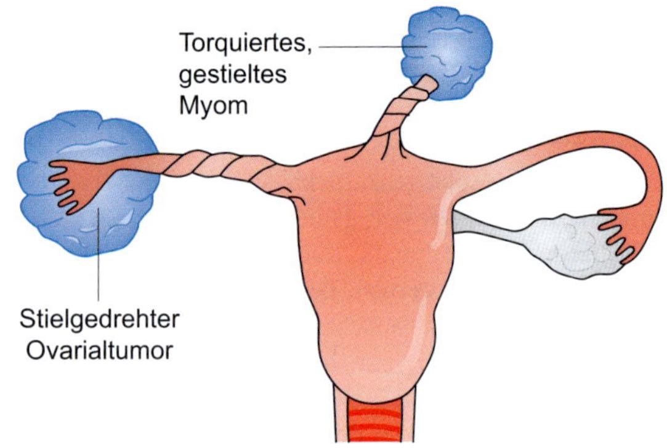

Abb. 21.6 Stieldrehungen [L143]

MERKE

Leitsymptom der Stieldrehung ist der **einseitige krampfartige Schmerz** im Unterbauch.

Endometriose

Normalerweise ist Gewebe der Gebärmutterschleimhaut (Endometrium) ausschließlich in der Gebärmutterhöhle zu finden. Manchmal lässt sich dieses oder endometriumähnliches Gewebe der Gebärmutterschleimhaut allerdings auch außerhalb der Gebärmutterhöhle auffinden **(Endometriose).** Fehlerhafte Ansiedlungen im Körper finden sich im Bauchfell des Beckens, in den Eierstöcken, in den Eileitern, im Darm oder in der Blase.

Die Endometriose ist normalerweise nicht gefährlich, kann aber **wiederkehrende Schmerzen** je nach Lokalisation der Endometrioseherde hervorrufen. Die Schmerzen reichen von Miktionsschmerzen (Lokalisation Blase) über Defäkationsschmerzen (Lokalisation Darm) bis zu starken Unterbauchschmerzen bei diffuser Endometriose im Bauchfell. Im Vordergrund stehen dabei zyklusabhängige Schmerzen, die typischerweise 1–2 Tage vor der Menstruation auftreten. Die Schmerzen werden durch eine erhöhte Prostaglandinsynthese hervorgerufen. Eine sichere Diagnose sowie eine zielgerichtete Therapie sind nur durch eine Laparoskopie in der Klinik möglich.

MERKE

Die Endometriose ist eine der häufigsten Unterleiberkrankungen bei Frauen. Typisch sind die wiederkehrenden Unterbauchschmerzen.

Basismaßnahmen

Die Basismaßnahmen aller Erkrankungen mit Unterbachschmerzen erfolgen symptombezogen und konzentrieren sich auf die Sicherung der **Vitalparameter.** Sie umfassen neben der für die Patientin bequemen Lagerung, ggf. mit erhöhtem Oberkörper und der Unterlage einer Knierolle zur Entlastung der Unterleibsschmerzen, die Gabe von Sauerstoff und Durchführung eines engmaschigen **Monitorings** (RR, EKG und SpO_2). Die **erweiterten Maßnahmen** bestehen aus einer adäquaten Schmerzbekämpfung (Analgesie) durch den **Notarzt.**

IM FOKUS

Unterbauchschmerzen

- **Entzündungen des inneren Genitals:**
  - **Eileiterentzündung = Salpingitis,** oft ausgelöst durch Chlamydien
    - Das Ovar kann mitbetroffen sein. Liegt eine kombinierte Entzündung vor, wird von einer **Adnexitis** gesprochen.
    - Bei einer **„Pelvic inflammatory disease" (PID)** sind auch die umgebenden Strukturen entzündet.
  - **Mögliche Symptome:**
    - Seitenbetonte, teilweise sehr starke Unterbauchschmerzen
    - Abgrenzung zur Appendizitis wichtig
    - Ggf. Zeichen einer Peritonitis
- **Stieldrehungen:**
  - Mechanische Verdrehung eines Eierstocks bzw. eines gestielten Tumors oder einer Zyste
    - Nachfolgende Einengung der zuführenden Gefäße
  - **Mögliche Symptome:**
    - Einseitiger, plötzlicher und krampfartiger Schmerz im Unterbauch
    - Abgrenzung zur Appendizitis wichtig
- **Endometriose:**
  - Das Endometrium kleidet die Gebärmutter von innen aus. Im Rahmen einer Endometriose liegt sehr ähnliches Gewebe allerdings auch außerhalb des Uterus vor (etwa in der Bauchhöhle).
  - Das Gewebe reagiert im Rahmen des weiblichen Zyklus auf die Geschlechtshormone und es kommt zu lokalisationsabhängigen Schmerzsymptomen.
  - **Mögliche Symptome:**
    - Teils lokalisierte, teils diffuse Schmerzen, die zumeist 1–2 Tage vor der Menstruationsblutung auftreten und sehr stark sein können
    - Konkret z. B. Schmerzen bei der Defäkation (bei Ansiedelung im Darm), bei der Miktion (bei Ansiedelung in der Blase) oder diffus im Abdomen (bei Ansiedelung im Bauchfell)
- **Maßnahmen:**
  - Lagerung nach Patientenzustand, z. B. mit erhöhtem Oberkörper und Knierolle
  - Monitoring
  - Ggf. Notarztnachforderung
  - Ggf. Anlage eines i. v.-Zugangs
  - Ggf. Analgesie

21.2.2 Vaginale Blutungen

Die vaginalen Blutungen sind als **Symptom** unterschiedlicher Krankheitsbilder aufzufassen (→ Abb. 21.7). Dazu gehören

- mehrtägige **Blutungen außerhalb der Regel,**
- eine **verlängerte Menstruation** und
- **plötzlich auftretende Blutungen** nach den **Wechseljahren.**

Eine Klärung der Blutungsursache ist außerhalb der Klinik meist nicht möglich.

Gelegentlich sind vaginale Blutungen aber auch ein Symptom lebensgefährlicher Tumorerkrankungen oder Komplikationen in der Schwangerschaft (→ 21.4), die zu nicht sichtbaren, gefährlichen Blutungen nach innen führen, sich nach außen (aus der Scheide) aber lediglich als Schmierblutungen darstellen.

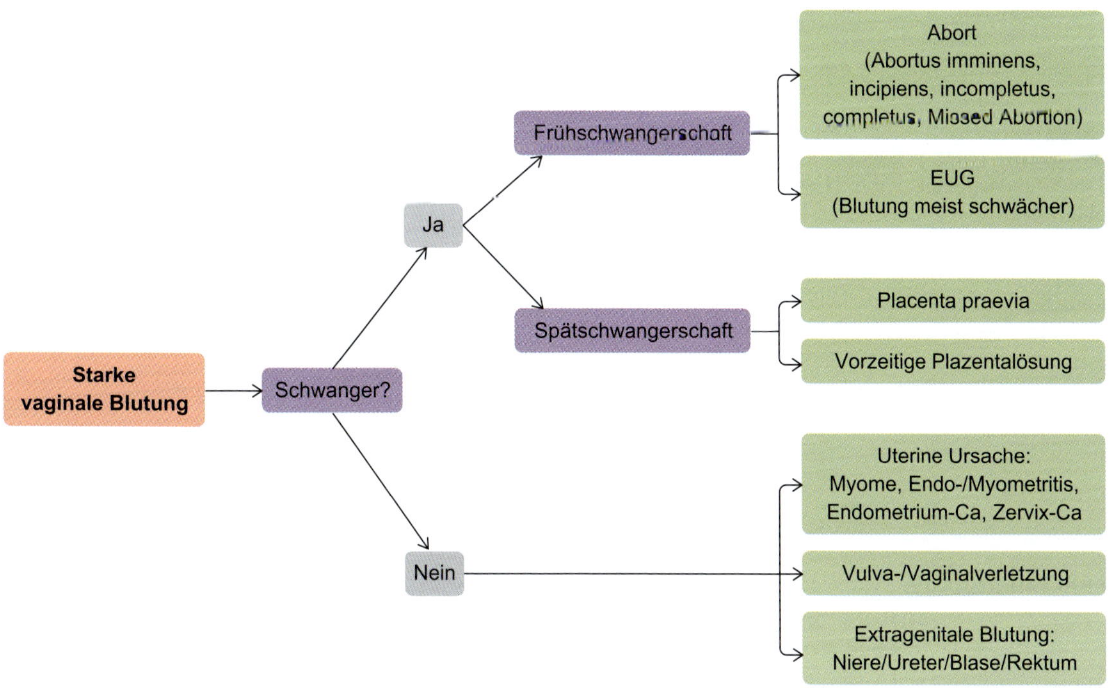

Abb. 21.7 Differenzialdiagnostik vaginaler Blutungen [L231]

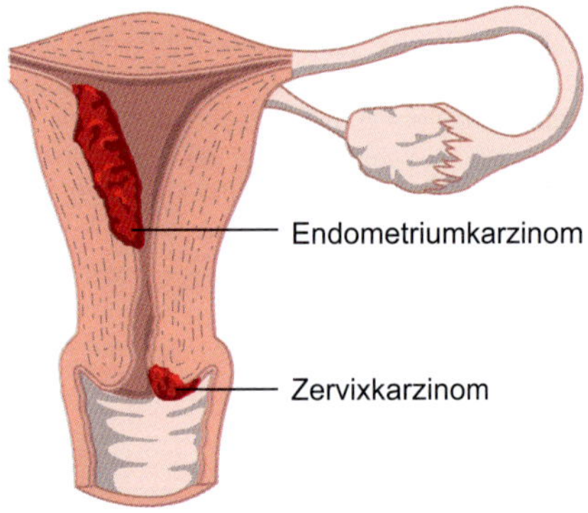

Abb. 21.8 Typische Lokalisationen von Zervixkarzinom und Endometriumkarzinom [L138, L190]

Hypermenorrhö und Dysmenorrhö

Menstruationsstörungen sind Abweichungen vom normalen Menstruationszyklus. Die **Hypermenorrhö** zählt zu den Menstruationsstörungen und bezeichnet eine übermäßig starke, meist mit starken Unterbauchschmerzen **(Dysmenorrhö)** einhergehende Regelblutung. Als Ursachen kommen meistens chronischen Entzündungen von Uterus und Adnexen, hormonelle Störungen, Myome oder ein Intrauterinpessar (IUP) infrage. In einigen Fällen kann die Hypermenorrhö zu einer Anämie und zu Kollapsneigung der Patientinnen führen. Die Schmerzen sollten auf jeden Fall durch einen Gynäkologen abgeklärt werden.

Tumorerkrankungen im Unterbauch

Im fortgeschrittenen Krankheitsstadium können **Tumoren** jederzeit zu unterschiedlich starken Blutungen führen. In den meisten Fällen ist der Patientin die Tumorerkrankung bereits bekannt. Unterschieden werden

- **gutartige** (z. B. Schleimhautpolypen, Myome) und
- **bösartige** Tumoren (z. B. Kollum- bzw. Zervixkarzinom, Endometriumkarzinom, →Abb. 21.8).

Myomblutungen sind äußerst selten und bedingen nur minimale Blutverluste. Das Gebärmutterhalskarzinom **(Zervixkarzinom)** dagegen zerstört das Gewebe des Gebärmutterhalses und dringt anschließend in das benachbarte Gewebe, das **Parametrium,** ein. In diesem Gewebe verlaufen größere arterielle und venöse Gefäße. Durch den Zerfall des fortschreitenden Tumors werden diese Gefäße eröffnet, was zu stärksten Blutungen führen kann.

ACHTUNG

Größere Blutverluste resultieren in der Regel nur aus der **Tumorblutung** des Kollumkarzinoms.

Verletzungen der Genitalien

Verletzungen im Rahmen des Geschlechtsverkehrs **(Kohabitationsverletzungen)** können bei jungen Mädchen durch den noch nicht ausgereiften Genitalapparat hervorgerufen werden. Bei älteren Patientinnen in der Postmenopause treten Verletzungen durch die verminderte Elastizität des Gewebes und Atrophie der Schleimhäute auf, in deren Folge sich die Scheide verengt und die Schleimhäute verletzlicher werden. Weiterhin können außergewöhnliche Sexualpraktiken zu Verletzungen der weiblichen Genitalien führen. Im Rahmen einer **Vergewaltigung** treten durch gewaltsames Vorgehen ebenfalls häufig Verletzungen auf.

Pfählungsverletzungen der äußeren und inneren Genitalien mit möglichen Verletzungen von Uterus, Harnblase und Rektum können durch Sturz auf spitze Gegenstände bei Verkehrsunfällen (z. B. Fahrradlenker) oder durch verschiedene Sexualpraktiken hervorgerufen werden. Sie sind besonders gefährliche Verletzungen, da sie neben der Verletzung des äußeren Genitales mit Einriss im Bereich der Scheide auch innere Organstrukturen, z. B. Uterus, Harnblase und Darm, betreffen können.

ACHTUNG

Bei Pfählungsverletzungen sind die sichtbaren äußeren Verletzungen meist viel geringer als die inneren Verletzungen.

Basismaßnahmen

Im Vordergrund steht in allen Fällen die **Blutstillung** bei größeren Verletzungen. Diese erfolgt durch Vorlage einer oder mehrerer steriler Kompressen. Anschließend werden die Beine der Patientin auf Höhe des Sprunggelenks überkreuzt (Fritsch-Lagerung, →9.2.5). Eine Tamponade wird nicht durchgeführt, weil weitere Gewebestrukturen (z. B. Tumorgefäße) verletzt werden könnten, wodurch die Blutung verstärkt wird. Da die sich dem Rettungsfachpersonal darstellende Blutung nicht unbedingt mit dem tatsächlichen Blutverlust einhergehen muss (z. B. Blutung nach innen), ist zur Beurteilung des Blutverlusts eine Überwachung der **Vitalparameter** mittels eines kontinuierlichen **Monitorings** (RR, HF und SpO_2) erforderlich, um frühzeitig Schockzeichen zu erkennen.

Die **erweiterten Maßnahmen** richten sich nach den Kreislaufwerten. Sind Schocksymptome erkennbar (→13.3.1), wird die Patientin in eine Kombination aus Schocklage und der Fritsch-Lagerung (→Abb. 21.9) gelagert und es erfolgt umgehend der **Notarztruf.** Der Notarzt oder Notfallsanitäter legen sofort mindestens zwei periphervenöse Zugänge zur Durchführung einer adäquaten Schocktherapie (→13.3). Anschließend erfolgt ein zügiger Transport in die nächstgelegene gynäkologische **Klinik.**

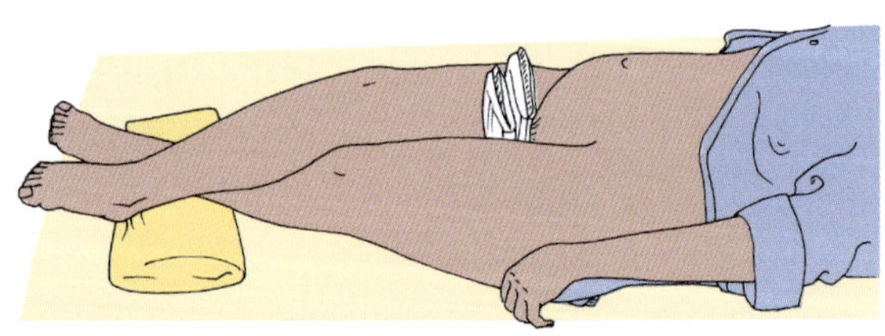

Abb. 21.9 Lagerung nach Fritsch [L215]

IM FOKUS

Vaginale Blutungen

- **Sammelbegriff für zahlreiche Krankheitsbilder:**
  - Schwangerschaftskomplikation
  - Tumorblutungen
  - Verletzungen
- **Mögliche Verläufe:**
  - Mehrtägige Blutungen außerhalb der Regel
  - Verlängerte Menstruation
  - Plötzlich auftretende Blutungen nach den Wechseljahren
- **Hypermenorrhö und Dysmenorrhö:**
  - Störung der Menstruation
  - **Mögliche Ursachen:**
    - Chronische Entzündungen von Uterus und Adnexen
    - Hormonelle Störungen
    - Myome
    - Intrauterinpessar (IUP)
  - **Mögliche Symptome:**
    - Schmerzen
    - Blutungsanämie
- **Tumorerkrankungen im Unterbauch:**
  - **Einteilung:**
    - Gutartige Tumoren (z. B. Myom)
    - Bösartige Tumoren (z. B. Zervixkarzinom)
  - **Vaginale Tumorblutungen** deuten eher auf ein bösartiges Geschehen hin.
    - Achtung: Keine präklinische Diagnose möglich!
- **Verletzungen der Genitalien:**
  - **Verletzungen im Rahmen des Geschlechtsverkehrs:**
    - Bei sehr jungen Patientinnen
    - Bei älteren Patientinnen
    - Bei ungewöhnlichen Sexualpraktiken
    - Können Anzeichen einer Vergewaltigung sein
  - **Pfählungsverletzungen:**
    - Im Rahmen von Unfällen
    - Bei ungewöhnlichen Sexualpraktiken
  - Wichtig ist, immer darauf zu achten, dass auch das umliegende Gewebe (z. B. Uterus oder Darm) mitverletzt sein könnte.
- **Maßnahmen:**
  - Blutstillung, soweit möglich (keine Tamponierung!)
  - Fritsch-Lagerung
  - Ggf. Notarztnachforderung
  - Monitoring
  - Sauerstoffgabe
  - Anlage eines i. v.-Zugangs
  - Ggf. Schocktherapie
  - Zügiger Transport

21.3 Entwicklung in der Schwangerschaft

Die Schwangerschaft umfasst den Zeitraum von der Befruchtung bis zur Geburt. Aufgrund der Unsicherheit über den exakten Befruchtungszeitpunkt wird eine Berechnungsmethode **(Naegele-Regel)** angewandt, bei der der erste Tag der letzten Menstruation als Startpunkt herangezogen wird. Bei einem Zyklus von 28 Tagen, in dessen Mitte in der Regel der Eisprung liegt, ergibt sich somit eine rechnerische Schwangerschaftsdauer von 40 Wochen (= 280 Tagen), obwohl die Frau in den ersten Wochen noch gar nicht schwanger war.

MERKE

Eine **Schwangerschaft** dauert 40 Wochen vom Beginn der letzten Regelblutung bis zur Geburt.

21.3.1 Keimentwicklung

DEFINITION

Die Keimentwicklung bezeichnet die Entwicklung des Lebewesens aus der Keimzelle.

Die weiblichen Keimzellen (Eizellen) enthalten die mütterlichen Erbanlagen und gehören zu den größten Zellen des menschlichen Körpers. Nach der Implantation des Keims in der Gebärmutterschleimhaut besteht der Keim aus **Embryoblast** und **Trophoblast.** Während sich der Embryoblast im Verlauf der Schwangerschaft zu den verschiedenen embryologischen Körperstrukturen weiterentwickelt, ist der Trophoblast vor allem an der Ausbildung des pränatalen Versorgungssystems beteiligt.

Befruchtung und Zellteilung

Etwa am 14. Tag des Zyklus findet der **Eisprung** statt. Die in den Eileiter gespülte Eizelle bleibt dort ca. 8–12 Std. befruchtungsbereit. Trifft die Eizelle während dieser Zeit auf ihrem Weg zur Gebärmutter auf befruchtungsfähige Spermien, kann es zur Verschmelzung beider Keimzellen und damit zur **Befruchtung** kommen. Berührt eine befruchtungsfähige **Spermie** die Eihülle, bleibt sie an ihr haften und beginnt in sie einzudringen. Die Eizelle wird in dieser Phase für weitere Spermien undurchlässig. Die Zellmembran der Spermie verschmilzt mit der Zellmembran der Eizelle. Die Befruchtung führt zu einer Wiederherstellung des doppelten **(diploiden) Chromosomensatzes** und sorgt durch Vermischung des Erbgutes für **Speziesvariationen.** Im Augenblick der Befruchtung wird auch bereits das (chromosomale) **Geschlecht** des neuen Organismus festgelegt.

Die befruchtete Eizelle **(Zygote)** beginnt sich zu teilen. Die entstehenden zwei Zellen teilen sich ihrerseits. So entstehen vier Zellen, acht Zellen usw., bis eine kugelige Zellansammlung vorliegt. In dieser Zeit wandert die sich stetig teilende Eizelle innerhalb von ca. 3–4 Tagen durch den Eileiter (→ Abb. 21.10) in die Gebärmutter.

Einnistung und Entwicklung

Anfänglich ernährt sich der Keim von den Sekreten der vorbereiteten Gebärmutterwand. Am 5.–6. Tag beginnt die Einnistung des Keims in die Gebärmutter. Er dringt dabei durch die Schleimhaut in das mütterliche Gewebe ein. Ort der Einnistung **(Nidation)** ist meist die hintere, obere Wand der Gebärmutter. Zu diesem Zeitpunkt ist die **Keimentwicklung** abgeschlossen und es beginnt die **Embryonalphase** (3.–8. Schwangerschaftswoche). In dieser Zeit bilden sich die Organe des Embryos. Ab der 9. Schwangerschaftswoche (SSW) spricht man von der **Fetalphase,** die bis zur Geburt andauert. Dieser dritte Entwicklungsabschnitt ist vom Wachstum und der Differenzierung der Organsysteme geprägt.

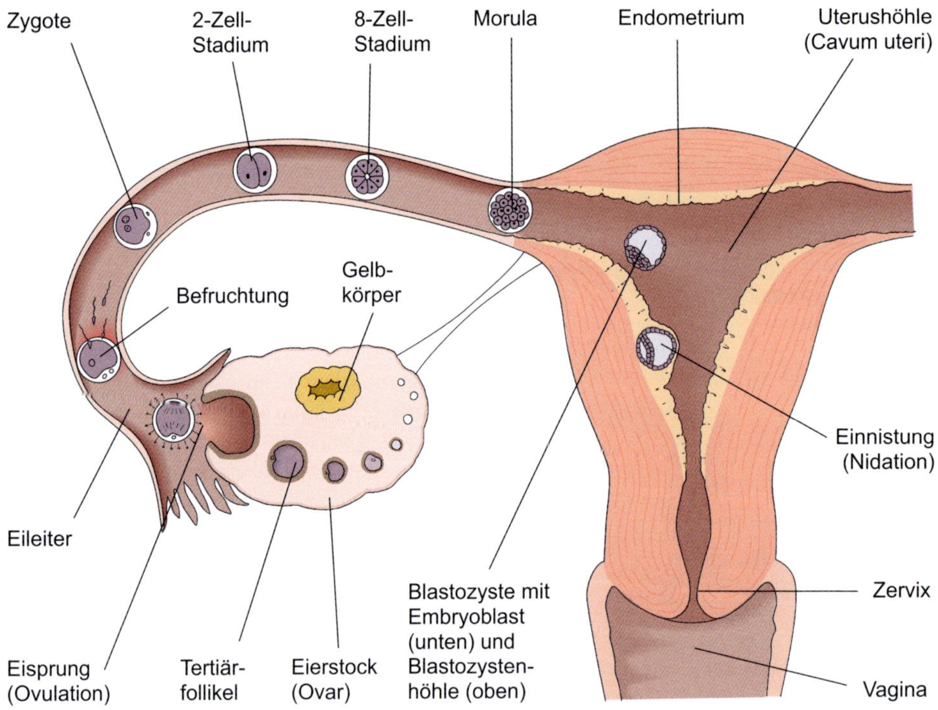

Abb. 21.10 Entwicklung des Keimes [L190]

21.3.2 Fruchtblase

Um den Keimling bildet sich ab dem 8. Tag nach der Befruchtung ein Hohlraum (→ Abb. 21.11), der sich im weiteren Verlauf zur Fruchtblase entwickelt. In dieser Fruchtblase schwimmt der Embryo bzw. später der Fetus in einer Art Kissen aus **Fruchtwasser.** Die Fruchtblase schützt die Frucht vor Stößen, Verklebungen und Austrocknung und hat einen erheblichen Anteil an der **Temperaturregelung.** Das Fruchtwasser wird vom Embryo bzw. Fetus selbst gebildet. Es ist zunächst ein Produkt des fetalen Blutplasmas. Ab der zweiten Schwangerschaftshälfte ist die fetale Niere mit dem Urin der Hauptproduzent. Die Menge des Fruchtwassers nimmt stetig zu. Am Ende der Schwangerschaft befinden sich ca. 1,5 l in der Fruchtblase.

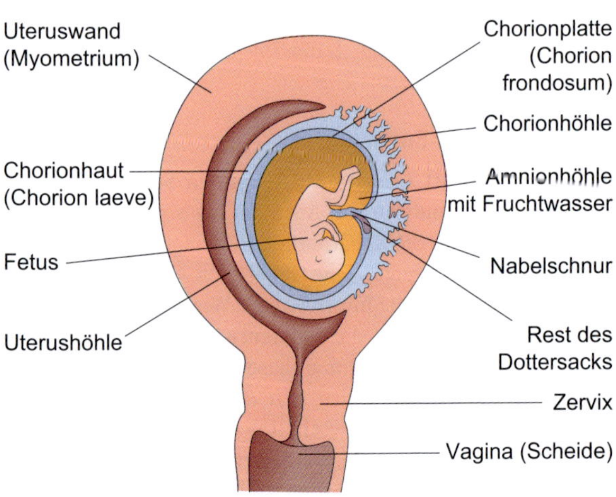

Abb. 21.11 Keimling im 2. Entwicklungsmonat (7.–8. Woche) [L190]

21.3.3 Plazenta und Nabelschnur

Ab dem 8. Tag nach der Befruchtung beginnt die **Plazentaentwicklung.** Der Keimling in seiner Zellhülle bildet eine Art zottige Verbindung zum **Uterus** (→ Abb. 21.11), über die auch eine Verbindung zu den Uteruskapillaren hergestellt wird. Hierbei erfolgt der Austausch von Sauerstoff und Nährstoffen gegen Kohlendioxid und Stoffwechselendprodukte mittels **Diffusion;** es besteht also keine direkte Verbindung zwischen dem mütterlichen und dem fetalen Kreislauf. Diese anfangs sehr lockere Verbindung festigt sich innerhalb der ersten 3 Monate zur **Plazenta.** Der **Haftstiel** wird im Verlauf der Schwangerschaft zur **Nabelschnur,** einem ca. 50–60 cm langen Strang.

MERKE

Die Nabelschnur enthält drei Gefäße: Zwei muskelstarke Arterien (A. umbilicalis), die sich spiralförmig um eine Vene (V. umbilicalis) winden. Diese Gefäße werden von einer gallertartigen Masse umgeben, die sie vor Druck schützt (→ Abb. 21.12).

Über die **Nabelschnurvene** gelangen Nährstoffe und Sauerstoff in den fetalen Kreislauf, und über die beiden **Nabelschnurarterien** wird sauerstoffarmes Blut zur Plazenta transportiert.

21.3.4 Fetalkreislauf

Ab dem 21. Tag beginnt das Herz des Embryos zu schlagen und er besitzt sein eigenes Herz-Kreislauf-System. Die Funktion dieses Kreislaufs ist es schon jetzt, die Zellen mit Sauerstoff und Nährstoffen zu versorgen und Kohlendioxid und Stoffwechselendprodukte abzutransportieren. Aufgrund der Tatsache, dass

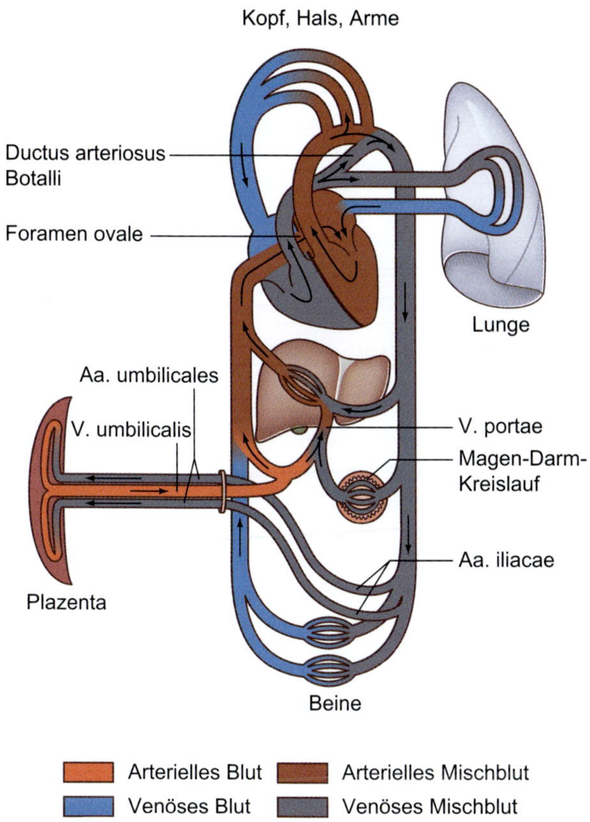

Abb. 21.12 Fetalkreislauf [L234]

die Aufgaben der Lungen und der Leber bis zur Geburt durch die Plazenta wahrgenommen werden, gestaltet sich der Blutkreislauf anders als der des geborenen Kindes (→ Abb. 21.12).

MERKE

Der fetale Kreislauf ist den Verhältnissen vor der Geburt angepasst.

Im fetalen Kreislauf finden sich drei **Kurzschlüsse,**
- **Ductus venosus** Arantii,
- **Foramen ovale** und
- **Ductus arteriosus** Botalli,

die es ermöglichen, sich diesen Besonderheiten anzupassen und das Blut überwiegend dem großen Kreislauf zuzuführen.

Das **sauerstoffreiche Blut** des Fetus, das über die **Nabelvene** von der Plazenta einströmt, fließt zum Großteil durch den **Ductus venosus Arantii** an der Leber vorbei direkt in die untere Hohlvene. Von der unteren Hohlvene aus gelangt das Blut zum rechten Vorhof.

MERKE

Die Lunge ist vor der Geburt nicht entfaltet und für die äußere Atmung auch nicht notwendig, da der Sauerstoff durch die Plazenta zum Fetus gelangt. Aus diesem Grund wird der Lungenkreislauf durch zwei Kurzschlüsse (Foramen Ovale und Ductus arteriosus Botalli) umgangen.

Zwischen rechtem und linkem Vorhof existiert eine Öffnung, das **Foramen ovale.** Das im Herzen ankommende sauerstoffreiche Blut vermischt sich im rechten Vorhof mit dem sauerstoffärmeren Blut aus der oberen Hohlvene. Die eine Hälfte des ankommenden Blutes strömt durch das **Foramen ovale** vom rechten Vorhof über den linken Vorhof in die linke Kammer und versorgt auf diesem Weg die obere Körperhälfte **(Gehirnversorgung).** Die andere Hälfte des Blutes fließt – unter Umgehung der Lunge – durch den **Ductus arteriosus Botalli** in die Aorta und versorgt so die untere Körperhälfte. Nur ein kleiner Teil, ca. 10 %, durchströmt die Lunge. Ein Teil des Blutes aus dem Körperkreislauf fließt über die untere Hohlvene zurück zum rechten Herzen. Das meiste Blut wird jedoch durch die zwei **Nabelarterien,** die nun venöses Blut enthalten, zur Plazenta zurückgeführt, wo es Kohlendioxid und Stoffwechselendprodukte abgibt sowie Sauerstoff und Nährstoffe im Gegenzug wieder aufnimmt.

VIDEO

Die embryonale bzw. fetale Entwicklung im Überblick
https://ebooks.health.elsevier.com

21.3.5 Umstellung des Kreislaufs nach der Geburt

MERKE

Nach der Geburt verschließen sich die Kurzschlüsse im fetalen Kreislauf.

Mit dem ersten Atemzug des Neugeborenen (→ 21.5.5) dehnen sich die Lungen aus und ziehen Luft in die Alveolen. Blut strömt in die Lungengefäße. Damit wird der Ductus arteriosus Botalli stillgelegt. Das durch die Lungen zurückströmende Blut drückt das Vorhofseptum mit seinem Foramen ovale gegen die Falte im rechten Vorhof, sodass auch dort kein Blut mehr fließt. Ab diesem Zeitpunkt ist der fetale Kreislauf umgestellt. Auch die Nabelarterien und -venen werden nach dem ersten Atemzug nicht mehr durchflossen. Die nicht mehr benötigten Gefäße kollabieren und verwachsen in den nächsten Tagen.

Normaler Geburtsverlauf

Die normale Geburt wird in → 21.5 erläutert.

IM FOKUS

Entwicklung in der Schwangerschaft
- **Keimentwicklung:**
  - Der Eisprung findet am 14. Tag des Zyklus statt, im Eileiter ist die Eizelle nun für etwa einen halben Tag befruchtungsbereit.
  - Dringt ein Spermium in sie ein, vereinen sich die beiden halben einfachen (haploiden) Chromosomensätze der mütterlichen und väterlichen Keimzellen zu einem doppelten (diploiden) Chromosomensatz. Damit ist die erste (Körper-)Zelle des neuen menschlichen Organismus entstanden, aus der alle weiteren Zellen hervorgehen.

- Etwa 5–6 Tage nach der Befruchtung nistet sich der Keimling in die Gebärmutterschleimhaut ein (Nidation) und es beginnt die Embryonalphase, die in der 9. Schwangerschaftswoche in die Fetalphase übergeht.
- **Fruchtblase:**
  - Etwa ab dem 8. Tag der Schwangerschaft bildet der Keimling einen Hohlraum aus, in dem die Zellen reifen können.
  - Aus diesem Hohlraum wird nach und nach die Fruchtblase, die mit dem schützenden und nährstoffreichen Fruchtwasser gefüllt ist.
- **Plazenta und Nabelschnur:**
  - Ab dem 8. Tag wird eine Verbindung zur mütterlichen Gebärmutter aufgebaut, um den Embryo an den Blutkreislauf der Mutter anzuschließen.
  - Über die Plazenta und die Nabelschnur können nun Sauerstoff und Nährstoffe ausgetauscht werden.
- **Fetalkreislauf:**
  - Im fetalen Kreislauf finden sich drei Kurzschlüsse:
    - Ductus venosus Arantii (Verbindung zwischen der Nabelvene, die das Blut aus der Plazenta führt und dem rechten Vorhof)
    - Foramen ovale (Verbindung zwischen den beiden Vorhöfen)
    - Ductus arteriosus Botalli (Verbindung zwischen Lungenarterien und Aorta)
  - Dies führt dazu, dass das sauerstoffreiche Blut der Mutter unter Umgehung der noch nicht entfalteten Lunge den fetalen Kreislauf durchspülen kann.
- **Umstellung des Kreislaufs nach normaler Geburt:**
  - Die kindliche Lunge entfaltet sich mit dem ersten Atemzug.
  - Dies führt dazu, dass sich die Druckverhältnisse in Lunge und Herzen ändern.
  - Der Ductus arteriosus Botalli wird damit funktionell stillgelegt und das Foramen ovale zugedrückt. Beide Strukturen verschließen sich im Verlauf.

21.4 Komplikationen während der Schwangerschaft

MERKE

Die meisten Schwangerschaften verlaufen problemlos und unkompliziert.

Eine Schwangerschaft dauert 40 Wochen vom Beginn der letzten Regelblutung bis zur Geburt. Sie wird in drei Drittel (Trimester) mit unterschiedlicher Dauer unterteilt, das letzte davon ist am längsten:

- Erstes Trimester (**Frühschwangerschaft,** 1.–12. SSW)
- Zweites Trimester (**fortgeschrittene Schwangerschaft,** 13.–24. SSW)
- Drittes Trimester (**Spätschwangerschaft,** 25.–40. SSW)

Entsprechend dem zeitlichen Verlauf innerhalb der Schwangerschaft bzw. zur Schwangerschaft werden die Notfälle mit Schwangerschaftsbezug, analog den Zeitspannen, unterteilt (→ Abb. 21.13).

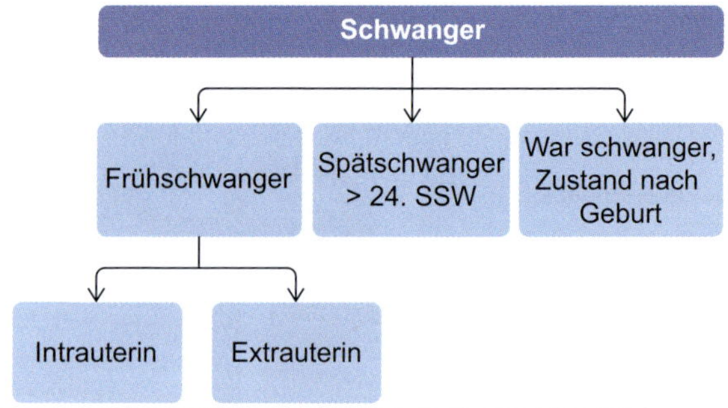

Abb. 21.13 Einordnung der Schwangerschaftsnotfälle [L143]

21.4.1 Frühschwangerschaft

Unterbauchschmerzen im **ersten Drittel** der Schwangerschaft sind häufig und, wenn sie nicht mit einem Trauma oder einer Blutung einhergehen, meist auch relativ harmlos. Ursächlich für die Schmerzen ist häufig der **Dehnungsschmerz** durch Zug an den Mutterbändern, der in die Leistenregion ausstrahlt. Die oben beschriebenen Eileiterentzündungen oder Stieldrehungen treten in der Frühschwangerschaft praktisch nicht auf. In der Frühschwangerschaft (→ Abb. 21.7) treten vornehmlich

- Eileiterschwangerschaft (EUG) und
- Fehlgeburt (Frühabort)

auf.

Eileiterschwangerschaft (Extrauteringravidität, EUG)

Die befruchtete Eizelle nistet sich normalerweise in der Gebärmutterhöhle ein **(intrauterin).** Wird ihr Transport auf dem Weg vom Eierstock (Ovar) zur Gebärmutter (Uterus) behindert (z. B. durch Verwachsungen nach Entzündungen der Eileiter, Adnexitis), wird sie sich am Ort der Behinderung einnisten **(extrauterin)** (→ Abb. 21.14). Auch eine Endometriose erhöht das Risiko für die Einnistung der Eizelle im Eileiter. Ein in der Tube (Eileiter) eingenistetes Ei wird in der Folge durch die wachsende Frucht den Eileiter zerreißen **(Tubenruptur).**

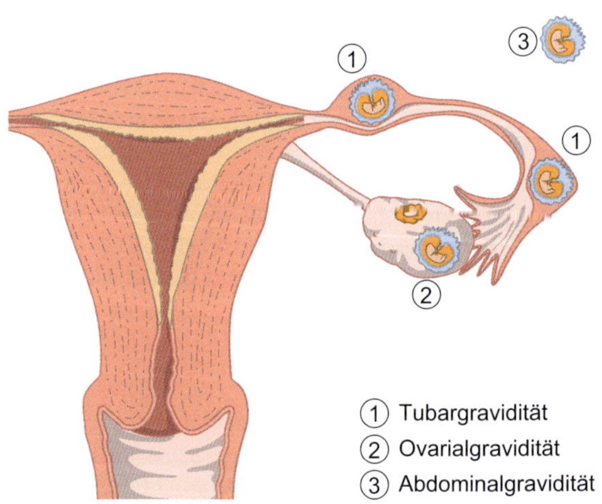

Abb. 21.14 Mögliche Lokalisationen einer Extrauteringravidität [L138]

Bei der Tubenruptur steht ein **plötzlich** auftretender einseitiger **Zerreißungsschmerz** im Unterleib im Vordergrund. Durch die nachfolgende Sickerblutung aus der Tube folgt ein **lang anhaltender, unspezifischer Unterleibsschmerz** durch die Bauchfellreizung. Diese Form der Schmerzsymptomatik tritt jedoch auch auf, wenn die befruchtete Eizelle sich direkt in der freien Bauchhöhle **(Bauchhöhlenschwangerschaft)** einnistet. Beide Schmerzformen können mit oder ohne Anspannung der Bauchdecke und mit oder ohne Druckschmerzen auftreten.

Differenzialdiagnostisch muss eine Blinddarmentzündung (Appendizitis) ausgeschlossen werden. Aufgrund der Vieldeutigkeit der Symptome kann die Verdachtsdiagnose einer extrauterinen Schwangerschaft sehr schwierig sein. In der Regel tritt die Tubenruptur um die 7. SSW mit einer anhaltenden Sickerblutung in die Bauchhöhle auf, die nicht spontan stoppt, sodass Blutverluste von mehreren Litern und ein hämorrhagischer Schock (→ 13.3.6) drohen.

MERKE

Das Leitsymptom der Tubenruptur ist der **akut** auftretende **einseitige Zerreißungsschmerz** im **Unterbauch.**

ACHTUNG

Bei Frauen im gebärfähigen Alter mit Bauchschmerzen **und** Amenorrhö immer an Eileiterschwangerschaft denken!

Tubenruptur geschieht um die 7. SSW, d. h. 4–5 Wochen nach Ausbleiben der letzten Regelblutung. Häufig entsteht eine anhaltende

Fehlgeburt (Abort)

Aus medizinischer Sicht wird als Fehlgeburt die **ungewollte Schwangerschaftsbeendigung** bis zur 24. Schwangerschaftswoche (SSW) bezeichnet. Bis zum Ende der 12. SSW spricht man von einem **Frühabort** und danach von einem **Spätabort.** Der Frühabort verläuft häufig unbemerkt. Spätaborte nach der 16. SSW zeigen einen geburtsähnlichen Verlauf. Nach der 23. SSW bis zur 37. SSW spricht man von einer **Frühgeburt.**

Symptome

Da viele Fehlgeburten sehr früh in der Schwangerschaft auftreten, werden sie nicht als solche erkannt. Das **Leitsymptom** der gestörten Schwangerschaftsentwicklung in der Frühphase ist die unverhofft einsetzende schmerzlose **vaginale Blutung** (→ 21.2.2). Die Frau weiß gar nicht, dass sie eigentlich schwanger war und bemerkt nur eine vermeintlich verstärkte „Menstruationsblutung". Ursachen sind zumeist eine Fehlbildung der Gebärmutter oder eine Fehlentwicklung des Fetus. Vermuten lässt sich ein Abort, wenn in der Frühphase der Schwangerschaft plötzlich Blutungen mit Abgang von Blutklumpen oder leberartigem Gewebe auftreten.

Basismaßnahmen

Bei den genannten Notfällen werden die Patientinnen schonend transportiert und bei offensichtlichen Blutungen sofort immobilisiert und ein Notarzt nachbestellt.

Bei der Eileiterschwangerschaft richten sich die Maßnahmen nach der Schwere der Schocksymptome durch den lebensgefährlichen Blutverlust (→ 13.3.4). Nach Anlage mehrerer venöser Zugänge durch den Notfallsanitäter oder den hinzugezogenen Notarzt muss eine Kreislaufstabilisierung durch adäquate Infusionsgabe durchgeführt werden. Da eine kausale Therapie nur in der Klinik durchgeführt werden kann (Laparoskopie), ist der schnellstmögliche Transport in die nächste Frauenklinik oder chirurgische Klinik durchzuführen.

IM FOKUS

Komplikationen während der Frühschwangerschaft

- **Eileiterschwangerschaft (Extrauteringravidität/EUG):**
  - Einnisten der befruchteten Eizelle **außerhalb der Uterusschleimhaut,** meist innerhalb des Eileiters
  - Starke Belastung des umliegenden Gewebes durch Wachstum
  - Plötzlicher Zerreißungsschmerz bei Tubenruptur
  - Danach langsam zunehmender diffuser Unterleibsschmerz durch Bauchfellreizung
  - Eine saubere Differenzialdiagnostik ist hier sehr wichtig, aber präklinisch oft schwierig durchzuführen.
  - Bei Frauen im gebärfähigen Alter mit Bauchschmerzen und Amenorrhö immer an Eileiterschwangerschaft denken
  - Tubenruptur oft um die 7. SSW
- **Fehlgeburt (Abort):**
  - Ungewollte Schwangerschaftsbeendigung bis zur 24. SSW
  - Frühabort bis zum Ende der 12. SSW
  - Außer Blutabgang oftmals keine Symptome, kann mit einer verstärkten Menstruationsblutung verwechselt werden.
- **Maßnahmen:**
  - Schonender Transport der Patientin zur weiteren Diagnostik und Behandlung
  - Im Falle von **starken Blutungen:**
    - Notarztnachforderung
    - Anlage mehrerer i. v.-Zugänge
    - Volumentherapie

21.4.2 Fortgeschrittene Schwangerschaft und Spätschwangerschaft

Die Trennung zwischen der Früh- (1. Drittel) und der fortgeschrittenen und Spätschwangerschaft (2.–3. Drittel) erfolgt, da sich die Häufigkeit und die Art der Erkrankungen stark verändern. So sind Fehlgeburten in der fortgeschrittenen Schwangerschaft nur noch selten und eine Eileiterschwangerschaft nicht mehr relevant. In der Spätschwangerschaft treten

- Blutdruckerhöhung,
- Kreislaufprobleme,
- vorzeitige Wehen und
- Minderleistungen des Mutterkuchens **(Plazenta)**

in den Vordergrund.

Plazentainsuffizienz

Die **Plazenta** entsteht im Bereich der Gebärmutterschleimhaut an der Stelle, an der sich die befruchtete Eizelle eingenistet hat (→ 21.3.1). Dieses geschieht in den meisten Fällen an der

Vorder- oder Hinterwand der Gebärmutter. Die Aufgabe der Plazenta ist die Versorgung des Fetus mit Nährstoffen über den mütterlichen Blutkreislauf. Je größer der Fetus wird, umso mehr Sauerstoff und Nährstoffe braucht er. Um die Erhöhung des Bedarfs zu decken, wächst die Plazenta mit der Gebärmutter und erhöht so die Austauschfläche zwischen dem fetalen und dem mütterlichen Kreislauf.

Reicht die Leistung der mütterlichen Plazenta nicht aus, den Nähr- und Sauerstoffbedarf des Fetus zu decken, spricht man von einer **Plazentainsuffizienz.** Sie führt zunächst zu einer **Unterversorgung des Fetus.**

MERKE

Im Rahmen der Plazentainsuffizienz kann es durch **Sauerstoffmangel** zu einem Absterben des Fetus im Mutterleib kommen.

Vorzeitige Plazentalösung

Eine für Mutter und Kind besonders gefährliche Situation stellt die vorzeitige Lösung der Plazenta von der Gebärmutterwand dar. Ursächlich dafür sind **vorbestehende Erkrankungen der Mutter** (z. B. Diabetes mellitus oder ein Bluthochdruck, → 21.4.3) oder eine stumpfe **Gewalteinwirkung** auf den Bauch (z. B. durch Beckengurt im Rahmen eines Verkehrsunfalls). Die vorzeitige Plazentalösung vermindert einerseits die Versorgungsfläche für den Fetus mit der Gefahr des Absterbens, andererseits erleidet die Mutter durch das retroplazentare Hämatom einen z. T. lebensbedrohlichen Blutverlust (→ Abb. 21.15). Beim Vorliegen einer vorzeitigen Plazentalösung ist **allerhöchste Eile** geboten.

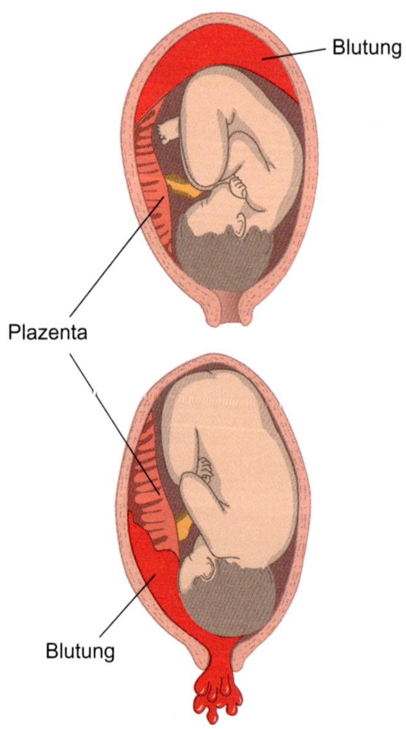

Abb. 21.15 Vorzeitige Plazentalösung [L138, L190]

Symptome

Die Ablösung der Plazenta selbst ist schmerzlos. Nach der Ablösung klagen die Patientinnen jedoch über heftige Schmerzen im Bereich der Ablösung, die durch wehenartige Krämpfe in der Gebärmutter ausgelöst werden. Vaginale Blutungen fallen eher gering aus (Abb. 21.15), weil das Blut sich von außen nicht sichtbar im Uterus ansammelt. Es kommt zum Auftreten einer Schocksymptomatik als Ausdruck für den erheblichen **Blutverlust.** Von außen lässt sich nur ein schmerzhaft angespannter Bauch tasten. Die Kindsbewegungen können im Verlauf abnehmen oder auch ganz ausbleiben.

MERKE

Sowohl Kind als auch Mutter verlieren bei einer vorzeitigen Plazentalösung erheblich an Blut.

Placenta praevia

Der normale Sitz der Plazenta an der Gebärmuttervorder- bzw. -hinterwand gewährleistet, dass es unter der Geburt zu keiner Funktionsstörung oder Behinderung kommt. Bei der Placenta praevia (im Weg liegende Plazenta) kommt es zum Einnisten der Eizelle und Entwicklung der Plazenta in den tief gelegenen (kaudalen) Abschnitten der Gebärmutter. Durch die sehr tiefe Einnistung der befruchteten Eizelle in der Gebärmutter versperrt die sich vergrößernde Plazenta in der Folge den Geburtskanal. Unterschieden werden drei Grade, die sich nach der Beziehung der Plazenta zum inneren Muttermund richten:

- **Placenta praevia marginalis:** Der untere Rand der Plazenta erreicht den inneren Muttermund.
- **Placenta praevia partialis:** Der innere Muttermund ist teilbedeckt.
- **Placenta praevia totalis:** Der innere Muttermund ist vollständig bedeckt (geburtsunmögliche Situation).

Die Gefahr der Placenta praevia besteht in einer vorzeitigen Ablösung von der Uteruswand in den letzten Monaten der Schwangerschaft. Setzen die Eröffnungswehen ein, löst sich die Plazenta und es drohen schwere Blutungen. Besonders bedrohlich wirkt sich die Tatsache aus, dass sich die **Blutung mit jeder Wehe verstärkt.** Hinweise auf eine Placenta praevia ergeben sich aus dem **Mutterpass** und dem **Anamnesegespräch** mit der Mutter, die in der Regel von ihrem betreuenden Gynäkologen auf dieses Problem hingewiesen wurde.

! ACHTUNG

Im schwersten Fall, der Placenta praevia totalis, entsteht eine geburtsunmögliche Situation.

Basismaßnahmen

Im Rahmen der Krankheitsbilder mit einer Beteiligung der Plazenta können mehr oder weniger starke Blutungen nach innen oder außen auftreten. Die Basismaßnahmen umfassen eine **modifizierte Schocklage** in Kombination aus Kopftief- und Fritsch-Lagerung (→ 9.2.5).

Die erweiterten Maßnahmen richten sich nach dem Ausmaß der Blutung. Generell erfolgen die Anlage eines möglichst großlumigen periphervenösen Zugangs und die Gabe einer balancierten Vollelektrolytlösung, die zügig laufen sollte. Bei Anzeichen einer Schocksymptomatik werden zwei großlumige periphervenöse Zugänge und die Durchführung einer adäquaten **Volumentherapie** erforderlich. Um die kindliche Versorgung aufrechtzuerhalten, ist ein mütterlicher Blutdruck von mindestens 120 $mmHg_{syst}$ anzustreben. Da eine definitive Therapie nur in der geburtshilflichen Klinik (operative Blutstillung, Sectio) möglich ist, muss die Patientin nach der Stabilisierung der **Vitalparameter** so schnell wie möglich dorthin transportiert werden.

MERKE

Bei **vaginalen Blutungen im letzten Drittel der Schwangerschaft** ist immer an eine vorzeitige Plazentalösung oder Placenta praevia zu denken.

21.4.3 Hypertensive Schwangerschaftsnotfälle

Als Hypertonus in der Schwangerschaft wird die Erhöhung des Blutdrucks während einer Schwangerschaft bezeichnet, wenn Blutdruckwerte von 140/90 mmHg überschritten werden. Es ist zu unterscheiden zwischen

- schwangerschafts**un**abhängigen Hypertonien und
- schwangerschafts**ab**hängigen Hypertonien.

Chronische Hypertonie

Als **schwangerschaftsunabhängig** werden Hypertonien angenommen, wenn sie

- **vor** der 20. Schwangerschaftswoche (SSW) auftreten oder
- länger als 40 Tage **nach** der Entbindung anhalten.

Sie werden als **chronische Hypertonie** bezeichnet (→ 13.6.7). Entweder sind diese Hypertonien als vorbestehend bekannt oder werden zu Beginn der Schwangerschaft erstmals festgestellt, da vor der Schwangerschaft keine regelmäßigen Blutdruckmessungen durchgeführt wurden. In 80 % der Fälle ist eine Ursache der Hypertonie nicht feststellbar (essenzielle Hypertonie). Nur in 20 % der Fälle kann eine kardiovaskuläre, renale oder endokrine Ursache gefunden werden.

Schwangerschaftsinduzierte Hypertonie (SIH)

Die schwangerschaftsinduzierte Hypertonie (SIH) gehört als **schwangerschaftsabhängige** Hypertonie zu den bedrohlichsten Komplikationen einer fortgeschrittenen Schwangerschaft. Vor der Schwangerschaft sind die Patientinnen beschwerdefrei und haben normale Blutdruckwerte. Erst mit der Schwangerschaft tritt ein isolierter Bluthochdruck von über 140/90 mmHg **nach** der 20. Schwangerschaftswoche (SSW) auf.

MERKE

Bei der isolierten schwangerschaftsinduzierten Hypertonie (SIH) finden sich **keine** Ausscheidung von Proteinen im Urin (Proteinurie).

Der Schweregrad der schwangerschaftsinduzierten Hypertonie wird ausschließlich über das Ausmaß der Hypertonie bestimmt. Spätestens 12 Wochen nach der Schwangerschaft normalisieren sich die Blutdruckwerte wieder.

Präeklampsie

Präeklampsie ist eine Systemerkrankung, die die mütterlichen Gefäße – und damit die mütterlichen Organe – schädigt. Sie gilt als Vorbote der Eklampsie (→ Abb. 21.16).

DEFINITION

Präeklampsie umfasst jede (auch vorbestehende) Blutdruckerhöhung über 140/90 mmHg in der Schwangerschaft mit mindestens einer neu aufgetretenen Organmanifestation, die keiner anderen Ursache zugeordnet werden kann.

Die Definition der Präeklampsie ist im Wandel. Bisher mussten für eine Präeklampsie zwei Kriterien erfüllt sein: **Bluthochdruck** und eine bedeutsame **Proteinurie** (> 300 mg/d). In der Präeklampsie zeigen sich aber auch andere Symptome, wie Störungen der Leber, der Niere, des Nervensystems und der Blutgerinnung. Das macht die Diagnose besonders schwierig.

Der erhöhte Blutdruck bleibt das wichtigste Kriterium. Treten aber zusätzlich Organveränderungen auf, die keiner anderen Ursache zugeordnet werden können, spricht man von Präeklampsie. Die Präeklampsie wurde früher **EPH-Gestose** genannt. Diese ältere Bezeichnung leitet sich als Akronym von den englischen Anfangsbuchstaben der Leitsymptome

- Ödem (**„edema“**),
- Proteinurie (**„proteinuria“**) und
- Hypertonus (**„hypertension“**)

ab.

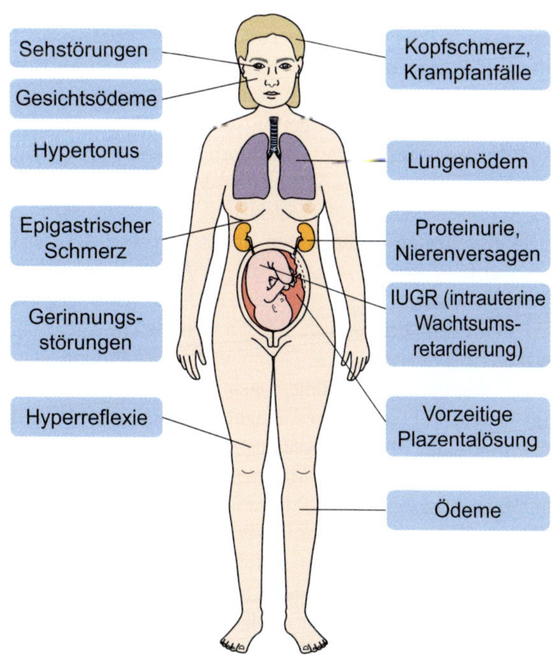

Abb. 21.16 Manifestation von Komplikationen der SIH und Präeklampsie [L143]

Symptome

Die Hypertonie geht in vielen Fällen mit **Ödemen** einher, die im Bereich der Unterschenkel gut tastbar sind (→ Abb. 21.16). Die **Hypertonie** bestimmt den Schweregrad der Erkrankung, weshalb sie auch das Leitsymptom darstellt. In schweren Fällen steigen die Blutdruckwerte systolisch über 160 mmHg und diastolisch über 110 mmHg an. Die Patientinnen klagen oft über Kopfschmerzen und Ohrensausen. Neben der vorzeitigen Plazentaablösung drohen gefährliche Krampfanfälle, sog. Eklampsien (s. u.).

Eklampsie

DEFINITION

Ein im Rahmen einer Präeklampsie auftretender Krampfanfall, der keiner anderen Ursache zugeordnet werden kann, wird als **Eklampsie** bezeichnet.

Der eklamptische Krampfanfall ist einem epileptischen Anfall sehr ähnlich. Es treten tonische (Streckkrämpfe) und klonische Krämpfe (Beuge- oder Schüttelkrämpfe) mit Zungenbiss und Schaumbildung vor dem Mund auf. Während des eklamptischen Krampfanfalls besteht die Gefahr der Hypoxie für Mutter und Kind. Warnzeichen im Vorfeld des Krampfanfalls sind stark erhöhte Blutdruckwerte, kombiniert mit neurologischen Symptomen, z. B. Übelkeit und Erbrechen, Kopfschmerzen, Flimmern vor den Augen und motorische Unruhe. Jeder optische oder akustische Reiz kann bereits einen Krampfanfall auslösen.

Basismaßnahmen

Eine Therapie der Krankheitsursache der schwangerschaftsinduzierten Hypertonie mit ihren Folgen ist nicht möglich. Die Basismaßnahmen orientieren sich an den **Krankheitssymptomen.** Primär erfolgen die Überwachung der **Vitalparameter** mittels eines **Monitorings** (RR, HF und SpO_2), **Sauerstoffgabe,** die bequeme Lagerung der Patientin, meist in leicht nach links geneigter Oberkörperhochlagerung und die Reizabschirmung der Patientin während des Transports. Bewusstseinsgetrübte Patientinnen werden in stabiler Linksseitenlage (wie bei Vena-cava-Kompression, Abb. 21.17) gelagert.

Die **erweiterten Maßnahmen** umfassen neben der Anlage eines periphervenösen Zugangs die medikamentöse Therapie durch den **Notarzt.** Diese richtet sich nach den jeweiligen aktuellen Befunden. Erforderlich werden können die Gabe eines **Antikonvulsivums,** wie z. B. Dormicum® intranasal zur Therapie der eklamptischen Anfälle. Dazu gehört auch Magnesium (Mg^{2+}), denn auf die Gabe von Magnesium zur Behandlung der Eklampsie kann im Rettungsdienst, auch ohne Kenntnis der Laborwerte (z. B. Kreatinin, Magnesium), nicht verzichtet werden. **Magnesium wirkt sowohl blutdrucksenkend als auch im Fall einer Eklampsie antikonvulsiv.** Da es unter der Gabe von Magnesium allerdings zum Atemstillstand kommen kann, sollte das Medikament nur sehr langsam und fraktioniert angewendet werden. Die intravenöse Gabe erfolgt als Magnesiumsulfat 10 % (1 g/10 ml) als Kurzinfusion. Während für die meisten Indikationen 2 g langsam infundiert werden, wird in der Geburtshilfe die doppelte Dosis (4 g) und ggf. mehr verwendet.

Die Gabe eines **Antihypertonikums** (z. B. Ebrantil®) zur Senkung der exzessiv erhöhten Blutdruckwerte hat sich während der Schwangerschaft bewährt, wobei die Behandlung erst bei anhaltend hohen Blutdruckwerten über 160 $mmHg_{syst.}$ und/oder 100 $mmHg_{diast.}$ begonnen werden soll und der erhöhte Blutdruck nicht unter 130 $mmHg_{syst.}$ und 80 $mmHg_{diast.}$ gesenkt werden darf.

21.4.4 Vena-cava-Kompressionssyndrom

Der während der Schwangerschaft an Größe und Volumen zunehmende Uterus führt durch direkte Druckwirkung auf die untere Hohlvene **(V. cava inferior)** gegen die links darunter verlaufende Wirbelsäule (→ Abb. 21.17) zu einer Abflussbehinderung des venösen Rückstroms und zur Zunahme des Venendrucks im Bereich der unteren Extremitäten, der Beckenvenen und der unteren Hohlvene. Die Druckerhöhung im venösen Schenkel erklärt die Ausbildung von **Krampfadern** im Bereich der unteren Extremitäten, Anal- und Vulvaregion der Schwangeren. Gerät die Patientin in **Rückenlage,** wird der schwere Uterus die **untere Hohlvene** der Patientin noch weiter komprimieren und den Blutrückstrom zum Herzen unterbinden. Da die kräftige A. abdominalis durch das Uterusgewicht nicht beeinträchtigt wird, fließt arterielles Blut weiter in die unteren Extremitäten, ohne über den venösen Schenkel zum Herzen zurückfließen zu können. Die Folge ist ein Kreislaufkollaps aufgrund eines relativen Volumenmangels der schwangeren Patientin (obstruktiver Schock, → 13.3.6).

Die **Symptome** umfassen die klassischen Schocksymptome, wie kaltschweißige und blasse Haut, Atemnot und Blutdruckabfall. Durch das Vena-cava-Syndrom kann auch das Kind unterversorgt werden. Im Extremfall entwickelt sich für Mutter und Kind eine lebensbedrohliche Situation. Um ein Vena-cava-Kompressionssyndrom zu vermeiden, sollten Schwangere schon ab dem zweiten Schwangerschaftsdrittel in der **Linksseitenlage** (10–15°) gelagert werden. Dabei wird der Rücken durch ein Kissen oder eine Decke unterstützt (→ Abb. 21.18).

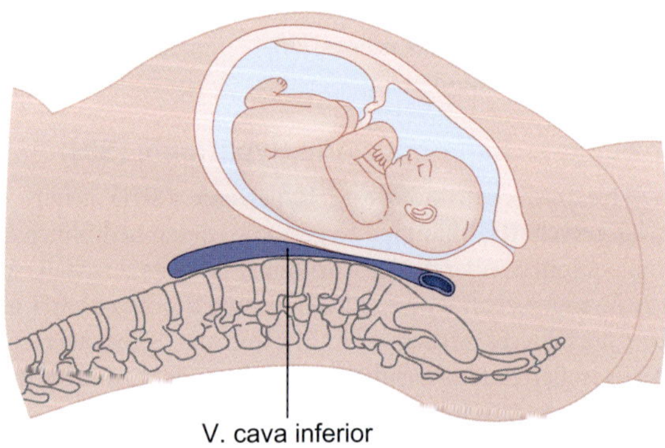

Abb. 21.17 Vena-cava-Kompressionssyndrom [L231]

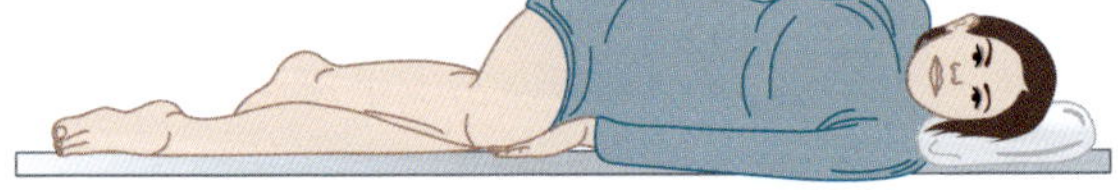

Abb. 21.18 Lagerung bei Vena-cava-Kompression [L231]

IM FOKUS

Komplikationen in fortgeschrittener und Spätschwangerschaft

- **Störungen im Zusammenhang mit der Plazenta:**
  - **Plazentainsuffizienz:**
    - Unterversorgung des Fetus mit Nährstoffen und Sauerstoff
    - Kann zum Absterben des Fetus führen.
  - **Vorzeitige Plazentalösung:**
    - Ablösung der Plazenta von der Uteruswand durch mechanische Einwirkung (etwa im Rahmen von Verkehrsunfällen)
    - Durch sehr gute Blutversorgung der Plazenta kann dies lebensbedrohlich für Mutter und Fetus sein.
    - Im Regelfall klagen die Patientinnen über starke Schmerzen.
  - **Placenta praevia:**
    - Atypische Lage der Plazenta
    - Schlimmstenfalls führt dies zu einer geburtsunmöglichen Situation.
    - Hinweise ergeben sich oft aus dem Mutterpass.
  - **Maßnahmen bei Hinweisen auf Blutungen:**
    - Im Falle von Schockzeichen sollte eine modifizierte Schocklage durchgeführt werden.
    - Notarztnachforderung
    - Anlage von mindestens zwei großlumigen i. v.-Zugängen
    - Volumentherapie, wobei der Zielblutdruck bei 120 mmHg systolisch liegt
    - Zügiger Transport in Klinik mit gynäkologischer Abteilung und Kreissaal
- **Hypertonien in der Schwangerschaft:**
  - Unterteilung in:
    - **Schwangerschaftsunabhängige Hypertonien** (chronische Hypertonien)
    - **Schwangerschaftsabhängige Hypertonien** (schwangerschaftsinduzierte Hypertonie, SIH)
  - Eine SIH kann außerordentlich bedrohlich werden:
    - **Präeklampsie** = Ödeme, Proteinurie und Hypertonie
    - Zudem möglich = Kopfschmerz, Ohrensausen, vorzeitige Plazentaablösung
    - **Eklampsie** = Krampfanfall auf dem Boden einer Präeklampsie, sehr gefährliches Notfallbild
  - **Maßnahmen bei akuten Hypertonien in der Schwangerschaft:**
    - Notarztnachforderung
    - Monitoring
    - Lagerung nach Patientenzustand
    - Sauerstoffgabe
    - Anlage eines i. v.-Zugangs
    - Ggf. Gabe von Antihypertensiva (Senkung ab RR oberhalb von 160/100 mmHg, Ziel-RR nicht unter 130/80 mmHg), Antikonvulsiva (z. B. Midazolam) und Magnesium i. v.
- **Vena-cava-Kompressionssyndrom:**
  - Kompression der großen Hohlvene mit Störung des Blutrückflusses zum Herzen
  - Nachfolgende Kreislauf- und ggf. Bewusstseinsstörungen
  - Lagerung in Linksseitenlage ist wichtigste Maßnahme.

21.5 Geburtshilfe

Die Geburtshilfe umfasst innerhalb der Medizin die Überwachung von Schwangerschaften sowie die Vorbereitung, Durchführung und Nachbehandlung von Geburten. Hierbei werden Mutter und Kind gleichermaßen betreut. Die Ergebnisse und Befunde werden in einem Vorsorgeheft (Mutterpass) eingetragen.

Zu Entstehung und Entwicklung des Kindes siehe → 21.3.1.

21.5.1 Mutterpass

Die Schwangere sollte nach der festgestellten Schwangerschaft in regelmäßigen Abständen die speziellen **Vorsorgeuntersuchungen** beim Gynäkologen wahrnehmen. Die Ergebnisse und Befunde werden in einem Vorsorgeheft **(Mutterpass)** – das die Schwangere ständig mit sich führen sollte – eingetragen. Der Mutterpass dient dem schnellen Überblick aller Besonderheiten bei plötzlich auftretenden Problemen. Bei Notfällen mit Schwangeren sollte das Rettungsfachpersonal daher immer einen Blick in das Vorsorgeheft werfen und dieses unbedingt mit in die Klinik nehmen.

Wichtige Seiten im Mutterpass sind:

- Seite 5–6 (21–22 bei zweiter beschriebener Schwangerschaft): u. a. besondere Befunde und der eigentliche Geburtstermin
- Seite 7–9 (23–24): wichtige Daten zur Kindslage, Blutdruck der Schwangeren, Schwangerschaftswoche etc.
- Seite 10, 11 und 14 (25): wichtige Daten zum Kind sowie Vermerke der Ultraschalldiagnostik

Im Mutterpass wird auch die bisherige Anzahl der Schwangerschaften und Geburten in römischen Zahlen verzeichnet. Die Bezeichnung **Gravida** (lat. graviditas = Schwangerschaft) wird für alle bestätigen Schwangerschaften der Mutter benutzt. Dazu zählen auch Schwangerschaften, die zu einer Fehlgeburt geführt haben. Die Bezeichnung **Para** (lat. parere = gebären) dagegen bezeichnet nur die Schwangerschaften, aus denen ein Kind hervorgegangen ist.

PRAXISTIPP

Zur Anmeldung einer Schwangeren in der Klinik sind folgende Informationen wichtig:

- **Gravida:** Hier wird die Anzahl der Schwangerschaften angegeben (Mutterpass, Seite 5).
- **Para:** Hier wird die Anzahl der wirklichen Geburten angegeben (Mutterpass, Seite 5).
- **Schwangerschaftswoche (SSW):** Angabe im Mutterpass, Seite 7 im Gravidogramm 3. Spalte von links

Beispiel: Eine Frau ist in der 32. Woche erstmalig schwanger, **Gravida = I, Para = 0, 32. SSW**

21.5.2 Die regelrechte Geburt

Bei der überwiegenden Anzahl der Geburten (ca. 90–95 %) verläuft der Geburtsvorgang regelrecht (→ Abb. 21.20). Der Kopf des Kindes liegt voran und führt den Körper in Längsrichtung durch den Geburtskanal. Dabei folgt das Kind während der Geburt dem geringsten Zwang, d. h., es passt sich den Raumverhältnissen im Geburtskanal so weit wie möglich an.

Jede Geburt lässt sich in **drei Phasen (Perioden)** unterteilen:

1. **Eröffnungsperiode:** Die Eröffnungsperiode beginnt mit dem **Blasensprung** und regelmäßigen Wehen im Abstand von maximal 10 Min. Der Muttermund weitet sich langsam auf. Bei einer Weite von 3–5 cm löst sich ein Schleimpfropfen und es geht blutiger Schleim über die Vagina ab. Diesen Vorgang nennt man **Zeichnen.** Dieses ist ein normaler Vorgang, der jedoch Erstgebärende oft sehr beunruhigt. In dieser Phase tritt der Kopf des Kindes tiefer in das Becken ein. Der Muttermund eröffnet sich bis auf eine Weite von ca. 10 cm. Die Eröffnungsperiode dauert zwischen 5 und 10 Std., was bei Mehrfachgebärenden um die Hälfte verkürzt sein kann. Die Wehen werden während der Eröffnungsperiode immer stärker, halten länger an (45–60 Sek.) und treten in immer kürzeren Abständen auf (bis zu 2 Min.).
2. **Austreibungs- und Pressperiode:** Nachdem der Muttermund vollständig geöffnet ist, beginnt die Austreibungsperiode, die das Kind durch den **Geburtskanal** treibt. Dieser Vorgang dauert zwischen 30 und 60 Min. und kann bei Mehrfachgebärenden stark verkürzt sein. Wenn der Kopf des Kindes den Beckenboden erreicht hat, drückt er auf das Rektum und die Patientin verspürt oft Stuhldrang. Ab dieser Zeit unterliegt die Patientin einem vegetativen Reflex, der sie zum **Pressen** zwingt **(Presswehen)** und bis zur kompletten Geburt des Kindes anhält. Sie kann sich diesem Presszwang nicht widersetzen, solange das Kind nicht geboren ist. Der kindliche Körper tritt schneller durch den Geburtskanal und der Kopf wird von außen sichtbar. Wenn der Kopf vollständig geboren ist, dreht er sich nach oben, damit die Schultern durch den Geburtskanal hindurchtreten können. Nachdem die **Schultern des Kinds entwickelt** sind, wird das Kind komplett geboren.
3. **Nachgeburtsperiode:** Die Nachgeburtsperiode beginnt unmittelbar nach der Geburt des Kindes mit dem Abnabeln. Durch die **Nachgeburtswehen** verkleinert sich der Uterus und damit die Haftfläche der Plazenta und der Eihäute, was zu deren Ausstoßung führt. Mit der Ausstoßung der Plazenta und der Eihäute endet die Geburt.

Als Notgeburt wird die ungeplante Geburt außerhalb der Geburtsklinik bezeichnet (→ 21.5.4).

21.5.3 Vorzeitiges Einsetzen der Geburt

Ein vorzeitiges Einsetzen der Geburt kann sich durch bestimmte Anzeichen ankündigen, z. B. durch **vorzeitige Wehen** oder durch ein vorzeitiges Platzen der Fruchtblase **(Blasensprung).** Von einer **Frühgeburt** spricht man, wenn das Kind vor Vollendung der 37. SSW geboren wird oder bei der Geburt weniger als 2.500 g wiegt.

Vorzeitige Wehen

Treten bei der Schwangeren trotz des noch nicht reifen Kindes vorzeitig Wehen auf, besteht die Gefahr der **Frühgeburt.** Wehen können gut ertastet werden, wenn man die Hände auf den Bauch der Schwangeren legt. Hier ist dann, je nach Abstand der Wehen, eine starke Anspannung der Gebärmutter zu fühlen. Der Bauch wird dabei nach ca. 20 Sek. sehr fest und dann langsam wieder weicher. Diese Wehen müssen nicht, wie oft angenommen, mit starken Schmerzen wie bei den Presswehen einhergehen.

Basismaßnahmen

Präklinisch steht für das ungeborene Kind bei mangelnder Überwachungsmöglichkeit die sog. **intrauterine Reanimation,** d. h.

- **ausreichendes Sauerstoffangebot** und
- **Wehenlosigkeit** (in der Wehe ist die Durchblutung von Uterus und Plazenta vermindert),

für das ungeborene Kind an erster Stelle. Für die Mutter dagegen stehen die hämodynamische Stabilität (syst. RR > 100 mmHg) sowie der schonende, angstfreie und zügige Transport im Vordergrund. Besteht keine akute Gefährdung durch eine Blutung oder einen Nabelschnurvorfall (→ 21.5.6), wird die Patientin bequem in Linksseitenlage (→ Abb. 21.18) gelagert und zur nächsten geburtshilflichen **Klinik** transportiert.

Vorzeitiger Blasensprung

Häufig auftretende Infektionen während der Schwangerschaft sind **Pilzbefall** der Vaginalschleimhaut sowie **bakterielle Entzündungen,** die ebenfalls die Scheide befallen. Werden diese Infektionen nicht rechtzeitig behandelt, können sie die Schwangerschaft gefährden. Sobald die Erreger zur Fruchtblase aufsteigen, lösen sie entzündliche Prozesse in der Eihaut (Hülle der Fruchtblase) aus, die zu einem frühzeitigen **Fruchtblasensprung** führen können. Durch die Eröffnung der Fruchtblase besteht die Gefahr einer weiteren **Keimbesiedlung** der Fruchthöhle.

Basismaßnahmen

Präklinisch lässt es sich nicht immer sicher unterscheiden, ob es sich wirklich um Fruchtwasser oder um einen ungewollten Urinabgang der Schwangeren handelt. Daher gilt es, die Patientin immer liegend in Linksseitenlage in die nächste geburtshilfliche **Klinik** zu bringen. Die Patientin darf in diesen Fällen nicht mehr selbst laufen, da ein vorzeitiger Blasensprung vor der 36. SSW zu einem Nabelschnurvorfall (→ 21.5.6) führen kann.

IM FOKUS

Geburt

- **Phasen der Geburt:**
  - **Eröffnungsperiode:**
    - Regelmäßige Wehen zunächst etwa alle 10 Min., später auch alle 2 Min. möglich
    - Kindlicher Kopf tritt tiefer in Becken ein und Muttermund öffnet sich zunehmend.
    - Abgang des Schleimpfropfens
    - Dauer zwischen 1 und 24 Std.
  - **Austreibungsperiode:**
    - Kind bewegt sich durch Geburtskanal.
    - Dabei Druck auf Rektum der Gebärenden
    - Presszwang tritt durch vegetativen Reflex auf.
    - Der kindliche Kopf dringt durch den Geburtskanal.
    - Kind dreht sich, damit die Schultern durch den Geburtskanal treten können.
    - Im Anschluss folgt die Geburt des restlichen Körpers.
  - **Nachgeburtsperiode:**
    - Beginnt direkt nach Geburt des Kindes
    - Endet mit Ausstoßung der Plazenta
- **Vorzeitige Wehen:**
  - Kind ist noch nicht ausreichend reif, es würde zur Frühgeburt kommen.

- **Maßnahmen:**
  - Wehen können mit den Händen auf dem Bauch der Schwangeren getastet werden.
  - Sauerstoffangebot verbessern.
  - Ggf. Wehenhemmung durch Notarzt
  - Zügiger Transport in Linksseitenlage in geburtshilfliche Klinik
- **Vorzeitiger Blasensprung:**
  - Oftmals bedingt durch körperfremden Erreger (z. B. Bakterien, Pilze)
    - Gefahr der Keimbesiedelung von Fruchthöhle
  - **Maßnahmen:**
    - Differenzialdiagnostik präklinisch schwer möglich
    - Zügiger Transport in Linksseitenlage in geburtshilfliche Klinik

21.5.4 Assistenz bei der Notgeburt

DEFINITION

Überstürzte Geburt: bezeichnet eine besonders schnell, aber ansonsten normal verlaufende Geburt, die nicht über 2 Std. andauert.
Sturzgeburt: ist ein Begriff aus der Rechtsmedizin, wenn das Kind tatsächlich aus dem Geburtskanal der Mutter stürzt, womit naturgemäß eine große Verletzungsgefahr für das Kind verbunden ist. Dabei spielen weder der bisherige Geburtsverlauf noch die Dauer der Wehen eine Rolle.

Die **ungeplante Geburt** außerhalb der Geburtsklinik stellt immer eine erhöhte Gefahr für Mutter und Kind dar. Es sollte daher versucht werden, in diesen Situationen einen **Geburtshelfer** hinzuzuziehen, da z. B. bei Fehllagen Manipulationen erforderlich werden, die nur erfahrene Geburtshelfer beherrschen. Entscheidend bei rasch einsetzenden Geburten (überstürzte Geburt, → Abb. 21.19) ist, ob noch die Zeit für einen Transport in die Geburtsklinik gegeben ist oder nicht.

Wichtiges Anzeichen der vorzeitigen Geburt ist der einsetzende Pressdrang **(Wehen)** der Schwangeren. Hat dieser bereits eingesetzt, muss nachgesehen werden, ob das kindliche Köpfchen schon zwischen den Schamlippen zu sehen ist. Ist dies nicht der Fall, sollte versucht werden, die Patientin in die nächste Geburtsklinik zu transportieren. Zu diesem Zweck wird die Patientin in Beckenhochlagerung auf die Trage gelegt und aufgefordert, während der Wehentätigkeit zu hecheln. Durch die schnelle Ein- und vor allem die Ausatmung entsteht eine muskuläre Entspannung und damit eine kurzzeitige Verzögerung der aktiven Weiterleitung des Kindes im Geburtskanal (Veratmen der Wehe). Anschließend erfolgen das übliche **Monitoring** (RR, HF und SpO_2), die **Sauerstoffgabe** und das Anlegen eines periphervenösen **Zugangs,** um jederzeit Medikamente durch den Notarzt (z. B. zur Wehenhemmung) applizieren zu können.

PRAXISTIPP

Der Transport der Schwangeren sollte im RTW mit den Füßen voran durchgeführt werden, d. h., die Trage muss verkehrt herum in den RTW geschoben werden, um so bei Bedarf mehr Platz zu erhalten (→ Abb. 21.19).

Ist das kindliche Köpfchen bereits sichtbar, muss die **Geburt vor Ort** durchgeführt werden. Hierbei ist die Wohnung dem RTW vorzuziehen. Zum einen wird hier ein größeres Platzangebot vorzufinden sein, zum anderen wird sich die Patientin in dieser Ausnahmesituation in einer bekannten Umgebung sicherer fühlen und damit ruhiger werden. Wenn es die Situation zulässt, sollte die Frau auch hier aufgefordert werden, die nächsten Wehen zu verhecheln, um so etwas Zeit für die Vorbereitungen zu erhalten. Anschließend erfolgt die Alarmierung eines **Notarztes** und eventuell zusätzlich eines **Geburtshelfers.**

Die Patientin wird mit leicht erhöhtem Oberkörper gelagert. Neben dem **Monitoring** (RR, HF und SpO_2) erhält sie einen periphervenösen Zugang. Zudem sollte Folgendes bereitgelegt werden:
- Mehrere trockene, möglichst warme Tücher zum Trockenreiben des Kindes
- Zwei sterile Nabelklemmen
- Eine sterile Schere zum Abnabeln

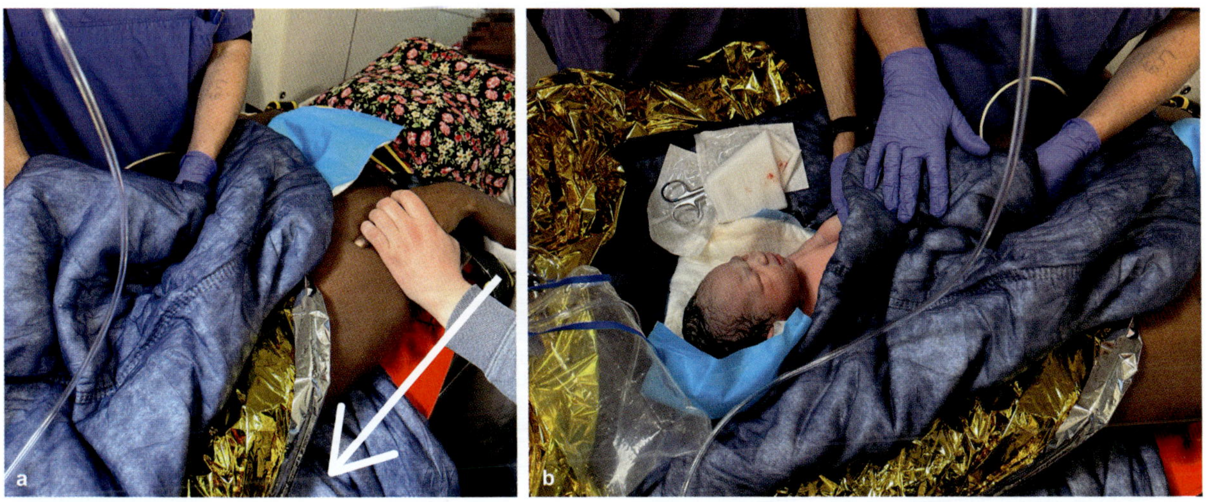

Abb. 21.19 Geburt im RTW: a) Lagerung der Mutter entgegen der Fahrtrichtung (Pfeil). b) Versorgung des Neugeborenen unter ausreichenden Platzverhältnissen. [M235]

Sind die Vorbereitungen getroffen, beginnt die **aktive Phase** der Geburt (→ Abb. 21.20). Die werdende Mutter wird aufgefordert, den Kopf auf die Brust zu legen und mit den Händen die Kniekehlen zu umgreifen und diese anzuziehen. Bei jeder Wehe muss sie jetzt zweimal aktiv mitpressen.

Ist der kindliche **Kopf** vollständig geboren (→ Abb. 21.20), muss die Seitwärtsdrehung des Körpers, erkennbar an der Drehung des Kopfes, abgewartet werden. Hat dieser sich gedreht, wird der Kopf des Kindes vorsichtig zwischen die Hände genommen und behutsam mit Beginn der nächsten Wehe abgesenkt

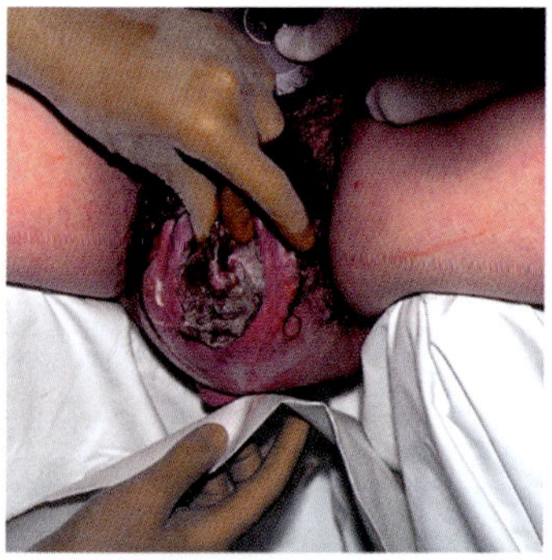

a) Der Kopf des Kindes beim Durchschneiden. Die Hebamme ertastet die gerade stehende Pfeilnaht.

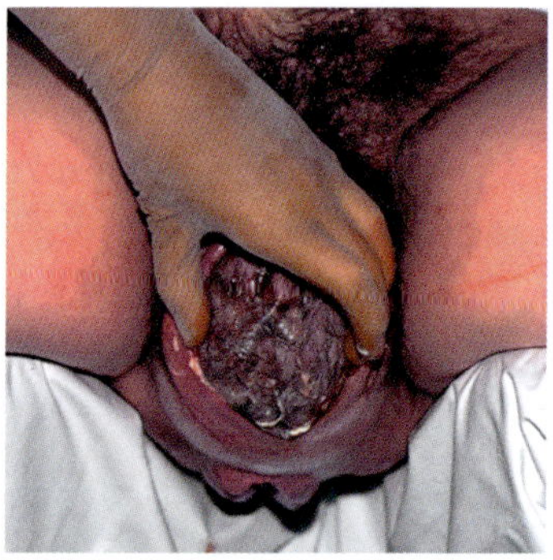

b) Bei der nächsten Wehe tritt der Kopf weiter hervor. Der Anus der Gebärenden klafft weit, da die Weichteile im Beckenboden dem kindlichen Kopf weichen müssen.

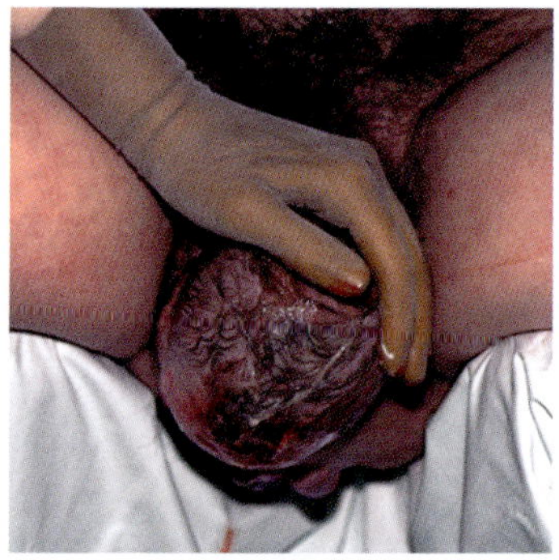

c) Das Gesicht ist geboren, Kopf und Schultern drehen sich um 90°, damit die Schultern geboren werden können.

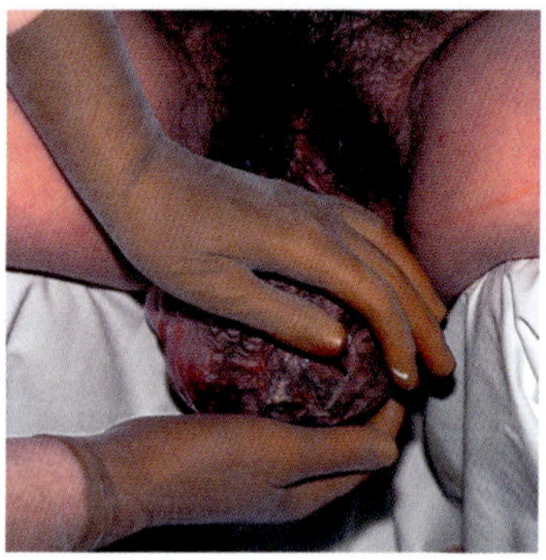

d) Die Hebamme fasst den Kopf, der zur Seite blickt, und führt ihn nach unten, damit die vordere Schulter unter der Symphyse hervorgleiten kann.

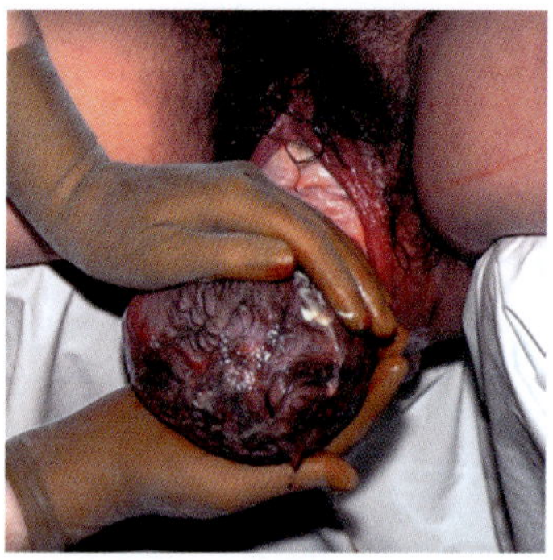

e) Die vordere Schulter ist an der Symphyse vorbeigeglitten und steckt nur noch in der Vulva. Die Hebamme führt in der nächsten Wehe zur Geburt der hinteren Schulter den Kopf nach oben.

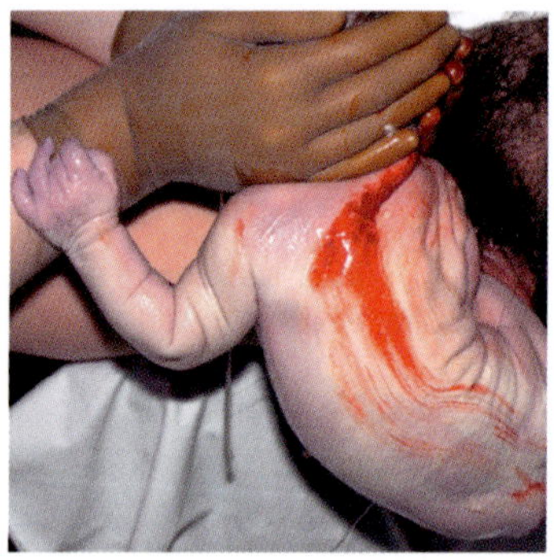

f) Ist die zweite Schulter geboren, folgt oft der restliche Körper in einer Wehe nach.

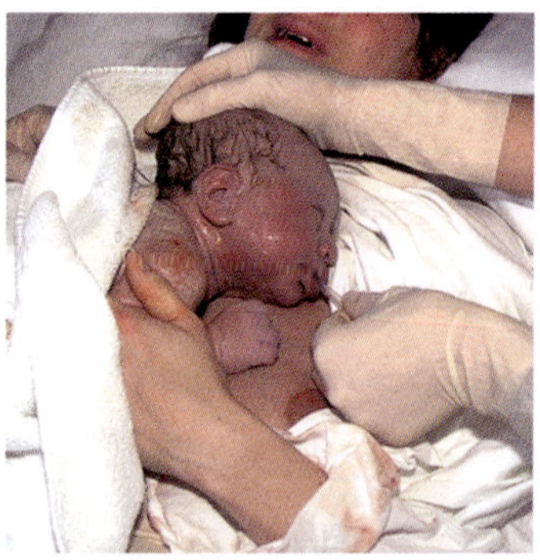

g) Dieses Neugeborene wurde unmittelbar nach der Geburt in ein Tuch gepackt und der Mutter auf den Bauch gelegt. Die Hebamme saugt mit einem speziellen Absaugset Schleim und Fruchtwasserreste aus Mund, Rachen und Nase. Anschließend erfolgt die Abnabelung.

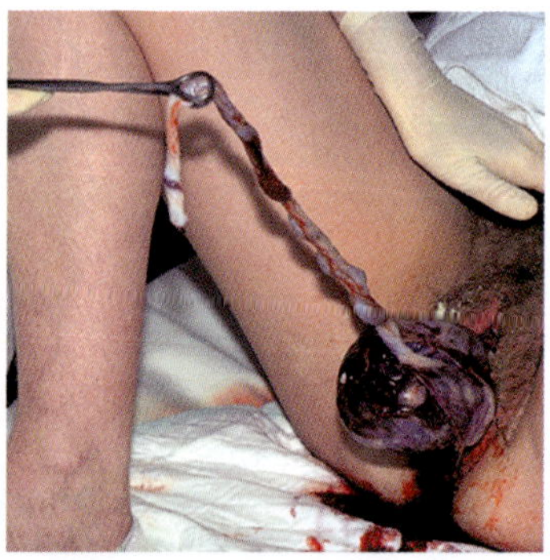

h) Die Geburt der Plazenta wird von der Hebamme unterstützt durch leichten Zug an der Nabelschnur und gleichzeitigen Druck von außen auf den Uterus in Richtung Vulva.

Abb. 21.20 Geburt [K206]

(→ Abb. 21.20). Jetzt entwickelt sich die **vordere Schulter** (→ Abb. 21.20). Danach wird der Kopf vorsichtig angehoben und es entwickelt sich die **hintere Schulter** (→ Abb. 21.20). Der **restliche Körper** folgt danach von allein, auch ohne Pressen der Mutter.

ACHTUNG

Nicht am Kopf des Kindes ziehen! Mit dem Umfassen des kindlichen Kopfes ist nur ein sehr vorsichtiges „Führen" des Kopfes gemeint, da schwere Verletzungen der kindlichen Halswirbelsäule drohen. Ist das Kind vollständig entwickelt, wird es versorgt und der Mutter auf den Bauch gelegt.

MERKE

Als Geburtszeitpunkt gilt die Zeit, zu der das Kind vollständig und lebend aus dem Mutterleib ausgetreten ist.

In der nun folgenden **Nachgeburtsperiode** verkleinern die Nachgeburtswehen den Uterus, wodurch sich die Haftflächen der Eihäute und der Plazenta verringern, und diese ausgestoßen werden (→ Abb. 21.20). Ein Blutverlust von ca. 500 ml in dieser Nachgeburtsperiode ist normal. Dieser Vorgang kann bis zu 1 Std. dauern, weshalb man die Beendigung dieses Vorgangs nicht vor Ort abwarten wird.

MERKE

Die **Plazenta** muss zur weiteren Beurteilung mit in die Klinik genommen werden.

21.5.5 Versorgung des Neugeborenen

(Zur Reanimation des Neugeborenen siehe → 13.4.9 und → Abb. 21.23)

Das gesunde Neugeborene wird meist sofort durchatmen und schreien. Die Geburt ist ein **natürlicher Vorgang,** der i.d.R. ohne Kunsthilfe vonstattengeht und dem Baby keinen Schaden zufügt. Fast alle Neugeborenen reagieren mit Grimassieren, Husten oder Schreien und zeigen durch Zappeln und Strampeln ihre Lebensfähigkeit. Seine Versorgung kann daher zumeist in aller Ruhe erfolgen.

Bei fehlender Atmung muss das Neugeborene beatmet werden. Mögliches Fruchtwasser im Nasen-Rachen-Raum muss vorher **nicht** abgesaugt werden, da die Lunge ohnehin mit 30–40 ml/kg Fruchtwasser gefüllt sind – also knapp 100 ml intrapulmonal beim reifen Neugeborenen – macht die kleine Menge zusätzlich keinen Unterschied. Dagegen führt Absaugen durch den ausgeprägten Vagusreiz fast immer zur Bradykardie und damit zu einer weiteren Verschlechterung des Zustands des Neugeborenen.

MERKE

Nahezu alle Neugeborenen-Notfälle werden durch **Sauerstoffmangel** ausgelöst und können durch Sauerstoffgabe behoben werden.

Anschließend, frühestens nach 1,5 Min., sollte das Kind **abgenabelt** werden, ohne dass die Nabelschnur zusätzlich ausgestrichen wird. Hierfür wird die Nabelschnur ca. 10–15 cm vom Kind entfernt mit den beiden bereitliegenden **Nabelklemmen** abgeklemmt. Die Nabelschnur wird dann mit der sterilen Schere zwischen ihnen durchtrennt (→ Abb. 21.21).

Da alle Neugeborenen von Auskühlung bedroht sind, ist die **Vermeidung einer Hypothermie** (→ 15.5.1) wesentlicher Bestandteil der Neugeborenenversorgung. Die Gefahr des Auskühlens droht besonders bei der Entbindung im Rettungswagen. Daher ist Zugluft zu vermeiden und die Fahrzeugheizung ist frühzeitig einzuschalten. Türen und Fenster sind unbedingt geschlossen zu halten. Schon der kleinste Luftzug führt zum **Wärmeverlust durch Konvektion.**

So wird das noch nasse Kind unmittelbar nach der Geburt abgetrocknet und anschließend in warme, trockene Tücher gewickelt und neben die Mutter gelegt (→ Abb. 21.22, → Abb. 21.23).

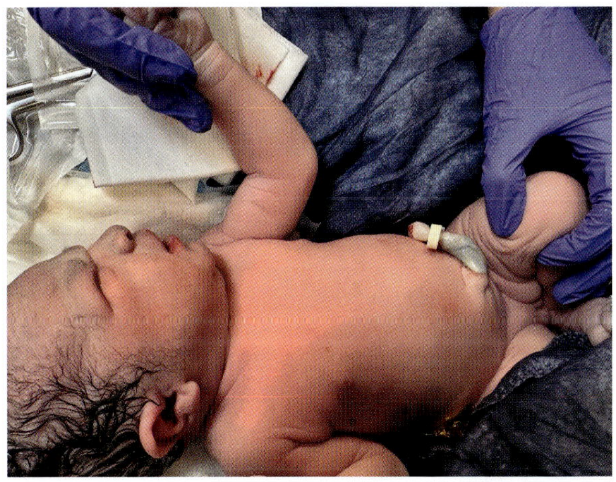

Abb. 21.21 Neugeborenes nach Durchtrennung der Nabelschnur im RTW [M235]

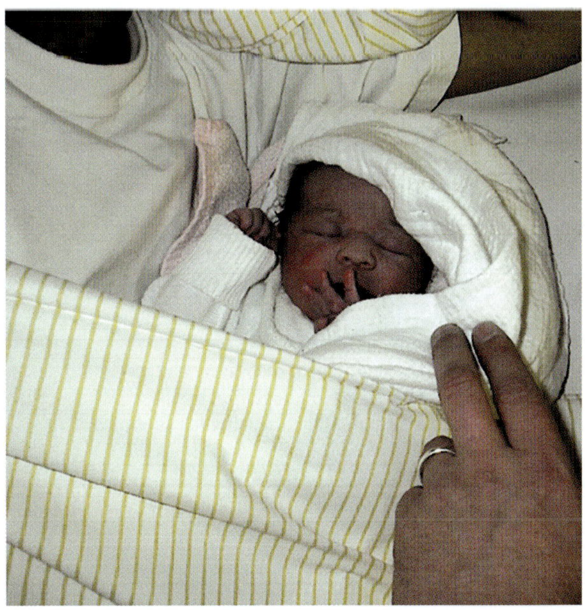

Abb. 21.22 Lagerung des Neugeborenen [M235]

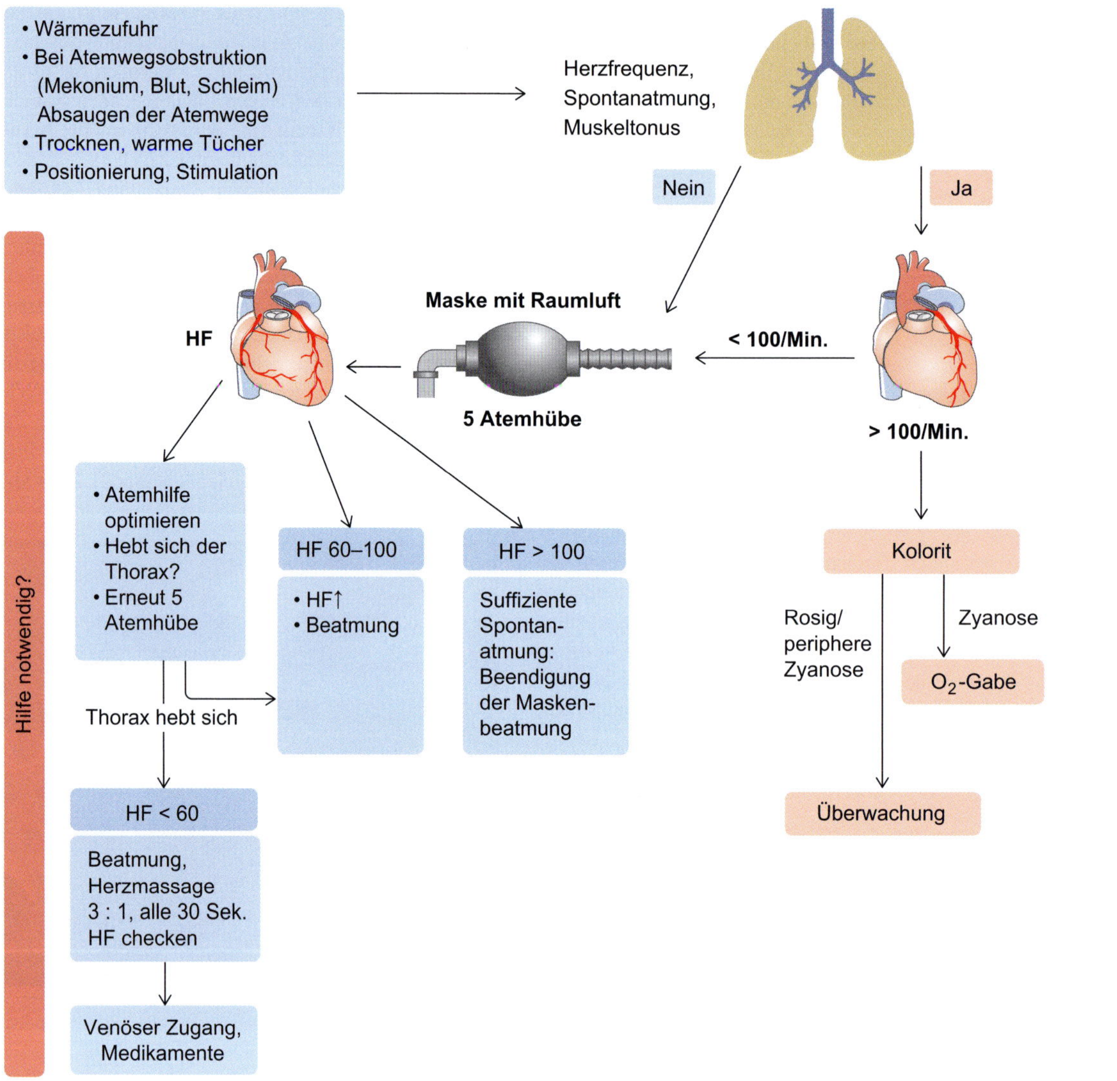

Abb. 21.23 Algorithmus zur Primärversorgung eines Neugeborenen [L157]

Enorme **Wärmeverluste** erfolgen beim Neugeborenen **über die Kopfhaut,** die ebenfalls sorgfältig mit abgedeckt werden muss. Durch diese Maßnahmen kann einen **Wärmeverlust durch Verdunstung** gut verhindert werden.

PRAXISTIPP

Eine **Rettungsdecke ist nicht geeignet,** um das Neugeborene vor Wärmeverlusten zu schützen. Die Rettungsdecke wirkt über die Reflektion der Wärmestrahlung. Da der Körper Wärme an die Luft abgibt, wird die warme Luft innerhalb der Decke gehalten, wenn sie luftdicht abgeschlossen wird – was beim strampelnden Kind nicht möglich sein wird.

ACHTUNG

40 % der Neugeborenen werden immer noch unterkühlt auf der Intensivstation aufgenommen.

Die Erhebung des **Neugeborenenstatus** nach dem **APGAR-Schema** (→ Tab. 21.1) erfolgt im Anschluss an die Geburt und wird nach 5 und 10 Min. wiederholt. Der APGAR-Score dient der Einschätzung der Gefährdung des Kindes und ist Grundlage für das weitere diagnostische und therapeutische Vorgehen.

Beurteilungskriterium	Bewertung		
	0 Punkte	1 Punkt	2 Punkte
Atembewegungen	Keine (Apnoe)	Flach, unregelmäßig, Schnappatmung	Regelmäßige Atmung, kräftiges Schreien
Puls	Nicht wahrnehmbar	< 100/Min.	> 100/Min.
Grundtonus (Muskeltonus, Aktivität)	Schlaffer Tonus, keine Bewegungen	Geringer Tonus, wenige Bewegungen	Guter Tonus, aktive Bewegungen
Aussehen (Hautfarbe)	Blau (zyanotisch), weiß/blass	Stamm rosa, Extremitäten blau	Vollständig rosa
Reflexerregbarkeit (Reaktion auf Hautreiz oder Absaugen)	Keine Reaktion	Grimassieren, geringe Reaktion	Schreien, Husten, Niesen, abwehrende Reaktion
Beurteilung anhand der Gesamtpunktzahl: 7–10: unauffällig; 4–6: mäßige Depression; < 4: schwere Depression, akute Gefährdung			

Tab. 21.1 APGAR-Schema

IM FOKUS

Notgeburt

- **Assistenz bei Notgeburt:**
  - Notarzt wird vor Ort benötigt.
  - Immer erhöhte Gefahr für Mutter und Kind, daher ist die Geburt in geburtshilflicher Klinik vorzuziehen.
  - Wichtige Zeichen für eine unaufschiebbare Geburt sind der einsetzende Pressdrang und die Sichtbarkeit des kindlichen Köpfchens.
  - **Maßnahmen:**
    - Geburt besser in Wohnung als in RTW
    - Monitoring
    - Sauerstoffgabe
    - Anlage eines i.v.-Zugangs
    - Geburtshilfe idealerweise durch Notarzt
    - Blutungsüberwachung (Blutverluste bis 500 ml können normal sein.)
- **Versorgung des Neugeborenen:**
  - Abtrocknen (Dadurch wird Atemanreiz gegeben.)
  - Falls dennoch keine Atemtätigkeit: Beatmen, Verzicht auf Absaugen
  - Abnabeln frühestens nach 1,5 Min.
  - **APGAR** direkt nach der Geburt, dann wieder nach 5 bzw. 10 Min.
    - **A**tembewegungen
    - **P**uls
    - **G**rundtonus
    - **A**ussehen
    - **R**eflexerregbarkeit
  - Kind immer warm einwickeln (dabei Kopf auch vor Wärmeverlust schützen) und an Mutter übergeben. RTW-Türen geschlossen halten und Fahrzeugheizung hochstellen.

21.5.6 Komplikationen unter der Geburt

Obwohl die Geburt als ein natürlicher Vorgang in den meisten Fällen ohne Probleme abläuft, bleibt trotzdem – auch nach einem normalen Schwangerschaftsverlauf – ein Restrisiko für spontan und unerwartet auftretende Komplikationen. Zu den häufigsten Komplikationen zählen neben **Nabelschnurkomplikationen** die **Uterusatonie.**

Nabelschnurvorfall

Vor der 36. SSW hat sich die Geburtslage des Kindes im Becken noch nicht eingestellt. Wenn in dieser Zeit ein vorzeitiger **Blasensprung** eintritt, kann im Rahmen des Abgangs von Fruchtwasser in einigen Fällen die im Fruchtwasser treibende Nabelschnur im Geburtskanal vor den Kopf des Kindes rutschen. Bei Einsetzen der Wehentätigkeit droht die vorgefallene Nabelschnur durch den Kopf des Kindes gegen das Becken der Mutter gedrückt und dadurch komprimiert zu werden (→ Abb. 21.24). Folge ist eine **Sauerstoffunterversorgung.** Das Kind läuft Gefahr zu ersticken. Die Gefahr ist besonders groß, wenn die Fruchtblase platzt, bevor der Kopf in das kleine Becken getreten ist.

MERKE

Wird die Nabelschnur im Geburtskanal sichtbar, muss unter allen Umständen versucht werden, die Nabelschnur bis zum Operationsbeginn (Sectio) zu entlasten.

Basismaßnahmen

MERKE

Jede Patientin mit einem vorzeitigen Blasensprung muss liegend transportiert werden, damit nicht beim Gehen der Patientin die Nabelschnur vor das Kind rutscht.

Ist die Nabelschnur im Geburtskanal sichtbar, wird die Schwangere in **Beckenhochlage** verbracht (hierfür die Patientin flach lagern und das Becken mit einem Kissen unterpolstern). Ebenso wird die **manuelle Dekompression** der Nabelschnur erforderlich. Dazu wird das kindliche Köpfchen mit dem Zeige- und Ringfinger durch die Scheide vorsichtig hochgedrückt, bis die Nabelschnur wieder pulsiert. Die Entbindung kann nur noch

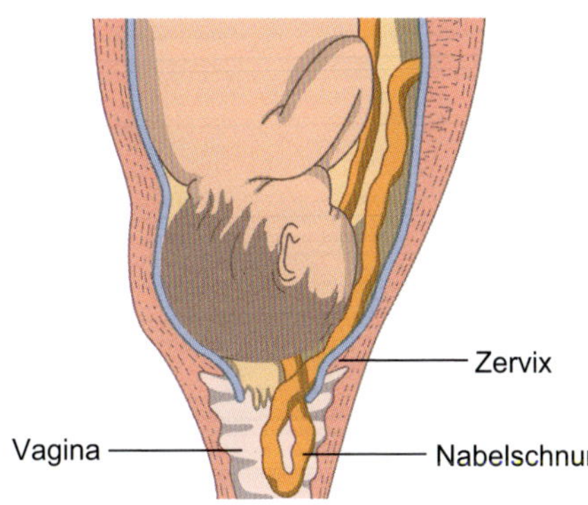

Abb. 21.24 Nabelschnurvorfall [L138]

durch eine **Notsectio in der Klinik** erfolgen. Diese Position muss bis zur Notsectio des Kindes aufrechterhalten werden.

Unterstützend wird Partusisten® (Fenoterol) durch den Notarzt verabreicht, das über seine wehenhemmende Wirkung hinaus einer fetalen Bradykardie entgegenwirkt **(intrauterine Reanimation,** → 21.5.3).

Uterusatonie (atonische Nachblutung)

Nach der Ausstoßung der Plazenta zieht sich die Muskulatur des Uterus normalerweise zusammen. Zieht sich die Muskulatur der Gebärmutter aber aufgrund einer **Kontraktionsschwäche (Atonie)** nicht vollständig zusammen, fällt der wichtigste Mechanismus zur Blutstillung aus. Der Uterus bleibt aufgrund der muskulären Rückbildungsstörung nach Abstoßen der (Teil-) Plazenta sehr weich, die Blutgefäße können die Wundfläche aufgrund der schlaffen Muskulatur nicht ausreichend verschließen und es kommt zu stärksten, **lebensbedrohlichen vaginalen Blutungen.**

Symptome

Ist die Plazenta nach der Geburt nicht oder unvollständig ausgestoßen, kann es zu schwallartigen Blutungen aus der Vagina mit ausbleibender Uteruskontraktion kommen. Es treten alle Anzeichen der beginnenden Kreislaufzentralisation und des Volumenmangelschocks auf (→ 13.3.4). Bei länger bestehender Blutung kann das Blut seine Fähigkeit zur Blutgerinnung verlieren (→ 13.1.4).

Basismaßnahme

Die Basismaßnahme besteht in einer manuellen Komprimierung des Uterus von außen durch den Geburtshelfer. Dazu wird der Uterus durch die Bauchdecke tief umfasst, gegen das Schambein als Widerlager gedrückt **(Credé-Handgriff,** → Abb. 21.25) und anschließend festgehalten, um ein Nachlaufen von Blut zu verhindern.
Die weiteren Maßnahmen bestehen in der Anlage mehrerer großlumiger venöser Zugänge und einer adäquaten Volumentherapie des hypovolämischen, hämorrhagischen Schocks. Durch die Gabe von **Oxytocin** durch den Notarzt kann versucht werden, die Kontraktion des Uterus auszulösen und so die Blutung zum Stillstand zu bringen.

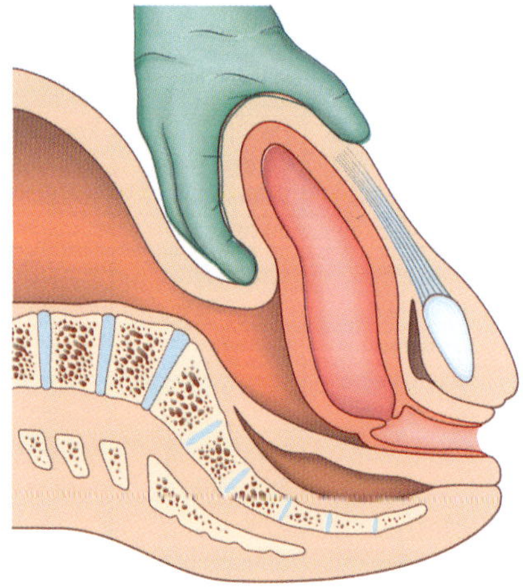

Abb. 21.25 Credé-Handgriff [L234]

IM FOKUS

Geburtskomplikationen

- **Nabelschnurvorfall:**
  - Nabelschnur kann im Falle eines **vorzeitigen Blasensprungs** in den Geburtskanal rutschen, wenn das kindliche Köpfchen sich noch nicht in Geburtslage befindet.
    - Folge kann eine Kompression der Gefäße mit Unterversorgung des Kindes sein.
    - Nabelschnur kann dabei äußerlich sichtbar sein.
  - **Maßnahmen:**
    - Alle Patientinnen mit vorzeitigem Blasensprung müssen liegend transportiert werden.
    - Ist die Nabelschnur sichtbar, wird das Becken erhöht gelagert und eine manuelle Dekompression durchgeführt.
    - Ziel ist eine zeitnahe Notsectio in der Klinik.
- **Uterusatonie:**
  - Mangelndes Zusammenziehen des Uterus nach Geburt der Plazenta
    - Die Folge ist eine starke, lebensbedrohliche Blutung.
    - Immer an Uterusatonie denken, wenn nach einer Geburt Zeichen eines Volumenmangelschocks vorliegen.
  - **Maßnahmen:**
    - Manuelle Kompression des Uterus von außen **(Credé-Handgriff)**
    - Anlage mehrerer großlumiger Venenzugänge
    - Volumentherapie
    - Gabe von Oxytocin durch Notarzt

WIEDERHOLUNGSFRAGEN

1. Welche Geschlechtsorgane gehören bei der Frau zu den i[illegible] den äußeren? (→ 21.1.1)
2. Welch[illegible] ie Eileiter? (→ 21.1.1)
3. [illegible] die Gebärmutter? (→ 21.1.2)
4. [illegible] sie die beiden wichtigsten Geschlechtshormo[illegible] au. (→ 21.1.3)
5. Besc[illegible] zyklus. (→ 21.1.3)
6. Was ge[illegible] (→ 21.3.1)
7. Welche Gefä[illegible] den sich in der Nabelschnur? (→ 21.3.3)
8. Besc[illegible]
9. Beschreibe[illegible] ellung des fetalen Kreis-[illegible] nach [illegible] 21.3.5)
10. Ne[illegible] n für eine pathologische vaginale Blutung [illegible] en Patientin. (→ [illegible]
11. [illegible] ig sollte bei einer Patientin mit vaginaler Blu[illegible] durchgeführt werden? (→ 21.2.2)
12. Wie e[illegible] gerschaft? (→ 21.4.1)
13. Nennen Sie Ursachen für eine vorzeitige Plazentalösung. (→ 21.4.2)
14. Welche Gefahren drohen bei einer vorzeitigen Plazentalösung? (→ 21.4.2)
15. Was ist eine Placenta praevia? (→ 21.4.2)
16. Was sind eklamptische Anfälle? (→ 21.4.3)
17. Was wird mit SIH abgekürzt? (→ 21.4.3)
18. Wie lagert man eine Patientin mit einem Vena-cava-Kompressionssyndrom und warum? (→ 21.4.4)
19. Welche Maßnahmen ergreifen Sie bei einem Nabel-[illegible] rvorfall? (→ 21.5.6)
20. [illegible] e drei Phasen (Perioden) der Geburt kennen Sie? (→ 21.5.2)
21. Woran erkennen Sie das vorzeitige Einsetzen einer Geburt? (→ 21.5.3)
22. Durch was werden die meisten Neugeborenennotfälle ausgelöst und wie sieht die Therapie aus? (→ 21.5.6)
23. Was ist bei einer atonischen Uterusnachblutung zu tun? (→ 21.5.6)

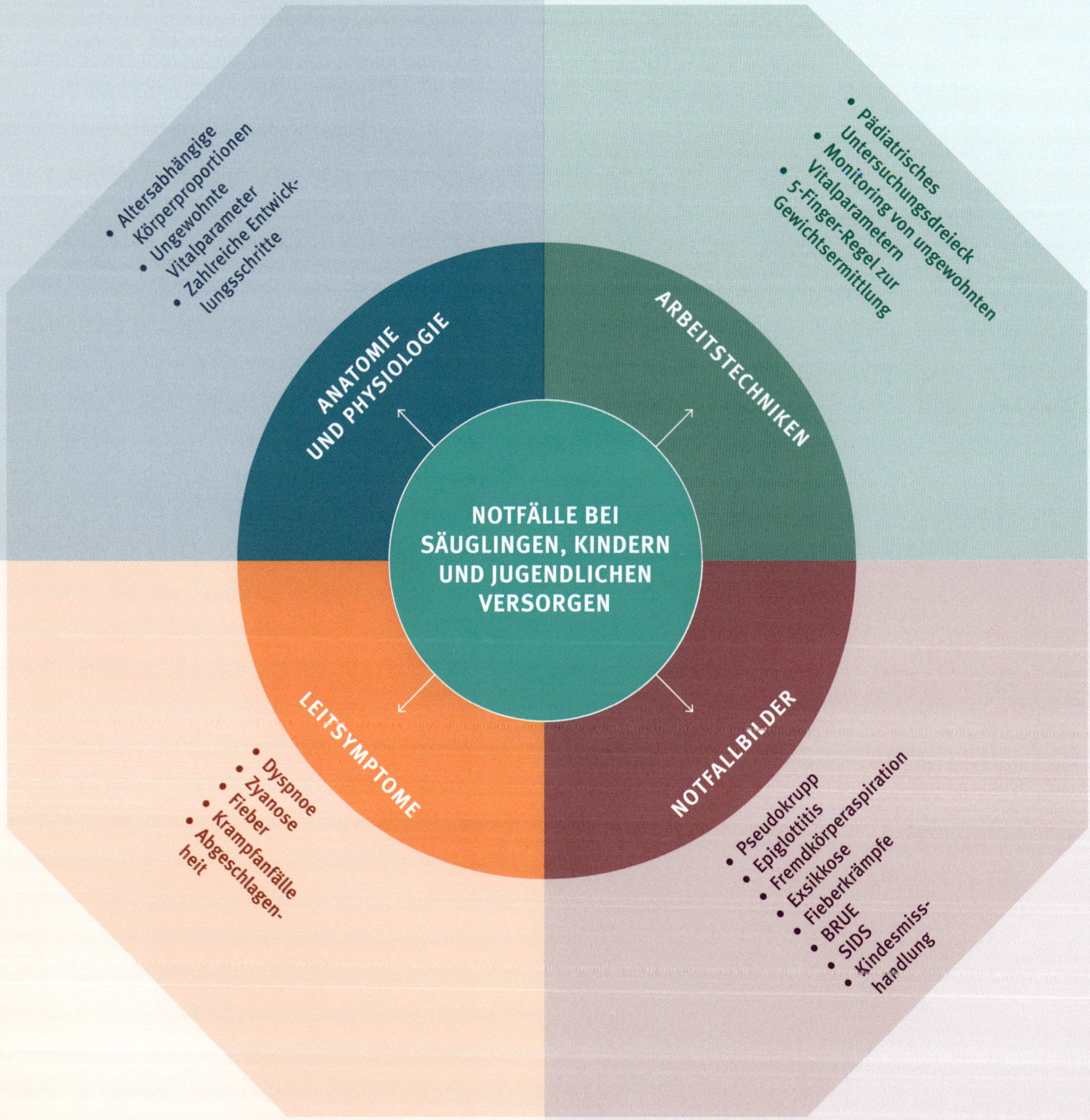

NOTFÄLLE BEI SÄUGLINGEN, KINDERN UND JUGENDLICHEN VERSORGEN
ANATOMIE UND PHYSIOLOGIE
• Altersabhängige Körperproportionen
• Ungewohnte Vitalparameter
• Zahlreiche Entwicklungsschritte
ARBEITSTECHNIKEN
• Pädiatrisches Untersuchungsdreieck
• Monitoring von ungewohnten Vitalparametern
• 5-Finger-Regel zur Gewichtsermittlung
LEITSYMPTOME
• Dyspnoe
• Zyanose
• Fieber
• Krampfanfälle
• Abgeschlagenheit
NOTFALLBILDER
• Pseudokrupp
• Epiglottitis
• Fremdkörperaspiration
• Exsikkose
• Fieberkrämpfe
• BRUE
• SIDS
• Kindesmisshandlung

22

NOTFÄLLE BEI SÄUGLINGEN, KINDERN UND JUGENDLICHEN VERSORGEN

Jürgen Luxem

FALLBEISPIEL

Sie werden zu einem Notfall mit dem Stichwort „Kindernotfall: 3 Jahre, Atemnot und Bewusstseinsstörung [illegible] ein Einfamilienhaus gerufen. Vor Ort werden Sie bereits von einer Jugendlichen, die sich als Schwester des Patienten vorstellt, empfangen. Ihr Bruder habe plötzlich nur noch schwer Luft bekommen und werde zunehmend schwächer. Der Vater sei gerade bei ihm. Die Mutter habe sie schon benachrichtigt. Sie komme von der Arbeit nach Hause, würde aber mindestens noch 30 Minuten brauchen.
Der Patient präsentiert sich Ihnen in einem deutlich reduzierten Allgemeinzustand. Er ist zyanotisch und liegt schlaff in den Armen seines Vaters [illegible] on einem deutlich hörbaren inspirato[illegible] begleitet. Ihnen fällt schnell der starke Speichelfluss auf. Sie verzichten daher darauf, die Atemwege genauer zu inspizieren. Die Untersuchung der Lungen ist weitestgehend unauffällig, der Puls ist beschleunigt und die R[illegible]szeit liegt bei unter 3 Sekunden. Der Vate[illegible]chfrage, dass keine Vorerkrankungen vorlägen. Di[illegible]e Familie habe in den letzten Wochen eine Erkältung gehabt. Als der Sohn heute plötzlich Fieber bekommen habe, habe er zunächst angenommen, dass er sich nun auch angesteckt habe.

LERNZIELE

- Die Entwicklung in den verschiedenen Lebensphasen einschätzen
- Die Besonderheiten der Anatomie der kindlichen Atemwege beschreiben
- Eine Ersteinschätzung bei Kindern in Notfallsituationen vornehmen
- Ein altersentsprechendes Monitoring vornehmen
- Die Zusammenhänge von Blutdruck und Herzfrequenz beim Kind erläutern
- Die Gefährlichkeit respiratorischer Einschränkungen bei unteren gegen obere Atemwegsinfekte einschätzen
- Eine Fremdkörpereinwirkung in den Atemwegen erkennen und Erstmaßnahmen ergreifen
- Einen Fremdkörper in den [illegible]ner Gefährlichkeit einschätzen und ggf. entfernen
- Eine Epiglottitis erkennen und zum deutlich harmloseren Pseudokrupp abgrenzen
- Exsikkose oder Dehydratation im Kleinkindalter erkennen
- Einen Fieberkrampf gegen einen klassischen Krampfanfall (Epilepsie) abgrenzen
- Angemessen mit Eltern und Behörden im Rahmen SIDS kommunizieren
- Den Verdacht auf eine Kindesmisshandlung hinterfragen und Maßnahmen ergreifen, die dem Wohl des Kindes dienen.

Die Pädiatrie (Kinderheilkunde) befasst sich mit der Medizin des Kindes- und Jugendalters und umfasst die Erkrankungen vom „Frühchen“ bis zum 18-Jährigen. Pädiatrische Notfälle, die zur Alarmierung des Rettungsdienstes führen, sind seltene Ereignisse: Das Rettungsfachpersonal wird etwa alle 5–6 Wochen zu einem Kindernotfall alarmiert. Die Zahlen variieren stark. Jedoch sind **Kindernotfälle** in mehrerlei Hinsicht besondere Ereignisse:

- **Kinder sind** zwar kleiner als Erwachsene, jedoch sind sie **keine kleinen Erwachsenen!** Die medizinische Versorgung erfordert daher besondere Kenntnisse über die Vital- und Basisfunktionen in Abhängigkeit vom Alter des Kindes.
- **Eltern reagieren oftmals instinktiv und nicht vernunftgesteuert** und stellen sich gegenüber dem Rettungsdienst schützend vor das eigene Kind, obwohl das Rettungsfachpersonal Hilfe leisten will.
- Kindernotfälle sind eine psychische Belastung für die Retter **(„Kinderstress“).**
- **Das Rettungsfachpersonal hat in der Regel drei Patienten:** Kind, Mutter und Vater.

Daher muss das Rettungsfachpersonal trotz der Sonderrolle kindlicher Notfälle gegenüber Kindern und ihren Angehörigen ein Vertrauensverhältnis schaffen, indem es seine eigenen Gefühle kontrolliert, keine Hektik aufkommen lässt, Ruhe ausstrahlt, emotionales Einfühlungsvermögen beweist und durch fachliche und menschliche Kompetenz auffällt. Dazu gehört vor allem die kritische Analyse des eigenen Verhaltens. Die Grenzen der Versorgungsmöglichkeiten durch das Rettungsfachpersonal müssen bekannt sein.

22.1 Entwicklung in den verschiedenen Lebensaltersphasen

DEFINITION

Eine Lebensaltersphase beschreibt die körperliche und geistige Entwicklung eines Kindes in einem zeitlich begrenzten Abschnitt.

Während Kinder und Jugendliche vom Baby zum jungen Erwachsenen heranwachsen, durchlaufen sie verschiedene **Lebensaltersphasen** (→ Tab. 22.1). Sie verändern sich körperlich und geistig und machen emotionale sowie sprachliche Fortschritte. In diesen Phasen vollziehen sich auch im Gehirn umfangreiche Entwicklungsprozesse. In jeder Lebensaltersphase gilt es, bestimmte Fähigkeiten zu erlernen und Eigenschaften auszubauen. Das Erreichen und Sichtbar-Werden der Veränderungen kann verschiedenen **Entwicklungsstufen** zugeordnet werden. Einen Überblick über Entwicklungsstufen und Meilensteine zeigt → Tab. 22.2.

Körpergröße, Gestalt und Verhaltensweisen unterliegen in den Lebensaltersphasen stetigen Veränderungen. Dabei erfolgt das Wachstum nicht linear. Im ersten Lebensjahr verdreifacht ein Säugling sein Gewicht, wächst aber nur um 50 % und aber verdoppelt seine Körperoberfläche. Das Milchgebiss ist bis Ende des 3. Lebensjahres vollständig durchgebrochen und ein Kind erweitert zwischen dem 2. und 5. Lebensjahr seine geistigen Kompetenzen mehr als in jeder anderen Altersperiode. Gleichzeitig schwächt sich Wachstum immer mehr ab. Nachfolgend eignet sich ein Kind zwischen 6 und 12 Jahren die grundlegenden

Altersperiode	Lebensalter
Neugeborenes	≤ 28. Lebenstag
Säugling	≤ 1 Jahr
Kleinkind	2–3 Jahre
Schulkind (Kindheit)	4–14 Jahre
Jugendliche(r)	15–18 Jahre
Erwachsene(r)	> 18 Jahre

Tab. 22.1 Altersperioden

Entwicklungsstufe	Ungefähres Alter
Lächeln bei Sichtkontakt	≥ 6 Wochen
Greifen	≥ 5 Monate
Gebiss ohne Zähne	≤ 6 Monate
Erster Milchzahn	6–8 Monate
Sitzen	6–9 Monate
Erste Schritte	11–13 Monate
Vollständige Schneidezähne (Milchzähne)	12–15 Monate
Freies Laufen	≥ 18 Monate
Kennt Vor- und Nachnamen	≥ 3 Jahre
Fährt Fahrrad ohne Stützräder	> 4–5 Jahre
Zahnwechsel (Lücken im Milchgebiss)	> 6 Jahre
Kennt Tag, Monat, Jahr und Uhr	8–10 Jahre

Tab. 22.2 Kindesentwicklung und Alter

Kulturtechniken an und durch die Schule werden ihm ein vielfältiges Wissen vermittelt. Verschiedene Entwicklungsstufen können einer **Altersperiode** (→ Tab. 22.1) im Kindes- und Jugendalter zugeordnet werden (→ Tab. 22.2), sodass es möglich ist, das Alter eines Kindes einzuschätzen.

22.2 Anatomische und physiologische Besonderheiten

ACHTUNG

Kinder unterscheiden sich gegenüber Erwachsenen in Teilen ihrer Anatomie, ihren Proportionen und ihrem Metabolismus.

Atemstörungen stellen im Säuglings- und Kleinkindalter die häufigste Notfallursache dar. Die **Nasengänge** von Kindern sind enger als die von Erwachsenen, und sie atmen primär durch die Nase, weshalb schon ein Schnupfen die Atmung relevant behindern kann. Die **Zunge** ist im Vergleich zum Erwachsenen umso größer, je kleiner das Kind ist, und Säuglinge haben im Unterschied zu Erwachsenen einen **großen Kopf** und **kurzen Hals.** Da der **Kehlkopf** deutlich höher liegt als beim Erwachsenen führt hier eine Überstreckung des Kopfes zur Verlegung der Atemwege, weshalb für eine effektive Beatmung der Kopf nicht wie beim Erwachsenen in den Nacken überstreckt werden darf, sondern die „Schnüffelposition" angestrebt werden muss (→ Abb.13.40, → 22.21). Der im Vergleich zum übrigen Körper große Kopf erklärt auch den höheren Anteil an Kopfverletzungen in frühen Lebensphasen und birgt die Gefahr von Verletzungen der **oberen Halswirbelsäule.**

Bei Kleinkindern besitzt das Skelett eine höhere Elastizität durch seinen höheren Knorpelanteil. So ist der **Thorax kürzer und elastischer,** was selten zu Rippenserienfrakturen führt, dafür aber die **Oberbauchorgane schlechter schützt,** weshalb bei Verletzungen die Gefahr einer inneren Blutung in die Bauchhöhle größer ist. Kinder haben im Vergleich zu Erwachsenen auch ein kleineres **Blutvolumen.** Dadurch kann bereits ein kleiner Blutverlust schnell gravierende Auswirkungen haben (→ 22.2.2).

Die **Wärmeregulation** (→ 15.2) ist bei Kindern wenig entwickelt. Kinder haben im Verhältnis zu ihrem Körpervolumen eine große Körperoberfläche, wodurch sie rasch viel Wärme, insbesondere über ihren vergleichsweisen großen Kopf, verlieren. Kinder schwitzen nur wenig und sind noch nicht in der Lage über aktive Körperbewegungen Wärme zu erzeugen, was sie besonders anfällig für Unterkühlung oder Überhitzung macht (→ 22.2.3).

22.2.1 Atmung

Die anatomischen Strukturen der **Atemwege** (→ 11.1) sind bei Kindern im Vergleich zu denen des Erwachsenen teilweise unterschiedlich (→ Abb. 22.1).

Die Besonderheiten der kindlichen Atemwege sind:

- Die kindliche **Luftröhre** ist kurz und sehr eng.
- Der **Kehlkopf** liegt höher (auf Höhe zwischen dem dritten und vierten Halswirbel) und ist zusätzlich nach vorn gekippt.
- Die **engste Stelle** der kindlichen Atemwege ist nicht wie bei Erwachsenen die Stimmbandebene, sondern sie liegt bis etwa zum 6. Lebensjahr darunter auf Höhe des Ringknorpels (subglottisch). Bei Auswahl eines zu großen Endotrachealtubus kann der Tubus daher diese Stelle nicht passieren.
- Die Überstreckung des Kopfes führt zu einer Verlegung der Atemwege.

Der kindliche Organismus hat eine höhere Stoffwechselrate und einen höheren **Sauerstoffverbrauch** als der eines Erwachsenen. Die **Atemfrequenz** ist höher als bei Erwachsenen (→ Abb. 22.2) und unterliegt einer altersabhängigen Schwankungsbreite. Außerdem ist das **Residualvolumen** (→ 12.1.2) deutlich kleiner, was zu kleineren Sauerstoffreserven in der Lunge führt.

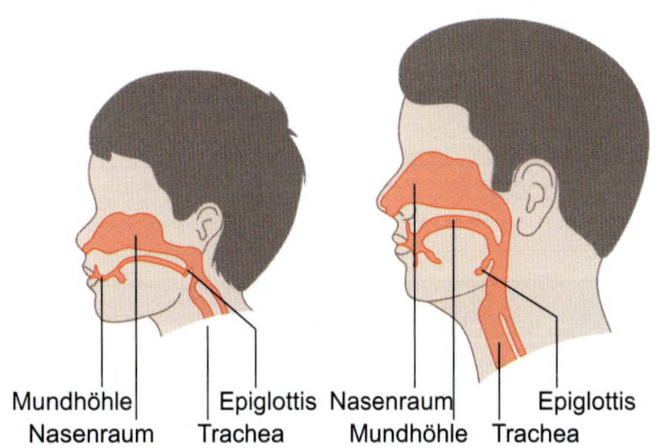

Abb. 22.1 Anatomie des Rachenraums von Erwachsenen und Säuglingen im Vergleich [L231]

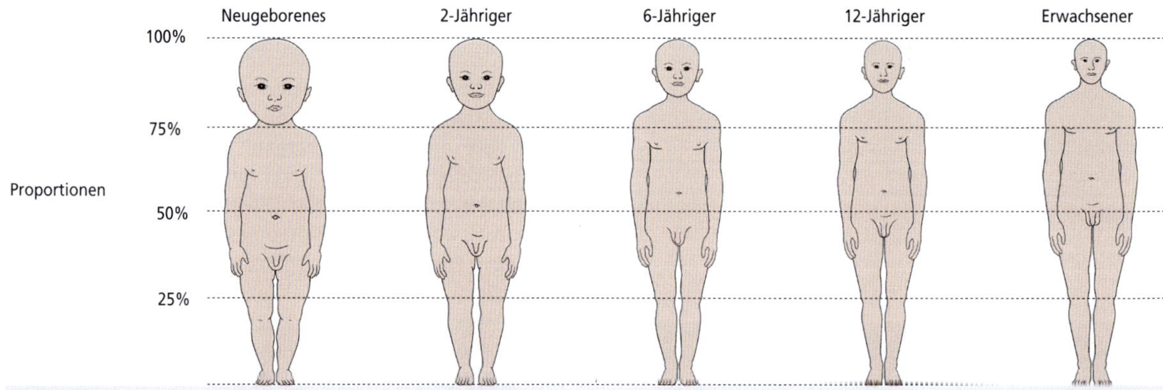

	Neugeborenes	2-Jähriger	6-Jähriger	12-Jähriger	Erwachsener
Körperlänge	51 cm	91 cm	116 cm	156 cm	♀ 166 cm ♂ 179 cm
Körpergewicht	3,5 kg	12 kg	24 kg	40 kg	♀ 69 kg ♂ 86 kg
Herzfrequenz	140/Min.	120/Min.	95/Min.	85/Min.	70/Min.
Blutdruck	60/35 mmHg	90/50 mmHg	100/60 mmHg	110/70 mmHg	120/80 mmHg
Atemfrequenz	40/Min.	25/Min.	20/Min.	17/Min.	15/Min.

Abb. 22.2 Übersicht über Körperwachstum und Vitalparameter vom Neugeborenen- zum Erwachsenenalter [L190]

MERKE

Kinder haben bedeutend kleinere Sauerstoffreserven als Erwachsene.

Kinder atmen typischerweise nur über die Nase ein und aus **(Nasen-Atmer).** So können schon leichte Reize der Nasenschleimhaut, Verletzungen der Nase oder Infektionen die Atmung behindern.

22.2.2 Herz und Kreislauf

Das **Herzminutenvolumen** (HMV) im Säuglingsalter wird fast ausschließlich über die Herzfrequenz reguliert. Da die Dehnbarkeit der Herzhöhlen noch zu gering ist, kann durch eine verstärkte Blutfüllung der Herzhohlräume das Schlagvolumen (→ 13.1.1) kaum gesteigert werden. Um den hohen Sauerstoffbedarf des Organismus befriedigen zu können, muss die Herzauswurfleistung daher hauptsächlich über die Herzfrequenz reguliert werden. Somit ist der **höhere Puls** bei Säuglingen und Kindern vollkommen physiologisch.

ACHTUNG

Eine langsame Herzfrequenz bei Säuglingen und Kindern ist ein lebensbedrohlicher Zustand.

→ Tab. 22.3 zeigt Herzfrequenz, Blutdruck, Schlagvolumen und Blutvolumen von Neugeborenen, Säuglingen, Schulkindern und Erwachsenen.

Um den arteriellen Blutdruck (→ 13.1.3) aufrechterhalten zu können, ist der periphere Widerstand in den Blutgefäßen dauerhaft erhöht, d. h., die Blutgefäße sind verengt. Daher kann ein **Blutdruckabfall** bei scheinbar kleinen Blutverlusten durch eine weitere Vasokonstriktion kaum noch kompensiert werden.

22.2.3 Wasser- und Wärmehaushalt

Kinder verfügen im Verhältnis zum Körpergewicht über eine etwa 2- bis 3-mal größere **Körperoberfläche** (→ Abb. 22.2) und besitzen einen wesentlich höheren Körperwasseranteil als Erwachsene. Folglich ist auch der **Erhaltungsbedarf** des Wasser-Elektrolyt-Haushalts deutlich höher als bei Erwachsenen (→ 22.5). Säuglinge z. B. nehmen täglich ein Sechstel ihres Körpergewichts an Wasser auf (Erwachsene weniger als ein Zwanzigstel).

Die **Wärmeregulation** (→ 15.2) ist bei Kindern weniger weit entwickelt und anfälliger für Anpassungsstörungen an die Umgebungstemperatur, weshalb sie empfindlicher auf Sonnenstrahlung und Hitze reagieren. Zur Wärmeproduktion durch Muskelzittern sind insbesondere Neugeborene und Säuglinge nicht befähigt. Daher ist die Wärmeabgabe aufgrund der ungünstigen Oberflächen-Volumen-Verhältnisse gegenüber der

Alter	Herzfrequenz	Blutdruck	Schlagvolumen	Blutvolumen
Neugeborene	Ca. 140/Min.	Ca. 60/35 mmHg	10 ml	90 ml/kg KG
Säuglinge	Ca. 120/Min.	Ca. 90/50 mmHg	15 ml	85 ml/kg KG
Schulkinder	Ca.95/Min.	Ca. 100/60 mmHg	50 ml	75 ml/kg KG
Erwachsene	Ca.70/Min.	Ca. 120/80 mmHg	70 ml	70 ml/kg KG

Tab. 22.3 Normwerte Herz-Kreislauf-Funktion (Mittelwerte)

Wärmeproduktion und Wärmeisolierung begünstigt. Kinder kühlen daher wesentlich schneller aus als Erwachsene.

MERKE

Säuglinge fühlen sich bei einer Raumtemperatur von 24–25 °C am wohlsten.

IM FOKUS

Anatomische und physiologische Besonderheiten

- **Atmung:**
  - **Anatomie:**
    - Kurze, enge Luftröhre
    - Höherliegender Kehlkopf
    - Engste Stelle liegt subglottisch.
  - **Physiologie:**
    - Stoffwechselrate höher als bei Erwachsenen, daher höherer Sauerstoffverbrauch
    - Höhere Atemfrequenz
    - Residualvolumen kleiner
    - Kinder sind Nasenatmer.
- **Herz-Kreislauf:**
  - **Physiologie:**
    - Höhere Herzfrequenz
    - Niedriger Blutdruck
    - Geringeres Schlagvolumen
    - Höheres Blutvolumen
    - Dauerhaft erhöhter peripherer Widerstand (Achtung: Aus diesem Grund kann ein Blutdruckabfall bei Kindern kaum noch kompensiert werden!)
- **Wasser- und Wärmehaushalt:**
  - **Physiologie:**
    - Körperoberfläche im Verhältnis zum Körpervolumen 2–3-mal so groß wie bei Erwachsenen (schnelleres Auskühlen möglich)
    - Höherer Körperwasseranteil, daher höherer Erhaltungsbedarf
    - Wärmeregulation noch nicht ausgereift. Gerade Neugeborene und Säuglinge können keine adäquate Wärme über Muskelzittern generieren.

22.3 Ersteinschätzung in Notfallsituationen

Auch Kinder müssen adäquat untersucht werden. Jedoch ist das abwehrende Schreien eines Kleinkindes oft unüberwindbares Hindernis für eine körperliche Untersuchung. Prinzipiell unterscheiden sich die Primary Survey nach ABCDE und das Secondary Assessment bei Kindern nicht von der Untersuchung des Erwachsenen (→ 5.2.3, → 5.2.5). Allerdings sollten Unterschiede zum Erwachsenen (z. B. des Atemgeräuschs oder des Bewusstseinszustands) und andere Normwerte (z. B. für die Herzfrequenz) berücksichtigt werden.

Für die Ersteinschätzung hat sich dabei das **Pädiatrische Beurteilungsdreieck** (PAT = Pediatric Assessment Triangle) bewährt (→ Abb. 22.3). Dieses ersetzt zwar nicht die gründliche Untersuchung, ermöglicht aber beim pädiatrischen Patienten die schnelle Einschätzung und Unterscheidung zwischen „stabil“ – „potenziell kritisch“ – „kritisch“.

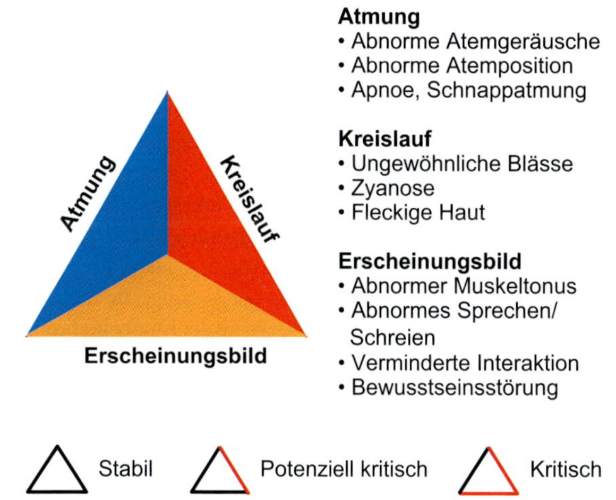

Abb. 22.3 Pädiatrisches Beurteilungsdreieck [L143]

Pulsoxymetrie

MERKE

Das Monitoring von Kindern und Erwachsenen unterscheidet sich beträchtlich.

Beim Kindernotfall ist die **Pulsoxymetrie** das wichtigste technische Hilfsmittel zur Überwachung und liefert die meisten „Erkenntnisse“. Gleichzeitig ist die Überwachung schnell und problemlos bzw. ohne größere Gegenwehr auszuführen. Parallel zur Sauerstoffsättigung wird über die Pulsoxymetrie auch die **Pulsation (Pulsfrequenz)** angezeigt, die Rückschlüsse auf die Herzfrequenz ermöglicht. Die Herzfrequenz liefert häufig einen wichtigen Hinweis auf die Kreislaufsituation, da insbesondere bei kleinen Kindern das Herzminutenvolumen fast nur über den Puls reguliert werden kann und nicht wie beim Erwachsenen über den Auswurf des Herzens oder den peripheren Gefäßwiderstand.

! ACHTUNG

Eine **Tachykardie ist ein Warnzeichen,** dem beim **kranken Kind** völlig unvermittelt der Zusammenbruch des Kreislaufs folgen kann.

EKG

Das beim Erwachsenen meistens unverzichtbare **EKG-Monitoring** bringt beim Kind selten eine zusätzliche Information, die Herzfrequenz wird auch über die Pulsoxymetrie sicher erfasst.

Blutdruck

Eine **Blutdrucküberwachung** wäre wünschenswert, scheitert i. d. R. jedoch bereits an den technischen Voraussetzungen. Selten werden im Rettungsdienst Blutdruckmanschetten in genügend verschiedenen Kindergrößen vorgehalten, die Messung ist aufgrund der grundsätzlich niedrigeren Werte sowohl palpatorisch als auch mit dem Stethoskop schwierig und häufig nur oszillometrisch über einen geeigneten Monitor überhaupt möglich und dann auch durch Abwehrbewegungen des Kindes nur eingeschränkt aussagekräftig.

Körpergewicht

Die Fünf-Finger-Regel (→ Abb. 22.4) ist eine einfache Merkhilfe zur Abschätzung des **Körpergewichts** des Kindes. In ihr werden jedem Finger der linken Hand ein Alter des Kindes und ein entsprechendes Gewicht jedem Finger der rechten Hand zugewiesen. Sie ist als altersgerechte Gewichtsschätzung im Notfall von besonderer Bedeutung, denn Medikamentendosierung, Größe der Notfallgeräte und Defibrillationsenergie werden nach dem Gewicht der Kinder bestimmt.

IM FOKUS

Ersteinschätzung in Notfallsituationen

- **Grundsätzliches Vorgehen:**
  - Das pädiatrische Untersuchungsdreieck ermöglicht die schnelle Einschätzung eines Kindes.
    - Stabil
    - Potenziell kritisch
    - Kritisch
  - Das **ABCDE-Untersuchungsschema** kann beim Kind fast genauso angewendet werden, wie bei Erwachsenen.
  - Die Größe der einzelnen **Vitalparameter** unterscheiden sich allerdings sehr und müssen entsprechend im Vorfeld gelernt werden.
- **Monitoring:**
  - Das Monitoring bei Kindern und Erwachsenen unterscheidet sich stark.
  - **Pulsoxymetrie:**
    - Sie ist das wichtigste Hilfsmittel bei Kindernotfällen.
    - Sie ist einfach anzulegen und liefert mit der Herzfrequenz einen wichtigen Parameter, da das Herzminutenvolumen bei Kindern fast ausschließlich über den Puls generiert wird.
  - **EKG:**
    - Das EKG bietet bei Kindern nur selten zusätzliche Informationen.
  - **Blutdruck:**
    - Die Blutdruckmessung bei Kindern ist durch zahlreiche Faktoren erschwert (Manschettengröße, Abwehrbewegungen etc.).
- **Körpergewicht:**
  - Die Kenntnis des Gewichts ist bei Kindern sehr wichtig, da zahlreiche Interventionen hiervon abhängen (z. B. Medikamentendosierung).
  - Es kann mit der Fünf-Finger-Regel abgeschätzt werden.

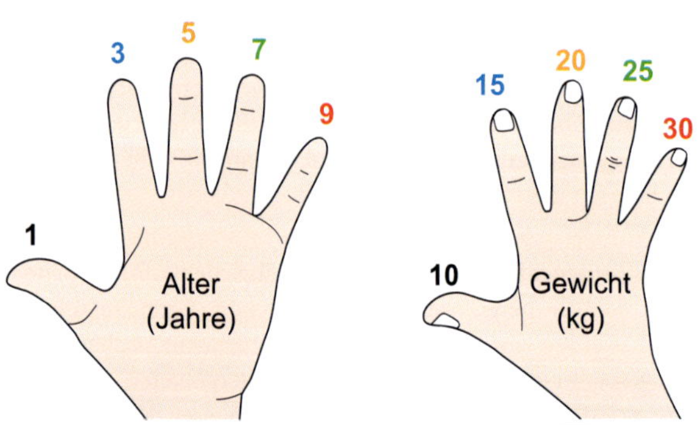

Abb. 22.4 Fünf-Finger-Regel zur Abschätzung des kindlichen Gewichts [P109, L143]

22.4 Respiratorische Notfälle

Respiratorische Notfälle sind im Kindesalter häufig und haben ihre Ursache in den anatomischen Strukturen der Atemwege und der Infektanfälligkeit im Kindesalter (→ 22.2.1). Die Mehrzahl der respiratorischen Infekte im Kindesalter ist viralen Ursprungs.

22.4.1 Anzeichen respiratorischer Störungen

Infektionen der oberen Atemwege mit Schnupfen und Husten sind neben der Mittelohrentzündung die häufigsten akuten Erkrankungen im Kindesalter, die jedoch nicht zur Alarmierung des Rettungsdienstes führen sollten. Laut schreiende und umherlaufende Kinder sind in der Regel nicht schwer krank und haben eine ausreichende Spontanatmung. Wichtig bei der Beurteilung eines Säuglings mit oberem Atemweginfekt sind

- das Alter,
- der Allgemeinzustand und
- die aktuelle Situation des lokalen Infektionsgeschehens (z. B. im Kindergarten).

MERKE

„Wer schreit, der atmet."

Jedoch können insbesondere Säuglinge schwere Verlaufsformen einer **Infektion der unteren Atemwege** erleiden, z. B. eine RSV (Respiratory Syncytial Virus)-Bronchiolitis. Zu beachten sind **Anzeichen schwerer Atemnot,** bei denen die Kinder viel zu ruhig, teilweise sogar apathisch sind und folgende Symptome aufweisen:

- Atemabhängige Hauteinziehungen zwischen den Rippen und am Rippenbogen
- Fahlgraue/blasse Haut (insbesondere bei Säuglingen kann eine Zyanose fehlen)
- Nasenflügeln mit Schwitzen
- Anfangs Tachypnoe, später jedoch bei zunehmender Erschöpfung Bradypnoe und Abflachen der Atmung
- Pathologische Atemgeräusche (z. B. Stridor, Giemen)

Zur Beurteilung der Gefährlichkeit einer Infektion der unteren Atemwege bedarf es daher neben der Messung des Sauerstoffsättigung (> 92 %) und der Einschätzung seines Allgemeinzustands (ist das Kind gut hydriert oder besteht eine Trinkschwäche?) die Beachtung der vorgenannten Anzeichen schwerer Atemnot.

ACHTUNG

Säuglinge mit Verdacht auf **RSV-Infekt in den ersten beiden Lebensmonaten** müssen in der Klinik überwacht werden. Sie können plötzliche Atemstillstände erleiden.

VIDEO

Ausgewählte Beispiele für Kinder mit respiratorischen Störungen

- Inspiratorischer Stridor bei einem Neugeborenen.
- Tachypnoe und schaukelnde Atmung.
- Pseudokrupp beim Schulkind.
- Kind mit Bronchiolitis.

https://ebooks.health.elsevier.com

22.4.2 Fremdkörperaspiration

Insbesondere Kleinkinder entdecken ihre Umwelt mit den Händen und dem Mund: Sie nehmen alles in den Mund, was sie erreichen können. Aus diesem Grund treten die meisten Fremdkörperaspirationen (→ 12.7.4) im Kindesalter zwischen dem 2. und 3. Lebensjahr auf. Säuglinge sind in der Regel nur dann betroffen, wenn sie mit ungeeigneten Nahrungsmitteln oder zu schnell gefüttert werden.

Der überwiegende Teil der **Fremdkörper** ist so klein, dass er in den Bronchialbaum gelangt (z. B. Erdnüsse). Eine vollständige oder teilweise Verlegung der Atemwege durch größere Fremdkörper (z. B. unzerkleinerte Nahrung) ist vergleichsweise selten (→ Abb. 22.5, → Abb. 22.6). Jeder Verdacht auf eine Fremdkörperaspiration ist zunächst als ein unmittelbar lebensbedrohliches Ereignis einzuordnen.

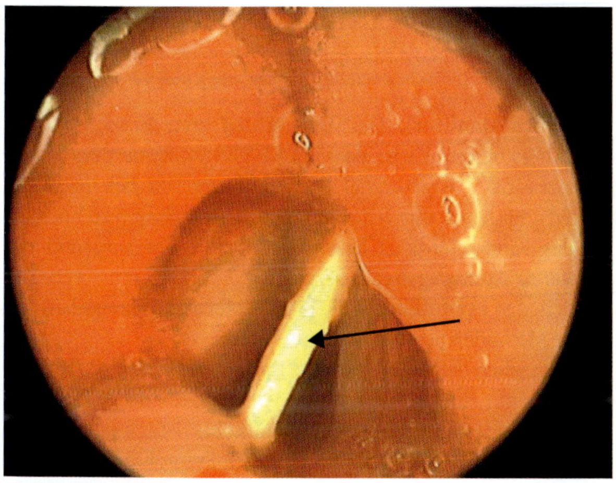

Abb. 22.5 Eierschale (Pfeil) im Kehlkopf, der Fremdkörper befand sich bereits 10 Tage an dieser Stelle und verursachte eine „Krupp"-Symptomatik. [R356]

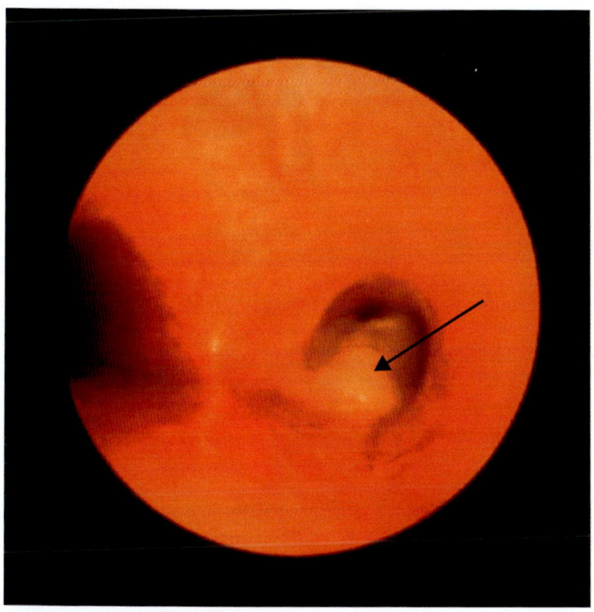

Abb. 22.6 Erdnuss (Pfeil) im rechten Hauptbronchus [P484]

ACHTUNG

Atemnot bei einem Kleinkind **ohne** Infektanamnese – an Fremdkörperaspiration denken!

Symptome

Die Symptome treten nicht einheitlich auf, da sie von Größe und Konsistenz des aspirierten Materials abhängen. **Leitsymptom** ist ein plötzlicher und heftiger **Hustenanfall** ohne wegweisende Vorerkrankung (z. B. Erkältung). Oft ist die Atmung dabei beschleunigt. Primär sind die Kinder sehr unruhig und haben Angst. Pathologische **Atemgeräusche** können sein:

- Keuchen
- Inspiratorischer Stridor bei Teilverlegung der oberen Atemwege
- Giemen bei Teilverlegungen der unteren Atemwege mit verlängerter Ausatmung
- Fehlende oder nachhängende Brustkorbbewegungen
- Abgeschwächtes oder aufgehobenes Atemgeräusch des betroffenen Lungenabschnitts

Basismaßnahmen

ACHTUNG

Bei Fremdkörperaspiration keine blinden Manipulationen im Mundraum!

Die Behandlungsstrategie dient in erster Linie der Sicherung der Atemfunktion, ohne dem Kind durch die Hilfsmaßnahmen zu schaden, denn sowohl durch **Husten,** Schläge auf den Rücken, durch **Kompressionen** des Brustkorbs oder des Oberbauchs (Heimlich-Handgriff) lässt sich der intrathorakale Druck steigern, um Fremdkörper aus den Atemwegen wieder auszustoßen (→ Abb. 22.7, → Abb. 22.8). Deshalb muss die notwendige Basismaßnahme nach dem Prinzip der Verhältnismäßigkeit ausgewählt werden (→ Abb. 22.9).

Ist der Zustand des kleinen Patienten stabil und ist er in der Lage zu husten, wird er mit erhöhtem Oberkörper, z. B. auf dem Schoß der Mutter, gelagert. Solange das Kind bei **milden Atemwegsbehinderungen** atmen und husten kann, werden die jungen Patienten nur zum **Husten** aufgefordert. Die Sauerstoffgabe über eine vorgehaltene Insufflationsmaske kann dabei die Atemfunktion verbessern. Jede weitere Manipulation, die die Lage des Fremdkörpers verändern und die Atemwege vollständig verlegen kann, hat zu unterbleiben.

MERKE

Beim **effektiven Husten** ist der Atemweg i. d. R. nur partiell verlegt, das Kind immer wach, ansprechbar und es liegt eine allenfalls mäßige Dyspnoe ohne Zyanose vor.
Beim **ineffektiven Husten** ist das Kind bereits zyanotisch, der Hustenstoß nur noch schwach und es liegt bereits eine Bewusstseinsstörung oder Schaukelatmung vor.

Bei **schweren Atemwegsbehinderungen,** wenn das versuchte Abhusten des Fremdkörpers wirkungslos bleibt und das Kind noch **bei Bewusstsein** ist, werden Rückenschläge verabreicht. Unabhängig vom Alter sind bis zu **fünf kräftige und ruckartige Schläge mit der flachen Hand auf den Rücken** bzw. zwischen

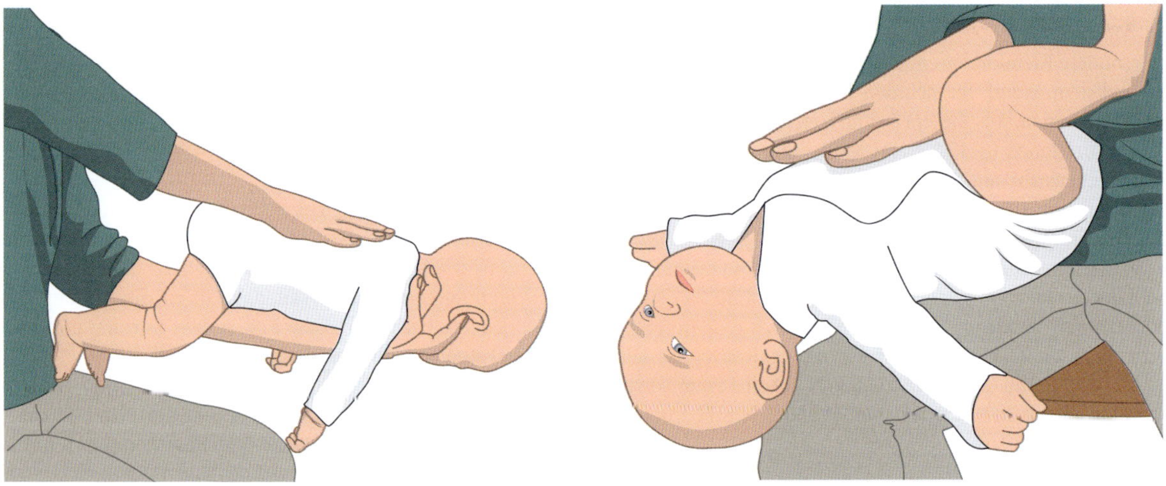

a b

Abb. 22.7 Fremdkörperentfernung beim Säugling in Kopftieflage: a) fünf Schläge mit der flachen Hand zwischen die Schulterblätter, anschließend Kontrolle der Mundhöhle. b) Fünf ruckartige Kompressionen auf Höhe des Sternums, anschließend Kontrolle der Mundhöhle. [L138]

die Schulterblätter empfohlen. Insbesondere Säuglinge und Kleinkinder sollten hierzu möglichst in Kopftieflage gebracht werden, z. B. durch Legen auf den Unterarm oder über das eigene Knie (→ Abb. 22.7a). Falls die Rückenschläge nicht zum gewünschten Erfolg führen und der Fremdkörper weiterhin die Atemwege verlegt, wird bei **Säuglingen fünfmal eine Thoraxkompression** in Rückenlage durchgeführt, diese sind vergleichbar mit der Herzdruckmassage im Rahmen einer Reanimation (→ Abb. 22.7b).

Bei größeren **Kindern kann fünfmal eine Oberbauchkompression** durchgeführt werden. Hierbei wird das Kind, wie beim Erwachsenen, von hinten „umarmt" und eine Faust zwischen unterem Brustbeinrand und Nabel platziert (→ Abb. 22.8b). Anschließend wird diese Faust mit der zweiten Hand ruckartig nach innen und oben gezogen. Eine leicht vorgebeugte Körperhaltung des Kindes erleichtert das Herausfallen des Fremdkörpers **(Heimlich-Manöver).** Der Unterschied zum Erwachsenenalgorithmus besteht darin, dass bei Säuglingen keine Oberbauchkompressionen angewendet werden dürfen, da bei ihnen die Verletzungsgefahr durch die Oberbauchkompression zu hoch ist. Ist das Kind allerdings **bewusstlos** und droht aufgrund der **schweren Atemwegsbehinderung** zu ersticken, muss versucht werden, den **Fremdkörper aktiv zu entfernen.** Dazu stehen folgende Methoden zur Verfügung:

- Freimachen der Atemwege und Entfernen sichtbarer Fremdkörper mit einem Finger
- **Kein** blindes Auswischen der Mundhöhle
- Gegebenenfalls Absaugen bei flüssigen Fremdkörpern
- Atemspende (fünfmal); Wenn daraufhin keine Reaktion (Spontanatmung, Husten etc.) erkennbar ist, erfolgt die kardiopulmonale Reanimation im Verhältnis 15:2 (→ 13.4.9).

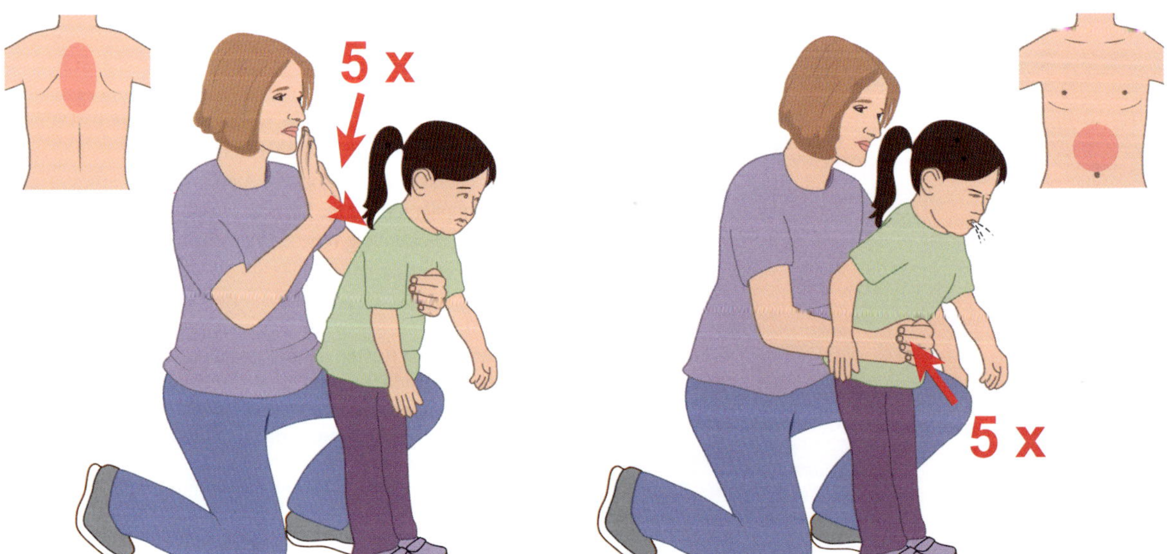

a b

Abb. 22.8 Fremdkörperentfernung beim Kind mit leicht nach vorn gebeugter Körperhaltung: a) fünf Schläge mit der flachen Hand zwischen die Schulterblätter. b) Fünf Oberbauchkompressionen (Heimlich-Handgriff). [L138]

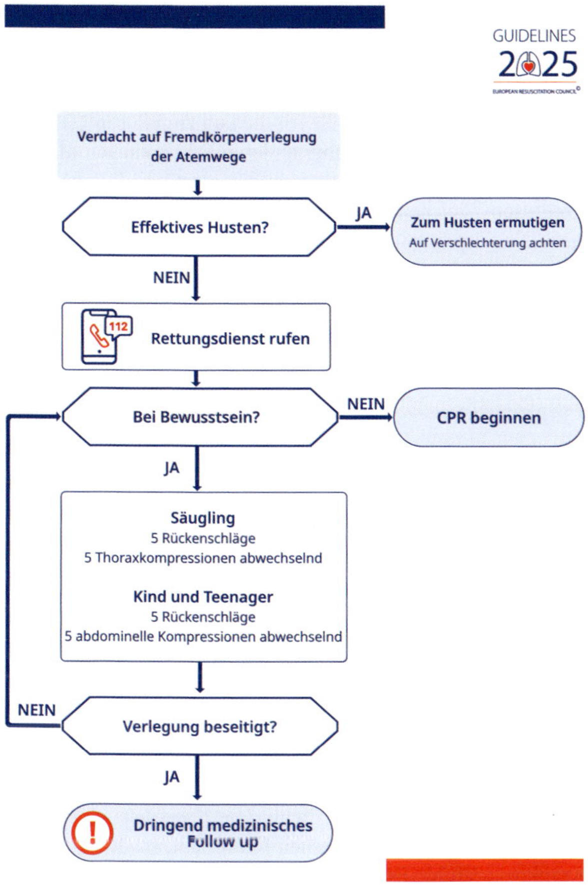

Abb. 22.9 Behandlung einer Fremdkörperverlegung der Atemwege beim Kind © German Resuscitation Council (GRC), European Resuscitation Council (ERC) 2025 [F781-064]

Der hinzugerufene **Notarzt** wird nach eigener Einschätzung der Situation seinerseits Maßnahmen ergreifen, um bei drohendem Erstickungstod des bewusstlosen Kindes den Fremdkörper zu entfernen:

- Laryngoskopie und Fremdkörperentfernung mit der Magill-Zange
- Endotracheale Intubation und Vorschieben des Fremdkörpers in einen Hauptbronchus
- Ultima Ratio: Koniotomie bei Verlegung der Atemwege oberhalb der Stimmbandebene

Lässt sich das Kind jedoch über eine Maske **suffizient beatmen,** ist es unter Berücksichtigung der Gefahren und Komplikationen zweckmäßiger, auf invasive Methoden der Fremdkörperentfernung zu verzichten und das Kind dringlich in die nächste Kinderklinik oder HNO-Abteilung zu transportieren.

VIDEO

Entfernung eines Fremdkörpers aus den Atemwegen
https://www.youtube.com/watch?v=wFuabq1PoNY

IM FOKUS

Fremdkörperaspiration

- **Störungsbild:**
  - Kinder erkunden ihre Umwelt mit Händen und Mund.
  - Fremdkörperaspirationen sind daher zwischen 2. und 3. Lebensjahr häufig.
  - Überwiegender Teil der Fremdkörper ist so klein, dass er in den Bronchialbaum gelangen kann.
  - Eine teilweise oder vollständige Atemwegsverlegung ist selten.
- **Mögliche Symptome:**
  - Leitsymptom ist der heftige Hustenanfall (ohne wegweisende Vorerkrankung).
  - Angst und Unruhe
  - Keuchen
  - Inspiratorischer Stridor bei Teilverlegung der oberen Atemwege
  - Giemen bei Teilverlegungen der unteren Atemwege
  - Verlängerte Ausatmung
  - Fehlende oder nachhängende Brustkorbbewegungen
  - Abgeschwächtes oder aufgehobenes Atemgeräusch des betroffenen Lungenabschnitts
- **Maßnahmen:**
  - Notarztnachforderung
  - **Patient stabil:**
    - Kind auf Schoß eines Elternteils platzieren und zum Husten auffordern.
    - Sauerstoff verabreichen.
  - **Patient instabil:**
    - Kind z. B. kopfüber über aufgestelltes Bein legen und fünf sanfte Rückenschläge verabreichen.
    - Wenn kein Erfolg: fünf Thoraxkompressionen (Säuglinge) bzw. fünf Oberbauchkompressionen (Kleinkinder) durchführen
  - **Patient bewusstlos:**
    - Freimachen der Atemwege
    - Entfernen sichtbarer Fremdkörper mit einem Finger
    - Kein blindes Auswischen der Mundhöhle
    - Gegebenenfalls Absaugen bei flüssigen Fremdkörpern
    - Atemspende (fünfmal)
    - Wenn daraufhin keine Reaktion (Spontanatmung, Husten etc.) erkennbar ist, erfolgt die kardiopulmonale Reanimation (15:2).
    - Laryngoskopie und Fremdköperentfernung mit der Magill-Zange
    - Endotracheale Intubation und Vorschieben des Fremdkörpers in einen Hauptbronchus
    - Ultima Ratio: Koniotomie bei Verlegung der Atemwege oberhalb der Stimmbandebene

22.4.3 Krupp-Syndrom

MERKE

Der echte „Krupp" ist eine durch Diphterie ausgelöste Erkrankung im Bereich des Kehlkopfes, die durch Impfung gegen Diphterie sehr selten geworden ist. Die Bezeichnung „Krupp" wird heute synonym für das häufiger auftretende „Krupp-Syndrom" verwendet.

Das **Krupp-Syndrom** umfasst eine Gruppe verschiedener Erkrankungen im Säuglings- und Kleinkindesalter, die eine Verengung der Atemwege im Bereich des Kehlkopfs gemeinsam haben. Für die Notfallmedizin relevante Formen des Krupp-Syndroms sind die

- **sub**glottische Laryngotracheitis („Pseudokrupp") und die
- **supra**glottische Laryngotracheitis (Epiglottitis).

Pseudokrupp

Die **subglottische Laryngotracheitis (Pseudokrupp)** tritt meistens in Zusammenhang mit Infektionen der oberen Atemwege auf und ist eine durch **Viren** verursachte, seltener allergische Erkrankung des Kehlkopfs und des oberen Anteils der Luftröhre. Sie führt meistens im Alter zwischen 6 Monaten und 3 Jahren über eine Schleimhautschwellung zur Einengung **(Stenose)** der Atemwege im Bereich der Stimmbandebene.

MERKE

Beim Pseudokrupp schwillt die Schleimhaut unterhalb der Stimmritze an.

Im Gegensatz zur Auffassung vieler Laien handelt es sich um eine normalerweise **harmlos** verlaufende Erkrankung.

Symptome

Der Pseudokrupp tritt oft in der tiefen Nacht mit langsam zunehmender Luftnot und **bellendem Husten** auf. Mit zunehmender Aufregung und Angst kommt meistens noch ein **inspiratorischer Stridor** hinzu. Die Eltern berichten häufig, das Kind sei seit 1 oder 2 Tagen leicht erkältet, mit Schnupfen und etwas Husten.

MERKE

Trotz eindrucksstarker Atemnot erscheinen die Kinder aber nicht sehr krank.

Die Körpertemperatur ist allenfalls gering erhöht. Dagegen ist ein „hoch fieberhafter Pseudokrupp" zumeist keiner, sondern möglicherweise die seltene, lebensbedrohliche Epiglottitis (s. u.), die niemals verkannt werden darf.

Wegen der nahen Verwandtschaft zu anderen Formen des Krupp-Syndroms – vor allem der Epiglottitis – sind die Symptome in → Tab. 22.4 im Überblick zusammengestellt.

Basismaßnahmen

PRAXISTIPP

Die erste Frage gilt dem Impfstatus, da sich bei ungeimpften Kindern eine *Haemophilus-influenzae*-Epiglottitis hinter den Symptomen verbergen kann.

Die Basismaßnahmen orientieren sich am Schweregrad der Symptomatik. Eine intensive notfallmedizinische Versorgung ist aber zumeist nicht notwendig. Entscheidend ist, dass nicht übereilt und hastig gehandelt wird.

Zunächst ist die Beruhigung der Eltern wichtig. Erst wenn die Mutter beruhigt ist, wird sie selbst beruhigend auf das Kind einwirken können. Dies gelingt durch **beruhigenden Zuspruch** und Belassen des Kindes auf dem Arm der Mutter in Oberkörperhochlage (z. B. Sitzen auf dem Schoß). **Feuchte, kalte Luft** hilft bei der Schleimhautabschwellung im Kehlkopf. Deshalb soll das Kind warm eingepackt und ans geöffnete Fenster gebracht werden, häufig bessert sich die Symptomatik auch schon auf dem Weg durch die frische Luft zum Rettungswagen.

Zur Abgrenzung gegenüber anderen Erkrankungen mit einhergehender Atemnot und einer medikamentösen Therapie (z. B. Prednison-Zäpfchen) ist grundsätzlich der **Notarzt** hinzuzuziehen. Die Körpertemperatur muss gemessen werden. Bei mittelschweren und schweren Verläufen (also mit Atemnotzeichen, Ruhestridor und/oder Zyanose) ist die **Inhalation mit Epinephrin** die Therapie der Wahl. Die Anwendung ist dem Notarzt oder dem Notfallsanitäter vorbehalten.

Epiglottitis

Die supraglottische Laryngotracheitis (Epiglottitis) ist eine **bakterielle Infektion** (Haupterreger: *Haemophilus influenzae* Typ B) des Kehldeckels mit erheblicher Schwellung bis zur vollständigen Verlegung der Atemwege.

MERKE

Bei der Epiglottitis schwellen der Kehldeckel (Epiglottis) und das umgebende Gewebe an.

Sie tritt typischerweise aus völliger Gesundheit heraus auf, verläuft hochfiebrig und die betroffenen Kinder entwickeln innerhalb weniger Stunden Schluckbeschwerden, eine kloßige Sprache, bei der das Sprechen schwerfällt, sowie ein starkes Krankheitsgefühl. Es sind vor allem Klein- und Schulkinder zwischen dem 2. und 6. Lebensjahr betroffen. Seitdem gegen den häufigsten Erreger *Haemophilus influenzae* Typ B eine **Impfmöglichkeit** existiert, ist die Epiglottitis sehr selten geworden. Dennoch kann sie bei ungeimpften Kindern immer noch auftreten. So konnte in den letzten Jahren wieder ein Anstieg der Krankheitsfälle beobachtet werden. Die Zunahme an „Impfgegnern" sowie von Migranten- und Flüchtlingskindern mit unvollständigem Impfschutz wird weiter zu einem Anstieg der Erkrankung führen.

Symptome

Die Epiglottitis führt aus völliger Gesundheit heraus in wenigen Stunden zu **lebensbedrohlicher Atemnot.** Die Leitsymptome sind:

- Hohes Fieber
- Erstickungsangst des Kindes
- Bewusstseinstrübung durch Sauerstoffmangel
- Grau-zyanotische Hautfarbe
- Schnappatmung oder Atemstillstand

Wichtig ist, eine Epiglottitis im Rettungsdienst zu erkennen und dieses lebensbedrohliche Krankheitsbild nicht mit dem viel harmloseren Pseudokrupp zu verwechseln. Bestimmte Merkmale erleichtern die Unterscheidung dieser mit **Stridor** und **Atemnot** einhergehenden Krankheiten.

MERKE

Die Kinder sind sehr ruhig, erscheinen schwer krank, mit nach vorne gestrecktem Hals und Speichelfluss

	Pseudokrupp	Epiglottitis
Ätiologie und Epidemiologie		
Ursachen	Viren (Influenza), Umwelteinflüsse	Bakterien (*Haemophilus influenzae* Typ B)
Lokalisation	Subglottisch	Supraglottisch
Alter	0,5–3 Jahre	2–6 Jahre
Letalität	< 1 %	10–20 %
Symptome		
Beginn	Langsam	Aus völliger Gesundheit heraus
Allgemeinzustand	Gut, nur gering beeinträchtigt, unruhig	Schwer krank, still
Gesichtsausdruck	Mund geschlossen, Nasenflügeln	Mund offen, ängstlich, Nasenflügeln, vorgeschobener Unterkiefer
Aussehen	Normal, eher blass	Rotes, fiebriges Gesicht
Atemnot	Mäßig	Erheblich
Husten	Bellend	Keiner
Schlucken	Normal	Erhebliche Schluckstörungen
Speichelfluss	Normal	Verstärkt
Stridor	Bei Ein- und Ausatmung	Bei Einatmung
Körpertemperatur	Körpertemperatur < 38 °C	Hohes Fieber, > 38 °C

Tab. 22.4 Differenzialdiagnose zwischen Pseudokrupp und Epiglottitis

→ Tab. 22.4 stellt die Befunde des Pseudokrupps und der Epiglottitis vergleichend gegenüber.

Basismaßnahmen

Das **Erhalten der Atemfunktion** ist das wichtigste Ziel aller medizinischen Maßnahmen. Angesichts der hohen Komplikationsrate dieses Krankheitsbildes hat sich im Rettungsdienst ein minimalinvasives Vorgehen etabliert. Um eine vollständige Verlegung der Atemwege durch weiteres Anschwellen der Epiglottis oder einen Laryngospasmus nicht zu provozieren, verbietet sich jede Racheninspektion. Der **Notarzt** ist zwingend an der Einsatzstelle erforderlich.

Vor allem die ängstlichen Eltern müssen **beruhigenden Zuspruch** erfahren. Die Kinder sind wegen der Schwere des Krankheitsbildes in der Regel besorgniserregend still **(Lethargie).** Wegen der erhöhten Aspirationsgefahr darf den Kindern nichts zu trinken gegeben werden. Das Kind wird nach Möglichkeit mit erhöhtem Oberkörper auf dem Arm der Mutter oder eines anderen Angehörigen gelagert und erhält hochdosiert Sauerstoff (→ Abb. 22.10).

Die ohnehin stark angeschwollene Epiglottis würde im Liegen nach hinten fallen und im schlimmsten Fall den Atemweg endgültig verlegen. Basischeck und kontinuierliche Überwachung der **Vitalfunktion** (Pulsoxymeter) sind weitere wichtige Basismaßnahmen.

Verschlechtert sich die Atmung des Kindes weiter oder tritt eine Bewusstseinstrübung ein, kann man zumeist mit **assistierender Maskenbeatmung** die Zeit bis zum Eintreffen in der Klinik überbrücken. Kinder mit Atemnot sterben i. d. R. nicht am kompletten Zuschwellen ihrer Atemwege, sondern an Erschöpfung der Atemmuskulatur durch langes überanstrengtes Atmen. Dennoch muss das Rettungsfachpersonal in ständiger Intubationsbereitschaft stehen.

Auch die **notärztliche Versorgung** wird sich am Grundsatz eines minimalinvasiven Vorgehens orientieren. Hohes

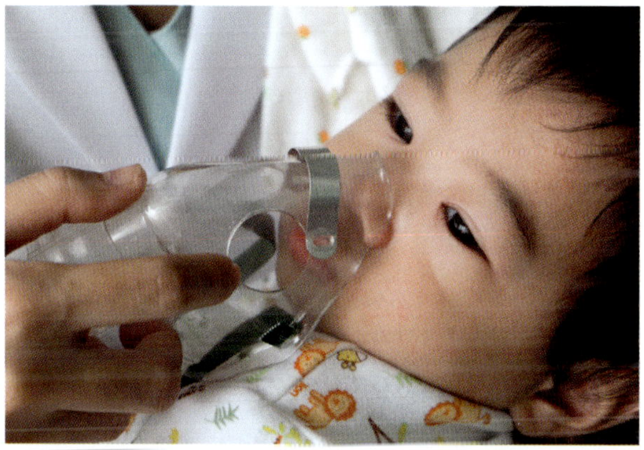

Abb. 22.10 Sauerstoffgabe mit erhöhtem Oberkörper, Kind lethargisch [J787]

Fieber kann mit antipyretisch wirkenden Zäpfchen (z. B. Paracetamol, Ben-u-ron®, → 7.6.6) gesenkt werden. Inhaliertes Adrenalin über einen Vernebler und Kortison-Zäpfchen (z. B. Prednison, Rectodelt®, → 7.6.17) bewirken ein Abschwellen der Epiglottis.

! ACHTUNG

Beim drohenden Ersticken durch Erschöpfung der Atemmuskulatur kann die assistierende Maskenbeatmung wirksam und lebensrettend sein und ist einer Intubation im „Krupp"-Anfall vorzuziehen.

Da das Kind in dieser Extremsituation bewusstseinsgetrübt ist, wird es die Maske fast immer tolerieren. Von sedierenden Maßnahmen ist abzuraten, da diese den verbleibenden Atemantrieb des Kindes weiter senken können.

IM FOKUS

Krupp-Syndrom

- **Einteilung:**
  - Gruppe verschiedener Erkrankungen:
    - Subglottische Laryngotracheitis (Pseudokrupp)
    - Supraglottische Laryngotracheitis (Epiglottitis)
  - Gemeinsamkeit ist die Atemwegsverengung im Bereich des Kehlkopfes.
- **Pseudokrupp:**
  - **Störungsbild:**
    - In der Regel viral verursacht, selten allergisch
    - Tritt zumeist im Alter zwischen 6 Monaten und 3 Jahren auf.
    - Schwellungsbedingte Stenose unterhalb der Stimmbandebene
    - Tritt oft in der Nacht auf.
  - **Mögliche Symptome:**
    - Bellender Husten
    - Inspiratorischer Stridor
    - Oft mit vorangegangener Erkältung
    - Dyspnoe
  - **Maßnahmen:**
    - Beruhigung von Kind und Eltern, Erkrankung ist nicht lebensbedrohlich.
    - Kind auf Schoß eines Elternteils platzieren.
    - Kalte-feuchte Luft zuführen (z. B. am geöffneten Fenster, im Badezimmer oder mittels einer Verneblermaske).
    - Auf Wärmeerhalt achten.
    - Ggf. Notarztnachforderung
    - Prednison-Zäpfchen
    - Inhalation mit Adrenalin bei mittleren oder schweren Verläufen
- **Epiglottitis:**
  - **Störungsbild:**
    - Bakterielle Infektion des Kehldeckels mit hochgefährlichem Verlauf durch Kehldeckelschwellung
    - Tritt oft aus völliger Gesundheit auf.
    - Betrifft vor allem Klein- und Schulkinder.
  - **Mögliche Symptome:**
    - Hohes Fieber
    - Erstickungsangst des Kindes
    - Bewusstseinstrübung durch Sauerstoffmangel
    - Grau-zyanotische Hautfarbe
    - Schnappatmung oder Atemstillstand
    - Starker Speichelfluss
    - Kein Husten
  - **Maßnahmen:**
    - Beruhigung der Eltern und ggf. des Kindes
    - Notarztnachforderung
    - Minimal-invasives Vorgehen, um Schwellung nicht zu fördern
    - Keine Racheninspektion!
    - Lagerung mit erhöhtem Oberkörper auf Schoß oder Arm eines Elternteils
    - Verabreichung von Sauerstoff, ggf. assistierte Maskenbeatmung durchführen
    - Pulsoxymeter anlegen.
    - Ständige Intubationsbereitschaft, aber sehr zurückhaltende Indikationsstellung
    - Ggf. Fiebersenkung mit Zäpfchen (z. B. Paracetamol)
    - Ggf. Schwellungsbehandlung mit Zäpfchen (Prednison)
    - Inhalation mit Adrenalin

22.5 Exsikkose

Eine **Exsikkose** oder **Dehydratation** (→ 22.5) kann auch im Kindesalter vorkommen, zumal Kleinkinder vergleichsweise wenig Flüssigkeitsreserven haben. Daher kommt es bereits bei kurz andauernden Flüssigkeitsverlusten schnell zu einer Exsikkose. Typische Ursachen sind:

- Zu geringe Trinkmengen (z. B. Verweigerung, Schmerzen beim Schlucken durch Erkrankungen)
- Starkes Erbrechen (z. B. Gastroenteritis)
- Heftiger Durchfall (z. B. Gastroenteritis)
- Massives Schwitzen (z. B. Hitzestörungen, → 15.3)
- Hohes Fieber (z. B. Infekte)
- Vernachlässigung durch die Eltern (→ 22.8)

Symptome

Die Kinder sind körperlich schwach und klagen oft über Muskelschmerzen; ihr Allgemeinzustand ist reduziert. Die Symptome variieren je nach Schwere der Exsikkose (→ Tab. 22.5). Bei einer schweren Exsikkose im Säuglings- und Kinderalter:

- Tief liegende, glasige Augen mit seltenem Lidschlag
- Blass-graue Hautfarbe
- Trockene Lippen und Zunge, trockene Schleimhäute
- Stehende Hautfalten, greisenhaftes Aussehen
- Eingesunkene, große Fontanelle

Außerdem ist die Nierenfunktion herabgesetzt **(Oligurie)** und bei Säuglingen der Saugreflex schwächer; ältere Kinder klagen über ein starkes Durstgefühl. Bei **Infektionen** kann meistens eine erhöhte Körpertemperatur gemessen werden. Überdies wirken die betroffenen Kinder häufig teilnahmslos.

VIDEO

Rekapillarisierungszeit von 3 Sek. bei einem Neugeborenen
https://ebooks.health.elsevier.com

	Leicht	Mäßig	Schwer
Allgemeinzustand	Wach	Unruhig	Somnolent
Schleimhäute	Feucht	Trocken	Sehr trocken
Tränen	Normal	Reduziert	Fehlend
Augen	Normal	Augenringe	Deutlich eingesunken
Rekap.-Zeit	2 Sek.	2 Sek.	> 4 Sek.
Hautspannung	normal	vermindert	Stehende Hautfalten
Fontanelle	Normal	Leicht eingesunken	Deutlich eingesunken
Puls	Normal	Tachykard	Tachykard und flach
Atmung	Normal	Tachypnoe	Tachypnoe und flach

Tab. 22.5 Schweregrad der Exsikkose

Basismaßnahmen

Die Basismaßnahmen richten sich nach dem klinischen Bild und der Schwere der Exsikkose. Nach erfolgtem Basischeck schließen sich Blutzuckerkontrolle, Temperaturmessung und kontinuierliches **Monitoring** (Pulsoxymeter reicht aus) an. Bei schwerer Exsikkose muss der Notarzt nachalarmiert werden. Im Vordergrund der Therapie steht der Flüssigkeitsersatz (oral oder als Infusion).

IM FOKUS

Exsikkose
- **Störungsbild:**
  - Flüssigkeitsmangel mit reduziertem Allgemeinzustand
- **Mögliche Ursachen:**
  - Zu geringe Trinkmengen
  - Starkes Erbrechen
  - Heftiger Durchfall
  - Massives Schwitzen
  - Hohes Fieber
  - Vernachlässigung
- **Mögliche Symptome:**
  - Reduzierter Allgemeinzustand
  - Tief liegende, glasige Augen mit seltenem Lidschlag
  - Blass-graue Hautfarbe
  - Trockene Lippen und Zunge
  - Trockene Schleimhäute
  - Stehende Hautfalten und greisenhaftes Aussehen
  - Eingesunkene, große Fontanelle
  - Oligurie
  - Ggf. Infektionshinweise (z. B. Fieber)
- **Maßnahmen:**
  - Monitoring (v. a. Blutzuckerkontrolle und Pulsoxymetrie)
  - Ggf. Notarztnachforderung
  - Flüssigkeitstherapie (oral oder als Infusion)

22.6 Fieberkrampf

DEFINITION

Fieberkrämpfe sind vom Gehirn ausgehende Krampfanfälle bei Fieber.

Fieberkrämpfe sind zerebrale Krampfanfälle, die zur Gruppe der Gelegenheitskrämpfe gehören. Ein Gelegenheitskrampf ist ein Krampfanfall, der unter gewissen Belastungen (z. B. Fieber) auftritt, ohne dass **anhaltende** Funktionsstörungen des Gehirns bestehen. Strikt zu unterscheiden vom Gelegenheitsanfall ist die eigentliche Epilepsie (→ 14.4.3). Im Kindesalter sind Fieberkrämpfe die **häufigste Ursache** für Krampfanfälle. **Auslöser** sind meist vorausgehende banale virale Infektionen, wie Atemwegsinfekte, Mittelohrentzündung, gastrointestinale oder Harnwegsinfekte.

Der Fieberkrampf wird ausgelöst, wenn die Körpertemperatur zu Beginn eines fieberhaften Infekts innerhalb kurzer Zeit auf über 38,5 °C ansteigt. Oft führt bereits der erste Fieberanstieg zum Fieberkrampf, ohne dass der Infekt oder das Fieber schon von den Eltern bemerkt wurden.

MERKE

Nicht die absolute Körpertemperatur, sondern der rasche Fieberanstieg innerhalb kurzer Zeit kann einen Fieberkrampf auslösen.

Fieberkrämpfe sind angesichts des klinischen Bildes aus Sicht der **Eltern** ein in besonderer Weise schockierendes und emotionales Ereignis. Gelegentlich treffen die Rettungskräfte auf Eltern, die ihre Kinder reanimieren, obwohl dies in keiner Weise notwendig wäre.

Angehörige von Kindern mit **häufigen Fieberkrämpfen** (etwa ein Drittel der Kinder hat mehr als einen Fieberkrampf) oder positiver Familienanamnese sind über ihre Kinderärzte in der Regel ausreichend aufgeklärt und in adäquaten Maßnahmen der Ersten Hilfe geschult. Oft haben sie bereits selbstständig vom Kinderarzt verschriebene, antikonvulsiv wirkende Medikamente (z. B. Diazepam-Rektiole, → 7.6.2) verabreicht. Erst wenn sich der Krampfanfall über viele Minuten hinzieht oder die krampflösenden Medikamente nicht zu wirken scheinen, wird von ihnen der Rettungsdienst hinzugerufen.

Symptome

Fieberkrämpfe sind generalisierte, tonisch-klonische Krampfanfälle mit **Bewusstseinsverlust,** die von anderen zerebralen Krampfanfällen nicht sofort zu unterscheiden sind. Die Arme, Beine und Gesichtsmuskeln zucken rhythmisch. Das Kind ist nicht ansprechbar, weil bewusstlos, die Lippen verfärben sich blau, weil die Atmung aussetzt, da auch die Muskulatur zwischen den Rippen krampft. Der mit dem Fieberkrampf einhergehenden Zyanose gilt die Hauptsorge, Angst der Eltern und ist der Hauptalarmierungsgrund für den Rettungsdienst beim Fieberkrampf. Sie dauern meistens nur wenige Minuten (2–10 Min.) und enden spontan. Seltenere Anzeichen sind ein starrer Blick bzw. Blickabweichungen (Blickdeviation) nach einer Seite und Schmatzen (→ Abb. 22.11).

In etwa 90 % der Fälle ist der Krampf bereits vorüber, wenn das Rettungsfachpersonal eintrifft. Das Kind liegt zumeist schlaff auf dem Arm bzw. Schoß der Mutter. Es befindet sich dann schon in der Nachschlafphase des Krampfanfalls. Dabei ist es erweckbar, desorientiert und wird zunehmend motorisch unruhig.

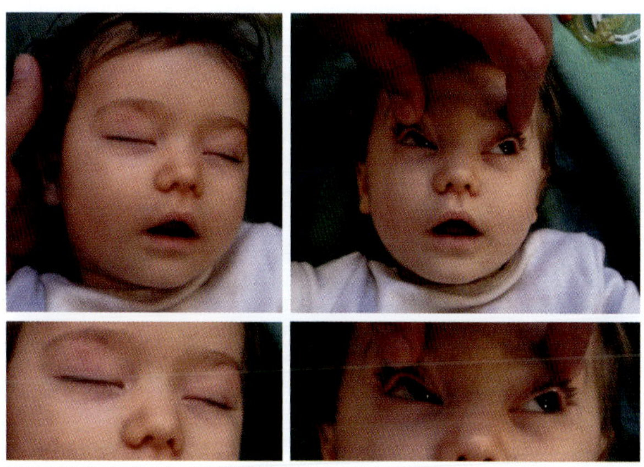

Abb. 22.11 Blickdeviation (Säugling 12 Monate) [M235]

ACHTUNG

Differenzialdiagnostisch müssen beachtet werden:
- Krampfanfall anderer Ursache (z. B. Hypoxie, SHT, Intoxikationen, Hypoglykämie, Enzephalitis)
- Säuglingstoxikose/Exsikkose (hohe Volumenverluste durch Erbrechen oder Diarrhö)
- Affektkrampf (kein zerebraler Krampfanfall, sondern kurzzeitige Bewusstlosigkeit bei Schmerz, Wut bzw. starkem Schreien)

VIDEO

Ein fokaler Krampfanfall wäre untypisch für einen gewöhnlichen Fieberkrampf
https://ebooks.health.elsevier.com

Basismaßnahmen

Bei Fieberkrämpfen ist meist keine spezielle **Therapie** mehr erforderlich. Jedoch müssen meistens die Eltern beruhigt werden, indem ihnen die Situation erklärt und sie von der Ungefährlichkeit des Fieberkrampfes überzeugt werden.

Die Vitalfunktionen werden kontinuierlich überwacht. Zum Monitoring wird das Pulsoxymeter angeschlossen. Eine wichtige diagnostische Maßnahme ist die Temperaturmessung. Bei Fieber muss versucht werden, die Körpertemperatur **moderat** zu senken, um einen zweiten Fieberkrampf zu vermeiden. Dafür kommen zunächst physikalische Maßnahmen, wie die Entfernung zu warmer Kleidung und kalte Umschläge (Waden- und Bauchwickel), infrage.

Sollten die Kinder beim Eintreffen des Rettungsfachpersonals noch krampfen, werden sie so gelagert, dass sie vor Verletzungen geschützt und die Atemwege frei sind (z. B. Seitenlage). Begleitverletzungen werden nach dem Krampfanfall versorgt. Sauerstoffgabe gleicht die während des Krampfanfalls auftretende **Hypoxie** aus. Speziell Kinder sind in besonderer Weise von einer **Hypoglykämie** während des Krampfanfalls bedroht. Diese muss daher mittels Blutzuckerkontrolle immer ausgeschlossen werden.

Dem **Notarzt** stehen krampflösende Medikamente (z. B. Midazolam, → 7.6.2) zur Verfügung. In den meisten Fällen wird er keinen intravenösen Zugang anlegen, da alle notwendigen Medikamente auch nasal oder rektal verabreicht werden können. In erster Linie wird er Midazolam intranasal (0,3mg/kg KG) oder Diazepam rektal (0,5 mg/kg KG – max. 20 mg rektal) verwenden. Zusätzlich kommen bei hohem Fieber auch temperatursenkende Zäpfchen (z. B. ben-u-ron®, → 7.6.6) in altersgerechter Dosierung zum Einsatz.

IM FOKUS

Fieberkrampf
- **Störungsbild:**
  - Fieberkrämpfe sind **Gelegenheitskrämpfe.**
  - Sie finden in der Regel auf dem Boden banaler Infektionserkrankungen statt.
  - Sie treten durch einen schnellen Temperaturanstieg auf.
  - Sie sind zumeist harmlos, verängstigen insbesondere die Eltern aber sehr.
  - Wichtig zu wissen ist, dass es gefährliche Differenzialdiagnosen gibt.
- **Differenzialdiagnosen:**
  - Krampfanfall anderer Ursache (z. B. SHT, Intoxikation)
  - Säuglingstoxikose/Exsikkose
  - Affektkrampf
- **Mögliche Symptome:**
  - Tonisch-klonische Krampfanfälle mit Bewusstseinsverlust
  - I. d. R. mit hoher Körpertemperatur
  - Krampfdauer nicht länger als 2–10 Min.
- **Maßnahmen:**
  - Nach Krampfende ist oft keine Therapie mehr erforderlich.
  - Beruhigung und Aufklärung der Eltern
  - Monitoring (v. a. Blutzuckerkontrolle und Pulsoxymetrie)
  - Ggf. Notarztnachforderung
  - Ggf. Fiebersenkung mit Zäpfchen (z. B. Paracetamol)
  - **Im (andauernden) Krampfanfall:**
    - Sauerstoffgabe
    - Krampfdurchbrechung mit Benzodiazepinen (z. B. als Rektiole)

22.7 Kurzes abgeschlossenes unerklärliches Ereignis (BRUE)

DEFINITION

Unter einem **„kurzen, abgeschlossenen, unerklärlichen Ereignis“ (BRUE)** versteht man bei einem Säugling ein plötzliches, scheinbar lebensbedrohliches und innerhalb einer Minute beendetes Ereignis ohne erkennbare Ursache.

Das als **BRUE** (engl. Akronym: *Brief Resolved Unexplained Event*) bei Säuglingen unvermittelt und unerwartet auftretende Ereignis lässt die Eltern befürchten, dass das Kind bereits tot oder dessen Leben bedroht ist. Die Eltern alarmieren den Rettungsdienst und berichten über einen Symptomenkomplex, bestehend aus:
- Atempause (Apnoe)
- Blauverfärbung der Haut (Zyanose)
- Reaktionslos (leblos)

Bei Eintreffen des Rettungsfachpersonals ist das Ereignis jedoch bereits abgeschlossen und zum Untersuchungszeitpunkt sind die von den Eltern berichteten Auffälligkeiten vollständig verschwunden. Es handelt sich wohlgemerkt um ein Ereignis und nicht um eine Krankheit. Eine Ursache bleibt im Unklaren, die Symptome sind nicht mehr feststellbar und der Säugling erscheint gesund.

Früher wurden ähnliche Ereignisse oft als „Near-Missed-SIDS“ oder ALTE (*Apparent Life-threatening Event*) bezeichnet. 2016 wurde der Begriff **ALTE** durch den Begriff **BRUE** (*Brief Resolved Unexplained Event*) ersetzt.

MERKE

ALTE heißt jetzt
BRUE und hat nichts mit
SIDS zu tun.

22.8 Plötzlicher Säuglingstod (SUID und SIDS)

Der Oberbegriff **SUID** (engl. Akronym: *Sudden Unexpected Infant Death Syndrome,* plötzlicher unerwarteter Kindstod) umfasst das unerwartete und plötzliche Versterben eines Säuglings aus scheinbarer Gesundheit heraus, **unabhängig einer identifizierbaren Todesursache.** Zumeist erfolgt der Tod, während der Säugling schläft.

Zum **plötzlichen, unerwarteten Kindstod** (SUID) gehören neben

- dem **SIDS,** bei dem **keine Todesursache** nachweisbar ist,
- alle **identifizierbaren Todesursachen,** wie
  - eine Infektion,
  - eine Stoffwechselstörung oder
  - das versehentliche Ersticken und Strangulieren im Bett.

DEFINITION

Der **plötzliche Säuglingstod (SIDS)** ist eine Untergruppe des SUID und bezeichnet den plötzlichen und unerwarteten Tod eines Säuglings, aus scheinbarer Gesundheit heraus, der zumeist während einer Schlafphase des Babys erfolgt und bei dem die Untersuchung des Todesorts, eine gründliche Obduktion und die klinische Anamnese keine Ursache ergibt.

Das **SIDS** (engl. Akronym: *Sudden Infant Death Syndrome,* plötzlicher Säuglingstod) ist als der plötzliche und unerwartete Tod aus scheinbarer Gesundheit heraus definiert, für den trotz einer sorgfältigen postmortalen Untersuchung **kein Nachweis einer Todesursache** erbracht werden kann. Das SIDS stellt somit eine **Ausschlussdiagnose** dar.

Diesem ursächlich immer noch nicht vollständig aufgeklärten Krankheitsbild fallen in Deutschland jährlich um die 80 scheinbar gesunde Säuglinge zum Opfer (2023: 82 Fälle). In den Vorjahren lag die Anzahl wesentlich höher, so kam es zwischen 1991 und 2020 zu einem Rückgang der Rate der unter der Diagnose „plötzlicher Säuglingstod" verstorbenen Kinder um 93 % (in absoluten Zahlen: 1.285 vs. 84 Fälle). Der Rückgang ist auf eine Zunahme von Aufklärungsmaßnahmen und eine vermehrte Prävention zurückzuführen. Eltern werden verstärkt darüber informiert, wie sie das Risiko von SIDS durch

- eine richtige Schlafposition (Rückenlage),
- eine sichere Schlafumgebung (im Elternschlafzimmer, aber im eigenen Bettchen ohne Kissen, Decken oder Kuscheltiere, um Überhitzung oder Ersticken zu vermeiden),
- Vermeidung von Risikofaktoren (z. B. rauchfreie Umgebung),
- Stillen (Muttermilch liefert wichtige Nährstoffe und Abwehrkräfte) und
- Regelmäßige Arztbesuche und Beachtung von Warnzeichen (z. B. Atemaussetzer)

reduzieren können.

Einen interessanten Erklärungsansatz haben 2022 australische Forscherinnen aus Sydney entdeckt, indem Kinder mit einer erniedrigten Aktivität des Enzyms Butyrylcholinesterase (BChE) im Blut offenbar ein höheres Risiko für den plötzlichen Säuglingstod haben. Dieses Enzym ist wichtig für den Aufwachmechanismus bei aussetzender Atmung. Bei den am plötzlichen Säuglingstod verstorbenen Säuglingen war die Aktivität des Enzyms niedriger als bei anderen.

Auffindesituation und Symptome

Die meisten Kinder werden in den frühen Morgenstunden oder nach dem Mittagsschlaf von den Eltern im Bett aufgefunden. Die Symptome entsprechen einem **Herz-Kreislauf-Stillstand.** Das Kind ist bewusstlos, blass bis leicht bläulich verfärbt und hat einen Atemstillstand. Mehr als drei Viertel aller Kinder werden in Bauchlage liegend mit dem Kopf unter der Decke vorgefunden. In den meisten Fällen wird der Tod zu spät bemerkt. Es finden sich oft schon sichere Todeszeichen (→ 3.7.6).

Basismaßnahmen

Solange **keine sicheren Todeszeichen** erkennbar sind, muss mit der Reanimation (→ 13.4.9) begonnen werden. Allerdings bleiben die Bemühungen um die Wiederbelebung zumeist erfolglos, zumal der Herz-Kreislauf-Stillstand in den meisten Fällen unbeobachtet eintrat.
Liegen bereits **sichere Todeszeichen** vor, werden keine Reanimationsmaßnahmen mehr durchgeführt. Das Rettungsfachpersonal sollte den Angehörigen ermöglichen, sich von ihrem Kind zu verabschieden. Bei Bedarf kann ihnen die Notfallseelsorge angeboten werden. Da der plötzliche Kindstod definitionsgemäß einer **ungeklärten Todesursache** (→ 3.7.6) entspricht, muss die Polizei zur Todesursachenermittlung eingeschaltet werden, da insbesondere bei Kindern neben möglichen natürlichen Ursachen des Todes immer auch ein Tod aus nicht natürlicher Ursache (Fremdverschulden) zu bedenken ist.

IM FOKUS

BRUE, SUID und SIDS

- **BRUE („Brief Resolved Unexplained Event")**
  - **Störungsbild:**
    - Möglicherweise lebensbedrohlicher Zustand oder Vorstufe eines lebensbedrohlichen Zustands
    - Allerdings ist das Störungsbild nicht sicher beurteilbar.
    - Tritt in der Regel bei Kindern < 1 Jahr mit der größten Häufigkeit in der 10.–12. Lebenswoche auf.
  - **Mögliche Symptome:**
    - Atemwegssymptome (z. B. Apnoe)
    - Veränderung der Hautfarbe (Blässe, Zyanose)
    - Veränderung des Muskeltonus (schlaff oder straff)
    - Veränderte Reaktionsfähigkeit (leblos wirkend)
  - **Maßnahmen:**
    - Stimulation (in der Regel erfolgreich)
    - Reanimation
- **SIDS („Sudden Infant Death Syndrome")**
  - **Störungsbild:**
    - Tod aus scheinbarer Gesundheit heraus
    - Ist immer eine Ausschlussdiagnose
    - Tritt zumeist im 1. Lebensjahr auf
  - **Mögliche Symptome:**
    - Kinder werden i. d. R. morgens leblos im Bett aufgefunden.
    - Herz-Kreislauf-Stillstand
  - **Maßnahmen:**
    - Wenn keine sicheren Todeszeichen vorliegen, immer mit Reanimationsmaßnahmen beginnen.
    - Hinzuziehung der Notfallseelsorge anbieten.
    - Im Todesfall handelt es sich immer um eine ungeklärte Todesursache, die weiter untersucht werden muss.

22.9 Kindesmisshandlung

Kindesmisshandlung ist eine von Erwachsenen oder Jugendlichen an Kindern oder Jugendlichen ausgeübte körperliche oder psychische Gewaltanwendung. Sie ist als kriminelle Handlung strafbar. Unterschieden werden:

- **Vernachlässigung:**
  - Körperliche Vernachlässigung (z. B. einseitige oder mangelhafte Ernährung)
  - Emotionale Vernachlässigung (z. B. Alkohol- oder Drogenprobleme der Eltern)
- **Körperliche Kindesmisshandlung:** direkte, nicht unfallbedingte Gewaltanwendung auf das Kind (z. B. schlagen, schütteln, brennen, stechen)
- **Sexueller Kindesmissbrauch:** sexuelle Handlungen mit Kindern oder Jugendlichen, denen diese nicht zustimmen, weil sie deren Tragweite nicht erfassen, vor allem unter Ausnutzung von Abhängigkeitsverhältnissen

Alle Formen der Kindesmisshandlung sind in allen Altersstufen vertreten. Mädchen wie Jungen sind gleichermaßen betroffen.

Hinweise und Symptome

Misshandelte Kinder (→ Abb. 22.12) lassen sich nicht an einem Leitsymptom erkennen. Vielmehr zeigt sich eine Vielzahl von oft **versteckten** Hinweisen (→ Tab. 22.6). Von Bedeutung ist auch die **Reaktion** von Eltern und Kind:

- Umstände des Aufsuchens medizinischer Hilfe (z. B. keine oder verspätete Leistung von Erster Hilfe, verzögerter Notruf)?
- Verhaltensbesonderheiten bei Eltern und Kind (z. B. angemessene Sorge der Eltern in Bezug zur Schwere der Verletzung)?

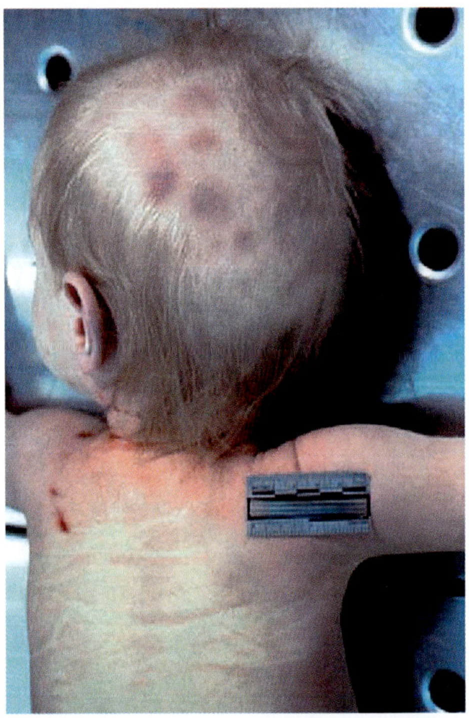

Abb. 22.12 Leiche eines misshandelten Kindes [E471]

Körperliche Symptome
• Anzeichen von körperlicher Misshandlung: – Verletzungen unterschiedlichen Alters nebeneinander, Frakturen bei Kleinkindern unter 3 Jahren – Unterblutungen hinter dem Ohr – Untypische Stellen für Verletzungen (z. B. Mund, Mundschleimhaut, Streckseiten der Unterarme, Genitale, Innenflächen der Oberschenkel) – Bisswunden – Striemen – Zigarettenabdrücke – Griffmarken – Verbrennungen durch Herdplatte oder Bügeleisen
• Anzeichen der körperlichen Vernachlässigung: – Verfilzte Haare, Kotspuren, Kratzspuren
• Anzeichen emotionaler Vernachlässigung: – Bekleidung schmutzig, nicht an das Alter und an die Kultur angepasst, zu groß oder zu klein – Mangelnde Ernährung (z. B. Abmagerung, Minderwuchs)

Tab. 22.6 Merkmale einer Kindesmisshandlung

- Plausibilität der Ereignisse:
  - Stimmen Vorgeschichte und Befund glaubhaft überein (z. B. Art und Verteilung der Verletzungen)?
  - Kann der Unfall so abgelaufen sein, wie er beschrieben wird (z. B. fehlende oder widersprüchliche Erklärungen)?

MERKE

Spielen, wildes Umhertoben oder der Sturz aus geringen Höhen führen bei Kindern in der Regel nicht zu schweren Verletzungen!

Vorgehensweise bei Verdacht auf eine Kindesmisshandlung

Der erste und wesentliche Schritt für das Rettungsfachpersonal ist es, eine **Kindesmisshandlung** überhaupt in Betracht zu ziehen. Die weitere Vorgehensweise am Einsatzort sollte umsichtig sein und sich nicht von Emotionen gegen den vermeintlichen Verursacher der Kindesmisshandlung leiten lassen, um das Kind nicht weiterer Gefahr auszusetzen oder einen unberechtigten Verdacht auszusprechen. Das Rettungsfachpersonal darf daher nicht überstürzt reagieren oder vorschnell handeln, sondern muss seine Gefühle beherrschen und Ruhe bewahren. Gefordert sind lediglich Maßnahmen, die dem **Wohl des Kindes** dienen. Verletzungen werden medizinisch versorgt und, wie auch Anzeichen für eine Vernachlässigung des Kindes, genauestens dokumentiert.

Alle Kinder mit Verdacht auf Kindesmisshandlung müssen in eine Kinderklinik transportiert werden.

HOTLINE

Medizinische Kinderschutzhotline
https://kinderschutzhotline.de
Die medizinische Kinderschutzhotline ist ein telefonisches Beratungsangebot für Fachpersonal bei Kinderschutzfragen.

IM FOKUS

Kindesmisshandlung

- **Einteilung:**
  - **Vernachlässigung:**
    - Körperliche Vernachlässigung
    - Emotionale Vernachlässigung
  - **Körperliche Kindesmisshandlung**
  - **Sexueller Kindesmissbrauch**
  - Alle Formen der Kindesmisshandlung sind in allen Altersstufen vertreten.
- **Symptome und Hinweise:**
  - Verletzungen unterschiedlichen Alters nebeneinander
  - Frakturen bei Kleinkindern unter 3 Jahren
  - Untypische Stellen für Verletzungen (z. B. Hämatom hinter dem Ohr)
  - Ungewöhnliche Verletzungsmuster (z. B. Bissspuren)
  - Anzeichen für Vernachlässigung (z. B. Kotspuren)
  - Anzeichen emotionaler Vernachlässigung
  - Umstände des Hilferufs und Situation vor Ort:
    - Verzögerter Notruf?
    - Verhaltensbesonderheiten bei Eltern oder Kind?
    - Plausibilität der Ereignisse?
- **Maßnahmen:**
  - Kein überstürztes Handeln
    - Kind muss vor weiteren Gefahren geschützt werden.
    - Es darf nicht zu Fehlbeschuldigungen der Eltern kommen.
  - Verletzungen medizinisch versorgen.
  - Sehr genaue Dokumentation durchführen.
  - Immer Transport in Kinderklinik durchführen.

WIEDERHOLUNGSFRAGEN

1. Bis zu welchem Lebensalter wird von einem Säugling gesprochen? (→ 22.1)
2. Nennen Sie anatomische und physiologische Besonderheiten der Atemwege und erläutern Sie ihre Bedeutung bei der Versorgung pädiatrischer Patienten. (→ 22.2.1)
3. Beschreiben Sie anatomische und physiologische Besonderheiten im Herz-Kreislauf-System des Kindes. (→ 22.2.2)
4. Wie oft schlägt das Herz eines Neugeborenen pro Minute? (→ 22.2.2)
5. Beschreiben Sie die Besonderheiten der kindlichen Wärmeregulation. (→ 22.2.3)
6. Welche Symptome kennzeichnen die kindliche Atemnot? (→ 22.4.1)
7. Welche Fremdkörper werden häufig von Kindern aspiriert? (→ 22.4.2)
8. Wie äußern sich Fremdkörperaspirationen im Kindesalter? (→ 22.4.2)
9. Auf welche Weise können Fremdkörper sinnvoll entfernt werden und welche weiteren Maßnahmen müssen ergriffen werden? (→ 22.4.2)
10. Was wird unter dem Krupp-Syndrom verstanden? (→ 22.4.3)
11. Worin unterscheiden sich Pseudokrupp und Epiglottitis? Nennen Sie die Symptome. (→ 22.4.3)
12. Beschreiben Sie die Maßnahmen bei Pseudokrupp und Epiglottitis. Warum ist die Racheninspektion kontraindiziert? (→ 22.4.3)
13. Welche Ursachen können im Kindesalter zu einer Exsikkose führen? (→ 22.5)
14. Welche Krankheitszeichen sind bei einer Exsikkose im Kindesalter zu erwarten? Erläutern Sie das therapeutische Vorgehen. (→ 22.5)
15. Was ist die häufigste Ursache für Krampfanfälle im Kindesalter und wie sieht das klinische Bild aus? Erklären Sie die Maßnahmen. (→ 22.6)
16. In welchem Lebensabschnitt treten Fieberkrämpfe zumeist auf? (→ 22.6)
17. Was versteht man unter einem BRUE und wie ist es einzuschätzen? (→ 22.7)
18. Wie ist der plötzliche Säuglingstod definiert? Erläutern Sie das Vorgehen bei SIDS. (→ 22.8)
19. Welche Symptome, Hinweise und Konstellationen weisen auf Kindesmisshandlung hin? (→ 22.9)
20. Beschreiben Sie das Vorgehen des Rettungsdienstes bei Verdacht auf Kindesmisshandlung. (→ 22.9)

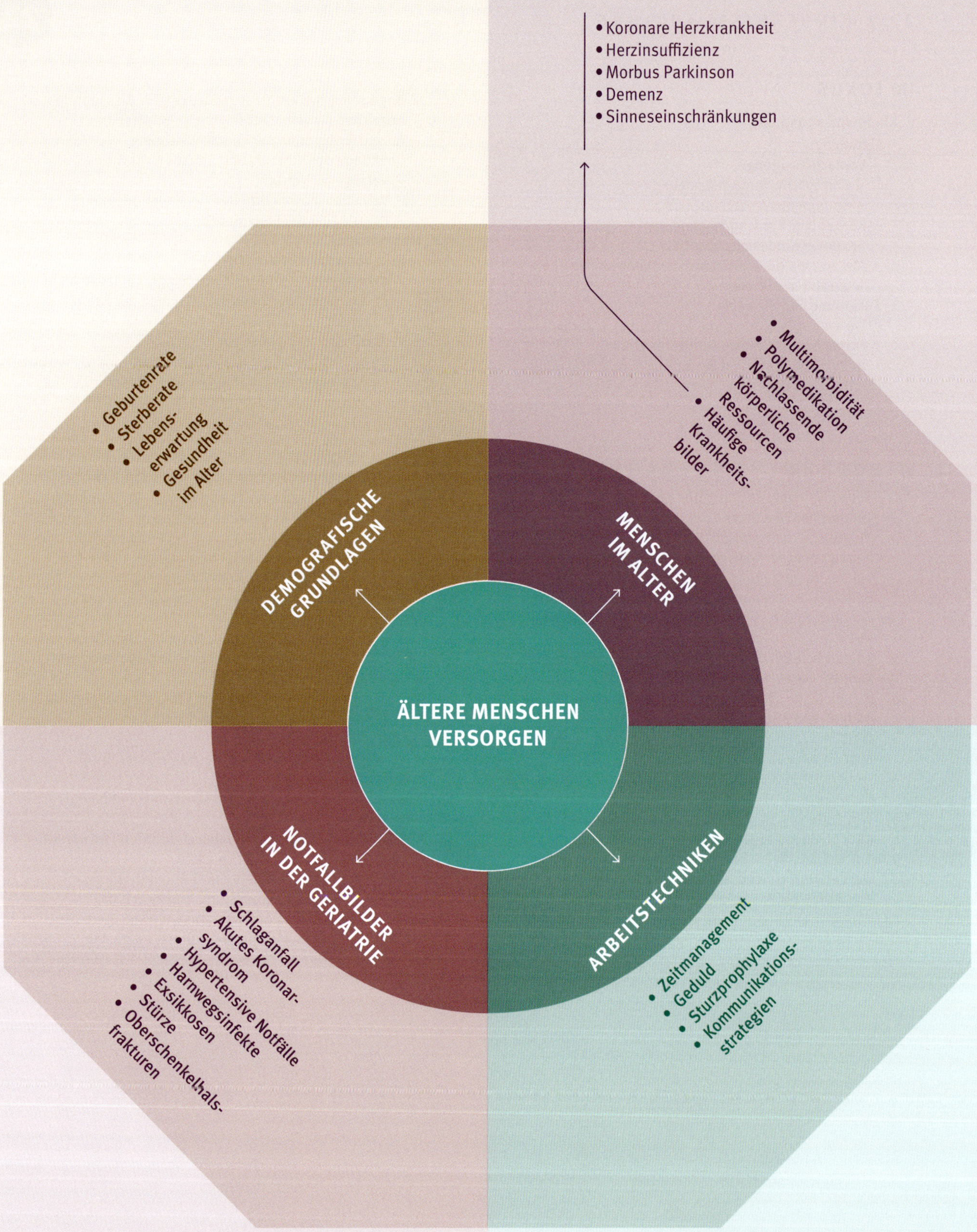

ÄLTERE MENSCHEN VERSORGEN
DEMOGRAFISCHE GRUNDLAGEN
• Geburtenrate
• Sterberate
• Lebenserwartung
• Gesundheit im Alter
MENSCHEN IM ALTER
• Multimorbidität
• Polymedikation
• Nachlassende körperliche Ressourcen
• Häufige Krankheitsbilder
• Koronare Herzkrankheit
• Herzinsuffizienz
• Morbus Parkinson
• Demenz
• Sinneseinschränkungen
NOTFALLBILDER IN DER GERIATRIE
• Schlaganfall
• Akutes Koronarsyndrom
• Hypertensive Notfälle
• Harnwegsinfekte
• Exsikkosen
• Stürze
• Oberschenkelhalsfrakturen
ARBEITSTECHNIKEN
• Zeitmanagement
• Geduld
• Sturzprophylaxe
• Kommunikationsstrategien

23

ÄLTERE MENSCHEN VERSORGEN

Philipp Rocker

FALLBEISPIEL

Sie werden mit ihrem Teamkollegen zu einem Einfamilienhaus mit dem Stichwort „schlechter Allgemeinzustand“ entsandt. Der Notfallort liegt in einem gutbürgerlichen Wohngebiet am Rande der Stadt. Nach Druck auf den Klingelknopf öffnet eine ältere Frau die Tür und bittet Sie herein zu Ihrem Mann, welchem es sehr schlecht ginge.
In einem Sessel versunken treffen Sie auf einen 86-jährigen Mann, der schläfrig wirkt und auf ihr Eintreffen nicht adäquat reagiert. Im Rahmen der Anamnese erfahren Sie, dass der Patient schon seit gestern zunehmend schlapp und müde ist. Er habe keine Allergien und nimmt nach einem Herzinfarkt nur das Medikament „ASS 100“ ein. Beim Tasten des Pulses fällt auf, dass der Patient sehr ausgetrocknet zu sein scheint. Der Patient ist wach, zeitlich und örtlich nicht vollständig orientiert, war aber nicht bewusstlos. Er wirkt stark erschöpft und der periphere Puls ist regelmäßig und zeigt eine leicht erhöhte Frequenz (p ≈ 94). Der Blutdruck ist im unteren Normbereich (RR 105/70). Das EKG zeigt einen leicht tachykarden Sinusrhythmus. Die Sauerstoffsättigung zeigt einen Wert von 98 %. Mithilfe des Tragestuhls gelingt der Transfer in den RTW. Es wird ein venöser Zugang auf dem linken Handrücken etabliert und Vollelektrolytlösung verabreicht. Der Patient wird zunehmend wacher nach 500 ml applizierter Infusion. Mit Voranmeldung „Exsikkose“ bringen Sie den Patienten in die nächste internistische Klinik.

LERNZIELE

- Die weiter zunehmende Relevanz der Patientengruppe der älteren Menschen erläutern
- Die Besonderheiten geriatrischer Notfälle verstehen und im Einsatzkontext korrekt einordnen
- Unterschiede bei Sturzereignissen zwischen jüngeren und älteren Patienten beschreiben
- Physiologische Veränderungen im Alter verstehen und die Relevanz für den rettungsdienstlichen Alltag einordnen
- Den Einsatzort Senioreneinrichtung in seinen Besonderheiten erläutern
- Herausforderungen und Spezifika beim Kommunizieren mit älteren Menschen beschreiben
- Techniken im Dialog mit demenzerkrankten Menschen anwenden

Mit der steigenden Zahl älterer Menschen in Deutschland nimmt auch die Bedeutung dieser Personengruppe für den Rettungsdienst stetig zu. Immer häufiger treffen Rettungsdienstbesatzungen auf alte bis hochbetagte Patienten. Die Herausforderung dabei: Nicht immer handelt es sich um einen akuten Notfall – viel häufiger sind chronische Erkrankungen der Grund für den Notruf. Das Kapitel gibt einen Überblick über diese Patientengruppe und wagt einen Blick in die Zukunft. Besonderheiten in der Versorgung werden aufgegriffen und häufige Erkrankungen im Alter thematisiert. Abschließend werden die Besonderheiten im Umgang und der Kommunikation mit älteren Menschen, sowie der Einsatzort „Senioreneinrichtung“ behandelt.

23.1 Demografie

Die aktuelle Bevölkerungszahl Deutschlands beläuft sich auf 83,497 Millionen Menschen, wobei die Geschlechterverteilung nahezu ausgeglichen ist (Stand: 30.09.2025).

MERKE

Mehr als jeder vierte Einwohner der Bundesrepublik Deutschland ist bereits über 60 Jahre alt. Viel entscheidender ist aber, dass mehr als 10 % dieser Altersgruppe bereits das 75. Lebensjahr überschritten haben.

Zur Beschreibung der Bevölkerungspyramide werden drei Größen herangezogen: Die **Geburtenrate,** definiert als die absolute Zahl neugeborener Menschen innerhalb eines Jahres, stellt eine wesentliche Größe in der Beschreibung der Bevölkerungspyramide dar. Demgegenüber stehen die **Sterbefälle** pro Jahr. Als dritte Größe wird die **Differenz aus Zuzug und Abzug** berücksichtigt, wobei der Anteil älterer Menschen in der Bevölkerung zunimmt. Diese Entwicklung kündigt eine neue Altersaufteilung an: die Urnenform. Eine grafische Darstellung der Altersaufteilung zeigt, dass sich diese in den letzten hundert Jahren signifikant verändert hat. Während vor hundert Jahren eine Pyramidenform (→ Abb. 23.1, 1910) vorherrschte, ist heute eine Urnenform (→ Abb. 23.1, 2021) zu beobachten, bei der eine geringe Anzahl junger Menschen einer großen Anzahl älterer Menschen gegenübersteht.

23.1.1 Bevölkerungsaufbau Deutschlands

Deutschland verzeichnet seit etwa 50 Jahren mehr Todesfälle als Geburten. Dieser **demografische Wandel** wird jedoch durch ein positives Wanderungssaldo kompensiert, was dazu führt, dass die Bevölkerungszahl konstant bleibt.

Die Altersverteilung in der Bevölkerung Deutschlands hat sich über die Jahre stark verändert. So waren es 1980 noch etwas mehr als ein Viertel bei den unter 20-Jährigen und ein wesentlich geringerer Anteil (13 %) von über-67-Jährigen (→ Tab. 23.1). Der Großteil der Bevölkerung lag also mit 60 % in der Altersgruppe 20–66 Jahre. Diese Gruppe hat sich bis heute kaum verändert. Wohingegen sich der Anteil der älteren Menschen bereits heute vergrößert hat und das mit Blick auf 2041 noch weiter steigen wird. Der Anteil jüngerer Menschen in der Bevölkerung ist von 1980 bis 2021 bereits um 9 % gefallen und kann sich auch in den nächsten 20 Jahren nicht erholen.

Das Statistische Bundesamt prognostiziert einen anhaltenden Trend zur Überalterung der Bevölkerung. In den kommenden 20 Jahren wird die Zahl der älteren Menschen über 67 Jahre auf 26 % (21,3 Mio.) steigen.

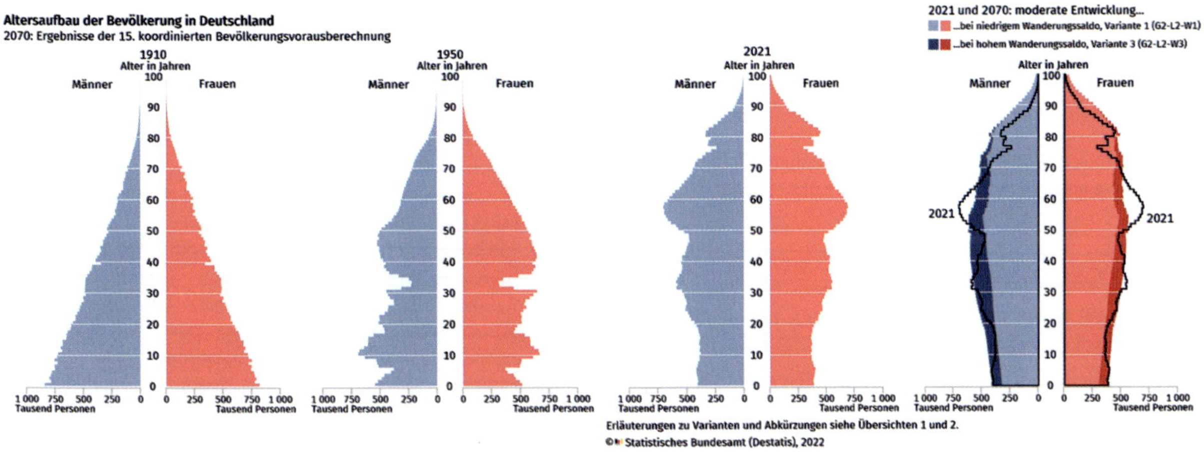

Abb. 23.1 Bevölkerungsaufbau in Deutschland im Wandel [W193-023]

Jahr	Anteil der unter 20-Jährigen	Anteil der 20 bis 66-Jährigen	Anteil der über 67-Jährigen
1980	≈27 % (21 Mio.)	≈59 % (46,7 Mio.)	≈14 % (10,7 Mio.)
2022	≈18 % (15,4 Mio.)	≈62 % (51,7 Mio.)	≈20 % (16,4 Mio.)
2041	≈18 % (14,4 Mio.)	≈56 % (44,7 Mio.)	≈26 % (21,3 Mio.)

Tab. 23.1 Altersverteilung in Deutschland

Die Anzahl der über 80-jährigen Personen wird bis zum Jahr 2050 noch weiter ansteigen. Zum Vergleich: Im Jahr 2022 belief sich die Zahl der Hochbetagten auf 4,5 Millionen. Folglich ergibt sich eine Zunahme um mehr als 50 % mit der Konsequenz, dass sie einen Bevölkerungsanteil von rund 13 % ausmachen werden.

MERKE

Der Bevölkerungsaufbau Deutschlands befindet sich im Wandel: Es gibt immer mehr ältere Menschen. Der Rettungsdienst ist hiervon direkt betroffen und muss sich darauf einstellen, eine zunehmende Zahl älterer Patienten zu versorgen.

Die Erklärung für dieses Phänomen findet sich in den zahlenmäßig starken Geburtenjahrgängen, insbesondere der „Baby-Boom"-Generation, deren Angehörige künftig das hohe Alter erreichen werden. In den kommenden zwei Jahrzehnten ist mit einem Rückgang der Zahl potenzieller Mütter zu rechnen, was sich wiederum auf die Geburtenzahl auswirken wird. Die Diskrepanz zwischen der Anzahl der Gestorbenen und der Geborenen pro Jahr wird sich weiter vergrößern.

23.1.2 Geschlechterverteilung in der Bevölkerung

In Bezug auf die Bevölkerungsgruppe der Hochaltrigen lässt sich ein weiterer Trend feststellen. Die Lebenserwartung von Männern (Stand: 2024) liegt deutlich unter der von Frauen. Die → Abb. 23.2 gibt Aufschluss über die Geschlechterverteilung in den jeweiligen Altersgruppen. Es ist festzustellen, dass bereits in der Altersgruppe der 60- bis 64-Jährigen der Anteil der Frauen minimal höher ist. Ab dem 65. Lebensjahr ist der Frauenteil dann signifikant höher. Dies ist unter anderem auf die Auswirkungen des Zweiten Weltkriegs zurückzuführen, in dessen Verlauf zahlreiche junge Männer als Soldaten gefallen sind. Bis zum

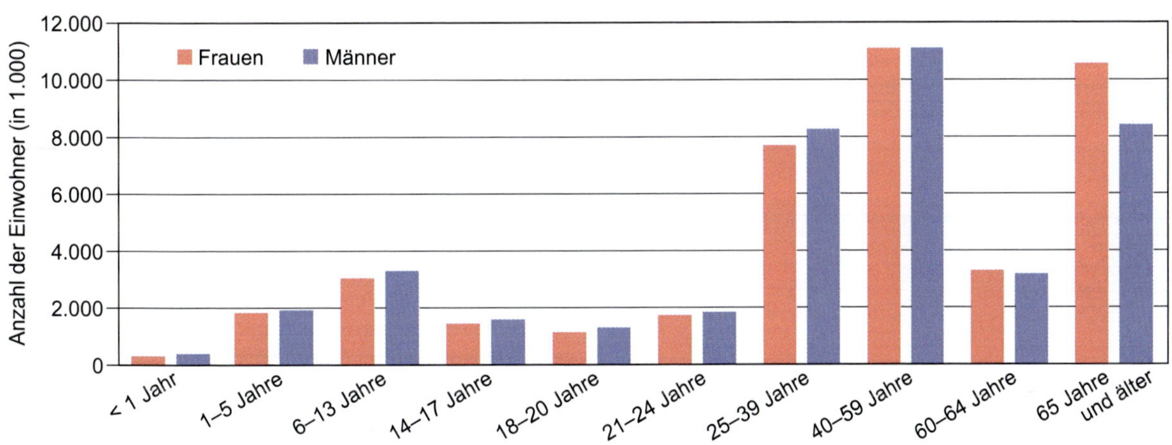

Abb. 23.2 Frauenanteil in der jeweiligen Altersgruppe in relevanten Altersgruppen im Jahr 2024 (in 1.000) [W193-023, L143]

Jahr 2050 wird sich diese Disproportion aufgrund der steigenden Lebenserwartung der Männer jedoch etwas ausgleichen.

MERKE

Das Rettungsfachpersonal trifft aktuell häufiger auf ältere, weibliche als männliche Patienten. Oft wohnen sie allein.

23.1.3 Gesundheit im Alter

Der Großteil der älteren Bevölkerung ab 65 Jahren fühlt sich gesundheitlich fit. Lediglich ein Anteil von weniger als einem Viertel der Befragten gibt an, von gravierenden gesundheitlichen Beeinträchtigungen betroffen zu sein, die den Alltag maßgeblich einschränken. Mit **steigendem Lebensalter nimmt** die **Hilfsbedürftigkeit** jedoch signifikant **zu.** In der Altersgruppe der 75- bis 79-Jährigen ist jeder Zehnte als pflegebedürftig einzustufen. In der Altersgruppe der 80- bis 85-Jährigen ist bereits jeder Fünfte auf professionelle Hilfe angewiesen. Ab dem **90. Lebensjahr** sind **66 % auf externe Unterstützung angewiesen,** davon gut die Hälfte in stationären Einrichtungen bzw. Pflegeheimen. Die zunehmenden Altersbeschwerden führen zu einer entsprechenden Zunahme von Krankenhausaufenthalten.

Der Anteil der über 65-jährigen Patienten an den 19,6 Millionen vollstationären Patienten beträgt aktuell ca. 43 %. Folglich nimmt die Wahrscheinlichkeit, im Alter in einem Krankenhaus behandelt zu werden, deutlich zu. Die steigende Lebenserwartung führt also dazu, dass die Anzahl der Krankenhausaufenthalte zunimmt. Das liegt vor allem an der **Hospitalisierungsschwelle,** also dem Einweisungsgrund bei gleicher Erkrankung, welche bei den Hochbetagten **schneller erreicht ist.**

Zudem ist die Mortalität bei Unfällen im Alter wesentlich höher. Gemäß statistischen Erhebungen sind über 65-Jährige zu 13 % an Unfällen mit Personenschaden beteiligt. Mit steigendem Alter nimmt die körperliche Widerstandsfähigkeit ab, was zu einer höheren Mortalität (→ 27.2) führt. So haben circa 26 % der getöteten Pkw-Insassen, 48 % der getöteten Fußgänger sowie 57 % der verstorbenen Radfahrer mindestens das 65. Lebensjahr erreicht.

MERKE

Mit zunehmendem Alter über 65 Jahren steigt die Hilfsbedürftigkeit an. Die Gründe, warum Menschen in eine Klinik eingeliefert werden, sind mit zunehmendem Alter weniger gravierend. Im Krankentransport ist der Anteil älterer Menschen am größten.

VIDEO

Die Bevölkerungsentwicklung in Deutschland
https://www.youtube.com/watch?v=ipF88N9NMZs

IM FOKUS

Demografie und Gesundheit im Alter

- **Bevölkerungsaufbau Deutschlands:**
  - Jeder vierte Einwohner Deutschlands (25 %) ist bereits über 60 Jahre alt.
  - Das Durchschnittsalter nimmt immer weiter zu.
  - In den kommenden 20 Jahren wird die Zahl der älteren Menschen über 67 Jahre auf 26 % steigen.
  - Die Anzahl der über 80-jährigen Personen wird bis zum Jahr 2050 auf etwa 13 % ansteigen.
  - Parallel dazu nimmt insbesondere der Anteil der unter 20-jährigen kontinuierlich ab.
- **Geschlechterverteilung in der Bevölkerung:**
  - Frauen werden im Durchschnitt älter als Männer.
  - In der Altersgruppe der über 90 Jährigen sind bereits 78 % Frauen und lediglich 22 % Männer vertreten (Stand 2014).
  - Die männliche Lebenserwartung steigt allerdings, sodass sich dieser Effekt etwas ausgleichen wird.
- **Gesundheit im Alter:**
  - 10 % der Menschen in der Altersgruppe der 75- bis 79-Jährigen sind pflegebedürftig.
  - In der Altersgruppe der 80- bis 85-Jährigen sind bereits 20 % auf Pflege angewiesen.
  - Ab dem 90. Lebensjahr sind es 66 %.
  - Der Anteil der über 65-jährigen Patienten an vollstationären Patienten im Krankenhaus beträgt aktuell ca. 43 %.
  - Menschen im Alter haben eine höhere Krankheitslast (Morbidität) und eine höhere Sterblichkeit (Mortalität) bei Erkrankungen und Unfällen.

23.2 Geriatrische Notfälle

Die Gruppe der älteren Menschen ist keineswegs homogen. Ganz im Gegenteil können bei gleichaltrigen Menschen die Lebens- und Wohnsituation, die Einstellung zum Leben und die damit verbundenen Lebensziele und auch bereits bestehende Krankheiten völlig unterschiedlich sein. Es ist daher nicht zweckmäßig, das Vorgehen des Rettungsfachpersonals am Einsatzort zu verallgemeinern, sondern sinnvoller dieser Patientengruppe einen größeren Stellenwert in der Ausbildung von Rettungssanitätern zukommen zu lassen.

Ein **adäquater, wertschätzender und zielgruppengerechter Ablauf eines Einsatzes** kann nur durch ein **fundiertes Verständnis der Physiologie im Alter** gewährleistet werden, zumal aufgrund von Komorbiditäten die Behandlungsoptionen älterer Patienten komplex sein können.

Multimorbidität und Polymedikation sind nicht selten erschwerende Faktoren für eine solide Verdachtsdiagnose, wobei insgesamt die Informationsgewinnung aufgrund von bestehenden **visuellen, akustischen und kognitiven Einschränkungen** herausfordernd sein kann. Diese Einschränkungen wiegen schwer, da gerade durch die erhöhte Krankheitsanfälligkeit ältere Patienten mit vorhandenen geriatrischen Syndromen im Gegensatz zu jüngeren häufig stärker von Akuterkrankungen betroffen sind.

Aufgrund der Besonderheit von erkrankten älteren Menschen gibt es in der Medizin eine eigene Fachdisziplin, die sich dem Thema widmet, die **Geriatrie**.

DER GERIATRISCHE PATIENT

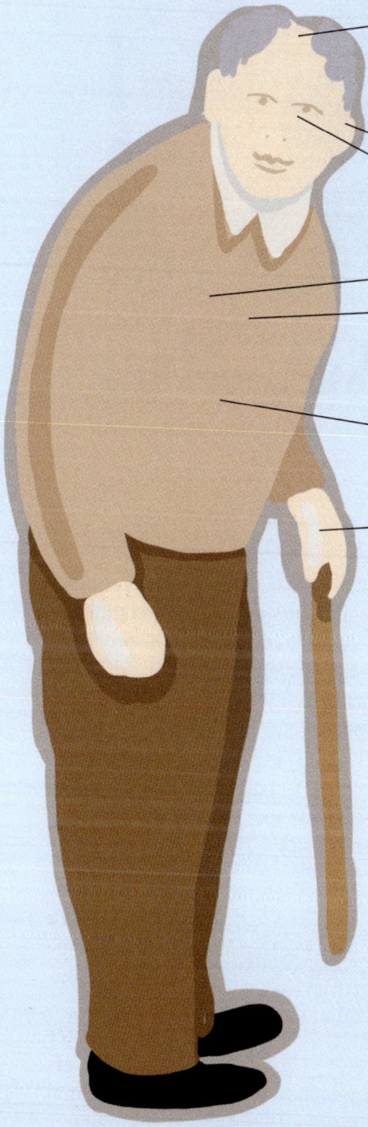

VERÄNDERUNGEN DES ALTERNDEN KÖRPERS AB DEM 65. LEBENSJAHR

- Neuronale Verknüpfungen ↓
  Persönlichkeitsveränderungen
  Verlangsamte Reaktionszeit
  Schwindel
  Benommenheit
- Zunehmende Schwerhörigkeit, Gleichgewichtsstörungen
- Grauer Star, Sehvermögen ↓
- Sauerstoffversorgung ↓
- Kontraktionskraft des Herzens ↓
  Degeneration der Herzklappen ↓
  Auswurfstörung des Herzens
  Arteriosklerotische Veränderungen der Gefäße
- Sympathikusreaktion ↓
  Orthostatische Dysregulation
- Abbau Motorneuronen
  Feinmotorik ↓

Organleistung aller Organe nimmt ab

HÄUFIGE KRANKHEITSBILDER IM ALTER

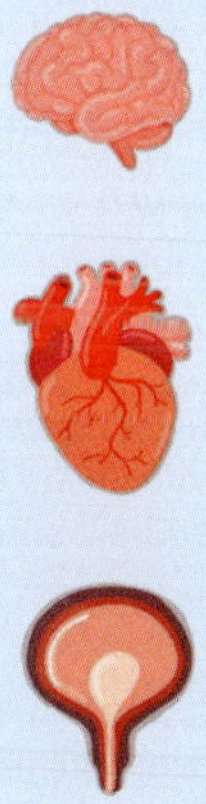

Schlaganfall
Morbus Parkinson
Demenz
Herzinsuffizienz
Koronare Herzkrankheit
Akutes Koronarsyndrom
Hypotonie
Synkope
Exsikkose
Harnwegsinfektionen

HÄUFIGE VERLETZUNGEN NACH STURZ

Oberschenkelhalsfraktur
Kopfplatzwunde
Gerinnungshemmende Medikamente

CHECKLISTE ALTER PATIENT

- Ruhiges Auftreten, Blickkontakt halten
- Verständliche, einfache Sprache
- Patienten Zeit geben, Geduld!
- Mit Unsicherheiten rechnen
- Mit Gangstörungen/Verhaltensstörungen rechnen
- Vorsichtige körperliche Kontaktaufnahme

DEFINITION

Die Geriatrie ist die medizinische Spezialdisziplin, die sich mit den körperlichen, geistigen, funktionalen und sozialen Aspekten in der Versorgung von akuten und chronischen Krankheiten, der Rehabilitation und Prävention alter Patientinnen und Patienten sowie deren spezieller Situation am Lebensende befasst.

(Deutsche Gesellschaft für Geriatrie e. V.)

Als Rettungssanitäter ist es sinnvoll, sich mit der Patientengruppe zu beschäftigten, da sie den größten Anteil am Einsatzspektrum im Krankentransport wie auch in der Notfallrettung hat.

VIDEO

Einblicke in die Geriatrie
https://www.youtube.com/watch?v=3KdW2VWWeag

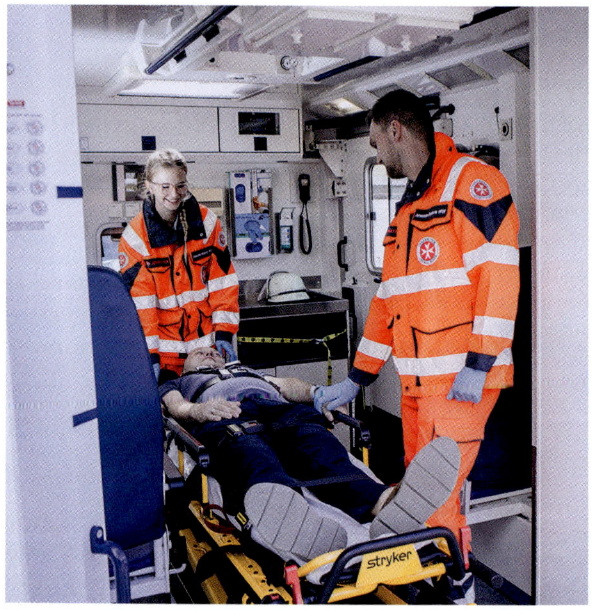

Abb. 23.3 Geriatrischer Patient im RTW mit Kreislaufproblemen [W936-002]

23.2.1 Krankheitsbilder im Alter

Aufgrund des medizinisch-technologischen Fortschritt werden Menschen immer älter. Die zunehmende **Alterung der Gesellschaft** (→ 23.1.1) hängt auch damit zusammen, dass der Rettungsdienst flächendeckend in wenigen Minuten vor Ort ist und lebensbedrohliche Zustände in einer hohen Qualität abwenden kann. So können Krankheiten, die früher tödlich waren, heute häufig gut therapiert werden, wenn zeitgerecht mit der Therapie begonnen wird. Das Rettungsfachpersonal ist in besonderer Weise direkt betroffen und häufig der erste Kontakt des Patienten im akuten Erkrankungsfall zum Gesundheitssystem, z. B. wenn ein Krankentransport von den Angehörigen bestellt wird, um einen älteren, nicht mehr gehfähigen Herren beim Hausarzt vorzustellen. Bevor es zum Arzt-Patienten-Kontakt kommt, ist in diesem Beispiel der Rettungssanitäter des KTW der Erstkontakt und sollte bereits jetzt lebensbedrohliche Erkrankungen erkennen und ggf. mit einer Therapie beginnen oder die richtige qualifizierte Hilfe nachfordern (z. B. Notarzt, RTW).

Im Folgenden werden häufige Krankheiten und rettungsdienstliche Indikationen älterer Patienten thematisiert. Dazu zählen vor allem neurologische Erkrankungen und Herz-Kreislauf-Erkrankungen (→ Abb. 23.3).

Neurologische Erkrankungen

Bei Menschen **hohen Alters** steigt das **Risiko, an einer neurologischen Krankheit** zu erkranken. Dabei beschäftigen chronische Krankheiten wie **Parkinsonismus** und **Demenz** den Rettungsdienst häufig und sind manchmal schwer von akut aufgetretenen Symptomen (z. B. bei einem Schlaganfall) abzugrenzen.

Schlaganfall

Eine **absolute** Indikation für den **Rettungsdienst** stellt der **Schlaganfall** dar. Dank guter Aufklärung werden Schlaganfälle **heute häufiger und schneller erkannt** und der Rettungsdienst wird innerhalb kurzer Zeit nach Auftreten der Symptome alarmiert. Das ist besonders entscheidend für eine erfolgreiche Therapie (→ 14.4.1).

Das **Risiko,** einen Schlaganfall zu erleiden, **steigt mit zunehmendem Alter.** Die Inzidenz (Anzahl der Neuerkrankungen) eines Schlaganfalls liegt in Deutschland bei 270.000 pro Jahr. Davon sind 80–85 % durch eine Ischämie bedingt, also ein thromboembolisches Geschehen.

Im Rettungsdienst geht es primär um die frühzeitige Zuführung zu einer neurologischen Klinik mit **Stroke Unit** zwecks Rekanalisierung der verschlossenen Gefäße. Dort wird mithilfe von bildgebenden Verfahren zunächst eine Blutung der hirnversorgenden Gefäße ausgeschlossen (→ 14.4.2).

MERKE

Ein Schlaganfall ist nicht immer eindeutig zu erkennen. Bei Verdacht auf einen Schlaganfall ist ein schneller Transport in die Klinik unter fachgerechter Betreuung indiziert.

Morbus Parkinson

In Deutschland leiden aktuell ca. 100–200 Menschen pro 100.000 Einwohner unter einer Parkinson-Erkrankung. Der Morbus **Parkinson** basiert auf einer **Degeneration des Nervensystems** mit dem **Leitsymptom Bewegungsarmut,** kombiniert mit rigider Muskeltonuserhöhung und/oder **Ruhetremor.** Bisher kann die Krankheit nur symptomatisch behandelt werden und eine Heilung ist nicht möglich. Die Symptome einer akuten Verschlechterung einer Parkinson-Erkrankung ähneln einem akuten Schlaganfall und führen i. d. R. zur Alarmierung des Rettungsdienstes.

Auch im Krankentransport begegnen Rettungssanitäter häufig Patienten mit einer Parkinson-Erkrankung. In der Regel ist eine solche Erkrankung dem Patienten, Angehörigen und allen an der Behandlung Beteiligten bekannt. Bestenfalls wird in der

Übergabe, z. B. in einer Hausarztpraxis auf die Vorerkrankung hingewiesen.

Demenz

Bei einer Demenz handelt es sich um eine Störung höherer Hirnleistungen mit Beeinträchtigung des Gedächtnisses, der Sprache, der Orientierung sowie des Urteils- und Denkvermögens (→ 25.3.2). Es werden verschiedene Formen der Demenz unterschieden. Mit 60–80 % ist die Alzheimer-Demenz die am weitesten verbreitete Form. Circa 10 % der Demenzkranken leiden an vaskulären Demenzen ein. Zwischen 10–30 % verbleiben auf sonstige Formen der Demenz.

In der Regel verlaufen die Symptome chronisch progredient. Die Symptome können für Betroffene und Angehörige sehr belastend sein und führen nicht selten zu einem Rettungsdiensteinsatz.

Schwererkrankte haben zusätzlich Defizite beim Erkennen von Angehörigen, laufen ziellos umher und weisen schwere Störungen im Schlaf-Wach-Rhythmus auf (z. B. Schlafperioden über Tag bzw. Wachphasen in der Nacht). Oft leiden Patienten auch unter Wahnvorstellungen und können darunter ein aggressives Verhalten an den Tag legen – auch gegenüber dem Rettungsfachpersonal. Häufig ist die Persönlichkeitsveränderung begleitet von körperlichen Abbauprozessen. Demenz ist damit der häufigste Grund für eine Pflegebedürftigkeit im Alter.

ACHTUNG

Demente Patienten können unter Wahnvorstellungen leiden und ein fremdaggressives Verhalten – auch gegenüber Rettungsfachpersonal zeigen. Eigenschutz beachten!

Circa 1,8 Millionen Menschen in Deutschland sind 2024 an einer Demenz erkrankt. Die Demenz ist die mit Abstand **häufigste Erkrankung im Alter** (→ 25.3.2). Von den Demenzkranken sind 3 % unter 75 Jahre alt und etwa 10 % zwischen 75 und 85 Jahren. Den größten Teil nehmen die über 85-jährigen mit bis zu 35 % Anteil der Erkrankten ein. Pro Jahr erkranken etwa 400.000 Menschen neu an einer Demenz. Betroffen sind mehr Frauen als Männer, was auch mit der höheren Lebenserwartung von Frauen zusammenhängt.

MERKE

Die Wahrscheinlichkeit an einer Demenz zu erkranken, steigt mit zunehmendem Alter. Ein Drittel der über 85-Jährigen leidet an einer demenziellen Erkrankung.

Häufig kommt der Krankentransport zum Einsatz, wenn bei Patienten eine Krankenhauseinweisung ansteht, die an einer demenziellen Erkrankung leiden, da spätestens bei fortgeschrittener Erkrankung eine fachliche Betreuung erforderlich ist.

ACHTUNG

Rettungsdienstlich ist vor allem eine akute Erkrankung, wie ein ischämischer Insult von einer bekannten, sich verschlimmernden chronischen Demenz abzugrenzen.

Herz-Kreislauf-Erkrankungen

Herz-Kreislauf-Erkrankungen, wie Herzinfarkt, Herzinsuffizienz oder Bluthochdruck, gehören zu den häufigsten Indikationen für die Alarmierung des Rettungsdienstes – gerade bei älteren Menschen.

Die Ursachen sind vielfältig. Vor allem mangelnde Bewegung, Rauchen und Alkohol sowie Diabetes und fettreiche Ernährung gehören zu den größten Risikofaktoren für alle Gefäßerkrankungen, die wiederum meist ursächlich für die Herz-Kreislauf-Beschwerden sind.

Der Herz-Kreislauf-Stillstand ist die größte Störung des Blutkreislaufs und verläuft häufig letal. (→ 13.4). Reanimationen sind keiner bestimmten Altersgruppe zuzuordnen – dennoch sind ältere Patienten aufgrund ihrer Vorerkrankungen häufiger betroffen als jüngere.

Koronare Herzkrankheit

Die **koronare Herzkrankheit** (→ 13.6.3) ist ein weltweit zunehmendes gesundheitliches Problem bei älteren Menschen und bezeichnet eine der wichtigsten **Erkrankungen** des 21. Jahrhunderts. Betroffen sind mit etwa 28 % mehr Männer als Frauen mit ca. 19 % über dem 65. Lebensjahr.

Eine Ursache ist die arteriosklerotische Veränderung der Gefäße (→ 13.6.2). Mit zunehmendem Alter lässt die Elastizität der Blutgefäße nach. Die Folgen sind Stenosen, also Verengungen, der Herzkrankgefäße. Das nachfolgende Gewebe wird dann minderversorgt und nimmt Schaden.

Häufig kommt es zu Angina pectoris mit retrosternalen Schmerzen. Besonders die Erstmanifestation kann sich auch durch ein akutes Koronarsyndrom zeigen.

Akutes Koronarsyndrom

Ein sehr häufiges Alarmstichwort ist das „**akute Koronarsyndrom (ACS)**“ (→ 13.6.5). Der Oberbegriff ACS fasst eine Anzahl von Herz-Kreislauf-Erkrankungen zusammen, die durch eine hochgradige Verengung eines Herzkranzgefäßes verursacht werden.

Durch ungesunden Lebensstil (vor allem Nikotinkonsum und fettreiche Ernährung) wird das Risiko erhöht, einen Infarkt am Herzen zu erleiden. Vor dem 50. Lebensjahr sind Infarkte eher selten zu finden, daher lässt sich das Krankheitsbild auch als **typische Erkrankung des Alters** einstufen. Akute Koronarsyndrome sind zudem einer der häufigsten Todesursachen bzw. Auslöser eines Herz-Kreislauf-Stillstands

Rettungssanitäter werden im Rahmen der Notfallrettung tagtäglich mit Alarmierungstexten wie akuter Brustschmerz, AKS/ACS (Akutes Koronarsyndrom/Akutes Koronarsyndrom), retrosternaler Schmerz oder ähnlichem zu Notfallpatienten entsandt. Hinter diesen Stichworten verbirgt sich i. d. R. der Verdacht auf einen Herzinfarkt. In den meisten Regionen Deutschlands wird der Notarzt bei Erstverdacht mitalarmiert. Die Empfehlung der Bundesärztekammer sieht das ebenfalls vor.

Aber auch im Rahmen einer Einweisung können Sie auf Patienten treffen, die über oben genannte Symptome klagen. Es sollte dann die Nachalarmierung eines Notarztes und RTW erfolgen.

MERKE

Der Verdacht auf ein akutes Koronarsyndrom stellt einen absoluten Notfall dar. Schnelle und richtige Hilfe ist geboten. Bereits präklinisch sollte die Therapie begonnen werden, daher ist das Erkennen der Symptome essenziell.

Blutdruckstörungen

Die Veränderungen des Gefäßsystems führen mit zunehmendem Alter auch zu einem **Anstieg der normal vorherrschenden Blutdruckwerte.** Dies kann spätestens ab dem 70. Lebensjahr eine Linksherzhypertrophie (Längen- und Dickenwachstum der Muskelfasern des linken Herzens) begünstigen. Besonders Entgleisungen in den hypertensiven Bereich sind häufig (→ 13.6.7).

Demgegenüber stehen **hypotone Blutdruckstörungen** mit Werten unter 100 mmHg, welche häufig **Symptom einer anderen Erkrankung** (z. B. einer Blutarmut) sind und eine **klinische Abklärung** benötigen.

Unter anderem **nimmt** die **Elastizität der Blutgefäße ab,** was dazu führt, dass **Lageänderungen** (z. B. vom Sitzen ins Stehen oder vom Liegen ins Sitzen) **später reguliert** werden. Es kann zu **Blutdruckabfällen** kommen.

MERKE

Erhöhte oder stark niedrige Blutdruckwerte sind meist als Symptom einer anderen Erkrankung zu sehen und sollten klinisch abgeklärt werden.

Synkope

DEFINITION

Plötzlicher Verlust von Bewusstsein und Muskeltonus mit rascher, spontaner und kompletter Erholung aufgrund einer transienten globalen zerebralen Minderperfusion.

Der Rettungsdienst wird oft zu Notfällen mit dem Stichwort „Zustand nach Synkope" geschickt. Ein Notfallbild, das oft **nur Sekunden bis wenige Minuten** andauert und doch für Angehörige und Beobachter eine erschreckende Situation sein kann.

Durch verschiedene Mechanismen im Körper wie ein vermindertes Herzzeitvolumen, pathologische neurokardiogene Reflexe oder orthostastische Hypotonien kommt es zur zerebralen Minderperfusion. Symptomatisch zeigt sich eine **kurze Bewusstlosigkeit** mit **Verlust des Muskeltonus.**

Die primäre Aufgabe des Rettungsdienstes ist, eine vollständige Basisdiagnostik inkl. EKG sicherzustellen und im Rahmen der Anamnese ein Gesamtbild der Notfallsituation zu erhalten. Das ist für die Weiterbehandlung im Krankenhaus essenziell.

MERKE

Nach einer unklaren Bewusstlosigkeit ist eine Hospitalisierung immer indiziert, um schwerwiegende Ursachen auszuschließen.

Herzinsuffizienz

Der Begriff Herzinsuffizienz bezeichnet eine **Reduzierung der Herzleistung.** Es wird zwischen in Links- und Rechtsherzinsuffizienz unterschieden (→ 13.6.1). Die Steigerung ist die Globalherzinsuffizienz, bei der die Pumpleistung des gesamten Herzens vermindert ist.

Symptomatisch zeigt sich eine Linksherzinsuffizienz häufig mit einem kardialen Lungenödem (→ 13.6.6) in Form eines Brodelns in der Lunge. Bei einer Rechtsherzinsuffizienz hingegen staut sich das Blut zurück in den Körperkreislauf. **Beinschwellungen** deuten oft auf den Rückstau vor dem rechten Herzen hin. Sind beide Seiten gleichzeitig betroffen, ergänzen sich die Symptome.

MERKE

Herzinsuffizienz ist eine chronische Erkrankung. Der Rettungsdienst kommt meist erst hinzu, wenn sich die Symptome akut verschlimmern.

Sonstige Erkrankungen des Alters

Neben neurologischen Erkrankungen sowie Krankheiten des Herz-Kreislauf-Systems treffen Rettungssanitäter auf viele weitere Störungen. Im Folgenden werden exemplarisch die Themenbereiche Harnwegsinfekt und Exsikkose genauer betrachtet.

Harnwegsinfekt

Ein Harnwegsinfekt ist eine **Infektion der Harnwege,** der **Harnblase** und/oder der **Harnleiter.** Oft handelt es sich um Keime aus der Darmflora, sodass **Frauen** durch die anatomische Nähe von Anal- und Genitalregion **prädisponierter sind als Männer.**

Es zeigen sich **Schmerzen beim Wasserlassen** und erhöhter **ständiger Harndrang.** Auch **Fieber** ist häufig. Therapeutisch ist eine erhöhte Trinkmenge indiziert. Ohne Besserung der Symptome wird eine antibiotische Therapie durch den behandelnden Arzt verordnet.

Der Einsatz eines **transurethralen Blasenkatheters** ist mit einem hohen Risko für einen Harnwegsinfekt verbunden. Der Harnwegsinfekt ist zunächst nicht lebensbedrohlich, er kann jedoch zu einer Urosepsis/Sepsis führen, weshalb besondere Vorsicht geboten ist (→ 17.3.4). Eine Sepsis bezeichnet die schwerste Verlaufsform einer Infektion und ist immer als medizinischer Notfall zu betrachten. Besonders ältere Menschen haben häufig ein schwächeres Immunsystem und laufen somit Gefahr, schneller eine Sepsis zu erleiden. Ist eine Infektion im Urogenitalsystem der Auslöser, spricht man von einer **Urosepsis.**

Patienten mit einem Harnwegsinfekt befinden sich oft zunächst in hausärztlicher Behandlung. Erst wenn antibiotische Behandlungen nicht mehr anschlagen und der Patientenzustand sich verschlechtert, kommt eine Hospitalisierung in Betracht. Im Krankentransport sind **Patienten mit Harnwegsinfektionen** deshalb immer auf ihre **Kreislaufsituation** hin zu **untersuchen.**

! ACHTUNG

Harnwegsinfektionen sind häufig und führen oft zu einem Krankentransport. Eine Urosepsis kann die Folge einer schweren Infektion sein und ist potenziell lebensbedrohlich.

Exsikkose

Eine Exsikkose oder auch Dehydratation ist die Folge von **nicht ausreichender Flüssigkeitszufuhr** (zu geringe Trinkmenge), z. B. bei Schwerkranken oder älteren Menschen oder zu **hohem Ausscheiden von Flüssigkeit,** z. B. durch vermehrtes Schwitzen, hohes Fieber, Durchfall, Erbrechen oder krankhaft erhöhtes Wasserlassen.

Patienten mit Exsikkose zeigen symptomatisch einen reduzierten Allgemeinzustand, welcher sich durch **trockene und blasse (Schleim-) Haut, stehende Hautfalten,** Kopfschmerzen, Benommenheit oder Desorientierung, Schwäche, Müdigkeit oder Kreislaufinstabilität äußern kann (→22.5).

ACHTUNG

Ein vermindertes oder gar fehlendes Durstgefühl tritt im Alter häufig auf und kann der Auslöser für die Exsikkose sein.

MERKE

Eine Exsikkose entsteht durch verminderte Flüssigkeitszufuhr oder zu hohem Flüssigkeitsverlust.

Der Rettungsdienst kann bereits präklinisch eine Infusionstherapie durch Notfallsanitäter oder Notarzt anstreben. Rettungssanitäter im Krankentransport haben hier die assistierende Rolle durch das Vorbereiten eines Venenzugangs und einer Vollelektrolytlösung, sowie Monitoring. Besonders wichtig ist das Erfassen des Blutzuckerwerts, um Flüssigkeitsmangel durch eine Hyperglykämie zu erkennen.

23.2.2 Sturzgeschehen

Im Rettungsdienst sind Verletzungen ein häufiger Einsatzgrund. Speziell ältere Menschen sind von Sturzgeschehen häufiger betroffen als jüngere Menschen. Bedingt durch **Einschränkungen im Gleichgewichtsorgan** oder beim Sehen, Koordinationsschwierigkeiten beim Gehen oder Grunderkrankungen, wie Parkinson, stürzen ältere Menschen häufiger. Etwa ein Drittel der über 65-Jährigen stürzt mindestens einmal pro Jahr. Ab dem 80. Lebensjahr ist jeder zweite mindestens einmal pro Jahr betroffen.

Oberschenkelhalsfraktur

Nicht selten bricht bei einem Sturz der **Oberschenkelhalsknochen** und indiziert einen Einsatz des Rettungsdiensts. Bei den über 65-Jährigen geschieht das 600–900 Menschen pro 100.000 Einwohner pro Jahr. Frauen sind dabei etwa doppelt so häufig betroffen wie Männer. Als größter Risikofaktor ist Osteoporose zu nennen. Der Knochen ist dann dünner und brüchig und bricht bereits bei geringfügigen Unfällen, wie dem Sturz aus dem Bett. Mittels Blickdiagnose lässt sich eine **Fehlstellung** durch **Außenrotation** und **Verkürzung** des betroffenen Beines schnell feststellen.

Wichtig bei der Versorgung sind die Immobilisation und sofortige Vorstellung in einer unfallchirurgischen Klinik. Durch eine angepasste Lagerung können Schmerzen auf ein aushaltbares Maß reduziert werden und eine medikamentöse Analgesie entbehrlich sein.

Eine schonende Rettung des Patienten unter Vermeidung sekundärer Schäden gelingt in der Regel am besten mittels frühzeitigen Einsatzes von Schaufeltrage und Vakuummatratze.

Gelagert wird der Patient, wenn möglich, schonend und achsengerecht mit leicht gebeugtem Hüftgelenk. Ferse und Becken sollten gepolstert werden, z. B. mit einer Einmaldecke aus dem KTW/RTW.

Wenn eine Analgesie erforderlich ist, sollte eine Rückmeldung an die Leitstelle mit der Nachforderung weiterer Kräfte erfolgen. Gelagert wird der Patient, wenn möglich, schonend und achsengerecht mit leicht gebeugtem Hüftgelenk. Ferse und Becken sollten gepolstert werden, z. B. mit einer Einmaldecke aus dem KTW/RTW."

MERKE

Oberschenkelhalsfrakturen sind häufige Verletzungen im Alter und bedürfen zumeist einer sofortigen unfallchirurgischen Intervention.

Kopfplatzwunden

Eine Kopfplatzwunde bezeichnet das **Aufplatzen der Haut** über der Schädelkalotte, welche oft stark blutet (→Abb. 23.4). Ein begleitender Schmerz ist lokal begrenzt. Eine Kopfplatzwunde ist nicht zwingend **Teil eines Schädel-Hirn-Traumas,** aber bedarf meist einer klinischen Abklärung, um genau das auszuschließen, zumal wenn Patienten wegen Vorerkrankungen Blutverdünner einnehmen müssen. 90 % aller Schädelhirntraumata sind lediglich leicht. Betroffen sind vor allem Kinder und Menschen über dem 75. Lebensjahr. 50 % aller SHTs entstehen durch Stürze im häuslichen Umfeld.

MERKE

Kopfplatzwunden bei gleichzeitiger Einnahme von gerinnungshemmenden Medikamenten sollten immer klinisch abgeklärt werden.

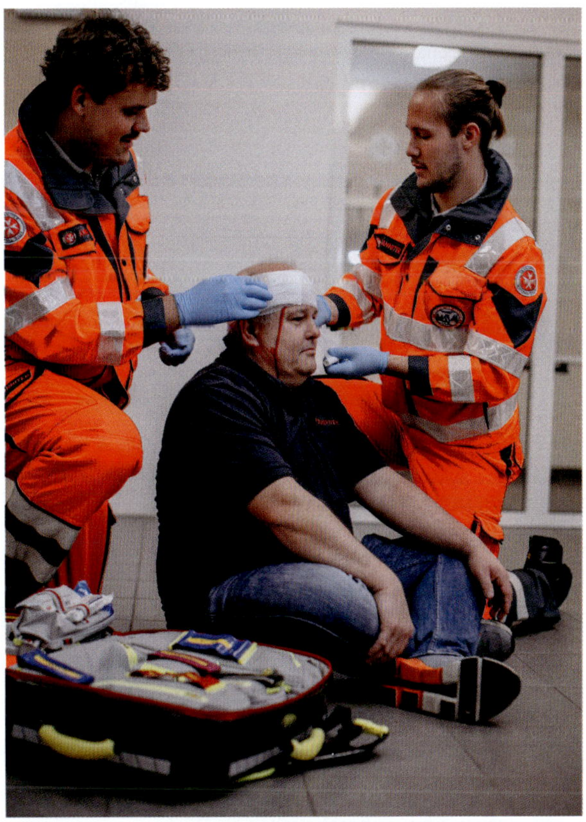

Abb. 23.4 Versorgung eines älteren Patienten mit Kopfplatzwunde [W936-002]

IM FOKUS

Typische Erkrankungen und Verletzungen des älteren Menschen

- **Geriatrische Notfälle:**
  - Die Gruppe älterer Menschen ist **nicht homogen,** daher gibt es auch kein allgemeingültiges Vorgehen.
  - Eine wichtige Rolle können allerdings **Multimorbidität** und **Polymedikation** spielen.
  - Darüber hinaus haben viele Menschen **körperliche und kognitive Einschränkungen,** auf die **Rücksicht** genommen werden muss.
- **Neurologische Störungen:**
  - **Schlaganfälle** treten deutlich häufiger im fortgeschrittenen Alter auf und sind ein zeitkritischer Notfall.
    - Schon im Verdachtsfall muss ein **schneller Kliniktransport** erfolgen.
  - Bei der **Parkinson-Erkrankung** sind bestimmte Anteile des Nervensystems degneriert, was zu einer Kombination aus **Bewegungsarmut, muskulärer Rigidität und Ruhetremor** führt.
    - Eine akute Verschlechterung der Symptome eines Parkinson-Patienten kann wie ein Schlaganfall imponieren. Dies kann präklinisch selten sicher unterschieden werden.
  - **Demenzen** sind die mit Abstand häufigsten Erkrankungen im Alter. In der Altersgruppe der 75- bis 85-jährigen ist jeder 10. betroffen.
    - Die häufigste Demenzform ist die **Alzheimer-Demenz** (60–80 %).
    - Demenzen gehen mit Störungen von Orientierung, Denkvermögen und Sprache einher und führen im Verlauf auch zu körperlichen Abbauprozessen.
- **Herz-Kreislauf-Erkrankungen:**
  - Die **koronare Herzkrankheit (KHK)** ist eine chronische Erkrankung der Herzkranzgefäße, die arteriosklerotisch verändert sind.
    - Dies führt zu einer reduzierten Durchblutung des Herzens.
  - Das **Akute Koronarsyndrom (ACS)** ist ein Oberbegriff, der mehrere Erkrankungen zusammenfasst, die sich alle mit den typischen Symptomen eines Herzinfarkts präsentieren.
    - Die Patienten müssen daher zeitnah einer Kardiologie zugeführt werden, damit die Ursache der Störung ermittelt und eine zielgerichtete Therapie eingeleitet werden kann.
  - **Störungen des Blutdrucks** sind ebenfalls typische Alterserkrankungen.
    - Sie können sich in Hypertonie und Hypotonie zeigen.
  - Eine Synkope ist ein Notfallbild, das sich durch einen **kurzen Bewusstseinsverlust** von nur wenigen Sekunden bis Minuten auszeichnet.
    - Dahinter können sich unterschiedliche, teilweise sehr bedrohliche, Erkrankungen verbergen.
  - Die Herzinsuffizienz zeichnet sich durch eine **Reduzierung der Herzleistung** aus.
    - Sie kann sowohl nebenbefundlich vorliegen als auch die Ursache eines akuten Notfalls sein, z. B. im Rahmen eines kardialen Lungenödems.
- **Harnwegsinfekte:**
  - Ein Harnwegsinfekt ist eine **Infektion der Harnwege,** die bis hin zu einer **Urosepsis** führen kann.
  - Frauen sind häufiger betroffen als Männer.
  - **Transurethrale Dauerkatheter** sind der Hauptrisikofaktor für das Auftreten von Harnwegsinfekten.
  - Symptome können etwa **ständiger Harndrang, Schmerzen beim Wasserlassen oder Fieber** sein.
- **Exsikkose:**
  - Eine Exsikkose zeichnet sich durch einen **stark reduzierten Allgemeinzustand,** oftmals mit Störungen des Bewusstseins aus.
  - Ursachen sind **hohe Flüssigkeitsverluste** oder mangelnde Flüssigkeitszufuhr.
  - Trockene und blasse (Schleim-)Haut, stehende Hautfalten, Kopfschmerzen, Benommenheit oder Desorientierung, Schwäche, Müdigkeit oder Kreiskaufinstabilität können Hinweise sein.
  - Präklinisch kann eine **Infusionstherapie** erfolgen. Die Kontrolle des Blutzuckers sollte stets Bestandteil der Versorgung sein.
- **Traumatologische Notfälle:**
  - Stürze sind die **wichtigste Ursache für Verletzungen im Alter.**
  - Etwa ein Drittel der über 65-Jährigen stürzt mindestens einmal pro Jahr. Ab dem 80. Lebensjahr ist jeder zweite mindestens einmal pro Jahr betroffen.
  - Eine gefürchtete Sturzfolge ist die **Oberschenkelhalsfraktur.**
    - Sie zeigt sich oftmals durch **Schmerzen** in der betroffenen Hüfte, sowie durch eine **Verkürzung und Außenrotation** des Beines.
    - Die Patienten müssen schonend gerettet werden, z. B. mit **Schaufeltrage und Vakuummatratze.**
    - Auch wenn dies präklinisch oftmals nicht deutlich wird, spielt Zeit eine wichtige Rolle bei der Versorgung der Patienten, eine sofortige Vorstellung in einer **Unfallchirurgie** ist daher dringend geboten.
  - Auch **Kopfplatzwunden** sind typische Verletzungen, die als Folge von Stürzen auftreten können.
    - Betroffen sind vor allem Kinder und Menschen über dem 75. Lebensjahr.

23.3 Besonderheiten bei der Versorgung älterer Menschen

Um einen älteren Menschen als medizinischen Notfall adäquat versorgen zu können, sollte man sich vorab **mit den Besonderheiten älterer Menschen vertraut gemacht haben.** Das Auseinandersetzen mit der Funktionsweise von Hörgeräten, Gehhilfen und anderen Alltagshelfern älterer Menschen schafft Sicherheit beim Rettungsfachpersonal.

Besonders wichtig ist es, sich auf ältere Patienten einzulassen und ihre Verhaltensweisen zu akzeptieren. Manche Menschen haben genaue Vorstellungen, was beispielsweise vor dem Verlassen des Hauses zu erledigen ist – und das ist eben auch zu erledigen, wenn der Krankentransport vor der Tür steht.

Ein unsicherer Gang, verlangsamte Bewegungsabläufe und oftmals diffuse und unkonzentrierte Antworten im **Anamnesegespräch** gehören zum Alltag. Es ist wichtig, sich vollständig darauf einzulassen und zu wissen, dass die Behandlung und Betreuung älterer Patienten im rettungsdienstlichen Einsatz ein einfühlsames, aufmerksames und zugewandtes Verhalten erfordert.
Die Erfahrungen zeigen, dass es sich häufig um **weniger gravierende Notfälle** als vielmehr um **chronische Probleme** handelt.

Aufgabe des Rettungsdienstes ist es, im Rahmen der Anamnese die akuten und neuen Probleme zu identifizieren. Die Symptome, die zur Alarmierung des Rettungsdienstes geführt haben, sollen identifiziert und zu „Dauersymptomen" durch Vorerkrankungen abgegrenzt werden.

FALLBEISPIEL

Betrachten wir an dieser Stelle einen Einsatz, wie er durchaus in der Praxis vorkommen kann. Die Einsatzmeldung lautet: „84-jährige Patientin, Synkope". Beim Eintreffen am Einsatzort wird eine ältere Dame angetroffen, welche angibt, dass sie sich auf dem Weg zur Toilette befand und ohne ersichtlichen Grund zu Fall kam.

Im Rahmen der Anamnese ist es von entscheidender Bedeutung, Symptome, mögliche Verletzungen sowie die Ursache des Ereignisses zu ermitteln. Der Fokus richtet sich auf das Herz-Kreislauf-System, wobei im Rahmen des Alterungsprozesses diverse Veränderungen zu beobachten sind, die einen Notfalleinsatz begründen könnten:

Im Alter nimmt die Elastizität der Blutgefäße ab, was mit einer erhöhten Gefahr für Arteriosklerose und Herzinfarkte einhergeht. Des Weiteren ist eine Veränderung der Herzstruktur zu beobachten. Es kommt zu einer Einlagerung von Bindegewebe, was eine Abnahme der Kontraktionskraft zur Folge hat. Dies resultiert in einer verminderten Herzauswurfleistung, wodurch eine Minderversorgung des gesamten Körpers mit Sauerstoff bedingt ist. Auch das Gehirn ist von diesen Veränderungen betroffen, was sich in Form von Schwindel, Benommenheit und einer verlangsamten Reaktionszeit äußern kann. Auch die Herzklappen sind vom Prozess des Alterns und der Degeneration betroffen. Insbesondere Aortenstenosen manifestieren sich gehäuft im höheren Lebensalter und können zu den zuvor beschriebenen Symptomen führen.

MERKE

Die Diagnosestellung ist bei Patienten mit vielen Vorerkrankungen wesentlich schwieriger und erfordert eine umfangreiche strukturierte Anamnese.

23.3.1 Verhalten im Umgang mit geriatrischen Patienten

Viele Menschen leiden im hohen Alter unter Einschränkungen. Häufig kann mit wenig Aufwand das eigene Verhalten adäquat adaptiert werden. Ein ruhiges Auftreten mit verständlicher, ggf. einfacher Sprache hilft den Patienten mit verlangsamter Reaktion, das Rettungsfachpersonal zu verstehen. Dabei ist besonders wichtig, dass dem Patienten in der Kommunikation mit dem Rettungsfachpersonal ausreichend Zeit eingeräumt wird auf Fragen zu antworten.

Durch **altersbedingte, verzögerte Reaktionen** im aktivierenden Bereich des vegetativen Nervensystems (Sympathikus) können Patienten häufig nicht mehr sicher gehen. Es ist also mit **Gleichgewichtsstörungen** und **Gangunsicherheiten** zu rechnen. Das Rettungsfachpersonal kann dem entgegenwirken, indem Lageänderungen langsamer erfolgen und angekündigt werden.

Auch die **Sinnesorgane unterliegen degenerativer Veränderung,** wodurch Patienten schlechter hören und sehen können. Durch Abnahme der Linsenelastizität kommt es beim Sehen zu verzögerter Anpassung an veränderte Lichtverhältnisse. Es kann also ein erhöhtes Sturzrisiko gegeben sein, wenn der Patient, z. B. aus dem dunklen Schlafzimmer in den normal beleuchteten Flur läuft. Das Rettungsfachpersonal kann den Patienten beim Laufen unterstützen und ggf. an der Hand oder unter dem Arm führen bzw. stützen.

Auch die Bildung neuronaler Verknüpfungen ist mit zunehmendem Alter immer schwieriger. Damit ist der **Umgang mit unbekannten Situationen** wie einer Notfallsituation in der eigenen Wohnung eine große Herausforderung.

Der Rettungsdienst kann hier – wenn medizinisch vertretbar – geduldig sein und durch einfache Anweisungen auf den Patienten eingehen. Wenn etwas nicht verstanden wird, kann man es mit einer anderen Formulierung versuchen. Es kann Bekanntes eingebunden werden und mit einer aktuellen Anweisung verknüpft werden. Beispielsweise „Führen Sie die Hand zur Nase. So, als wenn Sie sich die Nase putzen wollen". Dem Patienten ist dann unbedingt Zeit einzuräumen, um Gesagtes zu verarbeiten.

Durch den Abbau von Motoneuronen nimmt die **Feinmotorik** der älteren Patienten ab. Dadurch dauern alltägliche Dinge, wie das Zuknüpfen eines Hemdes oder das Umdrehen eines Schlüssels im Schloss erheblich länger an. Auch hier ist Geduld gegenüber dem Patienten angezeigt. → Tab. 23.2

23.3.2 Besonderheiten in Senioreneinrichtungen

Der Einsatzort „Altenheim" dürfte den meisten Mitarbeitern im Rettungsdienst geläufig sein. Kaum eine Schicht vergeht, in der der Rettungsdienst nicht wenigstens in eine Senioreneinrichtung alarmiert wird. Für den Patienten stellt die Senioreneinrichtung häufig bereits einen vertrauten Ort dar, an dem er sich dauerhaft aufhält und Mitbewohner für ihn bekannte Personen geworden sind.

Ein wesentliches Merkmal unterscheidet einen Notfall in einer Seniorenwohnanlage von einem üblichen Einsatz. In der Regel ist es nicht der Patient selbst, der den Rettungsdienst alarmiert, sondern das dort tätige Personal, welches sich um einen seiner Bewohner sorgt. Unfallchirurgische, internistische und neurologische Notfälle gehören zum allgemeinen Einsatzspektrum.

Beim Personal vor Ort handelt es sich um ausgebildete Pflegefachpersonen bzw. Pflegeassistenten, welche eine Erstversorgung gewährleisten und Auskunft über den Patienten geben können. Anders als in der häuslichen Umgebung wird es ein Übergabegespräch zwischen Pflegekraft und Rettungsdienst geben. Häufig halten Senioreneinrichtungen für Notfälle und Transporte einen Überleitungsbogen mit Vorerkrankungen, Allergien und Medikamenten bereit und haben die Krankenversicherungskarte bereits herausgesucht, um den Transport nicht unnötig in die Länge zu ziehen.

MERKE

Pflegekräfte sind in der Erstversorgung von Notfällen geschult. Sie haben allerdings zahlreiche andere Aufgaben und viele andere Patienten. Es ist Verständnis geboten, wenn nicht alle Unterlagen für einen Transport bereitstehen.

Veränderung im Alter	Erfordernisse im rettungsdienstlichen Vorgehen
• Kontraktionskraft des Herzens nimmt ab • Sauerstoffminderversorgung, u. a. verlangsamte Reaktion • Degeneration der Herzklappen, Auswurfstörung	• Ruhiges Auftreten • Verständliche, einfache Sprache anwenden • Patienten Zeit geben, um Informationen zu verarbeiten und Anweisungen zu befolgen • Mit verminderter Kraft beim Patienten rechnen
• Verzögerte Sympathikusreaktion • Orthostatische Dysregulation	• Mit Gangunsicherheit rechnen • Mit Orthostase beim Aufstehen rechnen • Lageveränderungen langsam durchführen
• Neuronale Verknüpfungen werden immer schwerer gebildet • Einstellen auf unbekannte Situationen immer schwerer	• Deutlich sprechen, nicht schreien • Möglichst tiefe Tonlage wählen • Patienten beim Sprechen anschauen • Inhalte ggf. wiederholen • Aufforderungen einzeln formulieren • Sätze ggf. umformulieren • Zeit geben, um Gehörtes zu verarbeiten • Erklärungen mit bekanntem verknüpfen
• Zunehmender Abbau von Motorneuronen • Feinmotorik nimmt ab	Zeit geben, um z. B. Mantel zuzuknöpfen
• Elastizität der Linse nimmt ab • Verzögerte Anpassung an sich ändernde Lichtverhältnisse	Sturzgefahr bei Lichtwechsel beachten

Tab. 23.2 Erfordernisse des Rettungsfachpersonals im Einsatz mit älteren Menschen

23.3.3 Kommunikation mit älteren Menschen

Grundsätzlich gilt es, erwachsene Patienten – wenn bekannt – mit ihrem **Nachnamen** anzusprechen. Ein professionelles Auftreten bringt das Siezen, also die Verwendung der **„Sie-Form"** als respektvolle Höflichkeitsform, mit sich. Stellen Sie sich unbedingt mit Nachnamen und ggf. Funktion vor. Sofern möglich, sollte die **Gesprächsführung** kontinuierlich **bei einer Person** liegen.

PRAXISTIPP

Versuchen Sie, Blickkontakt zu halten und sich zunächst auf den Patienten zu konzentrieren, bevor Sie mit Angehörigen oder Pflegekräften über ihn sprechen.

Für Menschen mit Schwerhörigkeit sind Mimik und Gestik noch wichtiger, als sie es sowieso sind, und sollten unbedingt beachtet werden. Dabei gilt es zum einen, **auf die eigene Körpersprache zu achten,** und zum anderen, sensibel und empfänglich gegenüber dem Patienten zu sein.

Im Hinblick auf die Degeneration des Hörorgans ist Rücksichtnahme gegenüber dem Patienten geboten, z. B. durch **langsames und deutliches Sprechen in kurzen Sätzen.** Niemals sollte man schreien. Im Gegenteil: Eine tiefe Tonlage und Blickkontakt erleichtern es dem Gegenüber, das Gesprochene wahrzunehmen. Man sollte sich grundsätzlich darauf einstellen, dass man Inhalte ggf. mehrfach wiederholen muss, bis sie verstanden werden.

Nicht nur Schwerhörigkeiten, sondern auch kognitive Einschränkungen können dazu beitragen, dass der Rettungsdienst nicht verstanden wird. Um dem entgegenzuwirken, ist es sinnvoll mit **einfachen Worten** Gespräche zu führen und medizinische Fachwörter zu vermeiden. Im Rahmen der Anamnese müssen zahlreiche Fragen gestellt werden. Es ist zielführend, nur eine Frage zu stellen und die Antwort zunächst abzuwarten, bevor die nächste Frage gestellt wird. Wichtig ist, dass der Patient nicht unterbrochen wird, sondern ihm zugehört und die Gelegenheit gegeben wird, sein Anliegen auszudrücken.

PRAXISTIPP

Jeder Mensch hört und versteht unterschiedlich gut im Alter. Versuchen Sie es zunächst mit einer normalen Ansprache (Lautstärke, Geschwindigkeit etc.), bevor Sie lauter werden.
Sollten Umgebungsgeräusche das Gespräch erschweren, versuchen Sie diese abzustellen, ggf. können Hilfsmittel wie das patienteneigene Hörgerät erforderlich sein. Nehmen Sie solche Hilfsmittel, wenn möglich, mit in die Klinik.

Patienten, die einen Schlaganfall erlitten haben, können neben Hörschädigungen auch Sprachstörungen aufweisen. Der Rettungsdienst kann hier durch kurze Ja-Nein-Fragen ein Gespräch vereinfachen. Weitere Informationen auch im Kapitel zur Kommunikation mit Beteiligten (→3.4.2).

Demenz

Menschen, die unter einer demenziellen Erkrankung leiden, bedürfen einer besonderen Ansprache. Es gilt, demenzerkrankte Patienten in ihren Gefühlen zu bestätigen und ihnen zu helfen, negative Gefühle zu bewältigen. Naomi Feil hat ab 1963 diese Grundsätze als Validationskonzept entwickelt. Im Mittelpunkt stehen das Wohlbefinden und die Zufriedenheit des Erkrankten.

Im Rettungsdienst steht daher die Vermittlung von Sicherheit und dadurch die Reduzierung von Stress im Vordergrund. Sollten sich Patienten aggressiv verhalten, ist das meist die Folge von Hilflosigkeit bzw. Angst. Durch das angepasste Verhalten des Rettungsfachpersonals kann hier häufig Abhilfe geschaffen werden. Blickkontakt und ein Gespräch auf Augenhöhe helfen, die Aufmerksamkeit Betroffener zu lenken.

Mit Formulierungen wie „Ich merke, dass Sie sehr verängstigt sind. Ich bin bei Ihnen." können Sie die Gefühle wahrnehmen und spiegeln.

PRAXISTIPP

1. Kurze einfache Sätze bilden (z. B.: „Wir helfen Ihnen jetzt." Gegebenenfalls in anderer Wortwahl wiederholen.
2. Eindeutige Ja-/Nein-Fragen stellen (z. B. „Sind Sie gestürzt?").
3. Nicht verstandene Sätze oder Fragen umformulieren.
4. Negativformulierungen vermeiden.
5. Augenkontakt halten.
6. Sanft und leise sprechen, Ruhe ausstrahlen.
7. Ggf. vorsichtigen Körperkontakt herstellen.
8. Verwendung von Sprichwörtern/Metaphern

Das **Validationskonzept** geht davon aus, dass es für das Verhalten eines Gegenübers immer einen Grund gibt. Durch Akzeptanz und das Spiegeln von Gefühlen mit eigenen Worten gibt man dem Patienten das Gefühl verstanden zu werden. Das Rettungsfachpersonal sollte genau dieses Ziel verfolgen.

MERKE

Der Patient sollte ernst genommen werden und es sollte Sicherheit vermittelt werden. Das vorherrschende Gefühl des Patienten ist wahrzunehmen und zu eigenen Worten zu spiegeln. Insgesamt ist ein wertschätzendes Verhalten förderlich.

IM FOKUS

Besonderheiten bei der Versorgung älterer Menschen

- **Grundsätzliche Herangehensweise;**
  - Rettungssanitäter sollten sich möglichst früh mit der Funktionsweise von **Hilfsmitteln** für ältere Menschen auseinandersetzen.
  - Menschen, insbesondere ältere Menschen, verdienen es, dass man sich auf ihre Verhaltensweisen einlässt.
  - Es braucht oftmals mehr **Geduld,** z. B. bei der Anamnese-Erhebung.
  - Akute Symptome müssen von **„Dauer-Symptomen"** abgegrenzt werden.
  - Die Diagnosestellung ist bei Patienten mit vielen Vorerkrankungen schwieriger und erfordert eine umfangreiche Anamnese.
- **Verhalten im Umgang mit älteren Menschen:**
  - Ruhiges Auftreten
  - **Verständliche und einfache Sprache** (deutlich, möglichst tief sprechen, keine komplizierten Satzstrukturen, geschlossene Fragen)
  - Patienten **Zeit** geben.
  - Mit **Unsicherheiten,** sowohl psychisch als auch physisch, rechnen.
  - Immer mit unvorhergesehenem Verhalten und Gangunsicherheit rechnen.
- **Besonderheiten in Senioreneinrichtungen:**
  - Zumeist wird der Rettungsdienst nicht durch die Patienten, sondern durch **Pflegekräfte** verständigt.
  - Die Einsatzgründe sind oftmals unfallchirurgisch, neurologisch oder internistisch.
  - Die Pflegekräfte sind **Fachkräfte.** Es sollte immer eine strukturierte Übergabe durchgeführt werden.
  - Außerdem stehen oftmals viele Patientenunterlagen, besonders wichtig ist der **Pflegeüberleitungsbogen,** der unter anderem Kontakttelefonnummern und Informationen zu Vorerkrankungen und Medikation enthält, zur Verfügung.
- **Kommunikation mit älteren Menschen:**
  - Sie kann sowohl durch kognitive **(Demenz)** als auch durch wahrnehmungsbedingte **(Schwerhörigkeit)** Störungen erschwert sein.
  - Einige **Tipps** haben sich für die **Praxis** bewährt:
    1. Kurze einfache Sätze bilden (z. B.: „Wir helfen Ihnen jetzt.")
    2. Eindeutige Ja-/Nein-Fragen stellen (z. B.: Sind Sie gestürzt?)
    3. Nicht verstandene Sätze oder Fragen umformulieren.
    4. Negativformulierungen vermeiden.
    5. Augenkontakt halten.
    6. Sanft und leise sprechen, Ruhe ausstrahlen.
    7. Ggf. vorsichtigen Körperkontakt herstellen.
    8. Verwendung von Sprichwörtern/Metaphern

WIEDERHOLUNGSFRAGEN

1. Beschreiben Sie den Bevölkerungsaufbau Deutschlands (→ 23.1).
2. Welche drei Größen werden zur Beschreibung der Bevölkerungspyramide herangezogen und wie haben sich diese Größen auf die Form der Bevölkerungspyramide in Deutschland ausgewirkt? (→ 23.1).
3. Wie hoch ist der Anteil der über 67-Jährigen in Deutschland voraussichtlich im Jahr 2041, und welche Konsequenzen hat diese Entwicklung für das Gesundheitssystem? (→ 23.1).
4. Welche Faktoren erschweren die Diagnosestellung bei älteren Patienten? (→ 23.2).
5. Welche neurologischen Erkrankungen stellen den Rettungsdienst vor Herausforderungen? (→ 23.2.1).
6. Welche Besonderheiten und Risiken bestehen bei Blutdruckstörungen im Alter? (→ 23.2.1).
7. Welche Symptome und Risikofaktoren sind typisch für einen Harnwegsinfekt, und warum kann er bei älteren Patienten potenziell lebensbedrohlich werden? (→ 23.2.1).
8. Welche Ursachen und Symptome kennzeichnen eine Exsikkose, und wie kann der Rettungsdienst präklinisch darauf reagieren? (→ 23.2.1).
9. Warum stürzen ältere Menschen häufiger, und welche Altersgruppen sind besonders betroffen? (→ 23.2.2)
10. Welche Maßnahmen sind bei der Versorgung einer Oberschenkelhalsfraktur besonders wichtig, und warum ist eine Reposition durch Rettungssanitäter nicht erlaubt? → 23.2.2)
11. Welche Maßnahmen kann das Rettungsfachpersonal ergreifen, um die Kommunikation und Zusammenarbeit mit älteren Patienten zu erleichtern? (→ 23.3.1)
12. Welche Maßnahmen helfen, eine stressfreie Kommunikation mit demenziell erkrankten Patienten zu fördern? → 23.3.3)

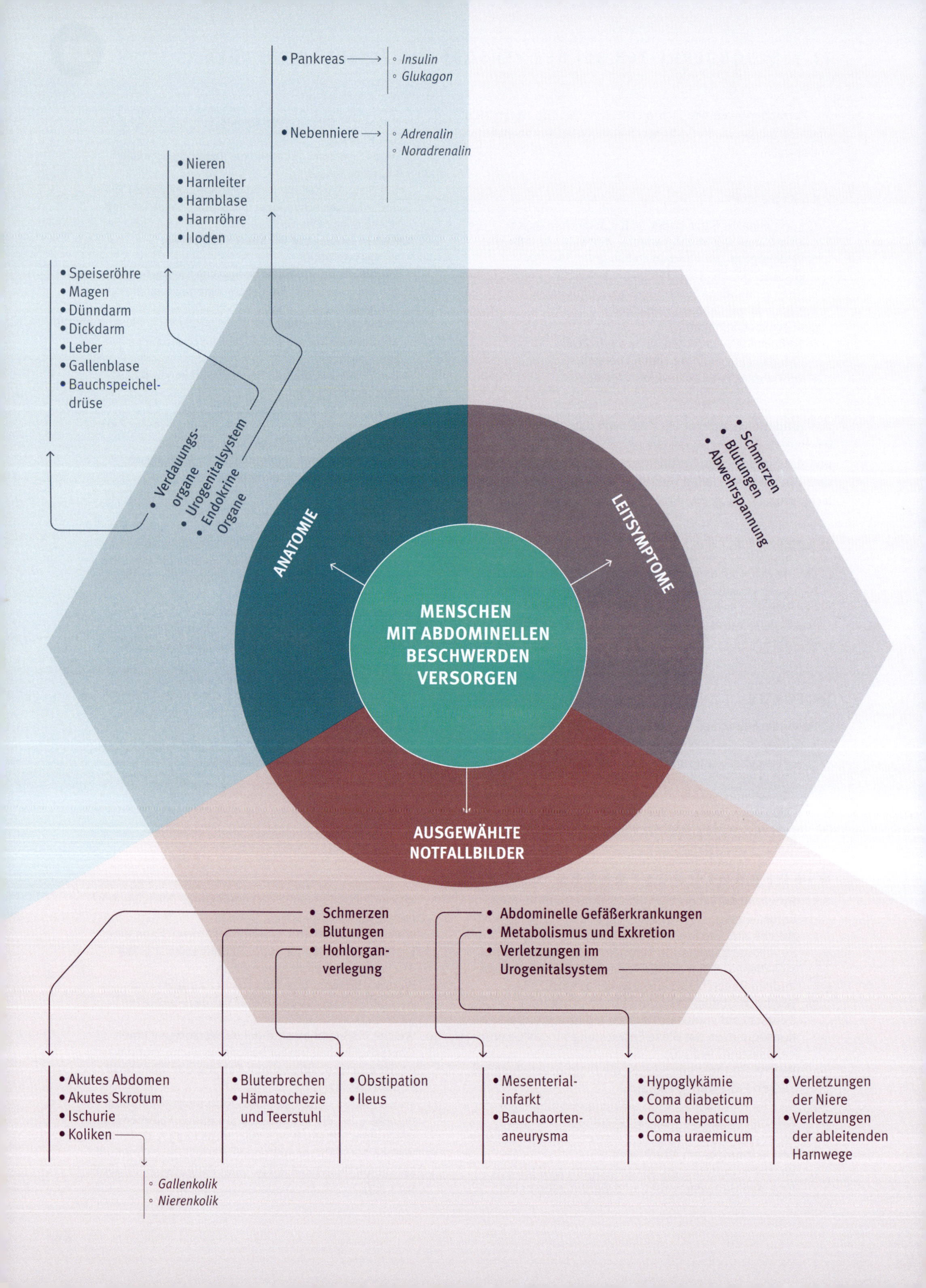

MENSCHEN MIT ABDOMINELLEN BESCHWERDEN VERSORGEN
ANATOMIE
• Verdauungsorgane
• Urogenitalsystem
• Endokrine Organe
• Speiseröhre
• Magen
• Dünndarm
• Dickdarm
• Leber
• Gallenblase
• Bauchspeicheldrüse
• Nieren
• Harnleiter
• Harnblase
• Harnröhre
• Hoden
• Pankreas
◦ Insulin
◦ Glukagon
• Nebenniere
◦ Adrenalin
◦ Noradrenalin
LEITSYMPTOME
• Schmerzen
• Blutungen
• Abwehrspannung
AUSGEWÄHLTE NOTFALLBILDER
• Schmerzen
• Blutungen
• Hohlorganverlegung
• Abdominelle Gefäßerkrankungen
• Metabolismus und Exkretion
• Verletzungen im Urogenitalsystem
• Akutes Abdomen
• Akutes Skrotum
• Ischurie
• Koliken
◦ Gallenkolik
◦ Nierenkolik
• Bluterbrechen
• Hämatochezie und Teerstuhl
• Obstipation
• Ileus
• Mesenterialinfarkt
• Bauchaortenaneurysma
• Hypoglykämie
• Coma diabeticum
• Coma hepaticum
• Coma uraemicum
• Verletzungen der Niere
• Verletzungen der ableitenden Harnwege

24

MENSCHEN MIT ABDOMINELLEN BESCHWERDEN VERSORGEN

Jürgen Luxem

FALLBEISPIEL

Ihr Team behandelt einen komatösen Patienten. Seine Ehefrau hatte den Rettungsdienst verständigt, nachdem sie ihn mit ausgeprägter Bewusstseinsstörung auf dem Sofa liegend vorgefunden hatte. Sie habe das Wochenende mit der gemeinsamen Tochter in einer anderen Stadt verbracht und sie seien heute erst zurückgekommen. Vor ihrer Abreise sei es ihrem Mann noch sehr gut gegangen. Er habe sich vorgenommen, deren Abwesenheit für ein paar Schreibtischtätigkeiten zu nutzen.
Der Patient ist kaltschweißig und blass. Er reagiert nicht adäquat auf Ansprache. Atmung und Puls sind beschleunigt, die Rekapillarisierungszeit ist mit 4 Sekunden deutlich verlängert. Der Patient zuckt, offenbar vor Schmerzen, zusammen, wenn Sie seine Bauchdecke berühren. Bei der Tastuntersuchung, die nur erschwert möglich ist, fällt die bretthart Bauchdecke auf. Der Blutdruck ist mit 80/50 mmHg außerordentlich tief. Die Temperatur ist mit 35,3 °C eher niedrig. Neben der sofortigen Sauerstoffgabe werden zwei i. v.-Zugänge angelegt. Da eine Anamnese nicht möglich ist, beschließt das Team ein Krankenhaus der Maximalversorgung anzufahren. Der Verdacht einer inneren Blutung steht im Raum. Der Patient benötigt dringend weiterführende diagnostische Maßnahmen, etwa eine Ultraschalluntersuchung oder ein CT.

LERNZIELE

- Die Lage der einzelnen Organe/Abschnitte des Verdauungsapparats und der Bauchorgane beschreiben
- Die Lage der Nieren und der Harn- und Geschlechtsorgane sowie deren Bau und Funktion erläutern
- Diffusion und Osmose erklären
- Säuren und Basen unterscheiden
- Schmerzqualitäten des akuten Abdomens wie Stärke, Beginn, Dauer, Intensität und Charakter benennen
- Spezifische Symptom (des akuten Abdomens einzelnen Krankheitsbildern zuordnen
- Gefahren und Komplikationen des akuten Abdomens benennen und erkennen
- Blutungen des Verdauungskanals voneinander unterscheiden
- Hohlorganverschlüsse erkennen und einzelnen Organen zuordnen
- Entzündliche Erkrankungen innerhalb des Abdomens voneinander unterscheiden
- Die Symptome einer Bauchaortenruptur nennen
- Die Krankheitsformen des Diabetes mellitus beschreiben
- Die Komaformen der Hyperglykämie benennen
- Eine Hypoglykämie erkennen und die angemessene Therapie einleiten
- Die beiden Formen des Leberkomas erkennen und voneinander unterscheiden
- Die Funktionsstörungen der Nieren beschreiben und den Krankheitsbildern zuordnen
- Den Verlauf der akuten Nierenschädigung beschreiben
- Die Ursachen der chronischen Nierenerkrankung nennen
- Eine Nierenkolik erkennen und die medikamentöse Therapie vorbereiten
- Die Ursachen eines Harnverhalts kennen und die wichtigste Therapiemaßnahme vorbereiten
- Unterscheidungsmerkmale von Hodentorsion und Epididymitis nennen
- Verletzungen der Nieren kennen und einschätzen
- Die Besonderheiten bei Verletzungen von Nieren und ableitenden Harnwegen erläutern
- Häufigkeiten und Folgen von Verletzungen der Nieren und der ableitenden Harnwege nennen
- Intra- und extrapelvine Verletzungen der Harnröhre unterscheiden
- Nötige Maßnahmen und ihre Grenzen in der präklinischen Versorgung von Nierenverletzungen oder Verletzungen der ableitenden Harnwege beschreiben und einordnen

24.1 Anatomie und Physiologie von Verdauung und Abdomen

Die rettungsdienstliche Tätigkeit konfrontiert das Rettungsfachpersonal häufig mit verschiedenen Notfallsituationen, in denen genaue Kenntnisse über Aufbau und Funktion des Abdomens und des Speiseweges erforderlich sind. Deshalb ist es wichtig, sich die physiologischen und anatomischen Grundkenntnisse des Magen-Darm-Trakts anzueignen, um entsprechend reagieren und handeln zu können.

24.1.1 Verdauungsorgane

Der Verdauungstrakt gliedert sich in mehrere Abschnitte, von denen jeder spezifische Aufgaben erfüllt, sei es bei der Nahrungsaufnahme, dem Transport, der Zerkleinerung, der Verdauung oder der Ausscheidung. Der menschliche Körper ist stets auf die Aufnahme von Nahrung angewiesen, die in ihre Bestandteile Kohlenhydrate, Fette und Eiweiße zerlegt wird. Diese dienen dem **Neuaufbau** von Körpersubstanz, Botenstoffen und Wirkstoffen sowie dem **Energiegewinn** für das Nervensystem, die Muskulatur und die Aufrechterhaltung aller Körperfunktionen.

Mundhöhle

In der Mundhöhle (→ Abb. 24.1) erfolgt neben der **Aufnahme** von Nahrung bereits deren **Zerkleinerung,** die grobe **Anpassung** an die Körpertemperatur und die enzymatische **Vorverdauung** durch den Speichel, der zusätzlich die Gleitfähigkeit verbessert. Ausgekleidet ist die Mundhöhle von einer **Schleimhaut,** die aus mehrschichtigem und unverhorntem Epithel besteht.

Der **Mundboden** wird durch im Unterkiefer quer gespannte Muskulatur gebildet. Nach oben wird die Mundhöhle durch den harten Gaumen begrenzt, der nach hinten in den weichen Gaumen ausläuft und im **Zäpfchen** (Uvula) endet. Der **harte Gaumen** besteht aus einer Knochenplatte des Oberkiefers **(Os palatinum),** die von einer dünnen Hautschicht überzogen ist. Der hintere Abschnitt besteht aus willkürlich beweglicher (quergestreifter) Muskulatur, die beim Schluckakt als Muskelwulst den Nasenrachenraum verschließt und somit einen regelrechten Transport des Nahrungsbreis über den Rachen in die Speiseröhre ermöglicht. Nach vorne und zur Seite hin grenzen die **Zähne** die Mundhöhle ab, die je nach Position unterschiedliche Aufgaben erfüllen (Schneiden, Mahlen). Zum Schlund hin endet die Mundhöhle in der **Rachenenge,** die beidseits von zwei bogenförmigen Muskeln begrenzt ist, zwischen denen je eine **Gaumenmandel** zu liegen kommt.

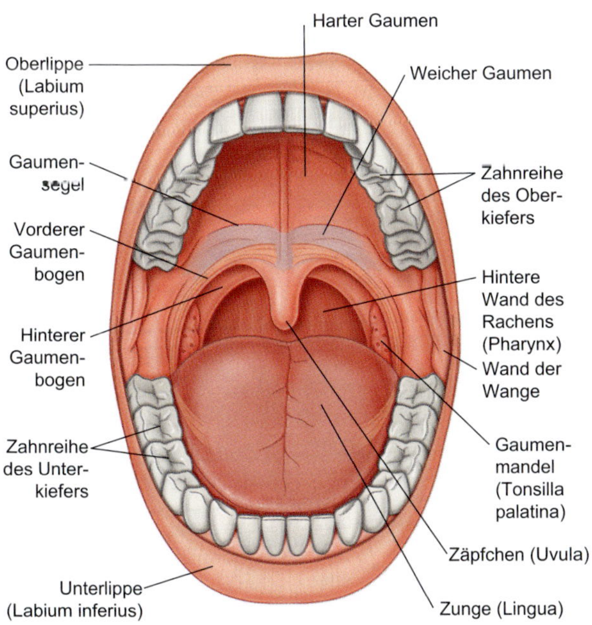

Abb. 24.1 Anatomie der Mundhöhle [E402]

Zähne (Dentes)

Die Zähne (**Dentes,** → Abb. 24.2) bestehen aus den Hartsubstanzen Zahnschmelz **(Enamelum),** Zahnbein **(Dentin)** und Zahnzement **(Cementum).** Im Inneren der Zähne befindet sich das Zahnmark (Pulpa), das Gefäße und Nerven enthält. Die Zähne ragen mit ihrer **Zahnwurzel** zapfenartig in den Kiefer, wo sie mittels vieler kleiner Bänder extrem fest aufgehängt sind. Die **Zahnkrone** ist von Zahnschmelz überzogen, der mit bis zu 97 % anorganischem Material (Kalzium, Phosphat) die härteste Substanz im menschlichen Körper ist. Im **Dentin,** das härter als Knochen ist, verlaufen in kleinen Kanälchen die Nervenfasern, die für die sensible Versorgung des Zahns zuständig sind.

Das **Milchgebiss** mit insgesamt 20 Zähnen entwickelt sich ab dem 6. Lebensmonat und ist im 2. Lebensjahr voll entwickelt. Ab dem 7. Lebensjahr erscheinen die ersten Zähne des **bleibenden Gebisses** mit insgesamt 32 Zähnen.

Zunge (Lingua)

Die Zunge **(Lingua)** besteht aus einem Zungenkörper **(Corpus linguae),** dem beweglichen **Zungenrücken** und dem feststehenden **Zungengrund.** Die Unterfläche der Zunge ist von einer sehr dünnen Schleimhautschicht überzogen, durch welche die einzelnen Zungenvenen gut sichtbar sind. Dank der extremen Beweglichkeit der Zunge ist diese in der Lage, mit ihrer Spitze jeden Punkt der Mundhöhle zu erreichen und die Nahrung sehr sensibel auf **thermische, geschmackliche und taktile Reize** zu untersuchen. Den hinteren Teil bildet der Zungengrund, der

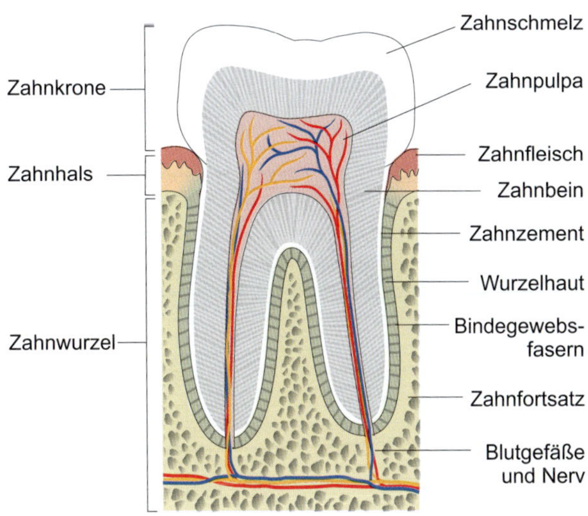

Abb. 24.2 Aufbau der Zähne [L190]

unmittelbar in den muskulösen Rachenschlauch **(Pharynx)** mündet. Die starke Verformbarkeit kommt der **Lautbildung,** dem Transport der Nahrung **(Schluckakt)** sowie der **Säuberung** des Mundes zugute. Auf der Oberfläche und an den Randbereichen befinden sich in charakteristischer Anordnung **Sinneszellen,** welche die Geschmacksempfindungen süß, salzig, sauer, bitter und umami („herzhaft") weiterleiten und für die Tastempfindlichkeit verantwortlich sind.

PRAXISTIPP

Aufgrund der guten Durchblutung der Zunge ist es möglich, Medikamente sublingual zu verabreichen. Diese Applikationsform ist für den Rettungsdienst, aufgrund ihrer niedrigen Invasivität und wegen des schnellen Wirkungseintritts, besonders geeignet.

Speicheldrüsen (Glandulae salivariae)

Neben kleinen, in der Mundhöhle versprengten Drüsen sind die drei wichtigsten und größten Speicheldrüsen **(Glandulae,** → Tab. 24.1) die Ohrspeicheldrüse **(Glandula parotis),** die Unterzungendrüse **(Gl. sublingualis)** sowie die Unterkieferdrüse **(Gl. submandibularis).** Das Sekret der kleinen Drüsen dient vor allem dazu, die Wände der Mundhöhle feucht und glatt zu halten, weswegen sie auch **Spüldrüsen** genannt werden. Das Sekret der großen Drüsen wird über Ausführungsgänge in die Mundhöhle abgegeben. Neben der Anfeuchtung der Mundhöhle leitet es mittels spezieller Enzyme **(Amylase)** auch die **Vorverdauung** und biochemische Aufspaltung der Nahrung in kleine Bruchstücke ein. Insgesamt werden täglich zwischen 0,5 und 1,5 l Speichel produziert. Auch hier steuert der Sympathikus (zähflüssiger Speichel) und der gegenspielende Parasympathikus (reichlich flüssiger Speichel) die Funktion.

Rachen (Pharynx)

Der Rachen (**Pharynx,** → Abb. 11.1) besteht aus einem muskulösen Schlauch, der mit Schleimhaut ausgekleidet und an der Unterseite des Schädels befestigt ist. Er verbindet den Nasenrachen und den Mundrachen mit der Speiseröhre und dient dem **Nahrungstransport** zum Magen mittels nach unten **(kaudal)** gerichteter Muskelwellen **(Peristaltik).** Eingeteilt wird er in drei Abschnitte:

- **Nasopharynx** (oberer Anteil)
- **Oropharynx** (mittlerer Anteil)
- **Laryngopharynx** (unterer Anteil)

Beim **Schluckakt** schiebt die Zunge den Nahrungsbrei willkürlich zum Rachen. Durch Berühren der sehr sensiblen Hinterwand und des Gaumens läuft eine Reflexkaskade ab, die durch Anheben des Gaumensegels den Nasenrachen abdichtet und durch Kontraktion des Pharynx und der Schluckmuskulatur die Nahrung befördert. Diese passiert den vom Kehldeckel abgedichteten Kehlkopf und gelangt in die Speiseröhre.

Drüse	Lage	Ausmündung
Glandula parotis	Grube zwischen aufsteigendem Unterkieferast und dem äußeren Gehörgang	Wangeninnenseite in Höhe der oberen Backenzähne
Glandula submandibularis	Innenseite des Unterkiefers	Neben dem Zungenbändchen
Glandula sublingualis	Auf einer Muskelplatte des Mundbodens	

Tab. 24.1 Speicheldrüsen

Speiseröhre (Ösophagus)

Die Speiseröhre (**Ösophagus,** → Abb. 24.3) ist ein muskulös-elastischer Schlauch, der den Pharynx mit dem Magen verbindet. Sie ist zwischen 22 und 25 cm lang und aus verschiedenen Muskelschichten aufgebaut, die den **Abwärtstransport** der Nahrung mithilfe der Peristaltik ermöglichen. Sie gliedert sich in drei Bereiche, die jeweils durch charakteristische und **physiologische Engstellen** (→ Tab. 24.2) begrenzt werden. In den oberen zwei Dritteln besteht sie aus quergestreifter Muskulatur, im unteren Drittel aus rein glatter Muskulatur. Im Halsteil verläuft die Speiseröhre direkt vor den Wirbelkörpern und hinter der Luftröhre, um im weiteren Verlauf hinter dem Herz durch das Zwerchfell in den Bauchraum einzutreten.

Engstellen im Verlauf der Speiseröhre	
1. Enge	In Kehlkopfhöhe (Ringknorpel), engste Stelle
2. Enge	In Höhe der pulsierenden Aorta
3. Enge	Beim Übertritt in den Zwerchfellschlitz

Tab. 24.2 Die Passagehindernisse der Speiseröhre

ACHTUNG

Krampfadern (Varizen) in der Speiseröhre können zu starken, mitunter lebensbedrohlichen Blutungen führen.

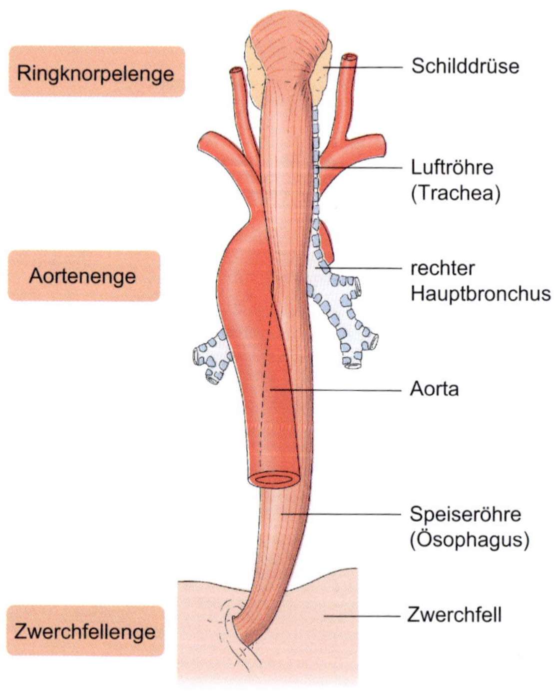

Abb. 24.3 Die Speiseröhre [L190]

Magen (Gaster)

Den Übergang von der Speiseröhre zum Magen **(Gaster)** bildet ein Schließmuskel aus zirkulär angeordneten Muskelfasern, die funktionell einer „chinesischen Fingerfalle" ähneln. Die Form des Magens variiert je nach Körperlage und Füllungszustand zwischen einem länglich gezogenen Muskelschlauch und einem hakenförmigen Beutel bei praller Füllung. Seine **Hauptaufgaben** bestehen im Zermahlen der festen Nahrung, der Emulgierung von Fetten und der Andauung von Nahrungsproteinen. Beim Erwachsenen fasst der Magen durchschnittlich 1,5 l. Die **Magenwand** (→ Abb. 24.4) besteht aus drei Schichten längs und ringartig angeordneter glatter Muskulatur, die durch rhythmische Kontraktionen den Mageninhalt „vermischen". Im Inneren ist der Magen von einer Schleimhaut überzogen, in der zylindrisch angeordnete Zellen (Zylinderepithel) formiert und die Magendrüsen in kleinen Grübchen eingelagert sind. In den **Magendrüsen** befinden sich speziell angepasste Zellen, die unterschiedliche Aufgaben erfüllen (→ Tab. 24.3).

Zelltyp	Produktion von ...
Nebenzellen	zähem, säurefestem Magenschleim, der die Schleimhaut überzieht und vor dem ätzenden Milieu optimal schützt
Hauptzellen	Vorstufen von eiweißspaltenden Enzymen (Pepsinogen), die zum Schutz der Zellen erst im Mageninneren durch die Salzsäure aktiviert werden (Pepsin)
Belegzellen	Salzsäure sowie dem „Intrinsic Factor", einem Glykoprotein, das die Resorption von Vitamin B_{12} für die Blutbildung ermöglicht

Tab. 24.3 Zelltypen der Magenschleimhaut

IM FOKUS

Organsteckbrief: Magen

Lage: Im linken Oberbauch, direkt unter dem Zwerchfell gelegen, verbindet der Magen Speiseröhre und Zwölffingerdarm.

Form/Abschnitte: im leeren Zustand faustgroßes Organ in der Form eines gekrümmten Beutels, der im gefüllten Zustand bis zu 2 l Volumen aufnehmen kann. Der Magen kann grob in drei Bereiche unterteilt werden. Der obere Teil (Fundus) grenzt sich zur Speiseröhre durch den Magenmund (Kardia) ab und sammelt die Nahrung. Im mittleren Teil (Korpus) wird die Nahrung zerkleinert und mit Verdauungssäften vermischt und durch wellenförmige Bewegungen in den unteren Teil (Antrum) in Richtung Magenausgang (Pförtner) bewegt.

Funktion: Der Magen regelt die Nahrungsaufnahme und Nahrungsabgabe, indem er aufgenommene Nahrung mithilfe von Verdauungsenzymen zerlegt, vermengt und speichert.

Wichtige Erkrankungen:
- Magengeschwür
- Magenentzündung
- Tumore

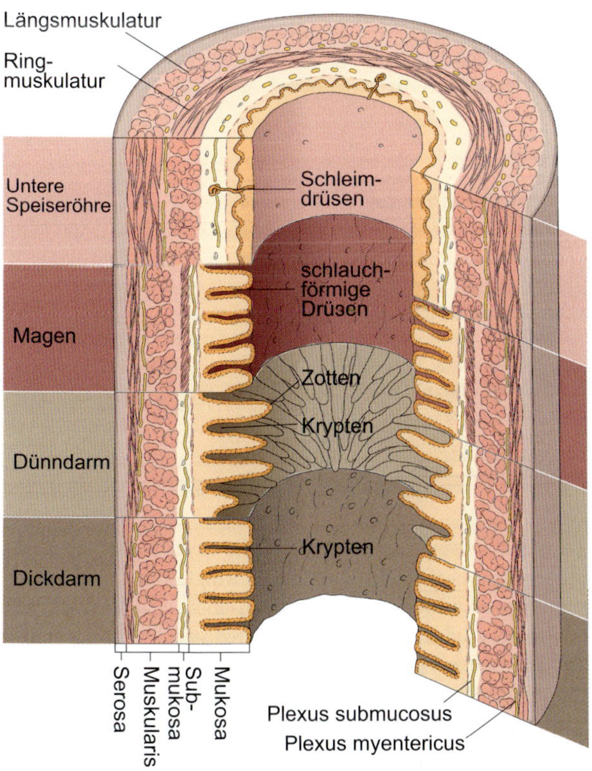

Abb. 24.4 Aufbau der Magenwand im Vergleich zu weiteren Wandstrukturen des Verdauungstrakts [L190]

Anatomisch wird der Magen in folgende Abschnitte gegliedert (→ Abb. 24.5, → Abb. 24.6):
- Als Magenmund **(Kardia)** bezeichnet man den funktionellen Schließmuskel beim Übergang vom Ösophagus in den Magen.
- In der Magenblase **(Fundus),** dem am höchsten gelegenen Abschnitt, sammelt sich überschüssige Luft.

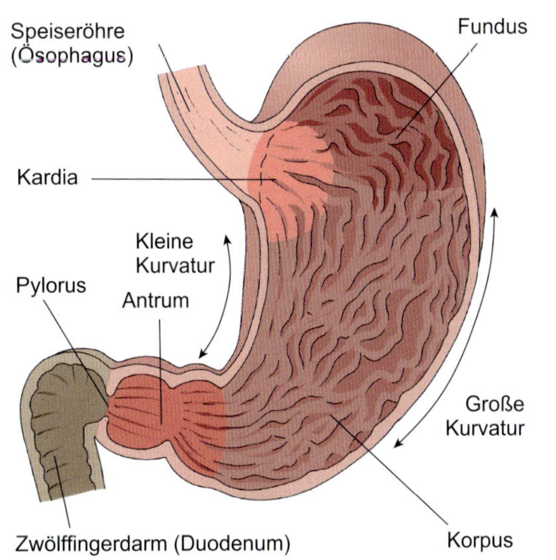

Abb. 24.5 Anatomie des Magens [L190]

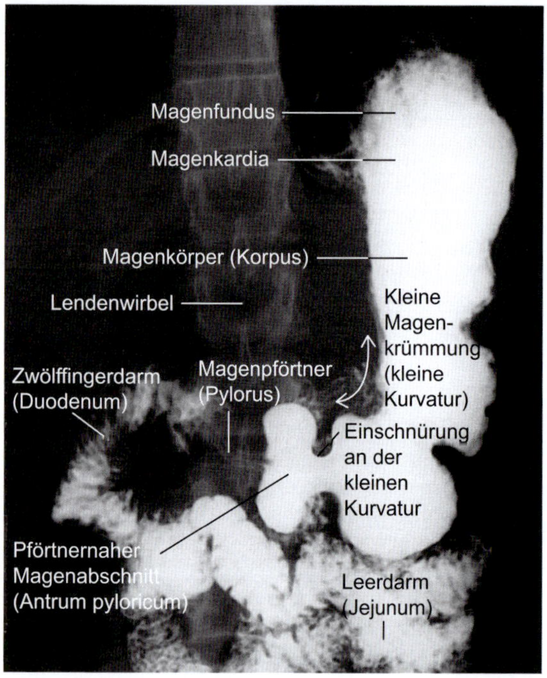

Abb. 24.6 Röntgenbild des mit Kontrastmittel gefüllten Magens [E530]

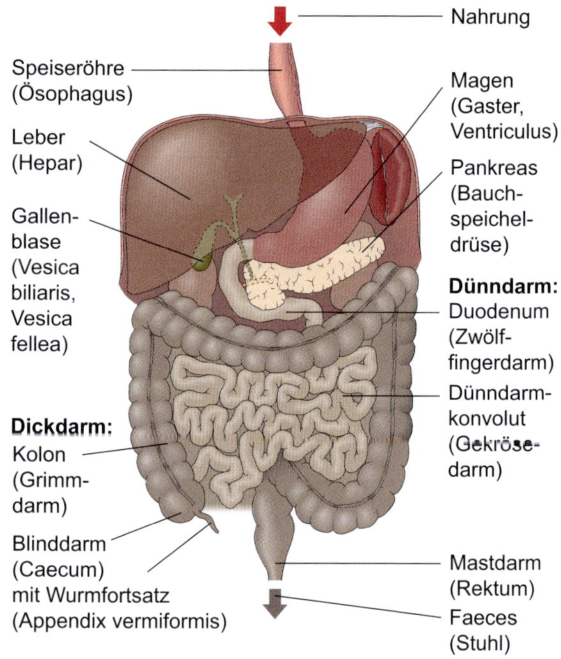

Abb. 24.7 Übersicht des Abdomens [L190]

- Der Magenkörper **(Korpus)** stellt den größten Bereich des Magens dar. Ober- und Unterrand beschreiben einen bogenförmigen Verlauf **(große und kleine Kurvatur).**

Den Pförtnervorraum **(Antrum pyloricum)** kann man sich als erweiterten Vorraum kurz vor dem Schließmuskel am Magenausgang (Pförtner, **Pylorus**) vorstellen, wo der gut durchmischte und fertig verdaute Nahrungsbrei **(Chymus)** portionsweise und vom vegetativen Nervensystem gesteuert in den Dünndarm abgegeben wird.

ACHTUNG

Stress oder die häufige Einnahme von Schmerzmitteln wie Acetylsalicylsäure (Aspirin®) hemmt die Schleimproduktion der Nebenzellen. Die nackte Schleimhaut wird durch die Säure angedaut und ein Magengeschwür kann sich bilden.

Darm (Intestinum)

Der Darm **(Intestinum)** lässt sich in zwei große Bereiche, den Dünn- **(Intestinum tenue)** und den Dickdarm **(Kolon)** einteilen, die sich jeweils in weitere kleinere Abschnitte untergliedern (→ Abb. 24.7).

Dünndarm (Intestinum tenue)

Der Dünndarm gliedert sich in drei Hauptabschnitte:
- Zwölffingerdarm (Duodenum)
- Leerdarm (Jejunum)
- Krummdarm (Ileum)

Den ersten Abschnitt des Dünndarms bildet der etwa 30 cm lange Zwölffingerdarm **(Duodenum),** der direkt nach dem Pförtner mit einer kleinen Erweiterung **(Bulbus duodeni)** beginnt. Beim Absteigen umgibt er den Kopf der Bauchspeicheldrüse **(Pankreas)** „C"-förmig, um direkt nach Überkreuzung der Bauchschlagader in den Leerdarm **(Jejunum)** überzugehen. In der Mitte des absteigenden Dünndarmschenkels mündet der gemeinsame Ausführungsgang **(Papilla Vateri)** von Leber und Bauchspeicheldrüse (→ 24.1.2), durch den die **Galle** und die weiteren Verdauungsenzyme zum Nahrungsbrei gelangen. Das Jejunum geht ohne scharfen Übergang in den längsten Teil des Dünndarms, den Krummdarm **(Ileum),** über.

IM FOKUS

Organsteckbrief: Zwölffingerdarm

Lage: größtenteils hinter dem Bauchfell im rechten Oberbauch direkt unter der Leber gelegen.
Form/Abschnitte: röhrenförmiges Hohlorgan, in der Frontansicht C-förmiger Verlauf.
Funktion: Verdauung des Speisebreis durch Zerlegung der Kohlenhydrate, Fette und Proteine mittels spezieller Enzyme.
Wichtige Erkrankungen:
- Zwölffingerdarmgeschwür
- Akute und chronische Entzündung
- Tumoren

Beim Erwachsenen ist der Dünndarm etwa 5–6 m lang. Das Schleimhautrelief weist unzählige **Ringfalten** und **Zotten** (Schleimhautaufwerfungen) auf, die zu einer erstaunlichen **Oberflächenvergrößerung** führen. Hierdurch steht dem Körper eine fast 400–500 m^2 große Austauschfläche für die Aufnahme der Nahrungsbestandteile zur Verfügung. Zum Ende des Dünndarms flachen die Ringfalten immer stärker ab. Während des gesamten Verlaufs ist der Dünndarm an einem Aufhängeband aus Bindegewebe, dem Gekröse **(Mesenterium),** befestigt. Hierdurch ist der gesamte Abschnitt sehr flexibel und dennoch fest aufgehängt.

Im **Mesenterium** verlaufen ferner zahlreiche Arterien, Venen, Lymphgefäße und Nervenfasern, die für die Versorgung des Darms und den Abtransport der Nahrungsbestandteile zuständig sind.

Dickdarm (Kolon)

Der Dickdarm gliedert sich in drei Hauptabschnitte:

- Blinddarm (Caecum) mit Wurmfortsatz (Appendix)
- Enddarm:
  - Grimmdarm (Kolon) mit vier Unterabschnitten
    - Aufsteigender Teil (Colon ascendens)
    - Querteil (Colon transversum)
    - Absteigender Teil (Colon descendens)
    - S-förmiger Teil (Sigma)
- Mastdarm (Rekturm) mit Ausgang (After)

Am Ende des Ileums trennt eine Klappe (**Bauhin-** oder auch **Ileozäkalklappe**) die beiden großen Darmbereiche ab. Unterhalb dieser Klappe bezeichnet man den Dickdarm als Blinddarm **(Caecum)**, der sich in einen sehr dünnen Bereich verjüngt. Bei diesem Anhängsel handelt es sich um den Wurmfortsatz **(Appendix vermiformis)**.

MERKE

Wird im Volksmund von einer Blinddarmentzündung gesprochen, so meint dies die Entzündung des Wurmfortsatzes und nicht des eigentlichen Blinddarms. Klinisch sollte man hier von einer **Appendizitis** sprechen.

Oberhalb der Bauhin-Klappe verläuft der aufsteigende Anteil des Dickdarms **(Colon ascendens)**, der steil nach oben führt und direkt unterhalb der Leber nahezu rechtwinklig **(rechte Kolonflexur)** in den Querdarm **(Colon transversum)** übergeht. Nach annähernd horizontalem Verlauf knickt der Dickdarm erneut rechtwinklig nach unten als absteigender Anteil **(Colon descendens)** ab. Der gesamte Dickdarm wird von drei schmalen Muskelbündeln **(Taenien)** begleitet, die als Längsbänder der Verkürzung des Darms und damit dem Transport des Nahrungsbreis dienen. Buckelförmige Ausbuchtungen **(Haustren)** und anschließende Einziehungen **(Plicae)** geben dem Dickdarm seine charakteristische und gekammert erscheinende Form. Die im linken Becken „S"-förmig verlaufende Darmschlinge wird als **Sigma** bezeichnet. Sie geht nach kurzer Strecke in den Enddarm **(Rektum)** über und endet schließlich im Analkanal **(Anus)**.

PRAXISTIPP

Aufgrund der guten Durchblutung des Analkanals ist auch hier die Applikation von Medikamenten (Rektiolen, Zäpfchen) möglich, bei der ebenfalls ein rascher Wirkungseintritt zu verzeichnen ist. Dabei sind Zäpfchen tief einzuführen.

Im etwa 1,5 m langen Dickdarm wird der **Kot** eingedickt und Wasser entzogen, um den Flüssigkeitsverlust möglichst gering zu halten. Die bakterielle Besiedlung des Dickdarms, vor allem durch den **Fäkalkeim** *Escherichia coli,* spaltet letzte noch unverdaute Nahrungsreste auf.

IM FOKUS

Organsteckbrief: Dickdarm

Lage: Der Dickdarm umgibt den Dünndarm wie ein Rahmen. Das Colon ascendens liegt hinter dem Bauchfell (retroperitoneal) und erstreckt sich vom rechten Unterbauch zum Brustkorb. Das Colon transversum liegt dagegen intraperitoneal, berührt sowohl Leber als auch Gallenblase, liegt an der Milz und berührt die linke Niere. Anschließend fällt das Colon descendens, nunmehr wieder hinter dem Bauchfell (retroperitoneal) gelegen, rechtwinklig als absteigender Anteil in Richtung Anus ab.
Form/Abschnitte: röhrenförmiges Hohlorgan, in der Frontansicht rahmenförmiger Verlauf.
Funktion: Dem Speisebrei wird Wasser entzogen und eingedickt. Parallel dazu wird ihm Schleim beigemengt, um ihn als Kot gleitfähig zu machen.
Wichtige Erkrankungen:

- Appendizitis
- Divertikulitis (Linksappendizitis)
- Akute und chronische Entzündungen

24.1.2 Abdominalorgane

Die **Abdominalorgane** gehören zwar streng genommen ebenfalls zu den Verdauungsorganen, sind jedoch aufgrund ihrer anatomischen Lage in der Bauchhöhle hier getrennt zusammengefasst. Sind die Organe vom Bauchfell überzogen bezeichnet man ihre Lage als **intraperitoneal,** liegen sie dahinter als **retroperitoneal.**

Die Abdominalorgane können zudem in Ober- und Unterbauchorgane unterteilt werden. Zu den **Oberbauchorganen** gehören Leber, Galle, Magen, Zwölffingerdarm (→ 24.1.1), Bauchspeicheldrüse und Milz. Zu den **Unterbauchorganen** gehören der Dünndarmdarm (ohne Zwölffingerdarm) und der Dickdarm (ohne Rektum) (→ 24.1.1).

Bauchspeicheldrüse (Pankreas)

Die Bauchspeicheldrüse (**Pankreas,** → Abb. 24.8) gliedert sich in den Kopf **(Caput pancreatis)**, den Körper **(Corpus pancreatis)** sowie den Schwanz **(Cauda pancreatis)**. Sie wiegt insgesamt ungefähr 70–120 g und misst in ihrem längsten Ausmaß zwischen 15 und 20 cm. Sie liegt den großen **Gefäßstämmen** (Bauchaorta und V. cava) auf und ist an ihrer Vorderfläche von **Bauchfell** überzogen (retroperitoneale Lage). In ihr verlaufen viele kleine Kanälchen, die sich zu dem im Inneren verlaufenden Bauchspeichelgang vereinigen. Kurz vor dem Austritt in den Zwölffingerdarm vereinigen sich der von der Leber kommende Gallengang und der Pankreasgang, um zusammen die Verdauungssäfte über die gemeinsame Papille (Papilla Vateri) in das Duodenum abzuleiten. Das Pankreas produziert zum Schutz vor Selbstverdauung nur unreife Vorstufen von eiweißspaltenden Enzymen **(Chymotrypsinogen, Trypsinogen)**, die erst im Dünndarm durch das dort herrschende Milieu aktiviert werden **(Chymotrypsin, Trypsin)**. Ferner bildet das Pankreas neben weiteren Enzymen wie **Lipase** (Fett spaltend) und **Amylase** (Kohlenhydrat spaltend) einen wichtigen **Säurepuffer (Bikarbonat)**, um die Magensäure zu neutralisieren.

Funktionell unterscheidet man den **Verdauungssäfte** produzierenden Anteil **(exokrin)** von dem Anteil, der die wichtigsten

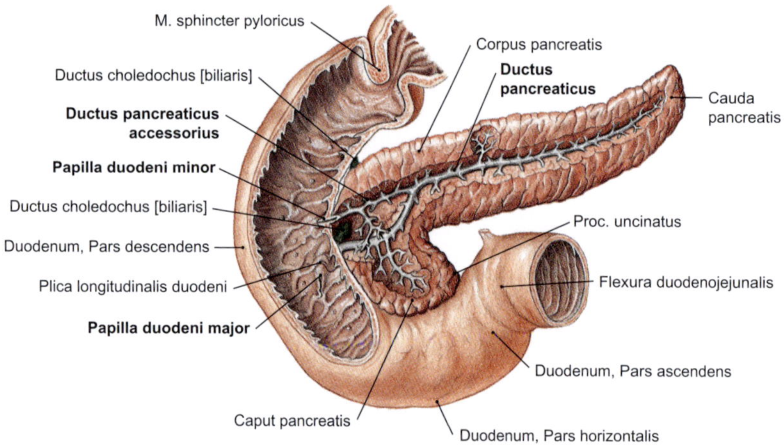

Abb. 24.8 Aufbau der Bauchspeicheldrüse und ihre Lagebeziehung zum Zwölffingerdarm [S700]

Zelltyp	Hormon	Funktion
A-Zellen	Glukagon	Erhöht den Blutzuckerspiegel durch Glykogenabbau in der Leber
B-Zellen	Insulin	Macht Zellmembranen durchlässiger für Zucker und erniedrigt den Blutzuckerspiegel durch erhöhte Aufnahme von Glukose in die Zellen
D-Zellen	Somatostatin	Hemmt die Ausschüttung von Insulin und Glukagon

Tab. 24.4 Zelltypen des endokrinen Pankreas

Hormone zur Regelung des Blutzuckerspiegels bildet **(endokrin).** In bis zu 1,5 Millionen kleinen Zellinseln **(Langerhans-Inseln, Inselorgan)** werden Letztere in drei verschiedenen Zelltypen gebildet (→ Tab. 24.4).

VIDEO

Pankreatische Enzyme und ihre Wirkung
https://ebooks.health.elsevier.com

IM FOKUS

Organsteckbrief: Bauchspeicheldrüse

Lage: dreifingergroße Drüse, die querverlaufend zwischen Zwölffingerdarm und der Milz liegt.

Form/Abschnitte: dreigeteilte Drüse (Kopf, Korpus, Schwanz) mit lappenartiger Struktur, exokrinem und endokrinem Anteil (Inselorgan).

Funktion: Das Pankreas ist zu 99 % exokrin. Das exokrine Pankreas bildet täglich 1,5–2 l Verdauungssaft, der in den Zwölffingerdarm abgegeben wird. In der lappenartigen Struktur, vorwiegend im Korpus und Schwanz, liegen endokrine Zellkomplexe (Langerhans-Inseln), die Hormone indirekt in das Blutsystem absondern.

Wichtige Erkrankungen:
- Pankreatitis
- Diabetes mellitus
- Tumore

Bauchfell (Peritoneum)

Das Bauchfell **(Peritoneum)** ist eine zarte Haut, die alle Oberflächen des Bauchraums und der Bauchorgane überzieht und so für eine „reibungslose" Verschiebbarkeit der Organe sorgt. Das Peritoneum besteht aus zwei Blättern, dem

- parietalen Blatt **(parietales Peritoneum),** das die Bauch- und Beckenhöhle auskleidende äußere Blatt des Bauchfells,
- viszeralem Blatt **(viszerales Peritoneum),** das die Bauchorgane überziehende innere Blatt des Bauchfells.

Alle vom Peritoneum vollständig umgebenen Organe liegen **intraperitoneal,** d. h. in der Bauchhöhle. Das Pankreas oder das Duodenum sind jeweils nur an der Vorderfläche vom Bauchfell überzogen und liegen damit **extra-** oder auch **retroperitoneal.**

Bei Darmverletzungen oder offenen Bauchtraumata gelangen Bakterien in die Bauchhöhle und führen dort zu einer Bauchfellentzündung **(Peritonitis).**

Leber (Hepar)

Die Leber (**Hepar,** → Abb. 24.9) ist das größte und wichtigste Stoffwechselorgan des Menschen. Sie ist rotbraun glänzend, wiegt beim Erwachsenen je nach Geschlecht und Konstitution bzw. Gesundheitszustand zwischen 1.200 und 1.800 g und kann in ihrer horizontalen Ausdehnung bis zur Milz reichen. Die **hohe Stoffwechselaktivität** der Leberzellen macht sie mit ca. 38 °C zum wärmsten Organ des menschlichen Körpers. Sie kommt direkt unter der rechten Zwerchfellkuppel zu liegen und ist mit ihrer Oberseite fest am Zwerchfell **(Diaphragma)** verwachsen. Von vorne betrachtet, gliedert sie sich in einen linken und einen rechten **Leberlappen.** Beide werden von einem festen Band getrennt und sind gleichzeitig daran aufgehängt. Von unten betrachtet, lassen sich noch zwei weitere Lappen abgrenzen, der quadratische und der schwanzförmige Leberlappen. Weiterhin sind an der Unterseite die wie in einer Kuhle eingebettete **Gallenblase,** die untere **Hohlvene** und die zugehörigen **Lebergefäße** (Pfortader, Leberarterie, Gallengang) zu sehen.

Die Leber ist von einem dünnen Maschenwerk an Kapillaren durchzogen, um die Leberzellen **(Hepatozyten)** möglichst stark mit Blut zu umspülen. Diese Blutversorgung dient zum einen der Versorgung der Zellen mit Nährstoffen und Sauerstoff (hohe Stoffwechselaktivität), zum anderen der weiteren Verwertung der aufgenommenen Nahrungsbestandteile. Die abführenden

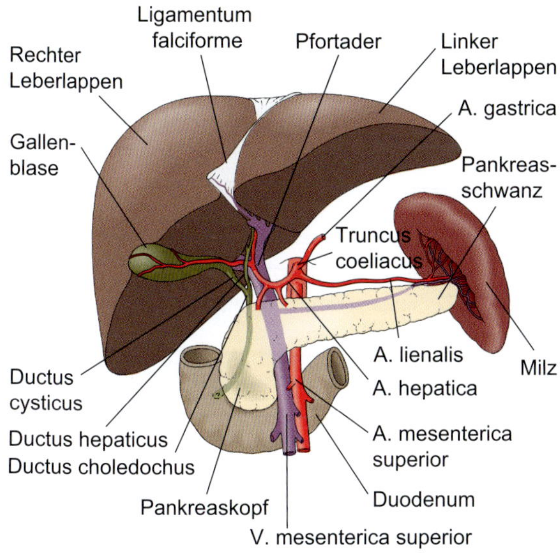

Abb. 24.9 Aufbau und Lagebeziehungen der Leber, Ansicht von vorn [L190]

Gefäße des unteren Magenabschnitts, der Milz (V. splenica) und nahezu des gesamten Darmabschnitts (die beiden Gekrösevenen, Vv. mesenterica superior und inferior) vereinen sich zur **Pfortader**, die das nährstoffreiche Blut der Leber zuführt. Lediglich die tiefer gelegenen Enddarmabschnitte leiten ihr Blut direkt in die untere Hohlvene und nicht zur Pfortader.

IM FOKUS

Organsteckbrief: Leber

Lage: im rechten Oberbauch gelegen, direkt unter der rechten Zwerchfellkuppel, querverlaufend bis zur Milz.

Form/Abschnitte: keilförmige ca. 2 kg schwere weich-elastische Drüse aus zwei großen und zwei kleineren Leberlappen.

Funktion: Zentralorgan des Stoffwechsels und größte Drüse im Körper. Sie ist als einziges Organ außer dem Herzen in zwei Blutkreisläufe eingebunden, die jeden Tag annähernd 2.000 l Blut (1,5 l/min) durch die Leber pumpen. Ihre Funktion ist die Entgiftung des Körpers von körpereigenen (Ammoniak) und körperfremden Stoffen (z. B. Medikamente), die Produktion von Bluteiweißen (Albumin, Gerinnungsfaktoren), Galle und Abwehrstoffen. Sie dient zusätzlich der Speicherung von Glykogen aus Glukose als Energiereserve.

Wichtige Erkrankungen:
- Hepatitis
- Leberzirrhose
- Gelbsucht (Ikterus)

Aufgaben der Leber: Produktion und Sekretion

Galle Täglich werden (von Hormonen und dem autonomen Nervensystem gesteuert) bis zu 800 ml **Galle** gebildet, die in der **Gallenblase** (s. dort) konzentriert wird. Die Galle besteht aus Wasser, Elektrolyten, Cholesterin, Lezithin und dem Gallenfarbstoff Bilirubin, der beim Abbau des roten Blutfarbstoffes **(Hämoglobin)** in der Leber entsteht. Durch die Galle werden die Fette im Dünndarm löslich **(emulgiert)** und damit resorbierbar gemacht. Der Cholesterinhaushalt wird reguliert und Medikamente und Fremdstoffe werden ausgeschieden. Um einen zu großen Verlust von Gallensalzen zu vermeiden, werden diese im terminalen Ileum zu einem großen Teil wieder resorbiert und zurück zur Leber transportiert **(enterohepatischer Kreislauf).**

Bluteiweiße (Plasmaproteine) Hierzu zählen u. a. die
- Serumeiweiße **(Albumin),** die durch osmotischen Druck die Flüssigkeit im Gefäßsystem halten,
- **Blutgerinnungsfaktoren,** die eine Blutstillung ermöglichen (Vitamin K ist hierfür ein wichtiger Aufbaustoff),
- **Enzyme, Lipoproteine** (Blutfette) und viele weitere.

Aufgaben der Leber: Speicherfunktion und Abgabe

Neubildung von Glukose (Glukoneogenese) Laktat (nach schwerer Arbeit vermehrt) und Glyzerin (aus dem Fettgewebe) dienen der Leber neben anderen Stoffen zur Glukoseneubildung. Diese kann in den Kreislauf abgegeben oder in Form von **Glykogen** (viele Zuckermoleküle aneinandergereiht) als Speicherform eingelagert werden. Bei erhöhtem Zuckerbedarf (Sport) kann das Glykogen sehr schnell zu Glukose abgebaut werden.

Bildung von Blutfetten Fettsäuren aus der Nahrung werden zusammen mit Cholesterin zu kleinen Fetttröpfchen verpackt und dienen den peripheren Zellen ebenfalls als Energiequelle.

Aufgaben der Leber: Entgiftung und Umwandlung

Die Leber wandelt Medikamente und körpereigene Stoffe um und scheidet sie über die Galle oder über die Nieren aus.

MERKE

Funktionsverluste der Leber (Entzündung, Alkohol) führen zu den vielfältigsten Krankheitssymptomen, wie beispielsweise zur Bauchwassersucht (Aszites, durch mangelnde Proteinbildung), zu Blutgerinnungsstörungen oder zur Gelbsucht.

Gallenblase (Vesica biliaris)

Die Gallenblase **(Vesica biliaris)** kann zwischen 40 und 70 ml Flüssigkeit speichern und ist sackartig aufgebaut. Sie gliedert sich in den Halsbereich **(Kollum),** den Körper **(Korpus)** und in den Boden **(Fundus).** Die Wand besteht aus zwei feinen Epithelschichten, zwischen denen eine dünne Muskelschicht liegt. Die von den Leberzellen **(Hepatozyten)** gebildete **Gallenflüssigkeit** fließt über kleine Kanälchen ab, die sich zu immer größer werdenden Kanälen und nachfolgend zu den großen Gallengängen zusammenschließen. Die vom linken und rechten Lappen ausgehenden Gallengänge **(Ductus hepaticus dexter und sinister)** vereinen sich zum gemeinsamen Gallengang und leiten ihre Flüssigkeit in die Gallenblase ab. Hier verbleibt die Galle, bis Nahrungsbrei in den Dünndarm gelangt und die Gallenblase aufgrund chemischer Reize zum Ausschütten ihres Inhalts angeregt wird. Die Galle fließt dann über den ableitenden Gang **(Ductus choledochus)** ab. Dieser vereint sich mit dem Gang der Bauchspeicheldrüse zu einem gemeinsamen Endstück und mündet schließlich über die **Papilla Vateri** in den Dünndarm.

Milz (Lien, Splen)

Die Milz **(Lien, Splen,** → Abb. 24.10) liegt im linken, hinteren, oberen Bereich der Bauchhöhle und beschreibt grob die Form einer Kaffeebohne. Sie ist rotbraun, beim Erwachsenen etwa

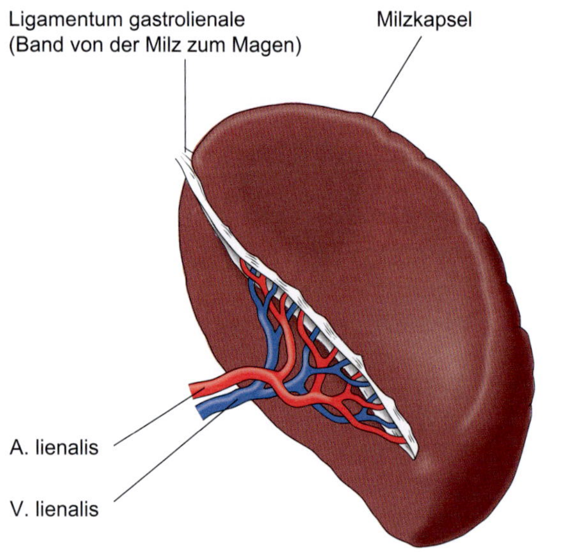

Abb. 24.10 Aufbau der Milz [L190]

11 cm lang, 4 cm dick und 7 cm breit und wiegt ungefähr 150 g. Die Milz ist das **größte lymphatische Organ** des menschlichen Körpers. Die Maße können je nach Körpergröße, Gesundheitszustand und Blutmenge stark variieren und beträchtliche Dimensionen annehmen. Die normale Milz liegt geschützt unter dem Rippenbogen und ist nicht tastbar. An ihrer Unterseite findet sich die Gefäßpforte **(Hilus),** an der die verhältnismäßig große Milzarterie und die Milzvene das Organ erreichen. An ihrer Oberfläche ist sie von einer bindegewebigen Kapsel überzogen, das Mark gleicht einem dichten Maschenwerk von Zellen.

Die Milz dient dem Körper als **Blutfilter;** sie „siebt" überalterte Erythrozyten aus, bildet und vermehrt weiße Blutkörperchen, speichert etwa ein Drittel der Blutplättchen und spielt eine wichtige Rolle bei der **Abwehr** von Erregern oder Fremdkörpern. Sie erhält ihr arterielles Blut über die A. splenica direkt aus der Aorta. Das venöse Blut fließt über den **Pfortaderkreislauf** in die Leber.

IM FOKUS

Organsteckbrief: Milz

Lage: im linken hinteren Oberbauch, intraperitoneal neben dem Magen und unter dem linken Zwerchfell gelegen, auf Höhe der 10. Rippe.

Form/Abschnitte: faustgroßes Filter- und Speicherorgan in Form einer Kaffeebohne. Beim Milzgewebe werden rote Milzpulpa (lat.: pulpa = Fleisch) und weiße Milzpulpa voneinander unterschieden. Die rote Pulpa besteht aus Blutgefäßen und umfasst etwa 80 % der Milz. Die weiße Pulpa ist in die rote eingebettet und besteht aus winzigen weißen Milzknötchen, in denen Lymphfollikel enthalten sind.

Funktion: Hauptfunktionen sind Immunabwehr und Blutreinigung. Als Bestandteil des Immunsystems lässt die weiße Milzpulpa die Lymphozyten innerhalb der weißen Blutkörperchen reifen und ist für ihre Speicherung verantwortlich. Als „Blutfilter" fungiert die rote Milzpulpa, indem sie verbrauchte rote Blutkörperchen und Blutplättchen aussondert. Eine weitere Funktion besteht als Blutspeicher zur Bevorratung wichtiger Blutzellen (Lymphozyten, Erythrozyten, Thrombozyten).

Wichtige Erkrankungen:
- Milzriss
- Milzvergrößerung (Splenomegalie) bei bestimmten Infektionserkrankungen
- Sepsisgefährdung nach Milzentfernung

VIDEO

Das Verdauungssystem im Überblick
https://ebooks.health.elsevier.com

24.2 Anatomie und Physiologie der Harnorgane, Nebenniere und männlichen Geschlechtsorgane

Zu den Harnorganen (→ Abb. 24.11) zählen die paarig angelegten Nieren mit den beiden Harnleitern, die Harnblase und die Harnröhre. Die **Funktion** der Nieren lässt sich in drei Bereiche unterteilen:

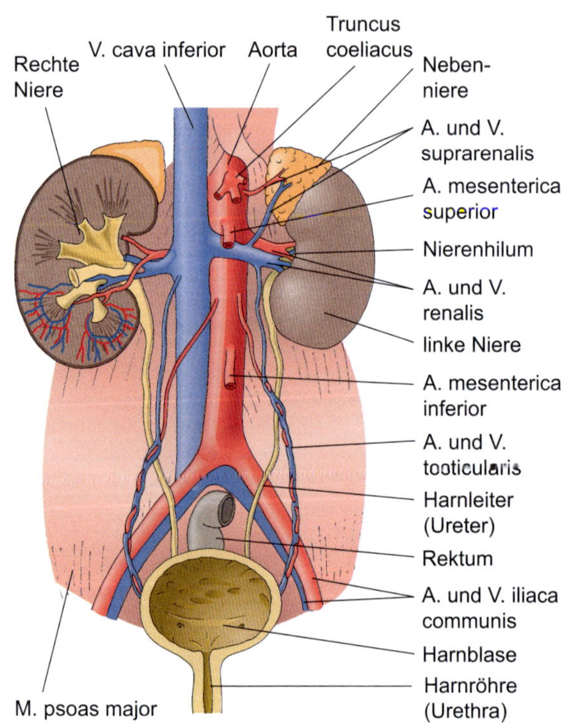

Abb. 24.11 Makroskopischer Aufbau und Lage des Harnsystems. Die rechte Niere ist im Längsschnitt dargestellt. Dieser zeigt in der oberen Hälfte die Markpyramiden mit ihrer Mündung in die Nierenpapillen. In der unteren Hälfte ist die Verzweigung der Blutgefäße innerhalb der Niere dargestellt. Auf den oberen Nierenpolen befinden sich die zum endokrinen System gehörenden Nebennieren. Die rechte Nebenniere ist im Längsschnitt dargestellt und lässt ebenfalls eine Gliederung in Rinde und Mark erkennen. [L190]

- **Entgiftung** (→ 24.2.1)
- **Ausgleich der Wasser- und Elektrolytbilanz** (→ 24.3)
- **Hormonbildung** (Erythropoetin (Blutbildung), Calcitriol (Vitamin D_3 Knochenstoffwechsel), Renin (Regulation Blutdruck und Salz-Wasser-Haushalt)

Die **Nieren** sind in Rinde und Mark gegliedert. Die Funktionseinheit der Niere ist das Nephron. Die **Nebennieren** sind den oberen Nierenpolen aufgelagert, gehören aber nicht zum Harnsystem. Sie sind endokrine Drüsen. **Geschlechtsorgane** dienen zur Fortpflanzung und damit der Arterhaltung.

MERKE

Die Nebennieren befinden sich oberhalb der Niere und sind kein Teil von ihr. Sie gehören zum endokrinen System und nicht zum Harnsystem.

24.2.1 Harnsystem

Das **Harnsystem** besteht aus den Nieren sowie den ableitenden Harnwegen, zu denen Nierenbecken, Harnleiter, Harnblase und Harnröhre gehören. Die Nieren produzieren den Harn, alle weiteren Teile des Harnsystems dienen dessen Transport, Speicherung und Ausscheidung.

Die **Funktion des Harnsystems** ist die Regelung des Gleichgewichts der Körperflüssigkeiten, durch die Blutfiltration und Bildung des Urins. Dadurch können toxische Substanzen oder Abfallprodukte des Stoffwechsels mit dem Harn aus dem Körper entfernt werden.

MERKE

Die Funktion des Harnsystems ist bei Frau und Mann gleich, es bestehen aber anatomische Unterschiede.

Niere

Die Niere **(Ren)** ist ein paarig angelegtes Organ, das beidseits der Wirbelsäule im rückwärtigen Raum der Bauchhöhle (retroperitoneal) gelegen ist (→ Abb. 24.11).

Die Nieren liegen atmungsverschieblich etwa zwischen dem 12. Brustwirbel und dem 3. Lendenwirbel. Wegen ihrer Nähe zur Leber steht die rechte Niere etwas tiefer als die linke Niere. Letztere befindet sich unter der Milz. Die Niere eines Erwachsenen wiegt zwischen 120 und 200 g. In ihrem Aussehen gleicht sie einer Bohne.

Als **Nierenhülle** werden drei Schichten zusammengefasst, welche die Niere außen umschließen:

- Die **Nierenkapsel** (Organkapsel) bildet die innerste Hüllschicht, besteht aus derbem Bindegewebe und ist mit dem Nierengewebe locker verbunden.
- Die **Fettkapsel** besteht aus Speicherfettgewebe und ist mit der Organkapsel locker verbunden.
- Ein **Fasziensack** umgibt als äußerste Schicht die Fettkapsel.

Die drei Schichten der Nierenhülle werden von den ein- bzw. austretenden Leitungsbahnen spaltförmig durchstoßen.

IM FOKUS

Organsteckbrief: Nieren

Lage: links und rechts der Wirbelsäule auf Höhe der 11./12. Rippe hinter dem Bauchfell (retroperitoneal) gelegen, außerhalb der Bauchhöhle.

Form/Abschnitte: bohnenförmiges, handgroßes Filterorgan. Die einzelne Niere besteht aus drei Zonen:

- Nierenbecken, hier sammelt sich der gebildete Urin und läuft über den Harnleiter nach unten Richtung Harnblase ab.
- Eigentliche Organmasse, bestehend aus Nierenmark und Nierenrinde

Funktion: Die Nieren reinigen den Körper von schädlichen Substanzen („Klärwerk des menschlichen Körpers"), indem die gesamte Blutmenge täglich ca. 300-mal durch die Nieren strömt (ca. 1.500–2.000 l) und die Schadstoffe mit dem Harn nach außen geleitet werden. Andererseits führen die Nieren Stoffe (Wasser, Glukose), die vom Körper noch benötigt werden, dem Blutkreislauf wieder zu. Die Nieren haben einen wichtigen Anteil an der Regulierung des Blutdrucks und des Wasser- und Elektrolythaushalts.

Wichtige Erkrankungen:

- Nierenkolik
- Nierenversagen (notwendige Dialyse)
- Nierenbeckenentzündung

Durchblutung

Die Niere ist außerordentlich gut durchblutet. Sie zeichnet sich in ihrem Inneren durch eine besondere Gefäßarchitektur aus, die den Feinbau und die Funktionsweise der Niere erklärt. Zwischen 20 und 25 % des Herzminutenvolumens fließen stetig aus der Aorta über die beiden Nierenarterien in die Nieren. Täglich fließen somit etwa 1.500 l Blut durch die Nieren, d. h. das gesamte Blut mehrmals.

Die Nierenarterie **(A. renalis)** teilt sich vielfach auf und gibt schließlich die zuführenden Arteriolen (**Arteriolae glomerularis afferentes** oder **Vas afferens**) ab, die in ein Kapillarknäuel, den Glomerulus, eintreten. Der **Glomerulus** ist ein spezialisiertes arterielles Kapillarnetzwerk, das aus etwa 30 Kapillarschlingen besteht. Aus dem Glomerulus wird das Blut über die abführenden Arteriolen (**Arteriolae glomerularis efferentes** oder **Vas efferens**) abgeleitet, die ein zweites Kapillarnetzwerk bilden **(Vasa recta).** Das zusammengeflossene venöse Blut gelangt über die Nierenvene **(V. renalis)** direkt in die untere Hohlvene.

Feinbau

Schon mit dem bloßen Auge lässt sich an einem Längsschnitt durch die Niere eine Gliederung in Rinde und Mark unterscheiden (→ Abb. 24.11):

- Die **Nierenrinde** liegt unmittelbar unter der Organkapsel und grenzt an das pyramidenförmige Nierenmark. Zwischen den Markpyramiden reicht die Nierenrinde säulenförmig in das Nierenmark hinein.
- Das **Nierenmark** besteht aus den Markpyramiden. Die Pyramidenbasis ist gegen die Nierenrinde gerichtet. Von der Basis der Markpyramide ragen Markstrahlen in die Nierenrinde, die im Wesentlichen aus Sammelrohren und gestreckten Nierenkanälchen bestehen.
- Die funktionelle Einheit (Elementarapparat) der Niere ist das **Nephron** (→ Abb. 24.12). Das Nierengewebe jeder Niere

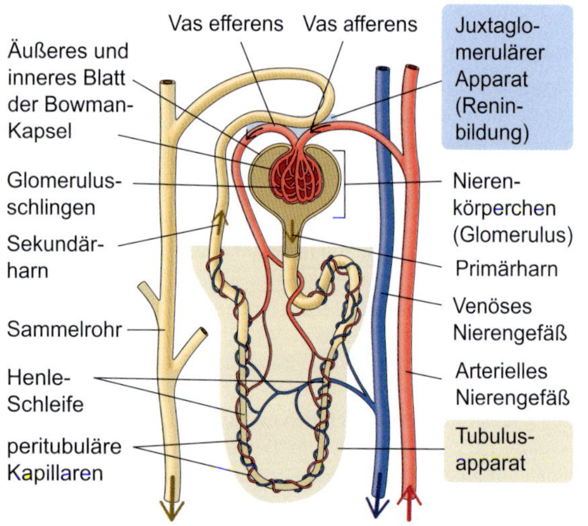

Abb. 24.12 Schematische Darstellung des Feinbaus der Niere. Zu sehen sind das Nephron mit Glomerulus und zu- und abführender Arteriole, Bowman-Kapsel und Tubulussystem mit peritubulären Kapillaren sowie der Verbindungstubulus und das Sammelrohr. [L190]

enthält etwa 1 Million dieser kleinen Filtereinheiten, die für „Blutwäsche" und Urinbildung zuständig sind. Jedes Nephron besteht aus dem Nierenkörperchen und dem dazugehörigen Harnkanälchen **(Tubulus).**

- Die in der Nierenrinde gelegenen **Nierenkörperchen** bestehen jeweils aus einem kapillaren Gefäßknäuel, dem Glomerulus, das von der Bowman-Kapsel, die als eine Art Auffangbehälter bereits den Beginn des Harnröhrensystems darstellt, umschlossen wird, dem Gefäßpol und dem Harnpol. Die **Bowman-Kapsel** ist ein doppelwandiger, kugelförmiger Becher, in den der **Glomerulus** eingestülpt ist und der den Kapselraum weitgehend ausfüllt. Die innere Wand der Bowman-Kapsel liegt unmittelbar den Kapillaren auf. Die äußere Wand begrenzt den Spaltraum nach außen. Am Gefäßpol verbinden sich beide Blätter. Als **Gefäßpol** wird der Teil des Nierenkörperchens bezeichnet, an dem die Vas afferens in den Glomerulus eintritt bzw. die Vas efferens das Kapillarknäuel verlässt. Am **Harnpol,** der dem Gefäßpol in der Regel gegenüberliegt, ist die Bowman-Kapsel zu den Nierenkanälchen hin geöffnet.
- Die Nierenkanälchen **(Tubulusapparat, Tubulussystem)** bilden ein System verschiedenförmiger Röhren aus Epithelgewebe. Am Harnpol des Nierenkörperchens beginnt der **proximale** Tubulus, der sich über den dünnen Teil der **Henle-Schleife** in den **distalen** Tubulus fortsetzt. Die distalen Tubuli münden jeweils über einen Verbindungstubulus in die **Sammelrohre,** die schließlich über die Nierenpapillen in die **Nierenkelche** zusammenfließen.

Funktionsweise der Harnausscheidung

Die ständige Arbeit der Nieren reguliert die Konzentration von Salzen und Säuren im Körper (→ 24.3) und hilft mit, den pH-Wert im Körper konstant in seinen engen Grenzen zu halten (→ 24.4). Außerdem wird durch sie der Wasser- und Elektrolythaushalt reguliert. Über die Volumensteuerung des Wasserhaushalts wird auch eine langfristige Blutdruckeinstellung gewährleistet.

Die Niere ist neben der Lunge das wichtigste **Ausscheidungsorgan** für überschüssige Säuren. Da aber reine Säuren im Harn die Schleimhäute verätzen würden, neutralisiert der Körper diese mit basischen Mineralien (Magnesium, Kalzium), wodurch Salze entstehen, die problemlos von der Niere über die Harnwege ausgeschieden werden können.

Glomeruläre Filtration

Über die zuführende Arteriole gelangt Blut in den Glomerulus und die Bowman-Kapsel. Die Membranen dieser beiden Strukturen haben eine Filterfunktion, sodass neben der Flüssigkeit nur kleinmolekulare Bestandteile passieren können. Die auf diese Weise entstandene Flüssigkeit entspricht in ihrer Zusammensetzung im Wesentlichen dem eiweißfreien Blutplasma und wird **Primärharn** genannt. Täglich produzieren die Nieren etwa 180 l Primärharn.

Tubuläre Sekretion und Resorption

Der Primärharn gelangt anschließend in das Tubulussystem. Entlang dieses Systems und der Sammelrohre findet die **Harnkonzentrierung** statt. So werden etwa 99 % des Wassers und der übrigen Bestandteile rückresorbiert. Die Vorgänge der **Rückresorption** erfolgen aktiv, d. h. energieverbrauchend entgegen einem Konzentrationsgefälle (z. B. durch Pumpen), oder passiv, d. h. ohne Energieverbrauch entlang eines Konzentrationsgefälles (z. B. Osmose, → 24.3.2). Der verbleibende Teil des Harns wird als **Endharn** bezeichnet und beträgt täglich etwa 1,5 l. Er enthält alles, was für den Körper nicht mehr verwendbar oder giftig ist.

Ableitende Harnwege

Zu den ableitenden Harnwegen (→ Abb. 24.11) gehören:

- Nierenbecken
- Harnleiter (Ureter)
- Harnblase
- Harnröhre (Urethra)

Nierenbecken

Über die Nierenpapillen gelangt der Endharn in die Nierenkelche und von dort in das Nierenbecken, das an der Nierenpforte in den Harnleiter übergeht.

Harnleiter

Der Harnleiter **(Ureter)** ist ein schlauchförmiges Hohlorgan und besteht im Wesentlichen aus einer kräftigen und dehnbaren Ringmuskelschicht aus glatter Muskulatur und Bindegewebe. Diese erzeugt peristaltische Wellen und treibt auf diese Weise den Harn in Richtung Harnblase.

Der etwa 4 mm dicke und 30 cm lange, paarig angelegte Harnleiter verbindet das Nierenbecken mit der Harnblase. Durch die Form der Einmündung werden die beiden Öffnungen der Harnblase zu den Harnleitern wie ein **Ventil** verschlossen. So wird verhindert, dass Urin aus der Harnblase zurück in die Harnleiter fließen kann.

Harnblase

Die Harnblase ist ein muskulöses Hohlorgan, das beim Erwachsenen im kleinen Becken liegt. Beim Mann ist die Harnblase zwischen Symphyse und Rektum lokalisiert und liegt der Prostata auf. Bei der Frau befindet sie sich hinter der Symphyse und vor der Gebärmutter. Die Harnblase nimmt den **Harn** auf und sammelt ihn bis zu ihrer Entleerung über die Harnröhre. Das Fassungsvermögen der Harnblase liegt normalerweise zwischen 150 und 500 ml, bei stärkster Füllung kann sie aber auch 1 l und mehr enthalten.

Harnröhre

Die Harnröhre **(Urethra)** ist der Endabschnitt des Harnsystems und dient der Urinausscheidung. Die weibliche Harnröhre ist etwa 4 cm lang, verläuft gestreckt und mündet in den Scheidenvorhof (→ Abb. 21.1). Die männliche Harnröhre hat eine Länge von ca. 20 cm und ist unterschiedlich weit (→ Abb. 24.13). Nach Verlassen der Harnblase durchläuft sie die Prostata und nimmt die Samengänge auf.

Ab da verlaufen sie gemeinsam als **Harn-Samen-Röhre** durch den Beckenboden in den Penis ein, wo sie an der Spitze der Eichel frei enden.

24.2.2 Nebenniere

Die Nebenniere **(Glandula suprarenalis)** ist eine paarige, endokrine Drüse, die jeweils dem oberen Nierenpol aufliegt und von einer bindegewebigen Organkapsel, dem Nierenfettkörper und dem Fasziensack der Niere umgeben ist (→ Abb. 24.11). Wie bei der Niere lässt sich auch bei der Nebenniere bereits makroskopisch eine Gliederung in Rinde und Mark unterscheiden, die auch funktionell von Bedeutung ist.

Nebennierenrinde

Die Nebennierenrinde (NNR) liegt direkt unterhalb der Organkapsel und bildet den Großteil der Nebenniere. In der Nebennierenrinde werden in verschiedenen, fließend ineinander übergehenden Zonen **Kortikosteroide** produziert und an das Blut abgegeben. Die drei wichtigsten Gruppen der Steroide sind:

- **Mineralokortikoide** (z. B. **Aldosteron**): Aldosteron ist entscheidend an der Regulierung des Wasser-Elektrolyt-Haushalts (→ 24.3.2) beteiligt.
- **Glukokortikoide** (z. B. **Kortisol**): Kortisol wirkt tageszeitabhängig tiefgreifend auf nahezu alle Stoffwechselaktivitäten des Körpers.
- **Sexualhormone:** Die Nebennierenrinde produziert in geringen Mengen weibliche und männliche Sexualhormone, die vor allem der Erhaltung der Geschlechtsfunktion dienen und für die Ausprägung der Geschlechtsmerkmale verantwortlich sind.

Die Produktion der Kortikosteroide in der Nebennierenrinde unterliegt einer übergeordneten Regulation durch das zentrale Nervensystem und endokrine Regelkreise.

Nebennierenmark

Das Nebennierenmark (NNM) grenzt an die Nebennierenrinde und steht unter anderem über Nervenfasern in enger Beziehung zum sympathischen Teil des vegetativen Nervensystems. Das Nebennierenmark ist Bildungsort der körpereigenen **Katecholamine** Adrenalin, Noradrenalin und Dopamin. Dopamin ist eine biochemische Vorstufe von Noradrenalin. Noradrenalin kann vom Körper leicht in Adrenalin umgewandelt werden.

Adrenalin und Noradrenalin finden sich auch als **Transmitter** im sympathischen Teil des vegetativen Nervensystems (→ 14.1.1). Im Nebennierenmark produziertes Adrenalin bzw. Noradrenalin wird ins Blutplasma abgegeben und entfaltet eine direkte Organwirkung, die im Wesentlichen der Wirkung des **Sympathikus** entspricht. Adrenalin greift darüber hinaus in den Zuckerstoffwechsel ein.

24.2.3 Männliche Geschlechtsorgane

Die männlichen Geschlechtsorgane (→ Abb. 24.13) werden in äußere und innere Geschlechtsorgane unterteilt. Die weiblichen Geschlechtsorgane werden in → 21.1 beschrieben.

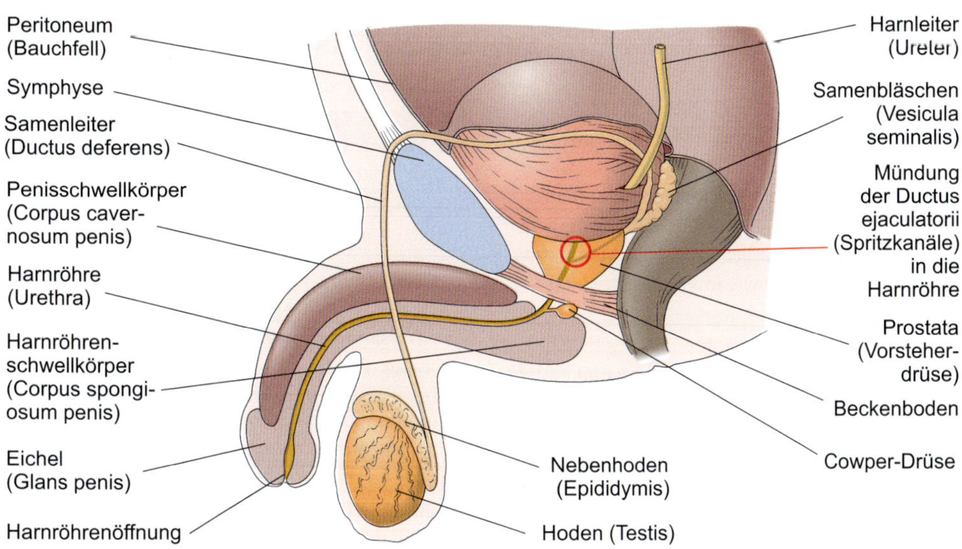

Abb. 24.13 Männliche Geschlechtsorgane [L190]

Äußere Geschlechtsorgane

Zu den äußeren männlichen Geschlechtsorganen werden der Hodensack und der Penis gezählt.

Hoden und Nebenhoden sind wegen der temperaturabhängigen Reifung der Spermien außerhalb der Peritonealhöhle im Hodensack **(Skrotum)** untergebracht. Dort liegt die Temperatur 2–4 °C unterhalb der Körperkerntemperatur. Der aus Bauchhaut bestehende Hodensack ist frei von Fettgewebe. Die Wand besteht aus reichlich glatter Muskulatur, sodass die Haut in Falten aufgeworfen wird. So kann der Hodensack bei Kälteeinwirkung an den Körper herangezogen werden, um die Spermien zu schützen.

Das männliche Glied **(Penis)** ist sowohl Ausscheidungsorgan für den Harn als auch Begattungsorgan. Es besteht aus der fest verankerten Peniswurzel und dem beweglichen Penisschaft, der in der Eichel **(Glans penis)** mit ihrer Öffnung für die **Harn-Samen-Röhre** endet. Die Eichel ist mit einer leicht verschiebbaren Hautfalte, der Vorhaut, bedeckt. Für die Erektion stehen dem Penis insgesamt drei Schwellkörper zur Verfügung, die sich durch verstärkten arteriellen Bluteinstrom bei gedrosseltem venösem Blutabfluss füllen.

Innere Geschlechtsorgane

Paarige innere Geschlechtsorgane des Mannes sind:
- Hoden
- Nebenhoden
- Samenleiter
- Cowper-Drüse
- Bläschendrüse

Zu den unpaarigen inneren Geschlechtsorganen des Mannes gehören:
- Vorsteherdrüse (Prostata)
- Harn-Samen-Röhre

Die Sekrete, die den weitaus größten Teil des Spermas ausmachen, entstammen den akzessorischen (hinzutretenden) Geschlechtsdrüsen.

Hoden

Der pflaumenförmige Hoden **(Testis)** ist die zentrale Geschlechts- bzw. Keimdrüse des Mannes. Über den Hoden umgebende Hodenhüllen ist er im Hodensack befestigt. Durch unterschiedliche Zellen gekennzeichnet, hat er sowohl exokrine als auch endokrine Funktionen:
- **Exokrine Funktion:** nach Eintritt der Geschlechtsreife Bildungs- und Reifungsort der Spermien (Samenfäden), die das Erbgut des Mannes enthalten
- **Endokrine Funktion:** Bildung des wichtigsten männlichen Sexualhormons Testosteron, das wesentliche Aufgaben in der Entwicklung und Erhaltung männlicher Geschlechtsfunktionen und Geschlechtsmerkmale sowie im Stoffwechsel hat

Nebenhoden

Der Nebenhoden **(Epididymis)** liegt dem Hoden an und besteht im Wesentlichen aus einem vielfach gewundenen, 4–5 m langen **Gangsystem.** Hier reifen die Spermien endgültig heran und werden gespeichert. Außerdem produziert der Nebenhoden Sekrete, die dem Sperma beigemischt werden. Aus dem Nebenhodengang geht der Samenleiter hervor.

Samenleiter

Der etwa 50–60 cm lange Samenleiter **(Ductus deferens)** ist die Fortsetzung des Nebenhodengangs. Er nimmt die Samenflüssigkeit aus der ihm zugewandten Bläschendrüse auf und leitet sie in einem gemeinsamen Endabschnitt **(Spritzgang)** zusammen mit den Spermien zur Prostata, wo er in die Harnröhre mündet.

Der Samenleiter bildet gemeinsam mit zahlreichen zum Hoden ziehenden Blutgefäßen, Nerven und bindegewebigen Hüllen den Samenstrang **(Funiculus spermaticus),** an dem der Hoden beweglich aufgehängt ist.

Akzessorische Geschlechtsdrüsen

Die Vorsteherdrüse **(Prostata)** ist die wichtigste akzessorische Geschlechtsdrüse und ähnelt in Form und Größe einer Kastanie. Als unpaariger Muskelkörper mit exokrinem Drüsengewebe liegt sie zwischen Harnblasengrund und Beckenboden. Sie umschließt vollständig den Anfangsteil der Harnröhre und nimmt den in die Harnröhre mündenden Endabschnitt des Samenleiters, den Spritzgang, auf. Das Sekret der Prostata ist dünnflüssig und schwach sauer und wird dem Sperma bei der Ejakulation beigemischt. Es enthält unter anderem Enzyme zur Verflüssigung des Ejakulats und hat Pufferwirkung.

Die **Bläschendrüse** (Samenbläschen) liegt als paarige Drüse zwischen Harnblasengrund und Rektum, seitlich des ihr zugewandten Samenleiters. An den gibt sie ihr Sekret ab. Beide enden in einem gemeinsamen Ausführungsgang im Prostatateil der Harnröhre. Die Bläschendrüse produziert im Gegensatz zur Prostata ein schwach alkalisches Sekret, das auf die Spermien bewegungsauslösend wirkt und zugleich wegen des hohen Zuckeranteils als Energielieferant für die Spermien dient. Die erbsengroße **Cowper-Drüse** sondert ein schleimiges, schwach alkalisches Sekret direkt in die Harn-Samen-Röhre ab, das bei einer Erektion die Eichel des Penis befeuchtet und Urinreste in der Harn-Samen-Röhre neutralisiert.

Harn-Samen-Röhre

Die Harn-Samen-Röhre ist der gemeinsame **Ausscheidungsweg** für den Urin und das Sperma.

24.3 Wasser- und Elektrolythaushalt

Ohne Wasser und Elektrolyte wäre das Leben nicht denkbar. Auch der Körper des Menschen besteht zu einem großen Teil aus Wasser **(Körperwasser).** Wasser ist notwendig, um die Körperfunktionen aufrecht zu erhalten. Es ist Voraussetzung für Stoffwechsel, Entgiftung, es hält den Blutdruck stabil und bringt Sauerstoff in jede Zelle des Körpers.

24.3.1 Flüssigkeitsräume und Ionenverteilung

Der Wassergehalt beträgt beim Mann 60 %, bei der Frau 50 % (größerer Fettanteil) und bei Säuglingen 75 % des Körpergewichts. Das **Körperwasser** (→ Abb. 24.14) verteilt sich zu zwei Dritteln innerhalb der Zelle **(intrazellulär)** und zu einem Drittel außerhalb der Zelle **(extrazellulär).** Ursache für die unterschiedliche Verteilung sind die darin enthaltenen Elektrolyte, die osmotisch wirksam sind (→ 24.3.2). Der extrazelluläre Flüssigkeitsanteil umfasst die Flüssigkeit zwischen den Zellen **(interstitiell)** und im Blutkreislauf **(intravasal).**

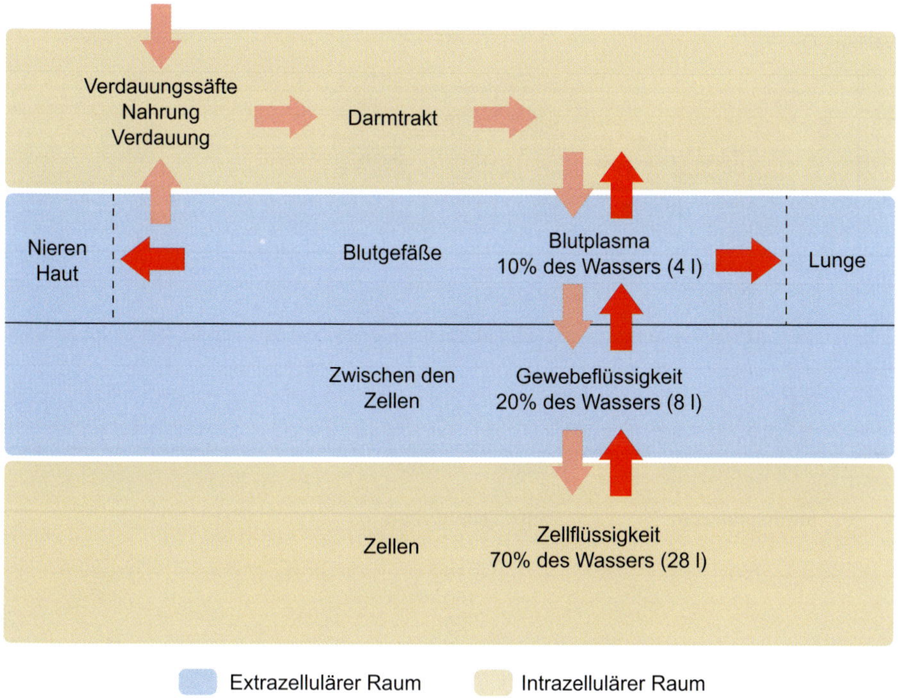

Abb. 24.14 Verteilung des Körperwassers [P108, L231]

Ursache für die unterschiedliche Wasserverteilung im Körper ist die Verteilung der osmotisch wirksamen Substanzen (**Kationen** und **Anionen**) auf die Flüssigkeitsräume (→ Abb. 24.15). In der intrazellulären Flüssigkeit sind vornehmlich Kalium-Kationen (K^+) und als Anionen Phosphate und Eiweiße vorhanden. In der extrazellulären Flüssigkeit überwiegen das Kation Natrium (Na^+) und die Anionen Chlorid (Cl^-) und Bikarbonat (HCO_3^-). Aufgrund des unterschiedlichen Eiweißgehalts ergeben sich nur geringe Ionenverschiebungen zwischen interstitieller und intravasaler Flüssigkeit.

24.3.2 Regulation der Körperflüssigkeiten

Die Aufrechterhaltung der Körperflüssigkeiten im Gleichgewicht **(Homöostase)** ist eine wesentliche Bedingung für das Leben. Ihr Volumen und ihre Zusammensetzung müssen daher innerhalb enger Grenzen konstant gehalten werden. Gesteuert werden die Wasserverschiebungen durch die oben genannten osmotisch wirksamen Substanzen **(Ionen)** und die Diffusion. **Diffusion und Osmose sind passive Transportvorgänge,** da sie ohne den Verbrauch von Stoffwechselenergie ablaufen. Treibende Kraft ist in beiden Fällen ein Konzentrationsunterschied, der ausgeglichen werden soll.

DEFINITION

Diffusion: Es wandert vorwiegend der gelöste Stoff (hin zu der niedrigen Konzentration, sodass es zu einem Konzentrationsausgleich kommt).
Osmose: Es wandert das Lösungsmittel (hin zu der höheren Konzentration). Osmose tritt auf, wenn eine semipermeable Membran die unterschiedlichen Konzentrationen voneinander trennt; die Folge ist eine Volumenverschiebung und damit ein osmotischer Druck.

Diffusion

Diffusion lässt sich an zwei Beispielen aus dem Alltag erläutern: Gerüche verteilen sich auch bei absoluter Windstille nach einiger Zeit im ganzen Raum, und Zucker löst sich auch ohne Umrühren nach langem Warten im Kaffee oder Tee.

Die Erklärung für dieses Phänomen liegt in der Brown-Teilchenbewegung. Alle Teilchen (Moleküle) sind ständig in Bewegung; daher können sich Lösungen und Gasgemische auch temperaturabhängig durchmischen. Gibt man z. B. zwei Lösungen unterschiedlicher Konzentrationen in ein Gefäß, in dem beide Lösungen durch eine Membran getrennt sind, die das **direkte Vermischen** der Lösungen verhindert, werden die Lösungen sich nicht vermischen können. Wird die Membran jedoch entfernt, kann das direkte Vermischen der Lösungen stattfinden und der in → Abb. 24.16 dargestellte Diffusionsprozess kann ablaufen. Die Teilchen des gelösten Stoffes wandern vom Ort der höheren Konzentration zum Ort der niedrigeren Konzentration.

Den Gesetzen der Statistik folgend, stellt sich immer – nach einer ausreichend langen Zeit – ein Zustand ein, in dem die Stoffe gleichmäßig verteilt sind und der Konzentrationsunterschied ausgeglichen ist. Die Konzentration ist dann an jedem Ort im Gefäß gleich. Man kann sagen: Lösungen haben das Bestreben, ihre Konzentrationen auszugleichen.

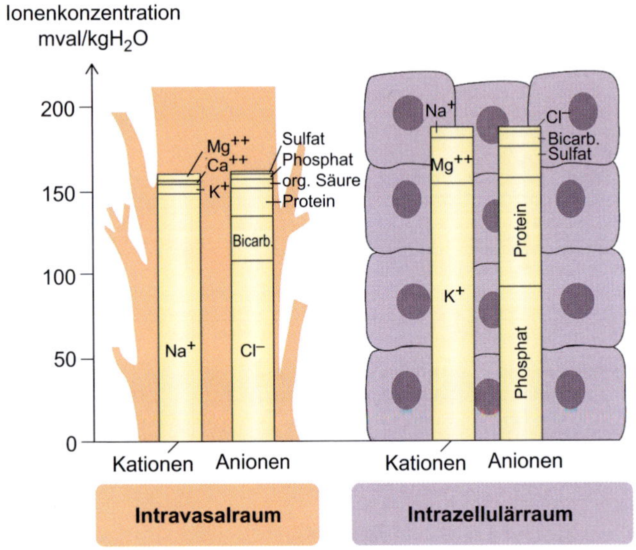

		Intravasalraum	Intrazellulärraum
Kationen	Na^+	150	10
	K^+	5	160
	Mg^{++}	2	28
	Ca^{++}	3	0
Anionen	Cl^-	110	3
	Bicarb.	27	10
	Protein	17	65
	Phosphat	2	100
	Org. Säure	4	0
	Sulfat	1	20

Abb. 24.15 Flüssigkeitsräume und ihre Elektrolytzusammensetzung [L157]

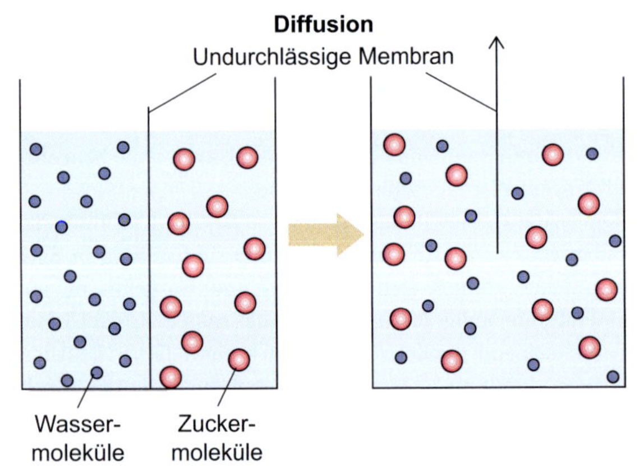

Abb. 24.16 Diffusion [L143]

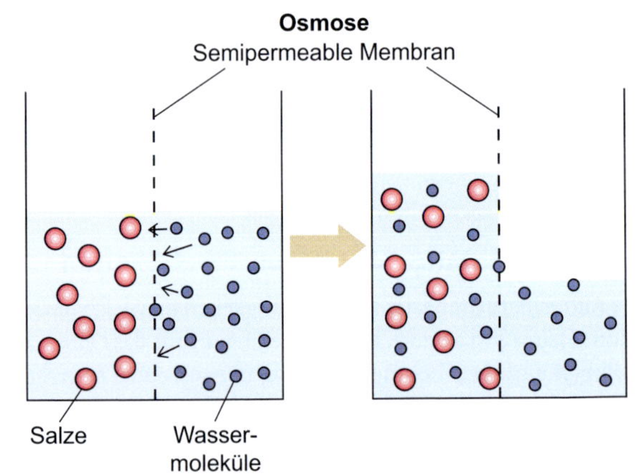

Abb. 24.17 Osmose [L143]

Osmose

Im Körper gibt es zahlreiche Membranen, die halbdurchlässig (semipermeabel) sind. Das heißt, sie lassen nur sehr kleine Moleküle (z. B. Wasser) durch. Größere Teilchen wie Salz, Zucker oder Eiweiß können die semipermeable Membran nicht durchdringen.

Treffen an einer solchen Membran unterschiedliche Salzkonzentrationen aufeinander, besteht zwischen beiden Seiten der Membran – genau wie bei der Diffusion – ein Bestreben, die Konzentration auszugleichen. Da aber das gelöste Salz nicht durch die Membran hindurchpasst, wandern nun Wassermoleküle in Richtung der höheren Salzkonzentration (→ Abb. 24.17). Die Osmose lässt sich an einem Beispiel erläutern: Sie tritt bei roten Blutkörperchen auf, wenn die Salzkonzentration in der sie umgebenden Flüssigkeit zu gering ist (z. B. in reinem Wasser): Die Zellmembran des Blutkörperchens ist semipermeabel, sodass keine gelösten Teilchen heraus-, wohl aber Wassermoleküle hineinwandern können. Dadurch nimmt das Volumen im Inneren des Blutkörperchens zu und es baut sich ein Druck auf. Das Blutkörperchen füllt sich und nimmt eine kugelrunde Form an. Steigt der Druck noch weiter, kann es sogar zum Zerplatzen der Zellen (Hämolyse) kommen.

In → Abb. 24.17 bewegt sich Wasser von der rechten auf die linke Seite. Dadurch nimmt das Volumen auf der Seite mit der höheren Salzkonzentration zu und es baut sich ein Druck – der osmotische Druck – auf.

Durch den **osmotischen Druck** wird die Verteilung der Flüssigkeiten im Körper aufrechterhalten und geregelt. Die osmotischen Verhältnisse sind für die Wasserverteilung in den Flüssigkeitsräumen des Körpers verantwortlich; so erfolgt z. B. ein Einstrom von Wasser in die Zelle entweder bei einem Absinken der Osmolalität im extrazellulären Raum oder bei einem Anstieg der Osmolalität im intrazellulären Raum. Entgegengesetzte Veränderungen bewirken einen Wasserausstrom aus der Zelle.

DEFINITION

Die **Osmolarität** ist die Konzentration aller gelösten Teilchen in einem Liter Lösungswasser bezogen auf das Volumen.
Die **Osmolalität** ist die Konzentration der gelösten Teilchen in einem Kilogramm Lösungswasser bezogen auf die Masse.

MERKE

Ziel der Regulation der Körperflüssigkeiten ist die Gewährleistung von **Isotonie** und **Isovolämie,** d. h. die Aufrechterhaltung der normalen osmotischen Konzentration und die Konstanthaltung des Volumens im Extrazellulärraum.

Der Gesamtkörperbestand an Wasser und Elektrolyten wird durch die normale Aufnahme **(Resorption)** und eine normale **Ausscheidung** (Niere, Atmung, Magen-Darm-Trakt) gewährleistet (→ Abb. 24.18).

24.3.3 Störungen des Wasser- und Elektrolythaushalts

Abweichungen des Wasser- und Elektrolythaushalts sind eng miteinander verknüpft und können zu ernstlichen Erkrankungen besonders älterer Patienten führen (→ 23.2). Dabei können bereits geringe Störungen katastrophale Entgleisungen und eine ernsthafte Bedrohung des Lebens bewirken.

Es wird zwischen Störungen des Flüssigkeitshaushalts und Störungen des Elektrolythaushalts, insbesondere des Natriumhaushalts, unterschieden.

- Störungen der **Flüssigkeitsbilanz** werden z. B. durch eine verminderte Flüssigkeitszufuhr bei vermehrter Ausfuhr von Körperflüssigkeit verursacht.
- Störungen der **Flüssigkeitsverteilung** werden vor allem durch Zufuhr wässriger Lösungen ohne ausreichenden Elektrolytgehalt ausgelöst.
- Störungen der **Flüssigkeitsregulation** werden in erster Linie durch Erkrankung der renalen, kardialen oder endokrinen Organe hervorgerufen.

Als **Hyperhydratation** werden Störungen mit einem erhöhten Wassergehalt bezeichnet, als **Dehydratation** Störungen mit einem verminderten Wassergehalt. Osmolalitätsstörungen sind weitgehend von der Natriumkonzentration abhängige Störungen des Flüssigkeitsstatus und können **isoton, hyperton** oder **hypoton** sein (→ Abb. 24.19).

Dehydratationen

Als Dehydratation oder **Exsikkose** (lat. ex = aus; siccus = trocken) wird die Austrocknung des Körpers durch die Abnahme von Körperwasser bezeichnet. Die **isotone** Dehydratation bezeichnet dabei eine Verminderung der Körperflüssigkeit bei normaler Osmolalität des Serums und kommt im Rahmen von Durchfallerkrankungen oder bei vermindertem Durstgefühl, z. B. Exsikkose (auch Durstkrankheit genannt), vor.

Die **hypertone** Dehydratation ist die Verminderung der Körperflüssigkeit bei gleichzeitig erhöhter Osmolalität des Serums, z. B. durch massive Wasserverluste von mehr als 20 l täglich über die Niere bei Diabetes insipidus.

Die **hypotone** Dehydratation bezeichnet die Verminderung der Körperflüssigkeit bei erniedrigter Osmolalität des Serums, d. h., der Verlust an Natrium ist größer als der an Wasser. Als Ursachen kommen Nieren- oder Magen-Darm-Erkrankungen infrage.

Hyperhydratationen

Die **isotone** Hyperhydratation bezeichnet eine Vermehrung der Körperflüssigkeit bei erhaltener normaler Osmolalität des Serums. Sie kommt bei gestörter Natriumausscheidung im Harn **(Anurie)** oder aber unter Zufuhr großer Infusionsmengen vor.

Die **hypotone** Hyperhydratation ist die Vermehrung der Körperflüssigkeit bei erniedrigter Osmolalität des Serums. Sie tritt bei vermehrter Wasserzufuhr (z. B. nicht tödlicher Ertrinkungsunfall in Süßwasser) oder verminderter Wasserausscheidung durch die Infusion salzfreier Lösungen (Wasserintoxikation) auf.

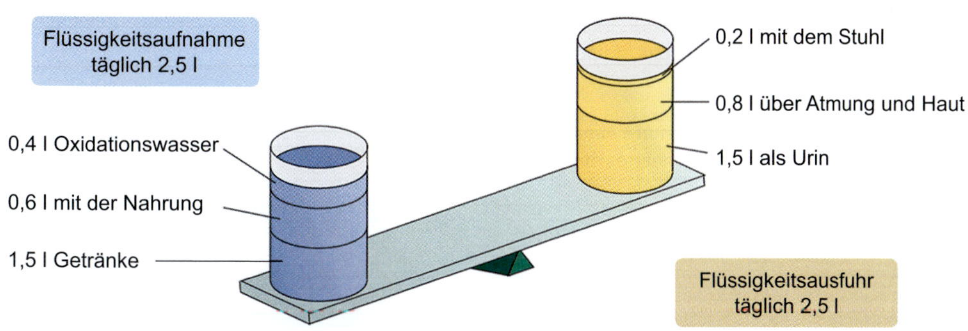

Abb. 24.18 Physiologische Wasser-Ein- und -ausfuhr [A400]

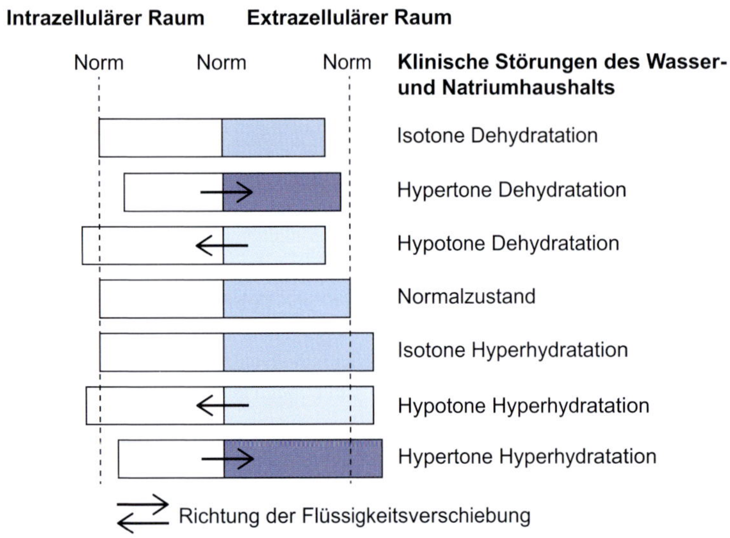

Abb. 24.19 Flüssigkeitsverschiebungen bei Dehydratation und Hyperhydratation [L108]

Als **hypertone** Hyperhydratation bezeichnet man eine Vermehrung der Körperflüssigkeit bei erhöhter Osmolalität des Serums. Man beobachtet sie nach Infusion von hypertoner Kochsalzlösung oder nach dem Trinken von hypertonen Lösungen (z. B. Meerwasser).

IM FOKUS

Wasser-Elektrolyt-Haushalt

- **Wassergehalt des Körpers:**
  - Beim **Mann** 60 %, bei der **Frau** 50 % (größerer Fettanteil) und bei **Säuglingen** 75 % des Körpergewichts
  - Das Körperwasser verteilt sich zu zwei Dritteln innerhalb der Zelle (intrazellulär) und zu einem Drittel außerhalb der Zelle (extrazellulär).
- **Osmolarität und Osmolalität:**
  - Die **Osmolarität** ist die Konzentration aller gelösten Teilchen in einem Liter Lösungswasser bezogen auf das Volumen.
  - Die **Osmolalität** ist die Konzentration der gelösten Teilchen in einem Kilogramm Lösungswasser bezogen auf die Masse.
- **Diffusion und Osmose:**
  - **Diffusion** ist die gleichmäßige Ausbreitung von Teilchen.
  - Bei der **Osmose** können sich die Teilchen nicht gleichmäßig verteilen, weil z. B. eine halbdurchlässige Membran im Weg ist.
  - Es wird infolgedessen nur das Konzentrationsgefälle ausgeglichen.
  - Dies geschieht durch die Verschiebung des Lösungsmittels (Wasser).
- **Störungen des Wasser-Elektrolyt-Haushalts:**
  - Störungen der **Flüssigkeitsbilanz** (z. B. durch eine verminderte Flüssigkeitszufuhr bei vermehrter Flüssigkeitsausfuhr)
  - Störungen der **Flüssigkeitsverteilung** (z. B. durch Zufuhr wässriger Lösungen ohne ausreichenden Elektrolytgehalt)
  - Störungen der **Flüssigkeitsregulation** (z. B. durch Erkrankung der renalen, kardialen oder endokrinen Organe)

24.4 Säure-Basen-Haushalt

DEFINITION

Säuren sind Stoffe, die in der Lage sind, Wasserstoffionen **abzugeben.**
Basen, auch Laugen genannt, sind in der Lage, Wasserstoffionen **aufzunehmen.**

Ob eine wässrige Lösung sauer oder basisch reagiert, wird durch den pH-Wert ausgedrückt. Dieser Wert errechnet sich aus der Konzentration von Wasserstoffionen (H^+) in der Lösung. Die pH-Skala (→ Abb. 24.20) reicht von pH 0 (stark sauer) bis pH 14

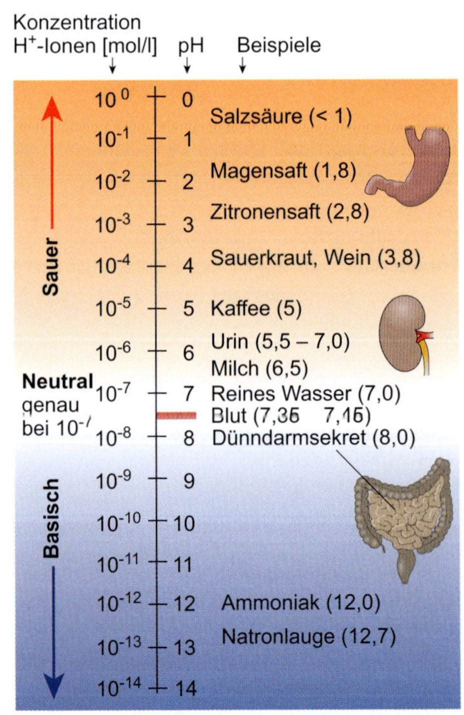

Abb. 24.20 Die pH-Skala [L190]

(stark basisch bzw. alkalisch). Bei einem pH-Wert von 7 (reines Wasser) ist die Lösung weder sauer noch basisch, sondern neutral.

Für die Vorgänge im menschlichen Körper, die in ständiger Anwesenheit von Wasser ablaufen, genügt es, sich Folgendes zu merken:

MERKE

Treffen eine Säure und eine Base aufeinander, reagieren sie miteinander und neutralisieren sich gegenseitig. Bei der Neutralisation entstehen immer Wasser und ein (gelöstes) Salz. Beispielsweise neutralisieren sich Salzsäure und Natronlauge unter Bildung von Wasser und Kochsalz (Natriumchlorid, NaCl).

Säure-Basen-Haushalt ist somit die zusammenfassende Bezeichnung für physiologische Regulationsmechanismen im Körper, deren Aufgabe es ist, Säuren und Basen in einem konstanten Verhältnis zueinander zu halten.

24.4.1 Regulation des Säure-Basen-Haushalts

Die Messgröße für den Säure-Basen-Haushalt ist der **pH-Wert,** der in den meisten Körperzellen bei pH 7,2 und im Blut bei pH 7,4 liegt. Da sein Wert über die Wasserstoffionenkonzentration bestimmt wird, erfolgt die Steuerung des Säure-Basen-Haushalts über die Einstellung einer festen H^+-Konzentration **(Isohydrie).** Die Isohydrie (pH 7,37–7,43) lässt die meisten Stoffwechselvorgänge unter optimalen Bedingungen ablaufen. Deren Effizienz und Wirksamkeit hängen von der exakten Einstellung des pH-Werts in den Körperzellen und im Blut ab.

Zur Regulierung des Säure-Basen-Gleichgewichts stehen dem Körper

- Puffersysteme in Blut und Geweben (Bikarbonat und Proteine),
- der Gasaustausch über die Lunge und
- der Ausscheidungsmechanismus der Nieren

zur Verfügung.

Unter den Bedingungen der Isohydrie besteht ein Gleichgewicht der Konzentrationen von Bikarbonat (HCO_3^-) und physikalisch gelöster Kohlensäure (CO_2) sowie saurer und basischer Gruppen in den Eiweißen, die H^+ und OH^- abgeben bzw. aufnehmen können.

24.4.2 Störungen des Säure-Basen-Haushalts

Die Ursache für Störungen des Säure-Basen-Haushalts ist entweder in der Atmung **(respiratorische Störung)** oder im Stoffwechsel **(metabolische Störung)** begründet. Beide Störungen verschieben den pH-Wert des Blutes **(Dyshydrie)** in Richtung der basischen oder der sauren Seite.

DEFINITION

Ein Absinken des pH-Werts unter 7,37 wird **Azidose,** ein Ansteigen über 7,43 wird **Alkalose** genannt.

Die Verschiebung des pH-Werts erfolgt aufgrund einer veränderten CO_2-Abgabe über die Atmung **(Hypo- oder Hyperventilation)** oder durch den vermehrten Anfall von Säuren bzw. Basen aus den Stoffwechselkreisläufen des Körpers (→ Abb. 24.21). Um eine Dyshydrie auszugleichen, stehen dem Körper die Lunge und die Nieren als Kompensationsorgane zur Verfügung.

Metabolische Störungen

Der metabolischen **Azidose** liegt meist ein **Verlust von Bikarbonat** über die Nieren (Niereninsuffizienz) oder über den Magen-Darm-Trakt (z. B. Diabetes, Alkohol) zugrunde. Sie wird durch die vermehrte Abgabe von CO_2 (Säure) über die Atmung (z. B. Kußmaul-Atmung, → 5.1.1, → 24.6.2) kompensiert.

Ursachen der metabolischen **Alkalose** sind ein **Anstieg der Bikarbonat**konzentration durch eine verminderte Ausscheidung von Bikarbonat über die Niere und/oder ein übermäßiger Verlust von Magensäure (z. B. Erbrechen). Ihre Kompensation erfolgt über eine verminderte, flache Atmung, um vermehrt CO_2 zurückzuhalten.

Respiratorische Störungen

Der respiratorischen **Alkalose** liegt eine alveoläre **Hyperventilation** aufgrund psychogener (z. B. Hyperventilationstetanie) oder somatischer Stimulation des zentralen Atemzentrums (Hirnhautentzündung) zugrunde. Ihre Kompensation wird durch die gesteigerte Ausscheidung von Bikarbonat über die Nieren erreicht.

Die respiratorische **Azidose** wird durch eine alveoläre **Hypoventilation** durch Lungenfunktionsstörungen verursacht. Durch die gestörte oder fehlende Atmung (Sauerstoffmangel) reichern sich physikalisch gelöstes CO_2 (Säure) und Wasserstoffionen (H^+) im Körper an. Die respiratorische Azidose wird über die Ausscheidung von H^+-Ionen und die Rückresorbierung von Bikarbonat über die Nieren kompensiert.

MERKE

Metabolische Störungen werden über die Atmung und respiratorische Störungen über die Nieren ausgeglichen.

IM FOKUS

Säure-Basen-Haushalt

- **Lösungen** können sauer oder basisch reagieren:
  - Ausgedrückt wird dies mit dem pH-Wert.
  - **Säuren** sind Stoffe, die in der Lage sind, Wasserstoffionen abzugeben.
  - **Basen,** auch **Laugen** genannt, sind in der Lage, Wasserstoffionen aufzunehmen.
  - Ein Absinken des pH-Werts unter 7,37 wird Azidose, ein Ansteigen über 7,43 wird Alkalose genannt.
- **Störungen des Säure-Basen-Haushalts:**
  - **Metabolische Azidose** (z. B. durch Bikarbonatverlust bei Niereninsuffizienz oder Diabetes mellitus)
  - **Metabolische Alkalose** (z. B. durch Säureverlust beim übermäßigen Erbrechen)
  - **Respiratorische Azidose** (z. B. durch Hypoventilation im Rahmen einer Opioid-Intoxikation oder bei einer Apnoe)
  - **Respiratorische Alkalose** (z. B. bei einer psychogenen Hyperventilation)

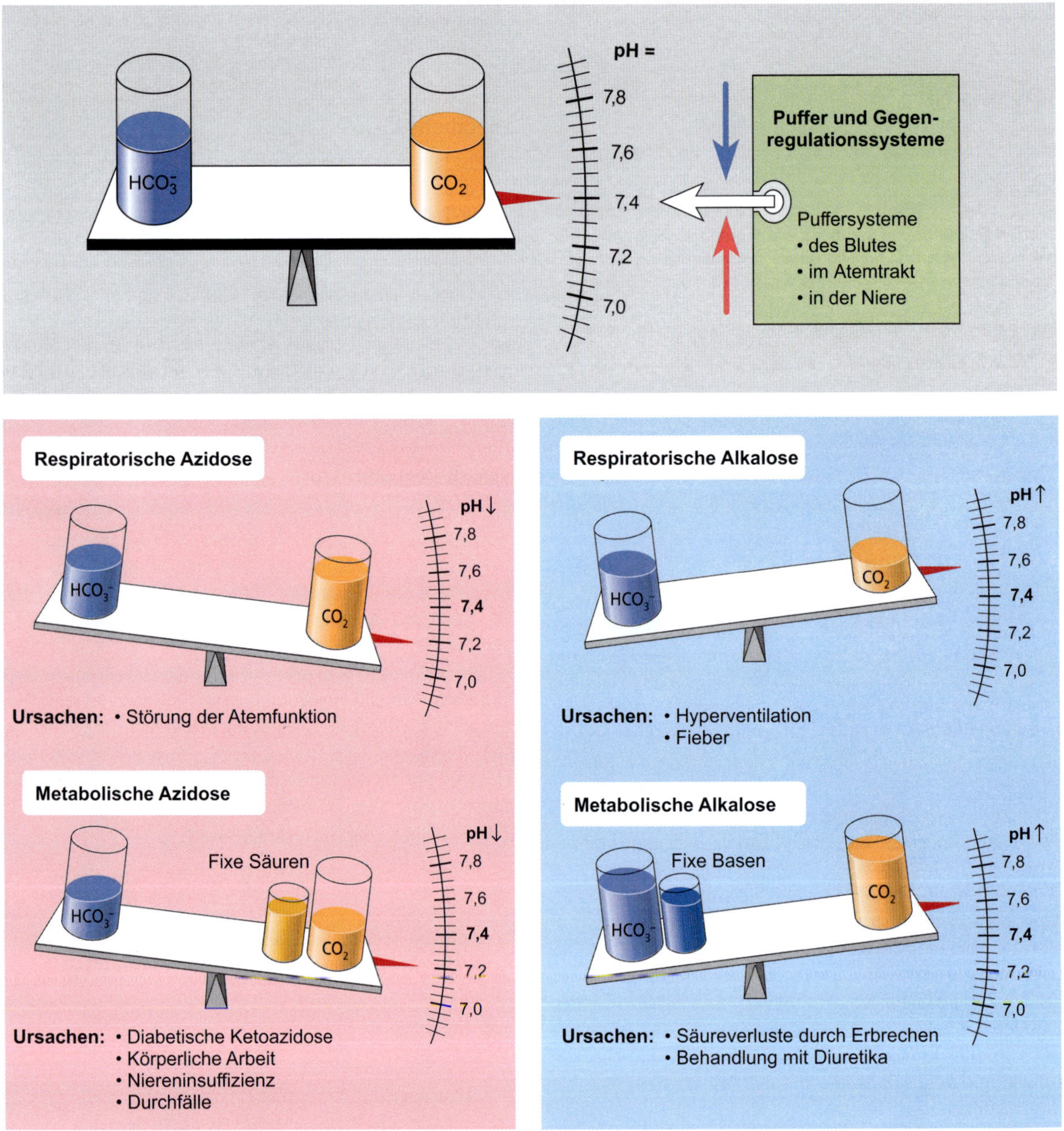

Abb. 24.21 Häufige Ursachen von Azidosen und Alkalosen [A400]

24.5 Akutes Abdomen

DEFINITION

Kurzfristig (< 48 h) aufgetretene, starke, auf das Abdomen bezogene Schmerzen, die mit einer peritonealen Reizung sowie einer akuten bedrohlichen Zustandsverschlechterung bis zum Kreislaufschock des Patienten einhergehen.

Die im Bauchraum lokalisierten Organe stehen vielfach anatomisch und physiologisch in einer wechselseitigen Beziehung zueinander. Somit ist auch eine Vielzahl von Ursachen denkbar, die zu Erkrankungen führen, welche unter dem Sammelbegriff **„Akutes Abdomen"** zusammengefasst werden.

Das akute Abdomen ist klinisch durch ein komplexes Notfallbild charakterisiert und lässt zahlreiche Differenzialdiagnosen zu. Zu den **Erkrankungen** des akuten Abdomens zählen:

- **Blutungen** in den Verdauungskanal (gastrointestinale Blutungen, → 24.6)
- **Passagehindernisse** in Hohlorganen (Koliken, → 24.7)
- **Entzündungen** von Bauchorganen (z. B. Appendizitis, → 24.8)
- **Erkrankungen** der im Abdomen gelegenen Gefäße (z. B. akuter Mesenterialarterieninfarkt, → 24.9)

MERKE

Das akute Abdomen ist keine eigenständige Erkrankung, sondern ein Sammelbegriff verschiedener, plötzlich auftretender Erkrankungen des Bauchraums.

Kennzeichnend für das akute Abdomen sind die aus den Erkrankungen bzw. Störungen resultierenden gemeinsamen **Komplikationen** (→ 24.5.2), wie die
- Eröffnung von Hohlorganen infolge nekrotisch-entzündlicher Prozesse **(Perforation),**
- die Entzündung des Bauchfells **(Peritonitis)** und
- der **Schock** (vor allem Volumenmangelschock und septischer Schock, → 13.3.4, → 13.3.9).

Gemeinsam sind diesen Erkrankungen das Symptom des **Schmerzes** und dessen **plötzliches** Auftreten. Dafür kommen sowohl Erkrankungen als auch Verletzungen infrage, die als potenziell lebensbedrohlich einzuschätzen sind (→ Abb. 24.22). Das akute Abdomen erfordert akutes Handeln, d. h., es muss als Erkrankung frühzeitig erkannt werden, um eine rasche diagnostische Abklärung hinsichtlich einer definitiven, meist operativen Therapie einzuleiten.

24.5.1 Symptome und Differenzialdiagnostik

MERKE

Das Leitsymptom des akuten Abdomens ist der plötzlich auftretende Bauchschmerz.

Schmerzen

Die Erkrankungsursache für ein akutes Abdomen liegt nicht zwangsläufig im Abdomen selbst. Daher ist die Beurteilung des Symptoms **Schmerz im Bauchraum** wichtig, um Rückschlüsse auf die Krankheitsursache zu ziehen. Die Schmerzen werden beurteilt hinsichtlich
- der Schmerzstärke (subjektiv),
- des Schmerzbeginns,
- der Schmerzdauer (Entwicklung),
- des Schmerzcharakters (Qualität),

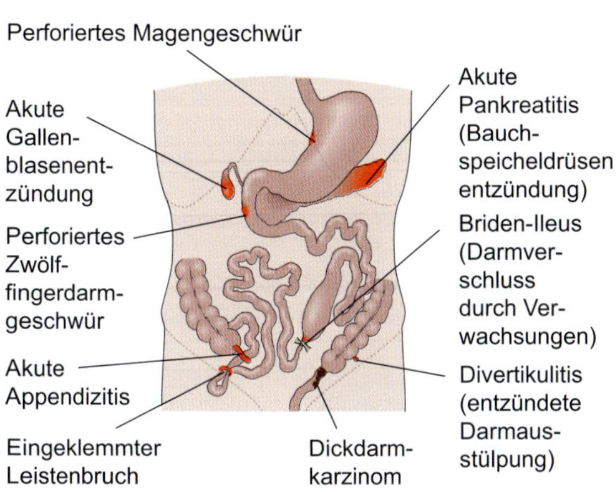

Abb. 24.22 Die häufigsten Ursachen des akuten Abdomens, Darstellung nach Lokalisation und Häufigkeit [L190]

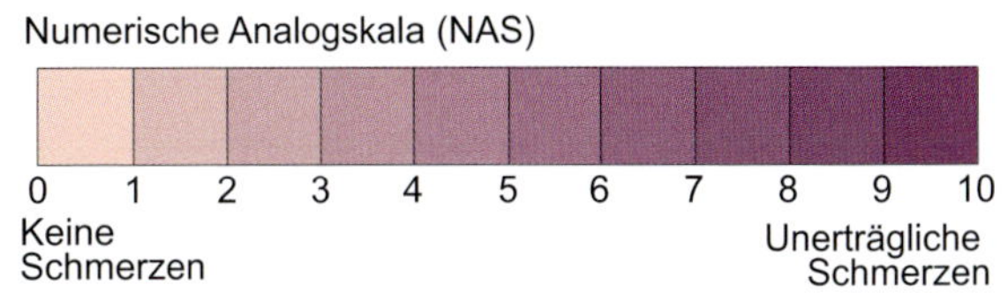

Abb. 24.23 Schmerzskala nummerisch [L190]

- der Schmerzlokalisation,
- der Schmerzausstrahlung (Verlagerung und Wanderung).

Schmerzstärke

Zur Einschätzung der Schmerzstärke (Schmerzintensität) sind einfache Skalierungen von 0–10 unverzichtbare Instrumente zur Schmerzbeurteilung geworden. Auf einer numerischen Skala von 0 bis 10 entspricht 0 = „kein Schmerz“ und 10 = „stärkster vorstellbarer Schmerz“ (→ Abb. 24.23). Sie gilt als Werkzeug, mit dem Patienten ihre Schmerzen verdeutlichen können, und ist einfach einsetzbar. Da die Schmerzskala eine Selbsteinschätzungsskala ist, unterliegt sie einer starken subjektiven Beurteilung und ist starken Schwankungen unterworfen.

Schmerzbeginn und Schmerzdauer

Bauchschmerzen können plötzlich beginnen oder allmählich einsetzen. Außerdem treten sie häufig in Zeitbezug zur Nahrungsaufnahme auf:
- Oberbauchschmerzen bei der Nahrungsaufnahme oder direkt nach einer Mahlzeit weisen z. B. auf ein Magengeschwür hin.
- Treten die Oberbauchschmerzen hingegen als Nüchternschmerz auf und bessern sich möglicherweise nach der Nahrungsaufnahme, kann dies als Hinweis auf ein Zwölffingerdarmgeschwür gewertet werden.

Typisch für das klinische Bild des akuten Abdomens sind drei verschiedene **Schmerztypen** unterschiedlicher Ursache:

Kolikschmerz

Als kolikartige Schmerzen werden plötzlich auftretende, wellenförmige und bewegungsunabhängige Leibschmerzen bezeichnet, die von Phasen relativer Beschwerdefreiheit unterbrochen werden (→ Abb. 24.24). Häufig werden Koliken von **vegetativen Symptomen** wie
- Übelkeit,
- Erbrechen,
- Schweißausbruch und
- Kollaps

begleitet. Kolikschmerzen entstehen infolge von Kontraktionen der glatten Muskulatur eines Hohlorgans. Für die Kontraktion der glatten Muskulatur intraabdominaler Hohlorgane ist die **Peristaltik** (Muskelbewegungen des Magen-Darm-Trakts) verantwortlich. Treffen die peristaltischen Wellen auf ein Passagehindernis, kommt es mit Zug am Mesenterium zu einer Reizung der dort verlaufenden sensiblen Nerven. Koliken sind typisch für **Verschlüsse** im Darm (mechanischer Ileus), in den Gallengängen (Gallenkolik) und in den Nieren mit ableitenden Harnwegen (Nieren- und Ureterkolik).

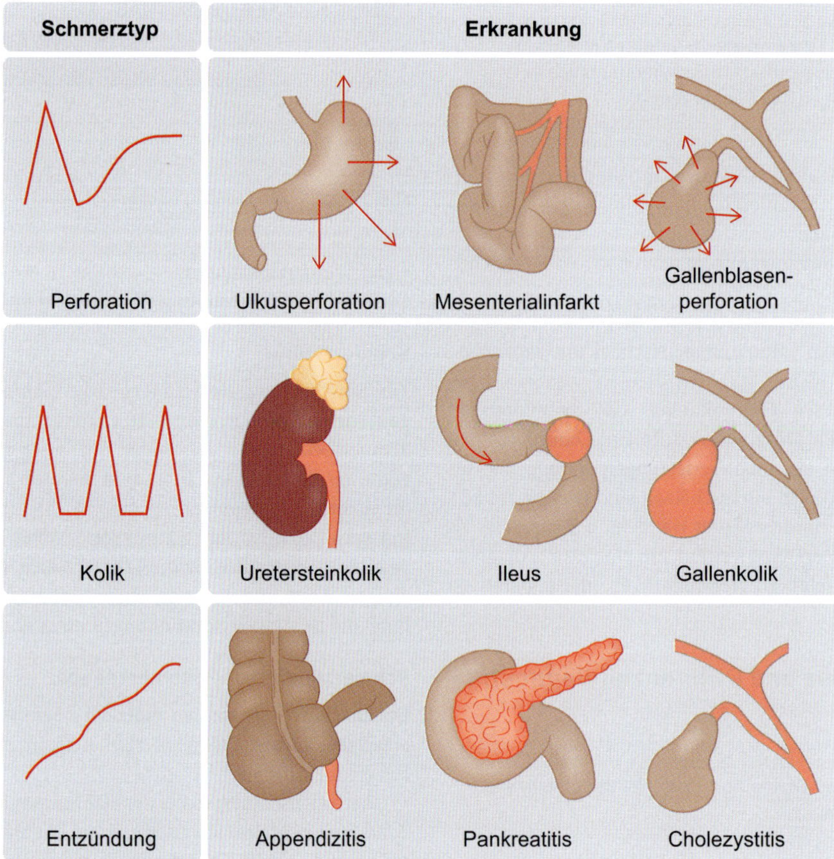

Abb. 24.24 Schmerztypen verschiedener akuter abdominaler Erkrankungen [L231]

Entzündungsschmerz

Entzündungsschmerzen sind in ihrer Intensität kontinuierlich ansteigende, krampfartige und gut lokalisierbare **Dauerschmerzen,** die durch die Erregung spezialisierter Schmerzrezeptoren **(Nozizeptoren)** zustande kommen und durch chemische Entzündungs- und Schmerzmediatoren, wie sie bei jeder Organentzündung freigesetzt werden, gesteigert werden können (→ Abb. 24.24). Entzündungsschmerzen treten unter anderem bei Gallenblasen- und Gallengangsentzündungen, Appendizitis, Bauchspeicheldrüsenentzündung und Magenschleimhautentzündung auf.

Perforationsschmerz

Perforationsschmerzen beginnen mit einem akuten und heftigen Schmerzereignis (Zerreißungsschmerz, messerstichartig) an einem meist genau lokalisierbaren Punkt, bevor das Schmerzmaximum von einer **plötzlichen Erleichterung** abgelöst wird. Der maximale Schmerzpunkt kennzeichnet den Durchbruch der Organwand, was zu einem vorübergehenden Abklingen der Beschwerden führt. Nach einem kurzen schmerzfreien Intervall, in dem die entzündungsvermittelnden Stoffe das gesamte Bauchfell erfassen, treten mehr diffuse, wieder stärker werdende Schmerzen im Bauchraum auf (beginnende Peritonitis).

MERKE

Eine plötzliche Verstärkung der Schmerzen mit nachfolgend schmerzfreiem Intervall kann auf einen Organdurchbruch (Perforation, s. u.) hinweisen.

Ursache für einen Perforationsschmerz sind **Organperforationen** infolge von Entzündungen (z. B. Gallenblasen- oder Gallengangs Entzündungen, Appendizitis) oder Geschwüre der Magen-Darm-Wand (z. B. Ulcus ventriculi).

Schmerzcharakter

Schmerzen werden von Patienten, zumal in der Schmerzsituation, höchst unterschiedlich beschrieben, aber die Fragen des Untersuchers sollten auf die zentralen Schmerzaspekte nach drückend/stechend oder kolikartig/dauerhaft und nach der Schmerzausstrahlung abzielen:

- Ein eher dumpfer, schlecht lokalisierbarer Schmerz deutet auf eine Ursache in den parenchymatösen Organen hin **(viszeraler Schmerz).**
- Kolikartige Schmerzen können von muskulären Hohlorganen verursacht werden (**Kolikschmerz,** s. o.) und
- ein brennend-schneidender, zumeist gut lokalisierbarer Schmerz kann vom Bauchfell ausgehen **(somatischer Schmerz).**

AKUTES ABDOMEN

DEFINITION:
Kurzfristig < 48 h auftretende stärkste Schmerzen im Bereich des Abdomens mit peritonealer Reizung (Abwehrspannung) und akuter Zustandsverschlechterung

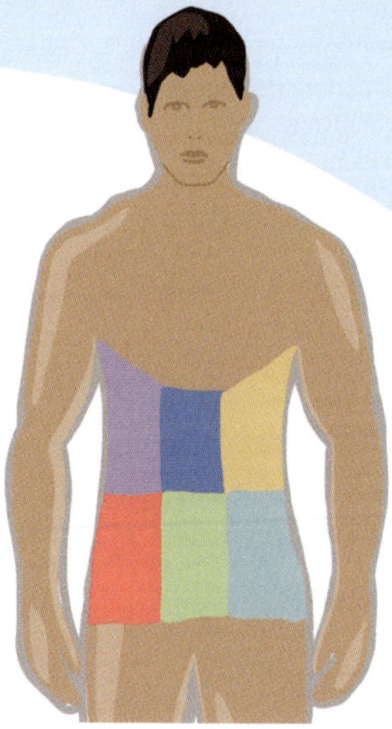

- Appendizitis
- Ulkusperforation
- Gallenkolik
- Pankreatitis
- Nierenkolik

- Gedeckt perforiertes Bauchaortenaneurysma
- Pankreatitis
- Ulkusperforation
- Mesenterialarterieninfarkt

- Nierenkolik
- Ulkusperforation
- Pankreatitis

- Appendizitis
- Ileus
- Nierenkolik
- Extrauterine Schwangerschaft
- Eierstock-/Eileitererkrankung

- Gedeckt perforiertes Bauchaortenaneurysma
- Mesenterialarterieninfarkt
- Ileus

- Nierenkolik
- Ileus
- Extrauterine Schwangerschaft
- Eierstock-/Eileitererkrankung

1 VORGEHEN NACH X-ABCDE

Fokus auf X
➔ Präklinisch nicht stabilisierbare Erkrankung oder Verletzung?
➔ Load and go/scoop and run!

2 SAMPLER-SCHEMA

Fokus auf:
Übelkeit? Erbrechen? Blut im Erbrechen? Blut im Stuhl? Stuhlgang vorhanden?

3 OPQRST-SCHEMA

Fokus auf:
Schmerzstärke, -beginn, -qualität, -lokalisation? Koliken?

4 IPPAF-SCHEMA

⚠ Auskultation vor Palpation

⚠ Bei Auskultation Lungen nicht vergessen: Aspiration?

Fokus auf:
Appendizitiszeichen? Ileuszeichen?

CHECKLISTE AKUTES ABDOMEN

- Notarzt nachfordern
- Sauerstoffgabe
- Monitoring
- Lagerung nach Patientenzustand, Bauchdecke entlasten
- Wärmeerhalt
- Mehrere i.v.-Zugänge + Volumentherapie nach Blutdruck

Viszeraler Schmerz

Bauchschmerzen entstehen infolge einer Reizung des die Bauchorgane überziehenden Bauchfells (viszerales Peritoneum, → 24.1.2). Alle Bauchorgane sind mit schmerzleitenden Nervenfasern versorgt. Über die Dehnung der betroffenen Bauchorgane, z. B. bei Entzündungen, Koliken oder Perforation, werden die Schmerz leitenden Nervenfasern erregt. Dadurch entwickeln sich **dumpfe, schlecht lokalisierbare (diffuse) Schmerzen.**

Der auftretende Schmerz wird als **viszeraler Schmerz** bezeichnet. Viszerale Schmerzen treten vor allem an Hohlorganen (z. B. Gallenkolik, Nierenkolik, Ileus, Mesenterialarterieninfarkt) auf und zeigen häufig eine **Schmerzausstrahlung.** Typisch für Eingeweideschmerzen sind **begleitende reflektorische Symptome,** wie Tachykardie, Hypotonie, Schwitzen, Übelkeit und Erbrechen. Auffällig ist auch das Patientenverhalten:

PRAXISTIPP

Betroffene Patienten können nicht ruhig liegen, sondern krümmen und bewegen sich vor Schmerzen. Zur Schmerzerleichterung ziehen sie vielfach automatisch die Beine an.

Somatischer Schmerz

Dehnt sich die Störung auf das die Bauch- und Beckenhöhle auskleidende äußere Blatt des Bauchfells **(parietales Peritoneum,** → 24.1.2**)** aus, werden die Schmerzen über segmentale Spinalnerven wahrgenommen **(somatische Schmerzen).** Somatische Schmerzen werden als spitz, scharf, brennend und zumeist gut lokalisierbar beschrieben, wie sie vor allem bei Entzündungen, z. B. Appendizitis, Pankreatitis, Peritonitis, vorkommen.

PRAXISTIPP

Betroffene Patienten versuchen, jede Bewegung zu vermeiden, um eine peritoneale Reizung zu verhindern. Sie liegen still und winkeln die Knie an; dabei atmen sie oberflächlich und schnell (Schonatmung).

Schmerzlokalisation und Schmerzausstrahlung

Angaben des Patienten über den **Ort des Schmerzes** und eine mögliche Schmerzausstrahlung weisen auf das erkrankte Organ hin (→ Tab. 24.5). Dabei können die Schmerzen sowohl diffus als auch genau lokalisierbar auftreten (s. Schmerzcharakter) und möglicherweise auch provoziert und in ihrer Intensität gesteigert werden.

Druckschmerz

Auslösen oder Verstärken von Bauchschmerzen durch Eindrücken der Bauchdecke.

Loslassschmerz

Auslösen oder Verstärken von Bauchschmerzen beim Loslassen nach Eindrücken der Bauchdecke.

Die Schmerzausstrahlung entsteht durch die nervenbedingte Projektion der Schmerzen von dem betroffenen Organ auf andere Körperstellen **(Head-Zonen).**

Lokalisation	Erkrankung	Details im Buch
Oberbauch		
Rechts	• Appendizitis • Ulkusperforation • Gallenkolik • Pankreatitis • Nierenkolik	• → 24.8.1 • → 24.6.2 • → 24.7.1 • → 24.8.2 • → 24.12.1
Mitte	• Gedeckt perforiertes Bauchaortenaneurysma • Pankreatitis • Ulkusperforation • Mesenterialarterieninfarkt	• → 24.9.2 • → 24.8.2 • → 24.6.2 • → 24.9.1
Links	• Nierenkolik • Ulkusperforation • Pankreatitis	• → 24.12.1 • → 24.6.2 • → 24.8.2
Unterbauch		
Rechts	• Appendizitis • Ileus • Nierenkolik • Extrauteringravidität (nur Frauen) • Entzündungen von Eierstock und Eileiter (nur Frauen)	• → 24.8.1 • → 24.7.2 • → 24.12.1 • → 21.4.1 • → 21.2.1
Mitte	• Gedeckt perforiertes Bauchaortenaneurysma • Mesenterialarterieninfarkt • Ileus	• → 24.9.2 • → 24.9.1 • → 24.7.2
Links	• Nierenkolik • Ileus • Extrauteringravidität (nur Frauen) • Entzündungen von Eierstock und Eileiter (nur Frauen)	• → 24.12.1 • → 24.7.2 • → 21.4.1 • → 21.2.1

Tab. 24.5 Häufige Erkrankungen im Bauchraum

Abwehrspannung

Normalerweise ist die Bauchdecke weich. Führt das Betasten (als Druck- oder Loslassschmerz) der Bauchdecke jedoch zu einem **reflektorischen Verkrampfen** der Bauchdeckenmuskulatur, liegt eine Abwehrspannung vor: Die Bauchdecke ist verhärtet („**brettharter Bauch**"). Eine Abwehrspannung entsteht insbesondere dann, wenn es zu entzündlichen oder nekrotischen Prozessen in der Bauchhöhle kommt.

- Tritt sie nur im Bereich der Störung auf, wird von einer **lokalisierten Abwehrspannung** gesprochen (z. B. lokalisierte Abwehrspannung bei Appendizitis).
- Überzieht sie allerdings die gesamte Bauchdecke, liegt eine **generalisierte Abwehrspannung** vor (z. B. Peritonitis).

Aszites und Pfortaderhochdruck

Ein Sonderfall der Bauchdeckenbeschaffenheit ist der **Aszites** (griech. askites = Bauchwassersucht). Durch unterschiedliche Ursachen hervorgerufen, sammeln sich beachtliche Mengen an Flüssigkeit in der Bauchhöhle an, die klinisch zu einem Auftreiben der Bauchdecke mit verstrichenem Nabel führen können (→ Abb. 24.25). Wichtige **Ursachen** für den Aszites sind:

- Leberzirrhose

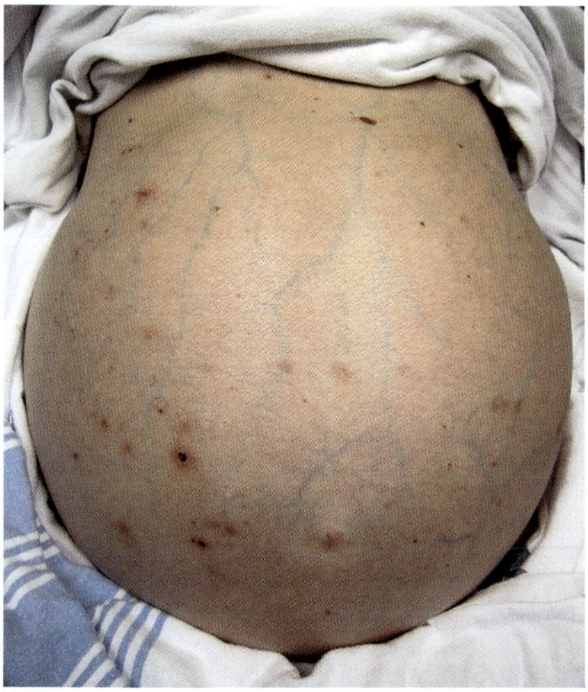

Abb. 24.25 Massiver Aszites bei Leberzirrhose [O767]

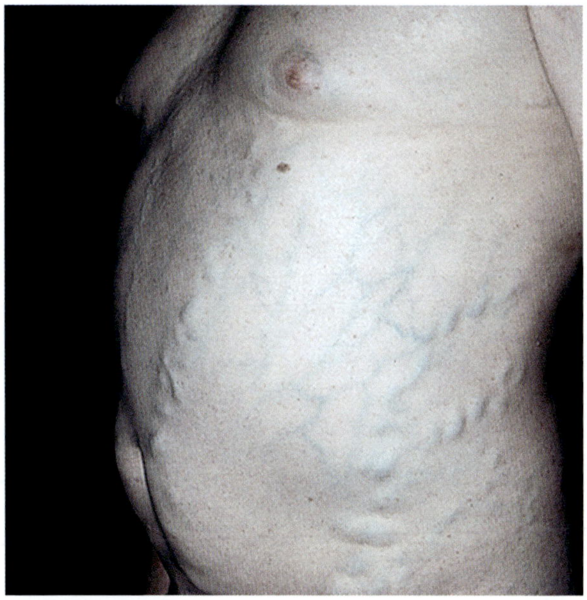

Abb. 24.26 Seitliche Aufnahme des Oberkörpers mit deutlich sichtbaren, erweiterten subkutanen Venen im Abdomen, bekannt als Caput medusae. [R246]

- Bauchfellentzündung (entzündlicher Aszites)
- Pfortaderhochdruck und Rechtsherzinsuffizienz (nichtentzündlicher Aszites)

Häufigste Ursache ist eine schwere Lebererkrankung. Ist die Leber durch krankhafte Umbauprozesse verändert (z. B. im Rahmen einer Leberzirrhose), ist der Durchfluss in den Lebervenen gestört. Dann staut sich das Blut in die Pfortader zurück und es entsteht ein Überdruck **(Pfortaderhochdruck).** Das Blut sucht sich nun andere Wege, um zurück zum Herzen zu fließen – einer ist der Weg über die Speiseröhrenvenen (→ 24.6.1). Die sind aber für eine derartige zusätzliche Volumenbelastung nicht gemacht, sie erweitern sich zu Krampfadern, die manchmal sogar bis in die Peripherie des Körpers reichen (→ Abb. 24.26). Bei Pfortaderhochdruck können sich bis zu 15 l Transsudat in der Bauchhöhle sammeln. Begleitsymptome des Aszites sind Dyspnoe, Schmerzen, Fieber und Ikterus.

Peristaltik

Muskelbewegungen der glatten Muskulatur des Darm-Trakts transportieren Nährstoffe und unverdauliche Stoffwechselprodukte durch Pump- und Walkbewegungen der Darmmuskulatur durch den Darm. Diese wellenförmige Muskelkontraktionen der Dickdarmpassage werden als **Peristaltik** bezeichnet und können mit dem Stethoskop auskultiert werden.

Die Veränderung der Darmperistaltik mit pathologischen Darmgeräuschen ist ein weiteres Leitsymptom und damit kennzeichnend für ein akutes Abdomen. Allerdings darf nicht unerwähnt bleiben, dass die Auskultation der Peristaltik oftmals schwierig ist (laute Geräuschkulisse, wenig Übung):

- **Verstärkte Darmgeräusche** (Hyperperistaltik), wie plätscherndes Wasser, ergeben sich oft bei Magen-Darm-Infekten.
- **Metallisch klingende Darmgeräusche** (Stenosegeräusche) entwickeln sich bei einem mechanischen Darmverschluss.
- **Fehlende Darmgeräusche** („Grabesstille", „Totenstille") hingegen deuten auf eine vollständige Paralyse des Darms hin, wie sie beim paralytischen Darmverschluss oder reflektorisch, z. B. bei Entzündungen oder Koliken, vorzufinden ist.

Kreislaufreaktionen

Insbesondere der **hypovolämische** (→ 13.3.4) und der **septische Schock** (→ 13.3.9) sind sowohl Symptom als auch Komplikation eines akuten Abdomens. Ein **Volumenmangelschock** kann bei einem akuten Abdomen ausgelöst werden durch

- intraabdominale und gastrointestinale Blutungen,
- Organentzündung, Hohlorganverschluss und Geschwür mit nachfolgender Perforation und
- Peritonitis.

Besondere **Vorsicht** ist bei anfangs scheinbar kreislaufstabilen Patienten geboten: Durch innere, von außen nicht erkennbare Flüssigkeitsverluste kann sich nach Ausschöpfung aller Kompensationsmechanismen plötzlich eine manifeste Schocksymptomatik entwickeln.

Erbrechen

Übelkeit **(Nausea)** und Erbrechen **(Emesis/Vomitus)** sind unspezifische Symptome, die bei einer Vielzahl von Abdominalerkrankungen **(Abdominalaffektionen)** auftreten können und primär keine Anzeichen für spezifische abdominale Erkrankungen sind. Erbrechen ist die entgegen der natürlichen Richtung der Nahrungsaufnahme gerichtete, schwallartige Entleerung des Magens infolge einer unwillkürlichen Kontraktion von Magen- und Zwerchfellmuskulatur.

Der **Inhalt** des Erbrochenen ist für den Rettungsdienst insofern von Bedeutung, als er Hinweise auf die Ursache der gastrointestinalen Störung geben kann:
- **Galleerbrechen** bei Magen-Darm-Infektionen
- Koterbrechen **(Misere)** bei Darmverschluss als Überlauferbrechen
- Bluterbrechen **(Hämatemesis)** bei gastrointestinalen Blutungen

Hämatemesis

Bluterbrechen **(Hämatemesis)** kommt vor allem bei oberen gastrointestinalen Blutungen vor. Das verschluckte Blut sammelt sich im Magen und löst nachfolgend Erbrechen aus. Anhand der Farbe des erbrochenen Blutes kann auf die Aktivität der Blutung geschlossen werden. **Hellrotes Blut** deutet auf eine aktive Blutung aus erweiterten Venen an der Speiseröhre (Ösophagusvarizen) hin (→ 24.6.1), weil das Blut keinen Kontakt zur Magensäure hatte. Kommt dagegen Blut über längere Zeit mit der Magensäure in Kontakt, wird der Blutfarbstoff Häm in Hämatin umgewandelt, wodurch sich das Blut braun-schwarz verfärbt und granuliert; erbrochenes Blut ähnelt in Konsistenz und Farbe **Kaffeesatz** (Kaffeesatzerbrechen).

Stuhlgang

Wie Übelkeit und Erbrechen ist die sich durch den Stuhlgang darstellende Symptomatik ebenfalls unspezifisch. Pathologische Stuhlabgänge sind:
- Durchfall **(Diarrhö)** meist infektiöser Ursache, z. B. Salmonellen-Erkrankung
- Verstopfung **(Obstipation)** oder **Stuhlverhalten,** z. B. Darmverschluss
- Auffällig **heller, lehmfarbener Stuhl** bei Galleabflussstörungen infolge Entfärbung des Stuhls von Gallenfarbstoff mit eingeschränkter oder fehlender Fettverdauung
- **Teerstuhl (Meläna)** bei oberen gastrointestinalen Blutungen
- Blutstuhl **(Hämatochezie)** bei unteren gastrointestinalen Blutungen

Teerstuhl

Als Teerstuhl wird das Absetzen von schwarzen, teerartig-klebrigen Stühlen mit glänzendem Aussehen bezeichnet. Diese Einfärbung des Stuhls entsteht durch die **bakterielle Zersetzung** von Blut während der Darmpassage. Typischerweise entsteht Teerstuhl infolge oberer gastrointestinaler Blutungen (→ 24.6), wobei die eigentliche Blutung bis zu 10 Std. zurückliegen kann.

Blutstuhl

Blutbeimengungen im Stuhl mit hell- oder dunkelroter Färbung, ohne Anzeichen einer säurebedingten oder bakteriellen Zersetzung, werden Blutstuhl genannt. Sie stammen zumeist von blutenden Hämorrhoiden im äußersten Darmabschnitt nahe dem Darmausgang.

Hautfarbe

Meistens werden Patienten mit akutem Abdomen infolge eines Blutverlusts, Schocks oder sympathikoadrenerger Reaktionen bei Schmerzen ein **blasses Hautkolorit** (Hautfarbe) aufweisen.

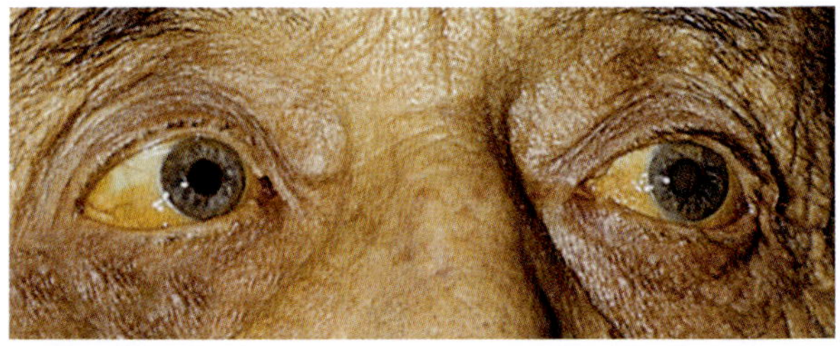

Abb. 24.27 SKlerenikterus [T212]

Ikterus

Besonders auffällig ist eine gelbliche Verfärbung der Haut und der Schleimhäute (**Ikterus** oder Gelbsucht, → Abb. 24.27). Sie entsteht durch den Übertritt von Bilirubin und Gallensäuren durch die Gefäßwand in die Haut, die Bindehaut des Auges und das übrige Körpergewebe. Zuerst macht sich ein Ikterus wegen der weißen Untergrundfärbung als **Sklerenikterus** an der Bindehaut des Auges bemerkbar. Ein Ikterus kann z. B. bei Hämolyse, Hepatitis, Leberzirrhose, Leberzellschädigung durch Medikamente (z. B. Paracetamol) und Gallensteinerkrankungen auftreten.

24.5.2 Gefahren und Komplikationen

Den zahlreichen Ursachen für ein akutes Abdomen stehen einige Gefahren und Komplikationen gegenüber, denen der Rettungsdienst grundsätzlich Beachtung schenken muss:
- Perforation
- Peritonitis
- Exsikkose mit Störungen im Wasser-Elektrolyt- und Säure-Basen-Haushalt (→ 24.3.3 und → 24.4.2)
- Volumenmangelschock (→ 13.5.3)
- Sepsis und septischer Schock (→ 13.3.9)

Perforation

DEFINITION

Bei einer Perforation verliert die Organwand eines Hohlorgans infolge der Grunderkrankung oder nach einer Verletzung ihre Stabilität und bricht auf.

Folge ist, dass sich der meist hoch infektiöse oder chemisch-toxische Hohlorganinhalt in die freie Bauchhöhle ergießt. Bei der **gedeckten** Perforation wird die defekte Organwand durch benachbarte Organe noch teilweise abgedichtet, was die Symptome milder erscheinen lässt. Durchbricht das Hohlorgan direkt, liegt eine **freie** Perforation vor. Perforationsgefahr besteht insbesondere bei
- Magen- und Zwölffingerdarmgeschwüren (→ 24.6.2),
- akuter Appendizitis (→ 24.8.1),
- akuter Gallenblasenentzündung.

Leitsymptom für eine stattgefundene Perforation ist der Perforationsschmerz mit freiem Intervall und erneut auftretenden Beschwerden als Zeichen einer beginnenden Peritonitis.

Peritonitis

DEFINITION

Die Peritonitis ist eine lebensbedrohliche, zumeist bakterielle Entzündung des Bauchfells (Peritoneum).

95 % aller Bauchfellentzündungen werden durch Infektionen verursacht, z. B. nach Perforation eines entzündeten Hohlorgans (z. B. perforierter Appendix) oder Kontamination von außen (z. B. durch Stichverletzungen). Die restlichen Bauchfellentzündungen entstehen durch Substanzen wie Galle, Urin, Verdauungsenzyme oder Blut, die durch ihre chemisch-toxischen Eigenschaften die Entzündung des Bauchfells bewirken (z. B. perforierte Gallenblase).

Über die Entzündung oder Reizung des Bauchfells entwickelt sich eine Bauchfellentzündung **(Peritonitis),** die je nach Lokalisation eingeteilt wird:

- Die **lokale Peritonitis** ist auf das Gebiet der Infektionsquelle begrenzt. Sie äußert sich durch eine lokale Abwehrspannung und Schmerzen, die durch Druck- oder Loslassschmerz (→ Abb. 24.37) ausgelöst oder verstärkt werden können (z. B. akute Pankreatitis, akute Appendizitis).
- Die **diffuse Peritonitis** hingegen breitet sich z. B. nach Hohlorganperforation rasch über das gesamte Peritoneum aus. Dies zeigt sich hauptsächlich durch eine generalisierte Abwehrspannung, Volumenmangelschock bei Verlust von bis zu 6 l Flüssigkeit in die Bauchhöhle infolge Ödembildung, Ausfall von mit dem Bauchfell in Kontakt stehenden Organen (z. B. paralytischer Ileus) und septischem Schock mit Lungen- und Nierenversagen.

24.5.3 Therapie

Zumeist wird im Rettungsdienst eine die Ursache des akuten Abdomens beseitigende Therapie nicht möglich sein. Sie bleibt in der Regel der operativen Versorgung vorbehalten. Im Rettungsdienst wird daher eine **symptomorientierte Behandlung** realisiert, die mit wenigen, aber effektiven Maßnahmen die Transportfähigkeit des Patienten möglichst schnell herstellen soll, um einen raschen und schonenden Transport in eine geeignete Zielklinik zu ermöglichen.

MERKE

Ein akutes Abdomen erfordert akutes Handeln.

Patientenuntersuchung

Der **Basischeck** folgt dem ABCDE-Schema (→ 5.2.3). Lebensrettende Maßnahmen haben vor allen anderen diagnostischen und therapeutischen Maßnahmen Vorrang. Die **Basisdiagnostik** umfasst weiterhin das Ableiten eines EKGs (ggf. 12-Kanal-EKG) sowie das Messen des Blutdrucks, der Sauerstoffsättigung und des Blutzuckers (BZ) (→ 5.3.2).

Die nachfolgende Abdominaluntersuchung konzentriert sich auf die Schwerpunkte Inspektion, Palpation und Auskultation des IPPAF-Schemas (→ 5.2.4). Im günstigsten Fall liegt der Patient in der für ihn angenehmsten Position flach auf dem Rücken, um folgende Untersuchungen durchführen zu lassen:

- Gründliche **Inspektion:** Gesamtzustand erfassen (z. B. Unruhe, Allgemeinzustand, Schonhaltung), Haut beurteilen (z. B. Kaltschweißigkeit, Ikterus, Hämatome), nach Narben (→ Voroperationen!) suchen, aufgetriebenes Abdomen (z. B. Aszites, Luft), Ausscheidungen (z. B. Hämatemesis, Teerstuhl, Blutstuhl, Durchfall) beachten.
- Behutsame **Palpation:** Beginnend im vom Schmerzpunkt am weitesten entfernten Quadranten, mit beiden Händen zuerst sanft palpieren, um eine Abwehrspannung von einer reflektorischen Muskelspannung bei zu festem Druck zu unterscheiden. Dann tiefer tasten (Druck- und Loslassschmerz, Darmsteife), Gesicht des Patienten währenddessen beobachten (Schmerzausdruck).
- Sorgfältige **Auskultation:** Auskultation der Lunge (z. B. Aspiration von Erbrochenem) und des Abdomens (Darmgeräusche: vorhanden/nicht vorhanden, lebhaft/spärlich/fehlend) vornehmen.

Basismaßnahmen

Neben den lebensrettenden Erstmaßnahmen (z. B. Absaugen von Blut bei gastrointestinalen Blutungen, stabile Seitenlage) umfassen die Basismaßnahmen

- ein kontinuierliches und engmaschiges **Monitoring** mit Verlaufsdokumentation,
- die **Sauerstoffgabe** (4–6 l/Min.) über eine Sauerstoffsonde oder -brille,
- die Lagerung in leichter Oberkörperhochlage **(Aspirationsschutz)** und mit angewinkelten Knien (Knierolle), um die Bauchdecke zu entspannen und dadurch Schmerzen zu reduzieren (→ Abb. 24.28), bzw. bei Blutdruckabfall in flacher Rückenlage und mit Knierolle,
- den **Wärmeerhalt** und
- die **Beruhigung** des Patienten.

Kriterien für die Alarmierung des **Notarztes** sind vor allem starke Schmerzen, Schockzeichen und drohender Bewusstseinsverlust. Selbstverständlich besteht für den Patienten Ess-, Trink- und Rauchverbot.

Erweiterte Maßnahmen

Bereits zu den erweiterten Maßnahmen zählen die Anlage mindestens eines sicheren intravenösen **Zugangs** und die Infusion von balancierten Vollelektrolytlösungen. Anzahl und Größe von

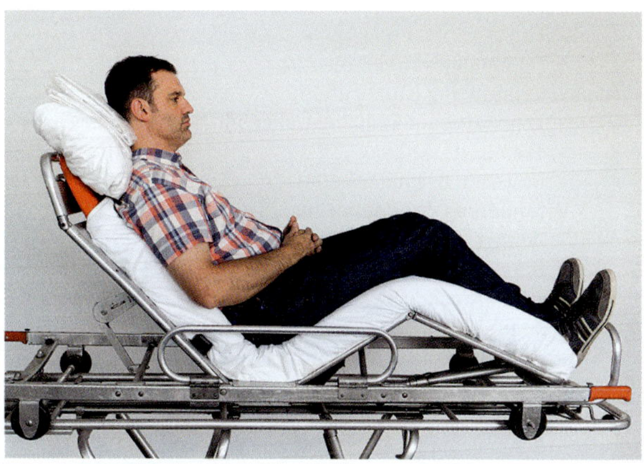

Abb. 24.28 Bauchdeckenentspannende Lagerung mit angewinkelten Knien [P100]

Venenzugängen orientieren sich an den Kreislaufverhältnissen (z. B. mindestens zwei großlumige Venenzugänge bei Schock). Erlaubt es der klinische Zustand des Patienten, sollte noch vor Beginn der Maßnahmen Laborblut entnommen werden. Die medikamentöse Therapie durch den Notarzt richtet sich nach dem klinischen Bild und der Schwere der Erkrankung. Bei **Volumenmangelschock** erhält der Patient balancierte Vollelektrolytlösungen. Zielwerte sind ein systolischer Blutdruck über 100 mmHg und eine Herzfrequenz unter 100/Min. Bei gastrointestinalen Blutungen ist insbesondere darauf zu achten, dass der systolische Blutdruck im unteren Normbereich gehalten wird und 130 mmHg nicht übersteigt, um bestehende aktive Blutungen nicht länger zu unterhalten bzw. stehende Blutungen nicht zu reaktivieren. Führt die Volumentherapie nicht zum gewünschten Erfolg, kann der Notarzt auch Katecholamine (z. B. Adrenalin, Noradrenalin und Dobutamin, → 7.6.3) einsetzen, um die Kreislaufsituation zu verbessern. Die **Analgesie** orientiert sich am Schmerztyp. Der Notarzt wird bei kolikartigen Schmerzen vor allem das peripher wirksame Medikament Metamizol (z. B. Novalgin®, → 7.6.6) zur Analgesie einsetzen und es mit einem Spasmolytikum (z. B. Buscopan®) kombinieren.

Bei Entzündungs- und Perforationsschmerzen können sowohl peripher wirksame Analgetika (z. B. Novalgin®) als auch vorsichtig dosierte Opiate (z. B. Morphin, → 7.6.6) zum Einsatz kommen.

IM FOKUS

Akutes Abdomen

- **Störungsbild:**
  - Unter dem Begriff „akutes Abdomen" werden **verschiedene plötzlich auftretende und potenziell schwer verlaufende Erkrankungen** des Abdomens zusammengefasst.
  - Als Ursache kommen sowohl internistische Erkrankungen als auch Verletzungen infrage.
- **Mögliche Symptome:**
  - Schmerzen
  - Abwehrspannung und Peritonismus („brettharte Bauchdecke")
  - Kreislaufreaktionen (auf Schockzeichen achten)
  - Erbrechen, hier besonders achten auf:
    - Galleerbrechen
    - Koterbrechen
    - Bluterbrechen
  - **Veränderungen des Stuhlgangs,** hier besonders achten auf:
    - Durchfall (Diarrhö)
    - Verstopfung (Obstipation)
    - Lehmfarbener Stuhl bei Galleabflussstörungen
    - Teerstuhl (Meläna)
    - Blutstuhl (Hämatochezie)
  - **Veränderung der Hautfarbe:**
    - Ikterus (Gelbfärbung)
    - Blässe (z. B. bei Blutungen)
  - **Pfortaderhochdruck:**
    - Aszites
    - Ösophagusvarizen(-blutungen)
- **Einschätzung von Schmerzen:**
  - **Folgende Aspekte sollten immer abgefragt werden:**
    - Schmerzstärke (subjektiv, anhand einer Skala)
    - Schmerzbeginn
    - Schmerzdauer und -entwicklung
    - Schmerzqualität
    - Schmerzlokalisation
    - Schmerzausstrahlung und -verlagerung
  - **Kolikschmerz:**
    - Plötzliches Auftreten
    - Wellenartiger Verlauf
    - Vegetative Begleitsymptomatik
  - **Entzündungsschmerz:**
    - Zunehmender Dauerschmerz
    - Oft gut lokalisierbar
  - **Perforationsschmerz:**
    - Hochakuter, stärkster Schmerz
    - Plötzliches Nachlassen, wenn Durchbruch der Organwand erfolgt ist
    - Kurzes schmerzfreies Intervall mit nachfolgenden kontinuierlich zunehmenden Schmerzen
  - Die **Schmerzlokalisation** verrät viel über die möglicherweise betroffenen Organe. Die jeweiligen Lokalisationen sollten gut verinnerlicht werden.
- **Maßnahmen:**
  - Gründliche Untersuchung nach dem **IPPAF-Schema:**
    - **I**nspektion, **P**alpation, (**P**erkussion), **A**uskultation, (**F**unktionsprüfung)
  - Ggf. Notarztnachforderung
  - Sauerstoffgabe
  - Monitoring
  - Lagerung je nach Zustandsbild
  - Wärmeerhalt
  - Beruhigung
  - Anlage eines oder mehrerer i. v.-Zugänge
  - Blutdruckgesteuerte Volumentherapie
  - Ggf. Analgesie
  - Ggf. Katecholamintherapie
  - Ggf. Laborblutentnahme
- **Komplikationen:**
  - Perforation
  - Peritonitis
  - Exsikkose
  - Störungen im Wasser-Elektrolyt- und Säure-Basen-Haushalt
  - Volumenmangelschock
  - Sepsis und septischer Schock

24.6 Gastrointestinale Blutungen

DEFINITION

Blutungen aus einer Schleimhautläsion im Verdauungstrakt innerhalb der Strecke zwischen Ösophagus und Rektum werden gastrointestinale Blutungen (GI-Blutungen) genannt.

Je nach Lokalisation werden die Blutungen unterteilt in:

- **Oberer GI-Blutungen:** Die Blutungsquelle liegt im Ösophagus, Magen oder Zwölffingerdarm.
- **Untere GI-Blutungen:** Der Ursprung der Blutung ist zwischen Ileum und Rektum zu finden.

Die häufigsten **Ursachen** für eine obere GI-Blutung sind im Magen und Zwölffingerdarm lokalisierte Schleimhautdefekte **(Ulzerationen)** und **Ösophagusvarizen** (→ Tab. 24.6). Für eine untere GI-Blutung kommen z. B. entzündliche Darmerkrankungen oder Darmtumore infrage. In der überwiegenden Zahl der

Fragen nach	Ursache
Analgetika (NSAR)	Ulkus (bohrender Schmerz, → 24.6.2)
Antikoagulation (Marcumar®, DOAK)	Überdosierung
Koagel im Stuhl bei Marcumar®	Divertikelblutung
Leberzirrhose	Ösophagusvarizenblutung (→ 24.6.1)
Zurückliegendem endoskopischem Eingriff	Nachblutung

NSAR = nichtsteroidale Antirheumatika; DOAK = direkte orale Antikoagulanzien

Tab. 24.6 Wichtige anamnestische Hinweise bei GI-Blutungen

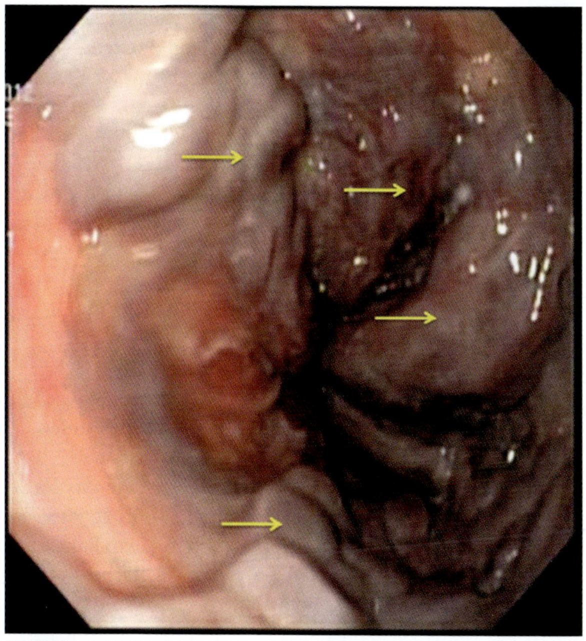

Abb. 24.29 Ösophagusvarizen mit Pfeilen gekennzeichnet [G806-002]

Fälle (ca. 85–90 %) treten im Rahmen einer oberen GI-Blutung **Bluterbrechen (Hämatemesis, „Kaffeesatzerbrechen") und Teerstühle (Meläna)** auf. Frisches, oral oder anal abgesetztes Blut weist dabei auf eine noch aktive Blutung hin, die lebensbedrohlich sein kann.

Meist lässt sich die tatsächlich verloren gegangene Blutmenge vom Rettungsdienst nur ungenau abschätzen, weil nicht exakt festgestellt werden kann, wie viel Blut in den Darm geflossen ist und wie viel erbrochenes bzw. peranal abgesetztes Blut noch vor Eintreffen des Rettungsdienstes weggespült wurde.

MERKE

Gastrointestinale Blutungen sind durch den unkontrollierbaren Blutverlust ein akut lebensbedrohliches Ereignis.

24.6.1 Ösophagus- und Fundusvarizenblutung

Ösophagusvarizen sind dicke Krampfadern in der Speiseröhre. **Fundusvarizen** sitzen im oberen Teil des Magens, dem sog. Magenfundus. Die Krampfadern entstehen als Umgehungskreisläufe, wenn die Blutgefäße in der Leber verengt sind und das Blut sich in die Pfortader staut, da nicht genügend Blut über die Leber zur unteren Hohlvene abfließen kann. Als Folge des Rückstaus in der Pfortader bilden sich Umgehungskreisläufe über die Venen der Speiseröhre und der Bauchwand **(Überdruckvarizen),** da das Blut versucht, an der Leber vorbei zum Herzen zu gelangen.

Diese ansonsten eher kleinen und feinen Gefäße liegen direkt unter der Schleimhaut und werden durch den Umgehungskreislauf immer weiter und die Gefäßwand immer dünner (→ Abb. 24.29, → Abb. 24.30). Wenn die ohnehin schon dünne Gefäßwand an der Speiseröhre von außen durch Schlucken fester Speisen oder bei erhöhtem Druck innerhalb des Gefäßes (Bauchpresse bei der Darmentleerung) verletzt wird, besteht die **Hauptgefahr** im Aufplatzen der erweiterten Speiseröhrenvenen mit einer unmittelbar auftretenden lebensbedrohlichen Blutung (Letalität von ca. 40–60 % bei erstmaliger Blutung).

Die Therapie besteht in der sofortigen Blutstillung, die im Rettungsdienst aber kaum möglich ist. Der Einsatz von mechanischen Ballontamponaden (sog. Sengstaken- oder Linton-Sonden) ist aufgrund der Verletzungsgefahr für den Patienten im Rettungsdienst nicht umsetzbar, der Einsatz von vasoaktiven Medikamenten (Terlipressin, Hämopressin®), was den Druck im Pfortaderkreislauf und die Ösophagusvarizendurchblutung senkt, hat sich außerhalb der Klinik aufgrund der bestehenden Kontraindikationen (KHK, Hypertonie) nicht etabliert. Daher bleibt die endgültige Versorgung der Klinik vorbehalten, da diese nur endoskopisch in der Gastroenterologie erfolgen kann.

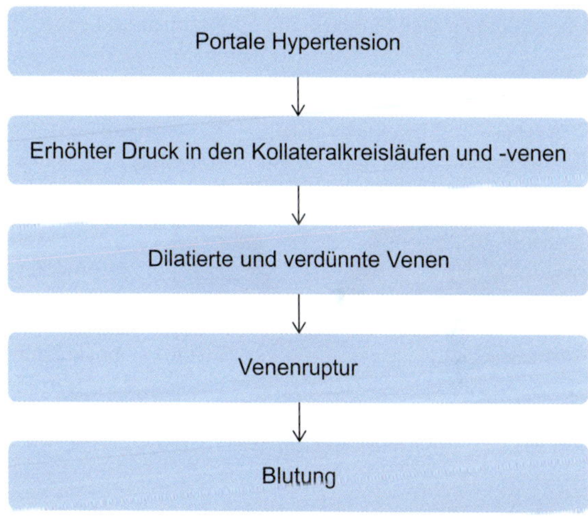

Abb. 24.30 Entstehungsmechanismus der Ösophagusvarizenblutung [G1026]

24.6.2 Gastrointestinale Ulzerationen

Schleimhautgeschwüre **(Ulzerationen)** entstehen in Abschnitten des Verdauungstrakts, die mit Magensaft in Berührung kommen. Normalerweise wird die Magenschleimhaut vor der verdauenden Wirkung des Magensafts durch Schutzmechanismen bewahrt. Bei einem **Ungleichgewicht** zwischen der vorhandenen Menge an Säure, Verdauungsenzymen und der vorhandenen Menge an schützenden Faktoren, z. B. aufgrund der **Zunahme** aggressiver Schleimhaut schädigender Faktoren und/oder einer **Abnahme** schleimhautschützender Mechanismen, kann ein Schleimhautgeschwür **(Ulkus)** (→ Abb. 24.31) **(Ulcus ventriculi)** oder im Zwölffingerdarm (**Ulcus duodeni,** → Abb. 24.32) entstehen. Duodenalulzera machen etwa 70 % aller gastrointestinalen Ulzerationen aus.

Normalerweise ist die intakte Schleimhaut von Magen und Zwölffingerdarm gegen das saure Milieu (HCl = Salzsäure) unempfindlich, wenn ausreichend viel Schleim gebildet wird, die Durchblutung der Schleimhaut erhalten ist und die Zellregeneration ungestört verläuft.

Die Schleimhaut schädigende **Faktoren** sind z. B.:

- Eine übermäßige Magensaftproduktion (Salzsäure und Pepsin)
- Infektionen mit dem Bakterium *Helicobacter pylori*
- Verdauungsenzyme (z. B. Pepsin)
- Medikamenteneinnahme (z. B. ASS, Diclofenac, Ibuprofen, Glukokortikoide)

Für die Entstehung eines **Magenulkus** ist vor allem das Nachlassen schützender Faktoren von Bedeutung. In bis zu 90 % der Fälle wird bei Ulkuspatienten eine Infektion mit dem Bakterium *Helicobacter pylori* gefunden, sodass eine erfolgreiche Therapie auch mit der Gabe von Antibiotika durchgeführt werden kann, sofern das Ulkus vor dem Entstehen von Komplikationen entdeckt wird.

Das Magengeschwür äußert sich durch diffuse Schmerzen im mittleren Oberbauch, Druck- und Völlegefühl meist direkt im Anschluss an eine Mahlzeit, mit Sodbrennen und Erbrechen

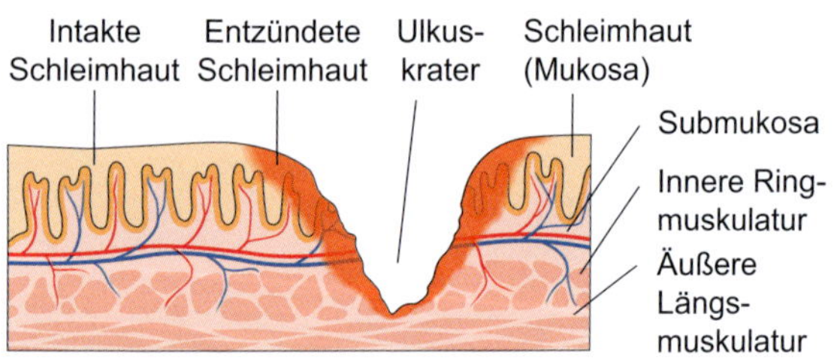

Abb. 24.31 Schematische Darstellung eines Ulkus. Der Substanzdefekt reicht bis in die Muskelschicht hinein. [L190]

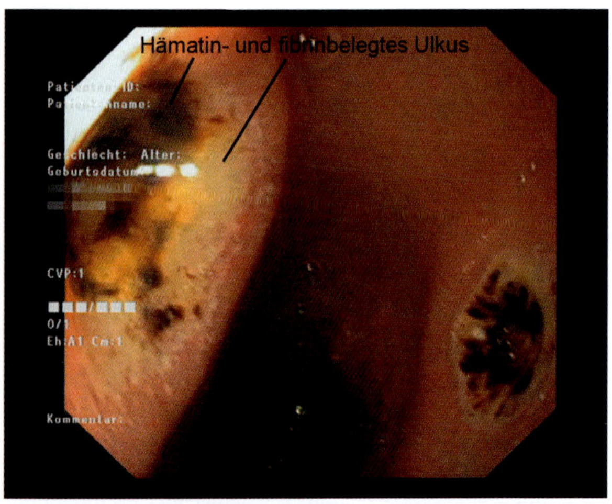

Abb. 24.32 Zwölffingerdarmgeschwür (Ulcus duodeni) [T824]

von saurem Mageninhalt. Die Symptomatik des **Zwölffingerdarmulkus** ist dagegen häufig als punktförmiger Nüchtern- oder Hungerschmerz im Oberbauch (oft nachts) mit einem Schmerzmaximum zwischen Nabel und Mitte des rechten Rippenbogens gekennzeichnet.

VIDEO

Beispiel für das Aussehen des Erbrochenen bei Hämatemesis
https://www.youtube.com/watch?v=la23SBssBCg

IM FOKUS

Gastrointestinale Blutungen

- **Störungsbild:**
  - Blutungen innerhalb des Verdauungskanals:
    - **Obere GI-Blutungen** aus Ösophagus, Magen oder Zwölffingerdarm
    - **Untere GI-Blutungen** aus Ileum, Jejunum, Kolon oder Rektum
  - Blutverlust potenziell unkontrollierbar, GI-Blutungen sind daher potenziell lebensbedrohliche Notfallsituationen.
- **Mögliche Ursachen:**
  - Lokale Schleimhautdefekte (z. B. Ulzera der Magenschleimhaut)
  - Ösophagusvarizen
  - Magen-Darm-Tumoren
  - (Chronisch) entzündliche Darmerkrankungen
  - Risikoerhöhung unter anderem durch:
    - Einnahme von NASR
    - Leberzirrhose
    - Antikoagulation
    - Zurückliegender (endoskopischer) Eingriff
- **Ösophagusvarizenblutung:**
  - Bedingt durch **Pfortaderhochdruck** und Blutrückstau in die kleinen, oberflächlichen Gefäße der Speiseröhre
  - Im Rettungsdienst nur wenige therapeutische Möglichkeiten
  - Daher muss ein sehr **schneller Transport** in eine gastroenterologische Abteilung erfolgen.
- **Gastrointestinale Ulzerationen:**
  - Können sowohl im Magen (Ulcus ventriculi) als auch im Zwölffingerdarm (Ulcus duodeni) auftreten
  - Ulzeration geschieht immer auf dem Boden einer **Schleimhautschädigung** durch z. B.:
    - Übermäßige Magensaftproduktion
    - Infektionen mit dem Bakterium *Helicobacter pylori*
    - Medikamenteneinnahme (z. B. ASS, Diclofenac, Ibuprofen, Glukokortikoide)
  - Äußern sich durch **Oberbauchschmerz**

24.7 Hohlorganverschlüsse (Koliken)

Zur Harnleiter- und Nierenkolik siehe → 24.12 (Erkrankungen des Urogenitalsystems).

Zum Schmerzcharakter des Kolikschmerzes siehe → 24.5.1 (Schmerzen) und → Abb. 24.24.

24.7.1 Gallenkolik

Die **Galle** ist eine **Körperflüssigkeit,**
- die in der Leber produziert,
- in der Gallenblase gespeichert und
- im Duodenum (Zwölffingerdarm) zur Fettverdauung ausgeschüttet wird.

Gallensteine bilden sich bei fettreicher und ballaststoffarmer Ernährung auf der Grundlage eines Lösungsungleichgewichts der Gallebestandteile, d. h. die Gallenflüssigkeit verfestigt sich. Dabei fallen zu viele Substanzen (z. B. Cholesterin, Kalziumkarbonat, Bilirubin) an, die von dem Lösungsmittel, der **Gallensäure,** nicht mehr ausreichend gelöst werden können (Übersättigung der Galle). Die Folge ist, dass die zuvor gelösten Substanzen ausfallen und eine feste Masse – den Gallenstein – bilden (→ Abb. 24.33). Sechs Risikofaktoren, die eine Entstehung von Gallensteinen begünstigen, werden unter der **„6 F-Regel"** zusammengefasst:
- Fat: Übergewicht
- Female: weiblich
- Forty: Alter über 40 Jahre
- Fertile: Schwangerschaft oder Hormoneinnahme
- Fair: blond, hellhäutig
- Family: Gallensteinerkrankung in der Familienanamnese

Die typische **Gallenkolik** wird durch die Wanderung eines oder mehrerer Gallensteine ausgelöst, wenn die Gallengänge teilweise oder vollständig verlegt werden (→ Abb. 24.34). Dadurch wird der Galleabfluss in den Zwölffingerdarm behindert oder kommt ganz zum Erliegen. Die Galle staut sich in der Gallenblase auf, obwohl diese nur ein begrenztes Fassungsvermögen hat. Durch Kontraktion der Gallenblase und der Gallengänge gegen den Widerstand der Gallensteine entsteht das klassische Bild der Gallenkolik mit kolikartigen Schmerzen im rechten Oberbauch, die sich auf Druck als Zeichen einer lokalen Abwehrspannung verstärken sowie mit **Schmerzausstrahlung in die rechte Schulter** und den Rücken.

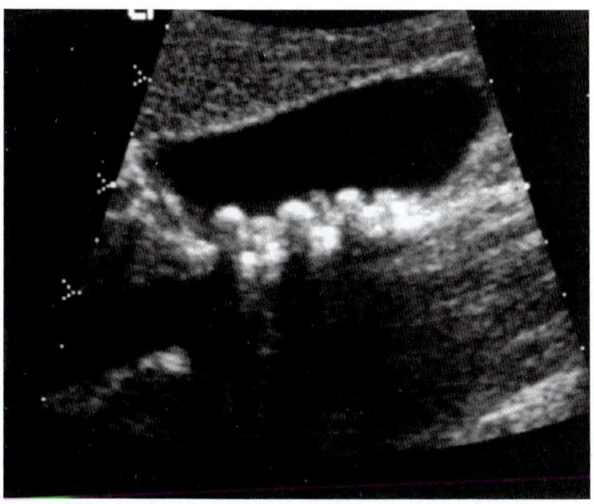

Abb. 24.33 Gallensteine im Ultraschall [E1507]

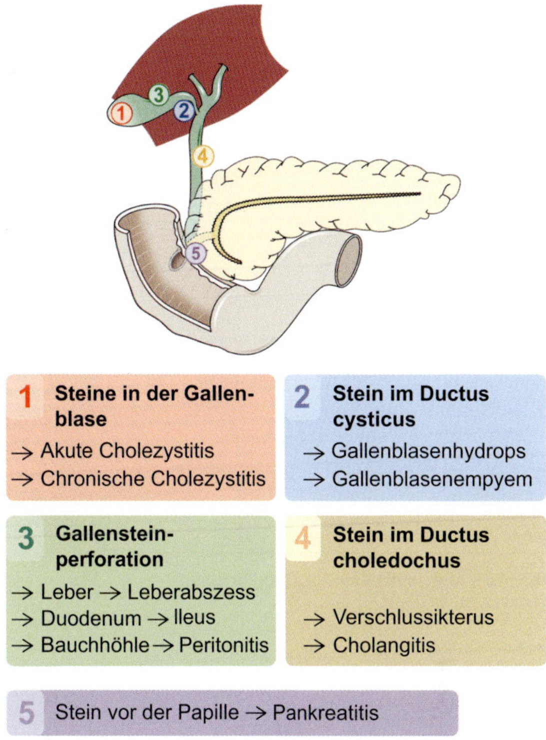

Abb. 24.34 Mögliche Komplikationen von Gallensteinen in Abhängigkeit von ihrer Lokalisation [L141]

VIDEO

Sonografische Untersuchung der Gallenblase, inkl. Darstellung von Gallensteinen
https://www.youtube.com/watch?v=_KOy7dD_zvU

24.7.2 Darmverschluss (Ileus)

DEFINITION

Der Ileus ist eine Störung, die aufgrund eines mechanischen Hindernisses oder einer funktionellen Störung zu einer Aufhebung der Darmpassage führt.

Dem Darmverschluss oder Ileus (griech. eilein = einschließen, zusammendrängen) liegt eine Störung der Darmpassage zugrunde (→ Abb. 24.35 und → Abb. 24.36), weshalb der Begriff „Verschluss" irreführend ist. Je nach Ursache werden zwei Formen des Ileus unterschieden:
- Der **mechanische Ileus** entsteht durch eine mechanische Verlegung des Darmlumens, d. h. durch Kompression von außen oder Verstopfung von innen. Ursachen für einen mechanischen Ileus können Narbenverwachsungen (Briden), Tumoren und eingeklemmte Hernien sein. Durch die Unterbrechung der Darmpassage staut sich Nahrungsbrei (Dünndarm) oder (Kot) Dickdarm vor dem Hindernis. Die Darmmuskulatur, die normalerweise durch rhythmische Bewegungen (Darmmotilität) für die Fortbewegung des

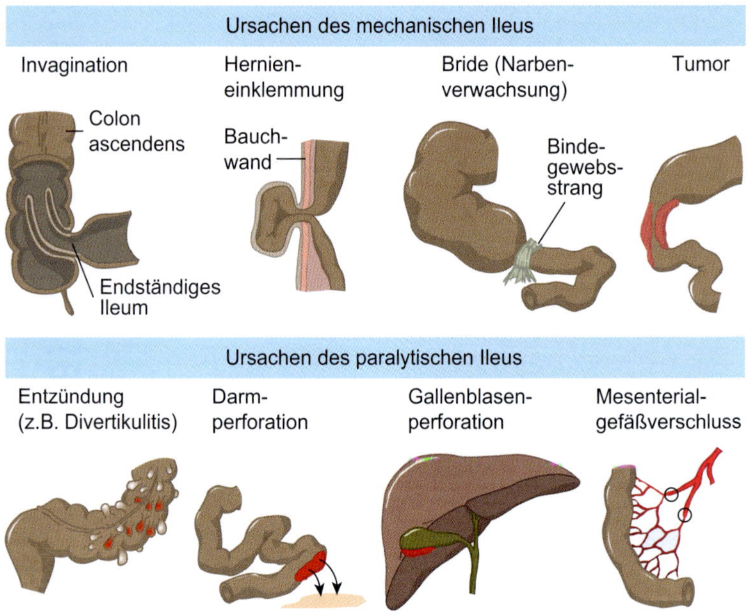

Abb. 24.35 Die häufigsten Ursachen für einen Darmverschluss (Ileus) [L138, L190]

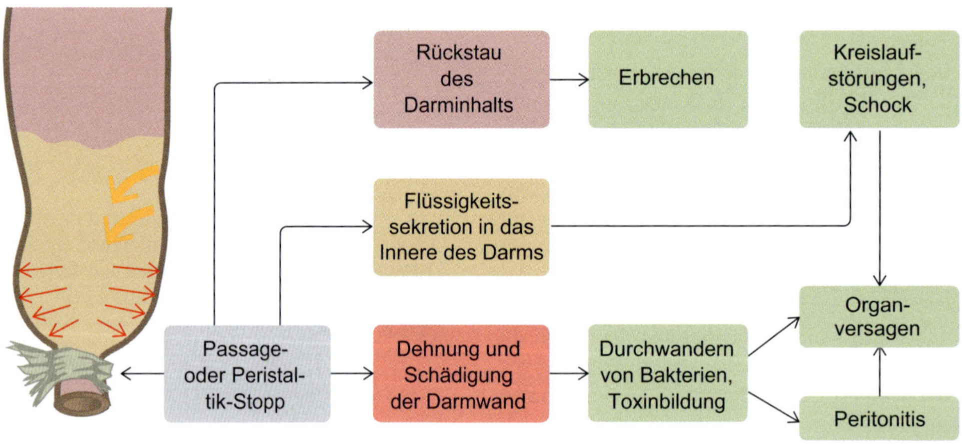

Abb. 24.36 Pathogenese des Ileus [L138]

Nahrungsbreis/Kots sorgt, arbeitet gegen das Hindernis, wodurch typische krampfartige Bauchschmerzen (Koliken), Erbrechen und Stuhl- und Windverhaltungen entstehen.

- Der **paralytische Ileus** hingegen ist ein Darmverschluss, der von einer Lähmung der Darmperistaltik ausgeht, d. h., die Muskulatur, die den Darminhalt fortbewegen sollte, ist gelähmt **(paralysiert)** und kann diesen nicht mehr transportieren. Bei fehlender Darmmotilität kommt es zum Stau des Nahrungsbreis/Kots, der nicht mehr weitertransportiert werden kann. Zumeist sind schwere entzündliche Prozesse für die Entwicklung eines paralytischen Ileus verantwortlich, z. B. Pankreatitis oder eine Gallenblasenperforation nach Cholezystitis.

Sowohl der mechanische Ileus als auch der paralytische Ileus führen zu einer zunehmenden Flussbehinderung **(Stase)** des Darminhalts. Folge der Stase ist eine Überdehnung der Darmwand mit

- Flüssigkeits- und Gasansammlung,
- Sauerstoffunterversorgung der Darmwand mit Ischämie, Perforation und Peritonitis sowie
- Eiweiß- und Flüssigkeitsverlusten mit intra- und extrazellulären Störungen des Wasser-Elektrolyt- und des Säure-Basen-Haushalts.

Ausgehend vom Darmverschluss, führt die Gesamtheit der daraus resultierenden Störungen zu massiven Auswirkungen auf den gesamten Organismus, was unbehandelt unaufhaltsam im Multiorganversagen und mit dem Tod endet.

MERKE

Bleibt ein primär mechanischer Ileus unbeachtet, wird er mit zunehmender Dauer durch Erschöpfung und Erschlaffung des Darms in einen paralytischen Ileus übergehen.

MERKE

In der klinischen Praxis gilt: „Über einem Ileus darf die Sonne nicht untergehen."

IM FOKUS

Koliken

- **Störungsbild:**
  - Koliken entstehen immer dann, wenn Hohlorgane verschlossen oder teilweise verschlossen sind.
    - Gallenkolik
    - Nieren- bzw. Harnleiterkolik
    - Ileus (Verschluss des Darms)
- **Gallenkolik:**
  - Verursacht durch ein Ungleichgewicht zwischen steinbildenden Substanzen und Flüssigkeit (Lösungsmittel) im Gallensekret
  - Risikofaktoren werden von der **6-F-Regel** zusammengefasst:
    - **F**at: Übergewicht
    - **F**emale: weiblich
    - **F**orty: Alter über 40 Jahre
    - **F**ertile: Schwangerschaft oder Hormoneinnahme
    - **F**air: blond, hellhäutig
    - **F**amily: Gallensteinerkrankung in der Familienanamnese
  - **Mögliche Symptome:**
    - Wellenförmiger Schmerz im rechten Oberbauch
    - Ausstrahlung in rechte Schulter und Rücken möglich
- **Ileus:**
  - Störung (Verschluss) bzw. Immobilisation des Darmes
  - Kann unterschieden werden in:
    - **Mechanischer Ileus**
    - **Paralytischer Ileus**
  - Ein **mechanischer Ileus** entsteht durch mechanische Verlegung des Darmlumens, z. B. durch Verwachsungen.
    - Dies führt zu wellenförmigen Schmerzen, Erbrechen und Stuhlverhalt.
  - Ein **paralytischer Ileus** wird oft durch vorangehende Entzündungen ausgelöst.
    - Er kann also auch als Nebenbefund einer anderen Erkrankung (z. B. einer Pankreatitis) vorliegen.
    - Ein paralytischer Ileus kann auf einen mechanischen Ileus folgen.
  - **Komplikationen:**
    - Flüssigkeits- und Gasansammlungen
    - Sauerstoffunterversorgung der Darmwand mit Ischämie
    - Perforation und Peritonitis
    - Störungen des Wasser-Elektrolyt- und des Säure-Basen-Haushalts
    - Multiorganversagen
  - Ein Ileus muss **schnellstmöglich klinisch therapiert** werden.

24.8 Intraabdominelle Entzündungen

Die wichtigsten Vertreter der intraabdominellen Infektionen sind

- Appendizitis,
- Pankreatitis,
- Divertikulitis.

Eine Infektion muss nicht zwangsläufig auf das betreffende Organ beschränkt bleiben, womit die Gefahr besteht, dass Sie sich jederzeit aufgrund ihrer intraperitonealen Lage zu einer Peritonitis (→ 24.5.2) weiterentwickeln kann.

24.8.1 Appendizitis

Eine Appendizitis ist die Entzündung des **Wurmfortsatzes** (→ 24.1.1). Sie wird durch in die Appendixwand eingedrungene pathogene Keime hervorgerufen. Auslösend oder begünstigend wirken dabei häufig

- eine Verengung des Wurmfortsatzlumens durch Kotsteine, Abknickung oder Narbenstränge mit daraus folgender Entleerungsstörung und
- Darminfektionen.

Aufgrund der entzündlichen Veränderungen kann die Appendixwand perforieren, sodass die Krankheitskeime auf Nachbarorgane übergreifen können (**freie Perforation** mit diffuser Peritonitis). Zu einer **gedeckten Perforation** mit begrenzter, lokaler Peritonitis kommt es, wenn sich durch vorherige Entzündungen Verwachsungen gebildet haben, die eine Verbreitung des eitrigen Sekrets im Abdomen verhindern, oder wenn die Perforationsstelle vom großen Netz abgedeckt wird.

Die **Anzeichen** der akuten Appendizitis sind besonders zu Beginn der Entzündung eher unspezifisch. Plötzlich einsetzende, diffuse, viszerale Schmerzen im rechten Ober- und Mittelbauch mit Übelkeit und Erbrechen können auf die Appendizitis hinweisen. Erst nach Stunden, wenn bereits eine lokale peritoneale Reizung vorliegt, verlagern sich die Schmerzen in den rechten Unterbauch (somatischer Schmerz) mit lokaler Abwehrspannung. Mittels Schmerzprovokation an charakteristischen Stellen lässt sich der Verdacht auf eine akute Appendizitis erhärten (→ Abb. 24.37). Neben den Schmerzen ist eine axillorektale Temperaturdifferenz von über 1 °C (physiologisch ~ 0,5 °C) ein weiteres wichtiges **Leitsymptom.**

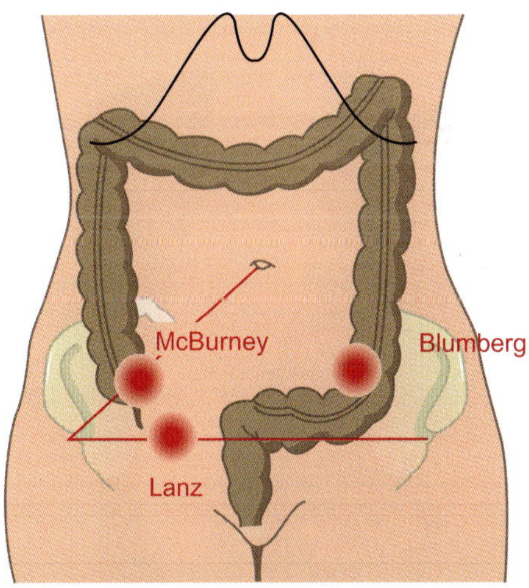

Abb. 24.37 Schmerzpunkte und Schmerz auslösende Manöver bei Appendizitis: **McBurney-Punkt:** Druckschmerz im rechten Unterbauch in einer gedachten Verbindungslinie zwischen Bauchnabel und rechtem vorderen oberen Darmbeinstachel. **Blumberg-Zeichen:** Loslassschmerz im linken Unterbauch mit gleichzeitiger Schmerzverstärkung im rechten Unterbauch (Kreuzungsschmerz). **Lanz-Punkt:** Druckschmerz über dem Drittel der Wegstrecke auf einer gedachten Verbindungslinie zwischen dem rechten vorderen oberen und dem linken vorderen oberen Darmbeinstachel (rechtsseitiger Drittelpunkt). [L138]

24.8.2 Pankreatitis

Eine **Entzündung** der Bauchspeicheldrüse (**Pankreas,** → 24.1.2) wird Pankreatitis genannt. Meistens wird die akute Pankreatitis durch **Gallensteine** verursacht, die den gemeinsamen Ausführungsgang des Pankreas (Ductus pancreaticus) und der Gallenblase (Ductus choledochus) verstopfen. Diese Blockade führt zu einem Stau von Gallenflüssigkeit und des Pankreassekrets. Beide Flüssigkeiten führen zu einer Schädigung der Bauchspeicheldrüse durch Stau in den Pankreasgang (→ Abb. 24.38). Die vom Pankreas produzierten Verdauungsenzyme werden deshalb statt im Darm bereits im Pankreas wirksam und greifen das Pankreasgewebe an. Es kommt zur **Selbstverdauung der Bauchspeicheldrüse.** Eine weitere häufige Ursache ist der chronische Alkoholmissbrauch.

Anzeichen der akuten Pankreatitis sind Oberbauchschmerzen, die **gürtelförmig** in den Rücken ausstrahlen, und manchmal eine prall elastische Bauchdeckenspannung („Gummibauch"). Der Oberbauchschmerz kann nach allen Seiten, auch in den Brustkorb, ausstrahlen. In bis zu einem Drittel der Fälle treten im Rahmen der Pankreatitis **ST-Strecken-Veränderungen** im EKG auf. Daher ist die Pankreatitis eine wichtige Differenzialdiagnose des akuten Koronarsyndroms (ACS).

PRAXISTIPP

Wegen der Oberbauchbeschwerden sowie bei Herzrhythmusstörungen und EKG-Veränderungen muss ein akutes Koronarsyndrom ausgeschlossen werden.

Die Pankreatitis ist sehr schmerzhaft. Eine suffiziente Analgesie mit Opiaten sowie eine großzügige Volumengabe mit balancierten Infusionslösungen zur Kreislaufstabilisierung müssen frühzeitig durch den Notarzt oder Notfallsanitäter erfolgen.

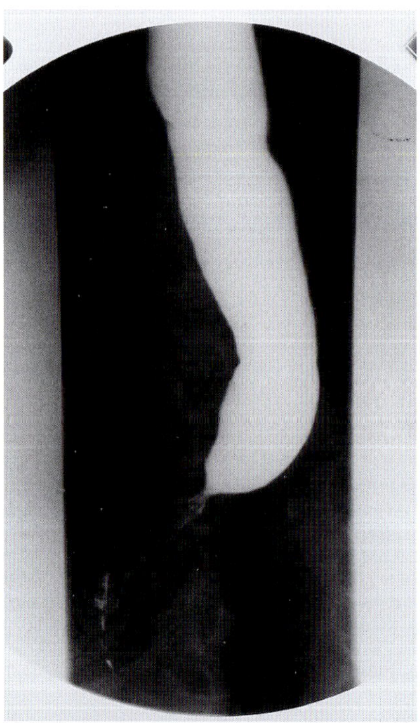

Abb. 24.38 Sonografische Darstellung einer chronischen Pankreatitis mit Verkalkungen und Konkrementen im Ductus pancreaticus. [P774]

MERKE

Patienten mit akuter Pankreatitis haben einen enormen Volumenbedarf und benötigen enorme Mengen an Infusionen (> 10 l am Tag).

24.8.3 Divertikulitis („Linksappendizitis")

Divertikel sind Ausstülpungen der Darmwand im Bereich des Dickdarms. An sich sind diese Ausstülpungen meistens harmlos und verursachen keine Probleme. Schwierig wird es, wenn sich die Divertikel entzünden. Dann können sie die gleichen Symptome aufweisen wie eine Appendizitis, jedoch mit dem Unterschied, dass sich die Divertikulitis für gewöhnlich auf der **linken Körperseite** bemerkbar macht, was ihr auch den – nicht ganz korrekten – Namen „Linksappendizitis" eingebracht hat. Es ist jedoch auch eine Divertikulitis im rechten Unterbauch möglich, die, auch z. B. bei Patienten nach einer Appendektomie, eine Appendizitis vortäuschen kann.

IM FOKUS

Entzündungen

- **Störungsbild:**
  - Alle Organe im Magen-Darm-Trakt können sich entzünden.
  - Dies zeichnet sich sowohl durch spezifische als auch durch unspezifische Symptome aus.
- **Appendizitis:**
  - Entzündung des Wurmfortsatzes
  - **Ausgelöst durch:**
    - Verengungen durch Kotsteine, Abknickungen etc.
    - Darminfektionen
  - **Unterschieden werden:**
    - Gedeckte Perforation
    - Freie Perforation mit diffuser Peritonitis
  - **Mögliche Symptome:**
    - Plötzlich einsetzender, diffuser Schmerz in Mittelbauch und/oder rechtem Unterbauch
    - Übelkeit und Erbrechen
    - Charakteristische Schmerzzeichen (McBurney-Punkt, Loslassschmerz etc.)
- **Akute Pankreatitis:**
  - **Entzündung der Bauchspeicheldrüse:**
    - Meist ausgelöst durch Verlegungen des Pankreasausführungsgangs durch Gallensteine
    - Infolgedessen Rückstau des Pankreassekrets mit nachfolgender Organselbstverdauung und -entzündung
  - **Mögliche Symptome:**
    - (Gürtelförmiger) Oberbauchschmerz
    - „Gummibauch"
    - Ggf. ST-Strecken-Veränderungen
  - **Maßnahmen:**
    - Saubere Differenzialdiagnostik (da auch ACS vorliegen könnte)
    - Frühzeitige und ausreichende Analgesie
    - Hoher Infusionsbedarf

24.9 Abdominelle Gefäßerkrankungen

Der Mensch verfügt über drei große Eingeweidearterien (→ Abb. 24.11).

1. Der erste große Ast ist der **Truncus coeliacus,** der aus der **Bauchaorta** entspringt und die Leber, den Magen und die Milz mit arteriellem Blut und Sauerstoff versorgt.
2. Das nächste Gefäß ist die **A. mesenterica superior,** die ebenfalls aus der Bauchaorta entspringt und den Großteil der Eingeweide und, zusammen mit dem Truncus coeliacus, die Bauchspeicheldrüse mit arteriellem Blut und Sauerstoff versorgt.
3. Die dritte Eingeweidearterie ist die **A. mesenterica inferior,** die als letzte aus der Bauchaorta entspringt. Sie versorgt - vereinfacht gesagt - das Colon descendens bis zum oberen Teil des Rektums mit arteriellem Blut und Sauerstoff.

Die Ursprungsarterie Bauchschlagader sowie die genannten Eingeweidearterien können Ursprungsort der nachfolgenden abdominellen Gefäßerkrankungen sein.

24.9.1 Akuter Mesenterialarterieninfarkt

DEFINITION

Ein akuter Mesenterialarterieninfarkt ist eine plötzliche, meist durch Embolie bedingte Durchblutungsstörung darmversorgender Arterien (Mesenterialarterien).

Die **Mesenterialarterien** (Eingeweidearterien) versorgen den Darm mit Blut und werden in eine obere und eine untere Mesenterialarterie unterteilt. Verursacht wird der Mesenterialarterieninfarkt durch Blutgerinnsel, meist aus dem linken Vorhof bei bestehendem Vorhofflimmern (→ 13.5.5) oder Mitralklappenstörungen, z.B. nach Endokarditis (→ 13.6.4). Der Embolus verschließt in der überwiegenden Zahl der Fälle die **obere Eingeweidearterie,** sodass der betroffene Darmabschnitt nicht mehr ausreichend durchblutet wird und das Gewebe in eine Sauerstoffschuld gerät **(Ischämie).** Innerhalb weniger Stunden stirbt dann die Darmwand ab **(Nekrose).**

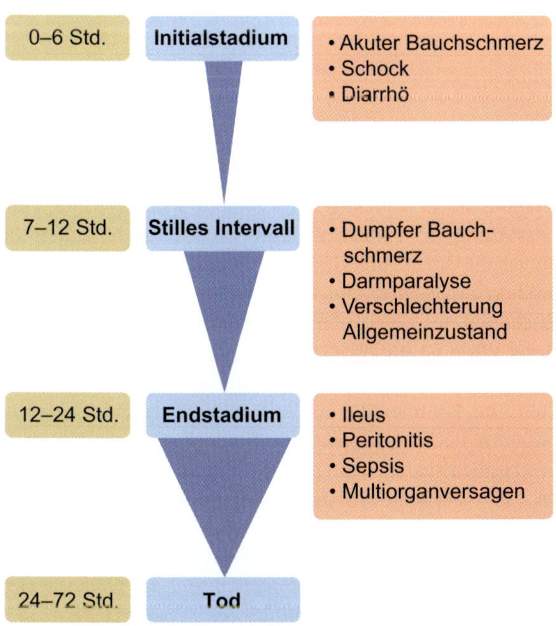

Abb. 24.39 Stadien des Mesenterialinfarkts [L127]

Zu Beginn der Erkrankung treten diffuse abdominale **Schmerzen** bei unauffälligem Bauchdeckenbefund ein, die in den Rücken ausstrahlen und einige Stunden anhalten können. Gelegentlich treten bereits in dieser Phase Schockzeichen auf. In Anschluss an die heftigen Schmerzen im Bauchraum folgt ein 1–12 Std. langes **schmerzfreies Intervall** mit relativer Beschwerdefreiheit („fauler Friede", beginnende Darmwandnekrose). Das beschwerdefreie Intervall mündet in das Vollbild des akuten Abdomens (Peritonitis) mit blutigen Stühlen (intestinale Blutung infolge Darmwandnekrose), paralytischem Ileus, Abwehrspannung, Schock und Organversagen (→ Abb. 24.39). Die Mesenterialarterienembolie ist von einer **hohen Letalität** gekennzeichnet, da die Diagnose meist zu spät gestellt wird und die Ischämietoleranz des Darms äußerst kurz ist.

24.9.2 Bauchaortenaneurysma (BAA)

DEFINITION

Das Bauchaortenaneurysma (BAA) ist eine krankhafte Erweiterung der Bauchschlagader (Aorta).

Die Hauptschlagader **(Aorta)** ist die Hauptverbindung vom Herzen zur unteren Körperregion. Sie versorgt die im Bereich des Bauchs als **Bauchaorta** die Bauchorgane und Beine mit Blut und Sauerstoff.

Das **Aneurysma** (griech. aneurysma = Ausweitung) der Bauchaorta ist eine erworbene oder angeborene krankhafte Erweiterung der Gefäßwand der Bauchschlagader **(Aorta abdominalis),** bei der mindestens eine Schicht der Blutgefäßwand (→ 13.1.2) degeneriert ist. Ursachen für die zunehmende Wandschwäche und Erweiterung der Blutgefäßwand (→ Abb. 24.40) im Alter sind Arteriosklerose, arterielle Hypertonie (→ 13.6.7), Herzinsuffizienz und Diabetes mellitus (→ 24.10.1). Häufig entwickelt sich ein Bauchaortenaneurysma über viele Jahre, ohne dem Patienten Beschwerden zu bereiten.

Ursächlich für das Notfallgeschehen ist eine lebensbedrohliche Aufspaltung der Wandschicht **(Dissektion)** durch einen Riss in der inneren Gefäßwandschicht der Aorta, die zur Einblutung in die mittlere Gefäßwandschicht führt, aus der sich eine Aussackung in Längsrichtung entwickelt - das **Aortenaneurysma.** Das Bauchaortenaneurysma drückt anschließend aufgrund seiner Größenzunahme auf die unmittelbar der Bauchaorta benachbarten Spinal- und Eingeweidenerven.

- Die **gedeckte Ruptur** (lat. ruptura: Riss einer Gewebestruktur) geht mit diffusen Bauch- und **Rückenschmerzen** einher. Oftmals wird auch eine Schmerzausstrahlung in die Körperflanken, die Leiste, das Genital und die Beine entlang dem Versorgungsgebiet des Ischiasnervs **(Ischiasschmerz)** beschrieben.
- Die **freie Ruptur** des intraabdominalen Aneurysmas geht mit einem plötzlichen **Zerreißungsschmerz** in Rücken und Bauch einher und kann zum Verbluten des Patienten innerhalb von wenigen Minuten führen. Auslöser für die Ruptur sind plötzlicher Blutdruckanstieg, Pressen oder schwere körperliche Anstrengung.

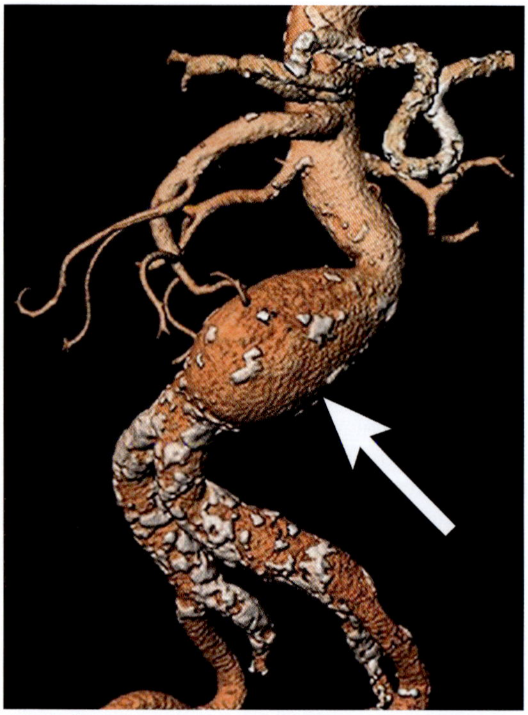

Abb. 24.40 3D-Rekonstruktion Bauchaortenaneursyma [F538]

Im Rahmen der **Untersuchung** des Patienten ist es daher wichtig, frühzeitig die Leistenpulse zu ertasten, da diese fehlen oder abgeschwächt sein können. Die Beine können sich im Vergleich zu den oberen Extremitäten auffallend kalt anfühlen. Viele Patienten klagen über ein Völlegefühl, über Übelkeit oder Erbrechen und empfinden einen starken Harndrang.

ACHTUNG

Aufgrund der diffusen Schmerzsymptomatik wird das Bauchaortenaneurysma häufig als Nierenkolik oder Wirbelsäulenaffektion (z. B. Bandscheibenvorfall, „Hexenschuss") fehlgedeutet. Daher muss bei über 50-jährigen männlichen Patienten, insbesondere bei kardiovaskulären Vorerkrankungen, bei plötzlich eintretendem Rückenschmerz an ein gedeckt rupturiertes Bauchaortenaneurysma gedacht werden.

Die Therapie entspricht der in → 24.5.3 dargestellten erweiterten Maßnahmen zur Behandlung des akuten Abdomens. Zu beachten bleibt, dass eine gedeckte Ruptur der Bauchaorta jederzeit in eine freie Ruptur mit Ausströmen des Blutes in die Bauchhöhle übergehen kann.

IM FOKUS

Gefäßerkrankungen

- **Störungsbild:**
  - Auch Gefäßerkrankungen können sich als akutes Abdomen präsentieren.
  - Zwei wichtige Erkrankungen sind der akute Mesenterialinfarkt und das Bauchaortenaneurysma (BAA).
- **Akuter Mesenterialinfarkt:**
  - Plötzliche, oft emboliebedingte Durchblutungsstörung des Darms
    - Blutgerinnsel oft als Folge einer Endokarditis oder eines Vorhofflimmerns
  - **Mögliche Symptome:**
    - Zunächst diffuse abdominelle Schmerzen, bei unauffälligem Tastbefund
    - Ggf. mit Ausstrahlung in den Rücken
    - Schmerzen sind sehr stark und können über Stunden anhalten.
    - Dann Phase der Schmerzfreiheit („freies Intervall")
    - Im Anschluss daran erneuter Anstieg der Schmerzen
  - Die Ischämietoleranz des Darms ist gering, daher hohe Letalität der Erkrankung.
- **Bauchaortenaneurysma:**
  - Angeborene oder erworbene Aufweitung der Bauchaorta mit Degeneration mindestens einer Gefäßwandschicht
    - Kann über Jahre vorliegen; ohne Beschwerden zu bereiten:
    - Ein Notfall entsteht, wenn das Aneurysma einreißt.
  - Mögliche Symptome der **Aortenruptur:**
    - Diffuse, sehr heftige Schmerzen bei gedeckter Ruptur
    - Oft **zerreißungsartig und mit Ausstrahlung** in die Beine oder den Rücken möglich
    - Ggf. auffallende **kalte untere Extremitäten**
    - Erkrankung wird oft fehlgedeutet. Ein besonderes Risiko haben ältere, männliche Patienten mit bekannten kardiovaskulären Vorerkrankungen.
  - **Maßnahmen:**
    - Vor allem ein **schneller Transport** ist hier absolut notwendig, da sich eine gedeckte Ruptur ohne Vorwarnung zu einer freien Ruptur entwickeln kann.

24.10 Metabolische Notfälle

MERKE

Für den Rettungsdienst relevante metabolische Notfälle betreffen vor allem die zentralen Stoffwechselorgane Leber und Bauchspeicheldrüse.

Metabolische Erkrankungen entwickeln sich aus einer Funktionsstörung im endokrinen System des Körpers. Betroffen können alle Organe und Gewebe sein, die mit einer hormonellen Funktion ausgestattet sind, d. h. ihre Substanzen in den Körper ausschütten, wo sie sich überall verteilen und über Distanz im Körper Wirkung entfalten können.

Während die metabolischen Notfälle in ihrer Gesamtheit eher selten sind, kommen die Erkrankungen, die zu einer unvorhergesehenen Beeinträchtigung des Blutzuckerspiegels führen, im Rettungsdienstalltag häufig vor. Während die Hyperglykämie durch eine adäquate ambulante Diabetestherapie im Rettungsdienst selten in Erscheinung tritt (→ 24.10.2), ist die **Hypoglykämie die häufigste Nebenwirkung einer Diabetestherapie** durch Insulin und orale Antidiabetika und der häufigste stoffwechselbedingte Notfall im Rettungsdienst (→ 24.10.3).

Neben dem „Klassiker" Hypoglykämie gibt es endokrine Erkrankungen der Nebenniere, der Hypophyse und der Schilddrüse, die sich auch zu metabolischen Notfällen entwickeln können und die bei unklarer Bewusstlosigkeit, Koma oder Schock differenzialdiagnostisch berücksichtigt werden müssen.

24.10.1 Diabetes mellitus

DEFINITION

Eine dauerhafte Erhöhung der Blutglukosekonzentration infolge absoluten oder relativen Insulinmangels wird Diabetes mellitus genannt.

Der Begriff Diabetes mellitus wurde im Altertum geprägt und bedeutet wörtlich übersetzt „honigsüßer Durchfluss". Die Bezeichnung entstand, weil der „honigsüße" Geschmack des Urins im Altertum die einzige Möglichkeit darstellte, die Erkrankung zu erkennen, und damals gleichbedeutend mit dem frühzeitigen Tod des Patienten war. Heutzutage wird im Volksmund der Begriff „Zuckerkrankheit" verwendet. Tatsächlich ist der Diabetes mellitus aber eine umfassende **Stoffwechselstörung** des Kohlenhydrat-, Fett- und Eiweißstoffwechsels, die sich durch einen erhöhten Blut- und Urinzuckergehalt manifestiert. **Ursache** der Erkrankung ist die unzureichende Insulinwirkung an Nerven-, Leber-, Fett- und Muskelzellen, die entweder durch einen Insulinmangel oder eine Unterempfindlichkeit der Gewebe auf Insulin ausgelöst wird.

Diabetes mellitus ist die in der Bevölkerung am häufigsten auftretende Stoffwechselstörung. Schätzungsweise leben in Deutschland 11 Millionen Diabetiker (Stand: 2022). Insbesondere mit dem Ausmaß der Fehlernährung und des Bewegungsmangels steigt die Zahl der Diabetiker ständig an. Vor dem Hintergrund sich entwickelnder Spätfolgen und akuter Stoffwechselentgleisungen gehören Diabetiker zu den häufigsten Notfallpatienten im Rettungsdienst.

Krankheitsformen des Diabetes mellitus

Nach einem Übereinkommen zwischen verschiedenen internationalen diabetologischen Fachgesellschaften und der Weltgesundheitsorganisation (WHO) werden **vier Hauptgruppen** des Diabetes mellitus unterschieden (→ Tab. 24.7). Typ-1- und Typ-2-Diabetes spielen unter allen Formen die zentrale Rolle und sollen nachfolgend näher betrachtet werden.

I: Typ-1-Diabetes • A: immunologisch bedingt • B: idiopathisch	Zerstörung der β-Zellen; absoluter Insulinmangel
II: Typ-2-Diabetes	Insulinresistenz mit nachfolgender Insulinsekretionsstörung; relativer Insulinmangel
III: Andere spezifische Diabetes-Typen	8 verschiedene Untergruppierungen
IV: Gestationsdiabetes	In der Schwangerschaft erstmals aufgetretener Diabetes mellitus; erhöhte Gefahr für Schwangerschaftskomplikationen. Diät halten bzw. Insulin spritzen

Tab. 24.7 Einteilung des Diabetes mellitus nach Ursachen (WHO-Klassifikation und American Diabetes Association, ADA)

	Typ-1-Diabetes	Typ-2-Diabetes
Körperbau	Schlank	Adipös
Krankheitsbeginn	Oft rasch	Langsam
Manifestationsalter	< 40. Lebensjahr	> 40. Lebensjahr
Ätiologie	Zerstörung der β-Zellen	Insulinresistenz
Körpereigenes Insulin	Niedrig bis fehlend	Normal bis hoch
Stoffwechsellage	Labil, hohe Ketoseneigung	Stabil
Insulintherapie	Erforderlich	Nur bei Erschöpfung der Insulinreserven

Tab. 24.8 Gegenüberstellung von typischen Merkmalen des Typ-1- und Typ-2-Diabetes

Typ-1-Diabetes

Dem Typ-1-Diabetes (→ Tab. 24.8) liegt eine **Zerstörung der β-Zellen** in den Langerhans-Inseln des Pankreas zugrunde. Somit ist das Pankreas nicht mehr in der Lage, Insulin zu produzieren, woraus ein **absoluter Insulinmangel** resultiert. Die Patienten sind auf von außen zugeführtes Insulin angewiesen, was sich in dem früher gebräuchlichen Begriff „insulinabhängiger Diabetes mellitus" (IDDM = *insulin dependent diabetes mellitus*) ausdrückt.

Hauptursache für die Entwicklung eines Typ-1-Diabetes ist eine **autoimmunologische Reaktion** des Körpers: Vom Körper produzierte Antikörper richten sich gegen körpereigene Zellen und zerstören diese irreversibel (immunologisch bedingter Diabetes mellitus Typ 1). Als **Auslöser** für die Autoimmunreaktionen werden aufgrund einer genetischen Verankerung Virusinfektionen (z. B. Mumps, Röteln) und Giftstoffe diskutiert. In der **Folge** kommt es zu einer Entzündungsreaktion des Inselzellgewebes, die allmählich innerhalb von Wochen bis Jahre zu einer vollständigen Zerstörung der β-Zellen führt. Erst wenn etwa 80 % der β-Zellen zerstört sind, treten klinisch bemerkbare Krankheitserscheinungen auf. Je geringer die Anzahl insulinproduzierender β-Zellen, desto geringer ist die verfügbare Insulinmenge, sodass der Blutzuckerspiegel nicht mehr im Normbereich gehalten werden kann. In manchen Fällen entwickelt sich ein insulinpflichtiger Diabetes mellitus, ohne dass Antikörper nachgewiesen werden können (idiopathischer Diabetes mellitus Typ 1).

Grundsätzlich kann ein Typ-1-Diabetes in jedem Lebensalter auftreten. Hauptsächlich entwickelt er sich aber im Kindes- und Jugendalter, was den ebenfalls gebräuchlichen Begriff „**juveniler**" oder „jugendlicher" Diabetes mellitus erklärt. Etwa 5 % der Diabetiker leiden an einem Typ-1-Diabetes.

MERKE

Typ-1-Diabetes = absoluter Insulinmangel

Typ-2-Diabetes

Dem Typ-2-Diabetes (→ Tab. 24.8) liegt eine verminderte Ansprechbarkeit der Insulinrezeptoren in den Geweben für Insulin zugrunde **(Insulinresistenz),** sodass der Glukoseeinstrom in

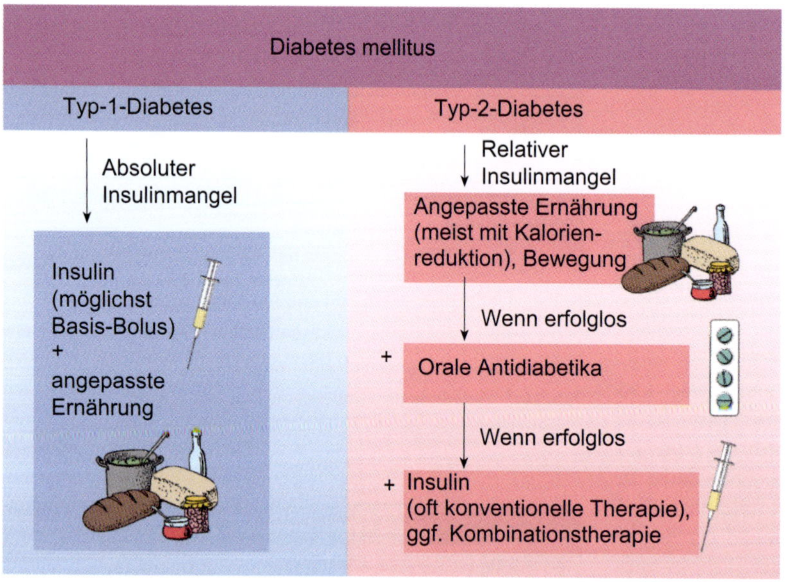

Abb. 24.41 Grundbausteine der Diabetestherapie [L190]

die Zellen nachhaltig gestört ist und die Blutglukosekonzentration ansteigt. Wie in einem Teufelskreis erhöht sich die endogene Insulinsekretion aus den β-Zellen der Langerhans-Inseln, ohne dass die gesteigerte Sekretion zu einer verbesserten Insulinwirkung an den Zellen führt. Obwohl also ausreichend Insulin produziert werden kann, ist der Blutzuckerspiegel erhöht **(relativer Insulinmangel).** Der Typ-2-Diabetes ist folglich nicht insulinabhängig, was den früher gebräuchlichen Begriff NIDDM (*non insulin dependent diabetes mellitus*) geprägt hat. Insulinresistenz und Insulinsekretionsstörung können aber nach Jahren und Jahrzehnten zu einer vollständigen Erschöpfung der Insulinproduktion führen und damit eine Insulinabhängigkeit auslösen.

Zwei Faktoren sind verantwortlich für die Entwicklung des Typ-2-Diabetes:

- **Überernährung:** Dauerhafte Überernährung bei einem Überangebot an Nahrung und missbräuchlicher Auswahl der Nahrungsmittel steigern erheblich die Insulinsekretion, was zu einer Insulinresistenz an den Rezeptoren führt. 90 % der Typ-2-Diabetiker sind übergewichtig.
- **Bewegungsmangel:** Infolge nicht ausreichender Bewegung sinkt die Glukoseaufnahme in die Muskelzellen, sodass die Blutzuckerkonzentration ansteigt. Folgen sind Fettleibigkeit (Adipositas) und Insulinresistenz.

Der Typ-2-Diabetes manifestiert sich in der Regel ab dem 40. Lebensjahr (frühere Bezeichnung daher: **Altersdiabetes).** Durch Über- und Fehlernährung, Bewegungsmangel und Adipositas tritt der Typ-2-Diabetes zunehmend aber auch bei jüngeren Patienten und Kindern auf, sodass der Begriff „ernährungsbedingter Diabetes" zutreffender ist. Etwa 90 % der Diabetiker leiden an einem Typ-2-Diabetes.

MERKE

Typ-2-Diabetes = relativer Insulinmangel

Über die Grundlagen der Langzeit-Diabetestherapie informiert → Abb. 24.41.

Begleiterkrankungen des Diabetes mellitus

Vor dem Hintergrund einer vor allem an Blutgefäßen wirksamen Glukosetoxizität gehen mit dem Diabetes mellitus verschiedene Erkrankungen einher, die sich entweder durch den erhöhten Blutzuckerspiegel verschlimmern oder die erst nach langjähriger Diabeteserkrankung entstehen (→ Abb. 24.42):

- **Typ-1-Diabetes:** Schäden an Kapillaren (Mikroangiopathien)

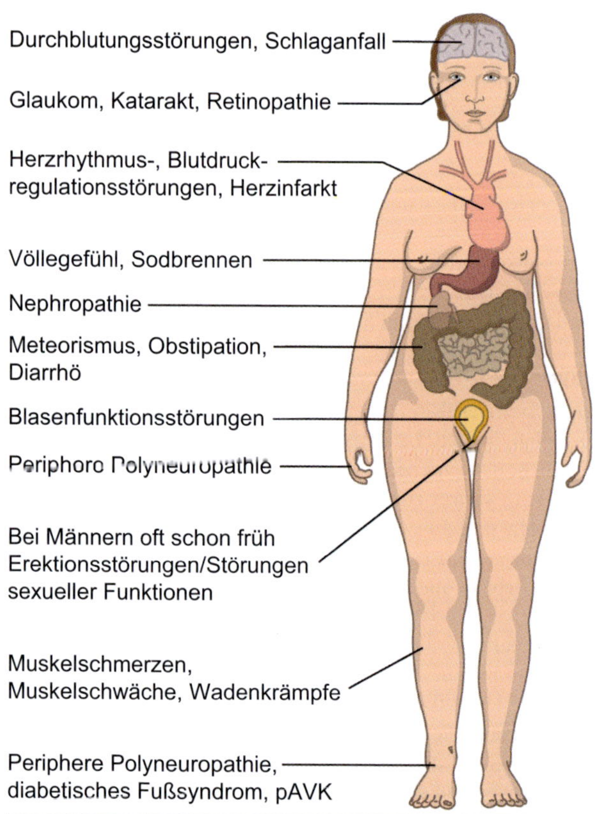

Abb. 24.42 Folgeerkrankungen des Diabetes mellitus [L190]

DIABETES MELLITUS

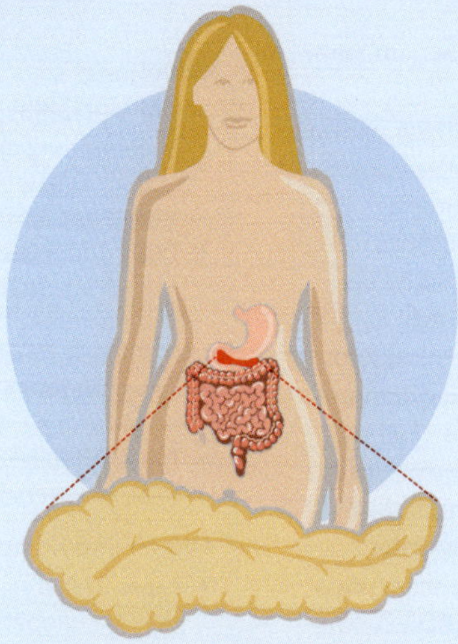

Glukose wird über die Nahrung aufgenommen

↓

β-Zellen des Pankreas bilden Insulin

→

Insulin ermöglicht die Aufnahme von Glukose in die Zellen

→

Zellen brauchen Glukose zur Energiegewinnung

DIABETES TYPEN

- **I** in 10% juveniler, angeborener
- **II** in 90% erworbener
- **III** selten, z.B. Verlust von Pankreas
- **IV** Schwangerschaftsdiabetes

Relativer Insulinmangel
Insulinrezeptoren sprechen vermindert auf Insulin an

Therapie
Diät
↓
+ orale Antidiabetika
↓
+ Insulin

unzureichende Therapie →

Notfall
Hyperosmolares Koma

Definition: hoher Blutzucker führt zur Ausscheidung von Glukose in Urin. Dies zieht viel Wasser nach. Starke Exsikkose.

Absoluter Insulinmangel
Keine Insulinproduktion

Therapie
Lebenslange Insulintherapie (Basis + Bolusgabe)
+ Diät

← **unzureichende Therapie**

Notfall
Ketoazidotisches Koma

Definition: Glukose kann nicht verwertet werden, da Insulinmangel. Ketonkörper werden gebildet. Übersäuerung des Körpers. Azetongeruch in der Atemluft.

FOLGEERKRANKUNGEN DES DIABETES MELLITUS

- Durchblutungsstörungen, Schlaganfall
- Glaukom, Katarakt, Retinopathie
- Herzrhythmus-, Blutdruckregulationsstörungen, Herzinfarkt
- Völlegefühl, Sodbrennen
- Nephropathie
- Meteorismus, Obstipation, Diarrhö
- Blasenfunktionsstörungen
- Periphere Polyneuropathie, diabetisches Fußsyndrome, pAVK
- Muskelschmerzen, Muskelschwäche, Wadenkrämpfe
- Bei Männern oft schon früh Erektionsstörungen/ Störungen sexueller Funktionen

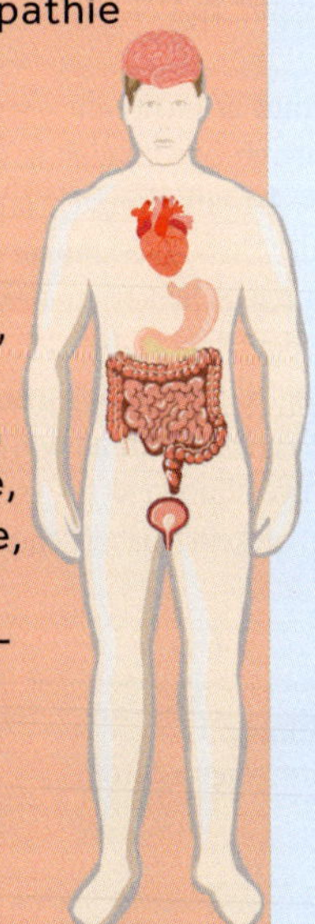

CHECKLISTE DIABETISCHER NOTFALL

- Notarzt nachfordern
- Monitoring
- Lagerung je nach Bewusstseinslage
- Sauerstoffgabe
- i.v.-Zugang + Volumentherapie
- Zügiger Transport

- **Typ-2-Diabetes:** Schäden an größeren Blutgefäßen im Sinne einer Arteriosklerose (Makroangiopathien)

Mikroangiopathien sind Schädigungen der Kapillaren. Formen der diabetischen Mikroangiopathie sind:

- **Diabetische Retinopathie:** Durchblutungsstörungen an der Netzhaut des Auges mit Sehstörungen (Schleier, Verschwommensehen); häufigste Erblindungsursache bei Erwachsenen über 20 Jahre in den Industrienationen
- **Diabetische Nephropathie** (diabetische Glomerulosklerose): Nierenfunktionsstörung mit der Hauptgefahr, eine dialysepflichtige Niereninsuffizienz zu entwickeln (→ 24.11.2)
- **Diabetische Neuropathie:** Schädigung des Nervensystems mit vielfältigen sensiblen und motorischen Störungen sowohl des somatischen als auch des autonomen Nervensystems (→ 14.1.4); hervorzuheben ist in diesem Zusammenhang, dass bei bestehender diabetischer Neuropathie myokardiale Nekroseschmerzen im Rahmen eines akuten Myokardinfarkts nicht oder nur abgeschwächt wahrgenommen werden **(„stummer Infarkt“).** Aus diesem Grund schließen fehlende Beschwerden beim Diabetiker einen Herzinfarkt nicht aus, wenn die übrigen klinischen Zeichen (→ 13.6.5) ansonsten zutreffen.

Die **Makroangiopathie** entwickelt sich auf der Grundlage einer weitreichenden Stoffwechselstörung mit Hypertonie und Adipositas, zu der auch der Typ-2-Diabetes zählt (metabolisches Syndrom, Syndrom X). Der Makroangiopathie liegt eine Arteriosklerose (→ 13.6.9) großer und mittlerer Arterien zugrunde. Derartige Veränderungen bestehen oftmals bereits, bevor erhöhte Blutzuckerwerte im Sinne eines Typ-2-Diabetes festzustellen sind. **Formen** der diabetischen Makroangiopathie sind:

- Koronare Herzkrankheit (→ 13.6.3)
- Durchblutungsstörungen (→ 13.6.2)
- Periphere arterielle Verschlusskrankheit (pAVK, → 13.6.9)
- Diabetischer Fuß

Insbesondere im Krankentransport kommt es nicht selten vor, dass Diabetiker mit teilweise amputierten unteren Gliedmaßen (z. B. Vorderfuß) transportiert werden müssen. Die **Amputation** steht am Ende einer langen Kette von Komplikationen der Diabeteserkrankung.

Der **„diabetische Fuß“** entsteht durch Schäden an den peripheren Nervenbahnen, insbesondere der Beine, die sich durch dauerhaft schlechte Blutzuckereinstellung bilden **(diabetische Polyneuropathie).** Dadurch werden kleine Verletzungen an den Füßen kaum noch wahrgenommen. In der Folge können sich Geschwüre mit sehr schlechter Heilungstendenz entwickeln (diabetischer Fuß).

VIDEO

Insulin und seine Wirkung
https://ebooks.health.elsevier.com

IM FOKUS

Diabetes mellitus

- **Störungsbild:**
  - Gruppe von Erkrankungen, die mit einer Störung des Glukosestoffwechsels einhergehen
    - Leitsymptom: Hyperglykämie

Einteilung

- **Typ-1-Diabetes:**
  - Zerstörung der β-Zellen des Pankreas mit nachfolgendem absolutem Insulinmangel
  - Bedingt durch Autoimmunerkrankung
- **Typ-2-Diabetes:**
  - Insulinresistenz peripherer Zellen mit zunehmendem Insulinbedarf (relativer Insulinmangel)
  - Bedingt durch Überernährung und Bewegungsmangel
- **Typ-3-Diabetes:**
  - Umfasst 8 Untergruppen
- **Typ-4-Diabetes:**
  - Schwangerschaftsdiabetes

Folgen und Komplikationen

- **Typ-1-Diabetes:** vor allem Schäden an den Kapillaren (Mikroangiopathien)
  - Diabetische Retinopathie mit zunehmendem Sehverlust
  - Diabetische Nephropathie mit zunehmenden Nierenfunktionsstörungen
  - Diabetische Neuropathie mit zunehmenden Nervenschädigungen
- **Typ-2-Diabetes:** vor allem Schäden an größeren Blutgefäßen im Sinne einer Arteriosklerose (Makroangiopathien)
  - Koronare Herzkrankheit
  - Durchblutungsstörungen
  - Periphere arterielle Verschlusskrankheit (pAVK)
  - Diabetischer Fuß durch Polyneuropathie

24.10.2 Hyperglykämie und Coma diabeticum

Als Hyperglykämie (→ Abb. 24.43) werden zwei zur Bewusstlosigkeit **(Coma diabeticum)** führende Formen lebensbedrohlicher Stoffwechselentgleisungen des Diabetes mellitus zusammengefasst, deren gemeinsames **Merkmal** ein erheblich erhöhter Blutzuckerspiegel im Blut mit Störungen im Wasser-Elektrolyt-Haushalt ist (→ 24.3.3). Die Hyperglykämie kann ausgelöst werden durch:

- eine **Unterbrechung der** exogenen **Insulinzufuhr** (z. B. unzureichende oder unterlassene Insulininjektionen) oder
- einen **erhöhten Insulinbedarf,** ohne die Insulinmenge anzupassen (z. B. bei Infekten, Stress, Erbrechen).

Ketoazidotisches Koma

Das ketoazidotische Koma tritt überwiegend bei Typ-1-Diabetikern auf. Der Insulinmangel führt zum Anstieg der Blutglukosekonzentration und zu einem vermehrten Abbau von Fett in Fettsäuren. Die Fettsäuren häufen sich dann im Körper an und werden nur noch unvollständig zu Ketonkörpern abgebaut, was eine Übersäuerung des Körpers zur Folge hat **(metabolische Azidose,** → 24.4.2). Dies führt zu einer unnormal tiefen Atmung **(Kußmaul-Atmung,** → 5.1.1**),** um die überschüssigen Säuren abzuatmen.

MERKE

Die wichtigsten Warnzeichen einer Ketoazidose sind:

- Azetongeruch in der Atemluft (riecht nach Nagellack oder obstartig)
- Tiefes Atmen (Kußmaul-Atmung)

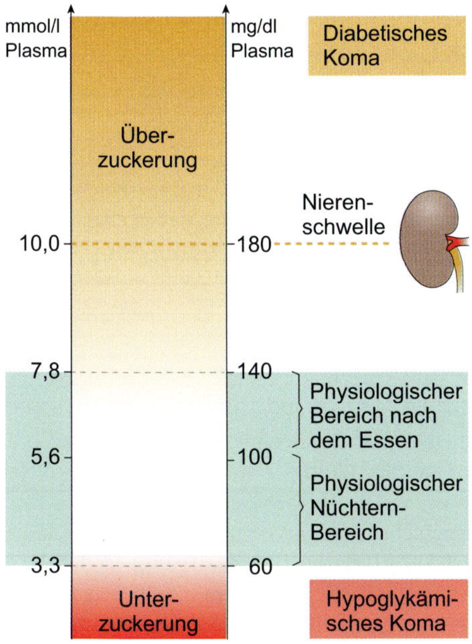

Abb. 24.43 Blutzuckerspiegel (alle Angaben in mg/dl und mmol/l). Unterhalb eines Werts von 60 mg/dl (3,3 mmol/l) liegt eine Hypoglykämie (Unterzuckerung) vor, oberhalb von 120–140 mg/dl (6,7–7,8 mmol/l) eine Hyperglykämie (Überzuckerung). Ab einer Blutglukosekonzentration von etwa 180 mg/dl (10,0 mmol/l) ist die Nierenschwelle überschritten, d. h., die Niere schafft es nicht mehr, die filtrierte Glukose zu resorbieren und ins Blut zurückzuführen. Folglich wird Glukose über den Urin ausgeschieden (Glukosurie), was von einer verstärkten Wasserausscheidung begleitet wird (osmotische Diurese). [L190]

Hyperosmolares Koma

Das hyperosmolare Koma ist das Koma des **Typ-2-Diabetikers.** Wegen der noch bestehenden Restsekretion von Insulin ist der Fettstoffwechsel nicht beeinträchtigt, d. h., der Abbau der Fette wird noch ausreichend gehemmt. Daher werden auch keine Ketonkörper gebildet und es entwickelt sich keine metabolische Azidose.

Die Hauptgefahr liegt vielmehr in beträchtlichen Wasser- und Elektrolytverlusten, weil sich die überschüssige Glukose im Blut anreichert **(Hyperglykämie)** und ohne Insulin nicht durch die Zellwand in die Zelle eindringen kann. Wasser dagegen fließt durch die Zellwand aus der Zelle ins Blutgefäßsystem aus, um einen Ausgleich des Konzentrationsgefälles im Blut durch Verdünnung zu erreichen (**Osmose,** → 24.3.2). Die ausgeprägte Hyperglykämie bedingt führt zwangsläufig eine **Hyperosmolarität,** da die Anzahl der gelösten Teilchen (Glukose) im Blut viel höher ist als unter normal Umständen. Die Folge ist eine verstärkte intravasale Flüssigkeitsmenge, weil der erhöhte Blutzuckergehalt zu einer hohen Ausscheidung von Glukose mit dem Urin **(Glukosurie)** führt, der gleichzeitig große Volumenmengen an Wasser und Elektrolyten **(osmotische Diurese)** folgen. Es entwickelt sich ein Volumenmangel bei gleichzeitiger zellulärer Austrocknung **(Exsikkose),** der über die Verschiebung des Wasser- und Elektrolythaushalts in die Bewusstseinstrübung einmündet.

	Ketoazidotisches Koma	Hyperosmolares Koma
Blutzucker	< 600 mg/dl (33 mmol/l)	> 600 mg/dl (33 mmol/l)
Letalität	< 5 %	ca. 15 %
Insulinmangel	Absoluter Insulinmangel	Relativer Insulinmangel
Metabolische Azidose (→ 24.4.2)	• Azetongeruch in der Ausatemluft • Kußmaul-Atmung • Erbrechen	• Fehlende Kußmaul-Atmung • Fehlender Azetongeruch in der Ausatemluft

Tab. 24.9 Vergleich zwischen ketoazidotischem und hyperosmolarem Koma

Symptome

Eine Hyperglykämie entwickelt sich **langsam** über Stunden bis Tage zum Coma diabeticum. Dabei fehlen im Frühstadium oft spezifische klinische Zeichen. Beide Formen des Coma diabeticum verlaufen in **zwei Phasen** und unterscheiden sich in ihrer klinischen Manifestation kaum (→ Tab. 24.9):

- Die Frühphase **(Präkoma)** ist von der beginnenden Hyperglykämie, Glukosurie mit osmotischer Diurese und Azidose (nur bei der ketoazidotischen Form!) gekennzeichnet. Die Patienten klagen über zunehmende Appetitlosigkeit oder Völlegefühl, ein gesteigertes Durstempfinden und eine Harnflut (Polyurie) mit wasserklarem Urin.
- Die Spätphase **(Koma)** umfasst zusätzlich die Zeichen eines ausgeprägten Volumenmangels, einer intrazellulären Austrocknung (Dehydratation) und Kußmaul-Atmung (nur beim ketoazidotischen Koma). Die Patienten sind bewusstseinsgetrübt (unruhig, verwirrt bis hin zu Apathie und Bewusstseinsverlust).

! ACHTUNG

Das Ausmaß des intrazellulären Flüssigkeitsverlusts wird beim Coma diabeticum oft unterschätzt. Wegen des verstärkten Flüssigkeitseinstroms aus den Zellen in die Blutgefäße macht sich der Flüssigkeitsverlust, der bis zu 10 l betragen kann, in Form von ausgeprägten Schockzeichen nur selten bemerkbar. Leitsymptom bleibt daher bei hohen Blutzuckerwerten die Bewusstseinsstörung.

Basismaßnahmen

Zur Überwachung der Vitalfunktionen wird das übliche Monitoring (EKG, Blutdruck, Pulsoxymetrie) herangezogen und während der gesamten präklinischen Versorgung weitergeführt. Der **Blutzuckerbestimmung** mittels Teststreifen kommt eine besondere Bedeutung zu (→ 5.3.2). Entscheidend ist, ob die komaauslösende Ursache eine Hyperglykämie ist. Wache Patienten werden kreislaufabhängig in Schock- oder Oberkörperhochlage gelagert. Die Sauerstoffgabe orientiert sich am Patientenzustand (z. B. 2–4 l/Min. über eine Sauerstoffbrille bei wachen Patienten). Maßnahmen zum Wärmeerhalt und der beruhigende Zuspruch gehören ebenfalls zu den Basismaßnahmen. Sobald es der Patientenzustand zulässt, wird die **Anamnese** erhoben (v. a.

bekannter Diabetiker, Typ, Diabetiker-Pass, Medikation). Die Indikation zur Notarztalarmierung ergibt sich aus dem Bewusstseinszustand des Patienten und dem Volumendefizit.

Bei den **erweiterten Maßnahmen** durch den Notarzt oder Notfallsanitäter steht die Flüssigkeits- und Elektrolytsubstitution an erster Stelle. Dazu wird zunächst ein ausreichend großlumiger periphervenöser Zugang gelegt und Laborblut abgenommen. Daran schließt sich eine großzügige Flüssigkeitstherapie mit balancierten Vollelektrolytlösungen an. Richtwert bei der Infusionsbehandlung ist etwa 1 l innerhalb der ersten Stunde. Bei älteren, evtl. herz- und niereninsuffizienten Patienten muss die Volumenbelastung kritisch durch den **Notarzt** abgewogen werden.

IM FOKUS

Hyperglykämie und Coma diabeticum

- **Störungsbild:**
  - Krankhafte Erhöhung des Blutzuckerspiegels, die bis zum Koma führen kann
  - Mit Störungen des Wasser-Elektrolyt-Haushalts vergesellschaftet
- **Mögliche Ursachen:**
  - Unterbrechung der exogenen Insulinzufuhr
  - Erhöhter Insulinbedarf
  - Kombination aus beiden vorgenannten Ursachen
- **Einteilung:**
  - **Ketoazidotisches Koma:**
    - Durch Insulinmangel kann Glukose nicht verwertet werden.
    - Energiebedarf wird durch Ketonkörper gedeckt.
    - Übersäuerung als Folge
    - Blutzuckerwerte oftmals unter 600 mg/dl
  - **Hyperosmolares Koma:**
    - Hyperglykämiebedingte Ausscheidung von Glukose mit dem Urin
    - Glukose ist osmotisch aktiv, dadurch vermehrte Flüssigkeitsausscheidung.
    - Zunehmende Exsikkose
    - Blutzuckerwerte oftmals über 600 mg/dl
- **Mögliche Symptome:**
  - Langsame Entwicklung über Tage möglich
  - Kußmaul-Atmung und Azetongeruch nur beim ketoazidotischen Koma
  - **In Frühphase (Präkoma):**
    - Glukosurie mit osmotischer Diurese und ggf. Azidose
    - Zunehmende Appetitlosigkeit
    - Gesteigertes Durstempfinden
    - Harnflut (Polyurie) mit wasserklarem Urin
  - **In Spätphase (Koma) zusätzlich:**
    - Zeichen eines ausgeprägten Volumenmangels
    - Dehydratation
    - Bewusstseinstrübung mit Unruhe und Verwirrtheit
- **Maßnahmen:**
  - Ggf. Notarztnachforderung
  - Monitoring
  - Lagerung nach Bewusstseinslage
  - Sauerstoffgabe
  - Anlage eines i. v.-Zugangs
  - Volumentherapie
  - Zügiger Transport

24.10.3 Hypoglykämie und hypoglykämischer Schock („Zuckerschock")

DEFINITION

Eine **Hypoglykämie** liegt labortechnisch bei einem Blutzuckerwert unter 60 mg/dl (3,3 mmol/l) vor. Klinisch erfordert die Diagnose einer Hypoglykämie, neben einem erniedrigten Blutzuckerwert, den Nachweis hypoglykämischer Symptome und das Verschwinden derselben unter Glukosegabe.
Als **hypoglykämischer Schock** wird eine schwere Hypoglykämie verstanden, die mit Bewusstseinsverlust einhergeht.

Die **Hypoglykämie** (→ Abb. 24.43) ist die häufigste Nebenwirkung einer Diabetestherapie durch Insulin und orale Antidiabetika und **der häufigste stoffwechselbedingte Notfall** im Rettungsdienst. Die Hypoglykämien bei Diabetes sind in der Regel therapiebedingt und beruhen auf einer zu ausgeprägten **Insulinwirkung (relative Überdosierung)** von Insulin oder von oralen Antidiabetika (z. B. Metformin, Glibenclamid. Zum größten Teil erfolgt die relative Überdosierung unabsichtlich, z. B. bei

- fehlerhaftem Gebrauch von Pens oder Insulinpumpen,
- Verwechslung des Insulinpräparats oder
- Auslassen von Mahlzeiten **ohne** Anpassung der Insulindosis.

Symptome

Im Rahmen der daraus folgenden Hypoglykämie fällt der Blutzuckerwert in einen zu niedrigen Bereich, sodass Symptome wie:

- Zittern
- Schwitzen
- Verwirrtheit
- Kaltschweißig
- Graue fahle Haut
- Sprach- und Sehstörungen

auftreten. Bei sehr niedrigen Blutzuckerwerten kann es zur Bewusstlosigkeit und zu Krämpfen kommen **(hypoglykämischer Schock).** Der hypoglykämischer Schock kann sich innerhalb von Minuten entwickeln. Allerdings wird die körperliche Wirkung einer Hypoglykämie nicht nur von der absoluten Blutzuckerhöhe, sondern auch von der **Geschwindigkeit** des Blutzuckerabfalls bestimmt. So können Patienten mit einem zu hoch eingestellten Blutzuckerspiegel, der z. B. durchschnittliche BZ-Werte von über 250 mg/dl (13,9 mmol/l) aufweist, bereits bei einem Blutzuckerspiegel von etwa 100 mg/dl (5,5 mmol/l) Symptome der Unterzuckerung aufweisen. Andererseits können nahezu normoglykämisch eingestellte Diabetiker erst bei einem BZ-Wert von 30–35 mg/dl (1,7–1,9 mmol/l) Symptome bemerken oder sie nehmen diese angesichts des Gewöhnungseffekts gar nicht mehr wahr und werden ohne Warnsymptome sofort bewusstlos.

MERKE

Die Symptome einer Hypoglykämie hängen nicht nur von der absoluten Höhe des BZ-Werts ab, sondern vielmehr auch von der Schnelligkeit des Blutzuckerabfalls.

Die Symptome ergeben sich aus den Mechanismen der Gegenregulation und durch den Glukosemangel im Gehirn, sodass drei unscharf verlaufende Phasen unterschieden werden können:

- **Autonome oder vegetative Symptome:** Versuche des Körpers, die fehlende Glukose zu kompensieren:
  - **Parasympathische Reaktion:** Heißhunger, Schwächegefühl mit Kollapsneigung, Übelkeit und Erbrechen
  - **Sympathische Reaktion** (adrenerge Gegenregulation): Angst, Unruhe, Kaltschweißigkeit, Hautblässe, Tremor, Tachykardie, Mydriasis
- **Zentralnervöse Reaktion:** Funktionsausfall durch manifesten Glukosemangel im ZNS:
  - Kopfschmerzen, Schwindel, Koordinationsstörungen, Sehstörungen, Konzentrationsstörungen, Verhaltensauffälligkeiten (Apathie, Euphorie, Verstimmung, Verwirrtheit, Wutausbrüche, Aggression), Halbseitenlähmung, Sprachstörungen, Halluzinationen, primitive Automatismen (Schmatzen, ungezieltes Greifen, Grimassieren), zerebrale Krampfanfälle, Somnolenz, Koma, zentrale Atem- und Kreislaufregulationsstörungen

MERKE

Die Hypoglykämie ist das Chamäleon der Notfallmedizin. Es können alle neurologischen Störungen wie zerebrale Krampfanfälle, Lähmungen und psychische Auffälligkeiten vorkommen.

Basismaßnahmen

Die Höhe des Blutzuckerwerts ist besonders wichtig für die Diagnose. Neben dem **Blutzuckertest** (→ 5.3.2) mit Kapillarblut aus der Fingerbeere oder dem Ohrläppchen kann die Blutzuckerbestimmung auch mit venösem Blut aus dem Metallmandrin einer Venenverweilkanüle durchgeführt werden.

MERKE

Die Therapie zielt auf die rasche Anhebung des Blutzuckerspiegels.

Besonders beim hypoglykämischen Schock ist die gewissenhafte und umfassende Notfalldiagnostik entscheidend: Neben der Kontrolle der **Vitalfunktionen** (ABCDE-Schema) dürfen der **erweiterte Basischeck** mit EKG-Anlage, Puls- und Blutdruckmessung, Bestimmung der Sauerstoffsättigung sowie die Suche nach Begleitverletzungen infolge Sturzes nicht vernachlässigt werden, um andere Ursachen einer Bewusstseinsstörung oder Folgen der Hypoglykämie nicht zu übersehen. Das Monitoring wird kontinuierlich betrieben. Die in Abhängigkeit vom Patientenzustand gleichzeitig zu erhebende (Fremd-)**Anamnese** zielt speziell auf Fragen zu Vorerkrankungen (bekannter Diabetiker?), Dauermedikation (Insulin? Orale Antidiabetika?) und Dauer der Bewusstlosigkeit.

Sind die Patienten noch ausreichend **wach und kooperativ,** kann die Hypoglykämie relativ einfach und schnell kausal angegangen werden: Um der Gefahr von Hirnschädigungen durch eine länger anhaltende Unterzuckerung zu begegnen, ist dem wachen Patienten so früh wie möglich **Glukose** zuzuführen. Dafür kommen oral gereichte, rasch wirksame Kohlenhydrate, wie Traubenzucker oder Fruchtsäfte, infrage. Zusätzlich verabreichte, lang wirksame Kohlenhydrate wie eine Scheibe Brot verhindern das erneut schnelle Abfallen des Blutzuckers. Bei wachen, aber infolge der Hypoglykämie aggressiven Patienten steht der **Eigenschutz** mit einem primär zurückhaltenden Vorgehen und beruhigendem Zuspruch im Vordergrund.

MERKE

Die orale Zuckerzufuhr ist nur bei wachen und kooperativen Patienten mit ausreichend erhaltenen Schutzreflexen (→ Aspirationsschutz) durchführbar.

Ist der Patient bewusstseinsgetrübt oder nicht kooperativ, muss durch den herbeigerufenen Notarzt oder Notfallsanitäter **Glukose** über einen in einer möglichst großen Vene (Unterarm, Ellenbeuge) platzierten peripheren Venenzugang verabreicht werden. Die Glukosegabe muss streng intravenös erfolgen, denn bei versehentlicher paravenöser Applikation drohen ansonsten schwere Gewebenekrosen.

! ACHTUNG

Führt die intravenöse Glukosegabe nicht innerhalb weniger Minuten zum gewünschten Erfolg, muss die Diagnose Hypoglykämie ernstlich in Zweifel gezogen bzw. von einer schweren zerebralen Schädigung ausgegangen werden.

IM FOKUS

Hypoglykämie und hypoglykämischer Schock

- **Störungsbild:**
  - Abfallen des Blutzuckerspiegels mit **nachfolgender Unterversorgung des Körpers**
    - Hypoglykämie liegt definitionsgemäß bei **BZ < 60 mg/dl vor.**
    - **Gehirn** für Glukosemangel besonders empfindlich, daher führt Unterzuckerung schnell zu neurologischen Auffälligkeiten.
- **Mögliche Ursachen:**
  - Fehlerhafter Gebrauch von Insulinpens oder -pumpen
  - Verwechslung des Insulinpräparats
  - Auslassen von Mahlzeiten ohne Anpassung der Insulindosis
- **Mögliche Symptome:**
  - Symptome sind vor allem von Geschwindigkeit des Blutzuckerabfalls abhängig.
  - **Parasympathische Reaktion:**
    - Heißhunger
    - Müdigkeit
    - Schwächegefühl mit Kollapsneigung
    - Übelkeit und Erbrechen
  - **Sympathische Reaktion:**
    - Angst und Unruhe
    - Kaltschweißigkeit
    - Hautblässe
    - Tremor
    - Tachykardie
    - Mydriasis
  - **Zentralnervöse Reaktion:**
    - Kopfschmerzen
    - Schwindel
    - Koordinationsstörungen

  - Sehstörungen
  - Konzentrationsstörungen
  - Verhaltensauffälligkeiten
  - Halbseitenlähmung
  - Sprachstörungen
  - Somnolenz bis zum Koma
  - Zentrale Atem- und Kreislaufregulationsstörungen
- **Maßnahmen:**
  - Ggf. Notarztnachforderung
  - Monitoring
  - Lagerung nach Bewusstseinslage
  - Sauerstoffgabe
  - Anlage eines i. v.-Zugangs
  - Verabreichung von intravenöser Glukoselösung
  - Volumentherapie

24.10.4 Coma hepaticum

Das Leberkoma **(Coma hepaticum)** kann sowohl Ausdruck eines **akuten Leberversagens** als auch einer **chronischen Leberschädigung** sein. Aufgrund einer verminderten oder fehlenden Entgiftungsfunktion kann die Leber das im Stoffwechsel anfallende **Ammoniak** (NH_3) nicht mehr effizient aus dem Blut entfernen, sodass das toxische Ammoniak in hoher Konzentration ins Gehirn gelangt und eine Schädigung des zentralen Nervensystems **(hepatische Enzephalopathie)** mit neuropsychiatrischen Symptomen bis zum Koma verursacht.

Bei unterschiedlichen Erkrankungen der Leber können einheitliche und unspezifische pathophysiologische Reaktionsmuster beobachtet werden, die sich untereinander verstärken können:
- **Verfettung:** Fetteinlagerung in das Leberparenchym infolge Alkoholabhängigkeit, Typ-2-Diabetes, Fettstoffwechselstörungen, Übergewicht oder toxischer Medikamentenwirkungen
- **Cholestase:** Abflussstörung der Galle mit Retention gallepflichtiger Substanzen im Blut durch Entzündung, Verfettung, Zirrhose, Schock oder mechanische Hindernisse (z. B. Gallenstein)
- **Hepatopathien:** Leberentzündung durch virale Infektionen (Virushepatitis), Medikamente (z. B. Paracetamol) oder hepatotoxische Substanzen (z. B. Alkohol) mit akuter oder chronischer Verlaufsform
- **Zirrhose:** irreversible Bindegewebsvermehrung mit Leberzellnekrosen und Parenchymverlust infolge Verfettung, Cholestase oder Entzündung

MERKE

Die Leber ist das zentrale Stoffwechsel- und Entgiftungsorgan. Akute oder chronische Leberschäden können einen Ausfall der Leberfunktion verursachen. Dabei führt die Ansammlung neurotoxischer Substanzen (z. B. Ammoniak) im Gehirn infolge mangelnder Entgiftung zu kognitiven Funktionsstörungen, Wesensveränderungen und Bewusstseinstrübungen. Der Endzustand ist das **Leberkoma (Coma hepaticum).**

Dabei können zwei Formen der Krankheitsentstehung und Funktionsstörung des Coma hepaticum unterschieden werden:
- **Leberausfallkoma:** Der Blutfluss wird durch eine chronische Lebererkrankung (z. B. Leberzirrhose) durch sog. portokavale Umgehungskreisläufe so umgeleitet, dass das Blut direkt ins Gehirn gelangt ohne vorher die Leber zu passieren. DasLeberausfallkoma ist eine **reversible Funktionsstörung** der Leber mit Konzentrationsstörung, Verwirrtheitszustand bis zum Bewusstseinsverlust. Bei vorbestehender chronischer Lebererkrankung (meistens Leberzirrhose), deren Entgiftungsfunktion nach Alkoholgenuss oder einem Festmahl durch hohe Eiweißzufuhr plötzlich zum Erliegen kommt, reichert sich Ammoniak im Blut an und gelangt ins Gehirn.
- **Leberzerfallskoma:** Durch eine akute Lebererkrankung (z. B. Pilzvergiftung oder Hepatitis) werden so viele Leberzellen abgetötet, dass die Leber nicht mehr funktionsfähig ist. Das Leberzerfallskoma ist eine **irreversible Funktionsstörung** der Leber mit Bewusstseinsstörungen, Schock und Multiorganversagen auf der Grundlage einer akuten Erkrankung (z. B. Intoxikationen mit Paracetamol oder Knollenblätterpilz, fulminant verlaufende Hepatitis, Schock) bei der so viele Leberzellen abgetötet werden, dass die Leber nicht mehr funktionsfähig ist.

Symptome

Das Leitsymptom des Leberkomas ist die **Bewusstseinsstörung,** die mit für Lebererkrankungen typischen Symptomen verbunden ist (→ Abb. 24.44):
- Ikterus
- Aszites
- Foetor hepaticus (süßlich-fauliger Lebergeruch)
- Braun verfärbter Urin, entfärbter Stuhl, Fettstühle
- Kratzspuren der Haut bei starkem Juckreiz

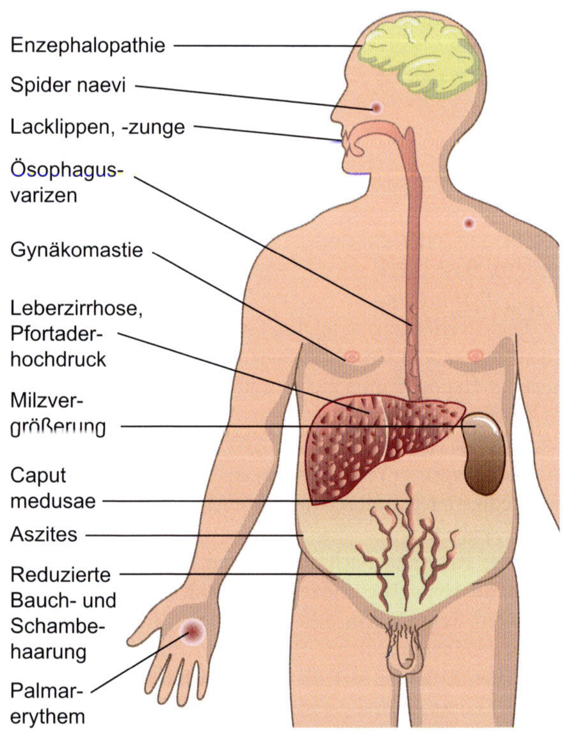

Abb. 24.44 Die wichtigsten Symptome bei Lebererkrankungen [L190]

Basismaßnahmen

Wegweisend sind die **Anamneseerhebung** und der **Basischeck.** Besonders Vorerkrankungen der Leber, bekannte leberschädigende Einflüsse (Alkohol) und Risikofaktoren **(Reiseanamnese)** müssen erfragt werden. Bei der körperlichen Untersuchung werden in erster Linie der Aszites, der Lebergeruch und die gelbe Hautfarbe auffallen.

Die Basismaßnahmen umfassen:

- Kontrolle und Sicherung der Vitalfunktionen
- Kontinuierliches Monitoring: EKG, Blutdruck, Pulsoxymetrie
- Bei erhaltenem Bewusstsein: Lagerung mit leicht erhöhtem Oberkörper
- Sauerstoffgabe in Abhängigkeit von der Sauerstoffsättigung (z. B. 4–8 l/Min. über Maske)

Die Patienten werden engmaschig überwacht und zumeist in notärztlicher Begleitung einer intensivmedizinischen Betreuung zugeführt.

IM FOKUS

Coma hepaticum

- **Störungsbild:**
  - Komatöser Zustand in Folge eines akuten Leberversagens oder einer chronischen Leberschädigung
  - Durch die fehlende Stoffwechselleistung der Leber akkumuliert Ammoniak und führt zur hepatischen Enzephalopathie.
- **Mögliche Ursachen:**
  - Leberverfettung/-zirrhose (v. a. Alkohol)
  - Cholestase
  - Hepatopathien (z. B. durch Virushepatitis)
- **Einteilung:**
  - **Leberausfallkoma:**
    - Reversible Funktionsstörung der Leber mit Konzentrationsstörungen und ggf. Bewusstseinsverlust
  - **Leberzerfallskoma:**
    - Irreversible Funktionsstörung der Leber mit Bewusstseinsstörungen, Schock und Multiorganversagen
- **Mögliche Symptome:**
  - Leitsymptom ist die Bewusstseinsstörung.
  - Ikterus
  - Aszites
  - Foetor hepaticus (süßlich-fauliger Lebergeruch)
  - Braun verfärbter Urin, entfärbter Stuhl, Fettstühle
  - Kratzspuren bei starkem Juckreiz
- **Maßnahmen:**
  - Kontrolle und Sicherung der Vitalfunktionen
  - Monitoring
  - Lagerung nach Bewusstseinslage
  - Sauerstoffgabe
  - Anlage eines i. v.-Zugangs
  - Zügiger Transport in intensivmedizinische Einrichtung

24.11 Niereninsuffizienz

DEFINITION

Eine Beeinträchtigung der Filtrationsleistung der Nieren wird Niereninsuffizienz genannt.

Die Nieren und die Leber sind die Organe, die die **Entgiftung** des Körpers durchführen. Dabei sind die Nieren das **Ausscheidungsorgan.** Sie filtern Stoffe aus dem Blut, die dort überflüssig sind oder nicht hingehören. Zahlreiche Medikamente und deren Abbauprodukte, aber auch wasserlösliche Giftstoffe, werden über die Niere mit dem Urin **(Harn)** ausgeschieden. Bei Erkrankungen der Nieren kann die Funktionsweise der Nieren gestört sein. Flüssigkeit und Abfallstoffe werden dann nicht mehr ausreichend ausgeschieden.

Weiterhin sind die Nieren die wichtigsten Organe zur **Regulierung** des Wasser-Elektrolyt-Haushalts und des Säure-Basen-Haushalts (→ 24.3 und 24.4). Sie helfen, den pH-Wert im Blut in seinen engen Grenzen konstant zu halten und den Wasser- und Elektrolythaushalt zu steuern. Daneben bilden die Nieren aber auch Hormone, die an der **Blutbildung** oder an der **Regulation des Blutdruckes** beteiligt sind.

Die Funktionsweise der Nieren ist äußerst komplex und vielfältig (→ 24.2.1). Treten Beeinträchtigungen der Filtrationsleistung der Nieren auf, liegt eine Niereninsuffizienz vor. Es werden zwei Formen der Niereninsuffizienz unterschieden:

- **Akute Nierenschädigung** (AKI)
- **Chronische Nierenerkrankung** (CKD)

Beide Formen haben zahlreiche Ursachen, die entweder primäre Nierenerkrankungen sein können oder als Folge einer Systemerkrankung auftreten. Im Rettungsdienstalltag wird es äußerst selten vorkommen, einen Patienten mit akuter Nierenschädigung anzutreffen. Dagegen wird das Rettungsfachpersonal immer wieder Patienten vorfinden, die an einer chronischen Niereninsuffizienz leiden.

VIDEO

Aufbau und Funktion der Nieren
https://ebooks.health.elsevier.com

24.11.1 Akute Nierenschädigung (AKI)

Die normale Harnproduktion und Harnsekretion sind in → 24.2.1 beschrieben.

Unter dem Begriff der akuten Nierenschädigung (Acute Kidney Injury, [AKI]) wird eine **reversible Nierenfunktionsstörung** verstanden, die sowohl bei Schädigung oder Erkrankung der Niere selbst als auch in Folge anderer Krankheitsbilder, wie Sepsis, Schock oder Gerinnungsstörungen, auftreten kann.

Schädliche Stoffe, die über die Niere ausgeschieden werden müssen, werden als **harnpflichtige Substanzen** bezeichnet. Das akuten Nierenschädigung (Synonym: **Akutes Nierenversagen**) ist durch einen teilweisen oder totalen Ausfall der Nierenfunktion mit Verminderung der Ausscheidung harnpflichtiger Substanzen gekennzeichnet.

Die harnpflichtigen Substanzen häufen sich im Blut an, anstatt ausgeschieden zu werden. Um die Ausscheidungsrate zu beurteilen, werden **Kreatinin** und **Harnstoff** im Blut gemessen. Diese Stoffe sind selbst nicht schädlich. Ihre Konzentration im Blut gibt aber sehr gut Auskunft über die Höhe anderer schädlicher Substanzen und erlaubt, das Ausmaß der Niereninsuffizienz abzuschätzen.

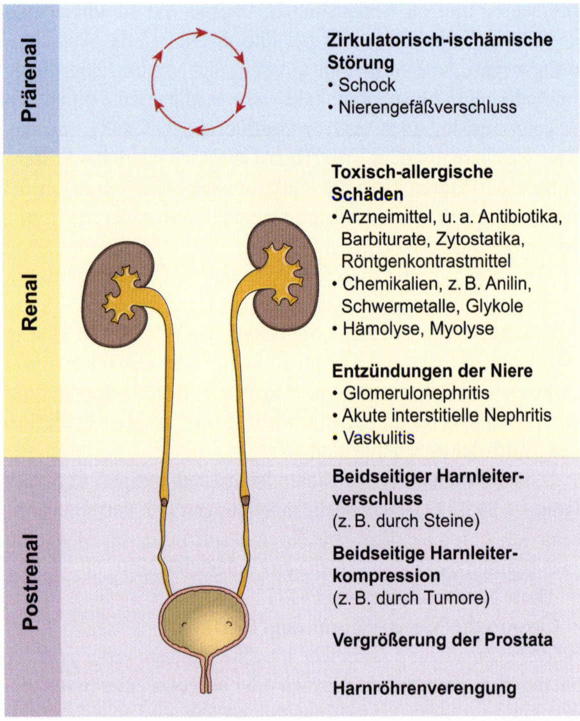

Abb. 24.45 Mögliche Ursachen einer akuten Nierenschädigung [L190]

Die akute Nierenschädigung entwickelt sich rasch über Stunden bis Tage und erholt sich meistens nach Ausheilen der **Nierenschädigung (reversibel)** innerhalb von mehreren Wochen oder Monaten. Die Ursachen der akuten Nierenschädigung können im Bereich

- **vor der Niere** (prärenal) durch stark verminderte Durchblutung der Nieren, z. B. durch Kreislaufschock bei Unfällen, Blutgerinnsel in den Nierenarterien oder Medikamente,
- **in der Niere** (intrarenal) durch eine Schädigung der Tubuli durch Sauerstoffmangel, eine toxische Schädigung durch Medikamente oder Kontrastmittel, selten durch eine schwere Nierenentzündung,
- **hinter der Niere** (postrenal) durch eine Behinderung des Harnabfluss durch Tumoren, Steine oder Prostatavergrößerung beim Mann

liegen (→ Abb. 24.45).

Symptome

Die akute Nierenschädigung hat insgesamt einen typischen, phasenartigen Verlauf, in dem die verschiedenen Symptome auftreten.

1. **Schädigungsphase:** Die Schädigung der Niere tritt durch die Grunderkrankung oder das auslösende Ereignis (z. B. Schock, Hypotonie, Exsikkose) ein, aber die Nierenfunktion ist noch normal. Dauer dieser Phase: Stunden bis Tage.
2. **Oligo-/anurische Phase** (= Phase der manifesten Nierenschädigung). Erst nimmt die Harnproduktion ab (→ Tab. 24.10) und kommt eventuell ganz zum Erliegen **(Anurie).** Manchmal scheidet die Niere jedoch weiterhin vermindert Harn aus. Harnpflichtige Stoffe bleiben im Körper zurück und sind erkennbar an ansteigenden Blutwerten von Kreatinin

Bezeichnung	Urinproduktion
Anurie	< 100 ml/24 Std.
Oligurie	100–500 ml/24 Std.
Polyurie	>> 2.000 ml/24 Std.

Tab. 24.10 Fachbegriffe Harnproduktion

und Harnstoff (s. o.). Durch die fehlende bzw. verminderte Ausscheidung wird der Körper überwässert und es folgen **Flüssigkeitsansammlungen** in der Lunge (Lungenödem) oder **in den Beinen.** Störungen im Salzhaushalt **(Elektrolytstörungen)** sind möglich, zum Beispiel hohe Kaliumwerte im Blut. Eine Übersäuerung **(Azidose)** stellt sich ein. Beides kann unter Umständen lebensbedrohlich werden.
3. **Polyurische Phase (Erholungsphase):** Die Tubuluszellen erholen sich wieder, können den Harn aber noch nicht ausreichend konzentrieren. Es kommt somit in den ersten Tagen zu einer Polyurie, oft werden 4–5 l Urin pro Tag ausgeschieden.
4. **Regenerationsphase:** vollständige Erholung der Nierenfunktion über Wochen und Monate

IM FOKUS

Akute Nierenschädigung (AKI)

- **Störungsbild:**
  - Bedingt durch einen teilweisen oder vollständigen Ausfall der Nierenfunktion kommt es zur Anhäufung harnpflichtiger Substanzen im Blut.
  - Die akute Nierenschädigung ist gefährlich, aber oft vollständig reversibel.
- **Einteilung** nach Lokalisation der Ursache:
  - Vor der Niere **(prärenal),** z. B. durch Kreislaufschock
  - In der Niere **(intrarenal),** z. B. durch Tubulusschädigung
  - Hinter der Niere **(postrenal),** z. B. durch Prostatavergrößerung
- **Mögliche Symptome:**
  - Symptome verlaufen **phasenförmig:**
    - **Schädigungsphase:** Nierenfunktion ist noch normal.
    Dauer dieser Phase: Stunden bis Tage
    - **Oligo-/anurische Phase:** abnehmende Harnproduktion mit Retention harnpflichtiger Substanzen
    Gefahr vor allem durch: Ödembildung und Elektrolytstörungen
    - **Polyurische Phase (Erholungsphase):** Polyurie durch noch nicht wiederhergestellte Fähigkeit zur Harnkonzentrierung
    Oft werden ca. 4–5 l Urin pro Tag ausgeschieden.
    - **Regenerationsphase:** vollständige Erholung der Nierenfunktion
    Dauer dieser Phase: Wochen und Monate

24.11.2 Chronische Nierenerkrankung (CKD)

Unter dem Begriff der chronischen Nierenerkrankung (Chronic Kidney Disease, [CKD]) wird eine **irreversible Nierenfunktionsstörung** verstanden, die im Gegensatz zur akuten Nierenschädigung über Monate bis Jahre in Phasen schleichend fortschreitet. Das Endstadium der Erkrankung ist die **terminale CKD,** die unbehandelt zum Tod führt und eine **Nierenersatztherapie** in Form von **Dialyse** oder **Nierentransplantation**

Stadium	Bezeichnung	GFR [ml/Min./1,73 m²]	Symptome/Prozedere
1	Nierenschädigung bei normaler Nierenfunktion	≥90	Progression verhindern: Optimierung der Therapie von Ursachen/Begleiterkrankungen. Kardiovaskuläres Risiko vermindern. Hypertonie und HPT möglich.
2	Nierenschädigung mit leichter Verminderung der eGFR	60–89	
3a	Nierenschädigung mit mittelschwerer Verminderung der eGFR	45–59	Hypertonie, HPT, Anämie und Azidose möglich. Zusätzlich Diagnose und Therapie von Komplikationen.
3b		30–44	
4	Schwere Verminderung der eGFR	15–29	Urämie möglich. Vorbereitung der Nierenersatztherapie.
5	Terminale Nierenerkrankung (Nierenversagen)	<15	Urämie. Nierenersatztherapie (Dialyse/Transplantation).

Tab. 24.11 Stadien der chronischen Nierenerkrankung (HPT = Hyperparathyreoidismus, eGFR = erwartete [engl.: estimated] GFR)

erforderlich macht. **Ursachen** für eine chronische Nierenerkrankung sind schwerwiegende Erkrankungen der Nieren oder systemische Erkrankungen, die zu einer chronischen Nierenschädigung führen, z. B.

- Diabetische Glomerulosklerose
- Harnsteinleiden
- Entzündliche Nierenerkrankungen
- Hypertensive Nierenschädigung

Symptome

Eine chronische Nierenerkrankung verläuft in **fünf Stadien** (→ Tab. 24.11), die fließend ineinander übergehen können. In den Stadien 1–4 konzentriert man sich darauf, die Nierenfunktion zu erhalten. Im fortgeschrittenen Stadium 5 verlieren die Nieren zunehmend ihre Fähigkeit, die harnpflichtigen, stickstoffhaltigen Substanzen auszuscheiden.

Es kommt zur renalen Hypertonie und aufgrund der mangelnden Flüssigkeitsausscheidung zu Ödemen. Weitere Symptome sind Juckreiz, Wadenkrämpfe und der Geruch der Betroffenen nach Urin, dem **Foetor uraemicus**.

Am Ende steht die terminale Niereninsuffizienz. Der Patient wird durch seinen eigenen Harn vergiftet **(Urämie)** und ist dialysepflichtig. Unbehandelt führt dieses Stadium zum Tod.

Das Rettungsfachpersonal kann Patienten mit chronischer Nierenerkrankung prinzipiell in jedem Krankheitsstadium antreffen. Zum Alltag im Krankentransport gehört es, Dialysepatienten zu transportieren, die ohne diese Form der Nierenersatztherapie an den Folgen einer Harnvergiftung versterben würden.

Basismaßnahmen

Kernstrategie ist das frühzeitige Erkennen urämischer Komplikationen (→ Abb. 24.46). Die Basismaßnahmen orientieren sich an den Symptomen und umfassen die Sicherung der Vitalfunktionen, die Lagerung des Patienten in leichter Oberkörperhochlagerung und die Sauerstoffgabe.

Die medikamentöse Therapie bleibt in Stadium 4–5 (Urämie) nach Sicherung eines Venenzugangs dem **Notarzt** vorbehalten. In Abhängigkeit von Krankheitsstadium, Restdiurese und Komplikationen können Diuretika (z. B. Lasix®, → 7.6.15), Antihypertensiva (z. B. Ebrantil®, → 7.6.8) und kaliumfreie Infusionen (z. B. 0,9-prozentige NaCl-Lösung) eingesetzt werden.

IM FOKUS

Chronische Nierenerkrankung (CKD)

- **Störungsbild:**
  - Irreversible Nierenfunktionsstörung mit Akkumulation harnpflichtiger Substanzen im Blut
  - Erkrankung schreitet über Jahre fort.
    - Verlauf in fünf Stadien, die sich nach der **GFR (Glomeruläre Filtrationsrate)** richten
    - In den Stadien 1–4 wird versucht, die Nierenfunktion bestmöglich zu erhalten.
    - In Stadium 5 (terminale Nierenerkrankung/Nierenversagen) muss eine Nierenersatztherapie (Dialysebehandlung) durchgeführt werden.
- **Mögliche Ursachen:**
  - Diabetische Glomerulosklerose
  - Harnsteinleiden
  - Entzündliche Nierenerkrankungen
  - Hypertensive Nierenschädigung
- **Mögliche Symptome:**
  - Urämie
  - Hypertonus
  - Azidose
  - Kardiovaskuläre Ereignisse
- **Maßnahmen bei urämischen Komplikationen:**
  - Ggf. Notarztnachforderung
  - Lagerung nach Patientensituation, z. B. Oberkörperhochlagerung
  - Monitoring, Sauerstoffgabe
  - Anlage eines i. v.-Zugangs
  - Ggf. medikamentöse Therapie: Urapidil, Furosemid

24.12 Erkrankungen des Urogenitalsystems

DEFINITION

Die **Nephrologie** ist ein Schwerpunktgebiet der Inneren Medizin und umfasst alle Erkrankungen der Nieren. Die **Urologie** ist das medizinische Fachgebiet, das sich mit Erkrankungen und Verletzungen des männlichen Urogenitalsystems und des weiblichen Harnsystems **ohne** das Genitalsystem befasst.

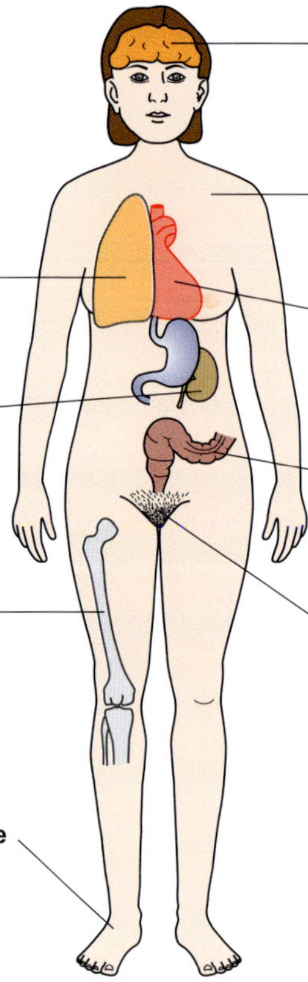

Abb. 24.46 Symptome und klinische Befunde bei chronischer Nierenerkrankung [L143, L157]

Die Bezeichnung **Urogenitalsystem** steht als Oberbegriff für die Gesamtheit der im Becken und retroperitonealen Raum gelegenen Organe der

- **Harnbereitung** (Nieren) und
- **Harnableitung** (Harnleiter und Blase) sowie der
- **Genitalorgane** (Harnröhre, [Scheide], Penis).

Obwohl die männlichen Geschlechtsorgane und die Nieren unterschiedliche Aufgaben erfüllen, werden diese und die daraus resultierenden Notfälle gemeinsam dargestellt, weil sie anatomisch sehr eng verknüpft sind. Die Notfälle des weiblichen Genitalsystems werden in → 21.2 behandelt.

24.12.1 Nieren- und Harnleiterkolik

Eine Nieren- oder Harnleiterkolik kann als Folge eines chronischen Harnsteinleidens **(Nephro- oder Urolithiasis)** auftreten. Das **Harnsteinleiden** ist in den wohlhabenden Industrienationen ein häufig anzutreffendes Krankheitsbild (ca. 1–5 % der Bevölkerung).

Die **Ursachen** einer Harnsteinbildung sind vielfältig und nicht für alle Steinarten vollständig geklärt. Die Entstehung von Harnsteinen wird jedoch durch die

- Lebensweise (eiweißreiche Ernährung),
- Stoffwechselerkrankungen und
- therapeutische Maßnahmen (Einnahme bestimmter Medikamente)

begünstigt. So können Steine z. B. infolge einer Entzündung der Nieren oder der ableitenden Harnwege, aufgrund einer zu engen Harnröhre oder als Folge von Gicht und Zuckerkrankheit entstehen.

Grundprinzip der Harnsteinbildung ist die Übersättigung des Urins mit bestimmten Stoffen, aus denen ein Stein zusammengesetzt ist. Durch die erhöhte Konzentration fallen die zuvor gelösten Stoffe aus und bilden Kristalle, die später zu sichtbaren Steinen heranwachsen. Die meisten Harnsteine enthalten Kalzium als Kernbestandteil, wobei Steine aus Kalziumoxalat und/oder Kalziumphosphat sog. „kalkdicht" sind und im Röntgenbild sichtbar werden (sog. „schattengebend") (→ Abb. 24.47). Über zwei Drittel (ca. 70 %) der Steine bestehen aus Kalziumoxalat, jeweils rund 10 % aus Magnesiumammoniumphosphat, Kalziumphosphat und Harnsäure **(Urate)**. Auch Mischsteine kommen häufig vor.

Die **Harnsteingröße** reicht von Reiskorn-, Erbsen- und Linsengröße bis zu einer Steingröße, die das ganze Nierenbecken ausfüllen kann (→ Abb. 24.47). Führt ein Harnstein in Abhängigkeit von seiner Größe zu einer Verlegung der ableitenden Harnwege mit Abflussbehinderung und Harnaufstau, sind kolikartige Schmerzen die Folge.

Bevorzugte Stellen für eine Verlegung durch Harnsteine sind der Nierenkelchhals und die physiologischen **Engstellen** des Harnleiters am Abgang des Harnleiters aus dem Nierenbecken, am Übergang in das kleine Becken und am Durchtritt durch die Harnblasenwand.

Symptome

Die Beschwerden sind abhängig von der Lage und der Beweglichkeit des Nierensteins. Bei fehlender Steineinklemmung treten häufig keine oder nur unbestimmte Symptome auf (z. B. dumpfer Druck im betroffenen Nierenlager oder unklare Schmerzen ent-

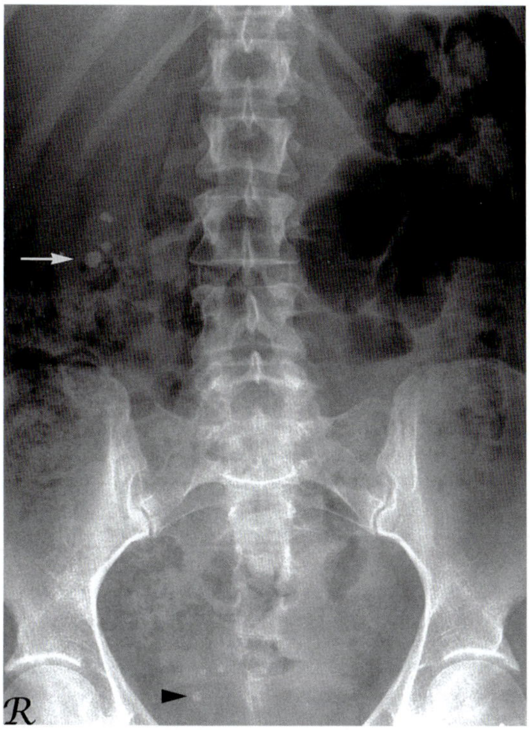

Abb. 24.47 Röntgenaufnahme mit kalkdichten Steinkonkrementen. Der weiße Pfeil markiert drei Nierensteine, der schwarze Pfeil markiert einen Harnleiterstein. [M500]

lang des Ureters). Wenn es zur Steinwanderung mit Einklemmung kommt, entsteht der **Kolikschmerz** (→ Abb. 24.48).

MERKE

Die Kolik zeichnet sich durch typisch wellenförmige Schmerzen an der betreffenden Flanke aus, die in Richtung Leiste und umliegende Organe ausstrahlen.

Folglich sind Schmerzen das führende Symptom: Sie werden von den Patienten als

- schlagartig einsetzend,
- an- und abschwellend
- mit einem schmerzfreien Intervall von wenigen Minuten

beschrieben. Oft sind die Schmerzen mit **vegetativen Begleitsymptomen,** wie Übelkeit und Erbrechen, Blässe, Kaltschweißigkeit, Frösteln oder Schüttelfrost, Unruhe, Tachykardie und Hypotonie, verbunden. Die Patienten suchen Schmerzlinderung durch Bewegung und laufen auf und ab bzw. nehmen eine gekrümmte Körperhaltung (Schonhaltung) ein.

Blasensteine können dagegen lange Zeit symptomlos bleiben, obwohl sie eine beträchtliche Größe erreichen können. Der Blasenstein manifestiert sich durch den plötzlichen akuten Harnverhalt, wenn der Stein sich vor die Harnröhrenmündung legt (→ 24.12.2).

Basismaßnahmen

Die Basismaßnahmen bestehen aus **Anamneseerhebung** (Fieber/Harnwegsinfekt, bekanntes Harnsteinleiden, familiäre Disposition) und **Untersuchung** (Palpation von Nierenlager und Bauchdecke).

Gleichzeitig wird ein **Basismonitoring** (Puls, Blutdruck, Pulsoxymetrie, EKG) durchgeführt. Insbesondere bei Hinweis auf einen Harnwegsinfekt (z. B. Fieber, Schüttelfrost) sollte die Körpertemperatur bestimmt werden.

! ACHTUNG

Eine Kombination von Flankenschmerzen und Fieber deutet auf einen Harnwegsinfekt oder eine Nierenbeckenentzündung hin.

Der Patient wird mit angewinkelten Beinen, abhängig von seiner Kreislaufsituation, flach oder mit erhöhtem Oberkörper, je nach Patientenwunsch gelagert, um eine weitgehende Schmerzfreiheit zu erlangen. Bei Blutdruckabfall und zur Analgesie ist es notwendig, einen **Notarzt** nachzufordern.

Die **erweiterten Maßnahmen** dienen nach Anlage eines periphervenösen Zugangs mit rascher Infusion balancierter

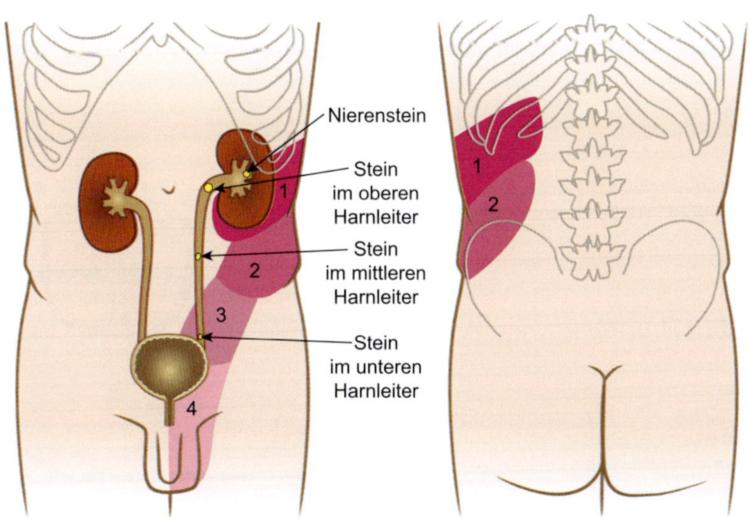

Abb. 24.48 Schmerzlokalisation bei Koliken durch Nieren- und Harnleitersteine. Schmerzausstrahlung 1 = bei Nierenstein, 2 = bei Stein im oberen, 3 = bei Stein im mittleren, 4 = bei Stein im unteren Harnleiter. [L255]

Vollelektrolytlösungen der gezielt durchgeführten Analgesie und Spasmolyse. Als Analgetikum der ersten Wahl steht Metamizol (Novalgin®, → 7.6.6) zur Verfügung, das nicht nur hervorragende direkte analgetische Eigenschaften am Harnleiter besitzt, sondern auch wirkungsvoll den erhöhten Druck in den gestauten Harnwegen senken kann. Als Spasmolytikum (Parasympatholytikum) eignet sich Butylscopolamin (z. B. Buscopan®). Die Gabe von Opiaten wird kontrovers diskutiert. Dennoch haben sie ihren festen Platz bei sehr starken Schmerzen. Diuretika sind kontraindiziert, weil sie die Harnmenge erhöhen und somit den Harnstau und die Schmerzen verstärken.

MERKE

Eine bestehende Dauermedikation des Patienten mit Diuretika (z. B. bei Herzinsuffizienz) muss sofort abgesetzt werden, da die zusätzliche Harnproduktion den Kolikschmerz erhöhen wird.

IM FOKUS

Nieren- und Harnleiterkolik

- **Störungsbild:**
  - Verlegung oder Teilverlegung der Harnwege durch einen Harnstein mit wellenförmigen Schmerzen
  - Die genauen Ursachen sind vielfältig. Grundsätzlich liegt aber ein Missverhältnis zwischen steinbildenden Substanzen und Flüssigkeit (Lösungsmittel) vor.
- **Mögliche Symptome:**
  - Flankenschmerz, der in der Regel wellenförmig auftritt und schlagartig einsetzt
  - **Vegetative Symptome:**
    - Tachykardie
    - Starkes Schwitzen
    - Unruhe
    - Ggf. Hypotonie
    - Übelkeit/Erbrechen
  - Das Vorliegen von Fieber deutet eher auf eine Nierenbeckenentzündung hin.
- **Maßnahmen:**
  - Ggf. Notarztnachforderung
  - Lagerung nach Patientensituation
  - Monitoring
  - Sauerstoffgabe
  - Anlage eines i. v.-Zugangs
  - Ggf. medikamentöse Therapie:
    - Metamizol
    - Butylscopolamin
    - Opioide können bei stärksten Schmerzen erwogen werden.

24.12.2 Harnverhalt (Ischurie)

DEFINITION

Der Harnverhalt **(Ischurie)** ist eine akute Harnblasenentleerungsstörung: Obwohl die Harnblase bis zur Grenze des Fassungsvermögens schmerzhaft gedehnt sein kann und der Patient quälenden Harndrang verspürt, ist es unmöglich, die Blase spontan zu entleeren **(Miktion).**

Die **Ursachen** für einen Harnverhalt sind vielfältig. In den meisten Fällen behindern mechanische Hindernisse oder funktionelle Störungen den Harnabfluss aus der Blase, z. B.:

- **Prostatahyperplasie:** Da die Prostata die Harnröhre umschließt, wird die Harnröhre bei Vergrößerung der Prostata eingeengt. Patienten mit Prostatavergrößerung haben daher Probleme, den Urin durch die im Bereich der Prostata verengte Harnröhre zu entleeren (→ Abb. 24.49). Sie ist die häufigste Ursache für eine Blasenentleerungsstörung bei Männern im fortgeschrittenen Alter.
- **Lageveränderungen** des Uterus mit Druck auf die Harnröhre
- **Blasensteine** (Harnsteine) verschließen den Blasenausgang oder die Harnröhre.
- **Traumatisch:** Verletzungen der Harnröhre, z. B. durch einen unsachgemäß entfernten Harnblasenkatheter oder Fremdkörper

Bei **Frauen** sind Harnblasenentleerungsstörungen sehr viel seltener als bei Männern. Bei allen Patienten mit Harnverhalt müssen auch **neurologische** Ursachen, wie z. B. Querschnittslähmung oder Bandscheibenvorfall mit spastischer Parese, berücksichtigt werden.

Symptome

Die betroffenen Patienten können die Blase nicht mehr entleeren, obwohl sie voll ist (→ Abb. 24.49). Während der Untersuchung der Patienten ist über dem Schambein die prall gefüllte Blase tastbar. Die Blase ist schmerzhaft überdehnt. Die Patienten verspüren einen starken Harndrang, ohne urinieren zu können. Sie krümmen sich vor Schmerzen und sind sehr unruhig. Oft zeigen sich auch **vegetative Symptome,** wie Übelkeit und Erbrechen, Kaltschweißigkeit, Blässe, Tachykardie und Hypotonie mit Kollaps bzw. hypertone Kreislaufwerte infolge einer endogenen Katecholaminausschüttung bei sehr starken Schmerzen.

MERKE

Das Leitsymptom des Harnverhalts ist quälender Harndrang, ohne urinieren zu können.

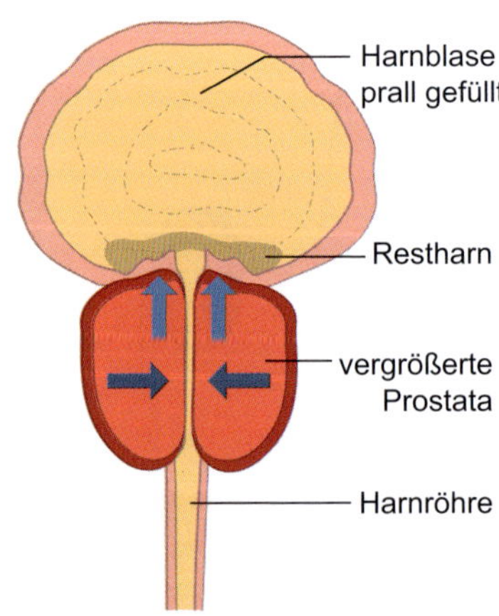

Abb. 24.49 Eine vergrößerte Prostata behindert die Entleerung der Blase. [L138]

Basismaßnahmen

Der Patient wird beruhigt und nach Wunsch so gelagert, dass die Schmerzen nachlassen (z. B. Oberkörperhochlage mit Knierolle). Bei einem liegenden, aber verstopften **Harnblasenkatheter** kann durch Anspülen mit Kochsalzlösung versucht werden, diesen wieder durchgängig zu machen und bei Erfolg die Harnblase dann langsam zu entleeren.

Bei starken Schmerzen muss der **Notarzt** zur Schmerztherapie und Entlastung der Harnblase nachgefordert werden, denn die Katheterisierung der Harnblase ist im Notfall bei unklaren anatomischen Verhältnissen immer eine ärztliche Maßnahme. Keinesfalls sollte ohne umfangreiche Erfahrung ein selbstständiger Katheterisierungsversuch der Blase unternommen werden.

MERKE

Die einzig wirksame Erstmaßnahme beim akuten Harnverhalt ist die sofortige Entlastung der Blase durch einen Blasenkatheter.

Nach Anlage eines periphervenösen Zugangs muss die Infusionsmenge möglichst geringgehalten werden, um die Blasenfüllung und damit den Harndrang nicht weiter zu verstärken. Meist lässt sich die Blase anschließend mit einem Urinkatheter der Größe CH 14 bis CH 18 entlasten. Grundsätzlich gilt es, den Urinkatheter steril und ohne Gewalt einzuführen (→ Abb. 24.50, → Abb. 24.51). Die **Entleerung der Blase** ist langsam und fraktioniert durchzuführen. Ist die Blase durch die Einmalkatheterisierung oder Anlage eines Dauerkatheters entleert worden, kann auf eine Klinikeinweisung zur weiteren Abklärung verzichtet werden, wenn der Patient eine bekannte Prostatavergrößerung hat, die in laufender hausärztlicher oder urologischer Kontrolle ist.

Ist die Katheterisierung der Blase über die Harnröhre nicht möglich oder besteht der Verdacht auf eine ausgeprägte Entzündung der Prostata (Prostatitis), muss eine **suprapubische Blasenpunktion** erfolgen, die den Harn aus der Blase unter Umgehung der Harnröhre durch die Bauchdecke ableitet. Die suprapubische Blasenpunktion muss in der Klinik durchgeführt werden. Bis dahin können bei anhaltenden Schmerzen durch den Notarzt zur Analgesie Metamizol (z. B. Novalgin®, → 7.6.6) bzw. bei stärksten Schmerzen auch Opiate (→ 7.6.6) in Kombination mit einem Antiemetikum (→ 7.6.11) und Spasmolyse mit Butylscopolamin (z. B. Buscopan®) verabreicht werden.

! ACHTUNG

Die Gabe von Diuretika ist bei Harnverhalt kontraindiziert.

IM FOKUS

Akuter Harnverhalt

- **Störungsbild:**
  - Der akute Harnverhalt **(Ischurie)** zeichnet sich durch eine prall gefüllte Blase und quälenden Harndrang bei gleichzeitiger Unfähigkeit der Miktion aus.
- **Mögliche Ursachen:**
  - Prostatahyperplasie
  - Lageveränderungen des Uterus mit Druck auf die Harnröhre
  - Blasensteine (Harnsteine)
  - Traumatisch
  - Neurologische Störungen
- **Mögliche Symptome:**
  - Harndrang
  - Starke Schmerzen
  - **Prall gefüllte Blase**
  - Vegetative Symptome:
    - Tachykardie
    - Starkes Schwitzen
    - Unruhe
    - Übelkeit/Erbrechen
    - Ggf. Hypotonie
- **Maßnahmen:**
  - Ggf. Notarztnachforderung
  - Lagerung nach Patientensituation
  - Monitoring
  - Sauerstoffgabe
  - Anlage eines i. v.-Zugangs
  - Ggf. Anlage eines Blasenkatheters
  - Ggf. Analgesie
  - Ggf. schneller Transport

24.12.3 Akutes Skrotum

Unter dem Begriff des akuten Skrotums werden unterschiedliche Krankheitsbilder zusammengefasst, bei denen es zu einer Schwellung im Bereich einer Hodensackhälfte (Skrotalhälfte) mit ausgeprägten Schmerzen kommt. Hauptursachen des akuten Skrotums sind

- die **Hodentorsion** (→ Abb. 24.52) und
- die Entzündung der Hoden **(Orchitis)** oder Nebenhoden **(Epididymitis)** (→ Abb. 24.53).

Hodentorsion

DEFINITION

Die Hodentorsion (Hodenverdrehung) ist die krankhafte Drehung des Hodens um den versorgenden Gefäßstiel, in deren Folge es zu Durchblutungsstörungen kommt.

Von einer **Hodentorsion** sind besonders **Jugendliche** und junge Erwachsene betroffen. Bisweilen kann sie auch bei Kleinkindern und erwachsenen Männern auftreten.

Unter einer Hodentorsion wird eine Drehung des Hodens und Samenleiters nebst zugehörigen Blutgefäßen (→ 24.2.3) um die Längsachse verstanden. Diese Drehung wird als **Stieldrehung** bezeichnet. In der Folge wird das betroffene Hodengewebe nicht mehr ausreichend durchblutet und der Blutabfluss aus dem Hoden ist gestört. Wartet man zu lange, kann es dadurch zum **Absterben des Hodens** kommen.

Symptome

Typische Symptome einer Hodentorsion sind plötzlich auftretende starke Schmerzen im Hodensack **(Skrotum).** Hinzu kommt oft eine Ausstrahlung der Schmerzen in Leiste und Unterbauch sowie eine Schwellung des Skrotums, z. T. mit Rötung. Die Hodenschwellung bedarf einer schnellen klinischen Abklärung,

❶
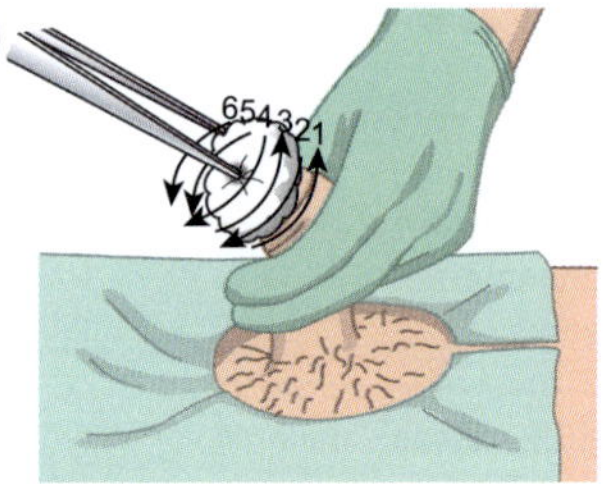

Glans penis desinfizieren.

❷
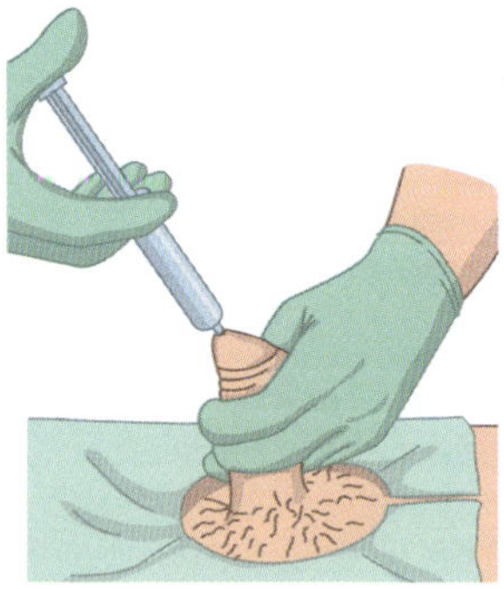

Gleitgel vorsichtig in die Harnröhre spritzen.

❸
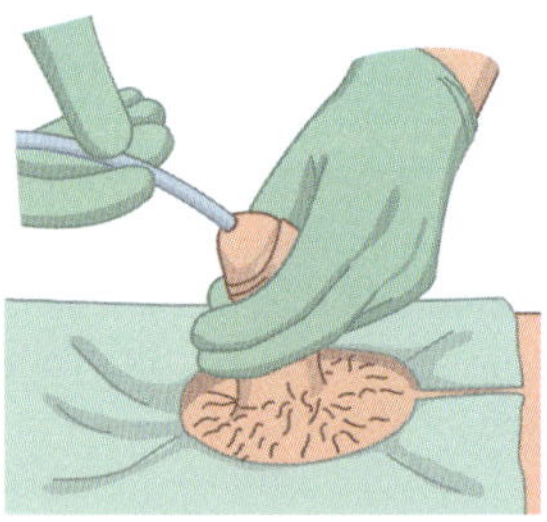

Katheter vorsichtig einführen bei deckenwärts gerichtetem Penis.

❹
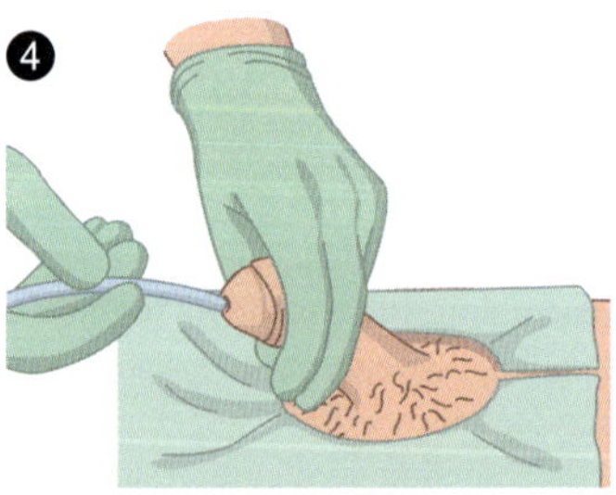

Weiter einführen bei bodenwärts gerichtetem Penis, um die zweite Harnröhrenkrümmung zu überwinden.

❺
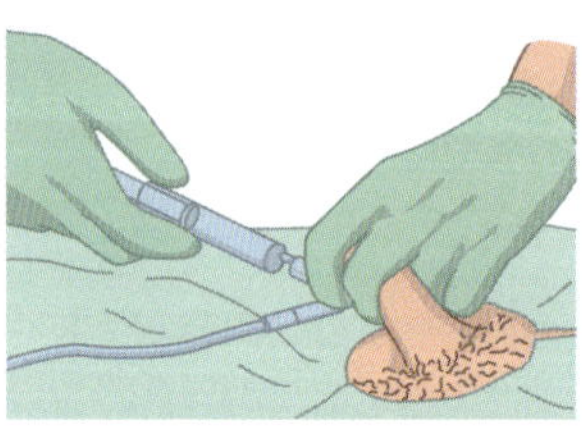

Beim Dauerkatheter Ballon blocken.

Abb. 24.50 Legen eines Dauerkatheters beim Mann [L138]

❶
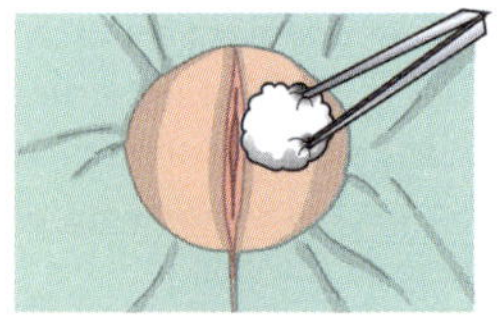

Große Schamlippen mit je einem Tupfer von der Symphyse zum Anus desinfizieren.

❷
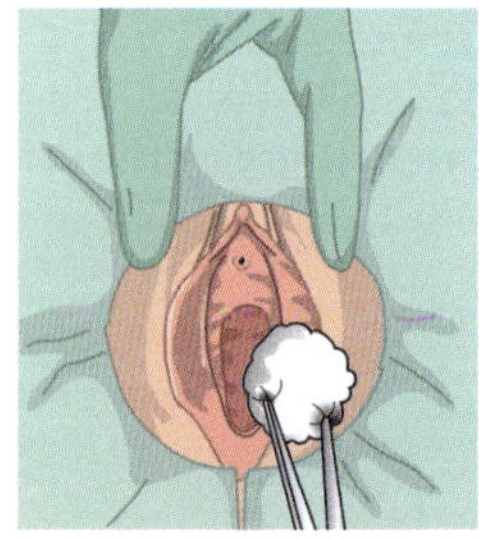

Große Schamlippen mit einer Hand spreizen, dann kleine Schamlippen...

❸
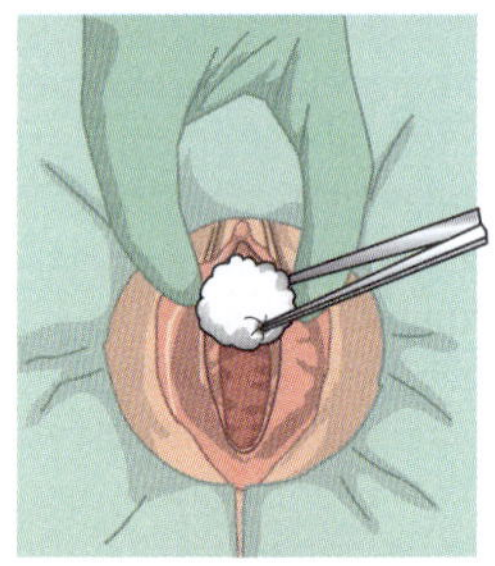

... sowie Harnröhrenöffnung mit je einem Tupfer desinfizieren.

❹
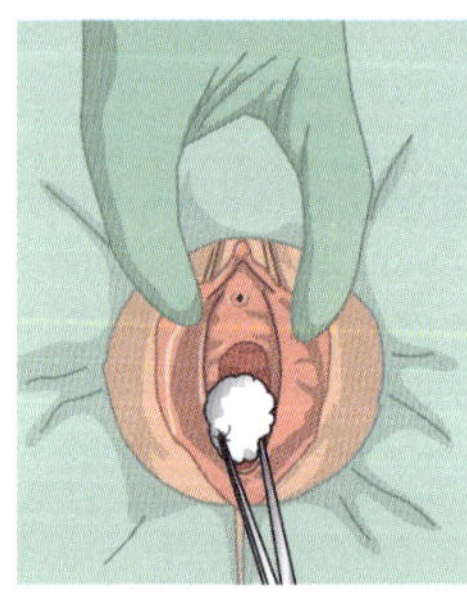

Den sechsten Tupfer vor die Öffnung der Vagina legen.

❺
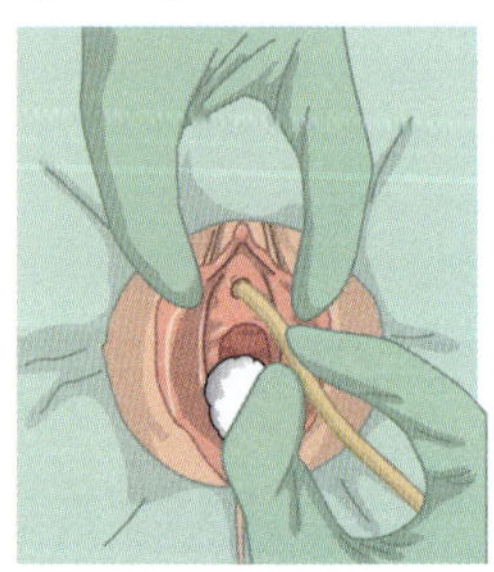

Katheter von der Arbeitsfläche nehmen und in die Blase schieben.

Abb. 24.51 Legen eines Dauerkatheters bei der Frau [L138]

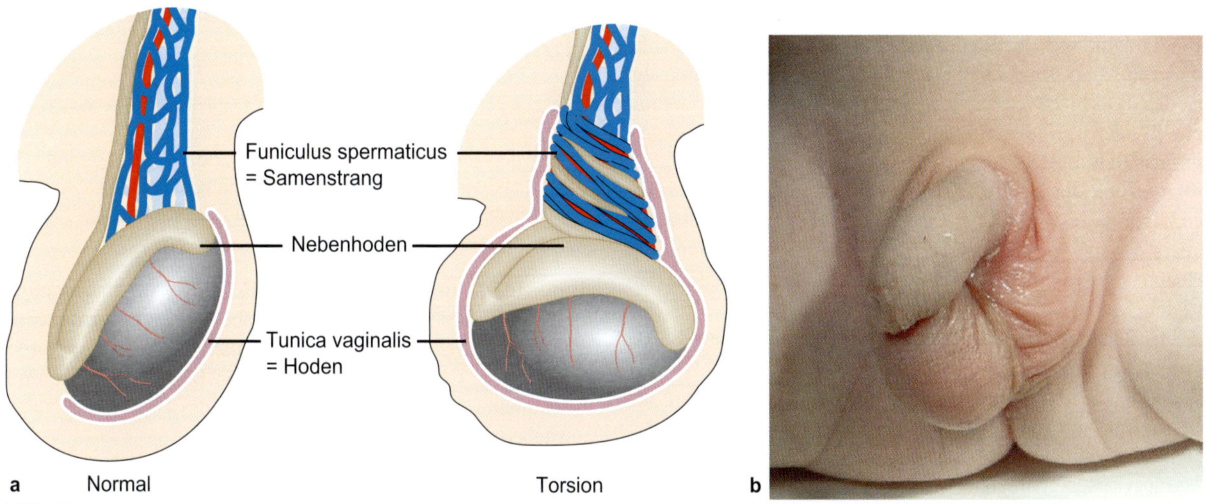

Abb. 24.52 Hodentorsion: a) schematische Illustration eines Hodens im Skrotum mit einer spiralförmigen Drehung des Samenstrangs um die eigene Achse, wodurch Blutgefäße, Nerven und Samenleiter in sich gedreht sind. b) Der betroffene Hoden (hier links) kann im Vergleich zum gesunden Hoden deutlich höher im Hodensack positioniert sein (sog. Hodenhochstand). [a: L235, b: F296-004]

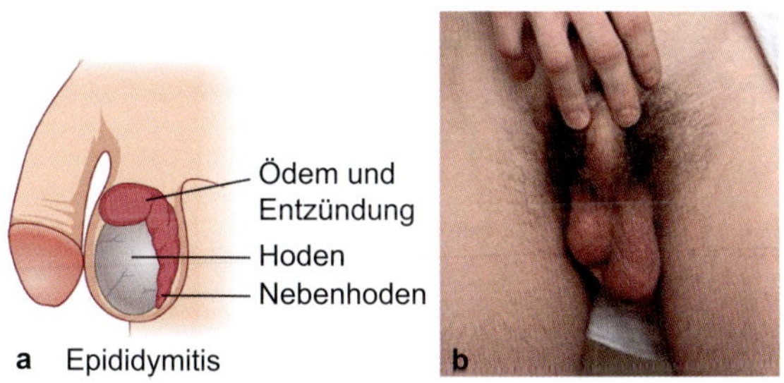

Abb. 24.53 Epididymitis [a: G291-002, b: G1113]

da ansonsten der Verlust des betroffenen Hodens droht. Der starke Schmerzreiz verursacht häufig **vegetative Symptome** wie Übelkeit, Erbrechen und Tachykardie.

MERKE

Die Hodenschwellung bedarf einer **schnellen** klinischen Abklärung.

Basismaßnahmen

Zunächst wird die Krankengeschichte durch Befragung des Patienten (bestehender Infekt, vorausgegangene Tätigkeiten, Schmerzanamnese) erhoben. Danach ist die **Inspektion** des Hodens (Rötung, Schwellung, → Abb. 24.52) wegweisend für die Verdachtsdiagnose. Oft kann die Diagnose Hodentorsion aber schon allein anhand der typischen Beschwerden und des Alters gestellt werden.

Zur **Überwachung** wird ein Monitoring, bestehend aus Puls- und Blutdrucküberwachung, Pulsoxymetrie und EKG, begonnen und bis zur Übergabe in der Klinik fortgeführt. Bei Entzündungszeichen sollte Fieber gemessen werden.

Die Maßnahmen des Rettungsdienstes sollten auf einen **sofortigen Transport** in eine geeignete Klinik (Chirurgie oder Urologie) zielen. Der Patient wird mit leicht gespreizten Beinen flach auf dem Rücken gelagert, um möglichst keine Druckbelastung auf den Hoden zu geben. Dabei gilt, dass sich der Patient seine Schonhaltung nach Möglichkeit selbst wählen sollte. Bei Schockzeichen und zur wirkungsvollen Schmerzbekämpfung ist es notwendig, den **Notarzt** hinzuzuziehen.

Zu den erweiterten Maßnahmen zählen das Schaffen eines periphervenösen Zugangs mit Infusion von balancierten Vollelektrolytlösungen sowie eine durch den Notarzt durchgeführte Analgesie des Patienten.

IM FOKUS

Hodentorsion

- **Störungsbild:**
  - Leitsymptome des „akuten Skrotums", wobei eine Drehung des Hodens um die eigene Achse mit Verdrillung der zuführenden Gefäße und nachfolgender Ischämie die Ursache ist
  - Die Hodentorsion ist ein **zeitkritischer Notfall.**
  - Tritt eher vor der Pubertät oder in der Pubertät auf.
- **Mögliche Symptome:**
  - Plötzliche, starke Schmerzen im Hodensack
  - Ausstrahlung in Leiste möglich
  - Schwellung des Skrotums
  - Vegetative Symptome:
    - Tachykardie
    - Starkes Schwitzen
    - Unruhe
    - Ggf. Hypotonie
    - Übelkeit/Erbrechen
- **Maßnahmen:**
  - Ggf. Notarztnachforderung
  - Lagerung nach Patientensituation
  - Monitoring
  - Sauerstoffgabe
  - Anlage eines i. v.-Zugangs
  - Ggf. Analgesie
  - Schneller Transport

Nebenhodenentzündungen

Die Entzündung der Nebenhoden **(Epididymitis)** ist häufig und geht manchmal mit einer gleichzeitigen Entzündung der Hoden **(Orchitis)** einher. Die Symptome sowie die Therapie dieser beiden Hodenerkrankungen sind überwiegend gleich. Für das Rettungsfachpersonal liegt das Problem in der sicheren Abgrenzung der Krankheitsbilder Hoden- oder Nebenhodenentzündung (Epididymitis) zur Hodentorsion, die notfallmäßig operativ versorgt werden muss, während die Entzündung der Hoden oder Nebenhoden keiner notfallmäßigen Therapie bedarf (→ Tab. 24.12).

Im Gegensatz zur Hodentorsion, die zumeist während der Pubertät auftritt, sind Entzündungen des Hodens vor der Pubertät selten. Entzündungen des Nebenhodens kommen um das 25. und das 50. Lebensjahr gehäuft vor. Entzündungen des Hodens **(Orchitis)** sind häufig durch Viren hervorgerufen (z. B. Mumpsvirus, hämatogener Infektionsweg). **Entzündungen des Nebenhodens (Epididymitis)** sind zumeist bakterielle Entzündungen durch über die Harnwege aufsteigende Keime. Als Entzündungen sind Orchitis und Epididymitis typischerweise mit Fieber verbunden, die Hodentorsion dagegen nicht. Beim älteren Mann kann eine Nebenhodenentzündung auch durch eine Harnblasenentleerungsstörung verursacht werden. Schwellung und Schmerz des Hodens kommen bei beiden Krankheitsbildern vor.

	Hodentorsion	Entzündung von Nebenhoden
Lebensalter	Erstes Lebensjahr und Pubertät	Pubertät und später
Fieber	Nie	Fast immer
Erbrechen/Übelkeit	Häufig	Selten
Schmerzen	Plötzlich/stark	Langsam zunehmend

Tab. 24.12 Unterscheidungsmerkmale von Hodentorsion und Epididymitis

IM FOKUS

Nebenhodenentzündung

- **Störungsbild:**
  - Leitsymptome des „akuten Skrotums“, wobei eine Entzündung des Hodens die Ursache ist
  - Im Gegensatz zur Hodentorsion muss hier oft keine notfallmäßige Therapie erfolgen.
  - Die Differenzierung ist allerdings präklinisch kaum möglich, sodass bei Hodenschmerzen immer ein zügiger Transport erfolgen sollte.
  - Tritt eher ab Beginn der Pubertät auf.
- **Mögliche Symptome:**
  - Symptome wie bei Hodentorsion möglich, wobei die Schmerzen i. d. R. nicht akut auftreten, sondern stetig zunehmen.
  - Die vegetativen Symptome sind nicht so stark ausgeprägt, Übelkeit und Erbrechen sind seltener.
  - Fieber

24.13 Verletzungen des Urogenitalsystems

MERKE

Die Verletzungen der Nieren, der ableitenden Harnwege und der Blase treten häufig im Zusammenhang mit Wirbelsäulen- und Beckenfrakturen oder mit abdominellen Verletzungen auf.

Während im Zusammenhang mit Verletzungen des Bauchraums und der Fraktur von Wirbelkörpern eher Verletzungen der Nieren und der Harnleiter auftreten, besteht bei Beckenfrakturen eine erhöhte Gefahr der Verletzung von Blase, Harnröhre und des äußeren Genitals. Die Verletzungen des Urogenitalsystems entstehen durch (→ Abb. 24.54)

- **direkte Gewalteinwirkung** in den Flankenbereich (Messerstich, Anfahrtrauma) oder

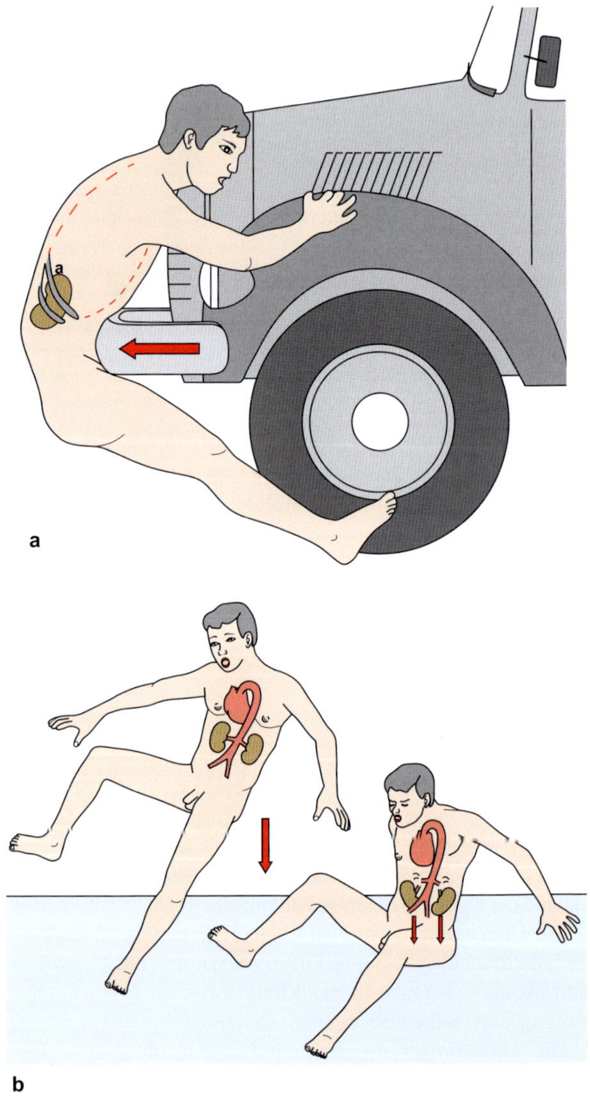

Abb. 24.54 Nierentrauma: a) direkte Gewalteinwirkung, b) indirekte Gewalteinwirkung [L143]

- **indirekte Gewalteinwirkung** (Begleitverletzung bei Polytrauma, Absturztrauma [z. B. Leitersturz]).

24.13.1 Verletzungen der Niere

Zumeist treten Nierenverletzungen in Kombination mit abdominellen Organverletzungen oder der Fraktur von Wirbelkörpern (z. B. Polytrauma) auf. Isolierte Nierenverletzungen sind selten. Geschlossene Nierenverletzungen machen 90 % aller Verletzungen mit Nierenbeteiligung aus.
Zur Einteilung des Ausmaßes der Nierenverletzung werden die Nierenverletzungen in fünf Schweregrade des stumpfen Nierentraumas unterteilt.

Nierentrauma Grad I (Nierenprellung, Nierenkontusion)

Die Nierenprellung (→ Abb. 24.55) betrifft 60 % aller Patienten und umfasst meist oberflächliche Verletzungen der Niere. In seltenen Fällen kann es zu **Einblutungen** (Hämatomen) in Nierenbezirke unterhalb der Organkapsel kommen, ohne dass Nierengewebe eingerissen ist **(intakte Organkaspel).**

Nierentrauma Grad II–IV (Nierenruptur)

Einrisse in das Nierengewebe (→ Abb. 24.55) unterschiedlicher Größe können von der Oberfläche (Organkapsel) bis zum harnableitenden System reichen und führen zu einem retroperitonealen Hämatom. Bei 30 % aller Patienten mit Nierenruptur kommt es zum Austritt von Harn in die Nierenkapsel.

Nierentrauma Grad V (Nierenberstung)

Bei der **Nierenberstung** (→ Abb. 24.55) wird die Niere in eine Vielzahl von Bruchstücken aufgesplittert. Die Berstung (**Zerreißung** von Nierengewebe) von Organkapsel und Nierenparenchym führt zu einer Eröffnung des Hohlsystems der Niere und einem Austritt von Harn in das Verletzungsareal. Durch die Mitverletzung des Nierenstiels kann eine Durchtrennung der Nierengefäße (10 % aller Patienten) erfolgen und zu einem kompletten Ausfall der Nierenfunktion führen.

Symptome

Typischerweise klagt der nierenverletzte Patient über **Schmerzen in der Flankenregion** mit Ausstrahlung in Rücken, Oberbauch, Leiste oder Oberschenkel. **Prellmarken** im Bereich der Flanken oder spezielle Unfallmechanismen sollten insbesondere beim bewusstlosen Patienten an eine Nierenbeteiligung denken lassen. Uriniert der Patient nach dem Unfall, ist bei über 80 % der Patienten mit Nierenverletzungen eine **Hämaturie** nachweisbar. Die Frage, ob der Urin eines Unfallverletzten Blutbeimengungen enthält, ist von entscheidender Bedeutung für die weitere Behandlung des Patienten. Der **Urinstatus** ist daher unbedingt zu dokumentieren. Eine fehlende Hämaturie darf jedoch nicht darauf schließen lassen, dass die Nierenverletzung weniger dramatisch sei.

So führt der Gefäßabriss am Nierenstiel nicht zu einer Hämaturie und ist doch eine der schwersten Nierenverletzungen (s. o.). Gerade der **Gefäßabriss am Nierenstiel** kann

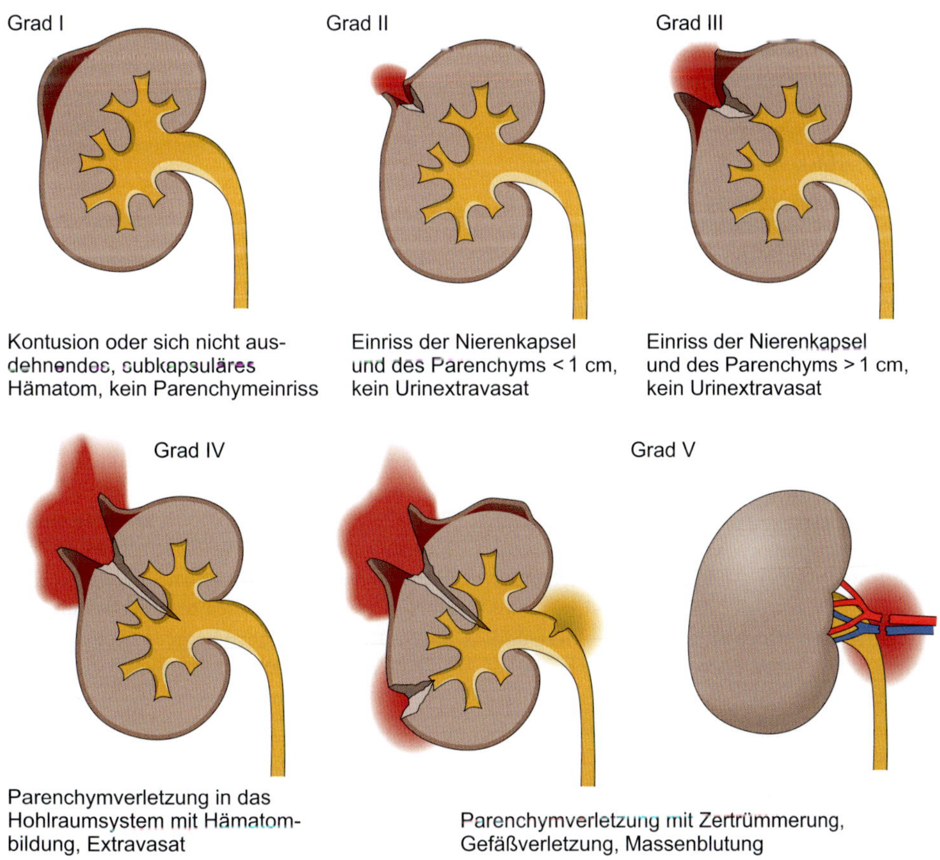

Abb. 24.55 Überblick über die verschiedenen Nierenverletzungen [L190]

ausgeprägte Blutungen in die Bauchhöhle mit Ausbildung eines Volumenmangelschocks verursachen. Da die Niere, genauso wie die Milz, von einer Organkapsel umgeben ist, kann es zu einer **zweizeitigen Nierenruptur** kommen, wobei durch den Unfall eine Blutung in die Nierenkapsel ausgelöst wird, die später (evtl. auch nach 2–3 Wochen) zu einer Berstung der Nierenkapsel mit Einstrom des Blutes in die freie Bauchhöhle und Volumenmangelschock führen kann. Zumeist ist bei mehrfach verletzten Patienten nicht abzuklären, welches Organ im Einzelnen betroffen ist.

! ACHTUNG

Eine Nierenruptur kann zweizeitig auftreten. Erst zeitverzögert reißt die Kapsel ein und führt zu einer aktiven Blutung.

Basismaßnahmen

Die Therapie der Nierenverletzung entspricht der des stumpfen Bauchtraumas. Siehe dazu auch → 18.9.3.

24.13.2 Verletzungen der ableitenden Harnwege

- **Harnleiterverletzungen** machen insgesamt 1–2 % der Verletzungen im Urogenitaltrakt aus. Die Beteiligung eines Harnleiters wird bei penetrierenden Bauchverletzungen mit 2–17 % angegeben. In diesen Fällen werden oft schwere Begleitverletzungen von Dünndarm, Colon oder Blutgefäßen des Beckenraums gefunden.
- **Harnröhrenverletzungen** werden im Rahmen von Unfällen überwiegend durch Verkehrsunfälle und durch Sturz aus großer Höhe verursacht. Harnröhrenverletzungen bei Frauen werden meistens durch Knochenfragmente im Rahmen einer Beckenfraktur verursacht, kommen insgesamt aber selten vor. Aber auch unsachgemäßes Katheterisieren stellt eine Ursache für isolierte Harnröhrenverletzungen dar.
- **Harnblasenverletzungen** machen etwa 11 % aller urogenitalen Verletzungen aus. Die häufigste Ursache sind Verkehrsunfälle, gefolgt von Stürzen, Arbeitsunfällen und abdominellen Schussverletzungen. In fast allen Fällen liegt zugleich eine Beckenfraktur vor.

Harnleiter

Verletzungen der Harnleiter (Ureter) sind aufgrund der geschützten Lage der Harnleiter selten, da die Harnleiter sehr beweglich sind und von der benachbarten Muskulatur gut abgepolstert werden. Dennoch können bei bestimmten Verletzungsmechanismen, etwa **nach Überrolltraumen** (Abquetschen des Harnleiters gegen die Lendenwirbelsäule) oder **nach Flexionstraumen** (Hochschleudern der Niere und Abriss des Harnleiters an einem Wirbelkörperquerfortsatz), die Harnleiter verletzt werden. Eine Versorgung der Harnleiterruptur bleibt jedoch der Klinik vorbehalten, da die übrigen Verletzungen des zumeist polytraumatisierten Patienten im Vordergrund stehen.

Harnröhre

Verletzungen der Harnröhre (Urethra) sind ebenfalls selten. Man unterscheidet je nach Lokalisation die intrapelvine von der extrapelvinen Harnröhrenverletzung: Die innerhalb des Beckens gelegene **(intrapelvine) Harnröhrenverletzung** erfolgt meist durch stumpfe Gewalteinwirkung auf den Unterbauch und ist oberhalb der Beckenbodenmuskulatur lokalisiert. Die außerhalb des Beckens und unterhalb der Beckenbodenmuskulatur gelegene **(extrapelvine) Verletzung** tritt häufig als sog. **Aufreittrauma** durch stumpfe Gewalteinwirkung in der Dammregion (z. B. Sturz auf eine zwischen den Beinen befindliche Stange, „Straddle"-Trauma) auf. Ein Blutaustritt aus der Harnröhre kommt bei extrapelvinen Verletzungen häufiger als bei intrapelvinen Verletzungen vor.

! ACHTUNG

Eine Katheterisierung ist bei Verletzungen der Harnröhre streng verboten, da durch diese Maßnahme ein Teilabriss der Harnröhre zu einem Totalabriss komplettiert werden kann.

Harnblase

Verletzungen der Harnblase (Cystis) sind nach den Nierentraumen die häufigste Verletzungsform im Urogenitaltrakt. Im Vordergrund stehen nach außen geschlossene Verletzungen, etwa als **Harnblasenriss** nach stumpfen Bauchtraumen mit voller Blase oder als Blasenriss infolge Einspießung eines Knochenbruchstücks bei Beckenfrakturen. Da die Harnblase in ihrem oberen Anteil (Blasendach) vom Bauchfell überzogen ist, wird je nach Lokalisation der Blasenverletzung **die intraperitoneale Blasenruptur** im Bereich des Blasendachs mit Ausfluss des Urins in die freie Bauchhöhle von der **extraperitonealen Blasenruptur** mit Austritt von Urin in das kleine Becken unterschieden.

MERKE

Das Leitsymptom eine Harnblasenverletzung ist die Makrohämaturie.

Symptome

Prellmarken im Unterbauch sowie Beckenbrüche sollten an eine mögliche Harnblasenverletzung denken lassen. Unterbauchschmerzen mit Abwehrspannung (durch Reizung des Bauchfells) sowie eine Hämaturie sind weitere wichtige Symptome. Oft besteht ein schmerzhafter Harndrang ohne Möglichkeit des Harnabgangs aufgrund der Verletzungen der Blase. Eine Hämaturie ist daher nicht festzustellen. Analog den Nierenverletzungen kann es bei umfangreichen Blasenverletzungen in Kombination mit zumeist begleitenden Beckenfrakturen zur Ausbildung eines Volumenmangelschocks durch Blutverlust kommen.

VIDEO

Der Urinfluss durch Nieren und ableitende Harnwege
https://ebooks.health.elsevier.com

24.13 VERLETZUNGEN DES UROGENITALSYSTEMS

IM FOKUS

Verletzungen der Niere und der ableitenden Harnwege

- **Mögliche Ursachen:**
  - Direkte Gewalteinwirkung im Flankenbereich (Nieren) im Unterbauch/Becken (Blase, Harnröhre) oder als Aufreitunfall (Harnröhre)
  - Die Harnleiter sind gut geschützt, können aber bei im Rahmen von Überroll- oder Flexionsverletzungen ebenfalls mit betroffen sein.
  - Auch indirekte Gewalteinwirkungen können die Nieren und Harnwege betreffen.
  - Oft treten Verletzungen von Nieren oder ableitenden Harnwegen nicht isoliert auf, sondern sind Teil eines Verletzungsmusters.
- **Gradeinteilung des Nierentraumas:**
  - Nierentrauma Grad I (Nierenprellung, Nierenkontusion)
  - Nierentrauma Grad II–IV (Nierenruptur)
  - Nierentrauma Grad V (Nierenberstung)
- **Mögliche Symptome:**
  - Schmerzen im Flankenbereich, im Becken oder im Unterbauch, die auch ausstrahlen können
  - Prellmarke
  - Hämaturie
  - Zeichen eines akuten Abdomens (z. B. Peritonismus)
  - Schmerzhafter Harndrang
    - **Achtung:** Nierenruptur auch zweizeitig mit Abstand zwischen Trauma und Blutungssymptomen von mehreren Tagen bis Wochen möglich!
- **Maßnahmen:**
  - Analog zu den Maßnahmen bei stumpfem Bauchtrauma
  - Bei Verletzungen der ableitenden Harnwege, insbesondere bei Harnröhren oder Blasenverletzungen, darf (präklinisch) kein Harnblasenkatheter angelegt werden.

WIEDERHOLUNGSFRAGEN

1. Nennen Sie die Aufgaben des Mundspeichels. (→ 24.1.1)
2. Nennen Sie die Aufgaben der Zunge. (→ 24.1.1)
3. Welche Speicheldrüsen kennen Sie und wo befinden sich diese? (→ 24.1.1)
4. In welche Bereiche gliedert sich der Rachen? (→ 24.1.1)
5. In welchem Bereich der Speiseröhre kann ein Nahrungsbrocken leicht hängen bleiben? (→ 24.1.1)
6. Nennen Sie die unterschiedlichen Zelltypen der Magenschleimhaut und beschreiben Sie deren Funktion. (→ 24.1.1)
7. In welche Bereiche gliedert sich der Magen? (→ 24.1.1)
8. Welche Aufgaben erfüllt der Zwölffingerdarm? (→ 24.1.1)
9. Welchen Zweck erfüllen die Darmzotten? (→ 24.1.1)
10. Welche Aufgaben erfüllt der Dickdarm? (→ 24.1.1)
11. In welche Bereiche gliedert sich das Pankreas anatomisch? (→ 24.1.2)
12. In welche Bereiche gliedert sich das Pankreas funktionell und welche Aufgaben erfüllen die unterschiedlichen Zelltypen? (→ 24.1.2)
13. Wo liegt die Leber? (→ 24.1.2)
14. Welche Aufgaben erfüllt die Leber? (→ 24.1.2)
15. Beschreiben Sie den Weg, den die Galle von der Leber zum Duodenum nimmt. (→ 24.1.2)
16. Welche Aufgabe erfüllt die Milz? (→ 24.1.2)
17. Beschreiben Sie Lage, Form und Größe der Niere. (→ 24.2.1)
18. Warum steht die rechte Niere tiefer als die linke Niere? (→ 24.2.1)
19. Was ist der Glomerulus und welche Aufgabe hat er? (→ 24.2.1)
20. Welche Strukturen der Niere werden der Rinde bzw. dem Mark zugerechnet? (→ 24.2.1)
21. Aus welchen Bestandteilen besteht ein Nephron? Erläutern Sie die Funktionen. (→ 24.2.1)
22. Woraus besteht der Endharn? (→ 24.2.1)
23. Welche Strukturen gehören zu den ableitenden Harnwegen? (→ 24.2.1)
24. Wo liegen die Nebennieren und welche Form haben sie? (→ 24.2.2)
25. Welche Substanzen werden in Nebennierenrinde bzw. Nebennierenmark gebildet? (→ 24.2.2)
26. Welche Strukturen zählen zu den inneren und welche zu den äußeren Geschlechtsorganen des Mannes? (→ 24.2.3)
27. Welche Flüssigkeitsräume gibt es im Körper? (→ 24.3.1)
28. An einer Membran (z. B. Zellmembran oder Gefäßwand) treffen zwei unterschiedliche Lösungen eines Salzes aufeinander. Wann kommt es zur Diffusion, wann zur Osmose? (→ 24.3.2)
29. Was läuft bei der Osmose anders? (→ 24.3.2)
30. Wie unterscheiden sich Hyperhydratation und Dehydratation? (→ 24.3.3)
31. Im Zwölffingerdarm vermischen sich Mageninhalt ($pH < 7$) und Bauchspeichel ($pH > 7$). Was passiert? (→ 24.4.1)
32. Was ist der Unterschied zwischen Azidose und Alkalose? (→ 24.4.2)
33. Nennen Sie zwei Kompensationsmechanismen der Säure-Basen-Regulation. (→ 24.4.2)
34. Was wird unter dem Begriff „akutes Abdomen" verstanden? Nennen Sie Beispiele. (→ 24.5.1)
35. Welche Schmerztypen können bei einem akuten Abdomen unterschieden werden und wie kommen sie zustande? (→ 24.5.1)
36. Was bedeuten Druck- und Loslassschmerz? (→ 24.5.1)
37. Was bedeutet „Abwehrspannung"? Differenzieren Sie zwischen lokaler und generalisierter Abwehrspannung. (→ 24.5.1)
38. Was ist „Aszites" und bei welchen Erkrankungen kann er beobachtet werden? (→ 24.5.1)
39. Wie kann sich die Peristaltik bei einem akuten Abdomen verändern? (→ 24.5.1)
40. Bei welchen Erkrankungen des akuten Abdomens kann sich ein Volumenmangelschock entwickeln? (→ 24.5.1)
41. Wann ist Erbrechen ein wichtiges klinisches Alarmsignal? (→ 24.5.1)
42. Wie kommt Bluterbrechen zustande? Geben Sie Beispiele. (→ 24.5.1)
43. Wie entstehen Teer- und Blutstuhl und wann treten sie auf? (→ 24.5.1)
44. Was bedeutet „Pfortaderhochdruck"? Welche Ursachen gibt es? (→ 24.5.1)
45. Was ist ein Ikterus und welche Ursachen kann er haben? (→ 24.5.1)

46. Erläutern Sie die Bedeutung der Anamnese bei Patienten mit akutem Abdomen und nennen Sie Beispiele für anamnestische Zusammenhänge. (→ 24.5.1)
47. Welche Gefahren und Komplikationen drohen bei einem akuten Abdomen? Erläutern Sie die Begriffe und geben Sie Beispiele. (→ 24.5.2)
48. Welche diagnostischen Maßnahmen dienen bei einem akuten Abdomen im Rettungsdienst zur Befunderhebung? (→ 24.5.3)
49. Welche Basismaßnahmen sind bei einem akuten Abdomen zu treffen? Was ist eine Knierolle? (→ 24.5.3)
50. Welche erweiterten Maßnahmen werden üblicherweise bei einem akuten Abdomen getroffen? Nehmen Sie insbesondere Stellung zu Volumentherapie und Analgesie. (→ 24.5.3)
51. Wie entstehen Ösophagusvarizen? (→ 24.6.1)
52. Was ist ein Ulkus, wo sind Ulzerationen im Abdomen lokalisiert, welche Ursachen können einem Ulkus zugrunde liegen, welche Komplikationen drohen, und welche Symptome können beobachtet werden? (→ 24.6.2)
53. Wie entstehen Gallensteine? Wo entstehen sie? Welche Gefahren resultieren aus ihrer Lage? (→ 24.7.1)
54. Was ist ein Ileus, welche beiden Hauptformen können unterschieden werden und welche Ursachen können diese haben? Welche pathophysiologischen Veränderungen treten auf und welche Leitsymptome sind charakteristisch? (→ 24.7.2)
55. Worum handelt es sich bei einer Appendizitis, welche Auslöser führen sie herbei und welche Komplikationen drohen? Erläutern Sie die Leitsymptome und typischen Schmerzpunkte. (→ 24.8.1)
56. Wie kann es zu einer Pankreatitis kommen und welche Komplikationen können eintreten? Beschreiben Sie die klinischen Leitsymptome. (→ 24.8.2)
57. Worum handelt es sich bei einem Mesenterialarterieninfarkt, welche Ursachen kommen infrage und wie entwickelt sich die klinische Symptomatik? Bei welchen Patienten muss insbesondere an einen Mesenterialarterieninfarkt gedacht werden? (→ 24.9.1)
58. Was ist ein Bauchaortenaneurysma? Welche Symptome treten bei einem (gedeckt) rupturierten Bauchaortenaneurysma auf und wie kommen diese zustande? (→ 24.9.2)
59. Welche beiden Hauptformen werden bei Diabetes mellitus unterschieden? Worin bestehen die Unterschiede zwischen beiden Formen? Welche Langzeittherapie erwarten Sie bei Diabetikern? (→ 24.10.1)
60. Mit welchen Sekundärerkrankungen müssen Sie bei Diabetes mellitus rechnen? Erläutern Sie ihre Bedeutung für die Notfall- und Rettungsmedizin. (→ 24.10.1 und → 24.10.2)
61. Was ist ein Coma diabeticum und welche Verlaufsformen kann es nehmen? Nennen Sie Ursachen für die Entwicklung eines Coma diabeticum und beschreiben Sie die auftretenden Symptome. Wie sieht die präklinische Therapie aus? (→ 24.10.2)
62. Wann liegt eine klinisch relevante Hypoglykämie vor und aufgrund welcher Ursachen kann sie entstehen? Wie äußert sich eine Hypoglykämie und wie erklären sich die Symptome? Beschreiben Sie das therapeutische Vorgehen bei Hypoglykämie. (→ 24.10.3)
63. Warum muss bei Glukoseinjektion darauf geachtet werden, dass sie streng intravenös gegeben wird? (→ 24.10.3)
64. Welche klinischen Unterschiede bestehen zwischen Coma diabeticum und einem hypoglykämischen Schock? (→ 24.10.3)
65. Wo können die Ursachen einer akuten Nierenschädigung liegen? (→ 24.11.1)
66. Was ist das Leitsymptom der akuten Nierenschädigung und warum? (→ 24.11.1)
67. Wodurch ist eine chronische Nierenerkrankung charakterisiert, welche Hauptursachen kann sie haben und welche Folgen resultieren aus einer CKDI? (→ 24.11.2)
68. Erläutern Sie die klinischen Phasen der CKD mit den entsprechenden Symptomen und Komplikationen. Welche besonderen Regeln gelten bei der präklinischen Versorgung chronisch niereninsuffizienter Patienten? (→ 24.11.2)
69. Was sind Harnsteine, welche Risikofaktoren begünstigen ihre Entstehung und wie bilden sie sich? (→ 24.12.1)
70. Was wird unter einer Nieren- bzw. Harnleiterkolik verstanden, welche Ursachen sind denkbar und wo kann die Okklusion typischerweise lokalisiert sein? (→ 24.12.1)
71. Erläutern Sie die klinische Symptomatik und das therapeutische Vorgehen bei einer Nieren-/Harnleiterkolik. Warum müssen Opiate zurückhaltend eingesetzt werden? (→ 24.12.1)
72. Was ist ein Harnverhalt? Beschreiben Sie Ursachen, Symptome, Komplikationen und Therapie. (→ 24.12.2)
73. Was passiert bei einer Hodentorsion, welche Patienten können davon betroffen sein und welche Hauptgefahr droht? Erläutern Sie die klinischen Zeichen und beschreiben Sie die rettungsmedizinischen Maßnahmen. (→ 24.12.3)
74. Was sind die Unterschiede zwischen einer Hodentorsion und einer Nebenhodenentzündung? (→ 24.12.3)
75. In welchem Rahmen treten Verletzungen des Urogenitalsystems auf? (→ 24.13)
76. Wie entstehen Nierenverletzungen und welche Folgen haben diese? (→ 24.13.1)
77. Was ist das Leitsymptom der Harnblasenverletzung? (→ 24.13.2)

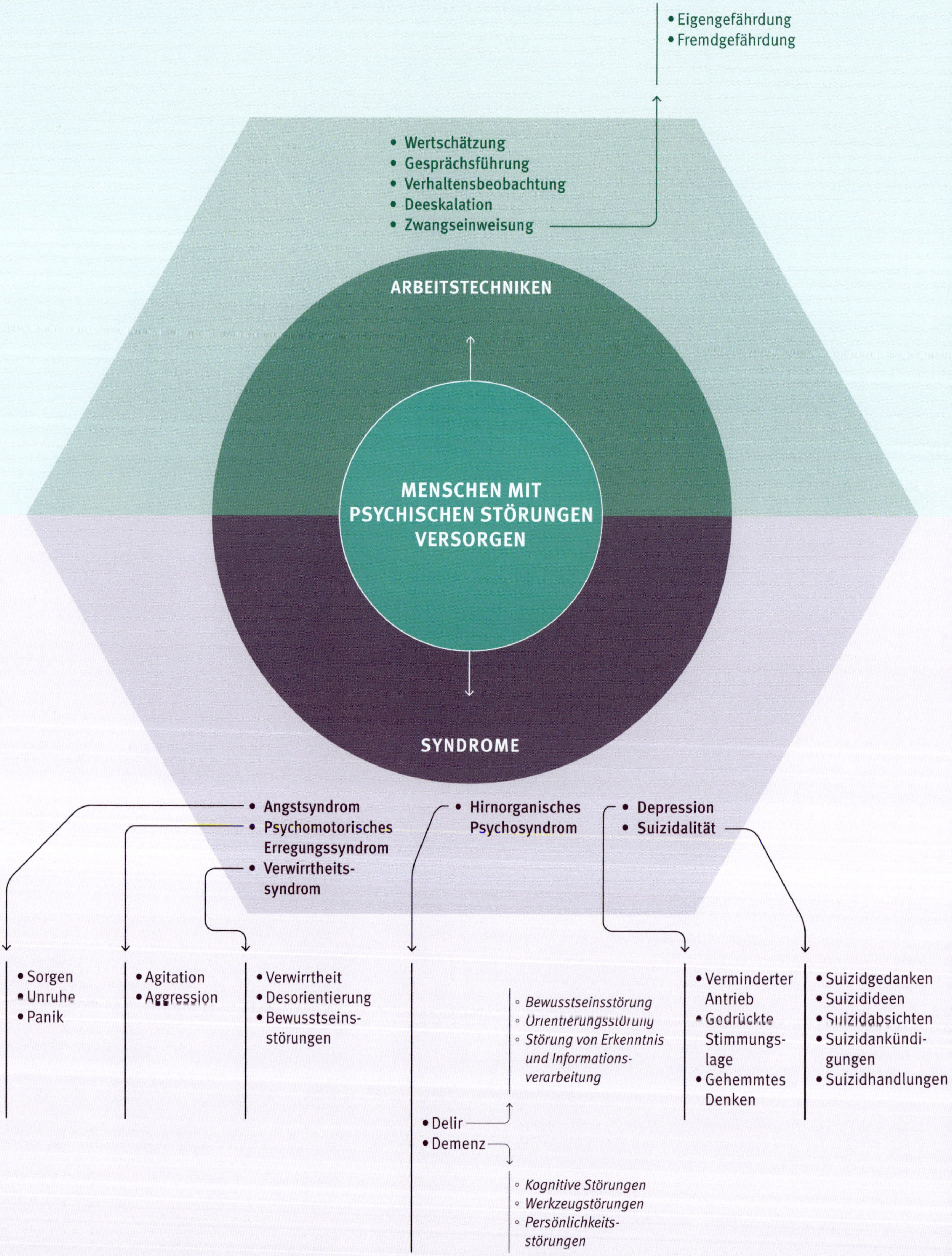

• Eigengefährdung
• Fremdgefährdung
• Wertschätzung
• Gesprächsführung
• Verhaltensbeobachtung
• Deeskalation
• Zwangseinweisung
ARBEITSTECHNIKEN
MENSCHEN MIT PSYCHISCHEN STÖRUNGEN VERSORGEN
SYNDROME
• Angstsyndrom
• Psychomotorisches Erregungssyndrom
• Verwirrtheitssyndrom
• Hirnorganisches Psychosyndrom
• Depression
• Suizidalität
• Sorgen
• Unruhe
• Panik
• Agitation
• Aggression
• Verwirrtheit
• Desorientierung
• Bewusstseinsstörungen
◦ Bewusstseinsstörung
◦ Orientierungsstörung
◦ Störung von Erkenntnis und Informationsverarbeitung
• Delir
• Demenz
◦ Kognitive Störungen
◦ Werkzeugstörungen
◦ Persönlichkeitsstörungen
• Verminderter Antrieb
• Gedrückte Stimmungslage
• Gehemmtes Denken
• Suizidgedanken
• Suizidideen
• Suizidabsichten
• Suizidankündigungen
• Suizidhandlungen

25

MENSCHEN MIT PSYCHISCHEN STÖRUNGEN VERSORGEN

Jürgen Luxem, Dennis Lentz (25.6)

FALLBEISPIEL

Sie werden als RTW und NEF zu einem Einsatz mit dem Stichwort „Suizidandrohung, unklare Lage, Polizei ist mitalarmiert" gerufen. Der Einsatzort ist ein kleiner Bauernhof am Rand Ihres Einsatzgebiets. Die Leitstelle meldet sich während der Anfahrt nochmal bei Ihnen und erläutert die Situation. Ein Anrufer habe sich wohl gemeldet und angekündigt, dass er sich das Leben nehmen wolle. Dem Disponenten sei es gelungen, ihn in ein Gespräch zu verwickeln und ihn so in der Leitung zu halten. Dabei habe er auch seine Adresse verraten. Dann sei allerdings der Kontakt abgebrochen.
Vor Ort wartet bereits ein Polizist auf Sie. Im Haus brenne Licht, der Patient mache aber die Tür nicht auf. Die Feuerwehr sei bereits zur Unterstützung bei der Türöffnung verständigt worden und sein Kollege prüfe aktuell die Fenster, um einen Eindruck von der Situation gewinnen und möglicherweise einen schnelleren Weg in das Haus finden zu können. Nachdem die Kräfte der Feuerwehr die Tür geöffnet haben, wird der Patient im oberen Stockwerk vorgefunden. Er ist bewusstlos, atmet aber noch. Der Patient liegt in einer Blutlache, deren Volumen Sie vorsichtig auf etwa 1–2 l schätzen. Sie stellen eine sickernde Blutung am linken Handgelenk fest, die sofort durch Hochlagerung, Abdrücken der zuführenden Arterie und einen anschließenden Druckverband gestillt wird.

LERNZIELE

- Einen psychiatrischen Notfall durch Erkennen und Einordnung einschätzen
- Die Auswahl des Transportziels in einem psychiatrischen Notfall anhand klarer Kriterien begründen
- Syndromorientierte Angstzustände gegeneinander abgrenzen und einordnen
- Agitation und Aggression erkennen und sein Verhalten danach ausrichten
- Akut organische Psychosyndrome von chronisch organischen Psychosyndromen abgrenzen
- Ein delirantes Syndrom als Folge einer organischen Dysfunktion erkennen
- Die charakteristischen Symptome einer Demenz erfassen
- Die häufigsten Erkrankungsformen der Depression erkennen
- Die Neigung des Patienten zur Selbsttötung frühzeitig erfassen
- Die Voraussetzung einer Zwangseinweisung erläutern
- Die Voraussausetzungen zur Anwendung von körperlicher Gewalt bei Durchführung einer Zwangseinweisung beschreiben

Psychiatrische Notfälle wurden in ihrer Häufigkeit und Bedeutung lange nicht ausreichend erkannt und gewürdigt, obwohl deren Anzahl im Rettungsdienst mittlerweile, bei Ausklammerung der Intoxikationen, eine Größenordnung von fast 10 % aller Rettungsdiensteinsätze erreicht hat.

DEFINITION

Der psychiatrische Notfall wird als medizinische Situation definiert, in der das akute Auftreten oder die Verschlimmerung einer bestehenden psychiatrischen Störung zu einer unmittelbaren Gefährdung von Leben und Gesundheit des Betroffenen und/oder seiner Umgebung führen und eine sofortige Diagnostik und Therapie erforderlich machen.

Die psychiatrischen Notfälle stellen eine Besonderheit dar, da sie mit den üblichen somatischen Betrachtungsweisen nicht zu verstehen sind. Die psychischen Erkrankungen sind schon für die Patienten nicht leicht zu begreifen. Den Patienten selbst ist meist gar nicht klar, was bei ihnen „falsch" sein könnte oder warum sie sich behandeln lassen sollten. **Ihnen fehlt die notwendige Krankheitseinsicht,** um sich behandeln zu lassen. Auch Menschen aus dem persönlichen oder beruflichen Umfeld des Patienten können zwar oft nicht verstehen, was eigentlich los ist, können aber ebenfalls betroffen sein. Es gibt auch psychische Erkrankungen, unter denen vorwiegend die Mitmenschen leiden. Hier liegt häufig ein hohes **Konfliktpotenzial** begründet. Denn zumeist wird der Rettungsdienst gegen den ausdrücklichen Willen des Patienten alarmiert, der das Auftreten des Rettungsfachpersonals als unsinnig oder bedrohlich empfindet. Anderseits drängen die Mitmenschen auf die Mitnahme – nicht unbedingt Behandlung – und einen schnellen Transport des Patienten.

! ACHTUNG

Durch einen krankheitsbedingten Realitätsverlust und mangelnde Krankheitseinsicht kann die Gefahr einer erhöhten Selbst- und/oder Fremdgefährdung bestehen.

Die **mangelnde Einsichtsfähigkeit des Patienten** und verschiedene Symptomkomplexe (s. u.), gepaart mit der immer noch herrschenden **Tabuisierung seelischer Erkrankungen,** erschweren die Kommunikation zum Patienten und seinem Umfeld und können die Erhebung einer konkreten Anamnese bzw. die Wahrnehmung psychiatrischer Auffälligkeiten erschweren. Daher ist in besonderem Maße wichtig, dass das Rettungsfachpersonal über angemessenes Wissen und Verständnis verfügt, um auch psychiatrischen Patienten im Ergebnis eine angemessene medizinische Versorgung zu ermöglichen.

25.1 Erstkontakt und Ersteinschätzung

Beim **Erstkontakt** ist wichtig, dass ein **deeskalierendes und wertschätzendes Auftreten** an den Tag gelegt wird. Von einer direkten, möglicherweise als konfrontativ empfundenen Annäherung ist abzusehen. Ein vorsichtiges Annähern und eine ruhige Ansprache des Patienten sind von Vorteil.

Im **ersten Schritt** beginnt die Ersteinschätzung mit dem **Erkennen,** ob überhaupt ein psychiatrischer Notfall vorliegt oder ob es Hinweise auf eine somatische Ursache gibt.
Der psychiatrische Notfall ist durch eine akute, schwerwiegende Störung

- des Denkens,
- der Stimmung,
- des Verhaltens oder
- der sozialen Beziehung

gekennzeichnet. Verwirrung und Erregung sind nur unspezifische Symptome.

MERKE

Anzeichen von Orientierungsstörungen, Fieber, Kopfschmerz oder neurologische Seitendifferenzen weisen auf eine somatische Ursache hin.

Im **zweiten Schritt** erfolgt die **Einordnung,** um welchen psychiatrischen Notfall es sich handelt und mit was das Rettungsfachpersonal rechnen muss. Im psychiatrischen Notfall ist immer mit einem fremdgefährdenden Verhalten zu rechnen. Die notwendige psychiatrische **Anamnese** für die Ersteinschätzung kann im **Gespräch** mit dem Patienten oder durch Fremdanamnese erhoben werden. Eine **Verhaltensbeobachtung** des Patienten muss die Ersteinschätzung unbedingt ergänzen. Sie sollte in der Summe Informationen enthalten zu:

- Bewusstsein (qualitativ/quantitativ →14.2)
- Affektivität (Stimmung/Antrieb →25.2.2, →25.4)
- Denk- und Wahrnehmungsstörungen (Denkleistung/Verarbeitung von Sinneseindrücken →25.2.3)
- Kognitive Leistungen (Gedächtnis/geistige Wahrnehmung →25.3.2)

MERKE

Die psychiatrische Ersteinschätzung beruht in hohem Maße auf dem subjektiven Eindruck und der Verhaltensbeobachtung.

Im **dritten Schritt** erfolgt die **Erstversorgung** der Patienten. Wenn der Patient es zulässt, ist eine körperliche Untersuchung nach dem ABCDE-Schema durchzuführen, wobei unbedingt die Bestimmung des Blutzuckerwerts durchgeführt werden muss, denn eine **Hypoglykämie** kann zu aggressiven und motorisch unruhigen Verhaltensweisen führen.

Nach der körperlichen Untersuchung und Anamneseerhebung muss abschließend entschieden werden, welche Maßnahmen vor Ort notwendig sind – und welche nicht. Benötigt der Patient eine **medikamentöse Behandlung,** ist ein Notarzt zu alarmieren. Benötigt er keine medikamentöse Therapie, ist zu entscheiden, wohin der Patient transportiert werden soll – und wohin nicht.

Besteht eine somatische Erkrankung, die sich in psychiatrischen Symptomen äußert und den Patientenzustand erklären, ist der Patient in eine medizinische oder neurologische Klinik zu transportieren. Finden sich dagegen Hinweise auf eine psychiatrische Erkrankung und fehlen Hinweise auf eine somatische Erkrankung, ist der **Transport** in ein geeignetes psychiatrisches Fachkrankenhaus vorzunehmen.

MERKE

Auf lokaler Ebene sollten Absprachen zwischen den Rettungsdiensten und den klinischen Notfallaufnahmen (ZNA) getroffen werden, wohin psychiatrische Notfallpatienten primär zu transportieren, zu diagnostizieren und zu behandeln sind (nach S2 Leitlinie Notfallpsychiatrie).

IM FOKUS

Erstkontakt und Ersteinschätzung

- **Grundsätzliches Vorgehen:**
  - Psychiatrische Notfälle können **sehr herausfordernd** sein.
  - Wichtig ist immer ein **deeskalierendes** und **wertschätzendes Auftreten** mit unaufdringlicher, ruhiger Ansprache.
  - Bei der **Ersteinschätzung** sollte versucht werden zu erkennen, ob eine **somatische Ursache** vorliegen könnte.
  - Hinweisende **Symptome** sind hier:
    - Orientierungsstörungen
    - Fieber
    - Kopfschmerzen
    - Neurologische Seitendifferenzen
  - Sollte ein psychiatrisches Notfallbild vermutet werden, muss es nun eingeordnet werden. Hier sind **folgende Aspekte** wichtig:
    - Bewusstsein (qualitativ/quantitativ)
    - Orientierung
    - Aggressivität
    - Suizidalität
    - Krankheitseinsicht
    - Eigen- und Fremdgefährdung
    - Erregung/Angst
    - Intoxikation/Entzug
  - Danach kann die **Erstversorgung** durchgeführt werden:
    - Messung weiterer Vitalparameter
    - Ggf. medikamentöse Behandlung durch einen nachgeforderten Notarzt
    - Transportentscheidung mit Wahl der Zielklinik

25.2 Syndromorientierte Akutzustände

Die klassische Einteilung in Geistesstörungen **(Psychosen)** und Erlebnisstörungen **(Neurosen)** wird den Erfordernissen im Rettungsdienst nicht gerecht. Die Behandlung muss in psychiatrischen Notfallsituationen an den erkennbaren Symptomkomplexen **(Syndromen)** ausgerichtet werden.

25.2.1 Angstsyndrom

DEFINITION

Das Angstsyndrom ist charakterisiert durch eine der Situation unangemessene und anhaltende Angstreaktion, für die der Patient keine Möglichkeit der Erklärung, der Reduktion und der Bewältigung hat und die zu einer Beeinträchtigung der Lebensqualität führt.

Die **Angst** ist ein unspezifisches, normales Symptom, das im Rahmen vieler Erkrankungen auftritt. Sie ist eine sinnvolle physiologische **Alarmreaktion** des Organismus auf besondere Ereignisse (z. B. bei einem Herzinfarkt). Im Rahmen psychiatrischer Erkrankungen oder Lebenskrisen tritt die Angst jedoch **ohne somatische Erkrankung** und der jeweiligen Situation unangemessen auf. Die Angst äußert sich dann in einem Gefühl der Machtlosigkeit und Hilflosigkeit einer Situation oder Person gegenüber. Der Betroffene scheint diese Angst nicht mehr aushalten zu können; er fühlt sich hilflos und gefährdet, da er subjektiv überzeugt ist, in der Angst unterzugehen **(Existenz- oder Todesangst)** und gerät in **Panik.**

Das **Angstsyndrom** kann sich z. B. im Rahmen einer Depression in einer psychomotorischen Unruhe oder als hypochondrische Sorge äußern, an einer schweren bedrohlichen Krankheit zu leiden. Im Rettungsdienst ist die Überprüfung der Angaben auf Glaubhaftigkeit jedoch oft schwierig. Häufig ergeben sich aber Hinweise auf eine psychische Erkrankung, wenn der Patient das Gefühl beschreibt, dass seine Gedanken von außen gelesen werden könnten oder Stimmenhören beklagt.

! ACHTUNG

Angstsyndrome erfordern den Ausschluss somatischer Erkrankungen (z. B. Herzinfarkt).

Beim **Drogen- oder Alkoholmissbrauch** kann die Angst dagegen Ausdruck einer beginnenden Entzugssymptomatik sein oder aber auf die Intoxikationswirkung der Droge selbst zurückzuführen sein. Im Falle einer **Panikstörung** dagegen lassen sich typischerweise keine Auslöser erkennen, sondern die Angst tritt anfallsartig ohne erkennbaren Grund auf und wird vom Patienten daher als sehr bedrohlich erlebt.

Symptome

Die Patienten verhalten sich in ihrer Angst **ziel- und planlos,** sind **schreckhaft, unruhig** und erregt, weisen einen ziellosen Handlungs- und Bewegungsdrang auf und können Anweisungen nicht Folge leisten. Neben den typischen Symptomen Unruhe, Angst und Panik treten zusätzlich vegetative Symptome auf, wie

- Schwitzen,
- Zittern,
- Tachykardie,
- Blutdruckanstieg,
- Erbrechen,
- Hyperventilation.

Basismaßnahmen

Die wichtigste Maßnahme im Umgang mit Angstpatienten ist das **Gesprächsangebot.** Für den Erfolg des Gesprächs ist aber nicht nur die Zuwendung, sondern auch eine Haltung, die **Ruhe** und **Sicherheit** ausstrahlt, von Bedeutung. Der Patient soll in seiner Angst ernst genommen werden, auch wenn sie objektiv nicht begründet ist. Der Patient muss den Untersuchungen (z. B. Puls- und Blutdruckmessung), die ihm zuvor erklärt werden, zustimmen. Der Patient erhält dadurch das Gefühl, in die Situation **entscheidend** miteinbezogen zu sein. Er darf nicht allein zurückgelassen werden. Je nach Situation sind Angehörige zu informieren (Schweigepflicht beachten, → 4.3.3) oder der Patient muss in eine psychiatrische Klinik transportiert werden.

IM FOKUS

Angstsyndrom

- **Störungsbild:**
  - Angst ist **ein unspezifisches, normales Symptom,** das bei zahlreichen Erkrankungen auftritt.
  - Sie kann als **Begleitsymptom** sowohl bei somatischen als auch bei psychischen Erkrankungen auftreten.
  - Sie kann allerdings auch als **eigenständige Erkrankung,** z. B. in Form einer Panikstörung, vorliegen.
  - Wichtig ist, dass es sich hierbei immer um eine **Ausschlussdiagnose** handelt.
- **Mögliche Symptome:**
  - **Leitsymptome:**
    - Unruhe
    - Angst und Panik
  - **Vegetative Symptome:**
    - Schwitzen
    - Zittern
    - Tachykardie
    - Blutdruckanstieg
    - Erbrechen
    - Hyperventilation
- **Maßnahmen:**
  - Wichtigste Maßnahme ist das **Gesprächsangebot:**
    - Ein Gespräch bietet Sicherheit und senkt so die Angst.
    - Ein Gespräch bietet Einbeziehung, z. B. bei der Zustimmung zur Blutdruckmessung.
  - Der Patient darf nicht allein zurückgelassen werden.
  - Je nach Situation kann er
    - von Angehörigen weiterbetreut oder
    - in eine Klinik transportiert werden.

25.2.2 Psychomotorisches Erregungssyndrom (Agitation und Aggressivität)

DEFINITION

Psychomotorische Erregungszustände sind gekennzeichnet durch eine ausgeprägte Antriebssteigerung, Erregung, psychomotorischer Unruhe, Hyperaktivität und möglicherweise Aggressivität, die sich je nach Intensität zu unkontrollierter Aggression und daraus resultierender Eigen- und Fremdgefährdung entwickeln kann.

Psychiatrische Erkrankungen (z. B. Manie oder Schizophrenie) können sich in Anspannungssituationen auf den ganzen Bewegungsablauf eines Patienten auswirken. Die Patienten wirken **ruhelos,** fühlen sich **gehetzt** und in ihren Handlungen **getrieben** (Agitation). Die **Agitation** ist gekennzeichnet durch

- psychomotorische Unruhe,
- Erregung und
- Gespanntheit.

Die **Agitation** ist im Vergleich zu normaler Nervosität extremer und belastender für den Betroffenen und seine Umwelt. Die Agitation kann sich in ihrer Ausprägung und Intensität rasch verändern. Sie äußert sich in ziellosen Bewegungen bis zur

Tobsucht oder Aggressivität. Die Übergänge zwischen Agitation und Aggression sind dabei fließend.

Die **Aggression** umfasst jegliche Form von verbalem, nonverbalem oder körperlichem Verhalten, das für den Patienten selbst oder für andere Personen bedrohlich ist. Die Patienten können unerwartete körperliche Kräfte entwickeln und unterliegen häufig einer verminderten Impulskontrolle. Im Rahmen von Erregungszuständen kann zusätzlich das Schmerzempfinden deutlich reduziert sein.

ACHTUNG

Agitiertes Verhalten führt häufig zu Aggression und Gewalt.

Symptome

Agitierte Patienten drücken ihre psychomotorische Unruhe in teils hastigen, fahrigen und ziellosen Bewegungen von Armen und Beinen aus. Dabei können die Muskelbewegungen auftreten als

- Reaktion auf äußere Reize **(Reaktivbewegungen),**
- Mimik und Gestik **(Ausdrucksbewegungen),**
- **Tics** (Muskelzuckungen, besonders im Gesicht) und Muskelzittern.

Aggressive Patienten dagegen treten oft lautstark und drohend in Erscheinung. Die Patienten sind verbal und körperlich aggressiv und können gewalttätig werden. Eine Patientenuntersuchung ist in diesem Zustand unmöglich.

Basismaßnahmen

Die Maßnahmen des Rettungsfachpersonals können sich anfangs nur darauf beschränken, mit dem Patienten besonnen und mit Geduld umzugehen – und vor allem auf den **Eigenschutz** zu achten. Der Aufbau eines Gesprächskontakts und die Anamneseerhebung mit dem Patienten sind in einer solchen Situation schlicht unmöglich. Bei der Erhebung der Fremdanamnese ist aber darauf zu achten, dass eine Auskunft gebende Bezugsperson nicht Auslöser der psychomotorischen Erregung des Patienten ist und ihrerseits durch ihre Anwesenheit zu einer Verschärfung der Situation beiträgt.

Vordringliches Ziel jeder Behandlungsmaßnahme des aggressiven Patienten besteht im Schutz vor Eigengefährdung oder/oder Fremdverletzung. Diese Maßnahmen gehen in der Regel nur mit einer medikamentösen Therapie **(Sedierung),** die durch den Notarzt in Absprache mit der anwesenden **Polizei** (→ 25.6) erfolgen muss.

IM FOKUS

Psychomotorisches Erregungssyndrom (Agitation und Aggressivität)

- **Störungsbild:**
  - **Symptomkomplex,** der bei verschiedenen psychiatrischen Erkrankungen auftreten kann
  - Er ist durch **Agitation** und möglicherweise auch durch **Aggressivität** geprägt.
- **Mögliche Symptome:**
  - Unruhe und Nervosität
  - Fahrige Bewegungen
  - Reaktion auf äußere Reize (Reaktivbewegungen)
  - Auffällige Mimik und Gestik
  - Tics
  - Muskelzittern
  - Ggf. Anzeichen von Aggressivität (z. B. Drohgebärden)
- **Maßnahmen:**
  - Eigenschutz beachten.
  - Zugewandte Gesprächsführung (sofern möglich)
  - Fremdanamnese einholen.
  - Ggf. Sedierung durch Notarzt
  - Bei Zwangsmaßnahmen Absprache mit der Polizei

25.2.3 Verwirrtheitssyndrom (Desorientierung)

DEFINITION

Die **Verwirrtheit** erfasst die Störung des Denkens, der Aufmerksamkeit, des Gedächtnisses und der Wahrnehmung. Die **Desorientierung** erfasst die Störung der Orientierung zu Zeit, Ort, Person und/oder zur Situation.

Das Verwirrtheitssyndrom ist durch Desorientierung und Bewusstseinsstörungen (→ 14.2) gekennzeichnet. Die Patienten sind häufig unscharf orientiert und es bestehen Störungen der Konzentration und der Merkfähigkeit. Die Bewusstseinsstörungen können sowohl somatische als auch psychische Ursachen haben.

- **Somatische Bewusstseinsstörungen** treten insbesondere bei älteren Patienten durch
  - zerebrale Störungen (z. B. Schlaganfall, → 14.4.1),
  - vaskuläre Störungen (z. B. Hypertonie, → 13.6.7) oder
  - metabolische Störungen (z. B. Hypoglykämie, → 24.10.3)

  auf. Sie können aufgrund der organischen Ursache zielgerichtet behandelt werden.
- **Psychische Bewusstseinsstörungen** sind dagegen durch eine zeitliche, örtliche oder situative Desorientierung gekennzeichnet, ohne eine organische Ursache zu haben.

Symptome

Die Patienten sind wach, ihre Wahrnehmung ist jedoch gestört. Sie zeigt sich in qualitativen Bewusstseinsstörungen (→ 14.2). Die **Verwirrtheit** der Patienten kann als unzusammenhängendes und verworrenes Denken beobachtet werden, in dem auch Wahnvorstellungen oder Halluzinationen vorkommen. Gedächtnis- und Aufmerksamkeitsstörungen werden beobachtet. Sinnzusammenhänge können nicht mehr erfasst und ausgedrückt werden. Die Kritik- und Urteilsfähigkeit ist vermindert. Die Affektlage ist labil. Nicht selten besteht eine psychomotorische Unruhe mit ausgeprägtem Bewegungsdrang („Wandertrieb").

Gerade ältere Patienten sind nach einem Umgebungswechsel (z. B. Umzug) nicht in der Lage, die neue Situation angemessen zu verarbeiten. Insbesondere bei Demenzkranken ist die innere Uhr gestört (z. B. Verschiebung des Schlaf-Wach-Rhythmus) (→ 25.3.2).

ACHTUNG

Die Unkenntnis des genauen Kalenderdatums ist kein Indiz für eine Desorientierung. Die Unkenntnis um den Wochentag, Monat und Jahr dagegen schon.

Basismaßnahmen

Dem Patienten muss Sicherheit und Geborgenheit vermittelt werden. Dabei muss besonders darauf geachtet werden, den Patienten ruhig und sachlich anzusprechen. Zum Ausschluss somatischer Ursachen ist eine zeitgerechte Untersuchung durchzuführen, die mindestens die **Blutzuckerbestimmung** (Hypoglykämie) und die **Blutdruckmessung** (Hypertonie) umfasst.

IM FOKUS

Verwirrtheitssyndrom (Desorientierung)
- **Störungsbild:**
  - Symptomkomplex, der in zahlreichen Situationen vorkommen kann
  - **Somatische Bewusstseinsstörungen** (insbesondere bei älteren Patienten):
    - Zerebrale Störungen
    - Vaskuläre Störungen
    - Metabolische Störungen
  - **Psychische Bewusstseinsstörungen:**
    - Zeitliche, örtliche oder situative Desorientierung
    - Ohne organische Ursache
- **Mögliche Symptome:**
  - Qualitative Bewusstseinsstörungen
  - Unzusammenhängendes und verworrenes Denken
  - Wahnvorstellungen und Halluzinationen
  - Gedächtnis- und Aufmerksamkeitsstörungen
- **Maßnahmen:**
  - Ruhige und sachliche Gesprächsführung
  - Gründliche Differenzialdiagnostik durchführen (z. B. mit Blutzuckermessung)

25.3 Hirnorganisches Psychosyndrom (HOPS)

DEFINITION

Das „hirnorganisches Psychosyndrom" **(HOPS)** ist ein Sammelbegriff für psychosoziale Störungen als Folge von organischen Hirnveränderungen. Es wird auch als organisches Psychosyndrom bezeichnet.

Psychiatrische Erkrankungen können in einigen Fällen auf klare organische Ursachen zurückgeführt werden. Unter der Bezeichnung **Hirnorganisches Psychosyndrom (HOPS)** werden psychopathologische Syndrome bezeichnet, die **aufgrund einer krankhaften Veränderung des Gehirns** auftreten.

Diese können **primär Folge einer direkten Verletzung des Gehirns** sein, z. B.
- eine Hirngefäßverkalkung,
- ein Unfall mit Kopfverletzung,
- ein Hirntumor,
- Parkinson, Alzheimer-Erkrankung.

Sie können aber **sekundär auch als Auswirkungen einer systemischen Erkrankung** auf das Gehirn (Hirnbeteiligung) sein, z. B.
- Stoffwechselentgleisungen (Diabetes, Urämie, Endokrine Störungen),
- Wasser- und Elektrolythaushalt (Dehydratation),
- Infektionen (AIDS, Demenz-Komplex),
- Vergiftungen (Medikamente, Drogen, Alkohol).

In allen Fällen liegt eine zerebrale Schädigung (z. B. Strukturveränderungen, Funktionsstörungen) vor, die sich in den für die psychischen Prozesse zuständigen Hirnregionen für
- Denken,
- Bewusstsein,
- Emotion,
- Verhalten

lokalisieren lässt. Trotz unterschiedlicher körperlicher Ursachen sind die Symptome gleich.

MERKE

Charakteristisch für ein HOPS sind Beeinträchtigungen des Gedächtnisses für neue und alte Erinnerungen, Störungen des Auffassungsvermögens und der Konzentrationsfähigkeit, Einschränkungen der Kritik- und Urteilsfähigkeit oder auch Störungen in der Einordnung von Zeit und Raum.

Viele betroffene Patienten leben trotz ausgeprägter hirnorganischer Veränderungen unauffällig, da sie von ihrem sozialen Umfeld unterstützt werden. Das empfindliche seelische und körperliche Gleichgewicht kann jedoch durch belastende Veränderungen ins Wanken geraten. Belastende Veränderungen können Heim- oder Klinikaufenthalte oder ein Wohnungswechsel sein, aber auch Vereinsamung oder der Tod eines nahen Angehörigen.

Anhand der zeitlichen Entwicklung des Auftretens der Symptome eines hirnorganischen Psychosyndroms werden akute von chronischen Psychosyndromen abgegrenzt:
- **Akute organische Psychosyndrome** beginnen plötzlich. Ihr Auftreten kann zeitlich benannt werden, die Symptome sind reversibel und klingen mit der Zeit wieder ab, z. B. das delirante Syndrom (→ 25.3.1). Die Ursache liegt stets in einer Fehlfunktion der Hirnaktivität aufgrund einer Schädigung der Hirnsubstanz (z. B. Trauma, Apoplex, Tumor) oder durch Einwirkung von Entzündungen, Stoffwechselentgleisungen (z. B. Hyponatriämie) oder Medikamentennebenwirkungen (z. B. Antipsychotika).
- **Chronische organische Psychosyndrome** haben dagegen einen schleichenden Beginn, der nicht eindeutig feststellbar ist und zeigen einen fortschreitenden, meist irreversiblen Verlauf, z. B. die Demenz (→ 25.3.2).

IM FOKUS

Hirnorganisches Psychosyndrom
- **Sammelbegriff für psychopathologische Syndrome,** die aufgrund einer krankhaften Veränderung des Gehirns auftreten
  - **Zerebrale Schädigung** mit Störungen von:
    - Denken, Bewusstsein, Emotionen und Verhalten
  - **Primäre** Folge einer direkten Verletzung des Gehirns:
    - Hirngefäßverkalkung, Kopfverletzung, Tumor etc.
  - **Sekundär** als Auswirkungen einer systemischen Erkrankung auf das Gehirn (Hirnbeteiligung):
    - Diabetes, Urämie, Dehydratation, AIDS, Vergiftungen etc.
- Der Verlauf kann **akut oder chronifiziert** sein.
  - **Akut:** zumeist abrupter Beginn, potenziell reversibel, Beispiel: Delir
  - **Chronifiziert:** entwickelt sich langsam, meistens fortschreitend und irreversibel.

25.3.1 Delirantes Syndrom

DEFINITION

Das delirantes Syndrom ist eine akut auftretende und rückbildungsfähige Bewusstseinsstörung aufgrund einer organischen Beeinträchtigung, die zu vegetativen Störungen und psychotischen Ereignissen führt.

Das delirante Syndrom bezeichnet ein akutes organisches Psychosyndrom, das sich durch die
- Störung des Bewusstseins,
- Störung der Orientierung und
- Störung der Erkenntnis und Informationsverarbeitung

auszeichnet.

Die Symptome und die damit einhergehende **Verwirrtheit treten typischerweise plötzlich auf** und können sich im Laufe des Tages mitunter deutlich verändern (→Tab. 25.1). Die wichtigsten Auslöser eines deliranten Syndroms sind:
- Metabolische Störungen (z. B. Elektrolytstörungen, Hyper- und Hypoglykämie, →24.10.1)
- Zirkulationsstörungen (z. B. Hypoxie, intrazerebrale Blutungen, →14.4.2)
- Infektionen (z. B. Harnwegsinfekt, Sepsis [→27], Meningitis)
- Trauma (SHT, →18.7)
- Gleichzeitige Einnahme verschiedener Psychopharmaka (z. B. trizyklische Antidepressiva, Neuroleptika, →26.3.1)
- Unkontrollierte Medikamenteneinnahme (z. B. Digitalis, Antihistaminika, →26.3.1)
- Der ungezügelte Konsum von Sucht- und Rauschmitteln (Opiate, Alkohol, →26.3.2)
- Der abrupte Entzug von Sucht- und Rauschmitteln

	Delir	Demenz
Symptombeginn	Plötzlich	Schleichend
Bewusstsein	Verändert	Klar
Aufmerksamkeitsstörung	Häufig	Anfänglich nicht, später ja
Orientierungs-/Gedächtnisstörung	Häufig	Je nach Schweregrad
Wahrnehmungsstörung/Halluzination	Häufig	Möglich
Schlafstörung	Häufig	Möglich
Störung der Psychomotorik	Agitiert oder hypoaktiv	Möglich

Tab. 25.1 Abgrenzung Delir zu Demenz

Symptome

Das auslösende Ereignis führt anfangs zu vegetativen Störungen **(Tremor, Übelkeit)** und zu psychotischen Ereignissen **(Halluzinationen),** mit der Gefahr der zunehmenden vegetativen Entgleisung. Die Patienten sind
- desorientiert,
- motorisch unruhig (Nesteln an der Kleidung) und
- leiden an Wahnvorstellungen.

Die Wahrnehmungsstörungen in Form von oftmals optischen Halluzinationen („kleine Gegenstände bewegen sich") führen zu einer spezifischen motorischen Aktivität in Form von Nesteln oder „Fäden ziehen". Delirante Patienten sind desorientiert, sehr schreckhaft und reizbar. Außerdem berichten sie über einen veränderten Schlaf-Wach-Rhythmus.

Die begleitenden vegetativen Störungen betreffen die Herz-Kreislauf-Funktion **(Tachykardie),** die Temperaturregulation **(Hyperthermie)** und die zerebrale Krampfbereitschaft. Das delirante Syndrom ist als **lebensbedrohlich** anzusehen und endet in jedem zehnten Fall tödlich.

MERKE

Das delirante Syndrom ist eine die Vitalfunktionen bedrohende Erkrankung.

Basismaßnahmen

Die Basismaßnahmen zielen auf die Sicherung und Überwachung der **Vitalfunktionen** Atmung, Bewusstsein und Kreislauf ab. Die Durchführung eines EKG-Monitorings neben der Pulsoxymetrie und Blutzuckerkontrolle und die kontinuierliche Blutdruckmessung sind obligat. Die Therapie besteht idealerweise in der Beseitigung der zum Delir führenden Ursache. Wenn dies nicht möglich oder die Ursache nicht erkennbar ist, aus nichtmedikamentösen und medikamentösen Maßnahmen. Diese bestehen in einer ausreichenden Flüssigkeitssubstitution mit balancierten Infusionslösungen und einer medikamentösen Therapie mit Neuroleptika (z. B. Haloperidol, Haldol®, →7.6.4) oder Benzodiazepinen (z. B. Lorazepam, Tavor®, →7.6.2) durch den Notarzt. Ein aufgetretenes Delir muss schnellstmöglich einer stationären Behandlung zugeführt werden. Eine **Klinikeinweisung** ist in jedem Fall vorzunehmen.

VIDEO

Pflegeperspektive auf das delirante Syndrom
https://www.youtube.com/watch?v=QafZERUo6TM

IM FOKUS

Delirantes Syndrom
- **Störungsbild:**
  - Wird auch als **„akutes organisches Psychosyndrom"** bezeichnet, das gekennzeichnet ist durch:
    - Störung des Bewusstseins
    - Störung der Orientierung
    - Störung von Erkenntnis und Informationsverarbeitung
- **Mögliche Ursachen:**
  - Metabolische Störungen
  - Zirkulationsstörungen
  - Infektionen
  - Trauma
  - Gleichzeitige Einnahme verschiedener Psychopharmaka
  - Unkontrollierte Medikamenteneinnahme
  - Sucht- und Rauschmittel (Opiate, Alkohol)

- Abrupter Entzug von Sucht- und Rauschmitteln
- **Mögliche Symptome:**
  - Treten meistens plötzlich auf.
  - Desorientierung
  - Motorische Unruhe
  - Wahnvorstellungen
  - Vegetative Symptome:
    - Tachykardie
    - Hypertherapie
    - Erhöhte zerebrale Krampfbereitschaft
  - Akut lebensbedrohliche Erkrankung!
- **Maßnahmen:**
  - Notarztnachforderung
  - Ausschaltung der Ursache, wenn möglich
  - Lagerung nach Patientensituation
  - Monitoring
  - Sauerstoffgabe
  - Anlage eines i. v.-Zugangs
  - Flüssigkeitstherapie
  - Medikamentöse Therapie:
    - Neuroleptika, z. B. Haloperidol
    - Benzodiazepine

25.3.2 Demenz

DEFINITION

Die Demenz bezeichnet den schleichenden und irreversiblen Verlust kognitiver Fähigkeiten und erlernter Kulturtechniken, die mit einem Verlust von sozialen und emotionalen Gehirnfunktionen einhergeht.

Die Demenz gehört zu den chronisch organischen Psychosyndromen. Sie betrifft vornehmlich ältere Patienten und beginnt schleichend. Je nach geschädigtem Hirnareal lassen die dort befindlichen Funktionen und Fähigkeiten nach. Die ersten Symptome lassen sich oft erst im Nachhinein in den richtigen Zusammenhang einordnen.

Für Demenzerkrankungen wird eine Vielzahl verschiedener Ursachen beschrieben. Grundsätzlich unterscheidet man zwischen **primären** und **sekundären Formen der Demenz.** Sie entsprechen den zu Beginn von → 25.3 aufgeführten Ursachen. Die sekundären Ursachen sind Folgeerscheinungen anderer, meist außerhalb des Gehirns ablaufender Grunderkrankungen (z. B. Stoffwechselerkrankungen). Diese Grunderkrankungen sind behandelbar und zum Teil sogar heilbar. Sekundäre Demenzen machen allerdings nur etwa 10 % aller Krankheitsfälle aus. Die verbleibenden 90 % entfallen auf die primären und in der Regel unumkehrbar („irreversibel") verlaufenden Demenzen.

Schätzungen zufolge ist die **Alzheimer-Demenz** mit einem Anteil von ca. 60 % die häufigste irreversible Demenzform. Die Alzheimer-Demenz ist eine degenerative Erkrankung des Gehirns, in deren Verlauf zerebrale Nervenzellen unumkehrbar zerstört werden.

Mit etwa 20 % folgen gefäßbedingte **vaskulären Demenzen.** Bei den gefäßbedingten Demenzen kommt es infolge von Durchblutungsstörungen des Gehirns zum Absterben von Nervengewebe. Dabei hängt es vom Ausmaß der Durchblutungsstörung ab, wie ausgeprägt die Demenzerkrankung ist.

Symptome

Auch wenn die Symptome und Beschwerden eines Demenzkranken meist sehr vielfältig sind, lassen sich bei genauer Beobachtung doch einige charakteristische Anzeichen erkennen. Folgende Veränderungen eines Menschen weisen auf eine Demenz hin (→ Tab. 25.1). Charakteristische Symptome sind:

- **Kognitive Störungen:** Das sind z. B. der Verlust des Kurzzeitgedächtnisses, später auch des Langzeitgedächtnisses und der Lernfähigkeit **(Gedächtnisstörungen).** Der Patient wiederholt die gleichen Fragen und vergisst die Wochentage, Monat und Jahr.
- **Werkzeugstörungen:** Das sind Beeinträchtigungen von Kulturtechniken, wie Lesen, Schreiben und Rechnen, und **Sprachstörungen,** bei denen Probleme bestehen, sich sprachlich auszudrücken. Der Patient findet keine Worte mehr und verwendet Ersatzwörter.
- **Persönlichkeitsstörungen:** sind gekennzeichnet durch Stimmungsschwankungen und übertriebenes Misstrauen **(Verhaltensänderung).** Ein bisher ausgeglichener Patient wird aggressiv und entwickelt unbegründete Ängste.

MERKE

Die Demenz beginnt meistens mit einer Gedächtnisschwäche. Auch Anzeichen wie Orientierungs- und Sprachschwierigkeiten sowie ungewöhnliches Verhalten deuten darauf hin. Bei vielen Patienten ändert sich, insbesondere in fortgeschrittenen Krankheitsstadien, auch die Persönlichkeit.

Basismaßnahmen

Für die Mehrzahl der Demenzerkrankungen gibt es derzeit noch keine heilende Therapie. Altersbedingt sind die Patienten allerdings sehr wahrscheinlich von zusätzlichen Erkrankungen betroffen, die eine Behandlung im Rettungsdienst oder der Klinik erforderlich machen. Daher ist ein einfühlsamer Umgang mit den Patienten von besonderer Bedeutung. Trotz seiner Krankheit ist ein Patient mit Demenz immer noch ein erwachsener Mensch. Deshalb sollten man ihn nicht verkindlichen bzw. veralbern oder, was noch schlimmer ist, entpersonalisieren, indem man überhaupt nicht mehr mit ihm spricht und ihn kommentarlos ins Krankenhaus transportiert.

IM FOKUS

Demenz

- **Störungsbild:**
  - Demenzerkrankungen gehören zu den **chronisch organischen Psychosyndromen.**
  - Sie treten vor allem im höheren Lebensalter auf und verlaufen oft schleichend und sind fast immer irreversibel.
- **Mögliche Ursachen:**
  - **Primäre Demenz:**
    - Alzheimer-Demenz
    - Vaskuläre Demenz
  - **Sekundäre Demenz:**
    - Einige Stoffwechselerkrankungen

- **Mögliche Symptome:**
  - Leitsymptom ist die **Gedächtnisschwäche.**
  - Die Symptome sind insgesamt sehr vielfältig, beziehen sich aber in der Regel auf folgende Bereiche:
    - **Kognitive Störungen,** z. B. der Verlust des Kurzzeitgedächtnisses
    - **Werkzeugstörungen,** z. B. Verlust der Lesefähigkeit
    - **Persönlichkeitsstörungen,** z. B. übertriebenes Misstrauen (Verhaltensänderung)
- **Maßnahmen:**
  - Demenzen sind oft Begleiterkrankungen. In der Regel sind keine spezifischen Maßnahmen notwendig.
  - Der wertschätzende und **einfühlsame Umgang** mit den Patienten ist oberste Pflicht.
  - Dies bedeutet, dass auch mit ihnen kommuniziert werden sollte, wenn sie selbst nicht antworten können.

25.4 Depression

DEFINITION

Depressionen sind psychische Störungen, die durch einen Zustand deutlich gedrückter Stimmung, Interessenlosigkeit und Antriebsminderung über einen längeren Zeitraum gekennzeichnet sind. *(nach S3-Leitline Unipolare Depression, 2022)*

Depressionen zählen zu den **affektiven Störungen** und gehören zu den häufigsten psychiatrischen Erkrankungen. Depressive Patienten sind durch ihre Erkrankung in ihrer gesamten Lebensführung beeinträchtigt. Bei ihnen sind

- ein **verminderter Antrieb,**
- eine **gedrückte Stimmungslage** (Affektivität) und
- ein **gehemmtes Denken**

festzustellen, die sich von normalen Gefühlen der Trauer, Mutlosigkeit und Erschöpfung unterscheiden.

Depressionen haben meist mehr als eine Ursache. Genetische Ursachen werden diskutiert, aber Krankheiten wie Parkinsonismus, Tumore oder Schilddrüsenunterfunktion können Depressionen mitverursachen. Hierbei ist schwer zu unterscheiden, was Ursache und was Wirkung ist, denn Depressionen können in solchen Fällen als Reaktion auf die Erkrankung (z. B. Tumore) entstehen oder die Erkrankung (Schilddrüsenunterfunktion) ist die auslösende Ursache der Depression.
Die häufigsten Erkrankungsformen sind:

- **Unipolare Depression:** mit einer (depressiven Episode) oder wiederkehrenden depressiven Phasen (rezidivierende Episoden)
- **Bipolare Depression:** Der Patient zeigt nach Abklingen einer depressiven Phase eine manische Phase (Phase mit übertrieben gehobener Stimmung).

ACHTUNG

Bis zu 80 % der depressiven Patienten haben Suizidgedanken.

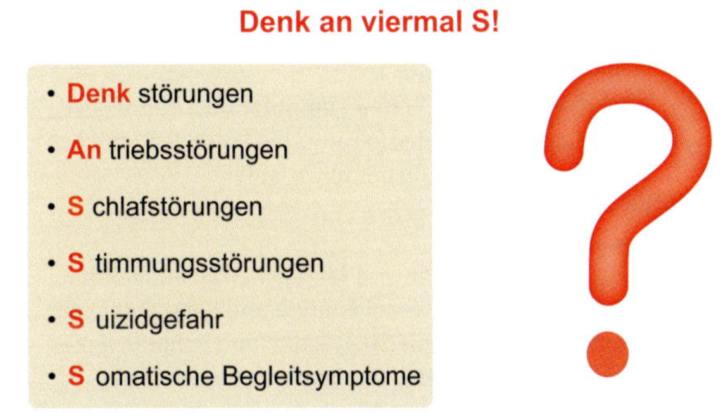

Abb. 25.1 Merkregel für Leitsymptome einer Depression [L143]

Symptome

Depressionen gehen, wie kaum eine andere Erkrankung mit hohem Leidensdruck einher, da diese Erkrankung in zentraler Weise das Wohlbefinden und das Selbstwertgefühl von Patienten beeinträchtigt. Im Vordergrund stehen die Gefühle, nichts mehr empfinden zu können, mutlos zu sein, nicht mehr über die nötige Freude zu verfügen und sich insgesamt antriebs- und kraftlos zu fühlen. Alles, was bisher Spaß machte, erscheint bedeutungslos. Daraus lassen sich folgende Leitsymptome ableiten (→ Abb. 25.1):

- **Denk**störungen, Selbstzweifel, Schuld- und Minderwertigkeitsgefühl
- **An**triebsstörungen, wenig Energie und Entschlusskraft
- **S**chlafstörungen, schlechter Schlaf und Schlaflosigkeit
- **S**timmungsstörungen, Traurigkeit und innere Leere
- **S**uizidgefahr, Ängste und Suizidgedanken
- **S**omatische Begleitsymptome

Basismaßnahmen

Im Auftreten und in der Art der Kommunikation wird eine depressive Symptomatik sehr leicht deutlich werden. Dieser muss mit einem **emphatischen Gespräch** begegnet werden, in dem der Patient als Individuum mit persönlichen Beschwerden und Problemen geachtet wird. Suizidgedanken und Suizidabsichten sind immer abzuklären.

Die klassischen Basismaßnahmen der körperlichen Untersuchung orientieren sich nach Abklärung der psychosomatischen Symptome auf den Erhalt der Vitalfunktionen im Hinblick auf bestehende somatische Erkrankungen.

VIDEO

Depressionen aus Betroffenenperspektive
https://www.youtube.com/watch?v=uJPd5ui1VBA

IM FOKUS

Depression

- **Störungsbild:**
  - Depressionen gehören zu den **affektiven Störungen** und sind durch folgende Kriterien gekennzeichnet:
    - Verminderter Antrieb

  - Gedrückte Stimmungslage
  - Gehemmtes Denken
- Affektive Störungen können **unipolar** (nur depressive Episoden) oder **bipolar** (depressive Episoden im Wechsel mit manischen Episoden) verlaufen.
- **Mögliche Symptome:**
  - Denkstörungen
  - Selbstzweifel, Schuld- und Minderwertigkeitsgefühl
  - Antriebsstörungen, wenig Energie und Entschlusskraft
  - Schlafstörungen, schlechter Schlaf und Schlaflosigkeit
  - Stimmungsstörungen, Traurigkeit und innere Leere
  - Suizidgefahr, Ängste und Suizidgedanken
  - Somatische Begleitsymptome
- **Maßnahmen:**
  - Empathische Gesprächsführung
  - Somatische Störungen behandeln
  - Immer Abklärung von Suizidgedanken und Suizidabsichten!

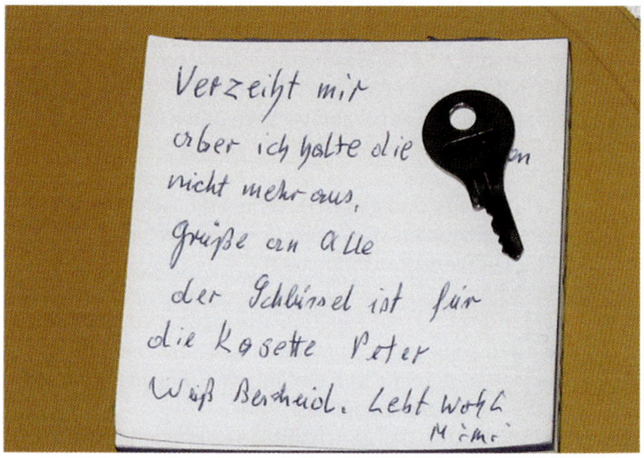

Abb. 25.2 Abschiedsbrief [M235]

25.5 Suizidalität

DEFINITION

Suizidalität umfasst alle Gedanken und Handlungen, die darauf abzielen, den eigenen Tod anzustreben und diesen als mögliches Ergebnis einer Handlung in Kauf zu nehmen. Als **Suizid** wird eine selbstausgeführte Handlung, die zum Tod führt, bezeichnet.

Unter **suizidalem Verhalten** sind somit suizidale Gedanken, Suizidideen, Suizidabsichten, Suizidankündigungen und Handlungen, die darauf abzielen, sich das Leben zu nehmen, zu verstehen. Dies schließt auch die Selbsttötung mit ein. Eine **Suizidalität** kann im Verlauf der meisten psychiatrischen Erkrankungen auftreten, häufig bei Depressionen, Suchterkrankungen und Persönlichkeitsstörungen. Aber auch verschiedene somatische Erkrankungen, besonders solche mit chronischem Verlauf, gehen mit einem erhöhten Suizidrisiko, auch unabhängig von psychiatrischen Störungen einher. Dies gilt besonders für Tumorerkrankungen.

Die Einschätzung der Suizidalität zielt auf die kurzfristige Vorhersage, ob ein Mensch in den nächsten Stunden oder Tagen eine suizidale Handlung begehen wird. Die Einschätzung der damit einhergehenden Eigengefährdung des Patienten ist aus rechtlichen Gründen ausschließlich einem Arzt vorbehalten und gehört zu den schwierigsten Aufgaben im Rettungsdienst.

Um die Suizidalität abschätzen zu können, bedarf es neben der Einschätzung der Risikosituation weiterer Informationen:

- Gab es in der Vorgeschichte bereits einen Suizidversuch?
- Wie ernsthaft war dieser (Planung so, dass Patient nicht damit rechnen konnte, rechtzeitig gefunden zu werden)?
- Haben Suizide bereits im familiären oder sonstigen persönlichen Umfeld stattgefunden?

Dabei muss bedacht werden, dass sich die Neigung zur Selbsttötung kontinuierlich entwickelt. Jede Ankündigung (→Abb. 25.2) und jeder Suizidversuch müssen ernst genommen werden. Der Patient kann sich zunehmend nicht mehr von seinen Suizidgedanken distanzieren und gerät unter zunehmenden Handlungsdruck. Seine Motivation kann vielfältig sein (→Abb. 25.3).

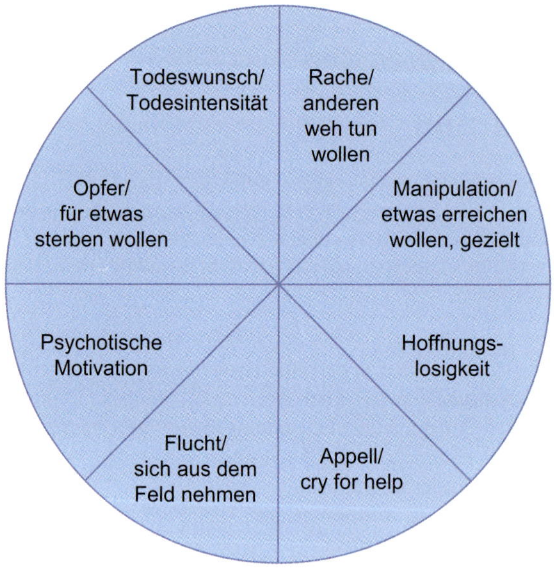

Abb. 25.3 Motivationen für einen Suizid(-versuch) [L143]

Suizidalität ist ein komplexes Phänomen. Die Einschätzung der aktuellen Gefährdung von Patienten mit Suizidneigung ist eine Mischung aus

- **Informationserhebung** und
- **Beziehungsaufnahme.**

Hierzu dient das Gespräch. Der Erfolg des Gesprächs ist dabei auf eine **Kooperation** mit dem Patienten angewiesen. Ihm muss das Gefühl gegeben werden, dass auf seine Probleme eingegangen wird, ohne dass dabei unnötige Ratschläge gegeben werden oder er verurteilt wird. Dies darf aber nicht bedeuten, dass ein falsches Verständnis für die Suizidabsicht vorgetäuscht wird. Eine solche Vorgehensweise würde dem Ziel entgegenstehen, die Zustimmung des Patienten zu erlangen, sich kurzfristig unter ärztliche Kontrolle zu begeben.

Die Suizidalität, d. h. die Neigung zur Selbsttötung, kann endgültig nur in einer **geeigneten psychiatrischen Abteilung** eingeschätzt werden.

MERKE

Bei allen Patienten in Risikosituationen sollte an die Möglichkeit von Suizidgedanken gedacht werden. Dies gilt besonders, wenn die Betreffenden an einer Depression leiden und Zeichen von Hoffnungslosigkeit zeigen.

25.6 Zwangsmaßnahmen gegen Patienten und Unterbringung von psychisch Kranken

Der Transport von psychisch kranken Personen (z. B. mit akuten Psychosen, mit akuten Neurosen oder nach Suizidversuchen) zur Unterbringung und Behandlung in einer psychiatrischen Fachabteilung **(Zwangseinweisung)** muss möglicherweise unter dem Einsatz von **Zwangsmaßnahmen** erfolgen, wie beispielsweise Einsatz von körperlicher Gewalt zur Verbringung in ein Rettungsdienstfahrzeug oder zu einer Fixierung in diesem. Eine solche Gewaltanwendung zur Durchsetzung einer Zwangseinweisung ist grundsätzlich nur den Vollzugsbeamten der **Polizei** oder der nach Landesgesetz zuständigen Behörde erlaubt. Die Beamten sollten dann auch den Transport begleiten.

Das Rettungsfachpersonal ist grundsätzlich nicht zur Anwendung solcher Zwangsmaßnahmen oder körperlicher Gewalt befugt. Denn dadurch können eine Nötigung, Freiheitsberaubung oder möglicherweise sogar eine Körperverletzung begangen werden (→ 4.3.1 und → 4.3.4). Ausnahmen sind nur die akute Bedrohung des Rettungsfachpersonals oder Dritter sowie eine (drohende) Gesundheits-/Lebensschädigung des Patienten gegen sich selbst. Wenn keine Polizeibeamten vor Ort sind, darf in solchen Ausnahmefällen durch das Rettungsfachpersonal in angemessener Weise auch körperliche Gewalt angewendet werden (**Notwehr** bzw. **rechtfertigender Notstand,** gemäß § 32 bzw. § 34 StGB, → 4.3.4). Dabei ist die Verhältnismäßigkeit der Mittel zu beachten.

Eine Ausnahme stellt das Bundesland Niedersachsen dar. In diesem können Rettungsdienstmitarbeiter von der zuständigen Behörde mit ihrem Einverständnis zu sog. Verwaltungsvollzugsbeamten bestellt werden, auch wenn diese Mitarbeiter in keinem Beamten- oder Dienstverhältnis zu einem öffentlichen Arbeitgeber (z. B. als Feuerwehrbeamte oder Mitarbeiter kommunaler Rettungsdienste) stehen (§ 12 Abs. 2 S. 2 NPsychKG). Diese Rettungsdienstmitarbeiter dürfen dann bei Zwangseinweisungen selbst verhältnismäßige Zwangsmaßnahmen anwenden, wobei die Anwendung von Waffen (z. B. von Schlagstöcken) unzulässig ist.

Jede Gewaltanwendung im Rahmen eines Rettungsdiensteinsatzes muss stets verhältnismäßig sein, d. h. darf nur in dem Umfang erfolgen, wie im konkreten Einzelfall tatsächlich erforderlich. Sind im konkreten Einzelfall z. B. Handfesseln ausreichend, dürfen keine Fußfesseln angelegt werden.

Die zwangsweise Unterbringung psychisch Kranker ist in landesrechtlichen **Gesetzen (Gesetze für psychisch Kranke bzw. psychische Krankheiten, PsychKG bzw. Psychisch-Kranken-Hilfe-Gesetz, PsychKHG)** geregelt. In diesen Gesetzen sind die Zuständigkeit und das Verfahren für Zwangseinweisungen und zwangsweise Unterbringungen festgelegt.

Eine Zwangseinweisung darf nur durchgeführt werden, wenn eine **akute, erhebliche Selbst- oder Fremdgefährdung** des Patienten vorliegt. Eine zwangsweise Unterbringung in der Psychiatrie länger als bis zum Ende des Tages, welcher der Einweisung folgt, ist nicht ohne richterliche Entscheidung zulässig.

Rettungsfachpersonal darf nicht selbstständig eine Zwangseinweisung anordnen oder durchführen (Ausnahme Niedersachsen unter den vorgenannten Voraussetzungen). Soweit die Situation offensichtlich ist, kann die Polizei einen Patienten zunächst einmal – was in der Praxis häufig geschieht – nach Polizeirecht in Gewahrsam nehmen (→ 4.6.5) und durch den Rettungsdienst in eine geeignete Klinik transportieren lassen, bis über eine zwangsweise Unterbringung nach dem dafür landesrechtlich vorgesehenen Verfahren entschieden ist. Zu einem solchen gehört grundsätzlich die (fach-)ärztliche Feststellung einer akuten, erheblichen Selbst- oder Fremdgefährdung.

VIDEO

Formen der Einweisung in die Psychiatrie
https://www.youtube.com/watch?v=ocuylo6oKil

IM FOKUS

Suizidalität und Zwangsmaßnahmen

- **Suizidalität:**
  - Suizidalität ist die **erhöhte Bereitschaft zur Selbsttötung.**
  - Sie kann sowohl mit **psychiatrischen Erkrankungen** als auch mit **somatischen Erkrankungen** einhergehen.
  - Bei allen Patienten in **Risikosituationen** (etwa bei fulminanten Depressionen) sollten Suizidgedanken abgefragt werden.
  - Die Einschätzung der Suizidalität eines Patienten ist eine **notärztliche Tätigkeit** und gilt als eine der schwierigsten Aufgaben im Rettungsdienst.
  - Basis für diese Einschätzung ist ein kooperativ geführtes Gespräch zwischen Behandelndem und Patienten.
  - Jede Suizidankündigung bzw. jeder Suizidversuch müssen ernst genommen werden.
  - Eine endgültige Abklärung ist nur in einer **psychiatrischen Klinik** möglich.
- **Zwangsmaßnahmen gegen Patienten und Unterbringung von psychisch Kranken:**
  - Zwangsmaßnahmen, etwa eine Zwangseinweisung oder die Zwangsunterbringung, sind nur in engen Grenzen zulässig.
  - Sie finden Anwendung, wenn eine **akute, erhebliche Eigen- oder Fremdgefährdung** vorliegt.
  - Rechtlich werden sie über verschiedene Vorschriften legitimiert:
    - Unterbringungsgesetze (z. B. PsychKG)
    - Gewahrsamnahme nach Polizeirecht
    - Notwehr (§ 32 StGB)
    - Rechtfertigender Notstand (§ 34 StGB)
  - Gewaltanwendung zur Durchsetzung einer Zwangseinweisung ist grundsätzlich nur Vollzugsbeamten erlaubt.

WIEDERHOLUNGSFRAGEN

1. Nennen Sie die drei Schritte der Ersteinschätzung eines psychiatrischen Notfalls. (→25.1)
2. Nennen Sie die möglichen Transportziele eines psychiatrisch erkrankten Patienten. (→25.1)
3. Was sind die typischen Anzeichen eines akuten Angstzustands? (→25.2.1)
4. Was sind die drei Merkmale der Agitation? (→25.2.2)
5. Wie äußert sich Aggressivität? (→25.2.2)
6. Welche körperlichen Erkrankungen können bei einer akuten Verwirrtheit vorliegen? (→25.2.3)
7. Unterscheiden Sie somatische von psychischen Bewusstseinsstörungen. (→25.2.3)
8. Was sind die Ursachen eines organischen Psychosyndroms? (→25.3)
9. Welche Störungen liegen bei einem deliranten Syndrom vor? (→25.3.1)
10. Wodurch zeichnet sich eine Demenz aus? (→25.3.2)
11. Was sind die häufigsten Erkrankungsformen der Depression? (→25.4)
12. Wie lauten die Symptome der Depression? (→25.4)
13. Wie kann Suizidalität eingeschätzt werden? (→25.5)
14. Nennen Sie die Voraussetzungen zur Durchführung einer Zwangseinweisung. (→25.6)
15. Wer darf bei Zwangseinweisungen körperliche Gewalt gegen den Patienten ausüben? (→25.6)

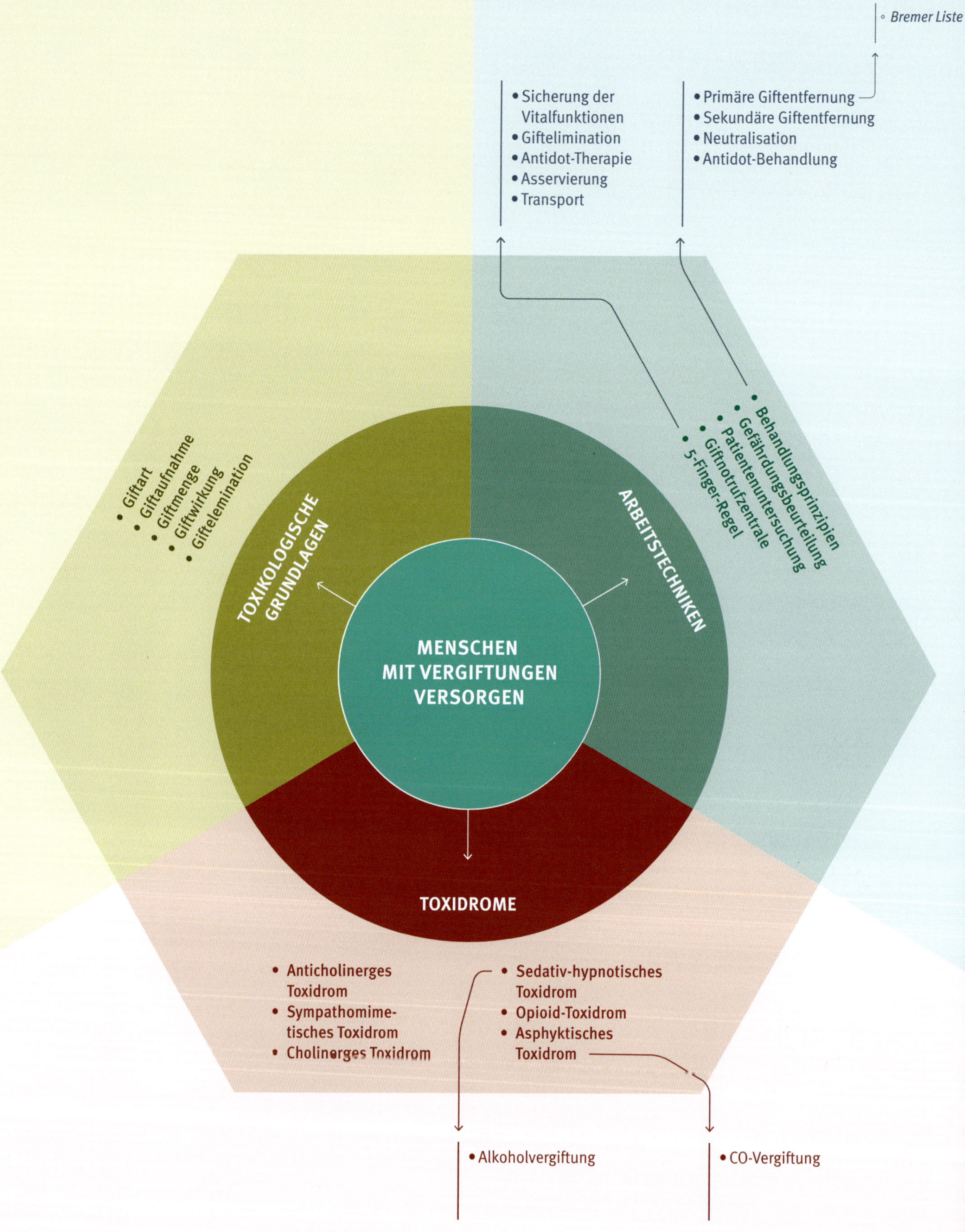

MENSCHEN MIT VERGIFTUNGEN VERSORGEN
TOXIKOLOGISCHE GRUNDLAGEN
• Giftart
• Giftaufnahme
• Giftmenge
• Giftwirkung
• Giftelemination
ARBEITSTECHNIKEN
• Behandlungsprinzipien
• Gefährdungsbeurteilung
• Patientenuntersuchung
• Giftnotrufzentrale
• 5-Finger-Regel
• Sicherung der Vitalfunktionen
• Giftelimination
• Antidot-Therapie
• Asservierung
• Transport
• Primäre Giftentfernung
• Sekundäre Giftentfernung
• Neutralisation
• Antidot-Behandlung
◦ Bremer Liste
TOXIDROME
• Anticholinerges Toxidrom
• Sympathomimetisches Toxidrom
• Cholinerges Toxidrom
• Sedativ-hypnotisches Toxidrom
• Opioid-Toxidrom
• Asphyktisches Toxidrom
• Alkoholvergiftung
• CO-Vergiftung

26

MENSCHEN MIT VERGIFTUNGEN VERSORGEN

Jürgen Luxem

FALLBEISPIEL

Sie besetzen heute das NEF und werden gemeinsam mit dem diensthabenden Notarzt zu einer bewusstlosen Person gerufen. Der Einsatzort liegt in der Nähe Ihres NEF-Standorts und Sie erreichen ihn noch vor dem RTW. Sie werden von einem jungen Mann empfangen, der sehr aufgeregt wirkt und Sie in ein Mehrfamilienhaus begleitet. Die Einsatzstelle macht einen sicheren Eindruck auf Sie, obwohl die Wohnung, die Sie nun betreten, ziemlich unaufgeräumt und schmutzig wirkt. Am Boden des Schlafzimmers liegt eine bewusstlose junge Frau, die offenbar vor Kurzem erbrochen hat. Der Notarzt kniet sich sofort hinter den Kopf der Patientin, während Sie sich an ihre Seite positionieren.

Nach einer schnellen Überprüfung der Atmung, drehen Sie die Patienten in die stabile Seitenlage. Zudem stellen Sie Absaugbereitschaft her und führen gemeinsam mit dem am Kopf gebundenen Notarzt die ABCDE-Untersuchung durch. Die Atmung der Patientin ist verlangsamt, ihr Puls ist bradykard und ihre Haut fühlt sich kalt an. Der Notarzt entscheidet sich infolgedessen zu einer assistierten Beatmung. Die Pupillen sind sehr eng gestellt. Während der Untersuchung trifft das Team des RTW ein. Es folgt eine kurze Zusammenfassung der bisherigen Erkenntnisse und die Verteilung der Aufgaben im Team. Neben der Vervollständigung der Anamnese müssen ein i. v.-Zugang gelegt und ein Monitoring der Vitalparameter durchgeführt werden.

LERNZIELE

- Die Giftigkeit von Stoffen und ihr Gefahrenpotenzial einschätzen
- Aus dem Umfeld und dem Verhalten der Patienten auf eine Vergiftungsgefahr schließen
- Unter Beachtung des Eigenschutzes die rettungsdienstlichen Basismaßnahmen bei Vergiftungen anwenden
- Die Möglichkeiten einer Giftentfernung erläutern
- Die strukturierte Vorgehensweise bei Vergiftungen beherrschen und anwenden
- Die toxischen Syndrome gegeneinander abgrenzen
- Die gängigen Antidota und die Auslöser der entsprechenden Vergiftung nennen
- Alkoholvergiftungen erkennen und in ihrer Gefährlichkeit einschätzen
- Opiatvergiftungen erkennen und angemessen handeln
- Kohlenmonoxid- von Kohlendioxidvergiftungen unterscheiden und deren Behandlungsansatz beschreiben

Die Toxikologie ist ein Teilgebiet der Pharmakologie, deren Aufgabenfelder sich überschneiden. Während die **Pharmakologie** sich mit der **Wirkung von Arzneistoffen** auf den Organismus befasst, ist die **Toxikologie** die Lehre von der **Wirkung giftiger Substanzen** auf den Organismus.

Grundlage in der Beurteilung der **Wirkung auf den Körper** ist dabei die Erkenntnis des Arztes und Naturforschers Paracelsus, dass es grundsätzlich keine giftigen oder ungiftigen Stoffe gibt, sondern dass allein die Aufnahmemenge **(Dosis)** einer Substanz für ihre Giftwirkung **(Toxizität)** oder Unschädlichkeit entscheidend ist. Wird bei der Aufnahme einer Substanz eine gewisse Dosis überschritten, kann die Substanz den Körper schädigen. Dieser Vorgang wird als Vergiftung **(Intoxikation)** bezeichnet, deren Schwere sich über die Formel

Giftmenge × Zeit

definiert.

DEFINITION

Die Toxikologie ist die Lehre von den schädlichen und unerwünschten Wirkungen chemischer Substanzen auf lebende Organismen. Sie beschäftigt sich mit Vergiftungen und deren Behandlung.

MERKE

„Alle Dinge sind Gift und nichts ist ohne Giftigkeit. Allein die Dosis macht, dass ein Ding kein Gift ist."

(Paracelsus, 1493–1541)

26.1 Allgemeine Toxikologie

Jede chemische Substanz – auch Medikamente – können allein oder in Kombination zu Funktionsbeeinträchtigungen des Organismus führen. Die Giftstoffe einer oder mehrerer Substanzen führen allein oder in Kombination oberhalb einer jeweiligen Dosis zu einer Vergiftung des Organismus **(Intoxikation).** Vergiftungen mit mehreren Wirkstoffen nennt man **Polyintoxikation**.

26.1.1 Vergiftung

DEFINITION

Als Vergiftung wird die Aufnahme einer Substanz in den Organismus bezeichnet, wenn die Menge der Substanz ausreicht den Organismus zu schädigen.

Durch eine Vergiftung ausgelöste Krankheitserscheinungen hängen immer von Art und Menge des Giftes ab, wobei der oben zitierte Grundsatz von Paracelsus gilt, dass im Grunde alles giftig ist, wenn man es nur in ausreichender Menge zu sich nimmt. Dabei muss man jedoch berücksichtigen, dass der Körper durchaus auch in der Lage ist, Giftstoffe unschädlich zu machen, sie also zu harmlosen Produkten abzubauen oder rasch aus dem Körper auszuschwemmen. Bei **endogenen Vergiftungen** wirken körpereigene Substanzen als Gift. Sie entstehen als Folge von Stoffwechselentgleisungen im Körper. **Exogene Vergiftungen** werden durch die Aufnahme körperfremder Gifte verursacht. Die Auswirkungen einer Vergiftung auf den Körper sind in der Summe abhängig von

- der **Giftmenge,**
- der Geschwindigkeit der **Giftaufnahme,**

- der Dauer der **Giftexposition,**
- der **Giftwirkung** im Körper (Giftart, Giftigkeit) und
- der Möglichkeit der **Giftentfernung** aus dem Körper.

Giftmenge

Ob sich eine Giftwirkung entfaltet, ist abhängig von der Substanzmenge **(Dosis).** Wird eine **Grenzdosis** überschritten, schädigt die Substanz den Körper. Dieser Vorgang wird als Vergiftung **(Intoxikation)** bezeichnet.

Giftaufnahme

Bei Vergiftungen werden verschiedene **Aufnahmewege** (→ Abb. 26.1) unterschieden. Gifte können über

- Magen oder Darm,
- die Atemwege
- die Haut

aufgenommen werden. Auf allen drei Wegen gelangen sie ins Blut und können den Körper schädigen.

Giftexposition

Abhängig von der Einwirkzeit des Giftes werden akute von chronischen Intoxikationen unterschieden.

- **Chronische Intoxikationen** entstehen durch sich wiederholende bzw. **dauerhafte Aufnahme** von – aufgrund ihrer Menge – primär nicht giftigen Substanzen. Gesundheitsstörungen infolge langjährigen Konsums von Tabak und Alkohol können als chronische Vergiftung angesehen werden.
- **Akute Intoxikationen** entstehen, wenn plötzlich eine erhebliche Menge eines Giftstoffes in den Körper eindringt und dabei die **Grenzdosis überschritten** wird. Sie kommen häufig bei Suchtabhängigkeiten wie bei Drogen-, Medikamenten- oder Alkoholabhängigkeit oder im Rahmen eines Selbstmordversuchs vor.

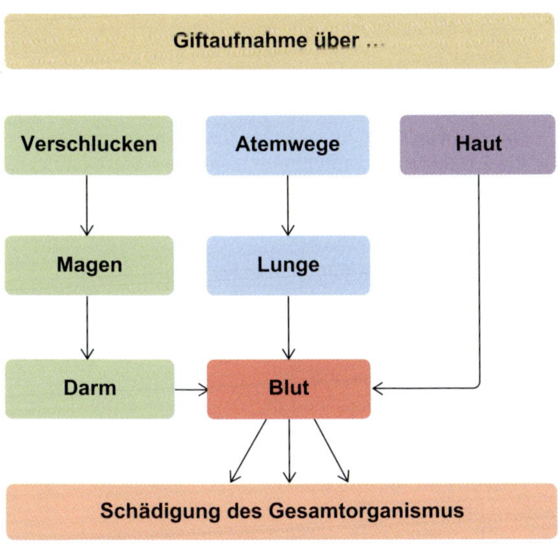

Abb. 26.1 Möglichkeiten der Giftaufnahme [A400]

Giftwirkung

Nach der Aufnahme in den Körper können Gifte den Organismus auf unterschiedliche Weise schädigen:

- Direkte Schädigung des Körpers **(Primärschaden)** durch:
  - **Unmittelbare Giftwirkung** am Zielorgan: direkte und akute Beeinträchtigung von Vitalfunktionen (z. B. führt eine Opiatintoxikation zu einer Blockierung der Opiatrezeptoren, wodurch Atemstillstand und Bradykardie verursacht werden können)
  - **Mittelbare Giftwirkung** am Zielorgan: direkte, aber chronische Beeinträchtigung von Organen (z. B. beeinträchtigt langjähriger Alkoholabusus die Leberfunktion, was zu einer Leberzirrhose führen kann)
- Indirekte Schädigung des Körpers **(Sekundärschaden)** durch Ausfall von Schutzreflexen und Bewusstseinsstörungen infolge der Gifteinwirkung auf andere Organsysteme (z. B. führt eine Überdosierung mit Benzodiazepinen zum Koma; dadurch kommt es zum Verlust der Schutzreflexe; es droht Aspiration bei Erbrechen, gefolgt von Hypoxie und Atemstillstand).

Giftentfernung

Es bestehen **vier Methoden der Entgiftung**: Dekontamination, Neutralisation, Elimination und die Antidottherapie. Einen Überblick über die therapeutischen Möglichkeiten der Entgiftung gibt → 26.1.2.

26.1.2 Entgiftung

Unter einer Giftentfernung werden alle therapeutischen Maßnahmen zur Verhinderung oder Verminderung der Aufnahme von Giftstoffen in den Organismus verstanden. Die Giftentfernung kann über zwei Therapieansätzen erfolgen. Der Entfernung des Gifts aus dem Magen-Darm-Trakt oder der Entfernung des Gifts aus dem Blut und den Geweben, also die Giftentfernung vor oder nach Resorption des Giftstoffes im Organismus (→ Abb. 26.2). So werden je nach Giftstoff folgende Methoden der **Entgiftung** angewandt:

- **Verminderung der Giftresorption** (primäres Eliminationsverfahren) und
- **Beschleunigte Ausscheidung des Giftes** (sekundäres Eliminationsverfahren)

In der Klinik werden zumeist beide Verfahren nebeneinander angewendet, da sich einerseits noch nicht resorbierte Giftstoffe im Magen-Darm-Trakt befinden, anderseits sich bereits resorbierte (Teil)mengen des Gifts im Blut und den Geweben befinden können.

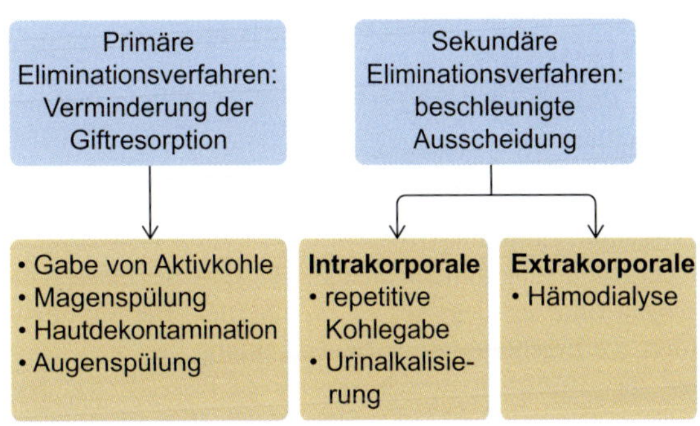

Abb. 26.2 Vergiftungen: Eliminationsverfahren [L253]

Primäre Giftelimination

DEFINITION

Entfernung giftiger Substanzen durch Unterbindung weiterer Exposition oder durch vorherige Resorption, bevor diese in den Blutkreislauf aufgenommen werden.

Unter dem Begriff der primären Giftelimination (→ Abb. 26.2) sind alle Maßnahmen zusammengefasst, die zur **Verhinderung oder Verminderung einer Giftaufnahme** aus dem Gastrointestinaltrakt, den Atemwegen oder über die Haut führen.

Dekontamination

Die Maßnahmen der Dekontamination zielen auf die Verhinderung der Giftaufnahme durch **Unterbrechung des Kontakts zwischen Patienten und Gift.** Die Dekontaminationsverfahren orientieren sich am Aufnahmeweg des Giftes.

- Für Vergiftete mit oral aufgenommenen Giftstoffen ist die Magenentleerung mithilfe der **Magenspülung** möglich. Aufgrund der hohen Komplikationsrate wird die Indikation zur Magenspülung jedoch sehr zurückhaltend gestellt, wenn seit der Giftaufnahme bereits mehr als 1 Std. vergangen ist.
- Durch **Inhalationsgifte** bedrohte Personen müssen so schnell wie möglich aus der toxischen Umgebung an die frische Luft gebracht werden.
- Über die **Haut** eingedrungene Toxine (Kontaktgifte) werden durch Reinigungsmaßnahmen von der Haut entfernt.

Neutralisation

Als Neutralisation wird die **Umwandlung** der giftigen Substanz in nicht resorbierbare oder weniger giftige Substanzen **(Giftinaktivierung)** verstanden.

- **Aktivkohle** kann große Mengen an oral aufgenommenen Giften im Magen binden und die Resorption der Gifte verhindern.
- **Oleum paraffinum** (Paraffinöl) bindet organische Lösungsmittel (fettlösliche Substanzen) wie Benzin und Petroleum und kann die weitere Resorption verhindern.
- Bei Einnahme von Schaum bildenden Substanzen (Tenside) kommen **Entschäumer** (z. B. Sab simplex®) zum Einsatz. Durch Verringerung der Oberflächenspannung werden die Schaumblasen zerstört.

Sekundäre Giftelimination

DEFINITION

Die Entfernung giftiger Substanzen aus dem Blut nach deren Resorption wird als sekundäre Giftelimination bezeichnet.

Im Gegensatz zur primären Giftentfernung wird bei der sekundären Giftelimination mithilfe intensivmedizinischer Maßnahmen versucht, Gifte aus dem Körper zu entfernen. Die Elimination fördert die **beschleunigte Giftausscheidung** aus dem Körper über die natürlichen Ausscheidungswege Blase, Darm, Niere **(forcierte Diurese)** und Lunge sowie durch **Hämodialyse oder Hämofiltration.** Die Verfahren der sekundären Giftelimination zielen alle auf eine Verkürzung der Eliminationshalbwertszeit einer toxischen Substanz ab und sind in der Regel der weiterbehandelnden Klinik vorbehalten.

Antidottherapie

DEFINITION

Ein Antidot ist ein Gegengift, das bereits im Körper vorhandene Giftstoffe unschädlich macht. Dies kann unter anderem durch eine Bindung des Antidots an die giftige Substanz oder durch Verdrängen der giftigen Substanz von ihrem Wirkungsort geschehen.

Im weiteren Sinne gehört zur Entgiftung auch die Therapie mit einem Gegenmittel (Antidot). Gegengifte **(Antidote)** zielen auf die **Inaktivierung** der Giftwirkung durch direkte chemische und physikalische Reaktionen am Giftstoff selbst oder durch Verminderung der pharmakologischen Wirkung am Organ oder Rezeptor (→ 26.3). Leider existieren spezifische Antidota nur gegen wenige toxische Stoffe.

Im Rettungsdienst wird eine Anzahl verschiedener Antidota vorgehalten. 2012 wurde die **„Bremer Liste"** zur Vorhaltung von **Antidota im Rettungsdienst** veröffentlicht. Sie stellt auch noch heute eine Empfehlung zur Mindestausstattung mit Antidota im Rettungsdienst dar. Die empfohlene **Mindestausstattung** beinhaltet:

- Atropinsulfat 100 mg
- 4-Dimethylaminophenol (4-DMAP)
- Naloxon (Narcanti®)
- Toloniumchlorid (Toluidin-Blau®)
- Aktivkohle

IM FOKUS

Allgemeine Toxikologie

- **Vergiftungen** sind abhängig von:
  - Giftmenge
  - Geschwindigkeit der Giftaufnahme
  - Dauer der Giftexposition
  - Giftwirkung im Körper (Giftart, Giftigkeit)
  - Möglichkeit der Giftentfernung aus dem Körper
- Die Giftmenge wird auch als **Dosis** bezeichnet.
- Giftexpositionen können **akut** oder **chronisch** sein.
- Gift kann **direkte** oder **indirekte Auswirkungen** haben.
- Die **Giftaufnahme** kann über verschiedene Wege erfolgen:
  - Magen-Darm-Trakt
  - Atemwege
  - Haut
- Die **Giftentfernung** kann primär (Verhinderung der Giftresorption) oder sekundär (Beschleunigung der Ausscheidung) geschehen.
- Es gibt vier Möglichkeiten der **Entgiftung:**
  - Dekontamination, z. B.:
    - Magenspülung
    - Frischluftzufuhr
    - Hautreinigung
  - Neutralisation, z. B.:
    - Aktivkohle
    - Paraffinöl
    - Entschäumer (z. B. Sab simplex®)

- Elimination, z. B.:
  - Forcierte Diurese
  - Hämodialyse
  - Hämofiltration
- Antidottherapie:

Für die Antidottherapie wird die „Bremer Liste" als Mindestausstattung empfohlen:
  - Atropinsulfat 100 mg
  - 4-Dimethylaminophenol (4-DMAP)
  - Naloxon (Narcanti®)
  - Toloniumchlorid (Toluidin-Blau®)
  - Aktivkohle

VIDEO

Prävention von Vergiftungen bei Kindern (und kognitiv eingeschränkten Menschen)
https://www.youtube.com/watch?v=PAQspr2GhmU

26.2 Beurteilung und Behandlungsmaßnahmen

Wie in allen Notfallsituationen ist auch bei Vergiftungsnotfällen ein zügiges und systematisches Vorgehen notwendig (→ Abb. 26.3). An erster Stelle steht die **Beurteilung der Einsatzstelle.** Dieser kommt gerade bei Vergiftungsnotfällen eine besondere Bedeutung zu.

Die **Eigensicherung** des Rettungsfachpersonals muss oberste Priorität besitzen, denn je nach Art der Vergiftung kann es dem Rettungsfachpersonal unmöglich sein, die Einsatzstelle zu betreten, ohne sich selbst zu gefährden. In Abhängigkeit von der Art des Giftes (z. B. Atemgifte) darf eine Rettung dann nur durch Fachkräfte, wie beispielsweise die Feuerwehr erfolgen.

Ist der gefahrlose Patientenzugang gewährleistet, stellen das IPPAF- und das SAMPLER-Schema (→ 5.2.4) ein wichtiges Hilfsmittel zu Beurteilung der Vergiftung und der Wahl der Behandlungsmaßnahmen dar.

26.2.1 Allgemeine Beurteilung

Bei jedem Verdacht auf eine Vergiftung müssen Faktoren berücksichtigt werden, die eine **Einschätzung** der Gefährlichkeit des mutmaßlichen Giftstoffes und seiner Wirkung auf den Organismus ermöglichen.

Beurteilung der Gefährdungslage

- Liegt eine Gefährdung für das Rettungsfachpersonal vor?
- Wenn ja, in welcher Weise und in welchem Umfang?
- Welche Vorkehrungen sind zu treffen (Eigenschutz)?

Die Beantwortung der ersten Frage ist von entscheidender Bedeutung (→ Abb. 10.1, Nitrosegase), denn die Behandlung von Vergifteten beginnt erst dann, wenn die Gefahren an der Einsatzstelle unter Kontrolle oder beseitigt sind bzw. sich der Betroffene außerhalb des Gefahrenbereichs befindet.

Daher muss die Eigensicherung des Rettungsfachpersonals an erster Stelle stehen.

! ACHTUNG

Hinweise zur **Eigensicherung** bei Vergiftungsnotfällen:
- Notwendige **Schutzbekleidung** tragen.
- Je nach Vergiftung kann die Rettung des Patienten nur durch **Fachpersonal** (z. B. Feuerwehr) mit entsprechender **Schutzausrüstung** (z. B. umluftunabhängiger Atemschutz, Chemieschutzanzug) erfolgen.
- **Keine Mund-zu-Nase-/Mund-zu-Mund-Beatmung** bei unklaren Vergiftungen (z. B. Kontaktgift)

Bewertung der Vergiftung

- Liegt überhaupt eine Vergiftung vor?
- Welcher Art und Menge ist das aufgenommene Gift?

Die beiden Fragen sind meist nur schwer zu beantworten, da die ersten Vergiftungssymptome oft uncharakteristisch sind und überwiegend aus Übelkeit, Erbrechen, Durchfall und/oder Schwindel bestehen. Manchmal ergeben sich während der Untersuchung des Patienten allerdings auch Auffälligkeiten, die konkrete Hinweise auf eine Vergiftung aufzeigen (s. u.).

In dieser Situation kommt der gezielten Anamneseerhebung eine besondere Bedeutung zu. Die Verwendung des **SAMPLER-**Schemas (→ 5.2.4) hilft, in kurzer Zeit die wichtigsten Informationen über den Patienten zu erhalten. Ist der Patient selbst nicht mehr in der Lage adäquat zu antworten, hilft das SAMPLER-Schema auch beim Erheben einer Fremdanamnese. Zusätzlich helfen die wichtigen „W"-Fragen, nützliche Informationen zu gewinnen. Durch gezielte Fragen an den Patienten (Eigenanamnese) und seine Angehörigen (Fremdanamnese) sollten folgende Fragen beantwortet werden:

- **Wer** hat das Gift eingenommen (Alter, Gewicht, Vorerkrankungen)?
- **Was** wurde aufgenommen (Handelsname/Wirkstoff, möglichst von der Packung ablesen)?
- **Wann** begann die Giftexposition (Einnahmezeitpunkt)?
- **Wie** wurde das Gift aufgenommen (Aufnahmeweg in den Körper)?
- **Wieviel** wurde aufgenommen (Dosis, möglichst genaue Menge, ggf. potenzielle Maximalmenge)?
- **Warum** kam es zu der Vergiftung (Suizidabsichten, Arbeitsunfall, Unfall)?

Identifizierung einer Vergiftung

Um eine konkrete Maßnahme gegen das Gift auszuführen, muss erst festgestellt werden, um welches Gift es sich handelt.

- Kann das Gift anhand konkreter Hinweise identifiziert werden?
- Besteht die Möglichkeit einer speziellen Therapie (Antidot) oder muss symptomatisch behandelt werden?

Anhand von Etiketten auf Flaschen oder Packungen, aufgrund von Informationen des Patienten, von Familienmitgliedern oder Mitarbeitern kann das Rettungsfachpersonal möglicherweise den Giftstoff identifizieren. Die Suche nach körperlichen Hinweisen oder Symptomen, die charakteristisch für bestimmte Formen von Vergiftungen sind, kann ebenfalls wegweisend sein. Im Rahmen des Secondary Assessment ist daher die vollständige Notfalluntersuchung nach dem sog. **IPPAF-Schema** (→ Tab. 5.6) auszuführen. Innerhalb des IPPAF ist die Inspektion der Pupillen oft wegweisend. So liefert die Inspektion der Pupillengröße Hinweise auf verschiedene Formen einer Drogenintoxikation. Eine

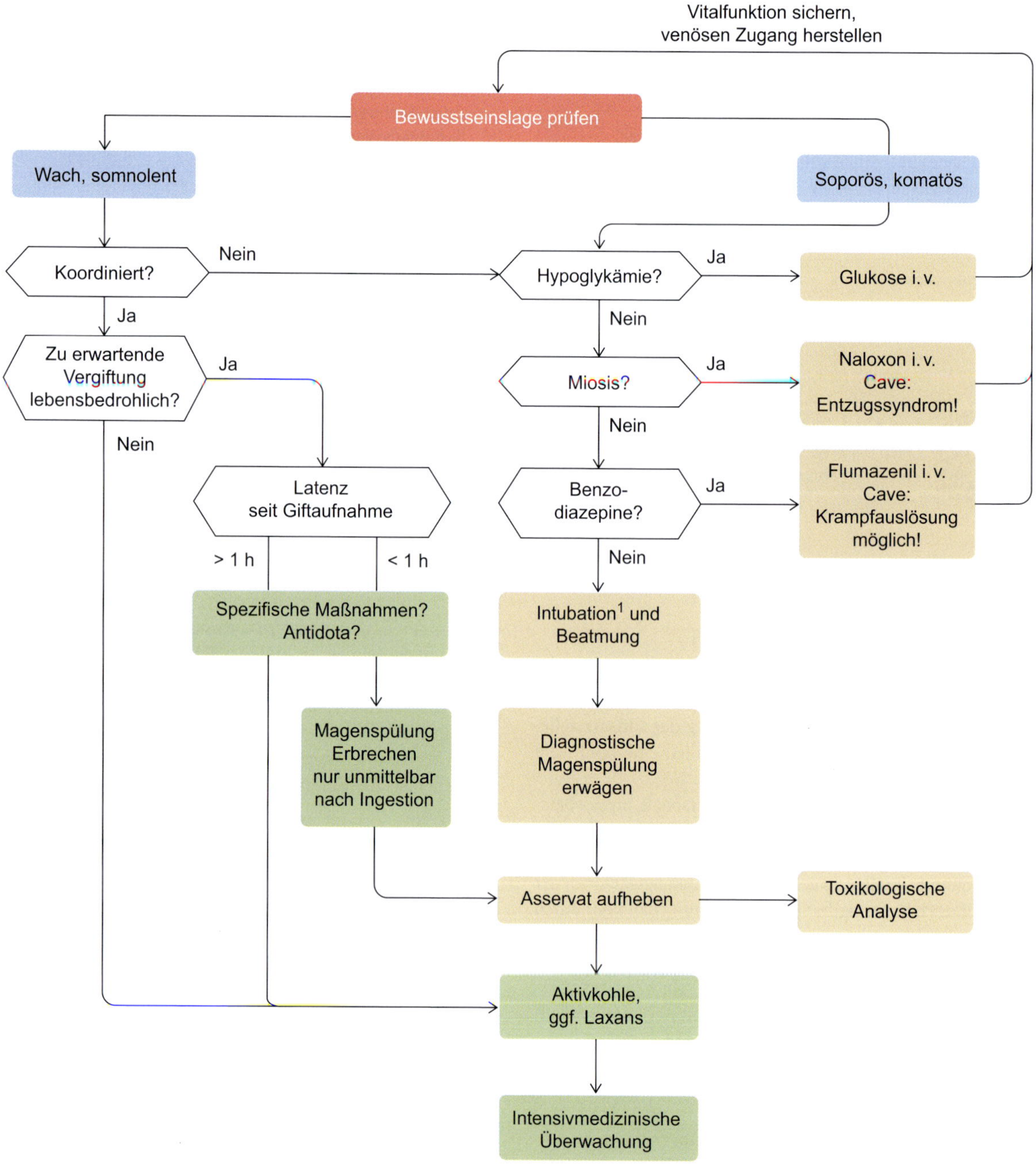

Abb. 26.3 Vorgehen bei akuten Vergiftungen. Fußnote 1: abhängig von sonstiger Klinik (z. B. GCS), Messungen (SpO_2), den Überwachungsmöglichkeiten, dem Aspirationsschutz. [L143]

gesonderte Inspektion bestimmter Körperregionen, wie z. B. der Mundhöhle oder der Haut, kann ebenfalls sinnvoll sein.

Pupillen

Klare Hinweise auf eine Opiatintoxikation sind neben der respiratorischen Insuffizienz (Bradypnoe, Apnoe) die maximale **Miosis** (kleine, stecknadelkopfgroße Pupillen: „Stecker"). Einstichstellen früherer Injektionen (z. B. an den Armen oder in der Leiste) und das Vorhandensein von Fixerutensilien in unmittelbarer Nähe erhärten diese Hinweise (→ 26.2.3 Opioid-Syndrom).

Hinweise für eine Kokainüberdosierung sind neben einer ungezügelten adrenergen Überaktivität (hypertensiven Krisen, Tachykardie, Hyperthermie) und Tremor die **Mydriasis** erweiterte Pupillen) (→ 26.2.3 Sympathomimetisches Syndrom).

Atemwege

Ebenso klare Hinweise kann eine Untersuchung der Atemwege liefern. Eine verrußte Mundhöhle und **Rußablagerungen** um den Mund herum sprechen für das Einatmen von Rauch- und Reizgasen, die bei Bränden entstehen können (→ 26.3.3). Für die

Untersuchung der Mundhöhle sollten möglichst eine Diagnostikleuchte und zusätzlich ein Mundspatel verwendet werden.

26.2.2 Maßnahmen bei Vergiftungen

Durch das generelle Vorgehen zur Beurteilung und Behandlung nach dem **ABCDE-** und dem **SAMPLER-Schema** sind kaum noch weitere Merkhilfen erforderlich. Jedoch erfasst die **Fünf-Finger-Regel** neben der Sicherung der Vitalfunktionen spezielle Erfordernisse bei Vergiftungsnotfällen. Sie bringt die Eckpunkte der kompletten Versorgung von Vergiftungspatienten ins Gedächtnis:

1. Sicherung der Vitalfunktionen
2. Giftelimination
3. Antidottherapie
4. Asservierung
5. Transport

Ausgehend von der Fünf-Finger-Regel zielen die medizinischen Basismaßnahmen auf die Erhaltung und die Wiederherstellung der **Vitalfunktionen** des Patienten nach dem ABCDE-Schema. Dabei ist unbedingt auf die Eigensicherung des Rettungsfachpersonals zu achten.

Verlegte Atemwege werden freigemacht und freigehalten, ggf. werden die Patienten unter Zuhilfenahme eines Beatmungsbeutels beatmet. Reanimationsmaßnahmen werden nach den Standardverfahren durchgeführt. Bewusstlose werden in die stabile Seitenlage gebracht, die bei vorliegendem Kreislaufschock mit der Schocklage kombiniert werden kann. Alle Vergifteten erhalten einen peripehrvenösen Zugang und in Abhängigkeit von ihrem klinischen Zustand, eine ausreichende Menge an Sauerstoff.

Eine **Giftelimination** ist in der Regel nur dann sinnvoll, wenn die Giftaufnahme nicht länger als 1 Std. zurückliegt (→ Abb. 26.3). Auch die Gabe medizinischer Aktivkohle ist nur innerhalb 1 Std. sinnvoll. Mittlerweile obsolet ist das induzierte Erbrechen, das nur in ganz wenigen Ausnahmefällen vorgenommen werden sollte (z. B. Ingestion in unmittelbarer Anwesenheit des Rettungsdienstes – was jedoch kaum vorkommen wird). Wenn die Möglichkeit einer speziellen **Antidottherapie** besteht, wird diese frühzeitig durchgeführt.

Die Bedeutung der **Asservierung** wird vom Rettungsfachpersonals oft unterschätzt. Sie ist zwar schwierig vor Ort durchzuführen, da für die meisten Giftnachweise Urin benötigt wird. Allerdings besteht immer die Möglichkeit im Rettungsdienst zumindest **Blut** (z. B. vor Gabe eines Antidots) zu asservieren, zumal sich aus 10 ml EDTA-Blut und 50 ml Urin praktisch alle Gifte bestimmen lassen.

Der **Transport** von intoxikierten Patienten fällt in die Kernkompetenz des Rettungsdienstes und sollte grundsätzlich durch den Notarzt oder einem Rettungsmittel mit Notfallsanitäter in das nächstgelegene Krankenhaus erfolgen. Während des Transports sind die Patienten adäquat zu lagern und zu überwachen, um das Auftreten von Komplikationen rechtzeitig zu erkennen. Eine häufige Komplikation ist das spontane Erbrechen beim soporösen oder auch komatösen, nicht intubierten Patienten oder die plötzliche Ateminsuffizienz bei Patienten mit Schlafmittelvergiftungen aufgrund einer Nachresorption des Schlafmittels während des Transports.

IM FOKUS

Beurteilung und Behandlungsmaßnahmen

- Ziel ist die schnelle Einschätzung einer möglichen Eigengefährdung und der Gefährlichkeit für den Patienten.
- Hierfür stehen verschiedene **Hilfsmittel** zur Verfügung:
  - Die **Gefährdungsbeurteilung**
  - Die **6 W bei Vergiftungsnotfällen**
  - Die **Fünf-Finger-Regel**
  - Die Diagnostik anhand von **Toxidromen**
- Fragen zur **Beurteilung der Gefährdungslage:**
  - Liegt eine Gefährdung für das Rettungsfachpersonal vor?
  - Wenn ja, in welcher Weise und in welchem Umfang?
  - Welche Vorkehrungen sind zu treffen (Eigenschutz)?
- Die **6 W bei Vergiftungsnotfällen:**
  - **W**er hat das Gift eingenommen?
  - **W**ann begann die Giftexposition?
  - **W**arum kam es zu der Vergiftung?
  - **W**elches Gift hat die Intoxikation herbeigeführt?
  - **W**ie viel wurde aufgenommen?
  - **W**orüber wurde das Gift aufgenommen?
- **Fünf-Finger-Regel**
  - Sicherung der Vitalfunktionen
  - Giftelimination
  - Antidottherapie
  - Asservierung
  - Transport

26.2.3 Spezielle Beurteilung – Toxische Syndrome (Toxidrome)

DEFINITION

Ein Toxidrom beschreibt ein Beschwerdebild aus Symptomen und/oder mit charakteristischen Wirkungen, die durch einen beabsichtigten oder unbeabsichtigten Kontakt mit einem bestimmten Stoff oder einer Stoffklasse ausgelöst werden.

Mitunter ist es schwer, das ursächliche Gift korrekt anhand eindeutiger Symptome zu identifizieren. Allerdings führen einige Substanzen zu bestimmten Symptomen, die in der Praxis häufig beobachtet werden und bei unklarer Ursache einer Vergiftung auf eine bestimmte Stoffgruppe hindeuten. Solche Konstellationen von mehreren Symptomen oder Wirkungen werden als toxische Syndrome oder als **Toxidrome** bezeichnet (→ Abb. 26.4). Die Symptomkonstellationen der Toxidrome sind der → Abb. 26.5 zu entnehmen.

PRAXISTIPP

Ausgehend von der **Pupillengröße** ist über die Symptome **Körpertemperatur** und **Peristaltik** eine Einordnung in Toxidrome schnell und leicht vorzunehmen (→ Abb. 26.4).

Anticholinerges Syndrom

Verursacht wird das anticholinerge Syndrom durch Atropin und Atropinderivate, Nachtschattengewächse (Engelstrompete, Stechapfel, Tollkirsche), trizyklische Antidepressiva,

Antihistaminika und Pilztoxine (Fliegen- und Pantherpilz). Die Gifte wirken im Bereich der Synapse und **blockieren** dort die **Bindungsstellen für das Acetylcholin.**

Ein anticholinerges Syndrom ist gekennzeichnet durch die Symptome:
- **Erweitere Pupille** (Mydriasis)
- **Hyperthermie** (heiße **trockene** Haut)
- **Reduzierte Darmgeräusche**
- Halluzinationen
- Zerebrale Krämpfe
- Hypertonie
- Tachykardie
- Harnverhalt

Opioid-Syndrom

Verursacht wird das Opioid-Syndrom durch alle Opiate und opioidhaltige Substanzen. Die Leitsubstanz für therapeutische Opiate ist seit über 200 Jahren das Morphium oder Morphin. Heutige synthetische Opiatderivate sind bis zu 10.000-mal stärker als Morphin (z. B. Carfentanil). Der Konsum von Opioiden führt immer wieder zu Notfalleinsätzen. Opioide werden **intravenös, inhalativ** und mittlerweile auch **sublingual** (Auslutschen von Transdermalpflastern) aufgenommen. Ursachen für Vergiftungen mit Opioiden sind zumeist akzidentielle Überdosierungen von Abhängigen oder die fehlerhafte Anwendung von therapeutisch eingesetzten transdermalen Fentanylpflastern durch Schmerzpatienten oder deren Angehörigen. Symptome eines Opioid-Syndroms sind:

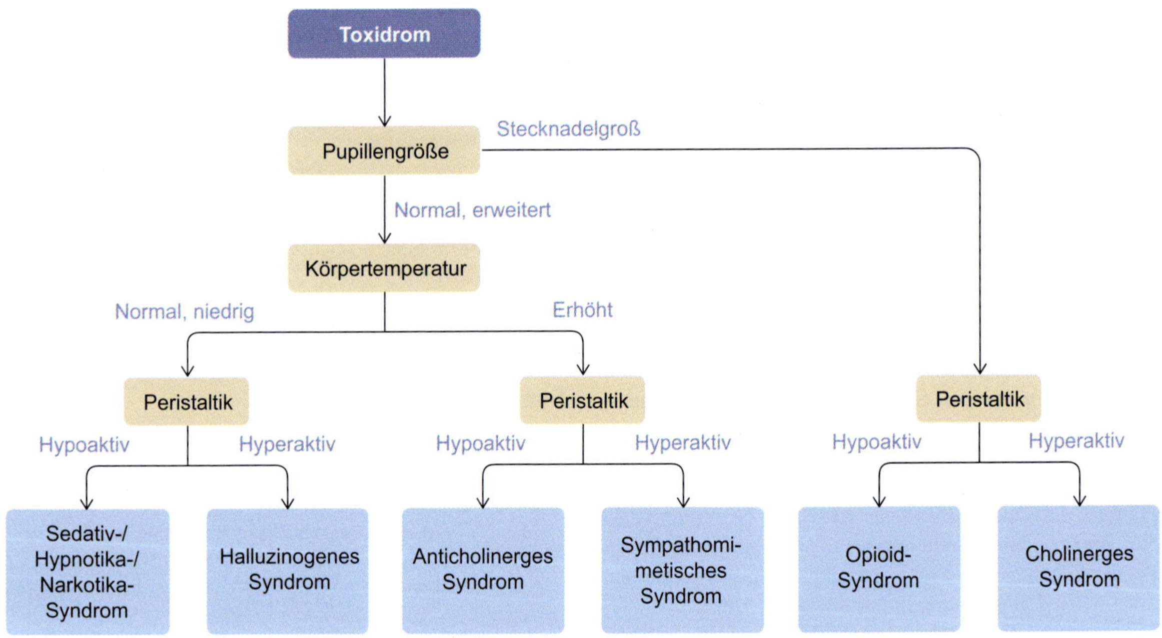

Abb. 26.4 Toxidromzuordnung [L143]

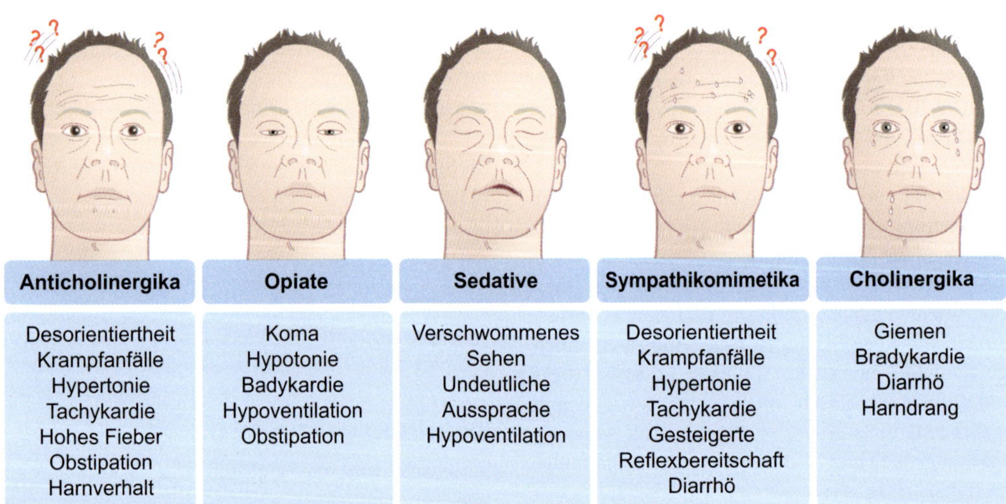

Abb. 26.5 Symptomenkonstellationen der Toxidrome [G1108]

- **Verengte Pupille** (Miosis)
- **Reduzierte Darmgeräusche** (Obstipation)
- Koma
- Hypotonie
- Bradykardie
- Bradypnoe (Ateminsuffizienz)

Sedativ-hypnotisch-narkotisches Syndrom

Ursächlich für ein sedativ-hypnotisch-narkotisches Syndrom sind H_1-Antihistaminika, Benzodiazepine, 4-GHB („K.-o.-Tropfen“) und Ethanol. Durch die **zentraldämpfenden** Eigenschaften dieser Substanzen kommt es zu folgenden Symptomen:

- **Normalgroße bis erweiterte Pupille**
- **Hypothermie**
- **Reduzierte Darmgeräusche** (Hypoperistaltik)
- Sehstörungen (verschwommenes Sehen)
- Sprachstörungen (verwaschene Sprache)
- Atemstörungen bis hin zum Atemstillstand

Sympathomimetisches Syndrom

Unter anderem durch die Aufnahme von Substanzen wie Kokain, Amphetaminen, Theophyllin, Koffein und Monoaminoxidase (MAO)-Hemmer wird ein sympathomimetisches Syndrom verursacht. Es ist gekennzeichnet durch substanzstimulierende Symptome:

- **Erweiterte Pupille** (Mydriasis)
- **Hyperthermie** (heiße **feuchte** Haut)
- **Erhöhte Darmgeräusche** (Hyperperistaltik, Diarrhö)
- Unruhe- und Angstzustände
- Zerebrale Krämpfe
- Hypertonie
- Tachykardie
- Tremor
- Zittrigkeit

Cholinerges Syndrom

Das cholinerge Syndrom wird durch **Hemmstoffe der Cholinesterase** verursacht. Hierzu gehören Insektizide vom Organophosphat-Typ wie beispielsweise Parathion (z. B. E 605) oder Carbamate. Aber auch chemische Kampfstoffe wie Sarin, Tabun oder VX führen zu einer Hemmung der Cholinesterase. Weiterhin können Pilztoxine ein cholinerges Syndrom verursachen. Zu den Symptomen eines cholinergen Syndroms gehören:

- **Verengte Pupille** (Miosis)
- **Erhöhte Darmgeräusche** (Hyperperistaltik, Diarrhö)
- Ateminsuffizienz (Keuschen, Bronchialschleim)
- Bradykardie
- Tränenfluss
- Magenschmerzen (Erbrechen)
- Harndrang
- Schwitzen

IM FOKUS

Toxidrome

- Anhand von Toxidromen können die **Symptome einer Vergiftung** zusammengefasst und bestimmten Gruppen von Vergiftungen zugeordnet werden.
- **Anticholinerges Toxidrom:**
  - **Hemmung des Parasympathikus:**
    - Weite Pupillen
    - Tachykardie
    - Heiße und trockene Haut (Abgrenzung zum sympathomimetischen Toxidrom)
  - Ausgelöst u. a. durch Atropin, trizyklische Antidepressiva und viele Pflanzen- bzw. Pilztoxine
- **Opioid-Syndrom:**
  - Besetzung der Opioidrezeptoren
    - Enge Pupillen (Abgrenzung zum sedativ-hypnotisch-narkotischen Syndrom)
    - Bradypnoe
    - Bradykardie
  - Ausgelöst u. a. durch Heroin und therapeutisch genutzte Opioide (z. B. Fentanylpflaster)
- **Sedativ-hypnotisch-narkotisches Syndrom:**
  - Kennzeichnend ist die **„zentrale Dämpfung“:**
    - Normalgroße bis erweiterte Pupille (Abgrenzung zu Opioiden)
    - Hypothermie
    - Verwaschene Sprache
    - Atemstörungen bis hin zum Atemstillstand
  - Ausgelöst u. a. durch Antihistaminika, Alkohol, Benzodiazepine und GHB („K.-o.-Tropfen“)
- **Sympathomimetisches Toxidrom:**
  - **Steigerung der Sympathikusaktivität:**
    - Weite Pupillen
    - Tachykardie
    - Heiße und feuchte Haut (Abgrenzung zum anticholinergen Toxidrom)
  - Ausgelöst u. a. durch Amphetamine, Koffein, Kokain und MAO-Hemmer
- **Cholinerges Toxidrom:**
  - Steigerung der **Parasympathikusaktivität:**
    - Verengte Pupille
    - Hyperperistaltik, Erbrechen und Diarrhö
    - Ateminsuffizienz
    - Steigerung aller Sekretflüsse (Tränen, Schweiß, Bronchialschleim etc.)
  - Ausgelöst u. a. durch Insektizide und chemische Kampfstoffe

26.2.4 Giftinformationszentralen (Giftnotruf)

In Deutschland existieren derzeit mehrere Giftinformationszentralen (GIZ). Jede Giftinformationszentrale hat ihre Zuständigkeit für bestimmte Regionen (→ Abb. 26.6), beispielsweise ist die Giftinformationszentrale in Mainz zuständig für die Bundesländer Rheinland-Pfalz und Hessen. Seit dem 1.4.2021 hat die GIZ in Mainz zusätzlich die Beratungstätigkeit für das Saarland übernommen.

Die Beratung und Unterstützung durch eine Giftinformationszentrale haben sich zunehmend als wichtiger Baustein für die adäquate Diagnostik und Therapie bei der Behandlung von Patienten mit Intoxikationen etabliert. Dem Rettungsfachpersonal sollte daher die zuständige Giftnotrufzentrale inklusive der Notrufnummer bekannt sein. Nicht selten ist es notwendig, die Giftinformationszentrale direkt von der Einsatzstelle aus zu kontaktieren. Die meisten Giftinformationszentralen sind über die **Notrufnummer 19 240 mit der jeweiligen Ortsvorwahl** zu erreichen.

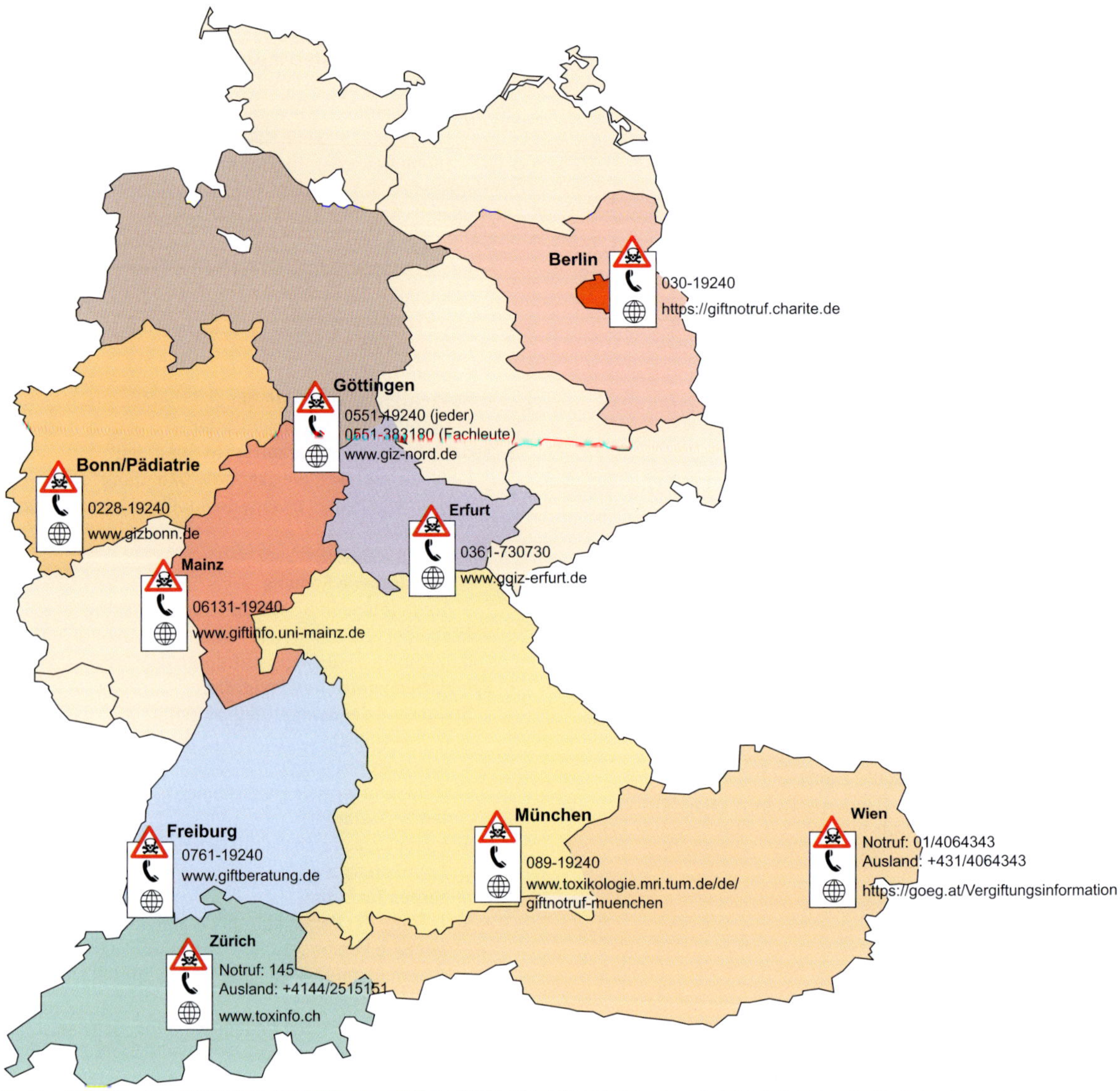

Abb. 26.6 Giftnotrufzentralen (GIZ) in Deutschland (Stand 12/2025) [L143]

Vor dem Anruf bei der Giftinformationszentrale sollte man die wichtigsten Patientendaten (Alter, Gewicht, Vitalparameter, Giftart- und -menge, Aufnahmeweg) parat haben. Um die Empfehlungen der Giftexperten nach dem Anruf auch umsetzen zu können, sollten ein Notizblock und ein funktionierender Stift vorhanden sein.

26.3 Spezielle Vergiftungen

Vergiftungsursachen variieren stark nach Altersgruppen. Im **Kindesalter** stehen Arzneimittel und Haushaltschemikalien als Ursachen einer Vergiftung im Vordergrund. Hier überwiegt klar die akzidentelle Aufnahme. **Jugendliche** und junge Erwachsene erleiden Vergiftungen dagegen häufig durch die unkontrollierte Aufnahme von Alkohol oder Drogen. Bei **Erwachsenen** überwiegt die beabsichtigte, suizidale gegenüber der akzidentellen Vergiftung.

26.3.1 Intoxikationen mit Arzneimitteln

Vergiftungen mit Arzneimitteln nehmen mit etwa 60–90 % den größten Anteil unter den Vergiftungen ein. Drei Viertel aller Suizidversuche werden mit Arzneimitteln unternommen. Bei etwa 40 % liegt eine Mischintoxikation mit Alkohol vor, die meistens die Arzneimittelwirkung verstärkt. Am häufigsten sind Vergiftungen mit rezeptpflichtigen Schlaf- bzw. Beruhigungsmitteln und Psychopharmaka (Neuroleptika, Antidepressiva). Darunter haben die psychotropen Substanzen (trizyklische Antidepressiva und sedierende Neuroleptika) die zahlenmäßig größte Bedeutung. Das anticholinerge Syndrom beschreibt die führenden klinischen Symptome (→ 26.2.3).

Aber auch rezeptfreie Substanzen wie **Paracetamol, Aspirin®** oder **Antihistaminika** können lebensbedrohliche Störungen hervorrufen. Durch Alkohol steigt die toxische Wirkung des Paracetamol aufgrund der rascheren Bildung des toxischen Metaboliten. Mit Acetylcystein steht zwar Antidot zur Verfü-

Substanzgruppe	Beispiele für Handelsnamen	Spezielle Symptome	Spezielle Therapie	Bemerkungen
Barbiturate („Schlafmittel")	Luminal®	• Narkoseähnlicher Schlaf • Blasenbildung auf der Haut (Auflageflächen, Schienbeinkante)	Symptomatisch	• Hohe Sterblichkeit • Wirkungsverstärkung in Kombination mit Alkohol
Psychopharmaka • Benzodiazepine • Neuroleptika • Antidepressiva	• Valium® • Tavor® • Haldol® • Aponal®	• Narkoseähnlicher Schlaf • Extrapyramidal-motorisches Syndrom • Anticholinerges Syndrom	• Antidot Flumazenil (z. B. Anexate®) i. v. • Symptomatisch	Benzodiazepine: • Verwendung auch als Schlafmittel (haben Barbiturate verdrängt) • Flumazenil hat eine kürzere Halbwertszeit als Benzodiazepine; daher ist mit erneuter Eintrübung zu rechnen.
Kardiaka • Betablocker • Kalziumantagonisten • Antiarrhythmika • ACE-Hemmer • Herzglykoside • Parasympatholytika • Antihypertonika	• Beloc® • Dilzem® • Rytmonorm® • Delix® • Novodigal® • Atropin® • Amlopidin®	Sehr unterschiedlich; je nach der Wirkungsweise der Medikamente: • **Neurotoxisch:** Sehstörungen, Kopfschmerzen, Schwindel, Ohrensausen, Bewusstseinsstörungen • **Gastrointestinal:** Übelkeit, Erbrechen, Diarrhö • **Kardiovaskulär:** Herzrhythmusstörungen aller Art, Blutdruckabfall, Tachykardie/Bradykardie • **Respiratorisch:** Dyspnoe, respiratorische Insuffizienz bis Apnoe	Symptomatisch	• Hohe Letalität • Alle Antiarrhythmika können neue Herzrhythmusstörungen auslösen.

Tab. 26.1 Überblick über Intoxikationen mit Arzneimitteln

gung, das in der Regel im Rettungsdienst aber nicht vorgehalten wird. Vor diesem Hintergrund ist festzuhalten, dass Intoxikationen mit **nahezu allen Medikamenten** – verschreibungspflichtigen wie verschreibungsfreien – möglich sind (→ Tab. 26.1).

MERKE

„Was im Haus ist, wird genommen."

26.3.2 Drogenintoxikationen

Suchtmittel **(Drogen)** sind körperfremde Substanzen, die im Organismus differenzierte Wirkungsweisen entfalten (z. B. Stimulation, Rausch, Euphorie, Sedierung) und zu Toleranzentwicklung und Abhängigkeit führen. Zu diesen **psychoaktiven Substanzen** zählen Alkohol, Opiate, Cannabisprodukte, Beruhigungsmittel (Sedativa), Kokain, Halluzinogene und Amphetamine (→ Abb. 26.7).

Alkohol

Der missbräuchliche Konsum von Alkohol ist das größte und wichtigste Drogenproblem. Im Jahr 2021 wiesen in Deutschland knapp 7 Millionen Personen (15,3 %) der Erwachsenen zwischen 18 und 59 Jahren einen riskanten Alkoholkonsum auf und bei 9,0 Millionen Personen lag ein problematischer Konsum vor.

Da Alkoholkonsum vielfach zu körperlichen, geistigen und sozialen Problemen führt, sind die Auswirkungen für das Gesundheitssystem enorm. So gingen im Jahr 2022 knapp 300.000 Krankenhausaufenthalte auf eine ausschließlich durch Alkoholkonsum bedingte Erkrankung zurück.

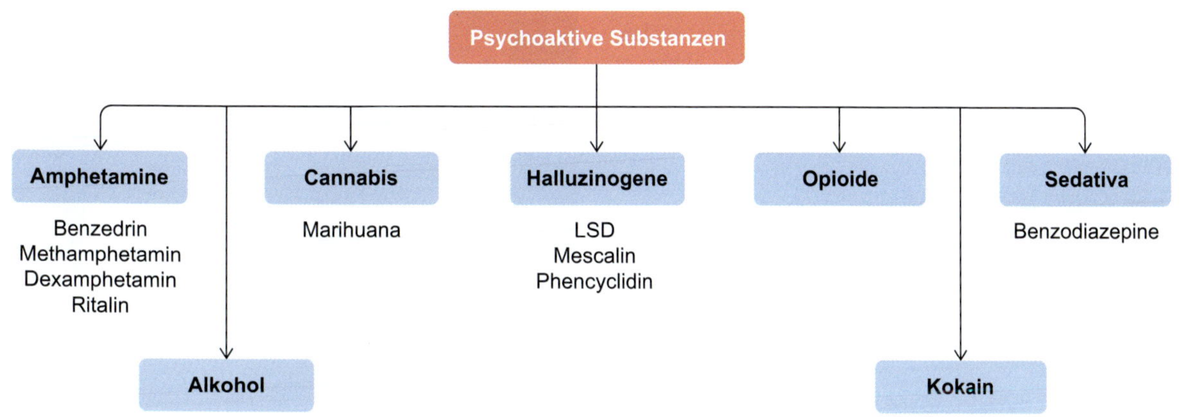

Abb. 26.7 Zur Abhängigkeit führende psychoaktive Substanzen [L143]

Symptome

Es werden in Abhängigkeit von der Blutalkoholkonzentration im Körper (BAK in Promille [‰]) vier Stadien der Alkoholvergiftung unterschieden. Die Symptome sind →Tab. 26.2 zu entnehmen. Durch eine individuelle Gewöhnung der Patienten können sich die Promilleangaben der einzelnen Stadien nach oben verschieben.

Stadium	Promille (‰)	Symptome
Stadium 1 Exzitatorisches Stadium	0,5–1,5 ‰	Verwaschene Sprache, Benommenheit, Distanzlosigkeit, Redeschwall, Reizbarkeit, leichte Gangunsicherheit
Stadium 2 Hypnotisches Stadium	1,5–2,5 ‰	Euphorische Glückstimmung oder aggressive Gereiztheit, schwere Gangstörungen
Stadium 3 Narkotisches Stadium	2,5–3,5 ‰	Verwirrtheit, Somnolenz bis Bewusstlosigkeit, Hypoglykämie, Hypalgesie, Adynamie, Hypothermie, schwere Koordinations- und Gangstörungen
Stadium 4 Asphyktisches Stadium	ab 3,5 ‰	Vergiftete sind tief komatös, reflexlos, keine Reaktion auf Schmerzreize, Atemlähmung, beginnend mit flacher hochfrequenter Atmung, Cheyne-Stokes-Atmung, Atem- und Herzstillstand

Tab. 26.2 Stadien der Alkoholvergiftung

Basismaßnahmen

Die Therapie der Alkoholvergiftung erfolgt symptomatisch. Die Vitalfunktion Bewusstsein ist beim alkoholisierten Patienten grundsätzlich beeinträchtigt. Durch Bewusstseinsverlust kann es bereits bei niedrigen Blutalkoholkonzentrationen zu Beeinträchtigungen der Schutzreflexe (Zurückgleiten der Zunge) und bei höheren Alkoholkonzentrationen zur direkten Beeinträchtigung kommen (Koma). Die weitere Sicherung der **Vitalfunktionen** Atmung und Kreislauf, die Sauerstoffgabe und die gesonderte Lagerung des Patienten in stabiler Seitenlage werden durch regelmäßige Blutdruckmessung und Blutzuckerkontrolle (Gefahr der Hypoglykämie) ergänzt. Da Alkohol die Blutgefäße erweitert und die Patienten daher schneller auskühlen und oft auch bei schlechter Witterung im Freien aufgefunden werden, sind Maßnahmen zur Vermeidung einer **Unterkühlung** zu ergreifen (z. B. nasse Kleidung entfernen).

VIDEO

(Klinisches) Management der Alkoholintoxikation
https://www.youtube.com/watch?v=QEOx3uIPXEo&t=5s

Opiate

Die Leitsubstanz der Opiate ist das **Morphium.** Es ist der Hauptbestandteil des Opiums, einer Substanz, die aus dem Schlafmohn gewonnen wird. Durch chemische Umwandlung des Morphiums entsteht Heroin. **Heroin** ist seit den 1970er-Jahren eine der dominierenden Drogen auf dem internationalen Markt; die Zahl der Heroinkonsumenten hat jedoch in den letzten Jahren nachgelassen. Laut Europäischer Beobachtungsstelle für Drogen und Drogensucht hat Fentanyl Heroin unter den Drogenkonsumenten den Rang abgelaufen.

Zugenommen haben auch die Intoxikationen mit **Drogenersatzstoffen** (z. B. Sobutex®, Methadon, Levo-Methadon), die eigentlich zur Substitutionstherapie im Rahmen des Heroinentzugs angewandt werden sollen. Es zeigte sich, dass der Wirkstoff mindestens eine vergleichbare Abhängigkeit wie Heroin hervorrufen kann. Hinzu kommt die häufige missbräuchliche Anwendung des Wirkstoffs.

Opiate werden als **Fentanylpflaster** auch zu therapeutischen Zwecken in der Schmerz- und/oder Palliativmedizin eingesetzt. Tatsächlich sind Fentanylpflaster unkompliziert in der Anwendung und außerordentlich wirksam. Sie haben den großen Vorteil, dass sie den Wirkstoff, das Opiat, über einen längeren Zeitraum konstant freisetzen. Werden diese „Schmerzpflaster" **fehlerhaft verwendet,** kann Fentanyl die Atmung und den Herzschlag verlangsamen, Bewusstseinsstörungen auslösen und zum Einsatz des Rettungsdienstes führen. Deshalb sind die transdermalen Pflaster für den Rettungsdienst von besonderem Interesse.

Aufgrund ihres hohen Wirkstoffgehalts sind Fentanylpflaster auch für Drogenabhängige attraktiv. Fentanyl wirkt bis zu 100-mal stärker als Morphin. Selbst bereits benutzte Pflaster enthalten noch bis zu 70 % ihrer ursprünglichen Wirkstoffmenge. Daher werden längst Pflaster aus dem Müll von Altenheimen und Kliniken entwendet und illegal gehandelt.

Die Schmerzpflaster werden meist zerschnitten, ausgekocht und der gewonnene Sud wird intravenös injiziert oder geraucht (→Abb. 26.8). Alternativ werden Pflaster auch gekaut oder zu mehreren auf Haut oder Schleimhäute geklebt. Wie viel Wirkstoff sich auf diese Weise herauslöst, ist dabei nicht zu kalkulieren. Damit schwemmen sich Drogenabhängige ein Rauschgift in den Körper, dessen Dosis sie nicht mal annähernd abschätzen können, was dazu führt, dass selbst lang-

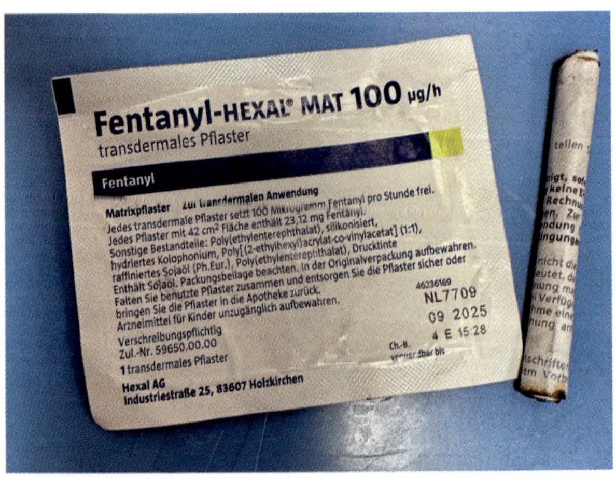

Abb. 26.8 Fentanylpflaster und mit in eingedrehter Polypropylen-Folie getränkte Fentanylmatrix als Joint [M235]

jährige Opiatabhängige augenblicklich eine Überdosierung erleiden.

MERKE

Opiatpflaster werden auch missbräuchlich von Drogenabhängigen verwendet, um den Wirkstoff aus dem Pflaster herauszulösen.

Symptome

Die Symptome einer Opiatvergiftung entsprechen denen des **Opioid-Syndroms** (→26.2.3, Opioid-Syndrom). Im zentralen Nervensystem bewirken Opiate eine ausgeprägte Engstellung der Pupillen (Miosis, →Abb. 26.9) sowie eine Dämpfung des Atemzentrums. Die sofort auffallenden „stecknadelkopfgroßen Pupillen" sind neben der respiratorischen Insuffizienz (Bradypnoe, Apnoe) das **Leitsymptom** der Opiatvergiftung. Einstichstellen früherer Injektionen und das Vorhandensein von Fixerutensilien in unmittelbarer Nähe geben Hinweise auf eine Heroinvergiftung.

Basismaßnahmen

Die Basismaßnahmen zielen auf die Aufrechterhaltung der Vitalfunktionen. Eine sofortige Beurteilung und Behandlung gemäß dem ABCDE-Schema sind auch hier anzuwenden, da Opiate stark atemdepressiv sind und die Bradypnoe bis hin zur Apnoe sofort auffällt. Insbesondere im Hinblick auf Vergiftungen durch transdermale Pflaster im Rahmen einer Schmerztherapie muss die körperliche Untersuchung der Patienten von Kopf nach Fuß erfolgen. Dabei ist auch der Rücken der Patienten einzuschließen, denn gerade dort werden die „Schmerzpflaster" häufig angebracht.

Zur gezielten Therapie der Opiatvergiftung steht dem **Notarzt** das spezifische **Antidot** Naloxon (Narcanti®) zur Verfügung. Bleibt die einmalige intravenöse Gabe ohne Erfolg, kann die Injektion zwei- bis dreimal wiederholt werden. Bei der Anwendung von Naloxon ist zu beachten, dass dieses Antidot eine kürzere Halbwertszeit als die meisten Opiate besitzt. Daher ist nach Abklingen der Antidotwirkung mit einer erneuten Ateminsuffizienz und Bradykardie zu rechnen (sog. „Rebound-Effekt").

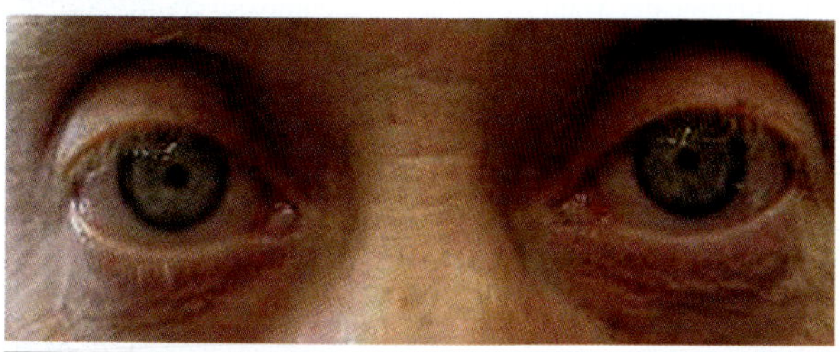

Abb. 26.9 Miosis bei Opiatvergiftung [G262-002]

IM FOKUS

Vergiftungen mit Arzneimitteln und Drogen

- Vergiftungen mit Arzneimitteln machen **60–90 % aller Vergiftungen** aus.
  - Die Abgrenzung zu Vergiftungen mit Drogen ist dabei nicht immer möglich.
  - In 40 % der Fälle liegt eine **Mischintoxikation** mit Alkohol vor.
  - Da eine Vergiftung mit so gut wie allen Medikamenten möglich ist, sollte mit Nachschlagewerken gearbeitet oder die **Giftnotrufzentrale** mit einbezogen werden.
- **Vergiftungen mit Alkohol:**
  - **Hintergrund:**
    - Das in Deutschland wichtigste Drogenproblem ist Alkoholmissbrauch.
  - 7 Millionen Erwachsene (15,3 %) zwischen 18 und 59 Jahren wiesen im Jahr 2021 einen riskanten Alkoholkonsum auf. Bei 9,0 Millionen Personen lag ein problematischer Konsum vor.
  - **Mögliche Symptome:**
    - Es werden vier Stadien unterschieden: exzitatorisches Stadium, hypnotisches Stadium, narkotisches Stadium und asphyktisches Stadium.
    - Die Symptome reichen je nach Stadium von verwaschener Sprache bis hin zum Atemstillstand.
  - **Maßnahmen:**
    - Die Therapie erfolgt symptomatisch, vor allem die Sicherstellung der Atemfunktion spielt eine wichtige Rolle.
    - Stabile Seitenlage
    - Sauerstoffgabe
    - Wärmeerhalt
    - Blutzuckermessung (Hypoglykämiegefahr)
- **Vergiftungen mit Opioiden:**
  - **Hintergrund:**
    - Die größte Gefahr für die Patienten ist die Dämpfung des Atemzentrums.
    - Hinweise auf eine Opioidvergiftung können z. B. das Vorhandensein von Fixerutensilien oder opioidhaltige Präparate auf dem Medikamentionsplan sein.
    - Aber auch gebrauchte Fentanylpflaster im Müll oder andere Auffälligkeiten können Hinweise geben.
  - **Mögliche Symptome:**
    - Siehe Opioid-Syndrom (Toxidrom)
  - **Maßnahmen:**
    - Wichtigste Maßnahme ist die Aufrechterhaltung der Atmung durch Sauerstoffgabe, ggf. assistierte Beatmung.
    - Gegebenenfalls kann das Antidot Naloxon verabreicht werden (**Achtung:** Rebound-Effekt!).
    - Zudem sollte eine akribische Untersuchung des Patienten erfolgen, um z. B. noch klebende Schmerzpflaster (Wirkstoff: Fentanyl) finden und entfernen zu können.

26.3.3 Kohlenoxidintoxikationen

Vergiftungen mit Kohlenoxiden treten in der Regel in Kombination bei Bränden oder im Rahmen einer unvollständigen Verbrennung (z. B. defekter Kamin/Ofen, Motorabgase) auf und können in ihrer Toxizität stark variieren.

Kohlenmonoxid

Kohlenmonoxidvergiftungen kommen im privaten Bereich durch unsachgemäße Verwendung von Holzkohlegrills oder durch defekte Heizgeräte sowie durch Rauchgase (defekter Kaminzug) vor. **Kohlenmonoxid (CO)** ist ein farb-, geruch- und geschmackloses **Gas** mit einer sehr hohen Affinität zum Hämoglobinmolekül nach Einatmung über die Lunge. Diese Affinität liegt 200–300-mal höher als die des Sauerstoffs, d. h., das Hämoglobinmolekül im Blut nimmt Kohlenmonoxid eher auf als Sauerstoff. Außerdem ist das Kohlenmonoxid fester an das Hämoglobin gebunden als Sauerstoff. Dies führt zu einer **Sauerstoffverarmung** des Körpers. Bereits ein CO-Gehalt der Raumluft von 0,1 Vol.-% führt zu einer Blockierung von 50 % des Hämoglobins mit Kohlenmonoxid. Steigt der CO-Gehalt auf nur 0,5 Vol.-% an, sind bereits 90 % des Hämoglobins für das Sauerstoffmolekül nicht mehr zugänglich.

Symptome

Die Symptome der Kohlenmonoxidvergiftung **variieren stark** und sind **abhängig von der Konzentration** des mit Kohlenmonoxid beladenen Hämoglobinanteils im Blutkreislauf (HbCO). Sie sind eher unspezifisch und reichen von Kopfschmerzen, Augenflimmern, Schwindelgefühl über Übelkeit und Erbrechen bis hin zur Atemnot und Bewusstlosigkeit. Eine Rosafärbung der Haut (durch das HbCO) ist meist erst bei an dieser Vergiftung verstorbenen Patienten zu erkennen (→ Abb. 26.10).

Basismaßnahmen

Die Therapie der Kohlenmonoxidvergiftung besteht in einer möglichst frühen Inhalation von **Sauerstoff.** Die Eliminationshalbwertszeit von Kohlenmonoxid beträgt bei Atmung in Raumluft etwa 4 Std., bei Atmung von 100 % Sauerstoff etwa 60 Min. und bei Beatmung mit 100 % Sauerstoff etwa noch 20 Min. Da die Ausscheidung des Kohlenmonoxids nur über die Lunge möglich ist, ist unter **normalen** klinischen Bedingungen die längerfristige Beatmung mit 100 % Sauerstoff die einzige Möglichkeit, den HbCO-Gehalt im Blut beschleunigt abzubauen.

Den Königsweg stellt allerdings die Anwendung einer **hyperbaren Sauerstofftherapie** in einer Druckkammer dar. Bei erhöhtem Umgebungsluftdruck atmen die Patienten in einer Druckkammer (hier unter Beatmung) reinen Sauerstoff ein. Der Sauerstoff kann das Kohlenmonoxid vom Hämoglobin noch schneller verdrängen.

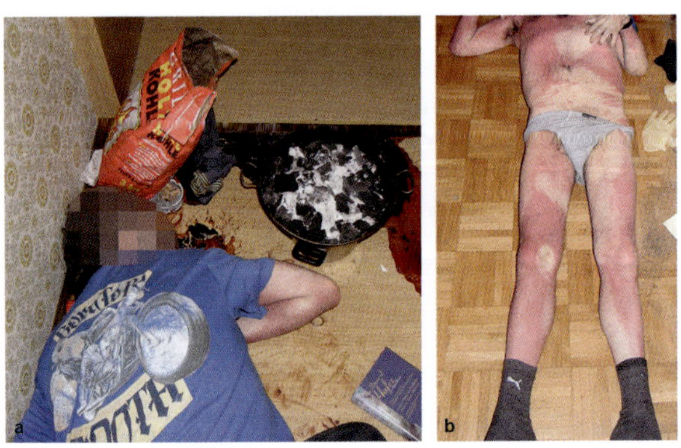

Abb. 26.10 a) Kohlenmonoxidvergiftung durch Holzkohlenfeuer im geschlossenen Raum; b) Rosafärbung der Haut durch Kohlenmonoxidvergiftung [M235]

VIDEO

Informationen zur Kohlenmonoxidvergiftung
https://www.youtube.com/watch?v=LFbhH2p6slg

Kohlendioxid

Kohlendioxid (CO_2) ist ein farb- und geruchloses **Gas.** Es findet sich bei der vollständigen Verbrennung von kohlenstoffhaltigen Substanzen sowie – und dort ist es besonders gefährlich – immer dort, wo **organische Abbauprozesse,** z. B. **Gärung oder Verwesung,** stattfinden. Dies geschieht meist in geschlossenen Räumen wie Weinkellern, Silos oder Biogasanlagen. Das ungiftige Kohlendioxid wird durch sein hohes spezifisches Gewicht von 1,5 (Luft = 1) insbesondere am Boden angereichert, wodurch es den Sauerstoff verdrängt. Bei hohen Kohlendioxidkonzentrationen bilden sich sauerstofflose Kohlendioxidseen bis in Kopfhöhe aus, sodass eine Einatmung von Sauerstoff nicht mehr möglich ist.

Symptome

Die Symptome der Kohlendioxidvergiftung sind sehr **unspezifisch.** Sie äußern sich in Kopfschmerzen, Herzklopfen, Blutdruckanstieg, Atemnot, Krämpfen, Bewusstlosigkeit bis hin zum Atemstillstand. Bei hohen Konzentrationen allerdings können die Vergifteten wie vom Schlage getroffen plötzlich bewusstlos zusammenbrechen. Aufgrund der hohen Eigengefährdung dürfen zur Rettung der Patienten aus diesen Räumen nur **Fachkräfte** mit Umluft unabhängigen Atemschutzgeräten eingesetzt werden.

Basismaßnahmen

Die Therapie der Wahl ist bei der Kohlendioxidvergiftung ebenfalls die Gabe (ggf. auch mittels Beatmung) von **Sauerstoff.**

IM FOKUS

Kohlenoxidvergiftungen

- **Hintergrund:**
  - Vergiftungen mit Kohlenoxiden treten in der Regel in Kombination bei Bränden oder im Rahmen einer unvollständigen Verbrennung auf.
  - Außerdem sorgen organische Abbauprozesse (z. B. in Biogasanlagen) für die Bildung von Kohlendioxid.
  - Sowohl bei Vergiftungen mit Kohlenmonoxid als auch bei Vergiftungen mit Kohlendioxid muss immer auf Eigenschutz geachtet werden.
- **Kohlenmonoxidvergiftung:**
  - **Störungsbild:**
    - Kohlenmonoxid ist ein farb-, geruch- und geschmackloses Gas.
    - Es bindet mit sehr hoher Affinität an Hämoglobinmoleküle und führt so zur Sauerstoffverarmung des Körpers.
    - Die Pulsoxymetrie ist bei Kohlenmonoxidvergiftungen unbrauchbar.
  - **Mögliche Symptome:**
    - Variieren stark und sind konzentrationsabhängig.
    - Kopfschmerzen
    - Augenflimmern
    - Schwindel
    - Übelkeit/Erbrechen
    - Atemnot
    - Bewusstlosigkeit
  - **Maßnahmen:**
    - Wichtigste Maßnahme ist die hochdosierte Verabreichung von 100 % Sauerstoff.
    - Ggf. muss eine Beatmung erfolgen.
    - Ggf. Zuführung zu Druckkammerbehandlung (hyperbare Sauerstofftherapie)
- **Kohlendioxidvergiftungen:**
  - **Störungsbild:**
    - Kohlendioxid ist ein farb-, geruch- und geschmackloses Gas.
    - Es hat ein hohes spezifisches Gewicht und lagert sich daher bodennah ab, wobei die so gebildeten Kohlendioxidseen Kopfhöhe erreichen und so auch für stehende Personen gefährlich werden können.
  - **Mögliche Symptome:**
    - Symptome sind sehr unspezifisch und können auch schlagartig einsetzen.
    - Kopfschmerzen
    - Herzklopfen
    - Blutdruckanstieg
    - Atemnot
    - Krämpfe
    - Bewusstlosigkeit
    - Atemstillstand
  - **Maßnahmen:**
    - Wichtigste Maßnahme ist die hochdosierte Verabreichung von 100 % Sauerstoff.
    - Ggf. muss eine Beatmung erfolgen.

WIEDERHOLUNGSFRAGEN

1. Erläutern Sie den Begriff Intoxikation. (→ 26.1)
2. Welche Aufnahmewege kommen für Intoxikationen infrage? Erläutern Sie die Resorptionsmechanismen und geben Sie Beispiele. (→ 26.1.1)
3. Auf welche Arten können Gifte den Organismus schädigen? (→ 26.1.1)
4. Welche Bedeutung hat Aktivkohle bei der Behandlung von Vergifteten? (→ 26.1.2)
5. Nennen Sie Dekontaminationsverfahren bei Intoxikationen. (→ 26.1.2)
6. Welche Substanzen sind Schaumbildner? Wie kann die Schaumbildung unterdrückt werden? (→ 26.1.2)
7. Worauf müssen Sie achten, wenn Sie sich bei Intoxikationen einen Überblick über die Einsatzsituation verschaffen? (→ 26.2.1)
8. Beschreiben Sie das Vorgehen bei Intoxikationen nach der Fünf-Finger-Regel. (→ 26.2.2)
9. Beschreiben Sie das Vorgehen bei Intoxikationen, ausgehend von der Überprüfung des Bewusstseinszustands. (→ 26.2.2)
10. Beschreiben Sie die Bedeutung von Intoxikationen mit Arzneimitteln im Rettungsdienst. (→ 26.3.1)
11. Welche Arzneimittelvergiftung erzeugt Blasen an den Aufliegeflächen? (→ 26.3.1)
12. Bei welcher Vergiftung wird Anexate® eingesetzt? Was muss dabei beachtet werden? (→ 26.3.1)
13. Welche Substanzen zählen zu den Psychopharmaka? Welche Vergiftungssymptome erwarten Sie? (→ 26.3.1)
14. Nennen Sie Beispiele für Kardiaka. Beschreiben Sie die Vergiftungssymptome. (→ 26.3.1)
15. Wie ist der Begriff „Droge" definiert? Nennen Sie Beispiele für wichtige Drogen. (→ 26.3.2)

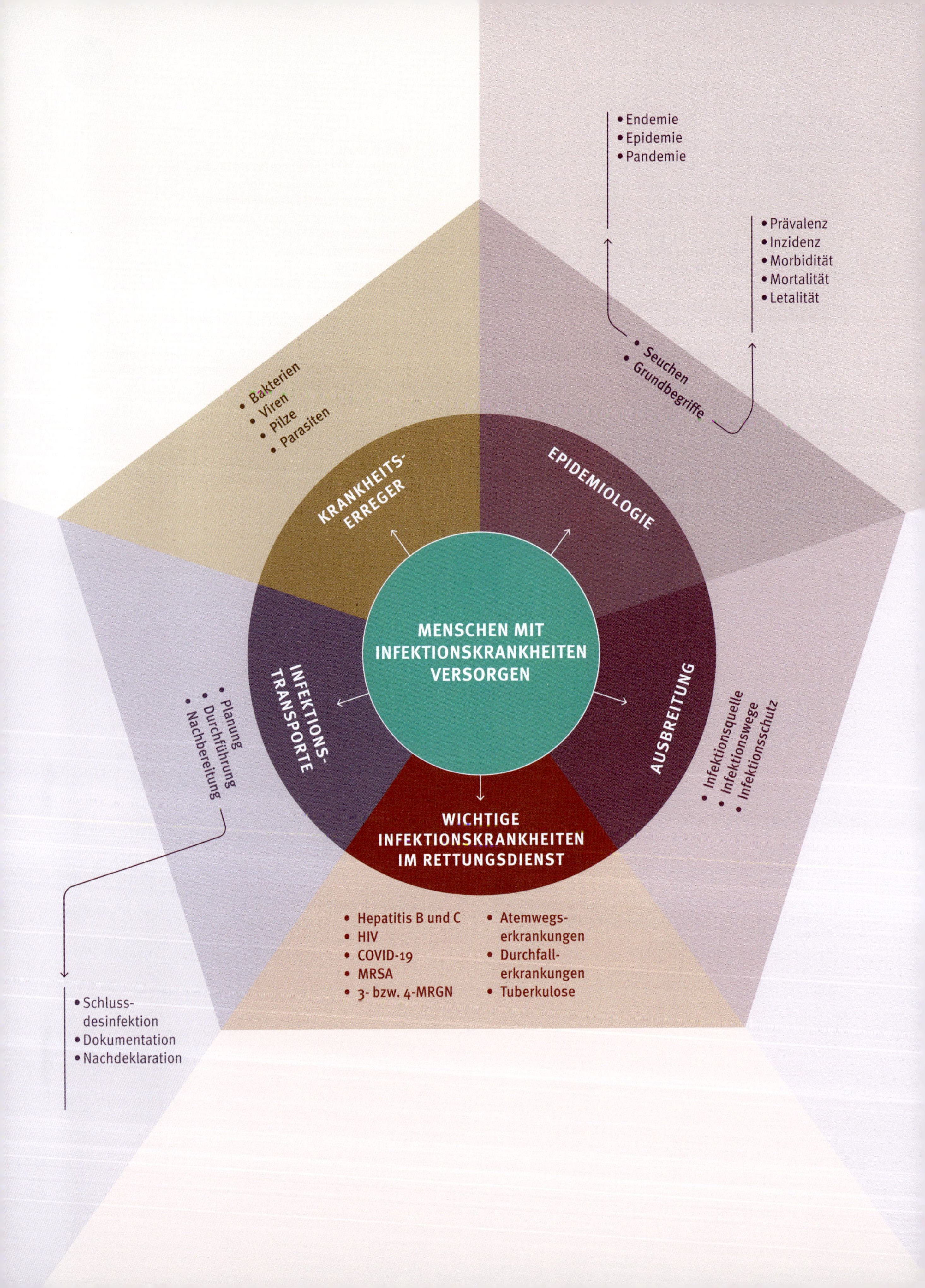

MENSCHEN MIT INFEKTIONSKRANKHEITEN VERSORGEN
KRANKHEITS-ERREGER
• Bakterien
• Viren
• Pilze
• Parasiten
EPIDEMIOLOGIE
• Seuchen
• Grundbegriffe
• Endemie
• Epidemie
• Pandemie
• Prävalenz
• Inzidenz
• Morbidität
• Mortalität
• Letalität
AUSBREITUNG
• Infektionsquelle
• Infektionswege
• Infektionsschutz
WICHTIGE INFEKTIONSKRANKHEITEN IM RETTUNGSDIENST
• Hepatitis B und C
• HIV
• COVID-19
• MRSA
• 3- bzw. 4-MRGN
• Atemwegs-erkrankungen
• Durchfall-erkrankungen
• Tuberkulose
INFEKTIONS-TRANSPORTE
• Planung
• Durchführung
• Nachbereitung
• Schluss-desinfektion
• Dokumentation
• Nachdeklaration

27

MENSCHEN MIT INFEKTIONSKRANKHEITEN VERSORGEN

Jürgen Luxem

FALLBEISPIEL

Es ist Januar und Sie werden zu einem Einsatz mit dem Stichwort „Unklare Vigilanzminderung" gerufen. Vor Ort werden sie von einer älteren Frau erwartet, die Sie ins Schlafzimmer des kleinen Einfamilienhauses führt. Ihr Ehemann liegt im Bett. Er schaut Sie beim Betreten des Raumes nicht an, seine Atmung ist tachydyspnoeisch. Wie im Rettungsdienst üblich, haben Sie sich im Vorfeld Schutzhandschuhe angezogen. Ihre Kollegin führt eine kurze Ersteinschätzung durch. Sie hat den Verdacht, dass es sich um eine Atemwegserkrankung handeln könnte. Die Ehefrau bestätigt, dass ihr Mann in den letzten Tagen vermehrt produktiv gehustet habe. Vor dem Hintergrund der Symptome und der Jahreszeit können Sie nicht ausschließen, dass es sich um eine für Sie ansteckende Erkrankung handelt. Daher reichen Sie ihrer Kollegin eine FFP2-Maske und einen Schutzkittel und kleiden sich selbst in die Schutzkleidung ein. Nicht benötigtes Material räumen Sie aus dem Raum, sodass Sie ihrer Kollegin aus dem Hintergrund zuarbeiten können. Sie verabreicht dem Patienten Sauerstoff, lagert den Oberkörper hoch und stellt bei der Auskultation basale Rasselgeräusche links fest. Zudem liegt neben der anhaltenden Bewusstseinsstörung auch eine Hypotonie mit einem Blutdruck von 90/55 mmHg vor, was Sie dazu veranlasst, ein NEF nachzufordern. Sie geben Ihren Verdacht auf eine Infektionserkrankung weiter, sodass das nachrückende Team ebenfalls Maßnahmen zum Eigenschutz treffen kann. Gemeinsam leiten Sie den Transport ein. Nicht benötigte Ausrüstungsgegenstände werden aus dem Patientenraum des RTW entfernt. Es erfolgt eine Voranmeldung mit dem Verdacht auf eine pneumogene Sepsis in der Zielklinik, die sich auf diesem Wege auf den potenziell infektiösen Patienten vorbereiten kann. Nach Abschluss des Einsatzes führen Sie die Schlussdesinfektion durch und füllen das Desinfektionsprotokoll aus.

LERNZIELE

- Die Grundlagen der Infektionslehre erklären
- Die Unterscheidung zwischen Bakterien und Viren vornehmen
- Die Bedeutung der Infektionskrankheiten einordnen
- Die Grundbegriffe der Epidemiologie erklären
- Infektionsquellen und ihre Bedeutung beschreiben
- Übertragungswege von Infektionen aufzeigen
- Die Säulen des Infektionsschutzes benennen
- Rettungsdienstrelevante Krankheitserreger kennen und ihre Gefährlichkeit einordnen
- Einen Infektionstransport planen und durchführen

Das Rettungsfachpersonal trägt besondere Verantwortung bei der Verhütung von Infektionskrankheiten. Es muss ihm bewusst sein, dass es selbst Träger und Überträger von Krankheitskeimen sein kann und bei Missachtung hygienischer Grundmaßnahmen, z. B. der Durchführung einer regelmäßigen und sorgfältigen hygienischen Händedesinfektion, die Patienten und sich selbst gefährdet. Somit sind Kenntnisse über eine hygienische Arbeitsweise und über den Schutz der Umwelt vor gefährlichen Keimen eine wesentliche Voraussetzung für den professionellen Umgang mit Notfallpatienten.

27.1 Grundlagen der Infektionslehre

DEFINITION

Unter einer Infektion versteht man das Eindringen, das Verbleiben und das Vermehren von Krankheitskeimen in einem Organismus. Die daraus entstehende Krankheit mit ihren Symptomen nennt man Infektionskrankheit.

Infektionen (lat. inficere = hineintun, anzünden) ereignen sich überall und laufend. Sie bezeichnen das Eindringen eines Mikroorganismus in einen Wirt (z. B. den Menschen) mit anschließender Vermehrung des Mikroorganismus im Wirtskörper. Ist der eindringende Mikroorganismus ein Krankheitserreger, führt das Eindringen zu einer Störung des Organismus, der sein Immunsystem aktiviert, falls keine Immunität oder eine durchgeführte Schutzimpfung (→ 6.1.2) gegen den Erreger schützt. Oft bemerkt der Wirtskörper die Infektion, die man dann als **symptomatisch** bezeichnet, während ein unbemerkter Verlauf als **asymptomatisch** bezeichnet wird – die Infektion bleibt unerkannt.

Werden durch Krankheitserregern Krankheiten ausgelöst, werden diese als **Infektionskrankheit** (→ Abb. 27.1) bezeichnet, da die Erkrankung durch Eindringen und Vermehrung von Mikroorganismen im Körper ausgelöst wird. Viele Infektionskrankheiten werden dabei von Mensch zu Mensch übertragen, wenn die Menschen mit Krankheitserregern behaftet sind – sie sind also **infektiös** (ansteckend). Durch die Aktivierung des Immunsystems kann nach einer überstandenen Infektionskrankheit lebenslange **Immunität** gegen den Krankheitserreger entstehen.

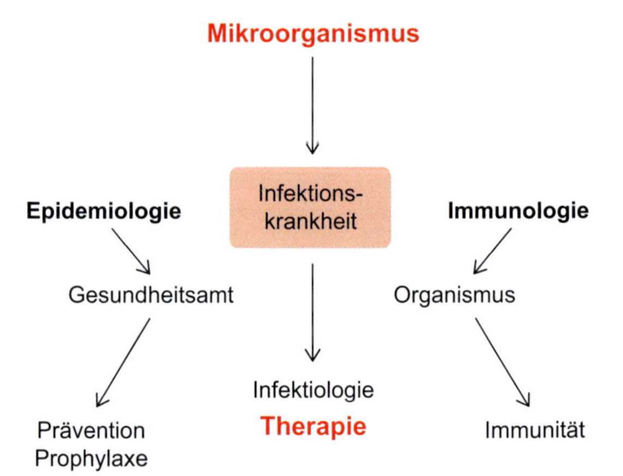

Abb. 27.1 Grundzusammenhänge in der Infektionslehre [L143]

27.1.1 Mikroorganismen

Mikroorganismen sind Kleinstlebewesen, die in der Regel mit bloßem Auge nicht sichtbar sind: Bakterien, Viren und Pilze. Sie sind weder tierisch noch pflanzlich, sondern bilden ein eigenes Reich. Mikroorganismen begegnen dem Menschen zu allen Zeiten und überall: im Boden, im Trinkwasser, in Lebensmitteln, in der Luft und sogar im menschlichen Körper (z. B. Darmbakterien, die bei der Verdauung helfen). Wir atmen, essen und trinken inmitten von Mikroorganismen.

Nur verhältnismäßig wenige Mikroorganismen rufen beim Menschen Infektionskrankheiten hervor; sie werden dann als **Krankheitserreger** (Infektionserreger, Krankheitskeime, kurz: **Keime**) bezeichnet. Es sind vier Gruppen von Krankheitserregern bedeutend: die Bakterien, die Viren, die Pilze und, als tierische Gruppe, die Parasiten (→ Tab. 27.1).

	Merkmale	Beispiele
Bakterien	Einzeller ohne Zellkern, das Erbgut liegt frei im Zytoplasma	Salmonellen, Meningokokken, Tuberkelbakterien, Clostridien
Viren	Kleinste Krankheitserreger, nur aus Erbinformation (DNA oder RNA) bestehend, die in einer Hülle verpackt ist	HIV, Hepatitisviren
Pilze	Pflanzenähnliche Mikroorganismen	*Candida albicans* (Hefepilz), *Aspergillus flavus* (Schimmelpilz)
Parasiten • Protozoen • Würmer, Insekten	• Einzellige tierische Krankheitserreger • Vielzellige tierische Krankheitserreger	• Plasmodien (Malariaerreger) • Rinderbandwurm, Schweinebandwurm, Kopflaus, Krätzmilben

Tab. 27.1 Die vier großen Gruppen der für den Menschen bedeutenden Krankheitserreger

Bakterien

Bakterien und Viren sind am einfachsten durch ihre Größe zu unterscheiden. Bakterien sind bis zu hundertmal größer als Viren. Dennoch sind sie nur noch unter einem normalen Lichtmikroskop und nicht mit dem bloßen Auge erkennen. Bakterien zählen im Gegensatz zu Viren zu den Lebewesen. Sie besitzen eine richtige Zellwand und im Zellinneren das Zytoplasma. Das Zytoplasma ist die Grundstruktur der Zelle, in ihm laufen Stoffwechselvorgänge ab. Für diesen Stoffwechsel benötigen einige Bakterien Sauerstoff. Sie werden als **Aerobier** bezeichnet, während für andere Bakterien die Anwesenheit von Sauerstoff für ihren Stoffwechsel tödlich ist. Sie werden als **Anaerobier** bezeichnet.

Bakterienzellen können sich, wie auch menschliche Zellen, durch Zellteilung (Querteilung) vermehren. Dabei kopiert die Bakterienzelle, bevor sie sich teilen kann, ihr Erbgut. Dann schnürt sich das Bakterium in der Mitte durch. Aus einer Mutterzelle werden zwei Tochterzellen, die sich wiederum selbst teilen können.

Gegen bakterielle Krankheitserreger helfen **Antibiotika**. Antibiotika greifen in die Struktur der bakteriellen Zellwand ein, was zum Absterben der Krankheitserreger führt. Weil die Zellwand von Bakterien anders aufgebaut ist als die Zellmembran der menschlichen Zellen, greifen Antibiotika nur Bakterien und keine Körperzellen an.

Viren

Die viel kleineren Viren erkennt man nur noch unter dem Elektronenmikroskop. Sie sind einfacher aufgebaut als Bakterien und bestehen meistens nur aus ihrem Erbgut, das in einer Hülle aus Proteinen, dem Capsid, eingeschlossen ist. Einige Viren besitzen zusätzlich eine Virushülle aus einer Lipiddoppelschicht. Diese Umhüllung unterscheidet sie in **behüllte** und **unbehüllte** Viren, was in der Hygiene (→ 6.3.2) von Bedeutung ist.

Da Viren keinen eigenen Stoffwechsel besitzen, gelten sie nicht als echte Lebewesen. Viren können sich, im Gegensatz zu Bakterien, nicht selbstständig vermehren, da sie kein Zytoplasma und keine Ribosomen haben. Sie können weder ihr Erbgut selbst kopieren noch ihre Hülle selbst herstellen. Daher müssen Viren fremde Zellen befallen (sog. Wirtszellen), in die sie ihre eigene Erbinformation einschleusen. Die Erbinformation des Virus „programmiert" das Erbgut der Wirtszelle so um, dass die Wirtszelle neue Viruskopien produziert. Das Krankheitspotenzial der Viren liegt nun darin, dass, bei diesem Vermehrungsprozess, Zellen im Körper zerstört werden können oder die körpereigenen Abwehrzellen vom Virus befallene Zellen beseitigen.

Da Viren keinen eigenen Stoffwechsel und auch keine Zellwand besitzen, sind Antibiotika für die Therapie wirkungslos. Ein Therapieansatz besteht in der Störung der Virusvermehrung, die durch **Virostatika** gehemmt werden kann.

27.1.2 Bedrohlichkeit von Mikroorganismen

Die **Infektiosität** beschreibt die Fähigkeit eines Mikroorganismus (z. B. Bakterien, → Abb. 27.2) in einem Wirtsorganismus eine Infektion hervorzurufen. Dazu ist eine minimale Anzahl an Erregern erforderlich: die **Infektionsdosis.** Sie sagt aber noch nichts darüber aus, ob es sich dabei um eine gefährliche Infektion handelt. Die Gefährlichkeit eines Mikroorganismus wird erst durch das unterschiedliches Ausmaß krankmachender Eigenschaften **(Pathogenität)** bestimmt. Dieser erregertypische Grad der Aggressivität wird mit der **Virulenz** (Giftigkeit) beschrieben. Ein Mikroorganismus ist umso virulenter, je geringer seine infektionsauslösende Konzentration und je höher seine Fähigkeit entwickelt ist, in gesundes Gewebe einzudringen, sich dort zu vermehren und den Organismus des Infizierten durch Toxine zu schädigen oder zu zerstören.

Zwei Bedingungen müssen zutreffen, damit ein Mikroorganismus zum Krankheitserreger wird:

- **Der Mikroorganismus ist** für den Menschen **pathogen.**
- **Das Immunsystem** des Menschen **kann** diesen pathogenen Mikroorganismus **nicht abwehren.**

Kontamination

DEFINITION

Als **Kontamination** wird die Verunreinigung von Stoffen, Gegenständen oder Personen mit pathogenen Mikroorganismen bezeichnet.

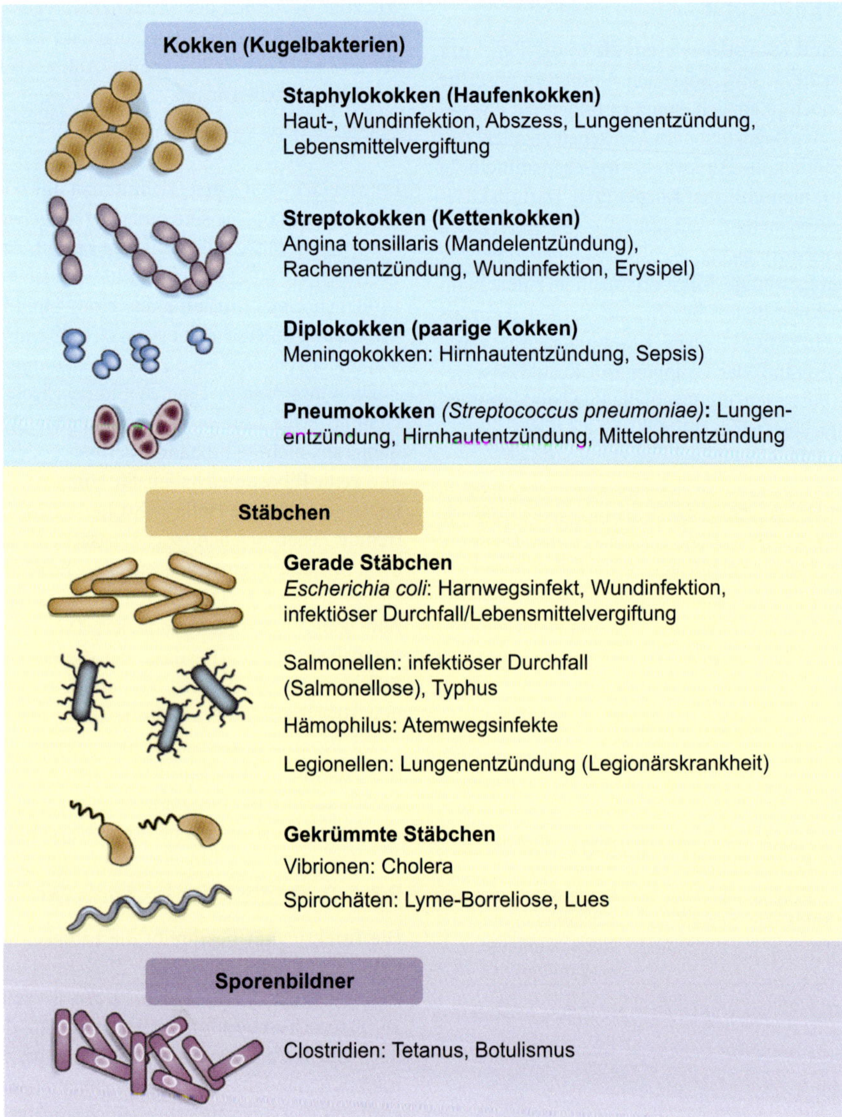

Abb. 27.2 Übersicht über verschiedene Bakterienformen und häufige von ihnen verursachte Infektionen [L157]

Werden diese Mikroorganismen in den menschlichen Körper übertragen, kann eine Infektion auftreten. Diese kann von einer einzelnen Infektionsquelle ausgehen. Die **Infektionsquelle** ist das Erregerreservoir, in dem sich die Keime aufhalten.

Der **Übertragungsweg** ist die Verbindung zwischen Infektionsquelle und Eintrittspforte in den Körper. Infektionskrankheiten werden erst dann ausgelöst, wenn es krankmachenden Erregern gelingt, über diese Eintrittspforten in den Organismus einzudringen und dort die Immunabwehr zu überwinden.

Inkubationszeit

DEFINITION

Unter **Inkubationszeit** (lat. incubatio = brüten) wird der zeitliche Abstand zwischen Ansteckung und Krankheitsausbruch verstanden.

Kurz vor dem Auftreten der ersten Krankheitszeichen findet meist eine explosionsartige Vermehrung der Keime statt. Die Inkubationszeit kann unterschiedlich lang sein: Während sie bei der Virusgrippe nur 1–3 Tage beträgt, kann sie bei der Lepra bis zu 20 Jahre dauern. Die meisten Infektionskrankheiten besitzen allerdings eine Inkubationszeit von wenigen Tagen bis 3 Wochen.

IM FOKUS

Grundlagen der Infektionslehre

- **Infektionen und Infektionskrankheiten:**
  - **Infektion:** Eindringen, Verbleiben und Vermehren von Krankheitskeimen in einem Organismus
    - **Symptomatische Infektion:** Infektion mit spür- bzw. feststellbaren Symptomen
    - **Asymptomatische Infektion:** Infektion, die unbemerkt abläuft

  - **Infektionskrankheit:** aus einer Infektion entstehende Krankheit
  - **Immunität:** Schutzzustand gegen durchgemachte Infektionen, der durch das Immunsystem vermittelt wird
- **Mikroorganismen:**
  - Mikroorganismen sind **Kleinstlebewesen,** die mit bloßem Auge nicht sichtbar sind.
  - Nicht alle sind auch Krankheitserreger.
  - Es existieren zahlreiche verschiedene Mikroorganismen, die sich in Gruppen einteilen lassen.
    - **Bakterien:** größer als Viren, verfügen über eine Zellwand, lassen sich weiter unterteilen, können durch Antibiotika behandelt werden.
    - **Viren:** sehr klein, bestehen hauptsächlich aus Erbgut, haben aber keinen eigenen Stoffwechsel, können in manchen Fällen durch Virustatika gehemmt werden.
    - **Pilze:** Pathogen sind z. B. Hefepilze und Schimmelpilze.
    - **Parasiten:** können einzellig, z. B. Plasmodien/Malaria, oder mehrzellig, z. B. Würmer, sein.
- **Bedrohlichkeit von Mikroorganismen:**
  - **Infektiosität:** Fähigkeit eines Mikroorganismus, eine Infektion hervorzurufen
  - **Infektionsdosis:** minimale Anzahl an Erregern für die Verursachung einer Infektion
  - **Pathogenität:** Ausmaß krankmachender Eigenschaften eines Erregers
  - **Virulenz:** erregertypische Aggressivität/Giftigkeit
  - Bedingungen, damit ein Mikroorganismus eine Krankheit auslösen kann:
    - Erreger muss humanpathogen sein.
    - Immunsystem kann Erreger nicht abwehren.
- **Weitere Begriffe:**
  - **Kontamination:** Verunreinigung von Stoffen, Gegenständen oder Personen mit pathogenen Mikroorganismen
  - **Infektionsquelle:** Erregerreservoir
  - **Übertragungsweg:** Verbindung zwischen Infektionsquelle und Eintrittspforte in den Körper
  - **Inkubationszeit:** zeitlicher Abstand zwischen Ansteckung und Krankheitsausbruch

27.2 Grundlagen der Epidemiologie

DEFINITION

Epidemiologie ist die Lehre von der Häufigkeit und Verteilung von Erkrankungen in Bevölkerungen und den Faktoren, die diese Verteilung beeinflussen.

Die Lehre von den Mikroorganismen (Mikrobiologie), ist eng mit der Epidemiologie von Infektionskrankheiten verbunden, die sich mit

- dem Vorkommen,
- der Verbreitung (Häufigkeit) und
- der Verteilung von Infektionskrankheiten

in einer Gruppe (z. B. der Gesamtbevölkerung) und deren Folgen für die Gruppe befasst. Die Epidemiologie bildet eine wichtige Grundlage für die gesundheitspolitische Planung (Infektionsschutz) und die Sicherung der Krankenversorgung.

Inzidenz und Prävalenz

DEFINITION

Die **Inzidenz** beschreibt die **Erkrankungshäufigkeit,** d. h. die Anzahl neu aufgetretener Erkrankungen in einem bestimmten Zeitraum, bezogen auf die Anzahl aller Personen, die hätten erkranken können.
Die **Prävalenz** dagegen beschreibt die **Krankheitshäufigkeit,** d. h. wie viele Personen einer Bevölkerungsgruppe definierter Größe an einer bestimmten Krankheit erkrankt sind.

Das **Auftreten einer Erkrankung** wird durch die relative Häufigkeit von Neuerkrankungen (Inzidenz) und die absolute Häufigkeit der Erkrankung (Prävalenz) beschrieben. Inzidenz und Prävalenz stehen dabei zueinander in Beziehung. Die Neuerkrankungsrate (Inzidenz) füllt die Gruppe der bestehenden Krankheitsfälle (Prävalenz) weiter auf.

Die **Inzidenz** beschreibt also die **Anzahl der Neuerkrankungen** einer bestimmten Krankheit in einer Bevölkerungsgruppe definierter Größe in einer bestimmten Zeitspanne, z. B. 143 Neuerkrankungen pro 100.000 Einwohner an SARS-CoV-2 innerhalb einer Woche (7-Tage-Inzidenz) in Deutschland in der 45. KW im Jahr 2020.

Die **Prävalenz** dagegen beschreibt den **Anteil aktuell Betroffener** an der Gesamtzahl der Personen, unabhängig davon, seit wann oder wie lange sie noch krank sein werden. Um obiges Beispiel aufzugreifen, lag der Anteil der positiven SARS-CoV-2-PCR-Tests in der 45. KW bei 7,88 % der durchgeführten Testungen, während er in der 30. KW noch bei 0,81 % gelegen hatte.

Morbidität, Mortalität und Letalität

DEFINITION

Die **Morbidität** erfasst die Häufigkeit einer Erkrankung in einer bestimmten Bevölkerungsgruppe innerhalb eines bestimmten Zeitraums.
Die **Mortalität** erfasst die Anzahl der Todesfälle (Sterblichkeit) durch eine Erkrankung innerhalb eines bestimmten Zeitraums, bezogen auf eine Bevölkerungsgruppe.
Die **Letalität** erfasst die Anzahl der Todesopfer, die an einer bestimmten Erkrankung versterben, bezogen auf die Zahl der tatsächlich Erkrankten in einem bestimmten Zeitraum.

Die Auswirkungen einer Erkrankung werden durch die Begriffe Morbidität, Mortalität und Letalität beschrieben.

Die **Morbidität** ist ein Maß für die Krankheitshäufigkeit in einer Bevölkerungsgruppe. Sie kann sich auf bestimmte Krankheiten oder auf alle Krankheiten beziehen. Mithilfe der Morbidität lässt sich abschätzen, wie hoch die Wahrscheinlichkeit einer Erkrankung für den Einzelnen ist, da sie angibt, wie viele Individuen in einer Population (z. B. Risikogruppe) zu einem bestimmten Zeitpunkt erkrankt sind. So waren von den in KW 34 bis KW 45 (2020) durchgeführten SARS-CoV-2-PCR-Tests insgesamt 3,3 % positiv; in der Altersgruppe der 15- bis 34-Jährigen allerdings 3,8 % und in der Altersgruppe 80 Jahre und älter nur 2,8 % positiv getestet worden.

Die **Mortalität** dagegen ist ein Maß für die Sterblichkeit. Sie wird „rohe Todesrate“ genannt, weil sie undifferenziert nur auf die Zahl der Verstorbenen, bezogen auf die Gesamtbevölkerung, bezeichnet. So lag die Anzahl der Todesfälle von Januar bis September 2020 in Deutschland bei ca. 709.000 Toten in einer Gesamtbevölkerung von 80 Millionen, d. h. eine Mortalität von 0,89 %.

Die **Letalität** bezeichnet dagegen die Anzahl der verstorbenen Fälle als Anteil an den tatsächlich erkrankten Patienten. Sie beschreibt im Unterschied zur Mortalität die Wahrscheinlichkeit an einer Krankheit zu versterben und zeigt damit auf, wie tödlich eine Erkrankung ist. So lag die kumulative Anzahl der COVID-19-Todesfälle in Deutschland im Jahr 2020 bis zur 47. KW bei 12.547 Toten bei bis dahin 801.000 nachweisbar an COVID-19 erkrankten Patienten, d. h., die Letalität lag bis dahin bei 1,56 %.

FALLBEISPIEL

In einem Dorf leben 500 Einwohner, von denen 45 erkrankt und von denen wiederum 5 bereits verstorben sind.

Morbidität	Erkrankte pro Bevölkerungsgruppe
	45 ÷ 500 = 9 %
Mortalität	Verstorbene pro Bevölkerungsgruppe
	5 ÷ 500 = 1 %
Letalität	Verstorbene pro Erkrankte
	5 ÷ 45 = 11 %

Seuchen

Unter **Seuche** wird eine Infektionskrankheit verstanden, die sich schnell ausbreitet und viele Menschen befällt. Als Inbegriff der Seuche gelten die Pest, die im 14. Jahrhundert in Europa, und die Cholera, die noch im 19. Jahrhundert in Hamburg wütete. Als Ursache wurden die damaligen katastrophalen hygienischen Verhältnisse ausgemacht. Bei Seuchen werden drei Formen unterschieden: Epidemie, Endemie und Pandemie.

Epidemie

Von einer **Epidemie** spricht man, wenn eine Krankheit vorübergehend in einer bestimmten Region gehäuft auftritt, d. h. die Anzahl der Erkrankungen in dieser Region über das normal zu erwartende Krankheitsausmaß zeitlich begrenzt ansteigt. Oftmals wird auch von einem (Seuchen-)Ausbruch gesprochen. **Eine Epidemie ist zeitlich und örtlich begrenzt.**

Voraussetzung ist, dass eine Krankheit von Mensch zu Mensch weitergegeben werden kann. Ein Beispiel sind die Pocken, die zu Beginn des 16. Jahrhunderts von den spanischen Eroberern nach Amerika eingeschleppt wurden. Weil die indigene Bevölkerung vorher noch nie mit dem Pockenerreger in Kontakt kam, hatte sie keinerlei Abwehrkräfte. Bis zu 90 % der indigenen Bevölkerung Amerikas fielen damals den Pocken zum Opfer.

Endemie

Als **Endemie** wird eine Seuche bezeichnet, die zwar **auf eine Region eingegrenzt, aber nicht zeitlich begrenzt** ist. In Regionen, in denen die Erkrankung dauerhaft auftritt, wird sie als endemisch bezeichnet, d. h., bei einer Endemie bleibt die Zahl der Erkrankungen über die Zeit konstant. Dazu zählt zum Beispiel die Malaria, die in einigen afrikanischen Ländern durchgehend präsent ist und an der jedes Jahr 300 Millionen Menschen hauptsächlich in den Tropen erkranken.

Pandemie

Eine **Pandemie** ist eine überregionale Epidemie, die sich nicht nur regional, sondern über Länder und Kontinente hinweg ausbreitet. Über einen begrenzten Zeitraum hinweg tritt sie weltweit auf. Dieser Zeitraum kann dabei wenige Wochen, aber auch einige Jahre betragen. Laut WHO werden Pandemien meistens von neu auftretenden Erregern oder Virustypen verursacht. Das können zum Beispiel **Zoonosen** sein, also Krankheiten, die vom Tier auf den Menschen übertragen werden (z. B. Ebola oder SARS-CoV-2). Da die neu auftretenden Krankheitserreger für die Bevölkerung unbekannt sind, sind die wenigsten Menschen gegen das Virus immun, was dazu führt, dass sehr viele Menschen erkranken. Die schlimmste Pandemie des 20. Jahrhunderts war die Spanische Grippe, die nach dem 1. Weltkrieg zwischen 1918 und 1920 Millionen von Menschen das Leben kostete.

Eine Pandemie ist zeitlich begrenzt, aber **ohne** örtliche Begrenzung.

IM FOKUS

Grundbegriffe der Epidemiologie

- **Inzidenz:** Erkrankungshäufigkeit (Anzahl neu aufgetretener Erkrankungen in einem bestimmten Zeitraum)
- **Prävalenz:** Krankheitshäufigkeit (Anzahl der Personen einer Bevölkerungsgruppe, die an einer bestimmten Krankheit leiden)
- **Morbidität:** Verhältnis der Anzahl der Erkrankten zu einer bestimmten Bevölkerungsgruppe
- **Mortalität:** Anzahl der Sterbefälle in einen bestimmten Zeitraum
- **Letalität:** Anzahl der Todesopfer, die an einer bestimmten Erkrankung versterben, bezogen auf die Zahl der tatsächlich Erkrankten in einem bestimmten Zeitraum
- **Epidemie:** zeitlich und örtlich begrenzte Ausbreitung einer (Infektions-)Erkrankung
- **Endemie:** zeitlich unbegrenzte, aber örtlich begrenzte Ausbreitung einer (Infektions-)Erkrankung
- **Pandemie:** zeitlich und örtlich unbegrenzte Ausbreitung einer (Infektions-)Erkrankung

27.3 Infektionsschutz

Bakterien, Viren oder Pilze sind Krankheitskeime und finden sich überall in der Umwelt. Viele dieser Keime besiedeln den menschlichen Körper. Die meisten sind dabei für uns harmlos, manche können jedoch auch krank machen. Von den krankmachenden Keimen sind einige sogar besonders gefährlich. Sie können sich innerhalb der Bevölkerung ausbreiten und haben das Potenzial, die Bevölkerung zu gefährden. Um dem entgegenzuwirken, bestehen wirksame Maßnahmen, um Übertragung und Ansteckung zu verhindern.

27.3.1 Persönlicher Infektionsschutz

Ein wichtiger Baustein ist der persönliche Schutz vor Infektionen, der darauf zielt, das Eindringen von Krankheitserregern zu verhindern (→ 6.1.1, **Expositionsprophylaxe**). Dies gilt sowohl für den Patienten als auch für das Rettungsfachpersonal. Indem z. B. das Rettungsfachpersonal geeignete Schutzmaßnahmen ergreift, kann ein persönlicher Infektionsschutz dazu beitragen, dass Mitarbeitende und weitere Patienten keine Infektion bekommen und gesund bleiben. So können Erkrankte und das Rettungsfachpersonal durch ihr Verhalten dazu beitragen, keine Krankheitskeime auf andere Menschen zu übertragen. So schützt man seine Mitmenschen vor einer Ansteckung. Die wichtigsten Maßnahmen sind:

- Desinfektionsverfahren (→ 6.4)
- Persönliche Hygiene (→ 6.5)
- Persönliche Schutzausrüstung (→ 6.6)

27.3.2 Immunabwehr

Um das Eindringen von Krankheitserregern zu verhindern, dienen bereits die Haut, Schleimhäute und Nasenhaare oder die Flimmerhärchen auf der Bronchialschleimhaut als erste Abwehrlinie. Sie halten „Angriffe" von außen ab. Auch die Magensäure gehört zu diesem System. Sie macht Keime unschädlich, die über die Nahrung in den Körper gelangen.

Gelingt es Krankheitserregern dennoch in den Körper einzudringen, tritt das körpereigene **Immunsystem** in Erscheinung, das der Abwehr von Erregern wie Bakterien oder Viren dient. Es funktioniert folgendermaßen: Die Oberflächen körperfremder Substanzen (z. B. Krankheitserreger) tragen **Antigene,** welche die Bildung von spezifischen Gegenmolekülen – den **Antikörpern** – im Körper auslösen. Die Antikörper werden von differenzierten weißen Blutzellen (s. u.) produziert. Sie erkennen und markieren die körperfremden Antigene und lösen verschiedene Immunreaktionen im Körper aus.

Die **unspezifische Abwehr** ist angeboren und richtet sich gegen alle körperfremden Substanzen. **Fresszellen** (Phagozyten) können durch Strukturen auf ihrer Zellmembran Fremdzellen, z. B. Bakterien, selbstständig erkennen und in Bruchstücke zerlegen. Eine weitere Möglichkeit der unspezifischen Abwehr ist die Verbindung von Antikörpern mit den entsprechenden Antigenen zu einem gemeinsamen Komplex. Auf diese Weise wird den Fresszellen signalisiert, den Antigen-Antikörper-Komplex zu zerstören. Eine Sonderform sind die Mastzellen, die unter anderem Histamin ausschütten, das weitere Entzündungsprozesse in Gang setzt und die Kapillarwände durchlässiger macht (→ 13.3.7 und → 7.6.12).

Die **spezifische Abwehr** ist erworben und wird mit jedem weiteren Antigenkontakt wirksamer. Die **humorale Abwehr** – eine Form der spezifischen Immunreaktion – ist die klassische Antigen-Antikörper-Reaktion. Die Antikörper werden von speziellen B-Lymphozyten gebildet. Sie entstehen im Knochenmark. Sie sammeln sich später in den Lymphknoten und der Milz. B-Lymphozyten bilden genau passende Abwehrstoffe gegen eine bestimmte Art von Erregern – die Antikörper. Diese Antikörper binden an den jeweiligen Krankheitserreger und markieren ihn, sodass er schneller von den Fresszellen (s. o.) unschädlich gemacht werden kann. Die B-Zellen, die nach dem Kontakt mit dem Antigen erhalten bleiben, können bei einem erneuten Kontakt sehr schnell große Mengen des entsprechenden Antikörpers produzieren (Gedächtniszellen). Werden so viele Antikörper gegen ein Antigen produziert, dass eine Infektion keine Krankheitszeichen mehr auslöst, ist die **Immunität** gegenüber diesem Erreger erreicht.

Die humorale Abwehr wird durch die zweite Form der spezifischen Abwehrreaktion, die zelluläre Abwehr, unterstützt und ergänzt. Hierbei werden die Antikörperbildung unterstützt, Immunreaktionen unterdrückt, körperfremde Zellen durch Killerzellen direkt zerstört oder ebenfalls Gedächtniszellen gebildet.

27.3.3 Impfungen

Impfungen sind die wichtigsten und wirksamsten Maßnahmen des Infektionsschutzes, da eine vorbeugende Impfung gegen eine Infektionskrankheit (z. B. Masern) bereits vor dem eigentlichen Kontakt mit dem Krankheitserreger vor gefährlichen Erkrankungen schützen kann. Bei einer Impfung werden entweder Teile oder abgetötete und unschädlich gemachte Formen des Krankheitserregers verabreicht. Der Körper reagiert auf die Impfung, indem er Abwehrstoffe, die Antikörper, bildet.

Eine weitere Form der Impfung ist die mRNA-Impfung. Bei ihr wird der Körper selbst angeregt, Bestandteile des Virus zu bilden, ohne dass diese Virusbestandteile ihrerseits eine Erkrankung auslösen. Die Bestandteile sind Oberflächeneiweiße des Krankheitserregers und dienen dem Körper dazu frühzeitig Abwehrstoffe (Antikörper) gegen den noch nicht eingedrungenen Krankheitserreger herzustellen. Dringt der Krankheitserreger dann tatsächlich in den Körper ein, wird das Immunsystem den Erreger sofort wiedererkennen und kann so frühzeitig Antikörper zur Abwehr produzieren, ohne dass der Körper sich noch lange mit dem Krankheitserreger auseinandersetzen muss, bevor die Immunabwehr greifen kann. Die Antikörper fangen das Virus ab, machen es unschädlich und verhindern, dass es uns krank macht (→ 6.1.2, **Dispositionsprophylaxe**).

VIDEO

Wie Impfungen schützen können
https://www.youtube.com/watch?v=uLNVVgL--NU

IM FOKUS

Infektionsschutz

- Die **wichtigsten Maßnahmen des persönlichen Infektionsschutzes** sind:
  - Desinfektionsverfahren
  - Persönliche Hygiene
  - Persönliche Schutzausrüstung
- **Immunabwehr:**
  - Immunsystem
  - Antigene
  - Antikörper
  - Unspezifische Abwehr
  - Spezifische Abwehr
- **Impfungen:**
  - Impfungen sind die wichtigsten und wirksamsten Maßnahmen des Infektionsschutzes.
  - Es werden entweder Teile oder abgetötete und unschädlich gemachte Formen des Krankheitserregers verabreicht, hierauf reagiert der Körper, indem er Antikörper bildet, die vor einer Infektion mit dem Erreger schützen.
  - Bei mRNA-Impfstoffen wird die Antikörperbildung wird der Körper angeregt, ein bestimmtes Molekül zu produzieren, dass sich z. B. auf der Oberfläche von Krankheitserregern befindet und daraufhin Antikörper zu produzieren.

27.4 Ausbreitung einer Infektion

Die **Infektionskette** (→ Abb. 27.3) ist der Weg des Mikroorganismus von der Infektionsquelle bis zu einer Infektion. Zur Infektionskette gehören:

- die Infektionsquelle,
- der Infektionsweg (Übertragungsweg/Eintrittspforte) und
- der Empfänger, der wiederum Infektionsquelle sein kann.

27.4.1 Infektionsquelle

Infektionsquellen (→ Tab. 27.2) sind Orte, an denen sich Erreger aufhalten und von denen aus sich Infektionskrankheiten verbreiten können, sind also der **Ursprung** einer Infektion. Infektionsquellen können Menschen, Tiere, Menschen, verunreinigte Substanzen, Gewässer oder Gegenstände sein. Die wichtigste Infektionsquelle ist dabei der **Mensch** selbst.

So gehören **nosokomiale Infektionen** (griech. nosokoméon = Krankenhaus), die in einem zeitlichen Zusammenhang mit einer stationären Behandlung oder medizinischen Maßnahme – also auch denen des Rettungsdienstes – erworben wurden, zu den gefürchtetsten Infektionen, da sie in einem deutlichen Zusammenhang mit der Zunahme von multiresistenten Keimen zu sehen sind (→ 27.5.3).

27.4.2 Infektionswege (Übertragungswege)

Nach der Herkunft der Erreger werden die Übertragungswege in endogene und exogene Infektionen unterschieden (→ Abb. 27.3):

- Bei **endogenen Infektionen** stammt der Erreger bei aus der körpereigenen Flora der Haut oder des Darms und gelangt durch Verschleppung in Körperregionen, in denen er eine Erkrankung auslöst, z. B. wenn verschleppte Darmkeime über die Harnröhre in die Harnblase gelangen.
- Bei **exogenen Infektionen** dagegen stammt der Erreger aus der belebten oder unbelebten Umgebung des Menschen.

Der Übertragungsweg der Infektion kann somit direkt oder indirekt durch Erreger von der Infektionsquelle erfolgen. → Tab. 27.3).

Die wichtigsten Übertragungswege (→ Abb. 27.4) sind:

- **Aerogen,** d. h. über die Luft oder gebunden an Staubpartikel, werden Erreger bei der Tröpfchen- (Niesen!) oder Staubinfektion übertragen.
- **Hämatogen** werden Keime übertragen, wenn sie von Blut, Plasmaersatz oder Sekreten eines Menschen, z. B. über oft kleinste, z. T. nicht sichtbare Wunden oder Verletzungen, direkt in die Blutbahn eines anderen Menschen gelangen.
- Bei der **parenteralen** Übertragung wird der Erreger über kontaminierte Infusionen oder Kanülen direkt in die Blut-

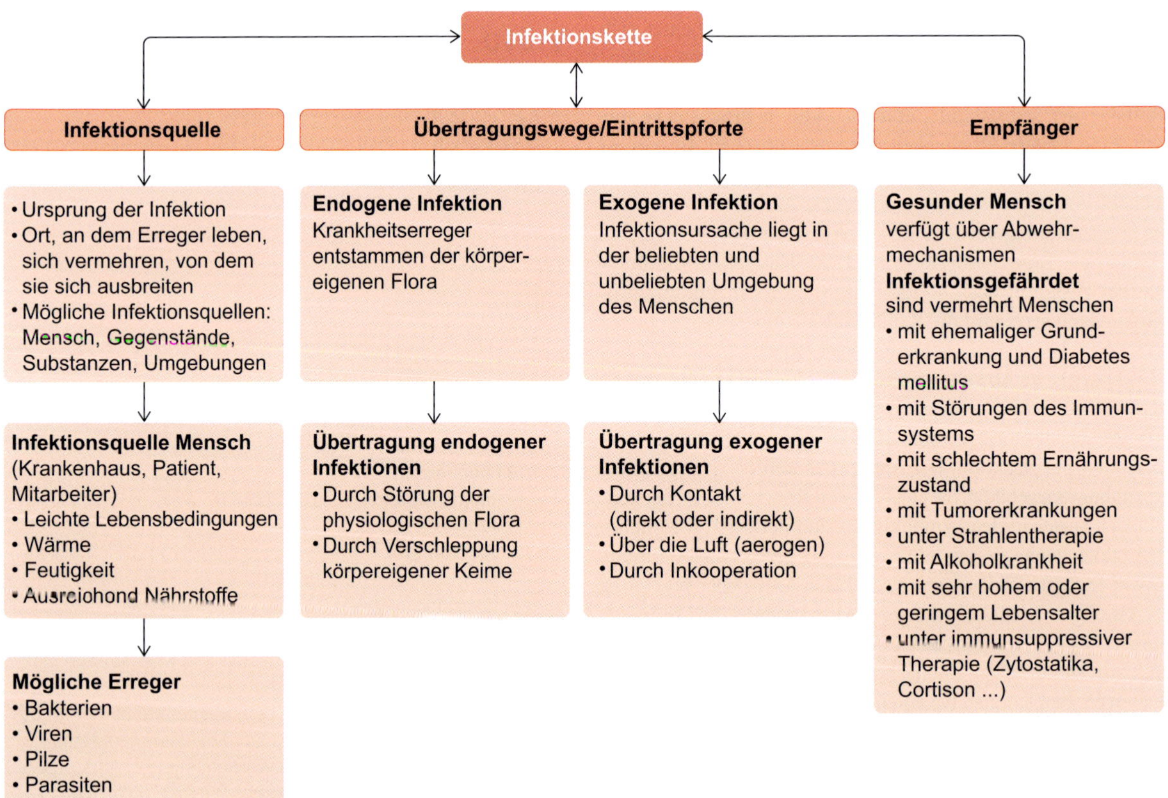

Abb. 27.3 Infektionskette [L143]

Erregerreservoir	Träger (Auswahl)	Beispiele
Mensch	Patienten, Personal, Angehörige	• Personal als Keimträger (z. B. von *Staphylococcus aureus* auf der Haut als Wundinfektionskeim) • Ausscheidungen während der Inkubationszeit (z. B. bei Salmonellenerkrankungen) • Infektiöse Patienten (z. B. Virusinfizierte, MRSA)
Geräte und Instrumente	Inhalationsgeräte, Katheter, Schläuche, Spritzen, Stethoskope, Blutdruckmessgeräte, Laryngoskope, Beatmungszubehör	• Ungenügend gereinigte, desinfizierte, sterilisierte Instrumente • Feuchtigkeit in Instrumenten und Geräten (Keimbrutstätten) • Fremdkörper (z. B. Katheter, Sonden, Drainagen) als Leitschiene für Mikroorganismen • Infektion des Rettungsfachpersonals durch kontaminierte Kanülen (Nadelstichverletzung)
Medikamente	Stechampullen, Infusionslösungen	• Kontamination von Stechampullen durch unsachgemäßen Umgang • Kontamination beim Auflösen von Medikamenten oder Herstellen von Verdünnungen

Tab. 27.2 Infektionsquellen und ihre Bedeutung

Art der Übertragung	Übertragungsweg	Beispiele
Direkte Übertragung: Übertragung von der Infektionsquelle direkt auf den Empfänger	Kontakt-, Schmierinfektion (fäkal, oral)	Hepatitis A infolge unzureichender Händehygiene
	Tröpfcheninfektion (aerogen)	Tuberkulose durch beim Husten verbreitete Tuberkelbakterien
	Nahrungsmittel und Wasser (alimentär)	Gastroenteritis infolge Salmonellenübertragung über Ei- und Rohmilchprodukte
	Blut (hämatogen)	Hepatitis B infolge Verletzung mit infizierter Kanüle (Nadelstichverletzung)
Indirekte Übertragung: Übertragung von der Infektionsquelle mittels „Übertragungsmedium" auf den Empfänger	Hände	Pneumonie durch Darmbakterien des Rettungsfachpersonals bei ungenügender Händedesinfektion
	Zwischenwirte	Durch Zecken übertragenes Frühsommer-Meningoenzephalitis-Virus
	Unbelebte Infektionsquellen	Pneumonie nach Inhalationstherapie

Tab. 27.3 Übertragungswege von Infektionen

bahn übertragen. Auf diese Weise können auch gegenüber Austrocknung oder Abkühlung empfindliche Keime in den Körper gelangen.

- Die **sexuelle** Übertragung wird oft als Sonderfall der parenteralen Übertragung angesehen. Intensiver sexueller Schleimhautkontakt und kleinste Schleimhautverletzungen ermöglichen hier die Keimübertragung.
- Die für den Rettungsdienst bedeutendste Infektion ist die **Kontaktinfektion** (Schmierinfektion), bei der Krankheitskeime z. B. über Händeschütteln, Augenreiben, durch kontaminierte (verschmutzte) Gegenstände oder, besonders bei verwirrten Menschen, **fäkal-oral** (vom After zum Mund), weitergegeben werden. Besonders häufig sind die kontaminierten Hände des Rettungsfachpersonals, z. B. bei der Wundversorgung, Ursache einer Schmierinfektion.
- Bei **oralen** Infektionen (alimentär) dringen die Erreger über den Mund und den Verdauungstrakt in den Körper ein. Gefürchtet sind Salmonellenübertragungen durch kontaminierte Lebensmittel, die in Einrichtungen mit Großküchen immer wieder zu Massenerkrankungen führen.

Zwischen oralen Infektionen und Schmierinfektionen ergeben sich **Überschneidungen,** da viele Keime sowohl über verseuchte Nahrungsmittel bzw. Getränke als auch über verschmutzte Hände oder Gegenstände in den Mund gelangen können. Dies gilt z. B. für die Erreger der Hepatitis A.

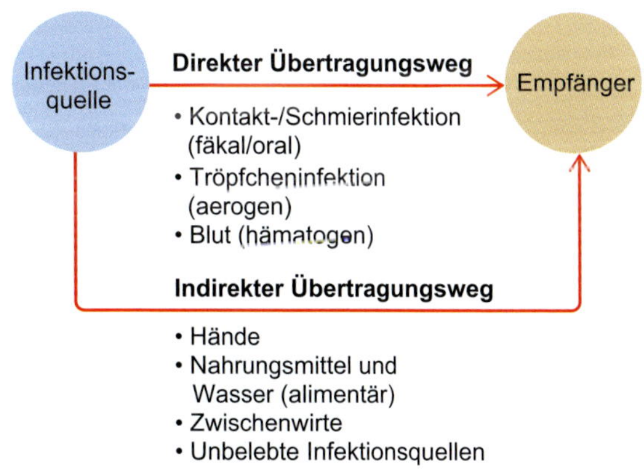

Abb. 27.4 Infektionswege [A400]

IM FOKUS

Ausbreitung von Infektionen

- Zur **Infektionskette** gehören **Infektionsquelle, Infektionsweg und Empfänger.**
  - Der Empfänger kann selbst Infektionsquelle werden.
- Die wichtigste **Infektionsquelle** ist der Mensch selbst.
  - Aber auch Geräte, Instrumente oder Medikamente können Infektionsquellen sein.

- **Nosokomiale Infektionen** stehen in einem zeitlichen Zusammenhang mit einem Krankenhausaufenthalt.
- Bei den **Infektionswegen** wird zwischen endogenen und exogenen Übertragungswegen unterschieden.
  - **Endogene Infektionen** stammen aus der körpereigenen Flora.
  - **Exogene Infektionen** stammen aus der Umwelt.
  - Die wichtigsten **Übertragungswege** sind:
    - Aerogen (durch die Luft)
    - Hämatogen (über Blut)
    - Parenteral (über kontaminierte Infusionen oder Kanülen)
    - Sexuell
    - Schmierinfektion (Kontaktinfektion), d. h. oral bzw. fäkal-oral

27.5 Rettungsdienstrelevante Infektionserkrankungen

Eine Infektionskrankheit (→ Tab. 27.4) zu erkennen, ohne dass der Erreger nachgewiesen wurde, ist außerklinisch sehr schwierig. Der Infizierte kann nur leicht beeinträchtigt, aber auch lebensgefährlich erkrankt sein. Viele Infektionskrankheiten beginnen mit unspezifischen allgemeinen **Krankheitszeichen,** wie:

- Fieber unterschiedlicher Höhe
- Allgemeines Unwohlsein
- Kopf- und Gliederschmerzen
- Hautrötung im Bereich des Infektionsherdes (z. B. Erysipel)
- Schwellung im Bereich des Infektionsareal (z. B. Thrombophlebitis)
- Übelkeit, Erbrechen, Durchfall
- Husten, Schnupfen

Erkrankung	Erreger	Infektionsweg	Ausscheidungen	Klinik	Vorkommen	Desinfektion	Besonderheiten
AIDS (acquired immune deficiency syndrome)	HIV (human immunodeficiency virus)	Hämatogen, parenteral, Kontaktinfektion	Blut und Sexualsekrete	Zunehmende Immunschwäche, Fieber, Exanthem, Leistungsabfall	Weltweit bei Menschen	Routinemaßnahmen	Todesursache oft Pneumonie
COVID-19	SARS-CoV-2	Tröpfcheninfektion, Ausatemluft	Atemluft	Geruchs- und Geschmacksstörungen, Husten, Fieber, Schnupfen	Weltweit bei Menschen und Tieren	Schutzausrüstung, Schlussdesinfektion nach § 18 IfSG	Impfung ist möglich
Enzephalitis (Gehirnentzündung)	Neurotrope Viren, Arboviren	Fäkal-oral, hämatogen	Milch bei Tieren, Speicheldrüsen bei Insekten	Kopfschmerzen, Schüttelfrost, Erbrechen, Schläfrigkeit, Koma, neurogener Schock, Endokarditis	Weltweit bei Menschen und Tieren, insbes. Insekten	Schlussdesinfektion nach § 18 IfSG	Schutzimpfungen möglich (FSME)
Gonorrhö (Tripper)	*Neisseria gonorrhoeae* (Bakterien)	Geschlechtsverkehr	Eitriger Ausfluss aus der Harnröhre oder Scheide	Eiterungen und Entzündungen an der Harnröhre, Brennen beim Wasserlassen	Weltweit bei Menschen	Routinemaßnahmen	–
Hepatitis A	Hepatitis-A-Virus (HAV)	Fäkal-oral, selten hämatogen	Blut, Speichel, Sekret	Appetitlosigkeit, Übelkeit, Bauchschmerzen, Ikterus, Krankheitsgefühl	Weltweit bei Menschen	Laufende Desinfektion, Routinemaßnahmen	Impfung ist möglich (Einzelimpfung bzw. Kombinationsimpfung mit Hepatitis B)
Hepatitis B	Hepatitis-B-Virus (HBV)	Hämatogen, parenteral, Kontaktinfektion	Blut, Speichel, Sekret	Appetitlosigkeit, Übelkeit, Bauchschmerzen, Ikterus, Krankheitsgefühl	Weltweit bei Menschen	Laufende Desinfektion, Routinemaßnahmen	Impfung ist möglich (Einzelimpfung bzw. Kombinationsimpfung mit Hepatitis A)
Hepatitis C	Hepatitis-C-Virus (HCV)	Hämatogen, parenteral, Kontaktinfektion	Blut, Speichel, Sekret	Appetitlosigkeit, Übelkeit, Bauchschmerzen, Ikterus, Krankheitsgefühl	Weltweit bei Menschen	Laufende Desinfektion, Routinemaßnahmen	Keine Impfung möglich, hohe Durchseuchungsrate bei Dialysepatienten
Offene Lungentuberkulose	*Mycobacterium tuberculosis* (Bakterien)	Tröpfcheninfektion (Mensch zu Mensch), fäkal-oral (Tier zu Mensch)	Bronchialsekret, Sputum	Schwäche, Fieber, Leistungsschwäche, Bluthusten	Weltweit bei Menschen und Tieren	Schlussdesinfektion nach § 18 IfSG	Bakteriologische Superinfektion bei AIDS

Tab. 27.4 Übersicht über die wichtigsten Infektionskrankheiten (außer MRSA, → 27.5.3)

27.5.1 Hepatotrophe Viren

In der Gruppe der hepatotropen Viren werden virale Erreger zusammengefasst, die eine Leberinfektion verursachen (→ Tab. 27.4). Für den Rettungsdienst sind einige Hepatitisviren von besonderer Bedeutung, da eine Ansteckung zu chronischen Erkrankungen mit wesentlichen gesundheitlichen Folgen führen kann. Als Hepatitisviren werden solche Viren bezeichnet, deren primärer Angriffspunkt die Leberzellen sind.

Hepatitis B

Die Hepatitis B wird durch das **Hepatitis-B-Virus (HBV)** verursacht, ist die häufigste chronische Virusinfektion des Menschen weltweit und etwa 240 Millionen Menschen, also 3 % der Weltbevölkerung, tragen das Virus chronisch in sich. Das DNA-Virus ist **hoch ansteckend** und kommt in Blut und anderen Körperflüssigkeiten wie Speichel, Tränenflüssigkeit und Samenflüssigkeit vor. HBV wird damit den sexuell übertragbaren Krankheiten zugerechnet. Auch eine Infektion durch kontaminiertes Material (z. B. Kanülen, Piercing) ist möglich. Dabei liegt die Möglichkeit, sich bei einer Nadelstichverletzung zu infizieren, bei 30 % (300/1.000).

In Deutschland ist seit 1995 die Grundimmunisierung gegen HBV im Säuglings- und Kleinkindalter empfohlen und soll spätestens bis zum 18. Lebensjahr abgeschlossen sein. Für medizinisches Personal werden die Kosten durch den jeweiligen Arbeitgeber übernommen, da die Impfung als Verhütung einer Berufserkrankung gilt.

Jede Hepatitis B ist laut Infektionsschutzgesetz eine **meldepflichtige Erkrankung.** Die Inkubationszeit liegt zwischen 40 und 200 Tagen. Im Falle auftretender Symptome sind diese meist unspezifisch. Patienten beklagen Schmerzen im Oberbauch sowie eine Leistungsminderung und Müdigkeit.

Die **akute HBV-Infektion** muss meist nicht behandelt werden, da sie in bis zu 95 % d. F. spontan ausheilt. Wenn notwendig, erfolgt eine symptomatische Therapie, die sich nach dem Beschwerdebild des Patienten richtet.

Die **chronische HBV** kann mit verschiedenen Medikamenten behandelt werden. Durch die chronische Entzündung der Leber sind die Entwicklung einer Zirrhose und auch die Entstehung eines hepatozellulären Karzinoms (HCC) möglich.

MERKE

Hepatitis-B- und C-Viren verursachen eine virusbedingte Leberentzündung und gehören zu den berufsbedingten Infektionskrankheiten im Rettungsdienst.

Hepatitis C

Die Hepatitis C ist ebenfalls eine Virusentzündung der Leber, wird durch das **Hepatitis-C-Virus (HVC)** verursacht. Etwa 71 Millionen Menschen weltweit, also ca. 1 % der Weltbevölkerung, tragen das Virus chronisch in sich. Zwar geht man davon aus, dass in Deutschland nur ca. 0,2–0,5 % der Bevölkerung betroffen sind, doch gibt es für diese Erkrankung besondere Risikogruppen, die eine deutlich höhere Infektionsrate aufweisen. Hierzu gehören beispielsweise Konsumenten von intravenös zu applizierenden Drogen. HCV wird parenteral, durch sexuellen Kontakt oder auch während der Geburt übertragen. Von einer Übertragung durch Nadelstichverletzungen ist besonders die Risikogruppe von Drogenkonsumenten betroffen, wenn sie den gemeinsamen Gebrauch von Spritzenbesteck (*needle sharing*) pflegen. Grundsätzlich liegt das Infektionsrisiko bei Nadelstichverletzungen mit HCV-kontaminierten Kanülen durchschnittlich unter 1 %.

Die Hepatitis C ist laut Infektionsschutzgesetz eine **meldepflichtige Erkrankung.** Die Inkubationszeit liegt zwischen 14 und 180 Tagen. Bei einer Infektion zeigen ca. 75 % der Patienten keine nennenswerten Symptome. Nur in wenigen Fällen werden unspezifische Beschwerden, die als grippeähnlich beschrieben werden, beobachtet und nur ausgesprochen selten kommt es zur Ausbildung einer fulminanten Leberentzündung. Allerdings ist die Rate der Erkrankungsverläufe, die zu einer **chronischen Erkrankung** führen, mit 50–85 % ausgesprochen hoch und nach ca. 25 Jahren erreichen bis zu 35 % der chronisch infizierten Patienten das Stadium der Leberzirrhose mit hohem Risiko, hieraus ein hepatozelluläres Karzinom zu entwickeln.

! ACHTUNG

Medizinisches Personal ist je nach Aufgabengebiet einem erhöhten HCV-Infektionsrisiko ausgesetzt. Abgesehen von der Beachtung der medizinischen Standardhygiene und üblichen präventiven Maßnahmen zur Vermeidung von Nadelstich- oder Schnittverletzungen sollten insbesondere bei der Durchführung invasiver Maßnahmen besondere Schutzvorkehrungen getroffen werden. Hierzu gehört das Tragen doppelter Handschuhe sowie vorschriftsmäßiger Schutzkleidung, die – je nach Maßnahme – auch einen Mundschutz sowie eine Schutzbrille mit beinhalten kann.

27.5.2 COVID-19

Das Schwere Akute Atemwegssyndrom (**SARS, engl. Severe Acute Respiratory Syndrome)** wurde Ende 2002 in der chinesischen Provinz Guangdong erstmals festgestellt. Es wurde durch ein Corona-Virus **(SARS-CoV-1)** verursacht, das zuvor gänzlich unbekannt war. Die Krankheit verbreitete sich über Tröpfcheninfektion hauptsächlich in China aus, dort gab es auch die meisten Toten. In den Jahren 2002–2004 trat es weltweit auf und hatte eine Letalität von ca. 10 %.

Das neue Coronavirus **SARS-CoV-2** breitete sich ab Ende 2019 in der chinesischen Metropole Wuhan und von dort ausgehend rapide weltweit aus. Die damit einhergehende Erkrankung wird **Coronavirus Disease 2019 (COVID-19)** genannt. Die Ausbreitung erfolgte in der kurzen Zeit nach seiner erstmaligen Entdeckung sehr effizient insbesondere durch Tröpfcheninfektion, aber auch durch Aerosolinfektion von Mensch zu Mensch. Am 11. März 2020 hatte die WHO das Infektionsgeschehen zur Pandemie deklariert.

Die ersten Erkrankungsfälle traten in Deutschland im Januar 2020 auf. Da das Virus erstmals auf den Menschen übersprang, hatte die Bevölkerung weltweit keine erworbene Immunität durch frühere Krankheitskontakte. Die erste Erkrankungswelle hatte ihren Höhepunkt Mitte März 2020 und flachte, aufgrund von „Lockdown“ – und eingeleiteten Hygiene- und Schutzmaßnahmen, auf ein niedrigeres Niveau ab. Anfang Oktober 2020 und 2021 stiegen die gemeldeten Fälle wieder kontinuierlich an, was zu drastischen Auswirkungen führte. Es handelte sich um die größte Pandemie des 21. Jahrhunderts.

COVID-19 ist laut Infektionsschutzgesetz eine **meldepflichtige Erkrankung.** Das SARS-CoV-2-Virus hat im Mittel eine

	COVID-19	Influenza-Grippe	Viraler Infekt („Erkältung")
Fieber	Fast immer	Häufig	Selten
Husten produktiv	Selten	Häufig	Häufig
Husten trocken	Fast immer	Fast immer	Selten
Atemnot	Häufig	Möglich	Selten
Schnupfen	Selten	Selten	Fast immer
Niesreiz	Nein	Selten	Fast immer
Gliederschmerzen	Selten	Fast immer	Häufig
Abgeschlagenheit	Möglich	Fast immer	Möglich
Halsschmerz	Möglich	Möglich	Fast immer
Kopfschmerz	Möglich	Häufig	Häufig
Augenjucken, -irritation	Nein	Nein	Möglich

Tab. 27.5 Unterschiede in den Symptomen bei COVID-19 zu Influenza und Erkältung

Inkubationszeit von 5–6 Tagen. Das SARS-CoV-2 hat sich als Erreger einer systemischen Infektion dargestellt (→ Tab. 27.5). Die COVID-19-Infektion kann mit sehr leichten Symptomen verlaufen, teils sogar ohne wahrgenommene Krankheitsbeschwerden. Der Erreger kann aber auch die unteren Atemwege befallen und bei einem Teil der Infizierten schwere Lungenentzündungen verursachen. In Verbindung mit der Erkrankung COVID-19 findet man aber auch Mikroinfarkte und Schädigungen des Gefäßsystems, der Nieren und weiterer Organe. Es bestehen Risikofaktoren, die einen schweren Verlauf begünstigen. Dazu zählen unter anderem höheres Alter, Herz-Kreislauf-Krankheiten, chronische Lungenerkrankungen, Diabetes mellitus und Krebserkrankungen.

Im Jahr des Krankheitsausbruchs (2019/20) bestanden keine Therapiemöglichkeiten. Impfungen sind seit Ende 2020 möglich, vorher bestand der einzige Schutz in konsequenter Anwendung von Schutzmaßnahmen, um eine Ansteckung durch Tröpfcheninfektion zu verhindern. So sollte man auf Händeschütteln verzichten und sich oft gründlich die Hände mit Seife waschen und anschließend desinfizieren. Zudem ist es wichtig, sich nicht ins Gesicht zu fassen, da Mund, Nase und Augen „Eintrittspforten" für das Virus sein können. Des Weiteren kann das Tragen einer Mund-Nasen-Bedeckung (FFP2-Maske) dazu beitragen, den Schutz zu erhöhen (→ 6.1.1).

Bei den infizierten Personen findet man hohe SARS-CoV-2-Konzentrationen in der Atemluft. Es zeigte sich, dass die Viren insbesondere in geschlossenen Räumen sehr effizient durch Tröpfchen und Aerosole von Mensch zu Mensch übertragen werden und sich in der Bevölkerung verbreiten.

MERKE

Coronaviren (CoV) können beim Menschen Krankheiten verursachen, die von leichteren Erkältungskrankheiten bis hin zu schwereren Krankheiten wie Middle East Respiratory Syndrome (MERS) und Severe Acute Respiratory Syndrome (SARS) reichen. Das Coronavirus SARS-CoV-2 ist ein neues Virus, das vor 2019 beim Menschen nicht nachgewiesen wurde.

27.5.3 Multiresistente Krankheitserreger

Je nach Wirkstoff entfalten Antibiotika ihre Wirkung entweder durch Zerstörung der bakteriellen Zellwand **(bakterizid,** → 6.3.1**)** oder durch Hemmung der bakteriellen Vermehrung **(bakteriostatisch,** → 6.3.1**).** In der Vergangenheit wurden in der Tiermast und in der Humanmedizin Antibiotika jedoch therapeutisch häufig undifferenziert eingesetzt. Die negative Folge ist die rasche Bildung von Resistenzen, die sich heute in der teilweise fehlenden Wirkung eingesetzter Antibiotika gegen die resistenten Bakterien bemerkbar macht.

MRSA

MRSA (Synonym: Methicillin- oder multiresistenter *Staphylococcus aureus*) ist die geläufige Abkürzung für eine Bakterienart, die gegen alle bekannten Antibiotika **resistent** (unempfindlich; lat. resistere = widersetzen) ist. Eine besondere Herausforderung ist MRSA, weil er sehr verbreitet vorkommt. So lässt sich *Staphylococcus aureus* fast immer auf den Schleimhäuten von Gesunden nachweisen. Außerdem ist *Staphylococcus aureus* ein häufiger Erreger nosokomialer Infektionen.

MRSA finden sich vor allem bei **medizinischem Personal,** Patienten, im Krankenhaus, in Pflegeheimen und in der häuslichen Umgebung. Medizinisches Personal ist neben den Patienten der Hauptüberträger von MRSA, der sich vor allem an den Schleimhäuten von Nase, Mund und Rachen sowie an Wunden, Hautläsionen und Kathetereintrittstellen ansiedelt.

Die Übertragung kann direkt über Kontakt mit den Händen oder indirekt über die Luft stattfinden. Regelmäßige **Hygienemaßnahmen** wie persönliche Hygiene des Personals, der Gebrauch von Schutzhandschuhen und Routinedesinfektionsarbeiten in den Fahrzeugen sind die wichtigsten Maßnahmen zur Verhütung und zur Kontrolle von MRSA.

MERKE

Zur Schlussdesinfektion nach Transporten von MRSA-Patienten reichen Verfahren der DGHM-Liste aus.

Multiresistente gramnegative Erreger (MRGN)

Die Abkürzung MRGN steht für **multiresistente gramnegative Erreger.** Diese werden in die Gruppen 3MRGN und 4MRGN unterteilt. Die Ziffer vor MRGN weist darauf hin, gegen wie viele der vier hierfür definierten Antibiotikagruppen die gramnegativen Stäbchen resistent sind. Handelt es sich um einen **3MRGN,** erweisen sich drei Antibiotikagruppen als wirkungslos. Wird ein **4MRGN** diagnostiziert, ist keine der definierten Antibiotikagruppen mehr gegen den Erreger wirksam. Stellvertretend für die jeweilige Gruppe wurden Leitsubstanzen (Antibiotika) definiert, die für die Testung im Labor Verwendung finden (→ Tab 27.6).

Die MRGN-Erreger können durch direkten Hautkontakt und indirekt durch infizierte Sekrete übertragen werden. Eine Übertragung über kontaminierte Flächen oder Gegenstände ist ebenfalls möglich. Besonders bei der Anwendung medizinischer Geräte, die keine Einwegartikel sind und somit bei mehreren Patienten zum Einsatz kommen (z. B. Stethoskop, Blutdruckmanschette etc.), ist dieser Übertragungsweg zu beachten. Daher sind zum Unterbinden der Übertragungswege die Händedesinfektion und das Tragen von Einmalhandschuhen wichtig.

Leitsubstanz	Enterobakterien		Pseudomonas aeruginosa		Acinetobacter baumanii	
	3MRGN	4MRGN	3MRGN	4MRGN	3MRGN	4MRGN
Piperacillin	R	R	–	R	R	R
Cefotaxim und/oder Ceftazidim	R	R	–	R	R	R
Ciprofloxacin	R	R	–	R	R	R
Imipenem und/oder Meropenem	S	R	–	R	S	R
R = resistent, S = sensibel						

Tab 27.6 Definition von 3MRGN und 4MRGN nach Resistenzen gegen Leitsubstanz

VIDEO

Die richtige Händedesinfektion
https://www.youtube.com/watch?v=x22jouZbVSU

IM FOKUS

Rettungsdienstrelevante Krankheitserreger

- **Hepatotrophe Viren** verursachen Leberinfektionen und führen in einigen Fällen auch zu chronischen Lebererkrankungen.
  - **Hepatitis B** wird durch das Hepatitis-B-Virus (HBV) ausgelöst, das hoch ansteckend ist.
    - Die Infektion wird sexuell oder durch Blutprodukte bzw. Nadelstichverletzungen übertragen.
    - Es handelt sich bei der Hepatitis B um eine meldepflichtige Erkrankung, die sowohl einen akuten als auch einen chronischen Verlauf nehmen kann.
    - Es existiert eine Impfung, deren Kosten vom Arbeitgeber übernommen werden.
    - Betroffene haben Schmerzen im Oberbauch und klagen über Müdigkeit.
  - **Hepatitis C** wird durch das Hepatitis-C-Virus (HCV) ausgelöst, das ebenfalls hoch ansteckend ist.
    - Besondere Risikogruppen sind Personen, die intravenöse Drogen konsumieren.
    - Das Virus kann aber auch im Rahmen von Arbeitsunfällen (Nadelstichverletzungen), sexuellen Aktivitäten oder bei der Geburt übertragen werden.
    - Die Erkrankung ist meldepflichtig, zeigt aber oft keine akuten Symptome.
    - Im Fall einer Chronifizierung ist die Gefahr der Bildung eines hepatozellulären Karzinoms sehr hoch.
- **COVID-19:**
  - COVID-19 steht für „Coronavirus Disease 2019" und wird durch das Virus SARS-CoV-2, eine Variante des bereits bekannten SARS-Virus, ausgelöst.
  - Durch sein pandemisches Potenzial wurden die Gesundheitssysteme weltweit seit dem Jahr 2020 vor große Herausforderungen gestellt.
  - Die Übertragung erfolgt weitestgehend aerogen.
  - COVID-19 ist als Atemwegserkrankung bekannt, kann aber Entzündungen und Embolien in zahlreichen anderen Organsystemen, etwa dem Herz-Kreislauf-System oder den Nieren auslösen.
  - Die wichtigste Maßnahme im Umgang mit SARS-CoV-2 ist der konsequente Schutz von Mitarbeitern und Patienten vor einer Ansteckung.
  - Die Therapie erfolgt weitestgehend symptomatisch.
- **Multiresistente Krankheitserreger:**
  - Durch die weite Verbreitung von Antibiotika in Tiermast und Humanmedizin haben einige Bakterien erfolgreich Abwehrstrategien in Form von Resistenzen entwickelt.
  - **MRSA:**
    - MRSA steht für „Methicillin-" oder „multiresistenter *Staphylococcus aureus*".
    - Der Hauptüberträger sind Menschen, vor allem Patienten und medizinisches Personal.
    - Der Keim siedelt sich in Nase, Mund und Rachen sowie an Wunden, Hautläsionen und Kathetereintrittsstellen an.
    - Wichtigste Maßnahme ist die Unterbrechung der Übertragungskette durch Routine- und Schlussdesinfektionen.
  - **MRGN:**
    - MRGN steht für „multiresistente gramnegative Erreger".
    - **3MRGN** ist resistent gegen drei Antibiotikagruppen, **4MRGN** ist resistent gegen vier Antibiotikagruppen.
    - Die resistenten Keime können durch direkten Hautkontakt und indirekt durch infizierte Sekrete übertragen werden. Auch eine Übertragung über kontaminierte Flächen oder Gegenstände ist möglich (z. B. Stethoskope).
    - Wichtigste Maßnahme ist auch hier die Unterbindung der Übertragungskette, etwa durch die regelmäßige Durchführung der Händedesinfektion.

27.6 Infektionstransport

Die Zahl der Infektionstransporte haben vor allem infolge der Zunahme multiresistenter Keime und im Rahmen der COVID-19-Pandemie deutlich zugenommen. Zu unterscheiden ist bei der Durchführung und Vorgehensweise eines Infektionstransports, ob die Infektionskrankheit bei Auftragserteilung bekannt ist oder sich der Verdacht auf eine Infektion erst während oder nach dem Transport ergibt, wenn das Rettungsfachpersonal bereits beim Patienten bzw. dieser in der Klinik untersucht und diagnostiziert worden ist.

DEFINITION

Infektionsfahrten sind Transporte infektiöser Patienten, die vor, während und nach dem Transport besondere Verhaltensregeln und Maßnahmen erfordern, die dem Schutz des Personals und der Patienten dienen.

27.6.1 Voraussetzungen

Infektionstransporte sollten nur von **geschultem Personal** durchgeführt werden, das zum Zeitpunkt des Transports körperlich gesund ist und die erforderlichen Schutzimpfungen besitzt. Mancherorts werden für den Transport Infektionskranker **gesonderte Fahrzeuge** vorgehalten, die nur die notwendigsten Ausrüstungsgegenstände mitführen, um die Fahrzeuge im Anschluss einfacher und schneller desinfizieren zu können. Stehen solche gesonderten Rettungsmittel nicht zur Verfügung, sind die Regelfahrzeuge des Rettungsdienstes vor Fahrtantritt auf das notwendige Maß abzurüsten. Das Abrüsten orientiert sich jedoch grundsätzlich an dem Patientenzustand. Entscheidend für die zu treffenden Maßnahmen ist die **Informationsgewinnung** über

- die vom Patienten ausgehende Infektionsgefährdung,
- seinen Gesundheitszustand und
- die zu treffenden Schutzmaßnahmen (z. B. Tragen von Schutzkleidung, → 6.6).

Auskunft zu auftretenden Fragen sollte das eingesetzte Personal von dem behandelnden Arzt, der Rettungsleitstelle und dem zuständigen Desinfektor des Rettungsdienstbereichs erhalten.

27.6.2 Planung eines Infektionstransports

Planbare Infektionstransporte sollten den Regelfall darstellen. Alle notwendigen Informationen können vor Fahrtantritt gesammelt und entsprechend alle Verhaltensweisen geplant werden. Die wesentliche Aufgabe ist, die vom Patienten ausgehende Infektionsgefährdung durch potenziell übertragbare Erreger während eines Transports einzuschätzen. Für die Einstufung eines Übertragungsrisikos im Patiententransport hat sich folgende Empfehlung als nützlich erwiesen (→ Tab. 27.7).

Kategorie	Infektionsgefahr	Maßnahmen
A (z. B. Malaria)	Keine Infektionsgefahr	Maßnahmen der Standardhygiene ausreichend
B (z. B. NBV, HBC, HIV)	Kein Übertragungsrisiko bei normalem Kontakt während des Transports, mögliches Übertragungsrisiko bei invasiven Notfallmaßnahmen	Maßnahmen der Standardhygiene ausreichend
C (z. B. MRSA, MRGN)	Erreger mit Multiresistenzen (MRE)	Maßnahmen der Standardhygiene und Maßnahmen gemäß Empfehlungen
D (z. B. Noro-, Rota-, Adenoviren, SARS, Clostridien, Zoster, Influenza, Masern, Salmonellen)	Erreger, die besondere Hygienemaßnahmen bedingen	Standardhygiene und übertragungsspezifische Maßnahmen nach Hygieneplan
E (z. B. Ebola, Lassa)	Hochkontagiöse Erreger	Spezialfahrzeug für hochkontagiöse Infektfahrten, Gesundheitsamt einbeziehen

Tab. 27.7 Einstufung des Übertragungsrisikos für den Patiententransport (nach Empfehlung LARE-AG Patiententransport Bayern)

Aus der Kategorie (→ Tab. 27.7) ergeben sich die notwendigen Maßnahmen für das Rettungsfachpersonal. Bei **Kategorie C** (z. B. MRSA) sollte das Rettungsfachpersonal ergänzend über den Ort der nachgewiesenen Besiedlung (z. B. Atemwege) informiert werden, um entsprechende Vorbereitungen zu treffen. Bei **Kategorie D** sind auf jeden Fall die im Vorfeld diagnostizierten Krankheitserreger an das Rettungsfachpersonal mitzuteilen, da hier erregerspezifische Maßnahmen für die Durchführung des Transports erforderlich sind. Über den Gesundheitszustand des Patienten ist der Auftraggeber des Transports auskunftspflichtig. In der Regel wird diese Information von der Leitstelle bei der Beauftragung des Infektionstransports an die Besatzung mitgeteilt.

Weiterhin muss bereits im Vorfeld des Transports des infektiösen Patienten die **Aufnahme im Zielkrankenhaus** gesichert sein. Die Information über den zu transportierenden Patienten muss auch dem Personal im Aufnahmehaus bekannt gemacht werden, sodass dieses sich auf die kommende Situation einstellen kann und optimale Transportwege in den Aufnahmebereich für Infektionspatienten genutzt werden können, ohne die übrigen Bereiche im Aufnahmekrankenhaus ungewollt zu kontaminieren.

MERKE

Vor dem Infektionstransport:
- Art der Infektion und Zielort müssen bekannt sein.
- Direkte Anfahrt ab Rettungswache zum Aufnahmeort
- Schutzkleidung anlegen.
- Desinfektionsmittel für laufende Desinfektion mitführen.
- Desinfektionsmittel für Schlussdesinfektion mitführen bzw. bereitstellen.
- Duschzeug und Wechselwäsche bereitlegen.

Nicht planbare Infektionstransporte treten auf, wenn sich vor Ort der Verdacht auf eine Infektionskrankheit ergibt und das Rettungsfachpersonal keine Vorbereitung treffen konnte. Darüber ist dann unverzüglich die Rettungsleitstelle zu informieren, die weitere Informationen sammelt und dem Personal vor Ort Maßnahmen zur Infektionsprophylaxe mitteilt. Das Personal an der Einsatzstelle legt die notwendige zusätzliche Schutzausrüstung an und vermeidet bis dahin jeden unnötigen Patientenkontakt.

27.6.3 Durchführung eines Infektionstransports

Infektionstransporte werden immer auf **direktem Wege** zwischen Aufnahmeort und Zielort durchgeführt. Umwege oder Zwischenhalte sind zu vermeiden. Während des Infektionstransports ist erforderliche und geeignete Schutzkleidung zu tragen. Trennscheiben zwischen Fahrgastzelle und Patientenraum sind geschlossen zu halten und der direkte Patientenkontakt ist auf das notwendige Maß zu beschränken. Im Fall von Kontaminationen während des Transports gelten die Maßnahmen der laufenden Desinfektion.

Müssen während des Transports dringende medizinische Maßnahmen ausgeführt werden, hat der Erhalt vitaler Funktionen gegenüber der Ausschaltung von Infektionsgefährdungen Vorrang, solange der gebotene Eigenschutz nicht missachtet werden muss.

MERKE

Auf dem Infektionstransport:
- Schutzkleidung anlegen → Selbstschutz.
- Patienten transportfähig machen.
- Ggf. laufende Desinfektion durchführen.
- Transport wie üblich (Betreuungspflicht)
- Übergabe ohne Umwege durchführen.

27.6.4 Nachbereitung des Infektionstransports

Nach Durchführung eines **Infektionstransports** erfolgt eine Schlussdesinfektion nach den Vorgaben des Infektionsschutzgesetzes mit Desinfektionsmitteln und Konzentrationen aus der RKI-Liste. Zumeist reicht eine sorgfältige Scheuer-Wisch-Desinfektion der Flächen aus. Nur in seltenen Fällen ist eine Raumdesinfektion durch Verdampfen oder Vernebelung erforderlich.

Schlussdesinfektion (§§ 17 und 18 IfSG)

Je nach Infektionskrankheit und vorgenommenen Schutzmaßnahmen muss die Fahrzeugbesatzung klären, ob eine Schlussdesinfektion am Zielort mit mitgeführten Desinfektionsmitteln möglich ist. Manche Rettungsdienstbereiche haben für diese Zwecke in den Zentralen Notaufnahmen **Desinfektionseinrichtungen,** in denen fertig gemischte Desinfektionslösungen entnommen werden können.

Ist eine Schlussdesinfektion nur auf der Rettungswache möglich, wird ohne Umwege die Heimatrettungswache bzw. die Desinfektionsstätte des Rettungsdienstbereichs angefahren und das Fahrzeug nach Hygieneplan desinfiziert. Dort erfolgt die Schlussdesinfektion des Fahrzeugs nach den Vorgaben des zuständigen Desinfektors oder des Gesundheitsamts.

ACHTUNG

Eine Schlussdesinfektion muss nach dem Infektionsschutzgesetz vorgenommen werden, wenn ein Infektionskranker entlassen oder verlegt wird bzw. verstirbt. Der Krankenraum, in dem der Kranke behandelt bzw. transportiert wurde, und alle Gegenstände, mit denen er in Berührung gekommen ist, müssen desinfiziert werden.

Die Schlussdesinfektion kann an die Fahrzeugbesatzung delegiert werden. Desinfiziert werden muss der **gesamte Krankenraum,** einschließlich aller Einrichtungs- und Gebrauchsgegenstände, Trage oder Tragestuhl und vom Kranken benutzte Gegenstände. Verwendetes medizinisches Material wird aufbereitet. Entsprechende Einwirkzeiten, die vom Hygienehandbuch vorgegeben sind, müssen eingehalten werden.

Die Desinfektion des **Personals** umfasst den Wechsel der persönlichen Schutzausrüstung und die persönliche Reinigung. Kontaminierte Kleidungsstücke werden nach dem Transport in mit dem (Verdachts-)Erreger gekennzeichnete und verschließbare Säcke abgelegt. Anschließend muss sich jedes Besatzungsmitglied ausgiebig reinigen (duschen), bevor sich im Anschluss die Besatzung mit frischer Dienstkleidung erneut einkleidet.

Erst wenn alle Arbeiten abgeschlossen und das Desinfektionsmittel ausreichend eingewirkt hat, ist das Fahrzeug wieder einsatzbereit.

MERKE

Schlussdesinfektion:
- Atemschutz, wenn erforderlich
- Geeignetes Desinfektionsmittel (siehe Hygieneplan)
- Einwirkzeit beachten.
- Schutzkleidung als Sondermüll kennzeichnen und entsorgen.
- Duschen und frische Dienstkleidung
- Fahrzeug evtl. mit Wasser auswaschen.
- Desinfektion dokumentieren.

MERKE

Für Schlussdesinfektionen nach §§ 17 und 18 IfSG dürfen nur Desinfektionsverfahren zur Anwendung kommen, die in der RKI-Liste aufgeführt sind.

Dokumentation

Die übliche Einsatzdokumentation wird i. d. R. durch ein spezielles Infektionstransportprotokoll ergänzt, das die angewandten Schutzmaßnahmen beim Personal und beim Patienten sowie die anschließenden Desinfektionsarbeiten dokumentiert.

MERKE

Die Schlussdesinfektion nach Infektionsfahrten erfordert eine gesonderte Dokumentation in einem **Desinfektionsbericht.**

Nachdeklaration

Nach Durchführung eines Transports, der sich im **Nachhinein** als Infektionstransport herausstellt, weil erst im Krankenhaus ein infektiöser Erreger nachgewiesen wurde, sind das betroffene Fahrzeug und das Personal zunächst ebenfalls nicht einsatzbereit.

Nach Rücksprache mit den zuständigen Stellen und dem Desinfektor müssen weitere **Maßnahmen,** je nach Art der Erkrankung, durchgeführt werden, z. B.
- Schlussdesinfektion des Fahrzeugs
- Desinfektion des Personals
- Postexpositionsprophylaxe des Personals, z. B. die Einnahme eines Antibiotikums

IM FOKUS

Infektionstransport
- **Voraussetzungen:**
  - Infektionstransporte sollten nur von **geschultem Personal** und in bestimmten Situationen mit gesonderten Fahrzeugen durchgeführt werden.
  - Es sollten stets nur die **notwendigsten Ausrüstungsgegenstände** mitgeführt werden, die Fahrzeuge müssen also ggf. vor einem Transport abgerüstet werden.
  - Vor dem Transport werden folgende Informationen benötigt:
    - Vom Patienten ausgehende Infektionsgefährdung
    - Gesundheitszustand des Patienten
    - Zu treffenden Schutzmaßnahmen

- **Planung:**
  - Im Regelfall sind Infektionstransporte planbar. So können alle notwendigen Informationen vor Fahrtantritt gesammelt werden.
  - Eine wichtige Maßnahme ist die Einstufung der infrage kommenden Erreger, um Infektionsgefahr und notwendige Maßnahmen abschätzen zu können.
  - Vor einem Infektionstransport sollte(n) ...
    - die Art der Infektion und Zielort bekannt sein.
    - die direkte Anfahrt ab Rettungswache zum Aufnahmeort geklärt werden.
    - die notwendige Schutzkleidung angelegt werden.
    - Desinfektionsmittel für die laufende Desinfektion bereitgelegt werden.
    - Desinfektionsmittel für die Schlussdesinfektion bereitgelegt werden.
    - Duschzeug und Wechselwäsche bereitgelegt werden.
- **Durchführung:**
  - Während des Transports sollten **nur dringende medizinische Maßnahmen** durchgeführt werden. Ziel ist immer das Patientenwohl.
  - Der direkte Patientenkontakt sollte auf das notwendige Maß beschränkt werden, wobei hier natürlich weiterhin eine Verantwortung für das körperliche und psychische Wohlergehen der Patienten besteht.
  - Auf dem Infektionstransport sollte ...
    - Schutzkleidung angelegt sein.
    - der Patient transportfähig gemacht werden.
    - ggf. eine laufende Desinfektion durchgeführt werden.
    - der Transport wie üblich erfolgen (Betreuungspflicht).
    - die Übergabe ohne Umwege durchgeführt werden.
- **Nachbereitung:**
  - Die wichtigste Maßnahme der Nachbereitungsphase ist die Schlussdesinfektion.
  - Bei der **Schlussdesinfektion** sollte ...
    - wenn erforderlich, Atemschutz getragen werden.
    - ein geeignetes Desinfektionsmittel gewählt werden (siehe Hygieneplan).
    - die Einwirkzeit beachtet werden.
    - die Schutzkleidung als Sondermüll gekennzeichnet und entsorgt werden.
    - das Personal duschen und frische Dienstkleidung anlegen.
    - das Fahrzeug evtl. mit Wasser ausgewaschen werden.
    - die Desinfektion dokumentiert werden.
  - **Dokumentation:**
    - Die Schlussdesinfektion nach Infektionsfahrten erfordert eine gesonderte Dokumentation in einem Desinfektionsbericht.
  - **Nachdeklaration:**
    - Im Fall einer nicht im Vorfeld erkannten Infektion sind Personal und Fahrzeug zunächst nicht einsatzbereit.
    - Nach Rücksprache müssen weitere Maßnahmen durchgeführt werden (Schlussdesinfektion des Fahrzeugs, Desinfektion des Personals und ggf. Postexpositionsprophylaxe des Personals)

WIEDERHOLUNGSFRAGEN

1. Welche Mikroorganismen können unterschieden werden? Nennen Sie die Unterscheidungsmerkmale. (→ 27.1.1)
2. Was bedeutet Kontamination? (→ 27.1.2)
3. Erklären Sie die Begriffe Inzidenz und Prävalenz. (→ 27.2)
4. Erklären Sie die Begriffe Morbidität, Mortalität und Letalität. (→ 27.2)
5. Benennen Sie Bausteine des Infektionsschutzes. (→ 27.3)
6. Wie kann es zu einer Infektion kommen und wie breitet sie sich aus? (→ 27.4)
7. Erläutern Sie die Problematik bei MRSA-Patienten. (→ 27.5.3)
8. Begründen Sie, warum Hygiene- und Desinfektionsmaßnahmen für den Rettungsdienst von Bedeutung sind. (→ 27.6)
9. Erklären Sie den praktischen Ablauf eines Infektionstransports. (→ 27.6)

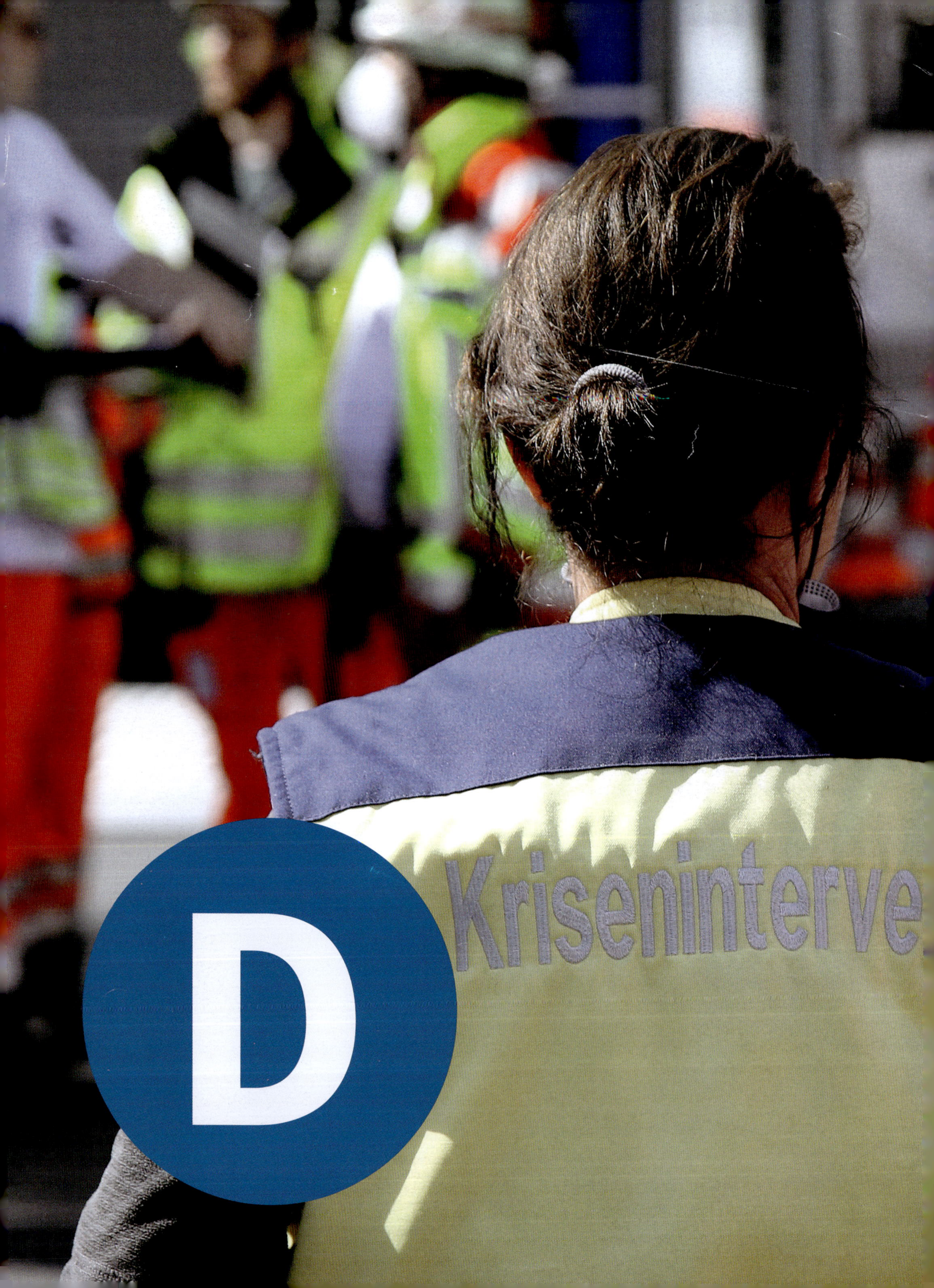
D
Kriseninterve

PSYCHOSOZIALE ASPEKTE

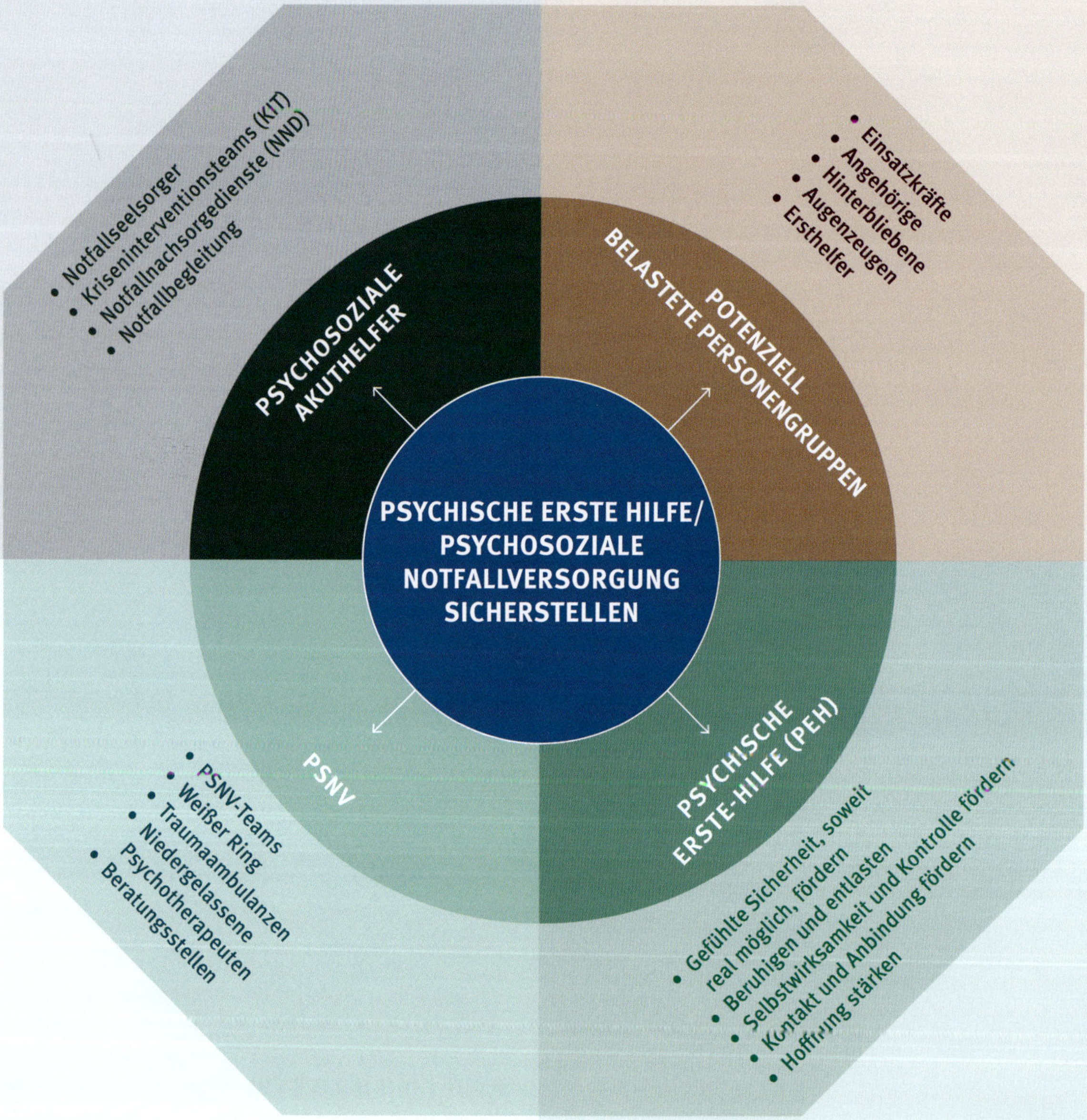
PSYCHISCHE ERSTE HILFE/
PSYCHOSOZIALE
NOTFALLVERSORGUNG
SICHERSTELLEN
PSYCHOSOZIALE AKUTHELFER
• Notfallseelsorger
• Kriseninterventionsteams (KIT)
• Notfallnachsorgedienste (NND)
• Notfallbegleitung
POTENZIELL BELASTETE PERSONENGRUPPEN
• Einsatzkräfte
• Angehörige
• Hinterbliebene
• Augenzeugen
• Ersthelfer
PSNV
• PSNV-Teams
• Weißer Ring
• Traumaambulanzen
• Niedergelassene Psychotherapeuten
• Beratungsstellen
PSYCHISCHE ERSTE-HILFE (PEH)
• Gefühlte Sicherheit, soweit real möglich, fördern
• Beruhigen und entlasten
• Selbstwirksamkeit und Kontrolle fördern
• Kontakt und Anbindung fördern
• Hoffnung stärken

28

PSYCHISCHE ERSTE HILFE/ PSYCHOSOZIALE NOTFALLVERSORGUNG SICHERSTELLEN

Andreas Fromm

FALLBEISPIEL

Sie und ihr Team werden nachts zu einem Verkehrsunfall mit mehreren verletzten Personen alarmiert. Ein Pkw, besetzt mit mehreren Jugendlichen, ist auf regennasser Fahrbahn mit einem Baum kollidiert. Der Fahrer des Kleinwagens war nicht angeschnallt und ist aus dem Auto herausgeschleudert worden. Hierbei hat er tödliche Verletzungen erlitten. Die anderen Insassen sind mitunter schwerverletzt und werden von Ihnen und den anderen Einsatzkräften versorgt. Eine junge Frau hat den Unfall mit ansehen müssen und hat bis zu Ihrem Eintreffen Erste Hilfe geleistet. Sie sitzt zusammengekauert auf der Leitplanke und weint. Sie fragen sich, wie sich die Helferin nun fühlt und welche Hilfe man ihr noch zukommen lassen kann.

LERNZIELE

- Die Bedeutung der Psychosozialen Notfallversorgung (PSNV) erläutern
- Die Bereiche PSNV-B und PSNV-E unterscheiden
- Die Regeln der Psychischen Ersten Hilfe (PEH) kennen und erläutern
- Die Möglichkeiten und Grenzen der Betreuung durch PSNV-Teams beschreiben
- Die Bedeutung präventiver Maßnahmen auf die Verarbeitung belastender Situationen erläutern

Die **Psychosoziale Notfallversorgung (PSNV)** ist seit über dreißig Jahren ein zentraler Bestandteil der zivilen Gefahrenabwehr. Sie verfolgt das Ziel, **Einsatzkräften (PSNV-E)** und **betroffenen Personen (PSNV-B)** nach Notfallsituationen bzw. Katastrophen durch Ressourcenstärkung und -ergänzung **kurz-, mittel- und langfristig** eine professionelle Hilfe bei der Verarbeitung des Erlebten zu leisten. Hierbei werden speziell ausgebildete **Psychosoziale Akuthelfer (PSAH)** eingesetzt.

MERKE

Personen, die neben den Einsatzkräften und Patienten durch eine Notfallsituation belastet sein können:
- Angehörige
- Hinterbliebene
- Augenzeugen
- Ersthelfer

Durch eine psychosoziale Notfallversorgung können anhaltende **Belastungsfolgen abgepuffert** oder sogar **vermieden** werden. Die Psychosozialen Akuthelfer werden meist jedoch nicht unmittelbar zur Einsatzstelle alarmiert, sondern müssen von den eingesetzten Rettungskräften vor Ort gezielt nachgefordert werden. Eine Ausnahme sind mancherorts Einsatzmeldungen, wie „Person unter Zug". Hier kann es sein, dass psychosoziale Akuthelfer bereits mit den ersten Einsatzkräften alarmiert werden. Es ist also eine wichtige Aufgabe des Rettungsdienstes, den **Bedarf an psychosozialer Unterstützung** an der Einsatzstelle zu **erkunden** bzw. abzuschätzen und die Kräfte der PSNV ggf. **frühzeitig nachzufordern.**

MERKE

Rettungskräfte müssen im Rahmen der **Erkundung einer Einsatzstelle** auch den **Bedarf an psychosozialer Unterstützung** abschätzen und **Psychosoziale Akuthelfer anfordern.**

Rettungskräfte sollten insbesondere dann **Psychosoziale Akuthelfer nachfordern,** wenn

- die betroffene Person abwesend oder desorientiert erscheint bzw. ihr die zentrale Botschaft des Ereignisses (z. B. eine Todesnachricht) nicht bewusst wird.
- die betroffene Person nach dem Abrücken der Einsatzkräfte nicht unmittelbar durch persönliche soziale Netze aufgefangen werden kann.
- die betroffene Person keine klare Vorstellung hat, welche nächsten Schritte nach dem Abrücken der Einsatzkräfte zu ergreifen sind.

Eine Betreuung des Betroffenen durch PSNV-Kräfte ist hingegen nicht vorgesehen, wenn
- klinisch behandlungspflichtige Erkrankungen/Verletzungen vorliegen (die medizinische Versorgung hat Vorrang).
- eine akute Selbst- oder Fremdgefährdung bei der betroffenen Person vorliegt.
- eine schwere psychiatrische Erkrankung (unabhängig von dem aktuellen Ereignis) vorliegt.

Die PSNV ist ein Teil eines umfassenden **psychosozialen Krisenmanagements.** Das psychosoziale Krisenmanagement verfolgt zudem, durch die Stärkung der individuellen Notfallkompetenzen von Bürgern und Einsatzkräften, einen **präventiven Ansatz.** Je besser sich Angehörige, Beteiligte und Einsatzkräfte im Vorfeld auf mögliche Notfallsituationen vorbereiten (individuelle Notfallkompetenz), umso besser können sie mit dem Erlebten umgehen und umso unwahrscheinlicher ist die Manifestation von Traumafolge-Erkrankungen.

Die **Psychische Erste Hilfe (PEH)** stellt oftmals das erste Element der psychosozialen Notfallversorgung dar. Sie kann und soll bereits von Einsatzkräften ohne eine spezialisierte PSNV-Ausbildung geleistet werden. Eine frühzeitige Erste Hilfe für die Psyche wirkt sich positiv auf den Genesungsverlauf der Betroffenen aus. Die Manifestation einer Posttraumatischen Belastungsstörung (PTBS) kann jedoch durch die PEH allein nicht sicher verhindert werden. Deshalb wird die initiale PEH mit professionellen Hilfsangeboten im Anschluss kombiniert. Es zählt also auch zu den wichtigen Aufgaben von Einsatzkräften sicherzustellen, dass auch nach ihrem Abrücken von der Einsatzstelle psychosoziale Hilfe und Unterstützung für die Patienten sowie die einsatzbetroffenen Personen zur Verfügung stehen.

PSYCHOSOZIALE NOTFALLVERSORGUNG (PSNV)

PSNV: Speziell ausgebildete Psychosoziale Akuthelfer (PSAH) bieten Einsatzkräften (PSNV-E) und betroffenen Personen (PSNV-B) nach Notfallsituationen bzw. Katastrophen professionelle Hilfe zur Verarbeitung des Erlebten an.

Das erste Element der PSNV ist oft die Psychische Erste Hilfe (PEH). Sie kann und soll bereits von Einsatzkräften ohne eine spezialisierte PSNV-Ausbildung geleistet werden.

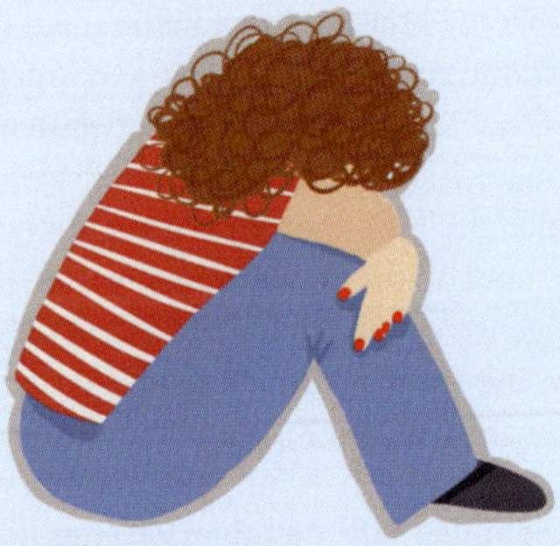

PSYCHISCHE ERSTE HILFE (PEH)

Nach Kröger, Ritter, Bryant 2011

1. **Gefühlte Sicherheit fördern**
   → Ortswechsel in RTW; Tee, Decke anbieten; „Wir sind da!" signalisieren
2. **Beruhigen und entlasten**
   → Gespräche, Atem-/Orientierungsübungen
3. **Selbstwirksamkeit und Kontrolle fördern**
   → Macht- und Hilfslosigkeit beenden, z.B. „bitte suchen Sie Ihre Versichertenkarte"; „bitte sammeln Sie Ihre Sachen ein und folgen Sie mir in den RTW."
4. **Kontakt und Anbindung fördern**
   → wichtige Strategie, soziale Anbindung fördern, einbinden
5. **Hoffnung stärken**
   → Analgesie, erreichte Erfolge verbalisieren

UNANGEMESSENE VERHALTENSWEISEN UNBEDINGT VERMEIDEN

- ✗ Vorwürfe machen
- ✗ Über Schuld und Verantwortung diskutieren
- ✗ Furchterregende Sprache, Drohungen
- ✗ Vermutung oder Spekulationen äußern
- ✗ Sprüche klopfen

PSYCHOSOZIALE AKUTHELFER (PSAH)

Leisten psychische Erste Hilfe
Haben eine spezielle PSNV-Ausbildung

- Notfallseelsorger
- Kriseninterventionsteam
- Notfallnachsorgedienst
- Notfallbegleiter

PSYCHOSOZIALE NOTFALLVERSORGUNG (PSNV)

PSNV-E
Für Einsatzkräfte

PSNV-B
Für
- Angehörige
- Hinterbliebene
- Augenzeugen
- Ersthelfer

Aufgaben:
- Beruhigen und begleiten
- Keine therapeutische Aufarbeitung

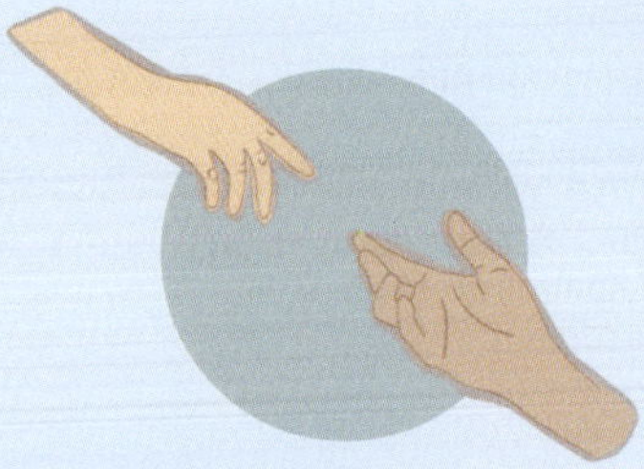

Weiterführende Hilfe:
- Niedergelassene Psychotherapeuten
- Weißer Ring
- Beratungsstellen → für medizinische Fachkräfte PSU-Hotline
- Traumaambulanzen
- Selbsthilfegruppen

In zahlreichen Rettungsdienstbereichen gibt es Teams der **Psychosozialen Notfallversorgung (PSNV),** die im Regelfall 24/7 alarmiert werden können und die eine psychosoziale Betreuung, sowohl während des noch laufenden Einsatzes als auch nach dem Abrücken der Einsatzkräfte durchführen können. Rettungskräfte sollten beachten, dass die Teams der PSNV im Regelfall **ohne Blaulicht und Einsatzhorn** anrücken. Je nach lokalen Gegebenheiten kann es somit einige Zeit dauern, bis die PSNV-Teams die Einsatzstelle erreichen.

Die psychosoziale Akuthilfe wird von verschiedenen Institutionen geleistet:

- Notfallseelsorger (→ Abb. 28.1)
- Kriseninterventionsteams (KIT)
- Notfallnachsorgedienste (NND)
- Notfallbegleitung

Diese Akuthilfe soll **beruhigen** und stabilisieren und ist **keine therapeutische Aufarbeitung des Erlebten.** Die zumeist ehrenamtlichen Helfer verfügen über eine vertiefte psychosoziale Ausbildung und stellen damit für den Rettungsdienst, sowohl in der Regelrettung als auch bei MANV-Lagen, eine wichtige einsatztaktische Ressource dar.

28.1 Psychische Erste Hilfe (PEH)

Als gesichert gilt, dass ein professionelles und angemessenes Verhalten von Einsatzkräften während und unmittelbar nach belastenden Situationen, sowohl bei notfallbetroffenen Personen als auch bei Kollegen, einen positiven Einfluss auf den Verarbeitungsprozess sowie den Genesungsverlauf hat. Unprofessionelles bzw. unangemessenes Verhalten von Einsatzkräften kann eine Traumatisierung sogar verstärken. Die **Psychische Erste Hilfe** ist also neben der medizinischen Versorgung ein **wichtiges Element des rettungsdienstlichen Auftrags.** Bewährt haben sich dabei die folgenden fünf einfachen **Regeln,** wie sie von **Kröger, Ritter und Bryant** 2011 veröffentlicht wurden und die sowohl mit Blick auf Patienten, einsatzbetroffenen Dritten als auch auf die eigene Kollegenschaft anwendbar sind:

1. **Gefühlte Sicherheit, soweit real möglich, fördern:** Nach und während eines belastenden Ereignisses besteht bei vielen Betroffenen ein starkes Gefühl der Gefahr und Bedrohung. Dieses Gefühl sollte durch deutliche Signale von Sicherheit gestoppt werden. Solche **Sicherheitssignale** können etwa die warme Decke, der heiße Tee, ein Ortswechsel vom Unfallort in den RTW oder auch nur der Hinweis „wir sind jetzt da und helfen Ihnen“ sein.
2. **Beruhigen und entlasten:** Beruhigung zielt auf die Reduktion sympathischer Aktivierung, also der körperlichen Stresssymptome, ab. Sie kann durch ruhige Gespräche, Atem- oder Orientierungsübungen, angenehme Vorstellungen, vor allem aber durch das Bewältigen der stressauslösenden Situation erzeugt werden. Entlastung zielt konkret auf die Reduktion und Entfernung von Belastungsfaktoren innerhalb der Situation, wie etwa von Lärm, Gerüchen, belastenden Anblicken oder der Ungewissheit über den Verbleib von Angehörigen, ab. Aber auch der funktionale Umgang mit bedrohlichen Gedanken, etwa an die persönliche Zukunft, die der Familie oder der eigenen beruflichen Tätigkeit, wirkt entlastend, da auf diese Weise Sorgen, Grübeln und Ängste reduziert werden.
3. **Selbstwirksamkeit und Kontrolle fördern:** Traumatische Ereignisse gehen regelhaft mit Erfahrungen von Macht- und Hilflosigkeit einher. Ein wichtiges Ziel der PEH ist es, das Gefühl, im eigenen Leben wirksam zu sein, wiederherzustellen. Zielführend ist es, belastete Personen vor für sie bewältigbare Entscheidungen und Aufgaben zu stellen und ihre Wahl dann zu akzeptieren. Im einfachsten Fall können das Aufforderungen wie „Sammeln Sie bitte Ihre Sachen ein und begleiten mich dann in den RTW“, mit anschließender freier Platzwahl im RTW sein. Das häufig zu hörende „suchen Sie bitte Versichertenkarte und Medikamentenplan zusammen“ kann ebenfalls ein erster Schritt in Richtung Selbstwirksamkeit und Kontrolle darstellen.
4. **Kontakt und Anbindung fördern:** Die vermutlich wichtigste Strategie, um belastende Lebensereignisse erfolgreich zu überstehen, ist es, diese mit anderen Menschen zu teilen und gemeinsam zu bewältigen. In der Psychologischen Ersten Hilfe sollte deswegen soziale Anbindung und der Kontakt zu wichtigen und hilfreichen Menschen aktiv gefördert werden. Das beinhaltet sowohl das private soziale Umfeld der betroffenen Person als auch den Kontakt innerhalb einer möglicherweise sogar zufälligen Gruppe von Personen, die gemeinsam von einem Notfall betroffen sind.
5. **Hoffnung stärken:** Hoffnung ist die positive Vermutung, dass in der Zukunft wünschenswerte Dinge passieren oder dass sich der unangenehme Zustand der Gegenwart bedeutsam verbessert. Um Hoffnung anzuregen, können rettungsdienstliche Einsatzkräfte im Kontakt mit traumatisierten Personen immer wieder kurzfristige und realistische Erfolgsziele setzen (persönliche Dokumente suchen und finden, etwas Warmes zu trinken organisieren, eine Analgesie durchführen) oder auf bereits erreichte Erfolge, wie etwa den ROSC des Angehörigen oder den erfolgreich gelöschten Hausbrand hinweisen.

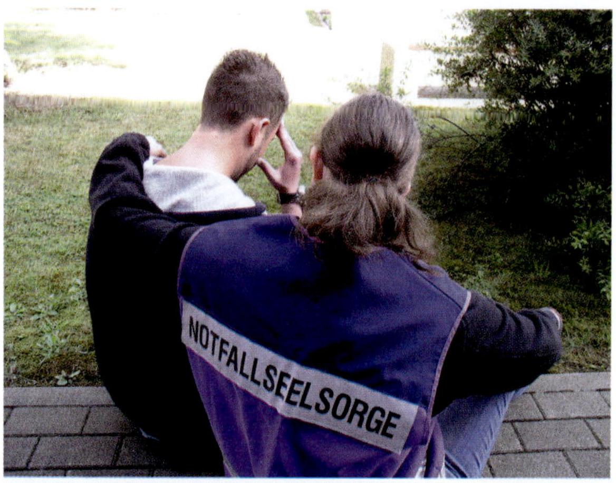

Abb. 28.1 Notfallseelsorger im Einsatz [P094]

MERKE

Die Regeln der Psychischen Ersten Hilfe nach Kröger, Ritter und Bryant (2011):

- Gefühlte Sicherheit, soweit real möglich, fördern.
- Beruhigen und entlasten.
- Selbstwirksamkeit und Kontrolle fördern.
- Kontakt und Anbindung fördern.
- Hoffnung stärken.

Die folgenden **unangemessenen Verhaltensweisen** sollten von Rettungskräften jedoch **unbedingt vermieden** werden:

- Vorwürfe machen.
- Über Schuld und Verantwortung diskutieren.
- Vermutungen oder Spekulationen äußern.
- Furchterregende Sprache verwenden.
- „Sprüche klopfen".

MERKE

Unprofessionelles bzw. unangemessenes Verhalten von Einsatzkräften kann eine Traumatisierung nach einem belastenden Ereignis verstärken.

28.2 Hilfsangebote der PSNV

Neben diesen eher allgemeinen Ressourcen steht von belastenden Situationen betroffenen Personen eine Reihe weiterer, spezifischer Hilfsangebote zur Verfügung (→ Abb. 28.2). Von Gewalttaten betroffenen Personen etwa bietet die bundesweit tätige Organisation des **Weißen Rings** niedrigschwellige Hilfe und Unterstützung, von der akuten Betreuung, bis hin zur Gerichtsbegleitung. Auch **niedergelassene Psychotherapeuten** und entsprechende **Beratungsstellen** können hier eine gute Anlaufstelle bieten. **Traumambulanzen** bieten beim Verdacht auf Traumafolgestörungen, aber auch bei schweren ABR-Verläufen Hilfe, Beratung und nötigenfalls auch Psychotherapie.

Da psychosoziale Hilfen regional stark unterschiedlich strukturiert sind, ist es für die engagierte Einsatzkraft notwendig, sich zumindest einen orientierenden Überblick über die in ihrem Arbeitsbereich vorhandenen professionellen, ehrenamtlichen und als Selbsthilfe organisierten Angebote zu verschaffen. **Gegenseitiges Kennenlernen** sowie **gemeinsames Training** stellen einen einfachen und bewährten Weg dar, um sich gemeinsam auf herausfordernde Einsätze und deren Bewältigung vorzubereiten.

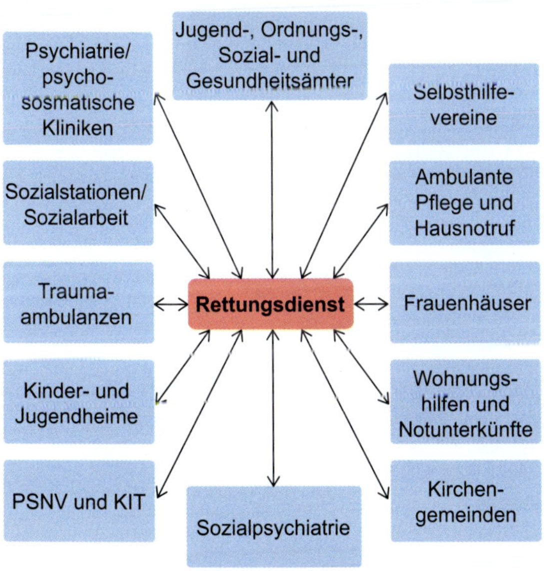

Abb. 28.2 Hilfenetzwerk (PSNV = Psychosoziale Notfallversorgung, KIT = Kriseninterventionsteam) [P1083, L143]

WEBSITE

PSU Helpline
https://psu-helpline.de
Website, auf der sich Fachkräfte nach belastenden Ereignissen telefonisch anonym beraten lassen können.

IM FOKUS

Psychosoziale Notfallversorgung (PSNV)

- Das Verhalten von Einsatzkräften gegenüber psychisch belasteten Personen hat immense Auswirkungen auf die Verarbeitung des Erlebten.
- Psychische Erste Hilfe hat also, insbesondere auch in der Prävention von Traumafolgestörungen, einen hohen Stellenwert.
- Sie umfasst nach **Kröger, Ritter und Bryant (2011):**
  - Gefühlte Sicherheit, soweit real möglich, fördern.
  - Beruhigen und entlasten.
  - Selbstwirksamkeit und Kontrolle fördern.
  - Kontakt und Anbindung fördern.
  - Hoffnung stärken.
- Bestimmte **Verhaltensweisen** müssen allerdings **vermieden** werden:
  - Vorwürfe machen.
  - Über Schuld und Verantwortung diskutieren.
  - Vermutungen oder Spekulationen äußern.
  - Furchterregende Sprache verwenden.
  - „Sprüche klopfen".
- **Hilfen für Betroffene und weitere Beteiligte:**
  - Psychische Erste Hilfe
  - Vermittlung an PSNV-Team
    - Notfallseelsorger
    - Kriseninterventionsteams (KIT)
    - Notfallnachsorgedienste (NND)
    - Notfallbegleitung
  - Ggf. Vermittlung an den „Weißen Ring" oder an Traumaambulanzen

WIEDERHOLUNGSFRAGEN

1. Erläutern Sie die Bedeutung der psychosozialen Notfallversorgung im Rettungsdienst. (→ 28)
2. Welche Personenkreise können durch einen Notfall oder eine Katastrophe akut belastet sein? (→ 28)
3. In welchen Situationen ist die Nachforderung von PSNV-Kräften indiziert? (→ 28)
4. Benennen und erläutern Sie die Regeln der psychischen Ersten-Hilfe nach Kröger, Ritter und Bryant (2011). (→ 28.1)
5. Welche Verhaltensweisen sollten Rettungskräfte bei der psychischen Ersten Hilfe (PEH) unbedingt vermeiden? (→ 28.1)
6. Beschrieben Sie den Einfluss von präventiven Maßnahmen auf die Verarbeitung von belastenden Ereignissen. (→ 28)

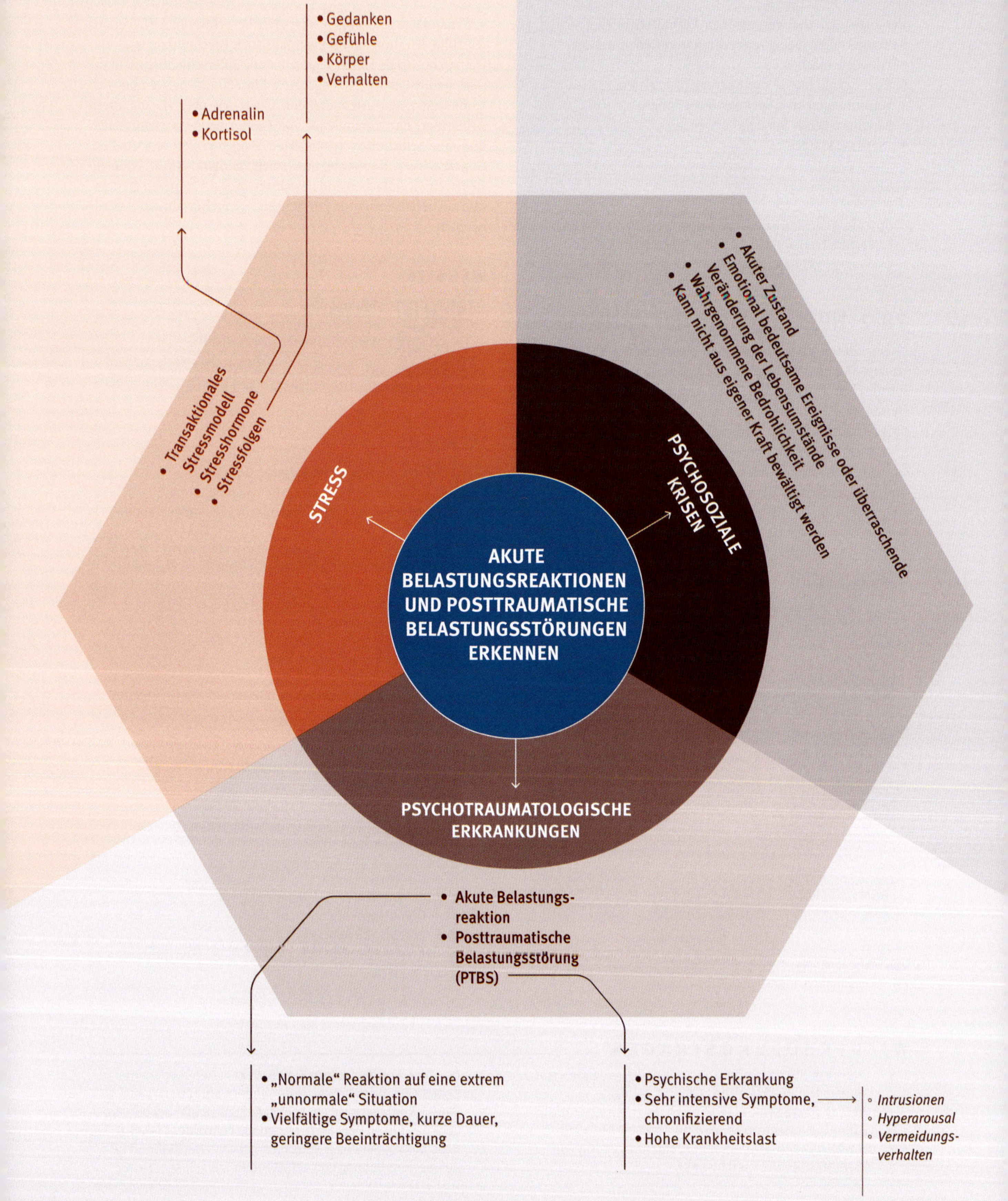

AKUTE BELASTUNGSREAKTIONEN UND POSTTRAUMATISCHE BELASTUNGSSTÖRUNGEN ERKENNEN
STRESS
PSYCHOSOZIALE KRISEN
PSYCHOTRAUMATOLOGISCHE ERKRANKUNGEN
• Transaktionales Stressmodell
• Stresshormone
• Stressfolgen
• Adrenalin
• Kortisol
• Gedanken
• Gefühle
• Körper
• Verhalten
• Akuter Zustand
• Emotional bedeutsame Ereignisse oder überraschende Veränderung der Lebensumstände
• Wahrgenommene Bedrohlichkeit
• Kann nicht aus eigener Kraft bewältigt werden
• Akute Belastungsreaktion
• Posttraumatische Belastungsstörung (PTBS)
• „Normale“ Reaktion auf eine extrem „unnormale“ Situation
• Vielfältige Symptome, kurze Dauer, geringere Beeinträchtigung
• Psychische Erkrankung
• Sehr intensive Symptome, chronifizierend
• Hohe Krankheitslast
◦ Intrusionen
◦ Hyperarousal
◦ Vermeidungsverhalten

29

AKUTE BELASTUNGS-REAKTIONEN UND POSTTRAUMATISCHE BELASTUNGSSTÖRUNGEN ERKENNEN

Andreas Fromm

FALLBEISPIEL

Sie und Ihr Team werden zu einem Einsatz in eine Neubausiedlung gerufen. Eine junge Frau öffnet Ihnen die Tür, im Hintergrund sehen Sie einen etwa 8-jährigen Jungen etwas verschüchtert um die Ecke schauen. Die Frau bittet Sie herein und führt Sie ins Schlafzimmer. Dort treffen Sie auf einen abgemagert wirkenden Mann mittleren Alters. Er berichtet Ihnen, dass er Hodenkrebs habe, der leider schon sehr weit fortgeschritten sei. Die Familie bereite sich gerade darauf vor, dass er in absehbarer Zukunft sterben werde. Als seine Frau und er einige Papiere sortiert hätten, sei ihm auf einmal schwindelig geworden und er habe angefangen, sehr schnell zu atmen. Nachdem der Patient beruhigt werden und eine stressbedingte Hyperventilation als Ursache der Störung ausgemacht werden konnte, verbleibt er auf eigenen Wunsch zu Hause. Nach dem Einsatz fällt Ihnen auf, dass Ihr Teampartner auffällig ruhig ist. Im Verlauf des Dienstes sprechen Sie ihn darauf an, aber er blockt ab. Erst ein paar Wochen später erfahren Sie von ihm, dass ihn der Einsatz ziemlich mitgenommen habe, weil er seinen Vater selbst sehr jung verloren hat. Er habe auch in den Folgetagen immer wieder darüber nachdenken müssen, dann aber länger mit seiner Schwester telefoniert, der er sehr nahesteht. Dies habe ihm sehr bei der Verarbeitung geholfen.

LERNZIELE

- Das transaktionale Stressmodell erläutern
- Die psychischen und körperlichen Komponenten der menschlichen Stressreaktion und deren gesundheitlichen Folgen beschreiben
- Die zentralen Symptome der akuten Belastungsreaktion sowie der posttraumatischen Belastungsstörung nennen
- Erste Warnzeichen für das Auftreten einer Folgeerkrankung bei einem Kollegen benennen und erkennen
- Die Stressbelastung von Notfallpatienten einschätzen
- Den professionellen Umgang mit aggressiven Personen beschreiben

Akute Belastungsreaktionen und posttraumatische Belastungsstörungen sind wichtige Themen, welche heute zum Standard jeder rettungsdienstlichen Ausbildung gehören und große Bedeutung für eine dauerhafte und gesunde Tätigkeit in Notfallrettung und Krankentransport haben. Entsprechend werden in diesem Kapitel ausgehend vom Thema „Stress" und dessen negativen Folgen die wesentlichen Grundlagen der akuten Belastungsreaktion sowie der posttraumatischen Belastungsstörungen dargestellt.

29.1 Stress

DEFINITION

Stress

Stress bezeichnet die körperlichen, mentalen und Verhaltensreaktionen, mit denen Personen auf Situationen reagieren, in denen wichtige Ziele dieser Person gefährdet sind und in denen sie nicht auf bereits gelernte Lösungen zurückgreifen können. Subjektiv besteht Stress aus einer starken körperlichen Aktivierung sowie unangenehmen Emotionen.

Damit eine Person Stress erlebt, müssen verschiedene mentale Bewertungs- und Entscheidungsschritte durchlaufen werden. Dabei ist wichtig zu wissen, dass diese Bewertungen und Entscheidungen weitestgehend **unbewusst** und **automatisiert** stattfinden. Eine bewährte Darstellung dieser Entscheidungsschritte stellt das **transaktionale Stressmodell** (TAS) des Psychologen Richard Lazarus dar (→ Abb. 29.1).

Am Beginn dieses Prozesses steht eine beliebige Situation. Das kann die Abschlussprüfung im Rettungssanitäter-Lehrgang, die erste Reanimation im Einsatz oder ein Kritikgespräch mit dem Wachleiter sein. In einer ersten Bewertung prüft die Person, ob diese Situation eine Gefahr für individuell wichtige Ziele darstellt. In der Rettungssanitäter-Prüfung könnte diese Gefahr etwa im Nichterreichen des Berufswunsches liegen. Bei der ersten Reanimation könnte das gefährdete Ziel das Patien-

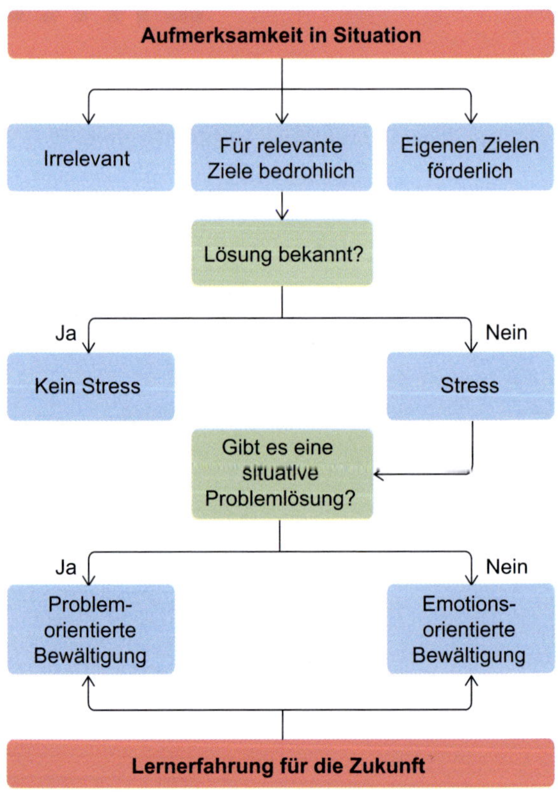

Abb. 29.1 Transaktionales Stressmodell [P1083, L143]

tenwohl oder der eigene Ruf als kompetente Einsatzkraft sein. Das kritische Gespräch mit der Wachleitung bedroht möglicherweise das eigene Selbstwertgefühl oder die Position des Kollegenkreises.

Diese erste Prüfung erzeugt eines von drei möglichen Ergebnissen. Neben dem Ergebnis, dass wichtige Ziele tatsächlich gefährdet sind, könnte auch das Ergebnis eintreten, dass die Situation irrelevant oder sogar nützlich für die Zielerreichung ist. In den letzten beiden Fällen entstünde kein Stress.

Hat die erste Prüfung das Ergebnis **„Situation gefährdet wichtige Ziele"** ergeben, wird in einem zweiten Schritt geprüft, ob die Person über die benötigten Kompetenzen verfügt, um diese Situation zu bewältigen. Hat die Person vielleicht andere Prüfungen erfolgreich hinter sich gebracht und weiß, wie sie sich auf Prüfungen erfolgreich vorbereiten kann? Hat sie im Vorfeld der Reanimation ein intensives, realitätsnahes Simulationstraining absolviert und kann die Schritte des Basic Life Support automatisiert abrufen? Ist die Einsatzkraft in kritischen Gesprächen geübt, weil sie im Ehrenamt in Ausschüssen und Gremien gearbeitet hat?

Erst wenn diese zweite Prüfung ein negatives Ergebnis ergibt, d. h., es liegen keine Kompetenzen zur Bewältigung der Situation vor, erlebt die Person Stress. Erst die aufeinanderfolgenden Antworten auf beide Fragen *„Gefährdet die Situation wichtige Ziele?" „Ja!"* und *„Weißt du, was du jetzt tun musst?" „Nein!"* lösen Stress aus.

MERKE

Stress ist keine Eigenschaft einer Situation, sondern entsteht erst durch Denkprozesse der betroffenen Person. Berührt eine Situation keine für diese Person wichtigen Ziele oder ist sie gut zu bewältigen, entsteht auch kein Stress.

Das **transaktionale Stressmodell** beschreibt die mentalen Prozesse, die darüber entscheiden, ob eine Situation als „Stress" bewertet wird oder eben nicht. Um zu verstehen, warum Stress langfristig gesundheitsschädlich wirkt, ist es darüber hinaus wichtig, auch die körperlichen Prozesse, die mit der Entscheidung „Stress – Kein Stress" einhergehen zu kennen.

Die zentralen Reaktionen des Körpers auf die Entscheidung „Diese Situation ist für mich gefährlich und ich kann sie nicht spontan bewältigen!" ist die verstärkte Ausschüttung der beiden Botenstoffe Adrenalin und Kortisol.

Adrenalin gehört zur Gruppe der Katecholamine und wird im Nebennierenmark gebildet. Es erhöht die Herzfrequenz, die Herzleistung und den Blutdruck, erhöht den Muskeltonus, erweitert die Bronchien, dämpft allergische Reaktionen und erhöht die frei verfügbare kalorische Energie. Mit diesem Wirkkomplex und seiner sehr hohen und schnellen Wirksamkeit ist es ideal, um den Körper schnell auf alle möglichen Gefahren und Reaktionen vorzubereiten. Diese „Generalmobilmachung" ist allerdings unspezifisch und unterscheidet nicht, ob die stressige Situation etwa ein Überfall in einer dunklen Seitenstraße oder das kritische Gespräch mit dem Chef ist.

Kortisol Dieses Glukokortikoid wird dann vermehrt freigesetzt, wenn die Belastungssituation länger andauert und die Situation nicht mehr mit Adrenalin allein bewältigt werden kann. Die zentralen Aufgaben des Kortisols sind die Bereitstellung von Energie aus Fett, die längerfristige Erhöhung des Blutdrucks, die Dämpfung kostenintensiver Wachstums- und Erholungsprozesse sowie des Immunsystems. Kortisol wirkt darüber hinaus auch als Neurotransmitter, etwa indem es Gehirnareale aktiviert, die für Gefahrenerkennung zuständig sind oder die nächtliche Schlaftiefe reduziert.

Folgen von Stress

Das System zur Bewältigung stressauslösender Situationen entstand im Laufe der Evolution des Menschen und ist optimal an eine Umwelt adaptiert, in der Gefahren schnell und intensiv auftreten und diese zeitnah bewältigt oder vermieden werden können (→ Abb. 29.2).

In der modernen Welt ist die Beanspruchung durch langfristige Arbeitsbelastung und gesellschaftlich-soziale Probleme allerdings relevanter als die Belastung durch wilde Tiere oder Angriffe rivalisierender Menschengruppen. Auf diese Art von Problemen ist unser Stresssystem jedoch nicht gut vorbereitet. Stressauslösende Situationen des modernen Menschen zeichnen sich zumeist dadurch aus, dass sie **langfristig** angelegt sind und **komplexe, meist soziale Lösungen,** wie etwa Kooperation, Mitgefühl, Kommunikation und Verhandlungsgeschick benötigen. Aber gerade diese wichtigen mentalen Funktionen werden durch einen hohen Kortisolspiegel erfolgreich blockiert und stehen damit nur noch bedingt zur Verfügung.

Erschwerend kommt dazu, dass langfristiger Stress den Körper im wahrsten Sinne des Wortes abnutzt. Notwendige Zellreparaturen werden nicht erledigt, das Herz-Kreislauf-System arbeitet lange Zeit am Limit, ohne sich erholen zu können, nicht abgewehrte Infekte führen zu stärkerer Erkrankung als es ein erholtes Immunsystem tolerieren würde.

Langfristig stellt nicht bewältigter Stress einen bedeutsamen Einflussfaktor bei der **Entstehung zahlreicher körperlicher Erkrankungen,** wie der koronaren Herzkrankheit, Apoplexien, Übergewicht oder Schlafstörungen dar. Daneben werden auch psychiatrische Störungen wie etwa Depressionen, Angststörungen, Substanzmissbrauch oder somatoforme Schmerzstörungen durch dauerhaften Stress stark begünstigt.

Es lohnt sich also, genau hinzuschauen und zu prüfen, welche Verhaltensweisen und Gedanken Menschen zeigen, für die Stress zu einem gesundheitlichen Problem geworden ist (→ Tab. 29.1).

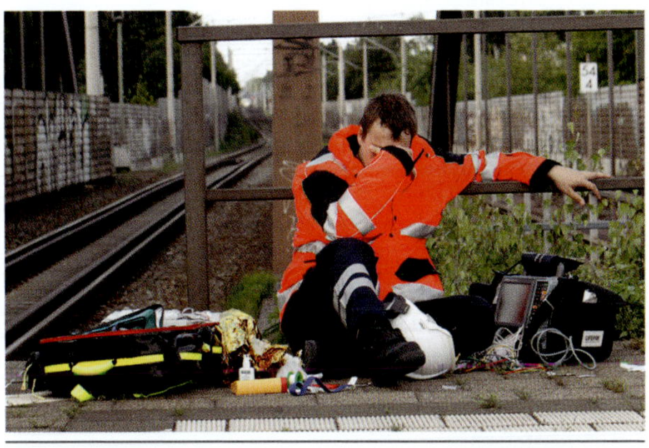

Abb. 29.2 Die Arbeit im Rettungsdienst kann außerordentlich belastend sein. [O997]

Stress in den Gedanken	Stress in den Gefühlen
• Abwertende Selbstgespräche • Konzentrationsprobleme • Vergesslichkeit • Planlosigkeit • Unentschlossenheit • Grübeln • Alb- und Tagträume • Übermäßige Sorgen • Probleme, Wichtiges von Unwichtigem zu unterscheiden • Leere im Kopf	• Labilität • Gereiztheit • Traurigkeit • Launenhaftigkeit • Unangemessene Wut und Ärger • Frustration • Einsamkeit • Überlastung • „Decke über Kopf ziehen" • Unzufriedenheit und Unausgeglichenheit • Versagensängste • Hilflosigkeit
Stress im Körper	**Stress im Verhalten**
• Kopf- und Rückenschmerzen • Verspannungen • Magen- und Verdauungsprobleme • Hypertonus • Vermehrter/reduzierter Appetit • Zähneknirschen • AP-Beschwerden • Gehäufte Infektionen • Schwindel • Impotenz • Chronische Müdigkeit	• Stottern/Poltern • Zunahme von Missgeschicken • Selbstmedikation • Zunahme Alkohol-/Nikotinkonsum • Hektik/Unpünktlichkeit • Sozialer Rückzug • Zunahme von Zwanghaftigkeit • Multitasking • Vernachlässigung von Hobbys und Erholung • Aggressives Verhalten • Abnahme von Bewegung

Tab. 29.1 Symptome andauernden Stresses

IM FOKUS

Stress

- **Stress:**
  - Stress bezeichnet die körperlichen, mentalen und Verhaltensreaktionen, die als Reaktion auf gefährdete Ziele einer Person, entstehen.
  - Stressreaktionen laufen **unbewusst und automatisiert** ab.
  - **Transaktionales Stressmodell nach Lazarus:**
    - Gliedert sich in verschiedene Phasen.
    - In **Phase 1** wird unterschieden, ob eine Situation potenziell bedrohlich (Gefährdung von Zielen) ist. Ist sie es nicht, tritt keine Stressreaktion auf.
    - In **Phase 2** wird unterschieden, ob Bewältigungsressourcen vorliegen. Liegen sie vor, tritt keine Stressreaktion auf.
    - Ist eine Situation jedoch potenziell bedrohlich und liegen nicht ausreichend Bewältigungsressourcen vor, tritt eine Stressreaktion auf.
    - So wird aufgezeigt, dass Stress keine Eigenschaft einer Situation oder eine Person ist, sondern erst durch Denkprozesse im Kontext von Belastungen auftritt.
  - **Stresshormone:**
    - **Adrenalin:** Katecholamin aus dem Nebennierenmark, schnelle Wirksamkeit, aktiviert den Sympathikus.
    - **Kortisol:** Wird bei längerer Stressbelastung vermehrt ausgeschüttet. Stellt Energie bereit und reguliert energieaufwendige, aber physiologisch wichtige Körperfunktionen hinunter.
- **Stressfolgen:**
  - Betreffen Gedanken, Gefühle, Körper und Verhalten:
    - **Gedanken,** z. B. abwertende Selbstgespräche, Konzentrationsprobleme, Grübeln, Leere im Kopf
    - **Gefühle,** z. B. unangemessene Wut, Frustration, Einsamkeit, Überlastung
    - **Körper,** z. B. Rückenschmerzen, Zähneknirschen, gehäufte Infektionen, Hypertonus
    - **Verhalten,** z. B. Zunahme von Missgeschicken, Selbstmedikation, sozialer Rückzug, Vernachlässigung von Hobbys

29.2 Folgeerkrankungen

Den meisten Menschen widerfahren im Laufe ihres Lebens Ereignisse, die sie als stark belastend erleben und für die sie Zeit und Unterstützung benötigen, um sie erfolgreich bewältigen zu können. Eine Trennung oder das Ende einer Beziehung, ein Jobverlust oder der Tod von Freunden und Angehörigen sind Beispiele für belastende Lebensereignisse, die von den allermeisten Personen trotz der großen Belastung ohne langfristige und schwere Folgeschäden überstanden werden. Was aber unterscheidet solche, ohne Zweifel herausfordernden Situationen von jenen, die bei Betroffenen eine Folgestörung, also eine anhaltende Symptomatik auch Tage nach der Belastungssituation, auslösen? Eine in der Diagnostik und Therapie genutzte Definition beschreibt, dass traumatische Erlebnisse durch die Kombination spezifischer **Bedingungen der Situation** mit solchen **des individuellen Erlebens** gekennzeichnet sind (→ Tab. 29.2).

29.2.1 Akute Belastungsreaktion (ABR)

Die akute Belastungsreaktion (ABR) ist die spontane und akute Reaktion auf ein extremes Erlebnis, für das die betroffene Person keine angemessenen Handlungs- und Verhaltensweisen aus dem Gedächtnis abrufen kann (→ Tab. 29.3). Die ABR stellt damit eine **„normale" Reaktion auf eine extrem „unnormale" Situation** dar. Die ABR ist dabei keine psychiatrische Erkrankung, wie beispielsweise die posttraumatische Belastungsstörung, sondern eine vorübergehende Reaktion auf das belastende Ereignis.

Die Symptome der ABR treten üblicherweise direkt in der extremen Situation oder kurz nach deren Abschluss auf. Einsatzkräfte verfügen durch Ausbildung, Erfahrung und Führung im Einsatz meistens über gut gelernte Handlungs- und Vorgehensweisen (z. B. Algorithmen: 10-für-10, X-ABCDE-Schema), die in der Situation abgerufen werden können und müssen. Ein solches Handeln angesichts des schrecklichen bzw. belastenden Ereignisses ist oftmals hoch automatisiert und schützt so vor Hilflosigkeit und Entsetzen, verzögert bei einigen Betroffenen allerdings

Situative Bedingungen	Individuelle Bedingungen
• Direktes persönliches Erleben • oder als (Augen-)Zeuge • von unerwartetem tatsächlichem oder drohendem Tod • oder ernsthafter Verletzung • oder Gefahr für die körperliche Unversehrtheit	• Intensive situative Angst • Ausgeprägte Hilflosigkeit • Sprachloses Entsetzen

Tab. 29.2 Bedingungen traumatischer Situationen

Emotionale Reaktionen	Fehlende Reaktion auf das Ereignis, emotionale Taubheit, unpassende Distanziertheit zum Ereignis
Depersonalisation	Das Gefühl, die Situation würde jemandem anders widerfahren
Derealisation	Das Gefühl, die Situation wäre unwirklich und nicht real
Vermeidung	Reize, Gedanken, Situationen, Gespräche, die an das Ereignis erinnern, werden deutlich vermieden.
Depressive Symptome	Traurigkeit, Grübeln, Antriebslosigkeit, negative Gedanken über sich, die Zukunft und die Umwelt
Amnesie	Betroffene können sich nicht an das Erlebte oder relevante Teile davon erinnern, ohne dass es dafür einen medizinischen Grund (SHT, Intoxikation) gibt.
Intrusionen	Betroffenen drängen sich Erinnerungen (Szenen, Bilder, Töne etc.) des Erlebten gegen ihren Widerstand auf.
Hyperarousal	Betroffene sind hoch aktiviert, schlafen schlecht, sind übervorsichtig oder rüsten sich gegen befürchtete weitere Bedrohungen.
Angst	Betroffene suchen intensiv nach Gefahrenhinweisen und befürchten weitere Gefährdung. Sie sind übervorsichtig oder rüsten sich gegen weitere Bedrohungen.

Tab. 29.3 Symptome der akuten Belastungsreaktion

auch den Eintritt der akuten Belastungsreaktion und verschleiert diese hinter der professionellen Routine.

Im Regelfall reguliert sich die akute Belastungsreaktion erfolgreich von allein. Üblicherweise zeigen leicht betroffene Personen nur wenige Tage, schwer Betroffene dagegen bis zu einem Monat lang Symptome. Als wichtigste Ressourcen zur Bewältigung der ABR haben sich das kollegiale Gespräch sowie die Unterstützung durch Familie und Freunde erwiesen. Sollte sich jedoch keine Verbesserung einstellen oder der Eindruck entstehen, dass die ABR zu einer starken Beeinträchtigung des Alltagslebens führt oder das Symptom der Dissoziation auftreten, gilt es, zeitnah psychotherapeutische Unterstützung in Anspruch zu nehmen. Solche Verläufe oder auch das Fortbestehen der Symptome der ABR über 4 Wochen hinaus können auf eine beginnende oder bereits laufende PTBS hinweisen.

29.2.2 Posttraumatische Belastungsstörung (PTBS)

Die PTBS ist die pathologische Reaktion auf ein traumatisierendes Ereignis. Im Gegensatz zur akuten Belastungsreaktion (ABR) ist die PTBS eine psychische Erkrankung und bedarf psychotherapeutischer Unterstützung. Ohne diese zeigt die PTBS eine starke Neigung zur **Chronifizierung,** die mit hohen Arbeitsunfähigkeits- und Suizidraten einhergeht.

Die meisten Personen, die schreckliche bzw. schwer traumatisierende Ereignisse erlebt haben, verarbeiten diese ohne langfristige Schäden. Formal liegt eine PTBS vor, wenn die **Symptome länger als 4 Wochen anhalten** und die betroffene Person hiervon **nachhaltig im Alltag beeinträchtigt** ist.

Es können sich Symptome aus unterschiedlichen Bereichen zeigen:

Intrusionen Gedanken und Erinnerungen, das Ereignis betreffend, die sich der Person ungewollt aufdrängen. Das können blitzartige Bilder und Szenen sein (Flashbacks) oder das Gefühl, die schreckliche Situation würde erneut stattfinden, obwohl sie schon lange vergangen ist (Wiedererleben). Auch Albträume sowie intensive Erinnerungen, ausgelöst durch Assoziationen, wie etwa Geräusche, Gerüche oder Objekte sind möglich.

Vermeidung Die Intrusionen gehen für die Betroffenen mit starken unangenehmen bis hin zu unerträglichen Emotionen einher, sodass sie schnell Strategien entwickeln, um diese zu bekämpfen und zu vermeiden. Dieses Vermeidungsverhalten behindert allerdings die automatische Verarbeitung der traumatischen Situation, sodass eine erfolgreiche Selbstheilung der Psyche nur schwer oder gar nicht stattfinden kann. Dissoziationen, also die völlige Entkopplung der bewussten Wahrnehmung innerhalb einer belastenden Situation, sind dabei besonders starke, automatisiert ablaufende Formen der Vermeidung. Sozialer Rückzug sowie das Meiden von Orten und Situationen, die an das Trauma erinnern, sind ebenfalls häufig anzutreffende Strategien.

Überaktivierung Ein wesentliches Element der PTBS ist die Annahme von Teilen des Gehirns, das die traumatisierende Gefahr noch weiter anhält oder sehr wahrscheinlich wieder auftreten wird. Diese Vermutung führt dazu, dass der gesamte Organismus über lange Zeit in einem hoch aktivierten Bereitschaftszustand, also Stress gehalten wird. Dieser Stress schädigt auf Dauer nicht nur Gehirn und Körper, sondern blockiert Denk- und Verhaltensweisen, die für eine erfolgreiche Selbstheilung notwendig wären. Erschwerend fördert die konstante Aktivierung weiteres Vermeidungsverhalten, da dieses ja mit einer subjektiven Reduktion der befürchteten Gefahr einhergeht. Symptome der Überaktivierung sind etwa überhöhte Wachsam- und Schreckhaftigkeit, Schlafstörungen sowie Konzentrationsschwierigkeiten.

Neben diesen Kernsymptomen treten häufig auch **weitere Symptome,** wie etwa der Wegfall positiver Grundannahmen über die Welt, das Gefühl, als Mensch beschädigt, beschmutzt oder kein Teil mehr von vormals wichtigen sozialen Gruppen zu sein, auf.

Hinweise darauf, dass Kollegen eine solche Folgeerkrankung entwickeln oder bereits entwickelt haben, ergeben sich vor allem in der Beobachtung. Verändert sich das Verhalten einer Person nach einem belastenden Ereignis auffällig, sollten Kollegen alarmiert sein. Das kann der **soziale Rückzug** aus der Wachgemeinschaft oder die **dauernde Gereiztheit** gegenüber Kollegen und Patienten sein. Hinweise können auch in einem unüblich **starken Ablenkungsverhalten,** wie etwa intensivem Feiern oder häufigem und hohem Alkohol- oder Nikotinkonsum liegen. Die kollegiale Aufmerksamkeit und Fürsorge ist an dieser Stelle ein wichtiger Schritt zur frühen Erkennung.

MERKE

PTBS und andere Störungen nach belastenden Erlebnissen sind psychotherapeutisch gut behandelbar und stellen weder persönliches noch professionelles Versagen dar.

VIDEO

Posttraumatische Belastungsstörung erklärt
https://www.youtube.com/watch?v=38qilCl3KOI

IM FOKUS

Einsatzfolgebelastung

- Nicht jede Belastung geht mit einer Traumafolgestörung einher.
  - Sie treten immer im Kontext der **Bedingungen der Situation** und des **individuellen Erlebens** auf.
- **Akute Belastungsreaktion (ABR):**
  - Die „Akute Belastungsreaktion" (ABR) ist die spontane und akute Reaktion auf ein extremes Erlebnis, für das die betroffene Person keine angemessene Handlungs- und Verhaltensweise aus dem Gedächtnis abrufen kann.
  - Die ABR ist keine psychiatrische Erkrankung, sondern eine „normale" Reaktion auf ein „unnormales" Ereignis.
  - Die Symptome treten im Regelfall direkt im Zusammenhang mit dem oder kurz nach dem auslösenden Ereignis auf.
  - Meistens werden die Symptome von allein und nach wenigen Tagen besser.
  - Gehen sie über **4 Wochen** hinaus oder verschlimmern sich, könnte dies auf das Vorliegen einer „Posttraumatischen Belastungsstörung" (PTBS) hindeuten.
  - Wichtige Ressourcen zur Bewältigung der ABR sind das kollegiale Gespräch sowie die Unterstützung durch Familie und Freunde.
- **Posttraumatische Belastungsstörung (PTBS):**
  - Die PTBS stellt eine schwere psychiatrische Erkrankung mit hohem Risiko für die Gesundheit sowie die Arbeitsfähigkeit betroffener Personen dar.
  - Die **Kernsymptome** der PTBS sind:
    - Intrusionen
    - Vermeidung
    - Überaktivierung
  - Neben diesen Kernsymptomen können zahlreiche weitere Symptome auftreten.
  - Die PTBS hat eine starke Neigung zur Chronifizierung.
  - PTBS und andere Störungen nach belastenden Erlebnissen sind psychotherapeutisch gut behandelbar und stellen weder ein persönliches noch ein professionelles Versagen dar.

29.3 Stressbelastung von Patienten

Der Rettungsdienst hat sich von einer rein medizinischen Nothilfe zu einer Ressource weiterentwickelt, die auch in psychosozialen Notlagen in Anspruch genommen wird. Diese Entwicklung folgt dabei gesellschaftlichen Entwicklungen, wie etwa einer sich weiter öffnenden Arm-reich-Schere, zunehmenden Altersarmut oder einer stark wachsenden Gruppe wohnungs- und obdachloser Personen. Anstelle von medizinischen Notfällen ist es bei solchen Einsätzen eher zweckmäßig, von psychosozialen Krisen zu sprechen.

DEFINITION

Psychosoziale Krise

Die psychosoziale Krise ist:

- Ein akuter Zustand,
- ausgelöst durch emotional bedeutsame Ereignisse oder
- eine bedeutsame, zumeist überraschende Veränderung der Lebensumstände,
- die als bedrohlich wahrgenommen wird
- und nicht aus eigener Kraft bewältigt werden kann.

Solche Krisen gehen häufig mit körperlichen Symptomen einher. Diese sind allerdings nur ein Element der gesamten Situation. Als Beispiel sei eine aus dem Bett gestürzte ältere Person genannt. Der medizinische Anlass des Einsatzes sind der Sturz sowie eine mögliche Oberschenkelhalsfraktur. Dieser Sturz fand möglicherweise aber im Kontext einer überforderten Familie statt, die versucht, weit über ihre Ressourcen hinaus die Pflege des älteren Familienmitglieds im eigenen Haushalt zu gewährleisten. Dies tut sie vielleicht zum einen, weil sie nicht über die finanziellen Mittel verfügt, um sich Unterstützung einzukaufen, zum anderen, weil sie nicht über Möglichkeiten zur Unterstützung etwa durch die Pflegekassen weiß. Eine rein medizinische Bewältigung dieser Einsatzlage würde die langfristigen Kosten der gestürzten Person (unzureichende Pflege), der Familie (hohe psychosoziale Belastung) sowie der professionell Helfenden (Arbeitsbelastung Rettungsdienst und Krankenhaus) insgesamt nur vergrößern.

MERKE

Häufige Einsatzanlässe, die mit krisenhaften Lebenslagen einhergehen:

- Stressbedingtes Asthma
- Sturz alterer Person
- Häufiges Auftreten geringfügiger kardialer Beschwerden
- Selbstverletzendes Verhalten
- Psychotische Entgleisungen
- Drogen-/Medikamentenintoxikation
- Schlechter Allgemeinzustand
- Hilflose Person/Person hinter Tür
- Verwahrlosung/Obdachlosigkeit

Diese Auflistung zeigt, dass die medizinischen Symptome einer psychosozialen Krise drastisch bis vital gefährdend sein können. Eine solche Lebensgefahr wird selbstverständlich prioritär behandelt. Dennoch findet sich erfahrungsgemäß auch in solchen Lagen häufig die Zeit, die begleitende soziale Krise in angemessenem Rahmen, etwa als Information an das Krankenhaus oder im abschließenden Gespräch mit den Angehörigen ansprechen und thematisieren zu können.

MERKE

Die grundsätzliche Einsatzstrategie für den Rettungsdienst in psychosozialen Krisensituationen lautet: **medizinische Versorgung + psychische Erste Hilfe + Kontakt zum Hilfesystem herstellen.**

Umgang mit Aggressivität

In den letzten Jahren haben Beleidigungen, respektloses Verhalten oder gewalttätige Übergriffe auf das Rettungsdienstpersonal stark zugenommen (→ Abb. 29.3). In einer Studie der Universität Bochum wurden 812 Mitarbeiter des Rettungsdienstes hierzu befragt:

- 60 % der Befragten gaben an, im vergangenen Jahr mindestens einmal im Dienst beschimpft worden zu sein.
- 49 % der Befragten wurden beleidigende oder drohende Gesten gezeigt.
- 13 % sind in Einsätzen körperlich angegriffen worden.

Häufige **Ursachen für aggressives Verhalten** gegenüber Rettungsfachpersonal sind:

- Starke Emotionen (z. B. Frust, Schuld oder Angst)
- Einfluss von Drogen oder Alkohol
- Psychiatrische Erkrankungen (z. B. Schizophrenie)
- Die Befürchtung einer Bevormundung oder Freiheitseinschränkung
- Auftreten des Rettungsdienstes in Uniform (Ablehnung der Staatsmacht)

Bei **verbaler Aggression bzw. Beleidigungen** können Rettungskräfte die Situation freundlich, aber bestimmt ansprechen. Sie können äußern, dass sie so nicht angesprochen werden möchten. In vielen Situationen kann es aber der bessere Weg sein, der Beleidigung keine Bedeutung beizumessen und im Sinne der Deeskalation nicht weiter darauf einzugehen.

Bei akuter **körperlicher Aggression** einen Patienten sollten die folgenden Prinzipien berücksichtigt werden:

- Der Eigenschutz hat immer Vorrang.
- Ruhig bleiben, wachsam sein und das Verhalten des Patienten genau beobachten.
- Mögliche Fluchtwege erkunden und im Auge behalten.
- Dem Patienten niemals den Rücken zuwenden.
- Frühzeitige Nachforderung von Unterstützung (z. B. Notruffunktion am Funkgerät)

Viele Rettungsdienste haben die Möglichkeit, **verbale und körperliche Aggression** zu **melden.** Die systematische Meldung von Übergriffen auf Rettungskräfte hilft den Trägern der Rettungsdienste, Konzepte für einen besseren Schutz des Rettungsfachpersonals zu erarbeiten und umzusetzen.

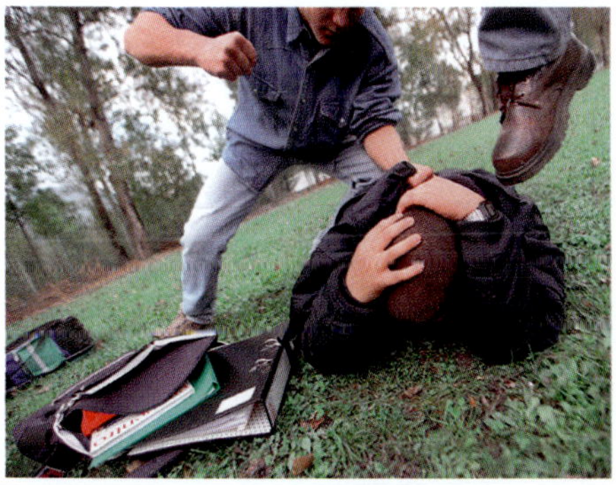

Abb. 29.3 Rettungskräfte treffen immer häufiger auch auf Aggressionen und Gewalt. [J787]

IM FOKUS

Stressbelastung von Patienten

- **Die psychosoziale Krise ist:**
  - Ein akuter Zustand,
  - ausgelöst durch emotional bedeutsame Ereignisse oder
  - eine bedeutsame, zumeist überraschende Veränderung der Lebensumstände,
  - die als bedrohlich wahrgenommen wird
  - und nicht aus eigener Kraft bewältigt werden kann.
- Beispiele für **Einsatzanlässe,** die mit krisenhaften Lebenslagen einhergehen können:
  - Sturz älterer Person
  - Selbstverletzendes Verhalten
  - Drogen-/Medikamentenintoxikation
  - Hilflose Person/Person hinter Tür
- Die grundsätzliche **Einsatzstrategie** für den Rettungsdienst in psychosozialen Krisensituationen lautet:
  - **Medizinische Versorgung**
  - **Psychische Erste-Hilfe**
  - **Kontakt zum Hilfesystem herstellen**
- **Umgang mit Aggressivität:**
  - Beispiele für **Ursachen aggressiven Verhaltens** gegenüber Rettungsfachpersonal:
    - Starke Emotionen (z. B. Frust, Schuld oder Angst)
    - Einfluss von Drogen oder Alkohol
    - Die Befürchtung einer Bevormundung oder Freiheitseinschränkung
  - Es wird zwischen **verbalen** und **körperlichen Aggressionen** unterschieden:
    - Verbale Aggressionen können einen sehr treffen, oftmals lohnt es sich jedoch, ihnen keine Bedeutung beizumessen und nicht weiter auf sie einzugehen.
    - Bei körperlichen Aggressionen gilt: **Eigenschutz hat immer Vorrang,** ruhig bleiben, Patienten beobachten, Fluchtwege im Auge behalten, dem Patienten niemals den Rücken zuwenden und frühzeitige Nachforderung.

WIEDERHOLUNGSFRAGEN

1. Beschreiben Sie das transaktionale Stressmodell anhand einer Situation aus Ihrem Leben, in der Sie deutlich gestresst waren. (→ 29.1)
2. Benennen Sie verschiedene körperliche Folgen von starkem Stress. (→ 29.1)
3. Was sind Ihre persönlichen privaten und beruflichen Schutzfaktoren gegen schädlichen Stress? (→ 29.1)
4. Welche Folgeerkrankungen eines belastenden Ereignisses kennen Sie? (→ 29.2)
5. Was sind die Unterschiede zwischen der akuten Belastungsreaktion (ABR) und der Posttraumatischen Belastungsstörung (PTBS)? (→ 29.2.1 und → 29.2.2)
6. Welche Anzeichen können bei einem ihrer Kollegen auf eine mögliche Folgeerkrankung eines belastenden Ereignisses hindeuten? (→ 29.2)
7. Wie sollte sich ein Rettungssanitäter mit Patienten in einer psychosozialen Krise kommunizieren? (→ 29.3)
8. Wie sollte sich ein Rettungssanitäter gegenüber verbal oder körperlich aggressiven Patienten verhalten? (→ 29.3)

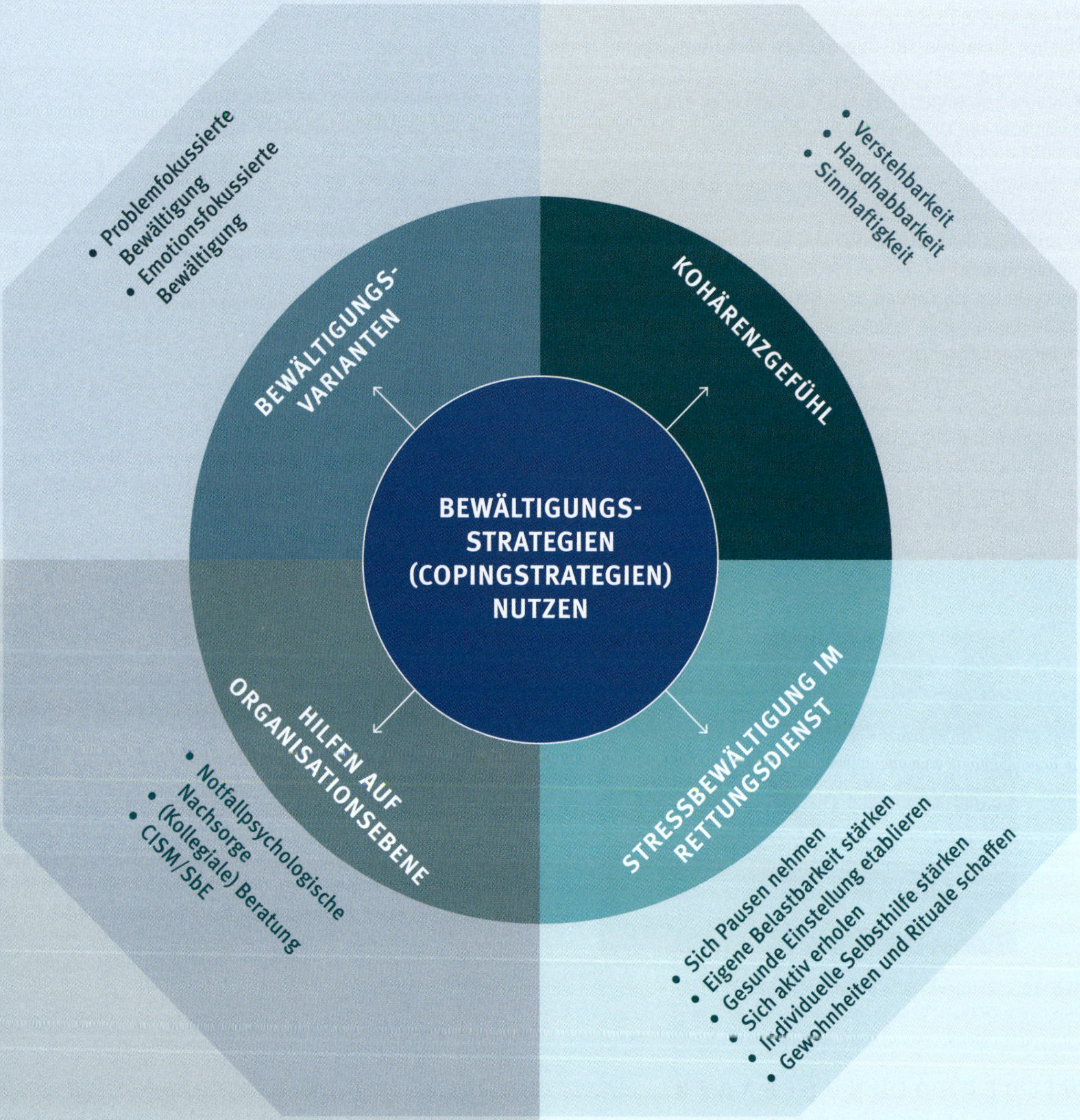

BEWÄLTIGUNGS-STRATEGIEN (COPINGSTRATEGIEN) NUTZEN
BEWÄLTIGUNGS-VARIANTEN
• Problemfokussierte Bewältigung
• Emotionsfokussierte Bewältigung
KOHÄRENZGEFÜHL
• Verstehbarkeit
• Handhabbarkeit
• Sinnhaftigkeit
HILFEN AUF ORGANISATIONSEBENE
• Notfallpsychologische Nachsorge
• (Kollegiale) Beratung
• CISM/SbE
STRESSBEWÄLTIGUNG IM RETTUNGSDIENST
• Sich Pausen nehmen
• Eigene Belastbarkeit stärken
• Gesunde Einstellung etablieren
• Sich aktiv erholen
• Individuelle Selbsthilfe stärken
• Gewohnheiten und Rituale schaffen

30

BEWÄLTIGUNGS-STRATEGIEN (COPINGSTRATEGIEN) NUTZEN

Andreas Fromm

FALLBEISPIEL

Sie arbeiten als Rettungssanitäter auf einer Rettungswache in einer Großstadt. Dort herrscht ein hohes Einsatzaufkommen. Insbesondere während den Nachtschichten ist an längere Ruhephasen oder etwas Schlaf nicht zu denken. Doch bei einem großen Teil der Einsätze liegt dann gar kein bedrohlicher medizinischer Notfall vor. Häufig haben Sie mit Personen unter dem Einfluss von Alkohol oder Drogen zu tun, die mitunter auch aggressiv sind. Und plötzlich kommt er: der Einsatz, bei dem es um Leben und Tod geht. Bei dem die volle Aufmerksamkeit und das ganze Können gefragt sind. Sie beobachten, wie Ihre Kollegen mit diesem Stress umgehen. Ein Kollege berichtet Ihnen, dass er schon länger schlecht schlafe, häufiger krank werde und abends immer wieder zum Alkohol greife, um den Stress loszuwerden. Ein anderer Kollege kommt zu jedem Dienst mit dem Fahrrad. Sport ist ihm wichtig, genauso wie eine gesunde Ernährung. Er berichtete Ihnen, so bereits seit vielen Jahren gut mit der Stressbelastung durch den Rettungsdienst klarzukommen.

LERNZIELE

- Die Bewältigungsformen für Stress im Einsatzdienst erläutern
- Die Begriffe „Problemfokussiertes Coping“ und „Emotionsfokussiertes Coping“ unterscheiden
- Die Bedeutung des persönlichen sozialen Netzwerks als Schutzfaktor erkennen
- Strategien zur individuellen Stressbewältigung im Einsatzdienst benennen
- Betriebliche Angebote zur Stressbewältigung benennen

Einsatzkräfte sind im Rettungsdienst kontinuierlich einer hohen Stressbelastung ausgesetzt. Ob diese Belastung zum Gesundheitsrisiko wird oder vielleicht sogar eine eher motivierende Wirkung hat, hängt an den **Bewältigungsstrategien (Coping)** jedes Einzelnen ab. Rettungssanitäter sollten sich bereits während ihrer Ausbildung aktiv mit den verschiedenen Bewältigungsstrategien auseinandersetzen. Ein guter Umgang mit (Einsatz-)stress ist eine wichtige Grundlage für Gesundheit und Zufriedenheit im Beruf.

DEFINITION

Coping umfasst alle Handlungen und Gedanken des Organismus, um die von einem Stressor ausgehende Bedrohung zu reduzieren und das innere Gleichgewicht wieder herzustellen.

Grundlegend können zwei Bewältigungsvarianten unterschieden werden:

Problemfokussierte Bewältigung Bei dieser Bewältigungsform findet die vom Stress betroffene Person innerhalb der stressauslösenden Situation eine Möglichkeit, diese doch noch erfolgreich zu bewältigen. In der ersten Reanimation könnte das etwa der schnelle Blick auf eine Taschenkarte oder das Erinnern an eine Merkhilfe aus der Ausbildung sein. Vor dem Prüfungsgespräch könnte es die Anwendung einer entspannenden Atemtechnik oder die Nutzung von Erinnerungshilfen und ein schneller letzter Blick auf die Notizen der Kollegin sein. Zentral bei dieser Bewältigungsvariante ist, dass sich die Aufmerksamkeit und Gedanken in Richtung der Frage „Wie löse ich das Problem?“ ausrichten.

Emotionsfokussierte Bewältigung Hier richtet sich die Aufmerksamkeit der gestressten Person in eine andere Richtung, nämlich auf sich selbst. Stress ist für die betroffene Person vor allem durch die damit einhergehenden unangenehmen Emotionen gekennzeichnet. Findet die Person jedoch keine Lösung innerhalb der Situation oder ist nicht darin geübt, Lösungen zu suchen oder spontan zu entwickeln, dann bleiben zur Bewältigung nur noch Verhaltensweisen, die nicht direkt der Problemlösung, sondern dem Umgang mit den unangenehmen Emotionen dienen. So könnte etwa die Verantwortung für die Reanimation an eine erfahrene Kollegin abgegeben oder die Angst vor sozialem Ausschluss im Kritikgespräch, durch z. B. hämische Bemerkungen der Kollegen, gedämpft werden.

Diese emotionsregulierenden Verhaltensweisen können durchaus funktional sein. Möglicherweise ist die Kollegin ja tatsächlich die bessere Teamleitung bei der Reanimation. Häufig sind emotionsfokussierte Bewältigungsweisen allerdings dadurch gekennzeichnet, dass sie an der zugrunde liegenden Problematik nichts ändern, dafür aber schnelle und fühlbare Erleichterung verschaffen. Über diesen Weg lernt die betroffene Person allerdings kaum, wie sie diese Art von Problemen in Zukunft selbstständig lösen kann.

Es gibt jedoch Situationen und Probleme, in denen eine emotionsfokussierte Bewältigung absolut die richtige Strategie ist und der Versuch, die Situation problemorientiert zu bewältigen, wenig funktional wäre. Dieser Fall ist häufig dann gegeben, wenn das stressauslösende Problem eines ist, für das es keine Lösung gibt. Der nahende Tod etwa durch eine schwere Erkrankung, der Schmerz eines Beziehungsendes oder der Verlust des Arbeitsplatzes stellen häufig solche Fälle dar. In solchen Situationen würde der Versuch einer problemorientierten Bewältigung eher zu frustrierenden und erschöpfenden Ergebnissen führen. Es gilt folglich gut zu prüfen, mit welcher Art von Problem man es zu tun hat.

Der letzte Schritt des Stressmodells ist es, aus den gemachten Erfahrungen für die Zukunft zu lernen. Eine erfolgreiche Problemlösung erhöht die Wahrscheinlichkeit, diesen Weg in Zukunft erneut zu beschreiten, genauso wie die erfolgreiche emotionsfokussierte Bewältigung diese in Zukunft wahrscheinlicher macht.

Eine vielversprechende, aber noch nicht abschließende Erklärung für dieses Phänomen liegt in der Idee des **Kohärenzgefühls.** Kohärenz kann dabei als Stimmigkeit, Zusammenhang oder auch Passung übersetzt werden. Diese Persönlichkeitseigenschaft erlaubt es Menschen, auch widrige und schlimme Lebenssituationen erfolgreich zu bewältigen. Das Kohärenzgefühl setzt sich dabei aus drei Komponenten zusammen:

Verstehbarkeit Diese Komponente des Kohärenzgefühls beschreibt die Fähigkeit, erlebte Situationen individuell nachvollziehbar und subjektiv schlüssig erklären und verstehen zu können. Diese Erklärung für das belastende Ereignis muss dabei vor allem für die betroffene Person Sinn ergeben. Ein unerklärbares Ereignis, bei dem sich die betroffene Person fragen muss, wie so etwas Schlimmes passieren konnte, verletzt dagegen das Kohärenzgefühl. Es ist dabei nicht von zentraler Bedeutung, ob diese Erklärung der objektiven Wahrheit entspricht, sondern eher, ob die Verstehbarkeit im Rahmen des individuellen Weltbildes gegeben ist.

Handhabbarkeit Personen, die unbeschadet aus belastenden Lebenssituationen hervorgehen, finden innerhalb dieser Mittel und Wege, um sie zu ihren Gunsten verändern und beeinflussen zu können. Die medizinische und einsatztaktische Ausbildung von Rettungsdienstmitarbeitern, liefert beispielsweise in den allermeisten Einsatzlagen konkrete Handlungsanweisungen, die eine Einsatzkraft befolgen kann, um so handlungsfähig zu bleiben und Handhabbarkeit zu erleben. Soziale Unterstützung, etwa innerhalb des Einsatzteams oder der Wachengemeinschaft, hat sich ebenfalls als wichtiges Element der Handhabbarkeit erwiesen.

Sinnhaftigkeit Belastende Situationen, wie der Tod eines Kindes oder Opfer einer Gewalttat zu werden, werfen oftmals grundlegende Fragen über die Welt, die Kräfte, die in ihr wirken, sowie über Gut und Böse auf. Personen, die solche Situationen funktional bewältigen, verfügen häufig bereits vorher über Antworten auf diese Fragen. Dabei scheint es nicht relevant zu sein, ob diese Antworten aus philosophischen, wissenschaftlichen, politischen oder religiösen Quellen stammen. Wichtig ist dabei, ähnlich der Verstehbarkeit, dass die Person aus dem schlimmen Ereignis Sinn und Bedeutung für ihr Leben ziehen kann.

Stressbewältigung im Rettungsdienst

Der wichtigste Schritt, um schädlichen Stress erfolgreich bewältigen zu können, ist es, diesen als solchen zu erkennen. Im nächsten Schritt gilt es zum einen, die Belastungen zu reduzieren, zum anderen den Umgang mit diesen zu verbessern. Ein einfaches Stressbewältigungsprogramm könnte in etwa wie folgt aussehen:

Wenn nötig, nehmen Sie sich eine Pause Je nachdem, wie drastisch fortgeschritten die Stressbelastung ist, kann es sinnvoll oder nötig sein, eine Pause in Form einiger Tage Dienstunterbrechung einzulegen. Eventuell können Sie Urlaub nehmen oder Ihre Symptome rechtfertigen möglicherweise bereits eine Krankschreibung. Denken Sie daran, dass Ihnen diese Pause nur das dringend benötigte Zeitfenster verschafft, um Kopf und Körper wieder zu ordnen. Sie löst nicht das grundlegende Stressproblem bzw. dessen Ursache.

Stärken Sie ihre Belastbarkeit Die wichtigsten Schutzfaktoren gegen die schädliche Wirkung von Stress sind das eigene soziale Umfeld (Freunde, Familie, Haustiere), das Leben neben der Arbeit (Hobbys, kreative Tätigkeiten, philosophisches, wissenschaftliches, soziales oder religiöses Engagement) sowie die körperliche Fitness (Ausdauer-, Kraft- und Mannschaftssport). Diese Schutzfaktoren müssen allerdings aufgebaut und unterhalten werden. So kann die problematische Wirkung aktueller, belastender Situationen reduziert und vor schädlichen Belastungen in der Zukunft geschützt werden.

Arbeiten Sie an einer gesunden Einstellung Pflegen Sie Ihren Optimismus und Ihre Kompetenz in beruflichen Dingen. Denken Sie darüber nach, warum Ihnen Ihr Beruf wichtig ist, was Sie realistisch von ihm erwarten können und was nicht. Worüber haben Sie in Ihrer Tätigkeit wirklich die Kontrolle und worüber nicht? Üben Sie sich darin, die ersteren Dinge anzupacken und zu meistern und die letzteren sich selbst zu überlassen.

Erholen Sie sich aktiv Erfolgreiche Erholung besteht aus drei Elementen: zum einen der räumlichen, zeitlichen und mentalen **Distanzierung** vom Stressreiz. Zum anderen aus **aktiver Regeneration,** etwa in Form von Sport, Hobbys oder soziokulturellem Engagement. Das dritte Element ist die **Vorbereitung** auf die nächste stresserzeugende Situation, etwa durch Rituale oder gute Gewohnheiten zu Arbeitsbeginn. Gehen Sie diesen Prozess aktiv an. Schauen Sie, wie Ihre Freunde und Kollegen diesen gestalten und übernehmen Sie gute Ideen und bewährte Verfahren. Räumen Sie passiver Regeneration (Games, DVD, Serien) ruhig einen Platz ein, der aber insgesamt nicht zu groß werden sollte.

Um die Beanspruchung von Kollegen nach belastenden Einsätzen zu reduzieren, sollten sowohl Maßnahmen der Selbsthilfe als auch Hilfen seitens der jeweiligen Organisation eingesetzt werden.

Individuelle Selbsthilfe umfasst ein gewisses Maß an Ablenkung vom belastenden Einsatz durch Tätigkeiten, die auf gesunde Weise angenehme Emotionen erzeugen. Das Gespräch mit Freunden und Kollegen, die Konzentration auf den positiven Folgeeinsatz oder eine als entspannend erlebte Aufgabe auf der Wache können hier schon weiterhelfen. Im Privaten sind Hobbys, Sport oder soziales Engagement hilfreich (→ Abb. 30.1). Solche Ablenkungen verhindern, dass negative Emotionen sich dauerhaft etablieren und verschaffen den Teilen des Gehirns, welche die Verarbeitung des belastenden Einsatzes betreiben, Zeit, ihre Aufgabe zu bewältigen.

Ein weiteres nützliches Element der Selbsthilfe sind **Gewohnheiten und Rituale,** die den tatsächlichen Abschluss des einzelnen Einsatzes, aber auch des täglichen Dienstes markieren. Eine bestimmte, immer wieder durchgeführte Routine der letzten dienstlichen Tätigkeiten, wie etwa Dokumentation komplettieren, RTW waschen, umziehen, vom Team verabschieden, die ersten hundert Meter bewusst langsam gehen, um dann erst ins

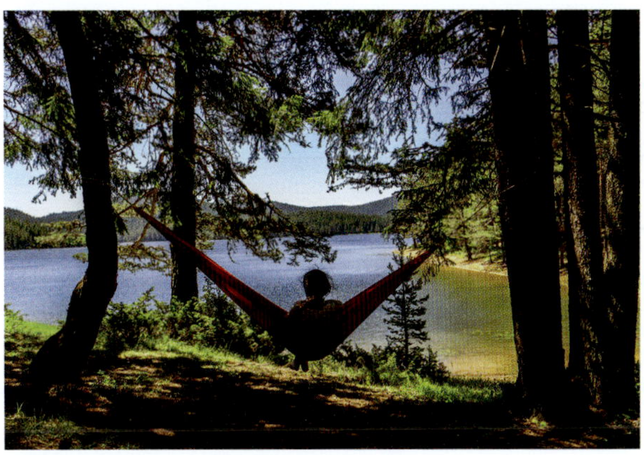

Abb. 30.1 Ein Freizeitausgleich mit ausreichenden Erholungsphasen ist im Rettungsdienst besonders wichtig. [J787-268]

Auto zu steigen, markiert für das Gehirn das Ende der Episode „Dienst“ und den Beginn der Episode „Privatleben“. Ähnliche Rituale können etwa auch für den Beginn der dienstlichen Tätigkeit oder bei Bedarf nach herausfordernden Einsätzen, sowohl individuell als auch im Team, gepflegt werden.

MERKE

Gewohnheiten und Rituale im Wachalltag sind ein wichtiger Schutzfaktor zur Förderung der persönlichen Stressbewältigung.

Wichtige **Hilfen auf Organisationsebene** sind etwa kompetente und methodisch geführte fachliche Einsatznachbesprechungen sowie regelmäßige Supervisionen. Beide Verfahren dienen der Kompetenzentwicklung des Personals und stärken das bereits angesprochene Kohärenzgefühl.

Spezifisch psychosoziale Hilfen bestehen in der Nutzung einer akuten **notfallpsychologischen Nachsorge** oder **Beratung** sowie dem **Gespräch mit Kollegen,** die als kollegiale Ansprechpersonen (Peers) ausgebildet sind und über grundlegendes Fachwissen zur Symptombewältigung sowie weiterführende Kontakte, etwa zu professionellen oder in Selbsthilfe organisierten Ressourcen, verfügen.

Weit verbreitet sind auch Hilfsangebote, wie etwa das **„Critical Incident Stress Management – CISM“** oder dessen, den deutschen Verhältnissen angepasste Variante **„Stressbewältigung nach belastenden Einsätzen – SbE“.**

WEBSITE

Onlineressource mit zahlreichen Videos und Diskussionsforum
RUPERT – foRUm für Psychische gEsundheit im deutschen RetTungsdienst.
https://rupert-community.de

VIDEO

Stressreaktionen und Stressbewältigung
https://www.youtube.com/watch?v=-wkmd68tt_A

IM FOKUS

Copingstrategien

- Stress entsteht nach dem **transaktionalen Modell (TAS)** von Lazarus, wenn eine Situation als möglicherweise gefährlich wahrgenommen wird und die Werkzeuge zur Eindämmung dieser möglichen Gefahr fehlen.
- Um Stress zu bewältigen, gibt es zwei grundsätzliche Wege:
  - **Problemfokussierte Bewältigung:** Stressbewältigung durch Problemlösung
  - **Emotionsfokussierte Bewältigung:** Stressbewältigung durch Emotionsregulierung
- Gerade wenn die stressauslösenden Probleme nicht gelöst werden können, sollte versucht werden, eine emotionsfokussierte Bewältigung durchzuführen.
- **Schutz vor Stressfolgebelastungen:**
  - Ein wesentlicher Schutzfaktor bei der Verhinderung von Traumafolgestörungen ist das **Kohärenzgefühl.**
  - Es setzt sich aus den folgenden Teilaspekten zusammen:
    - **Verstehbarkeit:** Warum ist das passiert?
    - **Handhabbarkeit:** Was kann ich tun?
    - **Sinnhaftigkeit:** Was bedeutet das für mein Leben?
- **Stressbewältigung im Rettungsdienst:**
  - **Individuelle Selbsthilfe:**
    - Konstruktive Ablenkung, z. B. durch Sport
    - Gespräche mit Freunden und Kollegen führen
    - Gewohnheiten und Rituale schaffen
  - **Organisationale Unterstützung:**
    - Gespräche mit Kollegen/Peers
    - Fachbezogene Nachbesprechungen
    - Notfallpsychologische Nachsorge

WIEDERHOLUNGSFRAGEN

1. Was verstehen Sie unter dem Begriff „Coping“? (→30)
2. Welche beiden Bewältigungsvarianten können unterschieden werden? (→30)
3. Erläutern Sie den Begriff „Kohärenzgefühl“ (→30)
4. Welche Rituale können Ihnen im Wachalltag helfen, Stress zu bewältigen? (→30)
5. Welche Hilfen zur Stressbewältigung kann Ihnen der Arbeitgeber anbieten? (→30)
6. Was verstehen Sie unter einem „Peer“? (→30)

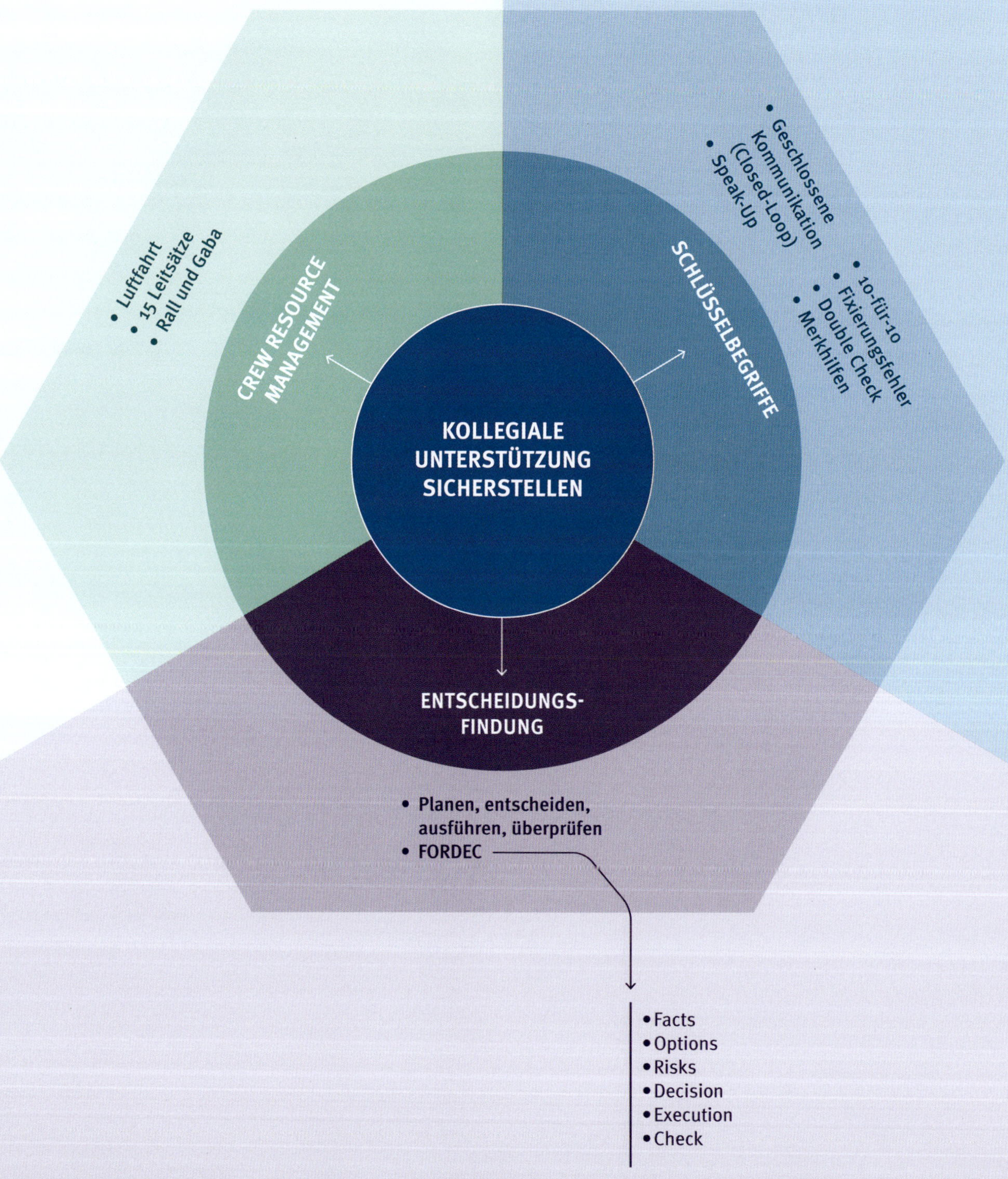

KOLLEGIALE UNTERSTÜTZUNG SICHERSTELLEN
CREW RESOURCE MANAGEMENT
• Luftfahrt
• 15 Leitsätze
• Rall und Gaba
SCHLÜSSELBEGRIFFE
• Geschlossene Kommunikation (Closed-Loop)
• Speak-Up
• 10-für-10
• Fixierungsfehler
• Double Check
• Merkhilfen
ENTSCHEIDUNGS-FINDUNG
• Planen, entscheiden, ausführen, überprüfen
• FORDEC
• Facts
• Options
• Risks
• Decision
• Execution
• Check

31

KOLLEGIALE UNTERSTÜTZUNG SICHERSTELLEN

Andreas Fromm

FALLBEISPIEL

Sie werden als N-KTW in eine Hochhaussiedlung zu einem Notfall mit dem Stichwort „Gastroenteritis" gerufen. Der Einsatzort ist in der 7. Etage. Sie nehmen Ihren Notfallrucksack sowie den Defibrillator mit und legen Schutzkleidung an. Als Sie die Wohnung betreten, werden Sie von einer aufgeregten Frau zu ihrem Lebensgefährten geführt. Er liegt auf dem Rücken und hat eine erschwerte, röchelnde Atmung. Ihr Teampartner reagiert sofort und läuft zum RTW zurück, um den Sauerstoffrucksack und die Absaugeinheit zu holen, während Sie den Patienten in die stabile Seitenlage drehen und die Atemwege bestmöglich frei machen. Bei der Auskultation hören Sie beidseitig brodelnde Atemgeräusche mit exspiratorischem Giemen. Als Ihr Kollege zurückkommt, setzen Sie die Absaugeinheit ein, um den Atemweg vom restlichen Sekret zu befreien und verabreichen Sauerstoff. Da der Patient offenbar auch eine Bronchokonstriktion aufweist, bereitet Ihr Teampartner Atropin als Inhalation vor. Zudem legen Sie einen Venenzugang an. Nach einigen Minuten mit ausbleibender Besserung fragen Sie ihren Teampartner, ob er bereits ein NEF nachgefordert habe, was dieser verneint. *Was in diesem Fall besser hätte laufen können, erfahren Sie am Ende des Kapitels.*

LERNZIELE

- Das Konzept Crew-Resource-Management (CRM) beschreiben
- Die fünf Elemente des Crew-Resource-Management (CRM) erläutern
- Die Leitsätze des Crew-Resource-Management (CRM) nennen
- Kollegen in stressigen Situationen unterstützen, um so Fehler zu vermeiden
- Schwierige Entscheidungen mithilfe des FORDEC-Modells treffen

Über Fehler in der Medizin wird nicht gerne gesprochen. Das liegt vor allem daran, dass noch bis heute die öffentliche Diskussion eines Fehlers meist als erstes mit der **Schuldfrage** verbunden wird. Auf Schuld folgt **Bestrafung.** Die Angst vor Bestrafung führt zu einer Kultur, in der Fehler meist vertuscht werden. Eine positive Fehlerkultur fördert den konstruktiven und produktiven Umgang mit Fehlern. Hier werden Fehler nicht als Scheitern, sondern als Chance zum Lernen und als Quelle für die kontinuierliche Verbesserung angesehen. In Notfallsituationen kommt es deshalb insbesondere auf gute Teamarbeit und kollegiale Unterstützung an. In diesem Kapitel lernen Sie, wie das Konzept **Crew-Resource-Management** Rettungssanitätern und Ihren Kollegen dabei hilft, in stressigen Notfallsituationen einen kühlen Kopf zu bewahren und die richtigen Entscheidungen zu treffen.

31.1 Crew-Resource-Management

Ein Workshop während einer Konferenz der NASA im Jahr 1979 gilt als die Geburtsstunde des Konzeptes **Crew-Resource-Management**. In den Jahren zuvor kam es zu einer starken Häufung von kritischen **Zwischenfällen an Bord von Luftfahrzeugen** sowie zu mehreren folgenschweren **Abstürzen.** Die eingehende Analyse dieser Flugunfälle zeigte auf, dass meist überaus erfahrene Piloten betroffen waren. Ein Mangel an Fachwissen konnte also nicht die zentrale Ursache gewesen sein. Ebenfalls konnten keine gravierenden technischen Defekte an den Flugzeugen gefunden werden. Es musste sich also um eine Form des menschlichen Versagens gehandelt haben. Bei genauerer Untersuchung fiel auf, dass die Cockpit-Teams **fehlerhaft kommuniziert**, den **Überblick über die Lage verloren** oder ihre **Prioritäten falsch gesetzt** haben. Zur Verbesserung der Flugsicherheit wurde deshalb zunächst das Schulungskonzept Cockpit-Resource-Management entwickelt und verpflichtend in die Pilotenausbildung integriert. Diese Seminare sensibilisieren die Flugkapitäne für **menschliche Faktoren** und zeigen Strategien auf, um auch in stressigen Situationen den Überblick zu behalten. Wenige Jahre später wurde erkannt, dass es für die Flugsicherheit ebenfalls erforderlich ist, die Kabinenbesatzung in dieses Konzept zu integrieren. Um diesen Aspekt zu betonen, wurde der Name des Konzepts auf Crew-Resource-Management (CRM) abgeändert (→ Abb. 31.1). Bis heute sind eine Initialschulung sowie eine regelmäßige Auffrischung für alle Besatzungsmitglieder von Luftfahrzeugen gesetzlich verpflichtend. Seither ist Fliegen immer sicherer geworden. Insbesondere die Notwasserung des US-Airways-Flugs 1549 im Hudson-River im Jahr 2009 konnte zeigen, dass die konsequente Anwendung der Prinzipien des CRM der Besatzung dabei geholfen hat, in dieser Krisensituation einen kühlen Kopf zu bewahren und so alle Passagiere zu retten.

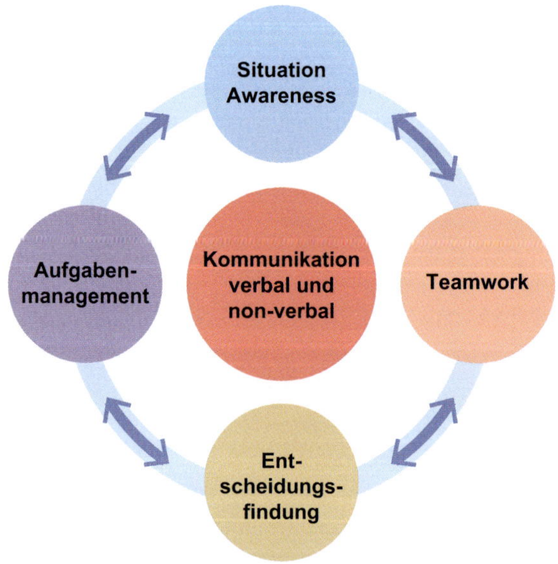

Abb. 31.1 Crew-Resource-Management (CRM) [O988, L143]

In den letzten Jahren sind einige Studien veröffentlicht worden, die sich mit der Häufigkeit und den Ursachen von Fehlern in der Medizin beschäftigen. Es kann davon ausgegangen werden, dass in Deutschland jedes Jahr ca. 50.000 Menschen an Behandlungsfehlern sterben. Die Anzahl vermeidbar leicht oder schwer geschädigter Patienten liegt wohl noch um ein Vielfaches höher. Bei ungefähr 70 % dieser Ereignisse sind dieselben menschlichen Faktoren als Ursache zu betrachten, die zu den vielen Zwischenfällen im Luftverkehr und Flugzeugabstürzen geführt haben. In den letzten Jahren werden medizinische Teams immer häufiger auch in den menschlichen Faktoren geschult und sensibilisiert. Eine gesetzliche Verpflichtung zur Fortbildung wie in der Luftfahrt gibt es für den medizinischen Sektor jedoch bis heute nicht. Neuere Studien zeigen aber, dass durch die Einführung von CRM in der Notfallversorgung das **Outcome von Patienten verbessert** und die **Häufigkeit von Komplikationen deutlich reduziert** werden kann. Es lohnt sich also, dieses in der Luftfahrt bewährte Konzept weiter auf die Medizin zu übertragen.

Prinzipien des CRM

Die **Prinzipien des CRM** werden in **15 Leitsätzen** zusammengefasst:

- Kenne deine Arbeitsumgebung.
- Re-evaluiere die Situation immer wieder.
- Habe Zweifel und überprüfe genau.
- Übernimm die Führungsrolle oder sei ein gutes Teammitglied.
- Achte auf gute Teamarbeit.
- Verteile die Arbeitsbelastung.
- Setze Prioritäten dynamisch.
- Antizipiere und plane voraus.
- Kommuniziere sicher und effektiv.
- Fordere rechtzeitig Hilfe an.
- Verwende Merkhilfen und schlage nach.
- Mobilisiere alle vorhandenen Ressourcen.
- Erkenne und vermeide den Fixierungsfehler.
- Beachte und verwende die vorhandenen Informationen.
- Lenke deine Aufmerksamkeit bewusst.

Geschlossene Kommunikation Eine sichere und effektive Kommunikation ist die wichtigste Grundlage für eine professionelle Versorgung von Notfallpatienten. Mängel in der Teamkommunikation finden sich in nahezu jeder Analyse von Zwischenfällen. Rettungskräfte sollten sich bewusst sein, dass sie nicht nur mit dem gesprochenen Wort kommunizieren, sondern auch Mimik, Gestik, Tonfall oder die eigene Körperhaltung Teil der gesendeten Botschaft sind. Bewusst zu kommunizieren bedeutet also, nicht nur auf das gesprochene Wort wert zu legen, sondern auch diese non-verbalen Faktoren zu berücksichtigen. Schnell können sonst Missverständnisse oder Konflikte entstehen. Kommunizieren wir in stressigen Momenten, kann uns zudem die natürliche **Filterfunktion unseres Gehirns** Probleme bereiten. Dort wird entschieden, welche der unzähligen Sinnesreize gerade relevant sind und welche schlichtweg überhört werden können. Erhalten wir in einem Einsatz eine Aufgabe vom Notarzt, so kann es sein, dass wir diese Botschaft vor lauter Stress schlicht überhören. Um diesem Kommunikationsfehler vorzubeugen, wird das Konzept der **geschlossenen Kommunikation** empfohlen. Hierbei werden die angesprochenen Personen stets **bei ihrem Namen angesprochen.** Der Empfänger der Botschaft **wiederholt den Inhalt** der Nachricht (also z. B. den Auftrag des Notarztes) um zu signalisieren, dass er die Botschaft **gehört** und **verstanden** hat. Ebenfalls gibt er aktiv eine Rückmeldung, wenn der **Auftrag erledigt** ist oder wenn es hierbei **Schwierigkeiten** gibt.

Speak-Up Eine weitere häufige Ursache für Zwischenfälle in der Teamarbeit ist, dass Teammitglieder Komplikationen erkennen, sich aber **nicht trauen,** diese Information zu kommunizieren. Steile Hierarchien, ein **schlechtes Miteinander** im Team oder die **Angst vor Repressalien** können das begünstigen. Der Begriff Speak-Up wurde von der NASA geprägt, nachdem dort eine Rakete zerstört worden war, obwohl ein Mitarbeiter das Problem „kommen gesehen" hat. Er hat sich schlichtweg nicht getraut, diese Information zu kommunizieren und so einen Startabbruch herbeizuführen. „Speak-Up" beschreibt eine Kultur, in der jedes Teammitglied das Recht hat, seine **Zweifel zu kommunizieren, ohne dafür bestraft zu werden.** Im Rettungsdienst könnte das der Auszubildende sein, dem auffällt, dass die Sauerstoffflasche in wenigen Minuten leer sein wird.

10 Sekunden für 10 Minuten Manchmal sieht man unter Stress „den Wald vor lauter Bäumen" nicht. So kann sich ein Rettungssanitäter zum Beispiel schnell auf seine erste Arbeitsdiagnose einschießen, die ihm in den Kopf gekommen ist. Das Problem ist hier, dass unsere Wahrnehmung nun die empfundene Realität so anpasst, dass diese Diagnose uns als richtig erscheint. Um aus einem **Fixierungsfehler** wieder auszubrechen, braucht es ein starkes Team und Teamkollegen, die kontinuierlich zuhören und mitdenken, um mit einem Speak-Up auf mögliche Fixierungen hinzuweisen. Das **10-für-10-Prinzip** kann in solchen Situationen ebenfalls helfen. Es handelt sich um ein kurzes Timeout für das ganze Team (ca. 10 Sek.). Nur unmittelbar erforderliche Maßnahmen wie Herzdruckmassage oder Beatmung werden fortgeführt. Der Teamleiter **fasst die aktuelle Situation** sowie die **vermutete Diagnose zusammen** und **erläutert** die nun **anstehenden Maßnahmen.** So sind alle Teammitglieder auf demselben Informationsstand. Teammitglieder, die anderer Meinung sind, können dies nun ansprechen, um mögliche Fixierungen aufzulösen. Ein 10-für-10 sollte somit regelmäßig, jedoch immer vor invasiven Notfalleingriffen, durchgeführt werden.

Double-Check Als **Lookalikes** bezeichnet man Gegenstände, die zum Verwechseln ähnlich aussehen. So findet man sicher in jedem Notfallampullarium mindestens zwei Medikamente mit unterschiedlichem Wirkstoff, aber einer nahezu identischen Beklebung. Hier kann es in stressigen Notfallsituationen schnell zu fatalen Verwechselungen kommen, sodass dem Patienten beispielsweise ein Muskelrelaxans statt Kortison verabreicht wird (→ Abb. 31.2). Das Double-Check-Prinzip sieht vor, dass Rettungskräfte wichtige Arbeitsschritte stets durch ihren Kollegen kontrollieren lassen. So könnte man sich beispielsweise die aufgezogene Ampulle des Medikaments vor der Injektion zeigen lassen. Je mehr solcher Kontrollschritte durchgeführt werden, umso unwahrscheinlicher wird eine folgenschwere Verwechselung. Doch die Überprüfung von Arbeitsschritten kann bei manchen Kollegen auch das Gefühl wecken, dass man sich einander nicht vertraut. Hier ist es wichtig, solche Arbeitsweisen außerhalb von Einsätzen zu besprechen. Optimalerweise ist der Double-Check verpflichtendes Element in den lokalen Algorithmen, sodass dieses Verfahren selbstverständlich und regelmäßig durchgeführt wird.

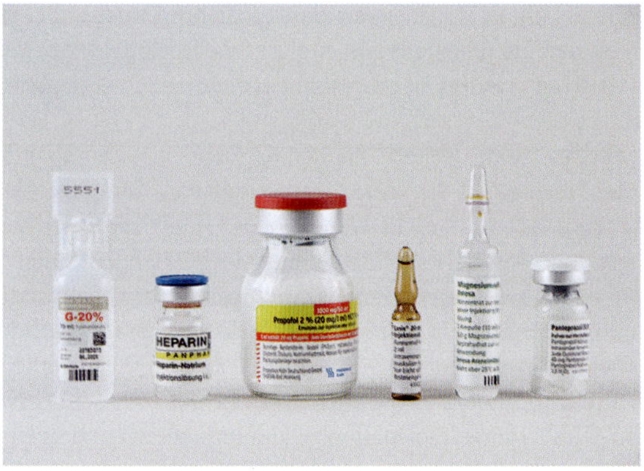

Abb. 31.2 Notfallmedikamente können im Stress schnell auch mal verwechselt werden. [K115]

Verwende Merkhilfen Im Einsatz etwas nachzuschlagen, wird heutzutage leider vielerorts noch mit Unwissen bzw. Wissenslücken verbunden und gilt als ein Zeichen von Schwäche. Eine von Büchern ausgebeulte Tasche der Einsatzjacke lässt manchen direkt an einen Berufsanfänger denken. Aus zahlreichen Studien geht jedoch hervor, dass Teams, die unter stressigen Bedingungen eine Merkhilfe verwenden, deutlich seltener gravierende Fehler bei der Patientenversorgung begehen. Ganz besonders deutlich wird dies bei der Dosierung von Medikamenten bei Kindernotfällen. Hier können Merkhilfen **schwerwiegende Dosierungsfehler verhindern.** Die Verwendung von **Taschenkarten** oder **Algorithmen** ist ein Zeichen professioneller Arbeit und ein wichtiges Element des Team-Resource-Managements. Doch nicht jedes Nachschlagewerk ist auch eine gute Merkhilfe. Die Taschenkarten sollten klar und übersichtlich gegliedert sein, sodass deren Anwendbarkeit auch bei Stress oder unter widrigen Bedingungen gegeben ist.

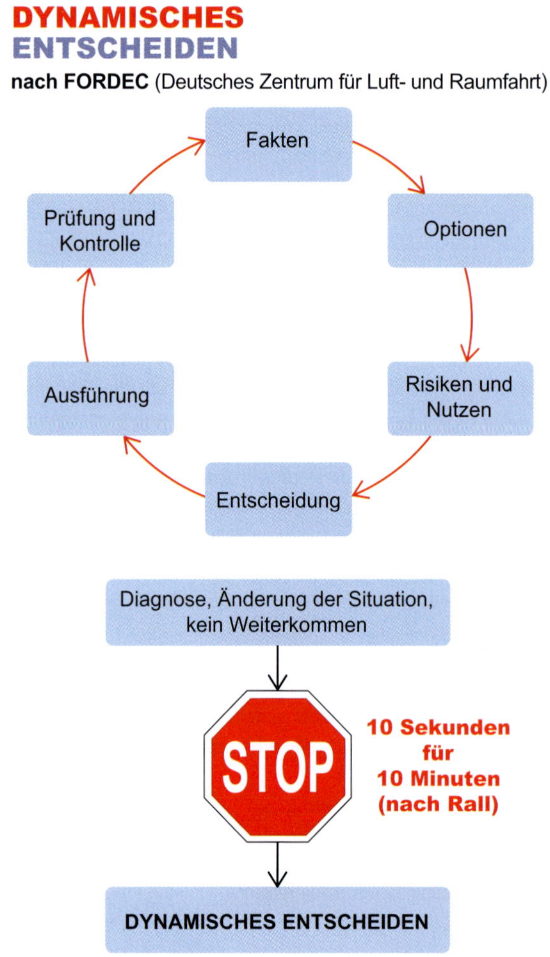

Abb. 31.3 Das FORDEC-Modell [P508, F1010, W933-001, L143]

31.2 Entscheidungsfindung

In vielen Einsatzsituationen gibt es nicht die offensichtliche „Musterlösung", an der sich das Rettungsteam orientieren kann. Vielmehr müssen die Einsatzkräfte ihr Handeln an der Einsatzstelle **selbstständig planen, Informationen** hierfür **sammeln, Entscheidungen treffen,** diese **ausführen** und gemeinsam **reflektieren.**

Um unter widrigen Bedingungen und Stress gute Entscheidungen treffen zu können, können Rettungssanitäter das **FORDEC-Modell** (→ Abb. 31.3) nutzen. Das Schema leitet schrittweise durch Phasen des Entscheidungsprozesses. Zunächst sollte das Team alle **Fakten** (Facts) zusammentragen. Das beinhaltet eine genaue Beschreibung des aktuellen Problems und der daraus resultierenden Gefahren (z. B. akute Atemnot durch einen Fremdkörper in den Atemwegen mit der Gefahr des Erstickens). Im Folgenden sollte das Team alle **Optionen** (Options) zusammentragen, die prinzipiell zur Lösung des Problems in Frage kommen. Es ist wichtig, an dieser Stelle der Entscheidung bewusst breit zu denken, da Menschen dazu neigen, sich schnell auf eine Lösung einzustellen (Fixierungsfehler). Jede Maßnahme hat **Vor- und Nachteile.** Im nächsten Schritt der Entscheidungsfindung (Risks) werden die Vor- und Nachteile der Maßnahmen gegeneinander abgewogen. Das Team **entscheidet** sich für die Vorgehensweise, die am geeignetsten erscheint (Decision) und führt diese aus (Execution). Nach Durchführung der Maßnahme **überprüft** das Team **den Erfolg** (Check). Sollte die Maßnahme nicht erfolgreich gewesen sein, wird der FORDEC-Kreislauf erneut durchlaufen.

MERKE

FORDEC-Entscheidungshilfe

- **F**acts: „Was ist genau das Problem?"
- **O**ptions: „Welche Handlungs-/Lösungsmöglichkeiten haben wir?"
- **R**isks: „Welche Risiken bringen diese Möglichkeiten mit sich?"
- **D**ecision: Entscheidung für eine Handlungs-/Lösungsmöglichkeit
- **E**xecution: Ausführung der Maßnahme
- **C**heck: „Läuft alles?", „Wurde das Ziel erreicht?"

ACHTUNG

Einmal getroffene Entscheidungen des Teamführers müssen, wenn darüber ein kurzer Austausch stattgefunden hat, letztlich akzeptiert und umgesetzt werden.

VIDEO

„Just a Routine Operation" – Ein Video über einen medizinischen Zwischenfall
https://www.youtube.com/watch?v=44tH98eLrkQ

IM FOKUS

Crew-Resource-Management und Entscheidungsfindung

- **Definition:**
  - Crew-Resource-Management ist ein Konzept zur **Bewältigung nicht-technischer Herausforderungen.**
  - Entwickelt wurde es in der **Luftfahrt,** nachdem bekannt wurde, dass ein Großteil der dortigen **Zwischenfälle** die Folge von menschlichem Versagen war.
  - Seminare, bei denen CRM-Inhalte vermittelt werden, befassen sich daher fokussiert mit den **„menschlichen Faktoren".**
  - Auch in der Medizin finden CRM-Inhalte immer mehr Eingang, da allein in Deutschland etwa 50.000 Menschen pro Jahr durch **Behandlungsfehler** ums Leben kommen.
    - Zumindest ein Teil dieser Todesfälle könnte durch ein besseres Fehlermanagement verhindert werden.
- **Die 15 Leitsätze des CRM:**
  - Die 15 Leitsätze beziehen sich vor allem auf **vier Hauptbereiche:**
    - Aufgabenbewältigung
    - Situation Awareness (situative Aufmerksamkeit)
    - Teamwork
    - Entscheidungsfindung
  - Aus ihnen gehen wesentliche **Handlungsvorgaben** für den Einsatz hervor:
    - Geschlossene Kommunikation
    - Gegenseitiges Ansprechen mit Namen
    - **Speak-Up:** lautes Aussprechen von Ideen oder Bedenken
    - **10-für-10-Prinzip:** kurze strukturierte Absprachen zum Abgleichen der jeweiligen Informationsstände
    - **Double-Check:** 4-Augen-Prinzip bei kritischen Maßnahmen, wie etwa Medikamentengaben
    - Nutzung von **Merkhilfen**
  - Um Entscheidungen im Einsatz strukturiert fällen zu können, wird das **FORDEC-Schema** verwendet.
    - **F**acts: „Was ist genau das Problem?"
    - **O**ptions: „Welche Handlungs-/Lösungsmöglichkeiten haben wir?"
    - **R**isks: „Welche Risiken bringen diese Möglichkeiten mit sich?"
    - **D**ecision: Entscheidung für eine Handlungs-/Lösungsmöglichkeit
    - **E**xecution: Ausführung der Maßnahme
    - **C**heck: „Läuft alles? Wurde das Ziel erreicht?"

FALLBEISPIEL

Sie werden als N-KTW in eine Hochhaussiedlung zu einem Notfall mit dem Stichwort „Gastroenteritis" gerufen. Der Einsatzort ist in der 7. Etage. Sie nehmen **Ihre vollständige Ausrüstung** mit und legen Schutzkleidung an (*„Antizipiere und plane voraus"*). Als Sie die Wohnung betreten, werden Sie von einer aufgeregten Frau zu ihrem Lebensgefährten geführt. Er liegt auf dem Rücken und hat eine erschwerte, röchelnde Atmung. Ihr Teampartner reagiert sofort und läuft zum N-KTW zurück, um den Sauerstoffrucksack und die Absaugeinheit zu holen, während Sie den Patienten in die stabile Seitenlage drehen und die Atemwege bestmöglich frei machen. Bei der Auskultation hören Sie beidseitig brodelnde Atemgeräusche mit exspiratorischem Giemen. Als Ihr Kollege zurückkommt, setzen Sie die Absaugeinheit ein, um den Atemweg vom restlichen Sekret zu befreien und verabreichen Sauerstoff. Da der Patient offenbar auch eine Bronchokonstriktion aufweist, bereitet Ihr Teampartner **Salbutamol** als Inhalation vor (*„Verwende Merkhilfen und schlage nach"*). Zudem legen Sie einen Venenzugang an. Nach einigen Minuten trifft das NEF ein, das von Ihnen nachgefordert wurde, während Sie auf die Rückkehr Ihres Teampartners gewartet haben (*„Fordere rechtzeitig Hilfe an"*).

Sie sehen, auch im ersten Fall wurden viele Dinge richtig gehandhabt, etwa das frühe Anziehen der Schutzkleidung oder die sofortige Einleitung einer stabilen Seitenlage zum Freimachen und Freihalten der Atemwege, dennoch sind einige gefährliche Fehler passiert, die durch konsequente Anwendung der CRM-Grundsätze möglicherweise vermieden hätten werden können.

WIEDERHOLUNGSFRAGEN

1. Erläutern Sie das Konzept „Crew-Resource-Management" (→ 31.1)
2. Welche Leitsätze unterscheidet das Konzept Crew-Resource-Management? (→ 31.1)
3. Was verstehen Sie unter „geschlossener Kommunikation"? (→ 31.1)
4. Welche Vorteile bietet die Verwendung von Merkhilfen? (→ 31.1)
5. Erläutern Sie das FORDEC-Modell zur Entscheidungsfindung. (→ 31.2)
6. Welche Faktoren beeinflussen die Entscheidungsfindung von Rettungssanitätern in Notfallsituationen? (→ 31.2)

ANHANG

ABKÜRZUNGSVERZEICHNIS

A., Aa. Arteria, Arteriae
ABR Akute Belastungsreaktion
ACS Acute Coronary Syndrome
ADAC Allgemeiner Deutscher Automobilclub
AED automatische externe Defibrillation
AF Atemfrequenz
AHA American Heart Association
ÄLRD Ärztlicher Leiter Rettungsdienst
ALS Advanced Life Support
ALTE Apparent Life-Threatening Event
AMG Arzneimittelgesetz
AMI akuter Myokardinfarkt
AMLS Advanced Medical Life Support
AMV Atemminutenvolumen
ANV akutes Nierenversagen
AP Angina pectoris
APORettSan Hessische Ausbildungs- und Prüfungsordnung für Rettungssanitäterinnen und Rettungssanitäter
APORettSan LSA Ausbildungs- und Prüfungsordnung für Rettungssanitäterinnen und Rettungssanitäter im Land Sachsen-Anhalt
APVO-Arb MedVV RettSan Ausbildungs- und Prüfungsverordnung Arbeitsmedizinische Vorsorge für Rettungssanitäter
APVO-RettSan Verordnung über die Ausbildung und Prüfung für Rettungssanitäterinnen und Rettungssanitäter
ArbSchG Arbeitsschutzgesetz
ArbZG Arbeitszeitgesetz
ART (Kommission) Antiinfektiva, Resistenz und Therapie
Art. Artikel
ASB Arbeiter-Samariter-Bund
ASS Acetylsalicylsäure
ATCN Advanced Trauma Care for Nurses
ATL Aktivitäten des täglichen Lebens
ATLS Advanced Trauma Life Support
ATP Adenosintriphosphat
AV-Block atrioventrikulärer Block
AV-Knoten Atrioventrikularknoten
AZV Atemzugvolumen
BAA Bauchaortenaneurysma
BAFzA Bundesamt für Familie und zivilgesellschaftliche Aufgaben
BAK Blutalkoholkonzentration
BAK-Schema elementarer Basischeck (Bewusstsein, Atmung, Kreislauf)
BayRDG Bayerisches Rettungsdienstgesetz
BayRettSanV Bayerische Rettungssanitäterverordnung
BAZ Bundesamt für den Zivildienst
BfArM Bundesinstitut für Arzneimittel und Medizinprodukte
BFD Bundesfreiwilligendienst
BFDG Bundesfreiwilligendienstgesetz
BG Berufsgenossenschaft
BGB Bürgerliches Gesetzbuch
BGI Berufsgenossenschaftliche Informationen
BGR Berufsgenossenschaftliche Regel
BGV Berufsgenossenschaftliche Vorschrift
BGW Berufsgenossenschaft Gesundheitsdienst und Wohlfahrtspflege
B. I. G. Bone Injection Gun™
BioStoffV Biostoffverordnung
BKA Bundeskriminalamt
BLS Basic Life Support
BMB Beutel-Masken-Beatmung
BOS Behörden und Organisationen mit Sicherheitsaufgaben
BPol Bundespolizei
BRH Bundesverband Rettungshunde
BRUE Brief Resolved Unexplained Event, Beinahe-Kindstod
BtMG Betäubungsmittelgesetz
BURP Backward Upward Rightward Pressure
BW Bundeswehr
BWS Brustwirbelsäule
BZ Blutzucker
C Celsius
CBRN chemisch, biologisch, radiologisch, nuklear
CCT kraniale Computertomografie
CH Charrière
cmH_2O Zentimeter Wassersäule
CNI chronische Niereninsuffizienz
CO Kohlenmonoxid
CO_2 Kohlendioxid
COPD Chronic Obstructive Pulmonary Disease
COX Zyklooxygenase
CPR kardiopulmonale Reanimation
DAG digitaler Alarmgeber
DAU digitale Alarmumsetzung
DGHM Deutsche Gesellschaft für Hygiene und Mikrobiologie
DGUV Deutsche Gesetzliche Unfallversicherung
DGzRS Deutsche Gesellschaft zur Rettung Schiffsbrüchiger
DHD Dringlicher Hausbesuchsdienst
DIN Deutsche Industrie-Norm
DIVI Deutsche interdisziplinäre Vereinigung für Intensiv- und Notfallmedizin
DK Dringlichkeitskategorie
DkHD Dringlicher kinderärztlicher Hausbesuchsdienst
DLRG Deutsche Lebensrettungsgesellschaft
DMH Dringliche Medizinische Hilfe
DMO Direct Mode Operation
DMS-Kontrolle Kontrolle der Durchblutung, Motorik, Sensibilität
DNA Desoxyribonukleinsäure
DRF DRF Luftrettung
DRK Deutsches Rotes Kreuz
DV Dienstvorschrift
EA Emergency Ambulance
EDH epidurales Hämatom
eGK elektronische Gesundheitskarte
EHA Erste-Hilfe-Aufbaulehrgang
EKG Elektrokardiogramm
EMD elektromechanische Dissoziation
EPC Emergency Pediatric Care
EPLS Emergency Pediatric Life Support
ERC European Resuscitation Council
ERV exspiratorisches Reservevolumen
ESBL Extended-Spectrum Beta-Lactamase
ESH European Society of Hypertension

ABKÜRZUNGSVERZEICHNIS

ETC	European Trauma Course
$etCO_2$	exspiratorischer CO_2-Wert
ETSI	Europäisches Institut für Telekommunikationsnormen
EU	Europäische Union
EUG	Extrauteringravidität
FAST	Focused Abdominal Sonography in Trauma
FeV	Fahrerlaubnisverordnung
FiO_2	inspiratorische Sauerstoffkonzentration
FME	Funkmeldeempfänger
FMS	Funkmeldesystem
FR	First Responder
FSH	follikelstimulierendes Hormon
FSJ	freiwilliges soziales Jahr
FSME	Frühsommer-Meningoenzephalitis
G-BA	Gemeinsamer Bundesausschuss
GCS	Glasgow Coma Scale
GG	Grundgesetz
GI-Blutung	gastrointestinale Blutung
GKV	Gesetzliche Krankenversicherung
GSM	Global System for Mobile Communications
GUV-G	Gesetzliche Unfallversicherung-Grundsatz
H_2O	Wasserstoffoxid, Wasser
HAES	Hydroxyethylstärke
HAV	Hepatitis-A-Virus
Hb	Hämoglobin
$HbCO_2$	Carboxyhämoglobin
HBO	hyperbare Oxygenierung
HbO_2	Oxyhämoglobin
HBV	Hepatitis-B-Virus
HCG	humanes Choriongonadotropin
HDM	Herzdruckmassage
HF	Herzfrequenz
HIB	*Haemophilus influenzae* Typ B
HIT	Heparin-induzierte Thrombozytopenie
HIV	humanes Immundefizienzvirus
HMV	Herzminutenvolumen
HN	Hirnnerven
HNO	Hals-Nasen-Ohren
HOPS	Hirnorganisches Psychosyndrom
HRST	Herzrhythmusstörungen
HRT	Handfunkgerät
HUS	enteropathisches hämolytisch-urämisches Syndrom
HvO	Helfer vor Ort
HWS	Halswirbelsäule
HWZ	Halbwertszeit
HZV	Herzzeitvolumen
i. a.	intraarteriell
ICD	Internal Cardioverter/Defibrillator
ICP	intrazerebraler Druck
ICR	Interkostalraum
ID	Innendurchmesser
IDDM	Insulin Dependent Diabetes mellitus
I. E.	Internationale Einheit
IFA	Internationale Flugwacht
IfSG	Infektionsschutzgesetz
ILCOR	International Liaison Committee on Resuscitation
i. m.	intramuskulär
i. n.	intranasal
i. o.	intraoral
i. P.	im Praktikum
IRV	inspiratorisches Reservevolumen
ISO	Internationale Standardisierungsorganisation
IT	Informationstechnologie
ITH	Intensivtransporthubschrauber
ITLS	International Trauma Life Support
ITW	Intensivtransportwagen
i. v.	intravenös
i. V. m.	in Verbindung mit
JFDG	Gesetz zur Förderung von Jugendfreiwilligendiensten – Jugendfreiwilligendienstegesetz
JUH	Johanniter-Unfall-Hilfe
KatS	Katastrophenschutz(-einheiten)
KBF	Krankenbeförderung
KED	Kendrick Extrication Device
KG	Körpergewicht
KHK	koronare Herzkrankheit
KI	Kontraindikation
KIT	Krisenintervention
KOF	Körperoberfläche
KRINKO	Kommission für Krankenhaushygiene und Infektionsprävention
KTW	Krankentransportwagen
LCA	Left Coronary Artery
LH	luteinisierendes Hormon
LMA	Larynxmaske
LNA	Leitender Notarzt
LT	Larynx-Tubus
LUK	Landesunfallkassen
LVAD	Left Ventricle Assist Device
LWS	Lendenwirbelsäule
M., Mm.	Musculus, Musculi
MAD	Mucosal Atomization Device
MANV	Massenanfall an Verletzten oder Erkrankten
MHD	Malteser Hilfsdienst
MICU	Mobile Intensive Care Unit
mmHg	Millimeter Quecksilbersäule
MPBetreibV	Medizinprodukte-Betreiberverordnung
MPG	Medizinproduktegesetz
MPSV	Medizinprodukte-Sicherheitsplanverordnung
MRGN	multiresistente gramnegative Erreger
MRSA	Methicillin- oder multiresistenter *Staphylococcus aureus*
MTK	messtechnische Kontrolle
N., Nn.	Nervus, Nervi
NAW	Notarztwagen
NEF	Notarzteinsatzfahrzeug
NIDDM	Non Insulin Dependent Diabetes mellitus
NNM	Nebennierenmark
NNR	Nebennierenrinde
NO	Stickoxid, Stickstoffmonoxid
nÖML	nichtöffentlicher mobiler Landfunk
NotSan	Notfallsanitäter
NotSan-APrV	Ausbildungs- und Prüfungsverordnung für Notfallsanitäterinnen und Notfallsanitäter
NotSanG	Notfallsanitätergesetz
NS	Nervensystem
NSAR	nichtsteroidales Antirheumatikum
NSTEMI	Nicht-ST-Strecken-Hebungsinfarkt
O_2	Sauerstoff
ÖEL	Örtliche Einsatzleitung
OP	Operationssaal
OPTA	operativ taktische Adresse
OrgL	Organisatorischer Leiter
OwiG	Ordnungswidrigkeitengesetz
P	Druck
$p(a)CO_2$	(arterieller) Kohlendioxidpartialdruck
$p(a)O_2$	(arterieller) Sauerstoffpartialdruck
PAD	Public-Access-Defibrillator

PALS	Pediatric Advanced Life Support
pAVK	periphere arterielle Verschlusskrankheit
PBefG	Personenbeförderungsgesetz
PCI	Percutaneous Coronary Intervention
PDCA	„Plan, Do, Check, Act"
PDE	Phosphodiesterase
PEA	pulslose elektrische Aktivität
PEEP	positiver endexspiratorischer Druck
PEH	Psychische Ersthilfe
PEPP	Pediatric Emergency for Prehospital Professionals
PHTLS	Pre-Hospital Trauma Life Support
p. i.	per inhalationem
PNS	peripheres Nervensystem
p. o.	per os
P. p.	Placenta praevia
PRIND	prolongiertes reversibles ischämisches neurologisches Defizit
PRIOR	primäres Ranking zur initialen Orientierung im Rettungsdienst
PSNV	psychosoziale Notfallversorgung
PsychKG	Landesgesetze für psychisch kranke Personen
PTA	Patient Transport Ambulance
PTBS	posttraumatische Belastungsstörung
PTSD	Posttraumatic Stress Disorder
PVT	pulslose ventrikuläre Tachykardie
RA	Rettungsassistent
RCA	Right Coronary Artery
RCX	Ramus circumflexus
RD	Rettungsdienst
RettAPO	Ausbildungs- und Prüfungsverordnung für Rettungssanitäterinnen und Rettungssanitäter und Rettungshelferinnen und Rettungshelfer
RettAss	Rettungsassistent
RettAss i. P.	Rettungsassistent im Praktikum
RettAssAPrV	Rettungsassistenten-Ausbildungs- und Prüfungsverordnung
RettAssG	Rettungsassistentengesetz
RettHelf	Rettungshelfer
RettSan	Rettungssanitäter
RettSanAPrV	Rettungssanitäterausbildungsverordnung
RettSan- APVO	Landesverordnung über die Ausbildung und Prüfung von Rettungssanitäterinnen und Rettungssanitäter
RH	Rettungshelfer
RHS	Rettungshundestaffel
RIND	reversibles ischämisches neurologisches Defizit
RIVA	Ramus interventricularis anterior
RKI	Robert Koch-Institut
RNA	Ribonukleinsäure
ROSC	Return of Spontaneous Circulation
RR	Riva-Rocci (Blutdruckmessung nach)
RS	Rettungssanitäter
RSI	Rapid Sequence Induction
RTH	Rettungshubschrauber
RTW	Rettungswagen
RV	Residualvolumen
SAB	Subarachnoidalblutung
SAD	Supraglottic Airway Devices
SanEL	Sanitätseinsatzleitung
SanH	Sanitätshelfer
SAR	Search and Rescue
SavO	Sanitäter vor Ort
SbE	Stressbewältigung nach belastenden Einsätzen
s. c.	subkutan
SDH	subdurales Hämatom
SDL	Sanitätsdienstlehrgang
SDS	Short Data Service
SEG	Schnelleinsatzgruppe
SHL	Sanitätshelferlehrgang
SHT	Schädel-Hirn-Trauma
SIDS	Sudden Infant Death Syndrome
SIH	schwangerschaftsinduzierte Hypertonie
SIRS	Systemic Inflammatory Response Syndrome
SK	Seenotrettungskreuzer
s. l.	sublingual
SMH	Schnelle Medizinische Hilfe
SMS	Short Message Service
SpO_2	Sauerstoffsättigung
SRB	Seenotrettungsboot
SRD	Sanitäter Rettungsdienst
SRK	Seenotrettungskreuzer
SSW	Schwangerschaftswoche
STEMI	ST-Strecken-Hebungsinfarkt
StGB	Strafgesetzbuch
STK	sicherheitstechnische Kontrolle
StVO	Straßenverkehrsordnung
SV	Schlagvolumen
sVES	supraventrikuläre Extrasystole
TDMA	Time Division Multiple Access
TEL	Technische Einsatzleitung
TETRA	Terrestrial Trunked Radio
THW	Technisches Hilfswerk
TIA	transitorisch-ischämische Attacke
TIVA	totale intravenöse Anästhesie
TLC	Totalkapazität
TMO	Trunked Mode Operation
TRBA	Technische Regeln für Biologische Arbeitsstoffe
TRBS	Technische Regeln für Betriebssicherheit
TRV	Totraumvolumen
TUIS	Transportunfall-, Informations- und Hilfeleistungssystem
UE	Unterrichtseinheit
UHF	Ultrahochfrequenz
ÜMANV	überregionaler Massenanfall von Verletzten
u. U.	unter Umständen
UV	Unfallversicherung
UVV	Unfallverhütungsvorschrift (→ BGV)
V., Vv.	Vena, Venae
VC	Vitalkapazität
VDE	Verband der Elektrotechnik, Elektronik und Informationstechnik
VES	ventrikuläre Extrasystolen
VKOF	verbrannte Körperoberfläche
VNS	vegetatives Nervensystem
VT	ventrikuläre Tachykardie
VU	Verkehrsunfall
WFNS	World Federation of Neurosurgical Societies
WHO	World Health Organization
WPW	Wolff-Parkinson-White-Syndrom
WS	Wirbelsäule
ZDG	Gesetz über den Zivildienst der Kriegsdienstverweigerer – Zivildienstgesetz
ZDL	Zivildienstleistender
ZNS	Zentralnervensystem
ZVK	zentraler Venenkatheter

FREMDWÖRTERVERZEICHNIS

(Quelle: Rettungsdienst-Schulen des Malteser-Hilfsdienstes)

Fachbegriffe und ihre Bedeutung/Übersetzung

A. brachialis	Oberarmschlagader
A. carotis	Halsschlagader
A. dorsalis pedis	Fußrückenschlagader
A. femoralis	Oberschenkelschlagader
A. radialis	Handgelenksschlagader (daumenseitig)
Abdomen	Bauchraum
Abort	Fehlgeburt
Alkalose	Untersäuerung (pH-Wert über 7)
Alveolen	Lungenbläschen
Analgetikum	Schmerzmittel
Aneurysma	Aussackung eines Gefäßes
Anisokorie	Pupillendifferenz
Antidot	Gegenmittel/„Gegengift"
Aorta	Hauptschlagader
Aortenklappe	Taschenklappe der Hauptschlagader
Apnoe	Atemstillstand
Apoplex	Schlaganfall
Appendix	Wurmfortsatz des Blinddarmes
Appendizitis	Entzündung des Wurmfortsatzes
Arachnoidea	Spinngewebshaut
Arrhythmie	Herzrhythmusstörung
Arteria (A.)	Arterie (Schlagader)
Aspiration	Einatmung von Flüssig- oder Feststoffen
Atherosklerose/ Arteriosklerose	„Gefäßverkalkung" in den Arterien
Atlas	erster Halswirbel
Atrium	Vorhof
Auskultation	Abhören (mit Stethoskop)
AV-Knoten	Teil des Erregungsbildungs- und Leitungssystems des Herzens
Axis	zweiter Halswirbel
Azidose	Übersäuerung (pH-Wert unter 7)
Biturcatio tracheae	Aufzweigung der Luftröhre in beide Hauptbronchien
Blutplasma	flüssiger Anteil des Blutes
Bradykardie	Puls < 60/min
Bradypnoe	verlangsamte Atmung
Bronchospasmus	anfallsartige Verengung der Bronchien
Cerebrum	Gehirn
Commotio cerebri	Gehirnerschütterung
Diastole	Erschlaffungs- und Füllungsphase des Herzens
Diffusion	Ausbreitung eines Stoffes zum Konzentrationsausgleich
Diurese	Wasserausscheidung
Duodenum	Zwölffingerdarm
Dura mater	harte Hirnhaut
Dyspnoe	Atemnot
Embolie	Verlegung eines Gefäßes durch einen Embolus
Embolus	losgelöster Thrombus
endobronchial (e. b.)	ins Bronchialsystem (Inhalation eines Medikaments)
Endokard	Herzinnenhaut
endokrine Drüse	Drüse, die Hormone ins Blut abgibt
Endotrachealtubus	Intubationsschlauch
epidural	oberhalb der Dura (zwischen Kalotte und Dura mater)
Epiglottis	Kehldeckel
Epiglottitis	Entzündung der Epiglottis
Epithel	Oberflächengewebe (z. B. Haut, Schleimhäute etc.)
Erythrozyten	rote Blutkörperchen
exokrine Drüse	Drüse, die Sekrete an innere oder äußere Körperoberflächen abgibt
Exsikkose	Austrocknung
Exspiration	Ausatmung
Extension	Unterzugnahme (z. B. einer frakturierten Extremität)
extrauterin	außerhalb des Uterus
extrazellulär	außerhalb der Zelle
Fraktur	Bruch (eines Knochens)
Gaster	Magen
gastrointestinale Blutung	Magen-Darm-Blutung
Glottis	Stimmritze
Gravidität	Schwangerschaft
Hämatom	Bluterguss
Hemiparese	Halbseitenlähmung
His-Bündel	Teil des Erregungsbildungs- und Leitungssystems des Herzens
Hyperglykämie	Überzuckerung des Blutes
Hypertonie	Bluthochdruck
Hyperventilation	erhöhtes Atemminutenvolumen
Hypoglykämie	Unterzuckerung des Blutes
Hypotonie	erniedrigter Blutdruck
Hypoventilation	erniedrigtes Atemminutenvolumen
Hypoxie	Sauerstoffmangel
Ikterus	Gelbsucht
Ileus	Darmverschluss
Inspiration	Einatmung
Insuffizienz	Ein Organ wird seiner Aufgabe nicht mehr gerecht.
Interstitium	Zwischenzellraum
Intoxikation	Vergiftung
intrakraniell	innerhalb des Schädels
intramuskulär (i. m.)	in den Muskel
intraossär (i. o.)	ins Knochenmark
intravenös (i. v.)	ins venöse System
intrazellulär	innerhalb der Zelle
Kapillare	„Haargefäß"
kardial/kardiogen	herzbedingt
Kolik	wellenförmiger, krampfartiger Bauchschmerz
Kolon	Dickdarm
Koma	völliger Bewusstseinsverlust
Koronargefäße	Herzkranzgefäße
Laryngospasmus	Stimmritzenkrampf
Larynx	Kehlkopf
Leukozyten	weiße Blutkörperchen
Liquor	Gehirnwasser
Lungenemphysem	Überblähung der Lunge
Mediastinum	Mittelfellraum, in dem das Herz liegt

Medikamenten-applikation	Verabreichen von Medikamenten
Medulla oblongata	verlängertes Rückenmark, Teil des Hirnstamms (Sitz z. B. des Atemzentrums, Kreislaufzentrums, Brechzentrums)
Meningitis	Hirnhautentzündung
Miosis	Engstellung der Pupille
Mitralklappe (Bikuspidalklappe)	zweizipflige Segelklappe
Muskelrelaxans	Medikament zur Erschlaffung der Skelettmuskulatur
Mydriasis	Weitstellung der Pupille
Myokard	Herzmuskelgewebe
Ödem	Flüssigkeitsansammlung zwischen den Zellen
Osmose	Ausbreitung eines Lösungsmittels zum Konzentrationsausgleich durch eine semipermeable (selektiv durchlässige) Membran
Ösophagus	Speiseröhre
Ovar	Eierstock
Palpation	Abtasten
Pankreas	Bauchspeicheldrüse
Pankreatitis	Pankreasentzündung
Perikard	Herzbeutel
Periost	Knochenhaut
Peritoneum	Bauchfell
Peritonitis	Bauchfellentzündung
Pharynx	Rachen
Pia mater	innere, weiche Hirnhaut
Plazenta	Mutterkuchen
Pleura	Rippenfell und Lungenfell
Pneumonie	Lungenentzündung
Protein	Eiweißstoff
Pulmonalklappe	Taschenklappe der Lungenarterie
Purkinje-Fasern	Teil des Erregungsbildungs- und Leitungssystems des Herzens
rektal	in den Mastdarm, z. B. Zäpfchen („Suppositorium", Abkürzung supp.)
Rektum	Mastdarm
Ren	Niere
retroperitoneal	hinter dem Bauchfell
retrosternal	hinter dem Brustbein (Sternum)
Sedierung	medikamentöse Ruhigstellung
Sepsis	lebensbedrohliche „Blutvergiftung" mit schweren Allgemeinsymptomen
Septum	Scheidewand
Sinusknoten	Erregungsbildungs- und Leitungssystem des Herzens
Somnolenz	Benommenheit
Sopor	Bewusstseinstrübung mit Reaktion auf Schmerzreiz
Stridor	pfeifendes Atemgeräusch
subarachnoidal	unterhalb der Arachnoidea (zwischen Arachnoidea und Pia mater)
subdural	unterhalb der Dura (zwischen Dura mater und Arachnoidea mater)
subkutan (s. c.)	ins Unterhautfettgewebe
sublingual (s. l.)	unter die Zunge
Surfactant	spezieller Oberflächenfilm der Alveolen (Phospholipidfaktor)
Systole	Anspannungs- und Auswurfphase des Herzens
Tachykardie	Puls > 100/min
Tachypnoe	beschleunigte Atmung
Tawara-Schenkel	Teil des Erregungsbildungs- und Leitungssystems des Herzens
Thorax	Brustkorb
Thrombozyten	Blutplättchen
Thrombus	Blutgerinnsel
Trachea	Luftröhre
Transmitter	Überträgerstoff (z. B. Adrenalin)
Trikuspidalklappe	dreizipflige Segelklappe
Tuba uterina	Eileiter
Ulkus	Geschwür
Uterus	Gebärmutter
V. basilica	Ellenbogenvene (Innenseite)
V. femoralis	Oberschenkelvene
V. jugularis interna/externa	innere und äußere Halsvene
V. portae	Pfortader
V. subclavia	Unterschlüsselbeinvene
Vasodilatation	Gefäßweitstellung
Vasokonstriktion	Gefäßengstellung
vegetatives/autonomes Nervensystem	Die beiden Anteile Sympathikus und Parasympathikus steuern – bewusst, nicht beeinflussbar – die Organfunktionen.
Vena (V.)	Vene
Ventrikel	Kammer
Zyanose	Blaufärbung der Haut bei Sauerstoffmangel

Präfixe und ihre Bedeutung/Übersetzung

A-	kein (Apnoe = keine Atmung, Atemstillstand)
An-	Fehlen von
Anti-	gegen
Con-	zusammen
Contra-	Gegen-
De-	Un-
Dys-	schlecht, Miss-
Ex-	heraus
Em-	hinein
Epi-	auf
Eu-	gut
Extra-	außerhalb, zusätzlich
Hyper-	(zu) viel, hoch
Hypo-	(zu) wenig, niedrig
In-	in (hinein, oder Verneinung)
Intra-	innerhalb
Para-	neben (außerhalb)
Per-	durch
Prae-	vor
Pro-	vor
Re-	zurück, wieder
Retro-	hinter, später
Sub-	unter
Syn-	zusammen, mit
Trans-	durch, hindurch

Suffixe und ihre Bedeutung/Übersetzung

-gramm	Schriftstück
-iater	Arzt
-iatrie	Wissenschaft
-itis	Entzündung
-logie	Lehre
-om	Geschwulst
-ose	(chronische) Krankheit
-pathie	Leiden
-skop	Beobachter/-ungsgerät
-stomie	künstliche Hohlorganmündung
-tomie	Schnitt

FREMDWÖRTERVERZEICHNIS

Begriffe zur Lokalisation und ihre Bedeutung/Übersetzung

proximal	nah (am Rumpf)
distal	fern
ventral	bauchwärts
dorsal	rückenwärts
inferior	(weiter) unten
superior	(weiter) oben
anterior	vorn/vordere
posterior	hinten/hintere

Griechische Adjektive und ihre Bedeutung/Übersetzung

anisos	ungleich
bradys	tief
isos	gleich
nekrosis	tot
poly	viel
pseudes	falsch
skleros	hart
stenos	eng
tachys	schnell
thermos	warm

Wortstämme und ihre Bedeutung/Übersetzung

Andr-	Mann
Angi-	Gefäß
Arthr-	Gelenk
Cutis-	Haut
Derm-	Haut
Encephal-	Hirn
Enter-	Darm
Gaster-	Magen
Gynäk-	Frau
Häm-	Blut-
Hepar	Leber
Hydrat-	Wasser (Flüssigkeit)
Hypn-	Schlaf
Kard-	Herz
Larynx-	Kehlkopf
Lys-	Auflösung, Entfernung
Meninx-	Hirnhaut
Nark-	Betäubung
Nephr-	Niere
Neur-	Nerv
Onk-	Geschwulst
Ost-	Knochen
Päd-	Kinder
Pancreas	Bauchspeicheldrüse

LITERATURVERZEICHNIS

Abelairas-Gómez C. et al. Drowning: epidemiology, prevention, pathophysiology, resuscitation, and hospital treatment. Emergencias. Madrid 2019; 31: 270–280.

Adams H.A. Erste Hilfe bei Brandverletzungen. Eine Empfehlung der Deutschen Gesellschaft für Verbrennungsmedizin. https://verbrennungsmedizin.de/leitlinien-erste-hilfe-brandverletzungen.

Adams H. A., Pulz M., Flemming A. In: Hygiene und Infektionstransporte im Rettungsdienst. Anästhesie und Intensivmedizin; 2013-02-RC-181: 7–13.

Ahne T.h. Ahne S. Schweigepflicht und Datenschutz. In: Retten. 2012; 1: 1. 12–15.

ÄLRD Bayern. Kompetenzmatrix für Notfallsanitäterinnen und Notfallsanitäter in Bayern zu §2a und §4 Abs. 2 Nr. 1c NotSanG. Stand: 03/2023.

Aliud Pharma Vergiftung! Was tun? Laichingen. 2010

American Heart Association Zusammenfassung der Leitlinien der American Heart Association für CPR und kardiovaskuläre Notfallmedizin von 2020. AHA. 2020; 2–31.

Aniset L., Meinhardt J., Genzwürker H. Der intraossäre Zugang. Der Notarzt. 2007; 23: 201–207.

Arbeitsgemeinschaft Südwestdeutscher Notärzte (agswn), Institut für Notfallmedizin und Medizinmanagement (INM), Bundesärztekammer (BÄK), Bundesvereinigung der Arbeitsgemeinschaften der Notärzte Deutschlands (BAND), Deutsche Gesellschaft für Anästhesiologie und Intensivmedizin (DGAI), Deutsche Gesellschaft für Chirurgie (DGCH), Deutsche Gesellschaft für Kardiologie (DGK), Deutsche Gesellschaft für Neurochirurgie (DGNC), Deutsche Gesellschaft für Unfallchirurgie (DGU), Deutsche Gesellschaft für Neonatologie und Pädiatrische Intensivmedizin (GNPI), Arbeiter Samariter Bund (ASB), Unternehmerverband privater Rettungsdienste (BKS), Deutsches Rotes Kreuz (DRK), Johanniter-Unfall-Hilfe (JUH), Malteser Hilfsdienst (MHD), Ständige Konferenz für den Rettungsdienst (SKRD). Eckpunktepapier zur notfallmedizinischen Versorgung der Bevölkerung in Klinik und Präklinik. Notfall Rettungsmed 2008; 11: 421–422.

Ausschuss für Biologische Arbeitsstoffe – ABAS – www.baua.de/abas.

AWMF. Behandlung thermischer Verletzungen des Erwachsenen. S2k Leitlinie der Dt. Gesellschaft für Verbrennungsmedizin 2021.

AWMF. S1 Leitlinie Atemwegsmangement. 2023.

AMWF. S1 Leitlinie Prävention des Plötzlichen Säuglingstods. 2022 www.awmf.org/de/leitlinien/detail/063-002.

AWMF S2k-Leitlinie Notfallpsychiatrie. 2019.

AWMF S3-Leitlinie Unipolare Depression, 2022.

Bastigkeit M. Medikamente in der Notfallmedizin: Das Handbuch und Nachschlagewerk für die tägliche Praxis. 8. A. 2011; Edewecht/Wien. Stumpf & Kossendey.

Bayerische Staatsministerium des Innern Infektionstransporte im Rettungsdienst Bayern. 2019; Flyer. München.

Bayerische Staatsministerium des Innern Notarztindikationskatalog Bayern. München. 2014

Bayerische Staatsministerium des Innern Richtlinie zur Bewältigung von Ereignissen mit einem Massenanfall von Notfallpatienten und Betroffenen. München. 2016

Beck A., Bayeff-Fillof M., Sauerland S., Huber-Lang M. Wirbelsäulenverletzung in der Präklinik. Notfall- & Rettungsmedizin. 2005; 8: 162–169.

Becker H-J. Die Herzkranzgefäße. Dt. Herzstiftung Frankfurt, 2024.

Becker P. et al. Das akute Abdomen. Allgemein- und Viszeralchirurgie up2date 2019; 13(6): 535–544.

BG ETEM. Statistik der Stromunfälle 06/2024. Köln 2024.

Binks A. C., Parkinson S. M., Sabbouh V. Oxygen: under or over a surgical facenask for COVID-19 patients. Anaesthesia. 2020; 1–2. https://doi.org/10.1111/anae.15166.

Böbel M., Hündorf H.-P., Lipp R., Veith J. LPN-San: Lehrbuch für Rettungssanitäter, Betriebssanitäter und Rettungshelfer. 3. A. 2012; Edewecht/Wien. Stumpf & Kossendey.

Böker K. H. W. Die hepatische Enzephalopathie – Angriff aufs Gehirn. Notfallmedizin. 2001; 27: 250–255.

Böttiger B., Wingen S. News aus dem Deutschen Rat für Wiederbelebung e. V. Notfall + Rettungsmedizin. 2019; 22: 82–83.

Book M. Sofortmaßnahmen bei einem verunfallten Taucher mit Pneumothorax. Rettungsdienst. 2003; 26: 1081–1083.

Braig F., Halank M., Kipke R., Höffken G. Notfallbehandlung der akuten Exazerbation der COPD und des Asthmaanfalls. Der Notarzt. 2005; 21: 83–88.

Brabant G. et al: Hypoglykämien bei Erwachsenen. Deutsches Ärzteblatt 1998; 95(17).

Brambrink A. M., Noppens R. Der Notfallpatient im Schock. Notfall- & Rettungsmedizin. 2001; 4: 4–15.

Breuer F., Beckers S. K., Dahmen J. et al. Vorbeugender Rettungsdienst – präventive Ansätze und Förderung von Gesundheitskompetenz an den Schnittstellen zur Notfallrettung. Anaesthesiologie 2023; 72: 358–368.

Bundesärztekammer. Curriculum Telenotarzt/Telenotärztin, 2023.

Bundesärztekammer. Rahmen zur Notarztdisposition aktualisiert. Deutsches Ärzteblatt (120) 48: A2040.

Bundesministerium für Arbeit und Soziales Arbeitsschutz. 2019a; Verordnung zur arbeitsmedizinischen Vorsorge. Bonn.

Bundesministerium für Arbeit und Soziales Arbeitsschutz. 2019b; Impfungen als Bestandteil der arbeitsmedizinischen Vorsorge. Bonn.

Busch M. Therapeutische Hypothermie nach Herz-Kreislauf-Stillstand – quo vadis. Notfall- & Rettungsmedizin. 2005; 8: 9–17.

Criée C-P. COPD-Management und COPD-Leitlinien. Notfallmedizin. 2003; 29: 404–408.

Deakin C. Erweiterte Reanimationsmaßnahmen für Erwachsene, Sektion 4 der Leitlinien zur Reanimation 2010 des ERC. Notfall Rettungsmed. 2010; 13: 559–620.

Dekant W. Rechtskunde und Toxikologie. Vorlesungsskript Universität Würzburg. 2011;

Depta A., Kern T., Brambrink M. Sedierung und Analgesie beim kindlichen Notfall. Notfall- & Rettungsmedizin. 2001; 4: 416–420.

Deutscher Rat für Wiederbelebung. Reanimation 2021. Leitlinien Kompakt. Ulm 2021.

DGUV. DGUV-Regel 105-003: Benutzung von persönlicher Schutzausrüstung im Rettungsdienst. 2016

DGUV Fachbereich Erste Hilfe. Stromunfall. Berlin Sept. 2016.

DGUV Sachgebiet Luftfahrt. Information 214-038. Gewitter auf dem Vorfeld von Verkehrsflughäfen. Berlin Feb. 2024.

DGUV, DIVI COVID-19 als Berufskrankheit – Information für Beschäftigte im Gesundheitswesen. https://publikationen.dguv.de/widgets/pdf/download/article/3854. 2020; Berlin.

Dick W., Eberle B. Sauerstoff als Medikament in der Notfallmedizin. List W. F. Intensiv- und Notfallmedizin – Neue Aspekte. 1986; Heidelberg. Springer. 226–227.

DIN 13050, 2015.

DIN EN 1789, 2014.
Dodegge G. Unterbringung nach den Landesunterbringungsgesetzen. Notfall- & Rettungsmedizin. 2005; 8: 139–148.
Dötsch J. Erläuterungen zur Säuglings- und Kinder Reanimation. Köln 11/2016.
Dönitz S., Flake F. Mensch, Körper, Krankheit für den Rettungsdienst. 4. A. München: Elsevier, 2022.
Dossow von V., Zwißler B. Strukturierte Patientenübergabe in der perioperativen Phase – Das SBAR Konzept. In: Anästh Intensivmed. 2016; 57: 88–90.
Deutsche Gesellschaft für Allgemeinmedizin und Familienmedizin (DEGAM) DEGAM-Leitlinie Nr. 8: Schlaganfall. 2016; omikron publishing. Düsseldorf.
Dt. Ges. f. Allgemeinmedizin und Familienmedizin S3 Leitlinie Multimorbidität. www.awmf.org/uploads/tx_szleitlinien/053-047l_S3_Multimorbiditaet_2018-01.pdf. AWMF-Register-Nr. 053-047. 2017.
Dt. Ges. f. Gynäkologie und Geburtshilfe S2k Leitlinie Betreuung von gesunden reifen Neugeborenen in der Geburtsklinik. AWMF-Register Nr. 024/005. 2012;
Dt. Ges. f. Kinder- und Jugendpsychiatrie u. a Leitlinien zur Diagnostik und Therapie von psychischen Störungen im Säuglings-, Kindes- und Jugendalter. 3. A. 2007; Deutscher Ärzte Verlag. Köln.
Dt. Ges. f. Kardiologie S3 Leitlinie Infarktbedingter kardiogener Schock. www.awmf.org/uploads/tx_szleitlinien/019-013l_S3_Infarktbedingter_kardiogener_Schock_2019-11.pdf.
Dt. Ges. f. Kardiologie. DGK Pocket-Leitlinie Vers. 2021. Kardiopulmonale Reanimation. Düsseldorf 2021.
Dt. Ges. f. Kinder- und Jugendmedizin Kinderschutzleitlinie. http://www.awmf.org/uploads/tx_szleitlinien/027-069l_S3_Kindesmisshandlung-missbrauch-vernachlaessigung-Kinderschutzleitlinie_2019-02_1_01.pdf. AWMF-Register-Nr. 027-069. 2019.
Dt. Ges. f Kinderchirurgie Leitlinie der Deutschen Gesellschaft für Kinderchirurgie zum Battered-child-Syndrom, Kindesmisshandlung. AWMF-Leitlinien-Register Nr. 006/090. 2002;
Dt. Ges. f. Neurologie (DGN). DGN-Leitlinie Erster epileptischer Anfall und Epilepsien im Erwachsenenalter. Aus: www.dgn.org/leitlinien/2302-ll-1-2012-erster-epileptischer-anfall-und-epilepsien-im-erwachsenenalter (letzter Zugriff: 29. September 2016).
Dt. Ges. f. Neurologie e. V. S3 Leitlinie Demenzen. Berlin, 2023.
Dt. Ges. f. Urologie Leitlinie der Deutschen Gesellschaft für Urologie: Blasenentleerungsstörungen. AWMF Leitlinien-Register Nr. 043/041. 2003;
Krebsgesellschaft Dt S3-Leitlinie Diagnostik, Therapie und Nachsorge der Patientin mit Zervixkarzinom. www.awmf.org/uploads/tx_szleitlinien/032-033OLl_S3_Diagnostik_Therapie_Nachsorge_Zervixkarzinom_2021-05.pdf . AWMF-Registernummer: 032/033OL. 2021.
EFCNI Factsheet. Thermoregulation bei Frühgeborenen. München 05/2021.
Eicke M. Schlaganfall. Notfall- & Rettungsmedizin. 2005; 8: 247–253.
Elsevier Altenpflege konkret. Gesundheits- und Krankheitslehre. 6. A. 2020; Elsevier/Urban & Fischer. München.
Emminger H. A., Kia T. Exaplan: Das Kompendium der klinischen Medizin. 7. A. 2010; Elsevier/Urban & Fischer. München.
Enke K. Lehrbuch für präklinische Notfallmedizin, Band 1–6. 4. A. 2011; Stumpf & Kossendey. Edewecht/Wien.
European Resuscitation Council Guidelines for Resuscitation. https://cprguidelines.eu/2015.
Faller A., Schünke M. Der Körper des Menschen. Einführung in Bau und Funktion. 17. A. 2016; Thieme. Stuttgart/New York.
Feil N., Klerk-Rubin V. Validation: Ein Weg zum Verständnis verwirrter alter Menschen. 11. A. München: Ernst Reinhardt Verlag, 2017.
Fischer M., Kehrberger E., Marung H. et al. Eckpunktepapier 2016 zur notfallmedizinischen Versorgung der Bevölkerung in der Prähospitalphase und in der Klinik. Notfall Rettungsmed 2016; 19: 387–395.
Fisher R. Operational classification of seizure types by the International League of Epilepsy: Position Paper of the ILAE Commission for Classification and Terminology. In: Epilepsia. 2017; 58: 4. 522–530.
Flake F., Hoffmann B. Leitfaden Rettungsdienst. 5. A. 2016; Elsevier/Urban & Fischer. München.
Flake F., Runggaldier K. Arbeitstechniken A – Z Rettungsdienst. Bildatlas Rettungsdienst. 3. kompl. überarbeite Aufl. 2018; Elsevier/Urban & Fischer. München.
Frick H., Leonhardt H., Starck D. Taschenlehrbuch der gesamten Anatomie, Band 1 und 2. 4. A. 1992; Thieme. Stuttgart/New York.
Fritz H. Die transnasale Kühlung. Intensivpflege. 2009; 3: 1–5.
Gabel-Pfisterer Dreijahresergebnisse der deuschlandweiten Umfrage zu Augenverletzungen durch Feuerwerkskörper. In: Ophtalmologe. 2019; 116: 12. 1138–1151.
GKV-Spitzenverband Reform des Rettungsdienstes. Vorschläge des GKV-Spitzenverbandes. Berlin 11/2023.
Ges. f. Neonatologie und Pädiatrische Intensivmedizin S2k Leitlinie Betreuung von Neugeborenen diabetischer Mütter. AWMF-Leitlinien-Register Nr. 024/006. 2017;
Gorgaß B. Das Rettungsdienst-Lehrbuch. 8. A. 2007; Springer. Berlin/Heidelberg/New York.
Graß H., Grellner W. Plötzlicher Kindstod der anderen Art. Der Notarzt. 1998; 14: 23–25.
Gräfe G. Dokumentationsqualität in der notfallmedizinischen Versorgung. Angewandte Gesundheitswissenschaften. Westsächsische Hochschule Zwickau, 2016.
GRC Stellungnahme des Deutschen Rats für Widerbelebung zur Durchführung von Wiederbelebungsmaßnahmen im Umfeld der COVID-19 Pandemie. Ulm. 2020;
Gries A. Notfallmanagement bei Beinahe-Ertrinken und akzidenteller Hypothermie. Notfall- & Rettungsmedizin. 2001; 4: 529–541.
Groeben H. Der akute schwere Asthmaanfall. Notfall- & Rettungsmedizin. 2005; 8: 67–77.
Habermehl A. Mortalität – Letalität – Morbidität. In: Inzidenz – Prävalenz. Deutsches Ärzteblatt. 1986; 83: 38. 98–99.
Hafer C., Kielstein J. Therapie akuter Intoxikationen. Intesivmed up2date 2014; 10: 201–213.
Hahn J.-M. Checkliste Innere Medizin. 7. A. 2013; Thieme. Stuttgart/New York.
Hahn S. Das Metabolische Syndrom. Ernährungs Umschau 2009; (4).
Harrington C., Hafid N., Waters K. Butyrylcholinesterase is a potential biomarker for Sudden Infant Death Syndrome. Lancet, June 2022; 80: 1–12.
Hasche H. Bedeutung der Schulung von Diabetikern. Notfallmedizin. 2002; 28: 86–90.
Heinke F., Maurer C. Auskultation von Herz und Lunge. In: retten!. 2015; 4: 2. 128–135.
Heintzen M. P. Akut-Management beim Myokardinfarkt. Notfallmedizin. 2003; 29: 448–452.
Hering R. Risikofaktor „PFO“: Tauchen und offenes Foramen ovale. Rettungsdienst. 2003; 26: 1078–1080.
Hermann H.-P. Diagnostik und Therapie beim akuten Koronarsyndrom. Notfallmedizin. 2003; 29: 462–467.
Herold G. Innere Medizin 2016. Verlag Gerd Herold. 2015;

Herrmann B. Kindesmisshandlung: Medizinische Diagnostik, Intervention und rechtliche Grundlagen. 3. A. 2016; Springer. Berlin/ Heidelberg.
Herrmann B. Medizinische Diagnostik bei sexuellem Kindesmissbrauch. Dtsch Arztebl Int. 2014; 111: 692–703.
Hirner A., Weise K. Chirurgie Schnitt für Schnitt. 2. A. 2008; Thieme. Stuttgart/New York.
Hitzler M. Respiratorische Notfälle. Pädiatrie 2022; 3: 27–32.
Hörburger D., Schmidt E., Henz S. Stromunfälle. Praxis 112 (7–8): 426–430. Bern, 2023.
Hossfeld B. Handlungsempfehlung des Wissenschaftlichen Arbeitskreises Notfallmedizin der Deutschen Gesellschaft für Anästhesiologie und Intensivmedizin zur prähospitalen Anwendung von Tourniquets. Anästhesie und Intensivmedizin. 2016.
https://www.bpb.de/cache/images/0/286410_galerie_lightbox_2000x.jpg?E2794
https://www.deutschealzheimer.de/fileadmin/Alz/pdf/Flyer_und_Dokumente/11_Tipps_zur_besseren_Verstaendigung.pdf
https://www.destatis.de/DE/Themen/Querschnitt/Demografischer-Wandel/_inhalt.html
https://www.destatis.de/DE/Themen/Querschnitt/Demografischer-Wandel/textbaustein-taser-blau-bevoelkerungszahl.html
https://www.destatis.de/DE/Themen/Gesellschaft-Umwelt/Bevoelkerung/Bevoelkerungsstand/Publikationen/Downloads-Bevoelkerungsstand/broschuere-aeltere-menschen-0010020169004.pdf?_
https://www.dggeriatrie.de/nachwuchs/91-was-ist-geriatrie.html
I Care. Anatomie Physiologie. Stuttgart: Thieme, 2015.
Intensivmedizin up2date; 14: 283–301. Thieme, 2018.
Ittner K. P., Koppenberg J. Pharmakologische Therapie in der Notfallmedizin – Notfallmedizinische Gesichtspunkte. Der Notarzt. 2003; 19: 177–181.
Jost U. Ertrinkungsunfälle heute: „Beinahe-Ertrinken". Notfallmedizin. 2001; 27: 372–375.
Kaiser G., Scheinichen F. Eine rettende Hand: Die Fünf-Finger-Regel bei Vergiftungen. In: Rettungsdienst – Zeitschrift für präklinische Notfallmedizin. 2011; 34: 2. 32–37.
Knigge-Illner H. Prüfungsangst verstehen und bewältigen. Handout FU Berlin, ohne Jahr, Berlin.
Kardos P. Anaphylaktischer Schock. Notfallmedizin. 2002; 28: 134–139.
Karow T., Lang-Roth R. Allgemeine und spezielle Pharmakologie und Toxikologie: Vorlesungsorientierte Darstellung. 25. A. 2016; Eigenverlag.
Köhler U., Steinhorst U., Druck im Auge. Symptomatik und Therapie des akuten Glaukoms. Notfallmedizin. 2001; 27: 38–41.
Koncz V., Kohlmann T., Bielmeier S. et al. Telenotarzt. Unfallchirurg 2019; 122: 683–689.
Koppenberg J., Taeger K. Stromunfälle. Notfall- & Rettungsmedizin. 2001; 4: 283–298.
Köster A. Anwendung des Larynxtubus durch Rettungsassistenten im Rahmen der präklinischen Reanimation. Dissertation Univ Düsseldorf. 2010;
Kraus M., Wölfel C. Der Ertrinkungsunfall. In: Swiss Medical Forum. 2016; 16: 17. 389–394.
Kumle B., Merz S. et al. Umgang mit Notfallrespiratoren – Schritt für Schritt. Pneumologie 2018; 72: 575–583.
Lang U. Oktoberfest Triage Evaluationsstudie. Dissertation LMU München. 2002.
Lederer W., Wiedermann F. J. Thrombolyse beim prähospitalen Herz-Kreislauf-Stillstand. Der Notarzt. 2007; 23: 189–194.
Lentz D. Kompetenzen des Rettungsfachpersonals Fall 6.10. Flake F. Runggaldier K. 50 neue Fälle Rettungsdienst. 2009a; Elsevier/ Urban Fischer. München.
Lentz D. Sorgfaltspflichten beim Patiententransport Fall 6.8. Flake F. Runggaldier K. 50 neue Fälle Rettungsdienst. 2009b; Elsevier/ Urban Fischer. München.
Lentz D. Unwirksame Transportverweigerung Fall 6.9. Flake F. Runggaldier K. 50 neue Fälle Rettungsdienst. 2009; Elsevier/ Urban Fischer. München.
Lentz D. Weisungsbefugnis der Rettungsleitstelle und Doppeltransport Fall 6.7. Flake F. Runggaldier K. 50neue Fälle Rettungsdienst. 2009c; Elsevier/Urban & Fischer. München.
Leonhardt U. Moderne Diabetestherapie. Notfallmedizin. 2002; 28: 55
Leyk D. Gesundheitsgefahren bei Überhitzung – Risiken und Interventionen bei körperlicher Anstrengung bei Hitze. In: Deutsches Ärzteblatt. 2019; 116: 31–32. 537–544.
Lier H. „Euphorie und Tiefenrausch": Atemgasintoxikationen beim Tauchen. Rettungsdienst. 2003; 26: 1084–1087.
Lohs T., Wnent K. J., Jakisch B. Dokumentation und Qualitätsmanagement im Rettungsdienst. Notfallmedizin up2date 2018; 13: 391–406.
Luxem J., Runggaldier K., Karutz H. Flake F. (Hrsg.). Notfallsanitäter heute. 8. A. 2024; München. Elsevier/Urban & Fischer.
Luxem J. Gynäkologische Notfälle und Geburtshilfe. In: Luxem J, Runggaldier K, Karutz H, Flake F (Hrsg.). Notfallsanitäter heute. 8. A. München: Elsevier, 2024. S. 931–957.
Madler C. Das NAW-Buch: Akutmedizin der ersten 24 Stunden. 4. A. 2009; Elsevier/Urban & Fischer. München.
Mandl M. Fieberkrampf – bedrohlich, aber meist ohne Folgen. Notfallmedizin. 2001; 27: 536–541.
Manger A. Erstbehandlung Brandverletzter. Notfall- & Rettungsmedizin. 2001; 4: 421–425.
Maul H., Kunze M., Berger R. Aktuelles Vorgehen bei frühem vorzeitigem Blasensprung. Der Gynäkologe. Springer. 2021. 54: 186–194.
Menzel-Severing J., Hering R., Schroeder S. Präklinisches Management der Unterkühlung: schnelle Wiedererwärmung verbessert Prognose. Notfallmedizin. 2003; 29: 514–520.
Merbs R. Einheitlicher Mindeststandard für die Versorgung Brandverletzter durch den Rettungsdienst. Rettungsdienst. 2004; 27: 36–41.
Michael M., Kumle B. et al. ABCDE im nicht-traumatologischen Schockraum. Anästh Intensivmed 2023; 64: 160–172. Nürnberg.
Miller K. N. Pediatric Sports- and Recreation-Related Injuries Treated in US ED. In: Pediatrics. 2018; 141: 2.
Moormann O. Pathophysiologie, Diagnostik und Schmerztherapie der akuten Harnleiterkolik. Notfallmedizin. 2001; 27: 198–201.
Müller M. Chirurgie für Studium und Praxis – 2016/17. 13. A. 2015; Medizinische Verlags- und Informationsdienste. Breisach.
Natzer R. F. D. Tauchunfallbehandlung. Notfall- & Rettungsmedizin. 2004; 7: 121–137.
Nikendei A., Stumpf und Kossendey: Rettungsdienst-Praxisbuch Kommunikation. Edewecht, 2022.
Olasveengen T. ERC Abschnitt 2: Basismaßnahmen zur Wiederbelebung Erwachsener. COVID-19 Leitlinie des ERC. Offizielle Übersetzung durch GRC. 2020;
Peters O., Runggaldier K. Algorithmen im Rettungsdienst. 4. A. 2011; Elsevier/Urban & Fischer. München.
Pfaffendorf M. Allgemeine Toxikologie. 2013a; Vorlesungsskript Universität Bonn. Bonn.
Pfaffendorf M. Allgemeine Toxikologie. Vorlesungsskript Universität Bonn. 2013b;
Pschyrembel Klinisches Wörterbuch. 266. A. 2014; de Gruyter. Berlin/New York.
Purucker E. A., Gartung C., Matern S. Symptomatik – Diagnostik – Therapie Gastrointestinale Blutung. Notfallmedizin. 2001; 27: 416–424.

Reinbold J. Akuttherapie der diabetischen Notfälle. Notfallmedizin. 2002; 28: 82–84.

Reinsch B., Ehren M., Pfohl M. Hypoglykämische Notfälle bei Typ-1- und Typ-II-Diabetespatienten. Notfallmedizin. 2003; 29: 134–138.

Reith M. W. Prioritätenorientiertes Schocktraumamanagement. Notfall- & Rettungsmedizin. 2004; 7: 279–292.

Rendenbach U., Glatz U. Misshandlung und Vergewaltigung von Kindern. Notfallmedizin. 2002; 28: 32–35.

Reng C. Fallstricke des Monitoring auf der Intensivstation. In: Intensivmed. 2004; 41: 44–53.

Renz-Polster H., Krautzig S., Braun J. Basislehrbuch Innere Medizin. 6. A. 2017; Elsevier/Urban & Fischer. München/Jena.

Reutter S., Frost A. Sicherung der Atemwege – Indikationen. Methoden und Hilfsmittel. Lege artis.. 2013; 3: 40–44.

Ring J. Leitlinie zu Akuttherapie und Management der Anaphylaxie. S2-Leitlinie der Deutschen Gesellschaft für Allergologie und klinische Immunologie. Allergo J Int. 2014; 23: 96–112.

Robert Koch-Institut (Hrsg. Gesundheit in Deutschland. Gesundheitsberichterstattung des Bundes. Gemeinsam getragen von RKI und Destatis. 2015.

Rogers C. R. Die nicht-direktive Beratung. 1985; Fischer. Counseling and Psychotherapy. Frankfurt am Main.

Runggaldier K, Fromm A. Algorithmen für Notfallsanitäter. In: Mendel Verlag (Hrsg.). Handbuch des Rettungswesens. Loseblattsammlung und CD-Rom. C 31, Bochum 03/2020 (Grundwerk ohne Jahrgang): 1–8

S2k Leitlinie: Behandlung thermischer Verletzungen des Erwachsenen., 02/2021; AWMF-Registernummer: 044-001 - Stand 1. Februar 2021.

S2k Leitlinie. AWMF-Prävention und Therapie der Frühgeburt. 2022.

Schafer R., Södlng P. Klinikleitfaden Anästhesie. 9. A. 2020; Elsevier/Urban & Fischer. München.

Schaper A. Intoxikationen im Erwachsenen- und Kindesalter aus präklinischer Sicht. Anästh Intensivmed 2021; 62: 39–42.

Schatz H. Hypoglykämie – eine wichtige Differentialdiagnose bei jedem bewusstlosen Patienten. Notfallmedizin. 2003; 29: 115

Schiebler T. Anatomie – Histologie. 10. A. 2007; Springer. Berlin/Heidelberg/New York.

Schmidt R., Lang F., Heckmann M. Physiologie des Menschen. 31. A. 2010; Springer. Berlin/Heidelberg/New York.

Scholz J. et al. Stromunfalle. 3. A., 2013, Stuttgart.

Schramm M., Schröder S. Der Ertrinkungsunfall: Begriffe. Maßnahmen und Reanimation. In: Rettungsdienst. 2017; 40(6): 48–53.

Schröder S. Notfallmedizinische Versorgung des schweren Tauchunfalls. Rettungsdienst. 2003; 26: 1070–1077.

Schulz von Thun F. Miteinander reden: Störungen und Klärungen. Psychologie der zwischenmenschlichen Kommunikation. 1981; Rowohlt. Reinbek.

Schwebke I. Prüfung und Deklaration der Wirksamkeit von Desinfektionsmitteln gegen Viren zur Anwendung im human-medizinischen Bereich. In: Bundesgesetzblatt. 2017; 60: 353–363.

Searle J., Slagman A., Maaß W., Möckel M. Kardiales Monitoring nach Stromunfall. Deutsches Ärzteblatt 2013; 110(50).

Semmel T. Cuffdruckmessung – nichts für echte Retter? Elsevier Emergency. 2023; (6): 24–29.

Semmel T. Häusliche Gewalt. Keine Blutung ist zu klein. Emergency. Elsevier München 2024 (4): 24–28.

Semmel T, Wiese C, Benöhr P. Totgesagte leben länger – der Larynx-Tubus. Elsevier Emergency. 2024; (1): 30–37.

Sieber R. Leitsymptome und Toxidrome als diagnostische Hilfe bei Intoxikationen. Schweiz Med Forum 2001; 16: 406–409.

Silbernagl S., Despopoulus A. Taschenatlas der Physiologie. 8. A. 2012; Thieme. Stuttgart/New York.

Silbernagl S., Lang F. Taschenatlas der Pathophysiologie. 4. A. 2013; Thieme. Stuttgart/New York.

Sihan M. Clinical handover within the emergency care pathway and the potential risks of clinical handover failure. In: Health Services and delivery research, NHS. 2014; 5: 2. 1–170.

Singler et al. Der geriatrische Patient in der Notaufnahme. Positionspapier der DGINA. Notfall- und Rettungsmedizin 2017; 19(6): 496–499.

Speckmann E., Wittkowski W. Bau und Funktion des menschlichen Körpers. 20. A. 2004; Elsevier/Urban & Fischer. München.

Stahl W. Endokrinologische Notfälle. Notfall- & Rettungsmedizin. 2007; 10: 301–314.

Standl T. Nomenklatur, Definition und Differenzierung der Schockformen. In: Deutsches Ärzteblatt. 2019; 115: 45. 757–768.

Statistisches Bundesamt. Statistik Dossier: Daten zur COVID-19 Pandemie. Wiesbaden, Ausgabe. 2020;

Tallen G. Aufbau und Funktion des Zentralnervensystems (ZNS). Kompetenznetz Pädiatrische Onkologie und Hämatologie. 2015 Berlin.

TRBA 250 Biologische Arbeitsstoffe im Gesundheitswesen und in der Wohlfahrtspflege.

VDE-Verband der Elektrotechnik Elektronik Informationstechnik e. V. Blitzunfälle und Blitzschäden. Fachinformation 02.2021, Frankfurt.

VDE-Verband der Elektrotechnik Elektronik Informationstechnik e. V. Unfälle durch Blitzwirkung. Fachinformation 02.2012, Frankfurt.

Voglic S., Gauss A., Meierhenrich R. Therapie bradykarder und tachykarder Herzrhythmusstörungen in der Notfallmedizin. Notfall- & Rettungsmedizin. 2008; 11: 283–293.

Wachter C., Beischer W. Diabetes mellitus – Notfallsituationen und Folgeerkrankungen. Rettungsdienst. 1995; 18: 438–443.

Wagner F., Baumgart K. Schock. Notfall- & Rettungsmedizin. 2007; 10: 593–603.

Watzlawick P. Menschliche Kommunikation. 1969; Hans Huber. Bern/Stuttgart/Wien.

Wiese S. Medikamentöse Therapie beim schweren Tauchunfall. Rettungsdienst. 2003; 26: 1088–1091.

Wissenschaftlicher Dienst Deutscher Bundestag. Ausbildung und Berufsausübung von Rettungssanitätern. Berlin, 2022 Az. WD9-3000-049/22.

Der Wirtz S. Drogennotfall. Notfall- & Rettungsmedizin. 2004; 7: 435–451.

Wolf A., Tanzer W. Hygieneleitfaden für den Rettungsdienst: Das Handbuch für die tägliche Praxis. 4. A. 2012; Stumpf & Kossendey. Edewecht/Wien.

Wölfli C. Notfallmanagement von Schwerbrandverletzten. Notfall- & Rettungsmedizin. 2007; 10: 375–387.

Worth H. Nationale Versorgungs-Leitlinie COPD. Bayerisches Ärzteblatt. 2015; 4: 152–158.

Zaak D. Urologische Notfälle. Notfall- & Rettungsmedizin. 2006; 9: 403–418.

Zack F., Rotschild M. A., Wegener R. Blitzunfall – Energieübertragungsmechanismen und medizinische Folgen. Deutsches Ärzteblatt 2007; 104(51–52).

Ziegenfuß T. Checkliste Notfallmedizin. 4. A. 2009; Thieme. Stuttgart/New York.

Zilker T. Neues aus der klinischen Toxikologie. Bayerisches Ärzteblatt 2010; 7: 360–364.

Zilker T., Kreimeier U. Toxikologische Notfälle. Notfall- & Rettungsmedizin. 2007; 10: 443–459.

ZRF-Saar. Dokumentation im Rettungsdienst. VAW ORG-04. Saarbrücken, 2018.

INTERNET-ADRESSEN

Fachinformationen

Gefahrgut – www.gefahrgut.de
Gifte – www.gifte.de
Giftnotrufzentralen – https://else4.de/Giftnotrufzentralen
Medikamente – www.gelbe-liste.de
Notfallseelsorge – www.notfallseelsorge.de
Rettungshubschrauber – www.rth.info
Verbrennungsbetten – www.feuerwehr.hamburg.de

Gesellschaften und Organisationen

ADAC Luftrettung GmbH – https://luftrettung.adac.de
American Heart Association (AHA) – www.heart.org
Arbeiter-Samariter-Bund e. V. (ASB) – www.asb.de
Arbeitsgemeinschaft der in Bayern tätigen Notärzte e. V. – www.agbn.de
Deutsche Gesellschaft für Rettungswissenschaften (DGRe) – www.dgre.org/
Deutsche Gesellschaft für Unfallchirurgie e. V. (DGU) – www.dgu-online.de
Arbeitsgemeinschaft südwestdeutscher Notärzte e. V. – www.agswn.de
Arbeitsgemeinschaft der in Hessen tätigen Notärzte e. V. – www.aghn.de
Arbeitsgemeinschaft der in Thüringen tätigen Notärzte e. V. – www.agtn.de
Arbeitsgemeinschaft sächsischer Notärzte e. V. – www.agsn.org
Arbeitsgemeinschaft Notärzte in Nordrhein-Westfalen e. V. – www.agnnw.de
Arbeitsgemeinschaft der in Norddeutschland tätigen Notärzte e. V. – www.agnn.com
Arbeitsgemeinschaft in Sachsen-Anhalt tätiger Notärzte e. V. – www.agsan.de
Arbeitsgemeinschaft in Brandenburg tätiger Notärzte e. V. – www.agbrn.jimdo.com
Arbeitsgemeinschaft in Mecklenburg-Vorpommern tätiger Notärzte e. V. – www.agmn.de
Arbeitsgemeinschaft Notarzt Berlin e. V. – www.agnotarzt-berlin.de
Bergwacht – www.bergwacht.de
Björn Steiger Stiftung – www.steiger-stiftung.de
Bundesärztekammer – www.baek.de
Bundesarbeitsgemeinschaft Erste Hilfe – www.bageh.de
Critical Incident Reporting System (CIRS) – www.cirs-ains.de
Deutscher Berufsverband Rettungsdienst e. V. (DBRD) – www.dbrd.de
Bundesverband Rettungshunde e. V. – www.bundesverband-rettungshunde.de
Bundesvereinigung der Arbeitsgemeinschaften Notärzte Deutschlands e. V. – www.band-online.de
Deutsche Gesellschaft für Anästhesiologie und Intensivmedizin e. V. (DGAI) – www.dgai.de
Deutsche Gesellschaft Interdisziplinäre Notfallaufnahme e. V. (DGINA) – www.dgina.de
Deutsche Gesellschaft für Internistische Intensivmedizin und Notfallmedizin e. V. (DGIIN) – www.dgiin.de
Deutsche Gesellschaft für Kardiologie – Herz- und Kreislaufforschung e. V. (DKG) – www.dgk.org
Deutsche Gesellschaft für Rettungsdienst und präklinische Notfallmedizin (DGRN) – www.dgrn.de/
Deutsche Gesellschaft zur Rettung Schiffbrüchiger (DGzRS) – www.dgzrs.de
Deutsche Herzstiftung – www.herzstiftung.de
Deutsche Interdisziplinäre Vereinigung für Intensiv- und Notfallmedizin (DIVI) – www.divi-org.de
Deutscher Rat für Wiederbelebung (GRC) e. V. (German Resuscitation Council) – www.grc-org.de
Deutsche Rettungsflugwacht (DRF) – www.drf-luftrettung.de
Deutsches Institut für Katastrophenmedizin – www.disaster-medicine.de
Deutsches Rotes Kreuz (DRK) – www.drk.de
Deutsche Schlaganfall-Gesellschaft (DSG), u. a. aktuelle Leitlinien zur Schlaganfall-Behandlung – www.dsg-info.de
European Resuscitation Council (ERC) – www.erc.edu
Falck – www.Falck.com und – www.Falck.de
Johanniter-Unfall-Hilfe (JUH) – www.johanniter.de/johanniter-unfall-hilfe
Malteser Hilfsdienst (MHD) – www.malteser.de
Society for Academic Emergency Medicine (SAEM), USA – www.saem.org
Stiftung Deutsche Schlaganfall-Hilfe – www.schlaganfall-hilfe.de
Bundesanstalt Technisches Hilfswerk (THW) – www.thw.de

Behörden und Ministerien

Bundesakademie für Bevölkerungsschutz und Zivile Verteidigung (BABZ) – https://else4.de/BABZ
Bundesamt für Bevölkerungsschutz und Katastrophenvorsorge – www.bbk.bund.de
Bundeszentrale für gesundheitliche Aufklärung – www.bzga.de
Bundesministerium für Gesundheit – www.bmg.bund.de
Bundesinstitut für Arzneimittel und Medizinprodukte – www.bfarm.de
Deutsches Institut für Medizinische Dokumentation und Information (DIMDI) – www.dimdi.de
Bernhard-Nocht-Institut für Tropenmedizin (BNI) – www.bni-hamburg.de
Paul-Ehrlich-Institut für Sera und Impfstoffe – www.pei.de
Rettungsdienst Baden-Württemberg – https://im.baden-wuerttemberg.de
Rettungsdienst Bayern – www.rd-bayern.de
Rettungsdienst Berlin – www.berliner-feuerwehr.de
Rettungsdienst Brandenburg – https://msgiv.brandenburg.de
Rettungsdienst Bremen – www.feuerwehr-bremen.org
Rettungsdienst Hamburg – www.feuerwehr.hamburg.de
Rettungsdienst Hessen – www.sozialministerium.hessen.de
Rettungsdienst Mecklenburg-Vorpommern – www.regierung-mv.de
Rettungsdienst Niedersachsen – www.mi.niedersachsen.de
Rettungsdienst NRW – www.mags.nrw
Rettungsdienst Rheinland-Pfalz – www.ism.rlp.de
Rettungsdienst Saarland – www.innen.saarland.de
Rettungsdienst Sachsen – www.sicherheit.sachsen.de
Rettungsdienst Sachsen-Anhalt – www.sachsen-anhalt.de
Rettungsdienst Schleswig-Holstein – www.landesregierung.schleswig-holstein.de
Rettungsdienst Thüringen – www.thueringen.de
RobertKoch-Institut – www.rki.de

ABBILDUNGSNACHWEIS

Die Mindmaps an den Kapitelanfängen wurden von Tobias Sambale (Hamburg) erstellt und von Martin Hoffman (Neu-Ulm) umgesetzt.

Die ganzseitigen Infografiken wurden von Dr. med. Patricia Neugebauer (Aachen) erstellt und von Katja Muggli (München) umgesetzt.

A400	Reihe Pflege konkret, Elsevier/Urban & Fischer, München
E382-001	Saltzman CL, Coughlin MJ. Surgery of the Foot and Ankle. 8th ed. Elsevier/Saunders, 2007
E384	Ignatavicius W, Workman ML. Medical-Surgical-Nursing: Critical Thinking for Collaborative Care. 5th ed. Elsevier/Saunders, 2006
E402	Drake RL et al. Gray's Anatomy for Students. Churchill Livingstone, 2005
E471	Gilbert-Barness E. Potter's Pathology of the Fetus, Infant and Child. 2nd ed. Elsevier/Mosby, 2007
E530	Frank E, Longs B, Smith B. Merrill's Atlas of Radiographic Positioning & Procedures. 11th ed. Elsevier/Mosby, 2007
E539	Leonard P. Building a medical vocabulary with Spanish translations. 6th ed. Elsevier, 2005
E837	Levine G. Cardiology Secrets. 4th ed. Elsevier, 2010
E943	Kanski J. Clinical Ophthalmology. A Systematic Approach. 6th ed. Elsevier/Butterworth-Heinemann, 2007
E1507	Reproduced with permission from Godderidge C. Pediatric imaging (p. 193). Philadelphia: W. B. Saunders, 1995
E1508	Modified from Ogura T. Opioid agonists and antagonists. In Hemmings HC, Egan TD. Pharmacology and physiology for anesthesia, St Louis, 2013, Saunders, pp 253–271
F201-038	Standl T et al. The Nomenclature, Definition and Distinction of Types of Shock. Dtsch Arztebl Int. 2018; 115(45): 757–768. doi:10.3238/arztebl.2018.0757
F210-010	Teasdale G, Jennett B. Assessment of coma and impaired consciousness. A practical scale. Lancet. 1974; 2(7872): 81–84. doi:10.1016/s0140-6736(74)91639-0.
F289	Beigelman-Aubry C et al. MDCT of the airways: technique and normal results. Radiol Clin North Am. 2009; 47(2): 185–201. doi:10.1016/j.rcl.2009.01.001
F296-004	Cuervo JL et al. Perinatal testicular torsion: a unique strategy. J Pediatr Surg. 2007; 42(4): 699-703. doi:10.1016/j.jpedsurg.2006.12.047
F538	Abouliatim I et al. Early type III endoleak with an Endurant endograft. J Vasc Surg. 2010; 52(6): 1665-1667. doi:10.1016/j.jvs.2010.07.020
F781-056	Papaspyrou H. Basismaßnahmen zur Wiederbelebung Erwachsener. Notfall Rettungsmed (2025). https://doi.org/10.1007/s10049-025-01645-x
F781-058	Lott C. Kreislaufstillstand unter besonderen Umständen bei Erwachsenen. Notfall Rettungsmed (2025). https://doi.org/10.1007/s10049-025-01647-9
F781-064	Markel F, Habicht S. Lebenserhaltende Maßnahmen bei Kindern. Notfall Rettungsmed (2025). https://doi.org/10.1007/s10049-025-01652-y
F857-007	Bandiera G et al. The Canadian C-spine rule performs better than unstructured physician judgment. Ann Emerg Med. 2003; 42(3): 395–402. doi:10.1016/s0196-0644(03)00422-0
F1010	Hörmann H-J. Urteilsverhalten und Entscheidungsfindung. In: H. Eißfeldt, H. et al.: Effektives Arbeiten im Team: Crew Resource-Management-Training für Piloten und Fluglotsen. Hamburg: Deutsches Zentrum für Luft- und Raumfahrt, 1994
G262-002	Smith FA, Hogan C. Massachusetts General Hospital Comprehensive Clinical Psychiatry. 2nd ed. Elsevier, 2016
G291-002	Goodman CC, Fuller KS. Pathology: Implications for the Physical Therapist. 4th ed. Elsevier/Saunders, 2015
G806-002	Prabhu S. et al. Nelson Essentials of Pediatrics. 1st ed. Elsevier India, 2016
G1026	Dennis M et al. Mechanisms of Clinical Signs. 2nd ed. Elsevier, 2016
G1044	Kacmarek RM et al. Egan's Fundamentals of Respiratory Care. 12th ed. Elsevier/Mosby, 2021
G1108	Atkinson P. Emergency medicine: An Illustrated Colour Text. 1st ed. Elsevier, 2010
G1113	Jordan JS, Geisler WM. Infectious Diseases. 4th ed. Elsevier, 2017
H246	Frerk C et al. Difficult Airway Society 2015 guidelines for management of unanticipated difficult intubation in adults. Br J Anaesth. 2015; 115(6): 827–848. doi:10.1093/bja/aev371
H247-001	Muster im Vollzug der Bestattungsverordnung, Bekanntmachung des Bayerischen Staatsministeriums für Gesundheit und Pflege vom 10. Februar 2025, Az. 32k-G8071-2024/2-45. In: Bayerisches Ministerialblatt – BayMBl. 2025 Nr. 99
J747	Thomas Engbert Design & Kommunikation, Kronsgaard
J784-009	R. Naumann, adpic Bildagentur, Bonn
J787	Colourbox.com
J787-268	Colourbox.com/Grigor Ivanov
K115	Andreas Walle, Hamburg

K157	Werner Krüper, Steinhagen
K183	Eckhard Weimer, Würselen
K206	R. Frommann, Hamburg
K351	Christiane Haumann-Frietsch, Baden-Baden
L106	Henriette Rintelen, Velbert
L107	Michael Budowick, München
L108	Rüdiger Himmelhan, Heidelberg
L115	R. Dunkel, Berlin
L127	Jörg Mair, München
L138	Martha Kosthorst, Borken
L141	Stefan Elsberger, Planegg
L143	Heike Hübner, Berlin
L157	Susanne Adler, Lübeck
L190	Gerda Raichle
L215	Sabine Weinert-Spieß, Neu-Ulm
L231	Stefan Dangl, München
L234	Helmut Holtermann, Dannenberg
L235	Willi Schittek, Duisburg
L241	Dr. med. Tobias Helfen, München
L253	Dr. Wolfgang Zettlmeier, Barbing
L255	Irina Kart, Berlin
L264	Claudia Flüss, München
L311	Birgit Pietzsch, Pullach i. Isartal
L339	Katja Muggli, München
M233	Dr. U. Meyer-Bothling, Ashford
M235	Dr. Dr. med. Jürgen Luxem, Aschaffenburg
M302	Andreas Lobmüller, Würzburg
M469	Prof. Dr. med. M. Sitzer, Herford
M500	Prof. Dr. med. G.W. Kauffmann, Heidelberg
M519	Prof. Dr. med. O. Trentz, Zürich (CH)
M582	Prof. Dr. med. Reinhard Larsen, Homburg
M597	Tobias Matreitz, Bochum
M839	Frank Flake, Oldenburg
M840	Stephan Dönitz, Schwarzenbek
M842	Achim Thamm, Breisach
M1094	Benjamin Lorenz, Mannheim
O101	Dr. Andreas Callies, PRIOR-Gruppe, Diepholz
O429	Ralf Hettler, Aschaffenburg
O646	Dr. med. Jens Vater, Heidenheim a. d. Brenz
O767	Copyright James Heilman MD.
O988	Dr. med. Marcus Rall, InPASS – Institut für Patientensicherheit & Teamtraining GmbH, Reutlingen
O997	Tobias Gruber, Hamburg
O998	Hilde Kampen-Wilczek, Osnabrück
P094	Prof. Dr. phil. Harald Karutz, Mülheim
P095	Marco Behns, Reibek
P096	Dr. med. Herbert Forster, Buchenberg
P098	Prof. Dr. med. Christoph Redelsteiner, Wien (A)
P100	Stefan Dreesen, Essen
P104	Verena Blank-Gorki, Köln
P108	Timur Sellmann, Duisburg
P109	Dr. med. Manuel Wilhelm, Gelnhausen
P284	Tobias Sambale, Hamburg
P484	Priv.-Doz. Dr. Florian J. W. Lang, Fribourg
P508	Catharina Muskalla, Essen
P774	Prof. Dr. med. Herbert Tilg, Innsbruck
P1083	Alexander Stötefalke, Hildesheim

R104-03	Renz-Polster H, Krautzig S, Braun J. Basislehrbuch Innere Medizin. 3. A. Elsevier/Urban & Fischer, 2004
R229	Forbes: Farbatlas Innere Medizin, Elsevier/Urban & Fischer, 2008
R246	Gruber G, Hansch A. Kompaktatlas Blickdiagnosen in der Inneren Medizin. Elsevier/Urban & Fischer, 2.Aufl. 2009
R356	Götte KN. Pädiatrische HNO-Heilkunde. 1. A. Elsevier, 2010
R490	Gruber G, Hansch A. Blickdiagnosen Innere Medizin, 2. A. Elsevier/Urban & Fischer, 2024
S002-008	Lippert H. Lehrbuch Anatomie. 8. A. Elsevier/ Urban & Fischer, 2011
S700	Sobotta-Archiv aus Paulsen/Waschke. Sobotta Atlas der Anatomie. 25. A. 2022 © Elsevier GmbH
S700-L266	S. Winkler aus Paulsen/Waschke. Sobotta Atlas der Anatomie. 25. A. 2022 © Elsevier GmbH
S702-L266	S. Winkler aus Waschke/Böckers/Paulsen. Sobotta Anatomie: Das Lehrbuch. 2. A. 2019 © Elsevier GmbH
T170	Dr. med. Eduard M. Walthers, Marburg
T173	Dr. med. Ulrich Vogel, Tübingen
T197	Dr. med. Burkhardt Danz, Abteilung VIII Radiologie, Bundeswehrkrankenhaus Ulm
T212	Prof. Dr. med. G. Gruber
T381	Prof. Dr. med. Michael Freund, Institut für Radiologie und Neuroradiologie, Klinikum Aschaffenburg-Alzenau, Aschaffenburg
T411	PD Dr. G. Engel, Ingolstadt
T412	Dr. med. R. Plönissen, Mainaschaff
T416	ONJOPH.com/Prof. Dr. G. Michelson
T824	Klinikum Dritter Orden, München
T873	Prof. Dr. Martin Trepel
T883	Berufsgenossenschaftliche Unfallklinik Ludwigshafen
T1607	Dr. med. Patricia Neugebauer, Aachen
U142-001	Abbott Laboratories, Illinois (US)
U151	Russka, Ludwig Bertram GmbH, Laatzen
U223	B. Braun Melsungen AG, Melsungen
U394	narkosezeug UG, Nürnberg. www.narkosezeug.com
V083	WEINMANN Emergency Medical Technology GmbH + Co. KG, Hamburg
V156	Servona GmbH, Troisdorf
V162	© Drägerwerk AG & Co. KGaA, Lübeck
V192	Söhngen GmbH, Taunusstein
V220	Paul Hartmann AG, Heidenheim
V330	Smith & Nephew GmbH Wound Management, Schenefeld
V348	VBM Medizintechnik GmbH, Sulz a.N.
V492	abavo GmbH, Buchloe
V519	Schülke & Mayr GmbH, Norderstedt
V661	SELECTRIC Nachrichten Systeme GmbH/ selectric.de
V663	DokuForm Verlag GmbH, Lübeck
V667	Innovative Trauma Care, San Antonio (US)
V703	GS Elektromedizinische Geräte G. Stemple GmbH, Kaufering

V792	medical ECONET GmbH, Oberhausen
V814	Teleflex Incorporated. © 2025 Teleflex Incorporated. All rights reserved
V869	SMEDEX AG, Ziegelbrücke, Schweiz
V870	SAM Medical®, Tualatin (US)
V961	Mangar International Ltd., Presteigne (UK)
V962	AAT Alber Antriebstechnik GmbH, Albstadt
V963	ESE International, Veldhoven
V964	Nordlicht Management Consultants GmbH, Hamburg
V1081	Mefina Medical GmbH & Co. KG, Erkrath
W161-001	ADAC Luftrettung gGmbH, München
W181	Kassenärztliche Bundesvereinigung, Köln
W193-023	© Statistisches Bundesamt (Destatis), Wiesbaden 2025 – 15. Koordinierte Bevölkerungsvorausberechnung
W254	Freiwillige Feuerwehr Großostheim
W288	Malteser Rettungsdienst-Schulen
W295	Falck Rettungsdienst GmbH, Hamburg
W859	Deutsche Gesellschaft für Anästhesiologie und Intensivmedizin (DGAI), Nürnberg
W925	Falck Rettungsdienst GmbH, Hamburg
W931	Rettungsdienst-Kooperation in Schleswig-Holstein (RKiSH) gGmbH, Heide / fotografirma
W932	Berufsfeuerwehr Mülheim an der Ruhr
W933-001	Rall M, Glavin RJ, Flin R. The '10-seconds-for-10-minutes principle'. Why things go wrong and stopping them getting worse. In: Bulletin of The Royal College of Anaesthetists. Volume 51, Pages 2614–2616, September 2008.
W936-002	Johanniter-Unfall-Hilfe e.V., Johanniter-Akademie NRW – Campus Münster
W947	Christopherus Flugrettung/ÖAMTC, Wien (A)
W963	National Association of Emergency Medical Technicians (NAEMT), Clinton (US)
W1035-02	ZTM, Zentrum für Telemedizin e.V., Bad Kissingen (Foto: Hassan Aktharini)
W1242	Bundesamt für Bevölkerungsschutz und Katastrophenhilfe (BBK), Bonn
W1289	Philips Healthcare, Hamburg
W1370	Malteser Hilfsdienst e.V., München
W1379	medDV GmbH, Fernwald

REGISTER

REGISTER

B